武夷山市中药资源图志

WUYISHAN SHI
ZHONGYAO
ZIYUAN TUZHI

杨成梓 主编

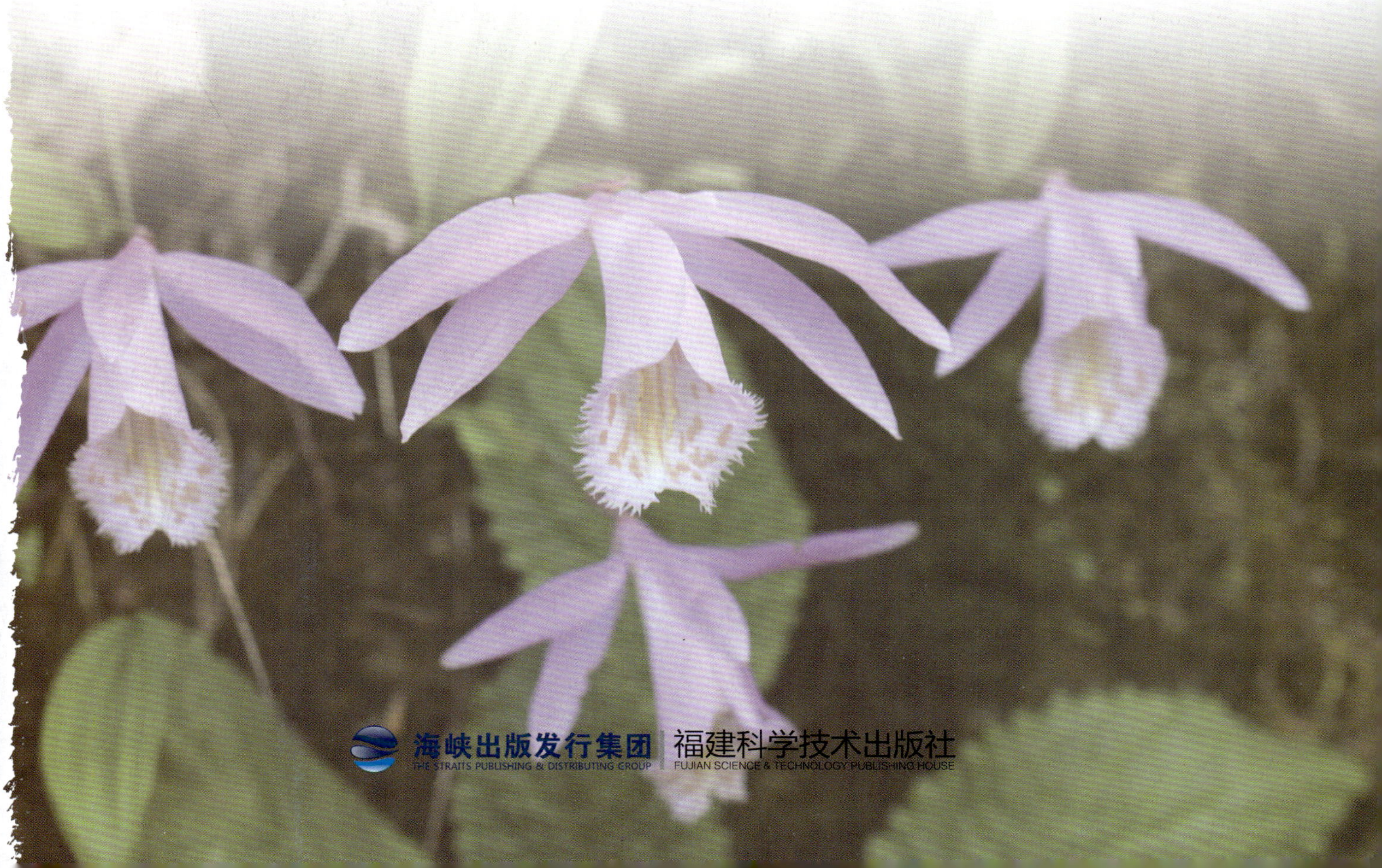

海峡出版发行集团 THE STRAITS PUBLISHING & DISTRIBUTING GROUP
福建科学技术出版社 FUJIAN SCIENCE & TECHNOLOGY PUBLISHING HOUSE

图书在版编目（CIP）数据

武夷山市中药资源图志 / 杨成梓主编. -- 福州 : 福建科学技术出版社, 2025. 5. -- ISBN 978-7-5335-7368-3

Ⅰ. R281.457.4-64

中国国家版本馆CIP数据核字第20245H0T94号

出 版 人 郭 武
责任编辑 林之瑶
编辑助理 梁 旭
装帧设计 黄 丹
责任校对 林锦春

武夷山市中药资源图志

主　　编 杨成梓
出版发行 福建科学技术出版社
社　　址 福州市东水路76号（邮编350001）
网　　址 www.fjstp.com
经　　销 福建新华发行（集团）有限责任公司
印　　刷 福建新华联合印务集团有限公司
开　　本 889毫米×1194毫米 1/16
印　　张 47.25
字　　数 955千字
插　　页 4
版　　次 2025年5月第1版
印　　次 2025年5月第1次印刷
书　　号 ISBN 978-7-5335-7368-3
定　　价 498.00元

书中如有印装质量问题，可直接向本社调换。

福建省中药资源普查成果系列丛书
学术指导委员会

主任委员：陈立典

副主任委员：林　羽　钱新春　褚克丹

委　　员：（按姓氏笔画排序）

刘小芬　李　恒　杨成梓　陈世品　陈　军

陈炳华　范世明　周美兰　徐　伟　黄泽豪

主　　编：杨成梓

副 主 编：李云麟　庄怡雪　吴爱琴

编　　委：（按姓氏笔画排序）

王　乐　王珍玉　丰德勇　庄怡雪　安　昌　杨成梓

陈　鸣　陈艳柠　陈懿冲　李繁兴　李　敏　李　欣

李小芬　李　悦　李艳芳　李云麟　汪乐萱　何　丹

陆一南　吴爱琴　张艺勤　孟　静　高　歌　侯采莲

黄旭东　黄文静　徐家文　徐水宇　徐自坤　温秀萍

摄　　影：杨成梓　安　昌　徐自坤　吴爱琴

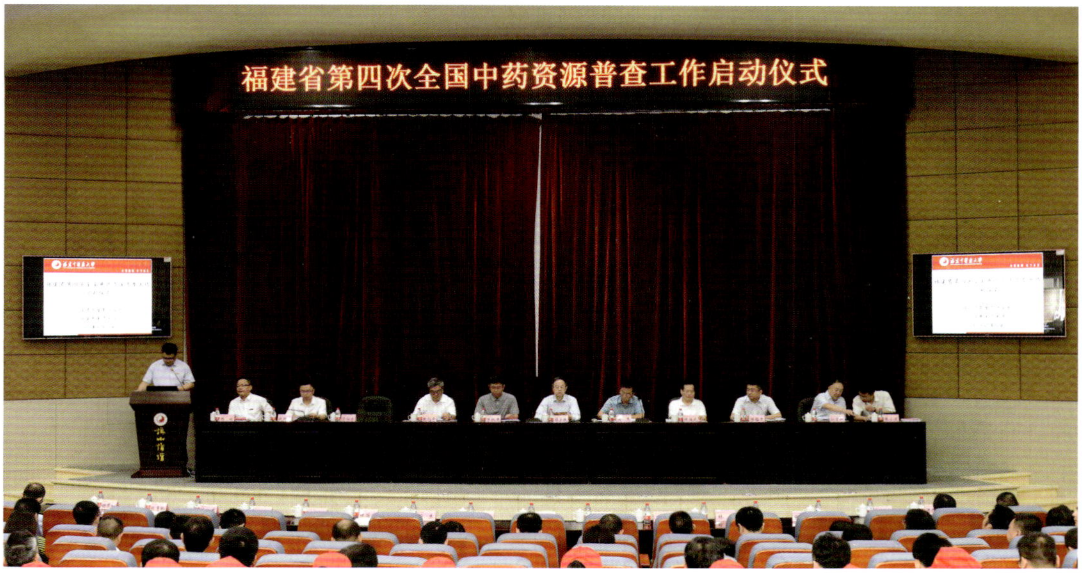

福建省第四次全国中药资源普查工作启动会（2018）

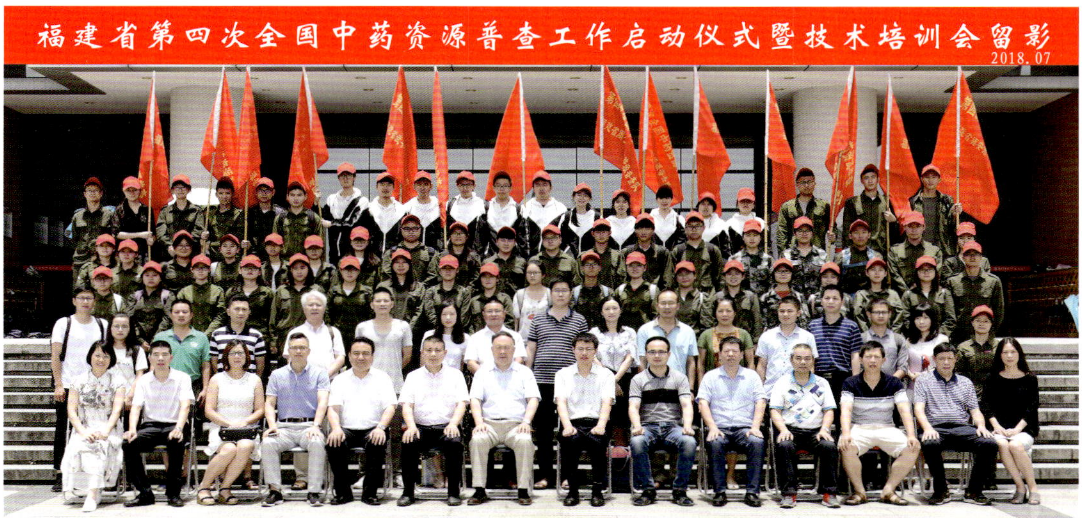

福建省第四次全国中药资源普查技术培训合影（2018）

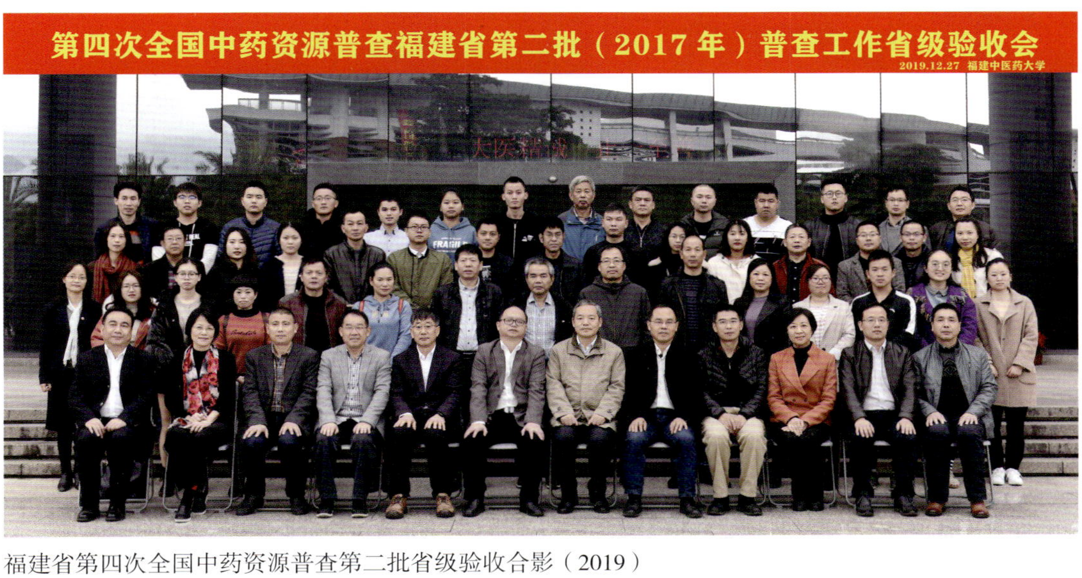

福建省第四次全国中药资源普查第二批省级验收合影（2019）

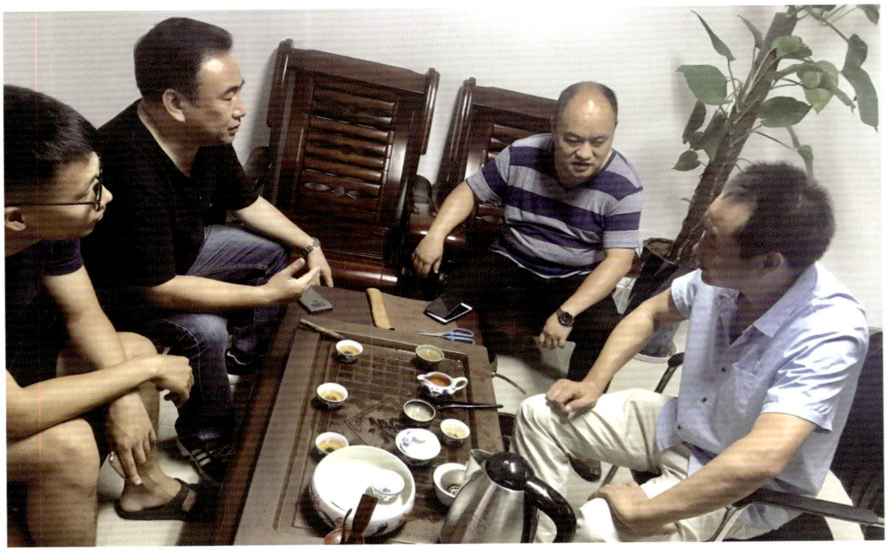

武夷山市卫健局普查工作安排与协调

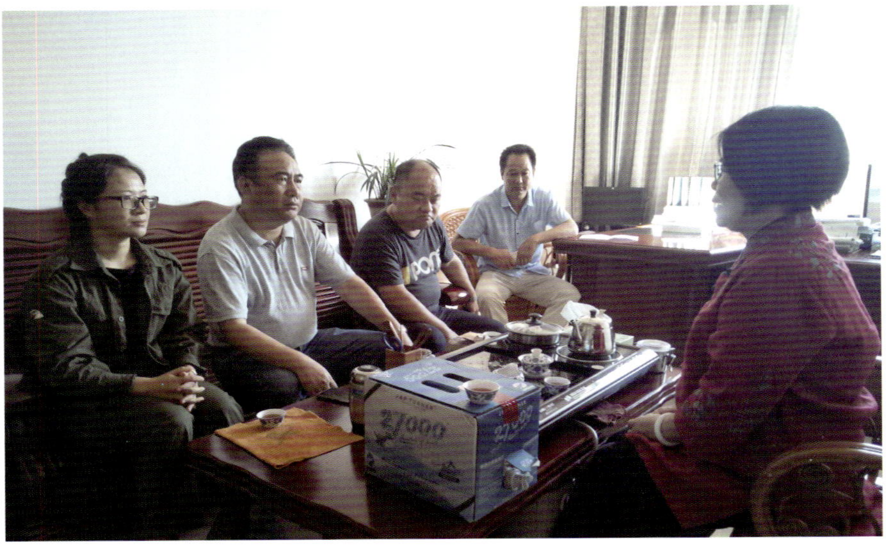

武夷山市林业局普查工作协调

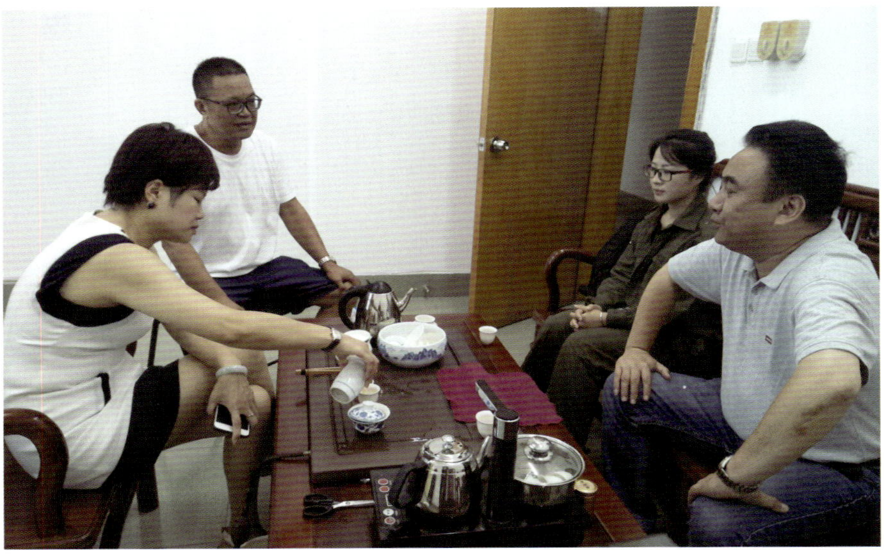

武夷山国家公园普查工作协调

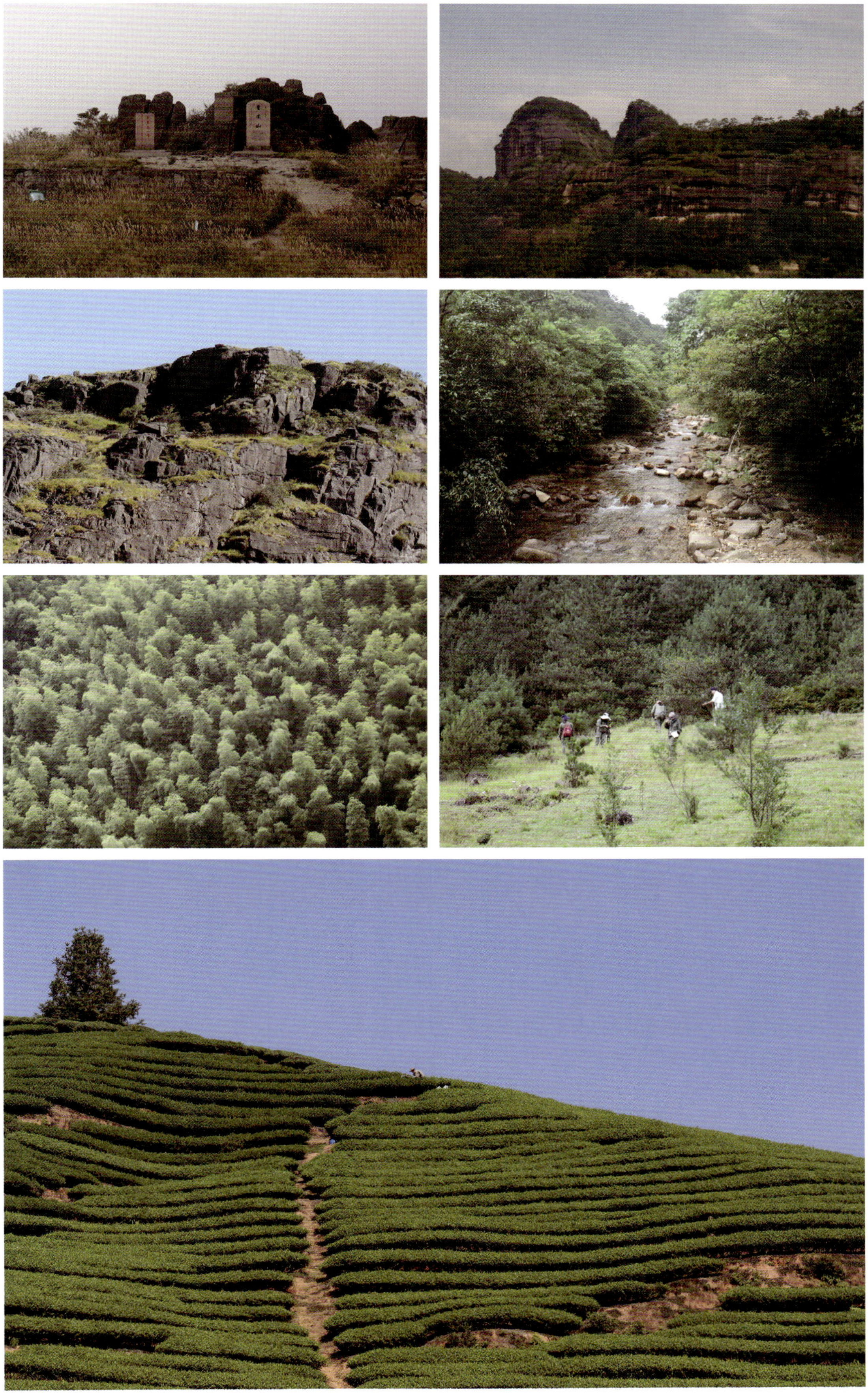

武夷山市生境及植被（一）

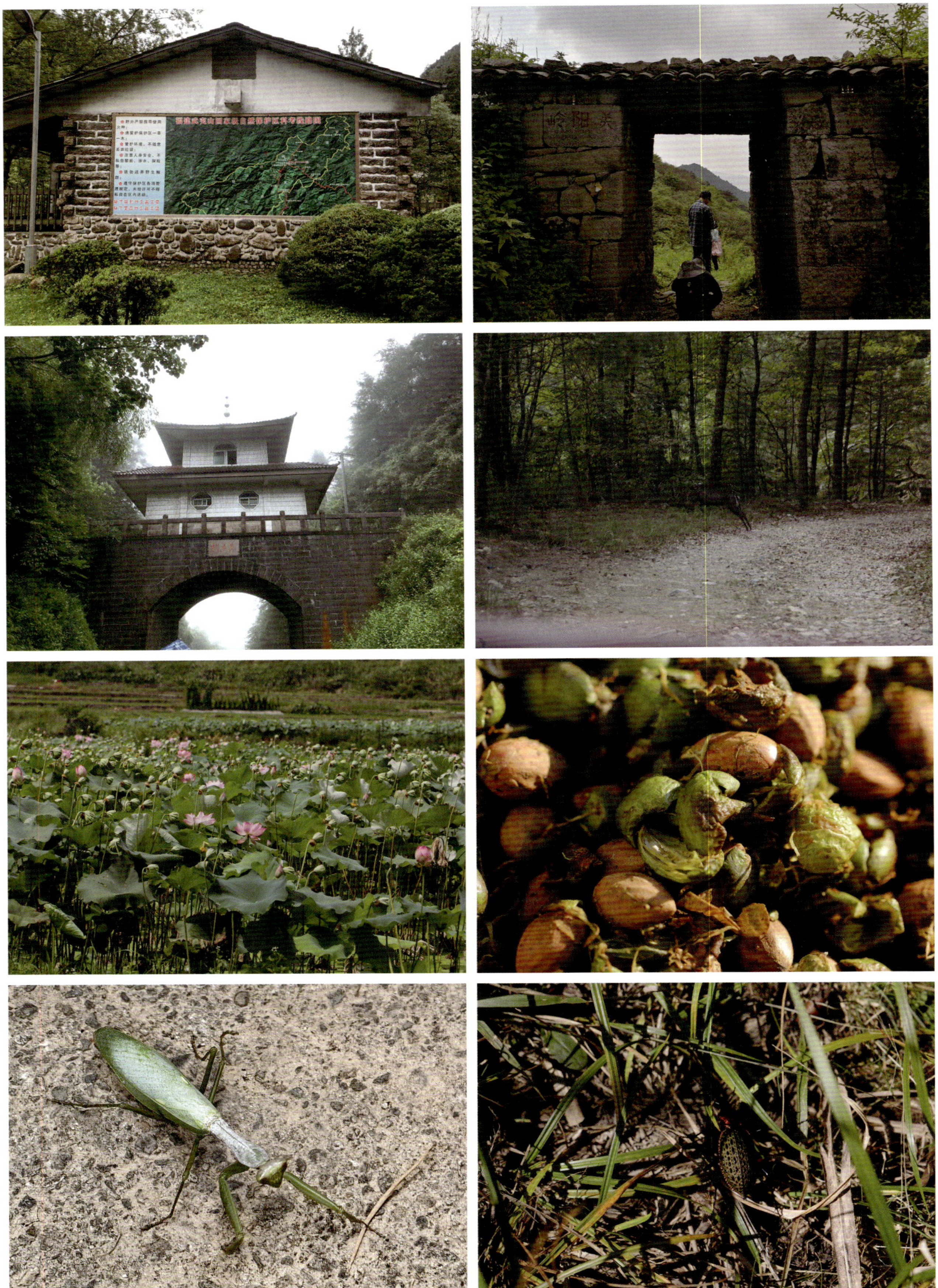

武夷山市生境及植被（二）

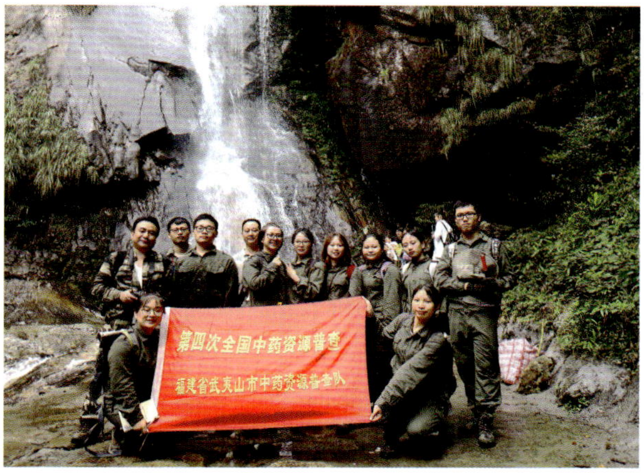

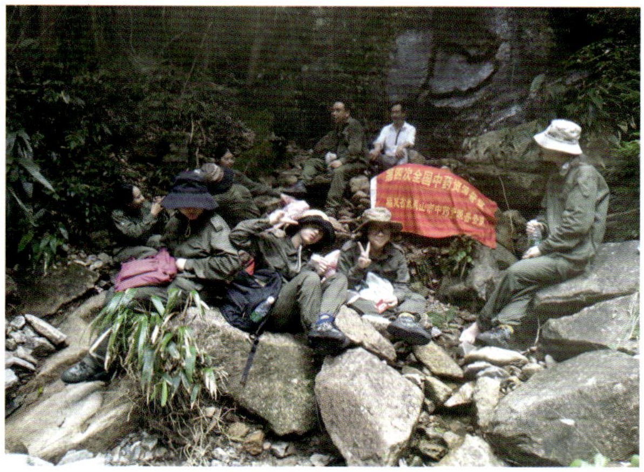
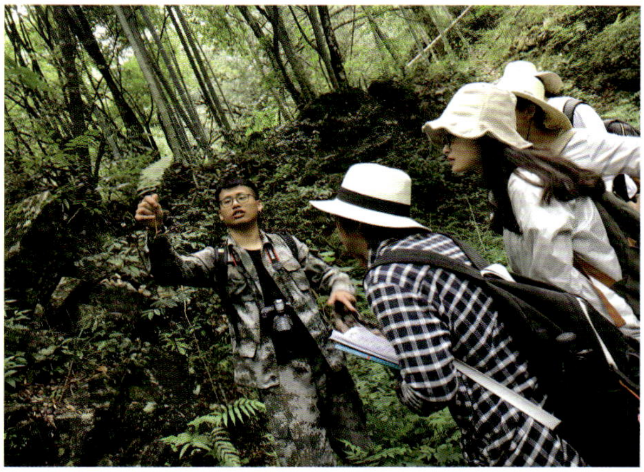
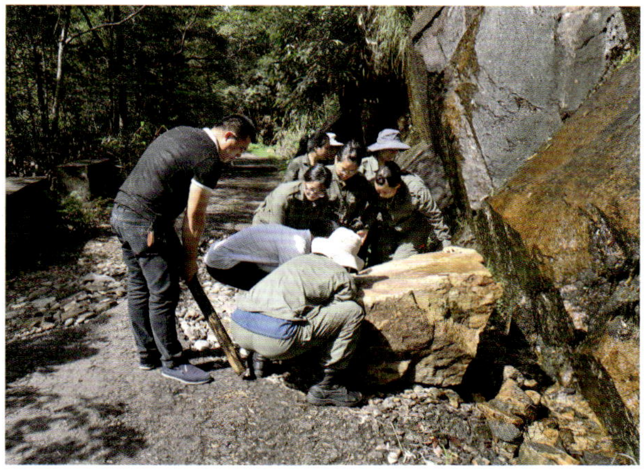
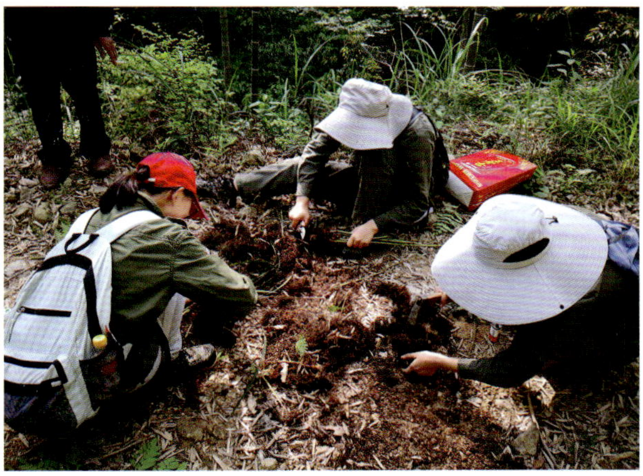
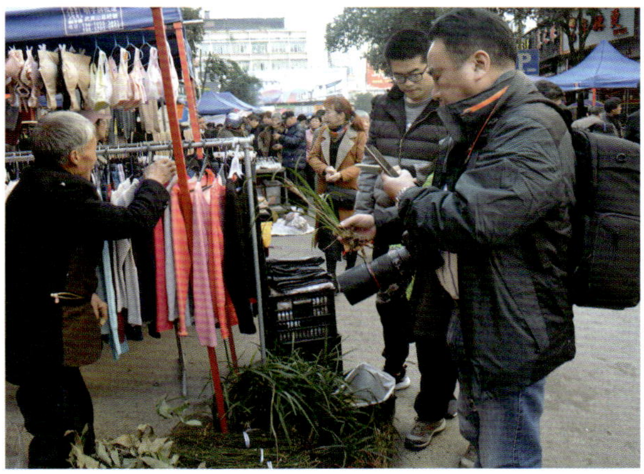
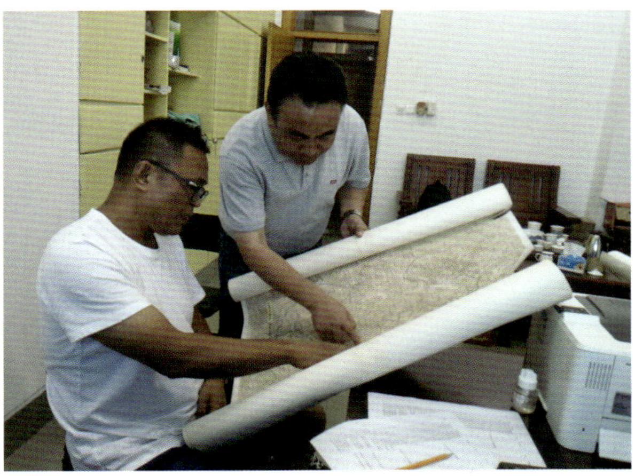
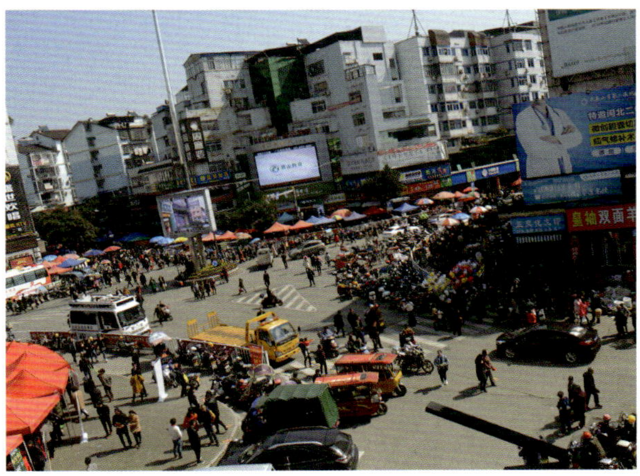

武夷山市中药资源普查工作掠影（一）

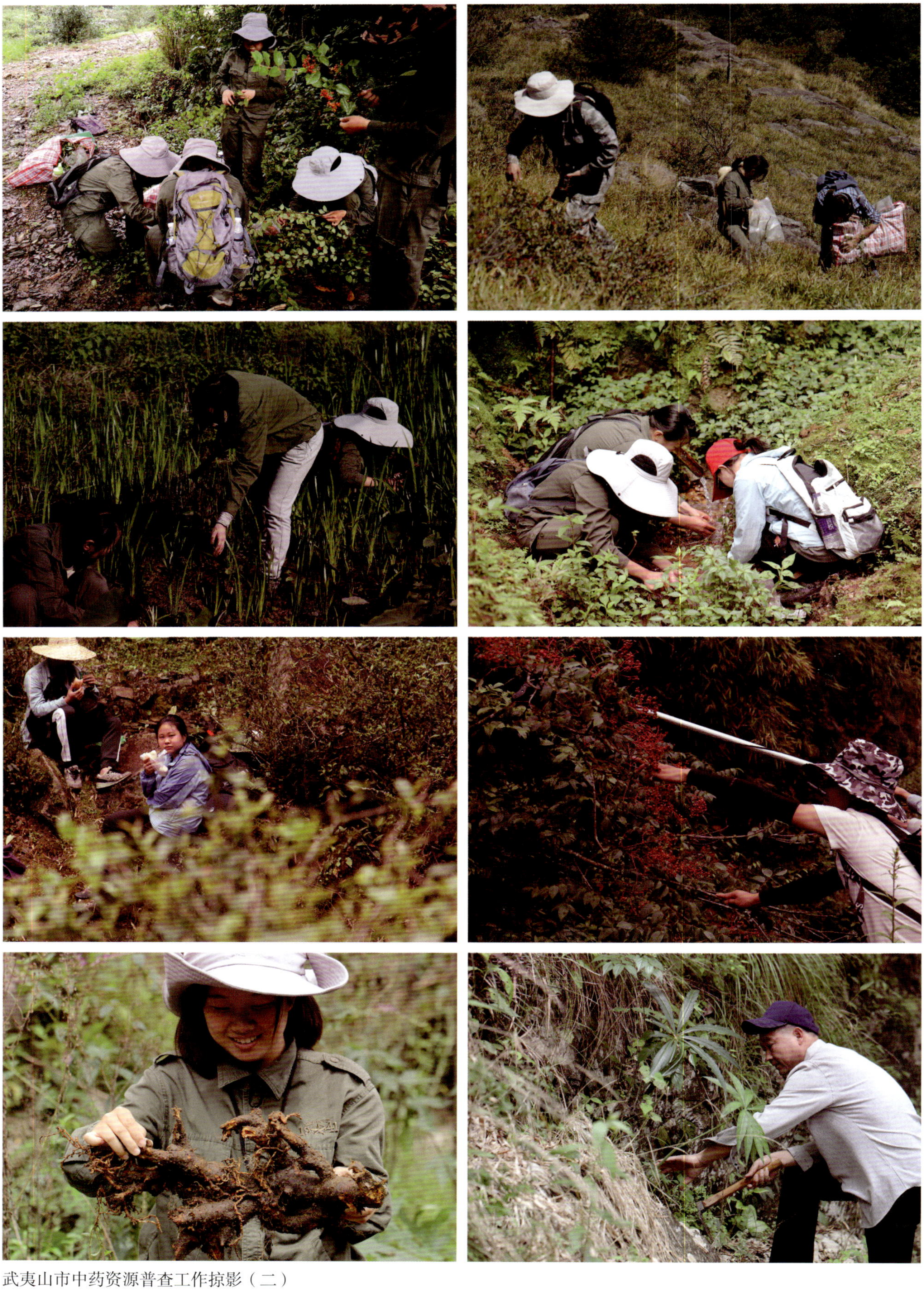

武夷山市中药资源普查工作掠影（二）

前言

FOREWORD

武夷山市位于福建省西北部，东连浦城县，南接建阳区，西临光泽县，北与江西省铅山县毗邻，是福建省唯一以名山命名的新兴旅游城市，以“碧水丹山”和“武夷岩茶”闻名于世。全境总面积 2813 km^2，辖 3 个街道、3 镇、4 乡，115 个行政村，户籍总人口约 25 万。其前身为崇安县，建置于北宋淳化五年（994 年），1989 年 8 月经国务院批准撤县建市。1999 年 12 月，武夷山被联合国教科文组织批准列入《世界遗产名录》，成为中国第 4 处、世界第 23 处世界文化与自然双遗产地。境内东部、西部、北部群山环抱，峰峦叠嶂，中南部较平坦，呈马蹄状。地势最高处为西北的黄岗山海拔 2158 m，被称为“华东屋脊”，最低处为兴田镇，海拔 165 m，最高与最低点高差 1993 m，地势高低相差之大，为福建省之最，造就了武夷山市自然条件的诸多特异性，闻名中外的武夷山风景名胜区及武夷山国家公园主要部分位于境内。同时，武夷山市地处中亚热带，四季温和湿润，森林覆盖率高，植被类型多样，为野生动植物的生长提供了良好条件，以“世界生物之窗”闻名于世，有“亚热带动物园”之称，目前已知的植物种类达 3000 种以上，已知的兽类有 100 多种，鸟类 300 多种，两栖类 33 种，爬行类 73 种。昆虫种类繁多，已定名的有 31 目 300 多科 5000 多种，被称为“昆虫的世界”。

秉持“两山”理论和中药资源的可持续发展，结合“精准扶贫”和“乡村振兴”的战略需求，在国家中医药管理局的组织与领导下，第四次全国中药资源普查全面展开。2017 年 10 月由福建中医药大学组建普查队伍，在武夷山市卫生健康局、武夷山国家公园、武夷山市林业局等当地相关部门的支持和配合下，武夷山市开展第四次的中药资源普查。按照第四次全国中药资源普查实施方案要求，对武夷山市的所有乡镇及街道等进行了样地、样方、样线及栽培药用植物、民间传统用药等全面的调查，采集凭证标本 4957 份，并详细记录和上传了相关数据，前后参与人员 32 人，历时近三年，很好地完成了普查任务。结合第三次全国中药资源普查报告、武夷山国家自然保护区科考报告及其他相关的数据资料等，在全面整理、鉴定和落实的基础上，初步明确武夷山市的中药资源在 2096 种以上，其中药用植物资源为 241 科 1916 种，药用动物资源为 99 科 175 种，药用矿物 5 种。

为了更好地利用本次中药资源普查的成果，使当地丰富的中药资源种类得到合理的利用，同时也为当地相关产业的决策等提供参考，结合第四次全国中药资源普查筛选的重点品种、福建省地方特色中药资源品种、武夷山市“柴头会”和“蜡烛会”常见交易的品种，或具食用、观赏等有进一步开发利用价值的品种，珍稀濒危极需保护的品种等，本书共筛选出 600 种中药资源进行了较为详细的配图介绍，其余种类以名录的形式附录在书后，本书是武夷山市迄今为止在中药资源方面唯一的专著。希望本书的出版能为当地中药产业的发展、中药资源的合理利用与保护、中药材产业的规划与布局，以及其他相关研究提供部分的参考与借鉴。

本书的编写与出版是在福建省中医药管理局、福建中医药大学，以及武夷山市委、市政府的领导与大力支持下，通过福建中医药大学参与普查的全体师生及武夷山市卫生健康局、武夷山国家公园等相关人员的共同努力下完成的。在此，向关心和支持本书出版的相关人员，表示衷心的感谢！

编写说明

INTRODUCTION

为全面了解武夷山市的中药资源概况，为当地中药资源的可持续利用及中药相关产业的发展决策提供基础数据支持，2017—2020 年，普查团队对武夷山市开展了全域的中药资源普查，并在此后，不定期进行补充调查和数据更新。《武夷山市中药资源图志》以收载武夷山市本次中药资源普查结果为主，限于篇幅，选择其中 600 种进行较为详细介绍，以“Sp2000 CN”名录为序，全市其他中药资源名录附后。每种中药资源一般有如下各项记载。

（1）标题名称为植物中文名和拉丁学名并列，《中华人民共和国药典》（2020 年版）有记载的种类以药典为准，无记载的种类以“Sp2000 CN”的记载为准。

（2）分类位置：简单介绍该种所在的科、属位置。

（3）别名：一般选用当地通用名、植物分布地的地方名或本草文献记载的俗名等，选择使用范围广、较为科学的名称，不超过 5 个。

（4）形态特征：参考《中国植物志》《中国动物志》及原文献等，结合当地普查中发现的植物形态进行简要描述。

（5）资源现状：简单描述生境的地形地貌、生长环境、寄主或海拔等，无明确海拔分布限制的不写该项。分布点以乡镇为单元记述，栽培种不写生境分布。对资源的丰富度进行简述，并说明在当地的药用情况等，同时对其潜在的开发利用价值等进行初步建议。

（6）功效应用：主要包括入药部位、性味、功效及应用。凡《中华人民共和国药典》（2020 年版）收录的种类，均以药典记载为准，其余种类参考《中华本草》《中国中药资源志要》《中药大辞典》《福建药物志》等。无性味功效的种类只列出用途。书中的病名以中医传统病证名称为主，部分种类仅出现于现代研究的，写现代病名。其中入药部位有特定中药名称的在其后括号内列出，药典有收载的品种加粗显示。

目录

CONTENTS

第一章
武夷山市概况

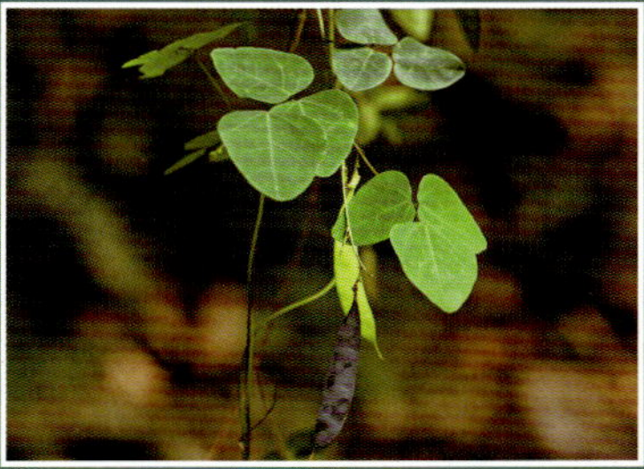
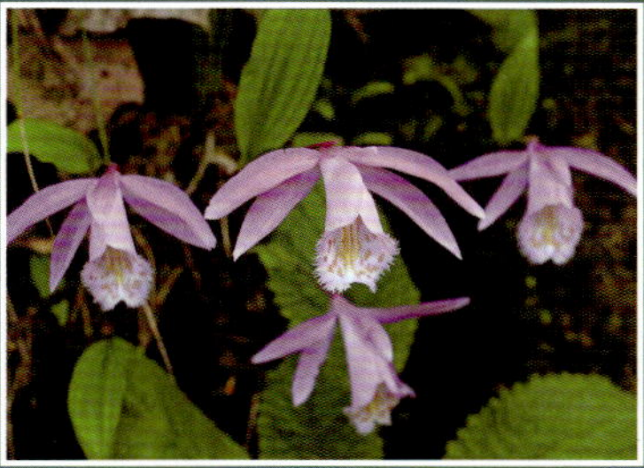
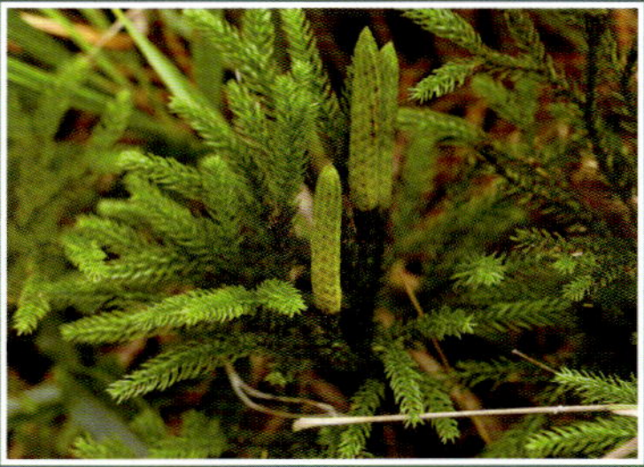

一、地理概况

武夷山市位于福建省西北部，位于东经 117° 37′ 22″ ~ 118° 19′ 44″，北纬 27° 27′ 31″ ~ 28° 04′ 49″。东连浦城县，南接建阳区，西临光泽县，北与江西省铅山县毗邻。武夷山市地处福建、江西两省交界处，属中亚热带地区，是福建省唯一以名山命名的新兴旅游城市。全境东西宽 70km，南北长 72.5km，总面积 $2813km^2$，辖 3 个街道、3 镇、4 乡，115 个行政村，户籍总人口约 25 万。武夷山市前身为崇安县，建置于北宋淳化五年（994 年）。1989 年 8 月经国务院批准撤县建市。1999 年 12 月，武夷山被联合国教科文组织批准列入《世界遗产名录》，成为中国第 4 处、世界第 23 处世界文化与自然双遗产地之一。

武夷山市境内东部、西部、北部群山环抱，峰峦叠嶂，中南部较平坦，为山地丘陵区。地貌层次分明，呈梯状分布。地势由西北向东南倾斜，最高处黄岗山海拔 2158m，被称为“华东屋脊”，最低处为兴田镇，海拔 165m（河床标高海拔 160m），市区海拔 210m。最高与最低点高差 1993m，地势高低相差之大，为福建省之最，使武夷山市自然条件具备诸多特异性。闻名中外的武夷山风景名胜区及武夷山国家公园主要部分位于境内。

境内地壳属新华夏系构造的组成部分，中生代末期的燕山运动奠定了现在地貌的基本格局。晚第三纪以来，由于新构造运动持续而强烈的抬高和流水的侵蚀切割，形成地貌的复杂多样，西部、北部和东部以侵蚀构造地貌为主，中部、南部以堆积剥蚀地貌为主，均属流水地貌。

从河谷平原开始，依次为山间盆谷、低丘、高丘、低山、中山，形成阶梯状地貌，在海拔 2100m 左右发育着最高一级的地貌面。新构造运动升降的差异性，使得这种层状地貌在不同的坡向位置上表现有所不同。山地的西坡层状地貌不发育，东坡层状地貌较为明显，层次齐全。东西坡不对称是因为新构造运动上升的幅度和强度西坡大，东坡小，所以地势从西向东翘起。

地形从西、北、东三面向中部崇阳溪河谷降低，地表结构呈一向南倾斜的马蹄形山间盆谷，盆谷底部地势起伏较为和缓。境内地貌分为平原、丘陵、山地、盆谷四大类型。

（1）平原主要分布在崇阳溪河床两侧及其支流的中下游或主支流交汇的地方，由河流一级阶地和缓坡地组合而成。地面略向河床及下游倾斜，坡度小于 7°，面积 $261.4km^2$，占全市总面积的 9.4%。

根据平原成因、形态特征、物质组成和生产利用状况，又分为冲积平原、洪积平原和河谷平原。其中冲积平原、洪积平原，主要分布在武夷山市盆地中部，崇阳溪河床两侧，北起市区，南至武夷宫，呈长条状展布，是由崇阳溪及其支流东溪、西溪、黄柏溪、九曲溪和梅溪的冲积、洪积作用力形成。地表沉积物以棕黄色亚砂土、亚黏土为主，下部为砂砾石，厚度一般在 5 ~ 8m。地面较平坦，局部地段呈波状起伏，地势宽阔。河谷平原，主要发育在较大河流的中下游和干支流的交汇地带，展布方向常与河谷一致，多呈条带状，面积大小不一，主要有洋庄至四渡平原、黄柏平原、黄村至星村平原、黄土至兴田平原、五夫平原、吴屯平原、岚谷平原等，这些平原组成物质以冲积为主，也有坡积、洪积的河谷平原，土层厚，质地松软肥沃，是水稻和经济作物区。

（2）丘陵主要在崇阳溪河谷平原及其支流中下游河谷两侧，面积649.32km^2，占全市总面积的23.2%，按其高程和形态特征，分为低丘和高丘。其中低丘，面积为203.2km^2，占全市总面积的7.2%，主要分布于平原和一些较大的山间盆谷的周围。丘陵的相对高度均在100m以下，其岩性组成较复杂，包括不同时代的红岩、火山岩类、砂页岩类、花岗岩类和变质岩类等。在强烈的流水作用下，地形切割破碎，多呈浑圆状和梁脊状，坡度在10°～20°，红色风化壳发育，表面有一定厚度的土层。在红岩地区发育有紫色土，大多为经济林所分布。高丘面积为446.1km^2，占全市总面积16%。高丘比低丘分布广，主要分布于河谷平原的两侧和山地前沿地带，与附近山体相连，有的是山地余脉延伸部分，相对高度多在150m以下。组成高丘的岩石与低丘相同，坡度多在20°～30°，常呈陡坡，切割深，密度大，水温条件好，由于岩性构造和外营力作用的不同，不同地区的地貌形态有很大差异。如由变质岩和砂页岩组成的高丘丘体多呈短条状，顶部浑圆，排列整齐，丘坡光滑，风化层较厚。由紫红色砂砾岩、粉砂岩等组成的高丘，沟壑纵横，构成“碧水丹山”的丹霞地貌，成为“奇秀甲东南”的武夷山风景区。

（3）山地主要分布在西、北、东三面，高度在海拔500～2158m，峰谷连绵，陡峭险峻，是闽西大山地带组成部分。山地根据地貌的高度和形态特征，分为低山和中山。其中低山主要分布在山间盆谷的周围和中山之间，面积860.78km^2，占全市总面积的30.8%。低山根据组成的岩性不同，又分为变质岩低山、火山岩低山、花岗岩低山、砂质岩低山和红岩低山，其中以变质岩低山面积最大。山体展布以北东为主，与构造线基本一致。在长期的侵蚀、剥蚀作用及河流的切割下，山岭起伏舒缓，沟谷切割强烈。“V”形谷地极为发育，坡度较陡，一般在30°左右，多凸坡。低山大多土质肥沃，宜发展茶果作物、造林及蓄草放牧。中山面积937.23km^2，占全市总面积的34.8%，分布于西部、北部和东部地区，多与低山相连接，是武夷山脉的主体。组成中山的物质，主要为侏罗纪南园组火山岩、燕山期花岗岩、砂页岩和震旦纪及其以前古老变质岩系。中山山高坡陡，宜于发展林业。

（4）山间盆谷面积49.45km^2，占全市总面积的1.76%，主要分布于中部丘陵和东部山地地带。盆谷大小不一，形态各异，盆谷中的地形起伏不大，较倾斜，土层厚，以冲积、洪积为主，是武夷山市粮食及经济作物的主要产区。

根据“区域地貌类型组合的相似性和区间地貌类型组合的差异性”原则，并按地表组成物质和农业生产特点等因素，以地貌类型的界限为分区界线，可分为三个地貌区：西部、北部的中山、低山区，包括星村、洋庄、岚谷等乡镇的大部分和吴屯、城东、武夷街道等的一部分，占全市总面积的46.1%；中南部的丘陵、平原区，包括城关和兴田、武夷街道、城东等乡镇的大部分和星村、洋庄、吴屯、岚谷、上梅等乡镇的一部分，占全市总面积的 33.3%；东部的山地、山间盆谷区，包括五夫、上梅的大部分及兴田、武夷街道、岚谷、吴屯、城东等乡镇的一部分，占全市总面积的 20.6%。

二、自然概况

武夷山市地处欧亚大陆东南，东临太平洋，南临印度洋，正处于世界最大的大陆和两个海洋的边缘，冬季盛行强烈的东北风和东风，夏季常吹暖湿的东南风及西南风，给当地带来充沛的雨水，摆脱了回归线干燥带来的影响，形成其特有的中亚热带典型季风常绿阔叶林红壤地带，同时加上山脉峰峦与谷地海拔高差极大，存在明显的垂直地带小气候特征，云雾、日照、辐射状况各段不尽相同，气温与湿度各有差异，故中山、低山、丘陵、盆地之间的自然环境，有着极大的差别。

1. 气温

武夷山市属中亚热带湿润季风气候区，气候温暖湿润，四季分明。冬短夏长，秋季气温稍高于春季。夏季多刮东南风，冬季多为西北风，刮风时值短，飓风极为少见（多为山风）。全山脉降水量充沛，光、热能丰富。

气候差异大，年均气温 17.4℃，最高气温为 7 月，月平均气温在 28 ~ 29℃，最高 39.9℃；最低气温为 1 月，月平均气温 6 ~ 9℃，最低 –8.0℃，但较同纬度地区要高出 5℃左右，相对温暖。主峰黄岗山年均气温仅 8.5℃。年均总积温武夷宫积温值 5500℃，天游峰为 5300℃。

2. 降水

武夷山脉巍峨挺拔，如屏如障地横列在福建西北部，无论南北东西带雨的云系，到此多被其截留住一部分或大部分，故为本省西北部降水量最多的区域。全市雨季分明，3 ~ 4 月为春雨季，占全年降水量的 23% ~ 24%；5 ~ 6 月为梅雨季节，占全年降水量的 36% ~ 37%；7 ~ 9 月为雷雨季节，约占全年降水量的 20%；10 月至翌年 2 月为秋冬少雨季节，两季仅占全年降水量的 20%。全年降雨日数一般在 150 天以上，最长达 199 天。年均降水量达 1800 ~ 2200mm，个别地区高达 2400mm，主峰黄岗山年均降水量达 3400mm 以上。景区及国家公园内多雾，年均有雾日 100 ~ 120 天，经常云雾缭绕。年均霜期 50 ~ 130 天（黄岗山达 131 天），降雪年均约 6.3 天。初雪一般在 1 月，终雪在次年清明前后。

3. 日照

武夷山脉山高林密，雨多且湿度大，雾日长达 120 余天，故日照时数相应较少，年均日照时数 1700 ~ 2000h，中山区域小于 1500h，最少地区仅有 1240h，盆地一般 1900 ~ 2100h。武夷山风景名胜区分别按丘陵地、河谷地累计为：武夷宫谷地日照时数为年均 1907.3 h，占可照时数的 40%；天游中丘地日照时数年均为 1571.1h，仅占可照时数的 35%。武夷山国家公园核心区日照时数更少，年均约 1300h，占可照时数的 30% 左右。

4. 湿度

武夷山植被茂密，雨量充沛，是全省温度最低、湿度最大地区，年均相对湿度为 78%，但一年内各月平均相对湿度有较明显的变化。其中 3 ~ 6 月一般都在 80% 以上，以 6 月最高，达到 83%；10 月和 1 月最低，约为 75%。自 3 月开始，南方海洋气团趋于活跃，向大陆输送水汽，山脉湿度随着增大。以国家公园和风景区为例：武夷山风景名胜区的空气相对湿度略低些，年均相对湿度约为 78%，5 ~ 6 月相对湿度达到 85%；而武夷山国家公园年均相对湿度达 84%，3 月最高，相对湿度近 90%。

5. 水文

武夷山脉处于亚热带季风湿润区，加之山体庞大、峰高林密，森林覆盖率高，植被厚密，天然降水量大，产水量极为丰富。发源于武夷山市铜钹山、麻粟坑和桐木关的崇阳溪及其支流黄柏溪和九曲溪等均为闽江上游建溪的源头。地表水在森林植被、厚层土壤藏储下，含量极大；地下水的储存条件好，对埋藏、富集、径流与排泄均起着重要作用。武夷山市水资源总量为 36.0 亿 m^3，其中地表水为 32.8 亿 m^3，地下水为 3.2 亿 m^3。

6. 土壤

武夷山土壤随着山脉高差，表现出垂直地带性分布特性。1900 ~ 2100m 高峰，为山地草甸土分布带；1050 ~ 1900m 处为黄壤土分布带；700 ~ 1050m 为黄红壤分布带；700m 以下为红壤分布带。武夷山国家公园和武夷山风景名胜区，是两个中山与丘陵不同地貌区，对山脉土壤类型与分布有普通代表性。其中武夷山风景名胜区属高丘地形区，其自然土壤的成土物质（母质），主要是本区红层，其次是第四纪松散堆积物。根据景区自然条件和特点，主要土壤类型是红壤和红黄壤、酸性紫色壤（分布最广），属于地带性土壤类型。武夷山国家公园的成土母质，以火山岩和粗晶花岗岩为主，类型主要有山地草甸土（山地草甸土、泥炭质草甸土、黄壤性草甸土）、黄壤、黄红壤、红壤等，土壤分布情况随海拔不同而异。

三、社会概况

1. 武夷山的传承沿袭

相传长寿之神彭祖（篯铿）隐居于此，与两个儿子彭武、彭夷开发蛮荒大山，后人称其定居之地为武夷山，把二兄弟神化为武夷君。夏朝中叶（公元前 19 世纪）武夷山已有古代越族人聚居，其部落首领之遗葬安放于武夷山岩洞之内（今发现之一号船棺，经测定为距今约 3840 年，即公元前 19 世纪）。商朝时期（公元前 16 世纪），古代越族人继续在武夷山生活和繁衍。武夷山遗留的架壑船棺与虹桥板经科学考察，是当地先民在当时的殡葬遗迹。周时古代越族人在武夷山一带，从事简单的耕织和渔猎生产活动（从出土的石镰、石刀、石网坠、石箭镞和丝、麻、棉织品等进行考察论定）。始皇帝三十年（公元前 217 年）始皇帝设闽中郡，武夷山一带属之。汉高帝五年（公元前 202 年）武夷山一带隶属会稽郡，归闽越王管辖。建元六年（公元前 135 年）武夷山一带归东越王馀善所统治。元鼎元年（公元前 116 年）馀善占据会稽郡之地，反抗汉朝中央集权。是时，馀善构筑 6 座城固守。今武夷山市城村的闽越古城即为六城之一，城内筑有宫殿。已探明大型建筑群 4 处，有居住区、冶铁作坊、烽火台、排水系统、道路等，出土大量陶、铁、铜制作的生产生活用具和兵器，可见当时的繁荣景象，为闽中重镇。

南朝宋时期（约 479 年）著名文学家江淹赞美武夷山为“碧水丹山”，此美称沿袭至今，成为武夷山之别名。南朝梁时期（约 555 年）文字训诂学家顾野王定居武夷山讲学著述将近 20 年，史载：“崇人知学自野王始。”开皇九年（589 年）废建安郡，改为建安县。今之建阳区、武夷山市地域属泉州（今福州）管辖。武德四年（621 年）建阳复为县，今武夷山市为其地域，属建州管辖。后唐（923—936 年）时，现属武夷山市的区域原归建州建阳县管辖。贞观初（约 630 年）官至左牛卫上将军的邑人彭迁归隐后，召集乡人在现名为崇阳溪之东的潺口开荒垦田，凿湖筑坡，凡 90 处，灌田 2000 余顷，命名为新丰乡，这是崇安县最早的建置雏形。为此，新丰乡现仍为崇安县的民间泛称。垂拱四年（688 年），彭迁之子彭汉奏准将新丰乡改为温岭镇，设立官署。会昌五年（845 年），彭迁裔孙彭珰呈报朝廷获准，把温岭镇改为崇安场（取崇地安宁之意）。淳化五年（994 年），改崇安场为崇安县，迄至明清两代，均隶属于建宁府管辖。民国期间，民国崇安县政府和崇安县苏维埃政府一度并存，民国二十四年，崇安县苏维埃政府的政权暂时停止活动。

1949 年 5 月 9 日，崇安解放，是福建省最早解放的县。中华人民共和国成立以后，崇安县的隶属机关屡次更名，分别为福建省第一行政督察专员公署、福建省建瓯专区、福建省建阳专区、福建省南平专区、福建省建阳地区行政公署、福建省南平地区行政公署。1989 年 8 月 21 日，撤销崇安县建立武夷山市，行政区划不变，隶属南平市，辖 3 个街道、3 镇、4 乡，分别为崇安街道、武夷街道、新丰街道、星村镇、兴田镇、五夫镇、岚谷乡、吴屯乡、上梅乡、洋庄乡。

2. 武夷山旅游业

武夷山，作为中国第 4 处、世界第 23 处的世界文化与自然遗产地，还享有众多国家级荣誉。它是中国首批国家重点自然保护区、国家重点风景名胜区和国家旅游度假区，也被评为中国首批优秀旅游城市和首批国家 5A 级旅游景区。其在中华十大名山和全国十大文明风景旅游区中均占有一席之地，同时还被评为资源保护最佳的中国十大风景名胜区和最受群众喜爱的中国十大风景名胜区。

此外，武夷山还是国家森林公园，拥有全国重点文物保护单位，如城村古越王城遗址、余庆桥、悬棺和遇林亭窑址。它还入选全国百个红色旅游经典景区，并被授予国家级生态旅游示范区称号，同时成功列入省级现代服务业集聚示范区和低碳旅游示范区试点。

在旅游发展方面，武夷山深入实施智慧旅游“1369”工程，初步构建了智慧旅游应用体系。著名的《印象大红袍》和《武夷水秀》在此成功上演。2017 年，武夷山接待了中外游客 1283.11 万人次，旅游总收入达到 240.66 亿元。旅游业已成为推动当地国民经济发展的关键支柱产业。

3. 武夷山茶产业

武夷山地处中亚热带，降水量多、湿度大、雾日时间长等得天独厚的气候条件造就了武夷山独特的茶产业。武夷山市作为福建省的产茶大市，茶叶种植历史悠久、品种丰富，文化底蕴深厚，是世界红茶和乌龙茶的发源地，中国著名的茶乡。唐元和年间（806—820 年），孙樵《送武夷岩茶与焦刑部书》说：“盖建阳丹山碧水之乡，月涧云龛之品。”称武夷茶为“晚甘侯”，这是武夷茶最早的文字记载。

目前，武夷山市共有茶园面积近万公顷，100% 无公害全覆盖，共有注册茶企业 3550 家，规模茶企 38 家，通过食品生产许可认证企业 573 家，市级以上茶叶龙头企业 15 家，茶叶合作社 94 家。武夷山市拥有茶业中国驰名商标 3 个，国家地理标志证明商标 9 个，著名商标 51 个，知名商标 120 个。2017 年茶叶产量 19200 吨，总产值超过 20 亿元。此外，挖掘记录茶树品种 280 种，科技保护可用品种 70 多个，全市涉茶人数已达 8 万余人，占全市人口 34%。

四、资源概况

1. 植被状况

武夷山境内属中亚热带常绿阔叶林地带性植被，由于原生植被群落破坏较为严重，目前基本上属于次生植被，共有 9 个类型。

（1）常绿阔叶林是境内典型植被，分布在 8 个乡镇的 35 个行政村。绝大部分为天然林和天然更新次生林，林相杂乱，林下木复杂。主要树种以壳斗科、山茶科、豆科、杜英科、樟科为主，其次是金缕梅科、榆科、蔷薇科、山矾科、玄参科。上层优势木组成乔木层的有甜槠、木荷、栲、罗浮锥、钩锥、苦槠、米槠、黑壳楠、杜英等。

（2）落叶、常绿阔叶混交林是落叶阔叶林与常绿阔叶林之间的过渡类型，分 2 个群系，主要分布在中低山的中、上部。这一类型的群落，一般无明显的优势种，林冠郁茂，参差不齐，多呈波浪起伏。此类混交林的结构复杂，常绿层遍布落叶层之下，上层以落叶阔叶树种为主，多数为枫香树、赤杨叶、亮叶桦等，其次是常绿阔叶林，多数是壳斗科树种。

（3）针叶林海拔高的地带多为天然林，海拔低的地带多为次生林和人工林。建群种类马尾松分布在海拔 200 ~ 1000m 处，杉木分布在海拔 200 ~ 800m 处，黄山松分布在海拔 1200m 以上。其中马尾松林有

3个群系，即马尾松林与栲类、马尾松与毛竹、马尾松纯林。杉木林在武夷山市分布最广，是人工林占比例最大的树种。主要分布于低山、丘陵地带，林相整齐，林层分明。针叶阔叶混交林主要是赤杨叶、枫香树、锥栗等落叶阔叶林种与马尾松、杉木和毛竹的混交林。

（4）竹林分4个群系，分布广，以西北部、北部的中山下半部和低山的中、上部为主，多在海拔600～1000m的山地上。竹林主要分布在上梅乡的金竹、里江；岚谷乡的樟村、岭阳；星村镇的红星、程墩、桐木；洋庄乡的坑口、西际、大安、浆溪等村。大部分为天然竹林，多与常绿阔叶林混生，混生的树种主要有栲、青冈、檫木等。

（5）经济林多分布在海拔500m以下的丘陵地带，以人工培植为主，主要树种有油茶、茶、柑橘、甜橙、油桐、山鸡椒、厚朴、桃、李等。

（6）灌丛分4个群系，多数分布在丘陵、低山和中山南坡地带。此植被多是森林采伐后形成的次生植被。其中落叶灌丛分布在兴田、武夷、五夫等乡镇海拔800m以下的低山和丘陵地带。大部分以暖性落叶栎类为主，武夷山风景区有小面积紫茎灌木丛。常绿灌丛一般分布在海拔1000m以下的中低山、丘陵区，以兴田、五夫、武夷等乡镇为多，主要为椴树、杜鹃、芒萁群丛。

（7）灌草丛分芒萁群丛和五节芒群丛两个群系。芒萁群丛主要分布在低山、丘陵区，以杜鹃、芒萁占优势，伴生石松。散生树种有椴树、杜鹃、南烛、苦竹等。五节芒群丛主要分布在山地、沟谷两旁和山坡下部。

（8）园林植被主要是茶、果树及观赏植物，分布很广，以中部和南部丘陵坡地及溪边洲地为多。

（9）农田植被主要是水稻、蔬菜、烟草和一年生的粮油作物，以及其他经济作物。主要分布在海拔500m以下的平原、低丘、河漫地带。

2. 野生植物

武夷山市气候适宜，雨量充沛，物种多样性极为丰富，境内的国家公园已调查到的植物种类达3000多种。康熙三十八年（1699年），美国人Jcaminfham第一个进入武夷山桐木村一带采集植物标本。此后，国内外专家开始对武夷山植物资源开展了不同程度的标本采集和调查。中华人民共和国成立后，国内一些科学研究部门、高等院校师生常到武夷山调查和采集标本。

1979～1981年，福建省科委组织38个教学科研单位的130多名教授、科技工作者开展综合考察，共采集动植物标本25万份，发现新种23个、新变种1个，其中中国新记录17个、福建省新记录133个。1981年夏，福建林学院与武夷山自然保护区联合调查武夷山竹类植物，采集标本36号200份，鉴定出武夷山竹类10属，28种，3个变种，1个变型，6个新种，3个新变种，1个新组合，3个未定名。同年9月，上海自然博物馆植物专业组调查武夷山苔藓植物，采集苔藓标本1400号、地衣标本5000号、蕨类标本

320 多号，初步鉴定出武夷山苔藓 200 余种、地衣 100 余种，发现许多经济价值很高的苔藓林和特有种类分布。

1982 年 3 月初，福建林学院俞新妥教授考察保护区，发现天然杉木优种群落集中分布，还发现树龄 800 ~ 900 年的红豆杉、檫木、细柄蕈树、钩栲等树王，包括福建省已发现的最大树王。

3. 动物资源

境内的武夷山景区及自然保护区，由于地形气候条件优越，为野生动物栖息繁衍提供了良好条件，以“世界生物之窗”闻名于世，有“亚热带动物园”之称，以昆虫、脊椎动物和其他生物新种和模式标本的采集圣地而闻名于世。

同治十二年（1873 年），法国人 Dauid 到桐木、挂墩采集标本，发现不少鸟类、哺乳类新种。光绪二十二年（1896 年）和 1925 年，英国人 Catouohe 和美国人 Pope、德国人 Schmiat 等先后多次到挂墩、三港，采集大量爬行类、两栖类动物标本，发现脊椎动物新种 62 种。1937 年，德国人 Klappevich 在崇安、邵武、光泽一带采集动植物标本数十万号，发现 600 多个新种。1937 年和 1945 年，我国生物学者郑作新和何景、浙江籍学者马俊超等先后在大竹岚一带采集昆虫、鸟类及植物标本 60 万号 4000 余种，发现大量新种。

境内野生动物较多。据不完全统计，脊椎动物的兽类有 100 多种，鸟类 300 多种，仅星村镇桐木、挂墩一带就有鸟类 16 目 31 科 74 属 164 种，还是候鸟南北迁飞的歇脚地。武夷山市是世界上鸟类资源最丰富的地区之一。有两栖类 33 种、爬行类 73 种，被誉为“研究亚洲两栖动物和爬行动物的钥匙”。蛇类有 5 科 26 属 64 种（其中毒蛇 17 种），有“蛇的王国”之称。昆虫种类繁多，已定名的有 31 目 300 多科 5000 多种，被称为“昆虫世界”。在脊椎动物中，属于国家一、二、三类野生珍稀动物有 19 种，如华南虎、白颈长尾雉、黄腹角雉、鸳鸯、猕猴、云豹、毛冠鹿、黑鹿、羚羊、金猫、大灵猫（九节狸）、小灵猫（笔猫）、穿山甲、短尾猴等。此外还有许多特有罕见动物如草鸮（猴面鸟）、猪尾鼠、拉氏鼹、丽棘蜥（蛇王）、白蝙蝠。近年发现的金斑喙凤蝶，为世界蝶类中的珍种。

在世界珍稀的野生动物中，以当地地名命名的就有“崇安髭蟾”“崇安地蜥”“崇安斜鳞蛇”“三港雨蛙”“三港大平胸龟”“三港丽棘蜥”“挂墩角怪”“挂墩后棱蛇”“武夷湍蛙”9 种。

1987 年 3 月 25 日，联合国人与生物圈计划国际协调理事会执行局（巴黎）会议，决定将武夷山自然保护区列入国际生物保护圈区网。同年 9 月 7 日，联合国教科文组织人与生物圈计划组织总干事 Amadou Mahtar M'Bow 根据人与生物圈计划国际协调理事会授权其主席团做的决定，将武夷山自然保护区列为国际生物圈保留地网的组成部分。

4. 矿产资源

境内地质矿产资源有钨钼、黄金、石油、锡石、水晶、煤等 25 种，92 个矿点。其中藏量较大，具工业价值的有：①钨钼矿有五夫镇澄溪岭根、上梅乡岭山杨梅岭、金竹前畲、星村镇程墩毛岭、洋庄乡浆溪5个矿点。②石英矿有兴田镇澄浒、星村镇黄村2个矿点。③石墨矿有星村镇枫林、岚谷乡银山、兴田镇黄土桃棋3个矿点。④硫铁矿有兴田镇南树电站、南岸水坝、兴田电站、马埠头、五夫镇翁墩村洋坑5个矿点。⑤瓷土矿有吴屯乡大际、兴田镇仙店南源岭、城东乡姐妹桥3个矿点。⑥多金矿属有五夫镇澄溪村叶坑、翁墩村洋坑和星村镇红星村塘角3个矿点。

第二章 武夷山市中药资源普查概况

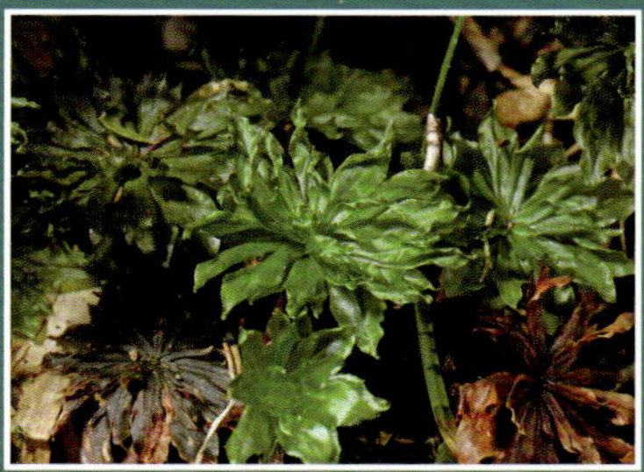

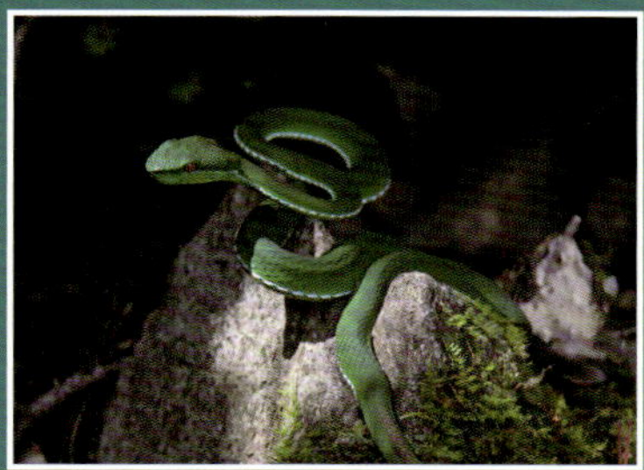

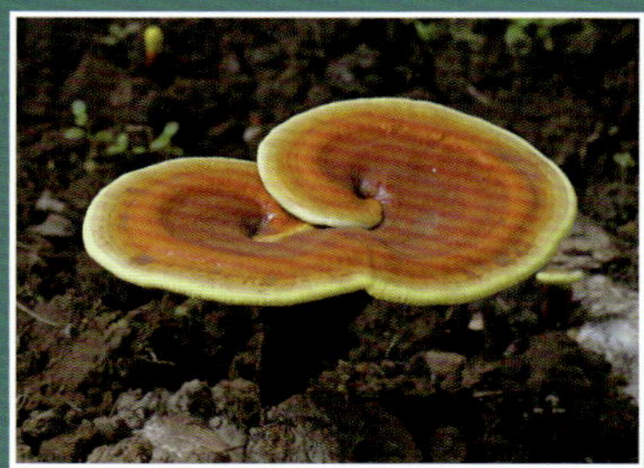

中药资源普查的目的是通过系统全面的调查，及时准确地弄清楚相关区域内中药资源的本底资料，了解当地中药资源的品种、数量、质量、蕴藏量、生境、分布、消长规律和资源开发的历史、现状及存在问题等，同时澄清存在混淆的品种，发现新种（包括新分布）、新药源，在调查论证的基础上制订药材区划，积极发展生产，推动中药的规范化和规模化，满足人民用药需要。通过普查促进中药科研和中医中药事业的发展，并为宏观控制、微观调节、管理决策等提供可靠信息数据和科学依据，达到合理开发利用，有效保护药物资源的目的。

中药资源普查工作内容复杂、技术性强，涉及多部门、多学科，是一个规模浩大的系统工程，必须认真制订实施方案，并严格遵照实施，在各级相关单位的配合下，充分发挥专业队伍和社会力量的积极作用，注意调查研究，结合各地实际，积极而有步骤地开展工作，认真负责地完成规定的普查任务。武夷山市中药资源普查工作，是福建中医药大学牵头组织开展的福建省第二批（2017 年）普查县，按照国家普查办制定的“第四次全国中药资源普查试点工作实施方案”，由福建中医药大学组织专业人员成立“武夷山市中药资源普查队”，武夷山市政府组织成立武夷山市中药资源普查领导小组及办公室。目前相关工作任务均已完成，本次的普查成果将为武夷山市中药资源的开发利用及当地产业布局或决策等提供科学的依据。

一、组织管理

1. 成立武夷山市中药资源普查队

2018 年 5 月，在福建省第四次全国中药资源普查第二批工作任务与经费落实后，由项目技术牵头单位福建中医药大学根据普查工作的整体安排与部署，成立了由福建中医药大学药学院杨成梓教授为队长的“武夷山市中药资源普查队”，成员主要有安昌、吴爱琴、温秀萍、黄旭东、王乐、李欣、陈鸣、苏诗煌、陈渊、张丹华、林霞艳、夏婵、张家源等，武夷山市卫生健康局李云麟等参与了全程的普查工作。后期还有陈懿冲、李敏、庄怡雪、孟静、何丹、徐水宇、张艺勤、陆一南、陈炳华等参与了武夷山市部分的普查工作。

2. 前期工作及方案制订

2015 年 6 月至 2018 年 6 月，福建中医药大学与武夷山国家公园签订合作协议，福建中医药大学中药学、药学专业本科生到武夷山国家公园实验区（星村镇桐木村）开展野外学习，前后经过 4 年的野外见习，每次时间为半个月，对桐木村及附近的中药资源有了较全面的了解，采集腊叶标本 300 多种，1600 多份。

2018 年 5 ~ 7 月，由普查队制订工作计划及具体任务，并在福建中医药大学集中培训后进行初步的分工和准备，针对武夷山市的具体情况，按照国家制定的“第四次全国中药资源普查试点工作实施方案”

做进一步细化工作，在参考历次中药普查、植物资源调查及保护区科考等相关的资料后，2018 年 7 月上旬，结合“第四次全国中药资源普查试点工作实施方案”，制定出了“武夷山市中药资源普查实施方案”。2018 年 7 月，普查队与武夷山国家公园及武夷山市林业局进行沟通，就武夷山市普查实施方案的野外调查方案的可行性和可达性进行分析，最后提交福建省第四次全国中药资源普查专家委员会审核后，供外业实地调查工作中参照实施。同时，通过林业系统打印出各样地分布位置的林班图，落实各乡镇调查向导等，对于国家公园核心区的普查，着手办理相关的审批手续。

3. 成立武夷山市中药资源普查工作领导小组及办公室

2018 年 7 月，武夷山市人民政府成立了武夷山市中药资源普查工作领导小组（武政办〔2018〕104 号），副市长彭秀莲担任领导小组组长，市政府办衷惠芝、市卫计局（现武夷山市卫生健康局）彭群富任副组长，成员有卫计局彭建飞、财政局黄学进、国土资源局（现武夷山市自然资源局）袁仁荣、农业局（现武夷山市农业农村局）陈振良、食品药品监督局（现武夷山市市场监督管理局）张机明、林业局杨依珠、发展改革与科技局张亮、中医院陈智远、崇安街道饶水富、新丰街道陈娟、武夷街道周仕奇、兴田镇熊建文、星村镇周景民、五夫镇江嗣雄、洋庄乡方健、吴屯乡陈林兴、岚谷乡江永兴、上梅乡何毅晖等。领导小组下设办公室，挂靠市卫计局，由彭建飞同志兼办公室主任。

二、实地调查（外业工作）

1. 样地、样方调查

2018 年 7 月中旬至 8 月上旬，2018 年 9 月下旬至 10 月上旬，2019 年 3 月中旬、5 月上旬及 8 月中旬等，分 5 个不同的季节和时间段，完成了武夷山市 46 个样地、1266 个样方的调查。方案预设 47 个样地，其中 3 个无法到达，就近增加了 2 个，超额完成了任务要求的 36 个样地。样地内共调查到有蕴藏量的重点中药资源品种近 40 种，详细记录了全球定位系统（GPS）等相关的数据和数码照片等资料，并采集了相关物种的腊叶标本、药材样品等作为佐证。

2. 样线调查

不包括前期的调查，2018 年 7 月起，至 2019 年 12 月本项目阶段性结束，调查人员共完成了与样地调查不重复的 56 条样线的调查，足迹遍及武夷山市各乡镇及国家公园，基本摸清了当地中药资源的情况，前后实地调查近 1000 多个工作日，行程上万千米，参加专业人员 28 人（含在校生），临时用工 200 多人次。特别是国家公园主体所在的星村镇及植被较好的岚谷、上梅、五夫等乡镇都进行了重点的调查。腊叶标本及种质资源的采集主要在样线调查的过程中进行。

由于工作时间及经费的关系，调查结果可能还存在较多的欠缺，因此在普查工作结束后，数据的补充和完善仍在进行中，2020 年 9 月、2022 年 5 月及 2023 年 7 月等时间结合其他科研项目的开展进行了部分的补充调查。

3. 栽培中药调查

武夷山市目前栽培的中药种类较少，通常结合样线调查进行，主要调查到的武夷山市栽培的中药资源有灵芝（赤芝 *Ganoderma lucidum*、紫芝 *Ganoderma sinense*）、竹荪 *Dictyophora indusiata*、莲 *Nelumbo nucifera*（莲子、荷叶、莲子心、莲房）、厚朴（凹叶厚朴 *Houpoea officinalis*）、栀子 *Gardenia jasminoides*、铁皮石斛 *Dendrobium officinale*、牛至 *Origanum vulgare* 等。其中莲、薏苡和竹荪多作为食用栽培为主，每年栽培面积有所变化；厚朴为早年栽培遗存，目前已多年未新增栽培；灵芝的种植近年面积有所增加；牛至多为当地自产自销；铁皮石斛及栀子等种植面积较小。

4. 传统知识及市场调查

武夷山市没有中药材交易市场，草药店（摊）亦较少，所以传统知识及市场调查主要以“柴头会”和“蜡烛会”为主，在“柴头会”和“蜡烛会”期间共调查、收集民间经验方 200 多条，当地常用的青草药 400 多种，并选择了确定为当地所产的中药资源及较为合理的经验方上传数据库，同时对相关结果进行分析和报道。

三、内业整理

1. 腊叶标本的采集制作

在样地、样方调查和样线调查的过程中，为了使普查成果更加准确可信，工作人员除了拍摄数码照片及记录 GPS 数据之外，还采集了大量的腊叶标本作为佐证。因此，在外业开展的同时，标本整理的内业亦同时展开，每天均对外业采集的标本进行压制和干燥，后期带回学校标本馆进一步鉴定、筛选、装订（上台纸）、填报数据、上标签等。为了降低标本鉴定的失误率，我们对标本进行了双复核的机制，即鉴定完成后的标本均请两位植物分类专家进行复核。

2. 药材样品及种质的采集处理

在样地、样线调查过程中采集到的药材样品，根据入药部位及药材的加工需求，进行趁鲜加工及干燥等，鉴定无误后进行低温杀虫和密封保存。对于分布较广、量较大的重点品种或地方特色药材，通常采集 3 个以上不同分布点。而对于非重点或非地方特色的中药资源种类，结合实际情况进行采集。种质的处理则分为普通型和顽拗型，部分药用植物无法采集到合适种子的，通过采集活体植株保存至福建中医药大学时珍园进行保存。

3. 数据库填报

野外调查到的数据在进行必要的整理和分析后，根据第四次全国中药资源普查技术实施方案，全部录入到“中药资源普查信息管理系统”中，重点录入样地、样方、品种、数量、重量、栽培药用植物、药材样品、种质资源、传统知识调查结果等，同时上传腊叶标本、药材样品及种质资源的数码扫描资料等。

四、普查结果

武夷山市中药资源普查工作，得到了福建中医药大学校领导的大力支持，在武夷山市卫生健康局等当地相关部门的大力配合下，通过全体普查工作人员坚持不懈的努力，于 2018 年 7 月至 2019 年 12 月通过省级验收，顺利达到了普查实施方案最初设计的任务目标，取得了较为丰硕的成果。

基本掌握了武夷山市中药资源的品种与分布

武夷山市地处福建最北，森林资源极为丰富，境内有丘陵、山地、田垄、河谷平原、崇山峻岭，互相交错，地形复杂，海拔高低不一，华东最高峰——黄岗山位于境内，西面与江西接壤。本地属亚热带大陆兼海洋性的季风气候，气候温和、雨量充沛、霜期短、飘雪罕、夏无酷暑、冬无严寒、自然气候资源十分丰富。复杂多变的地形地貌和特定的地理位置，构成了复杂多样的气候差异，适应着不同生态要求和生活习性的动植物生长。目前，武夷山市植被覆盖率达 95.87%，森林覆盖率为 77.9%，物种多样性极为丰富。根据《中国药用真菌》《福建药物志》《崇安中药资源名录（1987 年）》等记载和本次外业普查鉴定结果表明，武夷山市中药资源品种多、分布广、蕴藏量丰富。

1. 中药资源品种丰富

通过本次对武夷山市中药资源的全面普查，特别是系统抽样的样地调查和样线调查，本次共发现武夷山市中药资源种类为 2096 种（实际拍摄物种 2400 多种、照片 65800 多张，部分物种目前未查到相关药用的依据，采集制作腊叶标本 1294 种（4957 份），上交带有繁殖器官的腊叶标本 1086 种，是全省上交数据最多的一个县级单位，动物和矿物类中药资源均以调查到的照片等作为统计，未采集标本），除筛选的 600 种重点品种、常见品种和特色品种外，其余种类详见本书附录部分。

武夷山市第三次中药普查结果为 364 种（植物药 335 种、动物药 19 种），本次未调查到的有白术等 6 种。结合保护区科考报告及县（市）地方志的记载等，有文献出处的武夷山市中药资源共计 755 种，本次未调查到的种类有 31 种。因此，原先对武夷山市资源的了解是比较有限的，或者数据缺少系统的整理与分析。当然，由于时间较短、季节性较强，尚有些偏远的地方未涉足，品种遗漏在所难免。尽管如此，本次普查还发现了在武夷山市新记录的药用植物近 1300 种。造成武夷山市中药资源种类出现较大变化的原因主要有 4 个方面：①第三次中药资源普查时受自然交通条件等限制，部分地区无法到达，特别是保护区（国家公园）外的其他乡镇，同时资料总结不全面，支撑材料缺失，如保护区虽然经过综合科考，调查到的种类极为丰富，但缺少对于药用方面的总结和分析。而本次普查交通更为便利，同时由于生活条件改善，生态保护意识增强，保护区外的生态和植被情况明显变好，物种多样性明显增加。②第三次普查时以 365 种重点品种调查为主，无样地样方调查，时间短而经费紧张，工具书及专业人员不足，造成结果无法反映事实。③本次调查所耗费的人力、物力更多，除样地调查外，还进行了 56 条的样线调查，同时参与的人员更多，且均为较专业的人员，设备的参考资料等更为完备，对标本的鉴定更为积极主动。④部分种类以前有种植，目前已少见，如白术 *Atractylodes macrocephala*；有部分种类受环境影响，或种群过小而难以发现等，如徐长卿 *Cynanchum paniculatum*、美丽獐牙菜 *Swertia angustifolia* var. *pulchella* 等，当地在“柴头会”上偶见销售，但多来自外地。

2. 药材蕴藏量较丰富

本次武夷山市中药资源普查共调查样地 46 个，完成样方调查 1266 个，同时完成了 56 条样线的调查，在样方内出现的重点品种有 31 种。经初步统计，数据准确性可能无法完全反映实际情况，可能与武夷山市的生物多样性或环境过于复杂有较大关系。而在样线调查过程中出现的重点品种为 57 种，分布点分散而无规律，虽然进行了部分小样方的统计，但数据的准确性还有待进一步确认。因此，本次调查的蕴藏量采用样方统计加数量级估算的形式进行，并邀请了福建省中药资源普查专家委员会的部分熟悉福建省植物分布的专家对数据进行评估和修正，以期为后期中药资源区划、指导当地开展中药材种植或开发利用等提供参考依据。药材蕴藏量不足千公斤（1 公斤 =1kg）的蕴藏量标注“+”，千公斤至万公斤的蕴藏量标注“++”，万公斤至 10 万公斤的蕴藏量标注“+++”，10 万公斤以上的蕴藏量标注“++++”。

1）野外重点调查中药资源

武夷山市中药资源普查过程中发现，全国野外重点调查中药资源 88 种，有统计意义的有 63 种（含野生与栽培种），占全国（349 种）的 25.21%（18.05%）。在样地、样方内出现的有 25 种，其余均在样方外发现。有分布且产量不足千公斤（+）的中药资源主要有卷柏、八角莲、前胡、石吊兰、南沙参、重楼、仙茅、石斛等 9 种；产量在千公斤至万公斤（++）的有石韦（庐山石韦）、金荞麦、青葙子、木通、大血藤、荜澄茄、乌药、常山、杜仲、枇杷叶、金钱草、朱砂根、女贞子、香薷、连钱草、断血流、钩藤、栀子、半边莲、一枝黄花、香附、天南星（2 种）、黄精、天冬等 30 种；产量在万公斤至 10 万公斤（+++）的有灵芝、石韦（石韦）、骨碎补、海风藤、肿节风、虎杖、杠板归、商陆、野木瓜、蓝布正、金樱子、葛根、苦楝皮、广枣、千里光、薏苡仁、白茅根、石菖蒲、菝葜、百部等 22 种；产量达 10 万公斤以上（++++）的有厚朴（凹叶厚朴）、络石藤等 2 种，详见表 2–1。

表 2-1　武夷山市野外重点调查药用植物资源（中药材）目录

序号	药材名	中文名	拉丁学名	主要分布	样方内	蕴藏量
1	灵芝 *	赤芝	*Ganoderma lucidum*	五夫、吴屯、上梅等		+++
2	卷柏	卷柏	*Selaginella tamariscina*	星村等地		+
3	石韦	石韦	*Pyrrosia lingua*	星村等地		+++
4	石韦	庐山石韦	*Pyrrosia sheareri*	星村等地		++
5	紫萁贯众	紫萁	*Osmunda japonica*	全市山区		+++
6	骨碎补	槲蕨	*Drynaria fortunei*	全市各地		+++
7	肿节风	草珊瑚	*Sarcandra glabra*	全市山区	有	+++
8	海风藤	风藤	*Piper kadsura*	全市山区		+++
9	商陆	垂序商陆	*Phytolacca americana*	全市各地	有	+++
10	虎杖	虎杖	*Polygonum cuspidatum*	全市各地		+++
11	杠板归	杠板归	*Polygonum perfoliatum*	全市各地	有	+++
12	金荞麦	金荞麦	*Fagopyrum dibotrys*	全市各地		++
13	青葙子	青葙	*Celosia argentea*	全市各地		++
14	八角莲	八角莲	*Dysosma versipellis*	星村等地		+
15	野木瓜	野木瓜	*Stauntonia chinensis*	全市各地		+++
16	木通	木通	*Akebia quinata*	全市各山区		++
17	木通	白木通	*Akebia trifoliata* var. *australis*	星村、上梅等地	有	++
18	大血藤	大血藤	*Sargentodoxa cuneata*	星村、上梅等地		++
19	天葵子	天葵	*Semiaquilegia adoxoides*	全市各地		+
20	厚朴 *	凹叶厚朴	*Magnolia officinalis* var. *biloba*	星村、洋庄等地		++++
21	荜澄茄	山鸡椒	*Litsea cubeba*	全市各地	有	++
22	乌药	乌药	*Lindera aggregata*	全市各地	有	++
23	夏天无	夏天无	*Corydalis decumbens*	全市各地		++
24	常山	常山	*Dichroa febrifuga*	全市各地		++

续表

序号	药材名	中文名	拉丁学名	主要分布	样方内	蕴藏量
25	杜仲*	杜仲	*Eucommia ulmoides*	全市各地		++
26	蓝布正	柔毛路边青	*Geum japonicum* var. *chinense*	星村、上梅等地	有	+++
27	金樱子	金樱子	*Rosa laevigata*	全市各地	有	+++
28	枇杷叶*	枇杷	*Eriobotrya japonica*	全市各地		++
29	葛根	野葛	*Pueraria lobata*	全市各地	有	+++
30	农吉利	农吉利	*Crotalaria sessiliflora*	全市各地		+++
31	苦楝皮	楝	*Melia azedarach*	全市各地		+++
32	广枣	南酸枣	*Choerospondias axillaris*	全市各地	有	+++
33	前胡	前胡	*Peucedanum praeruptorum*	全市各地		+
34	金钱草	过路黄	*Lysimachia christinae*	全市各地		++
35	朱砂根	朱砂根	*Ardisia crenata*	全市各地	有	++
36	女贞子	女贞	*Ligustrum lucidum*	全市各地		++
37	络石藤	络石	*Trachelospermum jasminoides*	全市各地	有	++++
38	断血流	风轮菜	*Clinopodium chinense*	全市各地		++
39	连钱草	活血丹	*Glechoma longituba*	全市各地		++
40	香薷	石香薷	*Mosla chinensis*	全市各地		++
41	石吊兰	吊石苣苔	*Lysionotus pauciflorus*	全市各地		+
42	钩藤	钩藤	*Uncaria rhynchophylla*	全市各地		++
43	栀子	栀子	*Gardenia jasminoides*	全市各地	有	++
44	半边莲	半边莲	*Lobelia chinensis*	全市各地		++
45	南沙参	轮叶沙参	*Adenophora tetraphylla*	全市各地		+
46	千里光	千里光	*Senecio scandens*	全市各地	有	+++
47	一枝黄花	一枝黄花	*Solidago decurrens*	全市各地	有	++
48	薏苡仁*	薏苡	*Coix lacrymajobi* var. *mayuen*	全市各地		+++

续表

序号	药材名	中文名	拉丁学名	主要分布	样方内	蕴藏量
49	白茅根	白茅	*Imperata cylindrica*	全市各地	有	+++
50	香附	莎草	*Cyperus rotundus*	全市各地		++
51	石菖蒲	石菖蒲	*Acorus tatarinowii*	全市各地	有	+++
52	半夏	半夏	*Pinellia ternata*	全市各地		++
53	天南星	天南星	*Arisaema erubescens*	全市各地	有	++
54	天南星	异叶天南星	*Arisaema heterophyllum*	全市各地		++
55	黄精	多花黄精	*Polygonatum cyrtonema*	全市各地	有	++
56	菝葜	菝葜	*Smilax china*	全市各地	有	+++
57	土茯苓	土茯苓	*Smilax glabra*	全市各地	有	++
58	天冬	天冬	*Asparagus cochinchinensis*	全市各地	有	++
59	重楼	七叶一枝花	*Paris polyphylla* var. *chinensis*	全市各地	有	+
60	仙茅	仙茅	*Curculigo orchioides*	全市各地		+
61	百部	对叶百部	*Stemona tuberosa*	全市各地	有	+++
62	绵萆薢	福州薯蓣	*Dioscorea futschauensis*	全市各地	有	++
63	石斛	细茎石斛	*Dendrobium moniliforme*	星村等地		+

* 注：以栽培为主的中药材。

2）市场或走访重点调查中药资源

武夷山市中药资源普查过程中发现，市场及走访重点调查中药资源 35 种，占全国的（213 种）16.4%，其中有分布且产量不足千公斤（+）的中药资源主要有蝉蜕、艾叶、穿山甲、谷精草、乌梢蛇、地龙、紫花地丁等；产量在千公斤至万公斤（++）的有矮地茶、垂盆草、地锦草、冬葵果、飞扬草、海金沙、夏枯草、野菊花、马齿苋、马鞭草、牡荆叶、丝瓜络、松花粉等；产量在万公斤至 10 万公斤（+++）的有苍耳子、干姜、益母草、大蓟、仙鹤草、墨旱莲、豨莶草、鱼腥草、积雪草等；产量达 10 万公斤以上（++++）的有莲子、淡竹叶、鱼腥草、豨莶等，详见表 2-2。

表 2-2　武夷山市市场或走访重点调查中药资源（中药材）目录

序号	药材名	中文名	拉丁学名	主要分布	蕴藏量
1	矮地茶	紫金牛	*Ardisia japonica*	星村、崇安等地	++
2	艾叶 *	艾	*Artemisia argyi*	全市各地	+
3	苍耳子	苍耳	*Xanthium strumarium*	全市各地	+++
4	蝉蜕	黑蚱	*Cryptotympana pustulata*	全市各地	+
5	车前草	车前	*Plantago asiatica*	全市各地	+++
6	穿山甲	穿山甲	*Manis pentadactyla*	全市各地	+
7	干姜（生姜）*	姜	*Zingiber officinale*	全市各地	+++
8	益母草	益母草	*Leonurus japonicus*	全市各地	+++
9	垂盆草	垂盆草	*Sedum sarmentosum*	全市各地	++
10	大蓟	蓟	*Cirsium japonicum*	全市各地	+++
11	淡竹叶	淡竹叶	*Lophatherum gracile*	全市各地	++++
12	地锦草	地锦	*Euphorbia humifusa*	全市各地	++
13	地龙	参环毛蚓	*Pheretima aspergillum*	全市各地	+
14	冬葵果	冬葵	*Malva verticillata* var. *crispa*	全市各地	++
15	飞扬草	飞扬草	*Euphorbia hirta*	全市各地	++
16	谷精草	谷精草	*Eriocaulon buergerianum*	上梅、兴田、五夫等	+
17	海金沙	海金沙	*Lygodiun japonicum*	全市各地	++
18	鸡冠花	鸡冠花	*Celosia cristata*	全市各地	+
19	豨莶草	豨莶	*Siegesbeckia orientalis*	全市各地	++++
20	夏枯草	夏枯草	*Prunella vulgaris*	全市各地	++
21	仙鹤草	龙芽草	*Agrimonia pilosa*	全市各地	+++
22	野菊花	野菊	*Chrysanthemum indicum*	全市各地	++
23	鱼腥草	蕺菜	*Houttuynia cordata*	全市各地	++++
24	积雪草	积雪草	*Centella asiatica*	全市各地	+++

续表

序号	药材名	中文名	拉丁学名	主要分布	蕴藏量
25	莲子	莲	*Nelumbo nucifera*	全市各地	++++
26	马齿苋	马齿苋	*Portulaca oleracea*	全市各地	++
27	马鞭草	马鞭草	*Verbena officinalis*	全市各地	++
28	墨旱莲	鳢肠	*Eclipta prostrate*	全市各地	+++
29	牡荆叶	牡荆	*Vitex negundo* var. *cannabifolia*	全市各地	++
30	丝瓜络 *	丝瓜	*Luffa aegyptiaca*	全市各地	++
31	松花粉	马尾松	*Pinus massoniana*	全市各地	++
32	乌梢蛇	乌梢蛇	*Zaocys dhumnades*	全市各地	+
33	鸭跖草	鸭跖草	*Commelina communis*	全市各地	+++
34	紫珠叶	杜虹花	*Callicarpa formosana*	全市各地	++
35	紫花地丁	紫花地丁	*Viola philippica*	全市各地	+

* 注：以栽培为主的中药材。

3）福建省特色品种

武夷山市中药资源普查过程中，参照福建省中药资源普查工作实施方案要求，发现武夷山市有福建省特色中药资源（福建省地方常用中药）33 种，占全省特色品种（60 种）的 55%。其中有分布且产量不足千公斤（+）的中药资源主要有建砂仁、金线莲等；产量在千公斤至万公斤（++）的有马蹄蕨、五指毛桃、土牛膝、土荆芥、红木香、铁苋菜、雷公藤、鸡肫花、三叶青、猕猴桃根、珍珠梧桐、山海螺、寒草、卤地菊、地胆草、茵陈、长梗黄精、牯岭藜芦、石蒜等；产量在万公斤至 10 万公斤（+++）的有不黄草、苎麻根、叶下珠、毛冬青、拦路虎（两种）、伸筋藤、六角仙、白花蛇舌草、绞股蓝、南刘寄奴、苍耳子等；产量达 10 万公斤以上（++++）的有乌毛蕨贯众、岗梅等，详见表 2-3。

表 2-3 武夷山市特色重点调查中药资源（中药材）目录

序号	药材名	中文名	拉丁学名	主要分布	蕴藏量
1	不黄草	江南卷柏	*Selaginella moellendorffii*	全市各地	+++
2	马蹄蕨	福建莲座蕨	*Angiopteris fokiensis*	岚谷、五雪、星村等	++
3	贯众	乌毛蕨	*Blechnum orientale*	全市各地	++++

续表

序号	药材名	中文名	拉丁学名	主要分布	蕴藏量
4	五指毛桃	粗叶榕	*Ficus hirta*	全市各地	++
5	苎麻根	苎麻	*Boehmeria nivea*	全市各地	+++
6	土牛膝	土牛膝	*Achyranthes aspera*	全市各地	++
7	土荆芥	土荆芥	*Chenopodium ambrosioides*	全市各地	++
8	红木香	南五味子	*Kadsura longipedunculata*	全市各山区	+++
9	叶下珠	叶下珠	*Phyllanthus urinaria*	全市各地	++
10	铁苋菜	铁苋菜	*Acalypha australis*	全市各地	+++
11	毛冬青	毛冬青	*Ilex pubescens*	全市各山区	+++
12	岗梅	秤星树	*Ilex asprella*	全市各地	++++
13	雷公藤	雷公藤	*Tripterygium wilfordii*	星村等地	++
14	鸡肫（肐）花	野鸦椿	*Euscaphis japonica*	全市各山区	++
15	三叶青	三叶崖爬藤	*Tetrastigma hemsleyanum*	全市各山区	++
16	拦路虎	地桃花	*Urena lobata*	全市各地	+++
17	拦路虎	梵天花	*Urena procumbens*	全市各地	+++
18	猕猴桃根	毛花猕猴桃	*Actinidia eriantha*	全市各山区	+++
19	伸筋藤	链珠藤	*Alyxia sinensis*	全市各山区	++++
20	珍珠梧桐	赪桐	*Clerodendrum japonicum*	全市各地	+
21	土茵陈*	牛至	*Origanum Vulagare*	岚谷、上梅等地	++
22	六角仙	爵床	*Justicia procumbens*	全市各地	+++
23	白花蛇舌草	白花蛇舌草	*Hedyotis diffusa*	全市各地	+++
24	绞股蓝	绞股蓝	*Gynostemma pentaphyllum*	全市各地	+++
25	山海螺	羊乳	*Codonopsis lanceolata*	全市各山区	++
26	寒草	蓝花参	*Wahlenbergia marginata*	全市各地	++
27	地胆草	地胆草	*Elephantopus scaber*	全市各地	++

续表

序号	药材名	中文名	拉丁学名	主要分布	蕴藏量
28	南刘寄奴	奇蒿	*Artemisia anomala*	全市各地	+++
29	苍耳子	苍耳	*Xanthium sibiricum*	全市各地	+++
30	茵陈	茵陈蒿	*Artemisia capillaris*	全市各地	++
31	黄精*	长梗黄精	*Polygonatum filipes*	全市各地	++
32	藜芦	牯岭藜芦	*Veratrum schindleri*	岚谷、星村等地	++
33	石蒜	石蒜	*Lycoris radiata*	全市各地	++
34	建砂仁	山姜	*Alpinia japonica*	全市各地	+
35	金线莲*	金线兰	*Anoectochilus roxburghii*	岚谷、星村、洋庄等地	+

*注：有栽培的中药材。此外，福建省特色品种中有部分与国家要求的市场及走访调查中药资源存在重复的情况，考虑到这些资源福建省普查办需要进行野外重点调查，故予以保留统计。

3. 栽培药用植物

在本次武夷山中药资源普查过程中，发现武夷山市的植被覆盖率和森林覆盖率均在全省前列，物种多样性极为丰富，同时生态保护较为完好，而武夷山市人口密度较小，主要以茶叶和旅游业为主，中药栽培在全市较为零星，传统经济作物主要为水稻、烟草和食用菌（如竹荪）等。本次调查发现武夷山市传统种植的中药材主要是莲子和厚朴，两者均为福建省道地药材，莲子种植面积最高达 2 万亩，但每年有差异，多在 5000 ~ 10000 亩，而厚朴多为二十世纪八九十年代种植遗存，总面积约 3000 亩，近年有较大面积种植灵芝（以赤芝为主，少量紫芝）。此外，铁皮石斛、栀子、薏苡仁和牛至等有少量种植。

4. 传统知识调查

本次调查发现，武夷山市草药店或草药摊相对较少，但有青草药集中销售的“柴头会”和“蜡烛会”，在两“会”期间，共调查到武夷山市当地有较多应用的中草药近 400 种，较特色的有乌头（闽赣乌头）、五加皮（细柱五加）、凤凰蛋（多种草药自行半发酵加工品，不同销售摊点组方不同）等，但根据近年的观察，每次销售的中草药不尽相同，故有时间可继续跟踪观察，前期的调查结果已形成论文进行了报道。在两“会”上销售的中草药品种多数为当地居民就近所采，也有部分中草药，如细叶石仙桃、大血藤、三叶青等虽本地有产，但销售品多来自外地。此外，还有部分为常用中药，如当归、黄芪等均来自外地市场调拨。

5. 新种及新分布记录

在本次武夷山市中药资源普查期间，共发现新种 3 种，分别是国家公园内桐木村发现的兰科植物福建天麻 *Gastrodia fujianensis*，黄岗山发现的兰科植物武夷山对叶兰 *Neottia wuyishanensis*，洋庄乡龙归源等地发现的凤仙花科植物武夷山凤仙花 *Impatiens wuyiensis*，但均非普查队发表。发现福建省级新分布记录种 17 个，分别为国家公园内发现的石松科笔直石松 *Dendrolycopodium verticale*；石杉科昆明石杉 *Huperzia chinensis*；冷蕨科东亚羽节蕨 *Gymnocarpium oyamense*；岩蕨科膀胱蕨 *Physematium manchuriense*；大戟科钩腺大戟 *Euphorbia sieboldiana*；龙胆科黄山龙胆 *Gentiana delicata*；凤仙花科蓝花凤仙花 *Impatiens cyanantha*，淡黄绿凤仙花 *Impatiens chloroxantha*；茜草科蔓虎刺 *Mitchella undulata*；菊科九龙山紫菀 *Aster jiulongshanensis*；百合科绿花油点草 *Tricyrtis viridula*；兰科线瓣玉凤花 *Habenaria fordii*，阔蕊兰 *Peristylus goodyeroides*；吴屯大王山发现的景天科薄叶景天 *Sedum leptophyllum*；国家公园内发现的蔷薇科五叶红梅消 *Rubus parvifolius* var. *toapiensis*；岚谷发现的豆科牯岭野豌豆 *Vicia kulingana*；上梅发现的唇形科假鬃尾草 *Leonurus chaituroides* 等。

这些新种和新分布记录种的发现，大大补充了福建省的生物多样性，同时大部分的种类均出现于武夷山国家公园，特别是核心区内，可见对武夷山国家公园综合而深入的科考有待进一步加强。

6. 武夷山市重点保护野生药用植物

结合 2021 年公布的《国家重点保护野生植物名录》及《福建省重点保护野生植物名录》，就本次调查结果进行整理，发现武夷山市重点保护的野生药用资源共 41 种，结合国家公园建设及保护区等，对珍稀濒危的药用植物种质资源保护具有重大的意义。武夷山市常见重点保护野生药用植物资源详见表 2–4。

表 2-4 武夷山市常见重点保护野生药用植物资源名录

序号	植物名	拉丁名	科名	保护级别	濒危状况	分布区域
1	蛇足石杉	*Huperzia serrata*	石松科	二级	濒危	全市各山区
2	中华石杉	*Huperzia chinensis*	石松科	二级	近危	黄岗山
3	四川石杉	*Huperzia sutchueniana*	石松科	二级	近危	黄岗山
4	昆明石杉	*Huperzia kunmingensis*	石松科	二级	—	黄岗山
5	闽浙马尾杉	*Phlegmariurus mingcheensis*	石松科	二级	—	星村、洋庄等地
6	福建观音座莲	*Angiopteris fokiensis*	合囊蕨科	二级	—	全市分布
7	金毛狗脊	*Cibotium barometz*	蚌壳蕨科	二级	—	星村、五夫等地
8	福建柏	*Fokienia hodginsii*	柏科	二级	易危	全市较常见

续表

序号	植物名	拉丁名	科名	保护级别	濒危状况	分布区域
9	穗花杉	*Amentotaxus argotaenia*	红豆杉科	二级	近危	国家公园
10	南方红豆杉	*Taxus wallichiana* var. *mairei*	红豆杉科	一级	易危	全市分布
11	金钱松	*Pseudolarix amabilis*	松科	二级	易危	国家公园
12	厚朴	*Houpoea officinalis*	木兰科	二级	近危	星村、洋庄等地
13	鹅掌楸	*Liriodendron chinense*	木兰科	二级	近危	星村、洋庄等地
14	短萼黄连	*Coptis chinensis* var. *brevisepala*	毛茛科	二级	濒危	岚谷等地
15	软枣猕猴桃	*Actinidia arguta*	猕猴桃科	二级	无危	国家公园
16	中华猕猴桃	*Actinidia chinensis*	猕猴桃科	二级	种质	全市各地
17	半枫荷	*Semiliquidambar cathayensis*	蕈树科	二级	易危	国家公园
18	野大豆	*Glycine soja*	豆科	二级	近危	全市各地
19	红豆树	*Ormosia hosiei*	豆科	二级	濒危	国家公园
20	华重楼	*Paris polyphylla* var. *chinensis*	百合科	二级	易危	全市各山区
21	狭叶重楼	*Paris polyphylla* var. *stenophylla*	百合科	二级	近危	黄岗山
22	荞麦叶大百合	*Cardiocrinum cathayanum*	百合科	二级	无危	国家公园
23	金线兰	*Anoectochilus roxburghii*	兰科	二级	濒危	全市各山区
24	春兰	*Cymbidium goeringii*	兰科	二级	易危	国家公园
25	蕙兰	*Cymbidium faberi*	兰科	二级	—	国家公园
26	建兰	*Cymbidium ensifolium*	兰科	二级	易危	全市各山区
27	寒兰	*Cymbidium kanran*	兰科	二级	易危	国家公园
28	多花兰	*Cymbidium floribundum*	兰科	二级	易危	国家公园
29	单叶厚唇兰	*Epigeneium fargesii*	兰科	二级	无危	国家公园
30	细茎石斛	*Dendrobium moniliforme*	兰科	二级	濒危	星村、岚谷、吴屯等地
31	天麻	*Gastrodia elata*	兰科	二级	易危	国家公园
32	台湾独蒜兰	*Pleione formosana*	兰科	二级	易危	国家公园
33	天竺桂	*Cinnamomum japonicum*	樟科	二级	易危	国家公园

续表

序号	植物名	拉丁名	科名	保护级别	濒危状况	分布区域
34	龙舌草	*Ottelia alismoides*	水鳖科	二级	易危	岚谷、五夫等地
35	六角莲	*Dysosma pleiantha*	小檗科	二级	近危	全市各地零星
36	八角莲	*Dysosma versipellis*	小檗科	二级	易危	国家公园
37	伯乐树	*Bretschneidera sinensis*	叠珠树科	二级	近危	国家公园
38	金荞麦	*Fagopyrum dibotrys*	蓼科	二级	无危	全市各地
39	茶	*Camellia sinensis*	山茶科	二级	—	全市各山区
40	香果树	*Emmenopterys henryi*	茜草科	二级	—	国家公园
41	竹节参	*Panax japonicus*	五加科	二级	—	黄岗山

有部分种类在《福建植物志》或武夷山保护区科考报告里有出现，如白豆杉 *Pseudotaxus chienii*、巴戟天 *Morinda officinalis* 等，但在本次普查中未见，因此未进行统计，同时目前为止未找到药用依据的种类（含新种）也未列入。

7. 普查任务完成情况

根据普查工作目标和要求，普查期间收集了大量的生态环境、物种分布、形态特征、个体数量等信息数据，并做了大量的野外记录，记录了轨迹和拍摄数码照片等。目前，已将所收集的数据、照片及相关信息上传至数据填报系统，所有数据全部合格，目前通过核查系统评分，总体得分为 95.2，评价优秀。

第三章
武夷山市中药资源区划

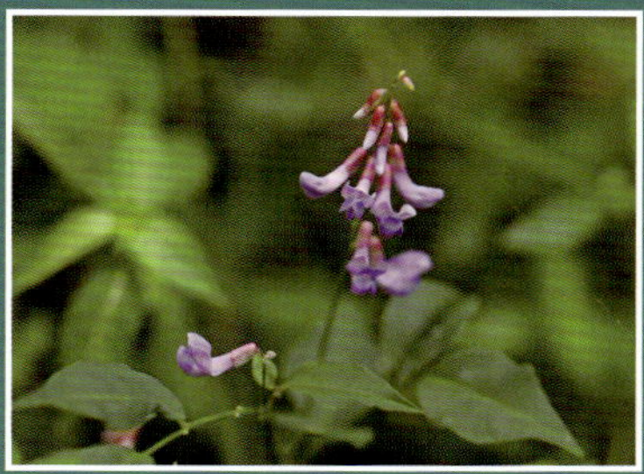
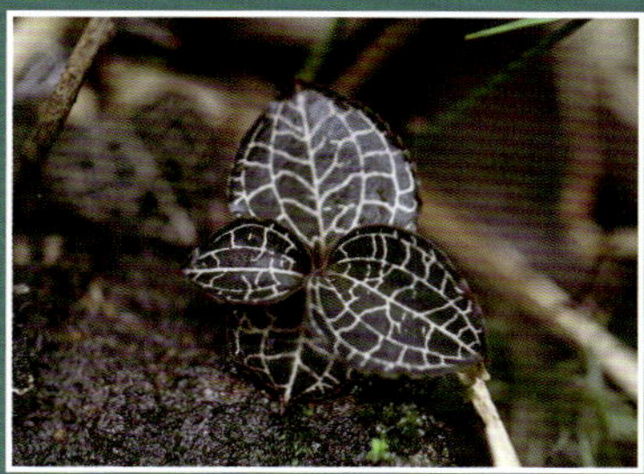
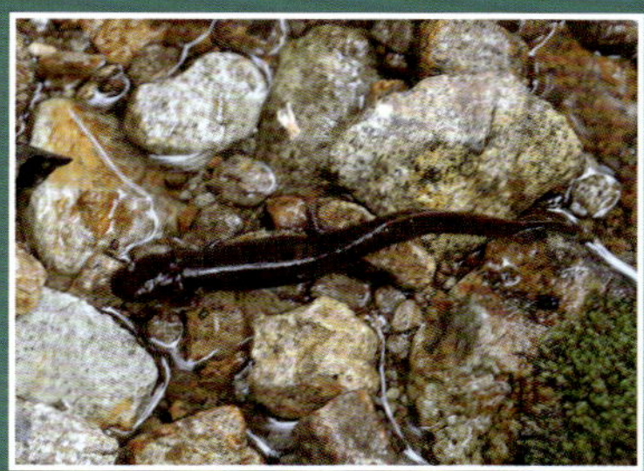

中药资源区划是在调查中药资源的基本状况、中药材生产现状的基础上，通过分析研究，揭示中药资源分布及其生产发展的规律性，并将这一规律性与区域相关社会经济技术条件和发展生产力各要素相结合，提出区域中药产业的发展方向。因此，中药资源区划是进行区域中药产业发展规划的基础，从区域空间和时序方面进行中药材规范化种植基地建设和中药产业发展方向、目标任务、布局及区域发展重点的框架设计，具有规范性、科学性及可操作性强的特点，对加快中药现代化和国际化的步伐、区域中药资源的开发利用、具有自主知识产权研究成果的形成等方面具有积极的推动作用。中药资源区划编制的原则和依据是按自然环境的总体特征及生物气候带控制的植物区系、动物区系和地质环境的明显分异，结合作用于中药资源开发利用的社会经济技术属性，保持一定行政区域完整的界线为划分依据。

一、地形地貌与农业区划

武夷山市位于福建省西北部，位于东经 117° 37′ 22″ ~ 118° 19′ 44″，北纬 27° 27′ 31″ ~ 28° 04′ 49″。东连浦城县，南接建阳区，西临光泽县，北与江西省铅山县毗邻。全境东西宽 70km，南北长 72.5km，总面积 2813km^2。武夷山市境内东部、西部、北部群山环抱，峰峦叠嶂，中南部较平坦，为山地丘陵区，地貌层次分明，呈梯状分布。地势由西北向东南倾斜，最高与最低点高差 1993m，地势高低相差之大，为福建省之最。从河谷平原开始，依次为山间盆谷、低丘、高丘、低山、中山，形成阶梯状地貌，在海拔 2100m 左右发育着最高一级的地貌面。

1. 平原

平原主要分布在崇阳溪河床两侧及其支流的中下游或主支流交汇的地方，由河流一级阶地和缓坡地组合而成。面积 261.4km^2，占全市总面积的 9.4%。平原是由崇阳溪及其支流东溪、西溪、黄柏溪、九曲溪和梅溪的冲积、洪积作用力形成。平原面积较小而破碎，多为人口生活聚居区域，主要分布于五夫、兴田至吴屯一带，土层厚，质地松软肥沃，多为基本农田，是水稻和蔬菜、烟草、薏苡、莲子、竹荪等经济作物区，其中薏苡仁、莲子、竹荪等均为药食两用作物。

2. 丘陵

丘陵主要在崇阳溪河谷平原及其支流中下游河谷两侧，面积 649.32km^2，占全市总面积的 23.2%，按其高程和形态特征，分为低丘和高丘。低丘在强烈的流水作用下，地形切割破碎，多呈浑圆状和梁脊状。高丘常呈陡坡，切割深，密度大，水温条件好，构成“碧水丹山”的丹霞地貌，成为“奇秀甲东南”的武夷山风景区。丘陵呈岛状或连续，切割深而陡峭，土层较浅，是“武夷岩茶”的核心产区，如著名的“三坑两涧”，珍贵的“四大名枞”也出产于此地貌。

3. 山地

山地主要分布在西、北、东三面，高度在海拔 500 ~ 2158m，峰谷连绵，陡峭险峻，是闽西大山地带组成部分。根据山地地貌的高度和形态特征，分为低山和中山。其中低山主要分布在山间盆谷的周围和中山之间，面积 860.78km^2，占全市总面积的 30.8%。山体展布以北东为主，与构造线基本一致。在长期的侵蚀剥蚀作用及河流的切割下，山岭起伏舒缓，沟谷切割强烈。“V”形谷地极为发育，坡度较陡，一般在 30°左右，多凸坡。低山大多土质肥沃，宜发展茶果作物、造林及蓄草放牧，也是发展中草药栽培的重点区域，具体品种宜根据地块进行选择。中山面积 937.23km^2，占全市总面积的 34.8%，分布于西部、北部和东部地区，多与低山相连接，是武夷山脉的主体。中山山高坡陡，宜于发展林业或林下中药等，特别是珍稀中药的种质资源保护或抚育等。

4. 山间盆谷

山间盆谷的面积 49.45km^2，占全市总面积的 1.76%，主要分布于中部丘陵和东部山地地带。盆谷大小不一，形态各异，盆谷中的地形起伏不大，较倾斜，土层厚，以冲积、洪积为主，与平原地区相似，多位于山地边缘，亦多为基本农田，是武夷山市粮食及经济作物的主要产区，以水稻、烟草、茶等为主，可结合实际需要发展中药材的种植栽培。

以地形、地貌进行区分，并结合中药品种的特点，选择合适的品种开展栽培、推广等是最为合适的，特别是选择发展小品种，进行特色的栽培或发展。由于地貌较为破碎或不连贯，如果选择大宗品种，则较难形成大面积的产业规模。由于地貌与行政区划无必然联系，林权或土地流转等较为麻烦，考虑到规模化或管理的便捷性，在中药资源的实际区划中仅作为参考。

二、武夷山市中药适宜性区划

本次中药资源普查结果显示，武夷山市中药资源的品种多样性极为丰富，目前已查到的中药资源共计 340 科 2096 种，其中藻类植物 3 科 3 属 3 种；真菌类 20 科 37 属 52 种；地衣类 4 科 4 属 4 种，苔藓 18 科 24 属 33 种；蕨类 30 科 63 属 132 种；裸子植物 10 科 24 属 40 种，被子植物 156 科 784 属 1652 种；动物类资源 99 科 146 属 175 种；矿物 5 种。目前，武夷山市栽培的药材主要有灵芝、莲子、厚朴、三叶青、栀子、牛至、铁皮石斛等，历史上曾经种植的药材还有延胡索、独活、山茱萸、桔梗、白术、泽泻、天麻等。

为了能对武夷山市的中药资源进行合理保护和开发利用，发挥当地物种多样性和种质资源丰富的特点，结合当地地产、道地中药材生产的环境优势，制定武夷山市的中药材生产适宜性规划。区划的制定将为当地区域农业和中药材规范化种植基地建设等提供基本依据，并为指导当地中药产业的发展提出了指导性意见和建议。在对全市各乡镇进行全面的药用植物资源调查的基础上，按自然环境的总体特征及生物气候带控制的植物区系和地质环境的明显分异，结合作用于中药资源开发利用的社会经济技术属性，保持一定行政区域（乡镇）完整的界线为划分依据，并结合福建省中药区划布局的特点，将整个武夷山市分为 3 个分区，由于地理差异较小且植被类型特点相似，分区下不再设二级亚区（见图 3–1）。

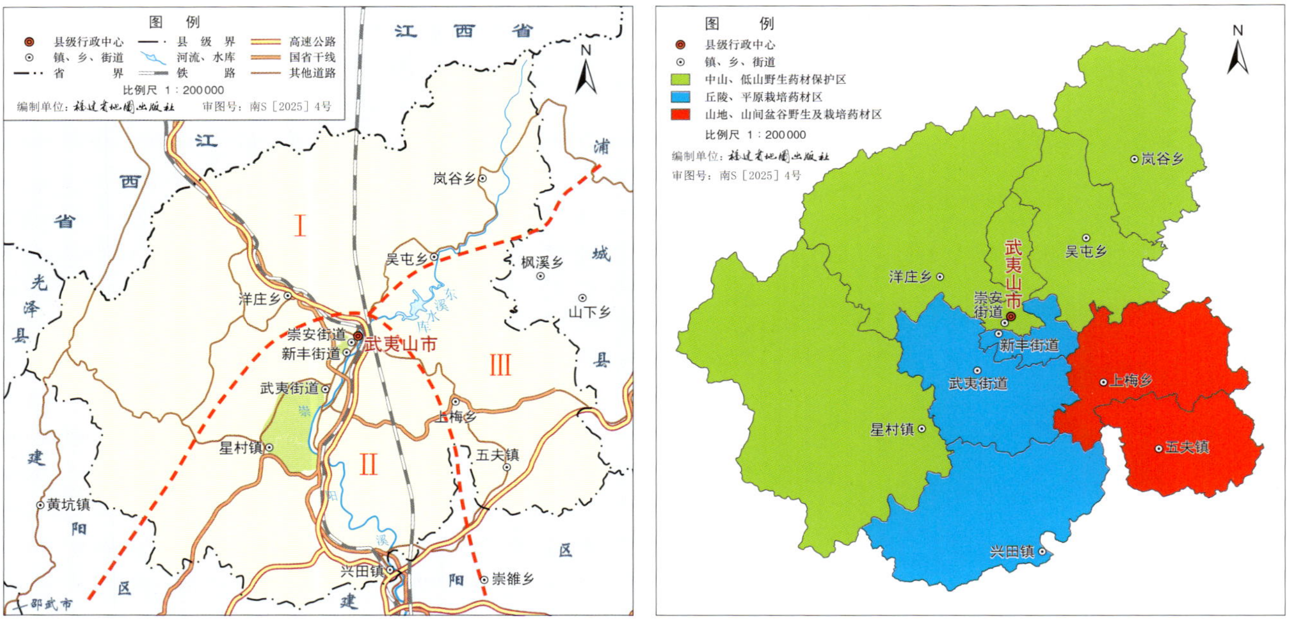

图 3–1 武夷山市中药材适宜性区划图
（左图为依据自然环境大致的分区图，右图为保持乡镇一级完整的区划图）

1. 西北部——中山、低山野生药材保护区（Ⅰ）

本区包括星村镇、洋庄乡、崇安街道、吴屯乡和岚谷乡，占全市总面积的一半以上，主要以中低山为主，为了保持乡镇一级的行政区划完整，也包含了部分丘陵和盆地。地形由西部的最高峰黄岗山海拔 2158m 逐渐向东北部过渡到海拔 450m 左右的低山，境内地形复杂，地貌以丹霞地貌为主，植物区系和植被类型具有过渡性的特点，全区大部分植物为原生植被，其中蕴藏有众多野生珍稀药材，如灵芝 *Ganoderma lucidum*，庐山石韦 *Pyrrosia sheareri*，福建观音座莲 *Angiopteris fokiensis*，福建柏 *Fokienia hodginsii*，南方红豆杉 *Taxus wallichiana* var. *mairei*，草珊瑚 *Sarcandra glabra*，风藤 *Piper kadsura*，虎杖 *Reynoutria japonica*，青钱柳 *Cyclocarya paliurus*，大血藤 *Sargentodoxa cuneata*，三枝九叶草 *Epimedium sagittatum*，八角莲 *Dysosma versipellis*，六角莲 *D. pleiantha*，红毒茴 *Illicium lanceolatum*，鹅掌楸 *Liriodendron chinense*，华中五味子 *Schisandra sphenanthera*，吴茱萸 *Tetradium ruticarpum*，南酸枣 *Choerospondias axillaris*，冬青 *Ilex chinensis*，前胡 *Peucedanum praeruptorum*，中国旌节花 *Stachyurus chinensis*，过路黄 *Lysimachia christiniae*，朱砂根 *Ardisia crenata*，长叶鹿蹄草 *Pyrola elegantula*，华重楼 *Paris polyphylla* var. *Chinensis*，狭叶重楼 *P. polyphylla* var. *stenophylla*，天南星 *Arisaema heterophyllum*，一把伞南星 *A. erubescens*，

金线兰 *Anoectochilus roxburghii* 等。全区中药资源的种类已查明的在1500种以上，其中国家一级或二级保护的野生植物60多种，可供药用者达40多种。本次普查还在该区域内发现了福建天麻 *Gastrodia fujianensis*、武夷山对叶兰 *Neottia wuyishanensis* 和武夷山凤仙花 *Impatiens wuyiensi* 等新种，同时发现了笔直石松、昆明石杉、东亚羽节蕨、岩蕨科膀胱蕨、钩腺大戟、蔓虎刺、九龙山紫菀、绿花油点草、线瓣玉凤花、牯岭野豌豆等福建省新分布记录种。

区内人口密度小，山高林密，交通不便，武夷山国家公园及省级自然保护区覆盖了本区大部分区域，不适合大面积耕作，但本区空气和水源质量优异，珍稀濒危中药资源的种质资源保护极为适宜。适合本区发展的药材主要有2类，一是野生资源抚育，特别是结合种质资源保护的，如紫萁（紫萁贯众）、金毛狗（狗脊）、石韦、庐山石韦（石韦）、槲蕨（骨碎补）、南方红豆杉、香榧、草珊瑚（肿节风）、风藤（海风藤）、何首乌、金线草（铁拳头）、八角莲、三枝九叶草（淫羊藿）、青钱柳、厚朴、华中五味子（南五味子）、柔毛路边青（蓝布正）、龙牙草、南酸枣、吴茱萸、岗梅、细柱五加（五加皮）、福参、前胡、绞股蓝、吊石苣苔（石吊兰）、钩藤、野百合、重楼、多花黄精（黄精）、天南星、异叶天南星（天南星）、石菖蒲、金线莲、细茎石斛等。二是作为林下或林缘种植的，特别是对环境要求较高的小品种，如灵芝、海风藤、三枝九叶草、吴茱萸、三叶崖爬藤、五加、钩藤、绞股蓝、栝楼、重楼、黄精、天南星、金线莲等。在选择或推广较大规模的中药品种时，宜再根据中药品种本身的特性，选择合适的地块并做好相关设施的辅助。

2. 中南部——丘陵、平原栽培药材区（II）

本区包括武夷山市区的新丰街道、武夷街道和兴田镇，占全市总面积近30%。本区除北部有低山、丘陵地貌之外，其余多以冲积平原地貌为主。其中武夷山风景区主要位于本区内，特点显著的高丘丹霞地貌是武夷山水的主要特色。本区是武夷山市人口较为密集的区域。由于旅游业的发展，流动人口也相对较多。区内原生植被较少，有少量的人工林，主要经济作物是茶。全区内已查明的中药资源700多种，其中常见的有紫萁 *Osmunda japonica*，鱼腥草 *Houttuynia cordata*，草珊瑚 *Sarcandra glabra*，风藤 *Piper kadsura*，杠板归 *Polygonum perfoliatum*，虎杖 *Reynoutria japonica*，金荞麦 *Fagopyrum dibotrys*，天葵子 *Semiaquilegia adoxoides*，山鸡椒 *Litsea cubeba*，夏天无 *Corydalis decumbens*，垂盆草 *Sedum sarmentosum*，龙芽草 *Agrimonia pilosa*，金樱子 *Rosa laevigata*，吴茱萸 *Tetradium ruticarpum*，飞扬草 *Euphorbia hirta*，地锦草 *E. humifusa*，铁苋菜 *Acalypha australis*，凤仙花 *Impatiens balsamina*，积雪草 *Centella asiatica*，朱砂根 *Ardisia crenata*，络石 *Trachelospermum jasminoides*，杜虹花 *Callicarpa formosana*，断血流（风轮菜）*Clinopodium chinense*，活血丹 *Glechoma longituba*，益母草 *Leonurus japonicus*，夏枯草 *Prunella vulgaris*，爵床 *Justicia procumbens*，车前草 *Plantago asiatica*，白花蛇舌草 *Hedyotis diffusa*，绞股蓝 *Gynostemma pentaphyllum*，栝楼 *Trichosanthes kirilowii*，半边莲 *Lobelia chinensis*，蓝花参 *Wahlenbergia marginata*，千里光 *Senecio scandens*，野菊花 *Chrysanthemum indicum*，墨旱莲 *Eclipta prostrate*，大蓟 *Cirsium japonicum*，地胆草 *Elephantopus scaber*，苍耳 *Xanthium sibiricum*，谷精草 *Eriocaulon buergerianum*，淡竹叶 *Lophatherum gracile*，石菖蒲 *Acorus tatarinowii*，半夏 *Pinellia ternata*，天南星 *Arisaema heterophyllum*，多花黄精 *Polygonatum cyrtonema*，天冬 *Asparagus cochinchinensis*，仙茅 *Curculigo orchioides*，鸭跖草 *Commelina communis*，大百部 *Stemona tuberosa*，华山姜 *Alpinia oblongifolia*，山姜 *A. japonica* 等。该区域内目前有栽培的中药材主要为薏苡仁（薏米）*Coix lacryma-jobi* var. *ma-yuen*，厚朴（凹叶厚朴）*Magnolia officinalis* var. *Biloba* 及少量的竹荪 *Dictyophora indusiata*，杜仲 *Eucommia ulmoides*，艾 *Artemisia argyi* 和温郁金 *Curcuma wenyujin* 等。

适合本区发展的药材也主要分为2类，一是适合大面积栽培或抚育的品种，如鱼腥草、虎杖、金荞麦、荜澄茄、延胡索、蓝布正、龙芽草、吴茱萸、荆芥、益母草、夏枯草、玄参、白花蛇舌草、栝楼、羊乳、白术、泽泻、薏苡仁、谷精草、天南星、半夏、石菖浦、浙贝母、多花黄精、天门冬、仙茅、百部等；二是结合旅游等，发展观光农业或中药材，如灵芝、莲子、百合、金线莲、石斛。

由于本区是武夷山市人口的聚集地且流动人口较多，同时也是“武夷岩茶”的核心产区，地处平原，还是基本农田保护区，所以可利用的土地较少，发展中药材种植产业的条件一般。

3. 东北部——山地、山间盆谷野生及栽培药材区（Ⅲ）

本区主要包括五夫镇和上梅乡，约占全市总面积的20%。该区内以次生林、人工林、毛竹林等为主。地形地貌较为复杂，物种多样性丰富，同时又与建阳、浦城等交界，人口密度较小，大部分地区人迹罕至，因此，野生中药资源较为丰富，目前已查明的中药资源近千种。主要有灵芝 *Ganoderma lucidum*，紫萁 *Osmunda japonica*，庐山石韦 *Pyrrosia sheareri*，福建观音座莲 *Angiopteris fokiensis*，南方红豆杉 *Taxus wallichiana* var. *mairei*，香榧 *Torreya grandis* 'Merrillii'，鱼腥草 *Houttuynia cordata*，三白草 *Saururus chinensis*，草珊瑚 *Sarcandra glabra*，风藤 *Piper kadsura*，杠板归 *Polygonum perfoliatum*，虎杖 *Reynoutria japonica*，金荞麦 *Fagopyrum dibotrys*，土牛膝 *Achyranthes aspera*，天葵子 *Semiaquilegia adoxoides*，大血藤 *Sargentodoxa cuneata*，木通 *Akebia quinata*，三枝九叶草 *Epimedium sagittatum*，八角莲 *Dysosma versipellis*，华中五味子 *Schisandra sphenanthera*，山鸡椒 *Litsea cubeba*，夏天无 *Corydalis decumbens*，垂盆草 *Sedum sarmentosum*，杜仲 *Eucommia ulmoides*，龙芽草 *Agrimonia pilosa*，金樱子 *Rosa laevigata*，吴茱萸 *Tetradium ruticarpum*，飞扬草 *Euphorbia hirta*，地锦草 *E. humifusa*，铁苋菜 *Acalypha australis*，南酸枣 *Choerospondias axillaris*，凤仙花 *Impatiens balsamina*，冬青 *Ilex chinensis*，积雪草 *Centella asiatica*，前胡 *Peucedanum praeruptorum*，中国旌节花 *Stachyurus chinensis*，络石

Trachelospermum jasminoides，过路黄 *Lysimachia christiniae*，朱砂根 *Ardisia crenata*，杜虹花 *Callicarpa formosana*，益母草 *Leonurus japonicus*，断血流（风轮菜）*Clinopodium chinense*，活血丹 *Glechoma longituba*，夏枯草 *Prunella vulgaris*，爵床 *Justicia procumbens*，车前草 *Plantago asiatica*，白花蛇舌草 *Hedyotis diffusa*、绞股蓝 *Gynostemma pentaphyllum*，栝楼 *Trichosanthes kirilowii*，半边莲 *Lobelia chinensis*，蓝花参 *Wahlenbergia marginata*，野菊花 *Chrysanthemum indicum*，茵陈 *Artemisia capillaris*，苍耳 *Xanthium sibiricum*，千里光 *Senecio scandens*，墨旱莲 *Eclipta prostrate*，大蓟 *Cirsium japonicum*，地胆草 *Elephantopus scaber*，艾 *Artemisia argyi*，谷精草 *Eriocaulon buergerianum*，淡竹叶 *Lophatherum gracile*，石菖蒲 *Acorus tatarinowii*，天南星 *Arisaema heterophyllum*，一把伞南星 *A. erubescens*，半夏 *Pinellia ternata*，华重楼 *Paris polyphylla* var. *chinensis*，多花黄精 *Polygonatum cyrtonema*，天冬 *Asparagus cochinchinensis*，鸭跖草 *Commelina communis*，大百部 *Stemona tuberosa*，华山姜 *Alpinia oblongifolia*，山姜 *A. japonica*，温郁金 *Curcuma wenyujin*，金线兰 *Anoectochilus roxburghii* 等。

本区目前中药材种植面积较大的主要有灵芝（赤芝）、莲子、三叶青等，偶见少量种植枳（绿衣枳实）、旋覆花、艾、薏苡仁等。其中五夫所产莲子在建莲子中较为出名，食用口感较佳，为传统道地产区。此外，本区人口较少、地理位置较偏，经济相对较差，适宜结合“乡村振兴”或“精准扶贫”等发展中药材种植。本区地形地貌较多样化，适宜的种类较多，可供选择的种类有：茯苓、灵芝（目前已有种植）、竹荪（有种植）、紫萁、槲蕨、香榧（遗存少量古树）、鱼腥草、三白草、莲子（较大面积种植）、杠板归、八角莲、淫羊藿、天葵子、夏天无、延胡索、养心草、半枫荷、地榆、蓝布正、葛、白扁豆、刀豆、槐、枳、酸橙、吴茱萸、山蜡梅、黄蜀葵、美丽獐牙菜、五加、前胡、紫花前胡、福参、过路黄、朱砂根、活血丹、牛至（有种植）、香薷、夏枯草、凉粉草、薄荷、荆芥、藿香、玄参、地黄、吊石苣苔、钩藤、白花蛇舌草、栝楼、桔梗、白术、旋覆花、野菊花、泽泻、石菖蒲、藏菖蒲（少量种植）、半夏、天南星、百合、多花黄精、薯蓣、片姜黄、金线莲等。具体品种的选择可根据具体的生境及植被情况等进行，部分品种可通过抚育或林下种植开展。

本次对武夷山市中药资源开展的系统普查和《武夷山市中药资源图志》的出版，希望能给当地政府或相关部门提供一些产业决策的参考，对武夷山市的中药产业提升能有所促进，特别是为中药产业与“乡村振兴”或“产业扶贫”等的结合提供数据支持。

第四章
武夷山市常见中药资源

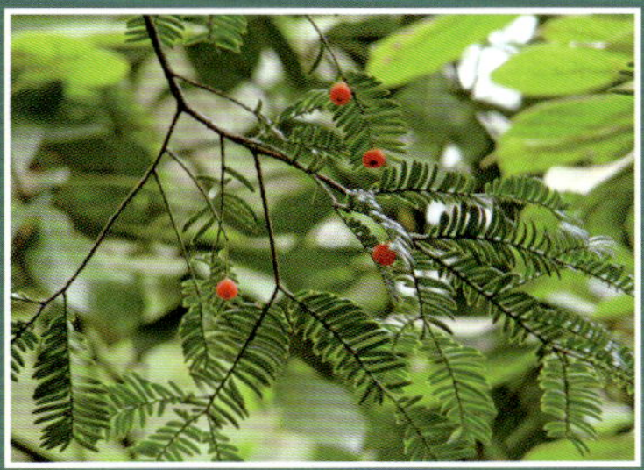
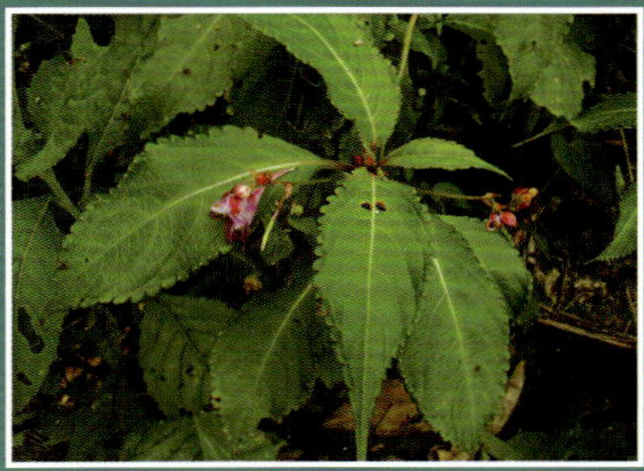
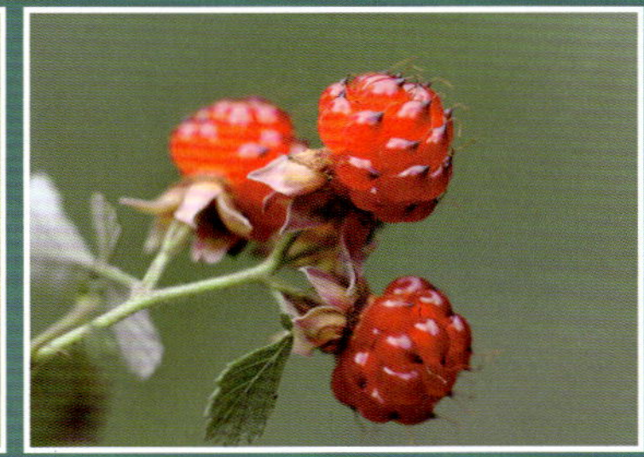

真 菌

1. 裂迭灵芝 *Ganoderma lobatum* (Schwein.)G.F.Atk.

分类位置 多孔菌科 Polyporaceae 灵芝属 *Ganoderma* Karst.。

别　　名 树舌，扁芝，平盖灵芝，层迭灵芝。

形态特征 子实体多年生，侧生无柄，木质或近木栓质。菌盖扁平，半圆形、扇形、扁山丘形至低马蹄形，厚 2 ~ 15cm；盖面皮壳灰白色至灰褐色，常覆一层褐色孢子粉，有明显的同心环棱和环纹，常有大小不一的疣状突起，干后常有不规则细裂纹。管口面初期白色，渐变为黄白色至灰褐色，受伤处立即变为褐色；管口圆形，每 1mm 间 4 ~ 6 个；菌管多层，在各层菌管间夹有一层薄的菌丝层，老的菌管中充塞有白色粉末状的菌丝。孢子卵圆形，一端有截头壁双层，外壁光滑，无色，内壁有刺状突起，褐色。

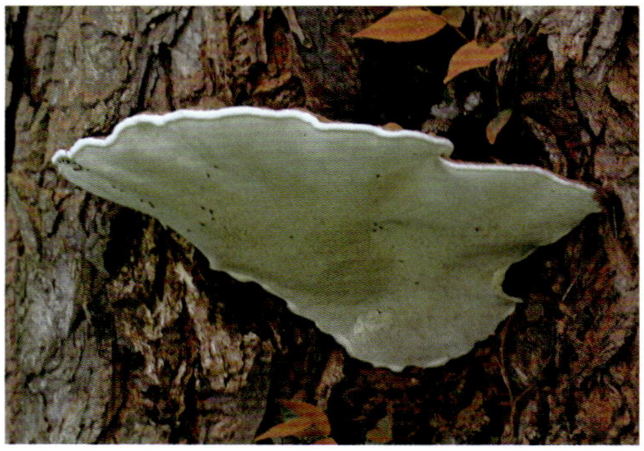

资源现状 寄生于树干或腐朽树桩上，全市各地较常见。资源较丰富，民间与灵芝混用，用于肿瘤及失眠等。

功效应用 子实体：苦，平；抗癌；用于咽喉炎，食管癌，鼻咽癌等。

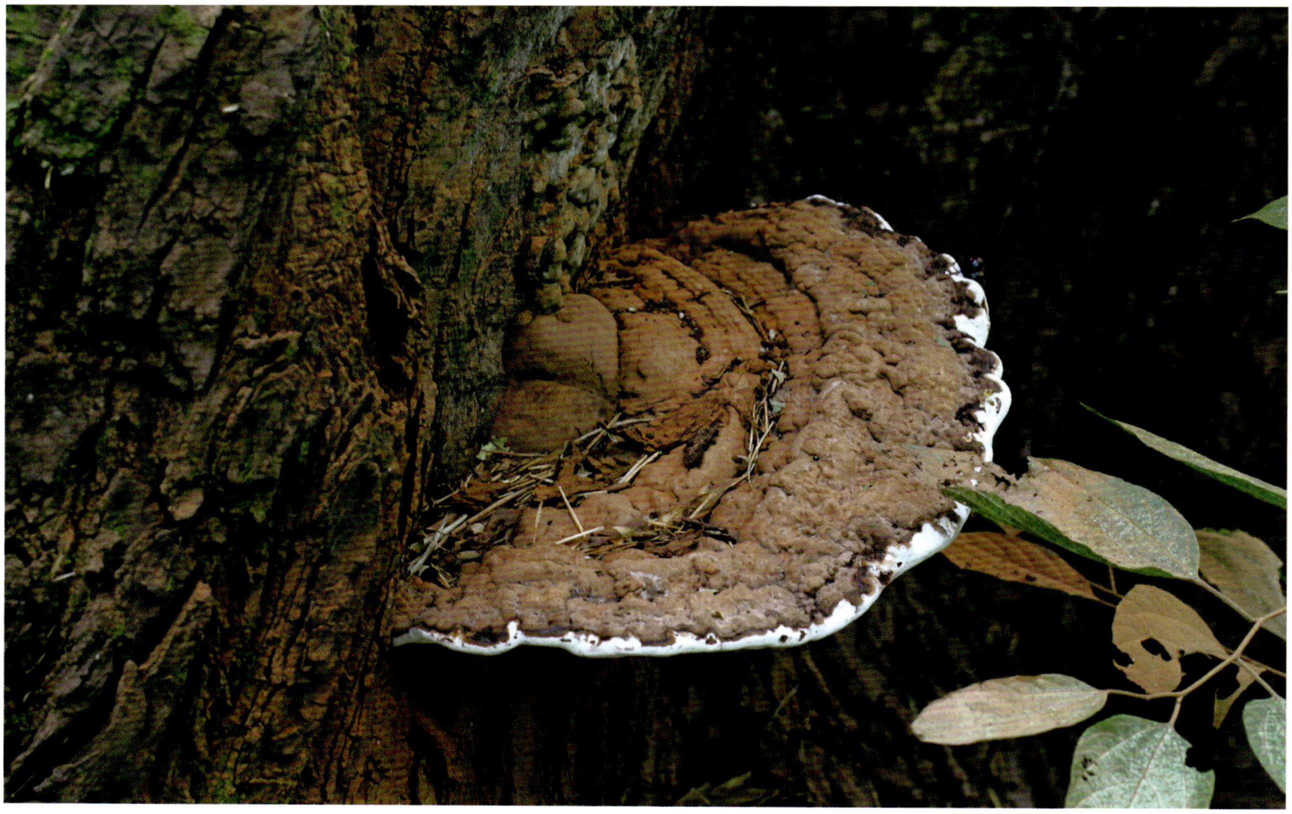

2. 灵 芝 *Ganoderma lucidum* (Curtis) P. Karst.

分类位置 多孔菌科 Polyporaceae 灵芝属 *Ganoderma* Karst.。

别　　名 赤芝，赤芝草，丹芝，潮红灵芝。

形态特征 子实体一年生，有柄，栓质。菌盖半圆形或肾形，盖肉厚 1.5 ~ 2cm，表面褐黄色或红褐色，盖边渐趋淡黄色，有同心环纹，微皱或平滑，有亮漆状光泽。菌肉乳白色，近管处淡褐色。菌管长达 1cm，每 1mm 间 4 ~ 5 个。管口近圆形，初白色，后呈淡黄色或黄褐色。菌柄圆柱形，侧生或偏生。菌丝系统三体型；骨架菌丝黄褐色，厚壁，近实心；缠绕菌丝无色，厚壁弯曲，均分枝。孢子卵形，双层壁，外壁透明，内壁小刺，担子果多秋冬季成熟。

资源现状 腐生真菌，常生于腐化的枫树桩等，全市各地零星分布，吴屯、上梅、五夫等地有较多栽培。“福九味”之一，药食两用品种，民间多数疾病均有应用，常用于肿瘤及失眠等。

功效应用 **子实体（灵芝）**：甘，平；补气安神，止咳平喘；用于心神不宁，失眠心悸，肺虚咳喘，虚劳短气，不思饮食等。

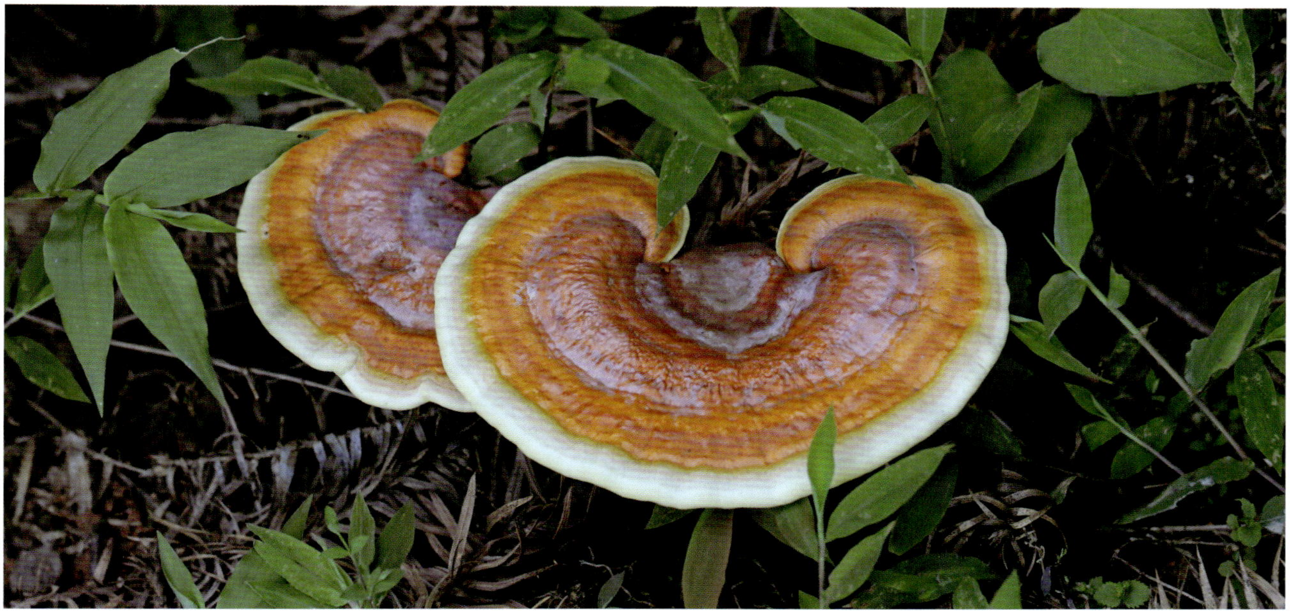

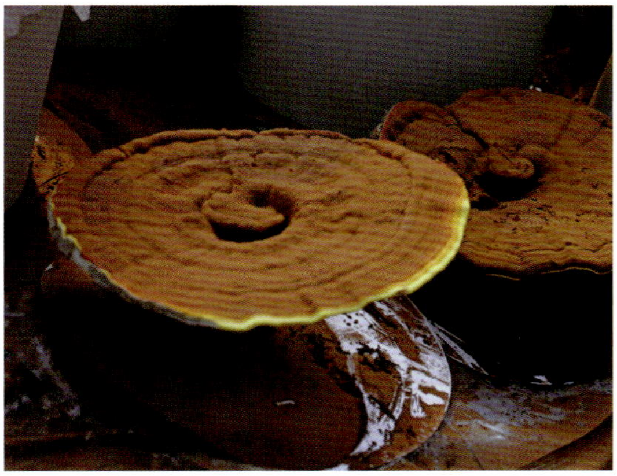

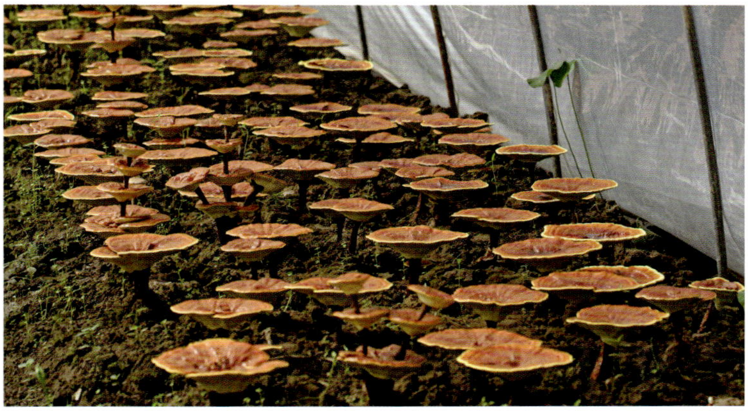

3. 紫　芝 *Ganoderma sinense* Zhao, Xu et Zhang

分类位置 多孔菌科 Polyporaceae 灵芝属 *Ganoderma* Karst.。

别　　名 灵芝，黑灵芝，木芝。

形态特征 腐生真菌。菌盖半圆形至近匙形，木栓质；皮壳质坚硬，表面紫黑色至近黑色，或呈紫褐色，具漆样光泽，有同心环沟和纵皱，边缘薄或钝。菌柄常侧生，圆柱形或略扁平；皮壳坚硬，与菌盖同色或具更深的色泽和光泽。菌肉褐色至深褐色。孢子较大，淡褐色，卵形，顶端平截，双层壁，外壁光滑，内壁有小刺。

资源现状 多生于阔叶林下，全市各地零星可见，有少量栽培。紫芝与赤芝同作灵芝药用。苦味较轻或不苦，市场上更受欢迎。

功效应用 **子实体（灵芝）：**甘，平；补气安神，止咳平喘；用于心神不宁，失眠心悸，肺虚咳喘，虚劳短气，不思饮食等。

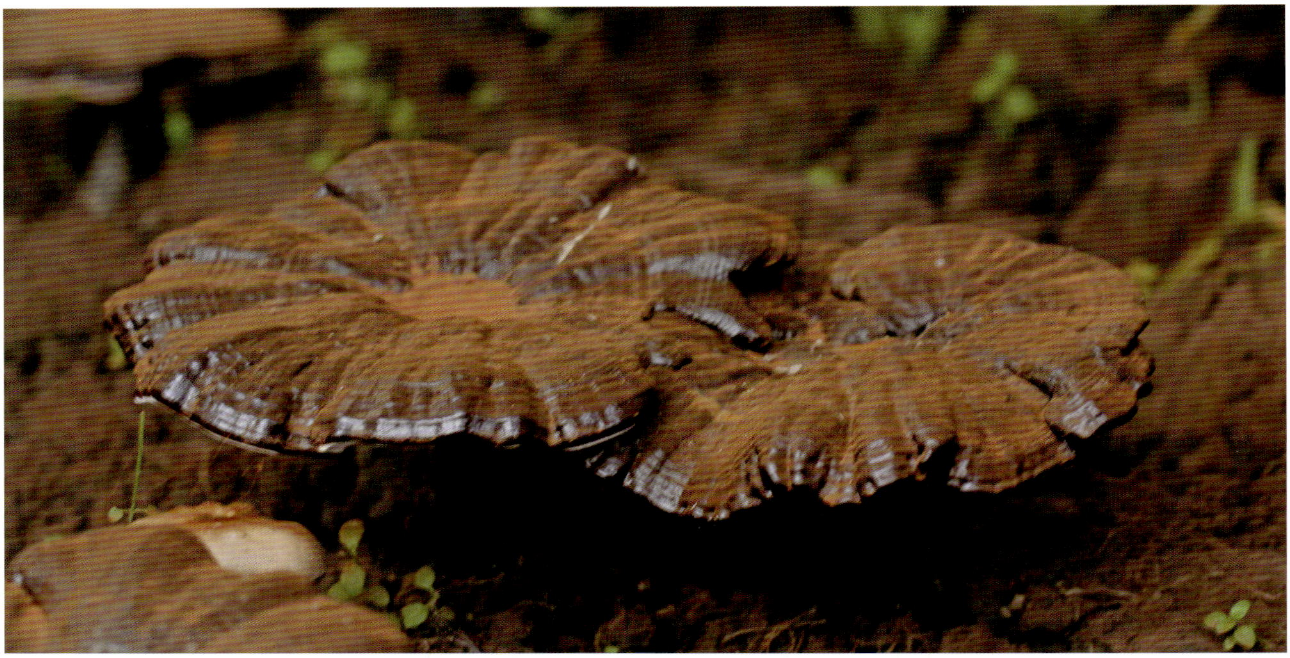

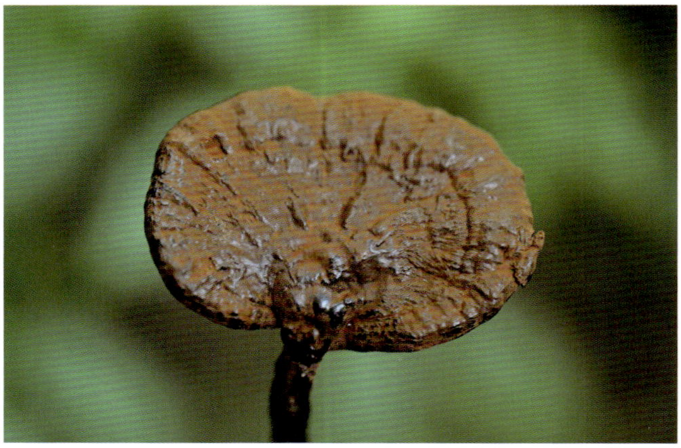

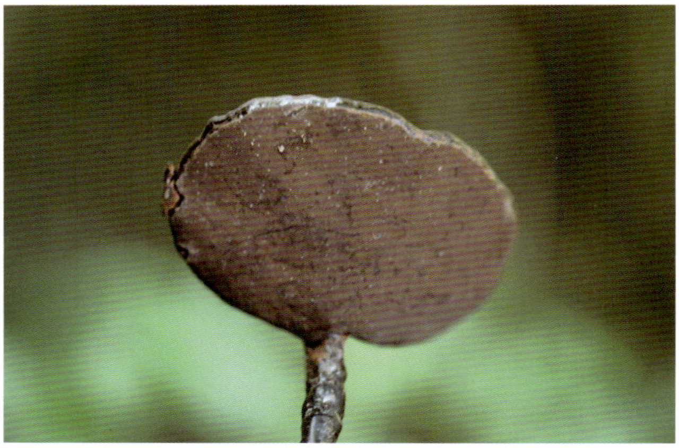

4. 云　芝　*Trametes versicolor* (L.) Lloyd

分类位置　多孔菌科 Polyporaceae 革盖菌属 *Trametes*。

别　　名　彩绒革盖菌，灰芝，多色牛肝菌，红见手。

形态特征　子实体一年生。革质至半纤维质，侧生无柄，常覆瓦状叠生，往往左右相连，生于伐桩断面上或倒木上的子实体常围成莲座状。菌盖半圆形至贝壳形；盖面幼时白色，渐变为深色，有密生的细绒毛，呈灰色、白色、褐色、蓝色等多种颜色，并构成云纹状的同心环纹；盖缘薄而锐，波状，完整，淡色。管口面初期白色，渐变为黄褐色、赤褐色至淡灰黑色；管口圆形至多角形，每 1mm 间 3 ~ 5 个，后期开裂，菌管单层，菌肉白色，纤维质，干后纤维质至近革质。孢子圆筒状，平滑，无色。

资源现状　多生于阔叶林下或贮木场等，全市山区零星分布。资源量一般，民间少见药用。

功效应用　子实体（云芝）：甘，平；健脾利湿，清热解毒；用于湿热黄疸，胁痛，纳差，倦怠乏力等。

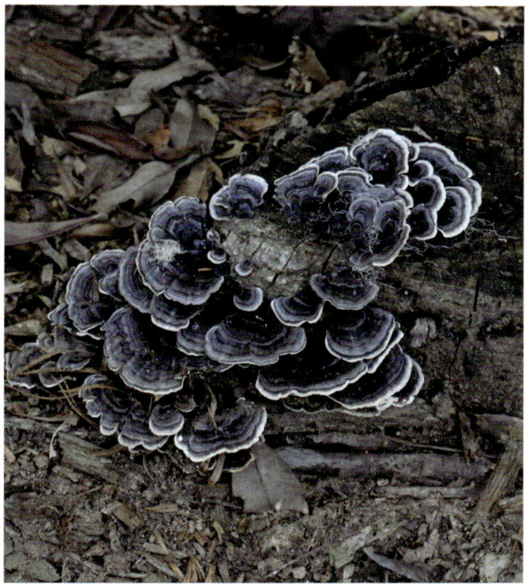
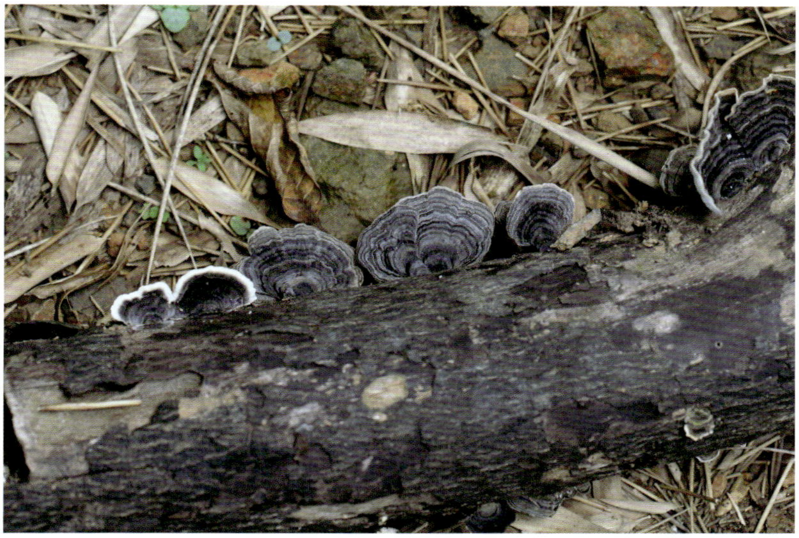
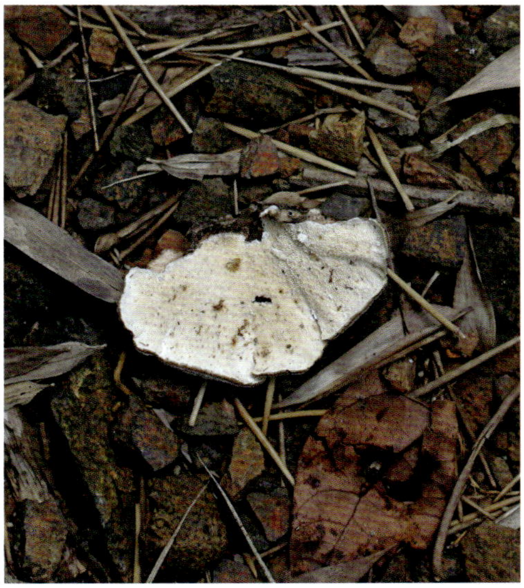
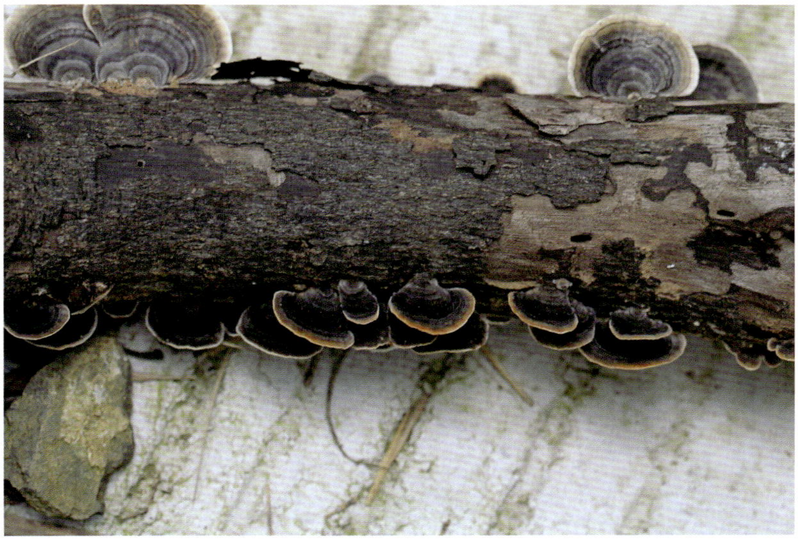

5. 香　菇 *Lentinula edodes* (Berk.) Pegler

分类位置 小皮伞科 Marasmiaceae 香菇属 *Lentinula*。

别　　名 冬菇，香菌，香蕈，花蕈，花菇，香信。

形态特征 子实体单生、丛生或群生。菌盖半肉质，宽 5 ~ 12cm，扁半球形，后渐平展，表面菱色、浅褐色至深肉桂色，中部至边缘常见由深色至浅色的鳞片。菌肉厚，白色。菌褶稠密，白色，弯生。菌柄中生至偏生，白色，内实，常弯曲，长 3 ~ 5（~ 9）cm，粗 5 ~ 9mm，菌环以下部分往往覆有鳞片，菌环窄而易消失。孢子无色，光滑，椭圆形。

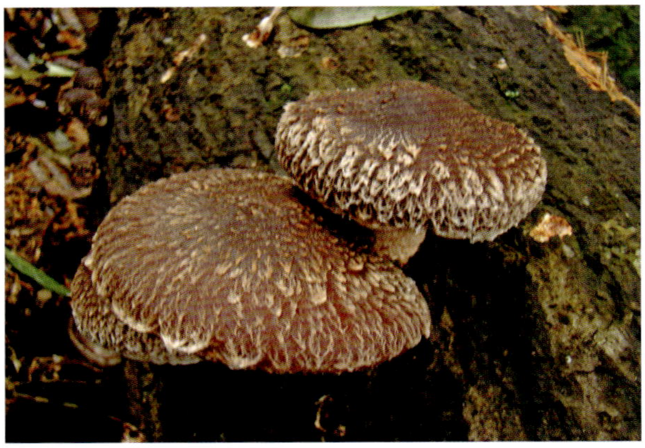

资源现状 多生于阔叶林中腐木上，全市山区零星可见，上梅等地偶见栽培。多作为蔬菜鲜用或烘干后食用。

功效应用 子实体：甘，平；健脾开胃，扶正补虚，祛风透疹，理气化痰；用于神疲乏力，正气衰弱，盗汗，小便不禁，食积等。

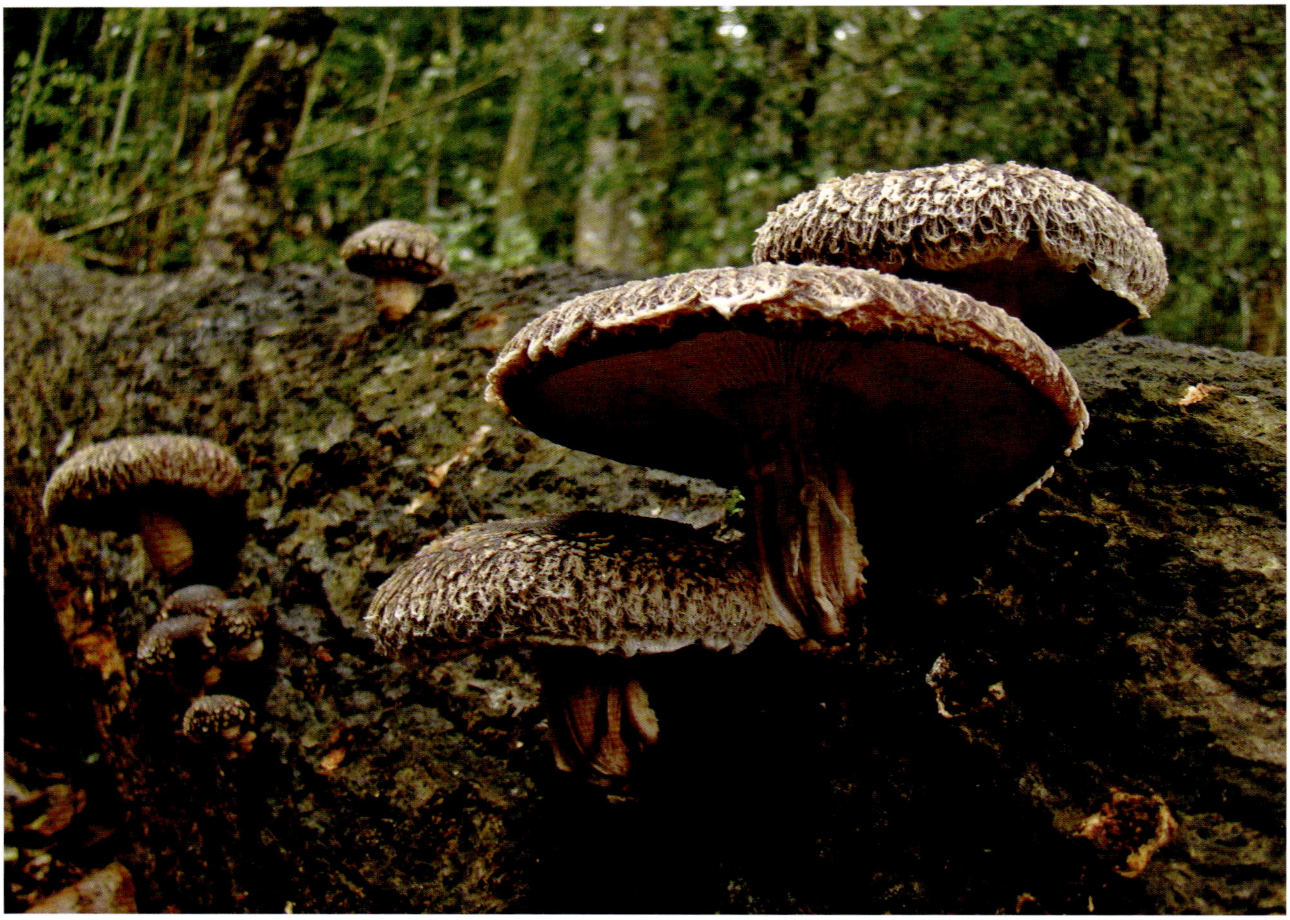

6. 竹　荪　*Dictyophora indusiata* (Vent. ex Pers) Fisch.

分类位置　鬼笔科 Phallaceae 竹荪属 *Dictyophora*。

别　　名　长裙竹荪，网纱菌，竹姑娘，臭角菌。

形态特征　菌蕾球形至倒卵形，污白色，成熟时包被开裂，柄伸长外露，包被遗留柄基部形成菌托。成熟的子实体高 12 ~ 20cm。菌托白色。菌柄白色，中空，基部粗 2 ~ 3cm，向上渐细，壁海绵状。菌盖钟形，有明显网格，顶端具穿孔，上有暗绿色、微臭的黏性孢体。菌裙白色，从菌盖下垂达 10cm 以上，具多角形网眼，直径 0.5 ~ 1cm。孢子光滑，椭圆形。

资源现状　夏季、秋季单生或群生于竹林中或庭园林下地上，野生者山区偶见，岚谷、吴屯等地常见栽培，产量较大。多作为蔬菜鲜用或烘干后食用。

功效应用　子实体：甘、微苦，凉；补气养阴，润肺止咳，清热利湿；用于肺虚热咳，喉炎，痢疾，带下，高血压病，高脂血症等。

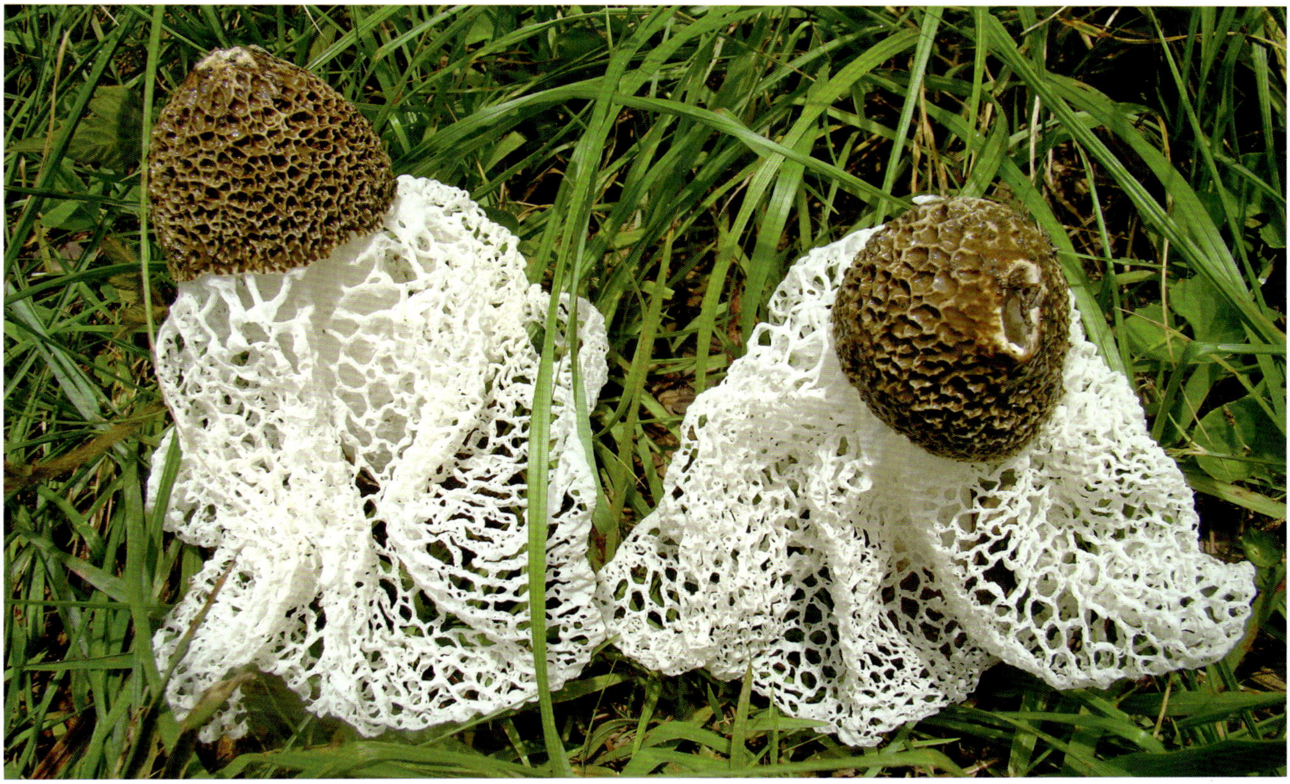

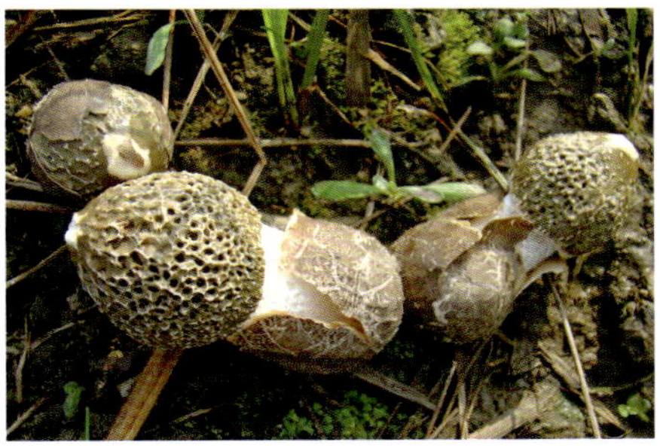

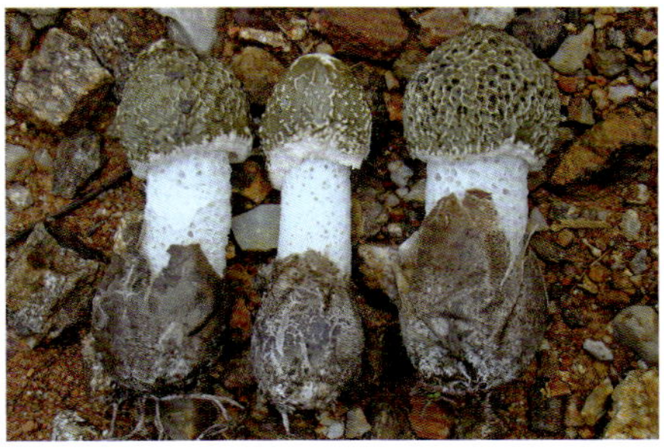

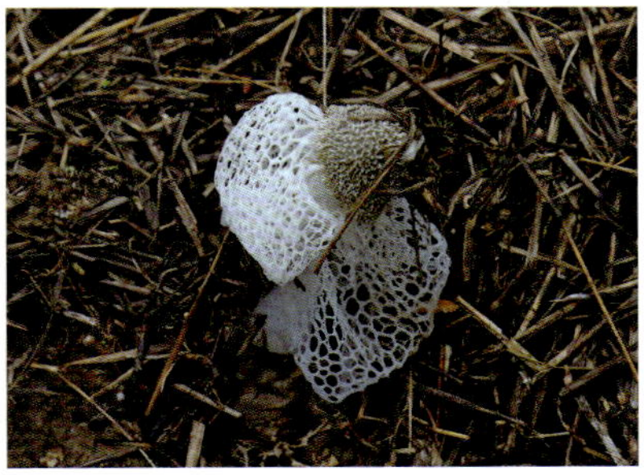

7. 黄裙竹荪 *Dictyophora multicolor* Bork. et Br.

分类位置 鬼笔科 Phallaceae 竹荪属 *Dictyophora*。

别　　名 杂色竹荪，纯黄竹荪，网纱菇。

形态特征 子实体高 6 ~ 16.5cm。菌盖钟形，高 2.2 ~ 2.8cm，宽 1.9 ~ 2.2cm。有显著的网络状凹穴，橘黄色，内有暗青褐色黏性孢体，顶端平，中部具穿孔。菌裙柠檬黄色至橘黄色，长 6.5 ~ 7.5cm，直径 2 ~ 5cm，网眼多角形。菌柄近白色或淡橙黄色，海绵状，中空。菌托带淡紫色。孢子柄圆形。壁光滑，透明。

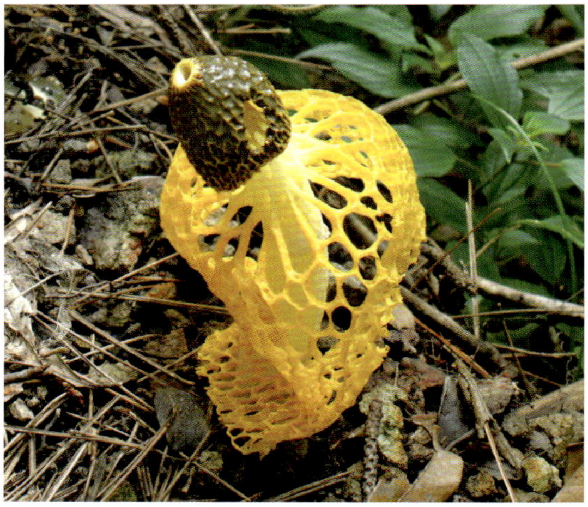

资源现状 单生或群生于阔叶林或竹林等地上，全市山区偶见。有毒真菌，不宜与竹荪混用。

功效应用 子实体：有毒；燥湿杀虫；多作外涂药，用于足癣湿烂，瘙痒等。

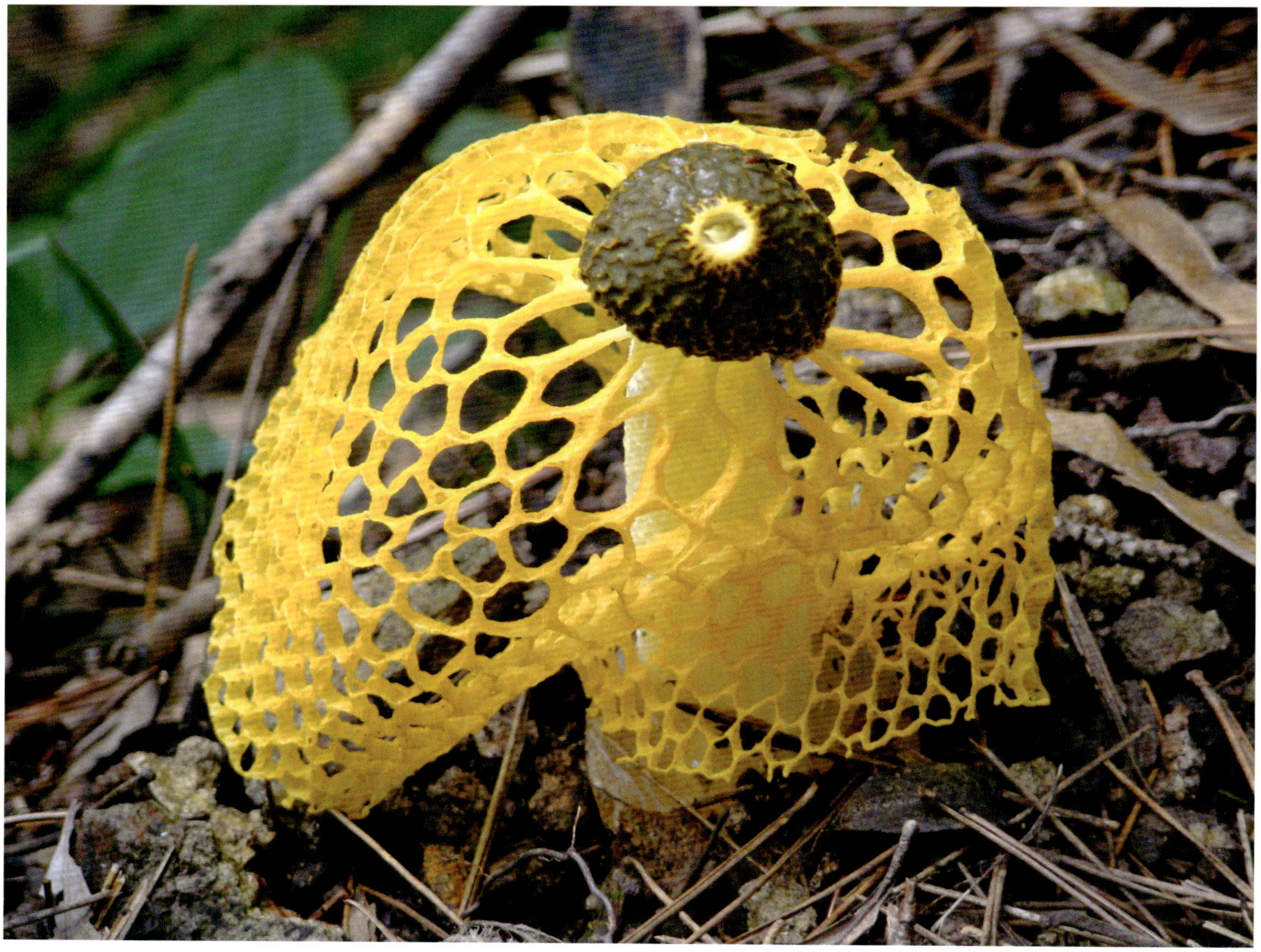

藓　类

8. 暖地泥炭藓　*Sphagnum junghuhnianum* Doz.& Molk.

分类位置　泥炭藓科 Sphagnaceae 泥炭藓属 *Sphagnum*。

形态特征　植物体较粗大，高约 10cm，淡褐白色或带淡紫色，干时具光泽。茎直立，细长，表皮无色细胞特大，壁薄，具大型水孔。茎叶大，呈长等腰三角形，边内卷，具齿，无色细胞狭长菱形；基部细胞疏被螺纹，背面多具成列的半圆形对孔，腹面具多数大型圆孔；枝丛 4 ~ 5，2 ~ 3 强枝，倾立；枝叶大型，下部贴生，先端背仰，长卵状披针形，具细齿和狭分化边，上段内卷；绿色细胞在叶横切面呈三角形。雌雄异株。雌苞叶较大，卵状披针形，无色细胞阔菱形，常有多次分隔，无纹孔。孢蒴近球形。孢子散发后具狭口；孢子赭黄色，四分孢子型，具粗疣。

资源现状　生长于阴湿岩面、阔叶林下背阴处或有水的沼泽地带，分布于黄岗山等地。资源较丰富，可用于地表保湿或兰科植物种植的保水等。

功效应用　植物体：清热明目，止痒；用于目生支翳，皮肤病，虫叮咬痒等。

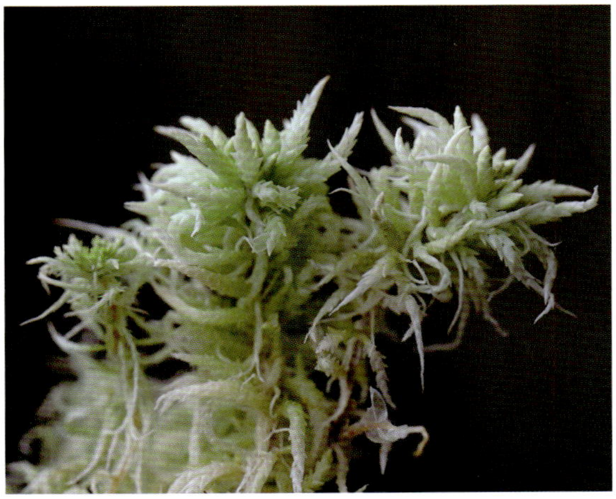

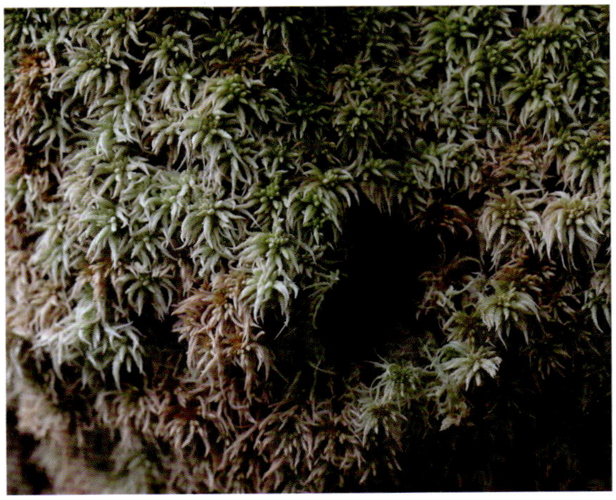

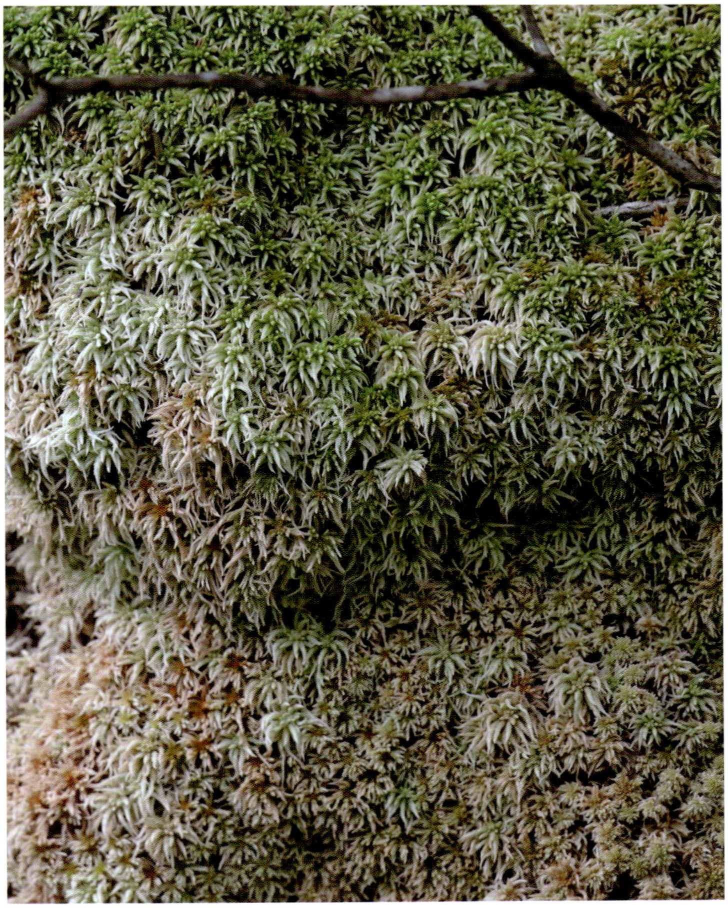

9. 匐灯藓 *Plagiomnium cuspidatum* T. J. Kop.

分类位置 提灯藓科 Mniaceae 匐灯藓属 *Plagiomnium*。

别　　名 尖叶匐灯藓，尖叶提灯藓。

形态特征 植物体鲜绿色，营养枝匍匐呈弓形弯曲，疏生叶，叶较短，呈卵状阔菱形；生殖枝直立，上段密集簇生叶片，叶较狭长，呈卵状长菱形，叶缘具明显分化的狭边，中上部具单列细锯齿。叶细胞六角形，细胞壁薄或角隅稍加厚。雌雄同株。蒴柄直立，黄红色；孢蒴下垂，呈卵状圆筒形。

资源现状 生于高山林地或林缘土坡上，全市各地常见。本科植物是五倍子蚜虫的过冬植物，为中药“五倍子”形成的条件之一。资源较丰富，可用于微盆景的造景等。

功效应用 植物体：凉血止血；用于吐血，鼻衄，尿血，崩漏等。

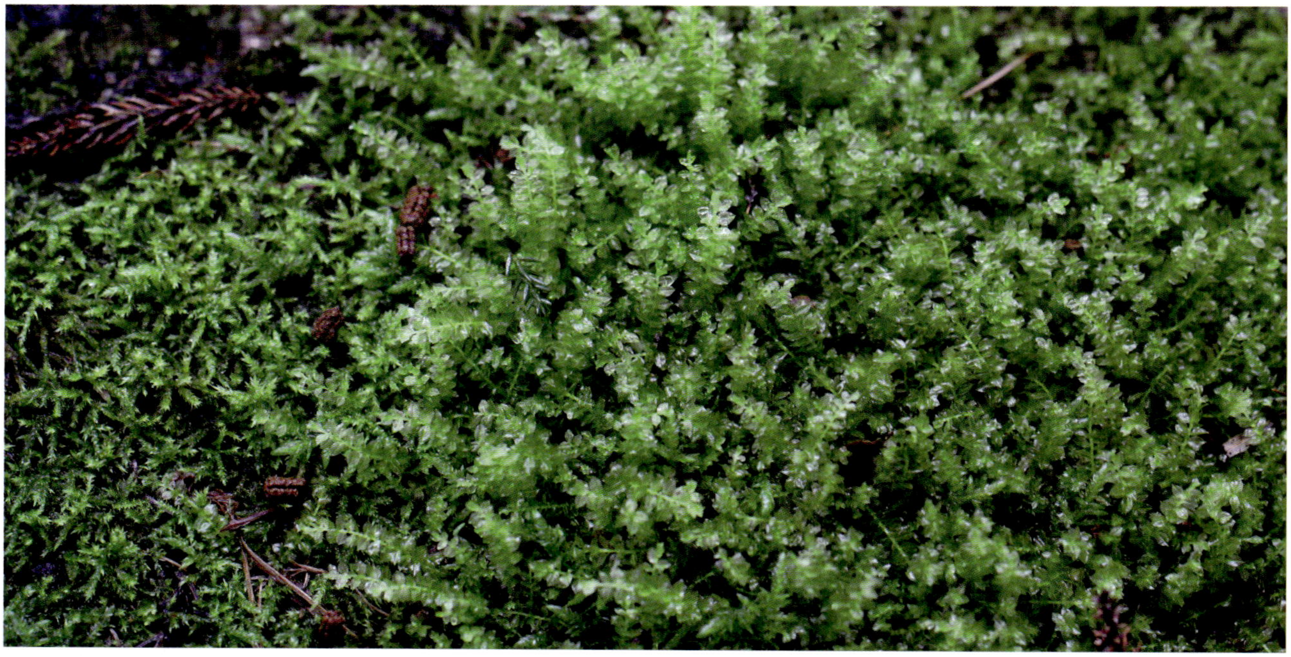

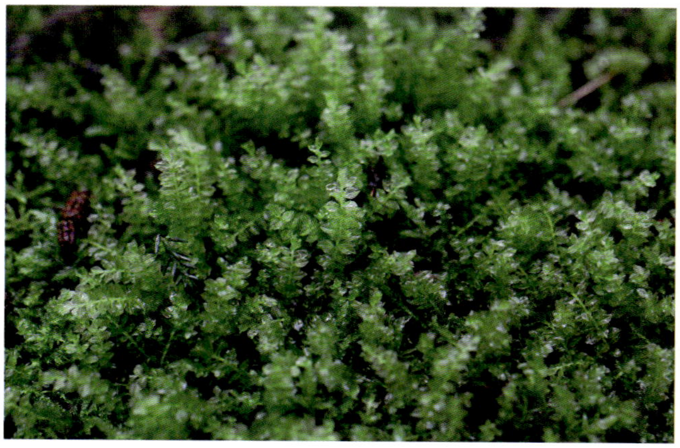

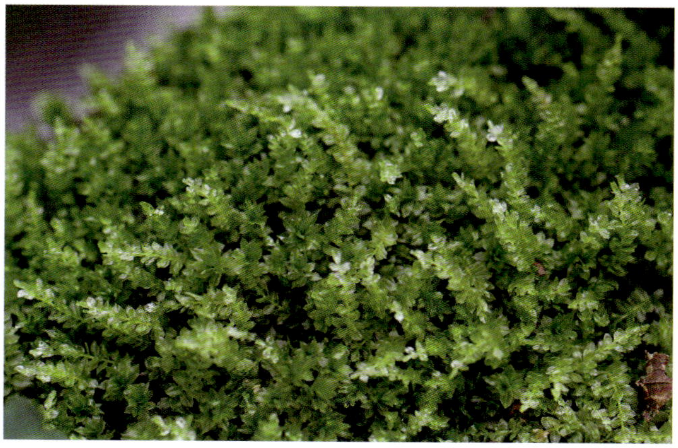

10. 大灰藓 *Hypnum plumaeforme* Wile.

分类位置 灰藓科 Hypnaceae 大灰藓属 *Hypnum*。

别　　名 洲苔，老别周。

形态特征 多年生草本。植株较柔软，绿色或黄绿色，有绢泽光，常交织成大片生长。茎长 5 ~ 12cm，匍匐或倾立，假根稀少；羽状分枝，末端呈钩状。枝叶卵状披针形；茎叶与枝叶异型，茎叶基部心脏形，上部披针形，渐成细长尖，向一面弯曲；叶边具细锯齿；叶细胞狭长形，基部细胞较短，厚壁，长卵形。雌雄异株。蒴柄细长，橙黄色。萌孢圆柱形。蒴盖圆锥形，具短喙。

资源现状 生于阔叶林、针阔混交林、箭竹林、杜鹃林等腐木、树干、树基、岩面薄土、土壤、草地、砂土及黏土上，分布于星村等地。资源较丰富，可用于盆栽花卉的覆盖保水等。

功效应用 植物体：苦、甘，凉；清热凉血，生肌；用于烧伤，鼻衄，咯血，吐血，血崩等。

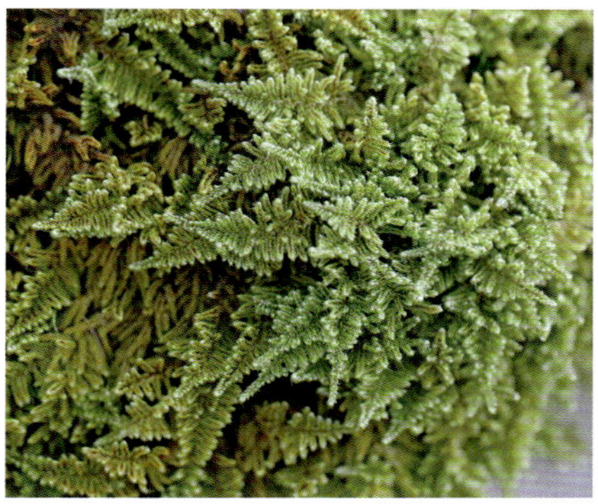
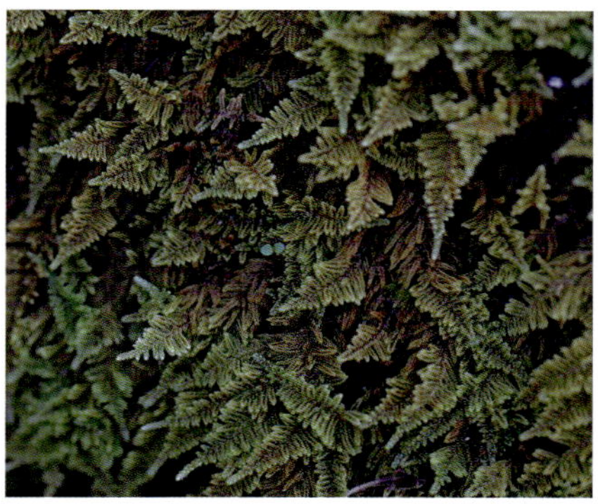
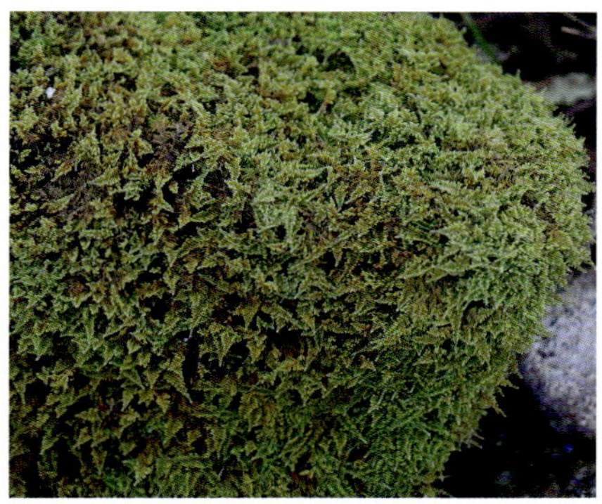
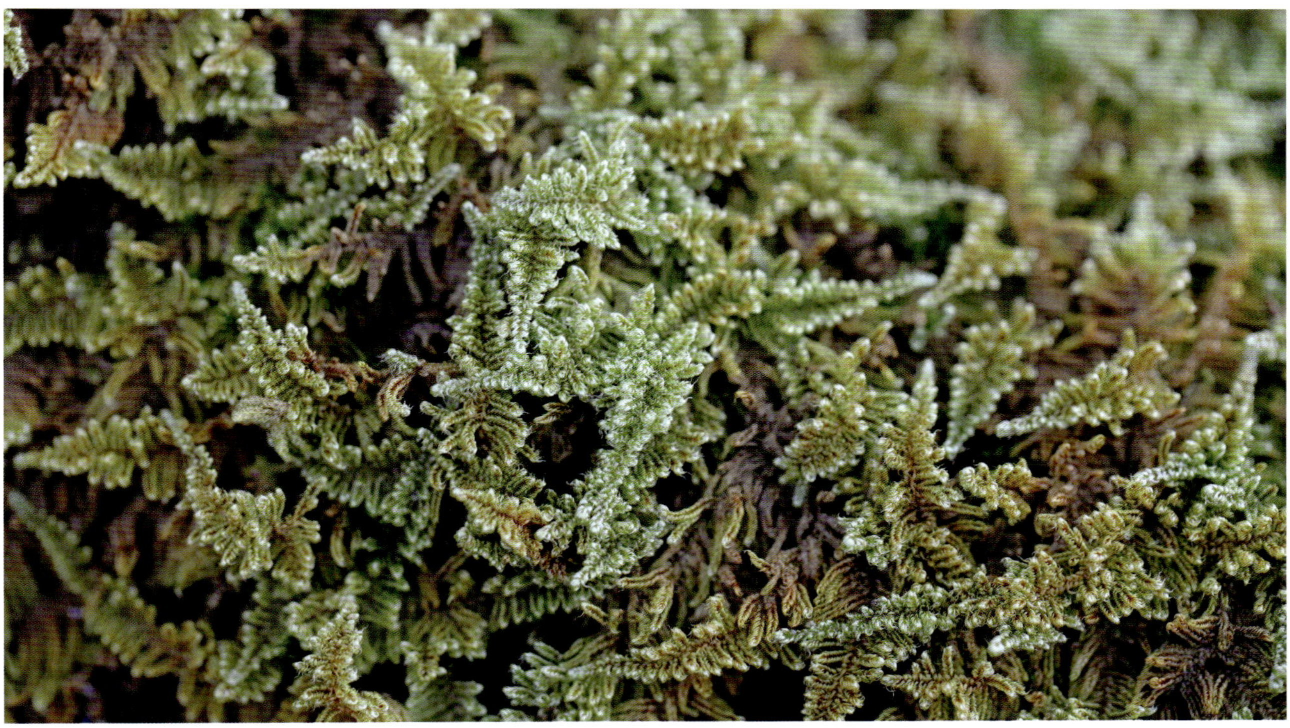

11. 东亚小金发藓 *Pogonatum inflexum* (Lindb.) Sande Lac.

分类位置 金发藓科 Polytrichaceae 小金发藓属 *Pogonatum* P. Beauv。

别　　名 红孩儿，小金发藓，止血药。

形态特征 植物体暗绿色、绿色，老时黄褐色。茎单一直立，稀分枝，基部密生假根。干时叶紧围茎曲卷，湿时叶片倾立，如杉树苗叶状；叶片基部椭圆、内凹，半鞘状，上部阔披针形，叶缘中上部具红色锯齿，由 2 ~ 3 枚细胞组成；中肋较粗，栉片布满腹面，约 30 条，顶细胞大，内凹。雌雄异株。雄株较小，顶端精子器呈花蕾状；雌株橙黄色；孢蒴圆柱形，具长喙；蒴帽兜形，被黄白色下垂长绒毛。

资源现状 生于林边或路旁，全市各地常见。资源丰富，可用于制作观赏的微盆景等。

功效应用 植物体：辛，温；镇静安神；用于情志所伤，忿怒忧郁，烦躁不安，健忘失眠，心悸怔忡等。

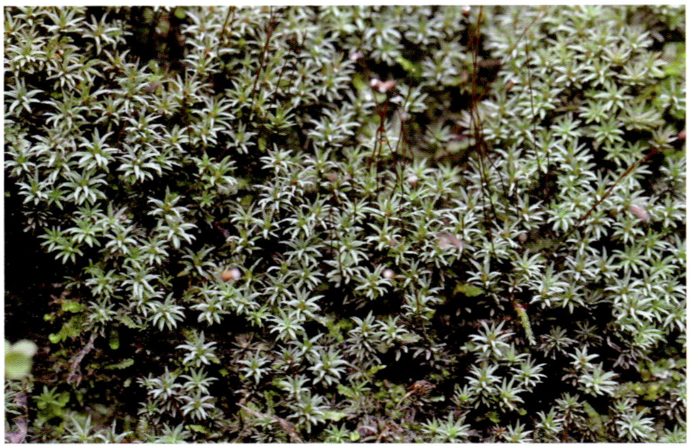

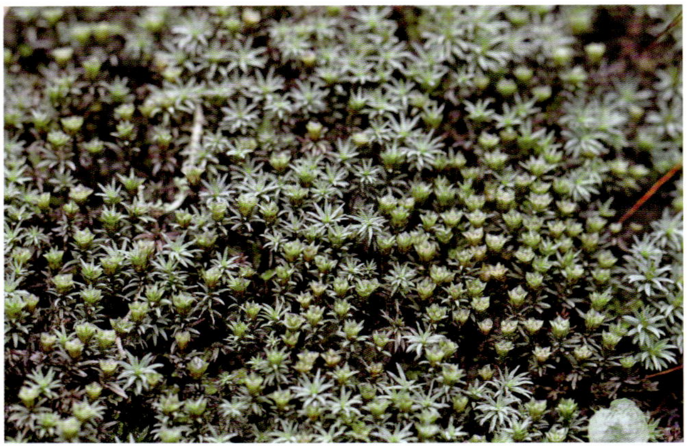

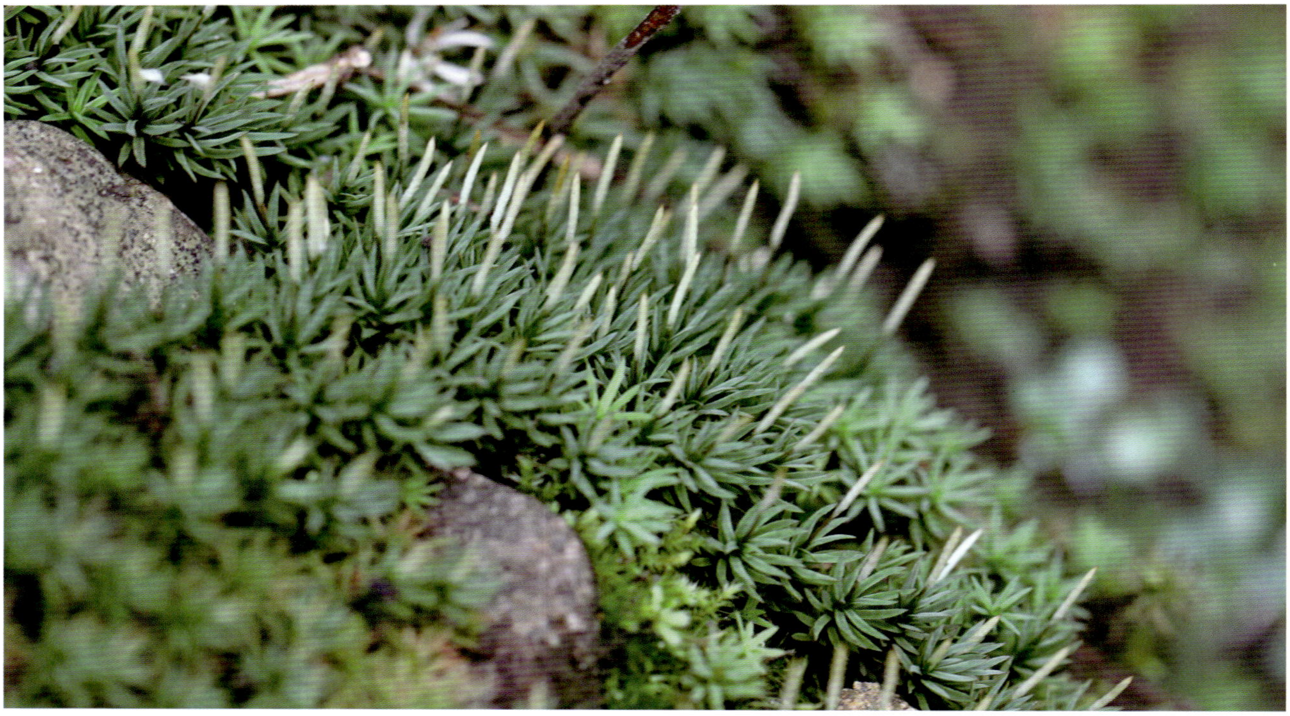

12. 暖地大叶藓 *Rhodobryum giganteum* Par.

分类位置 真藓科 Bryaceae 大叶藓属 *Rhodobryum* (Schimp.) Limpr。

别　　名 回春草，回阳草。

形态特征 体矮而形大，鲜绿色，略具光泽，成片散生。茎横生，匍匐伸展，直立茎下部叶片小而呈鳞片状，覆瓦状贴茎，顶部叶簇生呈大型花苞状，长倒卵形或长舌形，锐尖；叶边分化，上部具齿，下部略背卷；中肋单一，长达叶尖；叶细胞薄壁，六角形，基部细胞长方形。叶中肋无厚壁细胞且叶缘具双列锐齿。雌雄异株。蒴柄着生直立茎顶端，单个或多个簇生。孢蒴圆柱形，平列或垂倾。

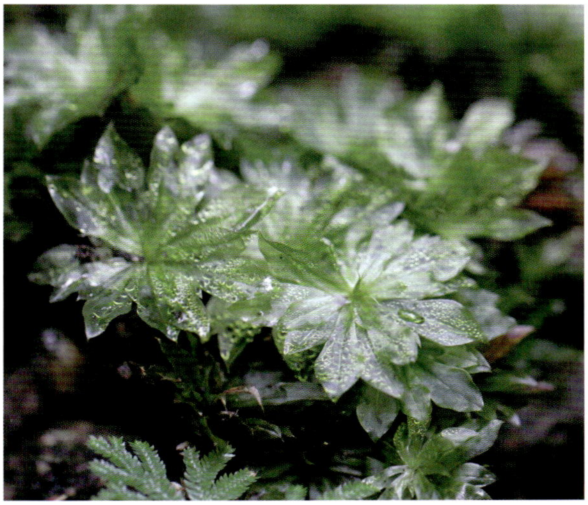

资源现状 生于林下阴湿处，或湿润的岩石上及石缝中等，全市各地零星分布。资源量较少，民间常以全株用于胸闷、心前区疼痛等。

功效应用 植物体：辛、微苦，凉；清肝明目，镇静，养心安神；用于冠心病，心肌炎，高血压，神经衰弱，精神病，颜面神经麻痹，目赤肿痛，刀伤出血等。

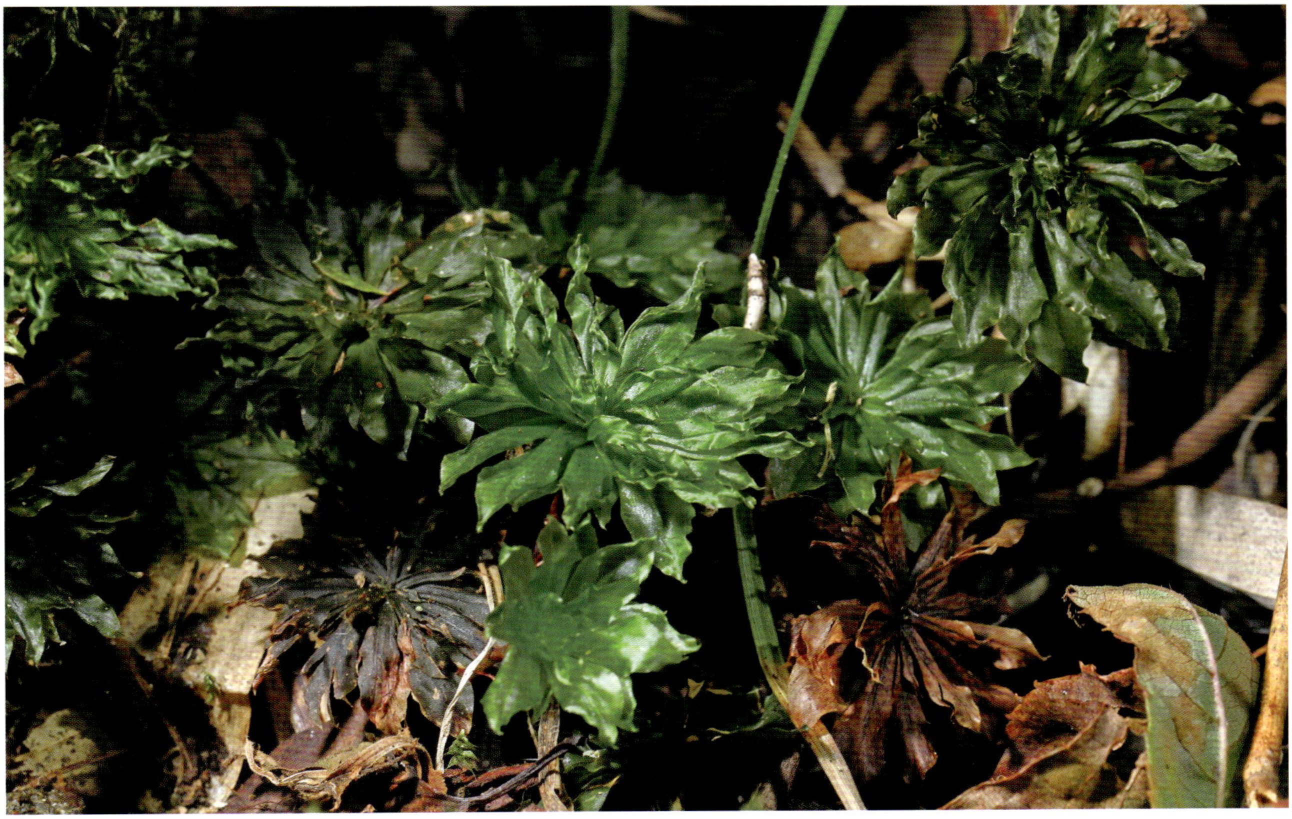

蕨 类

13. 笔直石松 *Dendrolycopodium verticale* (Li Bing Zhang) Li Bing Zhang & Xin M. Zhou

分类位置 石松科 Lycopodiaceae 笔直石松属 *Dendrolycopodium* A. Haines。

形态特征 多年生土生植物。匍匐茎地下生，细长横走，棕黄色，光滑或被少量叶；侧枝斜立，高 15 ~ 50cm，下部不分枝，顶部二叉分枝，密接。叶螺旋状排列，稍疏，斜立或近平伸，线状披针形，基部楔形，无柄，具短尖头，边缘全缘，中脉略明显，革质。孢子囊穗单生于小枝单生，直立，圆柱形，无柄，长 2 ~ 3cm；孢子叶阔卵状，长约 3mm，先端急尖，边缘膜质，具啮蚀状齿，纸质；孢子囊生于孢子叶腋，圆肾形，黄色。

资源现状 生于海拔 1000m 以上的灌草丛中，分布于黄岗山山顶。资源较少，其为本次调查发现的福建省新分布记录种，目前当地少见药用，具有较好观赏价值。

功效应用 全草：微辛，温；祛风除湿，舒筋活络，散寒；用于风湿痹痛，肢体麻木，腰腿痛，跌扑损伤，小儿麻痹后遗症，痈肿疮毒等。

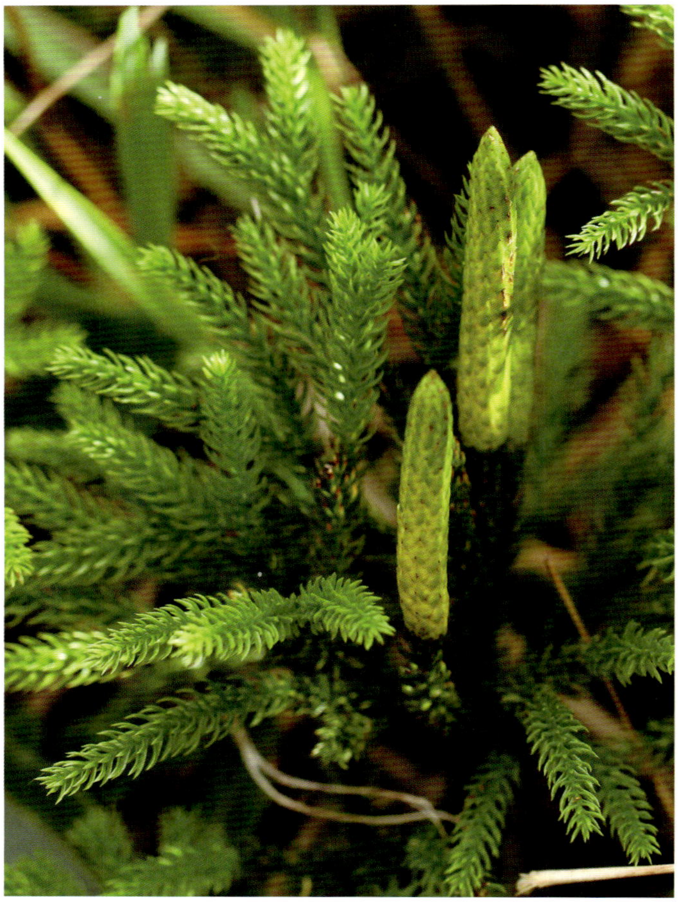

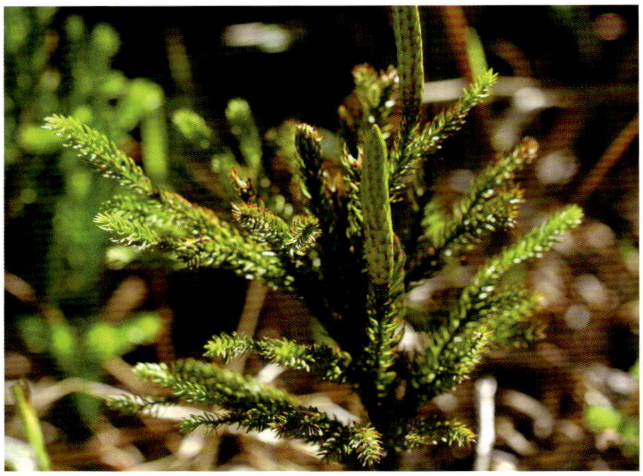

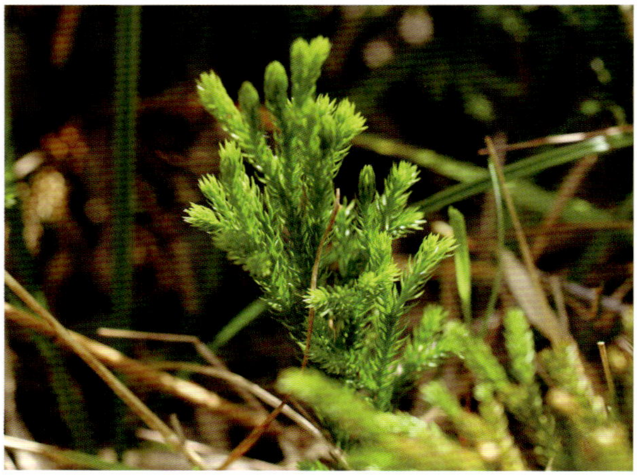

14. 长柄石杉　*Huperzia javanica* (Sw.) C. Y. Yang

分类位置　石松科 Lycopodiaceae 石杉属 *Huperzia* Bernh.。

别　　名　蛇足石松，万年杉，千层塔，九层塔。

形态特征　多年生土生植物。茎直立，高 10 ~ 30cm，等二叉分枝。不育叶螺旋状疏生，平伸，阔椭圆形至倒披针形，基部明显变窄，先端急尖或渐尖，边缘平直不皱曲，有粗大或略小而不整齐的尖齿，两面光滑，有光泽，中脉明显，薄革质，长 10 ~ 25mm，宽 2 ~ 6mm，叶柄长 1 ~ 5mm。孢子叶同形，平伸或稍反卷，椭圆形至披针形，长 7 ~ 15mm，宽 1.5 ~ 3.5mm。孢子囊生于孢子叶的叶腋，两端露出，肾形，黄色。

资源现状　生于海拔 300m 以上的林下、灌丛下或路旁等，全市山区零星分布。属易危种，目前为国家二级保护野生植物，民间多以全草用于毒蛇咬伤等。

功效应用　全草：辛、甘、微苦，平，有毒；散瘀消肿，活血止痛；用于癫狂，跌扑损伤，痈，疖，皮肤瘙痒等。

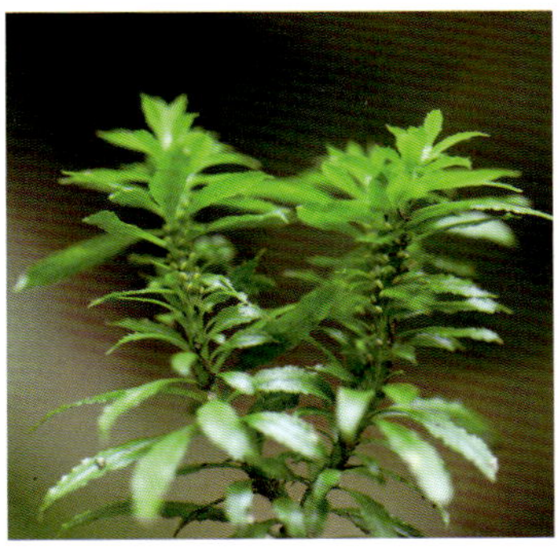

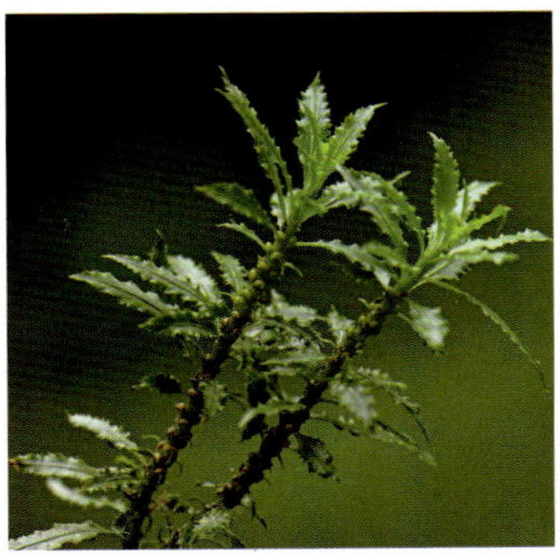

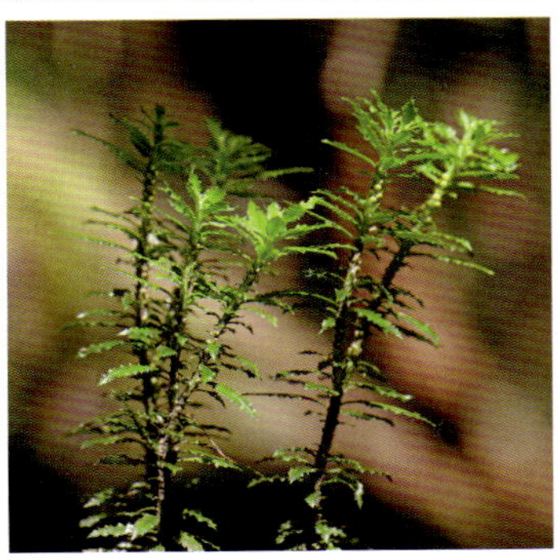

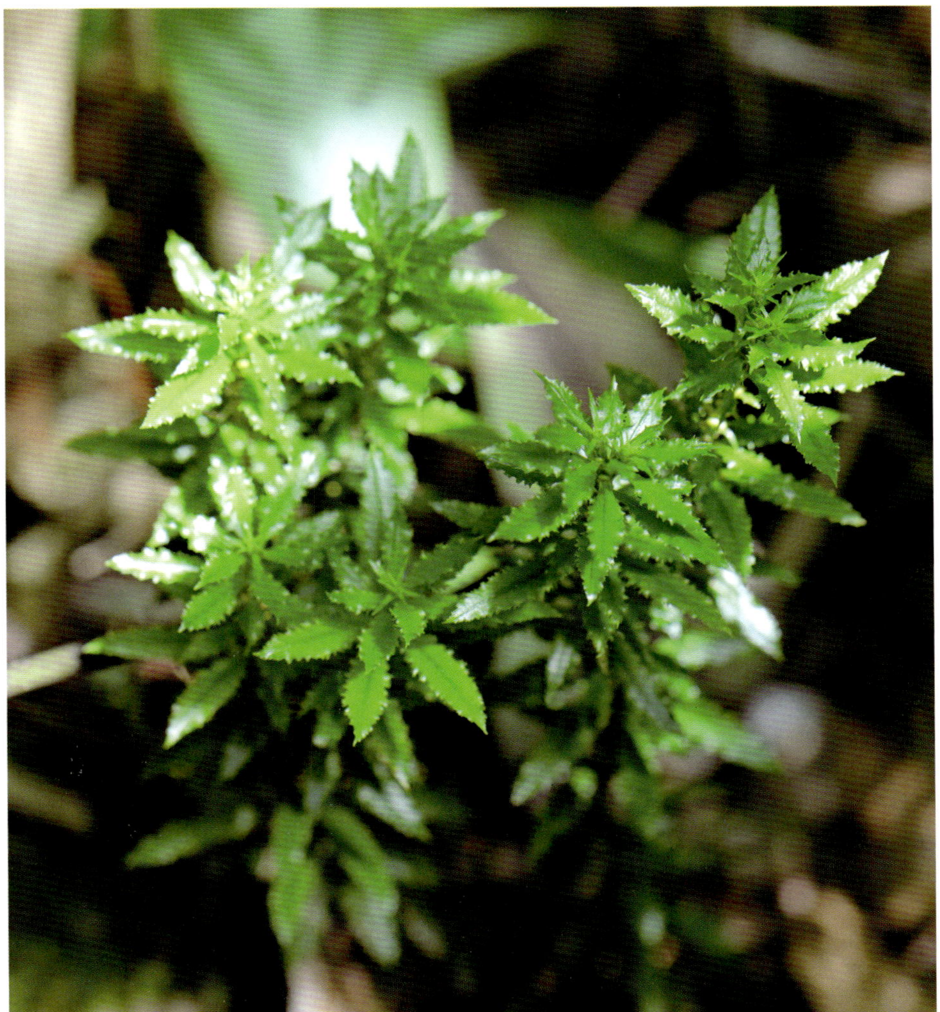

15. 藤石松 *Lycopodiastrum casuarinoides* (Spring) Holub ex R.D.Dixit.

分类位置 石松科 Lycopodiaceae 藤石松属 *Lycopodiastrum* Holub ex Dixit.。

别　　名 舒筋草，石子藤石松，石子藤。

形态特征 大型土生植物。地下茎长而匍匐。地上主茎木质藤状；叶螺旋状排列，贴生，卵状披针形至钻形，长 1.5 ~ 3.0mm，具 1 膜质。不育枝黄绿色，圆柱状，多回不等位二叉分枝；叶螺旋状密生排列，钻状，上弯，无柄，具长芒，无光泽，草质。能育枝红棕色，小枝多回二叉分枝；叶螺旋状稀疏排列，贴生，鳞片状，无柄，具芒；苞片形同主茎，仅略小；孢子囊穗每 6 ~ 26 个一组排列成圆锥形，具直立的总柄和小柄，红棕色；孢子叶阔卵形，覆瓦状排列，具长芒，边缘具不规则钝齿；孢子囊生于孢子叶腋，内藏，圆肾形，黄色。

资源现状 生于海拔 300m 以上的山坡灌丛或林缘灌丛中，全市各山区常见。野生资源极为丰富，民间偶有以全草应用于全身酸痛等。

功效应用 全草：微苦、辛，平；舒筋活血；用于风湿性关节炎所致疼痛等。

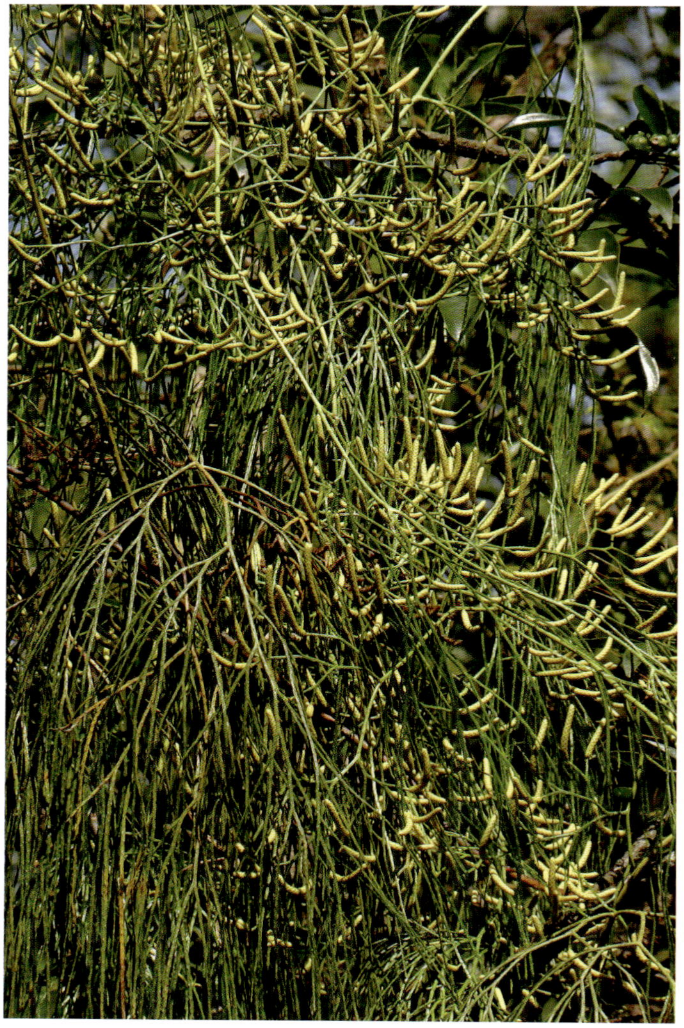

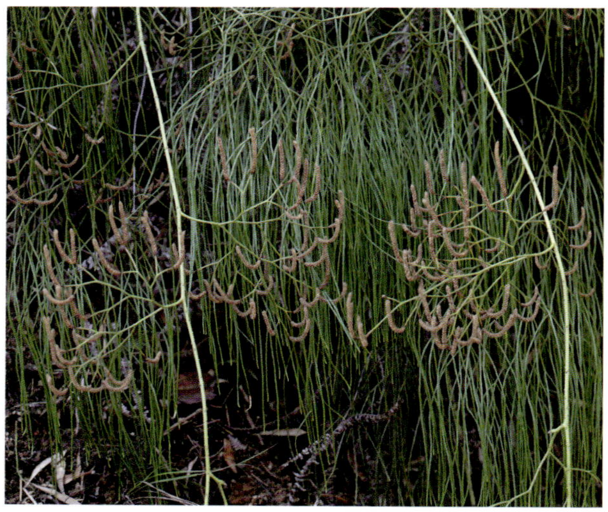

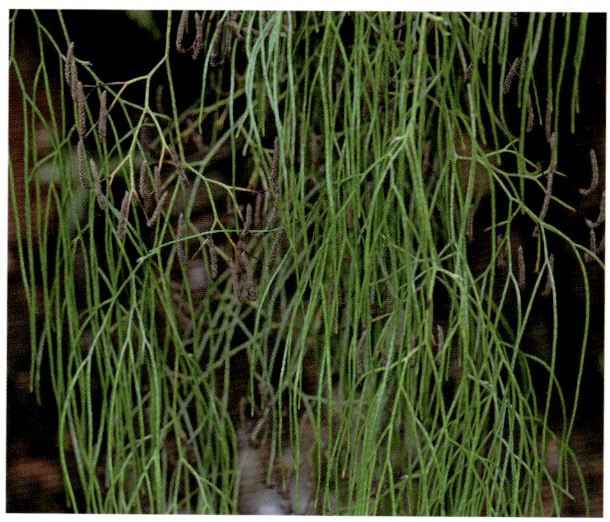

16. 石 松 *Lycopodium japonicum* Thunb. ex Murray

分类位置 石松科 Lycopodiaceae 石松属 *Lycopodium* L.。

别 名 过山龙，穿山藤，筋骨草，蜈蚣藤。

形态特征 多年生土生植物。匍匐茎地上生，细长横走，二至三回分叉，绿色；侧枝直立，高达40cm，多回二叉分枝，稀疏，压扁状（幼枝圆柱状）。叶螺旋状排列，披针形或线状披针形，基部楔形，无柄，先端渐尖，具透明发丝，全缘，草质。孢子囊穗（3）4～8个集生于长达30cm的总柄，总柄上苞片螺旋状稀疏着生，薄草质，形如叶片；孢子囊穗不等位着生，直立，圆柱形，具长小柄；孢子叶阔卵形，具芒状长尖头，膜质，啮蚀状，纸质；孢子囊生于孢子叶腋，圆肾形，黄色。

资源现状 生于海拔300m以上的山坡灌丛或疏林下酸性土壤中，全市各地较常见。资源较丰富，民间多以全草用于全身酸痛等。

功效应用 **全草（伸筋草）**：苦、微辛，温；祛风除湿，舒筋活络；用于关节酸痛，屈伸不利等。

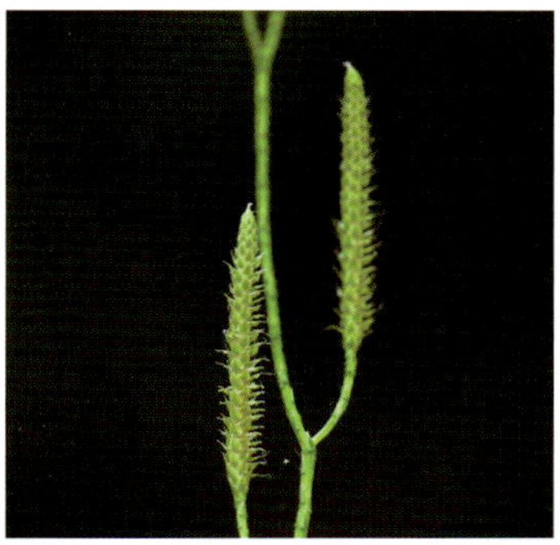
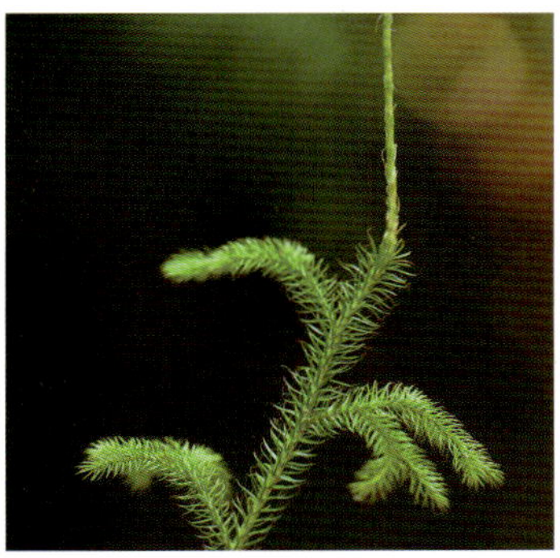
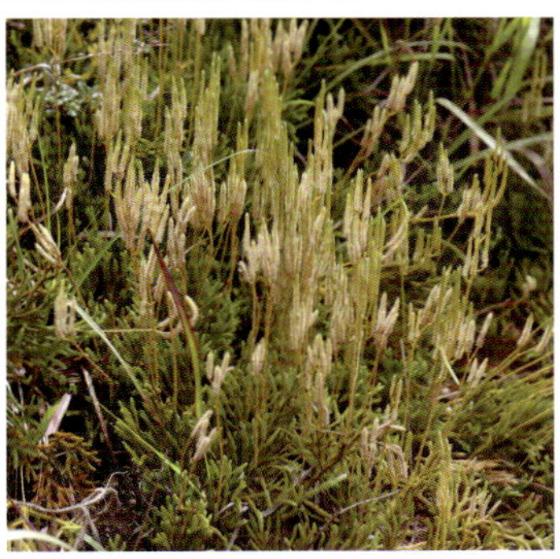
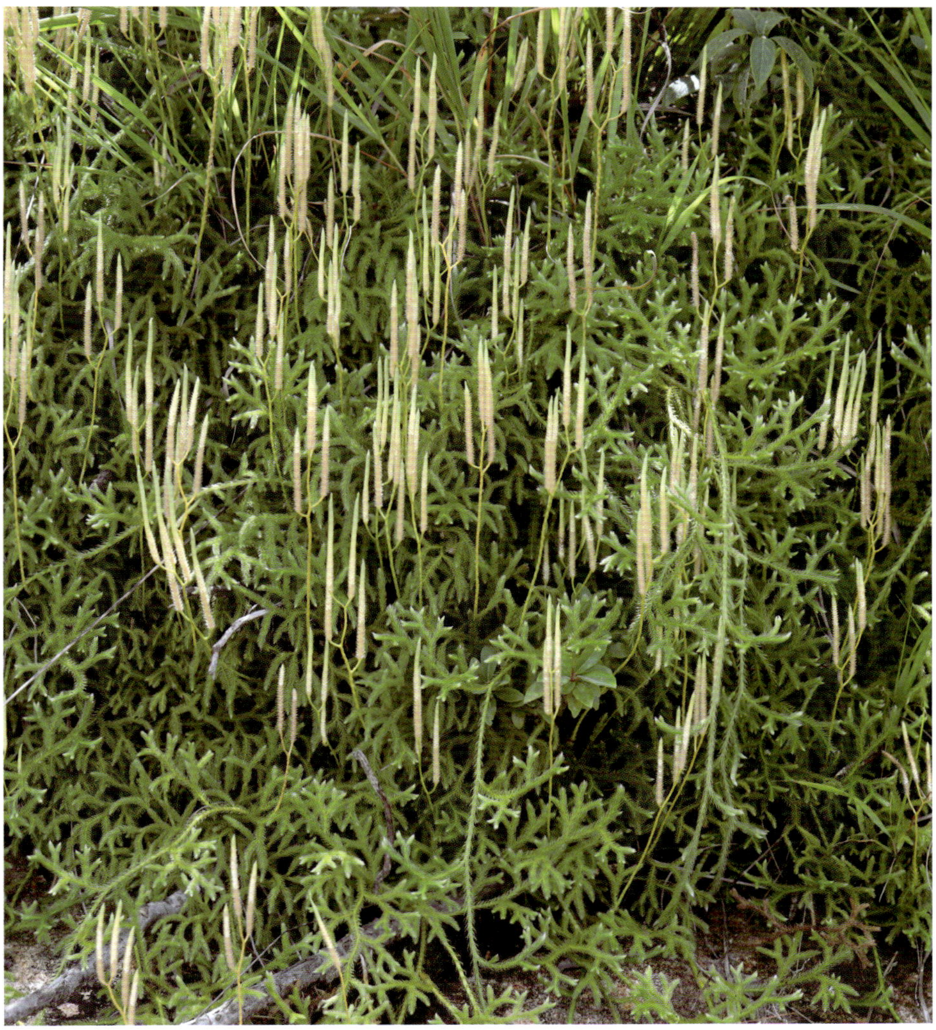

17. 垂穗石松 *Palhinhaea cernua* (L.) Vasc. et Franco

分类位置 石松科 Lycopodiaceae 垂穗石松属 *Palhinhaea* Franco et Vasc. ex Vasc. et Franco。

别　　名 铺地蜈蚣，灯笼草，过山龙，垂枝石松。

形态特征 中型至大型土生植物。主茎直立。主茎上叶螺旋状稀疏排列，钻形至线形，通直或略内弯，基部圆形，无柄，边缘全缘，纸质。侧枝上斜，多回不等位二叉分枝，小枝有纵棱；侧枝及小枝上的叶螺旋状密集排列，略上弯，钻形至线形。孢子囊穗单生于小枝顶端，短圆柱形，成熟时常下垂，淡黄色，无柄；孢子叶卵状菱形，覆瓦状排列，先端急尖，尾状，膜质，具不规则锯齿；孢子囊生于孢子叶腋，圆肾形，黄色。

资源现状 生于海拔 150 ~ 1100m 的山坡灌丛或沟谷路旁湿润酸性土上，全市各地常见。资源丰富，民间多以全草用于四肢麻木或酸痛等。

功效应用 全草（铺地蜈蚣）：微甘、微苦，平；舒筋活络，消肿解毒，收敛止血；用于风湿骨痛，四肢麻木，跌扑损伤，小儿麻痹后遗症，小儿疳积，吐血，血崩，瘰疬，痈肿疮毒等。

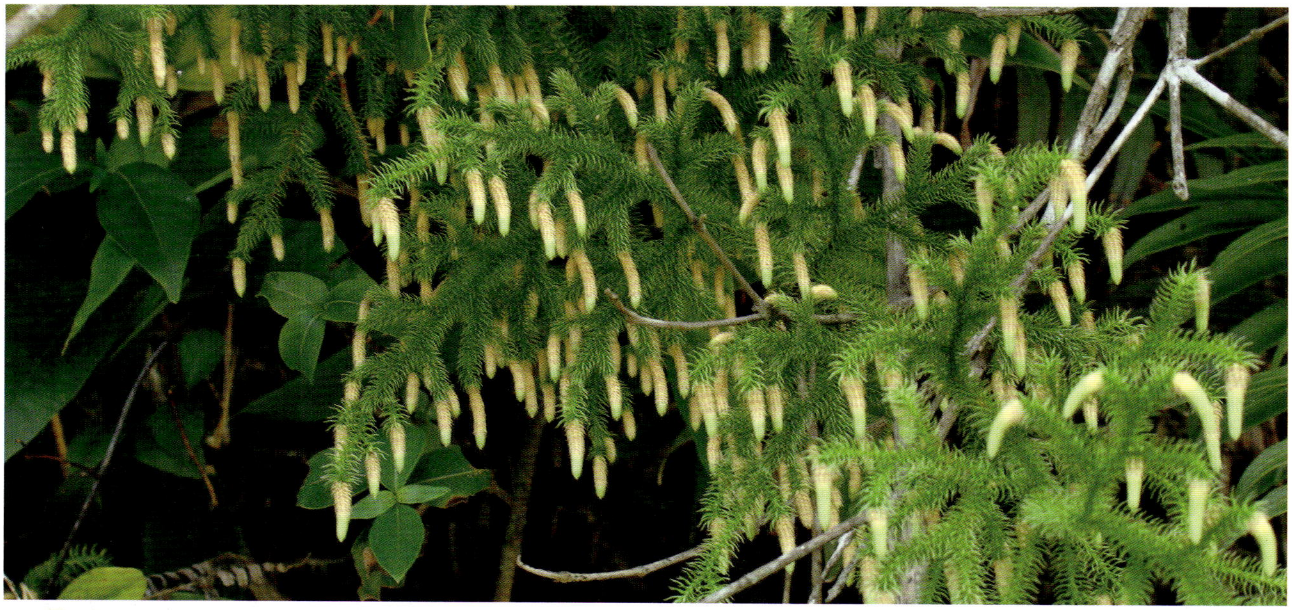

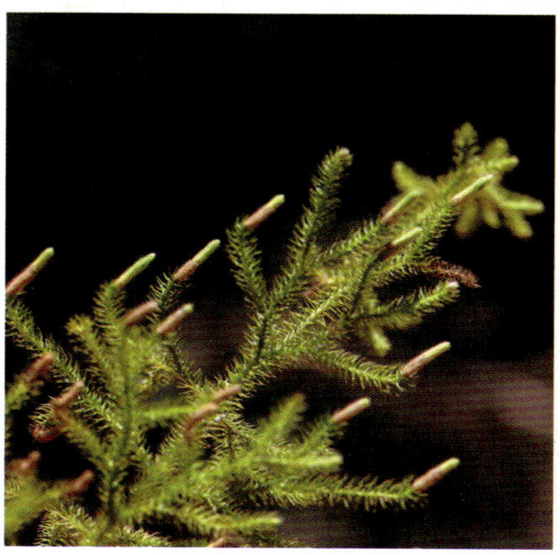
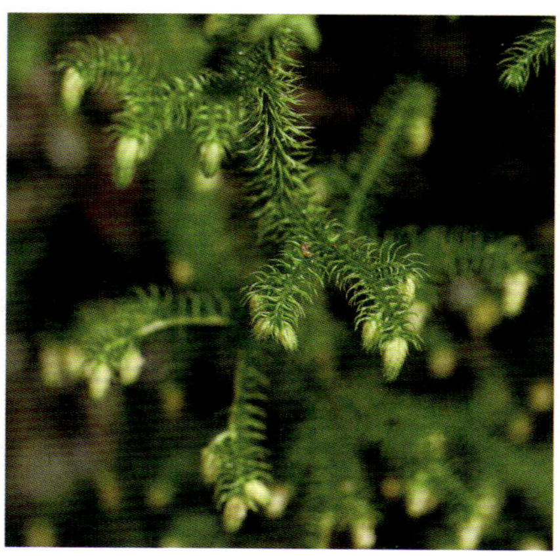
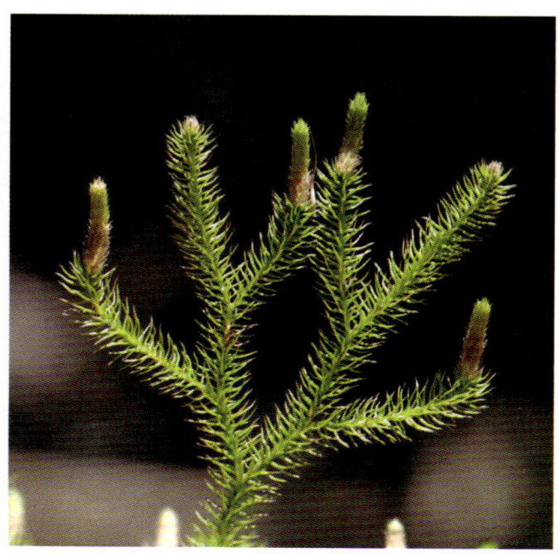

18. 闽浙马尾杉 *Phlegmariurus mingcheensis* Ching.

分类位置　石杉科 Huperziaceae 马尾杉属 *Phlegmariurus* Herter.【石松科 Lycopodiaceae】。

别　　名　闽浙石松，闽浙石杉，哈氏石松，晒不死。

形态特征　中型附生蕨类。茎簇生，成熟枝直立或略下垂，一至多回二叉分枝，长 17 ~ 33cm。叶螺旋状排列。营养叶披针形，疏生，长 1.1 ~ 1.5cm，宽 1.5 ~ 2.5mm，基部楔形，下延，无柄，有光泽，中脉不显，草质。孢子囊穗比不育部分细瘦，顶生。孢子叶披针形，基部楔形，全缘。孢子囊生在孢子叶腋，肾形，2 瓣开裂，黄色。

资源现状　生于海拔 500 ~ 1600m 的林下石壁、树干上或土生，分布于星村、上梅、洋庄等地。我国特有，属易危种，目前为国家二级保护野生植物，民间少见药用。

功效应用　**全草（青丝龙）**：苦，寒；清热解毒，消肿止痛，灭虱；用于发热，头痛，咳嗽，泄泻，肿毒，头虱等。

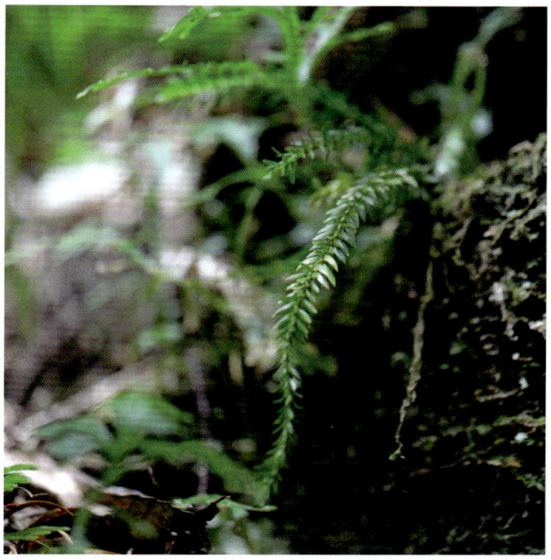

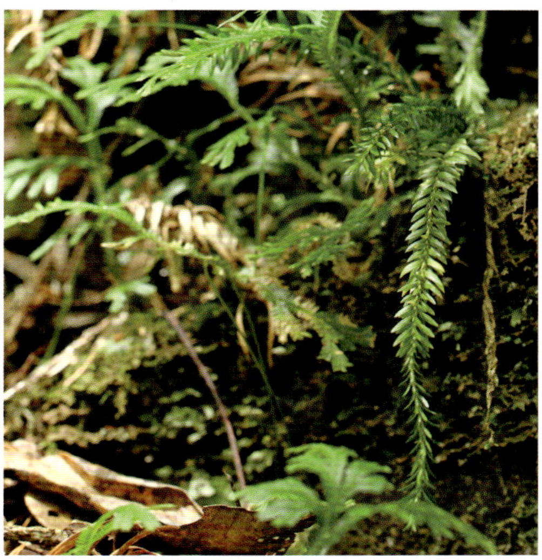

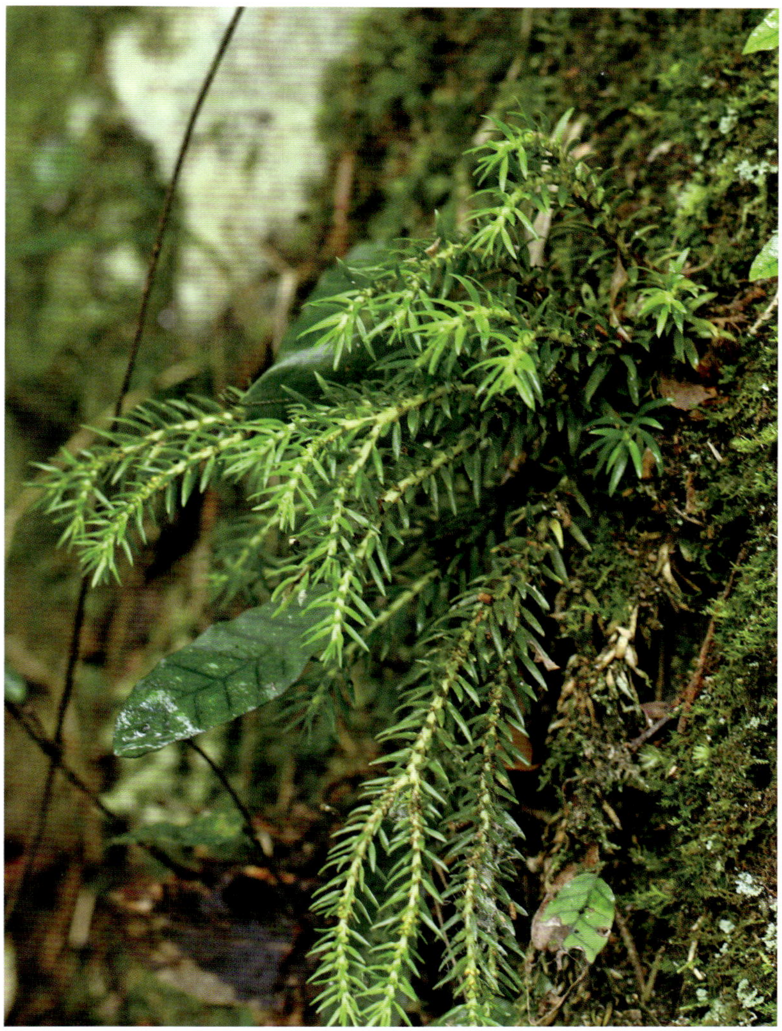

19. 深绿卷柏 *Selaginella doederleinii* Hieron.

分类位置 卷柏科 Selaginellaceae 卷柏属 *Selaginella* P. Beauv.。

别　　名 石上柏，大叶菜，水柏枝。

形态特征 土生，近直立，基部横卧，高 25 ~ 45cm，无匍匐根状茎或游走茎。根托达植株中部，偶有同时生 2 个根托，1 个由上面生出。主茎自下部开始羽状分枝，不呈“之”字形，无关节，禾秆色，茎卵圆形或近方形，无沟槽，光滑；侧枝 3 ~ 6 对，二至三回羽状分枝。叶全部交互排列，二形，纸质，表面光滑，无虹彩，边缘不为全缘，不具白边。主茎上的腋叶较分枝上的大，卵状三角形，基部钝，分枝上的腋叶对称，狭卵圆形到三角形，孢子叶穗紧密，四棱柱形，单个或成对生于小枝末端；孢子叶一形，卵状三角形，边有细齿，先端龙骨状。小孢子橘黄色；大孢子白色。

资源现状 生于海拔 1000m 以下的林下湿地或溪沟边，全市各山区常见。野生资源极为丰富，民间多以全草用于肝炎或肿瘤等。

功效应用 全草：淡，凉；清热解毒；用于急性黄疸性传染性肝炎，跌扑损伤，鼻咽癌等。

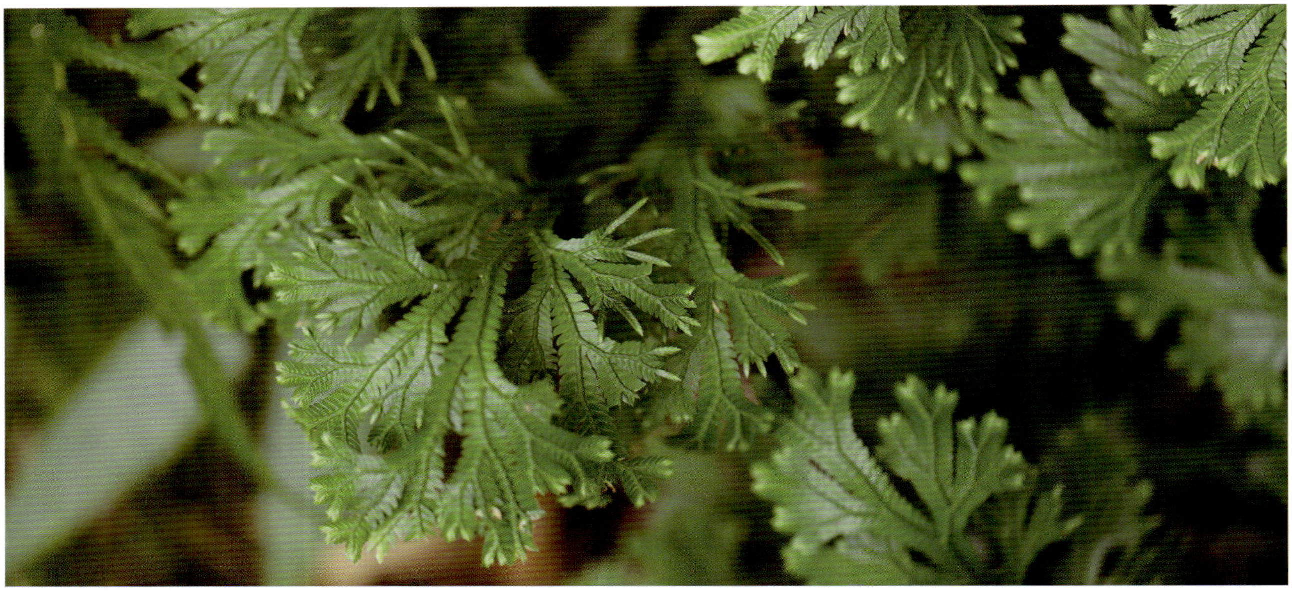

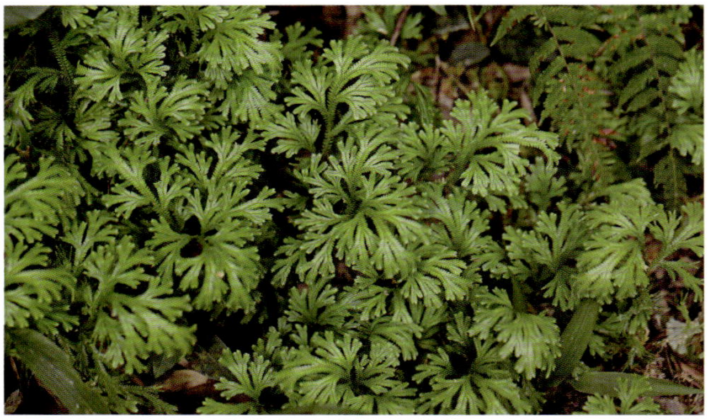

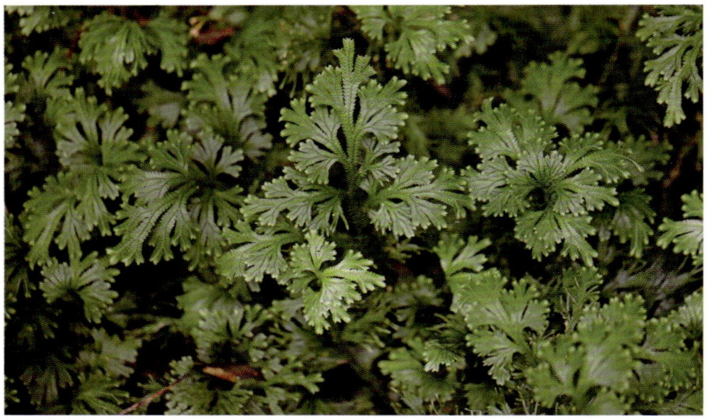

20. 江南卷柏 *Selaginella moellendorffii* Hieron.

分类位置 卷柏科 Selaginellaceae 卷柏属 *Selaginella* P. Beauv.。

别　　名 不黄草，岩柏草，金不换。

形态特征 土生或石生，直立，高 20 ~ 55cm，具一横走的地下根状茎和游走茎，其上生鳞片状淡绿色的叶。根托只生于茎的基部，根多分叉，密被毛。主茎中上部羽状分枝，不呈“之”字形，无关节，禾秆色或红色，茎圆柱状，无纵沟，无毛；侧枝 5 ~ 8 对，二至三回羽状分枝，无毛。叶（除不分枝主茎上的外）交互排列，二形，草质或纸质，光滑，不全缘，白边，不分枝主茎上的叶绿色，黄色或红色。孢子叶一形，卵状三角形，白边，先端渐尖，龙骨状；大孢子叶分布于孢子叶穗中部的下侧。大孢子浅黄色；小孢子橘黄色。

资源现状 生于海拔 100 ~ 1500m 的林下或溪边，全市各地分布。野生资源较丰富，民间常以全草用于肝炎黄疸及不明原因的高热等，市场有流通，用量较大。

功效应用 全草（地柏枝）：辛、微甘，凉；清热解毒，利尿通淋，活血消肿，止血退热；用于急性黄疸，肝硬化腹水，淋证，跌扑损伤，咯血，便血，刀伤出血，疮毒，烧烫伤，毒蛇咬伤等。

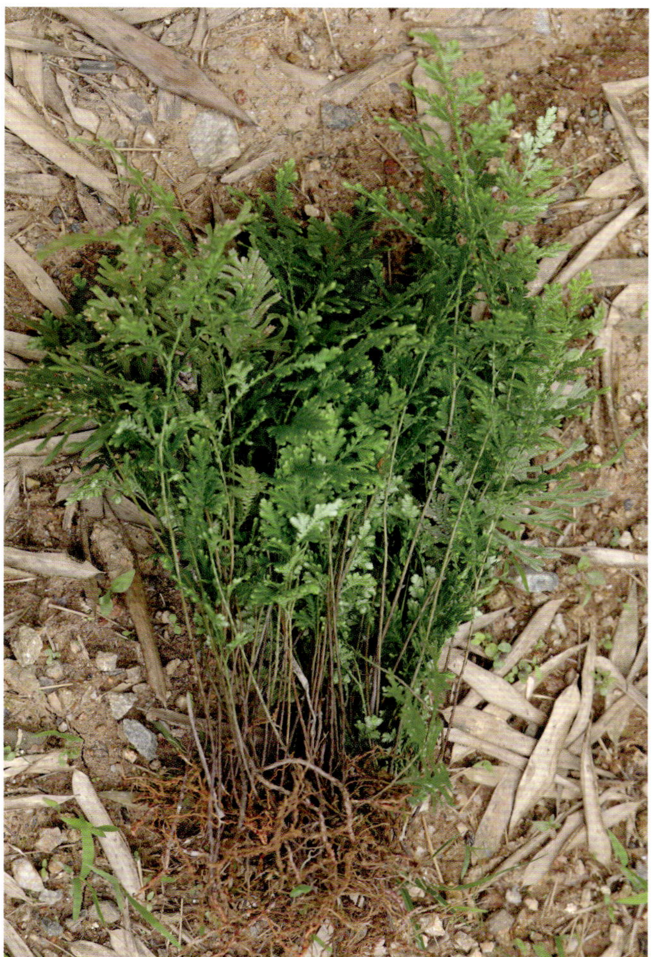

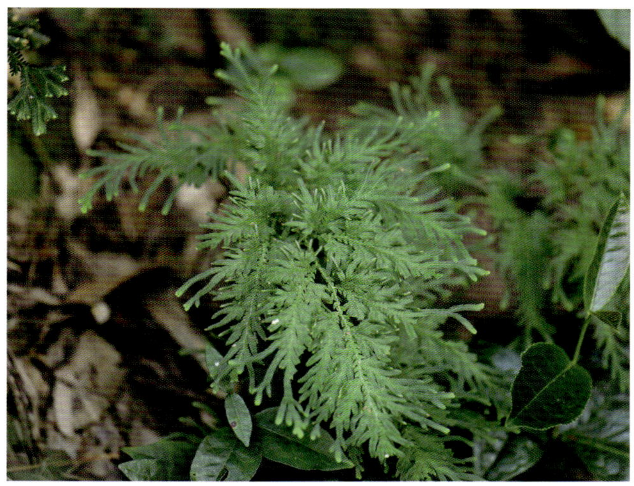

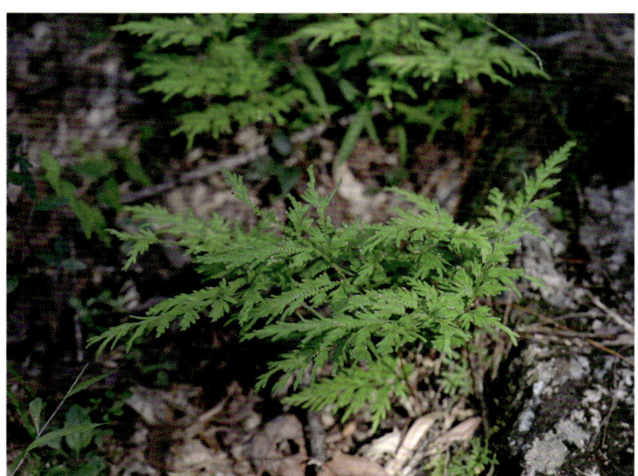

21. 卷　柏 *Selaginella tamariscina* (P. Beauv.) Spring

分类位置 卷柏科 Selaginellaceae 卷柏属 *Selaginella* P. Beauv.。

别　　名 九死还魂草，还魂草，见水还阳草，万年松。

形态特征 土生或石生，可复苏蕨类植物，常缩卷成拳状。根托只生于茎的基部，多分叉，密被毛。主茎自中部开始羽状分枝或不等二叉分枝，不呈“之”字形，无关节和沟槽，禾秆色或棕色；侧枝 2 ~ 5 对，二至三回羽状分枝。叶均交互排列，二形，光滑，不为全缘，具白边，主茎上叶略大，绿色或棕色。中叶和侧叶不对称，前者小枝上叶边缘有细齿；后者小枝上侧叶基部上侧扩大，下侧边近全缘，反卷。孢子叶穗紧密，四棱柱形，单生；孢子叶一形，卵状三角形，具膜质透明白边，先端有尖头或具芒。大孢子浅黄色；小孢子橘黄色。

资源现状 生于海拔 200 ~ 1000m 的干旱岩石上或石缝中，分布于星村、洋庄等地。由于生境原因，虽然资源较为丰富，但属于易危种，目前无保护，民间常以全草用于腰酸背痛等。

功效应用 **全草（卷柏）：**辛、涩，平；破血止血，祛痰，通经；用于吐血，便血，尿血，外伤出血，月经过多，胃肠出血，闭经，癥瘕，咳喘，癫痫昏厥，跌扑损伤，烧烫伤等。

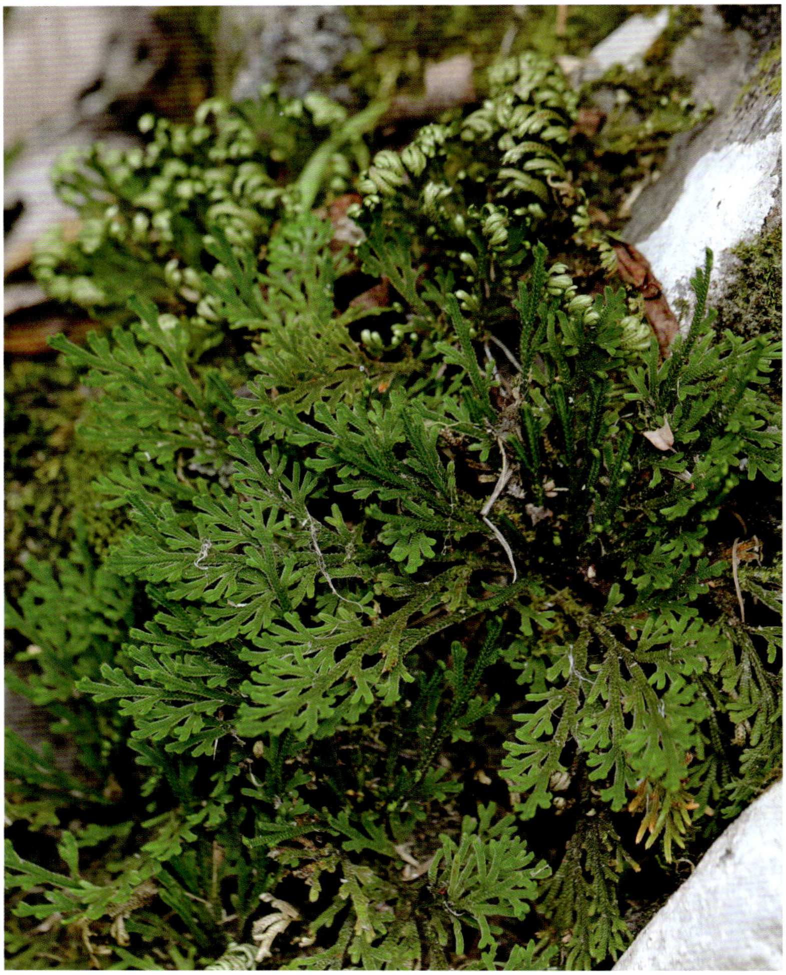

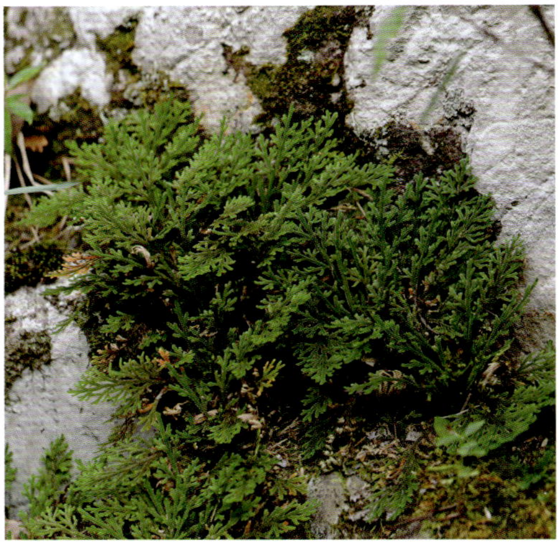

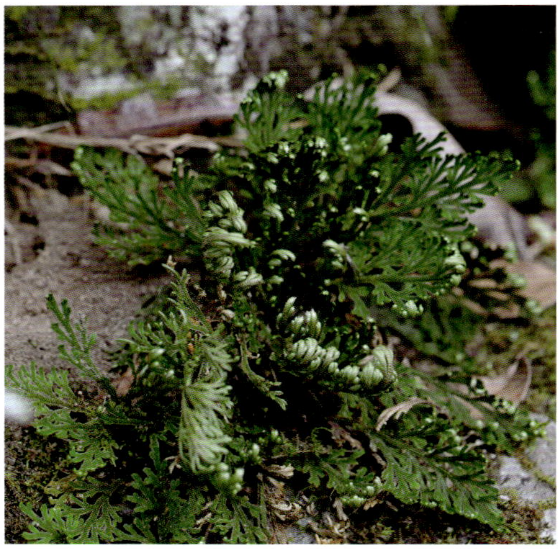

22. 节节草 *Equisetum ramosissimum* Desf.

分类位置 木贼科 Equisetaceae 木贼属 *Equisetum* L.。

别　　名 笔管草，刷锅草。

形态特征 中小型植物。根茎直立，横走或斜升，黑棕色，节和根疏生黄棕色长毛或光滑无毛。地上枝多年生。枝一型，高 20～60cm，节间长 2～6cm，绿色，主枝多在下部分枝，常形成簇生状；主枝有脊 5～14 条，脊的背部弧形，有一行小瘤或有浅色小横纹；鞘筒下部灰绿色，上部灰棕色；鞘齿 5～12 枚，三角形，灰白色，黑棕色或淡棕色。侧枝较硬，圆柱状，有脊 5～8 条，脊上平滑或有一行小瘤或有浅色小横纹；鞘齿 5～8 个，披针形，革质但边缘膜质，上部棕色，宿存。孢子囊穗短棒状或椭圆形，顶端有小尖突，无柄。

资源现状 生于路边、山坡草丛、溪旁、池沼边，全市各地常见。资源丰富，民间偶见少量以全草用于咳嗽等。

功效应用 地上部分（笔筒草）：甘、苦，平；清热明目，祛风除湿，止咳平喘，利尿，退翳；用于目赤肿痛，感冒咳喘，水肿，淋证，肝炎，跌打骨折等。

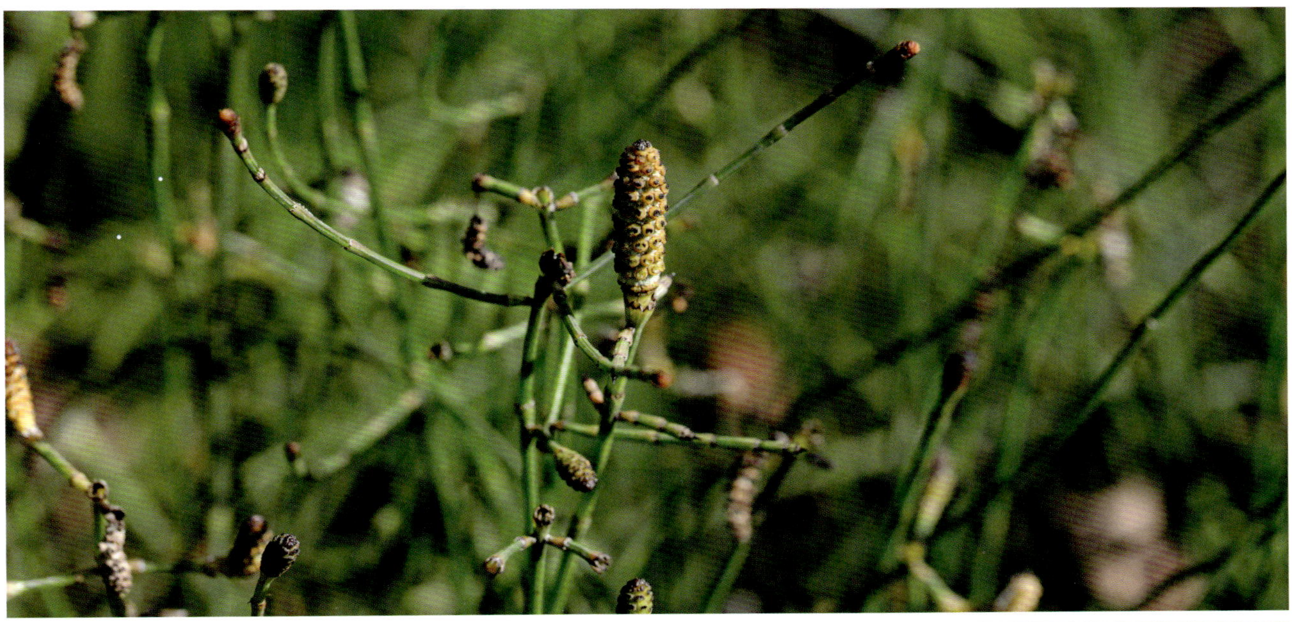

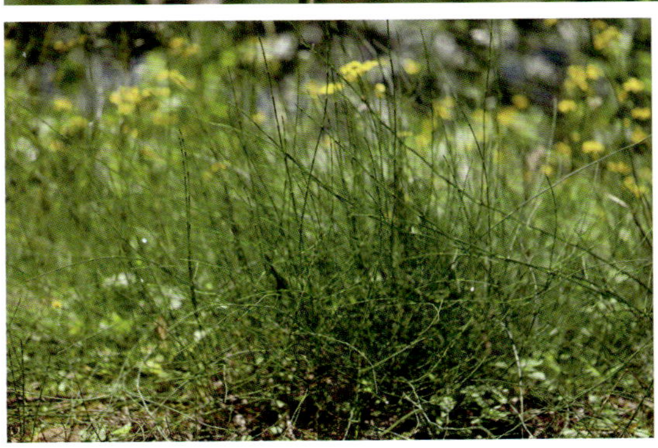

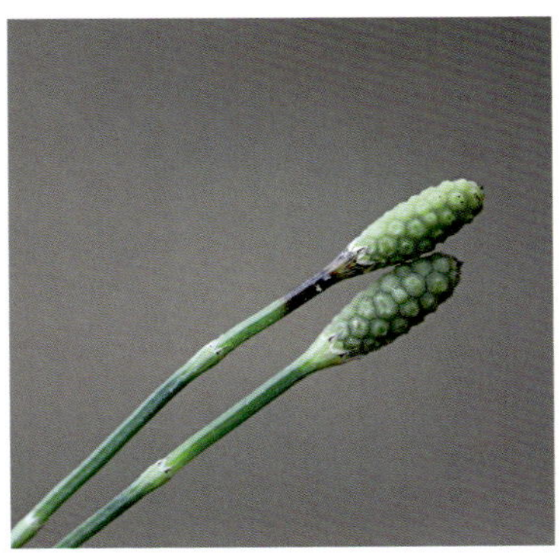

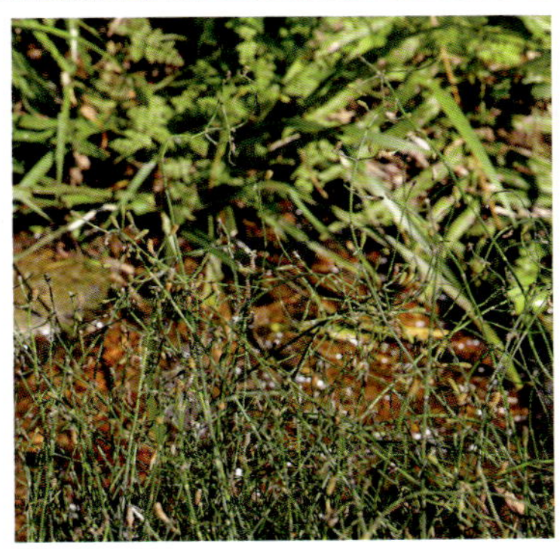

23. 福建观音座莲 *Angiopteris fokiensis* Hieron.

分类位置 合囊蕨科 Marattiaceae 观音座莲属 *Angiopteris* Hoffm.。

别　　名 牛蹄劳，马蹄蕨，山猪肝，狭羽观音座莲。

形态特征 大型蕨类，高 1.5m 以上。根茎块状，直立，下面簇生圆柱状粗根。叶柄粗壮，基部具肉质托，叶状附属物，干后褐色。叶片宽卵形，长与宽各 60cm 以上；羽片 5 ~ 7 对，互生，狭长圆形，奇数羽状；小羽片 35 ~ 40 对，对生或互生，上部的稍斜向上，具短柄，披针形，基部近截形或几圆形，顶部微弯，下部较短，顶生小羽片分离，有柄，具规则浅三角形锯齿。叶脉开展，一般分叉，无倒行假脉。叶草质，上面绿色，下面淡绿色，两面光滑。叶轴干后淡褐色，光滑，腹部具纵沟，向顶端具狭翅。孢子囊群棕色，长圆形，由 8 ~ 10 个孢子囊组成。

资源现状 生于海拔 400m 左右的林下溪边或沟谷，全市各地较常见。资源较丰富，叶托富含大量淀粉，民间少见药用，中国特有种，国家二级保护野生植物。

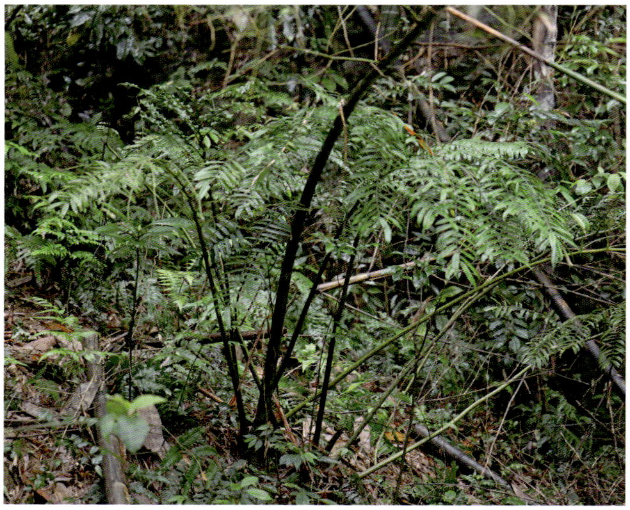

功效应用 肉质叶托（马蹄蕨）：微苦，凉；清热凉血，祛瘀止血，镇痛安神；用于跌打肿痛，外伤出血，崩漏，乳痈，痄腮，痈肿疔疮，风湿痹痛，产后腹痛，心烦失眠，毒蛇咬伤等。

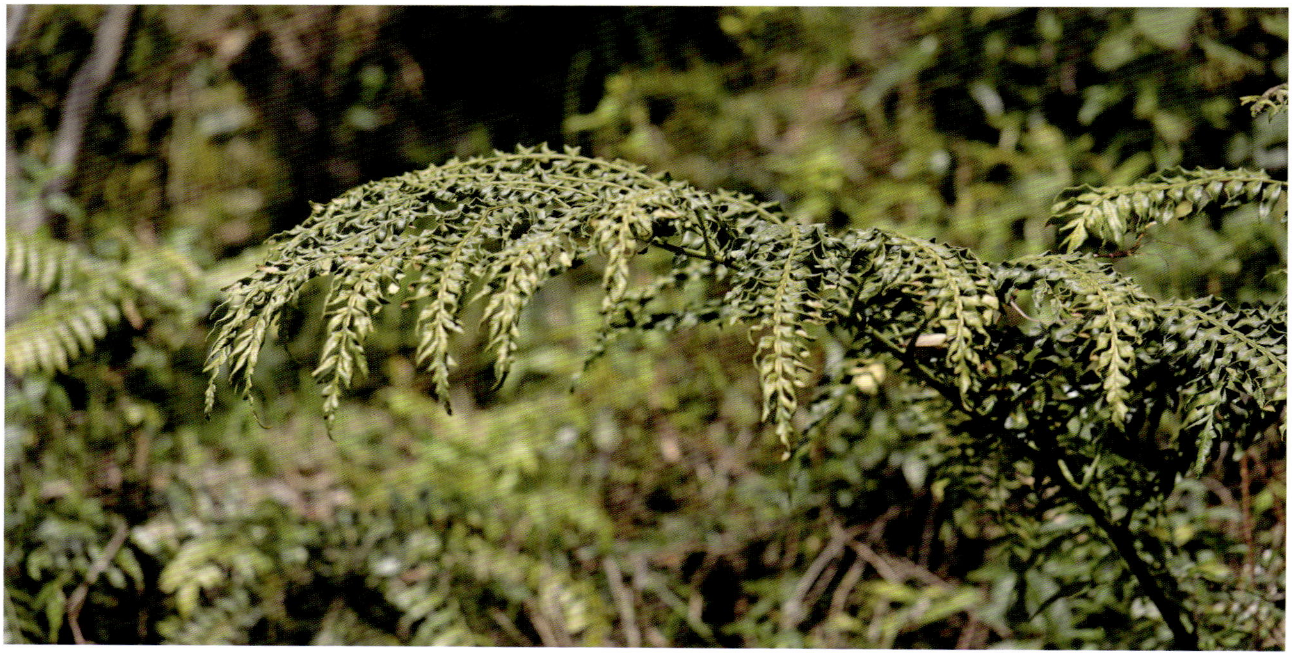

24. 紫 萁 *Osmunda japonica* Thunb.

分类位置 紫萁科 Osmundaceae 紫萁属 *Osmunda* L.。

别　　名 紫萁贯众，矛状紫萁，猫蕨，贯众。

形态特征 植株高 50 ~ 80cm，或更高。根茎粗短，或稍弯短树干状。叶簇生，直立；叶柄禾秆色，幼时密被绒毛，不久脱落；叶片三角状宽卵形，顶部一回羽状，其下二回羽状；羽片 3 ~ 5 对，对生，基部一对稍大；小羽片 5 ~ 9 对，对生或近对生，无柄，分离，向上部稍小，顶生的同形，有柄，基部具 1 ~ 2 合生圆裂片；叶脉两面明显，自中肋斜向上，二回分歧。叶纸质，成长后光滑无毛，干后棕绿色。孢子叶同营养叶等高或经常稍高，羽片和小羽片均短缩，小羽片变线形，沿中肋两侧背面密生孢子囊。

资源现状 生于海拔 10 ~ 1500m 的林下溪边的酸性土上，全市各地常见。资源丰富，新鲜嫩叶民间有作为野菜食用，根茎药用较少。

功效应用 **根茎（紫萁贯众）**：苦，微寒，有小毒；清热解毒，止血，杀虫；用于疫毒感冒，热毒泻痢，痈疮肿毒，吐血，便血，崩漏，虫积腹痛。嫩叶上的绒毛：用于创伤出血等。

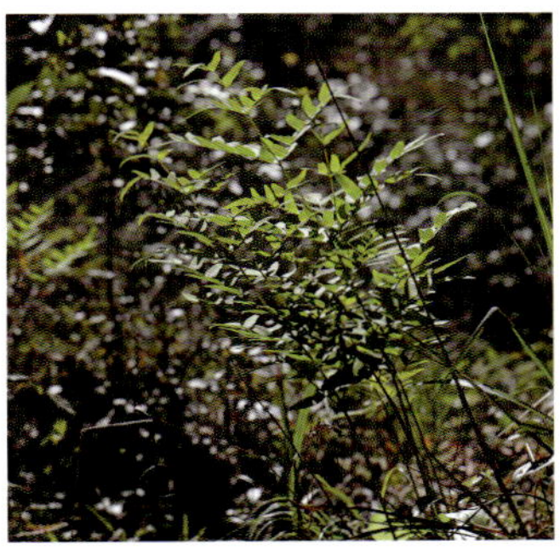

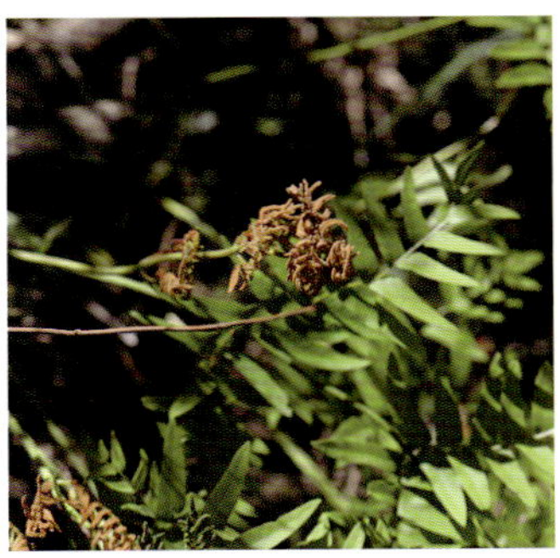

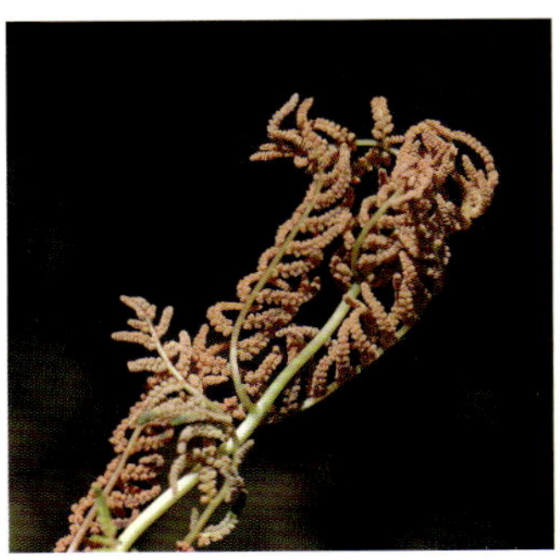

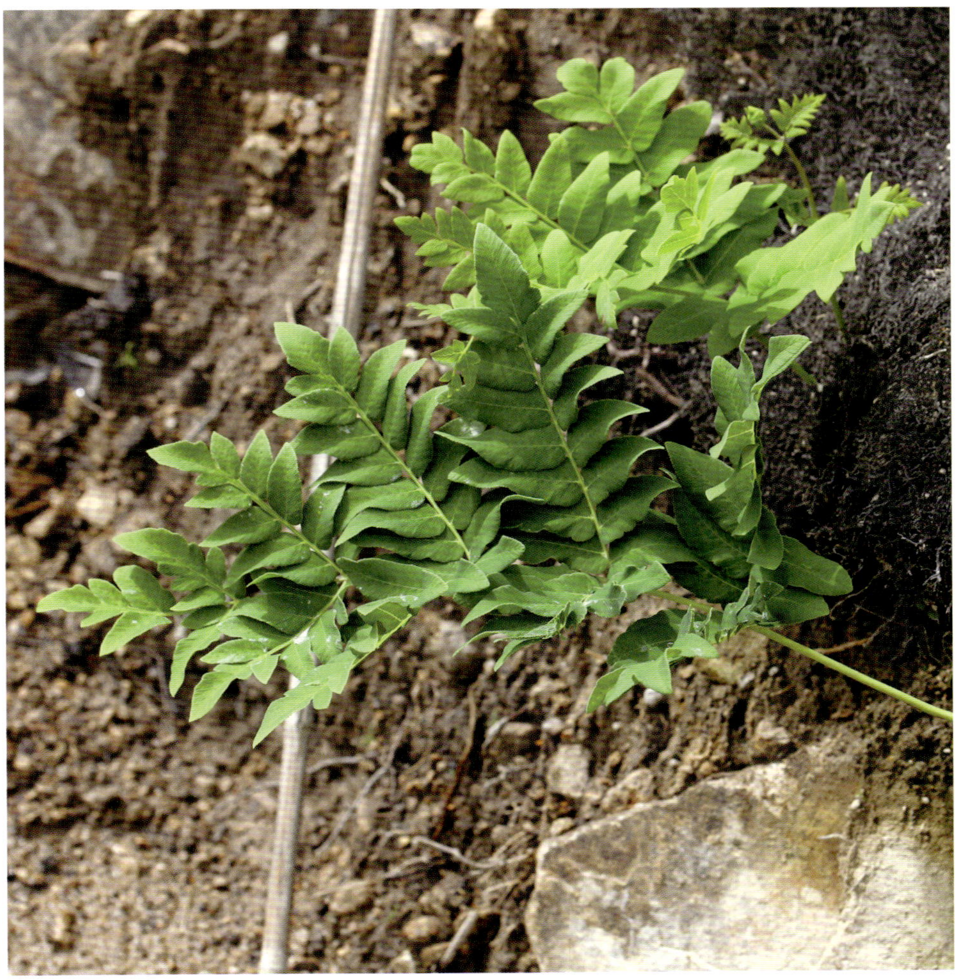

25. 海金沙 *Lygodium japonicum* (Thunb.) Sw.

分类位置 海金沙科 Lygodiaceae 海金沙属 *Lygodium* Sw.。

别　　名 狭叶海金沙，迷离网，斑鸠窝，金沙藤。

形态特征 攀缘蕨类，长 1 ~ 4m。叶轴具窄边，羽片多数，对生于叶轴短距两侧，端有一丛黄色柔毛覆盖腋芽；不育羽片尖三角形，两侧有窄边，二回羽状；一回羽片 2 ~ 4 对，互生，和小羽轴都有狭翅及短毛；二回小羽片 2 ~ 3 对，卵状三角形，掌状三裂；末回裂片短阔，基部楔形或心脏形，波状浅裂；向上的一回小羽片近掌状分裂或不分裂。主脉明显，一至二回二叉分歧。叶纸质，干后褐色。能育羽片卵状三角形，长宽几乎相等。孢子囊穗长度远超过小羽片中央不育部分，排列稀疏，暗褐色，无毛。

资源现状 生于海拔 1000m 以下的山地路旁或灌丛中，全市各地常见。资源丰富，民间多以全草用于小便涩痛等。

功效应用 全草（金沙藤）：甘、淡，寒；清热解毒，利水通淋；用于肝炎，肾炎水肿，膀胱炎，尿道炎，肾结石，腹泻，淋巴结炎，小儿夜啼，乳腺炎，腮腺炎，带状疱疹，烫伤等。**孢子（海金沙）：**甘、咸，寒；清利湿热，通淋止痛；用于热淋，石淋，血淋，膏淋，尿道涩痛。

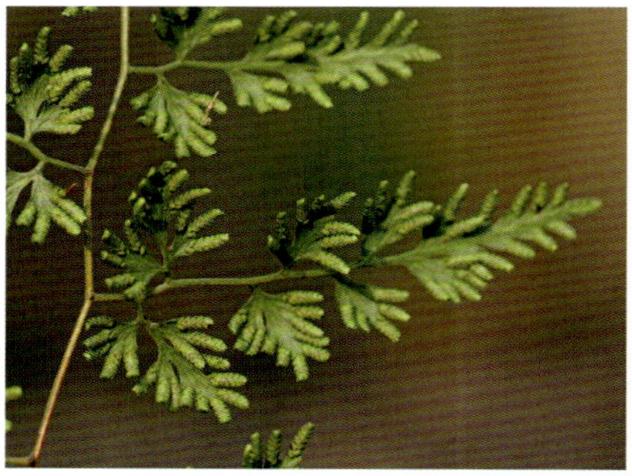
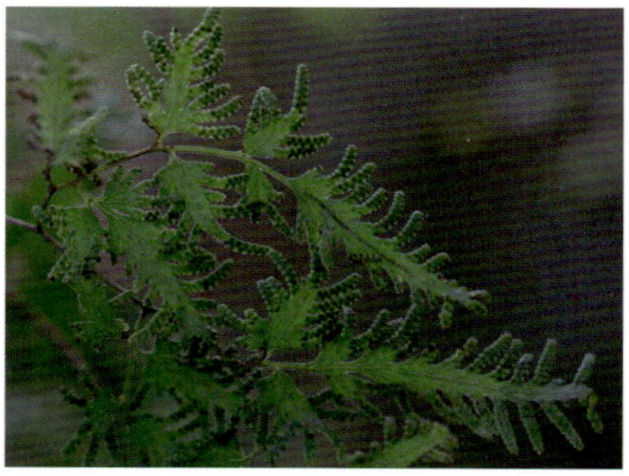
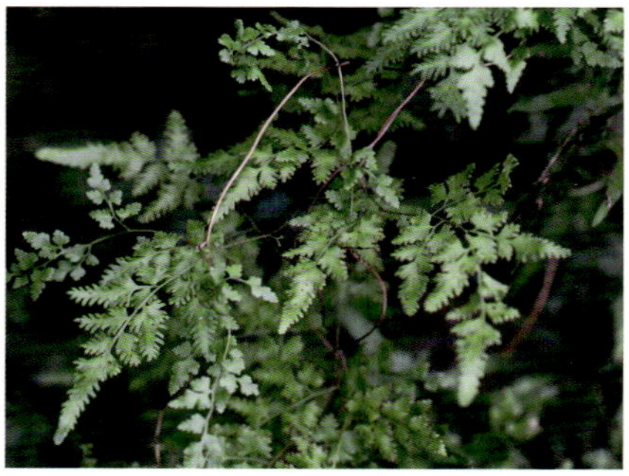
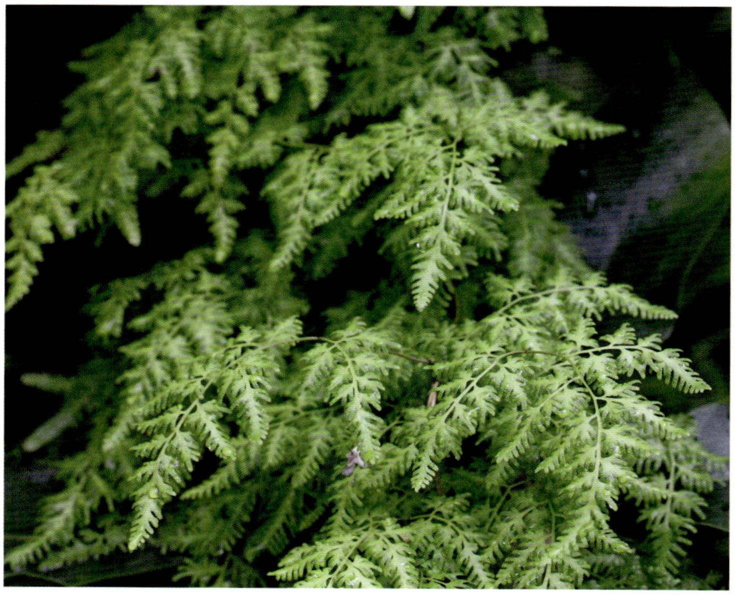
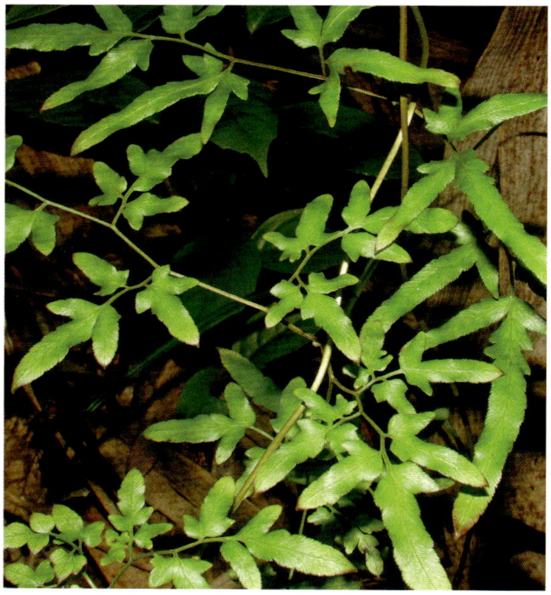

26. 金毛狗　*Cibotium barometz* (L.) J. Sm.

分类位置　金毛狗科 Cibotiaceae 金毛狗属 *Cibotium* Kaulf.。

别　　名　金毛狗脊，金猴头，金猫咪，金丝毛。

形态特征　大型蕨类，高可达 5m。根状茎粗大，常横卧。叶丛生于根茎顶端，叶柄棕褐色，基部密被垫状金黄色茸毛，有光泽；叶片大，广卵状三角形，三回羽状分裂；下部羽片长圆形，有柄，互生，远离；一回小羽片互生；末回裂片线形略呈镰刀形，有浅锯齿，中脉凸出，单一斜出，但在不育羽片上分二叉。叶几为革质或厚纸质，干后上面褐色，有光泽，下面灰白或灰蓝色，或小羽轴上下两面略有短褐毛疏生；孢子囊群在每一末回能育裂片 1 ~ 5 对，囊群盖棕褐色，横长圆形，两瓣状，内瓣较小，成熟时张开如蚌壳；孢子为三角状的四面形。

资源现状　生于山麓沟边及林下阴处的酸性土壤上，分布于五夫、星村等地。资源量较丰富，国家二级保护野生植物，民间多以绒毛用于外伤止血。

功效应用　**根茎（狗脊）**：苦、甘，温；祛风湿，补肝肾，强腰膝；用于风湿痹痛，腰膝酸软，下肢无力。茸毛：止血；用于外伤出血等。

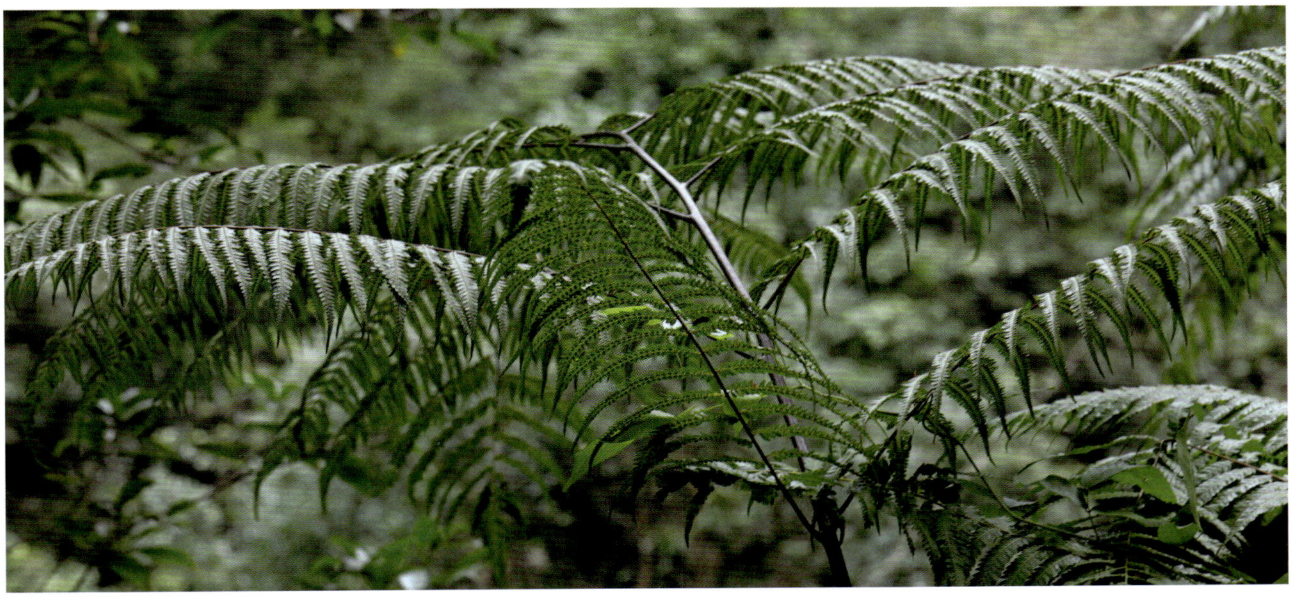

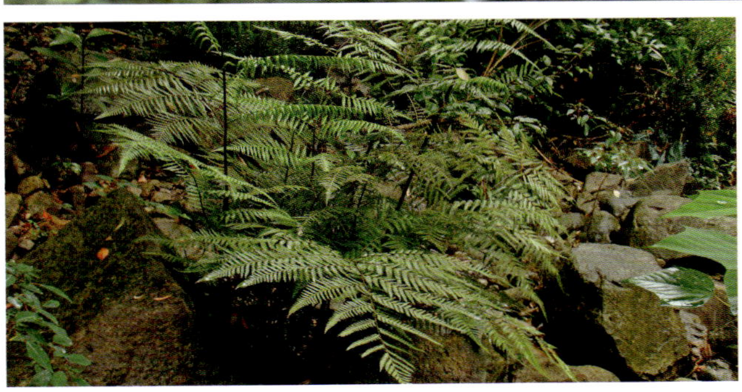

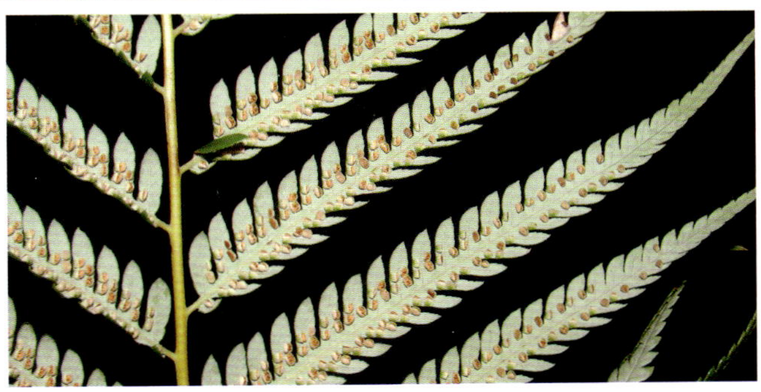

27. 蕨 *Pteridium aquilinum* (L.) Kuhn var. *latiusculum* (Desv.) Underw. ex A. Heller.

分类位置 碗蕨科 Dennstaedtiaceae 蕨属 *Pteridium* Gled. ex Scop.。

别　　名 蕨菜，猴腿。

形态特征 植株高可达 1m。根状茎长而横走，密被锈黄色柔毛，后脱落。叶远生；叶柄褐棕色或棕禾秆色，光滑；叶片阔三角形或长圆三角形，先端渐尖，三回羽状；羽片 4 ~ 6 对，对生或近对生，二回羽状；小羽片约 10 对，互生，披针形，一回羽状；裂片 10 ~ 15 对，平展，长圆形，钝头或近圆头，全缘；中部以上的羽片逐渐变为一回羽状，长圆披针形，小羽片与下部羽片的裂片同形。叶脉稠密，仅下面明显。叶干后近革质或革质，暗绿色。叶轴及羽轴均光滑，小羽轴上面光滑，下面被疏毛，各回羽轴上面均有深纵沟 1 条，沟内无毛。

资源现状 生于海拔 200 ~ 830m 的林缘或荒坡灌草丛，伐迹地或炼山后尤多，全市各地常见。资源丰富，民间多采嫩叶作野菜食用。

功效应用 全草：甘，寒；清热利湿，消肿解毒；用于痢疾，高血压，吐血，带下，风湿性关节炎所致的疼痛等。

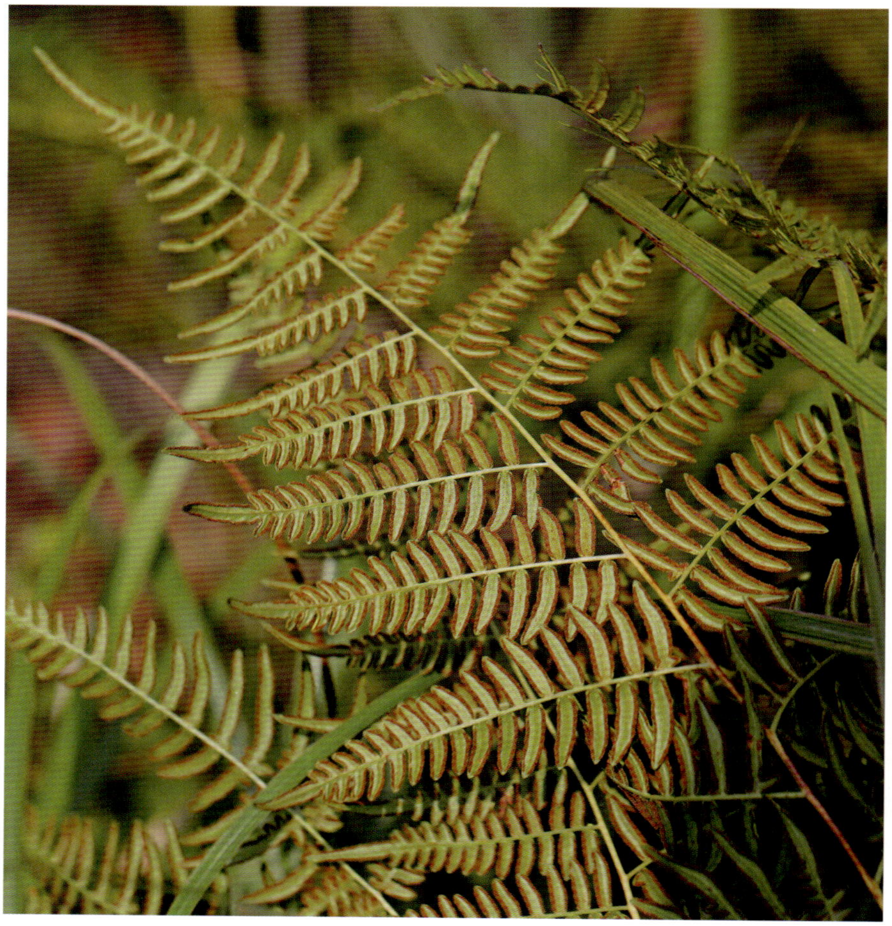
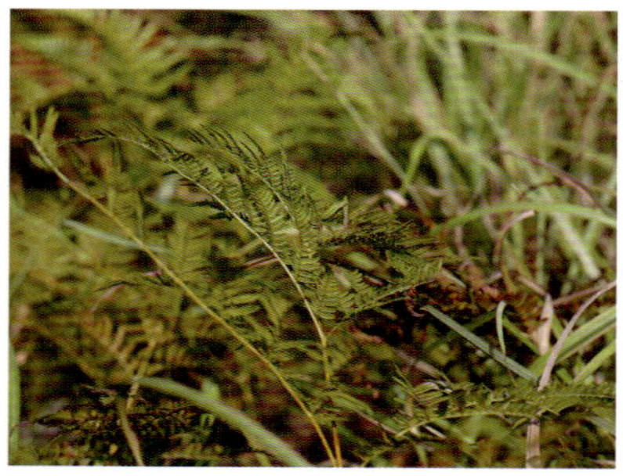
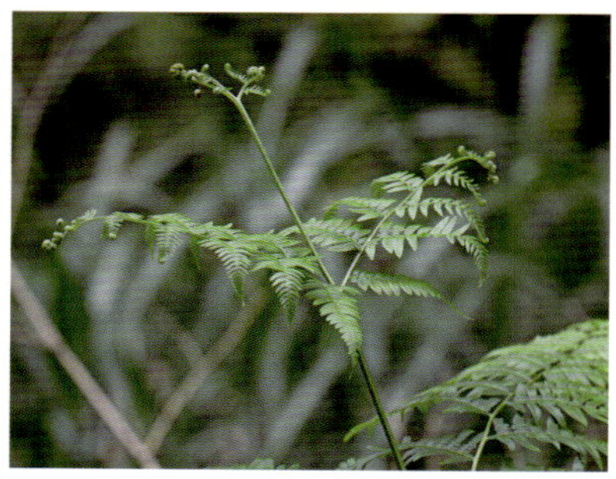
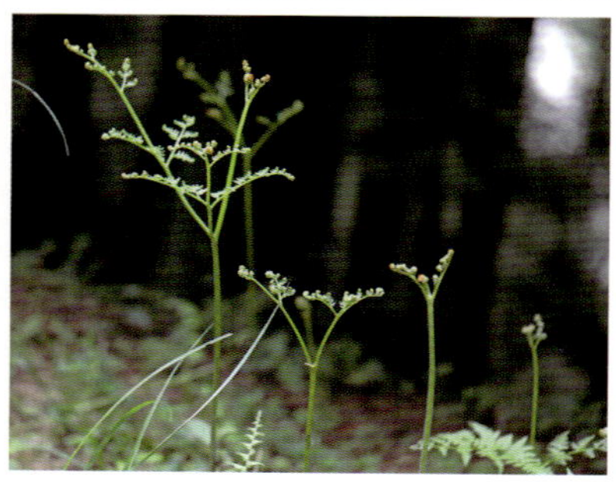

28. 乌 蕨 *Odontosoria chinensis* J. Sm.

分类位置 鳞始蕨科 Lindsaeaceae 乌蕨属 *Odontosoria* Fee.。

别　　名 乌韭，土黄连，乌鸡尾，金花草。

形态特征 根状茎短而横走，密被赤褐色的钻状鳞片。叶近生，柄禾秆色至褐禾秆色，有光泽，上面有沟，除基部外，通体光滑；叶片披针形，长 20 ~ 40cm，四回羽状；羽片 15 ~ 20 对，互生，密接，短柄，卵状披针形，下部三回羽状；一回小羽片 10 ~ 15 对，有短柄，近菱形；二回（或末回）小羽片小，倒披针形，先端有齿牙。叶脉二叉分枝。叶坚草质，干后棕褐色，光滑。孢子囊群边缘着生，每裂片上 1 枚或 2 枚，顶生 1 ~ 2 条细脉上；囊群盖灰棕色，革质，半杯形，近全缘或多少啮蚀，宿存。

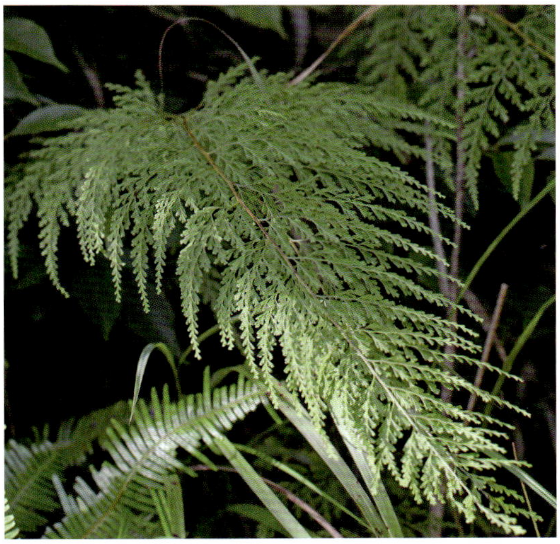

资源现状 生于海拔 200 ~ 1900m 的山坡路旁或灌丛中，全市各地常见。资源丰富，民间多以全草用于急性胃肠炎或痢疾等。

功效应用 全草：苦，寒；清热，利湿，解毒；用于急性黄疸性传染性肝炎，急性细菌性痢疾，急性胃肠炎，急性支气管炎，吐血，尿血，便血，尿道炎，带下，急性结膜炎，毒蛇咬伤等。

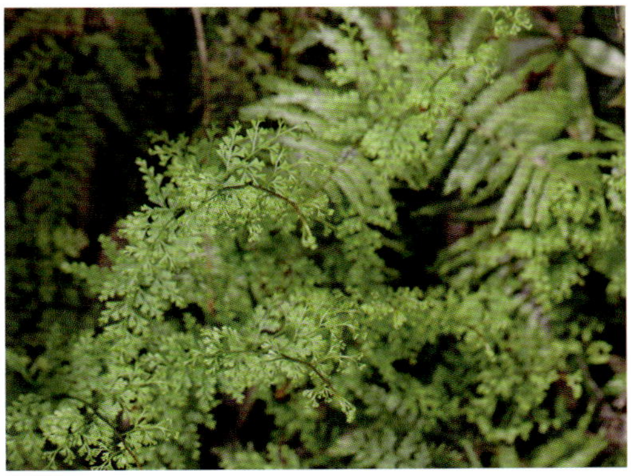

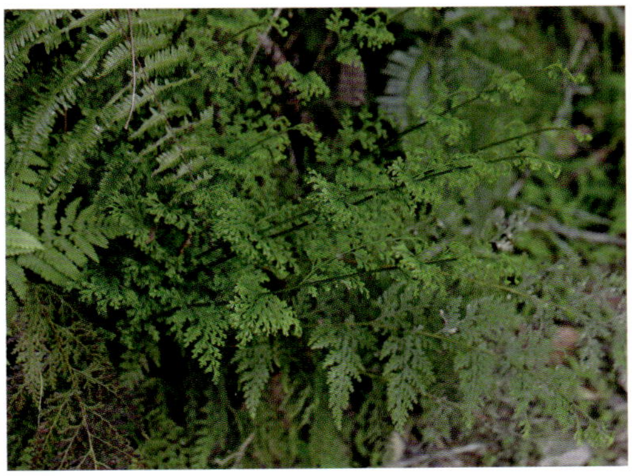

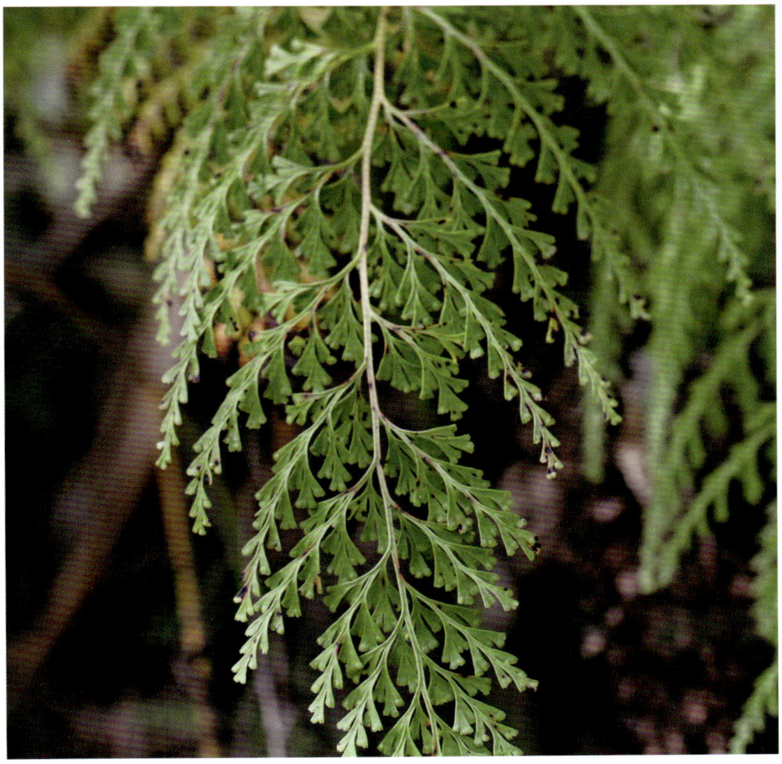

29. 扇叶铁线蕨 *Adiantum flabellulatum* L.

分类位置 凤尾蕨科 Pteridaceae 铁线蕨属 *Adiantum* L.。

别　　名 铁线蕨，铁线草。

形态特征 植株高 20～45cm。根状茎短而直立，密被棕色、有光泽的钻状披针形鳞片。叶簇生；叶柄紫黑色，有光泽，基部被鳞片，纵沟 1，内有棕色短硬毛；叶扇形，二至三回不对称的二叉分枝，奇数一回羽状；小羽片 8～15 对，具短柄，对开式的半圆形（能育的），或斜方形（不育的），具细锯齿。叶脉多回二歧分叉，两面均明显。叶干后近革质，绿色或褐色，无毛；各回羽轴及小羽柄均紫黑色，有光泽，上面均密被红棕色短刚毛。孢子囊群每羽片 2～5 枚；囊群盖半圆形或长圆形，褐黑色。孢子具不明显的颗粒状纹饰。

资源现状 生于海拔 1100m 以下的山坡路旁，草丛或疏林下，全市各山区常见。资源较丰富，民间偶有药用，可作为观赏植物栽培。

功效应用 全草（过坛龙）：苦、辛，凉；清热利湿，解毒散结；用于流感发热，泄泻，痢疾，黄疸，石淋，痈肿，瘰疬，蛇虫咬伤，跌打肿痛等。

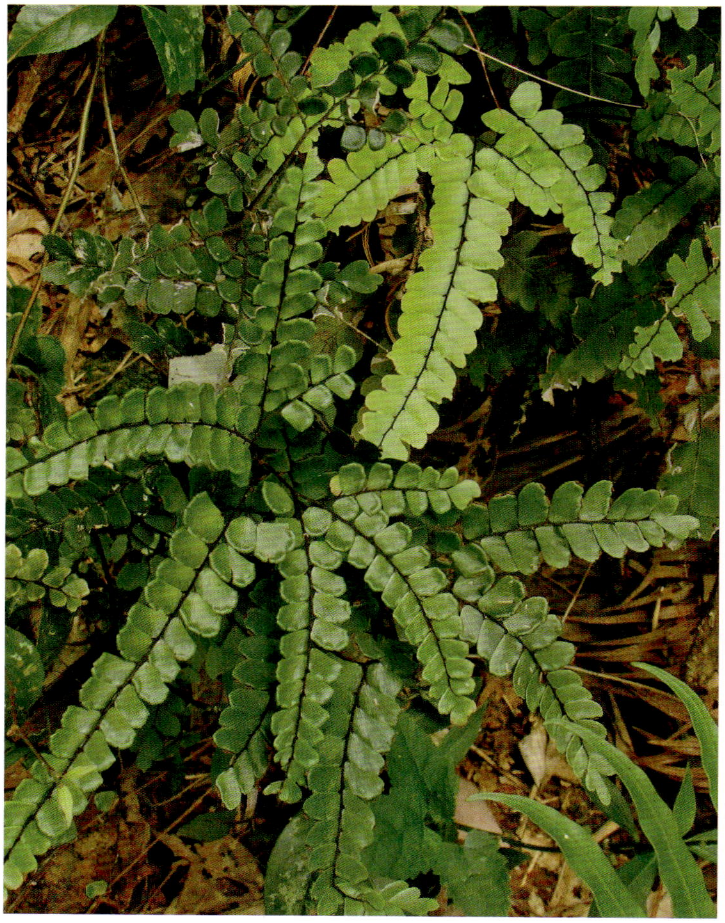

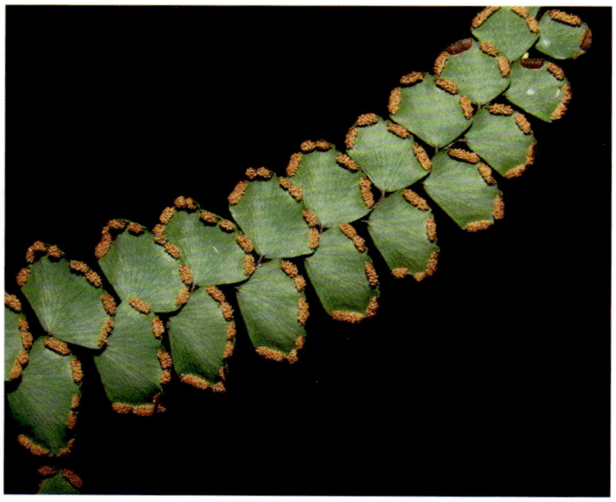

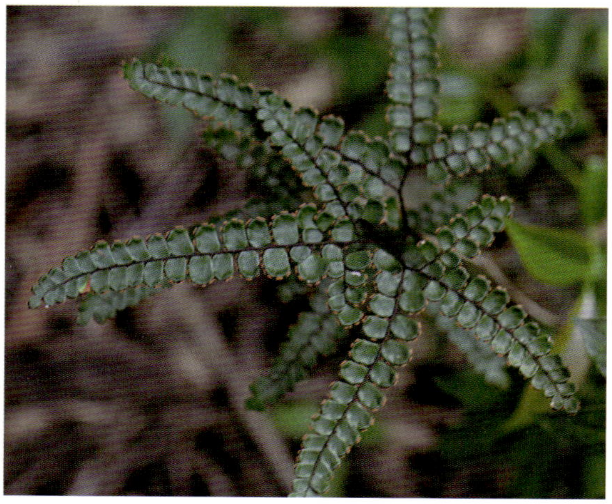

30. 野雉尾金粉蕨　*Onychium japonicum* (Thunb.) Kunze

分类位置　凤尾蕨科 Pteridaceae 金粉蕨属 *Onychium* Kaulf.。

别　　名　日本金粉蕨，野鸡尾，小野鸡尾。

形态特征　植株高 60cm 左右。根状茎长而横走，疏被鳞片，鳞片棕色或红棕色，披针形。叶散生；柄基部褐棕色，略有鳞片，向上禾秆色，光滑；叶片几和叶柄等长，卵状三角形或卵状披针形，四回羽状细裂；羽片 12 ~ 15 对，互生，基部一对最大，长圆披针形或三角状披针形，三回羽裂；末回能育小羽片或裂片线状披针形，有不育急尖头；不育裂片中脉有一条浅沟，能育裂片有斜上侧脉和叶缘的边脉汇合。叶干后坚草质或纸质，灰绿色或绿色，无毛。囊群盖线形或短长圆形，灰白色，全缘。

资源现状　生于林下溪沟边或灌丛阴处，全市各地常见。资源丰富，民间偶有以全草用于风寒感冒或胃肠炎等。

功效应用　全草：苦，凉；清热解毒，利湿，凉血止血；用于跌扑损伤，烧烫伤，泄泻，黄疸，痢疾，咯血，狂犬咬伤，食物中毒。根茎：清热，凉血，止血；用于外感风热，咽喉痛，吐血，便血，尿血。

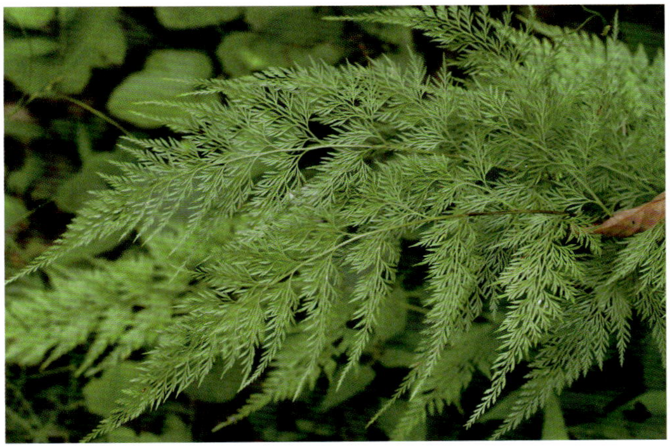

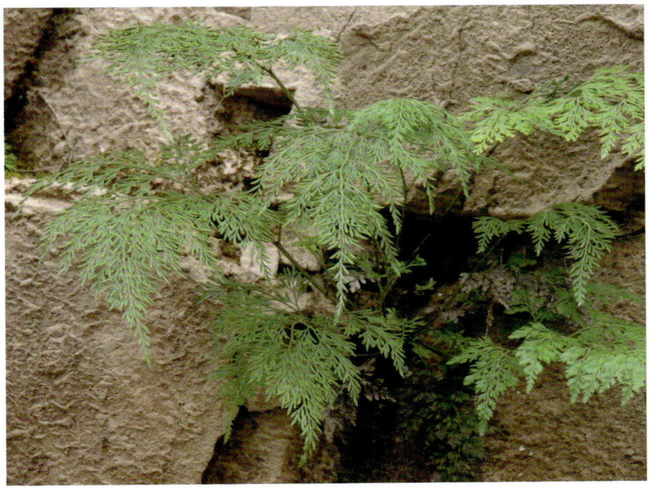

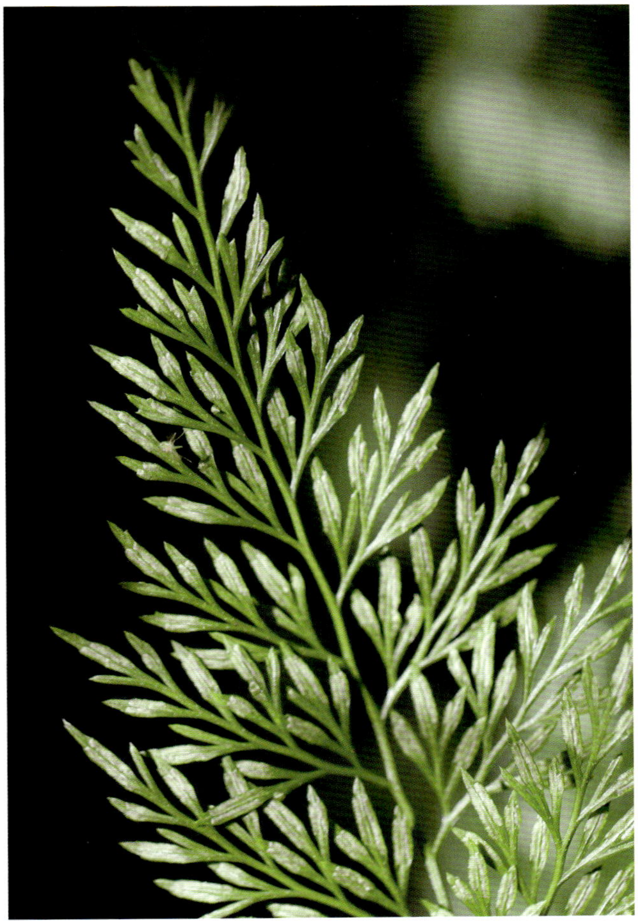

31. 欧洲凤尾蕨 *Pteris cretica* L.

分类位置 凤尾蕨科 Pteridaceae 凤尾蕨属 *Pteris* L.。

别　　名 凤尾蕨，大叶井口边草。

形态特征 植株高 50 ~ 70cm。根状茎短而直立或斜升，先端被黑褐色鳞片。叶簇生，二型或近二型；柄禾秆色，有时带棕色，偶栗色，平滑；叶片卵圆形，一回羽状；不育叶柄较短，羽片（2）3 ~ 5 对，对生，基部一对有短柄并为二叉（罕三叉），向上无柄，狭披针形或披针形（第二对也往往二叉），叶缘有软骨质的边和锯齿，能育叶的羽片 3 ~ 5（8）对，对生或向上渐为互生。主脉下面强度隆起，禾秆色，光滑；侧脉两面均明显，单一或从基部分叉。叶干后纸质，绿色或灰绿色，无毛。

资源现状 生于海拔 400m 以上石灰岩地区的岩隙或林下灌丛中，分布于岚谷、星村、洋庄等地。资源量一般，民间偶有应用于痢疾等。

功效应用 全草：甘、淡，凉；清热利湿，活血止痛；用于跌扑损伤，瘀血腹痛，黄疸，乳蛾，痢疾，淋证，水肿，烧烫伤，犬、蛇咬伤等。

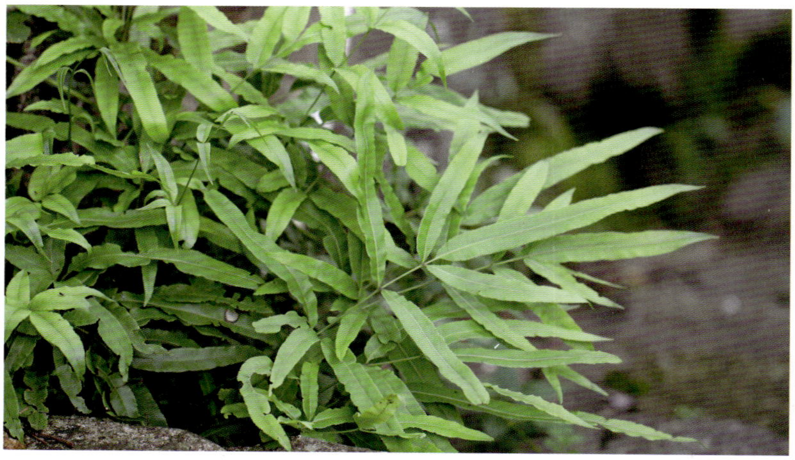
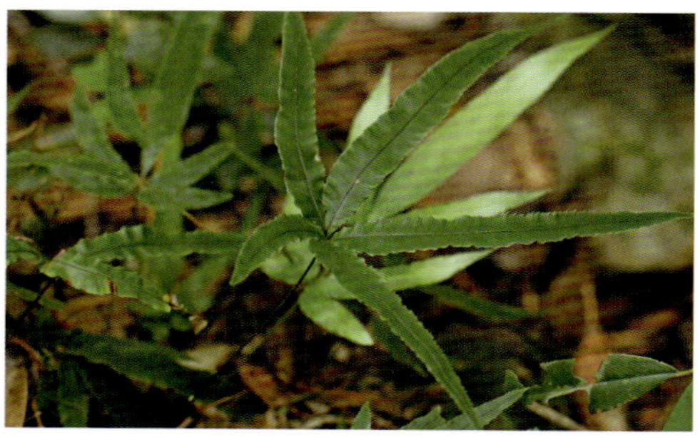
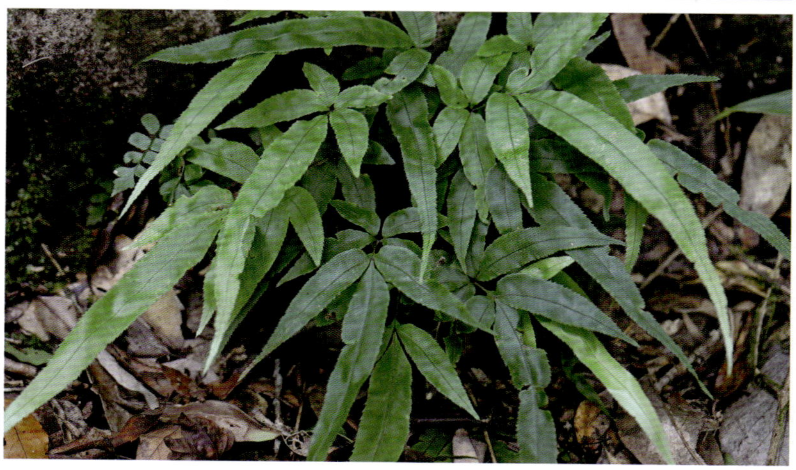
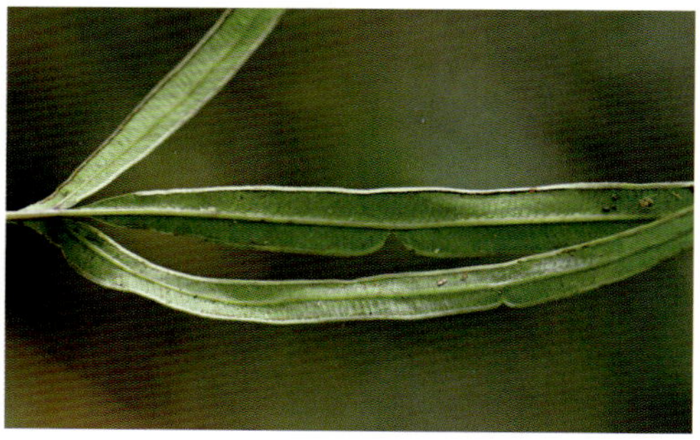
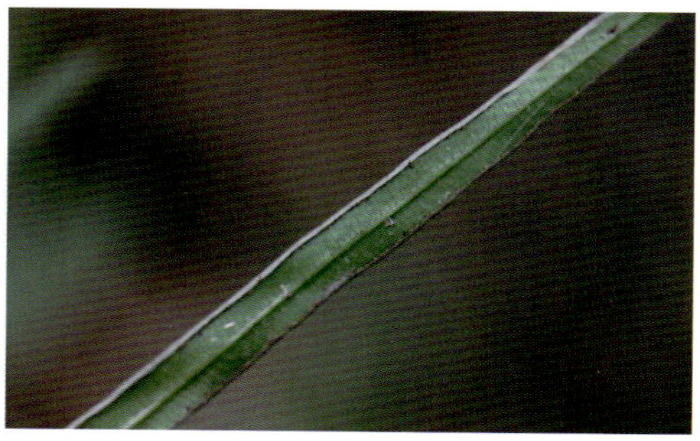

32. 剑叶凤尾蕨 *Pteris ensiformis* Burm.

分类位置 凤尾蕨科 Pteridaceae 凤尾蕨属 *Pteris* L.。

别　　名 凤尾蕨，剑叶凤尾草，金鸡爪，白龙爪。

形态特征 植株高 30 ~ 50cm。根状茎细长，斜升或横卧，被黑褐色鳞片。叶密生，二型；叶柄与叶轴同为禾秆色，光滑；叶片长圆状卵形，羽状，羽片 3 ~ 6 对，对生，上部无柄，下部有短柄；不育叶通常为羽状，小羽片 2 ~ 3 对，对生，密接，无柄，长圆状倒卵形至阔披针形，先端钝圆，基部下延，下部全缘，上部及先端有尖齿；能育叶的叶柄长可达 57cm，羽片较窄而疏离，2 ~ 5 叉，中央分叉最长，顶生羽片基部下延，下部两对羽片有时为羽状，小羽片线形，渐尖头，基部下侧下延，先端不育边缘有锯齿，主脉禾秆色，背面隆起，侧脉密接，通常 2 叉。叶干后草质，灰绿色至褐绿色，无毛。

资源现状 生于海拔 150 ~ 1000m 的林下溪边或潮湿酸性土上，全市各地较常见。资源较丰富，民间多以全草用于急性胃肠炎或痢疾等。

功效应用 全草（凤尾蕨）：淡、涩，凉；清热利湿，凉血止痢；用于痢疾，疟疾，黄疸，淋证，血崩，带下，乳蛾，痄腮，湿疹，跌扑损伤等。

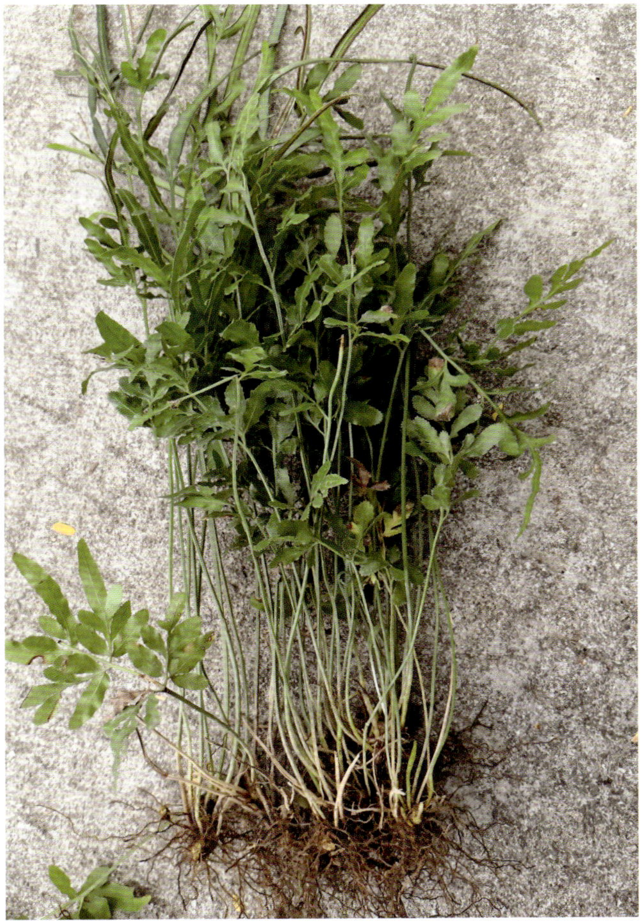

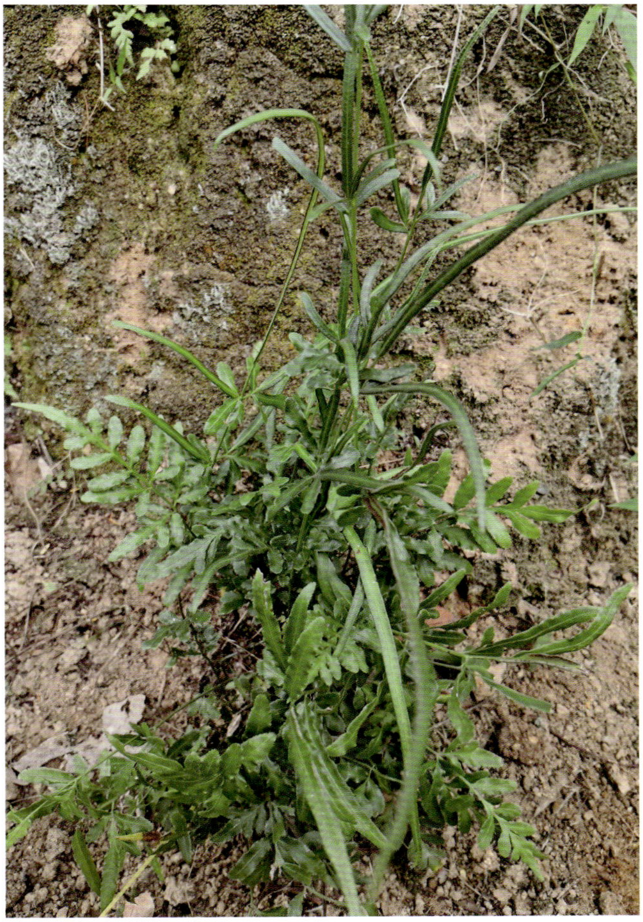

33. 井栏边草 *Pteris multifida* Poir.

分类位置 凤尾蕨科 Pteridaceae 凤尾蕨属 *Pteris* L.。

别　　名 井栏凤尾蕨，凤尾草。

形态特征 植株高 30 ~ 45cm。根状茎短而直立，先端被黑褐色鳞片。叶密而簇生，二型，不育叶柄较短，禾秆色或暗褐色；叶片卵状长圆形，一回羽状，羽片通常 3 对，对生，叶缘有不整齐的尖锯齿并有软骨质的边，下部 1 ~ 2 对通常分叉，有时近羽状，顶生三叉羽片及上部羽片的基部显著下延，在叶轴两侧形成狭翅；能育叶柄较长，羽片 4 ~ 6 对，狭线形，仅不育部分具锯齿，余均全缘。主脉两面均隆起，禾秆色，侧脉明显，单一或分叉，有时在侧脉间具有与侧脉平行的细条纹（脉状异形细胞）。叶干后草质，暗绿色，遍体无毛。

资源现状 生于海拔 1000m 以下的阴湿墙缝、井边、路旁或石灰岩上，全市各地常见。资源较丰富，民间多以全草用于胃肠炎或痢疾等。

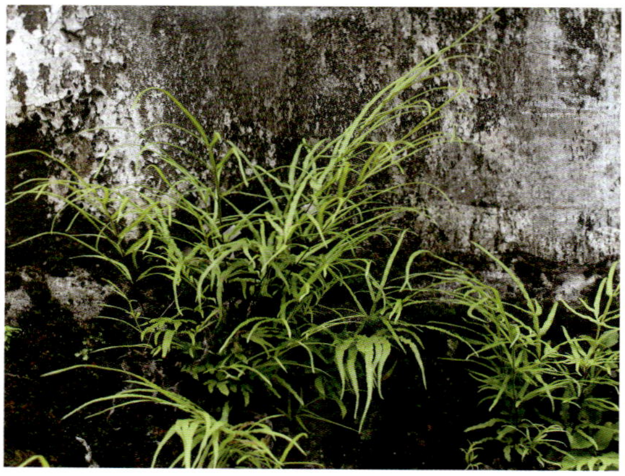

功效应用 全草：微苦，凉；清热利湿，凉血解毒；用于急性细菌性痢疾，急性黄疸性传染性肝炎，胃肠炎，胆囊炎，尿道炎，尿血，便血，鼻衄，咯血，蛔虫性肠梗阻，风火牙痛，咽喉肿痛，口腔炎症等。

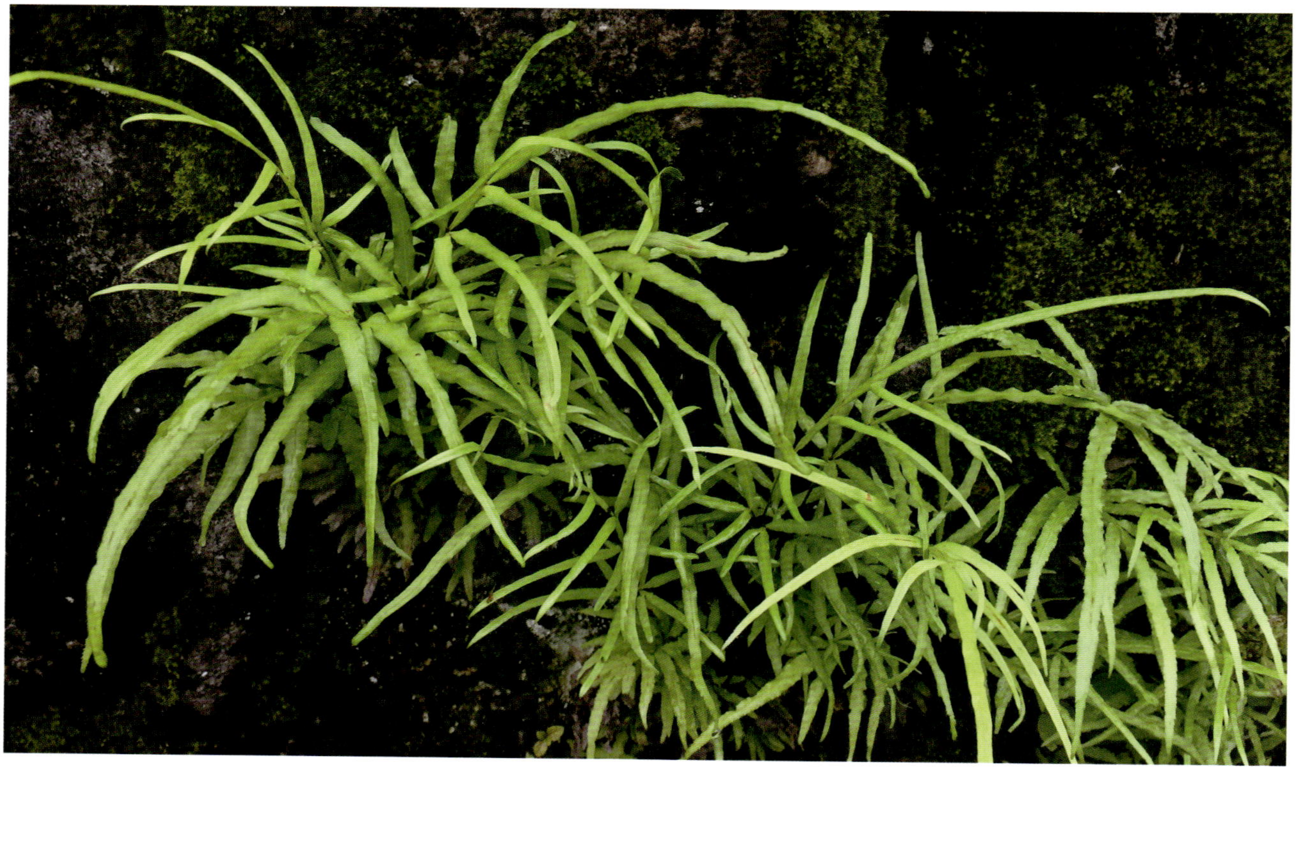

34. 单叶双盖蕨　*Deparia lancea* Fraser-Jenk

分类位置　蹄盖蕨科 Athyriaceae 对囊蕨属 *Deparia* Hook. & Grev.。

别　　名　单叶对囊蕨，篦梳剑，小石剑，矛叶双盖蕨。

形态特征　根状茎细长，横走，被黑色或褐色披针形鳞片；叶远生。叶柄长 8～15cm，淡灰色，基部被褐色鳞片；叶片披针形或线状披针形，边缘全缘或稍呈波状；中脉两面均明显，小脉每组 3～4 条，平行。叶干后纸质或近革质。孢子囊群线形，通常分布于叶片上半部，在每组小脉上通常有 1 条，单生或偶双生；囊群盖成熟时膜质，浅褐色。孢子赤道面观圆肾形，周壁薄而透明，具不规的粗刺状或棒状突起，突起顶部具稀少而小的尖刺。

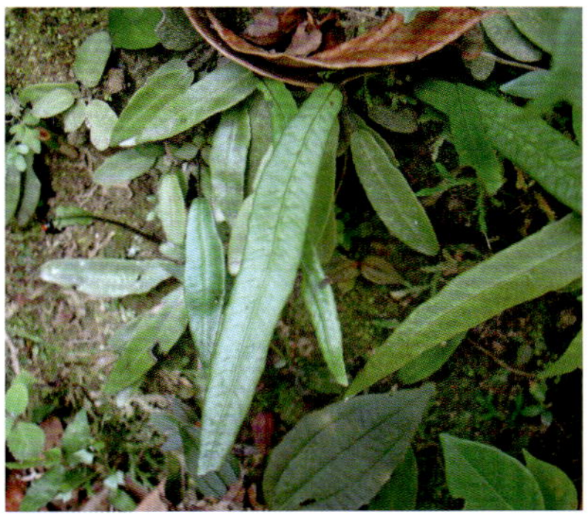

资源现状　生于海拔 200～1600m 的溪边石上或密林下，全市各地较常见。资源较丰富，民间偶有以全草用于尿道炎等。

功效应用　全草：微苦，寒；清热凉血，利尿通淋；用于肺结核，肺脓肿，咯血，尿血，尿道炎等。

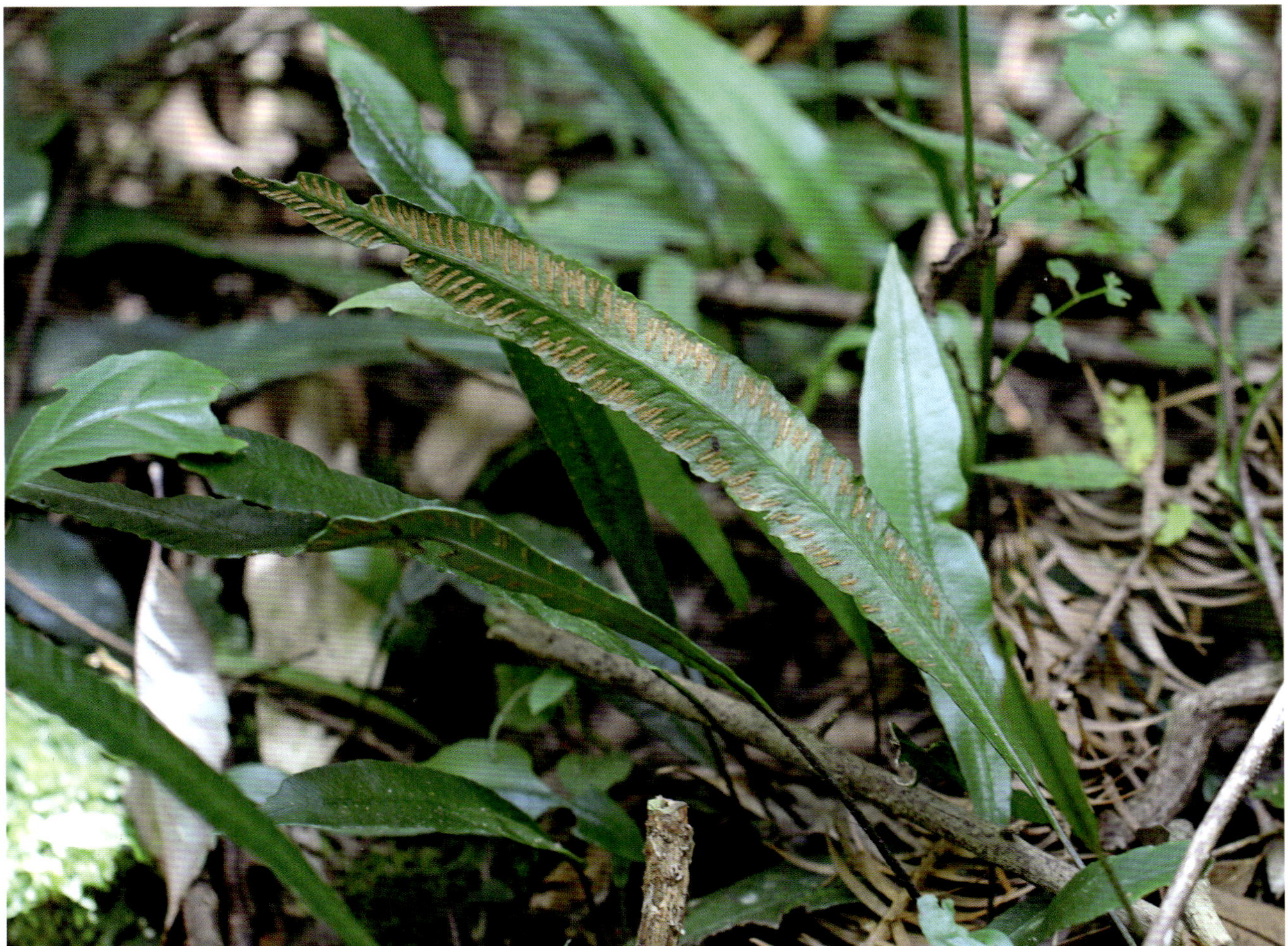

35. 虎尾铁角蕨 *Asplenium incisum* Thunb.

分类位置 铁角蕨科 Aspleniaceae 铁角蕨属 *Asplenium* L.。

别　　名 缩羽铁角蕨，墙春草，洞里藏仙。

形态特征 植株高 10～30cm。根状茎短而直立或横卧，先端密被狭披针形鳞片，鳞片黑色，略有虹色光泽。叶簇生；叶柄淡绿色、栗色或红棕色，上面两侧各有 1 条淡绿色的狭边，有光泽，浅阔纵沟，略被少数褐色纤维状小鳞片；叶片阔披针形，二回羽状；羽片 12～22 对，下部对生或近对生，向上互生，有极短柄，下部羽片逐渐缩短，有粗齿牙；小羽片 4～6 对，互生，无柄。叶脉两面均可见，侧脉二叉或单一。叶薄草质，干后草绿色。孢子囊群椭圆形，棕色，紧靠主脉；囊群盖同形，灰黄色，后变淡灰色，开向主脉或叶边。

资源现状 生于海拔 200～900m 的山地林下石上或路旁、墙洞等，全市各地较常见。资源量一般，民间多以全草用于小儿受惊吓或夜啼等。

功效应用 全草（岩春草）：苦、甘，凉；清热解毒，平肝镇惊，祛湿利尿，止痛；用于小儿惊风，肝炎，肺热咳嗽，胃痛，小便淋痛，毒蛇咬伤等。

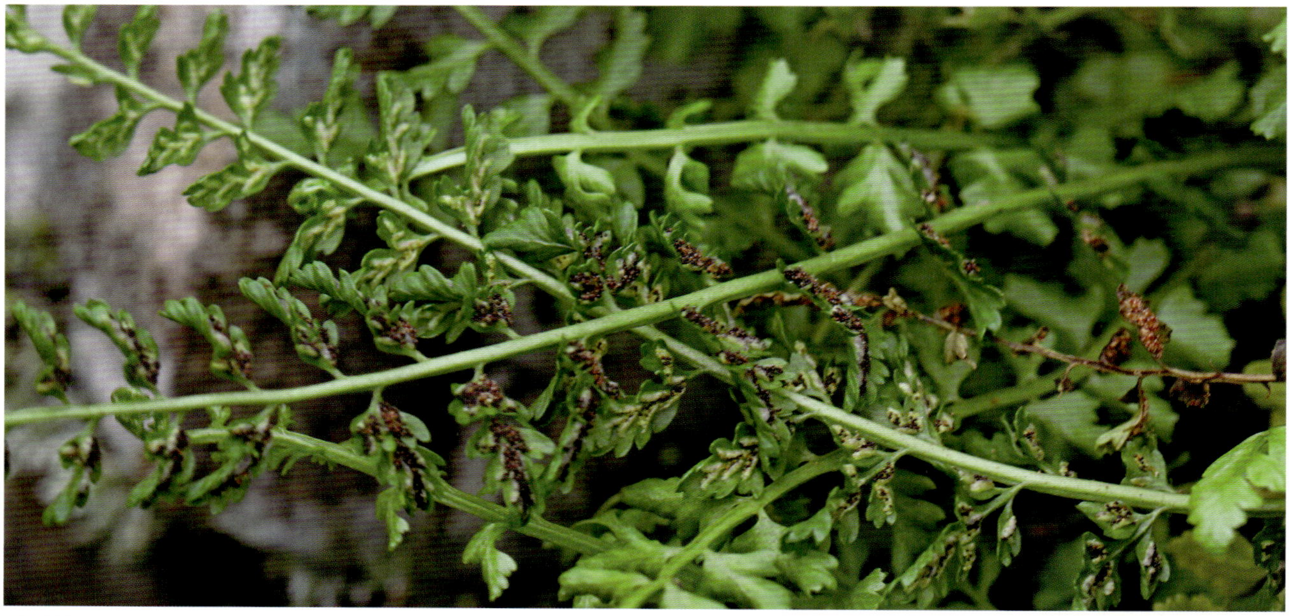

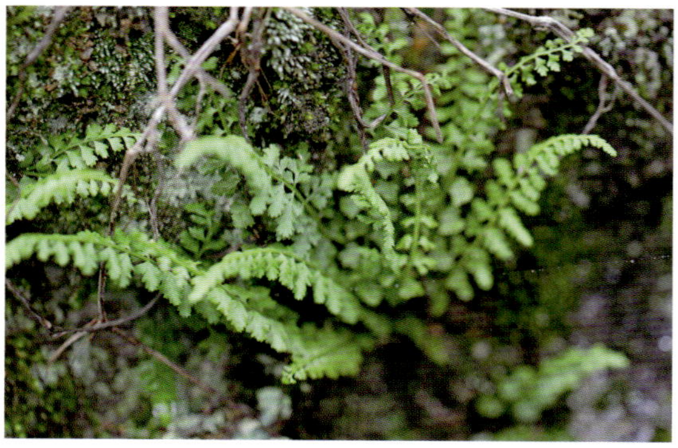

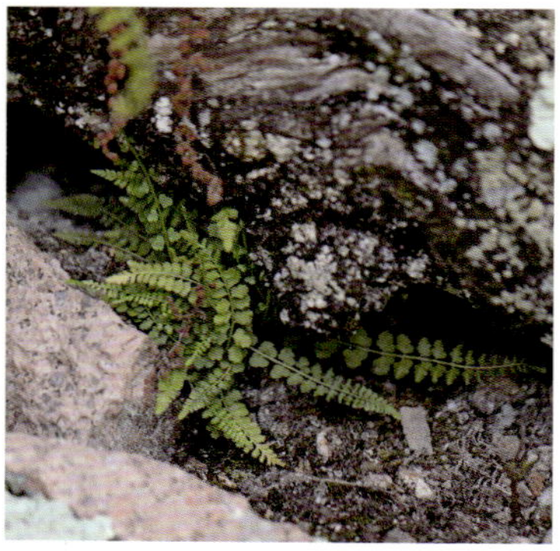

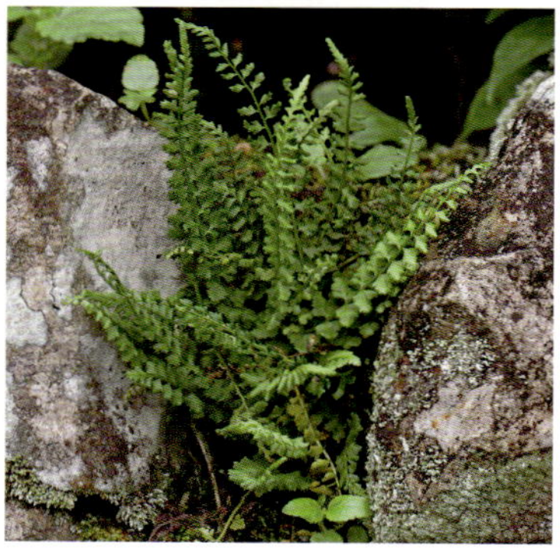

36. 东方荚果蕨　*Pentarhizidium orientale* (Hook.) Hayata

分类位置　球子蕨科 Onocleaceae 东方荚果蕨属 *Pentarhizidium* Hayata。

别　　名　大荚果蕨，大叶贯众，华东荚果蕨，中华荚果蕨。

形态特征　植株高达 1m。根状茎短而直立，木质，坚硬，先端及叶柄基部密被鳞片，鳞片披针形，先端纤维状，全缘，棕色，有光泽。叶簇生，二形；不育叶叶柄基部褐色，向上深禾秆色或棕禾秆色，被多鳞片，后留下褐色的新月形鳞痕；叶片椭圆形，二回深羽裂，羽片 15 ~ 20 对，互生，下部羽片最长，无柄，全缘或有微齿。叶脉明显，小脉单一，偶二叉。叶纸质；能育叶与不育叶等高或较矮，有长柄，一回羽状，两侧强度反卷成荚果状，深紫色，有光泽，幼时完全包被孢子囊群，圆形，成熟时汇合成线形，囊群盖膜质。

资源现状　生于海拔 700m 以上的林缘或灌丛中，分布于黄岗山等地。分布范围较小，资源量较少，具有较好的观赏价值，目前当地未见使用。

功效应用　根状茎：苦，凉；祛风，止血；用于风湿骨痛，创伤出血等。

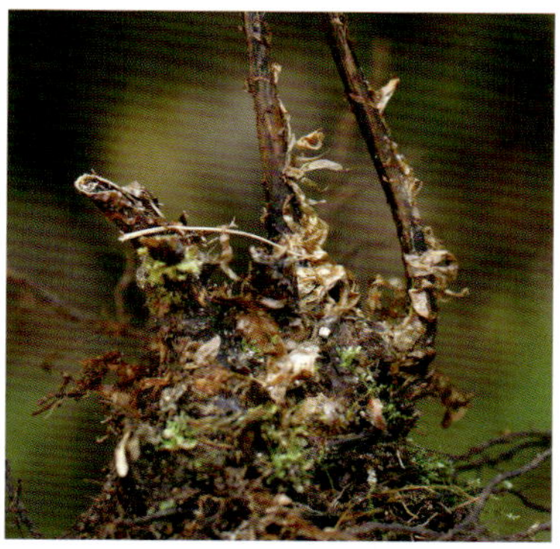
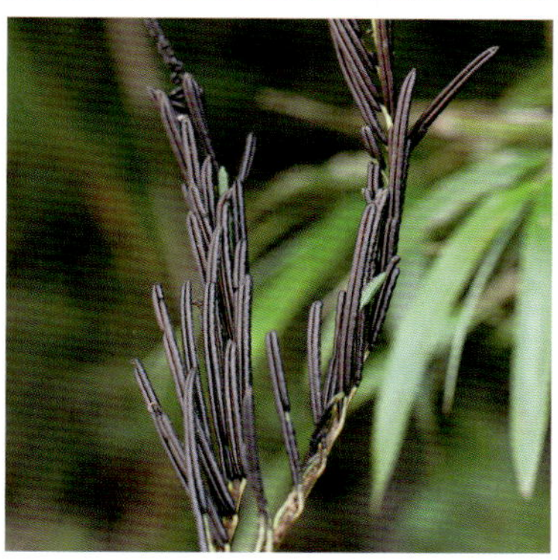
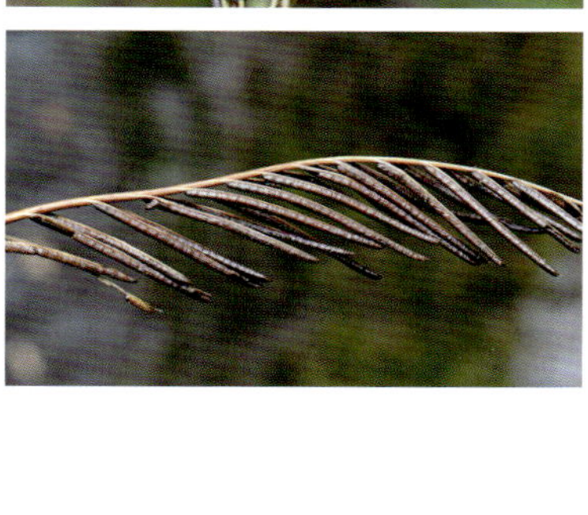
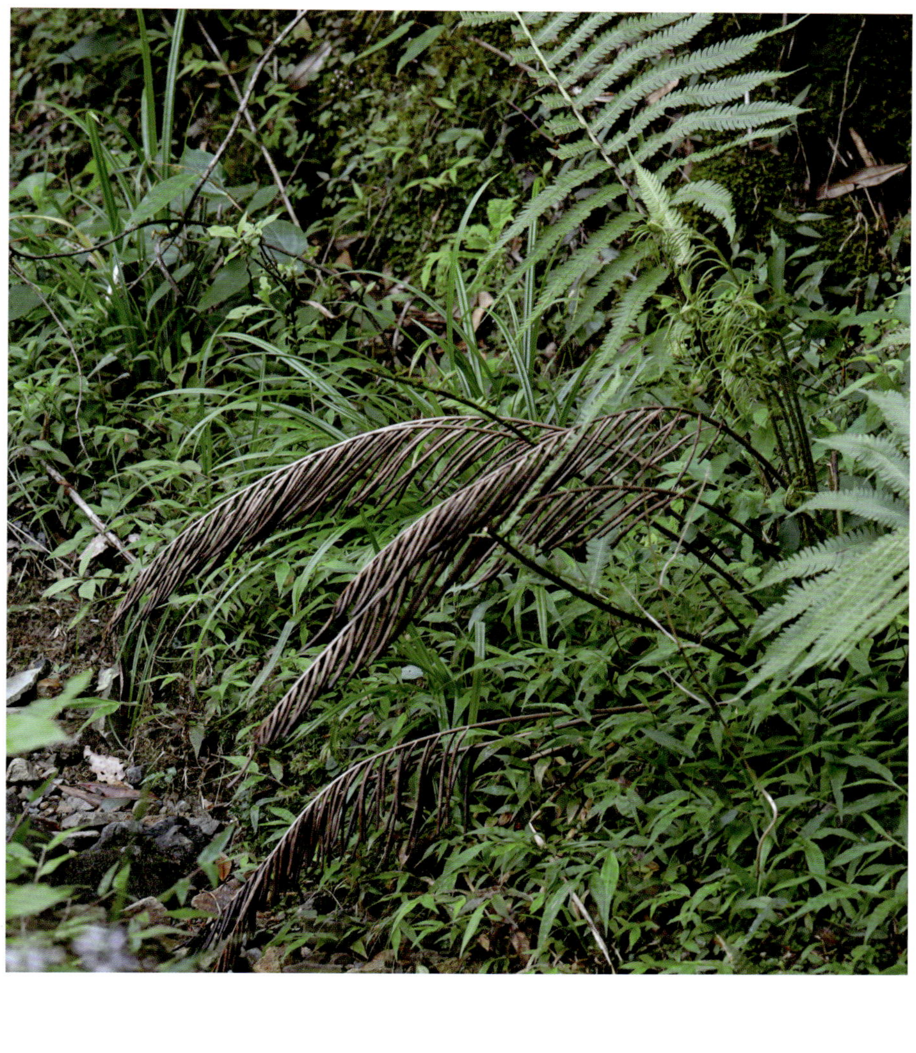

37. 乌毛蕨 *Blechnopsis orientalis* (L.) C. Presl

分类位置 乌毛蕨科 Blechnaceae 乌毛蕨属 *Blechnopsis* C.Presl.。

别　　名 龙船蕨，贯众，冠羽乌毛蕨。

形态特征 植株高 0.5 ~ 2m。根状茎直立，粗短，木质，黑褐色，先端及叶柄下部密被鳞片。鳞片狭披针形，先端纤维状，全缘，有光泽。叶簇生于根状茎顶端；叶柄坚硬，无毛；叶片卵状披针形，一回羽状；羽片多数，二形，互生，无柄，下部羽片不育，极度缩小为圆耳形，彼此远离，向上羽片突然伸长，疏离，至中上部羽片最长，斜展，线形或线状披针形。叶脉上面明显，主脉两面均隆起，小脉分离，单一或二叉，斜展或近平展，平行，密接。叶近革质，干后棕色，无毛；叶轴粗壮，棕禾秆色，无毛。孢子囊群线形，连续，紧靠主脉两侧，与主脉平行；囊群盖线形，开向主脉，宿存。

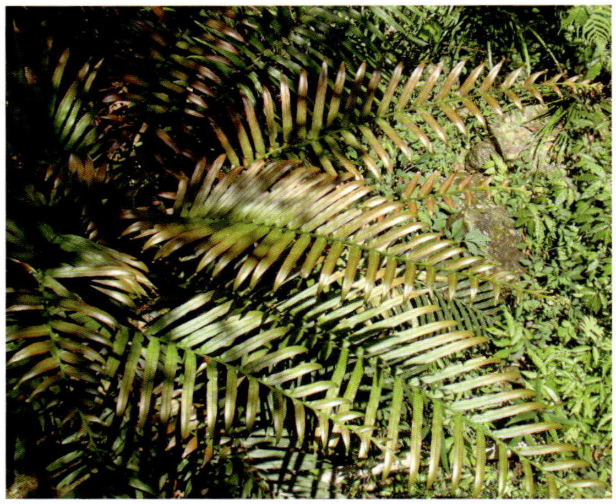

资源现状 生于海拔 1300m 以下的山坡林下、溪边或路旁草丛中，全市各地常见。资源极为丰富，为华东地区中药“贯众”的基原之一，民间少量应用，具较佳的观赏价值。

功效应用 根茎（乌毛蕨贯众）：苦、甘，微寒；清热解毒，杀虫，止血；用于时行感冒，流行性乙型脑炎，痄腮，斑疹伤寒，肠道寄生虫病，衄血，吐血，血崩。叶：用于疮疖痈肿。

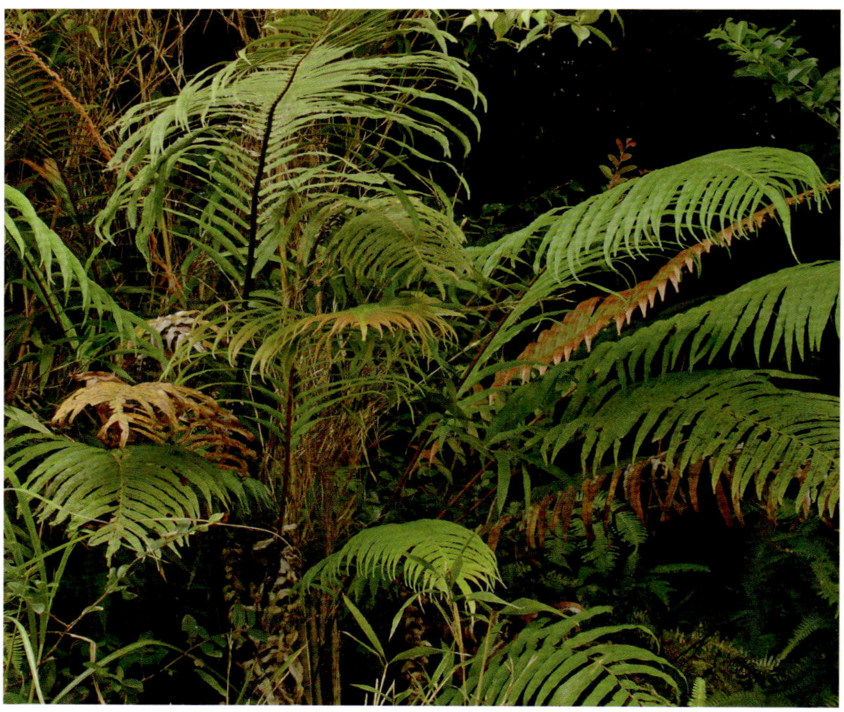

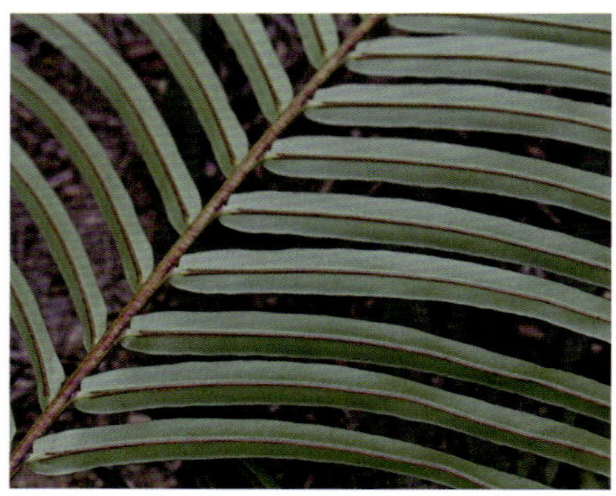

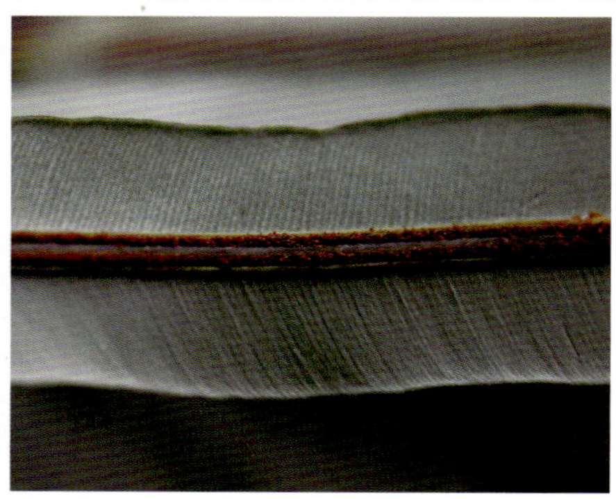

38. 珠芽狗脊　*Woodwardia prolifera* Hook. et Arn.

分类位置　乌毛蕨科 Blechnaceae 狗脊属 *Woodwardia* Sm.。

别　　名　胎生狗脊蕨，台湾狗脊蕨，多子东方狗脊。

形态特征　植株高 70 ~ 230cm。根状茎横卧，黑褐色，密被狭披针形或线状披针形大鳞片，先端纤维状，红棕色，全缘或略具一二卷曲的缘毛。叶近生；柄粗壮，褐色，向上为棕禾秆色且鳞片渐稀疏，常留下弯拱短线形鳞痕；叶片长卵形或椭圆形，二回深羽裂达羽轴两侧的狭翅；羽片 5 ~ 9（~ 13）对，对生或上部的互生，有极短柄；裂片 10 ~ 14（~ 24）对，干后反卷。叶脉沿两侧各 1 行狭长网眼，单一或分叉。叶革质，干后棕色或棕绿色，无毛。孢子囊群粗短，形似新月形，生于主脉两侧的狭长网眼上，深陷叶肉内，上面形成清晰的印痕；囊群盖同形，薄纸质，隆起，开向主脉。

资源现状　生于海拔 600m 以下的溪边或沟旁路边，全市各地较常见。资源较丰富，民间少见药用，嫩叶（拳卷而未展开）处理后可作为野菜食用。

功效应用　根茎：苦，寒；强腰膝，补肝肾，除风湿；用于风寒湿痹，肾虚腰痛，腹中邪热等。

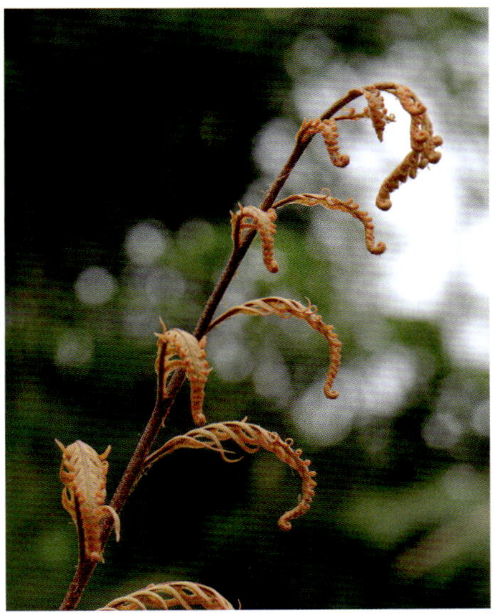
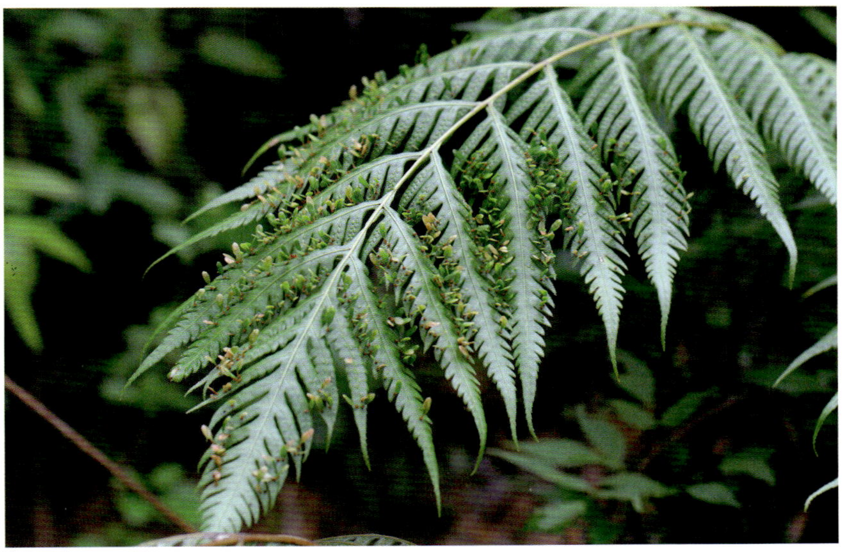
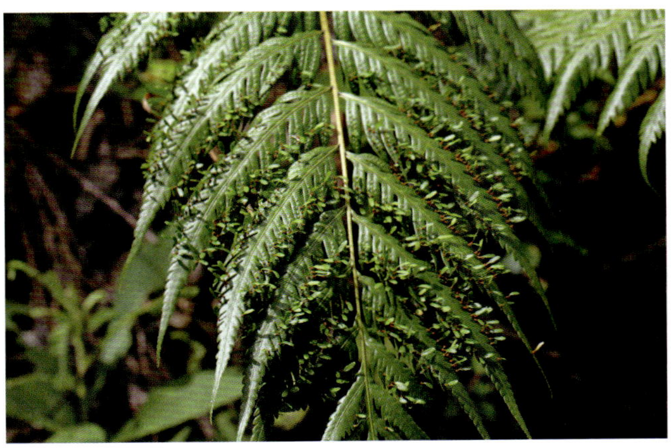
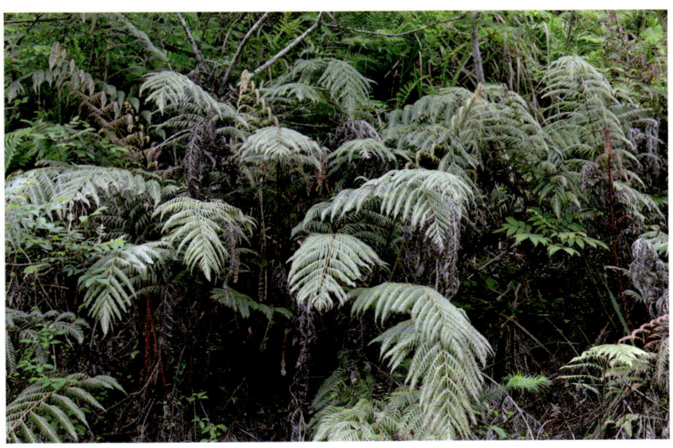

39. 肾　蕨 *Nephrolepis cordifolia* (L.) C. Presl

分类位置 肾蕨科 Nephrolepidaceae 肾蕨属 *Nephrolepis* Schott.。

别　　名 石黄皮，圆羊齿，凤凰蛋。

形态特征 附生或土生。根状茎直立，被蓬松的淡棕色长钻形鳞片，下部有粗铁丝状的匍匐茎向四方横展，棕褐色，不分枝，疏被鳞片，有纤细的褐棕色须根；匍匐茎上生有近圆形的块茎，密被同根状茎上的鳞片。叶簇生，暗褐色，略有光泽，上有纵沟，下面圆形，密被淡棕色线形鳞片；叶片线状披针形或狭披针形，羽片多数，互生，覆瓦状排列，基部不对称，几无柄，有疏浅钝锯齿。叶脉羽状分叉。叶坚草质或草质，干后棕绿色或褐棕色，光滑。孢子囊群成 1 行位于主脉两侧，多肾形；囊群盖肾形，褐棕色，边缘较淡，无毛。

资源现状 生于海拔 1500m 以下的溪边、林下石缝中或树干上，全市各地常见。资源丰富，民间偶有以块茎用于煮水治疗咽干或咳嗽等，具较好观赏价值。

功效应用 全草：苦、辛，平；清热利湿，消肿解毒；用于黄疸，淋浊，骨鲠喉，痢疾，乳痈，外伤出血，毒蛇咬伤等。块茎：甘、涩，平；清热利湿，止血；用于感冒发热，淋巴结炎，咳嗽吐血，泄泻，崩漏，带下，乳痈，痢疾，血淋，子痈等。

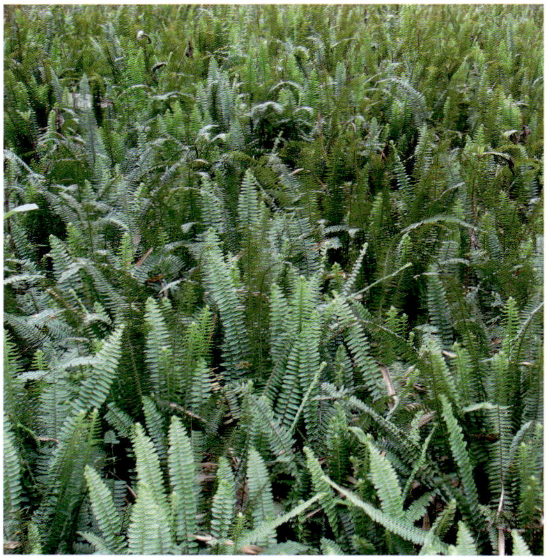

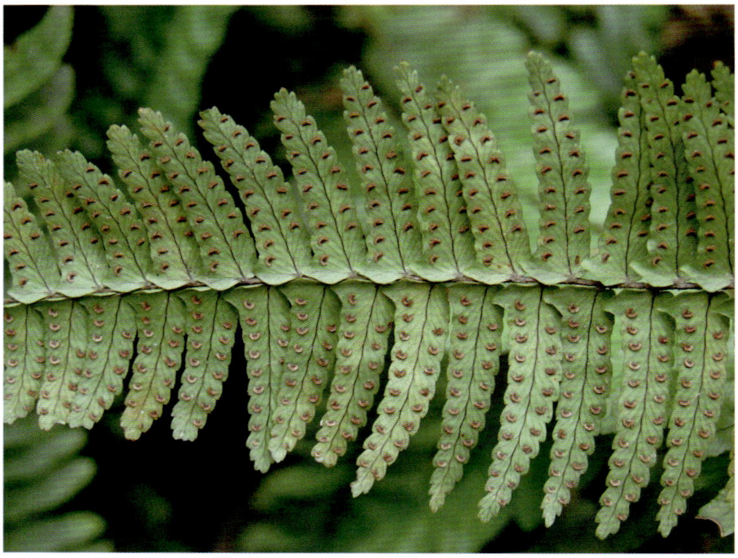

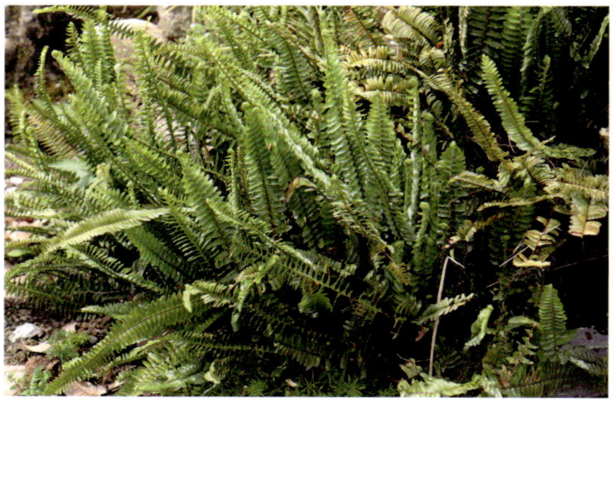

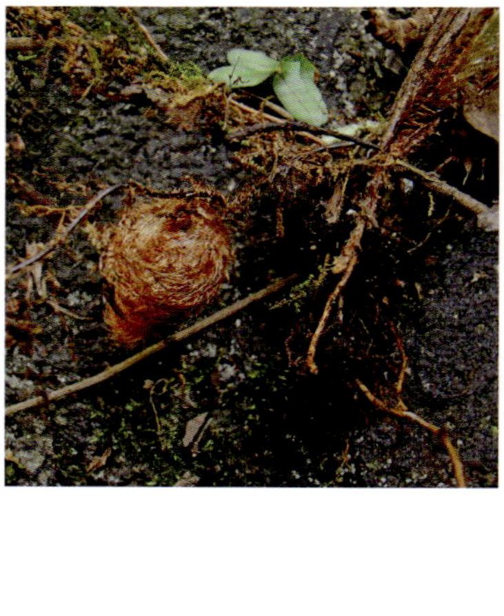

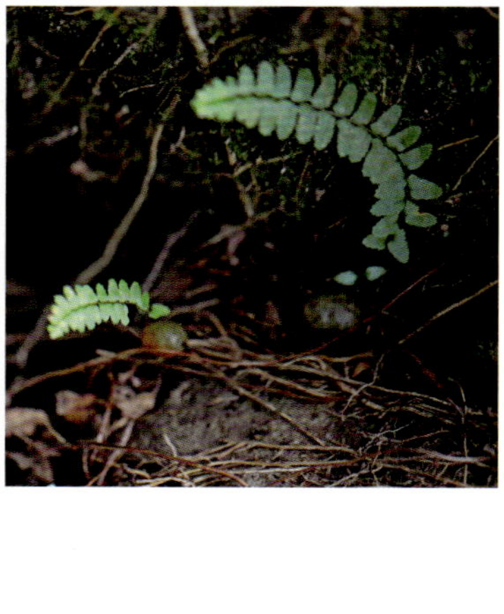

40. 杯盖阴石蕨 *Davallia griffithiana* Hook.

分类位置 骨碎补科 Davalliaceae 骨碎补属 *Davallia* Sm.。

别　　名 圆盖阴石蕨，白毛蛇，上树蛇，阴石蕨。

形态特征 植株高达 40cm。根状茎长而横走，密被蓬松线状披针形鳞片，以红棕色的圆形基部盾状着生，黄棕色或棕色。叶远生，浅棕色，上有浅纵沟，光滑；叶片三角状卵形，基部四回羽裂，中部三回羽裂，顶部二回羽裂；羽片 10 ~ 15 对，互生，基部一对最大，三回深羽裂；一回小羽片约 10 对，互生，短柄，基部下侧一片最大；二回小羽片 5 ~ 7 对，互生。叶侧脉单一或分叉。叶革质，干后上面浅褐色，下面棕色，无毛。孢子囊群生于裂片上侧小脉顶端，每裂片 1 ~ 3 枚；囊群盖宽杯形，两侧边大部着生叶面，棕色，有光泽。

资源现状 生于树干或岩石上，全市各地常见。资源极丰富，民间偶见以根茎用于风湿等。

功效应用 根茎（白毛蛇）：淡、微苦，凉；清热解毒，祛风除湿；用于湿热黄疸，风湿痹痛，腰肌劳损，跌扑损伤，肺痈，咳嗽，牙龈肿痛，毒蛇咬伤等。

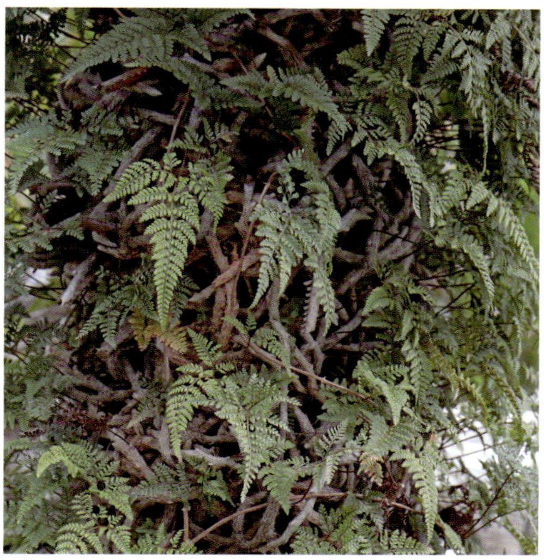

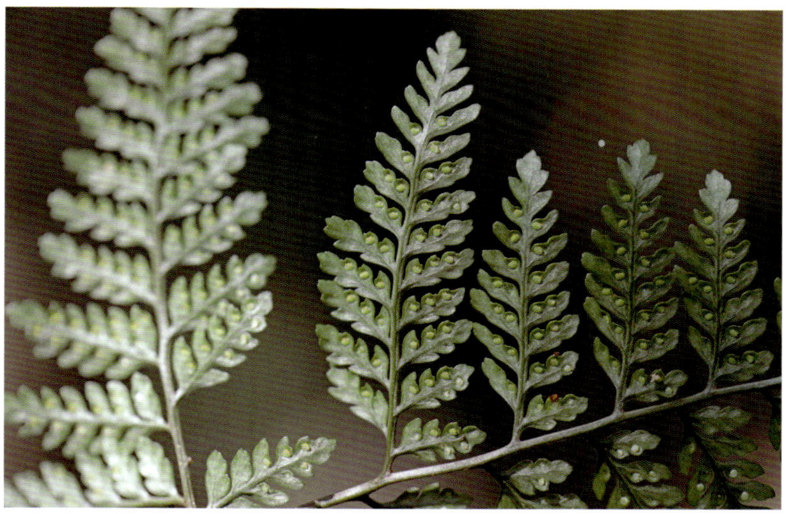

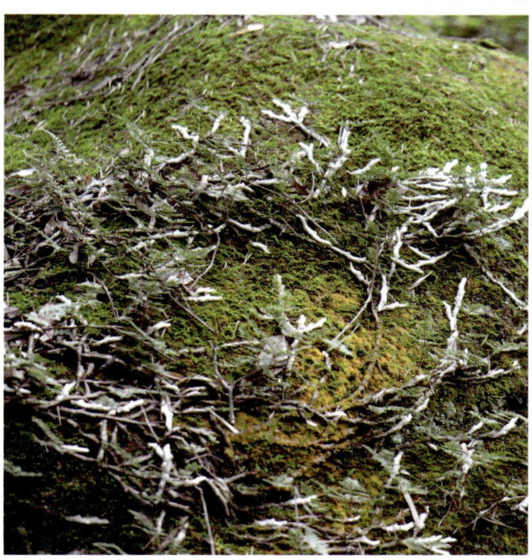

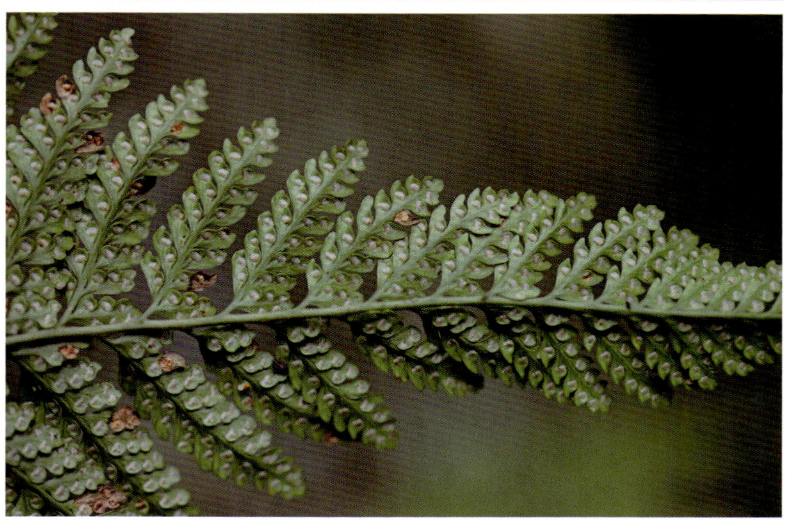

41. 槲　蕨 *Drynaria roosii* Nakaike.

分类位置 水龙骨科 Polypodiaceae 槲蕨属 *Drynaria* (Bory) J. Sm.。

别　　名 崖姜，猴姜，猢狲姜。

形态特征 通常附生岩石上，匍匐生长或附生树干上，螺旋状攀缘。根状茎密被斜升鳞片，盾状着生，边缘有齿。叶二型，基生不育叶圆形，基部心形，浅裂至叶片宽度的 1/3，全缘，黄绿色或枯棕色，下被疏短毛。正常能育叶叶柄具明显狭翅；叶片深羽裂，裂片 7 ~ 13 对，互生，披针形；叶脉两面明显；叶干后纸质，仅上面中肋略有短毛。孢子囊群圆形、椭圆形，叶片下面全部分布，沿裂片中肋两侧各排列成 2 ~ 4 行，成熟时相邻 2 侧脉间有圆形孢子囊群 1 行，或幼时成 1 行长形的孢子囊群，混生有大量腺毛。

资源现状 附生于树干上或岩石上，全市各地常见。资源较丰富，但近年大量采收，野生资源减少明显，民间偶有应用。

功效应用 **根茎（骨碎补）**：苦，温；补肾强骨，续筋止痛；用于肾虚腰痛，耳鸣耳聋，牙齿松动，跌扑闪挫，筋骨折伤等。

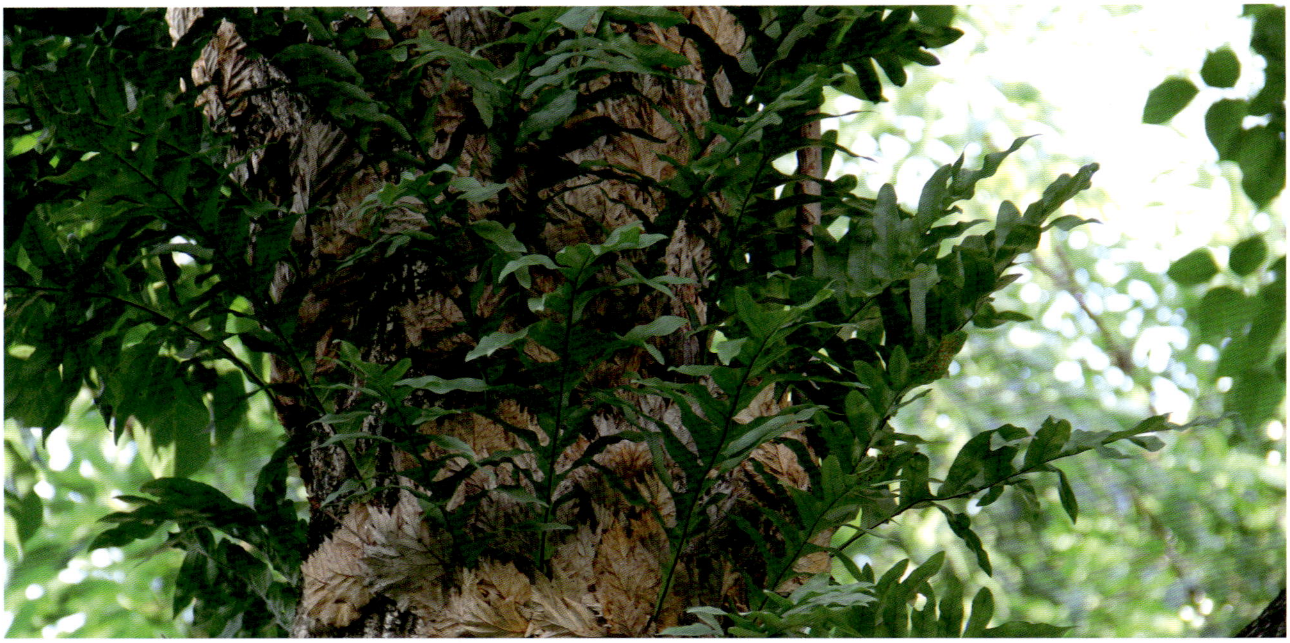

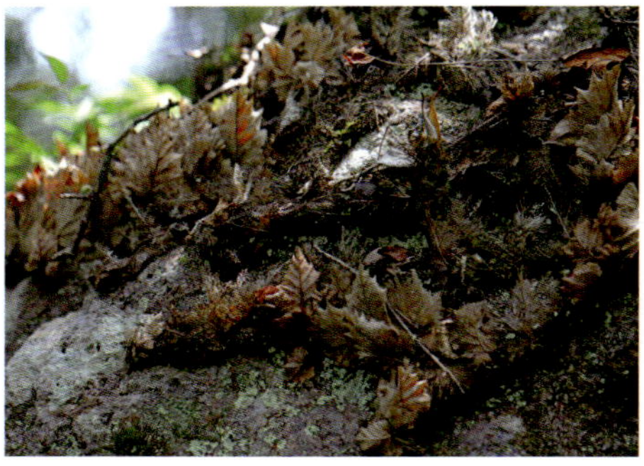

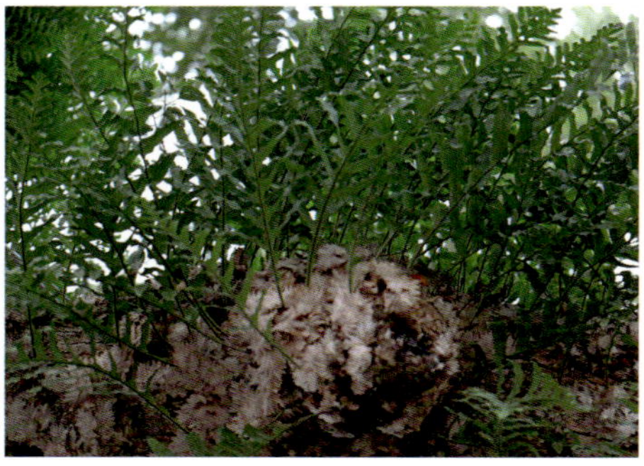

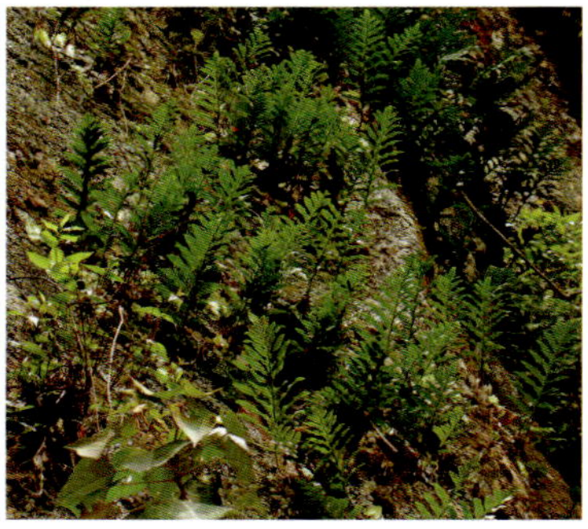

42. 日本水龙骨　*Goniophlebium niponicum* (Mett.) Bedd.

分类位置　水龙骨科 Polypodiaceae 棱脉蕨属 *Goniophlebium* (Blume) C. Presl。

别　　名　石蚕。

形态特征　附生植物。根茎长而横走，肉质，灰绿色，疏被窄披针形鳞片，鳞片暗棕色，基部盾状着生，边缘有浅锯齿。叶远生；叶柄禾秆色，疏被柔毛，脱落后近光滑；叶片卵状披针形或长椭圆状披针形，长达 40cm，宽 12cm，羽状深裂，基部心形；裂片 15 ~ 25 对，全缘，基部 1 ~ 3 对裂片反折；叶脉网状，裂片侧脉和小脉不明显；叶草质，干后灰绿色，两面密被白色柔毛，背面毛被更密。孢子囊群圆形，在裂片中脉两侧各成 1 行，着生内藏小脉顶端，较近裂片中脉。

资源现状　生于海拔 550 ~ 1000m 的林下树干上或岩石边，分布于岚谷、五夫、吴屯、星村、洋庄等地。资源较丰富，民间多以根茎用于祛风湿，利关节等。

功效应用　根状茎（拐金枣）：苦，凉；祛风除湿，清热解毒，行气消肿，活血散瘀；用于风湿痹痛，腰痛，关节痛，跌扑损伤，骨折，劳伤，秃疮，痢疾，淋浊，目赤红肿等。

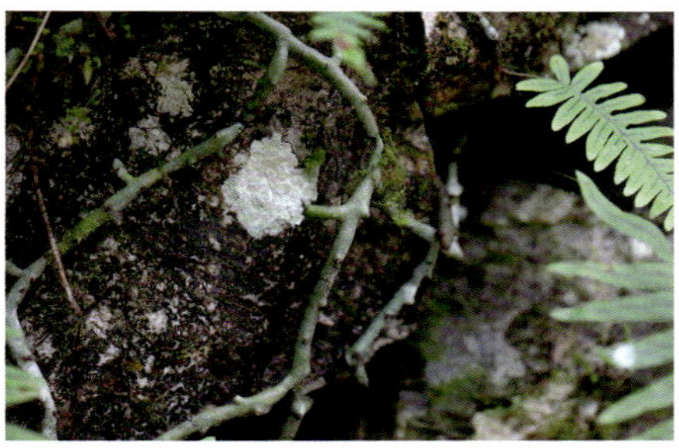
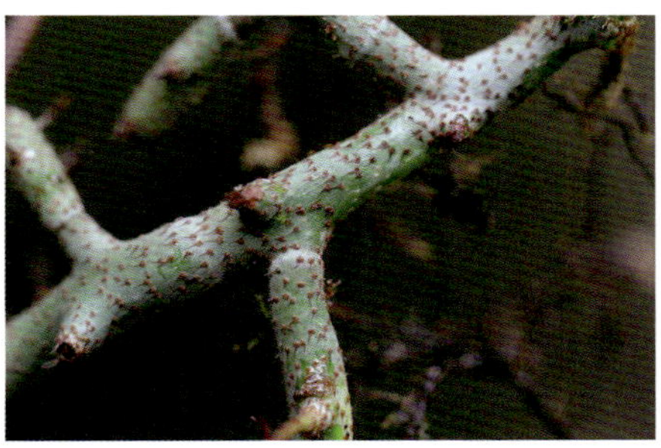
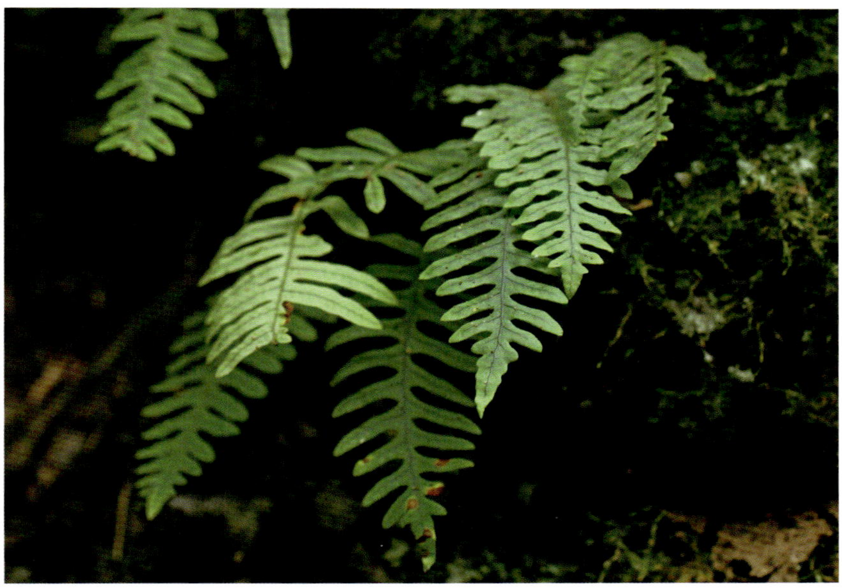
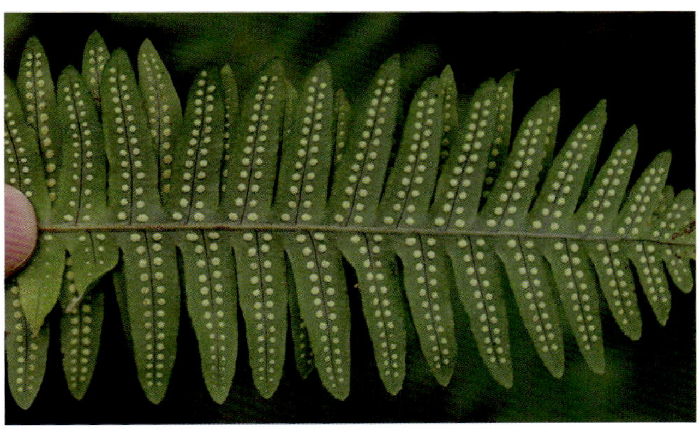
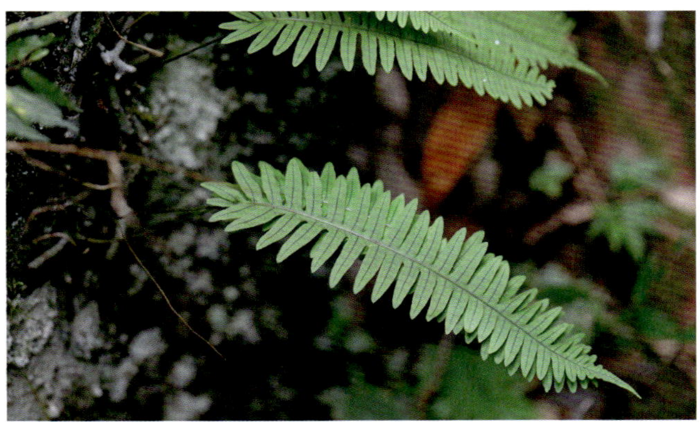

43. 江南星蕨 *Lepisorus fortunei* (T. Moore) C. M. Kuo

分类位置 水龙骨科 Polypodiaceae 瓦韦属 *Lepisorus* (J. Sm.) Ching。

别　　名 福氏星蕨，大号七星剑，大星蕨。

形态特征 植株高 10 ~ 35cm。根茎细长，横生，与叶柄基部密被红棕色、狭披针形鳞片，基部近圆形，盾状着生，边缘略有齿。叶疏生；叶柄禾秆色，基部有关节，向上光滑；叶片厚纸质，通常 3 裂，偶有 5 裂或 2 裂，长 5 ~ 15cm，基部圆楔形或圆形；裂片披针形，中间 1 片最长，全缘或略呈波状，有软骨质狭边，两面光滑；中脉与侧脉两面均明显，小脉网状，有内藏小脉。孢子囊群圆形，沿中脉两侧各成 1 行，位于中脉与叶边之间。

资源现状 多生于林下、溪边的岩石上或树干上，全市各地常见。资源丰富，民间多以全草煎水当茶饮，用于肾结石等。

功效应用 带根茎的全草（大叶骨牌草）：甘、微苦，凉；清热利湿，凉血解毒；用于痢疾，肝炎，肾盂肾炎，尿道炎，肺脓肿，支气管炎，咯血，吐血，带下，口腔炎症，痔出血，痈肿等。

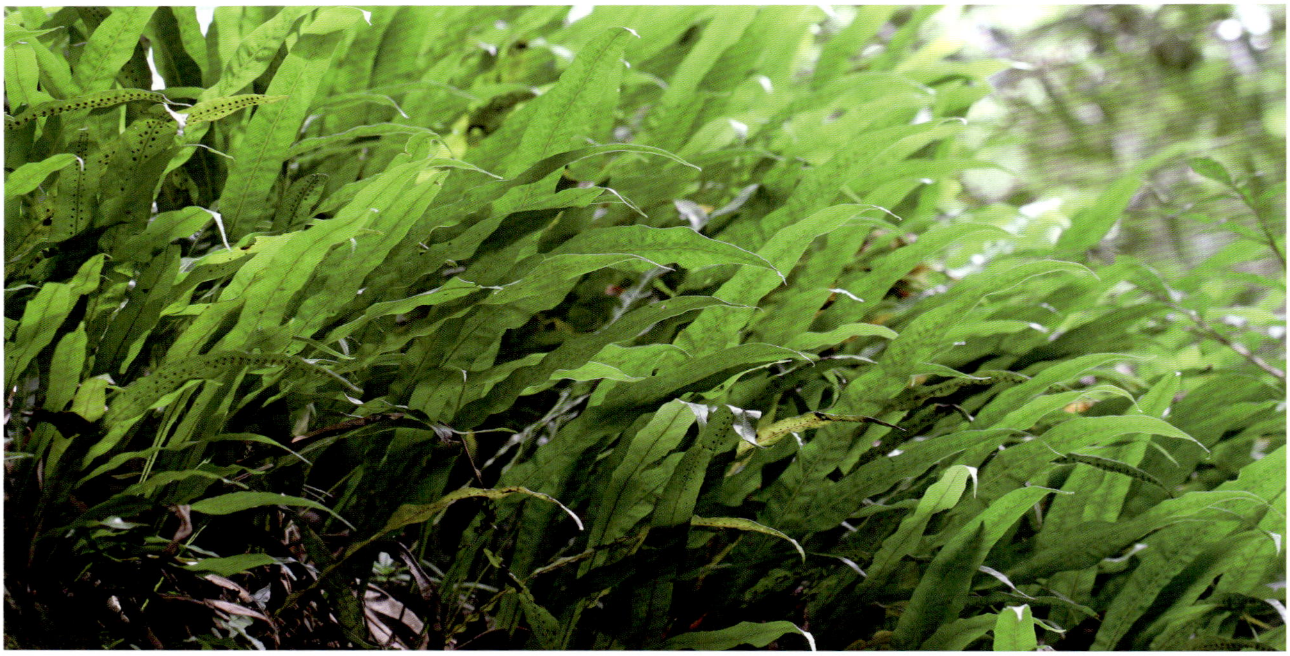

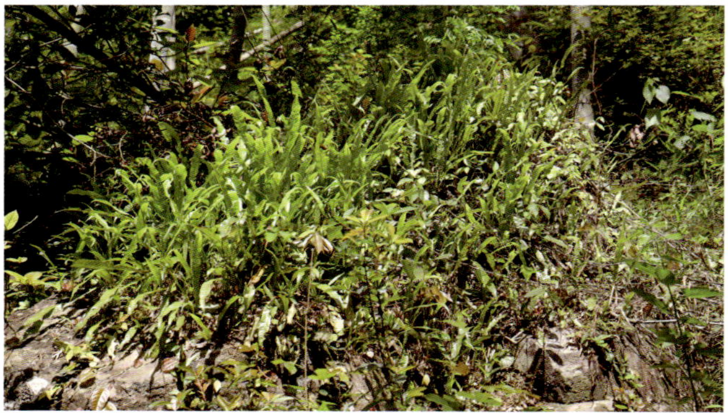

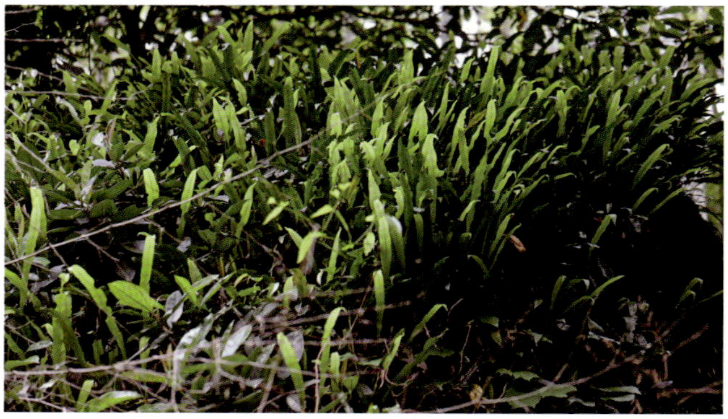

44. 庐山瓦韦 *Lepisorus lewisii* (Baker) Ching

分类位置 水龙骨科 Polypodiaceae 瓦韦属 *Lepisorus* (J. Sm.) Ching。

别　　名 庐山瓦苇，裂叶瓦韦。

形态特征 植株高 9 ~ 15cm。根茎细长，横走，密被披针形鳞片，鳞片深棕色，不透明，边缘 1 ~ 2 行网眼淡棕色，透明，具锯齿。叶近生；叶柄长 0.5 ~ 2cm 或近无柄，禾秆色；叶片线形，长 6 ~ 15cm，宽 2 ~ 4mm，钝圆头，基部略窄，下延，叶干后边缘反卷包孢子囊群呈念珠状，革质，淡黄色，主脉两面均隆起。孢子囊群椭圆形，聚生叶片上半部，深陷于叶肉中，幼时被隔丝覆盖；隔丝棕色，具大网眼，透明，全缘。

资源现状 生于海拔 500 ~ 1200m 的山坡路旁或岩壁间，分布于星村、洋庄等地。资源量较少，民间偶见以全草用于毒蛇咬伤等。

功效应用 全草：苦，平；清热利湿，消肿止痛；用于感冒咳嗽，泄泻，淋证，跌扑损伤等。

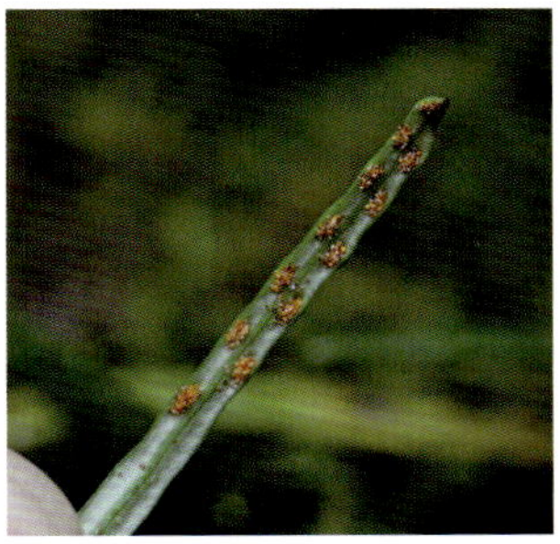
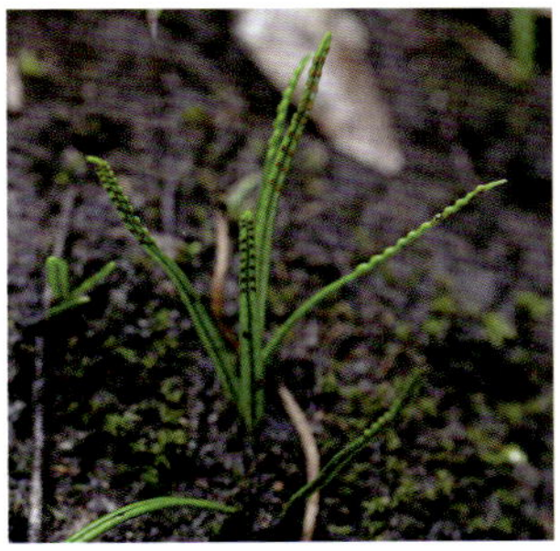
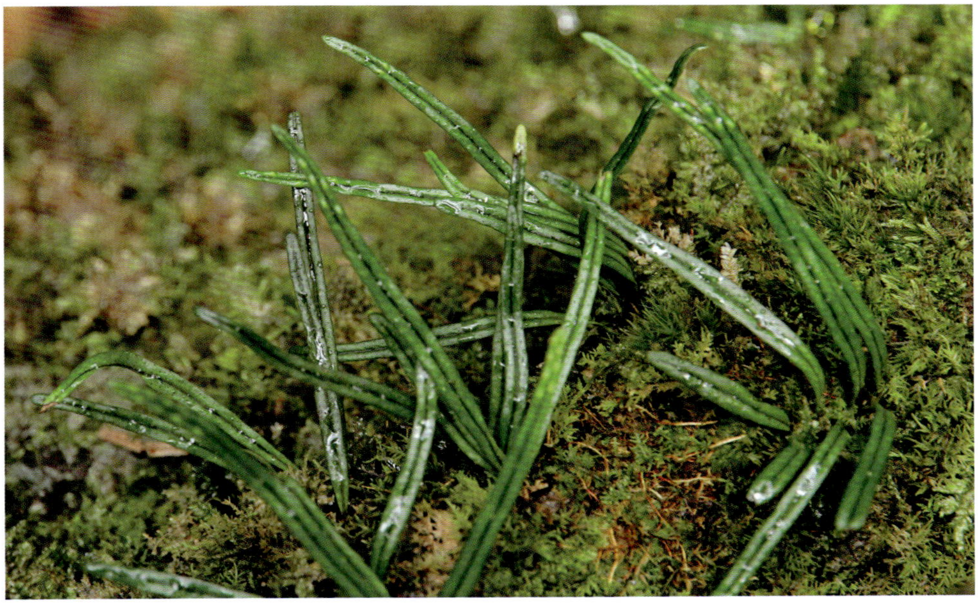
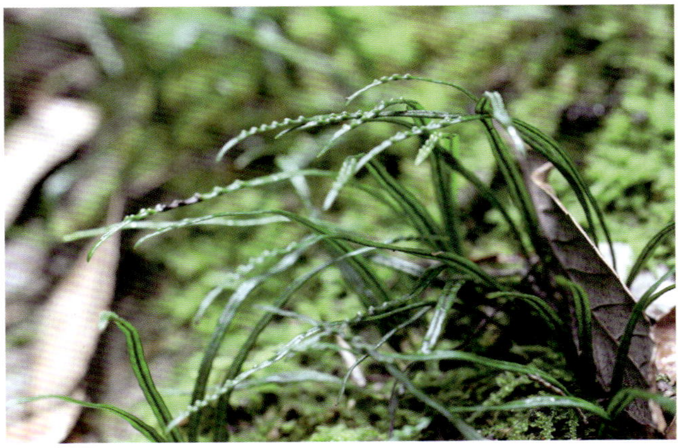
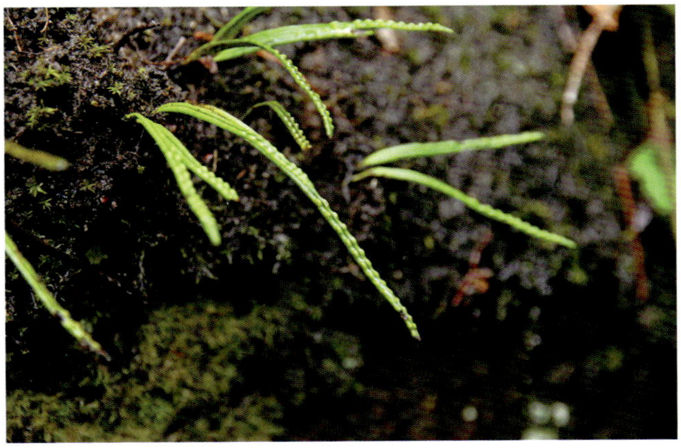

45. 瓦　韦 *Lepisorus thunbergianus* (Kaulf.) Ching

分类位置 水龙骨科 Polypodiaceae 瓦韦属 *Lepisorus* (J. Sm.) Ching。

别　　名 七星剑，剑丹。

形态特征 植株高 8 ~ 20cm。根状茎横走，密被披针形鳞片，褐棕色，大部分不透明，仅叶边 1 ~ 2 行网眼透明，具锯齿。叶柄长 1 ~ 3cm，禾秆色；叶片线状披针形或狭披针形，中部最宽 0.5 ~ 1.3cm，渐尖头，基部渐变狭并下延，干后黄绿色至淡黄绿色，或淡绿色至褐色，纸质。主脉上下均隆起，小脉不见。孢子囊群圆形或椭圆形，彼此相距较近，成熟后扩展几乎密接，幼时被圆形褐棕色的隔丝覆盖。

资源现状 生于海拔 1200m 以下的林下、溪边石上或树干上，全市各地常见。资源量一般，民间多以全草用于毒蛇咬伤或痈疮等。

功效应用 全草：苦，寒；清热解毒，利尿通淋，止血；用于小儿高热，小儿惊风，咽喉肿痛，痈肿疮疡，毒蛇咬伤，小便淋沥涩痛，尿血，咳嗽，咯血。

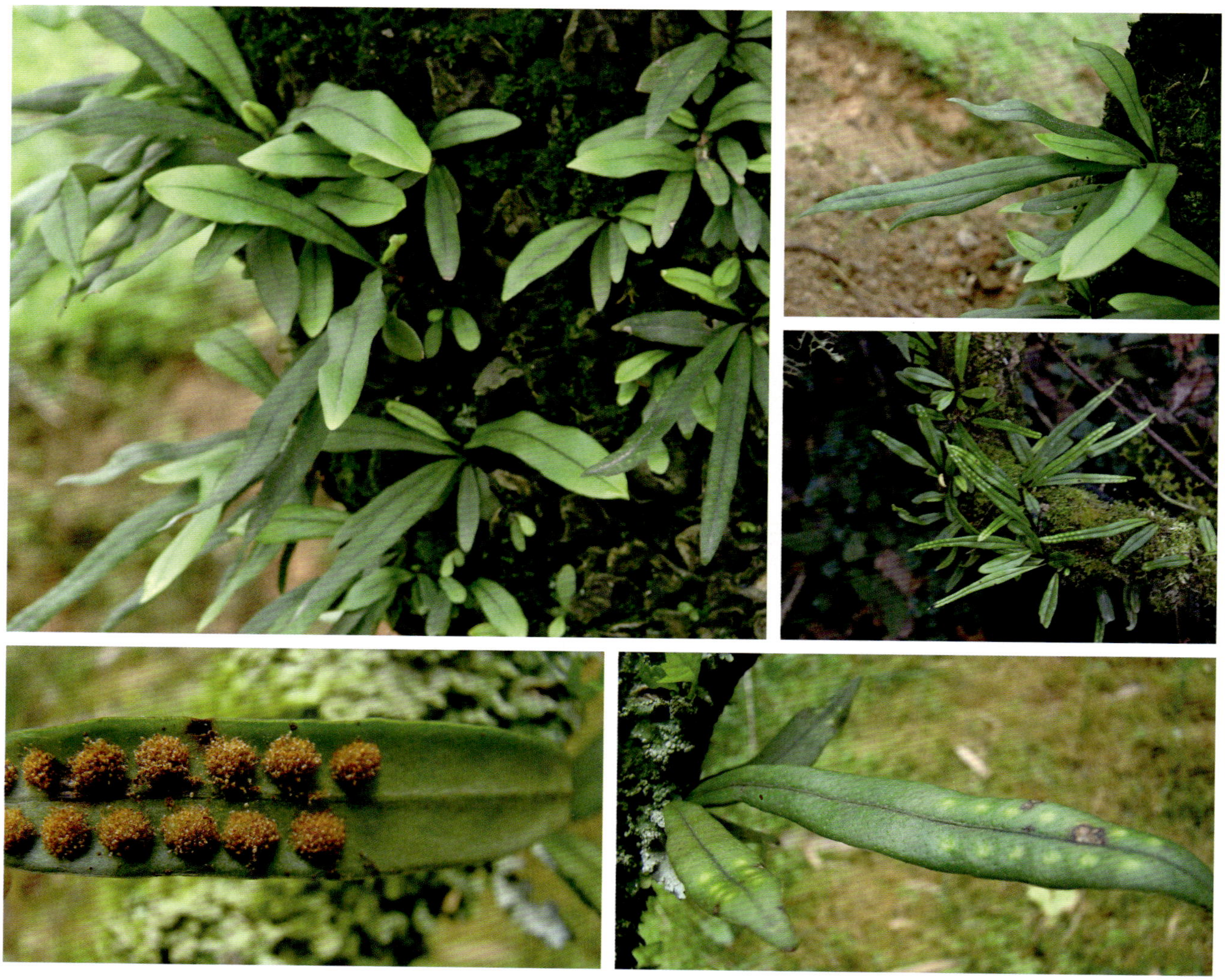

46. 石　蕨　*Pyrrosia angustissima* (Giesenh. ex Diels) Tagawa & K. Iwats.

分类位置　水龙骨科 Polypodiaceae 石韦属 *Pyrrosia* Mirbel。

别　　名　卷叶蕨，拟石韦。

形态特征　石附生小型蕨类，高 10 ~ 12cm。根状茎细长横走，密被鳞片，鳞片卵状披针形，边缘具细齿，红棕色至淡棕色，盾状着生。叶远生，几无柄，基部以关节着生；叶片线形，干后革质，边缘向下强烈反卷，幼时上面疏生星状毛，下面密被黄色星状毛，宿存。主脉明显，上面凹陷，下面隆起，小脉沿主脉两侧各构成 1 行长网眼，无内藏小脉，先端有一膨大的水囊。孢子囊群线形，沿主脉两侧各成 1 行，幼时全被反卷的叶边覆盖，成熟时张开，孢子囊外露；孢子椭圆形，单裂缝，周壁上面具分散的小瘤，外壁光滑。

资源现状　附生于阴湿石上或树干上，分布于国家公园内的桐木一带。资源量较丰富，分布范围较小，目前少见药用。

功效应用　全草：淡，凉；活血调经，镇惊；用于月经不调，小儿惊风，疝气，跌扑损伤等。

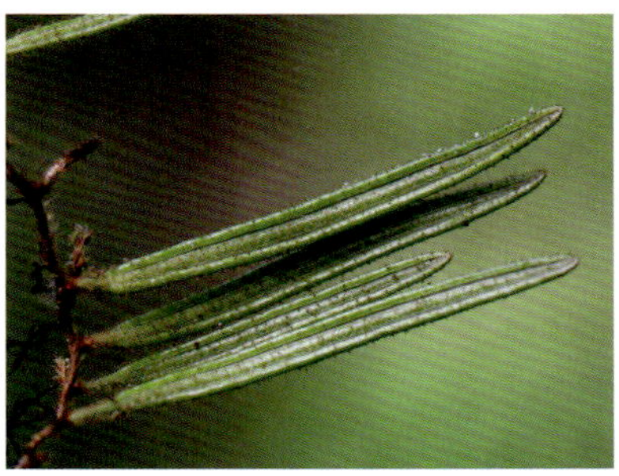

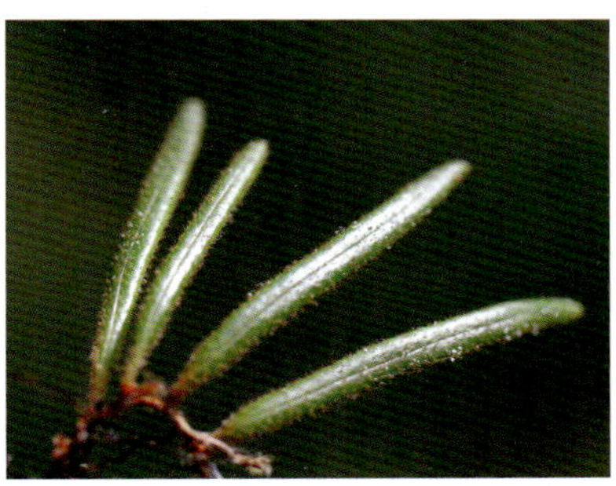

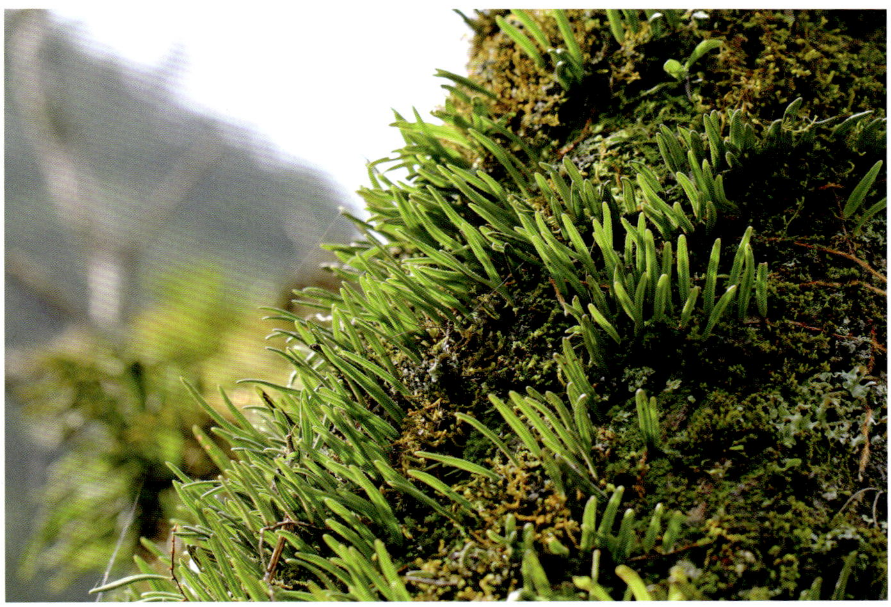

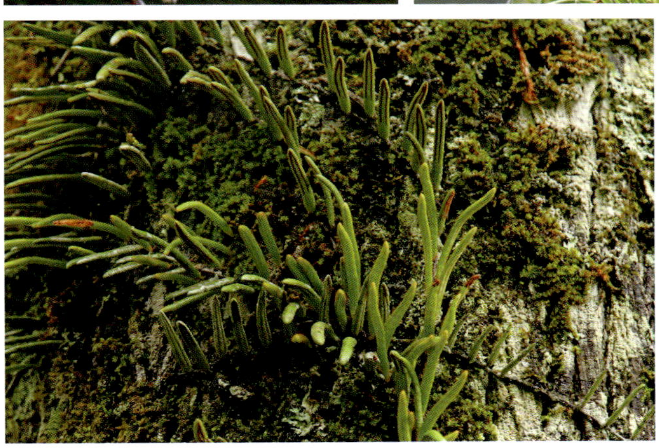

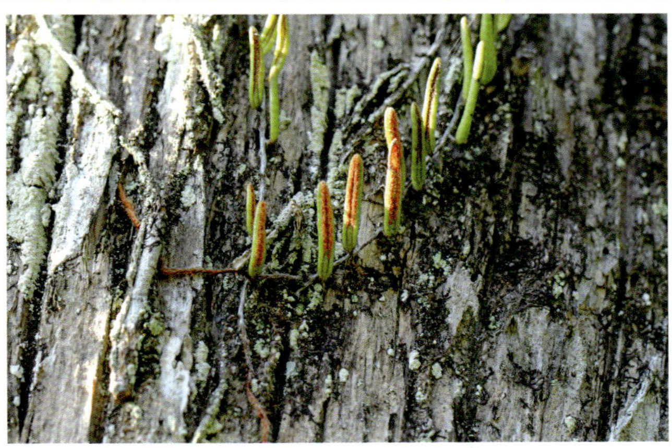

47. 相近石韦 *Pyrrosia assimilis* (Baker) Ching

分类位置 水龙骨科 Polypodiaceae 石韦属 *Pyrrosia* Mirbel.。

别　　名 相异石韦。

形态特征 植株高 5 ~ 15 （20）cm。根状茎长而横走，密被线状披针形鳞片，鳞片边缘睫毛状，中部近黑褐色。叶近生，一型；无柄；叶片线形，长 6 ~ 20（26）cm，上半部通常较宽，钝圆头，向下直到与根状茎连接处几不变狭而呈带状，干后淡棕色，纸质；上面疏被星状毛，下面密被绒毛状长臂星状毛。主脉粗壮，下面明显隆起，上面稍凹陷，侧脉与小脉均不显。孢子囊群聚生于叶片上半部，无盖，幼时被星状毛覆盖，成熟时扩散并汇合而布满叶片下面。

资源现状 附生于海拔 270 ~ 1200m 的林下石上或树干上，分布于岚谷、吴屯、星村、洋庄等地。资源较丰富，目前应用较少。

功效应用 叶：苦、涩，凉；清热，镇惊，利尿，止血；用于癫痫，小儿惊风，淋证，外伤出血，肺热咳嗽等。

注：《福建植物志》中文名采用的是“相似石韦”，应注意与 *Pyrrosia similis* 区别。

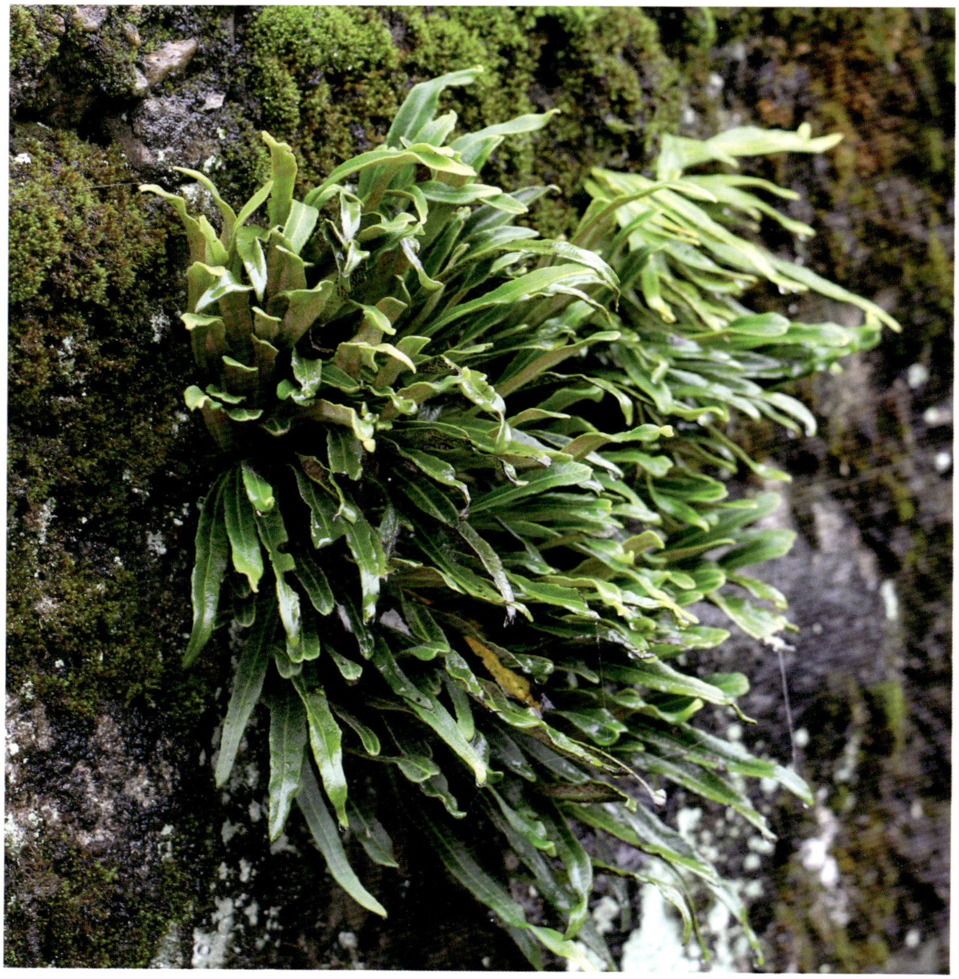

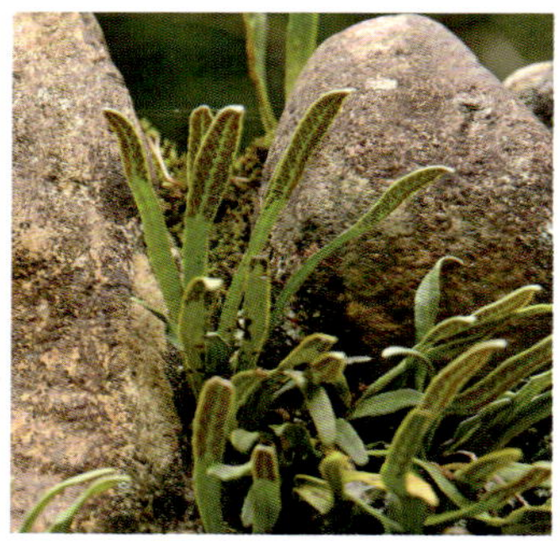

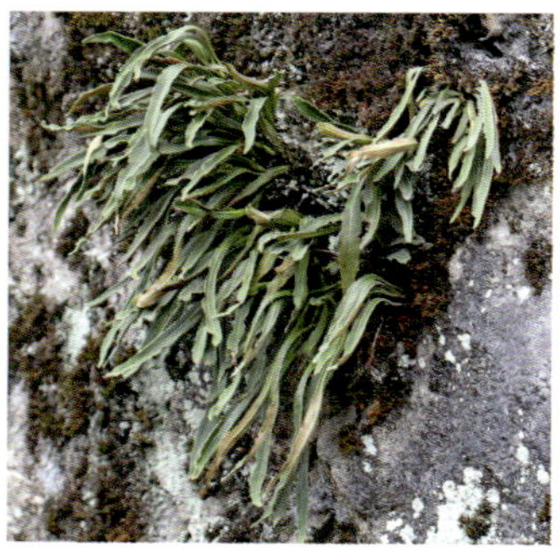

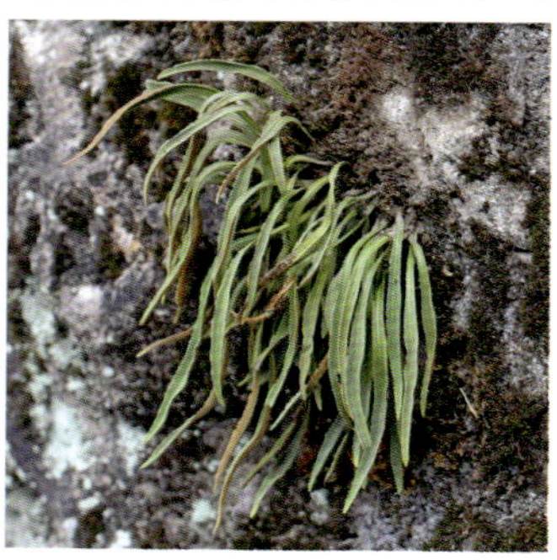

48. 石　韦　*Pyrrosia lingua* (Thunb.) Farw.

分类位置 水龙骨科 Polypodiaceae 石韦属 *Pyrrosia* Mirbel.。

别　　名 尾头石韦，尾叶石韦。

形态特征 植株通常高 10 ~ 30cm。根状茎长而横走，密被披针形鳞片，鳞片淡棕色，边缘有睫毛。叶远生，近二型；叶柄与叶片大小和长短变化很大，能育叶通常远比不育叶长得高而较狭窄。不育叶片近长圆形或长圆披针形，下部 1/3 处为最宽，全缘，干后革质，上面灰绿色，近光滑无毛，下面淡棕色或砖红色，被星状毛。主脉下面稍隆起，上面稍凹，侧脉在下面明显隆起。孢子囊群近椭圆形，布满整个叶片下面，或聚生于叶片的上半部，初时为星状毛覆盖而呈淡棕色，后孢子囊开裂外露而呈砖红色。

资源现状 生于海拔 300 ~ 1300m 的林下树干上或溪边石上，全市各地常见。资源丰富，民间多以全草用于热淋或石淋等。

功效应用 **叶（石韦）**：苦、甘，微寒；利尿通淋，清肺止咳，凉血止血；用于热淋，血淋，石淋，小便不利，淋沥涩痛，肺热咳嗽，吐血，尿血，崩漏等。

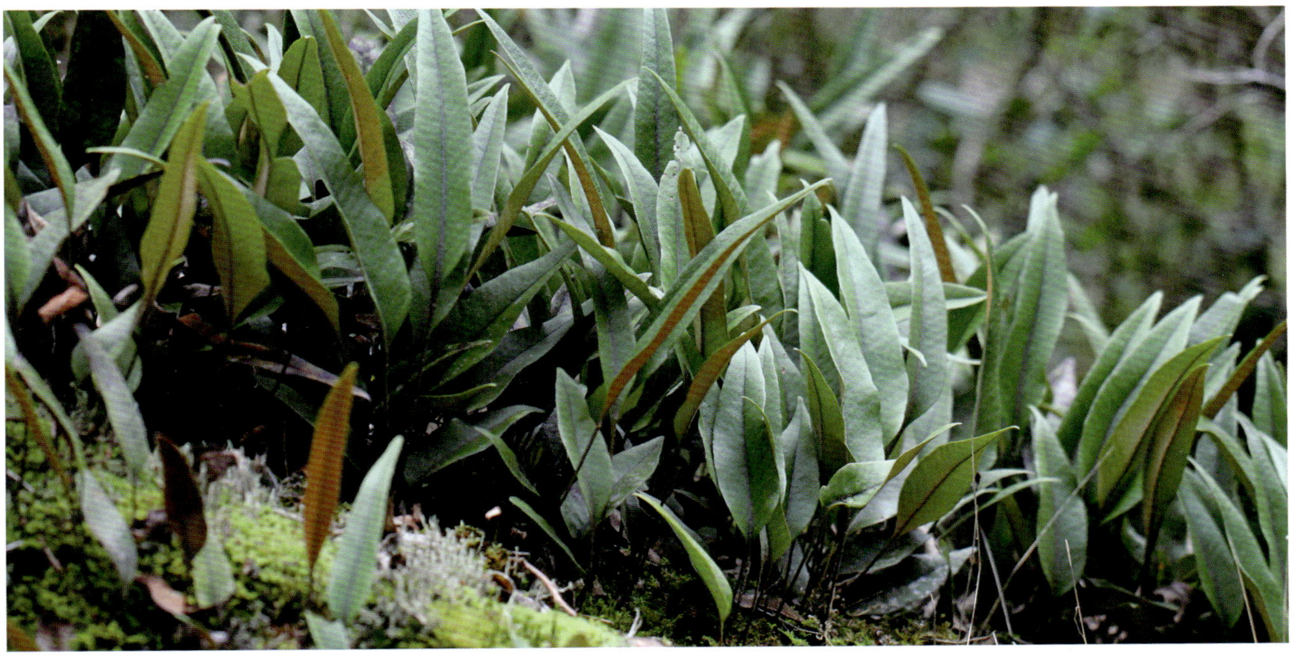

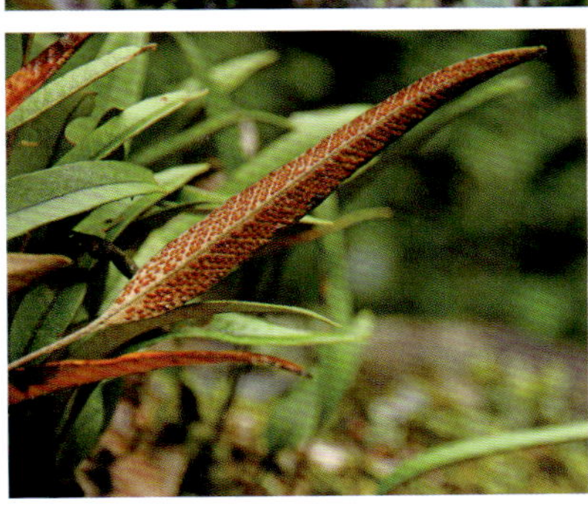

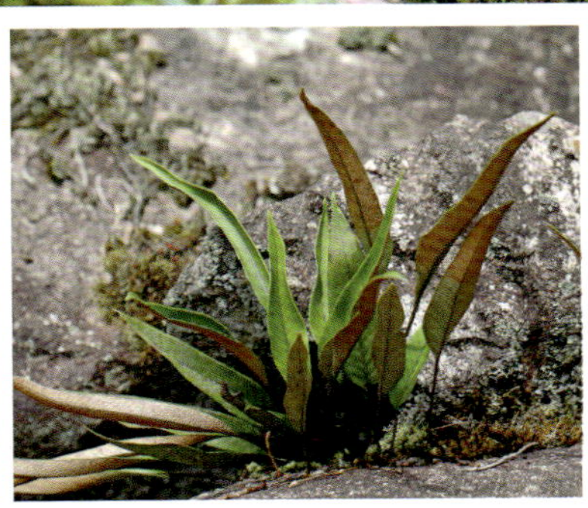

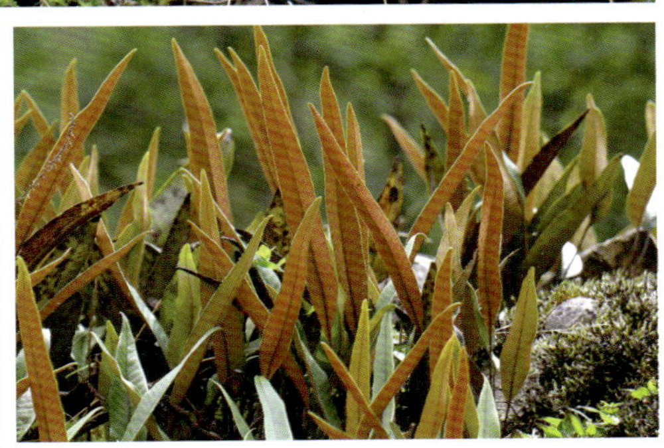

49. 庐山石韦 *Pyrrosia sheareri* (Baker) Ching

分类位置 水龙骨科 Polypodiaceae 石韦属 *Pyrrosia* Mirbel.。

别　　名 大石韦，叶下红。

形态特征 植株通常高 20 ~ 50cm。根状茎粗壮，横卧，密被线状棕色鳞片，鳞片长渐尖头，边缘具睫毛，着生处近褐色。叶近生，一型；叶柄粗壮，基部密被鳞片，上疏被星状毛，禾秆色至灰禾秆色；叶片椭圆状披针形，近基部处最宽，基部近圆截形或心形，全缘，干后软厚革质，上面淡灰绿色或淡棕色，几无毛，布满洼点，下面棕色，被厚层星状毛。主脉两面均隆起，侧脉可见。孢子囊群呈不规则的点状排列于侧脉间，布满基部以上的叶片下面，无盖，幼时被星状毛覆盖，熟时孢子囊开裂而呈砖红色。

资源现状 生于海拔 800 ~ 1200m 的林下溪边树干上或岩石上，分布于岚谷、吴屯、星村等地。资源量较少，亦作为“石韦”药用，民间应用较少。

功效应用 叶（石韦）：苦、甘，微寒；利尿通淋，清肺止咳，凉血止血；用于热淋，血淋，石淋，小便不利，淋沥涩痛，肺热咳嗽，吐血，尿血，崩漏等。

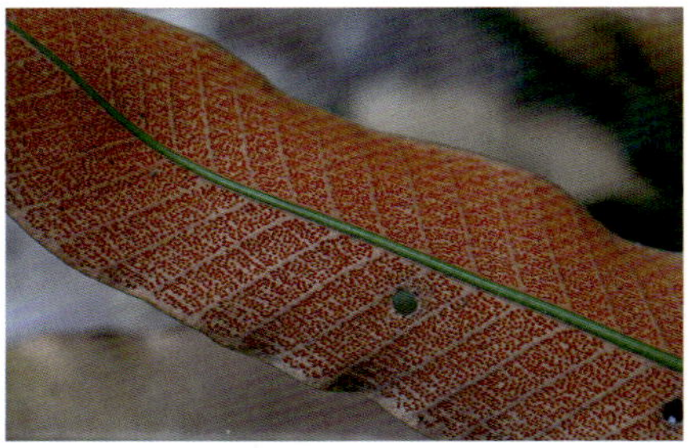
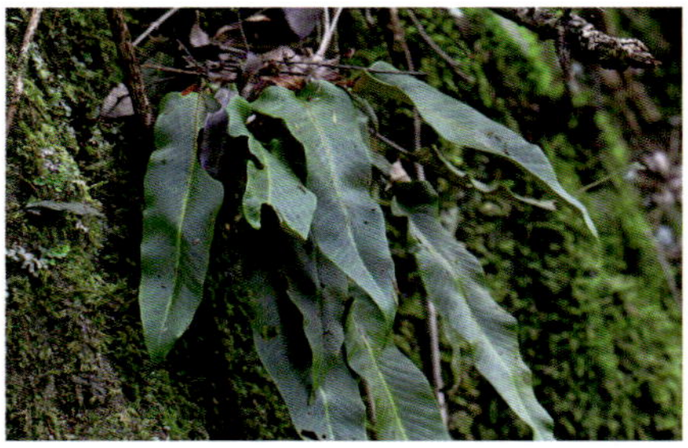
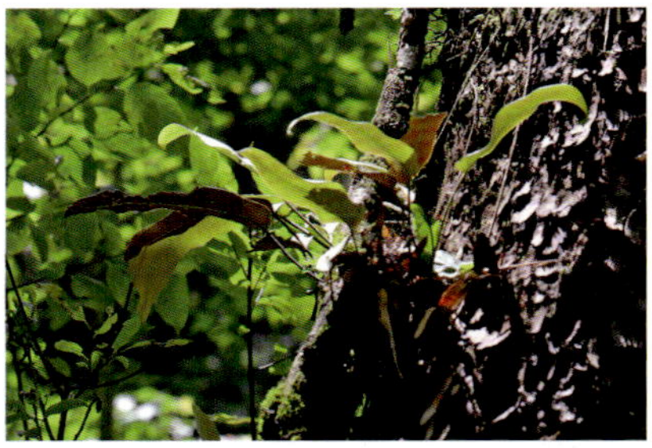
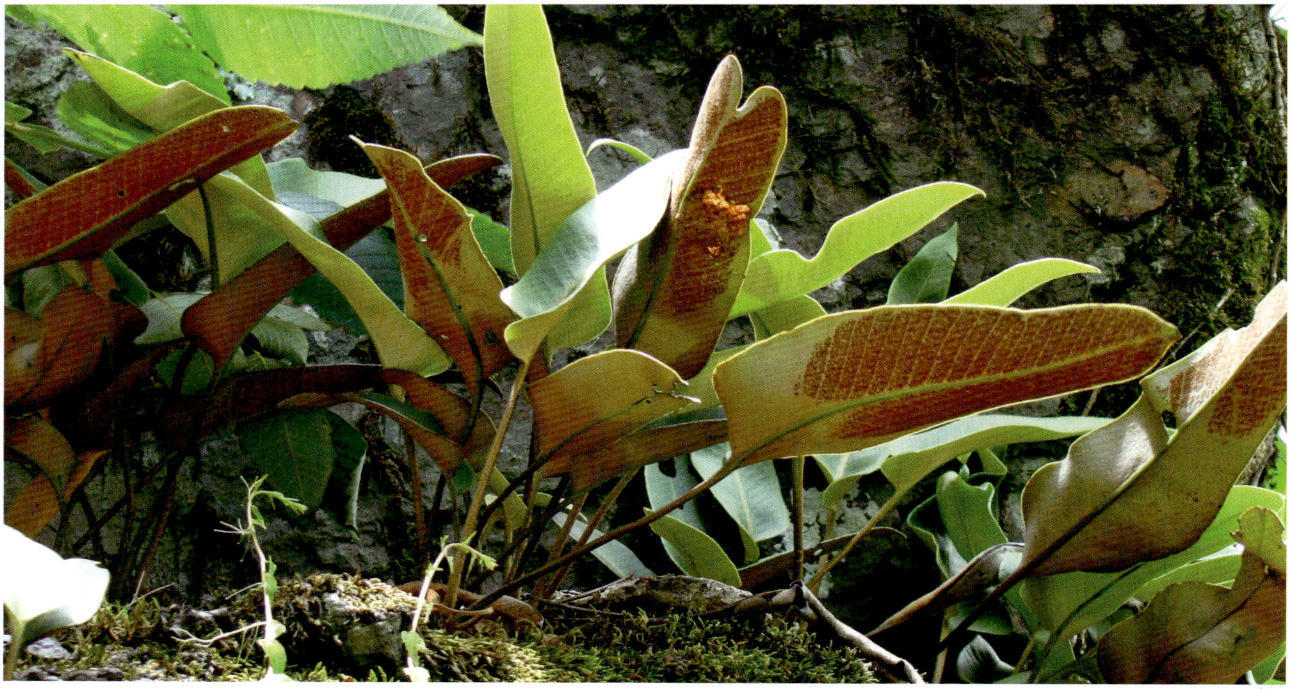

50. 金鸡脚假瘤蕨 *Selliguea hastata* (Thunb.) H. Ohashi & K. Ohashi

分类位置 水龙骨科 Polypodiaceae 修蕨属 *Selliguea* Bory。

别　　名 金鸡脚，鹅掌金星，七星草，三叉剑。

形态特征 土生植物。根状茎长而横走，密被披针形鳞片，鳞片棕色，边缘全缘或偶有疏齿。叶远生；叶柄的长短和粗细均变化较大，禾秆色，光滑无毛。叶片单叶，不分裂，从卵圆形至长条形，基部楔形至圆形，分裂叶片常见戟状二至三分裂，中裂片较长、较宽。叶片（或裂片）边缘具缺刻和加厚的软骨质边，通直或呈波状。中脉和侧脉两面明显，侧脉不达叶边。叶纸质或草质，背面灰白色，两面光滑无毛。孢子囊群大，圆形，在叶片中脉或裂片中脉两侧各一行；孢子表面具刺状突起。

资源现状 生于林缘或路旁阴湿地，全市各地较常见。资源量一般，民间多以全草用于小便涩痛及降火等，市场上较常见，但货源多来自外地。

功效应用 全草（金鸡脚）：甘、微苦、微辛，凉；清热解毒，祛风镇惊，利水通淋；用于外感热病，肺热咳嗽，咽喉肿痛，小儿惊风，痈肿疮毒，蛇虫咬伤，水火烫伤，痢疾，泄泻，小便淋浊等。

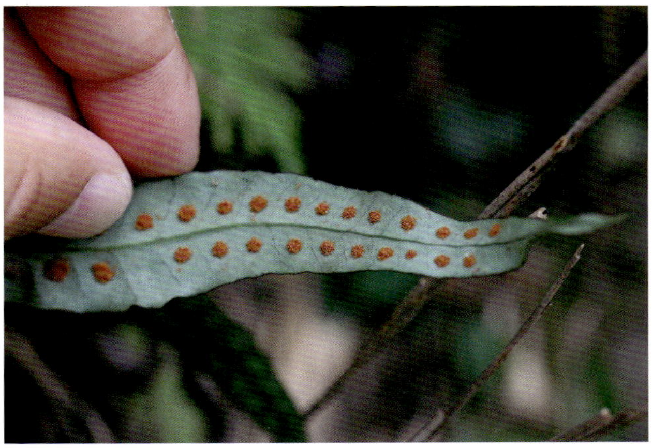

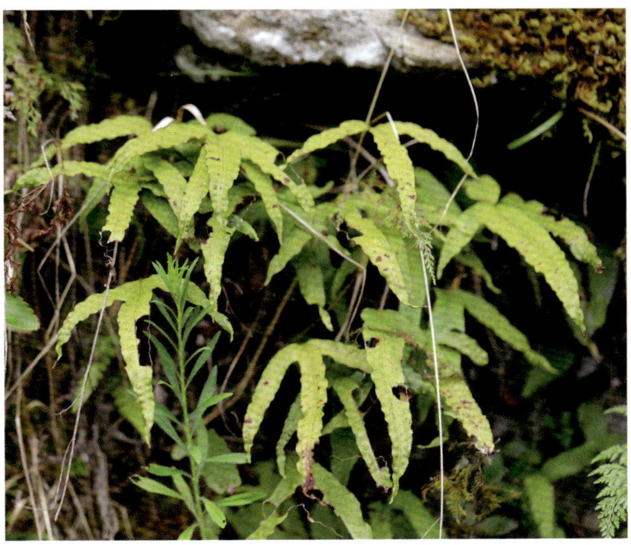

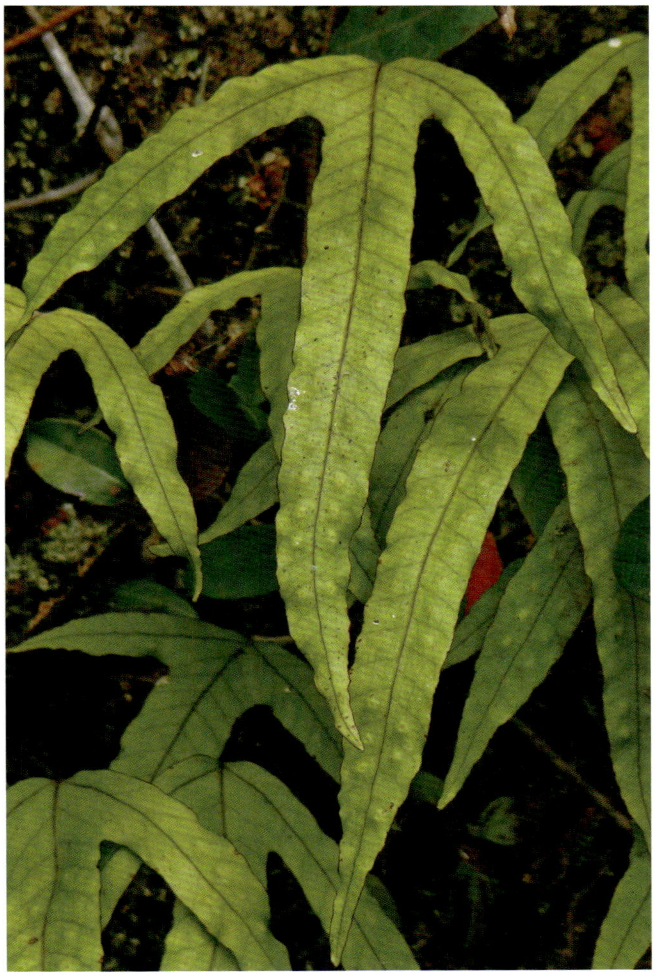

51. 蘋 *Marsilea quadrifolia* L.

分类位置 蘋科 Marsileaceae 蘋属 *Marsilea* L.。

别　　名 苹，田字草，萍，田酸芝，四叶苹。

形态特征 植株高 5 ~ 20cm。根状茎细长横走，分枝，顶端被有淡棕色毛，茎节远离，向上发出一至数枚叶子。叶柄长 5 ~ 20cm；叶片具 4 片倒三角形小叶，呈十字形，外缘半圆形，基部楔形，全缘，幼时被毛，草质。叶脉从小叶基部向上呈放射状分叉，成狭长网眼，无内藏小脉。孢子果双生或单生于短柄上，而柄着生于叶柄基部，长椭圆形，幼时被毛，褐色，坚硬。每个孢子果内含多数孢子囊，大小孢子囊同生于孢子囊托上，一个大孢子囊内只有一个大孢子，小孢子囊内有多数小孢子。

资源现状 生于水田或浅水的沟塘中，是水田的有害杂草，全市各地常见。资源较丰富，民间偶有以全草用于肝炎或外敷用于疔、疖等。

功效应用 全草：淡，凉；清热利湿，消肿解毒；用于肝炎，疟疾，中暑，水肿，膀胱炎，尿道炎，神经衰弱，急性结膜炎，疔，疖，痈，乳腺炎，毒蛇咬伤等。

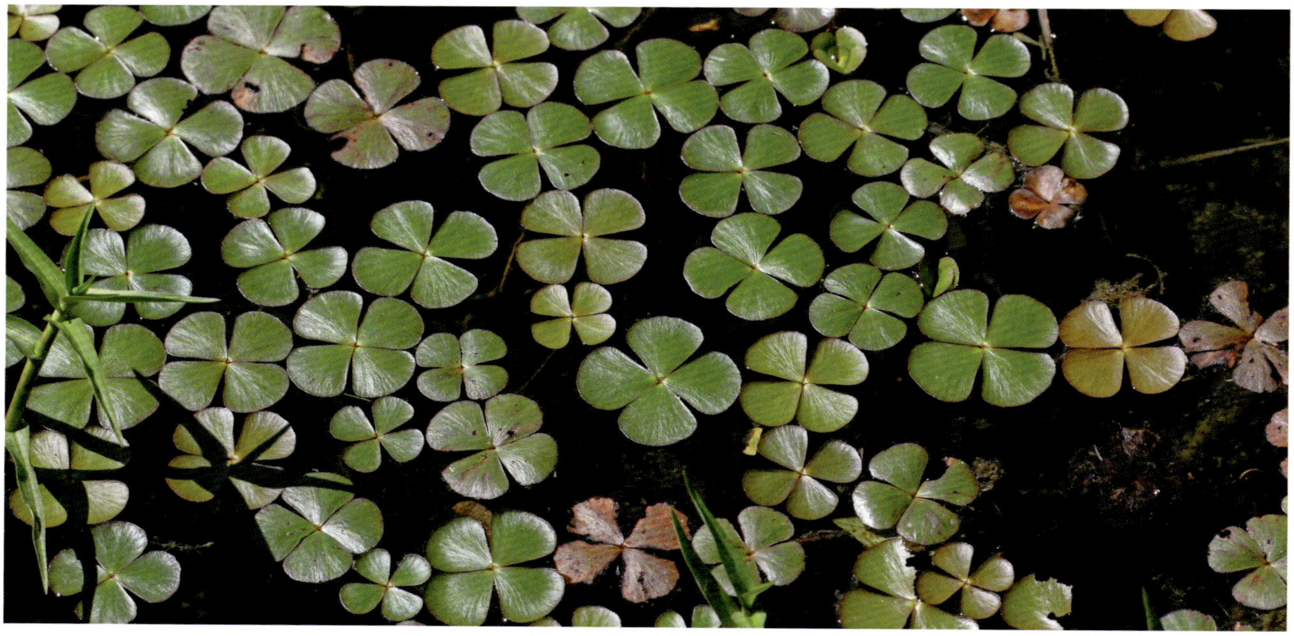

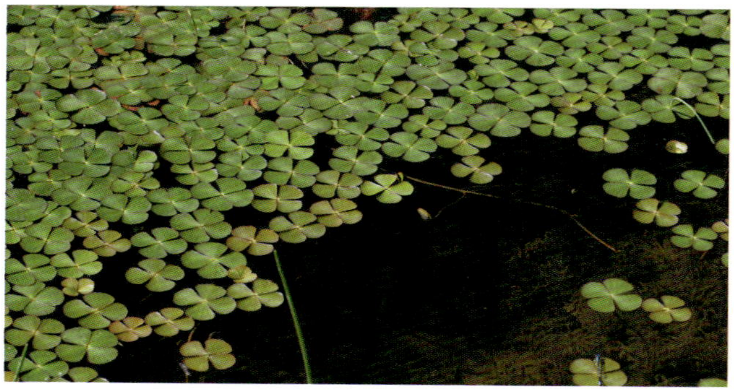

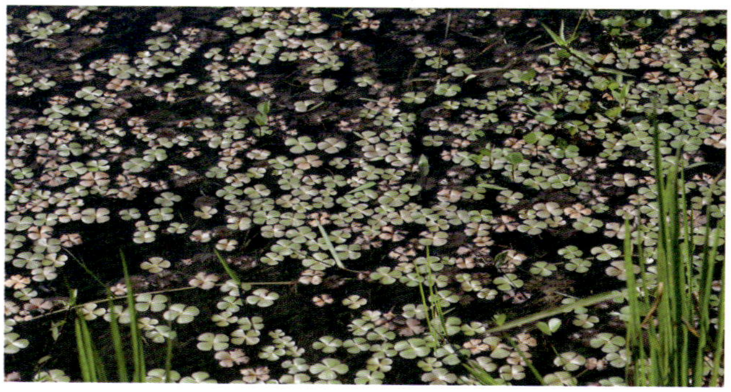

52. 满江红 *Azolla pinnata* R. Br subsp. *asiatica* R. M. K. Saunders & K. Fowler

分类位置　槐叶科 Salviniaceae 满江红属 *Azolla* Lam.。

别　　名　红苹，苹。

形态特征　小型漂浮植物。植物体卵形或三角状，根状茎细长横走，假二歧分枝，向下生须根。叶小，互生，无柄，覆瓦状排列，叶片深裂为背裂片和腹裂片，背裂片长圆形或卵形，肉质，绿色，秋后变紫红色，上表面密被乳状瘤突，下表面中部略凹陷，基部肥厚形成共生腔；腹裂片贝壳状，无色透明。孢子果双生于分枝处，大孢子果体积小，内藏一个大孢子囊，大孢子囊有 9 个浮膘，上部 3 个较大，下部 6 个较小；小孢子果体积较大，圆球形或桃形，小孢子囊埋藏在 5 ~ 8 块无色海绵状的泡胶块上，泡胶块上有丝状毛。

资源现状　生于水田或池塘中，全市各地常见。资源丰富，民间多作猪饲料等，应用较少。

功效应用　全草：辛，寒；祛风除湿，发汗透疹，杀虫止痒；用于风湿疼痛，麻疹不透，胸腹痞块，带下，荨麻疹，肛门瘙痒，烧烫伤等。

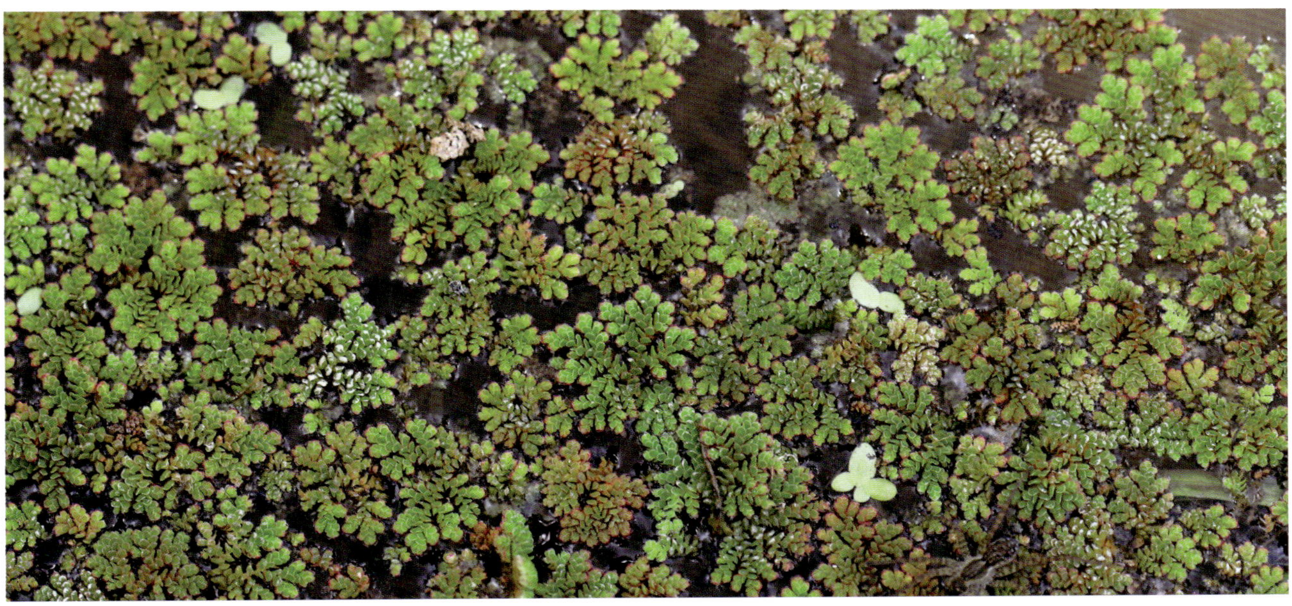

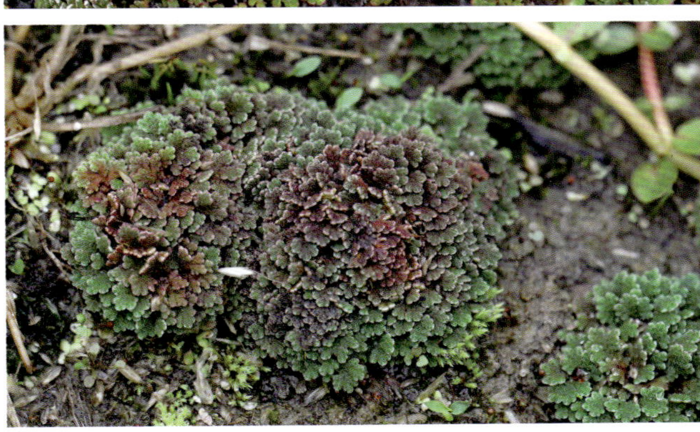

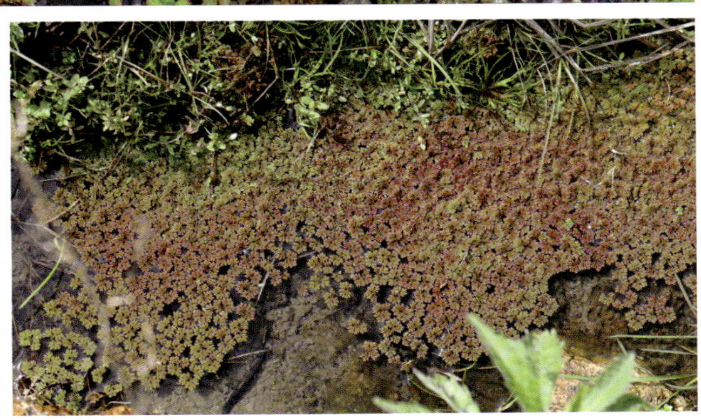

53. 槐叶苹 *Salvinia natans* (L.) All.

分类位置 槐叶苹科 Salviniaceae 槐叶苹属 *Salvinia* Seg.。

别　　名 槐叶苹，蜈蚣萍，马苹。

形态特征 小型漂浮植物。茎细长而横走，被褐色节状毛。三叶轮生，上面二叶漂浮水面，形如槐叶，长圆形或椭圆形，长 0.8 ~ 1.4cm，宽 5 ~ 8mm，基部圆形或稍呈心形，全缘；叶柄长 1mm 或近无柄。叶脉斜出，主脉两侧有小脉 15 ~ 20 对，每条小脉上面有 5 ~ 8 束白色刚毛；叶草质，上面深绿色，下面密被棕色茸毛。下面一叶悬垂水中，细裂成线状，被细毛，形如须根。孢子果 4 ~ 8 个簇生于沉水叶的基部，表面疏生成束的短毛，小孢子果表面淡黄色，大孢子果表面淡棕色。

资源现状 生于水田、小沟边和池塘中，全市各地较常见。随着除草剂的使用，本种资源减少明显，民间偶有应用。

功效应用 全草（蜈蚣萍）：苦，平；清热解毒，消肿止痛；用于瘀血积痛，骨蒸劳热，腮腺炎，风火牙痛，痈肿疔毒，痔，烧烫伤等。

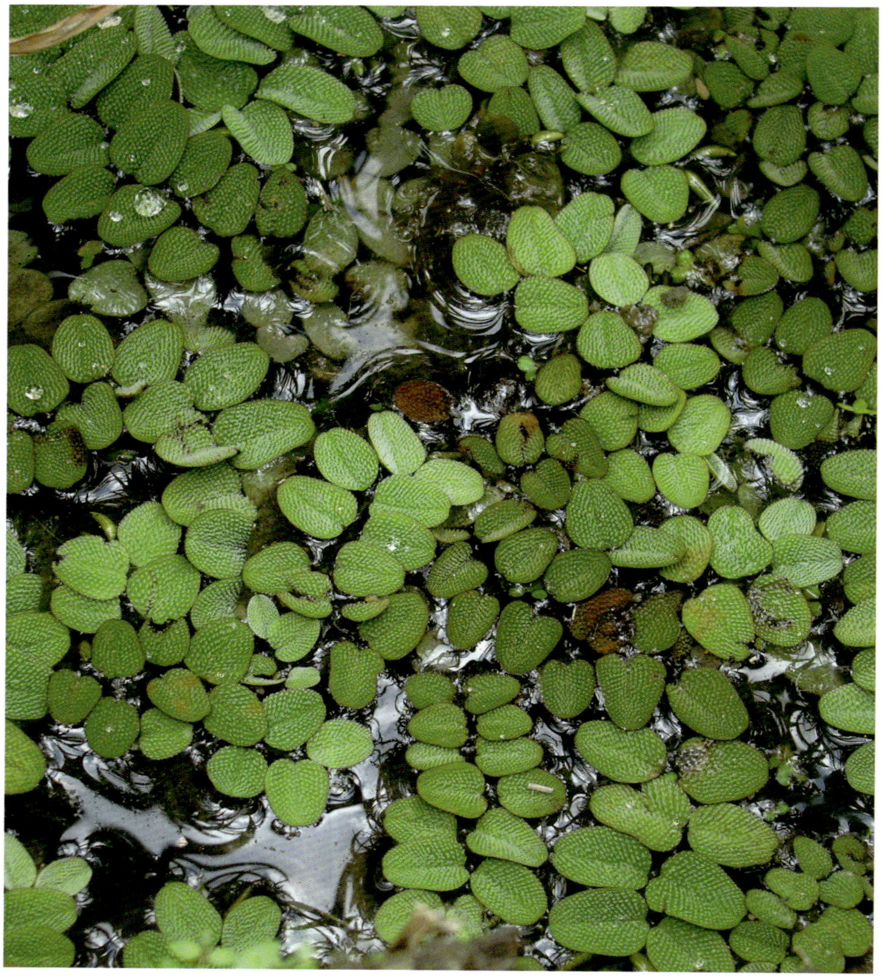
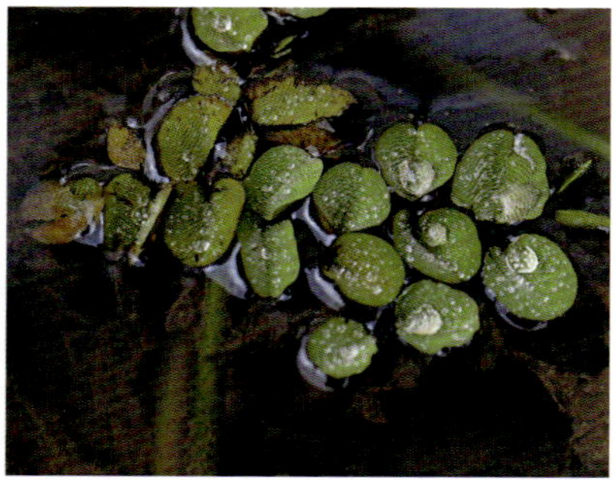
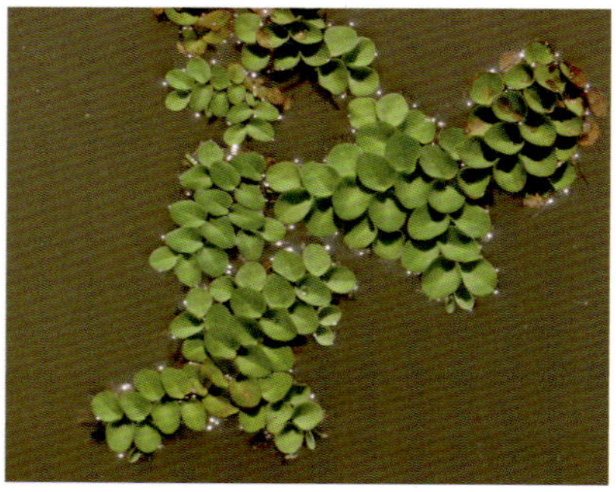
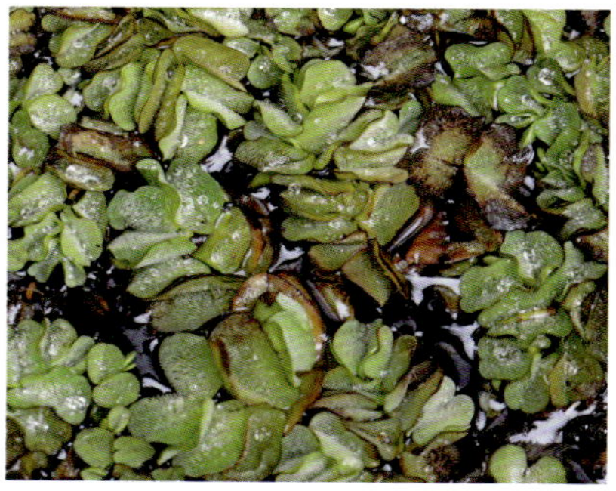

裸子植物

54. 苏　铁 *Cycas revoluta* Thunb.

分类位置 苏铁科 Cycadaceae 苏铁属 *Cycas* L.。

别　　名 凤尾蕉，铁树，避火蕉，凤尾松，辟火蕉。

形态特征 树干高约 2m，稀达 8m 或更高。羽状叶从茎的顶部生出，倒卵状狭披针形，叶轴横切面四方状圆形，叶柄两侧有齿状刺；羽状裂片达 100 对以上，条形，厚革质，向上斜展微成“V”形，边缘强烈反卷，两侧不对称，上面深绿色，下面浅绿色。雄球花圆柱形，有短梗，小孢子飞叶窄楔形，下面中肋及顶端密生黄褐色或灰黄色长绒毛；大孢子叶密生淡黄色或淡灰黄色绒毛，叶柄两侧着生胚珠 2 ~ 6 枚，有绒毛。种子红褐色或橘红色，倒卵圆形或卵圆形，密生灰黄色短绒毛，后脱落。花期 6 ~ 7 月，种子 10 月成熟。

资源现状 全市各地常作为观赏植物栽培。资源量一般，民间偶有以叶捣烂外用于跌扑损伤等。

功效应用 根：甘、淡，平，小毒；祛风通络，活血止血；用于风湿麻木，筋骨疼痛，跌扑损伤等。叶：甘、淡，平，小毒；理气止痛，散瘀止血，消肿解毒；用于肝胃气滞疼痛，经闭，吐血，外伤出血等。大孢子叶：甘，平；理气祛湿，活血止血，益肾固精；用于风湿疼痛，跌扑损伤，咯血，吐血，痛经等。种子：苦、涩，平，有毒；平肝降压，镇咳祛痰，收敛固涩；用于高血压，咳嗽痰多，痢疾，遗精等。

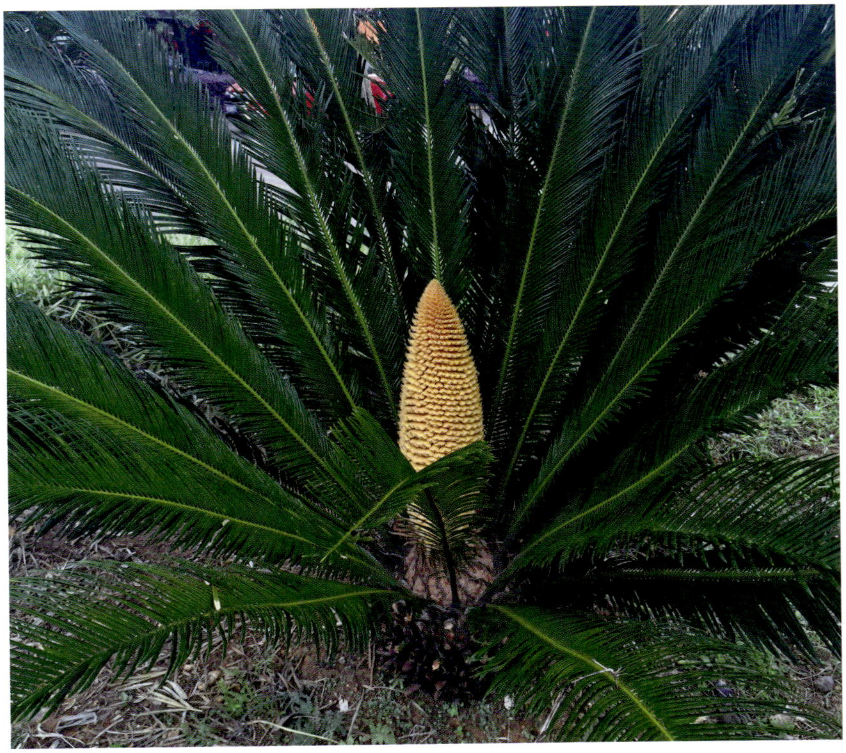
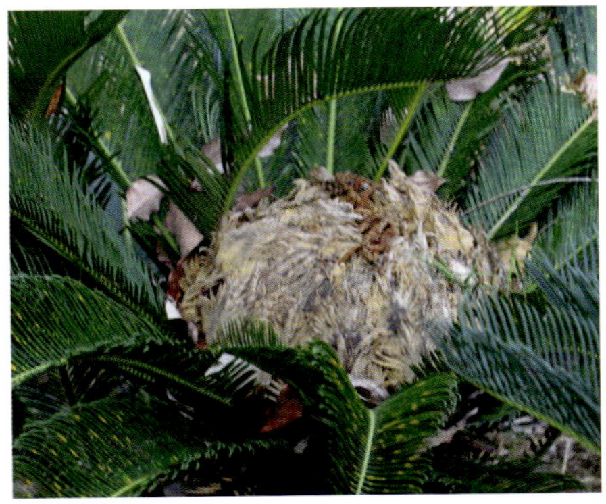
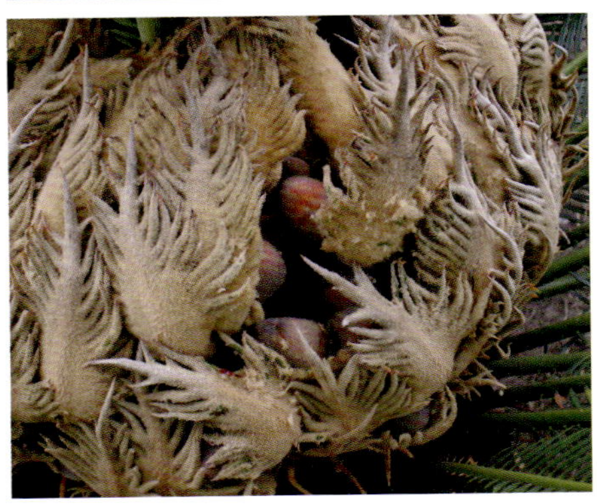

55. 银　杏　*Ginkgo biloba* L.

分类位置　银杏科 Ginkgoaceae 银杏属 *Ginkgo* L.。

别　　名　白果，公孙树，鸭掌树，鸭脚子。

形态特征　乔木，高达 40m。树皮呈灰褐色，深纵裂。叶扇形，有长柄，淡绿色，无毛，有多数叉状并列细脉，具波状缺刻，长枝上常 2 裂，在一年生长枝上螺旋状散生，短枝上 3 ~ 8 叶呈簇生状。球花雌雄异株，单性，生于短枝顶端的鳞片状叶的腋内；雄球花柔荑花序状下垂，具短梗，花药 2；雌球花具长梗，梗端常分两叉，每叉顶生一盘状珠座。种子具长梗，常椭圆形、长倒卵形、卵圆形或近圆球形，外种皮肉质，熟时黄色或橙黄色，被白粉，有臭味。花期 3 ~ 4 月，种子 9 ~ 10 月成熟。

资源现状　全市各地的村旁屋边、庭园或道旁等常见栽培，偶见较大的古树，未见野生资源。资源较丰富，种子民间多有食用。

功效应用　**叶（银杏叶）**：苦、甘，平；益气敛肺，化湿止泻；用于胸闷心痛，心悸怔忡，带下，咳嗽痰喘，泻痢等。**种子（白果）**：微甘、苦，平，有小毒；敛肺定喘，涩精止带；用于久咳气喘，遗精，带下，小便频数等。

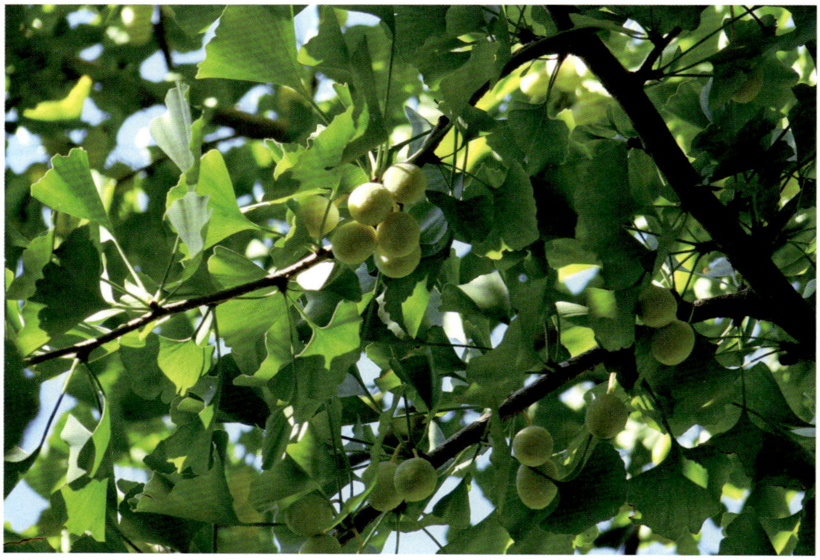
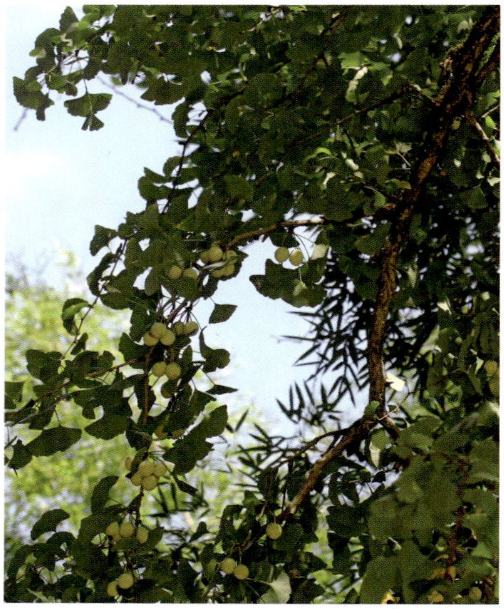
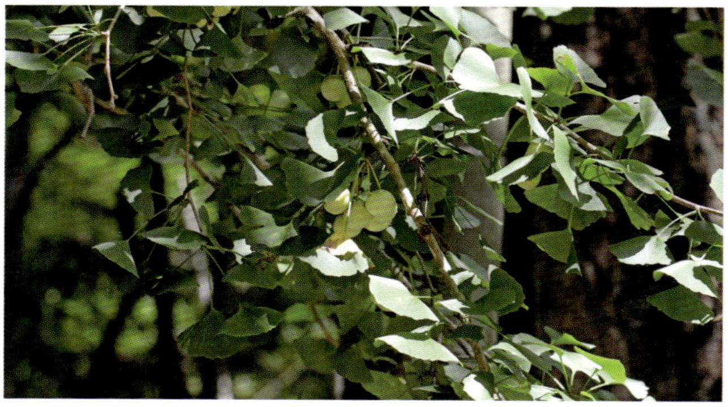
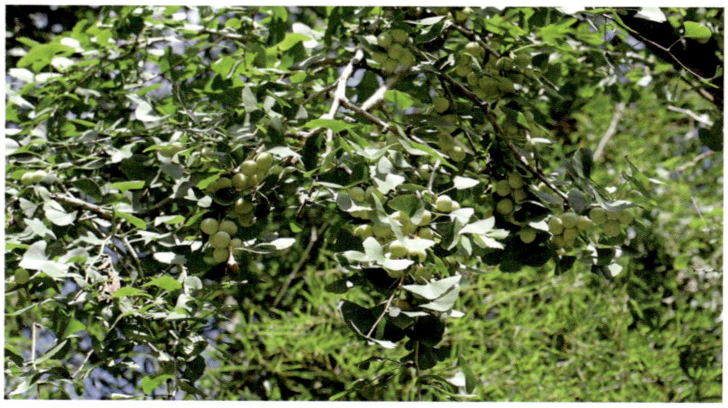

56. 侧　柏　*Platycladus orientalis* (L.) Franco

分类位置　柏科 Cupressaceae 侧柏属 *Platycladus* Spach。

别　　名　偏柏，扁桧，香柏，黄柏。

形态特征　乔木，高达 20 余米。树皮薄，浅灰褐色，纵裂成条片；幼树树冠卵状尖塔形，老树树冠则为广圆形。叶鳞形，长 1 ~ 3mm，小枝中央的叶的露出部分呈倒卵状菱形或斜方形，背面中间有条状腺槽，两侧的叶船形，先端微内曲，背部有钝脊，尖头的下方有腺点。雄球花黄色，卵圆形；雌球花近球形，蓝绿色，被白粉。球果近卵圆形，熟后红褐色；鳞背顶端的下方有一向外弯曲的尖头，上部 1 对种鳞窄长，近柱状，下部 1 对种鳞极小，稀退化而不显著；种子卵圆形或近椭圆形，灰褐色或紫褐色。花期 3 ~ 4 月，球果 10 月成熟。

资源现状　全市各地常见栽培，多作庭园观赏及行道树。资源较丰富，民间常以酒精泡叶用于脱发等。

功效应用　**带叶枝梢（侧柏叶）**：苦、辛，涩，微寒；凉血止血，清热利湿；用于各种出血，肾盂肾炎，慢性气管炎，肺结核咳嗽，脑积水，带下，百日咳，痈肿，烫伤，对口疮，带状疱疹，跌扑损伤等。**种仁（柏子仁）**：甘，平；养心安神，润燥通便；用于心悸，失眠，盗汗，遗精，便秘等。

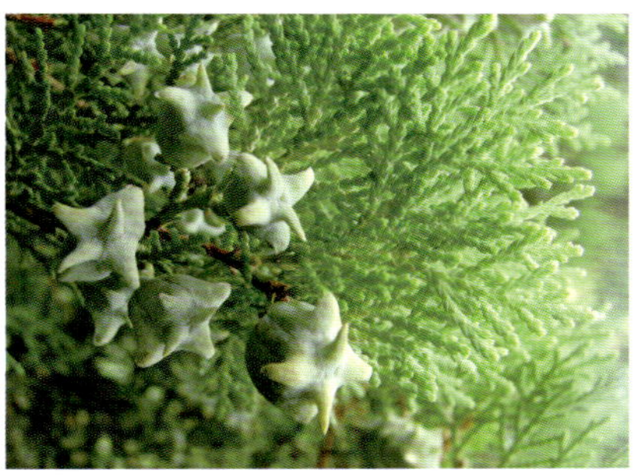
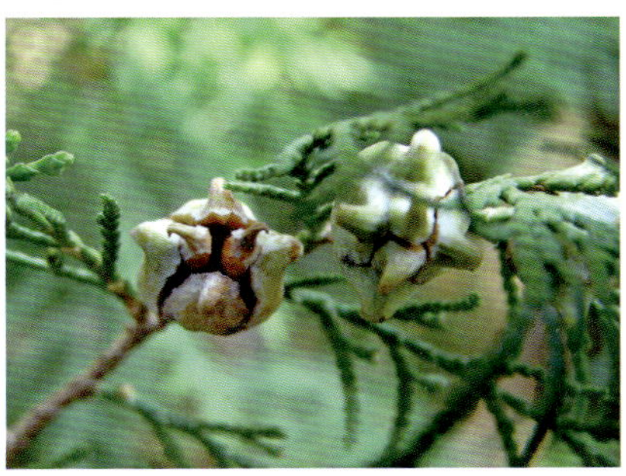
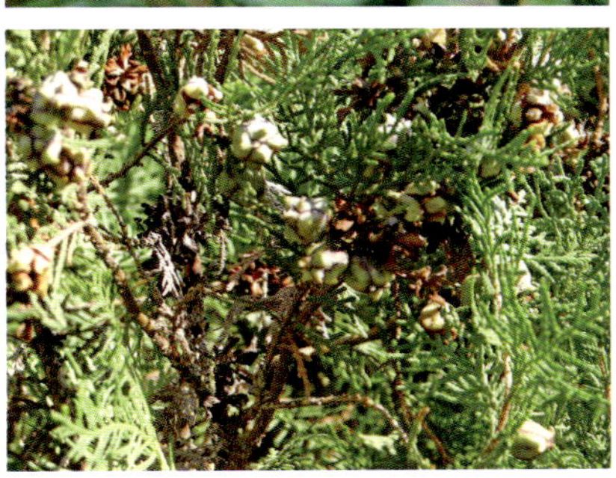
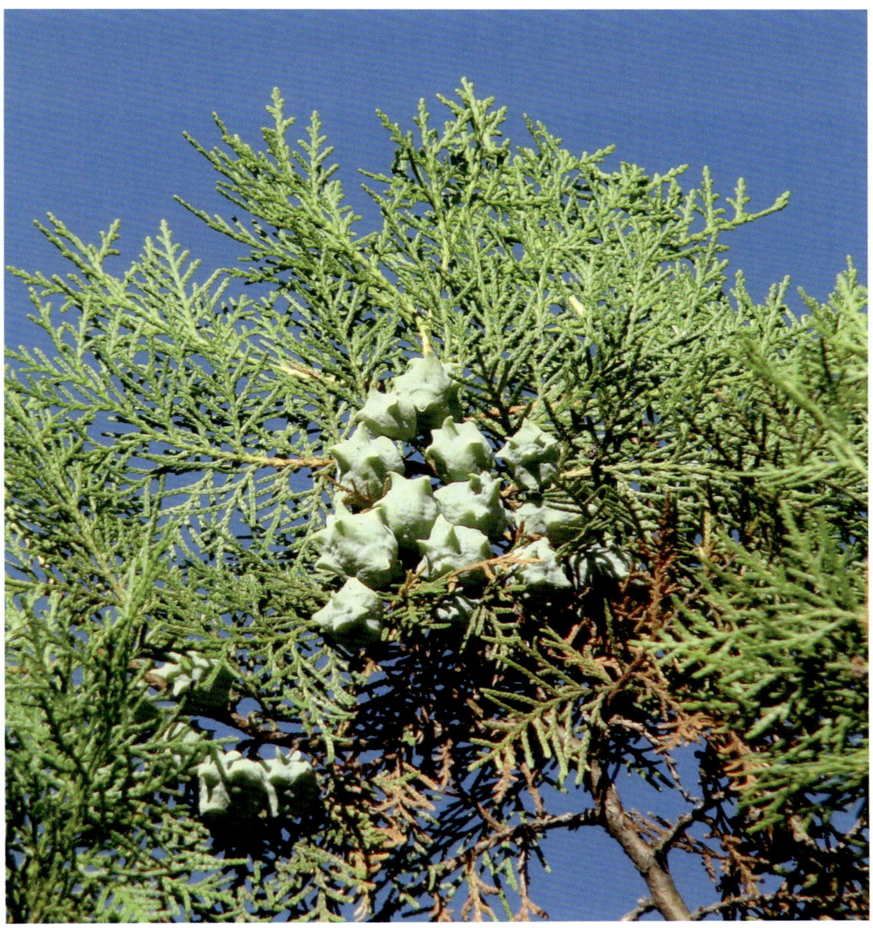

57. 南方红豆杉 *Taxus wallichiana* Zucc var. *mairei* (Lemée & H. Lév.) L. K. Fu & Nan Li

分类位置 红豆杉科 Taxaceae 红豆杉属 *Taxus* L.。

别　　名 血榧，红叶水杉，榧子木。

形态特征 常绿乔木，高达 30m。树皮赤褐色或灰褐色，浅纵裂。叶宽长，呈弯镰状，上部常渐窄，下面中脉带上无角质乳头状突起点，或局部有成片或零星分布的角质乳头状突起点，或与气孔带相邻的中脉带两边有一至数条角质乳头状突起点，中脉带明晰可见，其色泽与气孔带相异，呈淡黄绿色或绿色，绿色边带亦较宽而明显；雄球花淡黄色，雄蕊 8 ~ 14 枚，花药 4 ~ 8（多为 5 ~ 6）。种子生于杯状红色肉质的假种皮中，种子微扁，多倒卵圆形，上部较宽，稀柱状矩圆形，种脐常呈椭圆形。花期 3 ~ 4 月，种子 11 月成熟。

资源现状 生于林中、林缘及溪谷边，全市各地零星可见，有栽培。自然繁殖不易，生长缓慢，属易危种，为国家一级保护野生植物，假种皮可食用，民间常以种子泡酒用于养身等。

功效应用 根、茎、种子（血榧）：苦、甘，寒；温肾通经，利尿消肿；用于月经不调，产后瘀血，痛经，积食，蛔虫病。叶：用于咽喉痛等。近年来受紫杉醇药用的影响，有见以根或茎木用于肿瘤等。

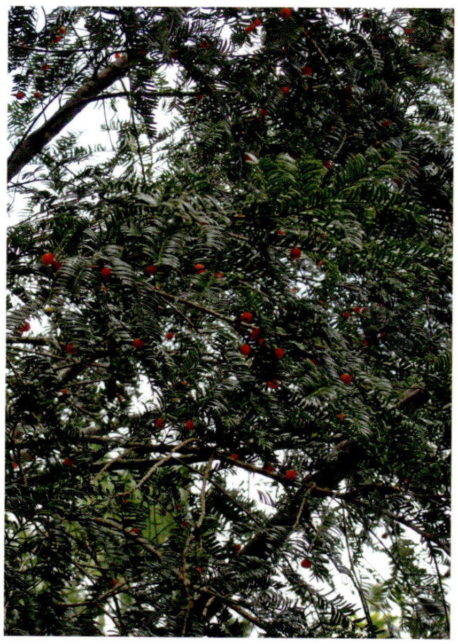

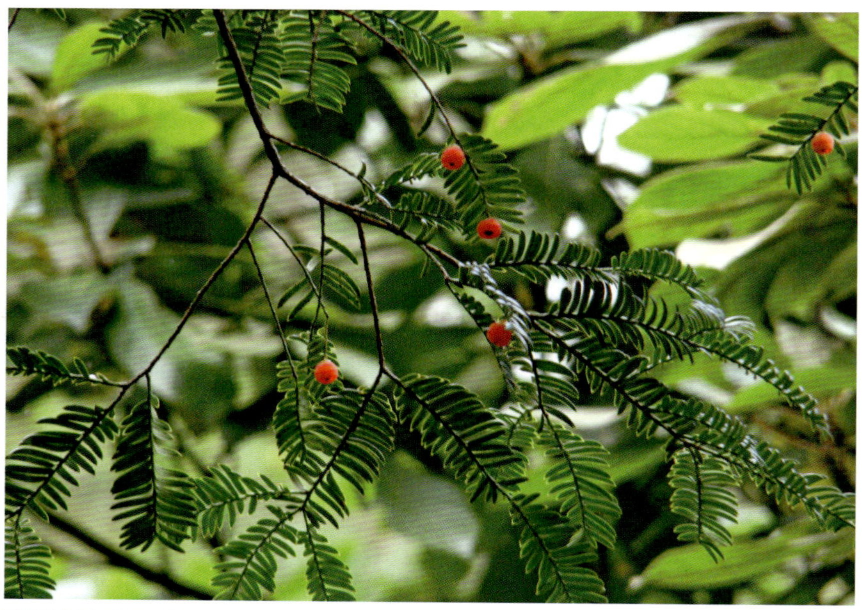

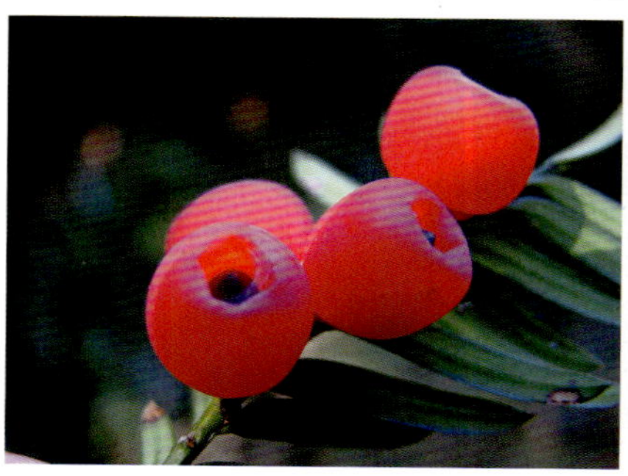

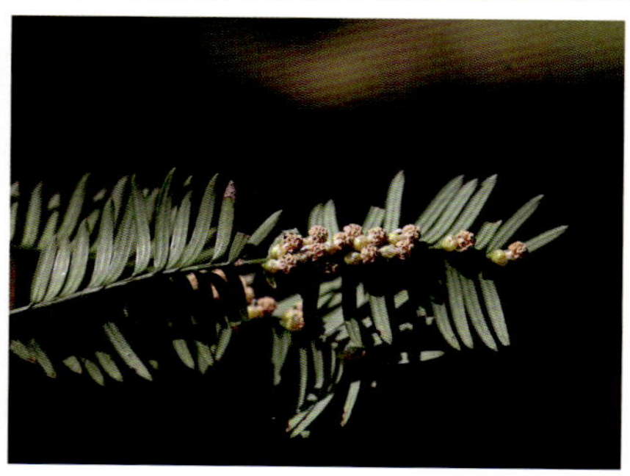

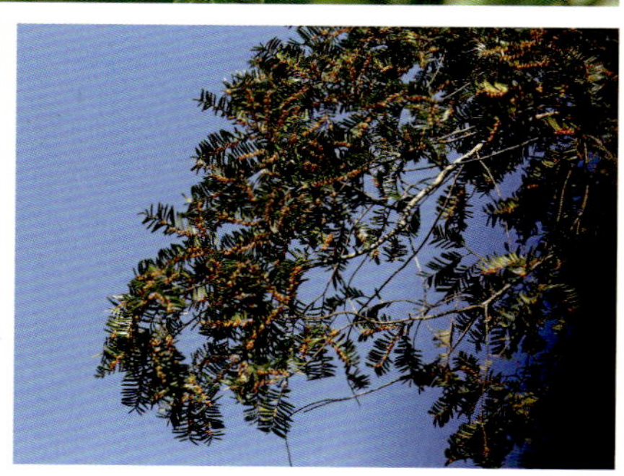

58. 榧　*Torreya grandis* Fort.

分类位置　红豆杉科 Taxaceae 榧属 *Torreya* Arn.。

别　　名　小果榧，药榧，小果榧树，榧树。

形态特征　乔木，高达 25m。树皮浅黄灰色、深灰色或灰褐色；一年生枝绿色，二年生、三年生枝黄绿色、淡褐黄色或暗绿黄色。叶条形，两列，通常直，先端凸尖，上面光绿色，无隆起的中脉，下面淡绿色，气孔带常与中脉带等宽，绿色边带与气孔带等宽或稍宽。雄球花圆柱状，基部的苞片有明显的背脊，雄蕊多数，各 4 个花药。种子椭圆形、卵圆形、倒卵圆形或长椭圆形，熟时假种皮淡紫褐色，有白粉，顶端微凸，基部具宿存的苞片，胚乳微皱。花期 4 月，种子翌年 10 月成熟。

资源现状　生于林缘、溪边或路旁，分布于岚谷、上梅、星村等地。资源较丰富，百年以上老树较多，近年亦有不少栽培，民间应用种子较多，多作为食用。

功效应用　根皮：用于风湿肿痛等。花：苦，平；去水气，驱蛔虫等。**种子（榧子）**：甘，平；杀虫消积，润肺止咳，润燥通便；用于钩虫病，蛔虫病，绦虫病，虫积腹痛，小儿疳积，肺燥咳嗽，大便秘结。

注：在上梅乡及星村镇等有较多百年以上老树，是原种还是嫁接种香榧 *Torreya grandis* 'Merrillii' 已不可考，近年种植者多为香榧。

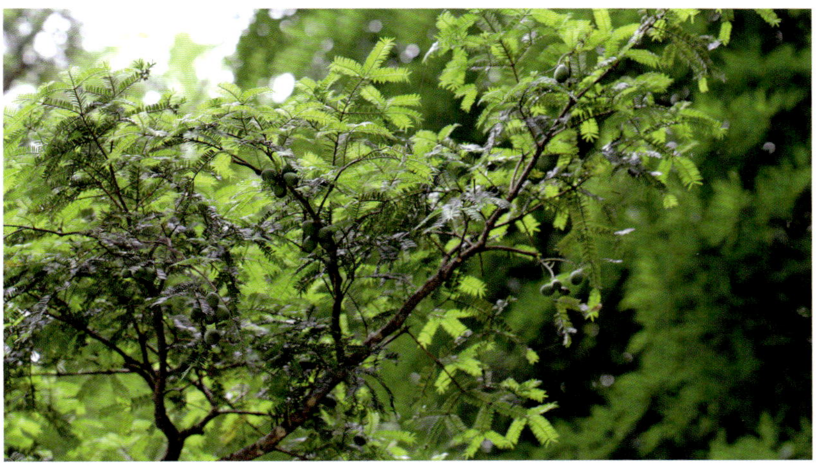
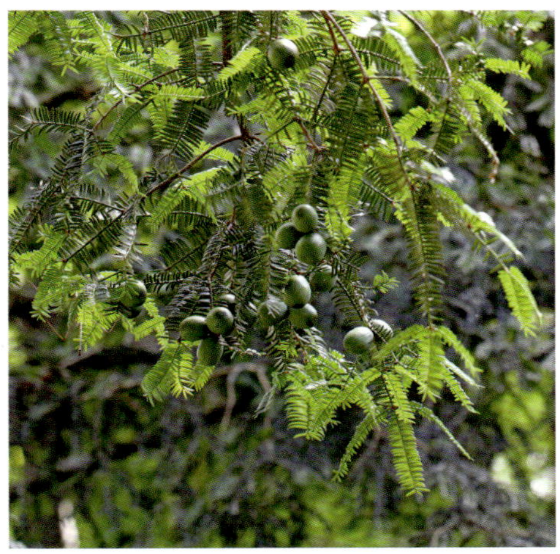
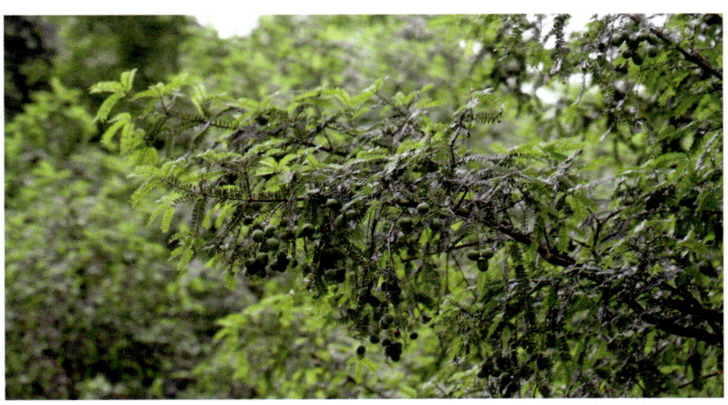
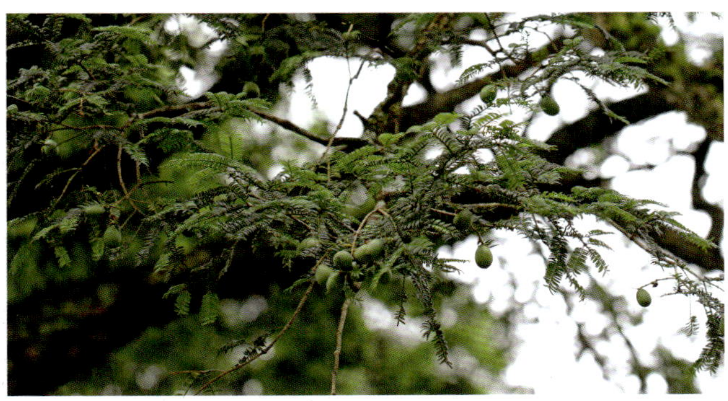

被子植物

59. 萍蓬草 *Nuphar pumila* (Timm) DC.

分类位置 睡莲科 Nymphaeaceae 萍蓬草属 *Nuphar* Sm.。

别　　名 黄金莲，萍蓬莲，贵州萍蓬草。

形态特征 多年水生草本。根状茎直径 2 ~ 3cm。叶纸质，宽卵形或卵形，少数椭圆形，长 6 ~ 17cm，宽 6 ~ 12cm，基部具弯缺，心形，裂片远离，圆钝，上面光亮，无毛，下面密生柔毛，侧脉羽状，几次二歧分枝；叶柄有柔毛。花梗长 40 ~ 50cm，有柔毛；萼片黄色，外面中央绿色，矩圆形或椭圆形；花瓣窄楔形，先端微凹；柱头盘常 10 浅裂，淡黄色或带红色。浆果卵形；种子矩圆形，褐色。花期 5 ~ 7 月，果期 7 ~ 9 月。

资源现状 生于湖沼、河流浅水中，上梅乡等地池塘中有零星种植。资源量较少，民间偶见食用根状茎或药用。

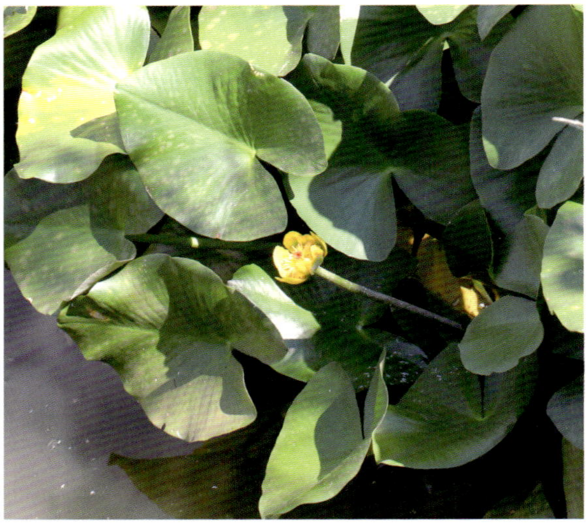

功效应用 根状茎：甘，寒；退虚热，除蒸止汗，止咳，止血，祛瘀调经；用于痨热，骨蒸，盗汗，肺结核咳嗽，神经衰弱，月经不调，刀伤等。茎：消食破积，除蒸止咳；用于咳嗽，盗汗，消化不良，神经衰弱，痛经，月经不调等。种子：甘，平；健脾胃，活血调经；用于脾虚食少，月经不调等。

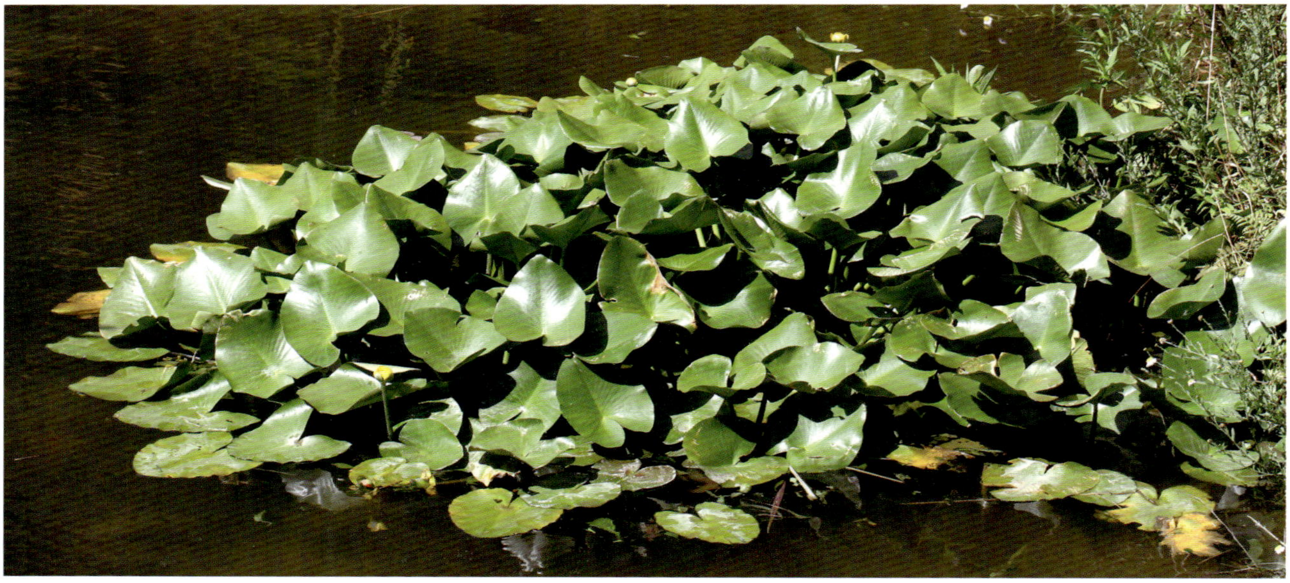

60. 红毒茴　*Illicium lanceolatum* A. C. Smith

分类位置　五味子科 Schisandraceae 八角属 *Illicium* L.。

别　　名　披针叶茴香，莽草，披针叶八角。

形态特征　灌木或小乔木。枝条纤细，树皮浅灰色至灰褐色。叶互生或稀疏地簇生于小枝近顶端或排成假轮生，革质，披针形或倒卵状椭圆形，先端尾尖或渐尖、基部窄楔形；中脉在叶面微凹陷，叶下面稍隆起；花腋生或近顶生，单生或 2 ~ 3 朵，红色、深红色；花被片 10 ~ 15，肉质，最大的花被片椭圆形或长圆状倒卵形；雄蕊 6 ~ 11 枚，花丝花药分离，药隔不明显截形或稍微缺，药室突起；心皮 10 ~ 14 枚，花柱钻形，纤细。果梗纤细，蓇葖 10 ~ 14 枚轮状排列，顶端有一长 3 ~ 7mm，向后弯曲的钩状尖头；花期 4 ~ 6 月，果期 8 ~ 10 月。

资源现状　生于海拔 300 ~ 1500m 的沟谷阴湿地中或林缘，全市山区较常见。资源较丰富，民间偶有应用，以根皮用于祛风止痛，或以果作为香料用（均有毒，无相关经验者慎用）。

功效应用　根或根皮：苦、辛，温，有毒；祛风除湿，散瘀止痛；用于风湿痹痛，关节肌肉疼痛，腰肌劳损，跌扑损伤，痈疽肿毒等。叶：辛，温，毒；祛风止痛，消肿散结，杀虫止痒；用于痈肿，乳痈，瘰疬，喉痹，疝瘕，癣疥，秃疮，风虫牙痛等。

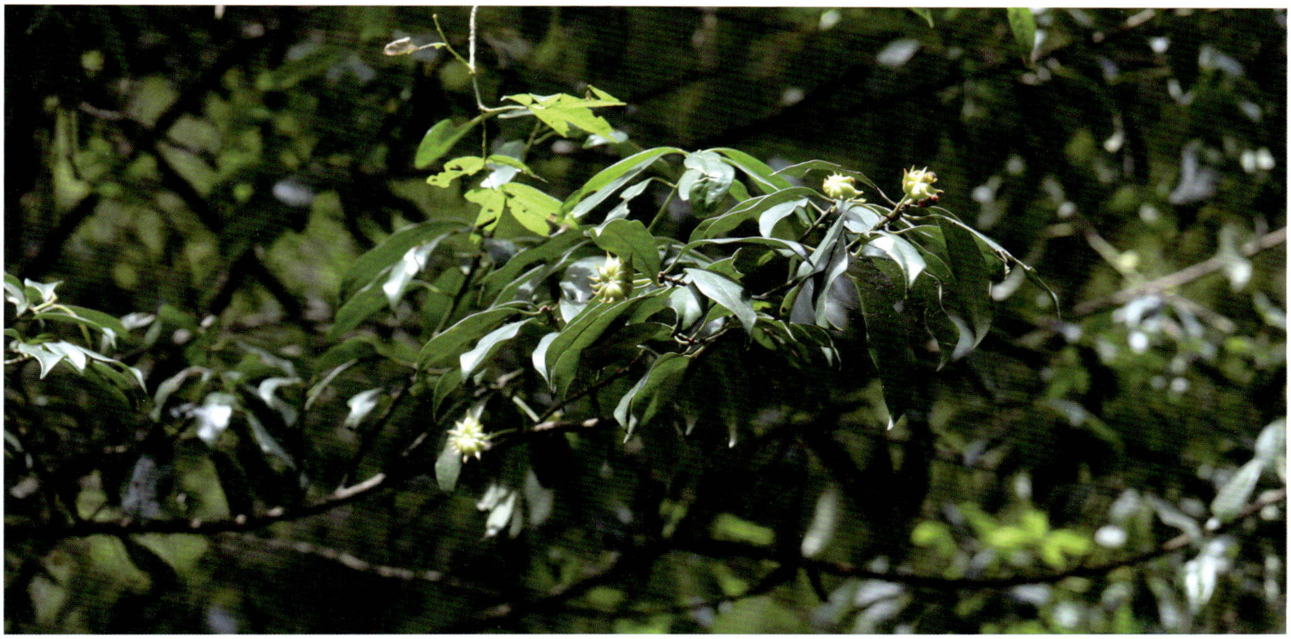

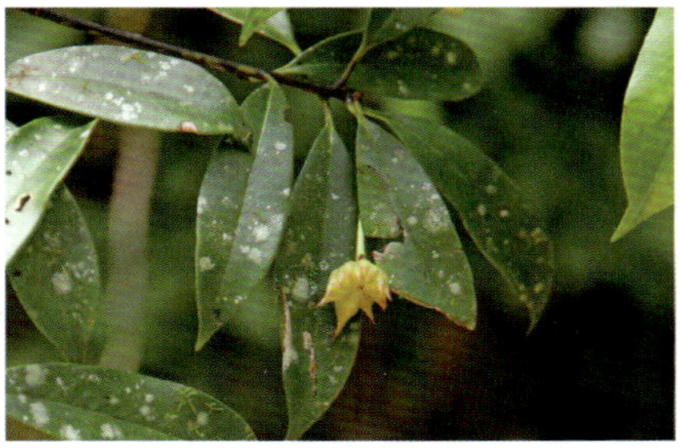

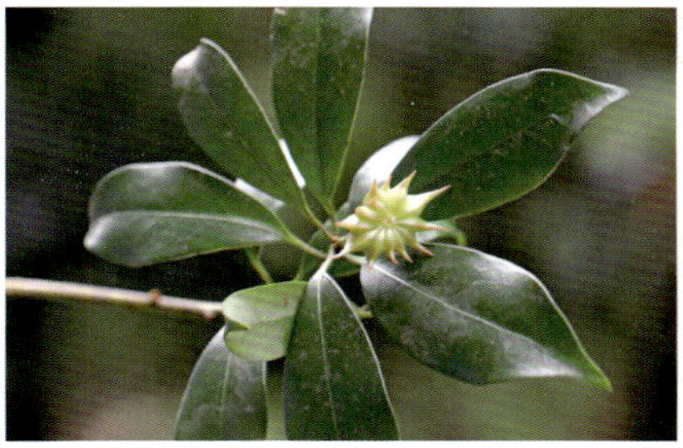

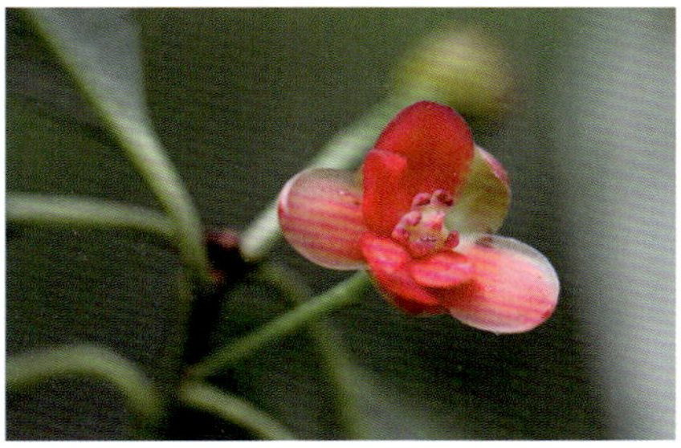

61. 南五味子 *Kadsura longipedunculata* Finet et Gagnep.

分类位置 五味子科 Schisandraceae 冷饭藤属 *Kadsura* Kaempf. ex Juss.。

别　　名 红木香，紫金藤，地血香。

形态特征 藤本。叶长圆状披针形、倒卵状披针形或卵状长圆形，先端渐尖或尖，边有疏齿，上面具淡褐色透明腺点。花单生于叶腋，雌雄异株；雄花：花被片 8 ~ 17，白色或淡黄色，中轮最大 1 片，椭圆形；花托椭圆体形，顶端圆柱状，不凸出雄蕊群外；雄蕊群球形，雄蕊 30 ~ 70 枚；药隔与花丝连成扁四方形，花丝极短。雌花：花被片与雄花相似，雌蕊群椭圆体形或球形，雌蕊 40 ~ 60 枚；花柱具盾状心形柱头冠。聚合果球形；小浆果倒卵圆形，外果皮薄革质，干时显出种子。种子 2 ~ 3，肾形或肾状椭圆体形。花期 6 ~ 9 月，果期 9 ~ 12 月。

资源现状 生于海拔 1500m 以下山坡林缘或路旁灌丛中，全市各地较常见。资源较丰富，民间常以其根或藤茎用于活血祛风等，果可食用。

功效应用 根、茎：辛、苦，温；温中行气，祛风活血；用于风湿关节痛，胃痛，中暑腹痛，睾丸炎，无名肿毒，跌扑损伤等。叶：微辛，平；消肿止痛，祛腐生肌；用于咳嗽，月经不调等。果：酸、甘，温；敛肺益肾。

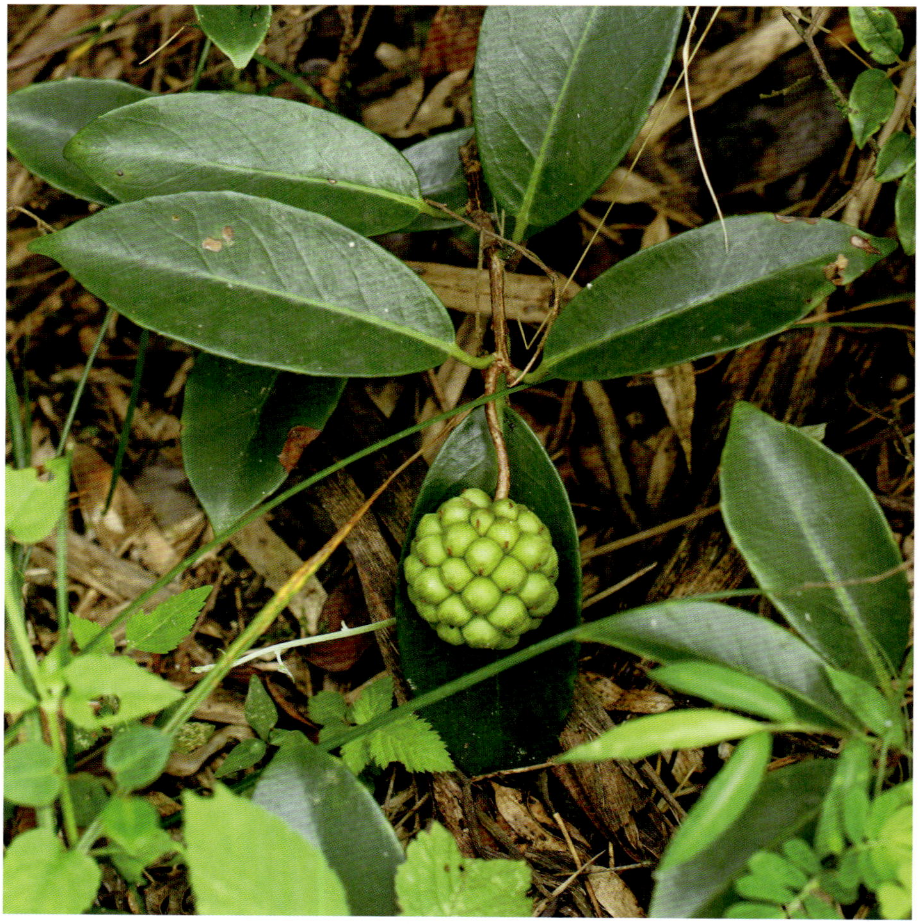

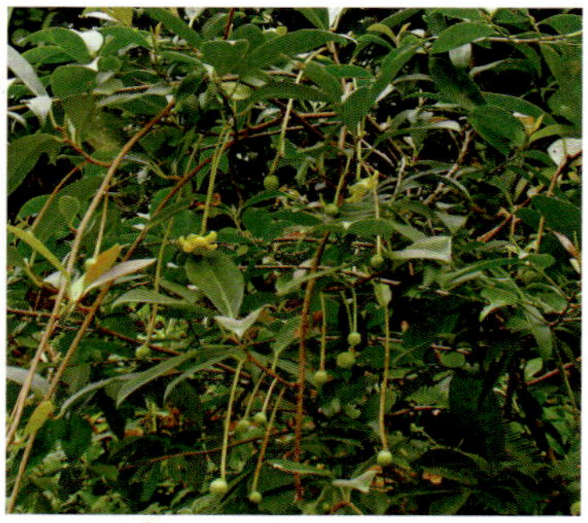

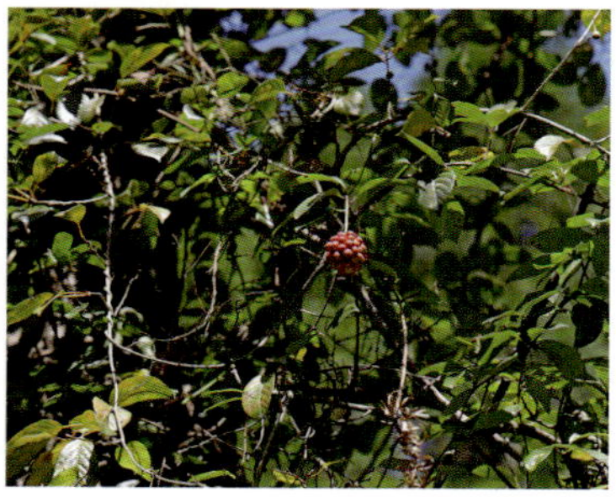

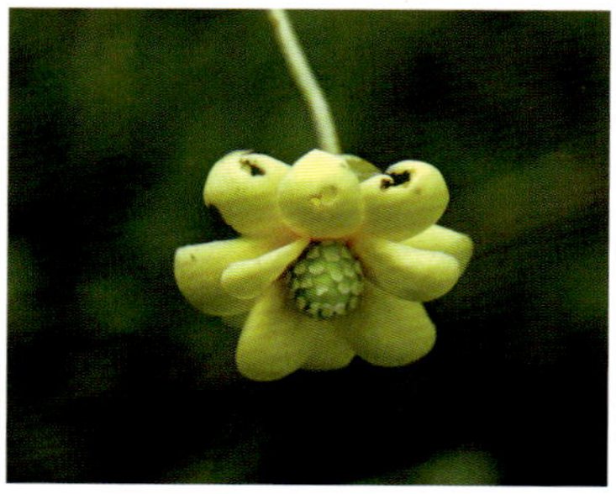

62. 翼梗五味子 *Schisandra henryi* Clarke

分类位置 五味子科 Schisandraceae 五味子属 *Schisandra* Michx.。

别　　名 五味子，西五味子。

形态特征 落叶木质藤本。枝上具宽近 1 ~ 2.5mm 的翅棱，被白粉；内芽鳞紫红色，长圆形或椭圆形，宿存于新枝基部。叶宽卵形、长圆状卵形或近圆形，先端短渐尖或短急尖，近全缘；叶柄红色，具叶基下延的薄翅。雄花：花被片黄色，8 ~ 10 片，近圆形，雄蕊群倒卵圆形；花托圆柱形，顶端具盾状附属物；雄蕊 30 ~ 40 枚，花药内侧向开裂，药隔倒卵形或椭圆形，具凹入的腺点，稍长于花药。雌花：花被片与雄花相似；雌蕊群长圆状卵圆形，具雌蕊约 50 枚，子房狭椭圆形。小浆果红色，球形；种子褐黄色，扁球形，种皮淡褐色，具乳头状凸起或皱凸起。花期 5 ~ 7 月，果期 8 ~ 9 月。

资源现状 生于海拔 300m 以上的山地疏林或路旁灌丛中，全市各地常见。资源量一般，民间少用，果可食用，具有较好观赏价值。

功效应用 根及藤茎：辛、涩，温；祛风除湿，行气止痛，活血止血；用于风湿痹痛，心胃气痛，痨伤吐血，闭经，月经不调，跌扑损伤，金疮肿毒等。

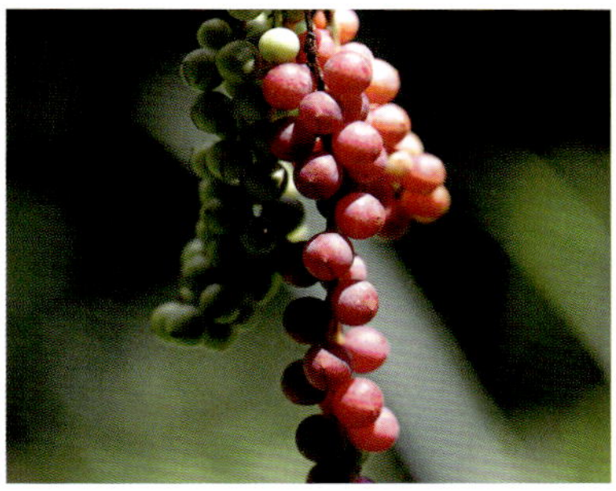
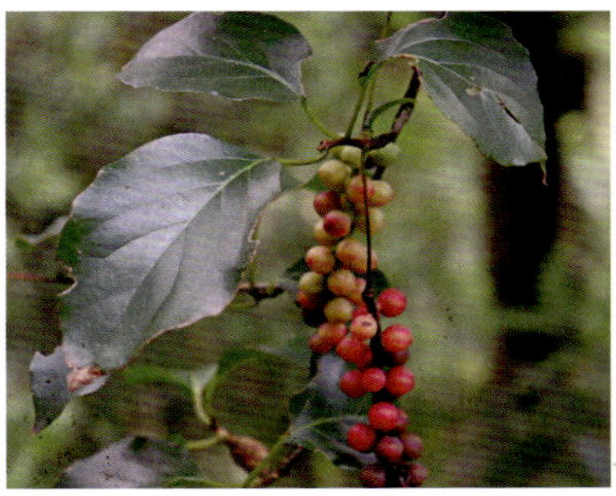
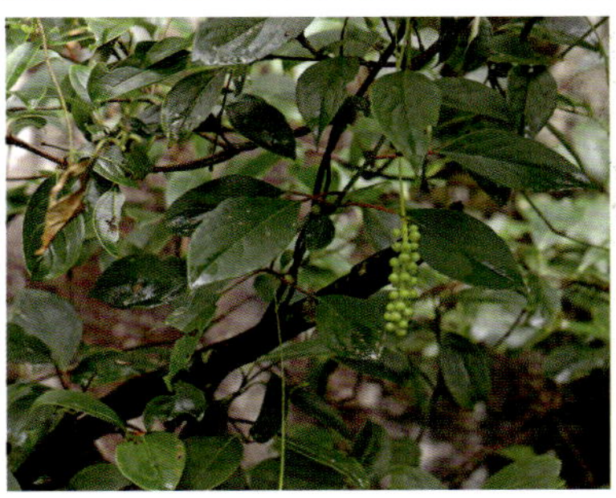
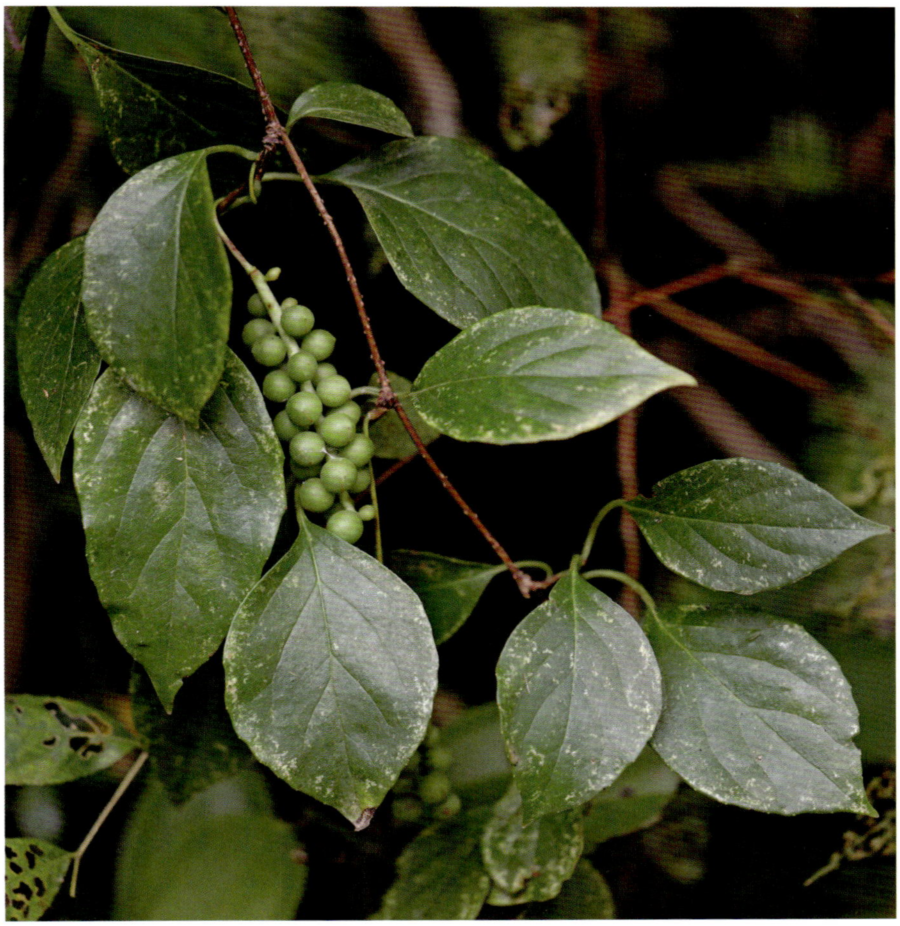

63. 华中五味子 *Schisandra sphenanthera* Rehd. et Wils.

分类位置 五味子科 Schisandraceae 五味子属 *Schisandra* Michx.。

别　　名 南五味子，五味子。

形态特征 落叶木质藤本，全株无毛。冬芽、芽鳞具长缘毛，先端无硬尖；叶纸质，倒卵形、宽倒卵形，或倒卵状长椭圆形或圆形，先端短急尖或渐尖，基部楔形或阔楔形，下延至叶柄成狭翅。花生于近基部叶腋，基部具膜质苞片，花被片 5 ~ 9，橙黄色，椭圆形或长圆状倒卵形，中轮具缘毛，背面有腺点。雄花：雄蕊群倒卵圆形，花托圆柱形，雄蕊 11 ~ 19（23），药室内侧向开裂，药隔倒卵形，顶端分开，无花丝。雌花：雌蕊群卵球形，雌蕊 30 ~ 60 枚；小浆果红色；种子长圆体形或肾形；种皮褐色光滑。花期 4 ~ 7 月，果期 7 ~ 9 月。

资源现状 生于海拔 300 ~ 1000m 山地林缘或路旁灌丛中，分布于岚谷、星村等地。资源量一般，民间少见使用，果实可食。

功效应用 根、茎藤：辛、酸，温；养血消瘀，理气化湿。**果实（南五味子）**：酸、甘，温；收敛固涩，益气生津，补肾宁心；用于久咳虚喘，梦遗滑精，遗尿尿频，久泻不止，自汗盗汗，津伤口渴，内热消渴，心悸失眠等。

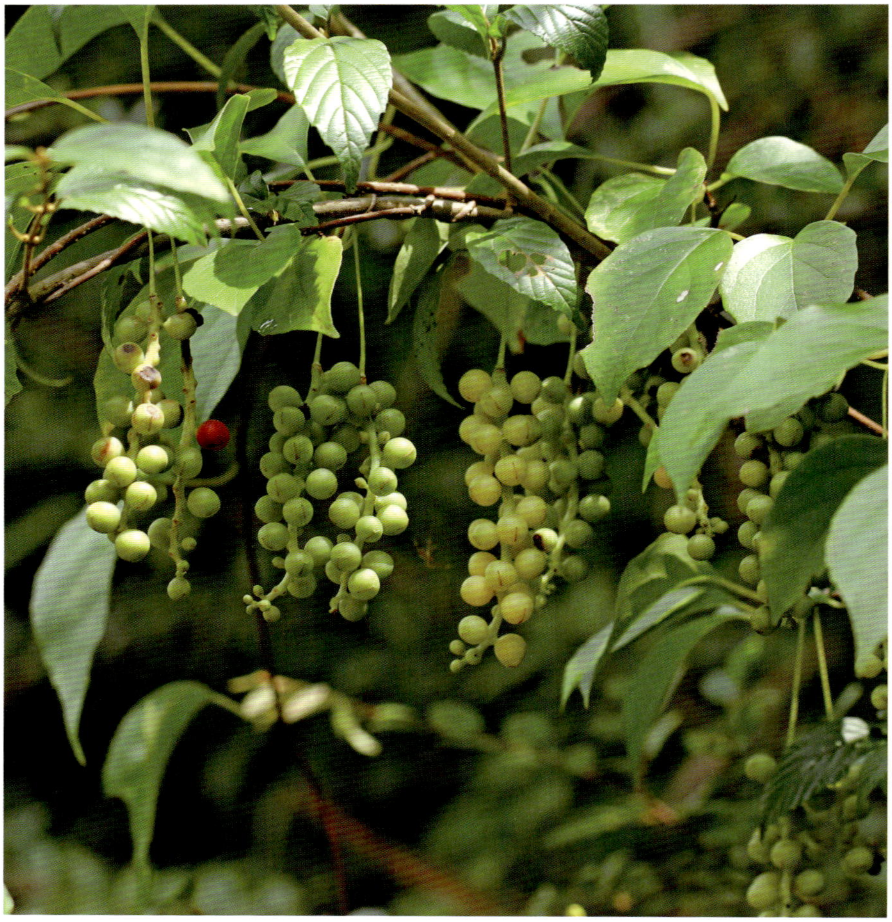
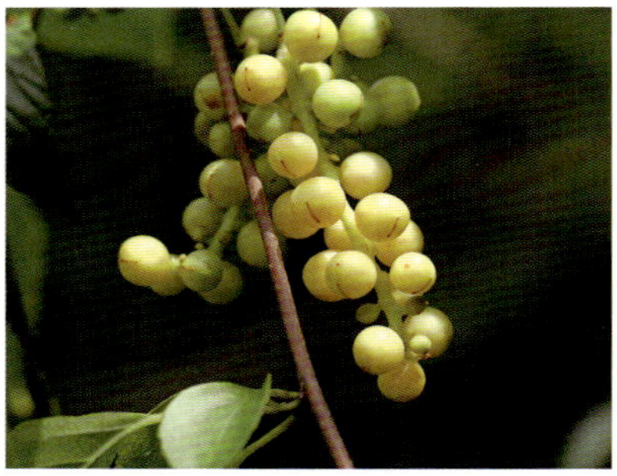
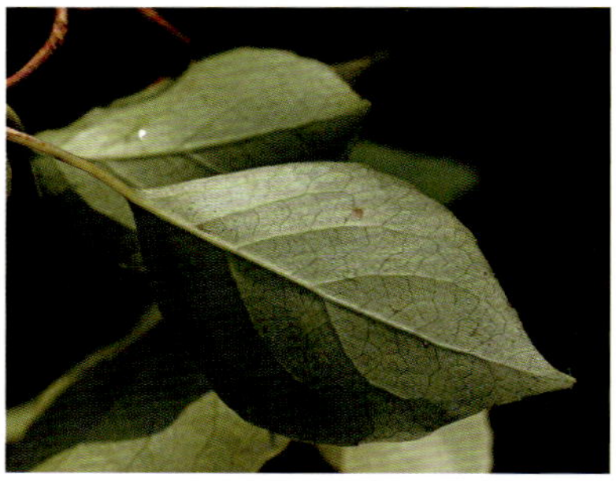
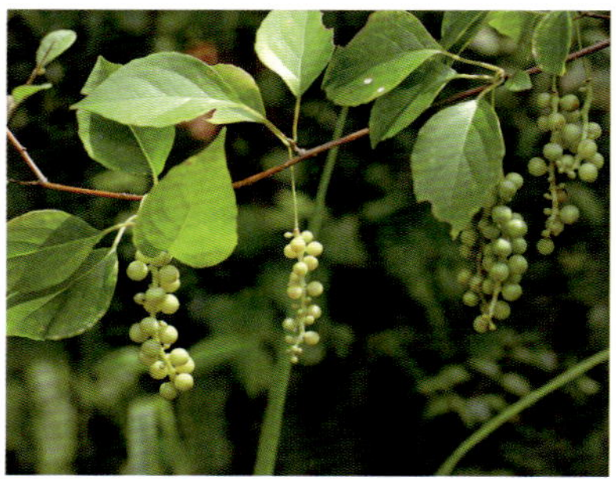

64. 蕺　菜　*Houttuynia cordata* Thunb.

分类位置　三白草科 Saururaceae 蕺菜属 *Houttuynia* Thunb.。

别　　名　鱼腥草，狗贴耳，侧耳根，独根草。

形态特征　草本，具特殊气味，高 30～60cm。茎下部伏地，节上轮生小根，上部直立，无毛或节上被毛，有时带紫红色。叶薄纸质，有腺点，背面尤甚，卵形或阔卵形，顶端短渐尖，基部心形，两面有时除叶脉被毛外均无毛，背面常紫红色；叶脉 5～7 条；叶柄长 1～3.5cm，无毛；托叶膜质，顶端钝，下部与叶柄合生，常有缘毛，基部扩大。花序长约 2cm；总花梗长 1.5～3cm，无毛；总苞片长圆形或倒卵形，顶端钝圆；雄蕊长于子房，花丝长为花药的 3 倍。蒴果顶端有宿存的花柱。花期 4～7 月。

资源现状　生于河沟边或田埂上，全市各地常见。资源较丰富，民间常以干燥全草煮水用于清热或解暑等，也有当野菜食用。

功效应用　**全草（鱼腥草）**：淡，凉；利湿清热，化痰止咳；用于肺脓肿，大叶性肺炎，疟疾，百日咳，痢疾，阑尾炎，尿道炎，小儿腹泻，中暑，感冒，扁桃体炎，胆囊炎，疮疖，顽癣，毒蛇咬伤等。

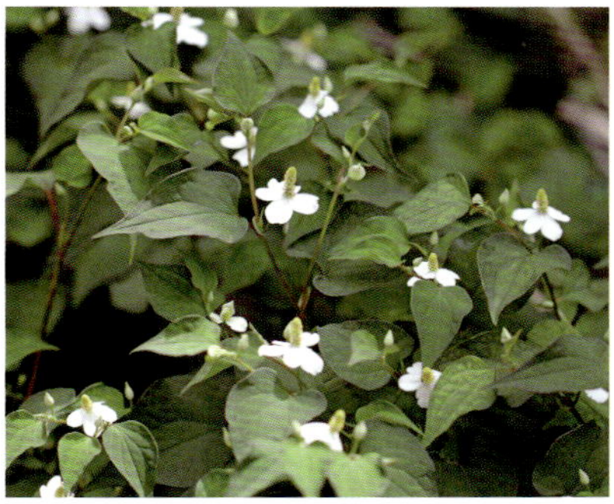

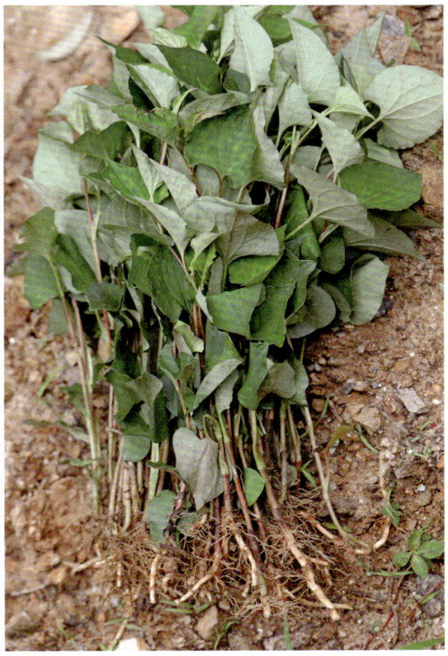

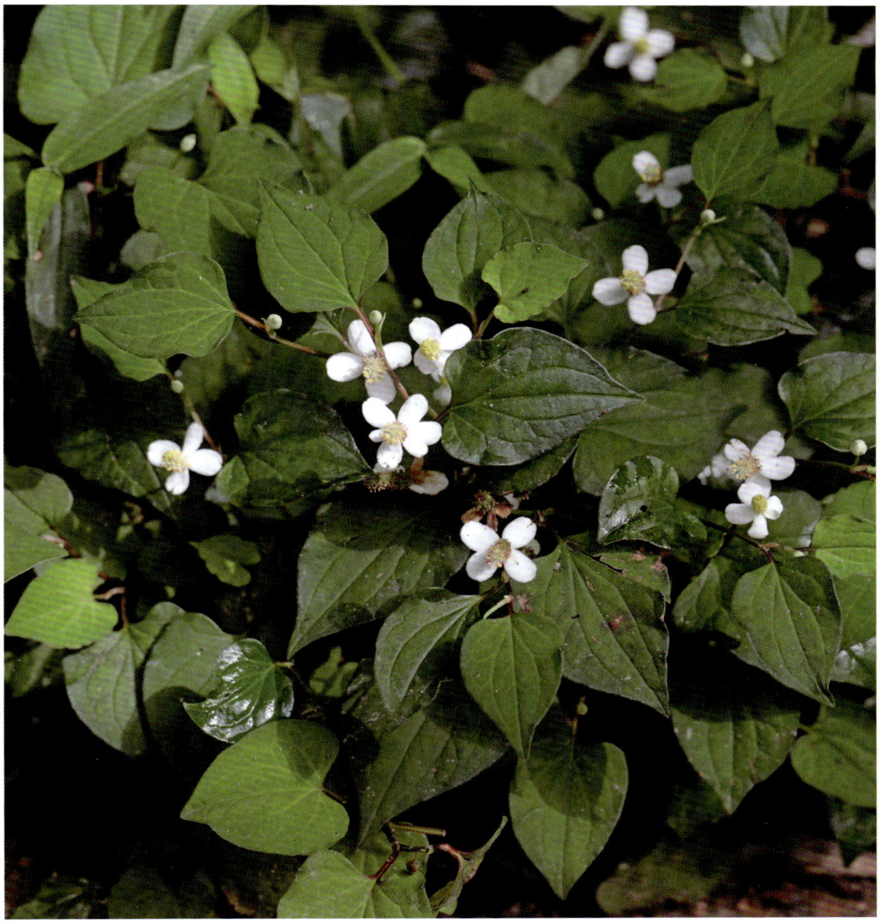

65. 三白草 ***Saururus chinensis*** **(Lour.) Baill.**

分类位置 三白草科 Saururaceae 三白草属 *Saururus* L.。

别　　名 塘边藕。

形态特征 湿生草本，高约 1m。茎粗壮，下部伏地，常带白色，上部直立，绿色。叶纸质，密生腺点，阔卵形至卵状披针形，基部心形或斜心形，两面无毛，茎顶端的 2 ~ 3 片于花期常为白色，花瓣状；叶脉 5 ~ 7 条；叶柄长 1 ~ 3cm，无毛，基部与托叶合生成鞘状，略抱茎。花序白色；总花梗花序轴密被短柔毛；苞片近匙形，上部圆，无毛或有疏缘毛，下部线形，被柔毛，贴生花梗上；雄蕊 6，花药长圆形，略短于花丝。果近球形，表面多疣状凸起。花期 4 ~ 6 月，果期 7 ~ 9 月。

资源现状 生于沟边、溪旁或低洼地，全市各地较常见。资源量一般，民间偶有以全草用于小便涩痛等。

功效应用 根及根茎（百节藕）：辛、甘，寒；清热利尿，消肿解毒；用于小便淋痛，石淋，水肿，带下，外用于疮痈，湿疹，毒蛇咬伤等。**地上部分（三白草）**：甘、辛，寒；利尿消肿，清热解毒；用于水肿，小便不利，淋沥涩痛，带下病，外治疮疡肿毒，湿疹。

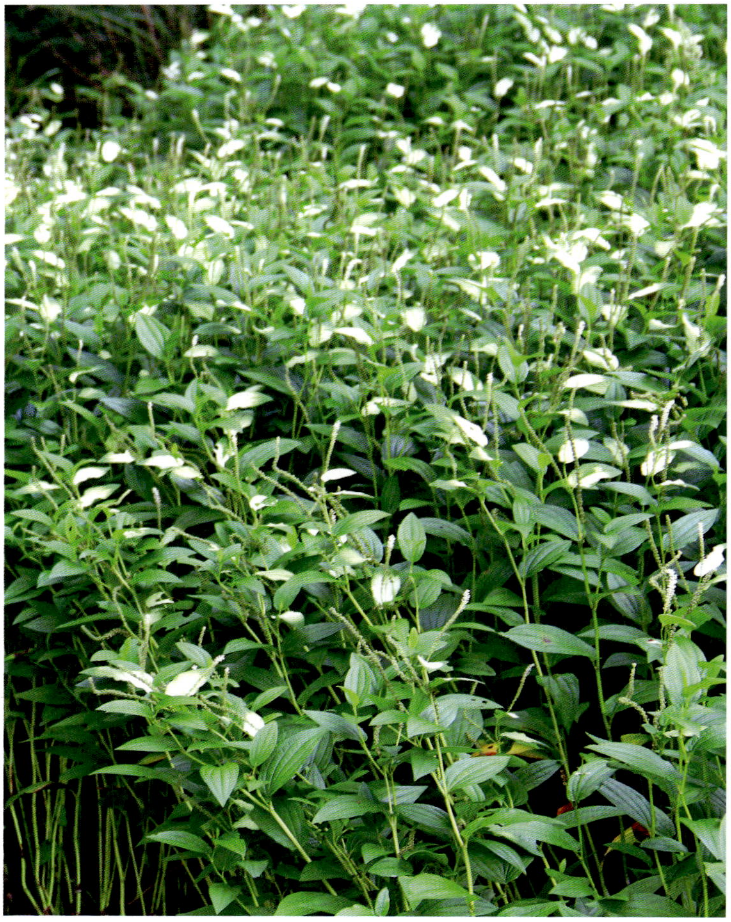

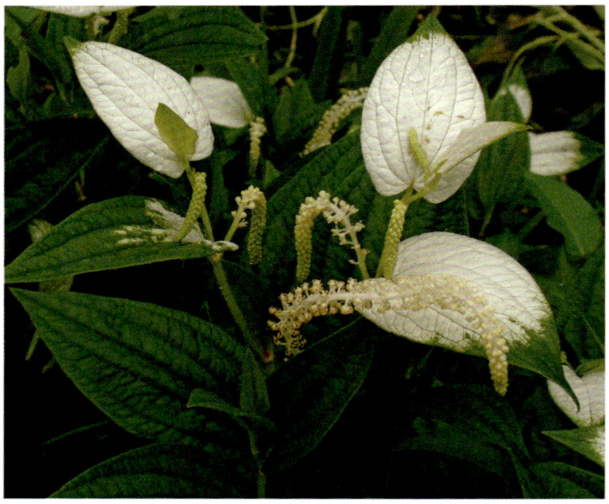

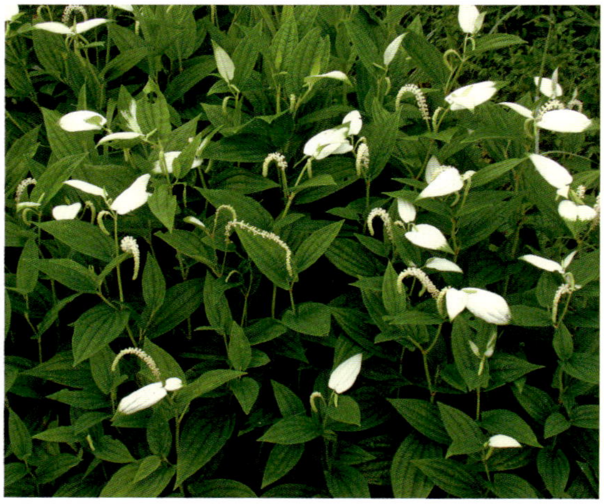

66. 山　蒟　*Piper hancei* Maxim.

分类位置 胡椒科 Piperaceae 胡椒属 *Piper* L.。

别　　名 山蒌，海风藤，石南藤。

形态特征 攀缘藤本，具芳香气味，长可达 10 余米，除花序轴和苞片柄外，余均无毛；茎、枝具细纵纹，节上生根。叶纸质或近革质，卵状披针形或椭圆形，长 6 ~ 12cm，宽 2.5 ~ 4.5cm，基部渐狭或楔形；叶脉 5 ~ 7 条，最上 1 对互生，叶鞘长约为叶柄一半。花单性，雌雄异株，聚集成与叶对生的穗状花序。雄花序长 6 ~ 15cm；总花梗与叶柄等长或略长，花序轴被毛；苞片近圆形，近无柄或具短柄；雄蕊 2，花丝短。雌花序长约 3m，果期延长；苞片与雄花序的相同，但柄略长；子房近球形，离生，柱头 4 或稀有 3。浆果球形，黄色。花期 3 ~ 8 月。

资源现状 攀缘于树上或石头，全市各地常见。资源丰富，民间常以带叶藤茎炖猪脚或大骨等用于风湿痹痛。

功效应用 带叶藤茎：辛，温；祛风湿，强腰膝，止咳，止痛；用于风湿痹痛，扭挫伤，风寒感冒，咳嗽，跌扑损伤等。

注：目前全国市场“海风藤”的主流基原之一，福建习惯以山蒟带枝叶部分作“石南藤”药用。

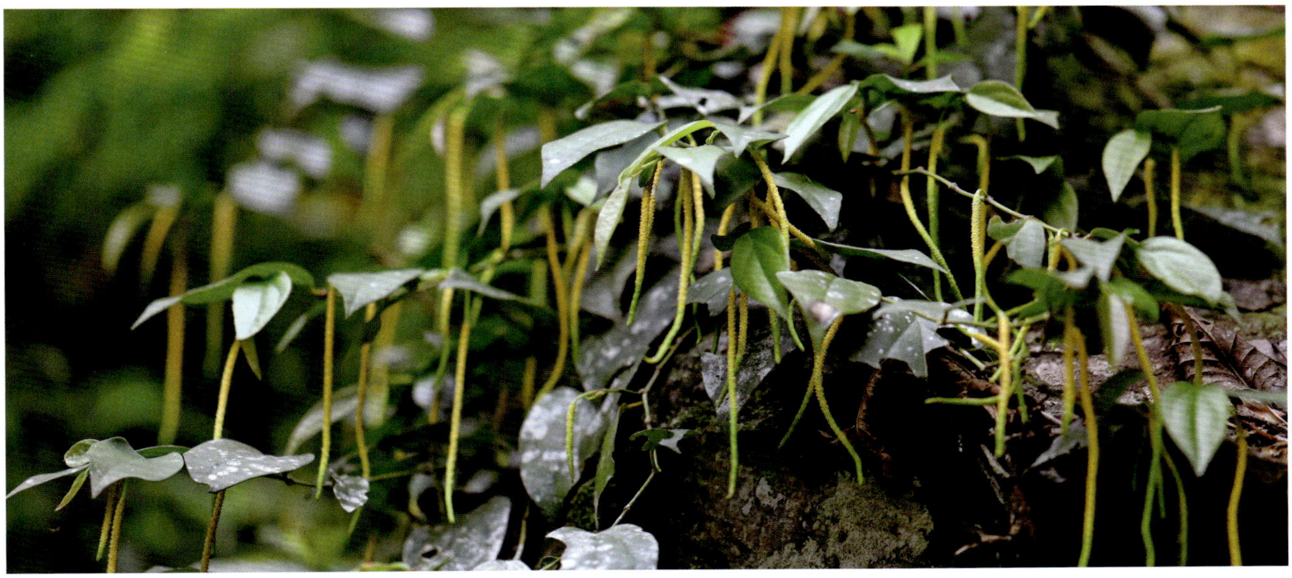

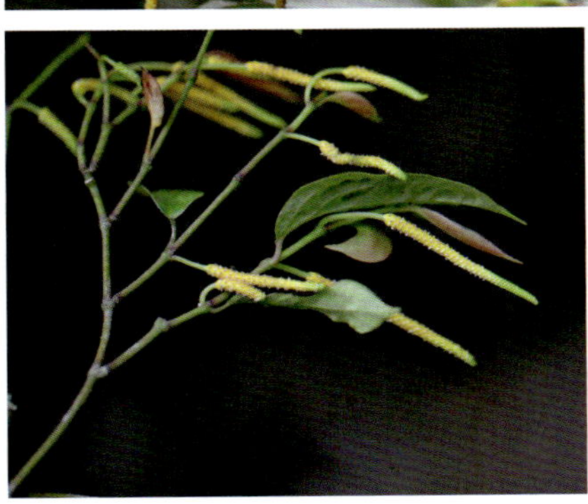

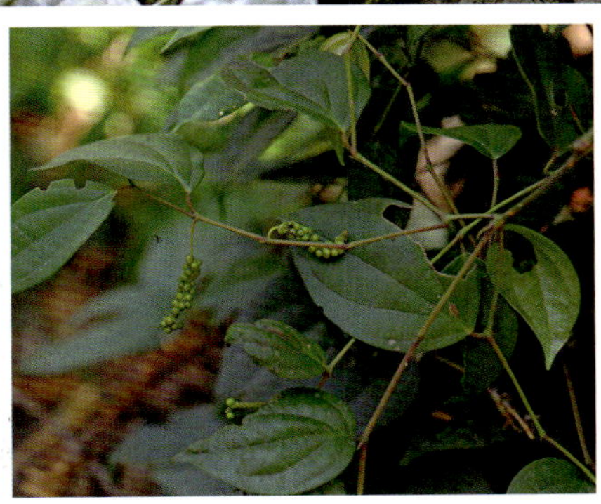

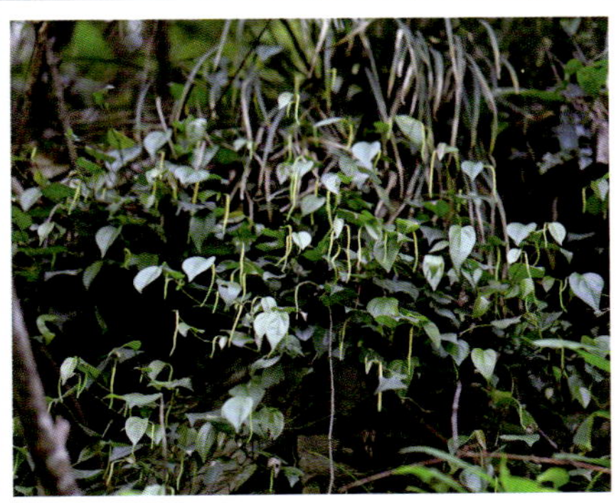

67. 风 藤 *Piper kadsura* (Choisy) Ohwi

分类位置 胡椒科 Piperaceae 胡椒属 *Piper* L.。

别 名 海风藤，细叶青蒌藤，大风藤。

形态特征 木质藤本，具芳香气味，茎有纵棱，幼时被疏毛，节上生根。叶近革质，具白色腺点，卵形或长卵形，基部心形，稀钝圆，腹面无毛，背面通常被短柔毛；叶脉5条；叶柄长1 ~ 1.5cm，有时被毛；叶鞘仅限于基部有。花单性，雌雄异株，聚集成与叶对生的穗状花序。雄花序长3 ~ 6cm；总花梗略短于叶柄，花序轴被微硬毛；苞片圆形，近无柄，腹面被白色粗毛；雄蕊2 ~ 3枚，花丝短。雌花序短于叶片；总花梗与叶柄等长；苞片和花序轴与雄花序的相同；子房球形，离生，柱头3 ~ 4，被短柔毛。浆果球形，褐黄色。花期5 ~ 8月。

资源现状 生于山谷林下，常攀缘于树上或石头上，分布于岚谷、星村等地。资源较丰富，为福建省道地药材，民间较多以藤茎或带叶藤茎炖猪脚或尾柱骨等用于风湿痹痛，因与“山蒟”极相似，民间常混同使用。

功效应用 **茎藤（海风藤）**：辛、苦，微温；祛风湿，通经络，止痹痛；用于风湿痹痛，筋脉拘挛，屈伸不利等。

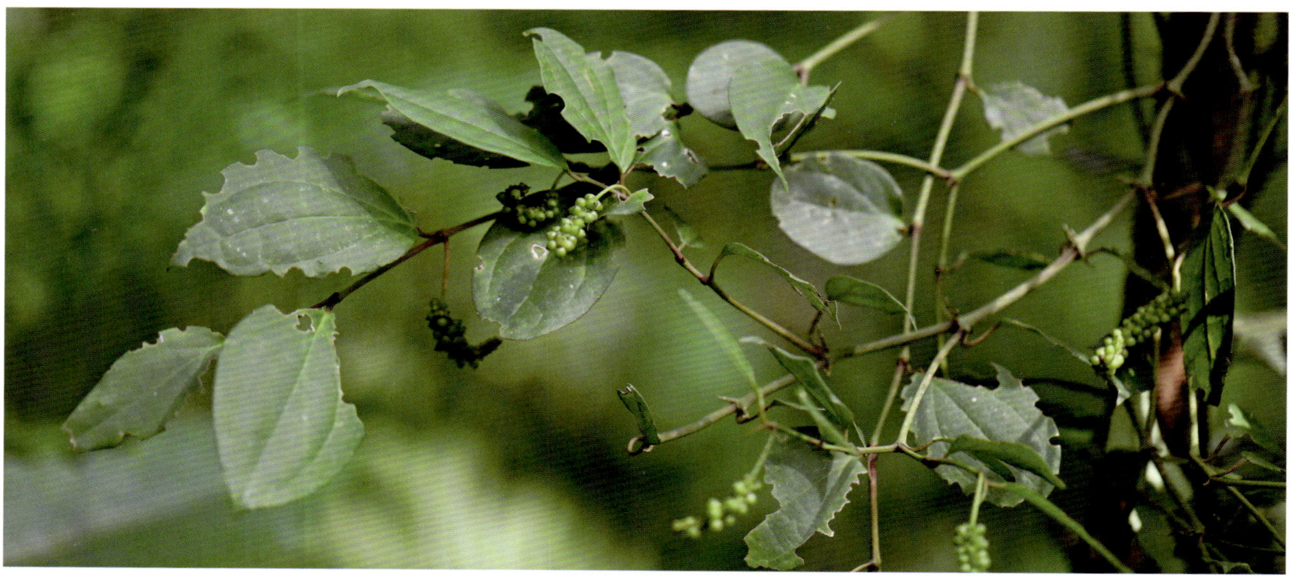

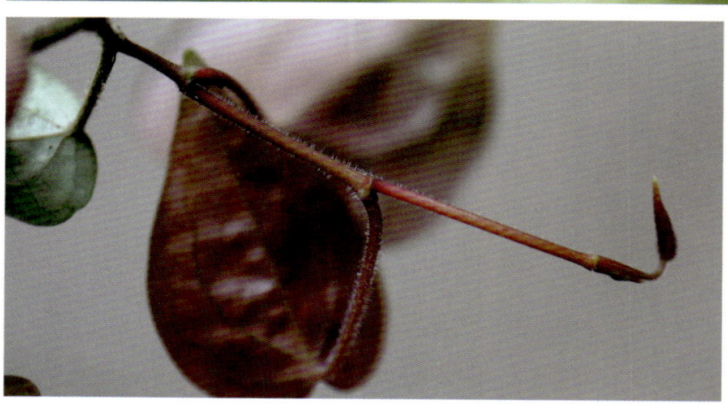

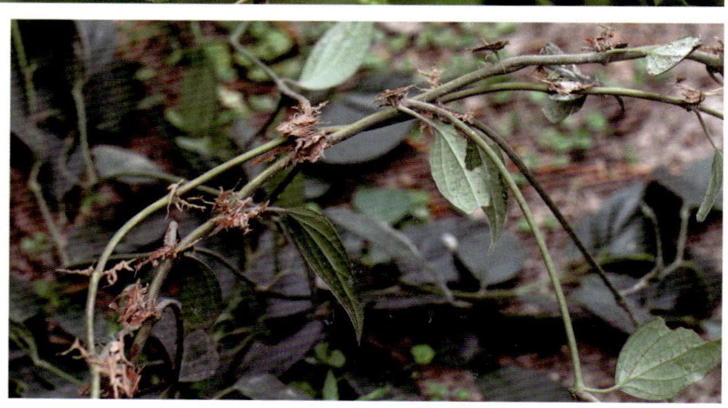

68. 管花马兜铃 *Aristolochia tubiflora* Dunn

分类位置　马兜铃科 Aristolochiaceae 马兜铃属 *Aristolochia* L.。

别　　名　一点血，独一味，辟蛇雷。

形态特征　草质藤本。根圆柱形，黄褐色；茎无毛，干后有槽纹，嫩枝、叶柄折断后渗出微红色汁液。叶纸质或近膜质，卵状心形或卵状三角形，全缘，顶端钝而具凸尖，基部浅心形至深心形，两面密布小油点。花单生或 2 朵聚生于叶腋；花梗基部有卵形小苞片，无柄；花被基部膨大呈球形，向上收狭成一长管，管口扩大呈漏斗状；檐部一侧渐延伸成卵状狭长圆形舌片；花药卵形；子房圆柱形，5～6 棱；合蕊柱顶端 6 裂。蒴果长圆形，黄褐色，6 棱；种子卵形或卵状三角形，具疣状突起小点，褐色种脊。花期 4～8 月，果期 10～12 月。

资源现状　生于林下或路边灌草丛中，全市各地较常见。资源量一般，民间常挖根用于行气止痛或活血祛瘀等，全草含马兜铃酸，具肾毒性，使用应注意用量及时间。

功效应用　根或全草（鼻血雷）：辛、苦，寒，有毒；清热解毒，行气止痛；用于疮疡疖肿，毒蛇咬伤，胃脘疼痛，肠炎痢疾，腹泻，风湿关节疼痛，痛经等。果实（马兜铃）：苦，微寒，有毒；清肺降气，止咳平喘，清肠消痔。

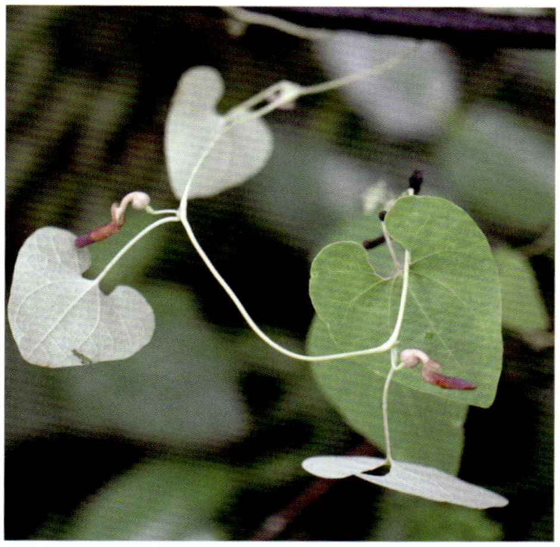
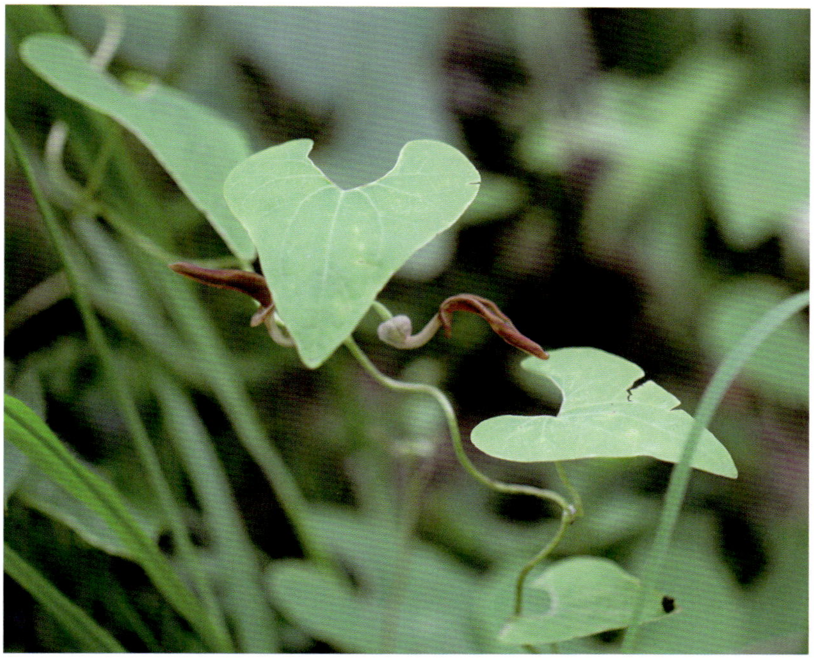
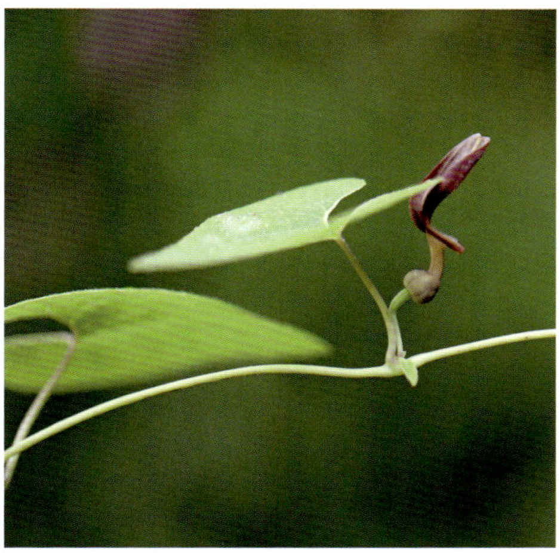
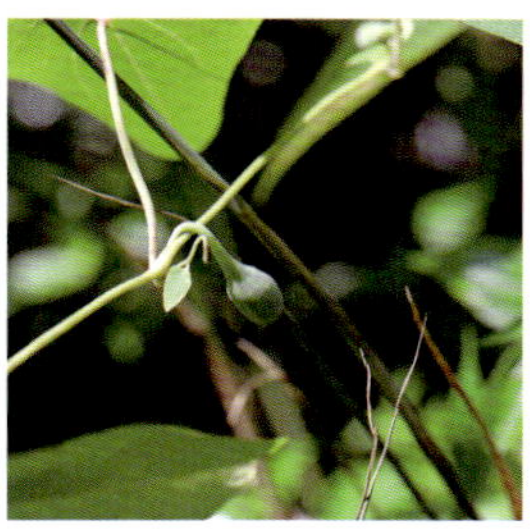
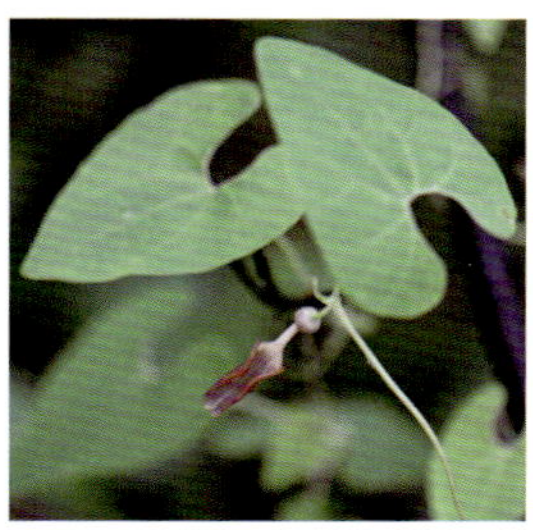
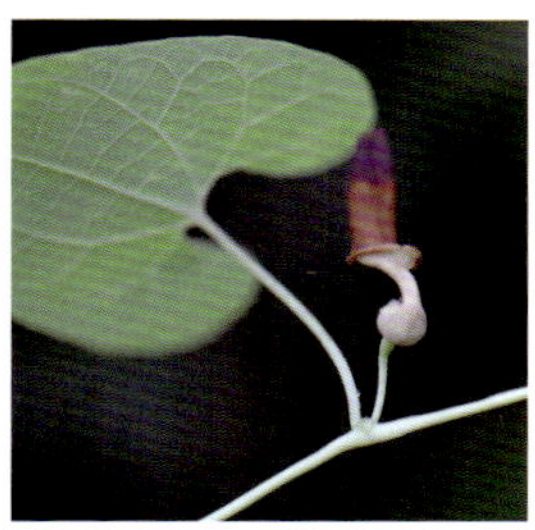

69. 尾花细辛 *Asarum caudigerum* Hance

分类位置 马兜铃科 Aristolochiaceae 细辛属 *Asarum* L.。

别　　名 土细辛。

形态特征 多年生草本。全株被散生柔毛；根状茎粗壮，节间短或较长。叶片阔卵形、三角状卵形或卵状心形，先端急尖至长渐尖，基部耳状或心形，叶两面均被毛；芽苞叶卵形或卵状披针形，背面和边缘密生柔毛。花被绿色，被紫红色圆点状短毛丛；花梗有柔毛；花被裂片直立，下部靠合如管，喉部稍缢缩，内壁有柔毛和纵纹，花被裂片上部卵状长圆形，先端骤窄成细长尾尖，外面被柔毛；雄蕊比花柱长，花丝比花药长，药隔锥尖或舌状；子房下位，具 6 棱，花柱合生，顶端 6 裂。果近球状，具宿存花被。花期 4 ~ 5 月。

资源现状 生于海拔 350 ~ 1660m 的林下阴湿地，全市各地较常见。资源丰富，民间偶有应用于感冒咳嗽等。

功效应用 全草：辛、温，有小毒；祛风散寒，活血止痛，解毒消肿；用于感冒，咳嗽，头痛，牙痛，风湿关节痛，跌扑损伤，颈部淋巴结结核，无名肿毒，毒蛇咬伤等。

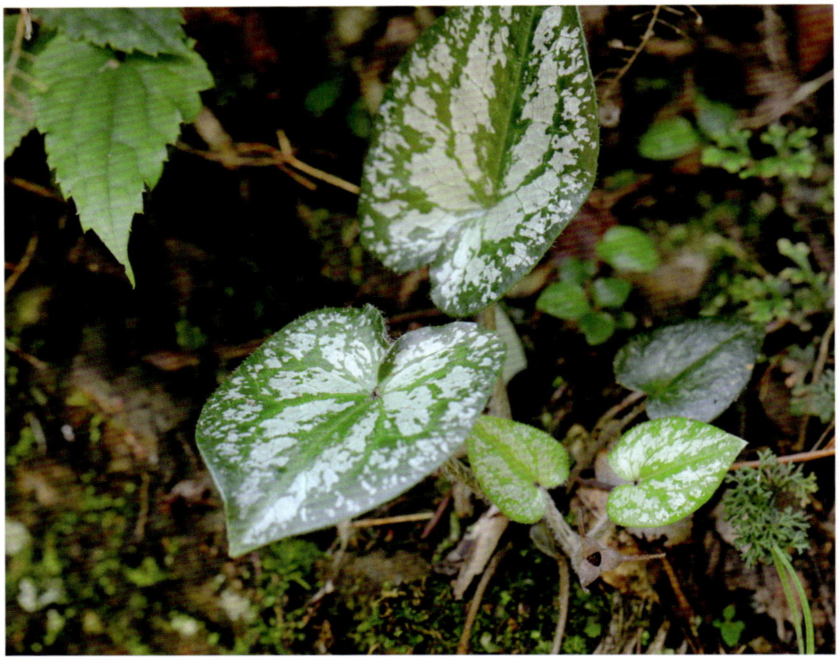
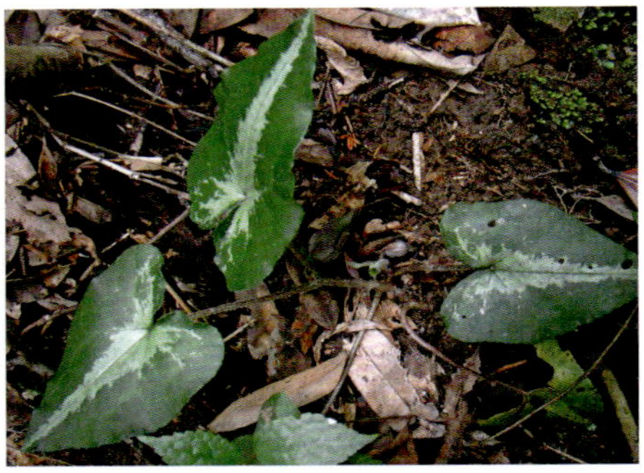
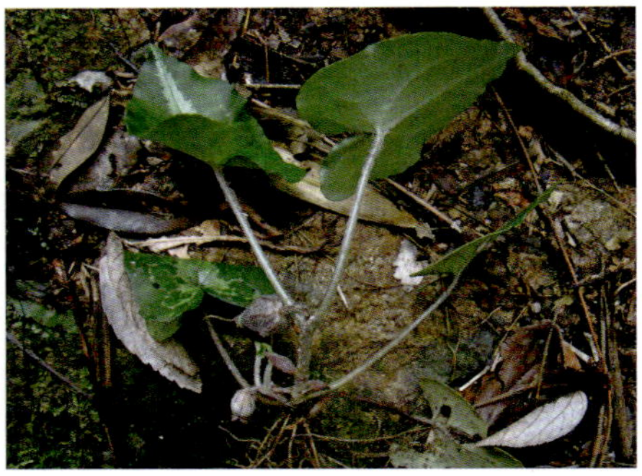
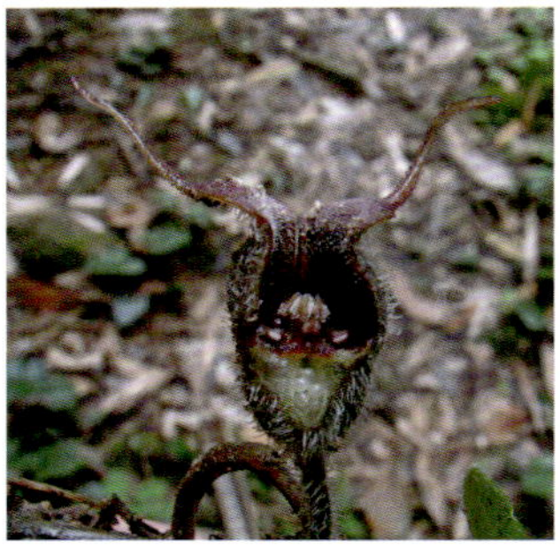
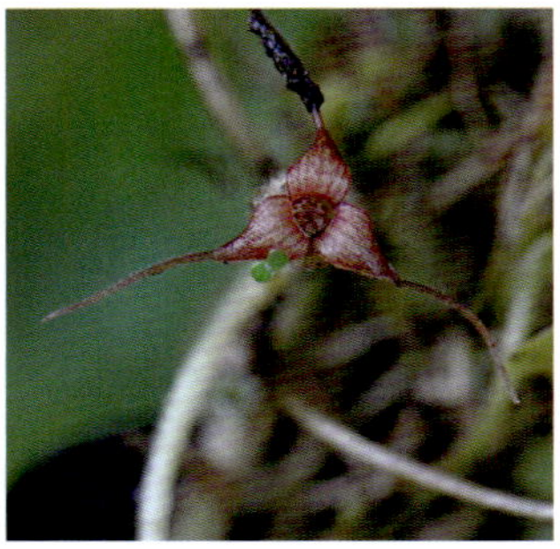
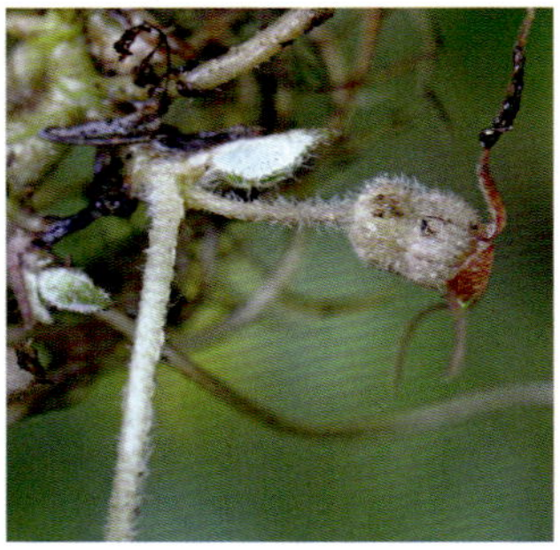
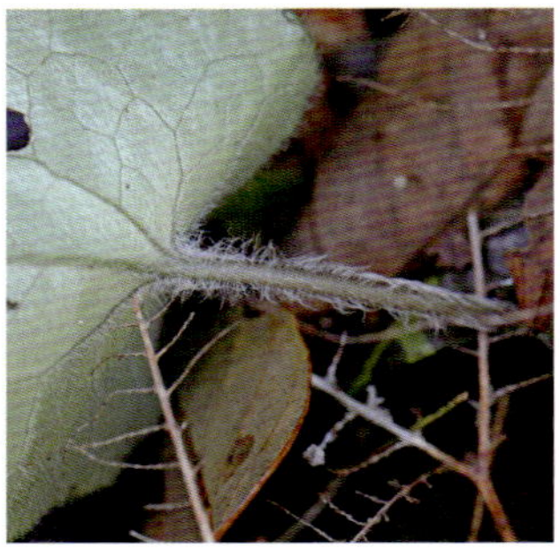

70. 杜 衡 *Asarum forbesii* Maxim.

分类位置 马兜铃科 Aristolochiaceae 细辛属 *Asarum* L.。

别　　名 马辛，双龙麻消，土细辛。

形态特征 多年生草本。根状茎短，根丛生，稍肉质。叶片阔心形至肾心形，长和宽各为 3～8cm，先端钝或圆，基部心形，叶面深绿色，中脉两旁有白色云斑，脉上及其近边缘有短毛，叶背浅绿色；叶柄长 3～15cm；芽苞叶肾心形或倒卵形，边缘有睫毛。花暗紫色，花梗长 1～2cm；花被管钟状或圆筒状，喉部不缢缩，膜环极窄，内壁具明显格状网眼，花被裂片直立，卵形，平滑、无乳突皱褶；药隔稍伸出；子房半下位，花柱离生，顶端 2 浅裂，柱头卵状，侧生。花期 4～5 月。

资源现状 生于海拔 800m 以下的林下或沟边阴湿地，分布于上梅等地，偶见栽培。资源量较少，民间常以全草用于风寒头痛或咳嗽等，市场上较常见，多数来源于外地。

功效应用 全草或根茎及根：辛，温，小毒；祛风散寒，消痰行水，活血止痛，解毒；用于风寒感冒，痰饮喘咳，水肿，风寒湿痹，跌扑损伤，头痛，牙痛，胃痛，痧气腹痛，瘰疬，肿毒，蛇咬伤等。

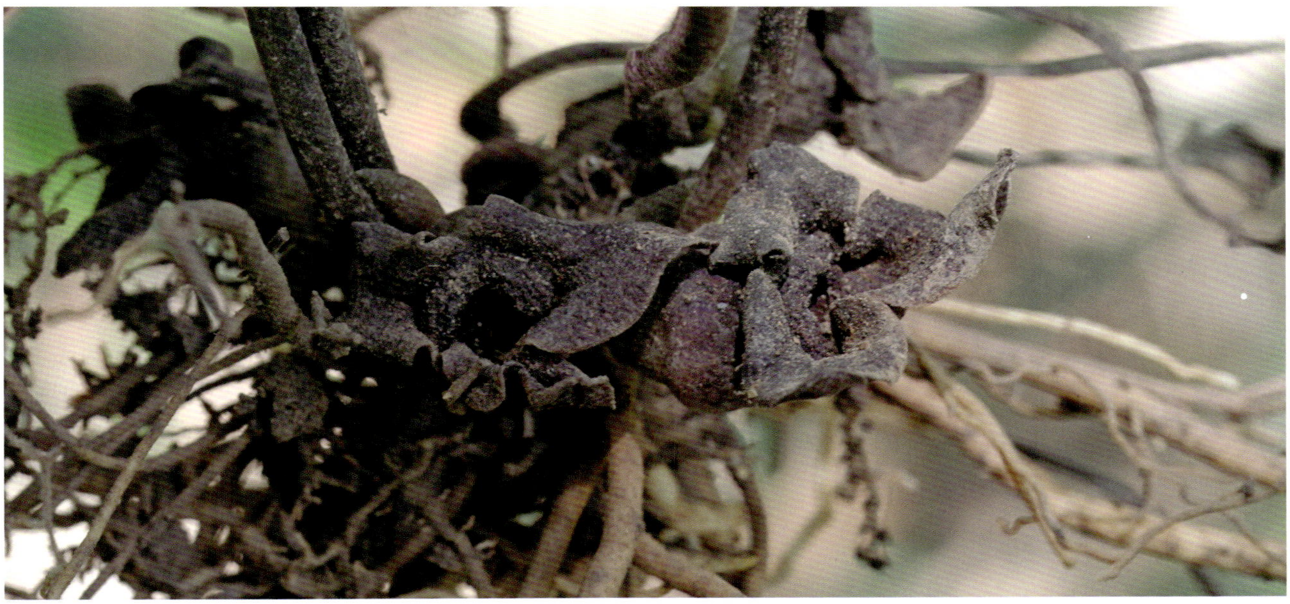

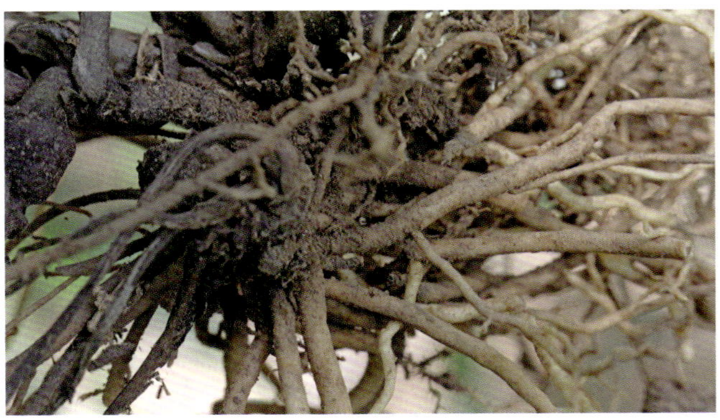

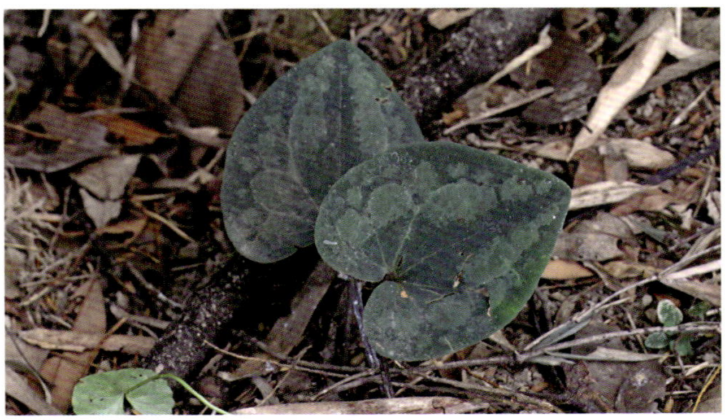

71. 福建细辛 *Asarum fukienense* C. Y. Cheng et C. S. Yang

分类位置 马兜铃科 Aristolochiaceae 细辛属 *Asarum* L.。

别　　名 土里开花，薯叶细辛，马脚蹄。

形态特征 多年生草本。根状茎短，根肉质。叶片近革质，三角状卵形或长卵形，先端急尖或短尖，基部耳状心形，叶面深绿色，偶有白色云斑，仅沿中脉散生短毛，叶背密生黄棕色柔毛；叶柄被黄色柔毛；芽苞叶卵形，背面和边缘密生柔毛。花绿紫色；花梗密生棕黄色柔毛；花被管圆筒状，被黄色柔毛，喉部不缢缩或稍缢缩，无膜环，内壁有纵皱褶，花被裂片阔卵形，开花时两侧反折，中部至基部有一半圆形淡黄色垫状斑块；药隔锥尖；子房下位，具 6 棱，花柱离生，柱头卵状，顶生或近顶生。果卵球状，具宿存花被。花期 4 ~ 11 月。

资源现状 生于海拔 300 ~ 1000m 的林下阴湿地，分布于岚谷乡、吴屯乡、星村镇等地。资源量一般，民间偶见使用，与尾花细辛或杜衡常混用。

功效应用 全草：辛，平；祛风散寒，活血止痛，解毒消肿。

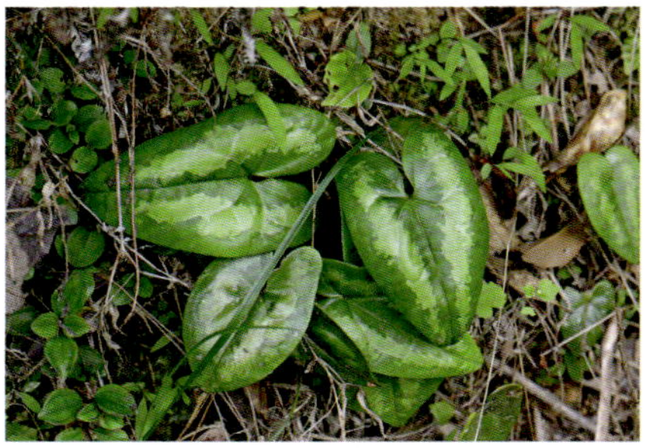
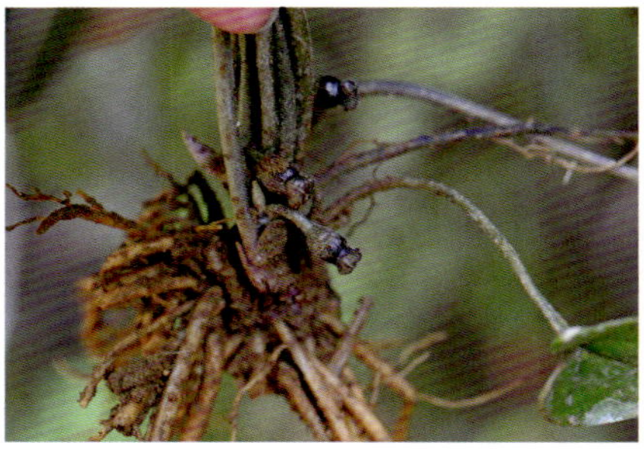
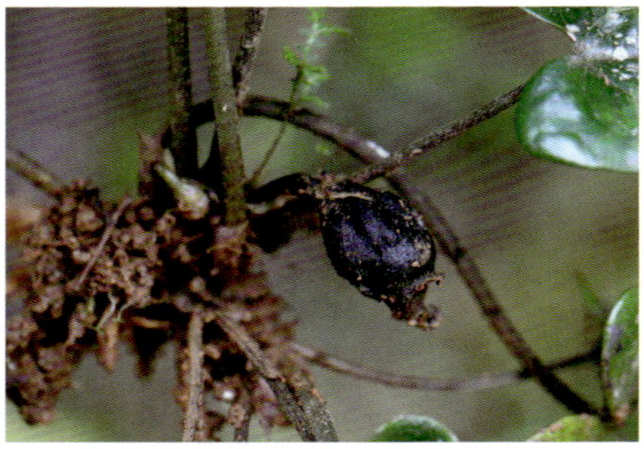
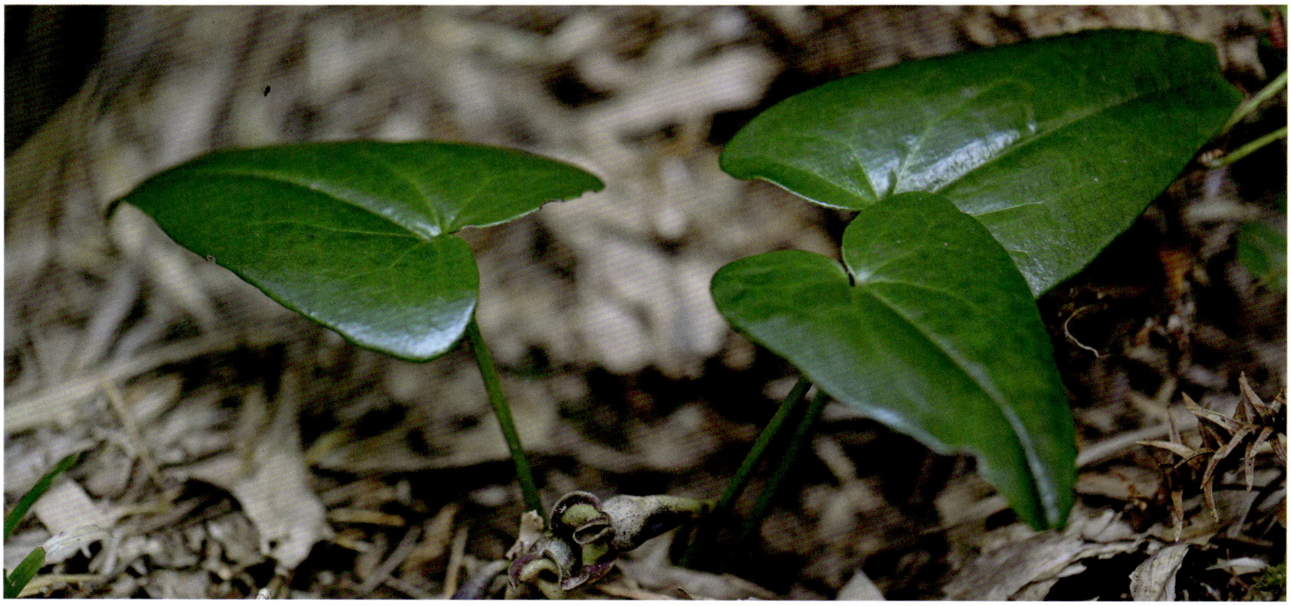

72. 厚　朴 *Houpoea officinalis* (Rehder & E. H. Wilson) N. H. Xia & C. Y. Wu

分类位置 木兰科 Magnoliaceae 厚朴属 *Houpoea* N. H. Xia & C. Y. Wu。

别　　名 建厚朴，凹叶厚朴，温厚朴，紫油厚朴。

形态特征 落叶乔本，高达 20m。树皮厚，褐色，不开裂；小枝粗壮，淡黄色或灰黄色，幼时有绢毛；叶大，近革质，长圆状倒卵形，叶先端凹缺，成 2 钝圆的浅裂片，幼苗之叶先端钝圆，并不凹缺，基部楔形，全缘而微波状，上面无毛，下面被灰色柔毛，有白粉；花白色，芳香；花被片 9 ~ 12（17），厚肉质，外轮 3 片淡绿色，长圆状倒卵形，盛开时常向外反卷，内两轮白色，倒卵状匙形，基部具爪，花盛开时中内轮直立；聚合果长圆状卵圆形，基部较窄长 9 ~ 15cm；蓇葖具喙；种子三角状倒卵形，长约 1cm，花期 5 ~ 6 月，果期 8 ~ 10 月。

资源现状 生于海拔 300 ~ 1100m 的山坡疏林中或林缘伐迹地，分布于星村、洋庄等地，有较大面积栽培。福建省传统道地药材之一，野生资源少见，属国家二级保护野生植物。

功效应用 **干皮、根皮及枝皮（厚朴）**：苦、辛，温；燥湿消痰，下气除满；用于湿滞伤中，脘痞吐泻，食积气滞，腹胀便秘，痰饮喘咳。**花蕾（厚朴花）**：苦，微温；芳香化湿，理气宽中；用于脾胃湿阻气滞，胸脘痞闷胀满，纳谷不香。果实：用于感冒咳嗽，胸闷等。

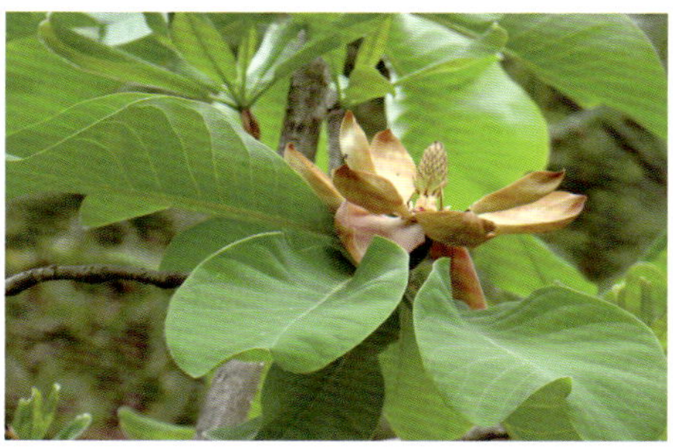

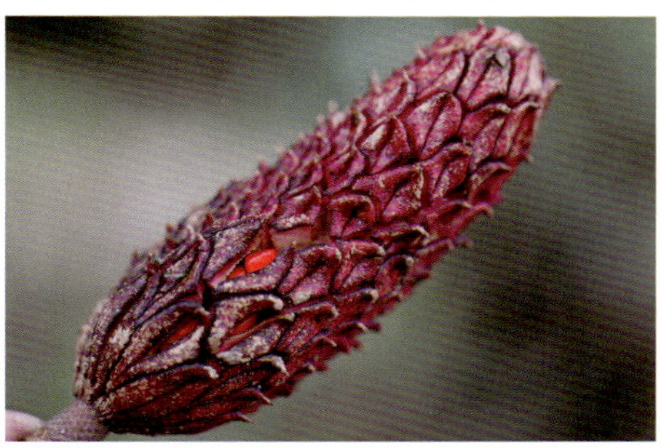

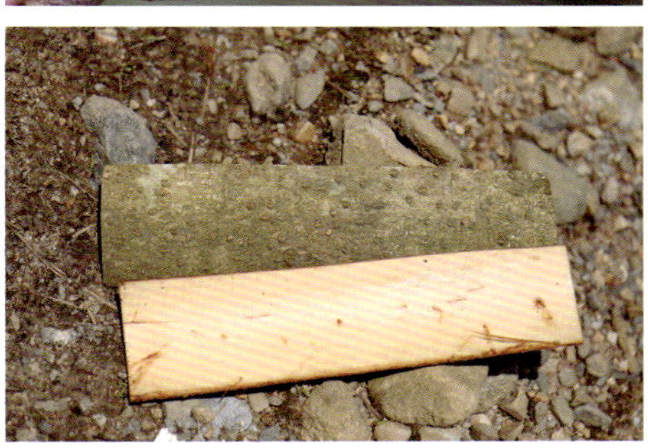

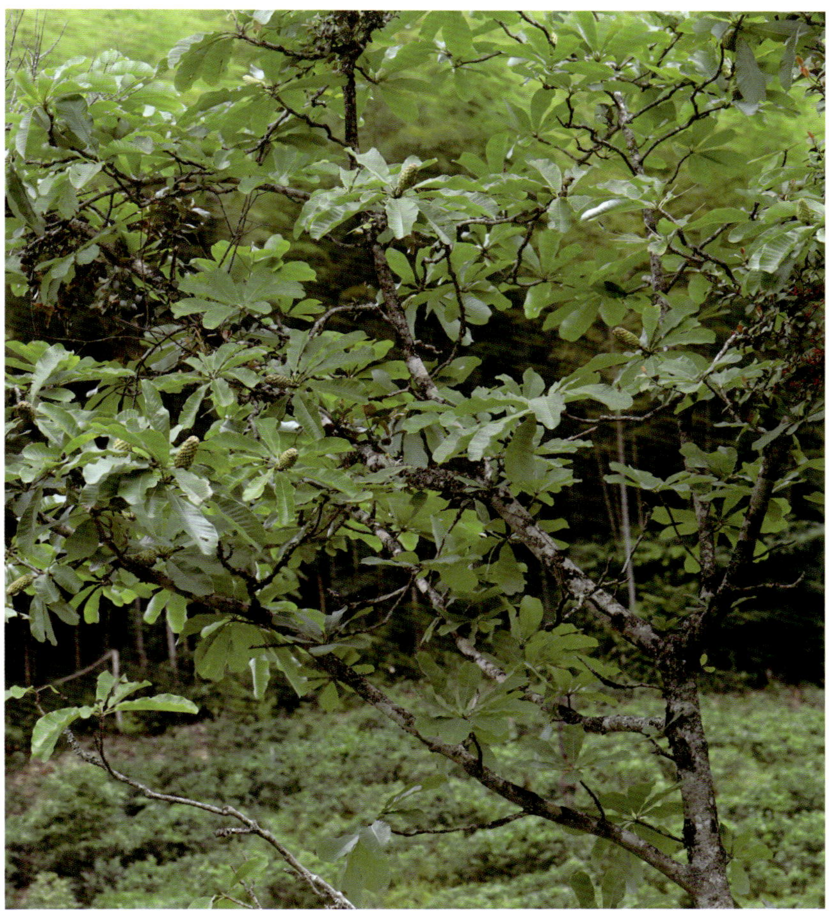

73. 鹅掌楸 *Liriodendron chinense* (Hemsl.) Sarg.

分类位置 木兰科 Magnoliaceae 鹅掌楸属 *Liriodendron* L.。

别　名 马褂木。

形态特征 乔木，高达 40m。胸径可达 1m 以上，小枝灰色或灰褐色。叶马褂状，长 4 ~ 12（~ 18）cm，近基部每边具 1 侧裂片，先端具 2 浅裂，下面苍白色，叶柄长 4 ~ 8（~ 16）cm。花杯状，花被片 9，外轮绿色，萼片状，向外弯垂，内两轮直立，花瓣状、倒卵形，长 3 ~ 4cm，绿色，具黄色纵条纹，花药长 10 ~ 16mm，花丝长 5 ~ 6mm，花期时雌蕊群超出花被之上，心皮黄绿色。聚合果长 7 ~ 9cm，具翅的小坚果长约 6mm，顶端钝或钝尖，具种子 1 ~ 2 颗。花期 5 月，果期 9 ~ 10 月。

资源现状 生于海拔 450 ~ 1900m 山地林中或沟谷边，分布于星村、洋庄等地，有零星栽培。可作为行道树或观赏树种，是珍贵用材，异花授粉植物，种子萌发率低，易危，为国家二级保护野生植物。

功效应用 根：辛，温；祛风湿，强筋骨；用于风湿关节痛，肌肉萎软。树皮：祛风除湿，散寒止咳；用于风湿痹痛，风寒咳嗽。

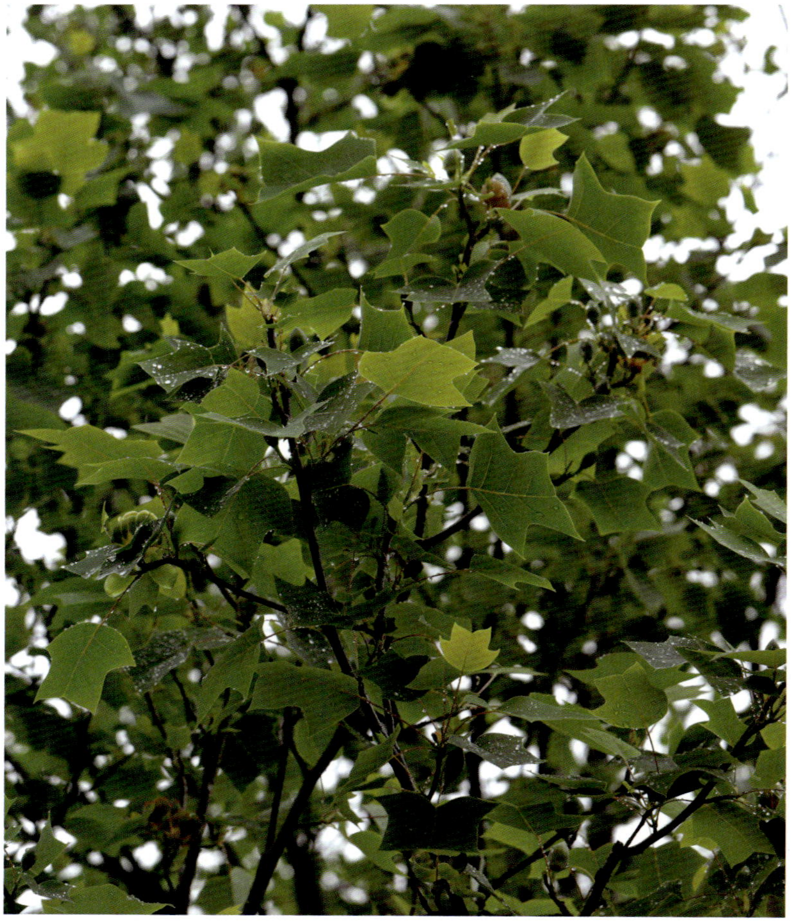

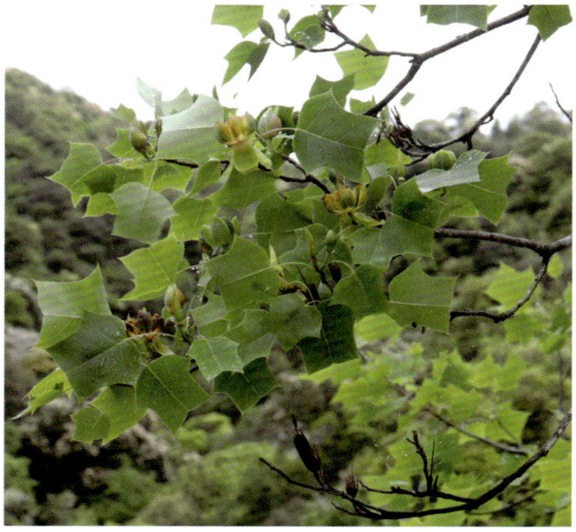

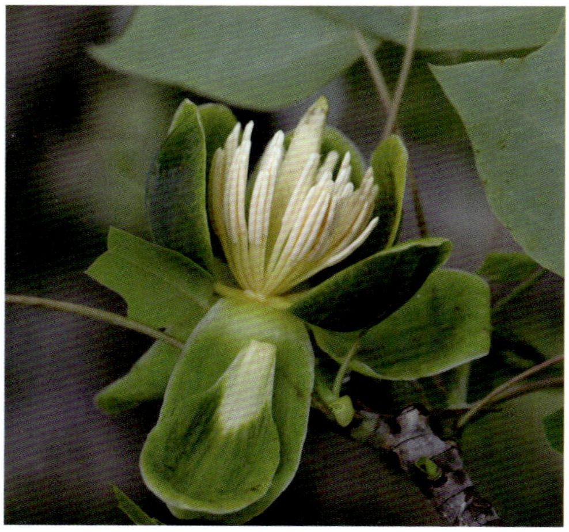

74. 瓜馥木 *Fissistigma oldhamii* (Hemsl.) Merr.

分类位置 番荔枝科 Annonaceae 瓜馥木属 *Fissistigma* Griff.。

别　　名 山龙眼藤，钻山风，火索藤，藤龙眼。

形态特征 攀缘灌木，长约 8m。小枝被黄褐色柔毛。叶革质，倒卵状椭圆形或长圆形，顶端圆形或微凹，有时急尖，基部阔楔形或圆形，叶面无毛，叶背被短柔毛，老渐几无毛；上面扁平，下面凸起，叶柄被短柔毛；花长约 1.5cm，1～3 朵集成密伞花序；萼片阔三角形，顶端急尖，外轮花瓣卵状长圆形；雄蕊长圆形，药隔稍偏斜三角形；心皮被长绢质柔毛，花柱稍弯，无毛，柱头顶端 2 裂，每心皮有胚珠约 10 颗，2 排。果圆球状，密被黄棕色绒毛；种子圆形；花期 4～9 月，果期 7 月至翌年 2 月。

资源现状 生于山谷、溪边或潮湿的疏林中，全市各山区较常见。资源丰富，民间应用较少。

功效应用 根：微辛，平；祛风除湿，活血止痛；用于风湿痹痛，腰痛，胃痛，跌扑损伤。

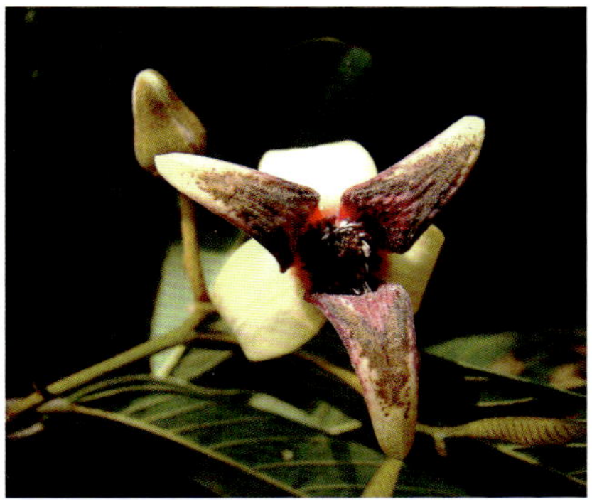
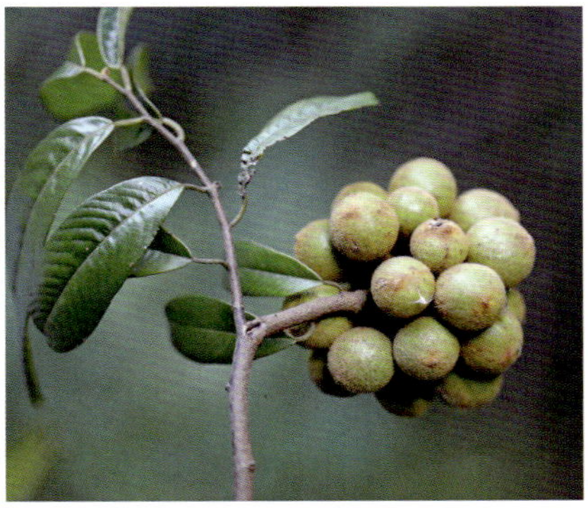
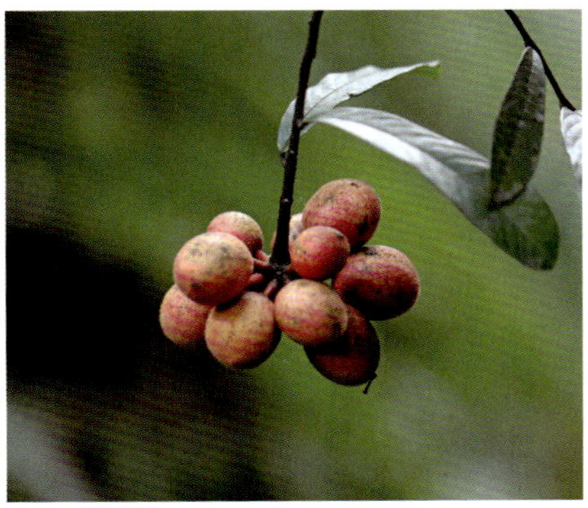
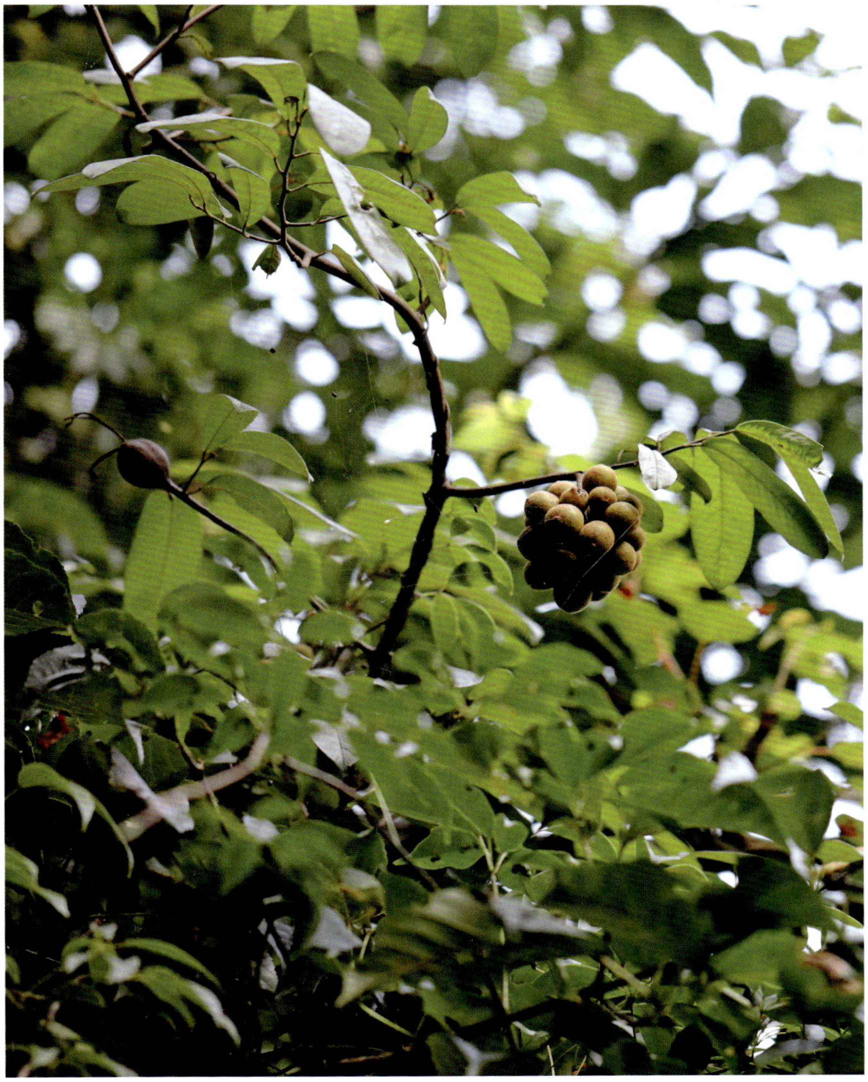

75. 山蜡梅 *Chimonanthus nitens* Oliv.

分类位置 蜡梅科 Calycanthaceae 蜡梅属 *Chimonanthus* Lindl.。

别　　名 臭蜡梅，秋蜡梅，亮叶蜡梅，芝兰青，香风茶。

形态特征 常绿灌木。幼枝四方形，老枝近圆柱形，被微毛，后渐无毛。叶，纸质至近革质，椭圆形至卵状披针形，叶面略粗糙，有光泽，基部有不明显的腺毛，叶背无毛，或有时在叶缘、叶脉和叶柄上被短柔毛；叶脉在叶面扁平，在叶背凸起。花小，黄色或黄白色；花被片圆形、卵形、倒卵形、卵状披针形或长圆形，外面被短柔毛，内面无毛；花丝短，被短柔毛，花药卵形，向内弯，比花丝长；心皮基部及花柱基部被疏硬毛。果托坛状，口部收缩，成熟时灰褐色，被短绒毛，内藏聚合瘦果。花期 10 月至翌年 1 月，果期 4 ~ 7 月。

资源现状 生于海拔 800m 以下山地疏林中或山坡路旁灌丛中，分布于岚谷、上梅、五夫、星村等地。资源较丰富，民间常以其叶用于感冒等。

功效应用 叶（山蜡梅叶）：微苦、辛，凉；清热解毒，祛风解表；用于中暑，咳嗽痰喘，胸闷，蚊、蚁叮咬，预防感冒。花：辛，温；疏风散寒，芳香化湿，辟秽；用于风寒感冒，咳嗽痰喘，食欲不振。根：用于跌打损伤，风湿病，寒性胃痛，感冒头疼，疖疮肿毒。

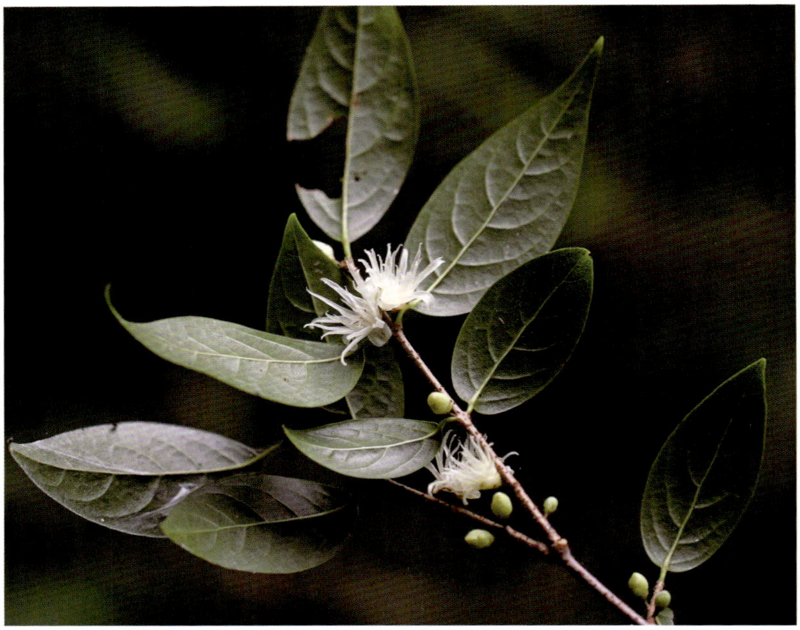
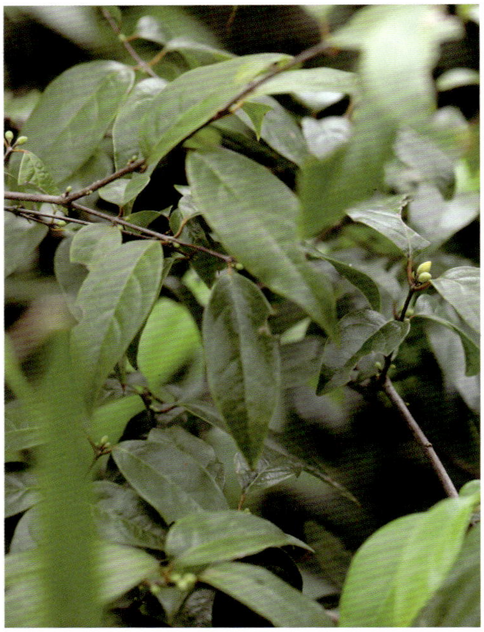
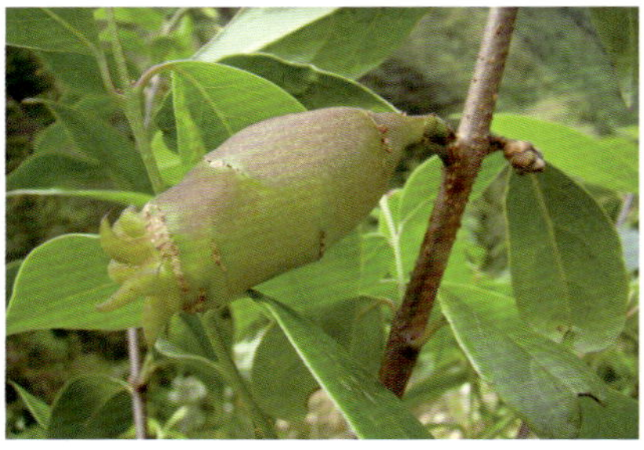
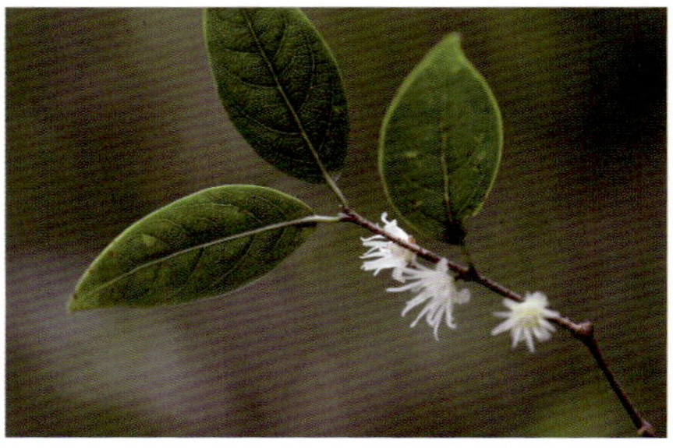
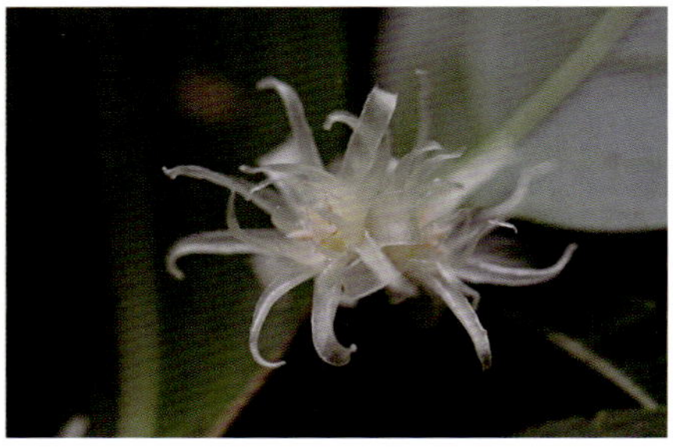

76. 柳叶蜡梅　*Chimonanthus salicifolius* Hu

分类位置　蜡梅科 Calycanthaceae 蜡梅属 *Chimonanthus* Lindl.。

别　　名　柳叶腊梅，毛山茶，秋蜡梅。

形态特征　灌木。幼枝条四方形，老枝近圆柱形，被微毛。叶近革质，线状披针形或长圆状披针形，长2.5 ~ 13cm，宽1 ~ 2.5cm，两端钝至渐尖，叶面粗糙，无毛，叶背浅绿色，被不明显的短柔毛，叶缘及脉上被短硬毛；叶柄长3 ~ 6mm，被微毛。花单朵腋生，小，有短梗，黄色或黄白色；花被片圆形、卵形、倒卵形、卵状披针形或长圆形，外面被短柔毛，内面无毛；花丝短，被短柔毛，花药卵形，向内弯，比花丝长；心皮基部及花柱基部被疏硬毛。花期8 ~ 10月。

资源现状　生于山地林中，分布于上梅等地。资源较少，偶见自栽自用，民间少量使用，以叶入药，同“山蜡梅”叶，用于治疗感冒等。

功效应用　叶（食凉茶）：辛、微苦，凉；祛风解表，清热解毒，理气健脾，消导止泻；用于风热感冒，脾虚食积，胃脘痛，嘈杂，吞酸，腹胀腹泻。

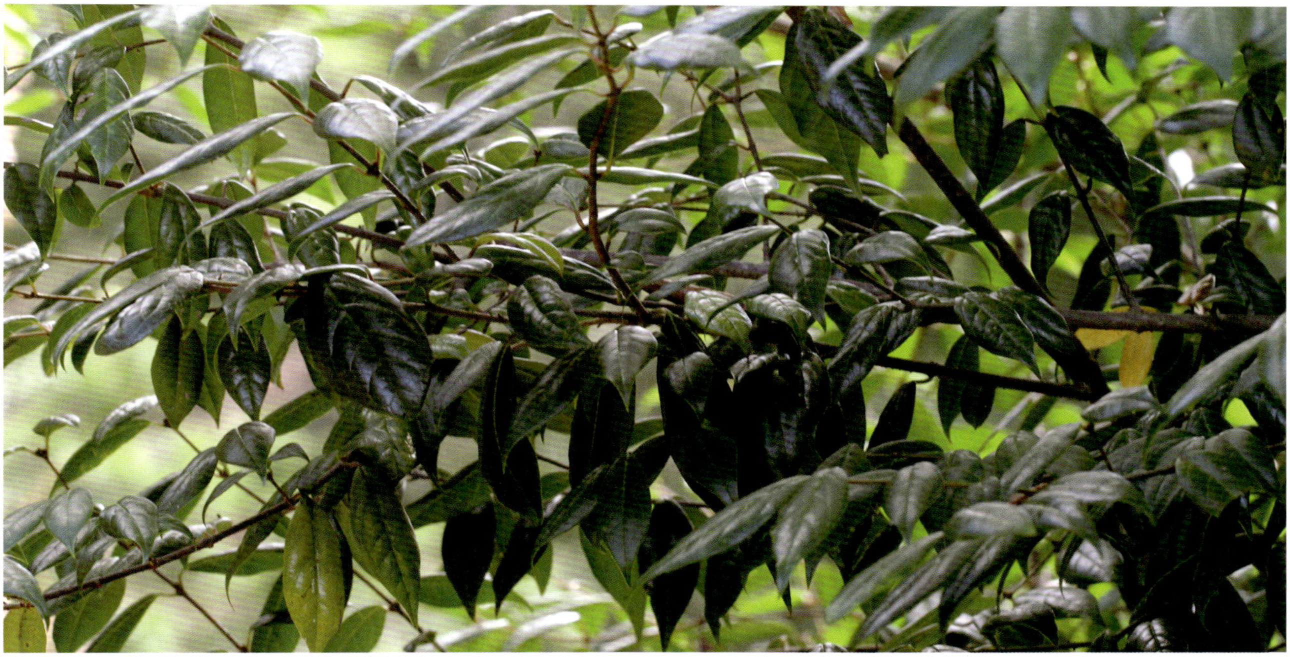

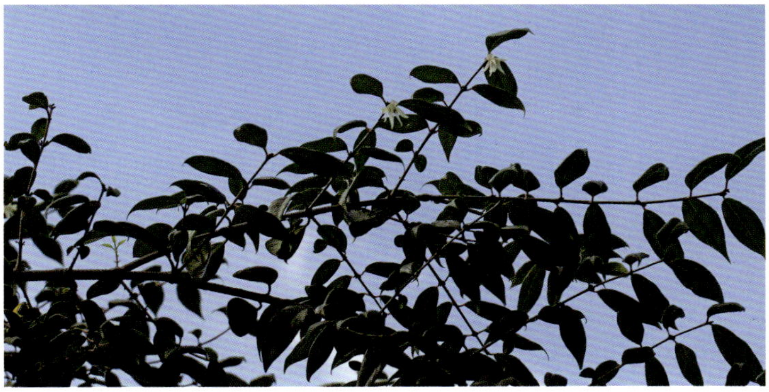

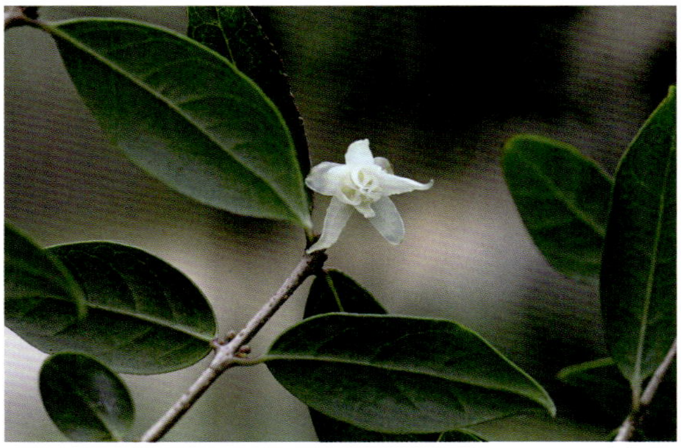

77. 乌　药　*Lindera aggregata* (Sims) Kosterm.

分类位置　樟科 Lauraceae 山胡椒属 *Lindera* Thunb.。

别　　名　台乌，香叶子，土木香。

形态特征　常绿灌木或小乔木，高可达 5m。根纺锤状或结节状膨胀，外面棕黄色至棕黑色，有香味，有刺激性清凉感。幼枝密被金黄色绢毛，老时无毛。叶互生，卵形，椭圆形至近圆形，下面幼时密被棕褐色柔毛；伞形花序腋生，常 6 ~ 8 花序集生于短枝上；花被片 6，近等长，外面被白色柔毛，偶有外乳白内紫红色；雄花花丝被疏柔毛，第三轮的有 2 宽肾形具柄腺体，退化雌蕊坛状。雌花花被片退化雄蕊长条片状，第三轮基部着生 2 具柄腺体；子房椭圆形，被褐色短柔毛，柱头头状；果卵形或有时近圆形。花期 3 ~ 4 月，果期 5 ~ 11 月。

资源现状　生于海拔 200 ~ 1000m 的向阳坡地、山谷或疏林灌丛中，全市各地常见。资源丰富，但生长年限较长或植株高大者，通常根均为直根，不堪药用，民间少见使用。

功效应用　**块根（乌药）**：辛，温；行气止痛，温肾散寒；用于寒凝气滞，胸腹胀痛，气逆喘急，膀胱虚冷，遗尿尿频，疝气疼痛，经寒腹痛。叶：温中理气，消肿止痛；用于脘腹冷痛，小便频数，风湿痹痛，跌打伤痛，烫伤等。

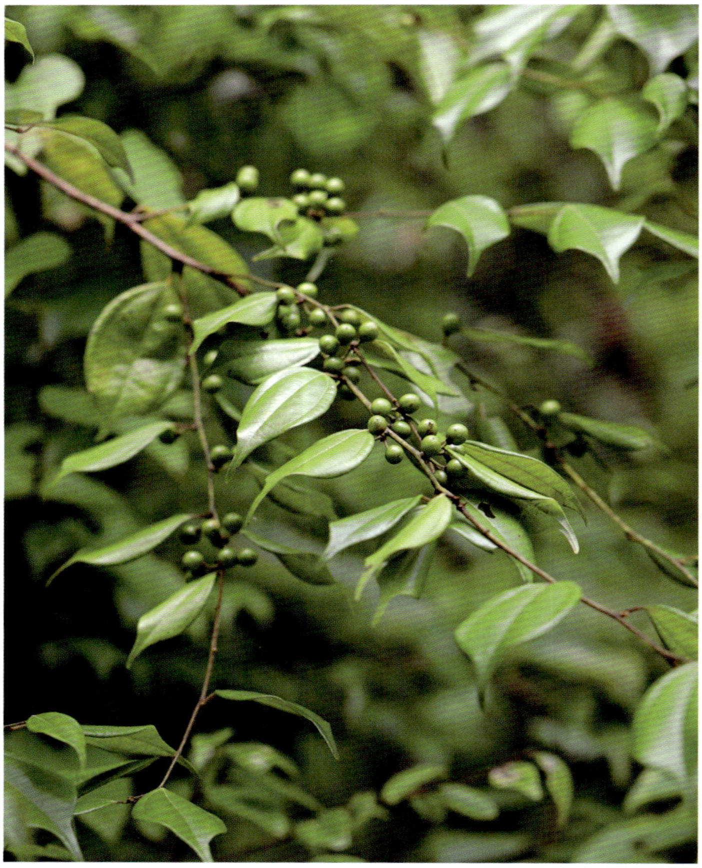

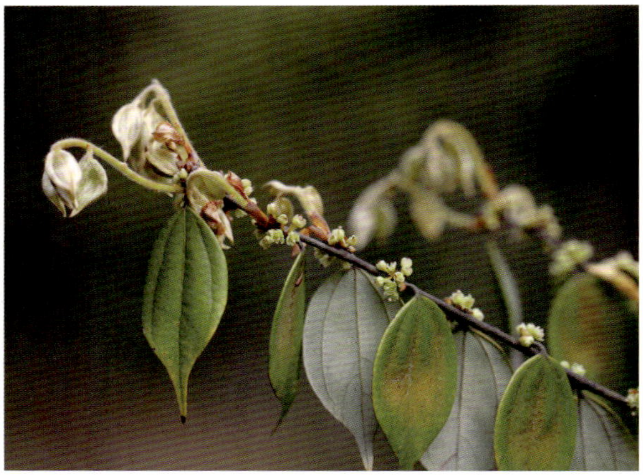

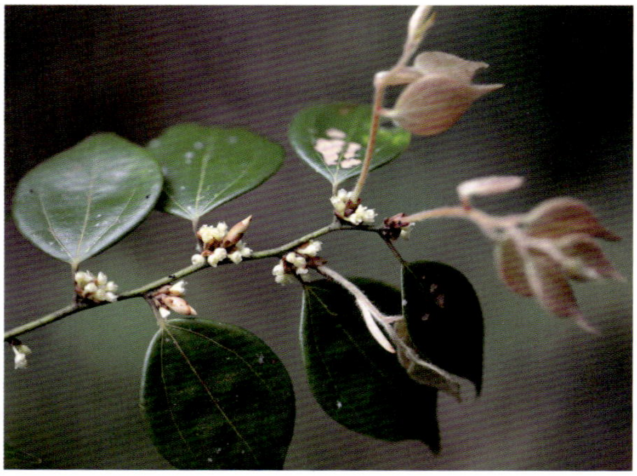

78. 山鸡椒 *Litsea cubeba* (Lour.) Pers.

分类位置 樟科 Lauraceae 木姜子属 *Litsea* Lam.。

别　　名 山苍籽，臭枳柴，山胡椒，臭油果树，臭樟子。

形态特征 落叶灌木或小乔木，高达 8～10m。小枝细长，绿色，无毛，枝、叶具芳香味。顶芽圆锥形，外面具柔毛。叶披针形或长圆形，先端渐尖，基部楔形，两面均无毛，侧脉每边 6～10 条；叶柄纤细，无毛。伞形花序单生或簇生；苞片边缘有睫毛；每一花序有花 4～6 朵，花被裂片 6，宽卵形；能育雄蕊 9，花丝中下部有毛，第 3 轮基部的腺体具短柄；退化雌蕊无毛；雌花中退化雄蕊中下部具柔毛；子房卵形，花柱短，柱头头状。果近球形，无毛，幼时绿色，成熟时黑色，果梗先端稍增粗。花期 2～3 月，果期 7～8 月。

资源现状 常生于采伐迹地、火烧迹地或荒灌丛中，全市各地常见。资源丰富，民间常以根用于煲汤，或以花或果用于防暑、解暑等。

功效应用 根：祛风、散寒、除湿，温中、理气、止痛；用于感冒头痛，心胃冷痛，腹痛吐泻，脚气，孕妇水肿，风湿痹痛，跌扑损伤等。叶：用于急性乳腺炎，毒蛇咬伤，毒虫蜇伤等。**果实（荜澄茄）**：辛，温；温中散寒，行气止痛；用于胃寒呕逆，脘腹冷痛，寒疝腹痛，寒湿郁滞，小便浑浊。

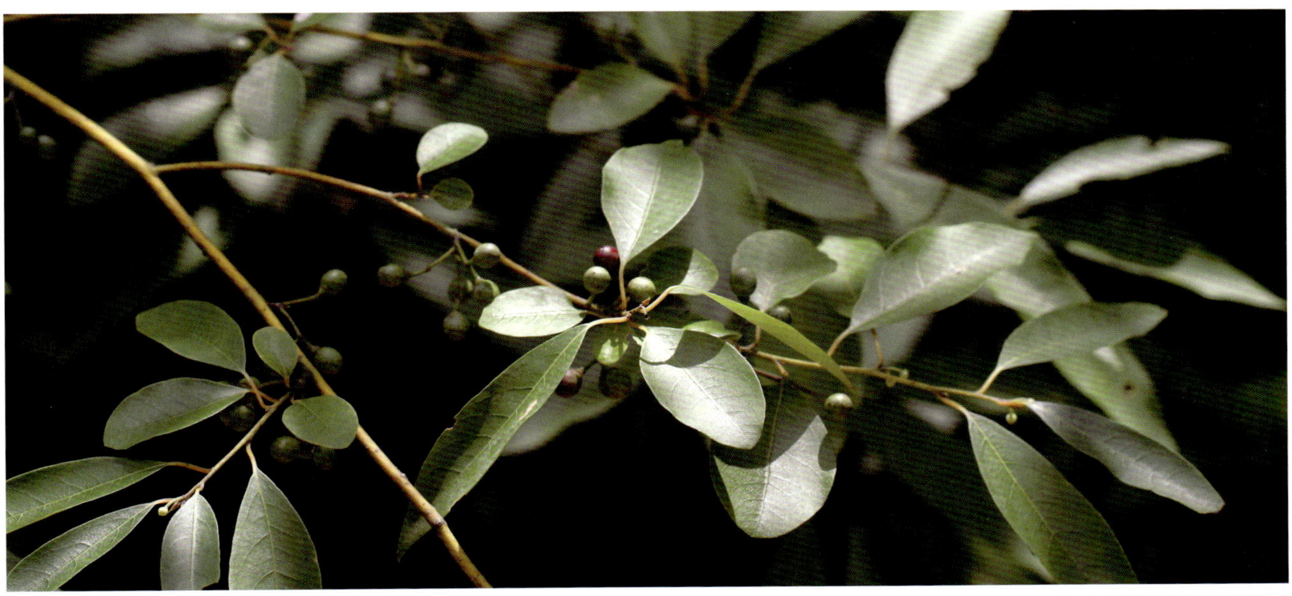

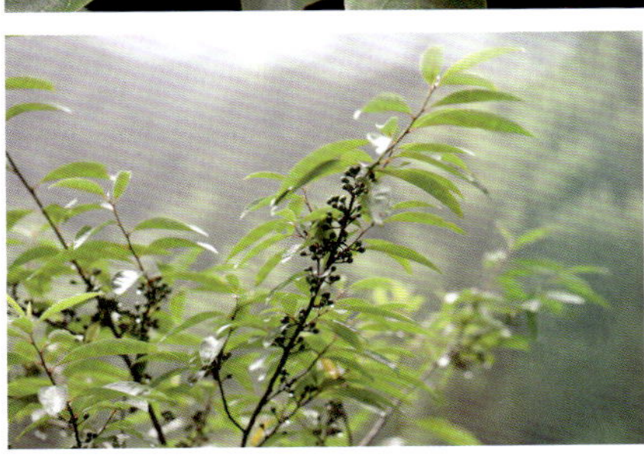

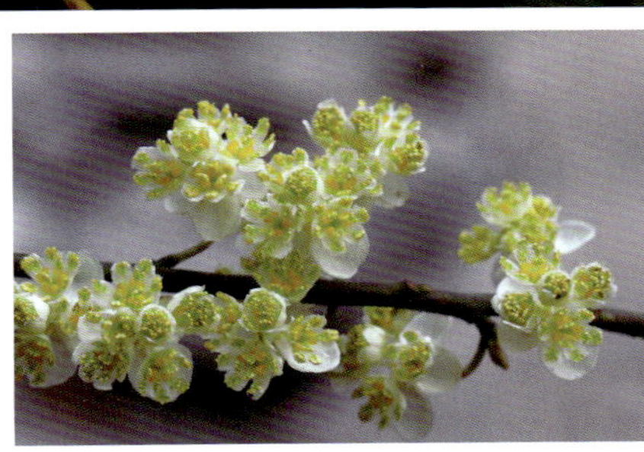

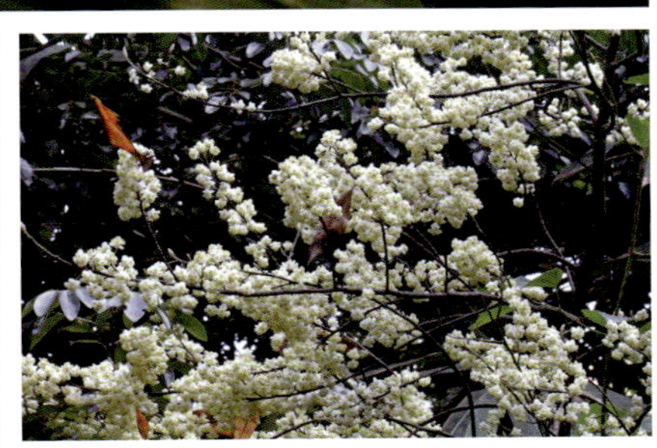

79. 黄绒润楠 *Machilus grijsii* Hance

分类位置 樟科 Lauraceae 润楠属 *Machilus* Nees。

别　　名 黄楠，黄桢楠。

形态特征 乔木，高可达 5m。芽、小枝、叶柄、叶下面有黄褐色短绒毛。叶倒卵状长圆形，先端渐狭，基部多少圆形，革质，上面无毛，中脉和侧脉在上面凹下，在下面隆起，侧脉每边 8 ~ 11 条，小脉纤细而不明显；叶柄稍粗壮，长 7 ~ 18mm。花序短，丛生小枝枝梢，长约 3cm，密被黄褐色短绒毛；总梗长 1 ~ 2.5cm；花梗长约 5mm；花被裂片薄，长椭圆形，近相等，长约 3.5mm，两面均被绒毛，外轮的较狭；第三轮雄蕊腺体肾形，无柄，生于花丝基部。果球形，直径约 10mm。花期 3 月，果期 4 月。

资源现状 生于海拔 200 ~ 600m 的灌丛或山地林中或林缘，全市各山区较常见。资源较丰富，民间少量用于“香”的制作等。

功效应用 枝叶及树皮：甘、微苦，凉；散瘀，止痛，消炎；用于跌扑损伤，瘀肿疼痛，口腔炎症，扁桃体炎。

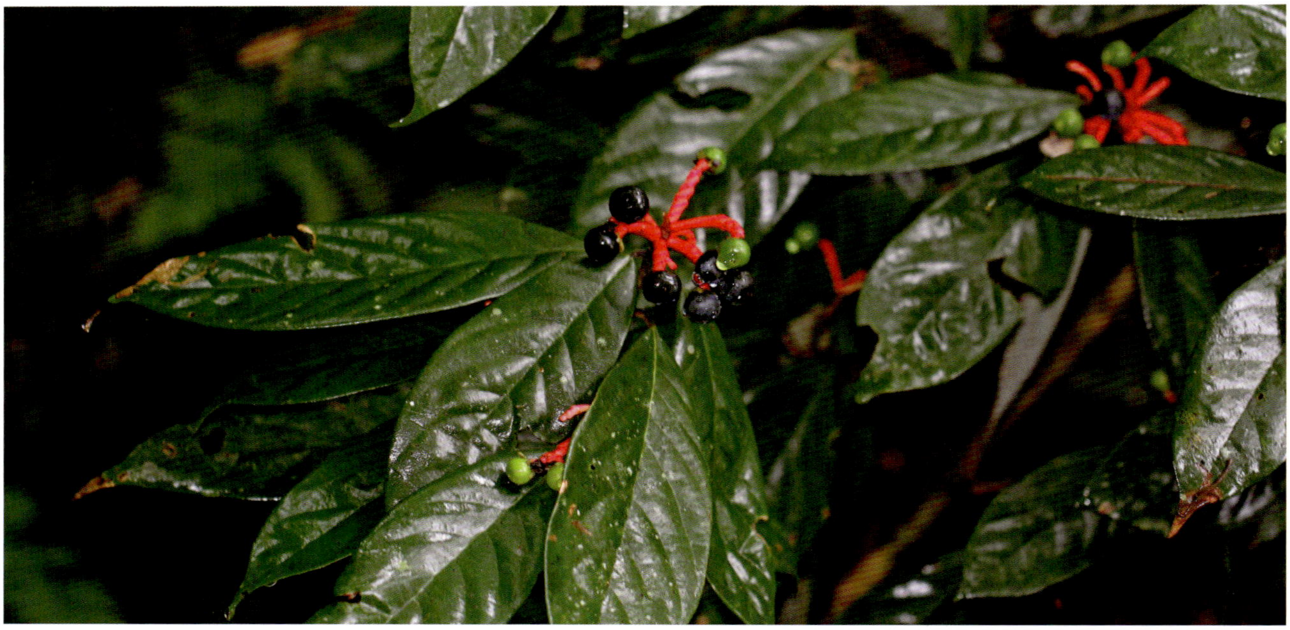

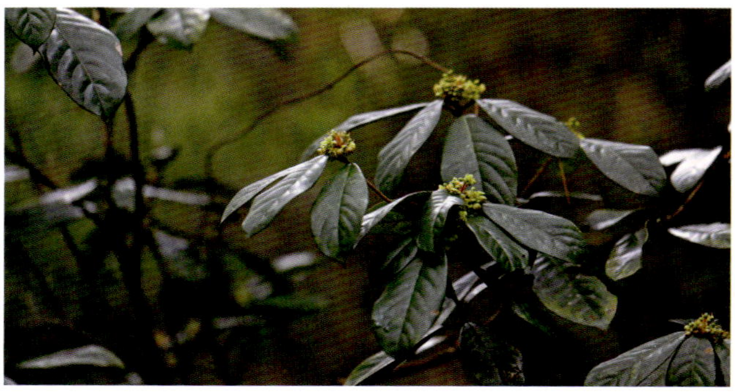

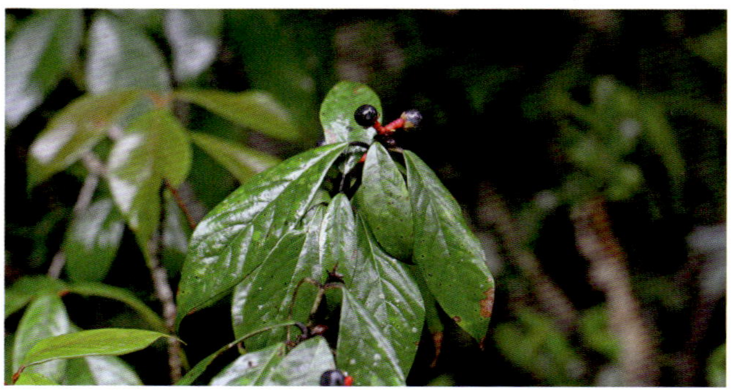

80. 绒毛润楠　*Machilus velutina* Champ. ex Benth.

分类位置　樟科 Lauraceae 润楠属 *Machilus* Nees。

别　　名　绒楠，绒毛桢楠，猴高铁，江南香。

形态特征　乔木，高可达 18m。枝、芽、叶下面和花序均密被锈色绒毛。叶狭倒卵形、椭圆形或狭卵形，长 5 ~ 11（~ 18）cm，宽 2 ~ 5（~ 5.5）cm，先端渐狭或短渐尖，基部楔形，中脉上面稍凹下，侧脉每边 8 ~ 11 条，下面明显突起，小脉很纤细，不明显；花序单独顶生或数个密集在小枝顶端，近似团伞花序；花黄绿色，有香味，被锈色绒毛；内轮花被裂片卵形，外轮的较小且较狭，雄蕊长约 5mm，第三轮雄蕊花丝基部有绒毛，腺体心形，有柄，退化雄蕊长约 2mm，有绒毛；子房淡红色。果球形，紫红色。花期 10 ~ 12 月，果期次年 2 月、3 月。

资源现状　生于海拔 200 ~ 500m 山地阔叶林中，全市山区较常见。资源较丰富，民间偶有用于“香”的制作等。

功效应用　根或叶：辛、微苦，温；行气活血，散结消肿；用于骨折，痈肿，外伤出血，扭伤，跌扑损伤。

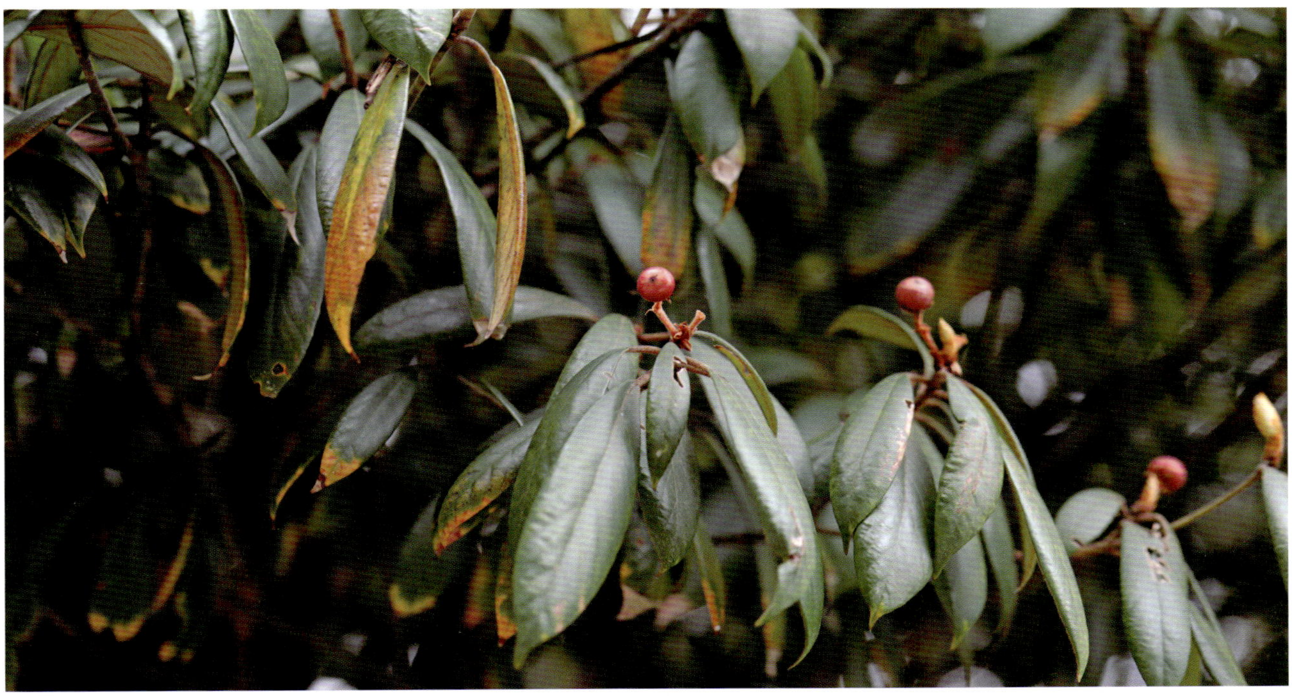

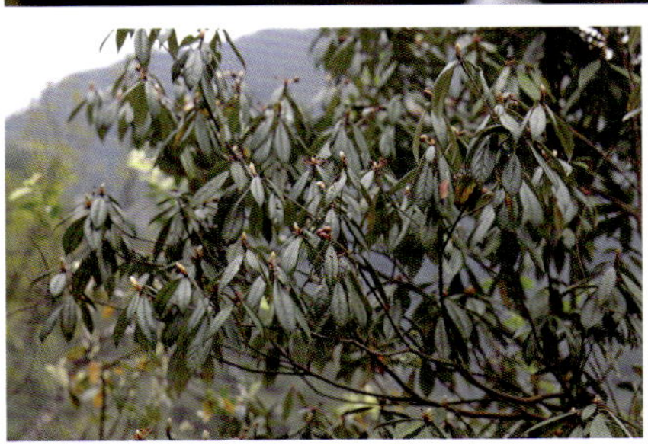

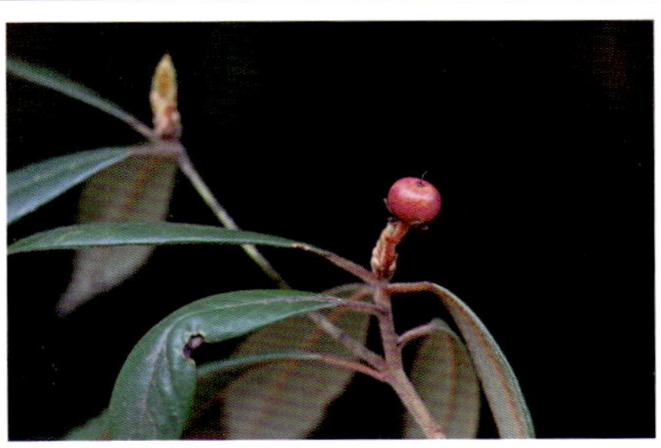

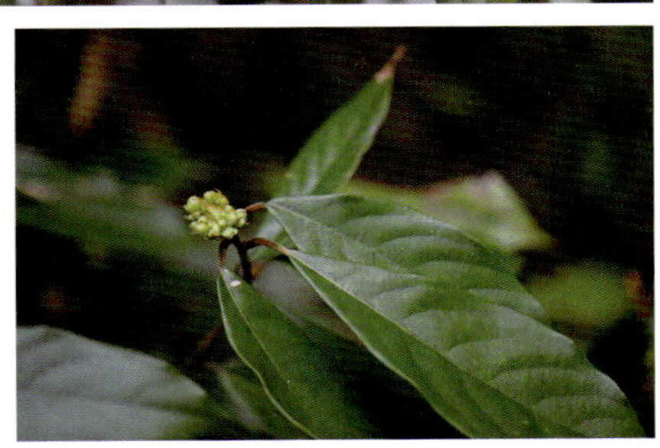

81. 及　己　*Chloranthus serratus* (Thunb.) Roem. et Schult.

分类位置 金粟兰科 Chloranthaceae 金粟兰属 *Chloranthus* Sw.。

别　　名 四叶箭，四大天王，四大金刚。

形态特征 多年生草本，高 15 ~ 50cm。根状茎横生，粗短，多数土黄色须根；茎直立，单生或数个丛生，具明显的节，无毛，下部节上对生 2 片鳞状叶。叶对生，4 ~ 6 片生于茎上部；鳞状叶膜质，三角形；托叶小；叶片纸质，椭圆形、倒卵形或卵状披针形，边缘具密锯齿，齿尖有一腺体，无毛；侧脉 6 ~ 8 对。穗状花序顶生，偶腋生，单一或 2 ~ 3 分枝；苞片三角形或近半圆形，通常顶端数齿裂；花白色；雄蕊 3，中央药隔有 1 个 2 室的花药；子房卵形，无花柱，柱头粗短。核果近球形或梨形，绿色。花期 4 ~ 5 月，果期 6 ~ 8 月。

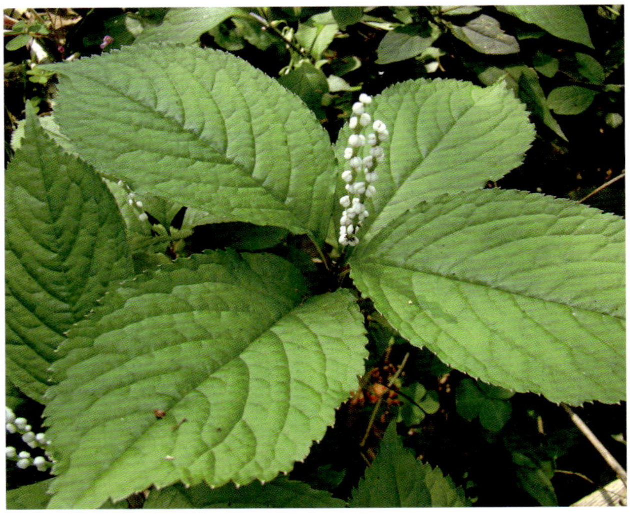

资源现状 生于山谷林缘阴湿地，全市各地较常见。资源量一般，民间多用于跌扑损伤等。

功效应用 全草：苦，平，有毒；活血散瘀，祛风消肿，解毒；用于跌扑损伤，痈疮肿毒，风湿痛等。

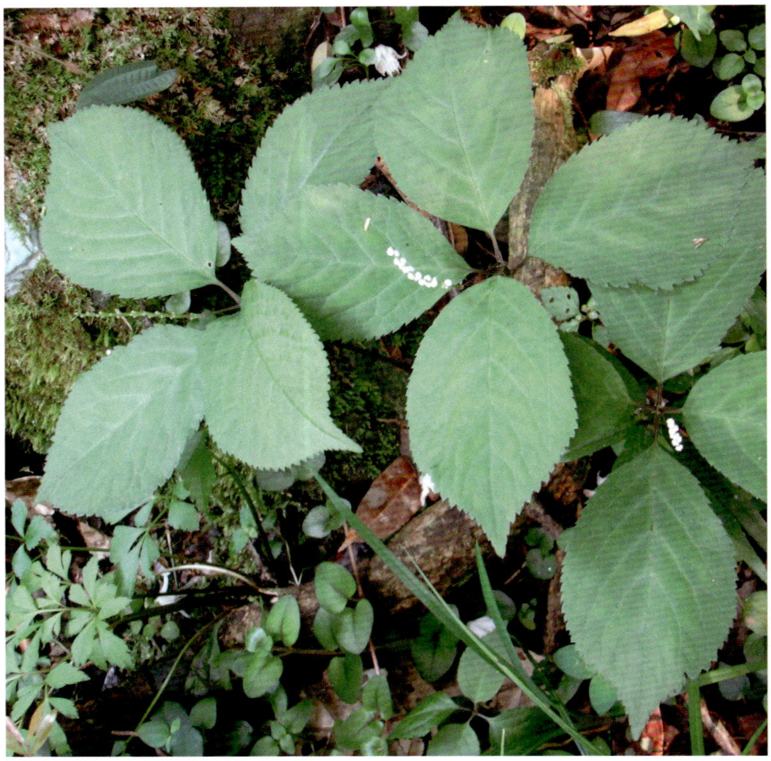

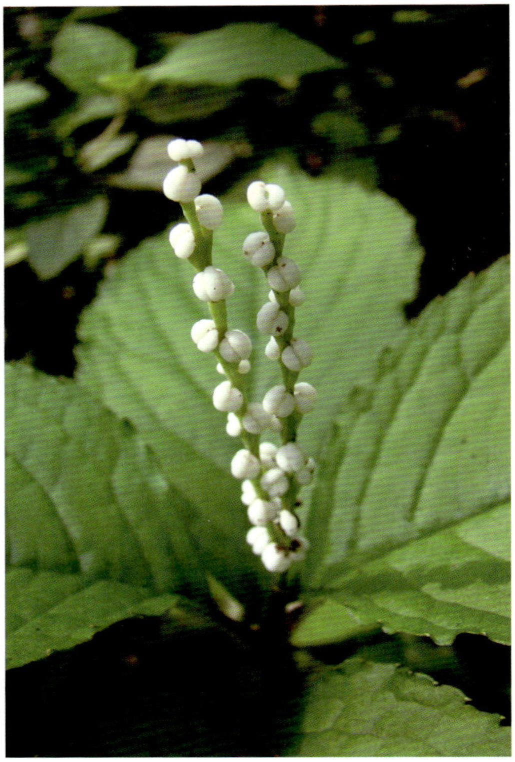

82. 草珊瑚 *Sarcandra glabra* (Thunb.) Nakai

分类位置 金粟兰科 Chloranthaceae 草珊瑚属 *Sarcandra* Gardner。

别　　名 肿节风，九节茶，接骨金粟兰，九节风。

形态特征 常绿半灌木，高 50 ~ 120cm。茎与枝均有膨大的节。叶革质，椭圆形、卵形至卵状披针形，长 6 ~ 17cm，宽 2 ~ 6cm，边缘具粗锐锯齿，齿尖有一腺体，两面均无毛；叶柄基部合生成鞘状；托叶钻形。穗状花序顶生，通常分枝，多少成圆锥花序状，连总花梗长 1.5 ~ 4cm；苞片三角形；花黄绿色；雄蕊 1 枚，肉质，棒状至圆柱状，花药 2 室，生于药隔上部之两侧，侧向或有时内向；子房球形或卵形，无花柱，柱头近头状。核果球形，亮红色。花期 6 月，果期 8 ~ 10 月。

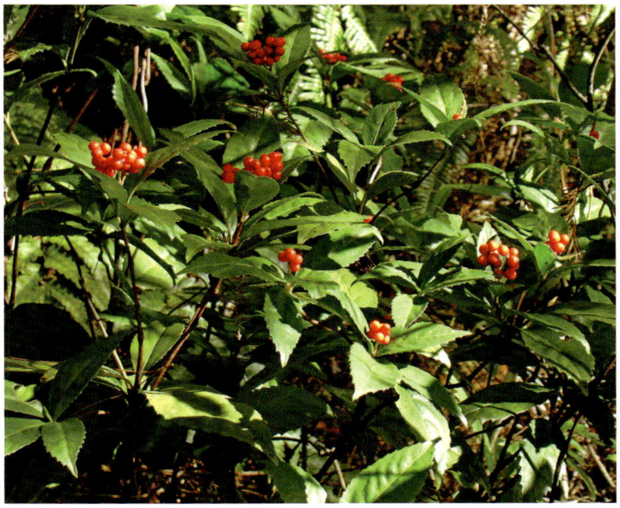

资源现状 生于海拔 420 ~ 1500m 的林下湿地，全市各地常见。野生资源丰富，民间常见使用，多以全草用于感冒或全身酸痛等。

功效应用 **全草（肿节风）**：苦、辛，平；清热凉血，活血消斑，祛风通络；用于血热发斑发疹，风湿痹痛，跌扑损伤。

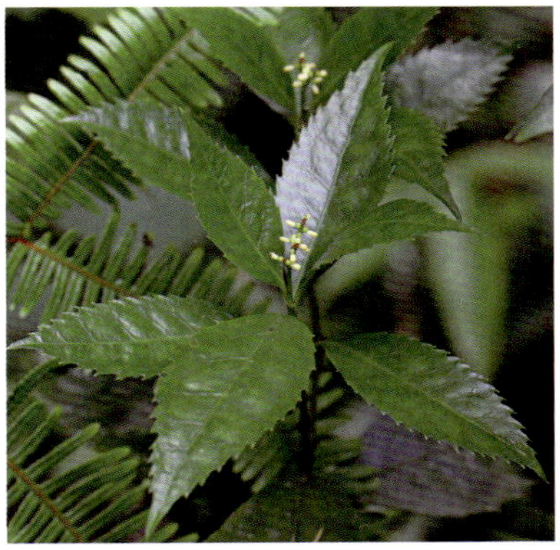

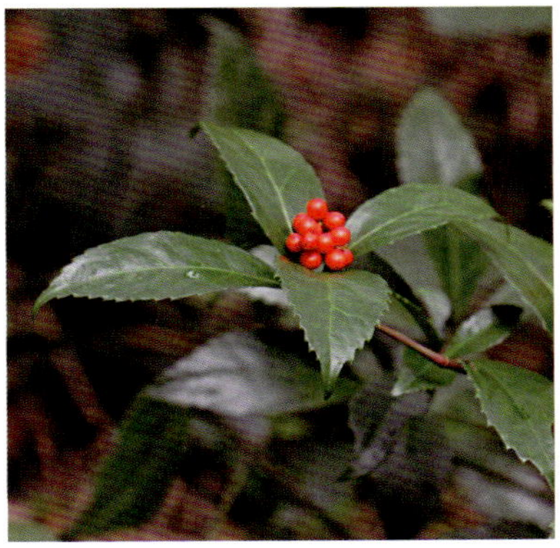

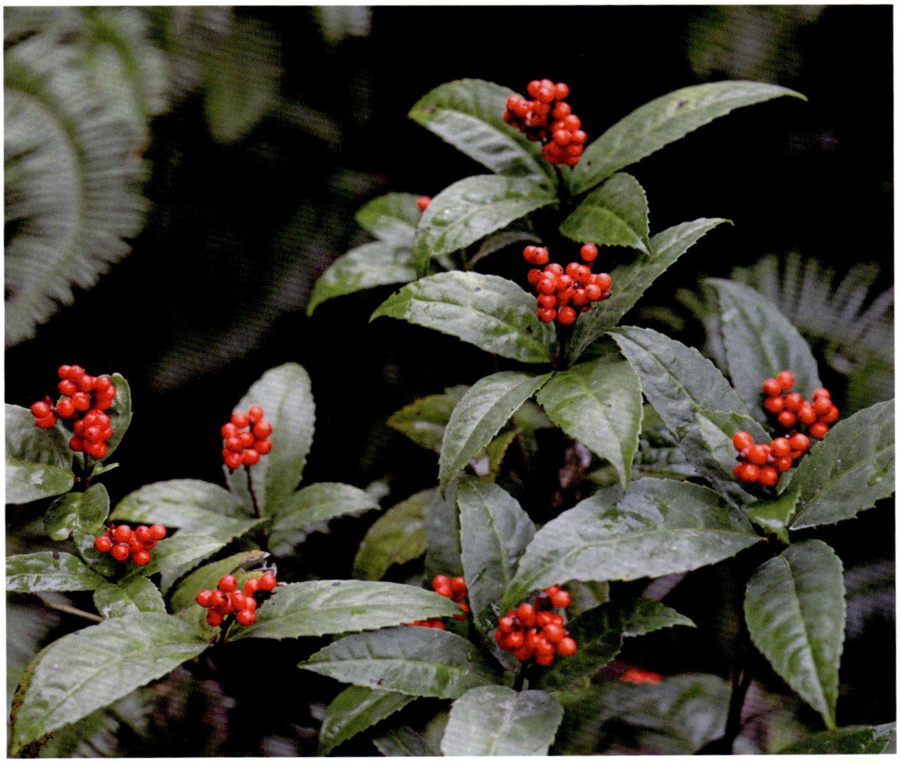

83. 菖　蒲　*Acorus calamus* L.

分类位置　菖蒲科 Acoraceae 菖蒲属 *Acorus* L.。

别　　名　臭蒲，泥菖蒲，香蒲，野菖蒲，水菖蒲。

形态特征　多年生草本。根茎横走，稍扁，分枝，外皮黄褐色，芳香，肉质根多数，具毛发状须根。叶基生，基部两侧膜质叶鞘宽 4 ~ 5mm，向上渐狭，至叶长 1/3 处渐行消失、脱落。叶片剑状线形，长 90 ~ 100（~ 150）cm，中部宽 1 ~ 2（~ 3）cm，基部宽、对褶，中部以上渐狭，草质，绿色，光亮；中肋在两面均明显隆起，侧脉 3 ~ 5 对，平行，纤弱，大都伸延至叶尖。花序柄三棱形；叶状佛焰苞剑状线形；肉穗花序斜向上或近直立，狭锥状圆柱形。花黄绿色；子房长圆柱形。浆果长圆形，红色。花期（2 ~）6 ~ 9 月。

资源现状　生于浅水池塘、水沟、溪涧湿地，全市各地较常见，均为栽培或逸生。资源较丰富，民间常以根茎用于胃肠道疼痛或祛风湿等。

功效应用　根茎：辛、苦，温；化痰开窍，散风祛湿，辟秽杀虫，理气消肿；用于胃痛，腹痛，癫痫，痰厥，风湿痛，耳聋，痈，疥等。

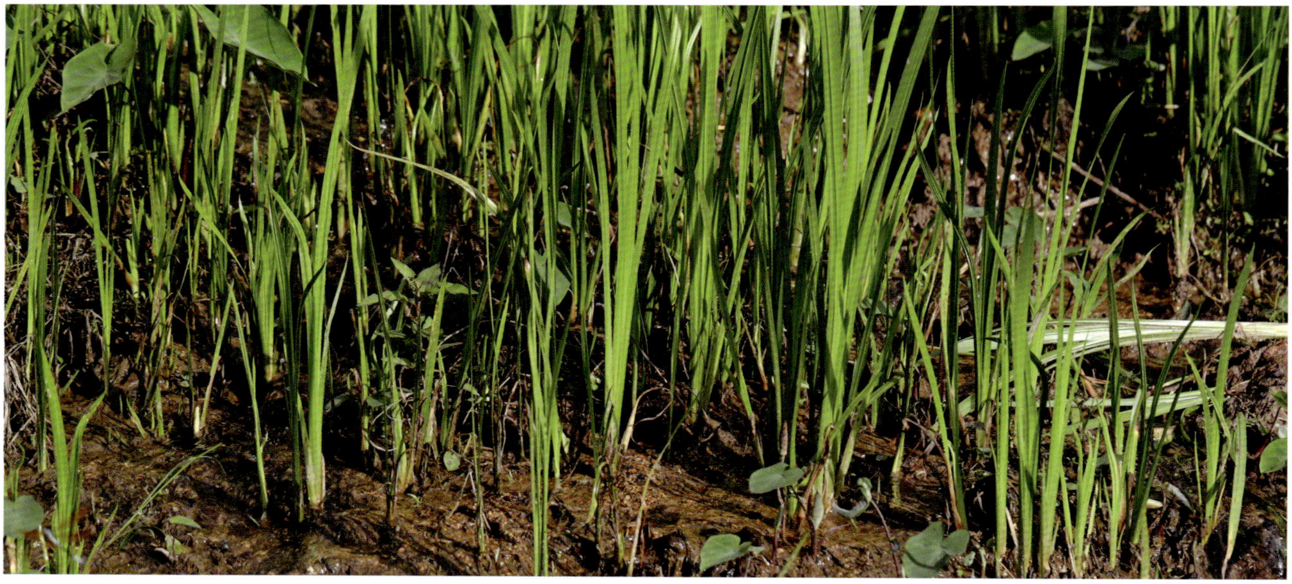

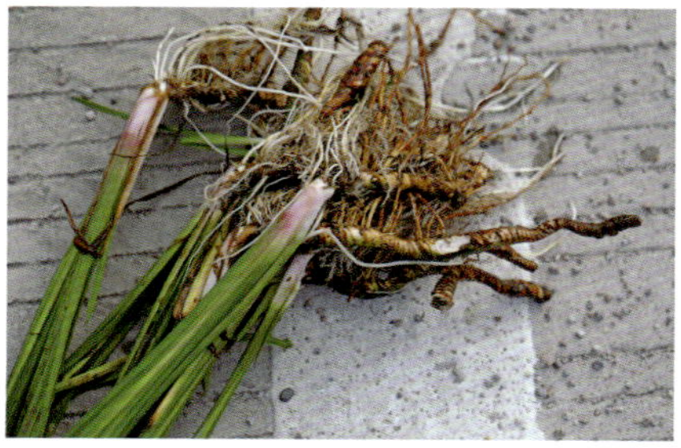

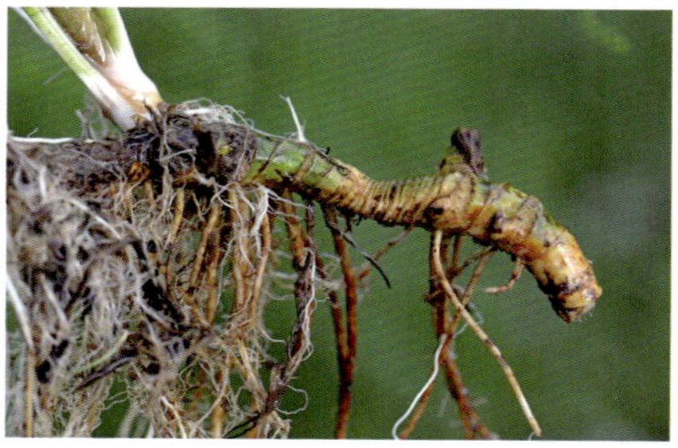

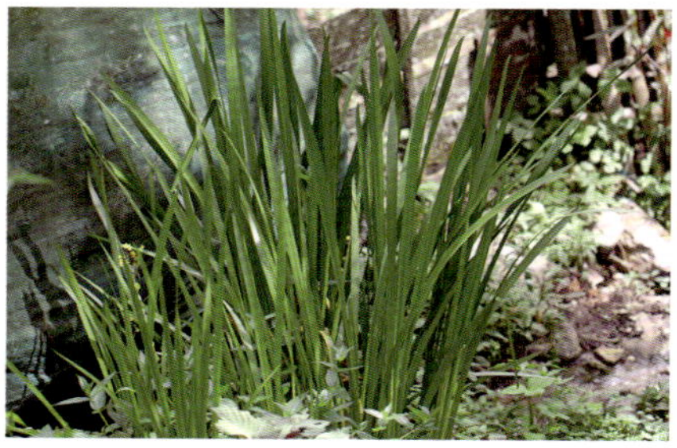

84. 金钱蒲 *Acorus gramineus* Soland.

分类位置　菖蒲科 Acoraceae 菖蒲属 *Acorus* L.。

别　　名　石菖蒲，九节菖蒲，紫耳，薄菖蒲，岩菖蒲。

形态特征　多年生草本。根茎芳香，外部淡褐色，节间长 3 ~ 5mm，根肉质，具多数须根，根茎上部分枝甚密，植株因而成丛生状，分枝常被纤维状宿存叶基。叶无柄，叶片薄，基部两侧膜质叶鞘宽可达 5mm，上延几达叶片中部，渐狭，脱落；叶片暗绿色，线形，基部对折，中部以上平展，先端渐狭，无中肋，平行脉多数，稍隆起。花序柄腋生，三棱形。叶状佛焰苞长 13 ~ 25cm，为肉穗花序长的 2 ~ 5 倍或更长；肉穗花序圆柱状，上部渐尖，直立或稍弯。花白色。成熟果序长 7 ~ 8cm。幼果绿色，成熟时黄绿色或黄白色。

资源现状　生于山谷溪沟中、河边岩石上或阴湿处，全市各地常见。资源较丰富，民间常以根茎用于祛风湿等，近年野生资源采集较多，蕴藏量下降明显。

功效应用　**根茎（石菖蒲）**：辛、苦，温；开窍豁痰，醒神益智，化湿开胃；用于神昏癫痫，健忘失眠，耳鸣耳聋，脘痞不饥，噤口下痢。

注：目前分类上已将本种与金钱蒲 *Acorus gramineus* Soland. 合并，药典保留的是石菖蒲，而分类上保留的是金钱蒲，需引起注意。

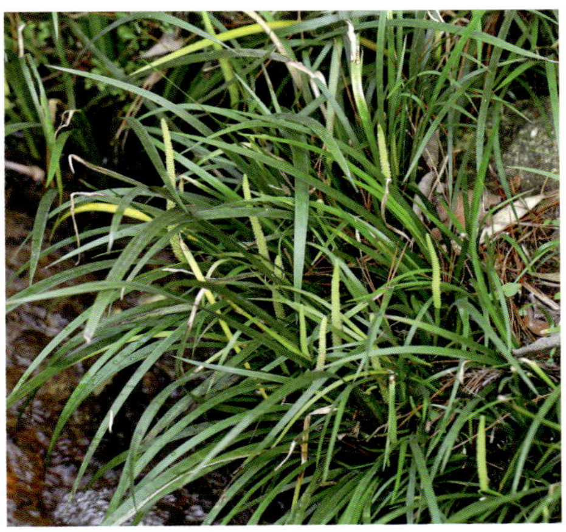
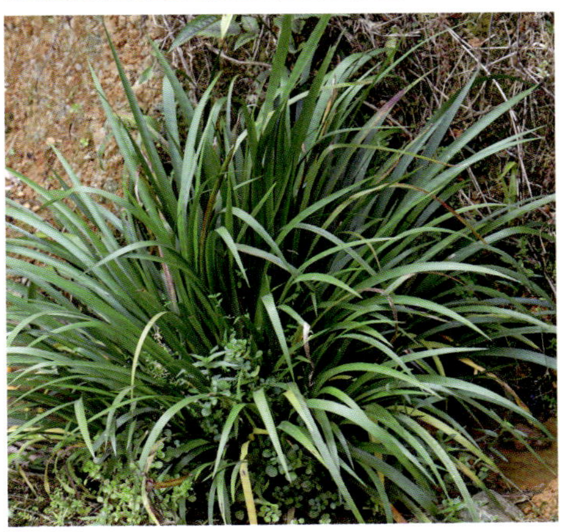
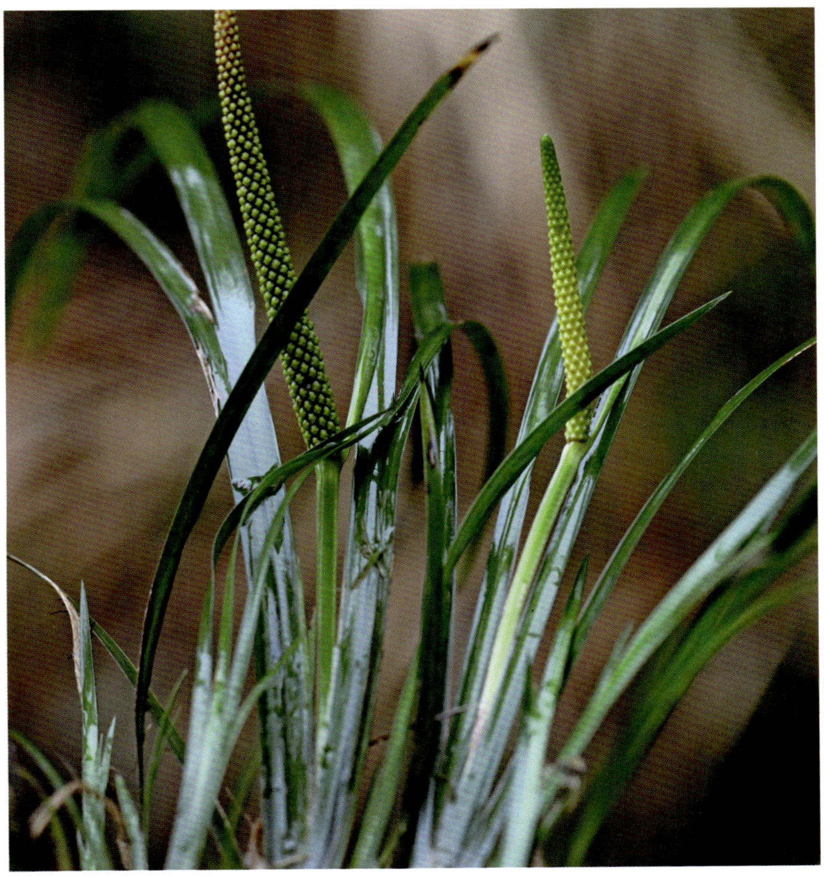

85. 全缘灯台莲 *Arisaema sikokianum* Franch. et Sav.

分类位置 天南星科 Araceae 天南星属 *Arisaema* Mart.。

别　　名 灯台莲，山苞米，绿南星，南星，蛇蘑芋，蛇芋头。

形态特征 块茎扁球形。叶 2，叶柄下面 1/2 鞘筒状，鞘筒上缘几截平；叶片鸟足状 5 裂，裂片卵形、卵状长圆形或长圆形，全缘，中裂片具长柄，锐尖，基部楔形；侧裂片与中裂片相距 1～4cm；外侧裂片无柄，不等侧。佛焰苞淡绿色至暗紫色，具淡紫色条纹，管部漏斗状；檐部卵状披针形，稍下弯。肉穗花序单性，雄花序圆柱形，花疏，花药 2～3，药室卵形，外向纵裂。雌花序近圆锥形，子房卵圆形，柱头小，圆形；附属器棒状或近球形。果序圆锥状，浆果黄色，长圆锥状，种子 1～2 或 3，卵圆形，光滑，具柄。叶裂片边缘具锯齿。花期 5 月，果 8～9 月成熟。

资源现状 生于海拔 650～1500m 的密林下或竹林下阴湿处，分布于岚谷、五夫、吴屯及星村等地。资源量一般，民间少见药用，具有较好的观赏价值。

功效应用 块茎：苦、辛，温；燥湿化痰，息风止痉，消肿止痛；用于痰湿咳嗽，风痰眩晕，癫痫，中风，口眼㖞斜，破伤风，痈肿，毒蛇咬伤等。

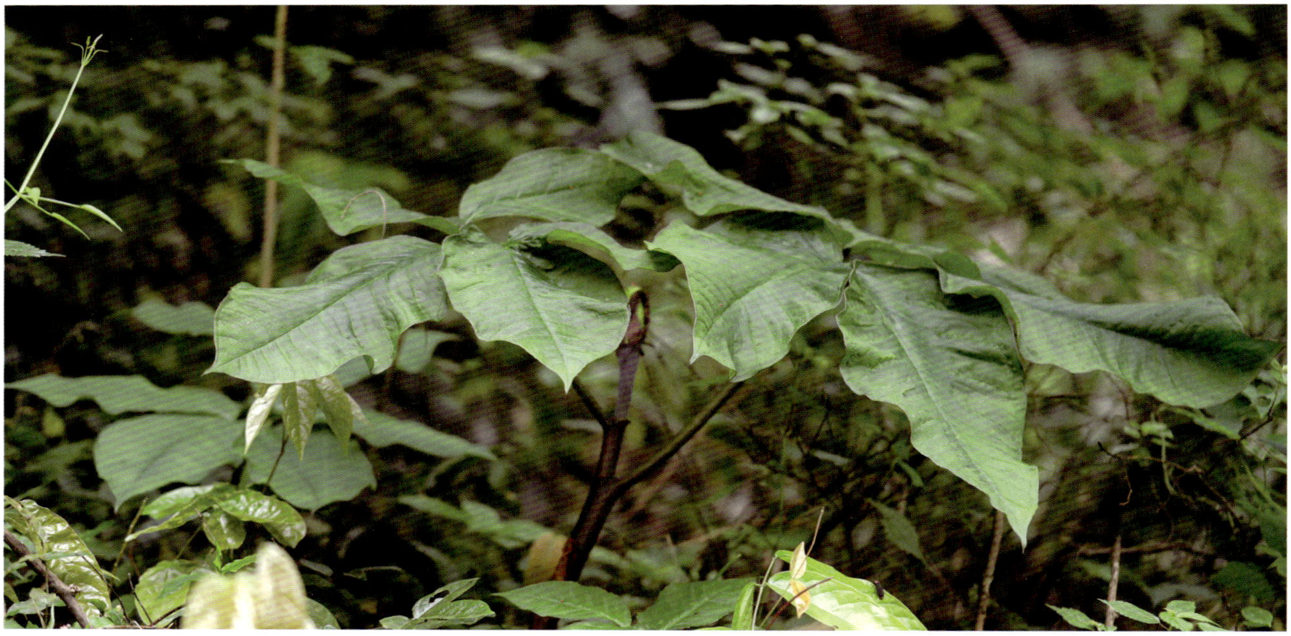

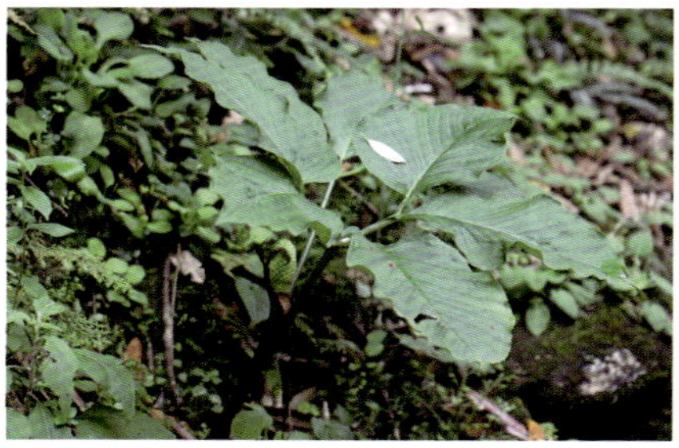

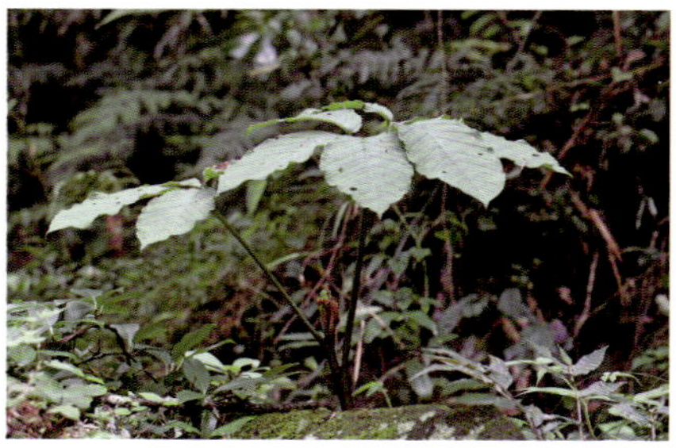

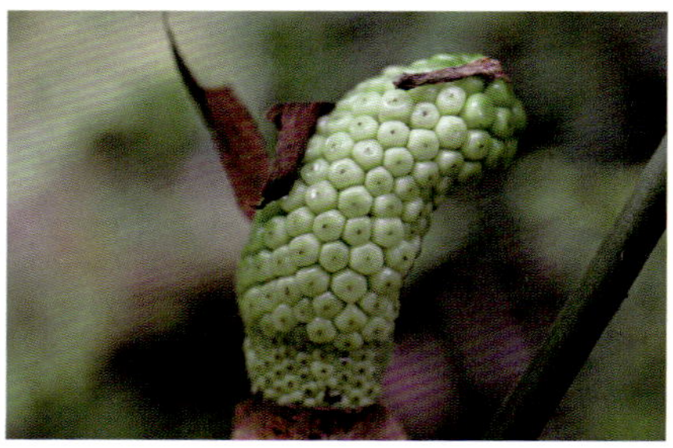

86. 一把伞南星 *Arisaema erubescens* (Wall.) Schott

分类位置 天南星科 Araceae 天南星属 *Arisaema* Mart.。

别　　名 天南星，虎掌南星，刀口药，山蕃芋。

形态特征 块茎扁球形，表皮黄色。鳞叶绿白色、粉红色、有紫褐色斑纹。叶 1，叶柄中部以下具鞘，鞘部粉绿色；叶片放射状分裂，裂片无定数；幼株少则 3 ~ 4 枚，多年生植株有 20 余枚，常 1 枚上举，无柄。佛焰苞绿色，背面有白色条纹。肉穗花序单性，雄花序花密；各附属器棒状，圆柱形，直立，先端钝；雄花序的附属器多少具中性花；雌花序上的具多数中性花。雄花具短柄，淡绿色、紫色至暗褐色，雄蕊 2 ~ 4，药室近球形，顶孔开裂成圆形。雌花：子房卵圆形，柱头无柄。浆果红色，种子球形，淡褐色。花期 5 ~ 7 月，果 9 月成熟。

资源现状 生于林下阴湿处的草丛或路边等，全市各地较常见。资源量一般，民间偶见以块茎外用于跌扑损伤或蛇虫咬伤等。

功效应用 **块茎（天南星）**：苦、辛，温，有毒；散结消肿；外用治痈肿，蛇虫咬伤。**制南星**：苦、辛，温，有毒；燥湿化痰，祛风止痉，散结消肿；用于顽痰咳嗽，风痰眩晕，中风痰壅，口眼㖞斜，半身不遂，癫痫，惊风，破伤风；外用治痈肿，蛇虫咬伤。

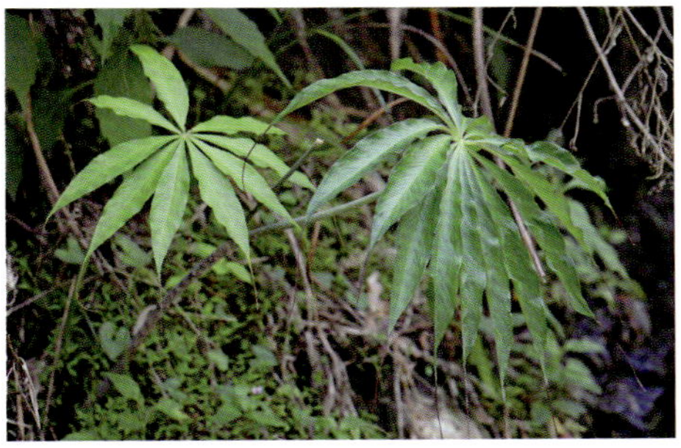
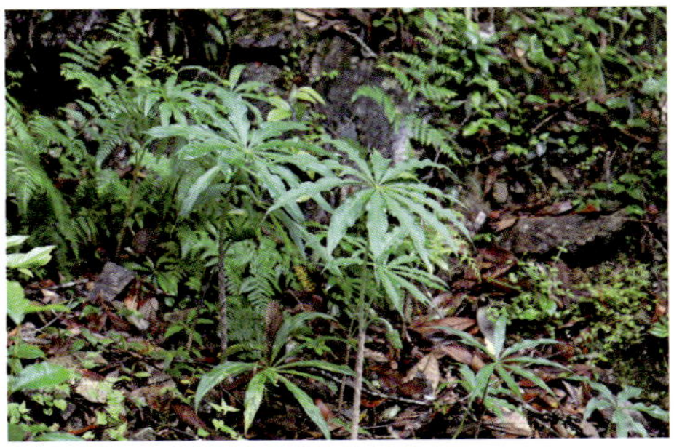
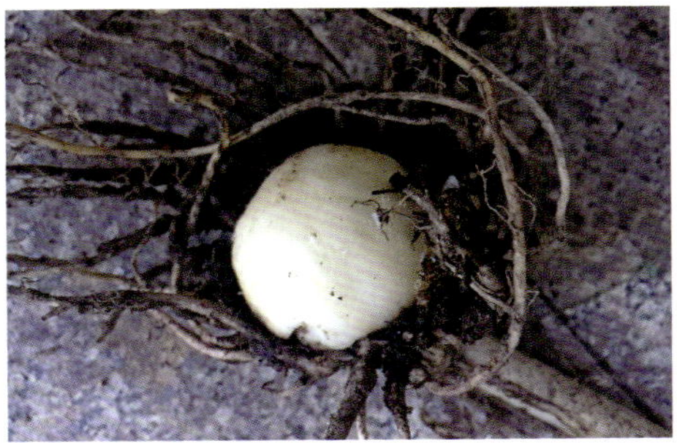
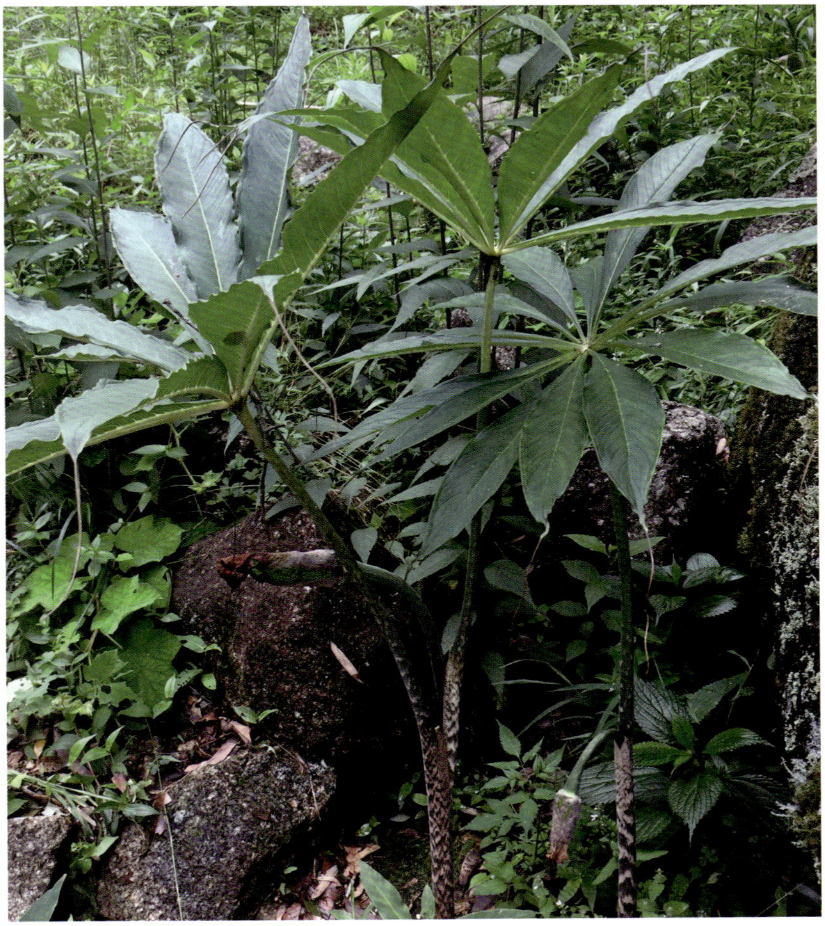

87. 天南星 *Arisaema heterophyllum* Blume

分类位置 天南星科 Araceae 天南星属 *Arisaema* Mart.。

别　　名 异叶天南星，半边莲，麻芋子，蛇棒头，天凉伞，蛇六谷。

形态特征 块茎扁球形，常有若干侧生芽眼。鳞芽 4 ~ 5，膜质。叶 1，叶柄圆柱形，粉绿色，下部 3/4 鞘筒状，鞘端斜截形；叶片鸟足状分裂，裂片 13 ~ 19，中裂片无柄或具短柄，比侧裂片几短 1/2；侧裂片排列成蝎尾状。花序柄从叶柄鞘筒内抽出。佛焰苞管部圆柱形，喉部截形。肉穗花序两性和雄花序单性。两性花序：此中雄花疏，大部分不育。各种花序附属器呈之字形上升。雌花球形，柱头小，胚珠 3 ~ 4，直立于基底胎座上。雄花具柄，花药 2 ~ 4，白色，顶孔横裂。浆果黄红色、红色，圆柱形，内有棒头状种子 1 枚，种子黄色，具红色斑点。花期 4 ~ 5 月，果期 7 ~ 9 月。

资源现状 生于林下阴湿处，全市各地较常见。资源量一般，民间偶见以块茎外用于跌扑损伤或蛇虫咬伤等。

功效应用 **块茎（天南星）**：苦、辛，温，有毒；散结消肿；外用治痈肿，蛇虫咬伤。**制南星**：苦、辛，温，有毒；燥湿化痰，祛风止痉，散结消肿；用于顽痰咳嗽，风痰眩晕，中风痰壅，口眼㖞斜，半身不遂，癫痫，惊风，破伤风；外用治痈肿，蛇虫咬伤。

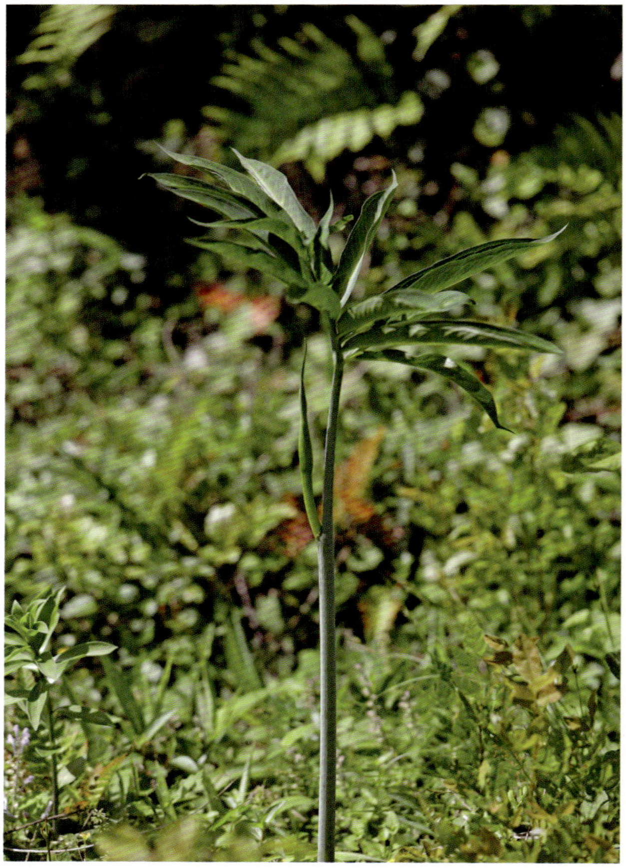

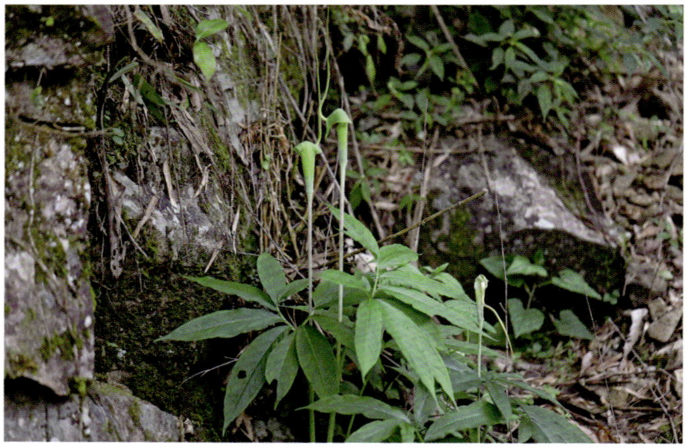

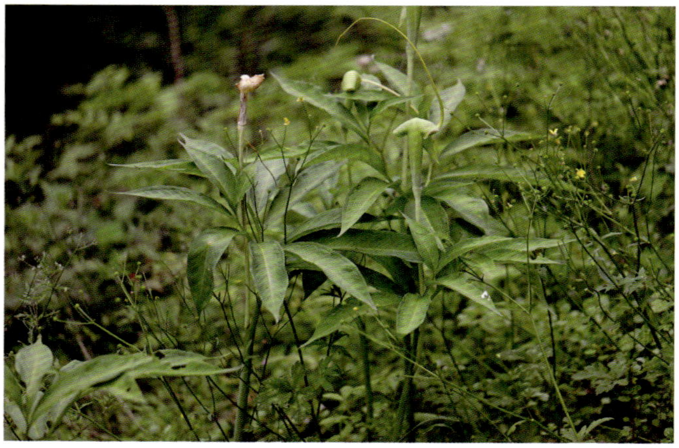

88. 野　芋　*Colocasia antiquorum* Schott

分类位置　天南星科 Araceae 芋属 *Colocasia* Schott。

别　　名　野山芋，贼不要，红芋，野芋头，紫芋。

形态特征　湿生草本。块茎球形，有多数须根；匍匐茎常从块茎基部外伸，长或短，具小球茎。叶柄肥厚，直立；叶片薄革质，表面略发亮，盾状卵形，基部心形；前裂片宽卵形，锐尖，长稍胜于宽；后裂片卵形，钝，长约为前裂片的 1/2 或 2/3 ~ 3/4，甚至完全联合，基部弯缺为宽钝的三角形或圆形，基脉相交成 30° ~ 40° 的锐角。花序柄比叶柄短许多。佛焰苞苍黄色；管部淡绿色，长圆形；檐部狭长的线状披针形，先端渐尖。肉穗花序短于佛焰苞：雌花序与不育雄花序等长；能育雄花序和附属器各长 4 ~ 8cm。子房具极短的花柱。

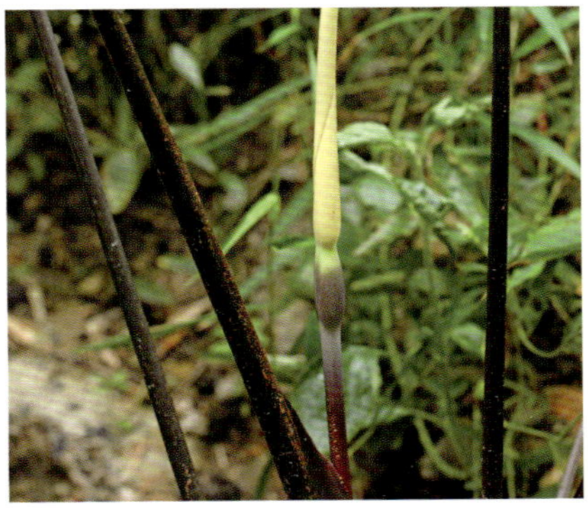

资源现状　生于山谷水旁阴湿处，全市各地常见。资源较丰富，民间偶见以叶柄用于皮肤过敏，或以块茎用于急性肌肉拉伤等。

功效应用　块茎：辛，寒，有小毒；消肿止痛；用于痈，疖，蛇头疔，毒蛇咬伤，蜈蚣咬伤，颜面神经麻痹，跌打损伤等。

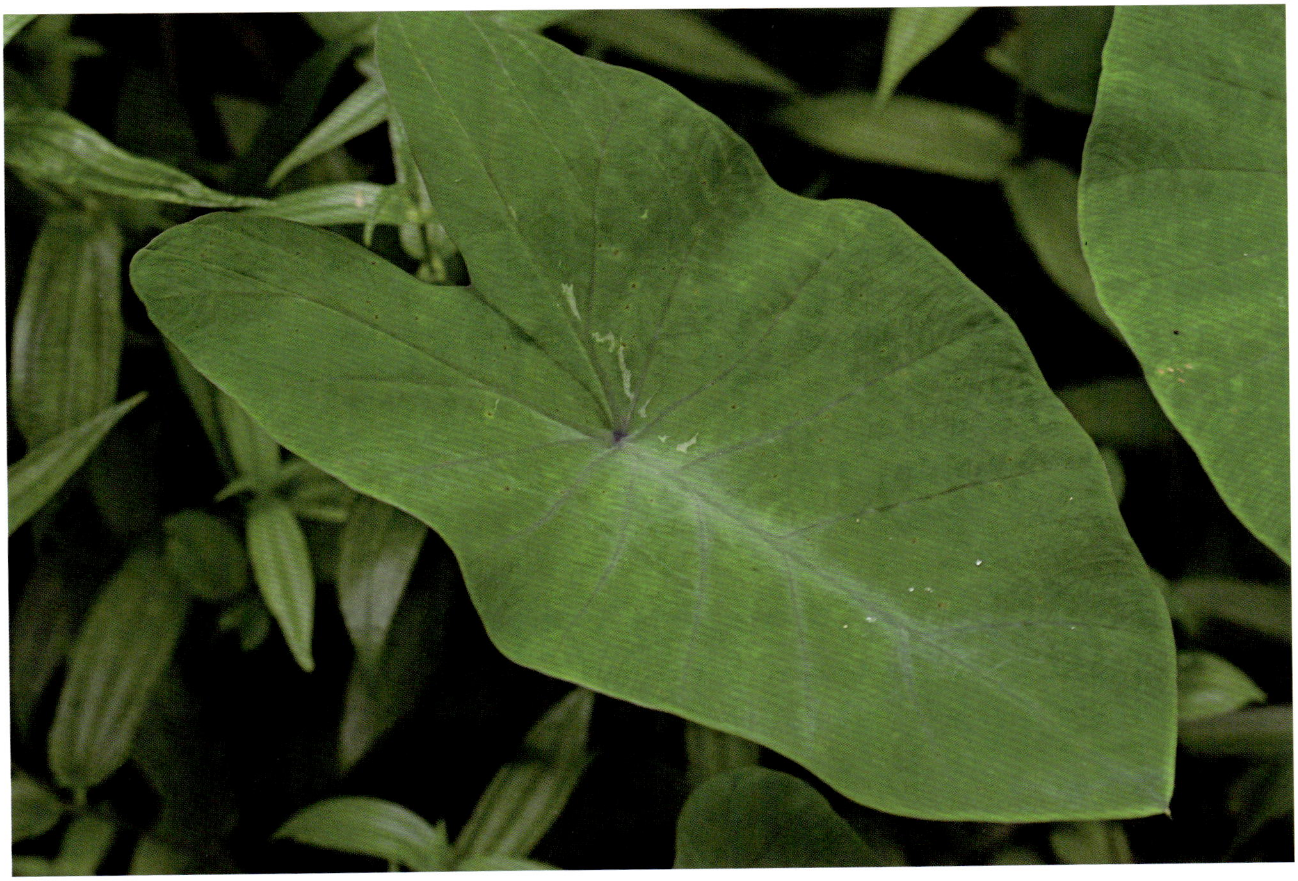

89. 滴水珠 *Pinellia cordata* N. E. Brown

分类位置 天南星科 Araceae 半夏属 *Pinellia* Ten.。

别　　名 蛇珠，一粒珠，独叶一支花，水半夏。

形态特征 块茎球形、卵球形至长圆形，表面密生多数须根。叶 1，叶柄常紫色或绿色具紫斑，几无鞘，下部及顶头各有珠芽 1 枚。幼株叶片心状长圆形；多年生植株叶片心形、心状三角形、心状长圆形或心状戟形，表面绿色、暗绿色，背面淡绿色或红紫色，二面沿脉颜色均较淡，先端长渐尖；后裂片圆形或锐尖，稍外展。花序柄短于叶柄。佛焰苞绿色，淡黄带紫色或青紫色，不明显过渡为檐部；檐部椭圆形，钝或锐尖，直立或稍下弯。肉穗花序：雌花序 1 ~ 1.2cm，雄花序长 5 ~ 7mm；附属器青绿色，渐狭为线形，略成“之”字形上升。

资源现状 生于海拔 800m 以下的林下、河边、谷地、岩隙石壁上，全市各地较常见。资源量较丰富，民间常以块茎外用于跌扑损伤及蛇虫咬伤，偶见以小块茎吞服治胃肠道顽疾等。

功效应用 块茎：辛，温，有小毒；解毒消肿，散瘀止痛；用于毒蛇咬伤，乳痈，肿毒，瘰疬，头痛，胃痛，腰痛，跌打损伤等。

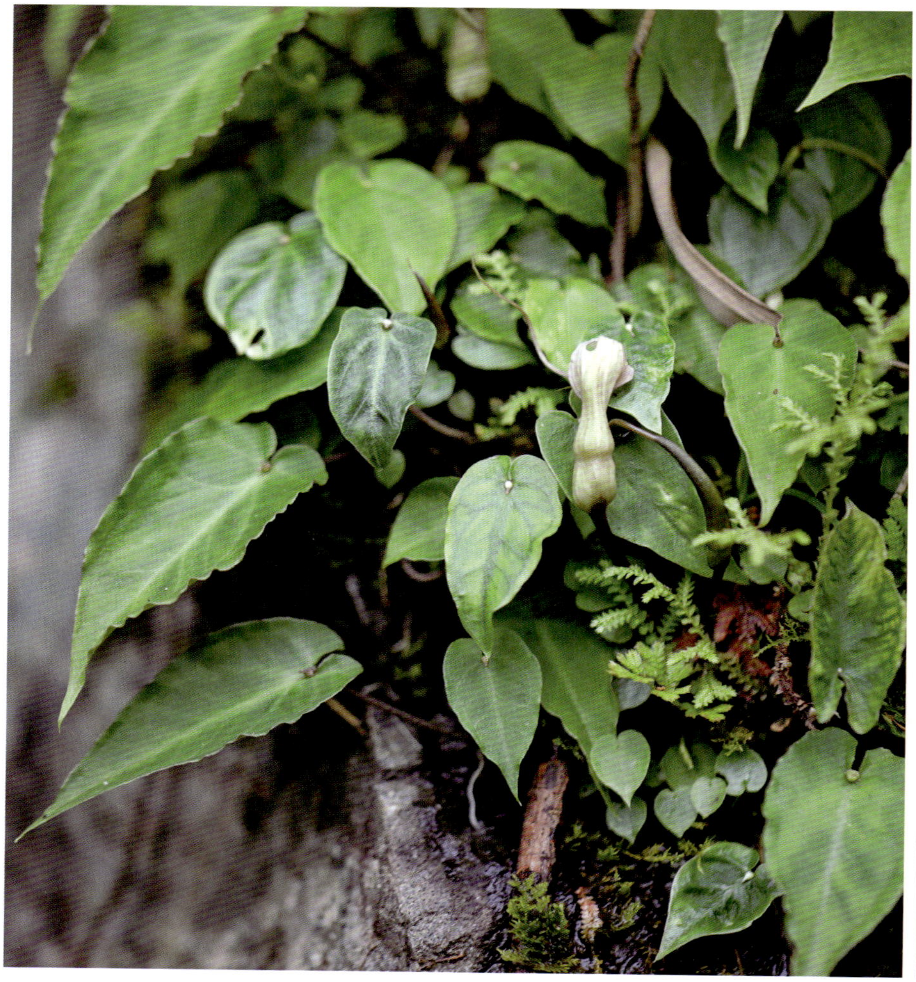

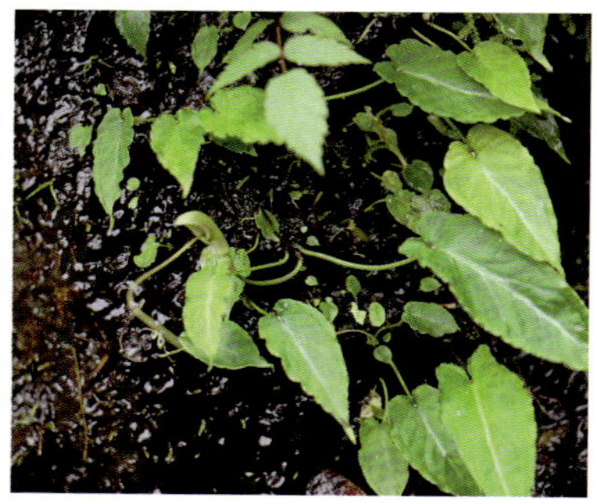

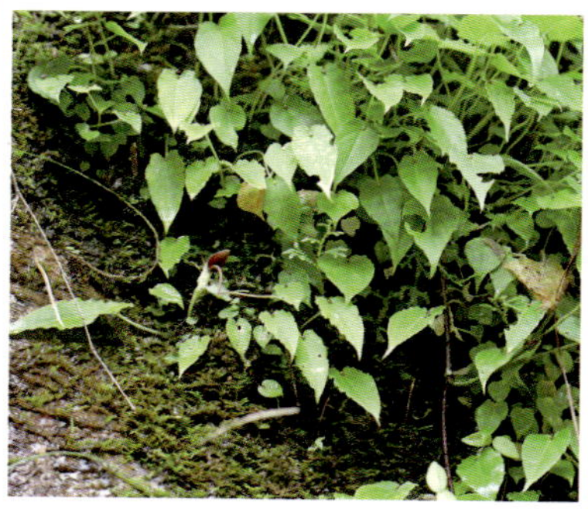

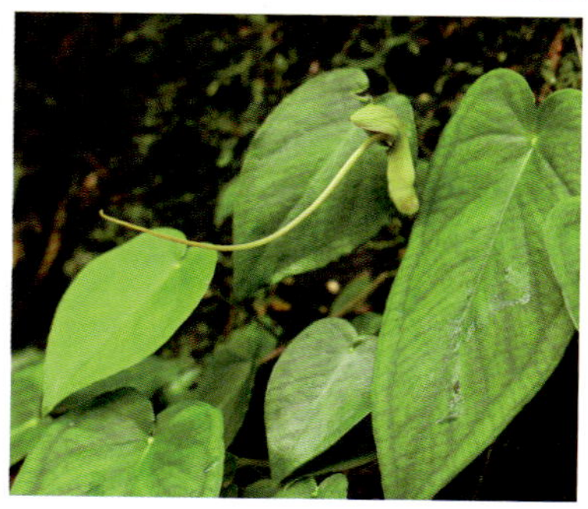

90. 半　夏 *Pinellia ternata* (Thunb.) Breit.

分类位置 天南星科 Araceae 半夏属 *Pinellia* Ten.。

别　　名 地珠半夏，三片叶。

形态特征 块茎圆球形，具须根。叶 2 ~ 5 枚，有时 1 枚。叶柄基部具鞘，鞘内、鞘部以上或叶片基部（叶柄顶头）有珠芽，珠芽在母株上萌发或落地后萌发；幼苗叶片卵状心形至戟形，为全缘单叶；老株叶片 3 全裂，裂片绿色，长圆状椭圆形或披针形；侧裂片稍短；全缘或具不明显的浅波状圆齿，细脉网状，密集，集合脉 2 圈。花序柄长于叶柄。佛焰苞绿色或绿白色，管部狭圆柱形；檐部长圆形，绿色，有时边缘青紫色。肉穗花序：雌花序长 2cm，雄花序长 5 ~ 7mm；附属器绿色变青紫色，直立，有时 "S" 形弯曲。浆果卵圆形，黄绿色。花期 5 ~ 7 月，果 8 月成熟。

资源现状 生于田边、村旁、山坡草坡或疏林下，全市各地常见，偶见栽培。资源量一般，民间少见应用。

功效应用 **块茎（半夏）：**辛，温，有毒；燥湿化痰，降逆止呕，消痞散结；用于湿痰寒痰，咳喘痰多，痰饮眩悸，风痰眩晕，痰厥头痛，呕吐反胃，胸脘痞闷，梅核气；外治痈肿痰核。

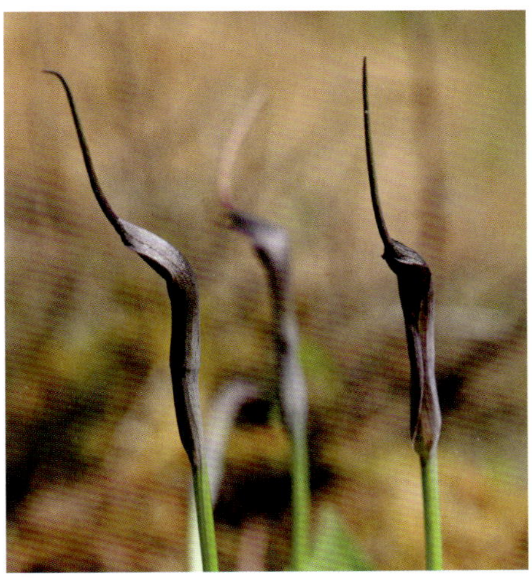

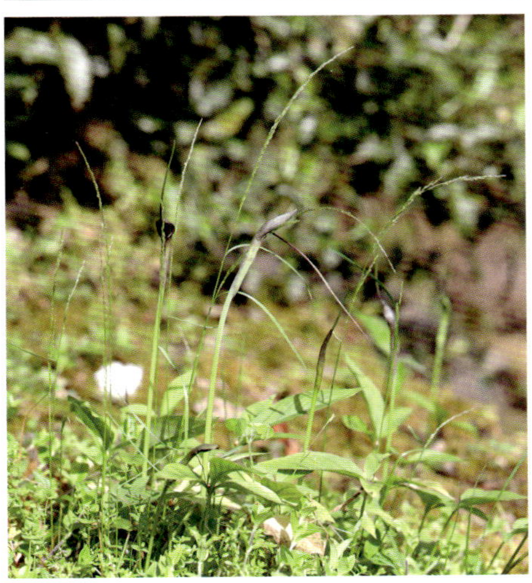

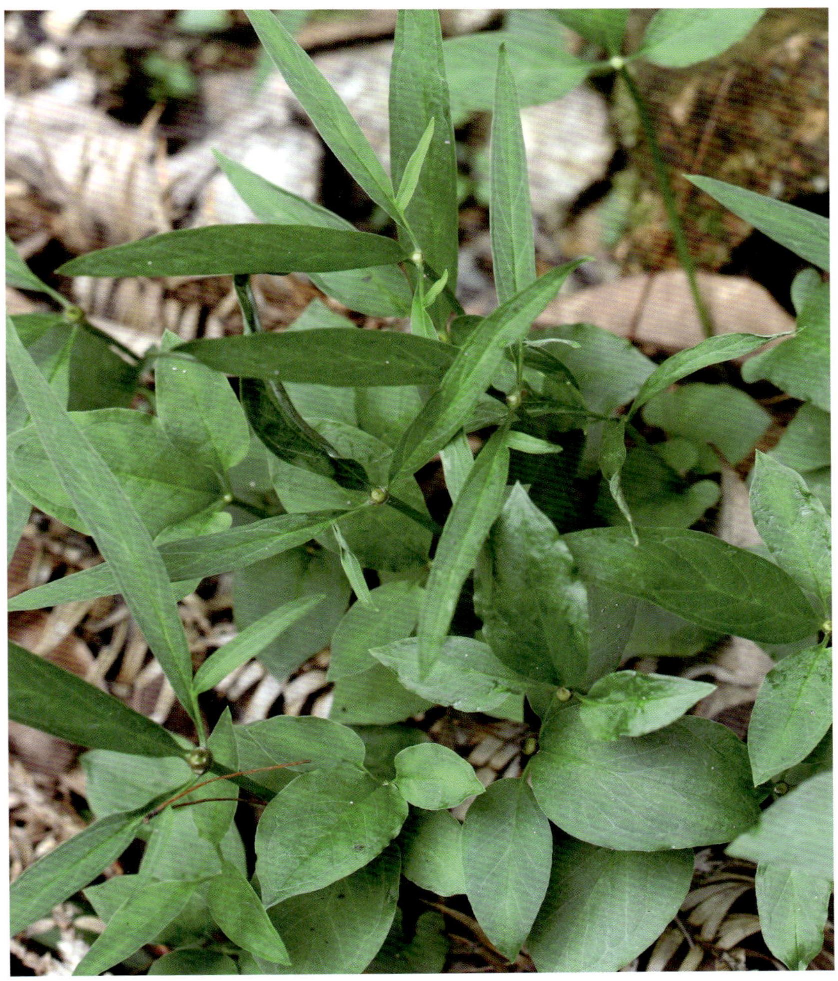

91. 犁头尖 *Typhonium blumei* Nicolson & Sivad.

分类位置 天南星科 Araceae 犁头尖属 *Typhonium* Schott。

别　　名 地金莲，鼠尾巴，独角莲，芋叶半夏。

形态特征 块茎近球形、头状或椭圆形，褐色，具环节，颈部生长纤维状须根，散生疣凸状芽眼。叶柄基部鞘状、莺尾式排列，淡绿色，上部圆柱形，绿色；叶片绿色，戟状三角形。花序柄单 1，淡绿色，直立。佛焰苞：管部绿色，卵形；檐部绿紫色，卵状长披针形，中上部骤狭成带状下垂，先端旋曲。肉穗花序无柄，雌花序圆锥形；中性花序淡绿色；雄花序橙黄色；附属器深紫色，具强烈粪臭。雄花近无柄，雄蕊 2，药室 2，长圆状倒卵形。雌花：子房卵形，黄色，柱头无柄，盘状具乳突，红色。中性花同型，线形，上升或下弯，两头黄色，腰部红色。花期 5 ~ 7 月。

资源现状 生于田边、路旁、草坡地，全市各地较常见。资源量一般，民间偶见以块茎外用于跌扑损伤等。

功效应用 块茎：苦、辛，温，有毒；散结止痛，消肿解毒；用于毒蛇咬伤，蛇头疔，甲沟炎，带状疱疹，无名肿毒，癣，蜂螯伤，跌打损伤，瘰疬，腮腺炎等。

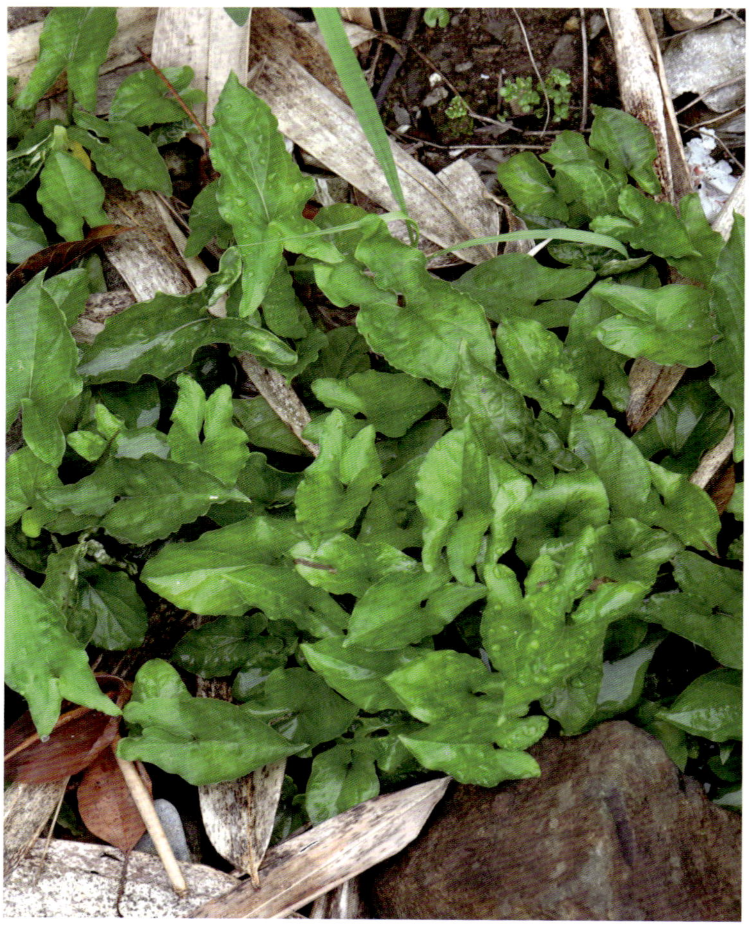

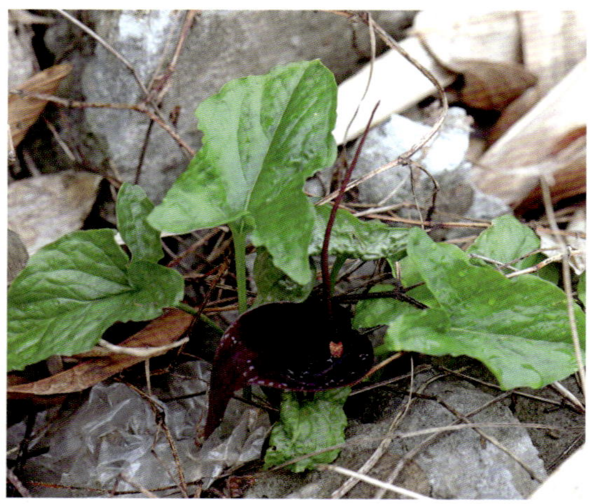

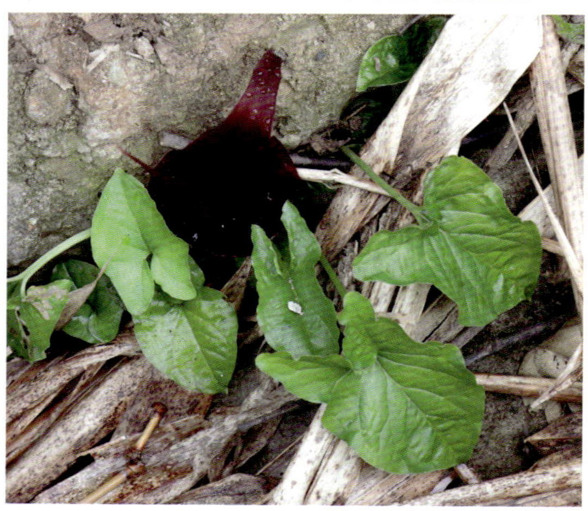

92. 野慈姑 *Sagittaria trifolia* L.

分类位置 泽泻科 Alismataceae 慈姑属 *Sagittaria* L.。

别　　名 剪刀草，日本慈姑。

形态特征 多年生水生或沼生草本。根状茎横走，较粗壮。挺水叶箭形，叶片长短、宽窄变异很大，顶裂片常短于侧裂片；叶柄基部渐宽，鞘状，边缘膜质，具横脉。花葶直立，挺水，通常粗壮。花序总状或圆锥状，具分枝 1 ~ 2 枚，具花多轮；苞片 3 枚，先端尖。花单性；花被片反折，外轮花被片椭圆形或广卵形；内轮花被片白色或淡黄色，基部收缩，雌花通常 1 ~ 3 轮，花梗短粗，心皮多数，两侧压扁，花柱自腹侧斜上；雄花多轮，花梗斜举，雄蕊多数，花药黄色，花丝长短不一，通常外轮短，向里渐长。瘦果两侧压扁，倒卵形，具翅，背翅多少不整齐。种子褐色。花果期 5 ~ 10 月。

资源现状 生于水田、池塘及沟渠等浅水地，全市各地较常见。资源较丰富，民间少见应用，具有较好的观赏价值。

功效应用 块茎：甘、淡，寒；利水渗湿，泄热，化浊降脂；用于小便不利，水肿胀满，泄泻尿少，痰饮眩晕，热淋涩痛，高脂血症。

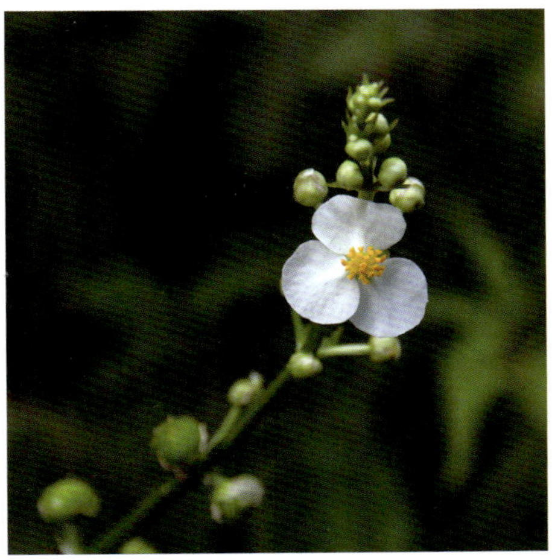
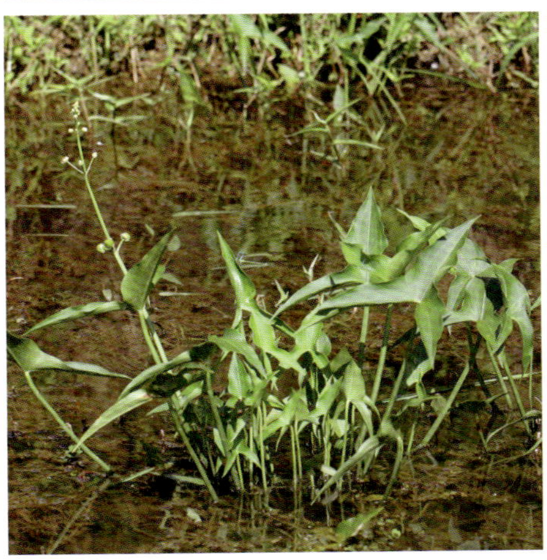
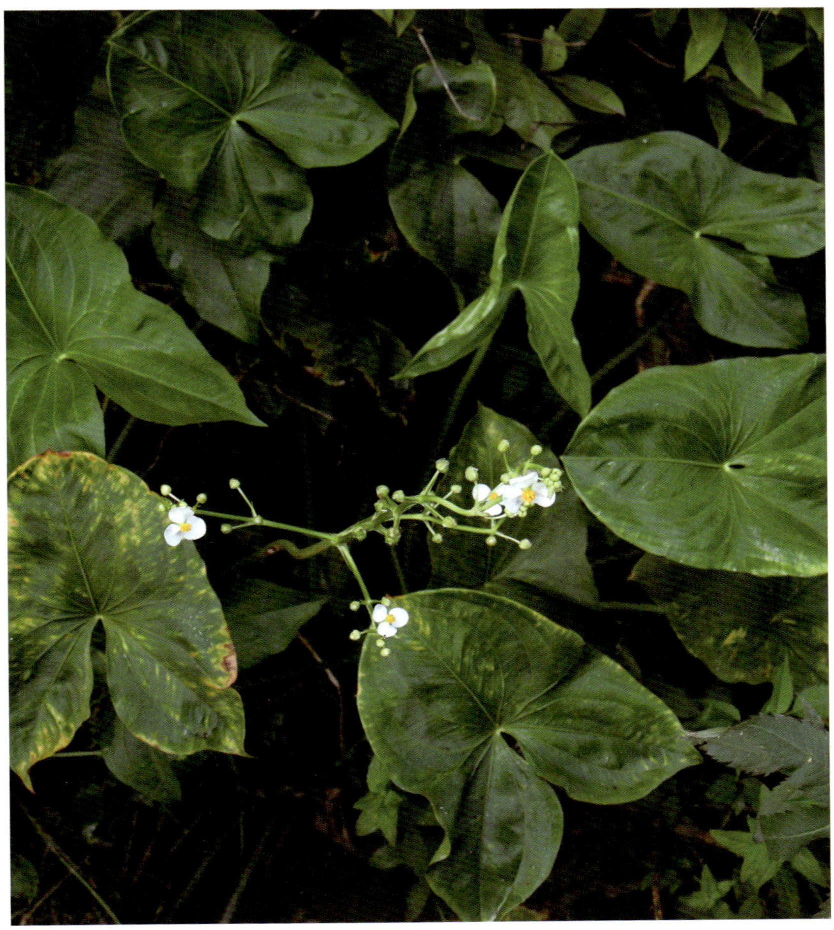

93. 肺筋草 *Aletris spicata* (Thunb.) Franch.

分类位置 沼金花科 Nartheciaceae 肺筋草属 *Aletris* L.。

别　　名 粉条儿菜，金线吊白米，白蚁草。

形态特征 植株具多数须根，根毛局部有白色膨大。叶簇生，纸质，条形，先端渐尖。花葶高 40 ~ 70cm，有棱，密生柔毛，中下部有几枚长 1.5 ~ 6.5cm 的苞片状叶；总状花序长 6 ~ 30cm，疏生多花；苞片 2 枚，窄条形，位于花梗的基部，长 5 ~ 8mm，短于花；花梗极短，有毛；花被黄绿色，上端粉红色，有柔毛；裂片条状披针形，长 3 ~ 3.5mm，宽 0.8 ~ 1.2mm；雄蕊着生于花被裂片的基部，花丝短，花药椭圆形；子房卵形，花柱长 1.5mm。蒴果倒卵形或矩圆状倒卵形；有棱角，密生柔毛。花期 4 ~ 5 月，果期 6 ~ 7 月。

资源现状 生于海拔 350m 以上的山坡、路旁、灌丛边或草地上，全市各地较常见。资源较丰富，民间偶见以全草用于咳喘等。

功效应用 根、全草：甘，平；清肺，化痰，止咳，活血，杀虫；用于咳嗽痰喘，顿咳，咳嗽吐血，气喘，肺痈，乳痈，肠风便血，妇人乳少，经闭，小儿疳积，蛔虫病，痄腮等。

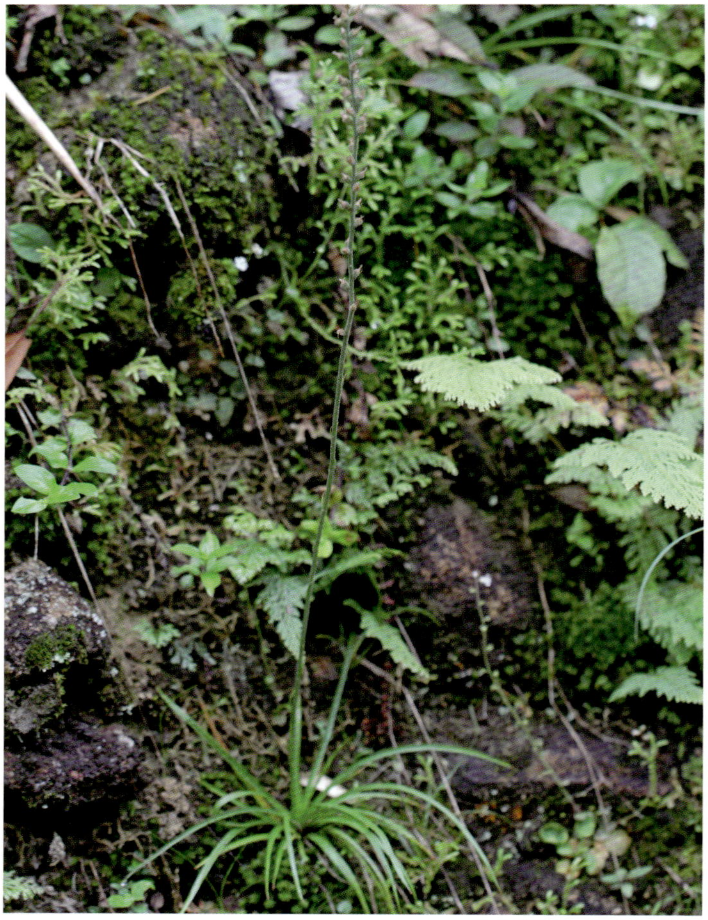

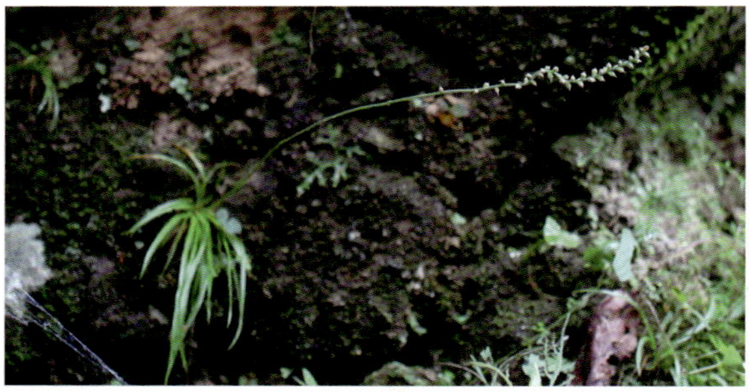

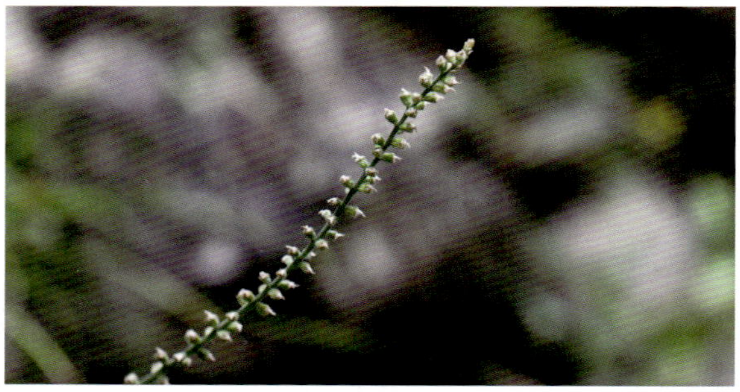

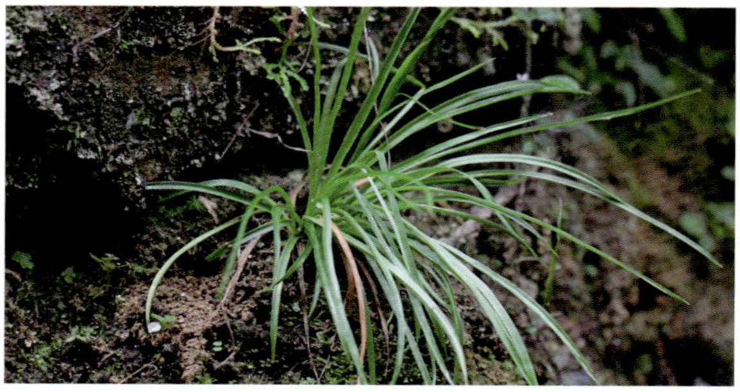

94. 黄　独　*Dioscorea bulbifera* L.

分类位置　薯蓣科 Dioscoreaceae 薯蓣属 *Dioscorea* L.。

别　　名　黄药子，黄药，零余薯。

形态特征　缠绕草质藤本。块茎卵圆形或梨形，外皮棕黑色，表面密生须根。茎左旋，浅绿色或稍带红紫色。叶腋内有紫棕色，球形或卵圆形，具圆形斑点珠芽。单叶互生，宽卵状心形或卵状心形，顶端尾状渐尖，全缘或微波状。雄花序穗状，下垂；雄花单生，密集，基部有卵形苞片 2 枚；花被片披针形；雄蕊 6 枚，花丝与花药近等长。雌花序与雄花序相似；退化雄蕊 6 枚。蒴果反折下垂，三棱状长圆形，两端浑圆，成熟时草黄色，密被紫色小斑点；种子扁卵形，着生于每室中轴顶部，种翅呈长圆形。花期 7 ~ 10 月，果期 8 ~ 11 月。

资源现状　生于房前屋后、路旁的树荫下或溪边、山谷阴沟和林缘，全市各地较常见。资源量一般，民间少见药用。

功效应用　块茎（黄药子）：苦，寒，有小毒；散结消瘿，清热解毒，凉血止血；用于瘿瘤，喉痹，痈肿疮毒，毒蛇咬伤，肿瘤，吐血，衄血，咯血，百日咳，肺热咳喘。珠芽（零余子）：甘，温，无毒；补虚，强腰脚。

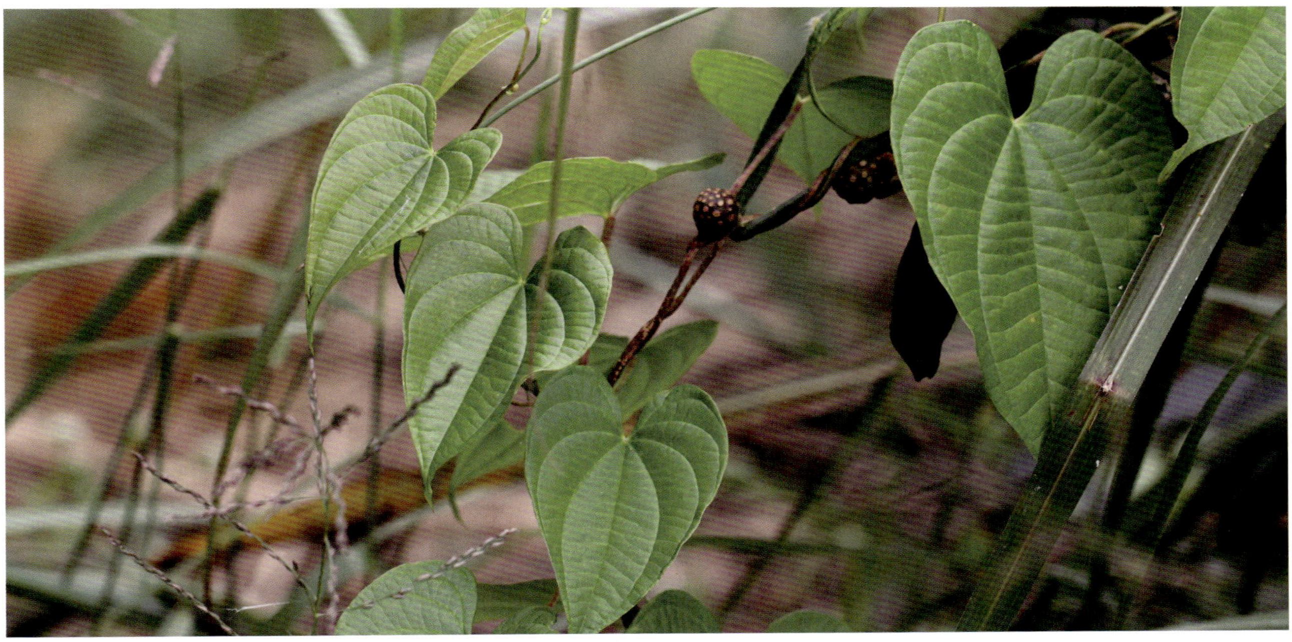

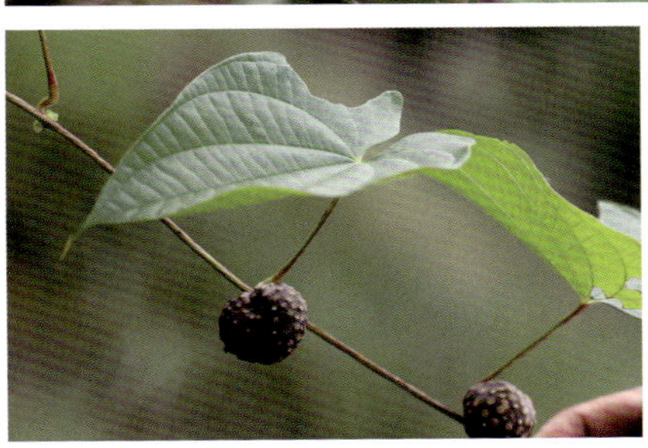

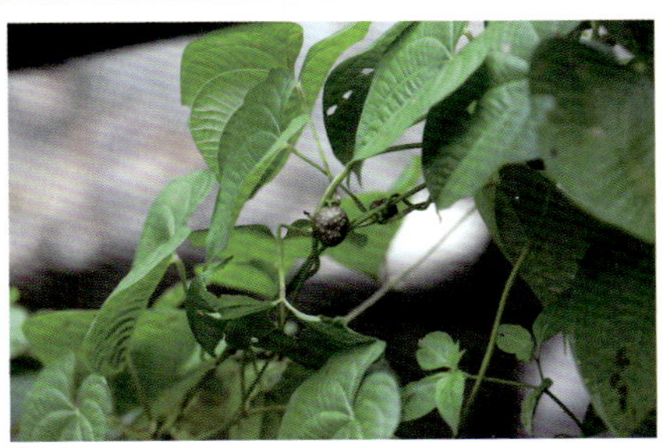

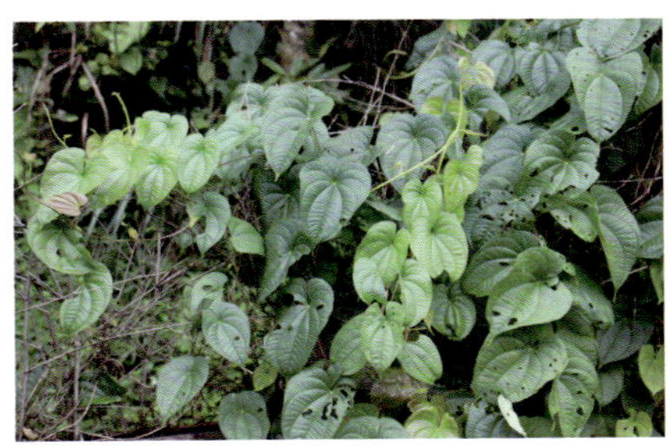

95. 薯莨 *Dioscorea cirrhosa* Lour.

分类位置 薯蓣科 Dioscoreaceae 薯蓣属 *Dioscorea* L.。

别　　名 红药子，山猪薯，红孩儿。

形态特征 藤本。块茎卵形、球形、长圆形或葫芦状，外皮黑褐色，断面新鲜时红色，干后紫黑色。茎右旋，下部有刺。单叶，茎下部互生，中部以上对生；叶片革质或近革质，长椭圆状卵形至卵圆形，全缘，无毛，网脉明显。雌雄异株。雄花序为穗状花序，通常排列呈圆锥花序，圆锥花序有时腋生；雄花外轮花被片宽卵形或卵圆形，内轮倒卵形、小；雄蕊 6，稍短于花被片。雌穗状花序单生于叶腋；雌花外轮花被片为卵形、厚，较内轮大。蒴果不反折，近三棱状扁圆形；种子四周有膜质翅。花期 4 ~ 6 月，果期 7 月至翌年 1 月仍不脱落。

资源现状 生于海拔 350 ~ 1500m 的林缘、溪边或山坡、路旁灌丛中，全市各地较常见。资源量一般，民间偶见以块茎用于牙疼等。

功效应用 块茎：微苦、涩，平；止血，活血，固涩收敛；用于崩漏，产后出血，咯血，尿血，上消化道出血，贫血，月经不调等。

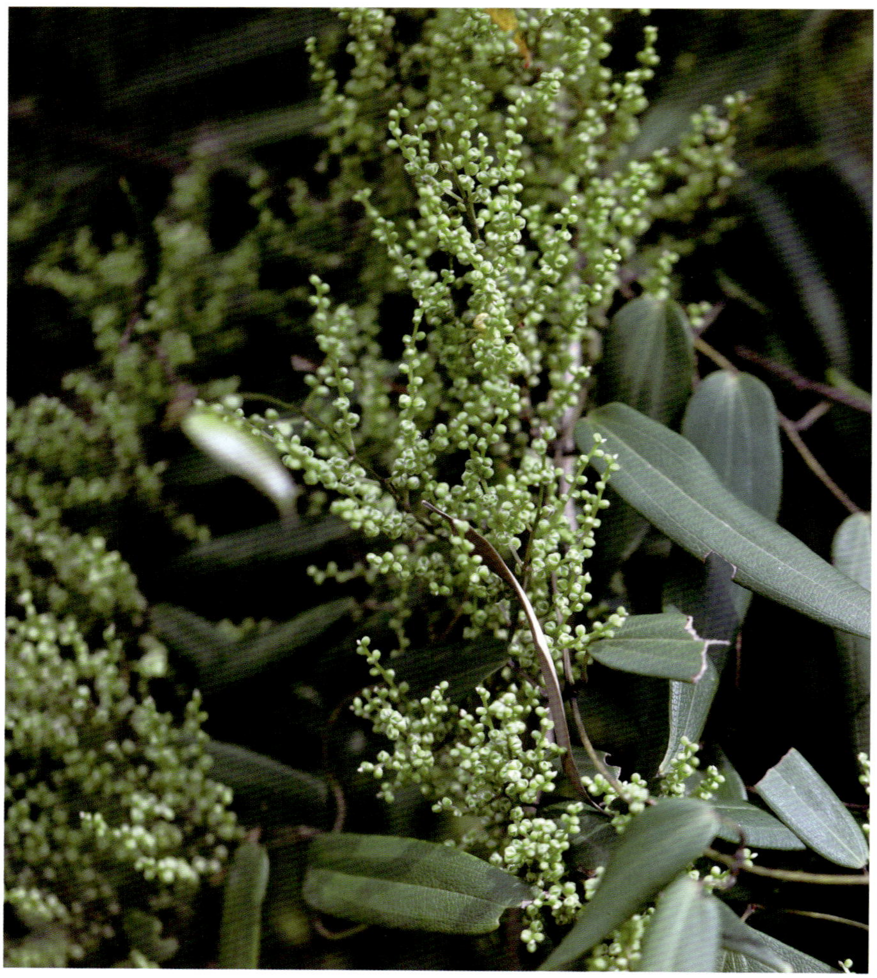

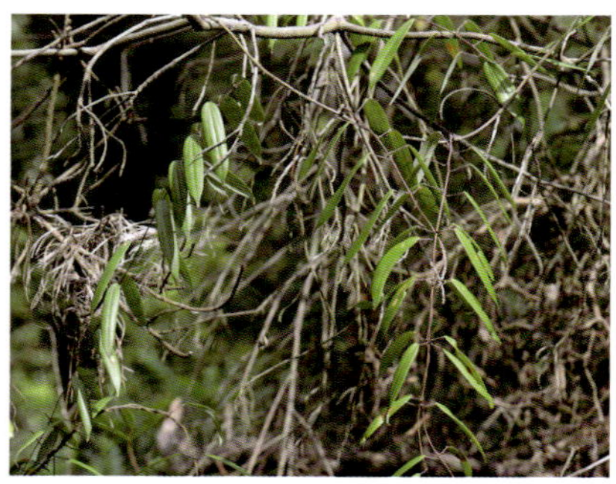

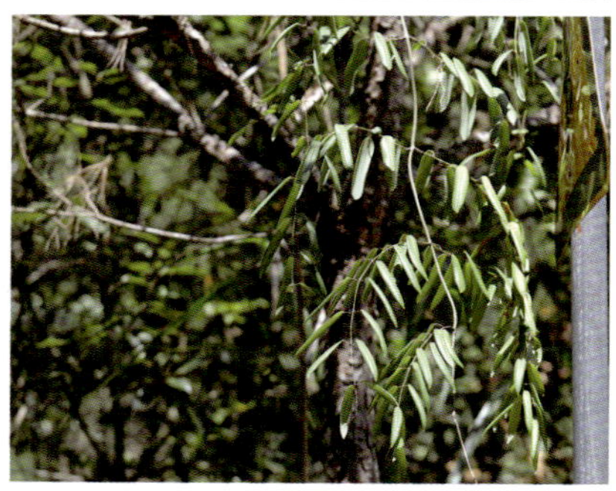

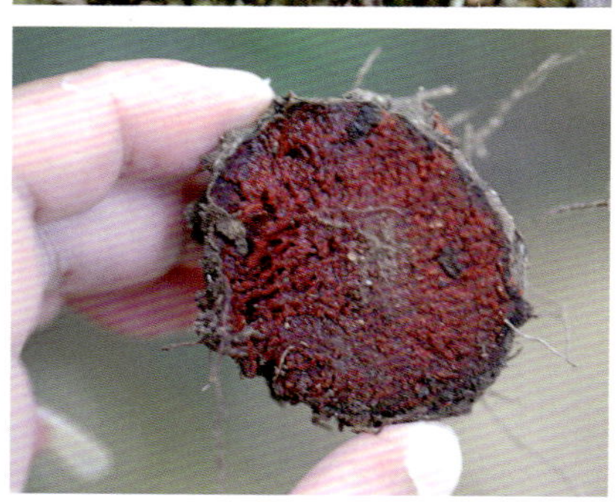

96. 福州薯蓣 *Dioscorea futschauensis* Uline ex R. Knuth

分类位置 薯蓣科 Dioscoreaceae 薯蓣属 *Dioscorea* L.。

别　　名 萆解，福萆薢。

形态特征 缠绕草质藤本。根状茎横生，黄褐色。茎左旋。单叶互生，微革质，基部叶为掌状裂叶，7 裂，基部深心形，中部以上叶为卵状三角形，边缘波状或全缘，背面网脉明显，两面沿叶脉疏生白刺毛。花单性，雌雄异株。雄花序总状，通常分枝呈圆锥花序；雄花有梗，花被新鲜时橙黄色，干后黑色，基部连合；雄蕊 6 枚，有时仅 3 枚发育，有退化雌蕊。雌花序与雄花序相似；雌花花被 6 裂，退化雄蕊花药不完全或仅存有花丝。蒴果三棱形，每棱翅状，半圆形；种子扁圆形，成熟时四周有薄膜状翅。花期 6 ~ 7 月，果期 7 ~ 10 月。

资源现状 生于海拔 700m 以下的山坡灌丛、林缘、沟谷边、路旁或杂木林中，全市各地较常见。资源量一般，民间少见药用。

功效应用 根茎（绵萆薢）：苦，平；利湿祛浊，祛风除痹；用于膏淋，白浊，白带过多，风湿痹痛，关节不利，腰膝疼痛。

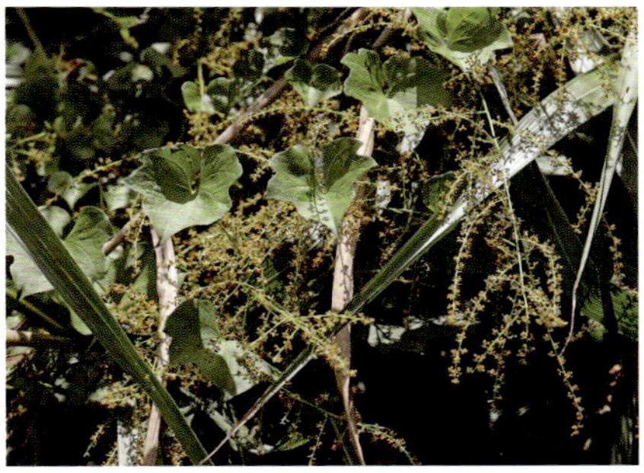

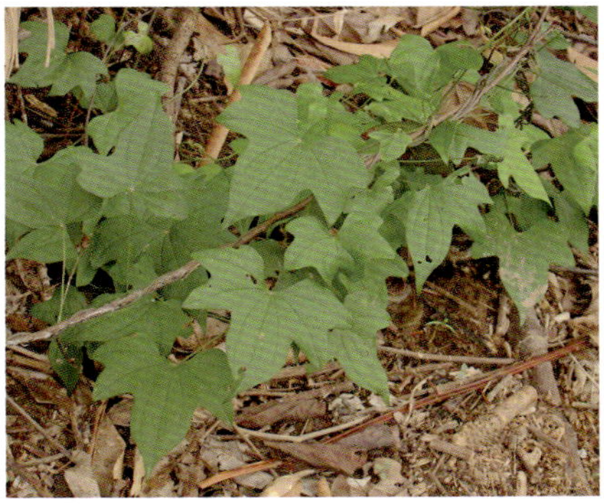

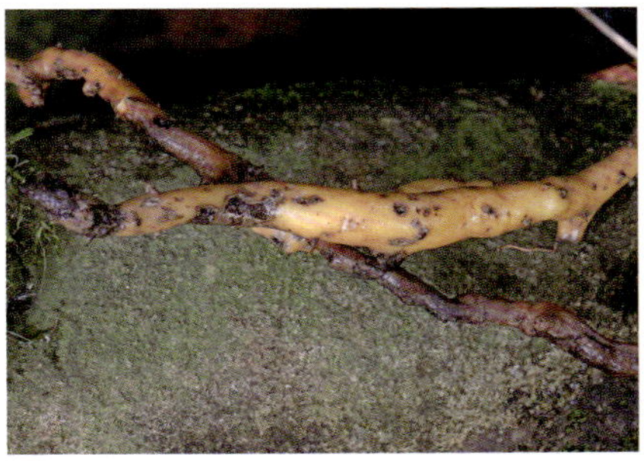

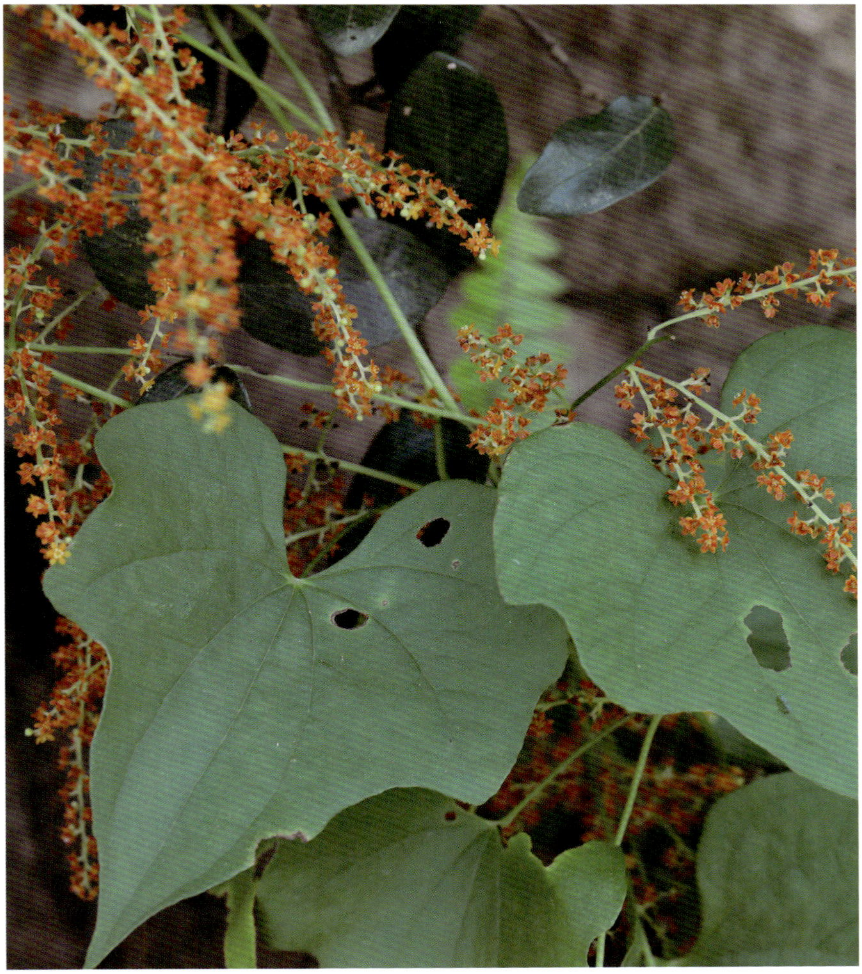

97. 日本薯蓣 *Dioscorea japonica* Thunb.

分类位置 薯蓣科 Dioscoreaceae 薯蓣属 *Dioscorea* L.。

别　　名 野山药，千担苕，土淮山，风车子。

形态特征 缠绕草质藤本。块茎长圆柱形，垂直生长，棕黄色。茎有时淡紫红色。单叶，茎下部互生，中部以上对生，纸质，常三角状披针形，长椭圆状狭三角形至长卵形，全缘。叶腋有珠芽。雌雄异株。雄花序为穗状花序，近直立，2 至数个或单个着生于叶腋；雄花绿白或淡黄色，花被片有紫色斑纹，外轮宽卵形，内轮卵状椭圆形，稍小；雄蕊 6。雌花序为穗状花序，1 ~ 3 个着生于叶腋；花被片卵形或宽卵形，6 个退化雄蕊与花被片对生。蒴果不反折，三棱状扁圆形或三棱状圆形；种子四周有膜质翅。花期 5 ~ 10 月，果期 7 ~ 11 月。

资源现状 生于山坡、灌丛或杂木林下，全市各地较常见。资源较丰富，民间偶有挖块茎食用。

功效应用 块茎（风车儿）：甘，平；补脾养胃，生津益肺，补肾涩精；外敷治肿毒，烫伤等。

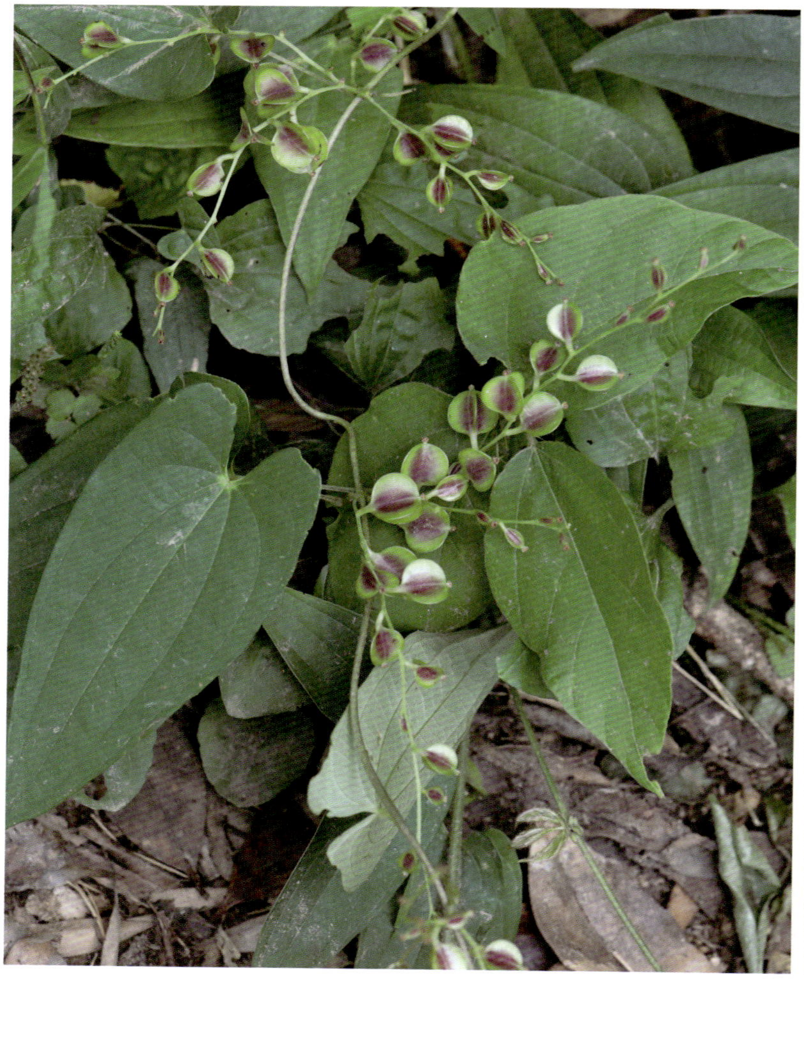
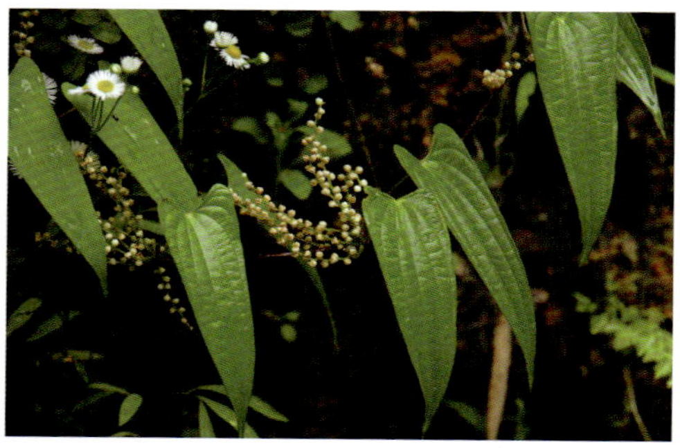
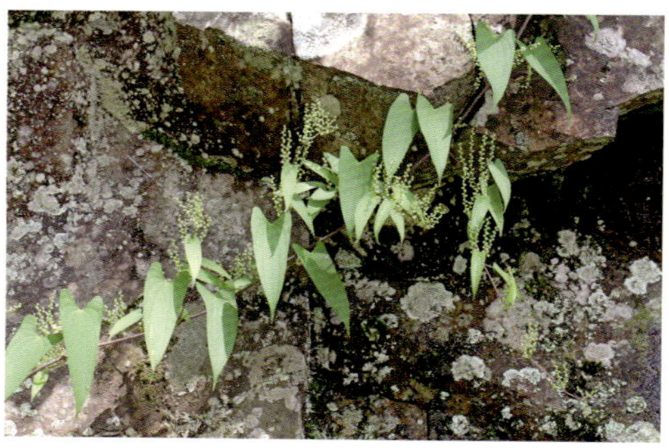
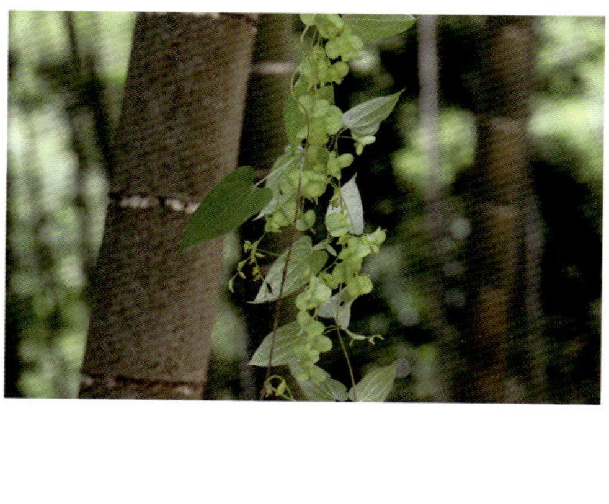

98. 大百部 *Stemona tuberosa* Lour.

分类位置 百部科 Stemonaceae 百部属 *Stemona* Lour.。

别　　名 对叶百部，山百部根，九重根，百条根。

形态特征 块根通常呈纺锤状。茎攀缘状，下部木质化，分枝表面具纵槽。叶对生或轮生，少互生，卵状披针形、卵形或宽卵形，顶端渐尖至短尖，基部心形，边缘稍波状，纸质或薄革质。花单生或2～3朵排成总状花序，生于叶腋或偶尔贴生于叶柄上；苞片小，披针形；花被片黄绿色带紫色脉纹，顶端渐尖，内轮比外轮稍宽；雄蕊紫红色，短于或几等长于花被；花丝粗短；花药顶端具短钻状附属物；药隔肥厚，向上延伸为长钻状或披针形的附属物；子房小，卵形，花柱近无。蒴果光滑，具多数种子。花期4～7月，果期（5～）7～8月。

资源现状 生于海拔370m以上的山坡林下、溪边、山谷和阴湿岩石上，全市各地常见。资源较丰富，民间偶见以块根外用于除虱或疥癣等。

功效应用 **块根（百部）**：甘、苦，微温；润肺下气止咳，杀虫灭虱；用于新久咳嗽，肺痨咳嗽，顿咳；外用于头虱，体虱，蛲虫病，阴痒。蜜百部：润肺止咳；用于阴虚劳嗽。

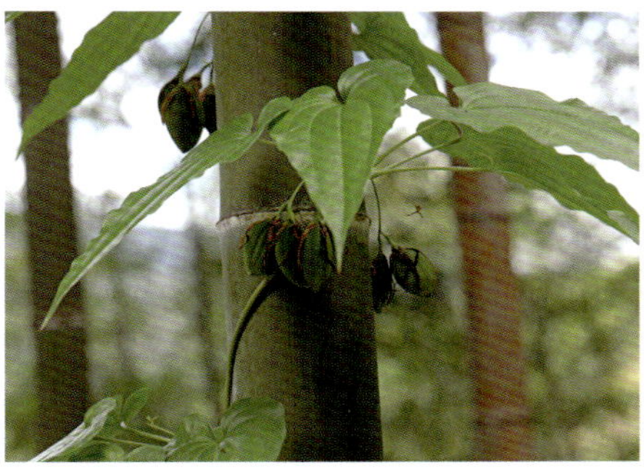

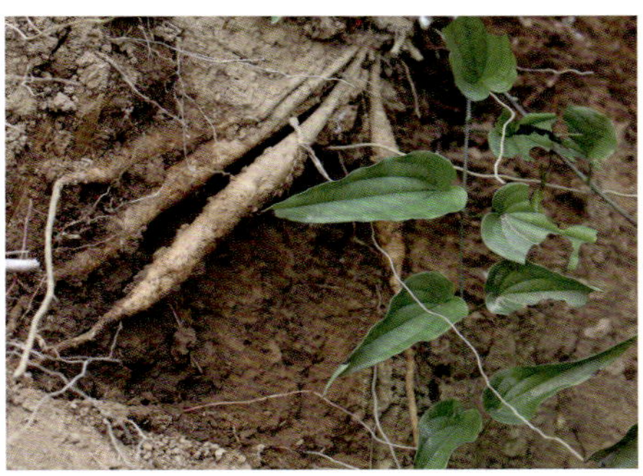

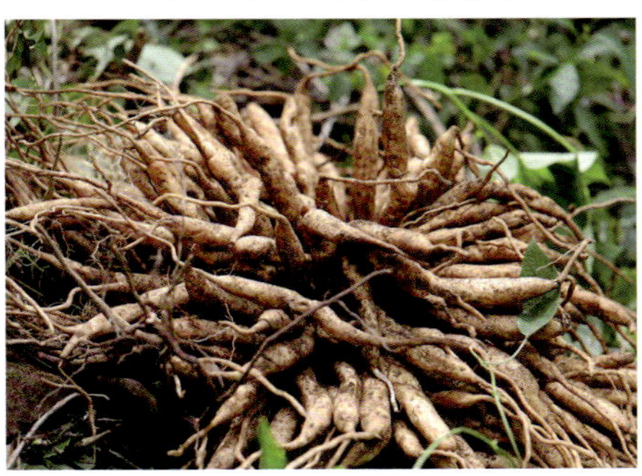

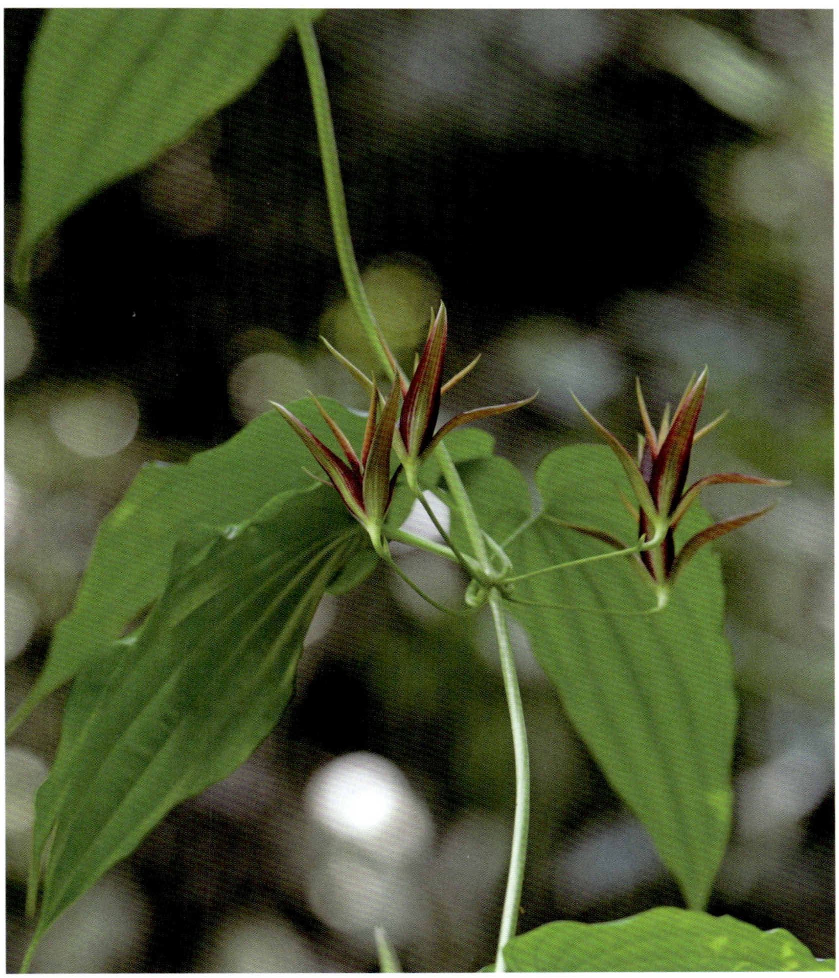

99. 华重楼 *Paris polyphylla* Smith var. *chinensis* (Franch.) Hara

分类位置 藜芦科 Melanthiaceae 重楼属 *Paris* L.。

别　　名 七叶一枝花，重楼，蚤休。

形态特征 植株高 35～100cm，无毛。根状茎粗厚，直径达 1～2.5cm，外面棕褐色，密生多数环节和许多须根。茎通常带紫红色，直径（0.8～）1～1.5cm，基部有灰白色干膜质的鞘 1～3 枚。叶 5～8 枚轮生，通常 7 枚，倒卵状披针形、矩圆状披针形或倒披针形，基部通常楔形。内轮花被片狭条形，通常中部以上变宽，长为外轮的 1/3 至近等长或稍超过；雄蕊 8～10 枚，花药长 1.2～1.5（～2）cm，长为花丝的 3～4 倍，药隔突出部分长 1～1.5（～2）mm。花期 5～7 月，果期 8～10 月。

资源现状 生于海拔 1750m 以下的山坡、路旁、疏林下、山谷或荒地，全市各地零星分布，偶见少量栽培。资源量较少，易危种，目前已列为国家二级保护野生植物，民间常以根茎用于蛇虫咬伤等。

功效应用 **根状茎（重楼）**：苦，微寒，有小毒；清热解毒，消肿止痛，凉肝定惊；用于疔疮痈肿，咽喉肿痛，蛇虫咬伤，跌扑伤痛，惊风抽搐。

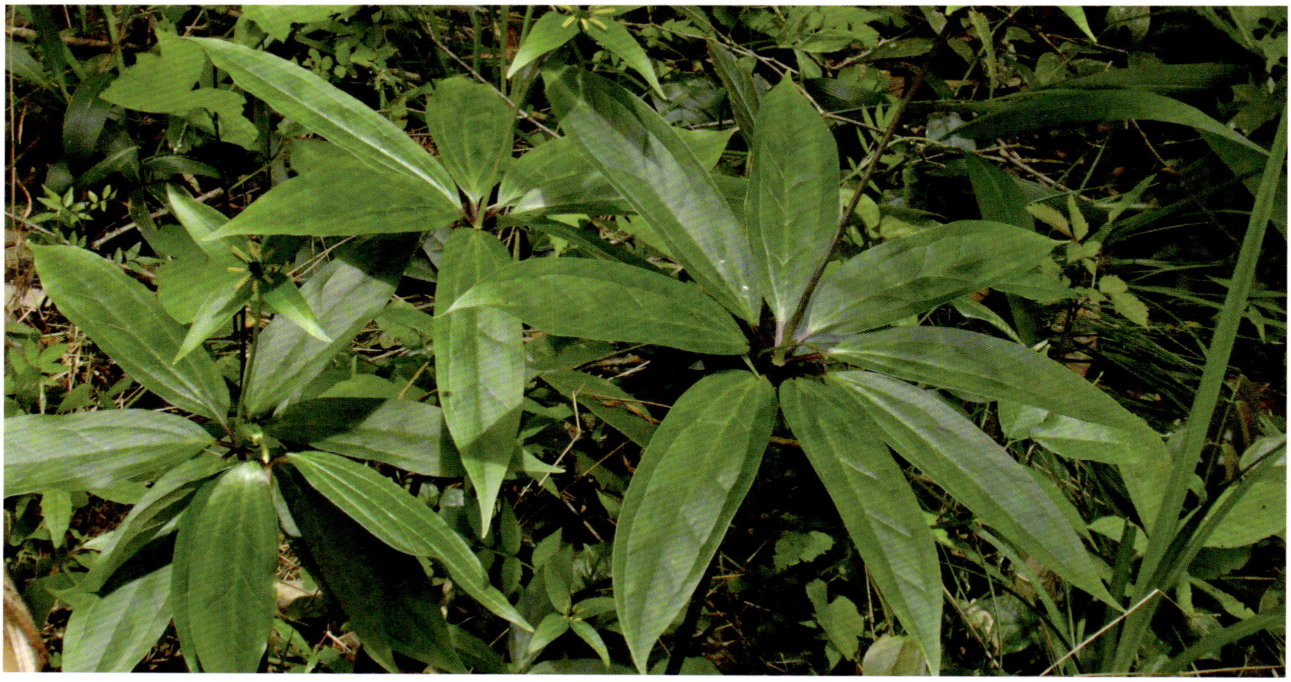

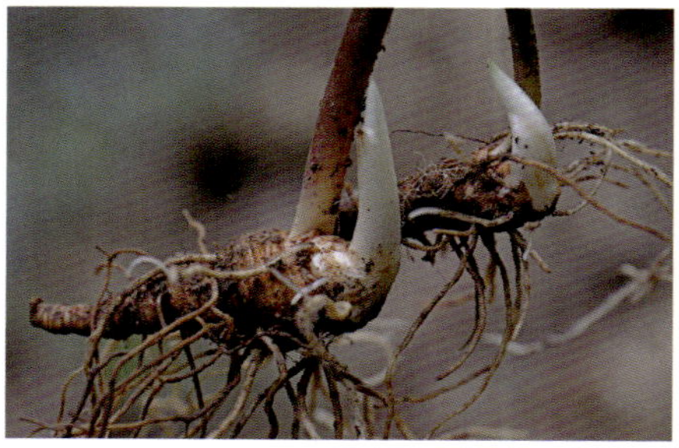

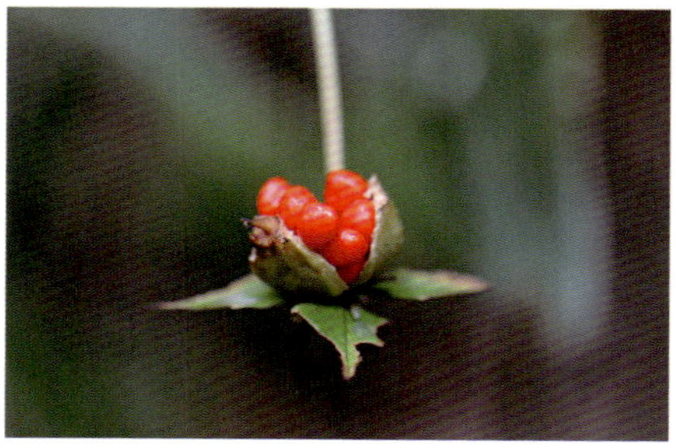

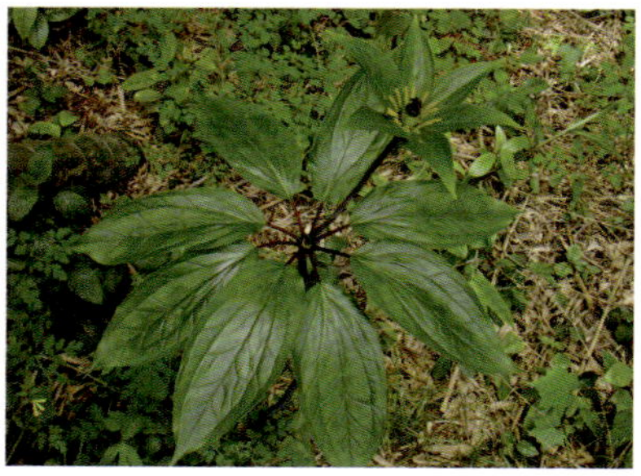

100. 狭叶重楼 *Paris polyphylla* Sm. var. *stenophylla* Franch.

分类位置　藜芦科 Melanthiaceae 重楼属 *Paris* L.。

别　　名　海螺七，铜灯台。

形态特征　植株高无毛。根状茎粗厚，外面棕褐色，密生多数环节和许多须根。茎通常带紫红色，基部有灰白色干膜质的鞘 1 ~ 3 枚。叶 8 ~ 13（~ 22）枚轮生，披针形、倒披针形或条状披针形，有时略微弯曲呈镰刀状，长 5.5 ~ 19cm，通常宽 1.5 ~ 2.5cm，先端渐尖，基部楔形，具短叶柄。外轮花被片叶状，5 ~ 7 枚，狭披针形或卵状披针形，先端渐尖头，基部渐狭成短柄；内轮花被片狭条形，远比外轮花被片长；雄蕊 7 ~ 14 枚，花药与花丝近等长；药隔突出部分极短；子房近球形，暗紫色，花柱明显，顶端具 4 ~ 5 分枝。花期 6 ~ 8 月，果期 9 ~ 10 月。

资源现状　生于山坡、路旁、疏林下、山谷或荒地，分布于黄岗山海拔 1750m 左右。资源量极少，易危种，目前已列为国家二级保护野生植物，民间少见药用。

功效应用　根状茎（重楼）：甘、苦，寒；滋阴润燥，清肺止咳；用于咳嗽，便秘，病后虚热，百日咳，烧烫伤，带状疱疹等。

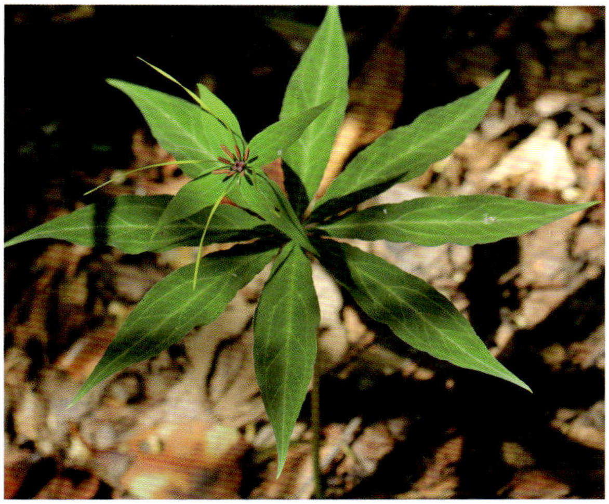

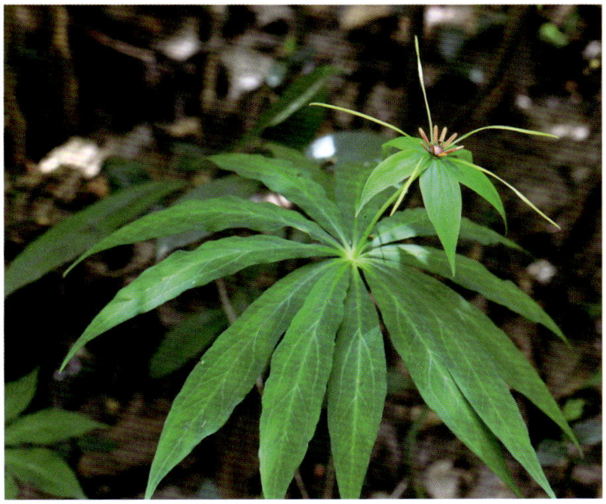

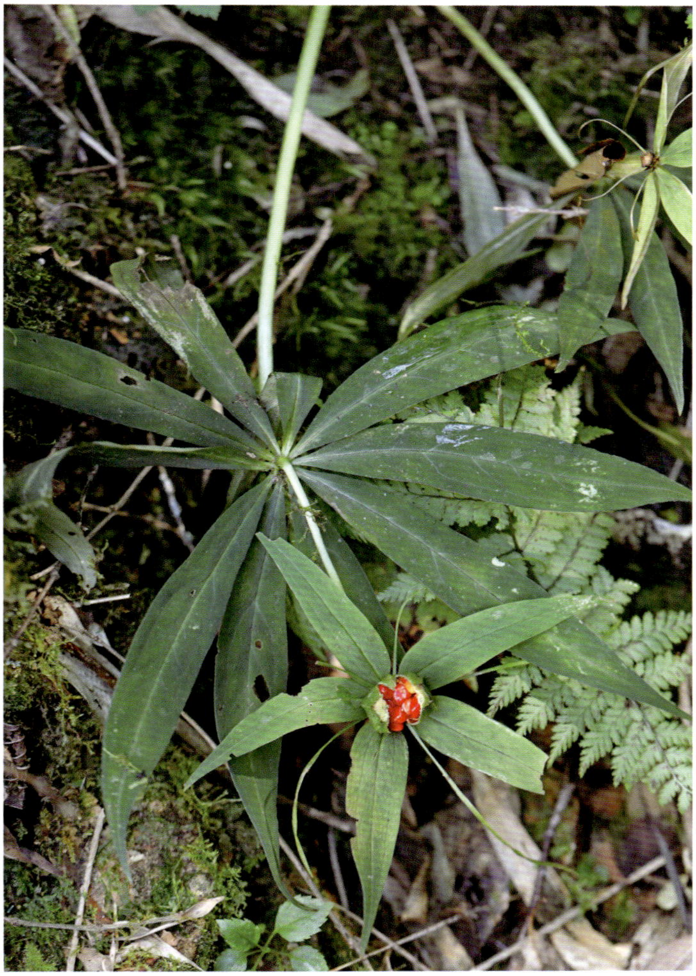

101. 牯岭藜芦 *Veratrum schindleri* (Baker) Loes. f.

分类位置 藜芦科 Melanthiaceae 藜芦属 *Veratrum* L.。

别　　名 黑紫藜芦，天目藜芦，闽浙藜芦。

形态特征 植株基部具棕褐色带网眼的纤维网。叶在茎下部的宽椭圆形，有时狭矩圆形，两面无毛，先端渐尖，基部收狭为柄，叶柄通常长 5 ~ 10cm。圆锥花序长而扩展，具多数近等长的侧生总状花序；总轴和枝轴生灰白色绵状毛；花被片伸展或反折，淡黄绿色、绿白色或褐色，近椭圆形或倒卵状椭圆形，先端钝，基部无柄，全缘，外花被片背面至少在基部被毛；小苞片短于或近等长于花梗，背面生绵状毛，在侧生花序上的花梗长约 6 ~ 8（~ 14）mm；雄蕊长为花被片的 2/3；子房卵状矩圆形。蒴果直立。花果期 6 ~ 10 月。

资源现状 生于海拔 700m 以上的山坡常绿阔叶林下阴湿处，分布于岚谷、上梅、吴屯、星村等地。资源较丰富，民间常以根及根茎或全草泡酒用于带状疱疹等（外用）。

功效应用 根及根状茎（藜芦）：辛、苦，寒，有毒；涌吐风痰，杀虫疗疮；用于中风痰壅，喉痹不通，黄疸，癫痫，久疟，泄泻，头痛，鼻渊，恶疮等；油调外涂用于疥癣秃疮。

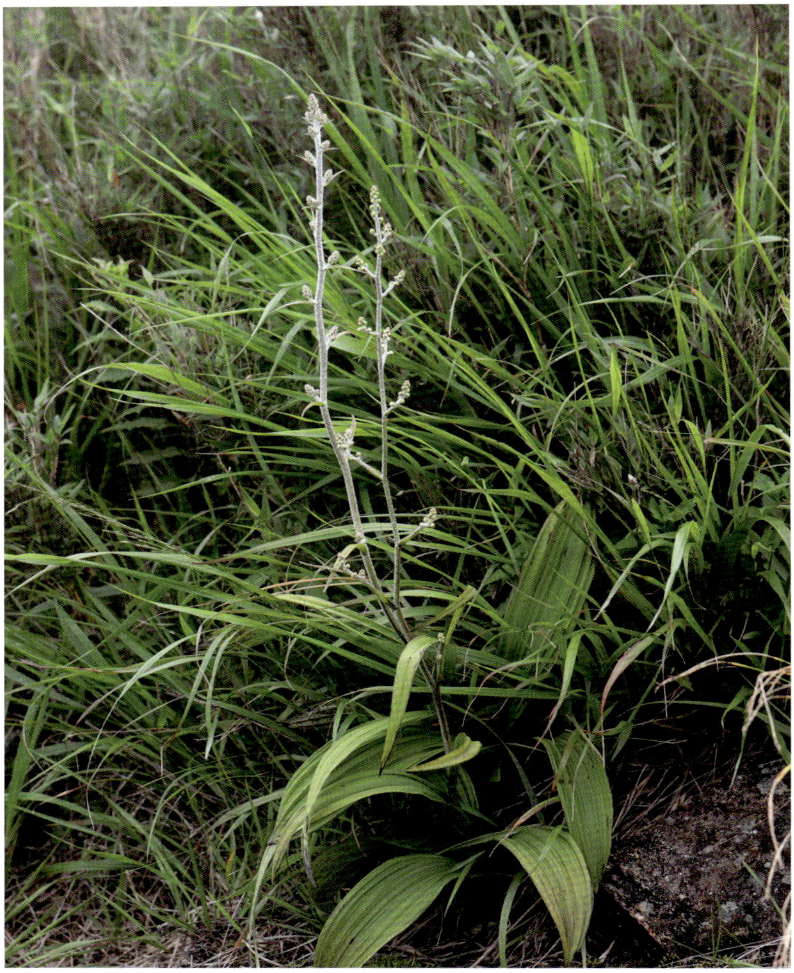
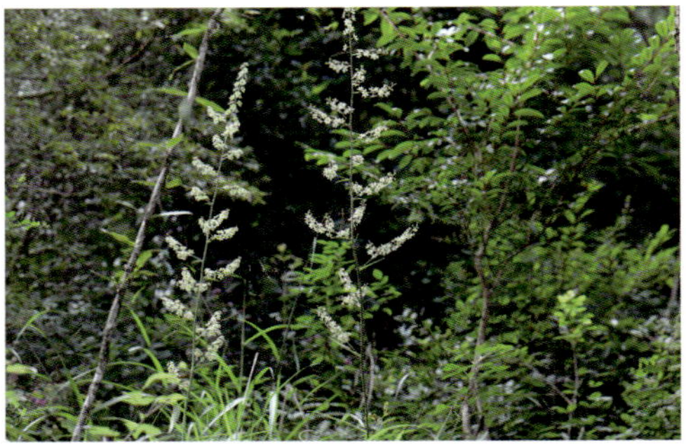
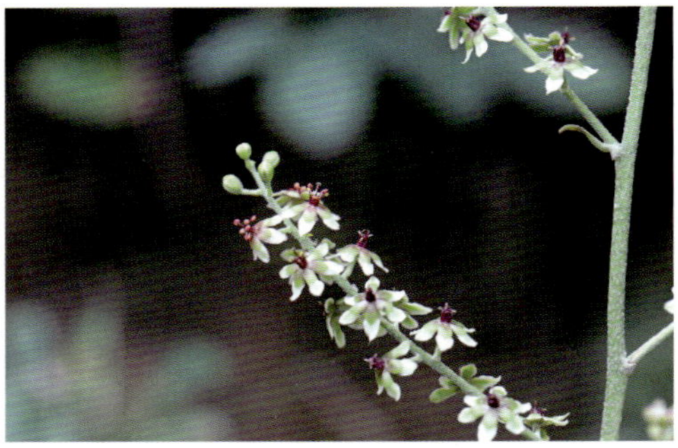
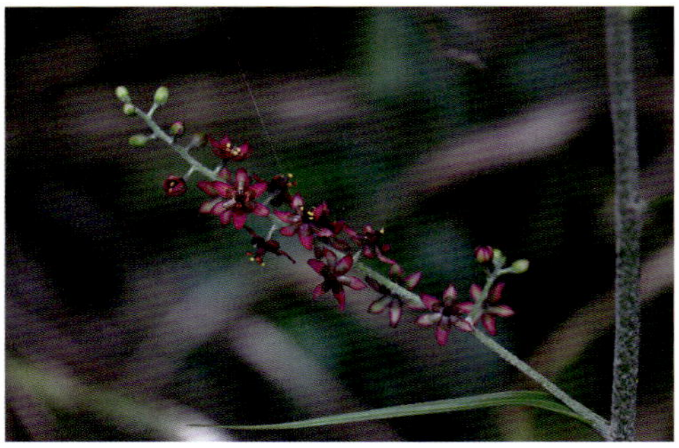

102. 菝葜　*Smilax china* L.

分类位置　菝葜科 Smilacaceae 菝葜属 *Smilax* L.。

别　　名　金刚兜，大菝葜，金刚刺，金刚藤。

形态特征　攀缘灌木；根状茎粗厚，坚硬，为不规则的块状。茎疏生刺。叶薄革质或坚纸质，干后通常红褐色或近古铜色，圆形、卵形或其他形状，下面常淡绿色，较少苍白色；叶柄约占全长的 1/2 ~ 2/3 具宽 0.5 ~ 1mm（一侧）的鞘，几乎都有卷须，脱落点位于靠近卷须处。伞形花序呈球形，具十几朵或更多的花，常呈球形；总花梗长 1 ~ 2cm；花序托稍膨大，近球形，具小苞片；花绿黄色，内花被片稍狭；雄花中花药比花丝稍宽，常弯曲；雌花与雄花大小相似，有 6 枚退化雄蕊。浆果熟时红色，有粉霜。花期 2 ~ 5 月，果期 9 ~ 11 月。

资源现状　生于山地、丘陵、稀林、灌丛、山坡、路旁、河谷，全市各地常见。资源丰富，民间少量使用根茎用于祛风湿等。

功效应用　**根茎（菝葜）：**甘、微苦、涩，平；利湿祛浊，祛风除痹，解毒散瘀；用于小便淋浊，带下量多，风湿痹痛，疔疮痈肿。

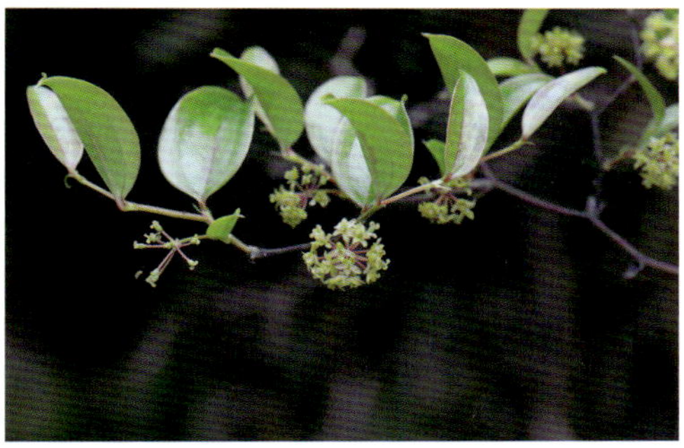

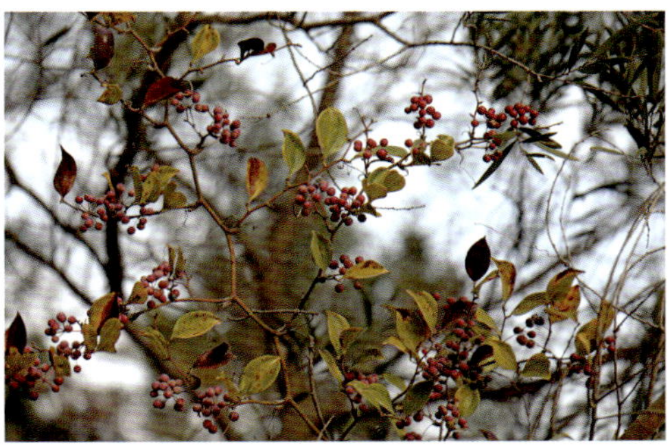

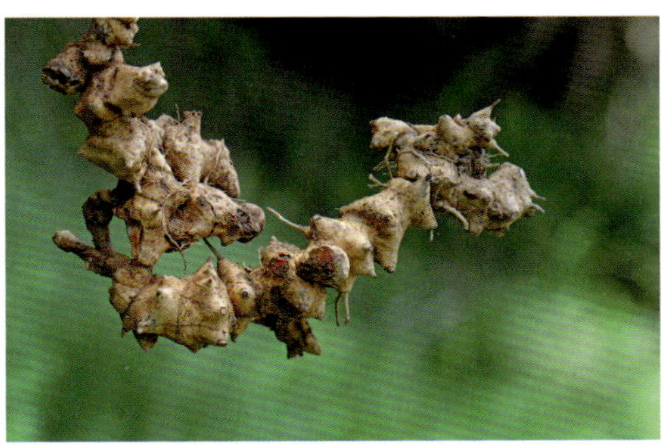

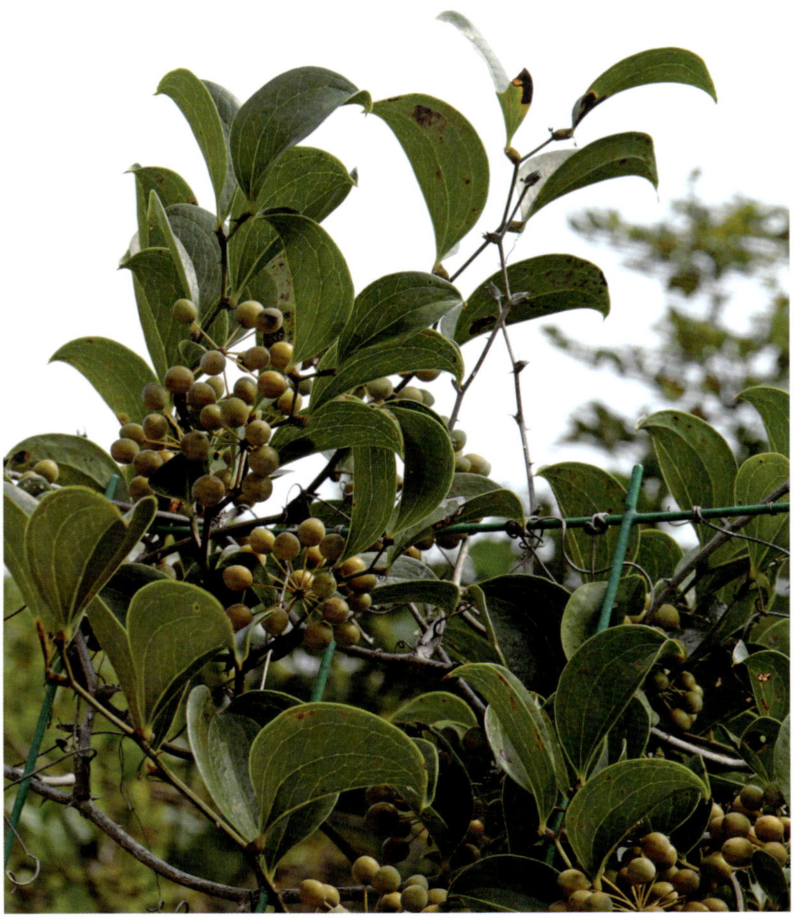

103. 土茯苓 ***Smilax glabra* Roxb.**

分类位置 菝葜科 Smilacaceae 菝葜属 *Smilax* L.。

别　　名 光叶菝葜，过山龙，刺猪苓，山猪仔。

形态特征 攀缘灌木。根状茎粗厚，块状，常由匍匐茎相连接。茎枝条光滑，无刺。叶薄革质，狭椭圆状披针形至狭卵状披针形，先端渐尖；叶柄占全长的 1/4 ~ 3/5 具狭鞘，有卷须。伞形花序通常具 10 余朵花；花序托膨大，连同多数宿存的小苞片多少呈莲座状；花绿白色，六棱状球形；雄花外花被片近扁圆形；内花被片近圆形，边缘有不规则的齿；雄蕊靠合，与内花被片近等长，花丝极短；雌花外形与雄花相似，但内花被片边缘无齿，具 3 枚退化雄蕊。浆果熟时紫黑色，具粉霜。花期 7 ~ 11 月，果期 11 月至次年 4 月。

资源现状 生于常绿阔叶林地、山谷、河岸林缘、灌丛等，全市各地常见。资源量一般，民间少见应用。

功效应用 **根茎（土茯苓）**：甘、淡，平；解毒，除湿，通利关节；用于梅毒及汞中毒所致的肢体拘挛，筋骨疼痛，湿热淋浊，带下病，痈肿，瘰疬，疥癣。

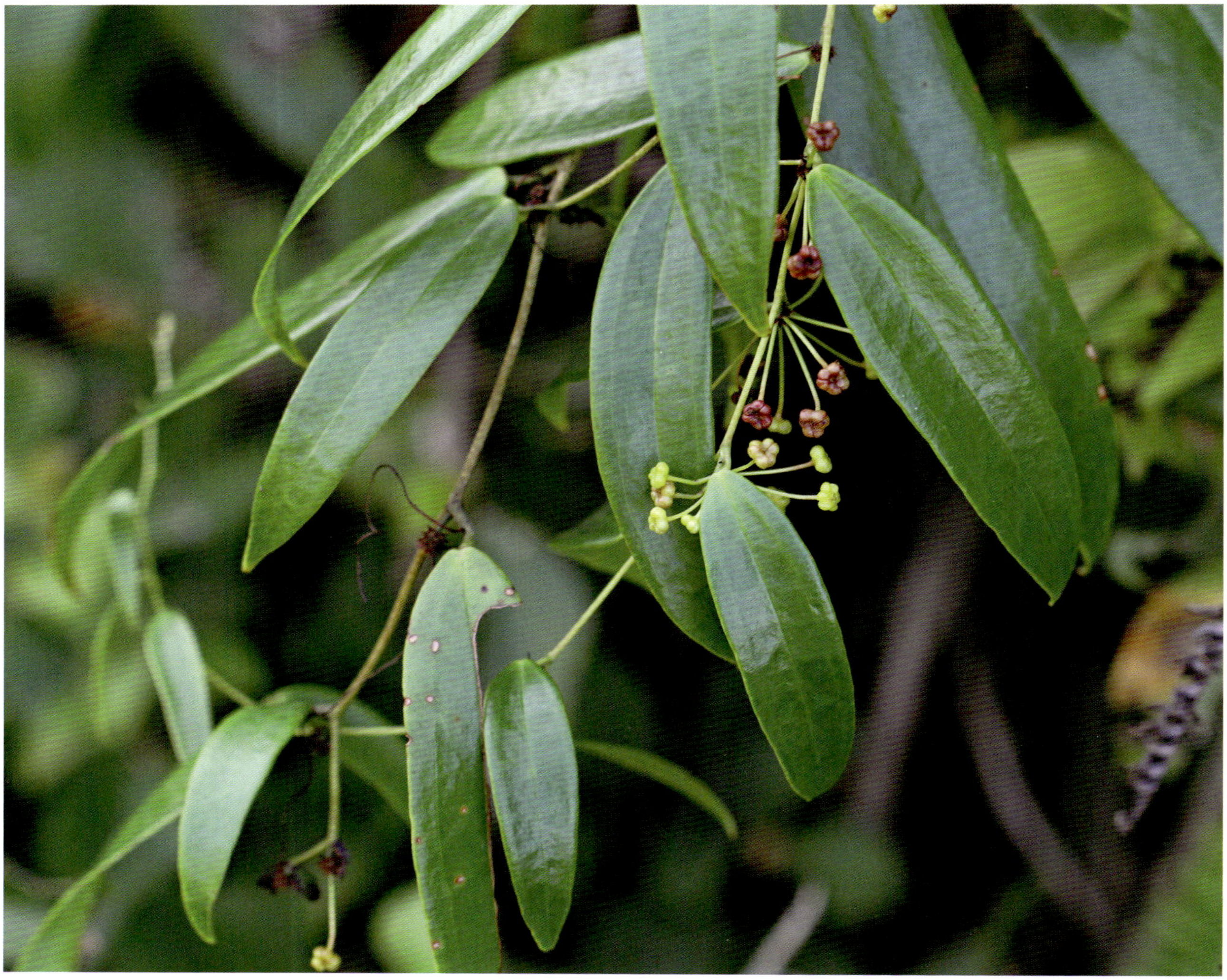

104. 牛尾菜 *Smilax riparia* A. DC.

分类位置 菝葜科 Smilacaceae 菝葜属 *Smilax* L.。

别　　名 草菝葜，白须公，马尾伸筋。

形态特征 多年生草质藤本。茎中空，有少量髓，干后凹瘪并具槽。叶比上种厚，形状变化较大，长7 ~ 15cm，宽2.5 ~ 11cm，下面绿色，先端渐尖，基部浅心形至近圆形，下面苍白色且通常具粉尘状微柔毛，无毛；叶柄7 ~ 20mm，通常在中部以下有卷须。伞形花序总花梗较纤细，长3 ~ 5（~ 10）cm；小苞片长1 ~ 2mm，在花期一般不落；雌花比雄花略小，不具或具钻形退化雄蕊。浆果熟时黑色，直径7 ~ 9mm。花期6 ~ 7月，果期10月。

资源现状 生于海拔1600m以下的常绿阔叶林下、灌丛或草丛中，全市各地较常见。资源较丰富，民间常以根及根茎用于风湿性关节炎等。

功效应用 根茎（马尾伸筋）：甘，平；祛风利湿，通经活络；用于风湿关节痛，坐骨神经痛，腰痛，乳糜尿，泌尿系感染，闭经，跌打损伤等。

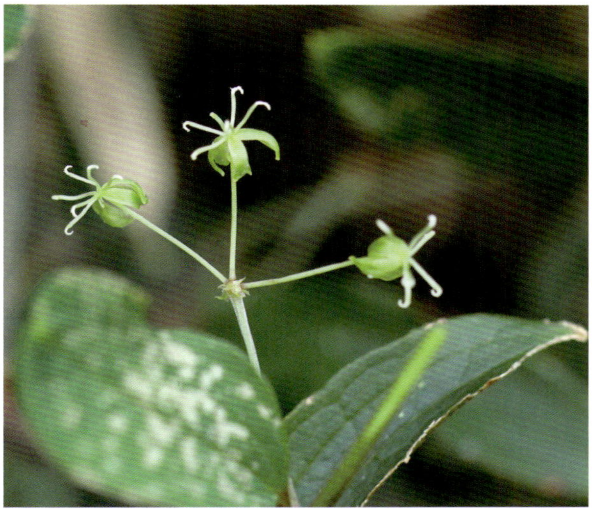

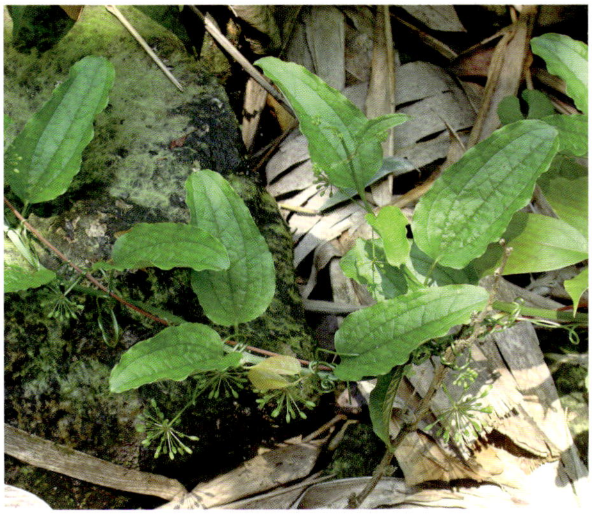

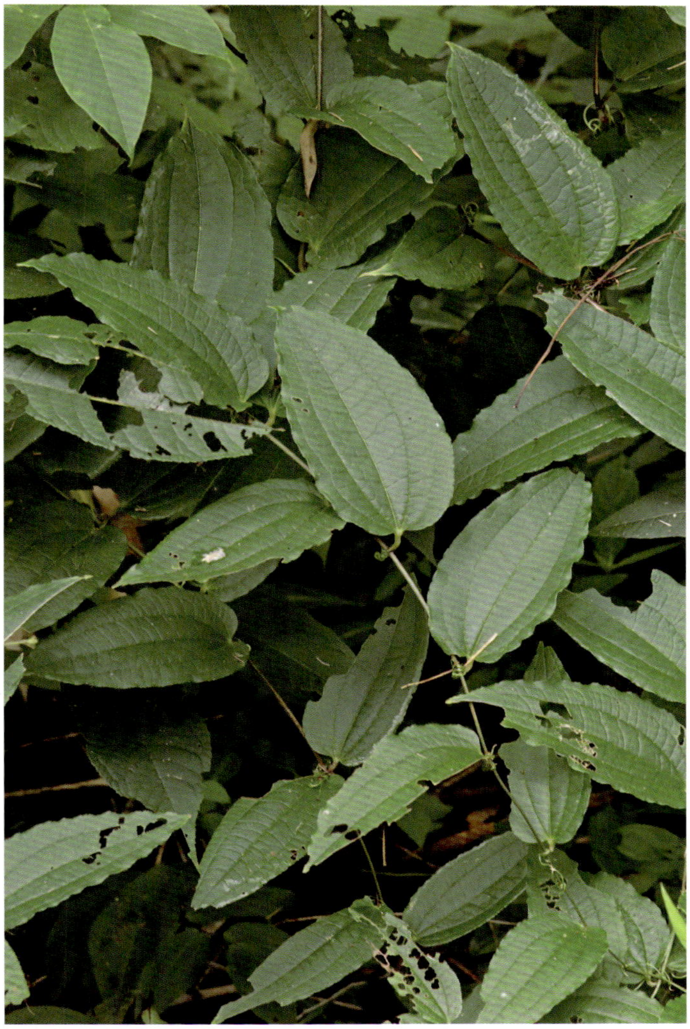

105. 大百合 *Cardiocrinum giganteum* (Wall.) Makino

分类位置 百合科 Liliaceae 大百合属 *Cardiocrinum* (Endl.) Lindl.。

别　　名 水百合，心叶百合。

形态特征 小鳞茎卵形，干时淡褐色。茎直立，中空，无毛。叶纸质，网状脉；基生叶卵状心形或近宽矩圆状心形，茎生叶卵状心形，叶柄向上渐小，靠近花序的几枚为船形。总状花序，无苞片；花狭喇叭形，白色，里面具淡紫红色条纹；花被片条状倒披针形；雄蕊长约为花被片的 1/2；花丝向下渐扩大，扁平；花药长椭圆形；子房圆柱形；花柱柱头膨大，微 3 裂。蒴果近球形，顶端有 1 小尖突，红褐色，具 6 钝棱和多数细横纹，3 瓣裂。种子呈扁钝三角形，红棕色，周围具淡红棕色、半透明的膜质翅。花期 6 ~ 7 月，果期 9 ~ 10 月。

资源现状 生于海拔 600 ~ 1050m 的山地路旁、林下阴湿处，分布于星村等地，偶见栽植。资源量一般，民间少见药用，具有较好的观赏价值。

功效应用 鳞茎：苦、微甘，寒；凉血消肿，补脾益肾；用于鼻渊，中耳炎，痢疾，腹泻等。

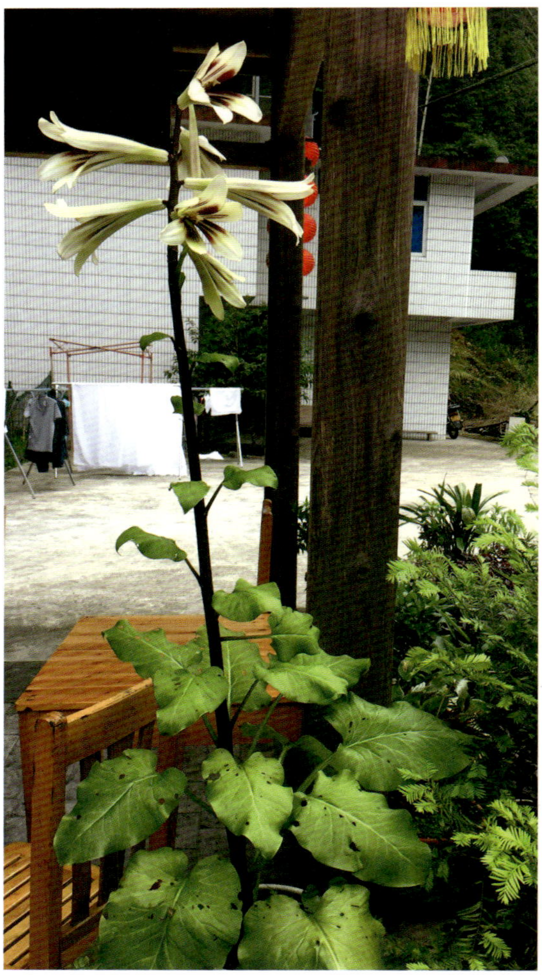

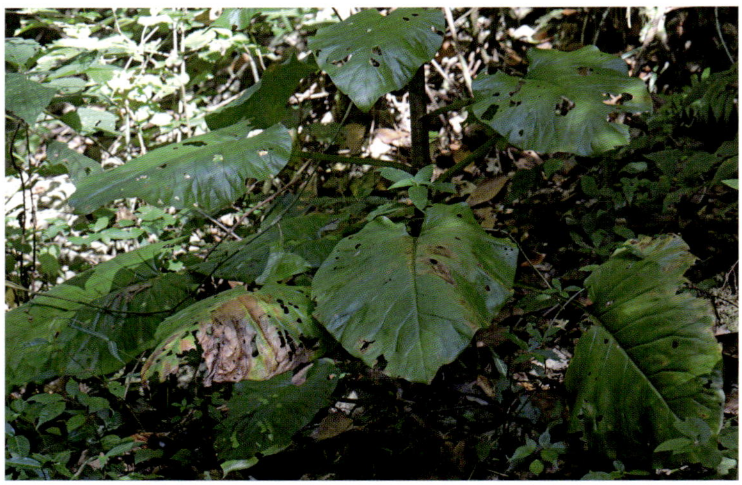

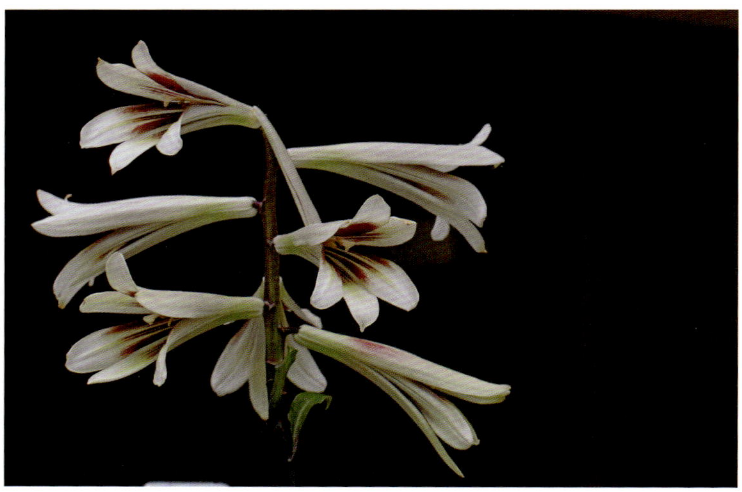

106. 野百合　*Lilium brownie* F. E. Brown ex Miellez

分类位置　百合科 Liliaceae 百合属 *Lilium* L.。

别　　名　百合，百合花。

形态特征　鳞茎球形；鳞片披针形，无节，白色。茎有的有紫色条纹，有的下部有小乳头状突起。叶散生，披针形、窄披针形至条形，先端渐尖，基部渐狭，具 5 ~ 7 脉，全缘，两面无毛。花单生或几朵排成近伞形；花梗稍弯；苞片披针形；花喇叭形，有香气，乳白色，外面稍带紫色，无斑点，向外张开或先端外弯而不卷；外轮花被片先端尖；内轮花被片蜜腺两边具小乳头状突起；雄蕊向上弯，花丝中部以下密被柔毛，少有具稀疏的毛或无毛；花药长椭圆形；子房圆柱形，花柱柱头 3 裂。蒴果矩圆形，有棱。花期 5 ~ 6 月，果期 9 ~ 10 月。

资源现状　生于海拔 500m 以上的山坡路旁灌丛或林下、溪旁等地，全市各地常见。资源量一般，民间常以鳞茎或花作为食用，或作药膳用，有润肺或安神的作用，具极好的观赏价值。

功效应用　肉质鳞叶：甘、苦，微寒；润肺止嗽，清热安神；用于咳嗽，咯血，心烦不宁，面部疔，痈，疖，无名肿毒等。花：甘、苦，微寒；清热利咽；用于咳嗽音哑等。

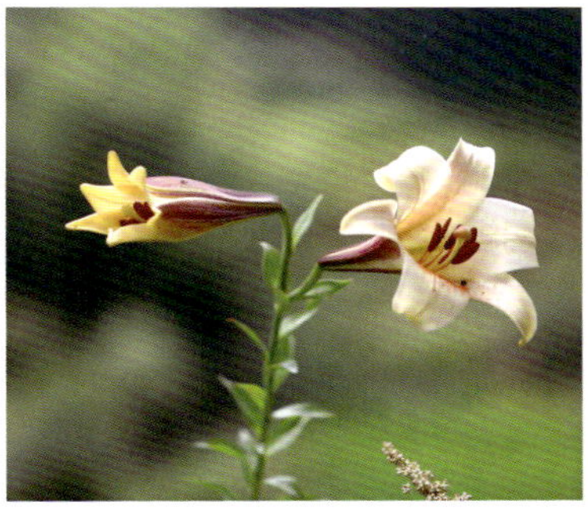

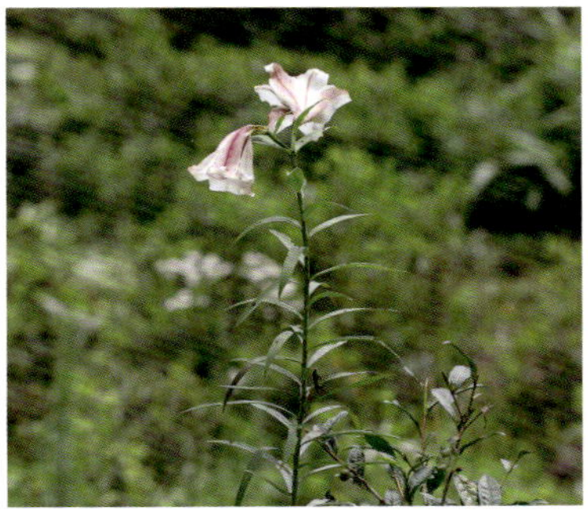

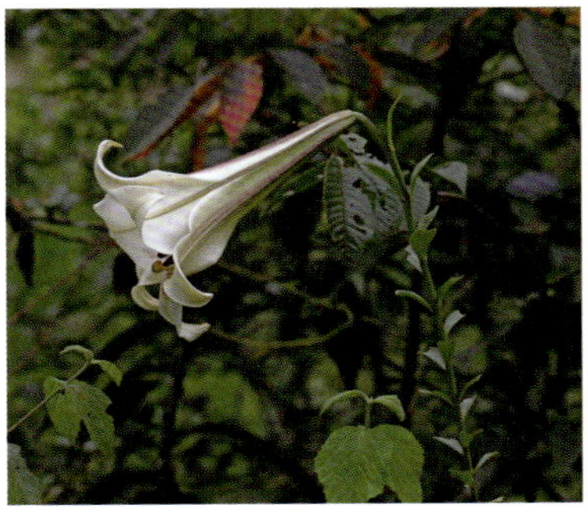

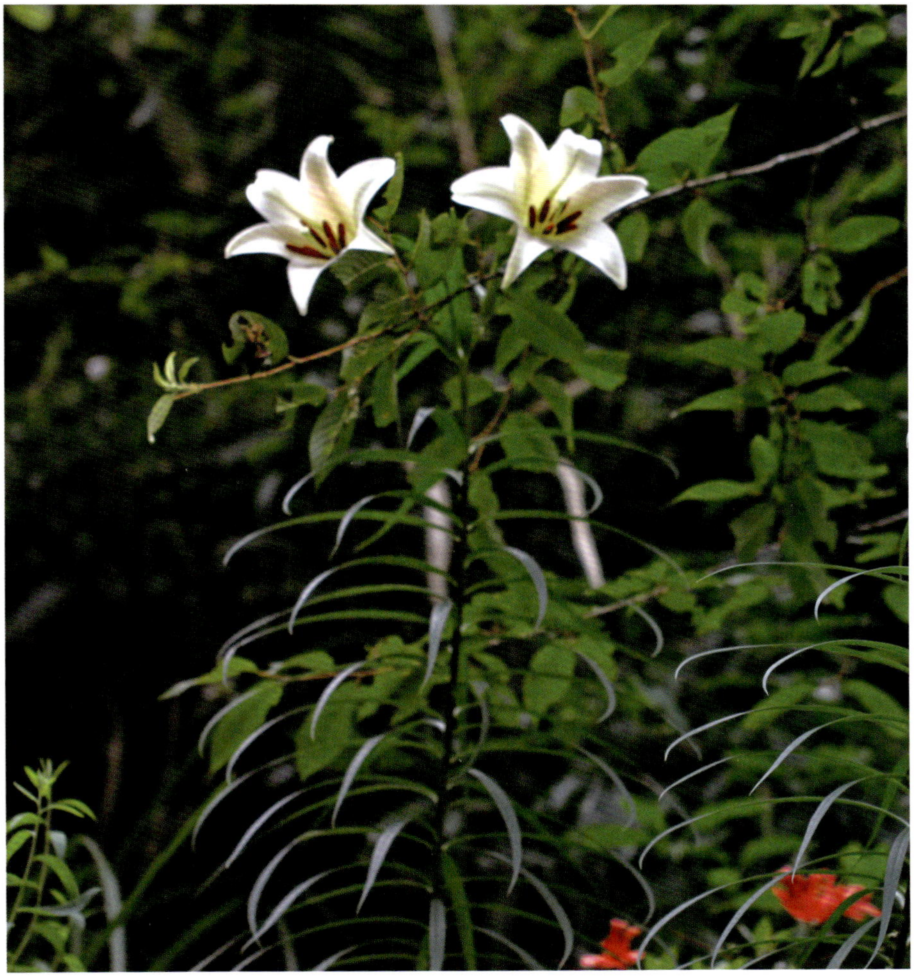

107. 卷　丹　*Lilium lancifolium* Thunb.

分类位置　百合科 Liliaceae 百合属 *Lilium* L.。

别　　名　卷丹百合，河花。

形态特征　鳞茎近宽球形；鳞片宽卵形，白色。茎带紫色条纹，具白色绵毛。叶散生，矩圆状披针形或披针形，两面近无毛，先端有白毛，边缘有乳头状突起，有 5 ~ 7 条脉，上部叶腋有珠芽。花 3 ~ 6 朵或更多；苞片叶状，卵状披针形，有白绵毛；花梗紫色，有白色绵毛；花下垂，花被片披针形，反卷，橙红色，有紫黑色斑点；内轮花被片稍宽，蜜腺两边有乳头状突起，尚有流苏状突起；雄蕊四面张开；花丝淡红色，无毛，花药矩圆形；子房圆柱形；花柱柱头稍膨大，3 裂。蒴果狭长卵形，长 3 ~ 4cm。花期 7 ~ 8 月，果期 9 ~ 10 月。

资源现状　生于海拔 400m 以上的林缘、路旁、山坡、草地或灌丛下，主要分布于国家公园内的桐木附近，多为栽培供观赏。资源量一般，民间少见药用，极具观赏价值。

功效应用　**肉质鳞叶（百合）**：甘，寒；养阴润肺，清心安神；用于阴虚燥咳，劳嗽咯血，虚烦惊悸，失眠多梦，精神恍惚。

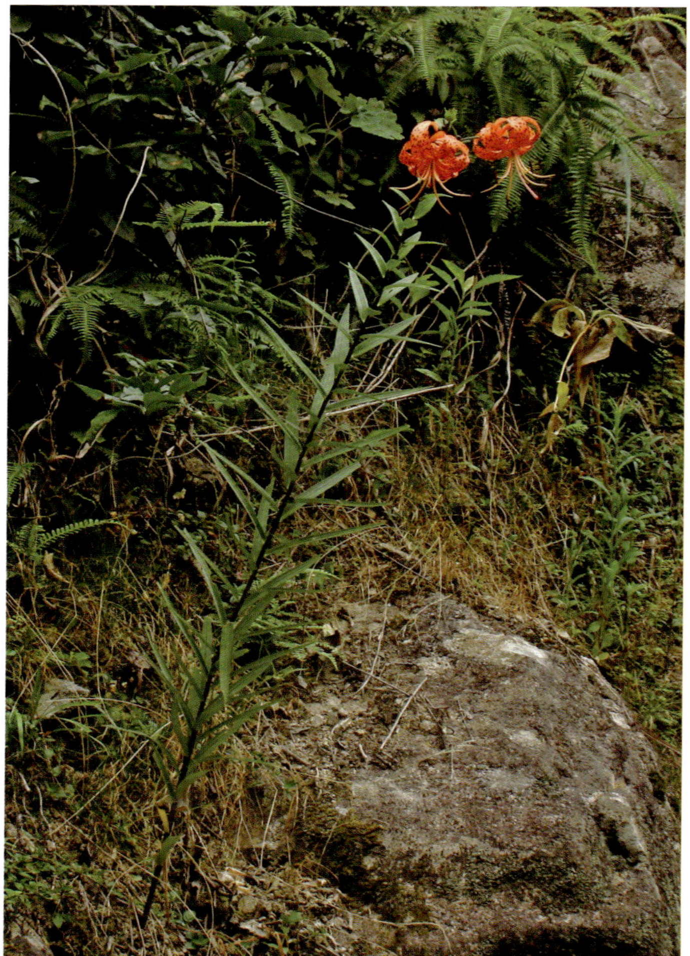

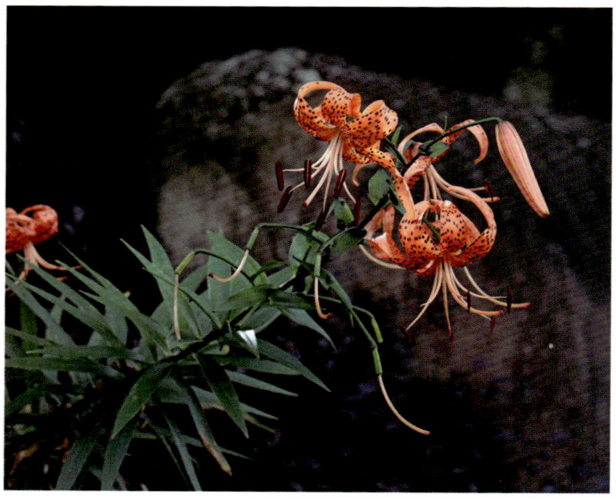

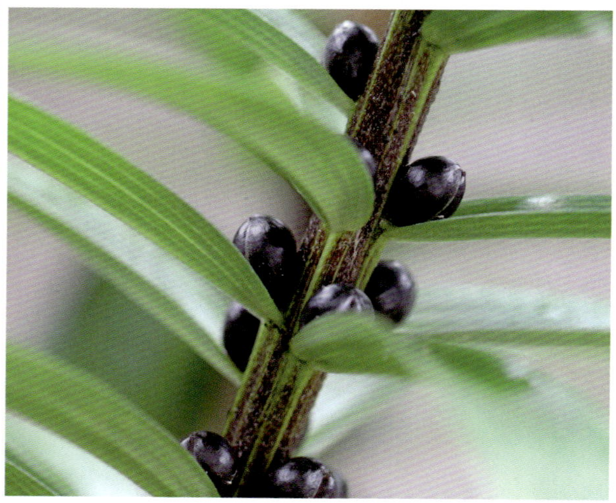

108. 油点草　*Tricyrtis macropoda* Miq.

分类位置　百合科 Liliaceae 油点草属 *Tricyrtis* Wall.。

别　　名　油迹草。

形态特征　茎上部疏生或密生短的糙毛。叶卵状椭圆形、矩圆形至矩圆状披针形，先端渐尖或急尖，两面疏生短糙伏毛，基部近无柄，边缘具短糙毛。二歧聚伞花序顶生或生于上部叶腋，花序轴和花梗生有淡褐色短糙毛；苞片很小；花疏散；花被片绿白色或白色，内面具多数紫红色斑点，卵状椭圆形至披针形；外轮 3 片较内轮为宽，在基部向下延伸而呈囊状；雄蕊约等长于花被片，花丝中上部向外弯垂，具紫色斑点；柱头稍微高出雄蕊或有时近等高，3 裂；每裂上端又二深裂，密生腺毛。蒴果直立。花果期 6 ~ 10 月。

资源现状　生于海拔 600m 以上的山地林下、灌草丛或岩石缝中，全市各地较常见。资源较丰富，民间少见药用，具有较好观赏价值。

功效应用　根、全草（红酸七）：甘，平；补肺止咳；用于肺虚咳嗽。

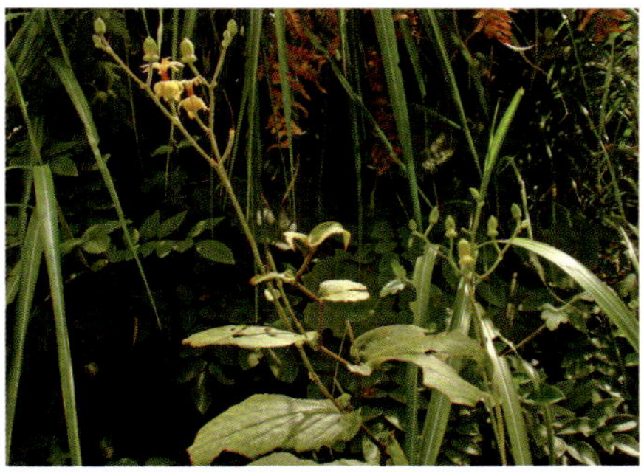

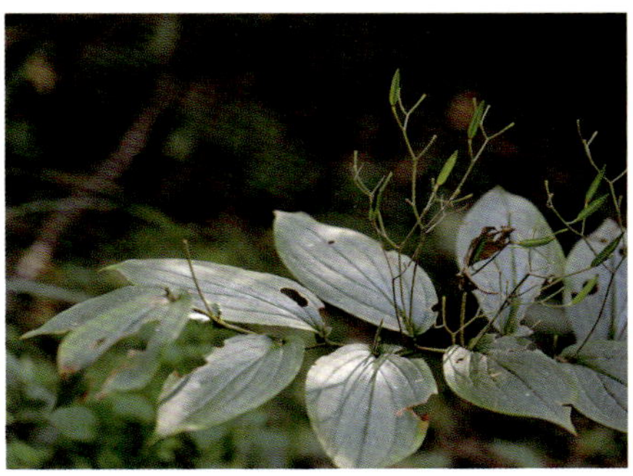

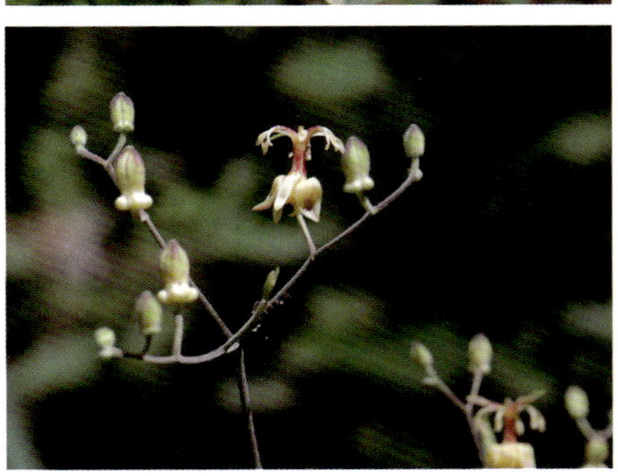

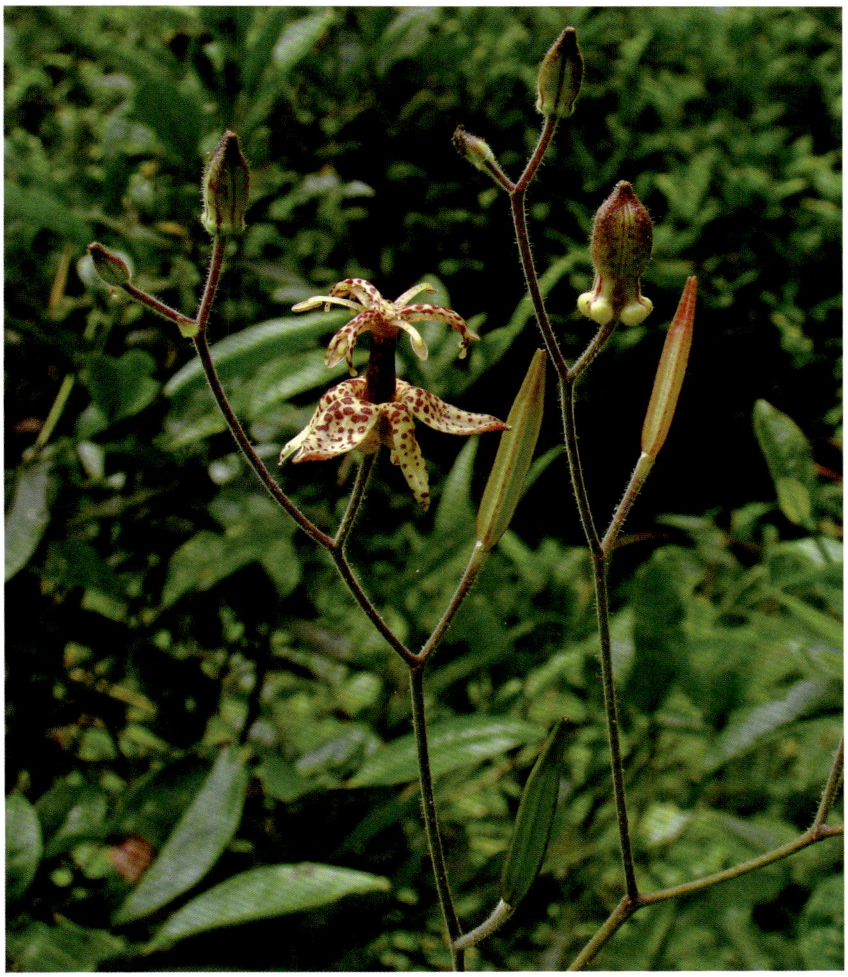

109. 金线兰 *Anoectochilus roxburghii* (Wall.) Lindl.

分类位置 兰科 Orchidaceae 开唇兰属 *Anoectochilus* Blume。

别　　名 金线莲，花叶开唇兰。

形态特征 草本。茎具（2）3～4 叶。叶卵圆形或卵形，上暗紫或黑紫色，具金红色网脉，背淡紫红色，基部近截形或圆；叶柄长基部鞘状抱茎。总状花序具 2～6 花；花序轴淡红色和花序梗被毛，花序梗具 2～3 鞘苞片；苞片淡红色，卵状披针形或披针形；子房被毛；花白或淡红色；萼片被毛，中萼片卵形，舟状，与花瓣黏合呈兜状；侧萼片张开，偏斜长圆形或长圆状椭圆形；花瓣薄，近镰刀状；唇瓣呈“Y”字形，前部 2 裂，裂片近长圆形或近楔状长圆形，全缘，两侧各具 6～8 条长 4～6mm 的流苏状细裂条。花期 9～11 月。

资源现状 生于阴湿的常绿阔叶林下或竹林下，全市各地零星分布，偶见栽培。野生资源濒临枯竭，为福建省特色药材，“福九味”之一，国家二级保护野生植物，列入《濒危野生动植物种国际贸易公约》（CITES）附录Ⅱ。

功效应用 全草（金线莲）：甘，平；清热凉血，消肿解毒，润肺止咳；用于咯血，咳嗽痰喘，肾炎，膀胱炎，糖尿病，乳糜尿，血尿，泌尿道结石，风湿性关节炎，小儿急惊风，小儿破伤风等。

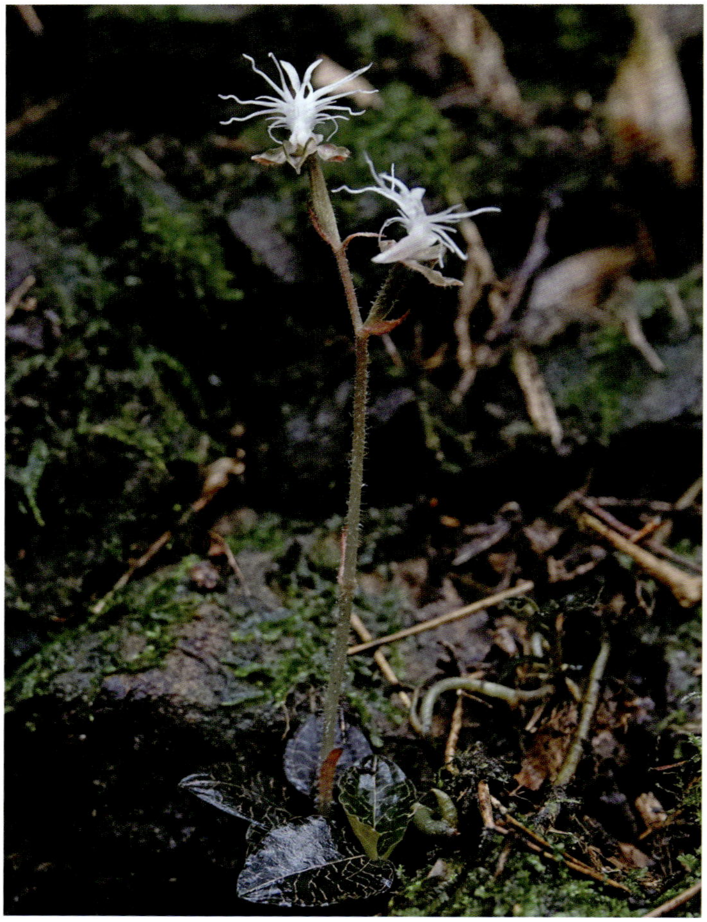

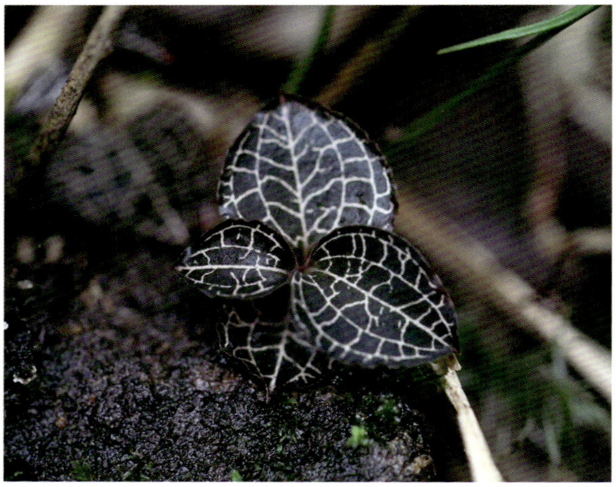

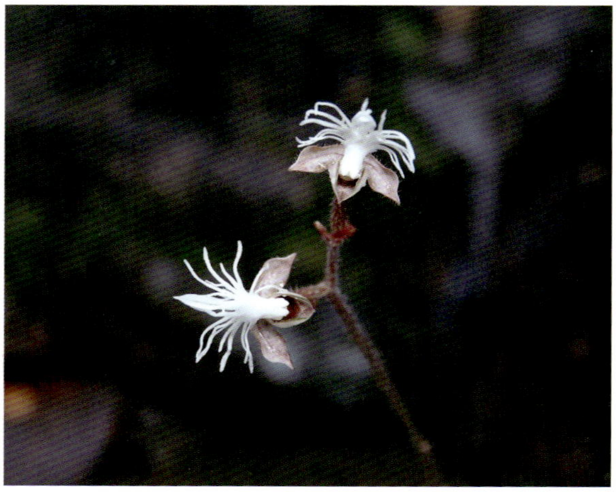

110. 竹叶兰　*Arundina graminifolia* (D. Don) Hochr.

分类位置　兰科 Orchidaceae 竹叶兰属 *Arundina* Blume。

形态特征　草本，植株高 40 ~ 80cm。根状茎在茎基部呈卵球形，似假鳞茎。茎常数个丛生或成片生长，圆柱形，细竹秆状，常为叶鞘所包，具多枚叶。叶线状披针形，薄革质或坚纸质，基部鞘抱茎。花序具 2 ~ 10 朵花，每次开 1 花；苞片基部包花序轴；花粉红色或略带紫或白色；萼片狭椭圆形或狭椭圆状披针形；花瓣椭圆形或卵状椭圆形，与萼片近等长；唇瓣长圆状卵形，3 裂；侧裂片内弯，中裂片近方形，先端 2 浅裂或微凹；唇盘上有 3（~ 5）褶片；蕊柱稍向前弯。蒴果近长圆形。花果期主要为 9 ~ 11 月，但 1 ~ 4 月也有。

资源现状　生于海拔 400m 以上的山坡林缘草丛或溪谷边，全市各地零星分布。资源量较少，民间少见药用，具极佳观赏价值，列入 CITES 附录Ⅱ。

功效应用　带根茎全草：苦，微寒；清热解毒，祛风利湿，散瘀止痛；用于热淋，黄疸，水肿，脚气浮肿，疝气腹痛，风湿痹痛，毒蛇咬伤，疮痈肿毒，跌打损伤等。

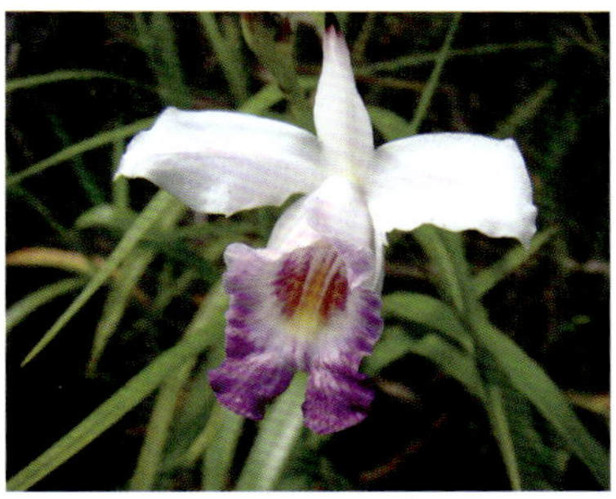
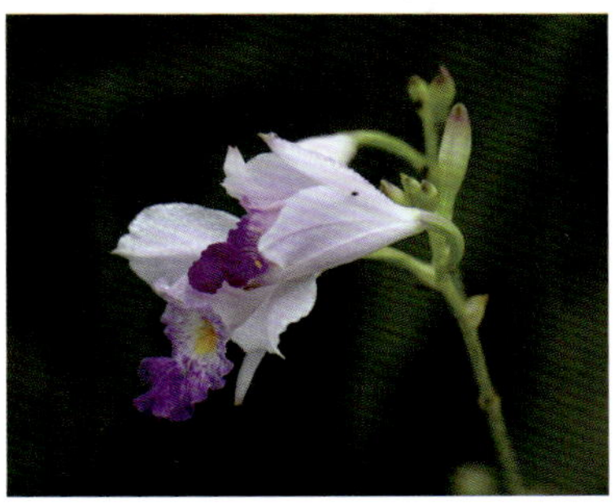
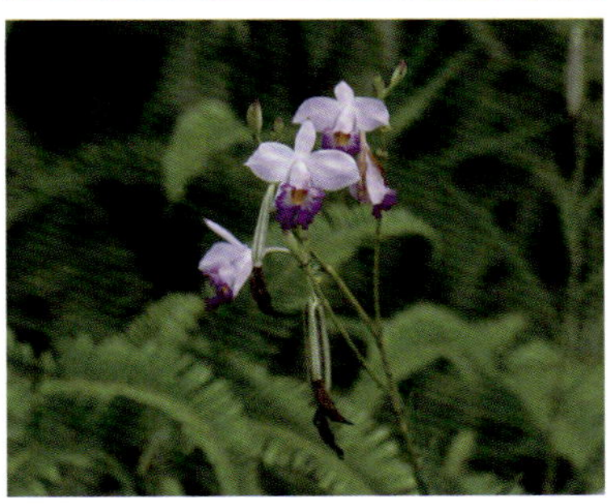
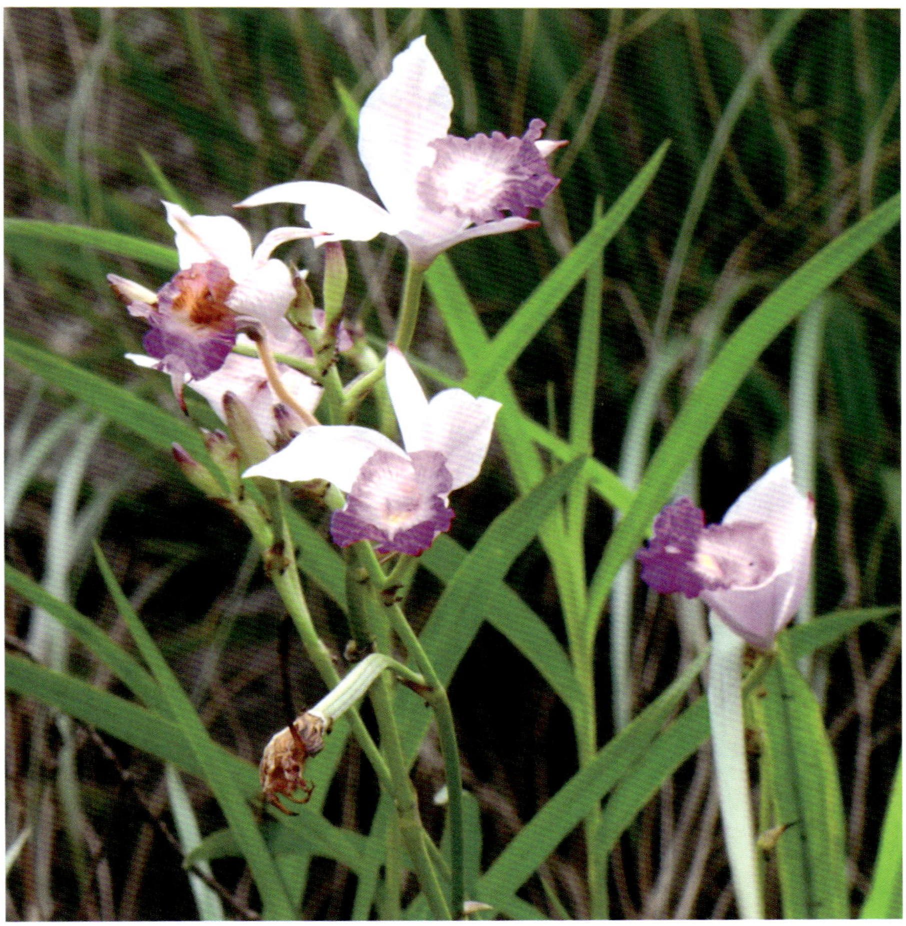

111. 广东石豆兰 *Bulbophyllum kwangtungense* Schltr.

分类位置 兰科 Orchidaceae 石豆兰属 *Bulbophyllum* Thouars。

形态特征 附生草本，根状茎约 2mm。假鳞茎疏生，直立，圆柱状，顶生 1 叶。叶革质，长圆形，长约 2.5cm，先端稍凹入，基部具柄。总状花序缩短呈伞状，具 2～4（～7）朵花；花序柄疏生 3～5 枚鞘；鞘膜质，筒状，紧抱于花序柄；花苞片狭披针形，比花梗连同子房短或有时稍长；花淡黄色；萼片离生，狭披针形，中部以上两侧内卷，侧萼片比中萼片稍长，萼囊不明显；花瓣狭卵状披针形，全缘；唇瓣肉质，狭披针形，上面具 2～3 条小的龙骨脊，在中部以上合成 1 条粗厚的脊；蕊柱齿牙齿状；药帽上面密生细乳突。花期 5～8 月。

资源现状 生于林下或溪边岩石上，分布于岚谷、上梅、五夫、洋庄、星村等地。资源量一般，近年破坏较为严重，民间常以全草用于滋阴润肺等，列入 CITES 附录Ⅱ。

功效应用 全草：甘、淡，寒；滋阴润肺，止咳化痰，清热消肿；用于咽喉肿痛，乳蛾，口疮，高热口渴，乳痈，咳嗽痰喘，顿咳，肺痨，吐血，咯血，风湿痹痛，跌打损伤等。

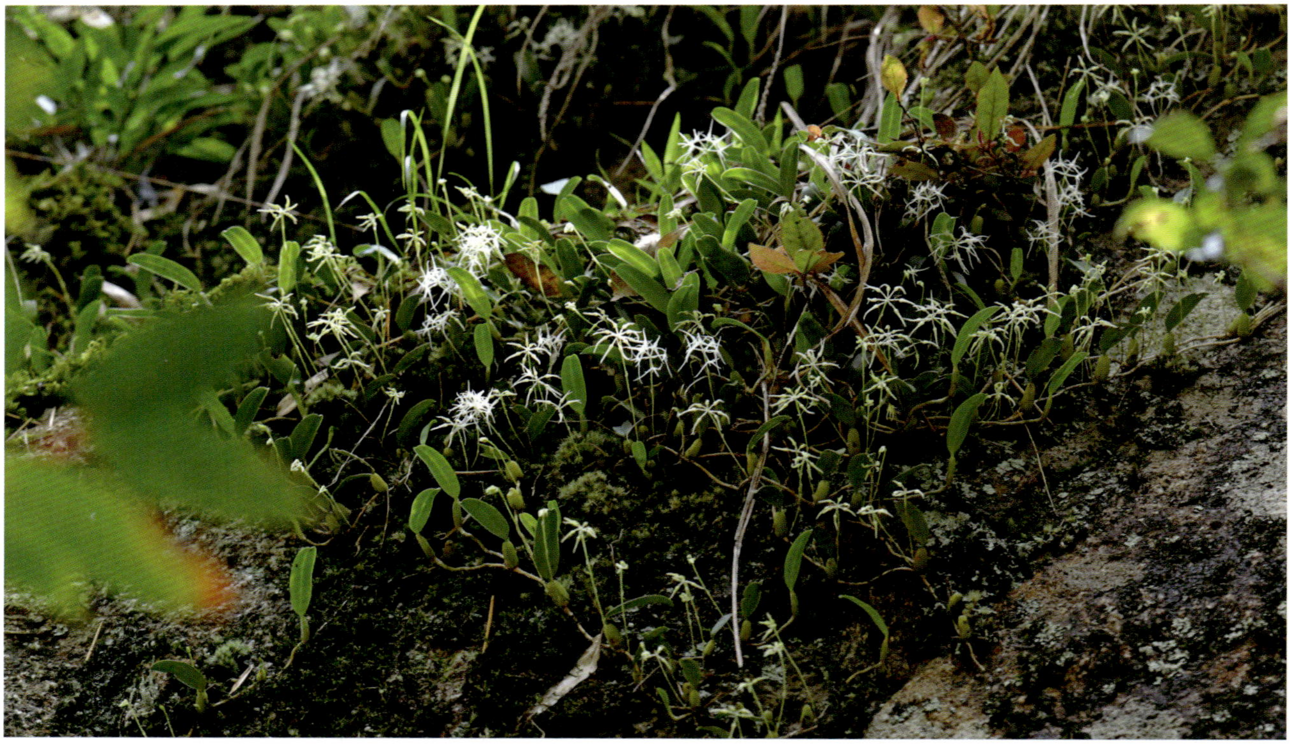

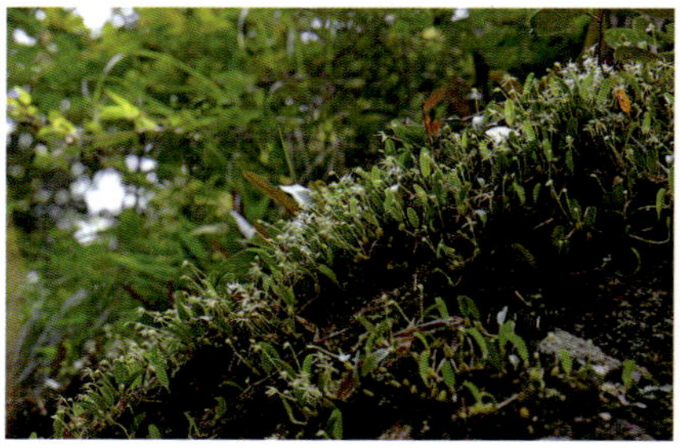

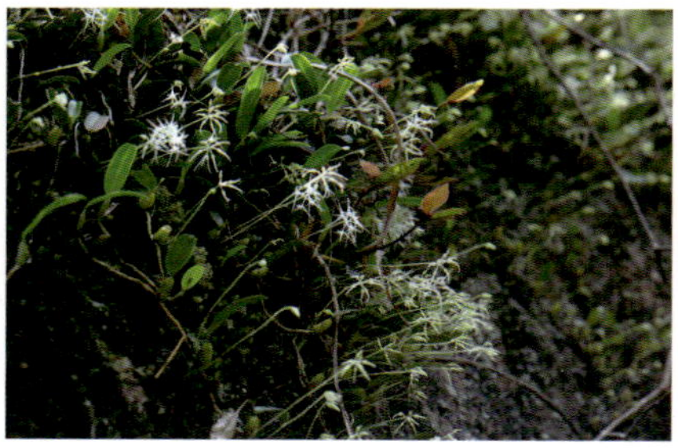

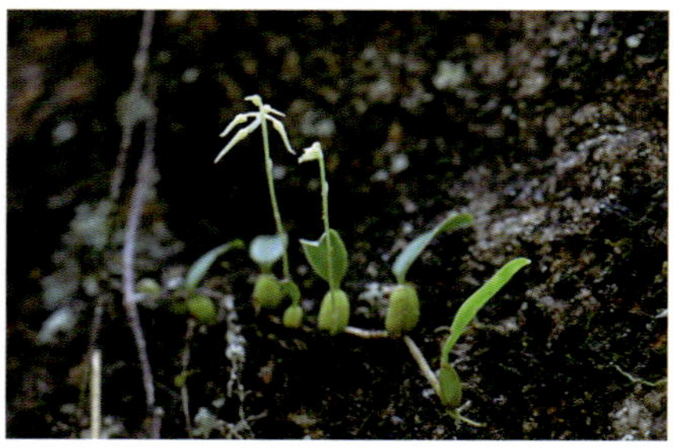

112. 钩距虾脊兰 *Calanthe graciliflora* Hayata

分类位置 兰科 Orchidaceae 虾脊兰属 *Calanthe* R. Br.。

别　　名 雪峰虾脊兰，纤花根节兰。

形态特征 假鳞茎短，近卵球形；具假茎。花期叶未全放，椭圆形或椭圆状披针形，两面无毛。花葶远高出叶，被毛；花序疏生多花，萼片和花瓣背面褐色内面淡黄色；花瓣倒卵状披针形，具短爪，无毛；唇瓣白色，3 裂；侧裂片斜卵状楔形，基部约 1/3 贴生蕊柱翅外缘，先端圆钝或斜截；中裂片近方形或倒卵形，先端近截形并微凹，具短尖；唇盘具 4 个褐色斑点和 3 条平行龙骨状脊，末端三角形隆起；距圆筒形，常钩曲，内外均被毛；蕊柱翅下延到唇瓣基部并与唇盘两侧龙骨状脊相连接；蕊喙 2 裂，裂片三角形。花期 3 ~ 5 月。

资源现状 生于海拔 400 ~ 1300m 的山坡林下阴湿处，全市各地较常见。资源量一般，民间少见药用，具有较好的观赏价值，列入 CITES 附录Ⅱ。

功效应用 全草：清热解毒，滋阴润肺，活血祛瘀，消肿止痛，止咳。

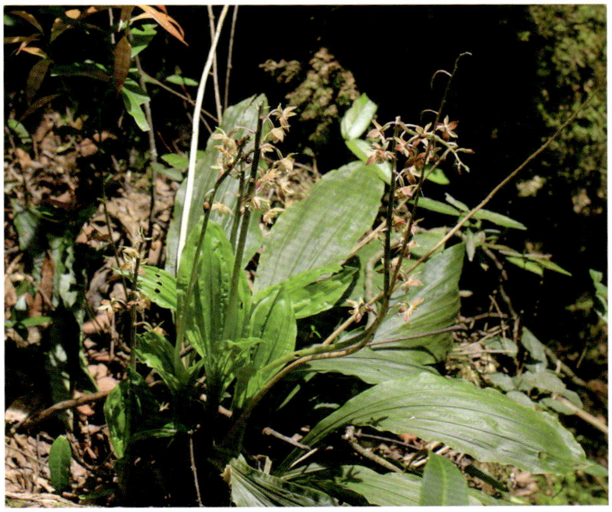
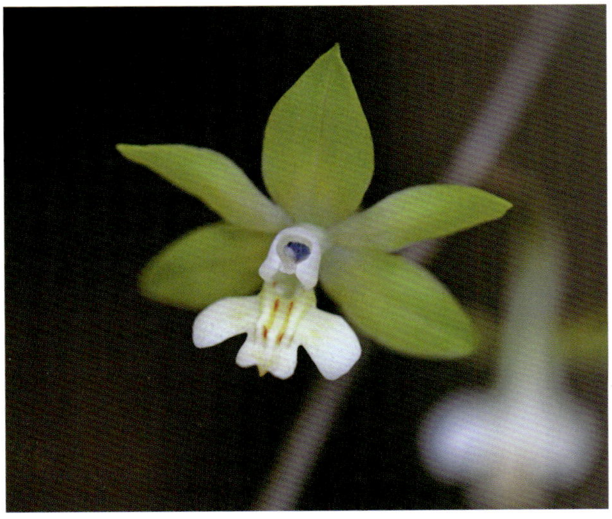
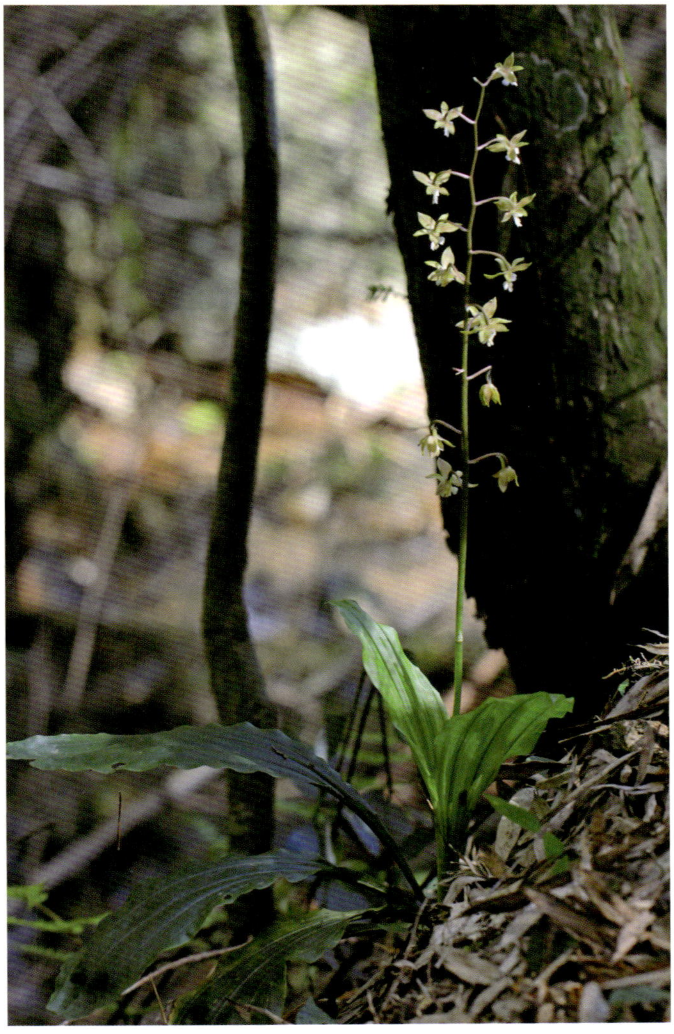

113. 银　兰 *Cephalanthera erecta* (Thunb. ex A. Murray) Bl.

分类位置 兰科 Orchidaceae 头蕊兰属 *Cephalanthera* Rich.。

别　　名 鱼头兰花。

形态特征 地生草本。茎纤细，具 2～4 枚鞘，具 2～4（5）叶。叶椭圆形至卵状披针形，长 2～8cm，宽 0.7～2.3cm，基部狭抱茎。总状花序具 3～10 朵花；花序轴有棱；花苞片较小，狭三角形至披针形，但最下面 1 枚常为叶状；花白色；萼片长圆状椭圆形，先端急尖或钝，具 5 脉；花瓣与萼片相似，但稍短；唇瓣 3 裂，基部有距；侧裂片卵状三角形或披针形；中裂片近心形或宽卵形，上面有 3 条纵褶片，纵褶片向前方逐渐为乳突所代替；距圆锥形，伸出侧萼片基部之外。蒴果狭椭圆形或宽圆筒形。花期 4～6 月，果期 8～9 月。

资源现状 生于海拔 850m 以上的密林下、水沟边，分布于黄岗山等地。资源较少，列入 CITES 附录Ⅱ，民间少见药用，具有较好的观赏价值。

功效应用 全草：清热利尿，解毒，祛风，活血；用于高热不退，口干，小便不利，咳嗽痰喘，感冒，骨折，软组织扭伤等。

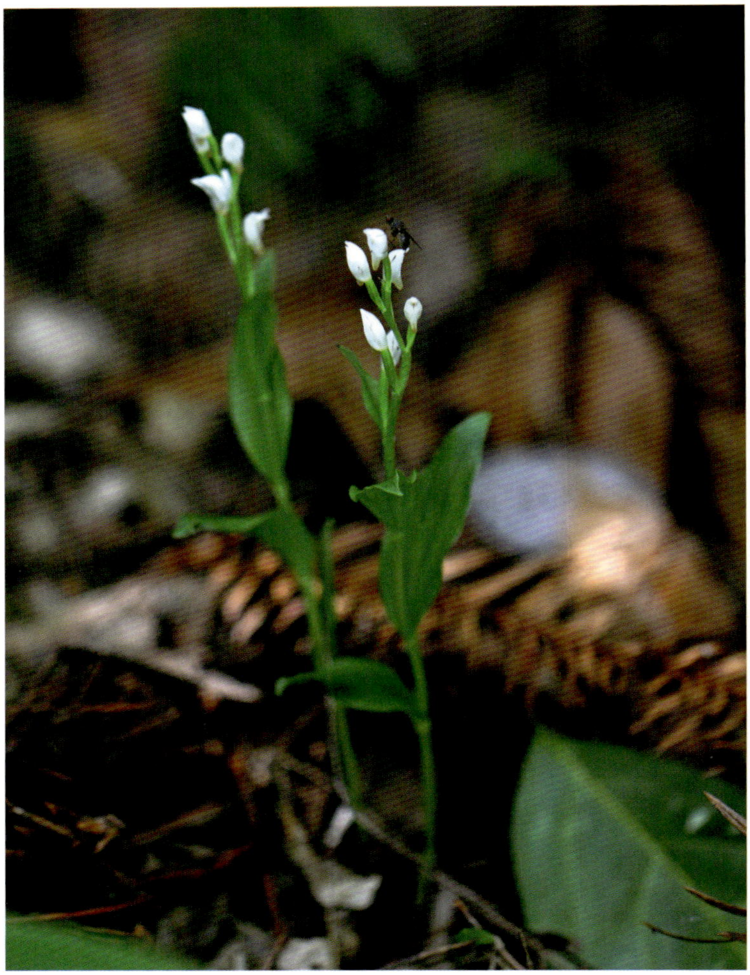

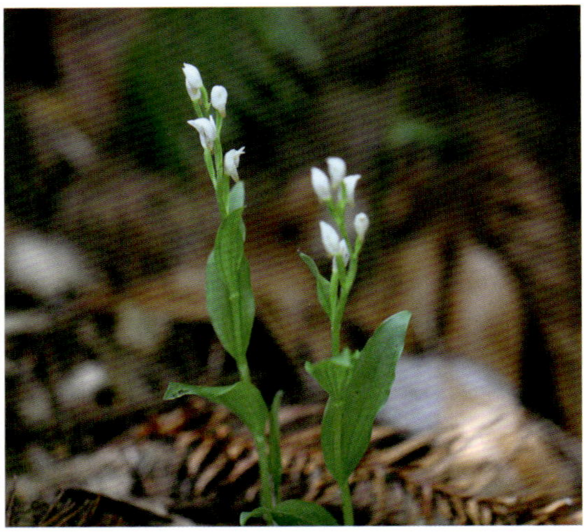

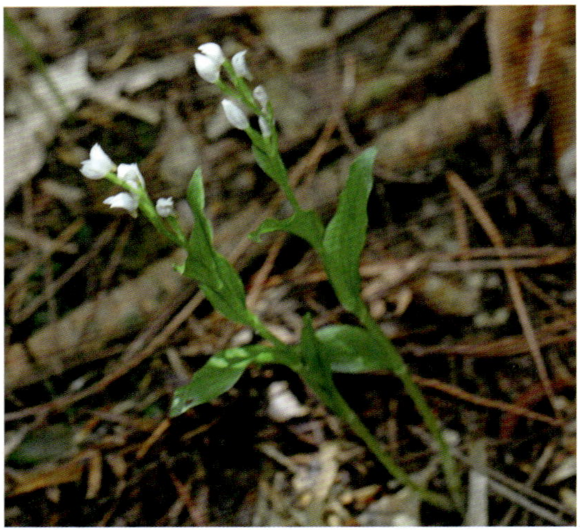

114. 建　兰　*Cymbidium ensifolium* (L.) Sw.

分类位置　兰科 Orchidaceae 兰属 *Cymbidium* Sw.。

别　　名　四季兰，兰花。

形态特征　地生植物，假鳞茎卵球形，包藏于叶基内。叶 2 ~ 4（~ 6）枚，带形，有光泽，长 30 ~ 60cm，宽 1 ~ 1.5（~ 2.5）cm，偶有细齿。花葶从假鳞茎基部发出，一般短于叶；总状花序 3 ~ 9（~ 13）朵花；苞片最下面 1 枚较长；花常有香气，色泽变化较大，常浅黄绿色具紫斑；萼片近狭长圆形或狭椭圆形；侧萼片常下斜展；花瓣狭椭圆形或狭卵状椭圆形；唇瓣近卵形，略 3 裂；唇盘上 2 条纵褶片从基部至中裂片基部，成短管；蕊柱具狭翅；花粉团 4 个，成 2 对，宽卵形。蒴果狭椭圆形。花期通常为 6 ~ 10 月。

资源现状　生于海拔 600 ~ 1800m 的山坡林下灌丛中或碎石缝中，全市各地较常见，常见栽培供观赏。国家二级保护野生植物，极具观赏价值。

功效应用　全草：辛，平；清肺解毒，凉血止血；用于咳嗽，咯血，百日咳，尿血，蛇头疔等。根：辛，平；顺气和血，利湿消肿；用于咳嗽吐血，肠风，血崩，淋病，白浊，白带过多，跌打损伤，痈肿。叶：辛，平；清热凉血，理气利湿；用于咳嗽，肺痈，吐血，咯血，白浊，白带过多，疮毒，疔肿。花：辛，平；理气宽中，明目；治咳嗽，胸闷，腹泻，青盲内障。

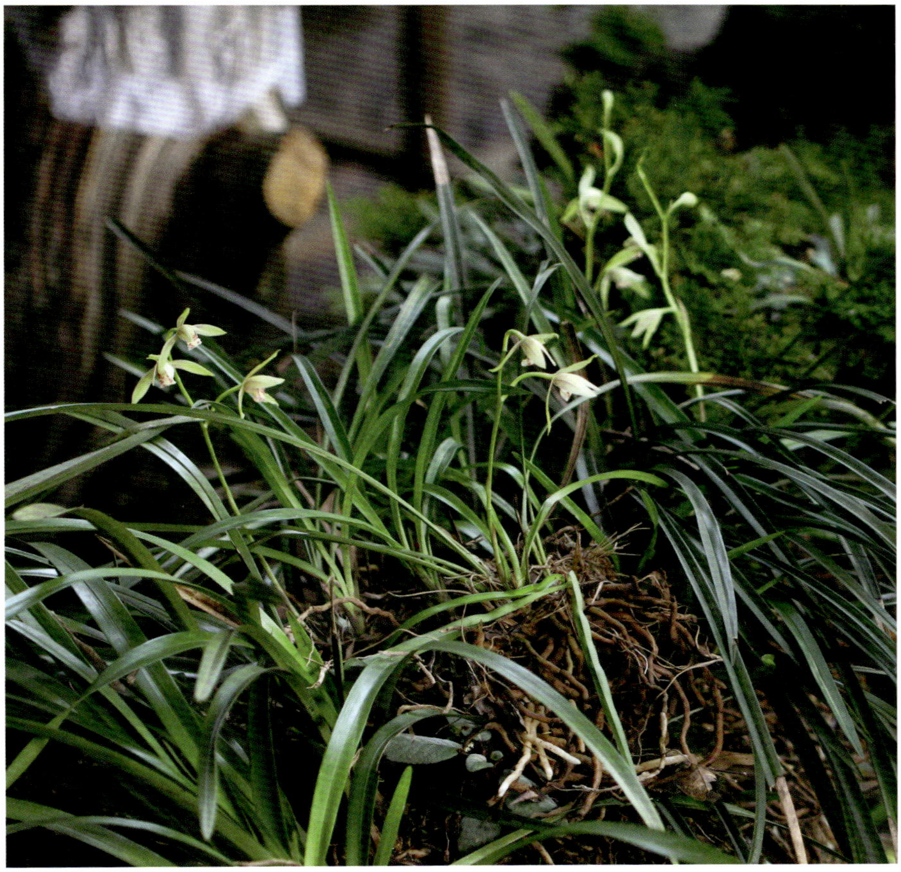

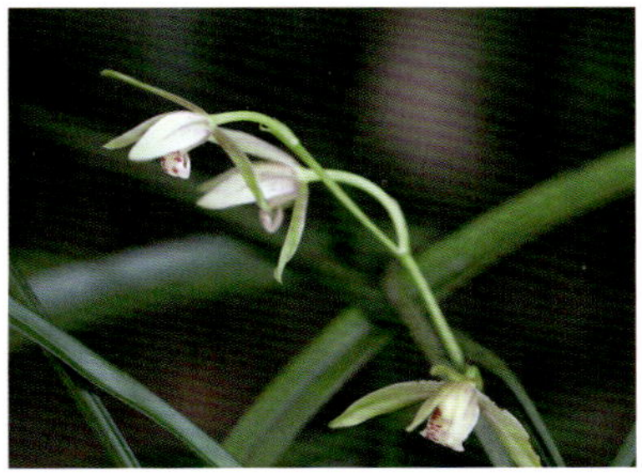

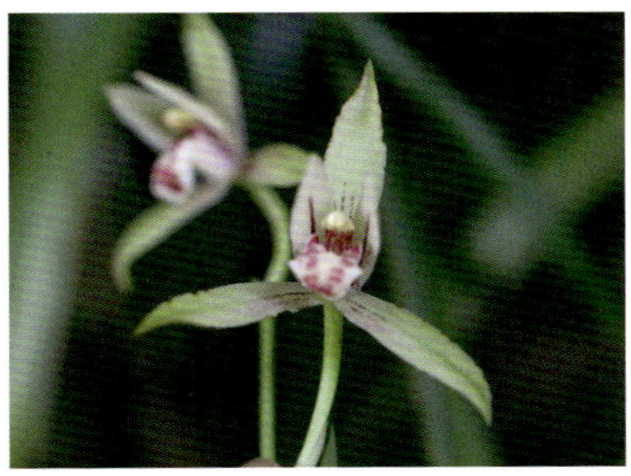

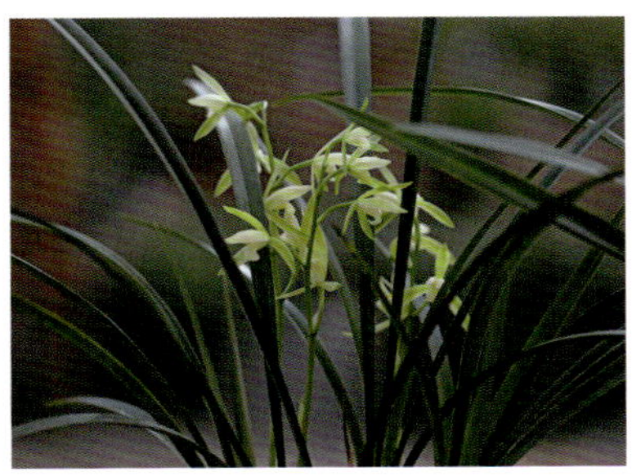

115. 春 兰 *Cymbidium goeringii* (Rchb. f.) Rchb. F.

分类位置 兰科 Orchidaceae 兰属 *Cymbidium* Sw.。

别　　名 兰花，朵朵香，草兰，扑地兰，幽兰。

形态特征 地生草本。假鳞茎卵球形。叶 4 ~ 7 枚，带形，常较短小，长 20 ~ 40（~ 60）cm，宽 5 ~ 9mm，下部常稍对折呈“V”形，边缘无齿或具细齿。花葶直立；花序具单花，极罕 2 朵；苞片长而宽，多少围抱子房；花色泽变化较大，常为绿色或淡褐黄色而有紫褐色脉纹，有香气；萼片近长圆形至长圆状倒卵形；花瓣倒卵状椭圆形至长圆状卵形，与萼片近等宽，展开或多少围抱蕊柱；唇瓣近卵形，不明显 3 裂；唇盘上 2 条纵褶片，多少成短管状；蕊柱两侧有较宽的翅；花粉团 4 个，2 对。蒴果狭椭圆形。花期 1 ~ 3 月。

资源现状 生于海拔 300m 以上的林下或溪谷边阴湿处，分布于岚谷、吴屯、星村、洋庄等地，各地有零星栽培供观赏。国家二级保护野生植物，极具观赏价值。

功效应用 全草、根：辛，凉，有小毒；活血祛瘀，凉血解毒，清热润燥，驱蛔，补虚；用于跌打损伤，骨折，肺热咳嗽，痰中带血，尿血，外伤出血，咽喉肿痛，狂犬咬伤，肾虚，头昏腰痛，阴虚潮热盗汗，蛔积腹痛，痔等。

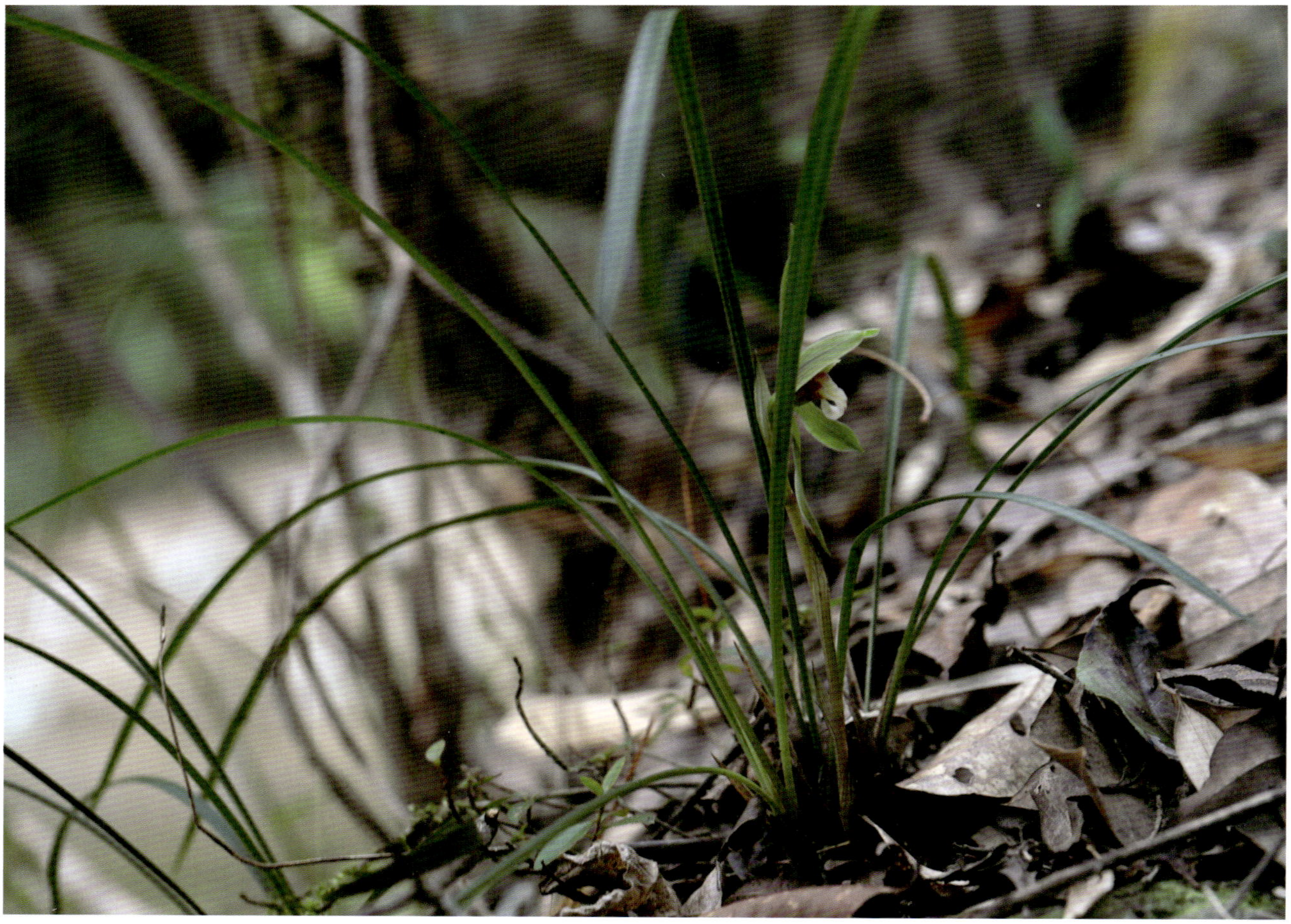

116. 寒 兰 *Cymbidium kanran* Makino

分类位置 兰科 Orchidaceae 兰属 *Cymbidium* Sw.。

形态特征 地生草本。假鳞茎狭卵球形，长 2 ~ 4cm。叶 3 ~ 5（~ 7）枚，带形，薄革质，长 40 ~ 70cm，宽 9 ~ 17mm，前部常有齿。花葶发自假鳞茎基部，直立；总状花序疏生 5 ~ 12 朵花；苞片狭披针形；花常为淡黄绿色具淡黄色唇瓣，有香气；萼片近线形或线状狭披针形；花瓣常为狭卵形或卵状披针形；唇瓣近卵形，微 3 裂；侧裂片直立，多少围抱蕊柱，有乳突状柔毛；中裂片上有乳突状柔毛，边缘稍有缺刻；唇盘 2 褶片，上部向内倾靠合成短管；蕊柱两侧有狭翅；花粉团 4 个，成 2 对，宽卵形。蒴果狭椭圆形。花期 8 ~ 12 月。

资源现状 生于海拔 400m 以上的林下腐殖质较多的地方或溪谷边阴湿处，全市各地较常见，偶见零星栽培供观赏。国家二级保护野生植物，极具观赏价值。

功效应用 全草：清心润肺，止咳平喘。

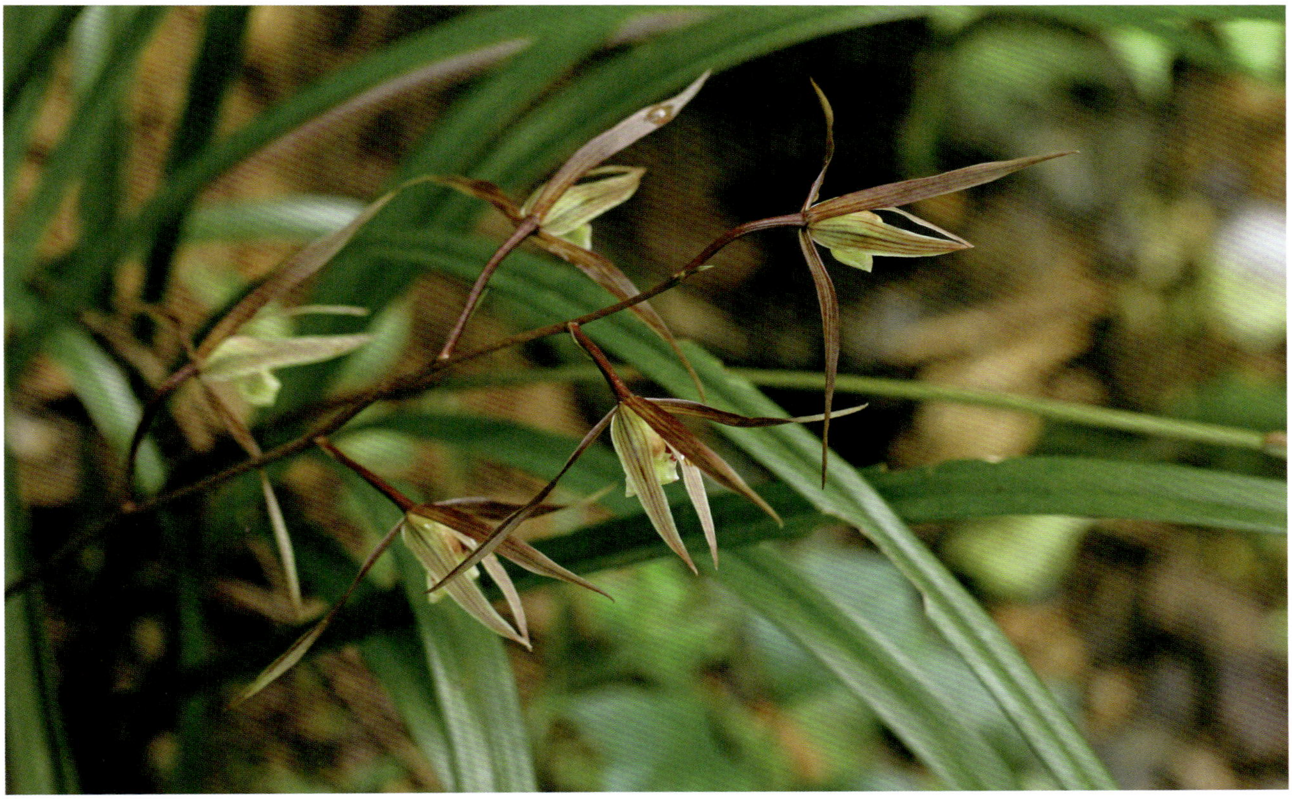

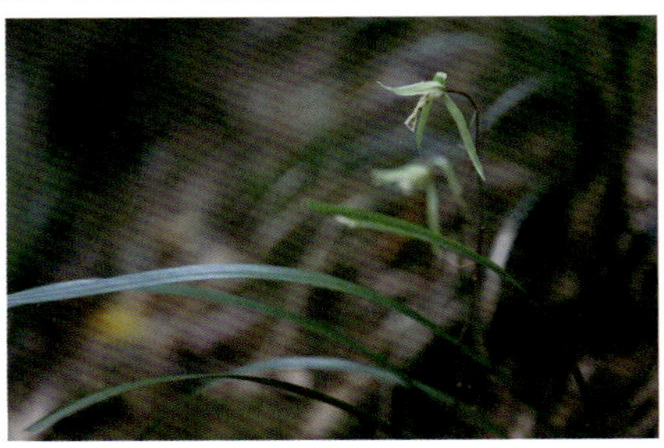
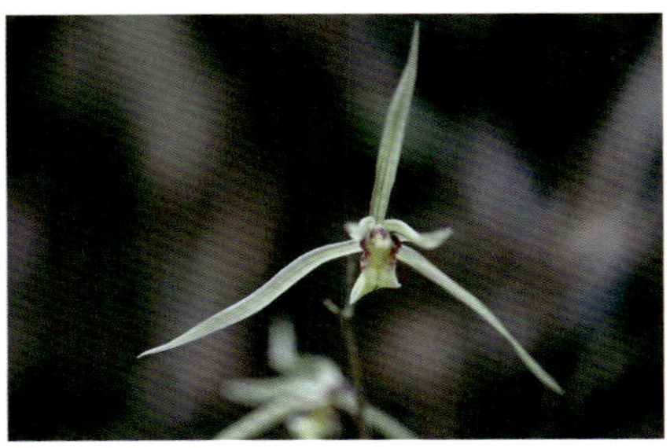
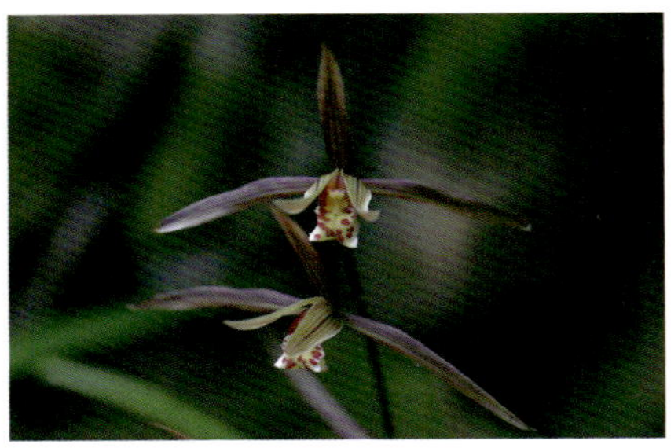

117. 细茎石斛 *Dendrobium moniliforme* (L.) Sw.

分类位置 兰科 Orchidaceae 石斛属 *Dendrobium* Sw.。

别　　名 石斛，铜皮石斛，铜吊兰，细黄草。

形态特征 茎直立或斜立，细圆柱形，上下等粗。叶革质，互生茎上部，狭长圆形，先端稍不等2裂，基部具抱茎鞘；总状花序1～4个，落了叶的老茎上部发出，具1～2朵花；苞片干膜质，浅白色，中部或先端栗色；花梗和子房白色；花乳白色，有时带淡红色；中萼片长圆状披针形；侧萼片三角状披针形，基部歪斜而较宽；萼囊半球形；花瓣近椭圆形；唇瓣卵状披针形，3裂，其中央具1个胼胝体；侧裂片直立，半圆形；中裂片卵形；唇盘具1个黄绿色斑块，密毛；蕊柱足内面常具淡紫色斑点；药帽近半球形，密细乳突。花期5～6月。

资源现状 附生于海拔500m以上的树干上或山谷壁上，国家公园的桐木一带香榧树上常见。资源较少，目前已列为国家二级保护野生植物，极具观赏价值。

功效应用 **新鲜或干燥茎（石斛）**：甘、淡，寒；生津益胃，清热养阴；用于热病伤津，口干烦渴，病后虚热，夜盲，阴伤目暗。

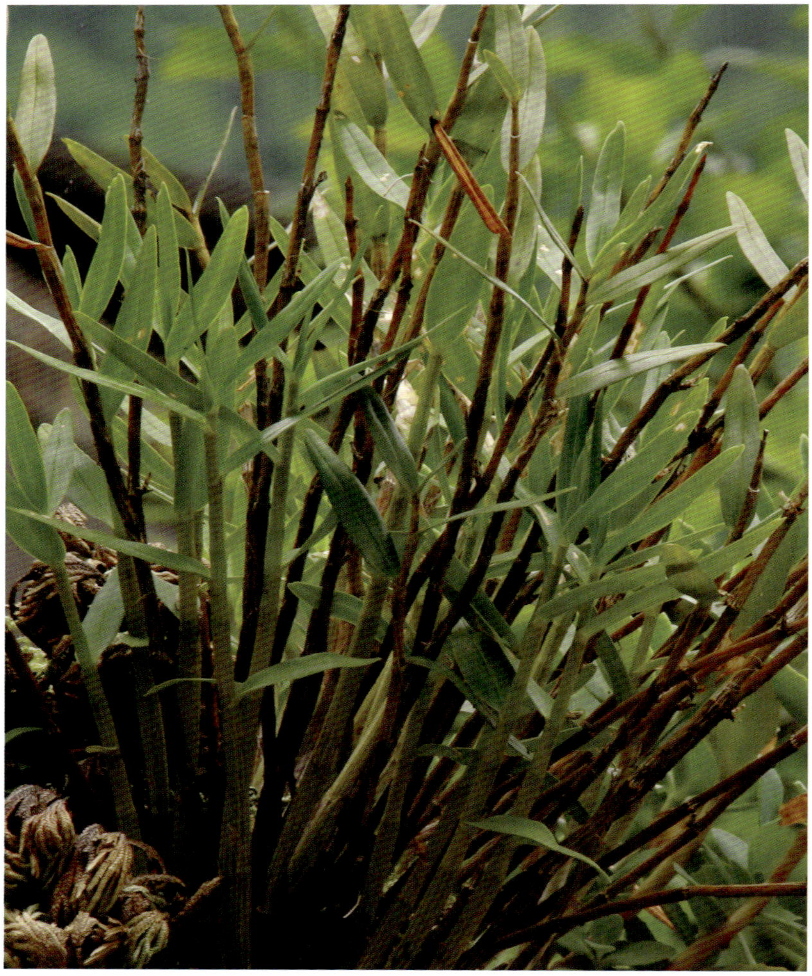

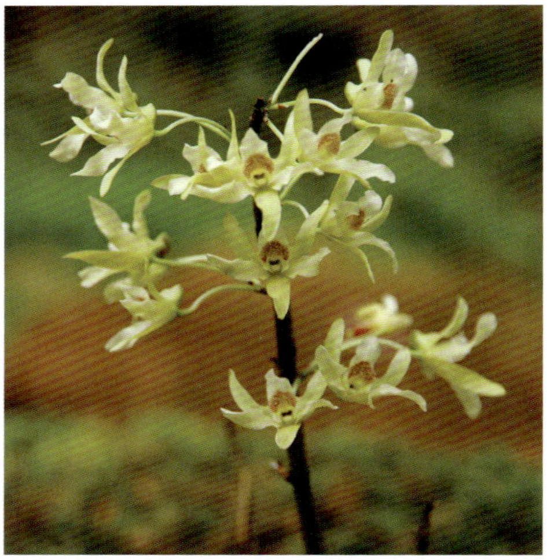

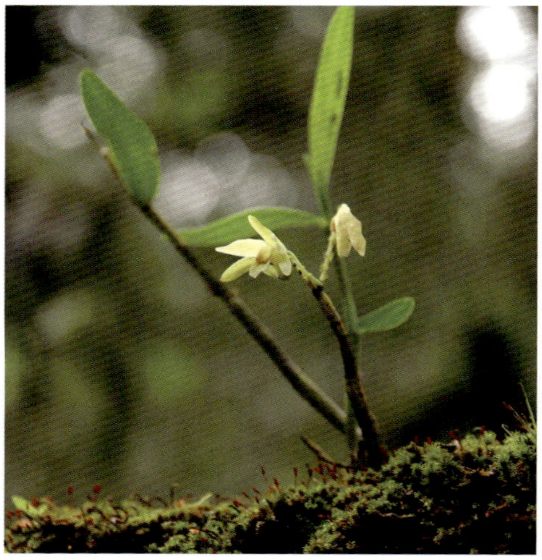

118. 铁皮石斛 *Dendrobium officinale* Kimura et Migo

分类位置 兰科 Orchidaceae 石斛属 *Dendrobium* Sw.。

别　　名 石斛，黑节草。

形态特征 茎直立，圆柱形，不分枝，具多节；叶二列，纸质，长圆状披针形，长 3～4（～7）cm，宽 9～11（～15）mm，边缘和中肋常带淡紫色；叶鞘常具紫斑。总状花序常从落了叶的老茎上部发出，具 2～3 朵花；花序柄具 2～3 枚短鞘，花序轴回折状弯曲；苞片干膜质，浅白色，卵形；萼片和花瓣黄绿色，长圆状披针形；唇瓣白色，基部具 1 个绿色或黄色的胼胝体，卵状披针形；唇盘密布细乳突状毛；蕊柱黄绿色，先端两侧各具 1 个紫点；蕊柱足黄绿色带紫红色条纹，疏生毛；药帽白色，长卵状三角形，顶端近锐尖并且 2 裂。花期 3～6 月。

资源现状 洋庄、星村等地有少量栽培，未见野生资源。"福九味"之一，野生者为国家二级保护野生植物，市场流通均为栽培品，多来自外地，极具观赏价值。

功效应用 茎（铁皮石斛）：甘，微寒；益胃生津，滋阴清热；用于热病津伤，口干烦渴，胃阴不足，食少干呕，病后虚热不退，阴虚火旺，骨蒸劳热，目暗不明，筋骨痿软。

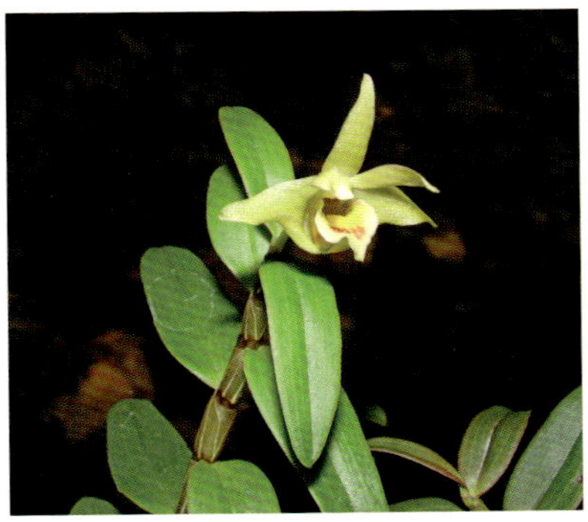
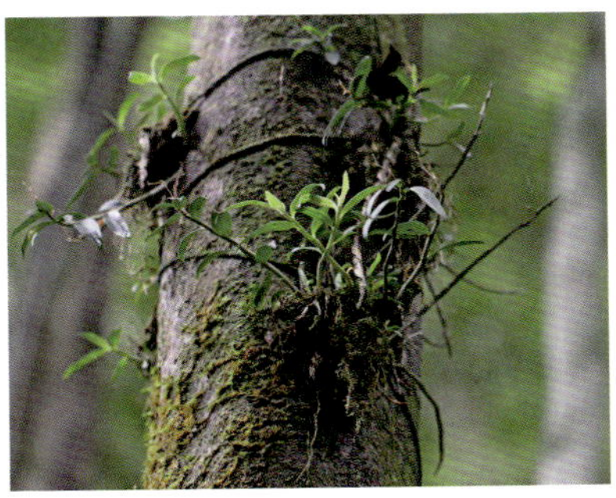
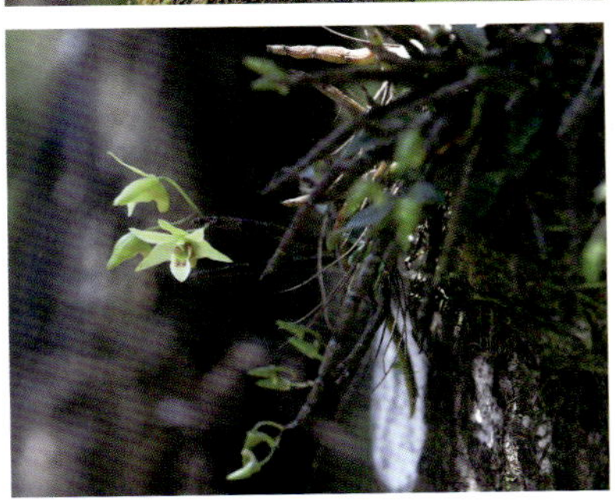
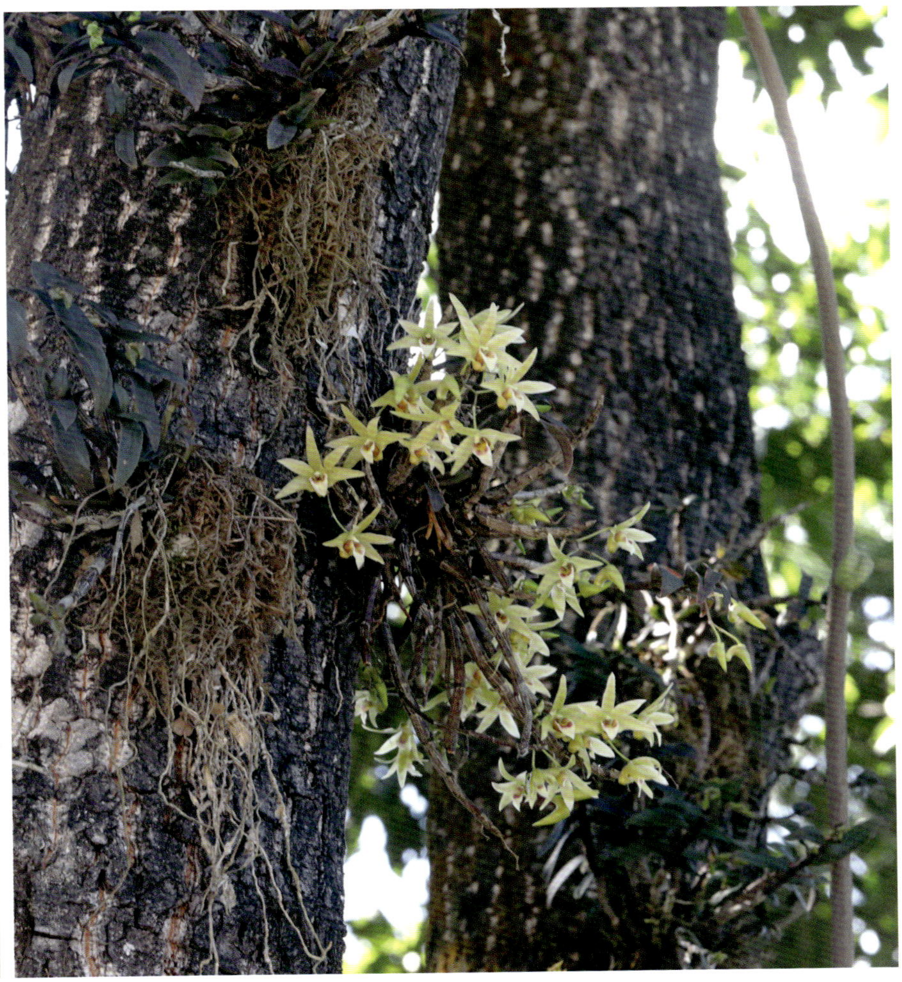

119. 斑叶兰 *Goodyera schlechtendaliana* Rchb. F.

分类位置 兰科 Orchidaceae 斑叶兰属 *Goodyera* R. Br.。

别　　名 银线莲，白花斑叶兰，大斑叶兰。

形态特征 草本，植株高 15 ~ 35cm。根状茎匍匐，具节，茎直立，绿色。叶片卵形或卵状披针形，上面具白色不规则点状斑纹，背面淡绿色。花茎被长柔毛，具 3 ~ 5 枚鞘状苞片；总状花序具几朵至 20 余朵疏生近偏向一侧的花；花苞片披针形；子房圆柱形，被长柔毛；花白或带粉红色；萼片背面被毛，中萼片狭椭圆状披针形，舟状，与花瓣黏合呈兜状；侧萼片卵状披针形；花瓣菱状倒披针形；唇瓣卵形，基部凹陷呈囊状，内面多腺毛，前部舌状，略下弯；蕊柱短；花药卵形；蕊喙直立，叉状 2 裂；柱头 1 个，位于蕊喙下。花期 8 ~ 10 月。

资源现状 生于海拔 500m 以上的山坡阴湿处或阔叶林下、竹林下，全市各山区零星分布。资源量一般，民间以全草用于清热解毒或止咳等，近危物种。

功效应用 全草：苦，寒；清热解毒，消肿止痛；用于高热，支气管炎，喉痛，吐血，糖尿病，小儿急惊风，关节痛，疔，疮，痈，毒蛇咬伤等。

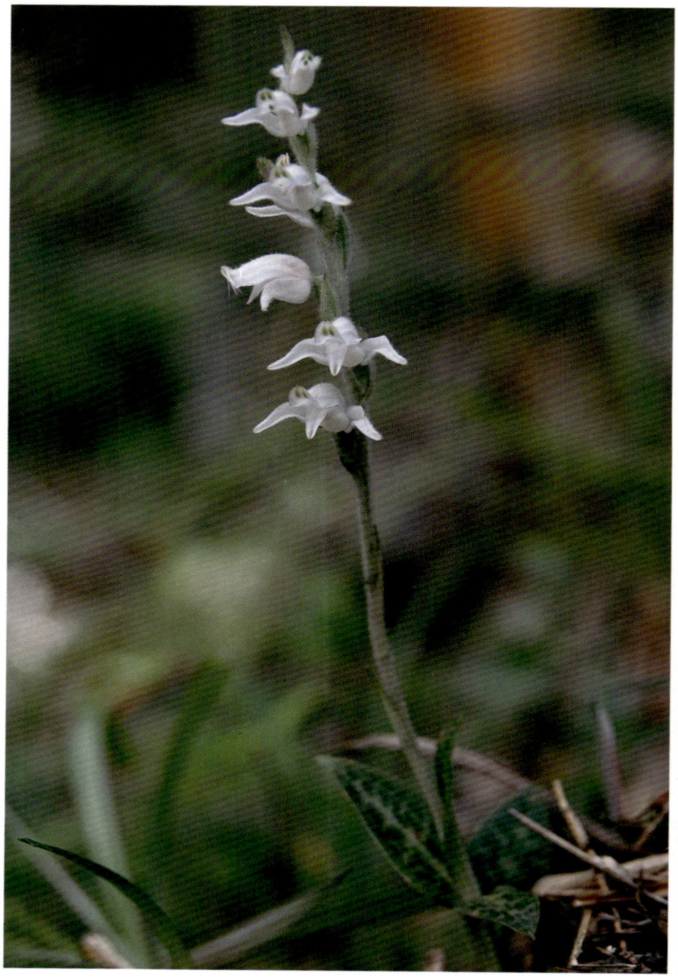

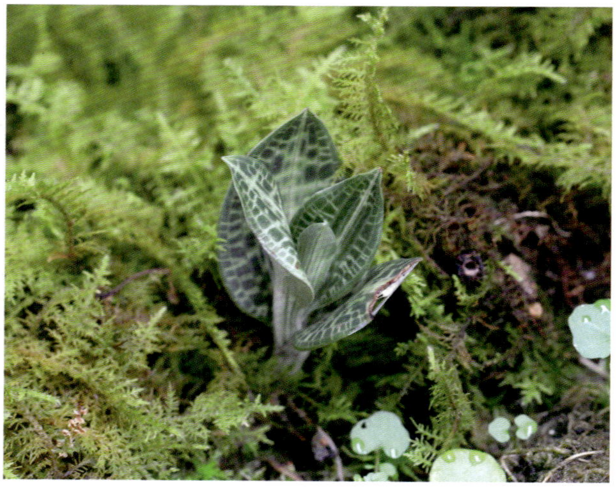

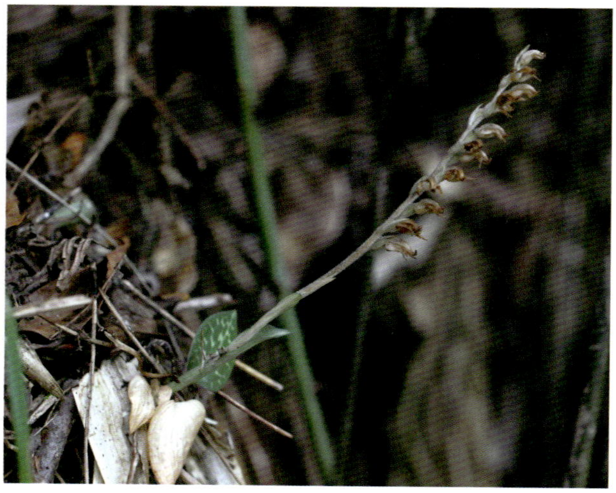

120. 见血青　*Liparis nervosa* (Thunb. ex A. Murray) Lindl.

分类位置　兰科 Orchidaceae 羊耳蒜属 *Liparis* Rich.。

别　　名　显脉羊耳蒜。

形态特征　地生草本。茎或假鳞茎圆柱状，肥厚肉质，有数节，常包叶鞘内。叶（2～）3～5，卵形至卵状椭圆形，膜质或草质，长 5～11（～16）cm，宽 3～5（～8）cm，先端近渐尖，全缘，基部收狭并下延成鞘状柄，无关节；花葶发自茎顶；总状花序具数朵至 10 余花；花序轴有时具很狭的翅；苞片小，三角形；花紫色；中萼片线形或宽线形，边缘外卷；侧萼片狭卵状长圆形，稍斜歪；花瓣丝状；唇瓣长圆状倒卵形，先端截形微凹，基部具 2 近长圆形胼胝体；蕊柱上部有狭翅。蒴果倒卵状长圆形或狭椭圆形。花期 2～7 月，果期 10 月。

资源现状　生于阔叶林下或溪边岩壁上，全市各地较常见。资源量一般，民间常以全草或假鳞茎用于咽喉肿痛等。

功效应用　全草（见血清）：苦、涩，凉；凉血止血，清热解毒；用于胃热吐血，肺热咯血，肠风下血，崩漏，手术出血，创伤出血，疮疡肿毒，毒蛇咬伤，跌打损伤等。

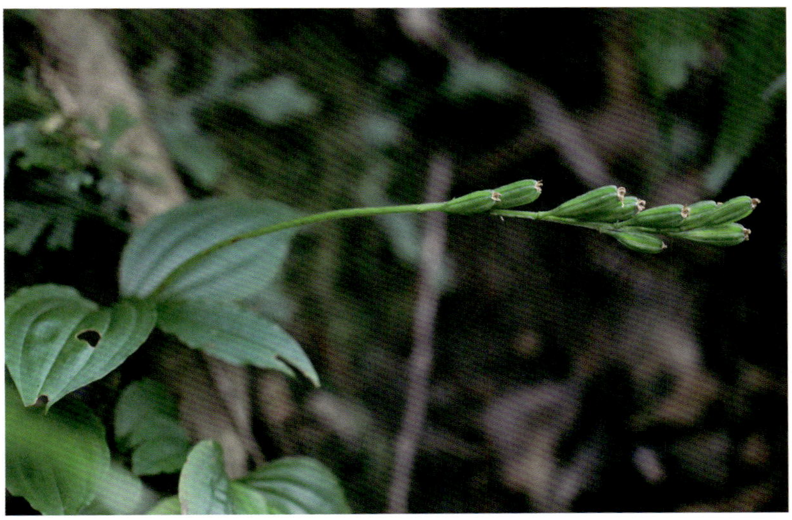
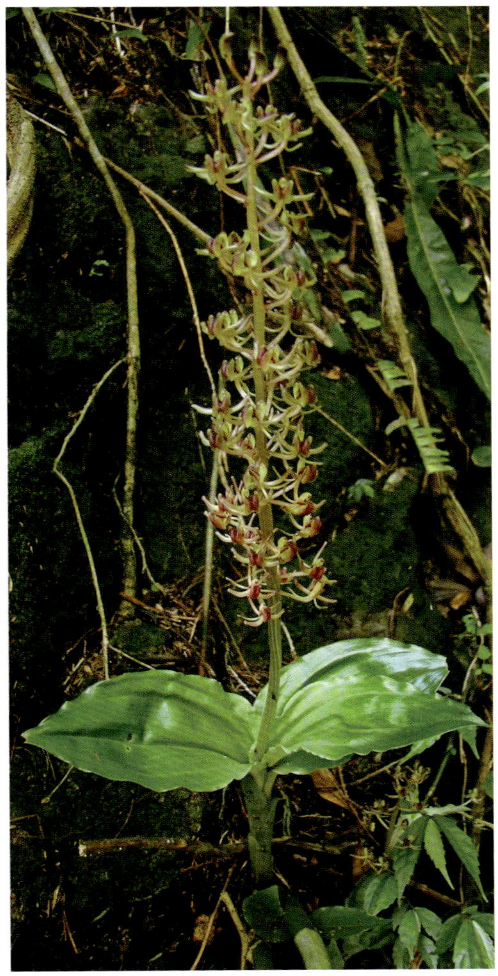
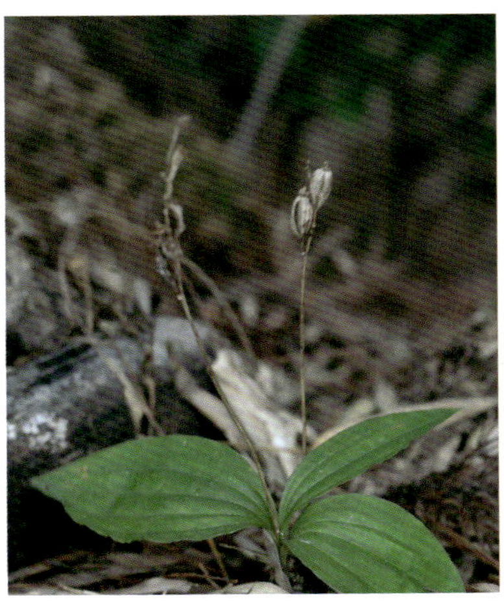
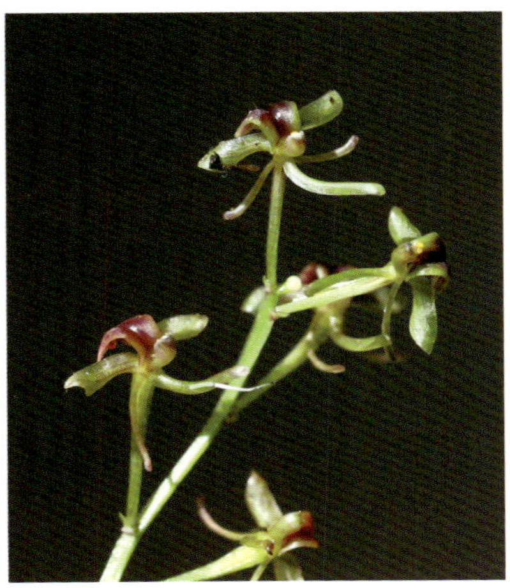

121. 细叶石仙桃 *Pholidota cantonensis* Rolfe

分类位置 兰科 Orchidaceae 石仙桃属 *Pholidota* Lindl. ex Hook.。

别　　名 双叶岩珠，小叶石橄榄，石橄榄。

形态特征 根状茎匍匐，分枝，径 2.5 ~ 3.5mm，密被鳞片状鞘，节上疏生根。叶线形或线状披针形，纸质，长 2 ~ 8cm，宽 5 ~ 7mm，边缘常稍外卷；叶柄长 2 ~ 7mm。花莛生于幼嫩假鳞茎顶端；总状花序具 10 余花；苞片卵状长圆形，早落；花白或淡黄色；中萼片卵状长圆形，稍呈舟状，背面略具龙骨状突起；侧萼片卵形，斜歪；花瓣宽卵状菱形或宽卵形，长、宽各 2.8 ~ 3.2mm；唇瓣宽椭圆形，长约 3mm，凹陷成舟状，先端近截形或钝，唇盘上无附属物；蕊柱粗，顶端两侧有翅；蕊喙小。蒴果倒卵形。花期 4 月，果期 8 ~ 9 月。

资源现状 生于海拔 200 ~ 850m 的林中树干上或溪边岩石上，全市各地溪涧较常见。资源量一般，近年受到破坏较严重，市场流通量较大，多数来自外地，民间常以全草用于滋阴润肺等。

功效应用 全草或假鳞茎：微甘，凉；清热凉血，滋阴润肺，滋阴降火，清热消肿；用于热病高热，咯血，头痛，咳嗽痰喘，牙痛，小儿疝气，跌打损伤，咽喉肿痛，乳蛾，口疮，高热口渴，急性关节痛等。

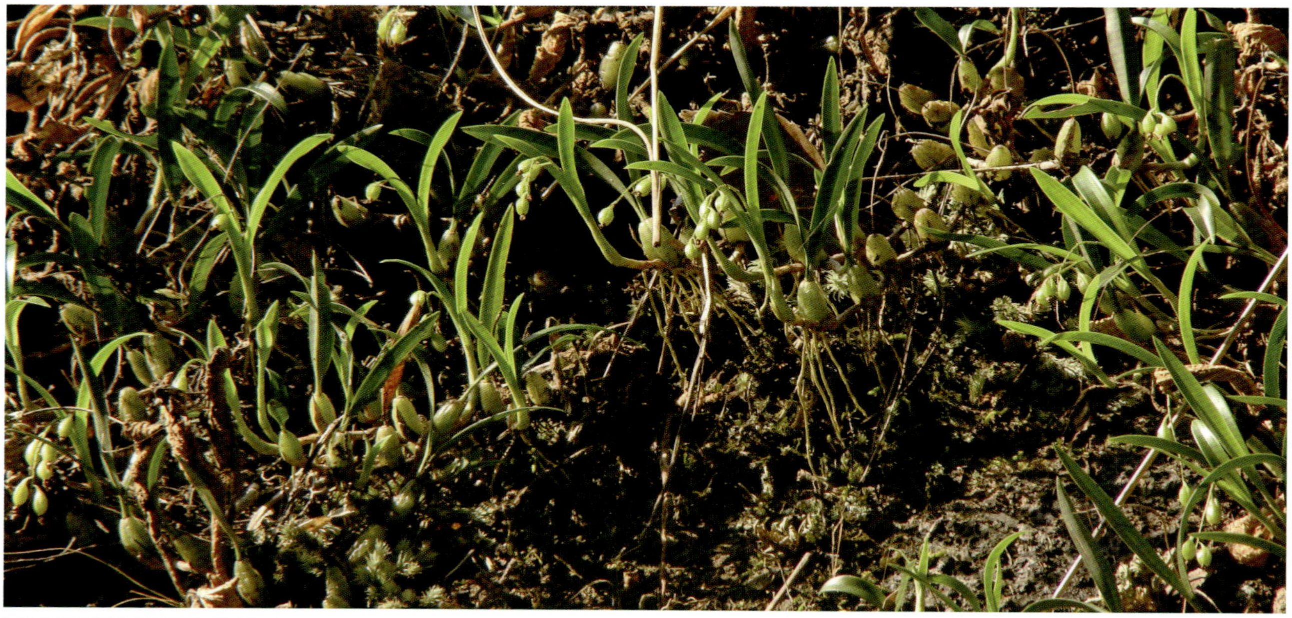

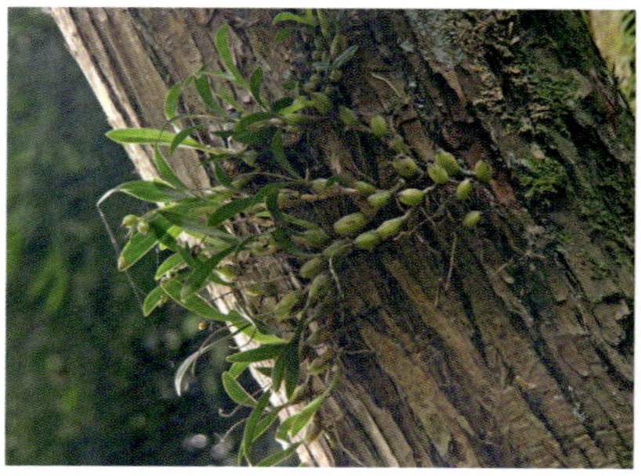

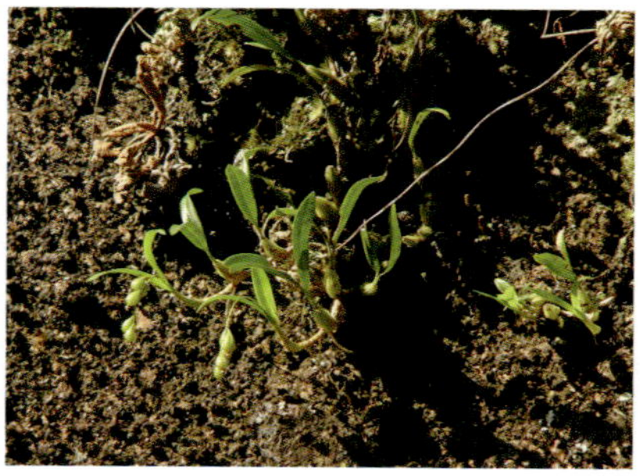

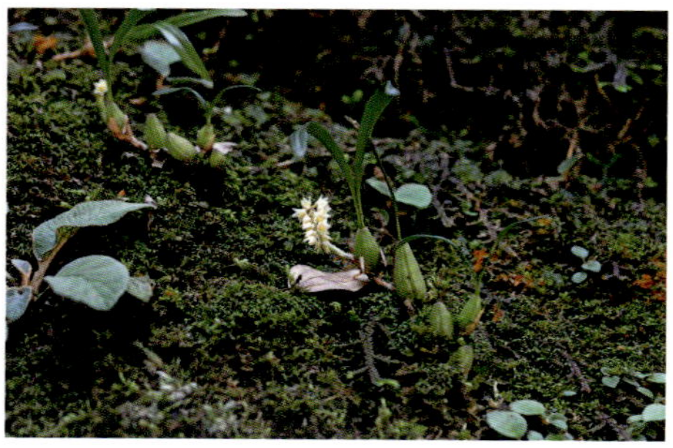

122. 台湾独蒜兰 *Pleione formosana* Hayata

分类位置 兰科 Orchidaceae 独蒜兰属 *Pleione* D. Don。

别　　名 独蒜兰。

形态特征 半附生或附生草本。假鳞茎扁卵形或卵球形，有颈，顶端具 1 枚叶。叶椭圆形或倒披针形，纸质，长 10 ~ 30cm，柄长 3 ~ 4cm。花葶从无叶老假鳞茎基部发出，顶端 1（2）花；苞片长于花梗和子房；花白至粉红色；中萼片狭椭圆状倒披针形或匙状倒披针形；侧萼片狭椭圆状倒披针形；花瓣线状倒披针形，稍长于中萼片，先端近急尖；唇瓣宽卵状椭圆形至近圆形，不明显 3 裂，先端微缺，上部撕裂状，具 2 ~ 5 条褶片，中央 1 条褶片短或无；褶片有间断，全缘或啮蚀状；蕊柱具齿。蒴果纺锤状，黑褐色。花期 3 ~ 4 月。

资源现状 生于海拔 500 ~ 1600m 的林下或林缘腐殖质丰富的土壤和岩石上，分布于岚谷、五夫、吴屯、星村等地。资源量较少，易危种，国家二级保护野生植物，极具观赏价值。

功效应用 假鳞茎：甘、微辛，寒，有小毒；清热解毒，消肿散结；用于痈肿疔毒，瘰疬，喉痹疼痛，蛇虫咬伤，狂犬咬伤等。

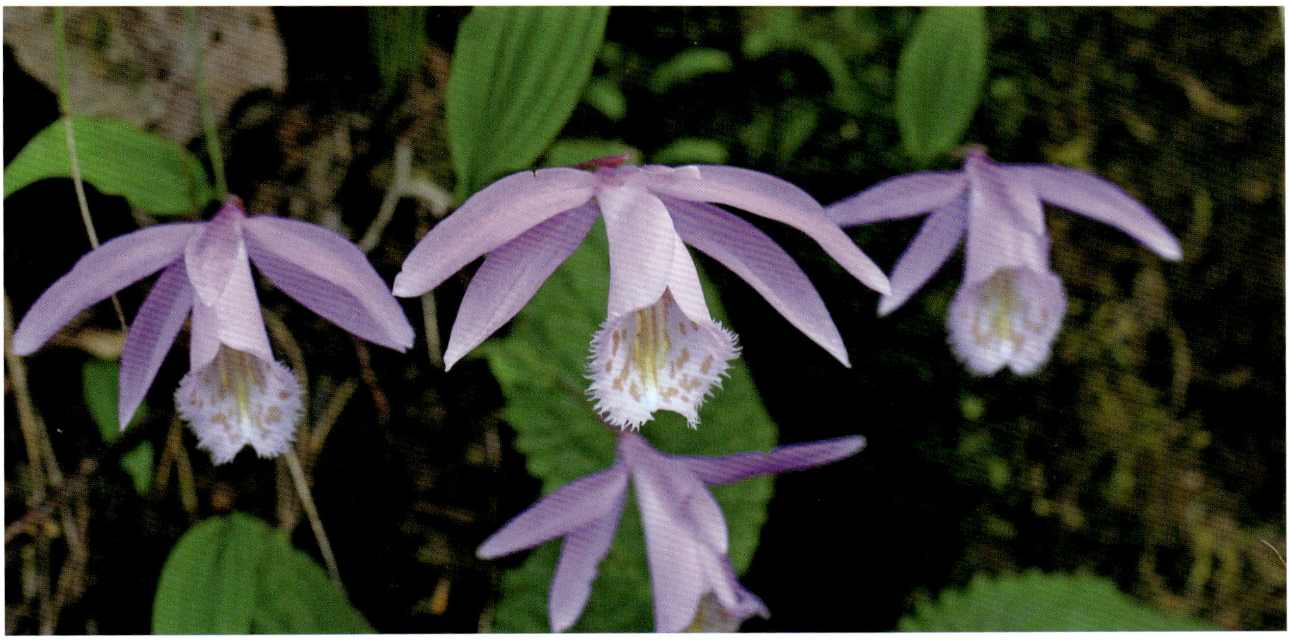

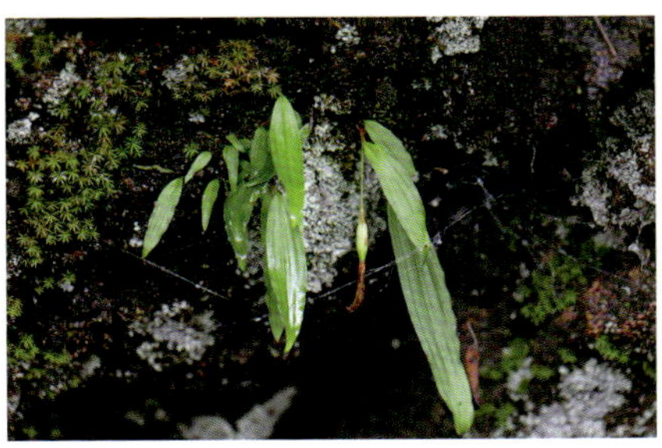

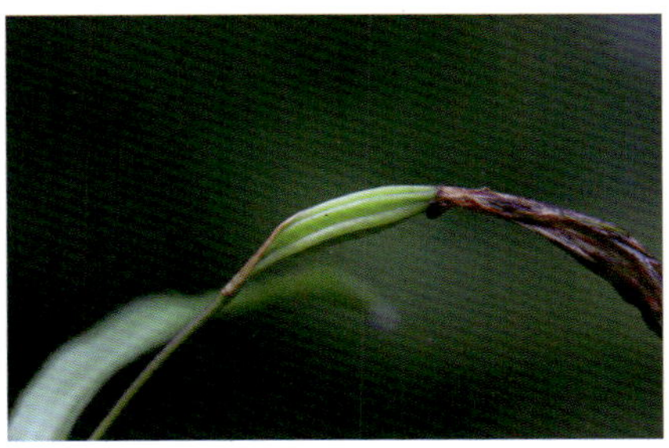

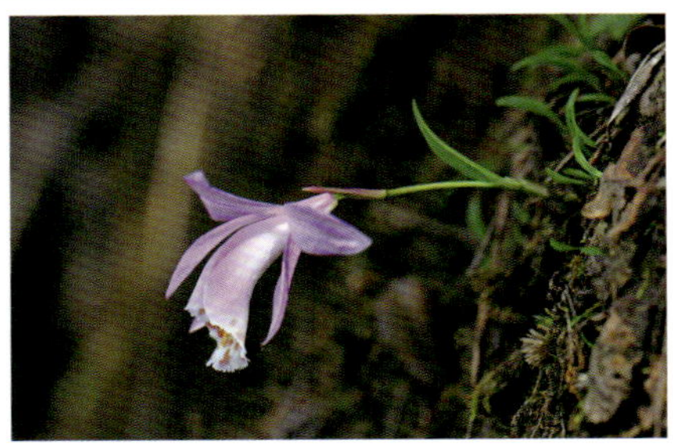

123. 无柱兰 *Ponerorchis gracilis* (Blume) X. H. Jin, Schuit. & W. T. Jin

分类位置 兰科 Orchidaceae 小红门兰属 *Ponerorchis* Rchb. f.。

别　　名 合欢山兰，小雏兰，细葶无柱兰。

形态特征 植株高达 30cm。块茎卵形或长圆状椭圆形。茎近基部具 1 枚大叶，其上具 1 ~ 2 枚苞片状小叶。叶狭长圆形、长圆形、椭圆状长圆形或卵状披针形，长 5 ~ 12cm，宽 1 ~ 3.5cm。总状花序具 5 至 20 余朵花，偏向一侧；苞片卵状披针形或卵形，子房稍扭转；花粉红色或紫红色；中萼片卵形；侧萼片斜卵形或倒卵形；花瓣斜椭圆形或卵形；唇瓣较萼片和花瓣大，倒卵形，基部楔形，具距，中部之上 3 裂，侧裂片镰状线形、长圆形或三角形，先端钝或截形，中裂片倒卵状楔形；距圆筒状，几乎直的，下垂。花期 6 ~ 7 月。果期 9 ~ 10 月。

资源现状 生于海拔 180m 以上的山坡林下或阴湿处石上，分布于上梅、星村等地。资源较少，列入 CITES 附录Ⅱ，民间少见药用。

功效应用 全草、块茎：微甘，凉；解毒，消肿，止血；用于毒蛇咬伤，无名肿痛，吐血，跌打损伤等。

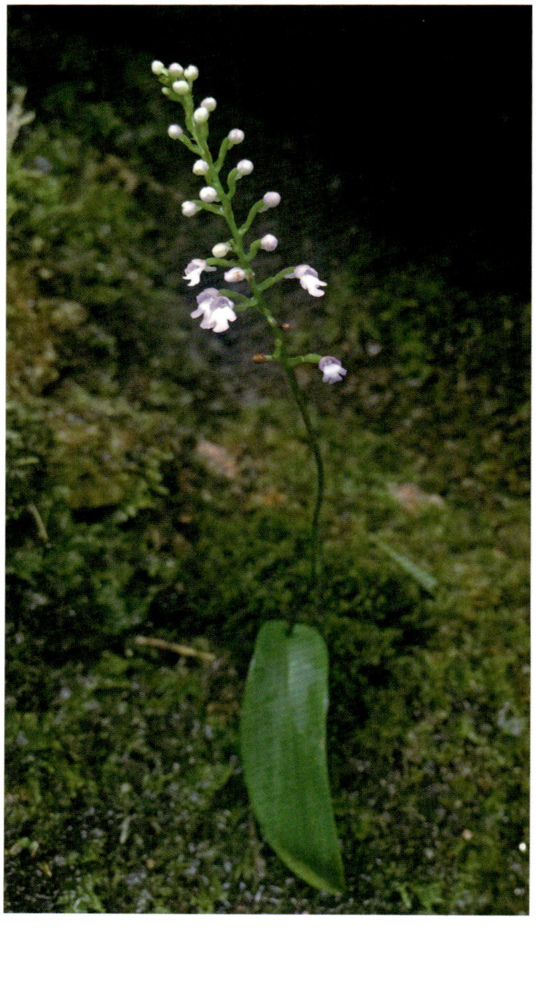
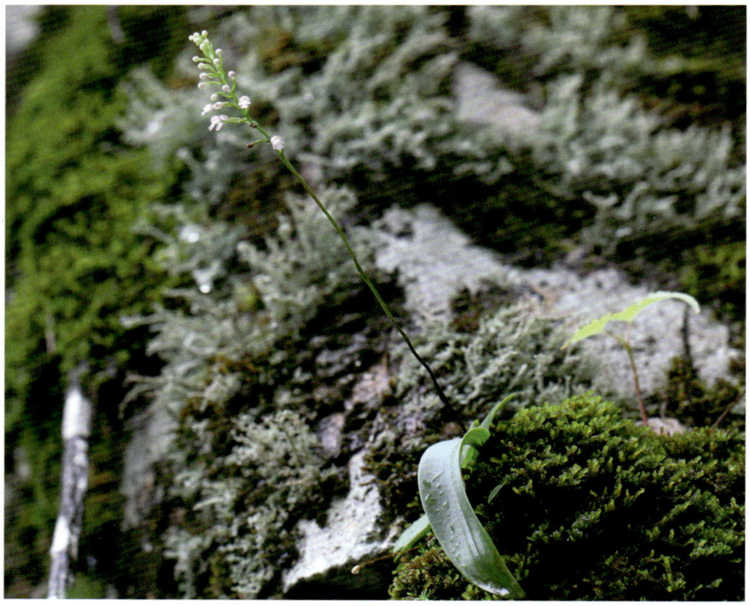
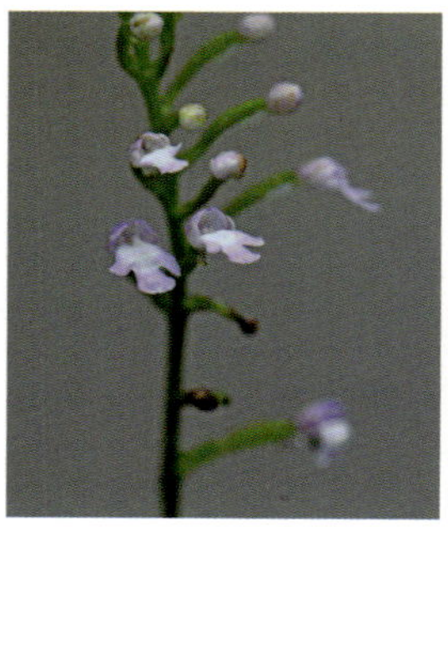
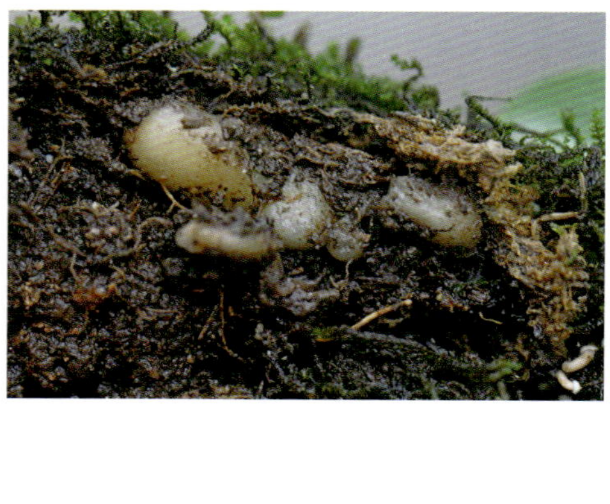

124. 射　干　*Belamcanda chinensis* (L.) Redouté

分类位置　鸢尾科 Iridaceae 射干属 *Belamcanda* Adans.。

别　　名　野萱花，交剪草。

形态特征　多年生草本。根状茎为不规则的块状，斜伸，黄色或黄褐色；须根多数，带黄色。茎实心。叶互生，嵌叠状排列，剑形，长 20 ~ 60cm，宽 2 ~ 4cm，无中脉。花序叉状分枝，每分枝的顶端聚生有数朵花；花梗细；苞片披针形或卵圆形；花橙红色，有紫褐色斑点；花被裂片 6，2 轮排列，外轮花被裂片倒卵形或长椭圆形，内轮较外轮花被裂片略短而狭；雄蕊 3，着生于外花被裂片的基部，花药条形，外向开裂，花丝近圆柱形；花柱顶端 3 裂，子房下位，中轴胎座。蒴果倒卵形或长椭圆形；种子球形，黑紫色，着生在果轴上。花期 6 ~ 8 月，果期 7 ~ 9 月。

资源现状　多生于山坡路旁灌草丛中，全市各地常见零星栽培。资源量一般，民间常以根茎用于咽喉肿痛或咳嗽等。

功效应用　**根茎（射干）**：苦，寒；清热解毒，消痰，利咽；用于热毒痰火郁结，咽喉肿痛，痰涎壅盛，咳嗽气喘。

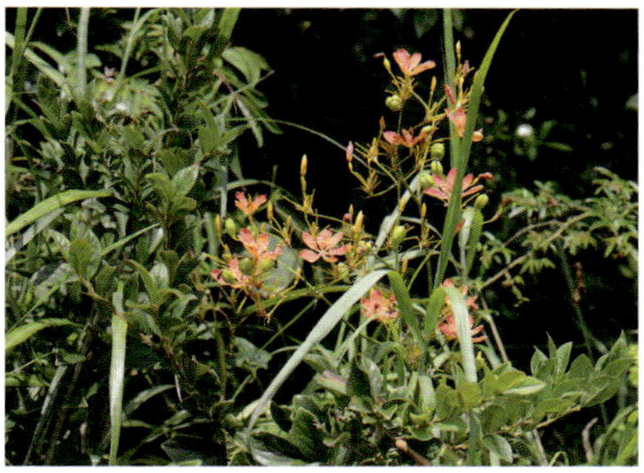
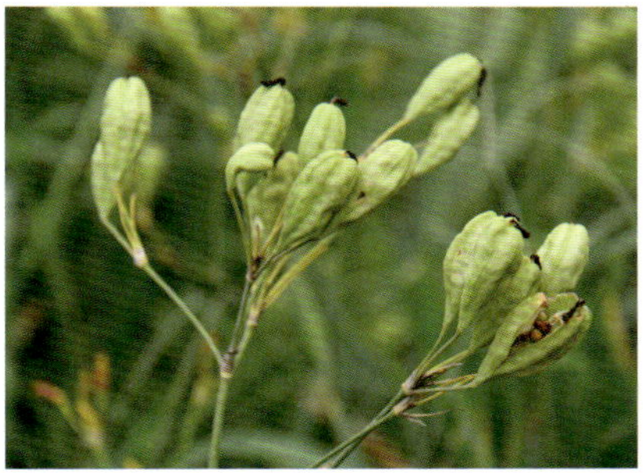
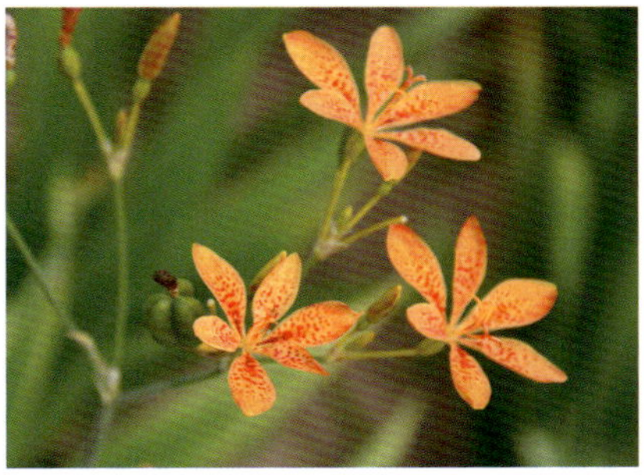
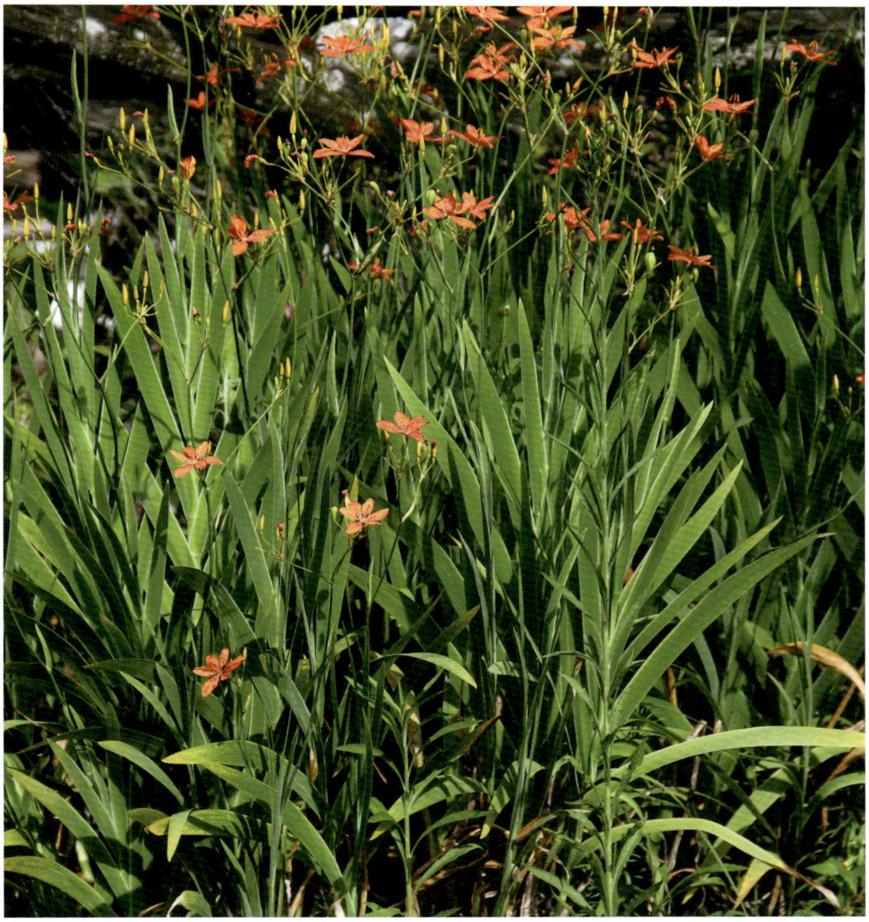

125. 蝴蝶花 *Iris japonica* Thunb.

分类位置 鸢尾科 Iridaceae 鸢尾属 *Iris* L.。

别　　名 扁担叶，剑刀草，扁竹根，开喉箭，日本鸢尾。

形态特征 多年生草本。根状茎可分为较粗直立和纤细横走，直立节间密，棕褐色，横走节间长，黄白色。叶基生，暗绿色，有光泽，剑形，长 25 ~ 60cm，宽 1.5 ~ 3cm，无明显的中脉。花茎高于叶片，顶生稀疏总状聚伞花序；苞片叶状，3 ~ 5 枚，宽披针形或卵圆形，花淡蓝色或蓝紫色；花被管明显，外花被裂片倒卵形或椭圆形，中脉有黄色鸡冠状附属物，内花被裂片椭圆形或狭倒卵形，爪部楔形；花药白色；花柱分枝较内花被裂片略短，中肋淡蓝色，顶端裂片縫状丝裂，子房纺锤形。蒴果椭圆状柱形；种子黑褐色，为不规则的多面体。花期 3 ~ 4 月，果期 5 ~ 6 月。

资源现状 生于湿润的草地、疏林下或林缘草地，全市各地庭园常见栽培，供观赏。资源较丰富，民间偶见以少量全草煮水含服用于咽喉肿痛等，具有较好的观赏价值。

功效应用 全草：苦，寒，有小毒；清热解毒，消肿止痛；用于肝炎，肝大，胃痛，咽喉肿痛，便血等。根及根茎（扁竹根）：苦、辛，寒，有小毒；消食，杀虫，通便，利水，活血，止痛，解毒；用于食积腹胀，虫积腹痛，热结便秘，水肿，久疟，牙痛，咽喉肿痛，疮肿，瘰疬，跌打损伤，子宫脱垂，蛇虫咬伤等。

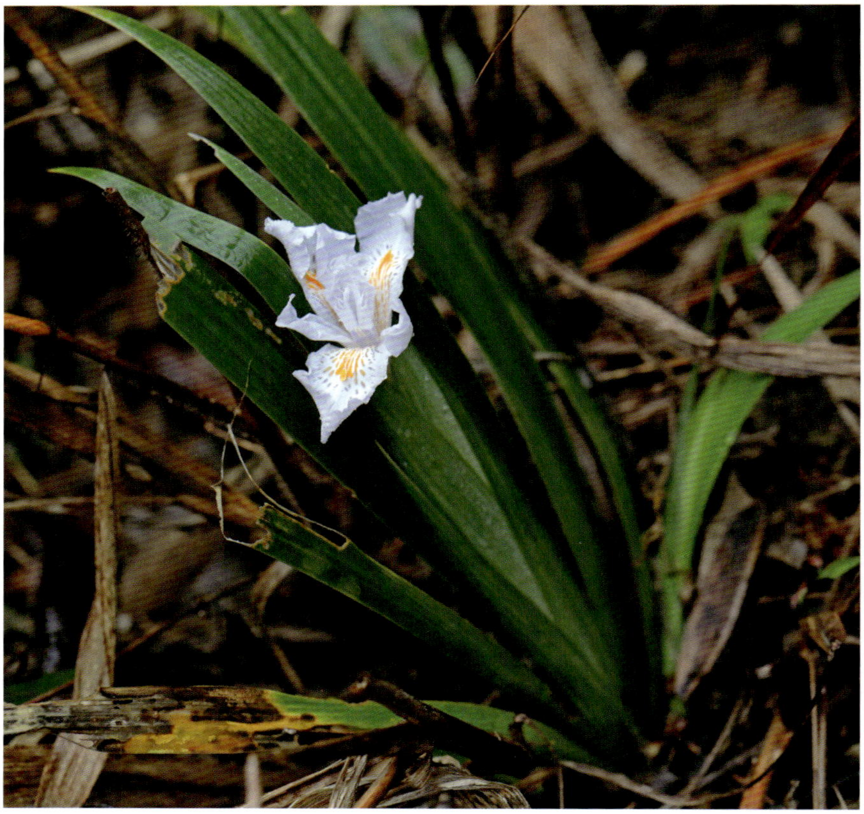

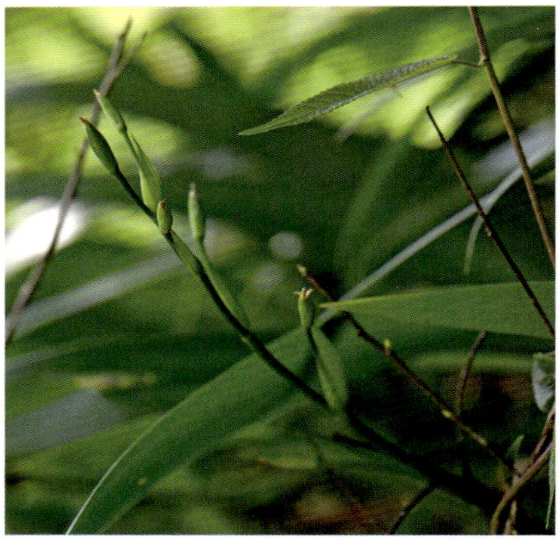

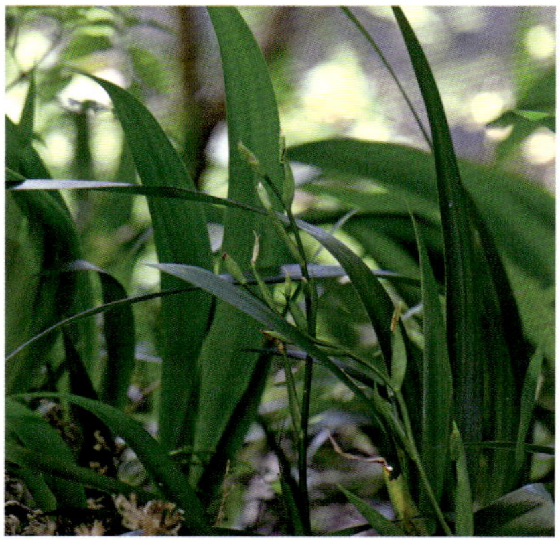

126. 小花鸢尾 *Iris speculatrix* Hance

分类位置 鸢尾科 Iridaceae 鸢尾属 *Iris* L.。

别　　名 六轮茅，八棱麻，亮紫鸢尾。

形态特征 多年生草本。植株基部围有棕褐色老叶叶鞘纤维及披针形鞘状叶。根状茎二歧状分枝，斜伸，棕褐色。叶略曲，暗绿色，剑形或条形，有纵脉，长 15 ~ 30cm，宽 0.6 ~ 1.2cm。花茎不分枝或偶有侧枝，有 1 ~ 2 枚茎生叶；苞片草质，绿色；花蓝紫色或淡蓝色；花被管短而粗，外花被裂片匙形，有深紫色的环形斑纹，中脉上有鲜黄色的鸡冠状附属物，附属物表面平坦，似毡绒状，内花被裂片狭倒披针形，直立；花药白色，较花丝长；花柱分枝扁平，与花被裂片同色，子房纺锤形，绿色。蒴果椭圆形；种子为多面体，棕褐色，旁有小翅。花期 5 月，果期 7 ~ 8 月。

资源现状 生于林下阴湿处、沟边、岩隙，全市山区较常见。资源较丰富，民间少见药用，极具观赏价值。

功效应用 根状茎：辛、苦，寒，有小毒；消积，化瘀，行水，解毒；用于食滞腹胀，癥瘕积聚，跌打损伤，痔漏，痈肿疖毒等。

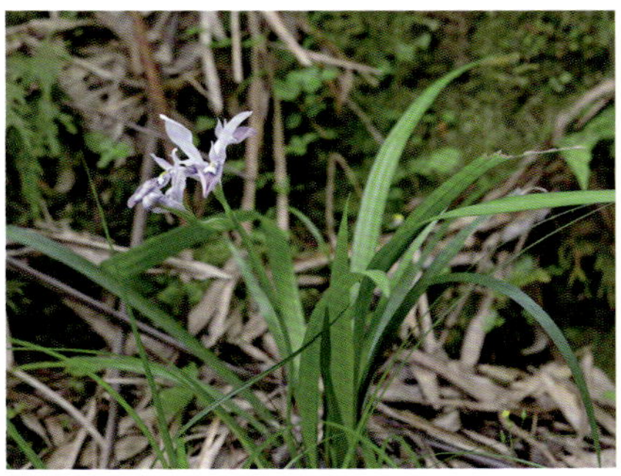
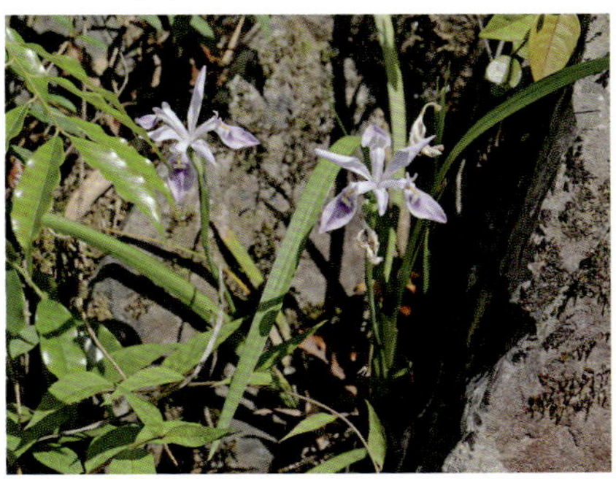
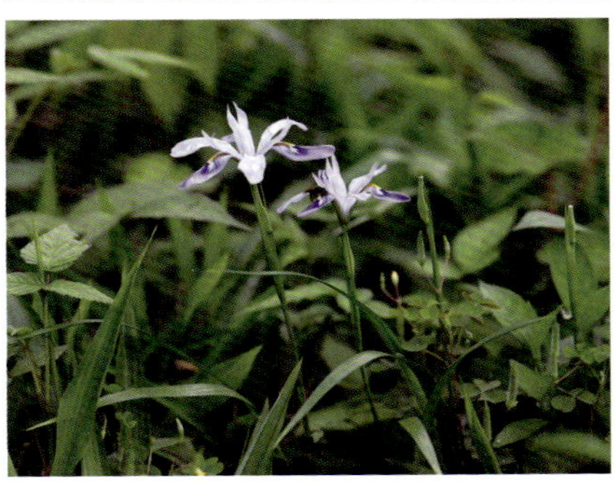
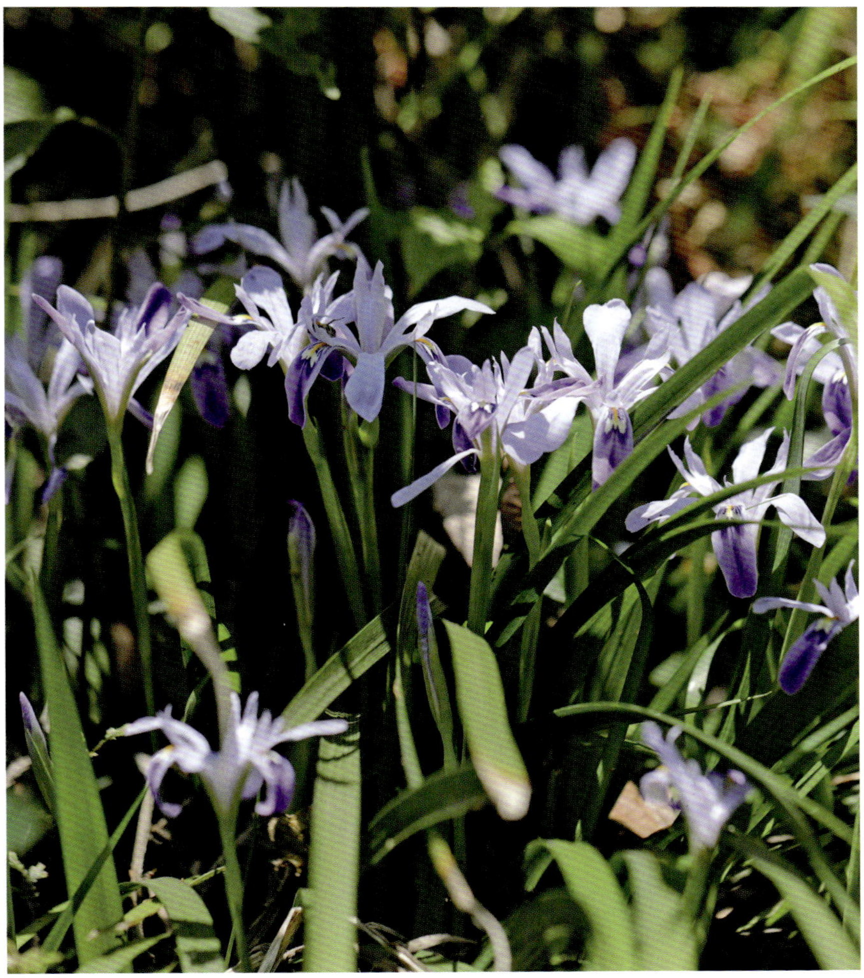

127. 山菅兰 *Dianella ensifolia* (L.) Redouté

分类位置 阿福花科 Asphodelaceae 山菅属 *Dianella* Lam. ex Juss.。

别　　名 山菅，桔梗兰，山交剪，老鼠砒。

形态特征 植株高可达 1 ~ 2m；根状茎圆柱状，横走，粗 5 ~ 8mm。叶狭条状披针形，长 30 ~ 80cm，宽 1 ~ 2.5cm，基部稍收狭成鞘状，套叠或抱茎，边缘和背面中脉具锯齿。顶端圆锥花序长 10 ~ 40cm，分枝疏散；花常多朵生于侧枝上端；花梗长 7 ~ 20mm，常稍弯曲，苞片小；花被片条状披针形，长 6 ~ 7mm，绿白色、淡黄色至青紫色，5 脉；花药条形，比花丝略长或近等长，花丝上部膨大。浆果近球形，深蓝色，具 5 ~ 6 颗种子。花果期 3 ~ 8 月。

资源现状 生于海拔 1700m 以下的林下，山坡灌丛或草丛中，全市各地常见。资源丰富，民间少见药用，具有较好的观赏价值。

功效应用 根状茎（山猫儿）：甘、辛，凉，有大毒；拔毒消肿；不内服，外敷（磨干粉，调醋）用于痈疮脓肿，癣，淋巴结炎，跌扑损伤等。

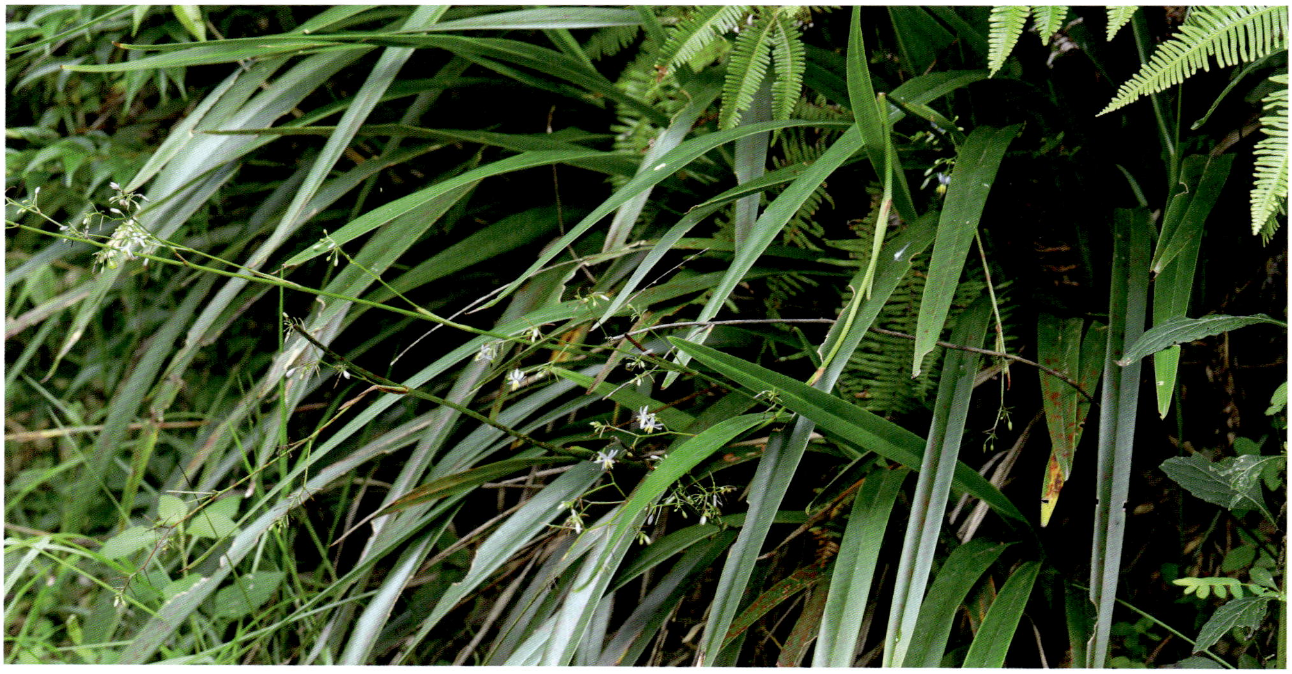

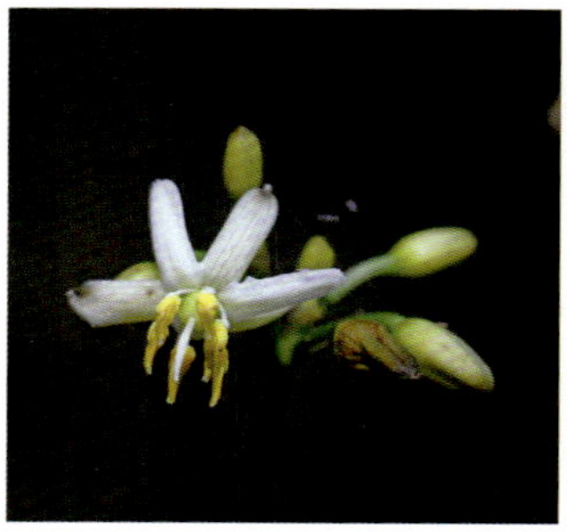

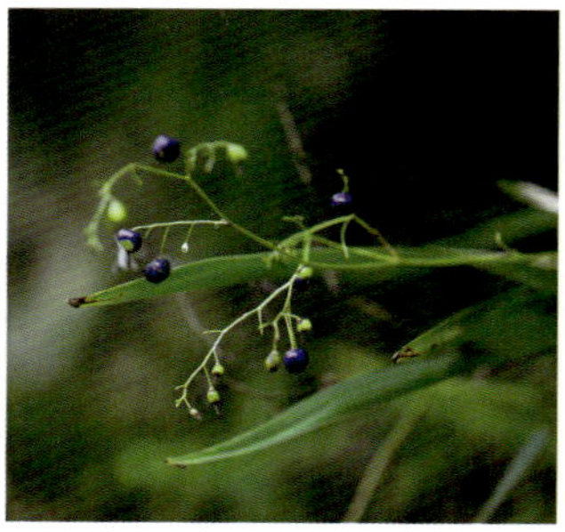

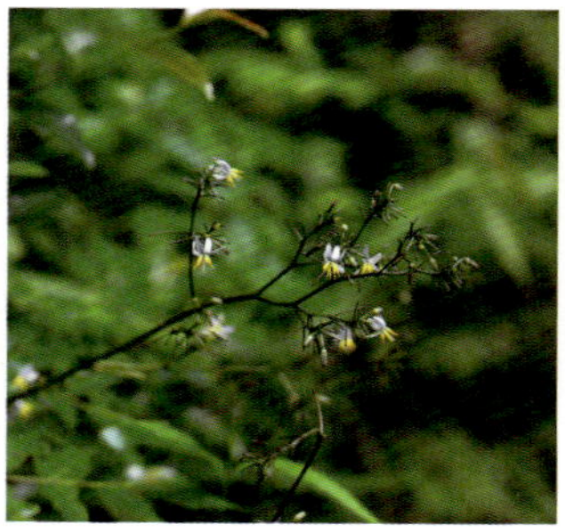

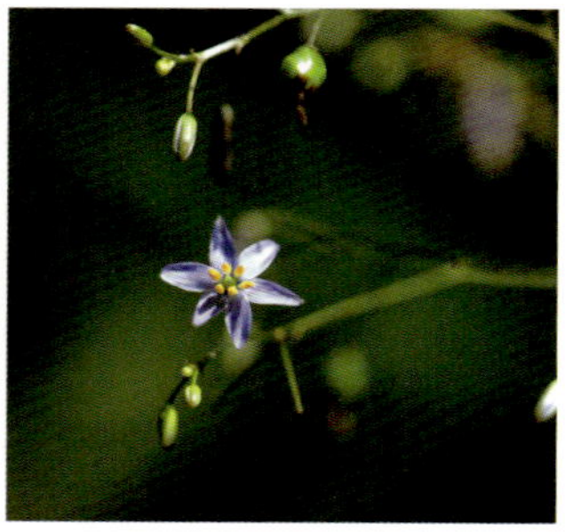

128. 萱 草 *Hemerocallis fulva* (L.) L.

分类位置 阿福花科 Asphodelaceae 萱草属 *Hemerocallis* L.。

别 名 忘忧草，宜男草，黄花菜。

形态特征 多年生草本。根近肉质，中下部常纺锤状。叶条形，长 40 ~ 80cm，宽 1.3 ~ 3.5cm。花葶粗壮，高 0.6 ~ 1m；圆锥花序具 6 ~ 12 朵花或更多，苞片卵状披针形。花橘红色或橘黄色，无香味；花梗短，花被长 7 ~ 12cm，下部 2 ~ 3cm 合生成花被管。外轮花被裂片长圆状披针形，宽 1.2 ~ 1.8cm，具平行脉，内轮裂片长圆形，下部有“Λ”形彩斑，宽达 2.5cm，具分枝脉，边缘波状皱褶，盛开时裂片反曲；雄蕊伸出，上弯，比花被裂片短；花柱伸出，上弯，比雄蕊长。蒴果长圆形。花果期为 5 ~ 7 月。

资源现状 生于溪谷或栽培，全市各地较常见。资源较丰富，民间常以新鲜根及根茎用于清热利水等，花可食用。

功效应用 根：甘，凉；清热利湿，凉血止血，解毒消肿；用于黄疸，水肿，淋浊，带下，衄血，便血，崩漏，瘰疬，乳痈，乳汁不通等。嫩苗：甘，凉；清热利湿；用于胸膈烦热，黄疸，小便短赤等。

注：有文献记载根有毒，但民间药用或食用中目前暂未发现，有待进一步研究。

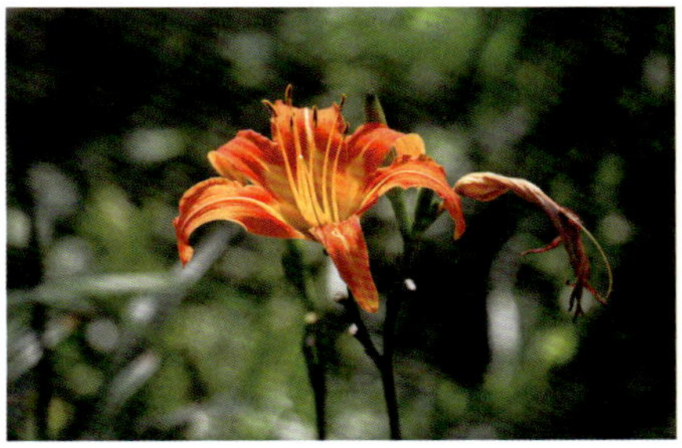

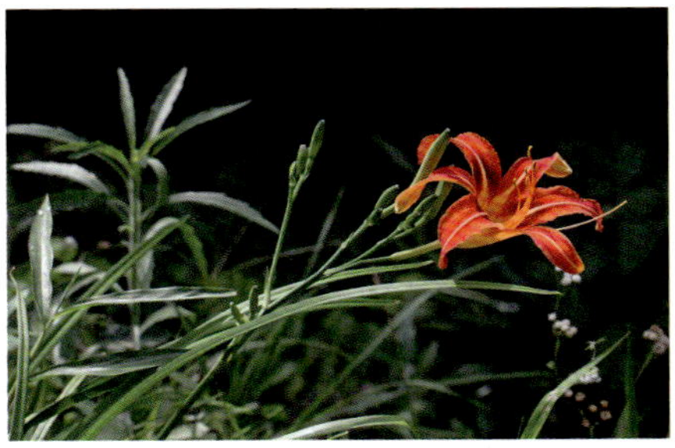

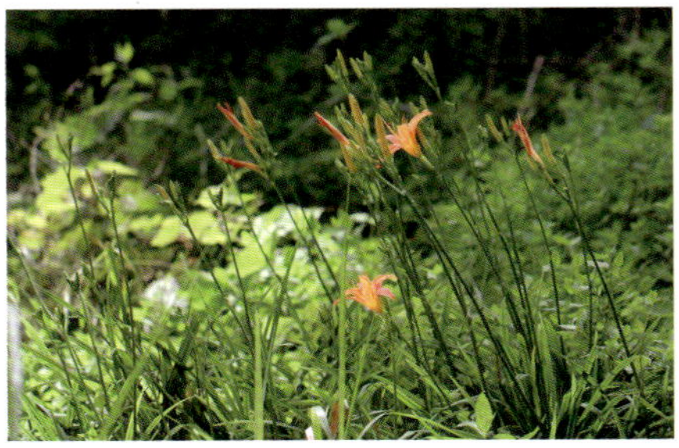

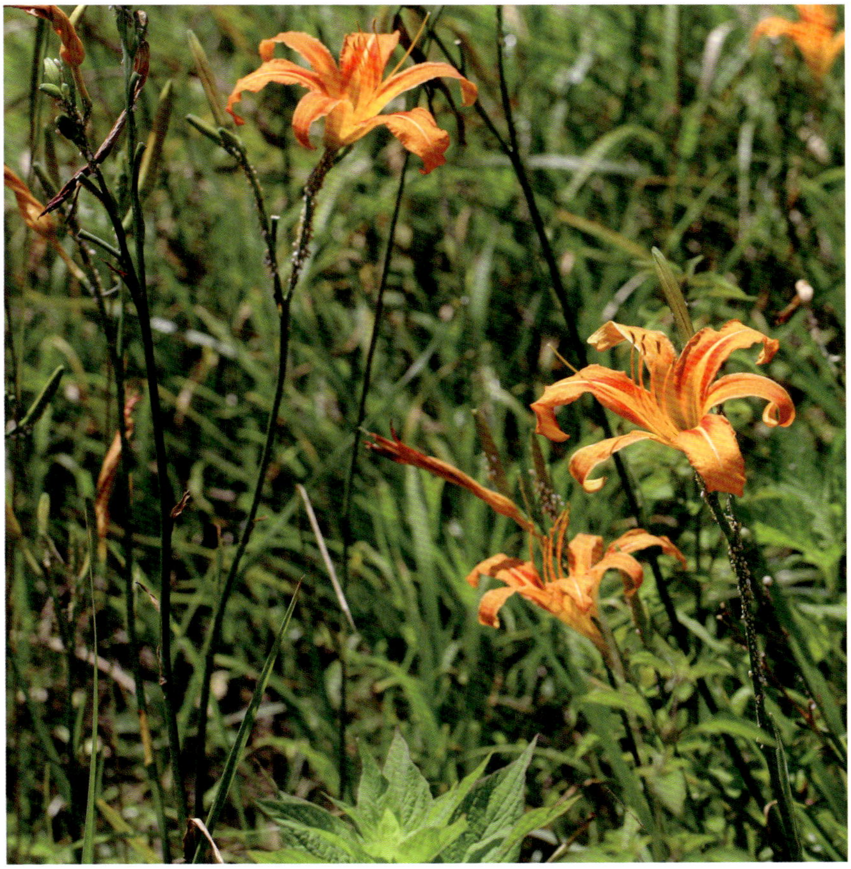

129. 藠 头 *Allium chinense* G. Don

分类位置 石蒜科 Amaryllidaceae 葱属 *Allium* L.。

别 名 薤，荞头。

形态特征 鳞茎数枚聚生，狭卵状；鳞茎外皮白色或带红色，膜质，不破裂。叶 2 ~ 5 枚，具 3 ~ 5 棱的圆柱状，中空，近与花葶等长。花葶侧生，圆柱状，下部被叶鞘；总苞 2 裂，比伞形花序短；伞形花序近半球状，较松散；小花梗近等长，基部具小苞片；花淡紫色至暗紫色；花被片宽椭圆形至近圆形，顶端钝圆，内轮的稍长；花丝等长，约为花被片长的 1.5 倍，仅基部合生并与花被片贴生，内轮的基部扩大，扩大部分每侧各具 1 齿，外轮的无齿，锥形；子房倒卵球状，腹缝线基部具有帘的凹陷蜜穴；花柱伸出花被外。花果期 10 ~ 11 月。

资源现状 生于荒山或荒地，分布于岚谷、星村等地，全市各地多有栽培。资源较丰富，民间多作为蔬菜栽培，具有较好的观赏价值。

功效应用 鳞茎（薤白）：辛、苦，温；通阳散结，行气导滞；用于胸痹心痛，脘腹痞满胀痛，泻痢后重。

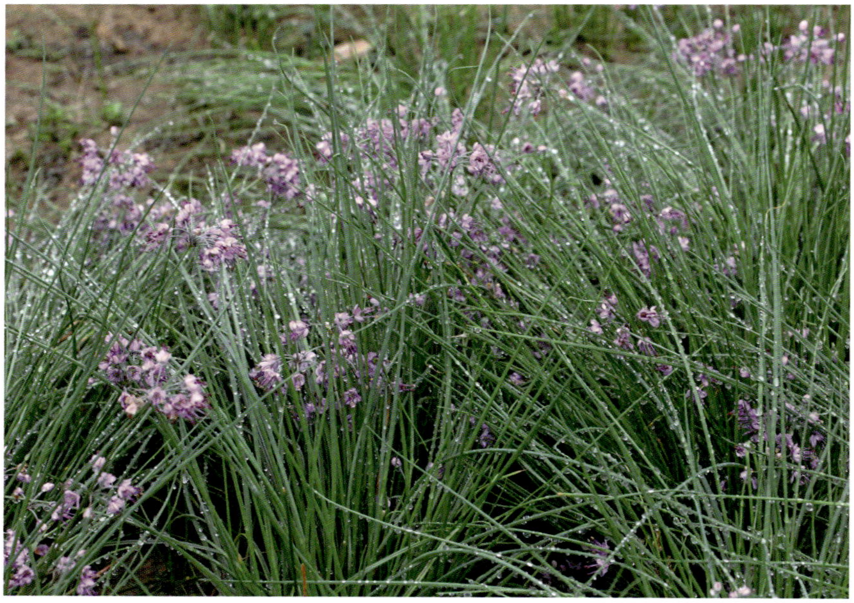

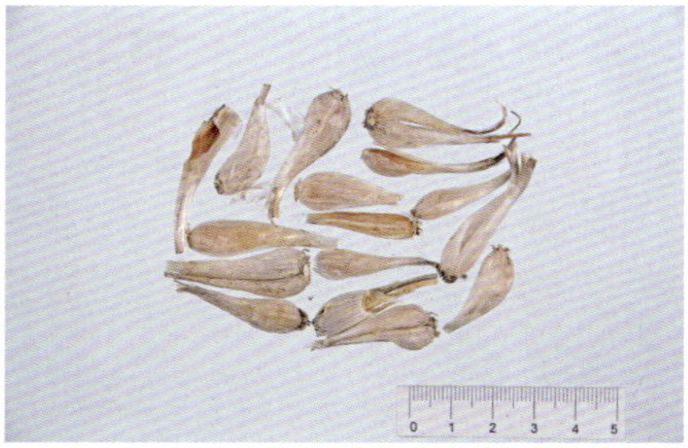

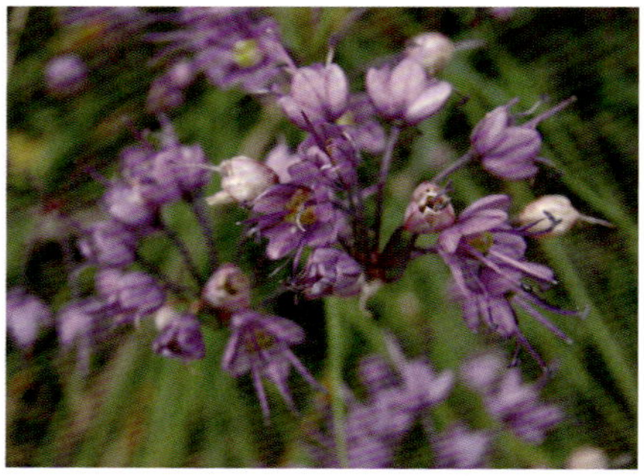

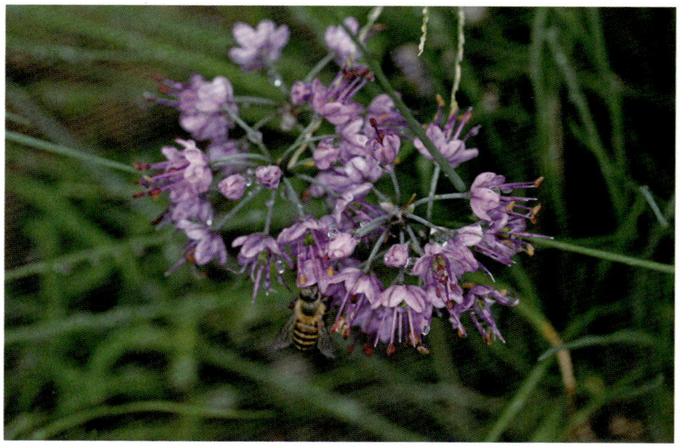

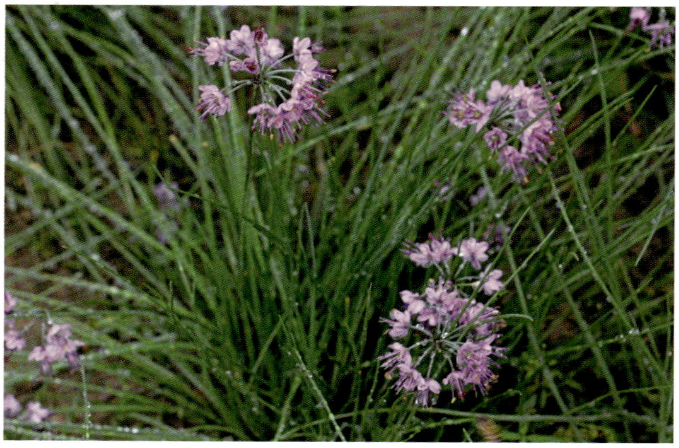

130. 石　蒜　*Lycoris radiata* (L'Her.) Herb.

分类位置　石蒜科 Amaryllidaceae 石蒜属 *Lycoris* Herb。

别　　名　曼珠沙华，老鸦蒜，彼岸花，幽灵花。

形态特征　鳞茎近球形，直径 1 ~ 3cm。秋季出叶，叶狭带状，长约 15cm，宽约 0.5cm，顶端钝，深绿色，中间有粉绿色带。花茎高约 30cm；总苞片 2 枚，披针形，长约 35cm，宽约 5cm；伞形花序有花 4 ~ 7 朵，花鲜红色；花被裂片狭倒披针形，长约 3cm，宽约 5cm，强度皱缩和反卷，花被筒绿色，长约 5cm；雄蕊显著伸出于花被外，比花被长 1 倍左右。花期 8 ~ 9 月，果期 10 月。

资源现状　生于海拔 900m 以下的山坡岩隙间、溪边、路旁或林缘，全市各地较常见，偶见庭园栽植供观赏。资源较丰富，民间少见药用，极具观赏价值。

功效应用　鳞茎：微甘、辛，温，有小毒；祛痰催吐，散结消肿；用于癫狂，误服毒物，肾炎，胸膜炎，腹膜炎，颜面神经麻痹，腮腺炎，痈疽肿毒，蛇头疔，毒蛇咬伤等。果实：外用于扭筋肿痛。

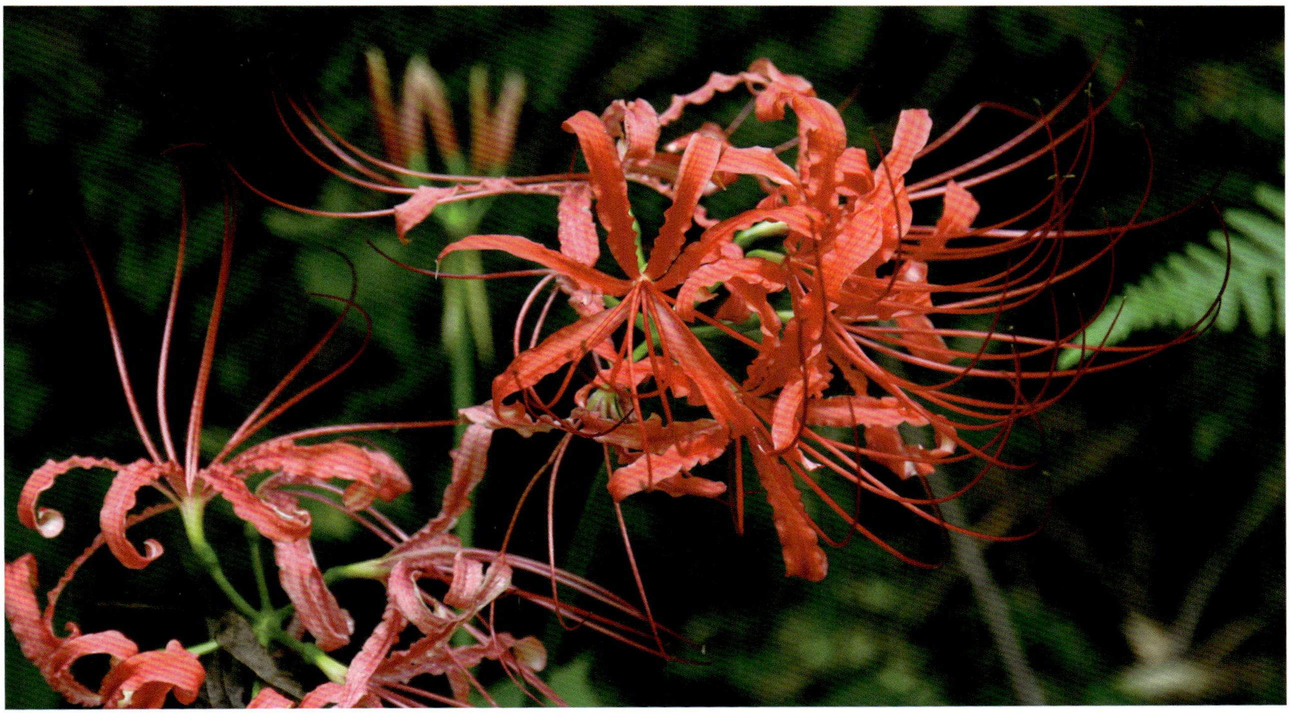

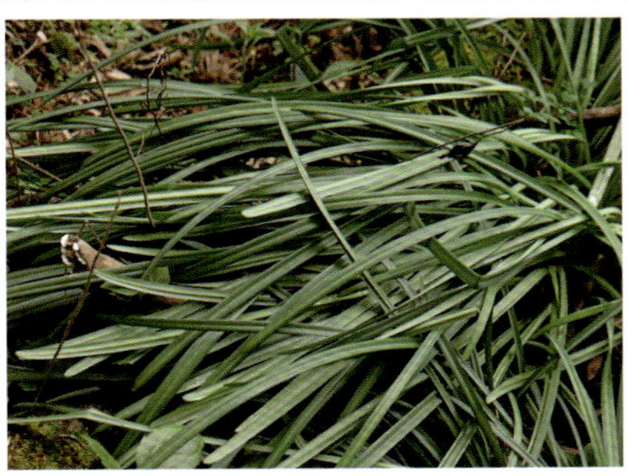

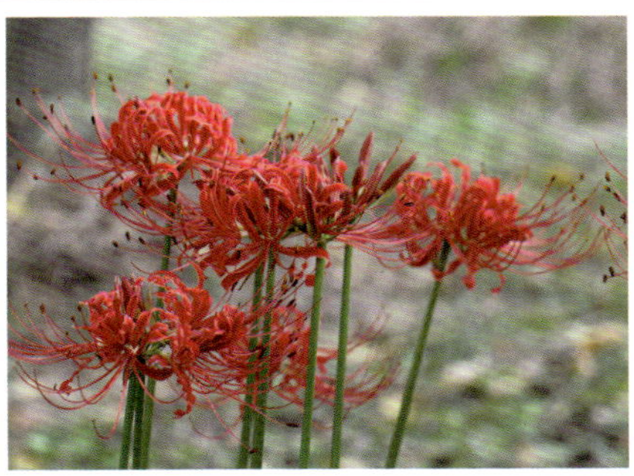

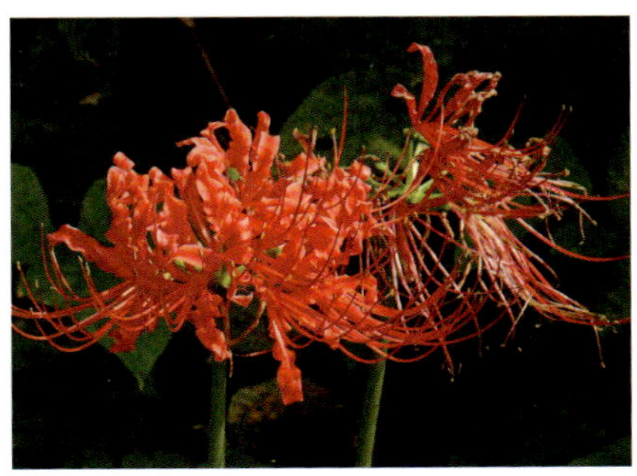

131. 天 冬 *Asparagus cochinchinensis* (Lour.) Merr.

分类位置 天门冬科 Asparagaceae 天门冬属 *Asparagus* L.。

别　　名 天门冬，三百棒。

形态特征 攀缘植物。根在中部或近末端呈纺锤状膨大，膨大部分长 3 ~ 5cm，粗 1 ~ 2cm。茎平滑，常弯曲或扭曲，分枝具棱或狭翅。叶状枝通常每 3 枚成簇，扁平或由于中脉龙骨状而略呈锐三棱形，稍镰刀状，长 0.5 ~ 8cm，宽约 1 ~ 2mm；茎上的鳞片状叶基部延伸为长 2.5 ~ 3.5mm 的硬刺，在分枝上的刺较短或不明显。花常每 2 朵腋生，淡绿色；花梗长 2 ~ 6mm，关节一般位于中部；雄花花被长 2.5 ~ 3mm；花丝不贴生于花被片上；雌花大小和雄花相似。浆果直径 6 ~ 7mm，熟时红色，有 1 颗种子。花期 5 ~ 6 月，果期 8 ~ 10 月。

资源现状 生于海拔 1750m 以下的山坡、路旁、疏林下、山谷或荒地，全市各地较常见。资源量一般，民间少见药用。

功效应用 **块根（天冬）**：甘、苦，寒；养阴润燥，清肺生津；用于肺燥干咳，顿咳痰黏，腰膝酸痛，骨蒸潮热，内热消渴，热病津伤，咽干口渴，肠燥便秘。

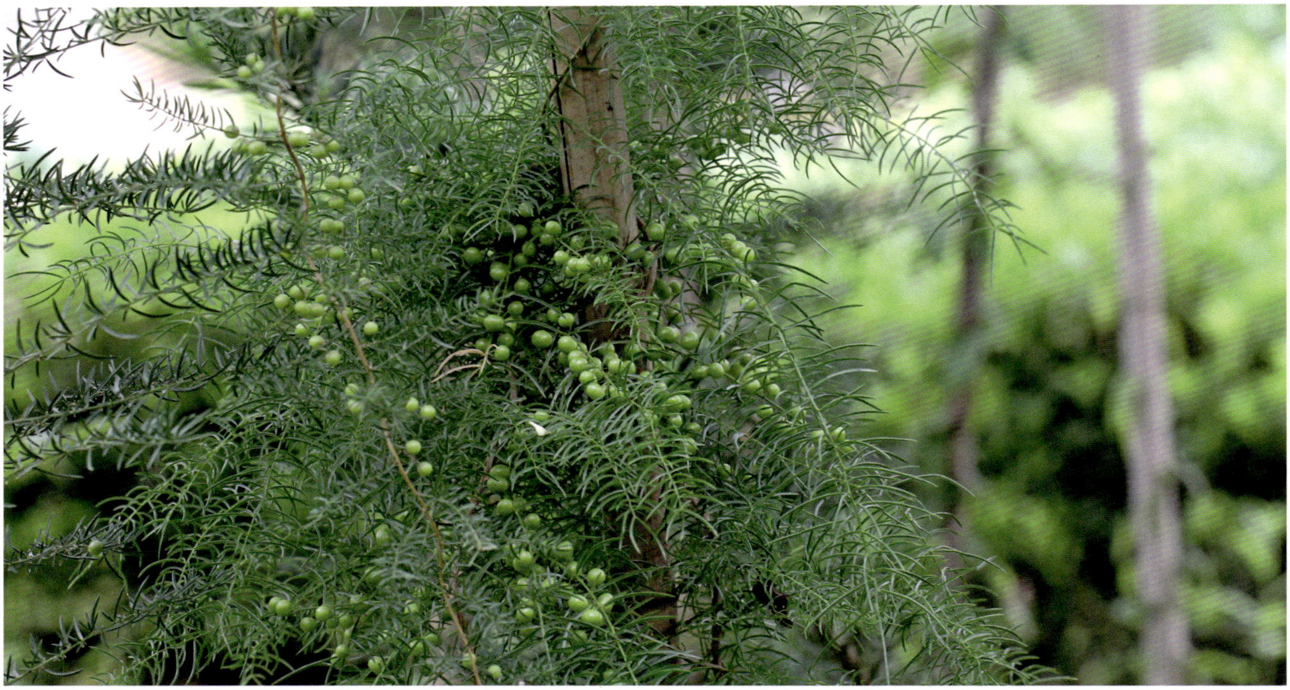

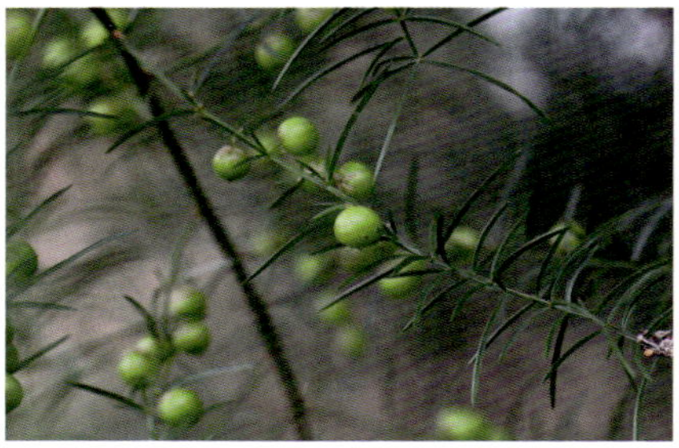

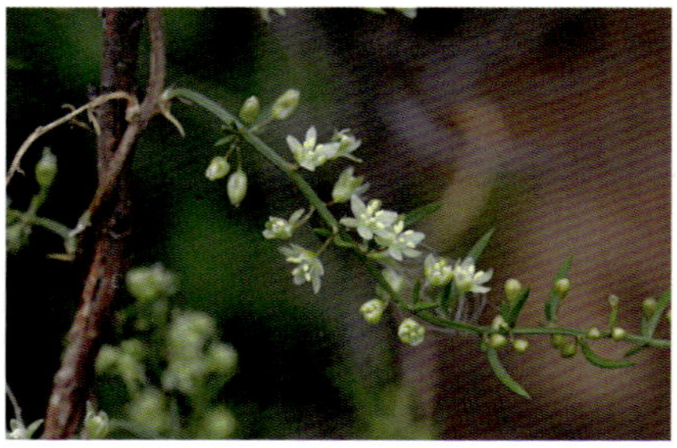

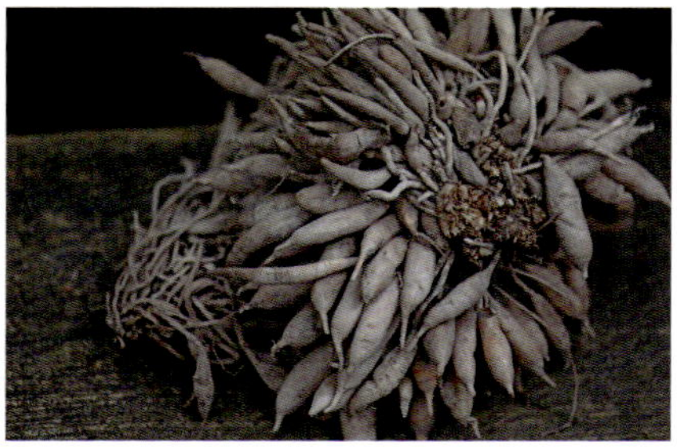

132. 竹根七 *Disporopsis fuscopicta* Hance

分类位置 天门冬科 Asparagaceae 竹根七属 *Disporopsis* Hance。

别　　名 散花竹根七。

形态特征 根状茎连珠状。茎高 25 ~ 50cm。叶纸质，卵形、椭圆形或矩圆状披针形，先端渐尖，基部钝、宽楔形或稍心形，具柄，两面无毛。花 1 ~ 2 朵生于叶腋，白色，内带紫色，稍俯垂；花梗长 7 ~ 14mm；花被钟形，长 15 ~ 22mm；花被筒长约为花被的 2/5，口部不缢缩，裂片近矩圆形；副花冠裂片膜质，与花被裂片互生，卵状披针形，先端通常 2 ~ 3 齿或二浅裂；花药长约 2mm，背部以极短花丝着生于副花冠两个裂片之间的凹缺处；雌蕊长 8 ~ 9mm；花柱与子房近等长。浆果近球形，具 2 ~ 8 颗种子。花期 4 ~ 5 月，果期 11 月。

资源现状 生于海拔 500 ~ 1200m 的林下或山谷中，分布于上梅、五夫、星村等地。资源量一般，民间偶见混为玉竹药用，具有较好的观赏价值。

功效应用 根状茎、全草：养阴生津，补脾润肺，止血消肿；用于脾胃虚弱，肺虚燥咳，跌打损伤，刀伤出血等。

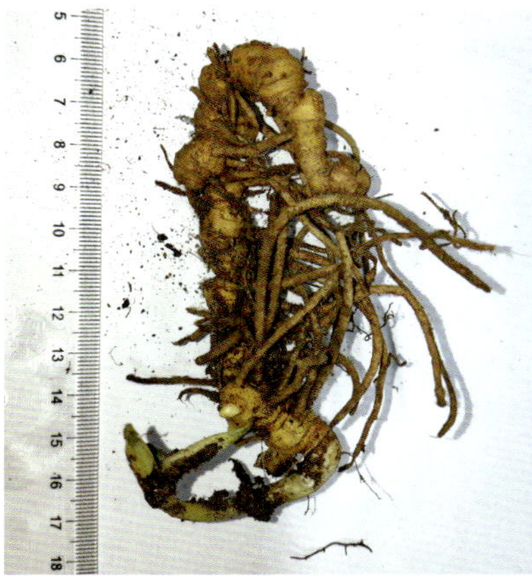

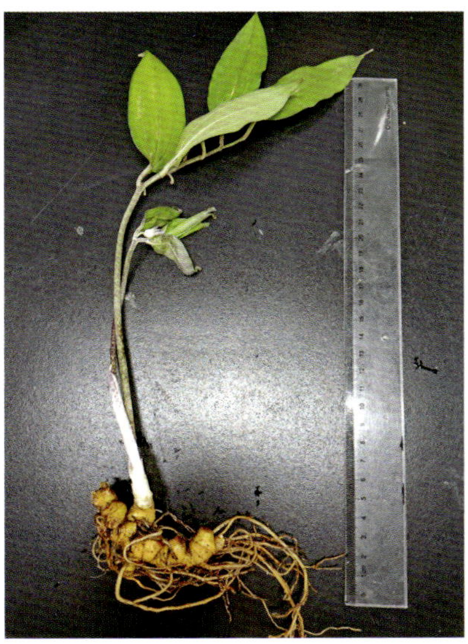

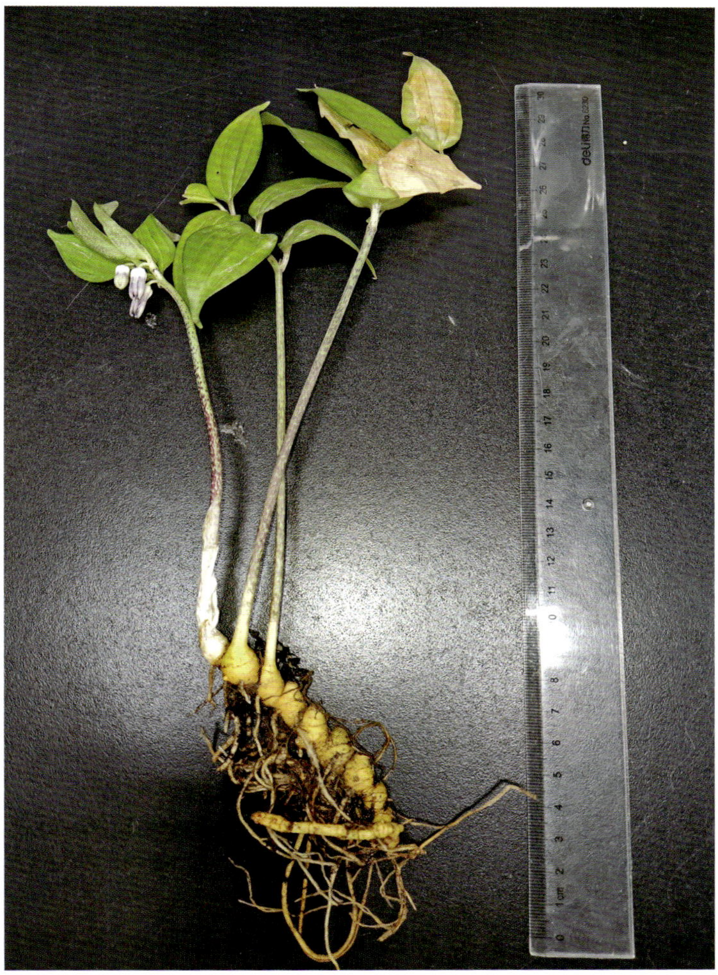

133. 短莛山麦冬 *Liriope muscari* (Decne.) L. H. Bailey

分类位置 天门冬科 Asparagaceae 山麦冬属 *Liriope* Lour.。

别　　名 阔叶麦冬，阔叶山麦冬，阔叶土麦冬。

形态特征 根细长，分枝多，有时局部膨大成纺锤形的小块根，肉质；根状茎短，木质。叶密集成丛，革质，先端急尖或钝，基部渐狭，具 9 ~ 11 条脉，有明显的横脉，边缘几不粗糙。花葶通常长于叶，长 45 ~ 100cm；总状花序具许多花；花（3 ~）4 ~ 8 朵簇生于苞片腋内；苞片小，近刚毛状，有时不明显；小苞片卵形，干膜质；花梗关节位于中部或中部偏上；花被片矩圆状披针形或近矩圆形，先端钝，紫色或红紫色；花药近矩圆状披针形；子房近球形，花柱柱头三齿裂。种子球形，初期绿色，成熟时变黑紫色。花期 7 ~ 8 月，果期 9 ~ 11 月。

资源现状 生于山谷林下潮湿处，海拔 100 ~ 1400m，全市各地常见。资源量一般，民间以全草作为观赏用或少量以块根当麦冬用。

功效应用 **块根（山麦冬）**：甘、微苦，微寒；养阴生津，润肺清心；用于肺燥干咳，阴虚痨嗽，喉痹咽痛，津伤口渴，内热消渴，心烦失眠，肠燥便秘。

注：分类上目前把阔叶山麦冬与短莛山麦冬合并，但两者叶及花葶的形态差别较大，需引起注意。

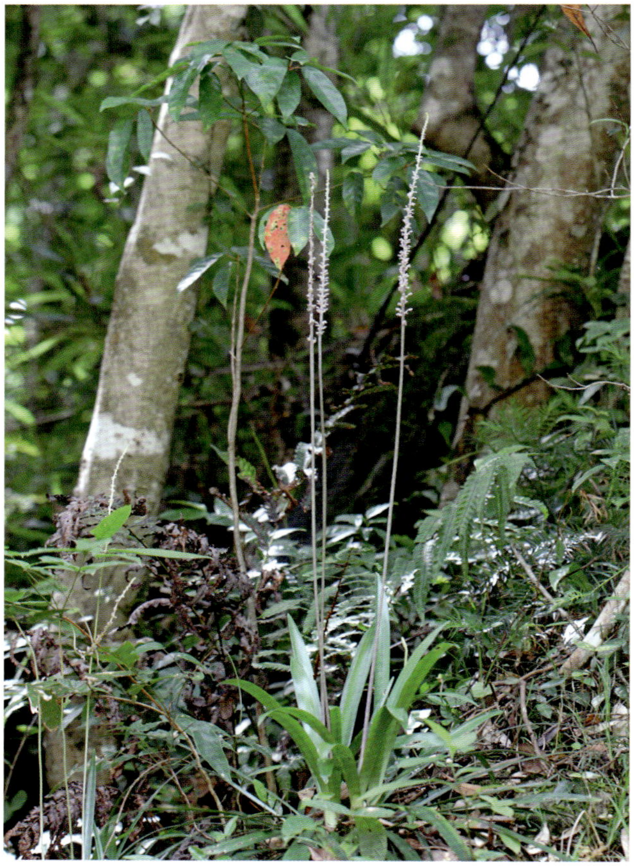

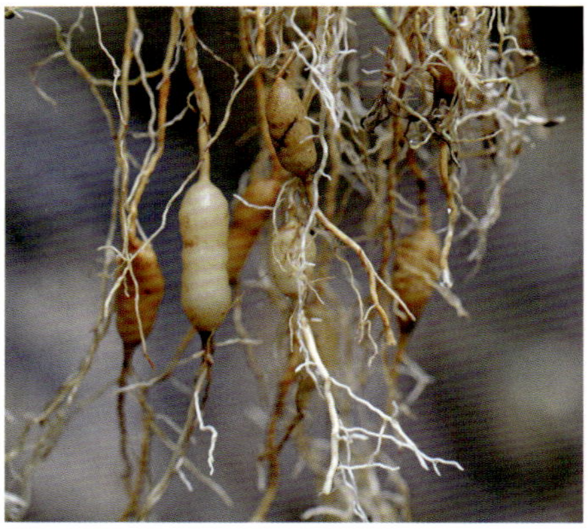

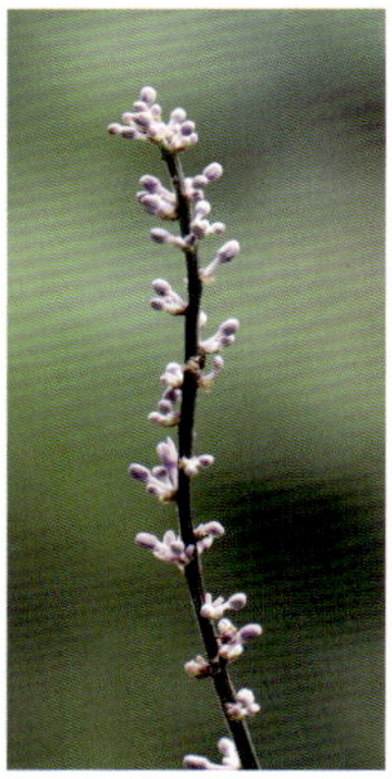

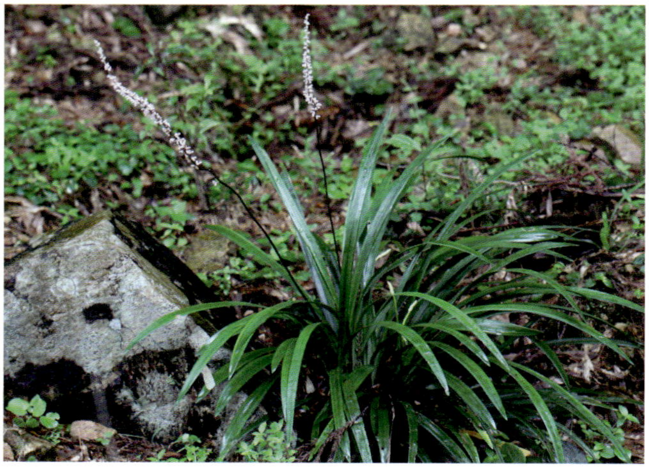

134. 多花黄精　*Polygonatum cyrtonema* Hua

分类位置　天门冬科 Asparagaceae 黄精属 *Polygonatum* Mill.。

别　　名　姜状黄精，黄精，千年运。

形态特征　根状茎肥厚，通常连珠状或结节成块，少有近圆柱形。茎通常具 10 ~ 15 枚叶。叶互生，椭圆形、卵状披针形至矩圆状披针形，少有稍作镰状弯曲，长 10 ~ 18cm，宽 2 ~ 7cm，先端尖至渐尖。花序具（1 ~）2 ~ 7（~ 14）花，伞形，总花梗长 1 ~ 4（~ 6）cm；苞片微小，位于花梗中部以下，或不存在；花被黄绿色，全长 18 ~ 25mm，裂片长约 3mm；花丝长 3 ~ 4mm，两侧扁或稍扁，具乳头状突起至具短绵毛，顶端稍膨大乃至具囊状突起，花药长 3.5 ~ 4mm；子房长 3 ~ 6mm，花柱长 12 ~ 15mm。浆果黑色，具 3 ~ 9 颗种子。花期 5 ~ 6 月，果期 8 ~ 10 月。

资源现状　生于海拔 500m 以上的林下、灌丛或山坡阴处，全市山区较常见。资源较丰富，近年野外采集较多，资源减少明显，“福九味”之一，药食两用品种，民间少量用于滋阴润肺等。

功效应用　**根状茎（黄精）：**甘，平；补气养阴，健脾，润肺，益肾；用于脾胃气虚，体倦乏力，胃阴不足，口干食少，肺虚燥咳，劳嗽咯血，精血不足，腰膝酸软，须发早白，内热消渴。

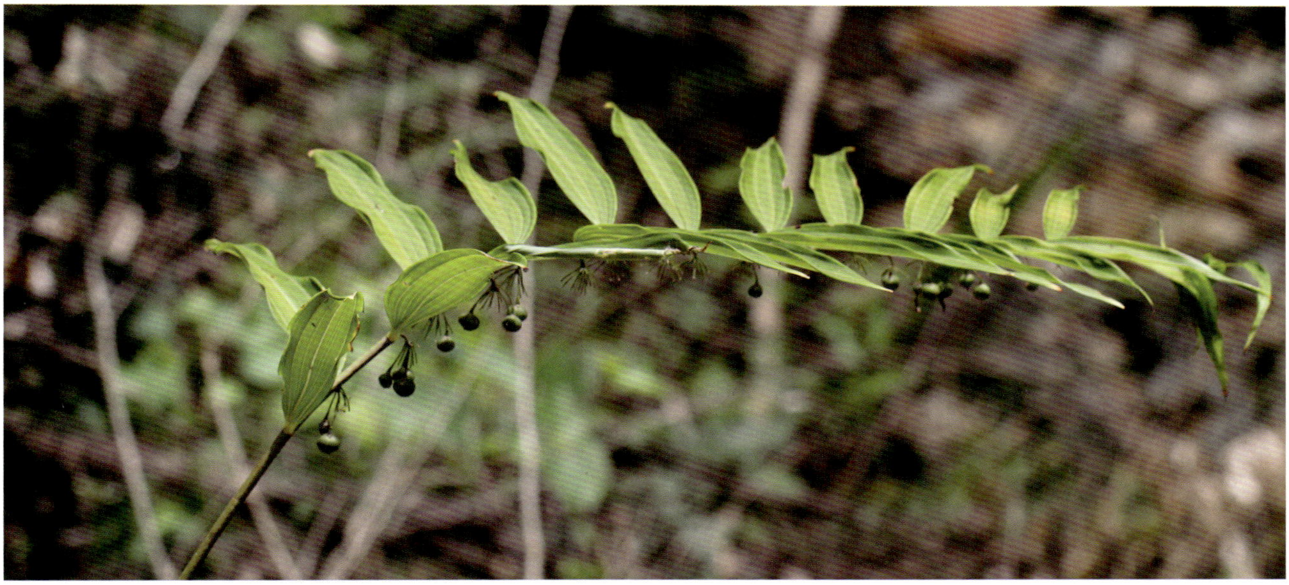

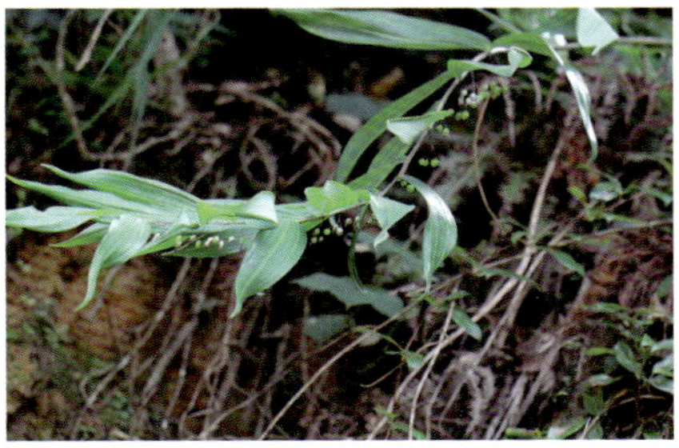

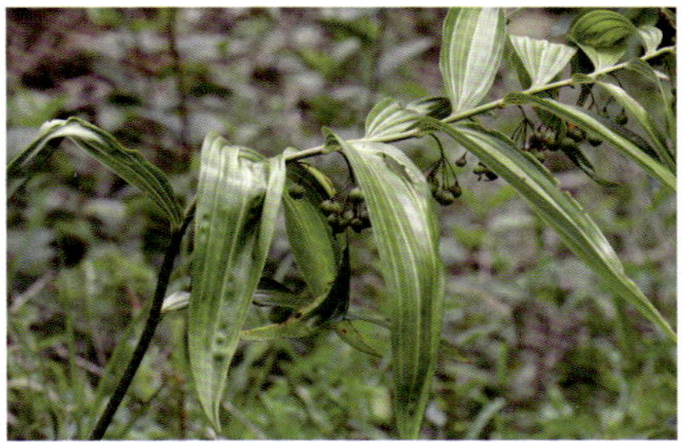

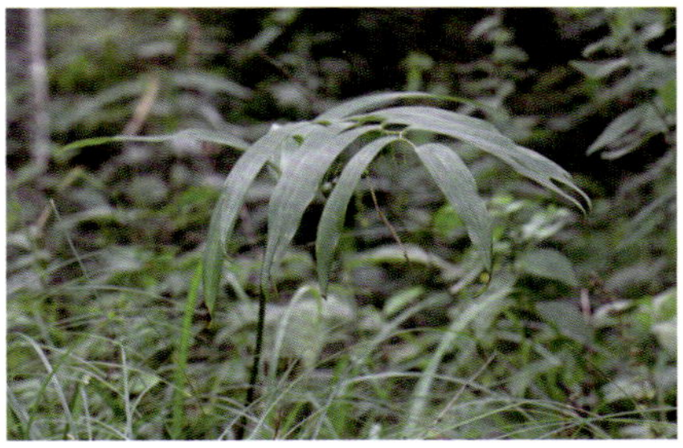

135. 长梗黄精 *Polygonatum filipes* Merr. ex C. Jeffrey et McEwan

分类位置 天门冬科 Asparagaceae 黄精属 *Polygonatum* Mill.。

形态特征 根状茎连珠状或有时“节间”稍长，直径 1 ~ 1.5cm。茎高 30 ~ 70cm。叶互生，矩圆状披针形至椭圆形，先端尖至渐尖，长 6 ~ 12cm，下面脉上有短毛。花序具 2 ~ 7 花，总花梗细丝状，长 3 ~ 8cm，花梗长 0.5 ~ 1.5cm；花被淡黄绿色，全长 15 ~ 20mm，裂片长约 4mm，筒内花丝贴生部分稍具短绵毛；花丝长约 4mm，具短绵毛，花药长 2.5 ~ 3mm；子房长约 4mm，花柱长 10 ~ 14mm。浆果直径约 8mm，具 2 ~ 5 颗种子。

资源现状 生于海拔 650 ~ 900m 的山坡林下，全市各地较常见。资源较丰富，近年来采集较多，资源减少明显，民间常与多花黄精混用。

功效应用 根状茎（黄精）：甘，平；补气养阴，健脾，润肺，益肾；用于脾虚胃弱，体倦乏力，口干食少，肺虚燥咳，精血不足，内热消渴等。

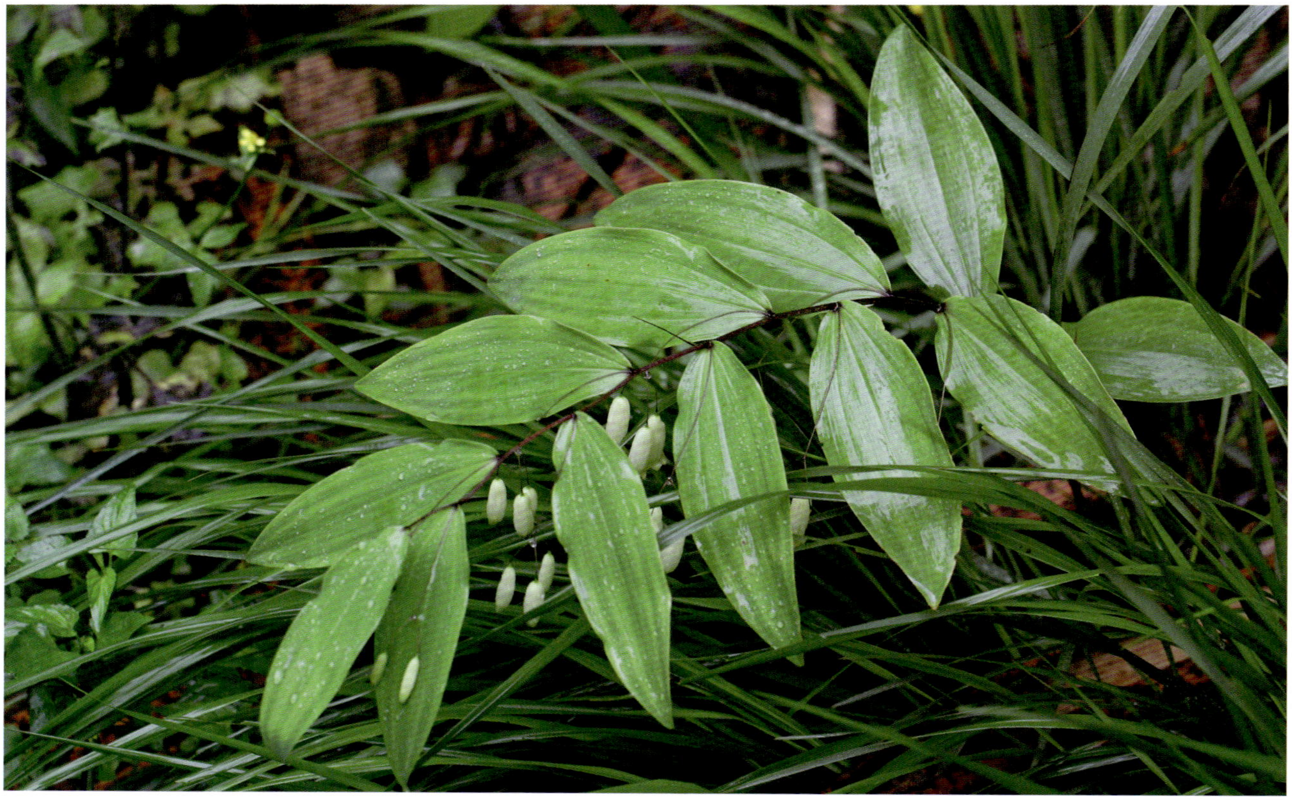

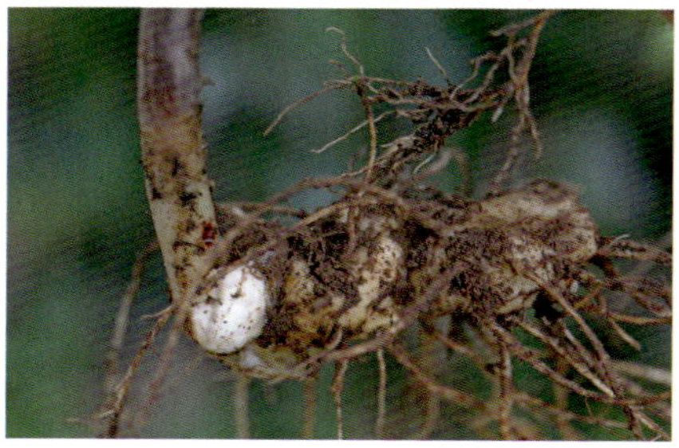

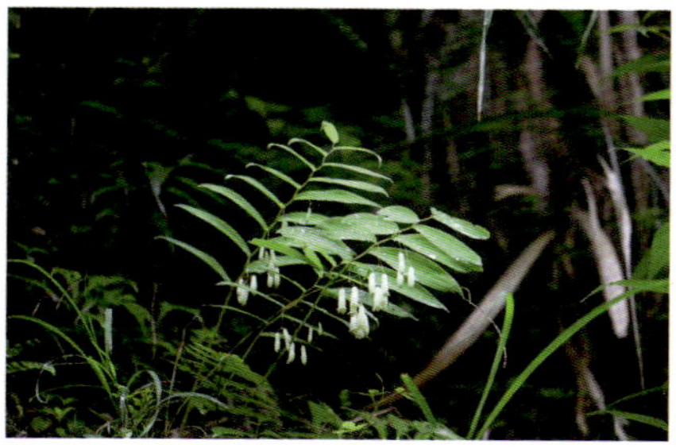

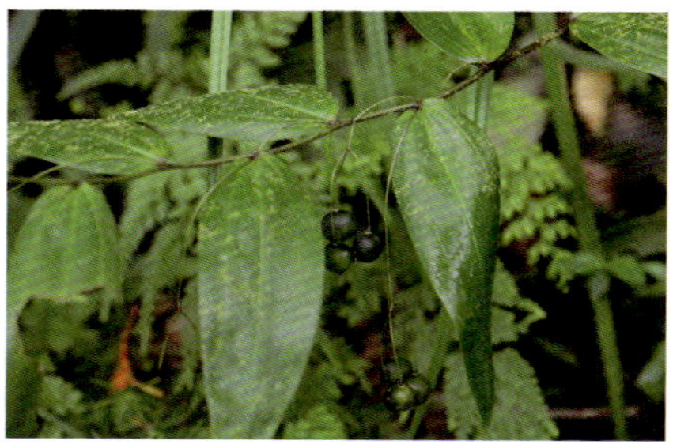

136. 吉祥草　*Reineckia carnea* (Andr.) Kunth

分类位置　天门冬科 Asparagaceae 吉祥草属 *Reineckia* Kunth。

别　　名　滇吉祥草，松寿兰，小叶万年青竹根七，蛇尾七。

形态特征　茎蔓延于地面，逐年向前延长或发出新枝，每节上有一残存的叶鞘，顶端的叶簇由于茎的连续生长，有时似长在茎的中部，两叶簇间可相距几厘米至十多厘米。叶每簇有 3 ~ 8 枚，条形至披针形，长 10 ~ 38cm，宽 0.5 ~ 3.5cm，先端渐尖，向下渐狭成柄，深绿色。花葶长 5 ~ 15cm；穗状花序长 2 ~ 6.5cm，上部的花有时仅具雄蕊；花芳香，粉红色；裂片矩圆形，先端钝，稍肉质；雄蕊短于花柱，花丝丝状，花药近矩圆形，两端微凹；子房长 3mm，花柱丝状。浆果熟时鲜红色。花果期 7 ~ 11 月。

资源现状　生于海拔 170m 以上的路旁水沟边或林下阴湿地，分布于星村等地。资源较丰富，民间少用，多栽植于水中供观赏，具有较好的观赏价值。

功效应用　全株：甘，平；清肺，止咳，凉血，解毒；用于肺热咳嗽，吐血，衄血，便血，疮毒，目赤，疳积等；外用于跌打损伤，骨折。

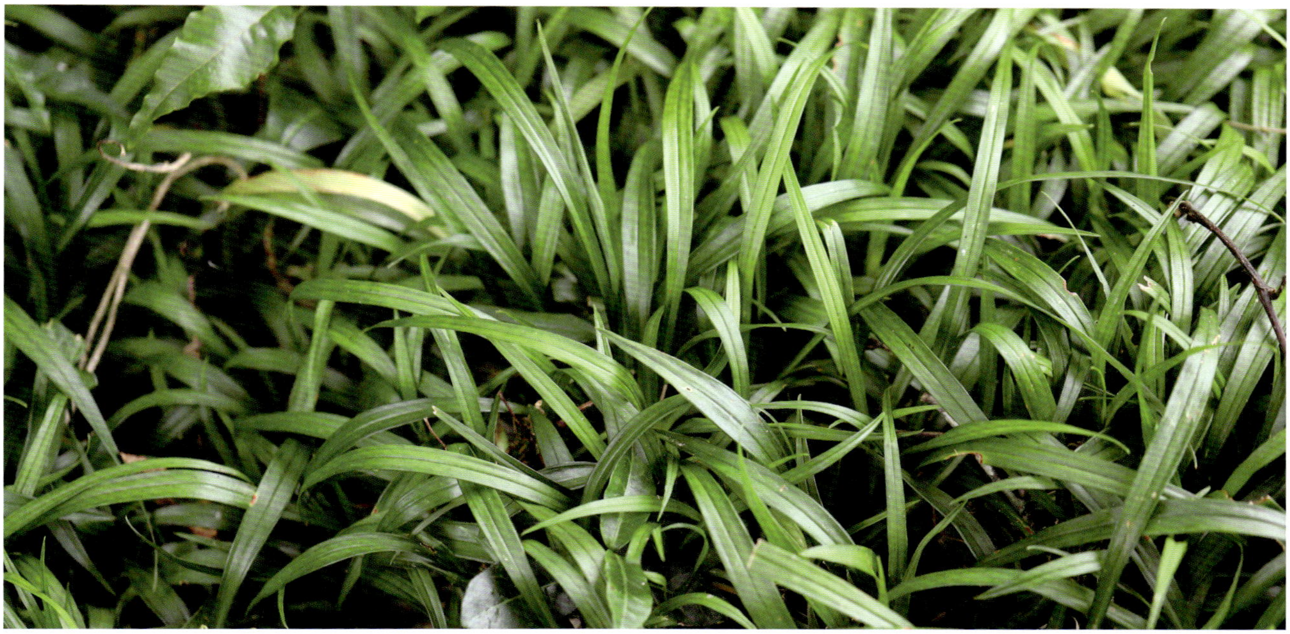

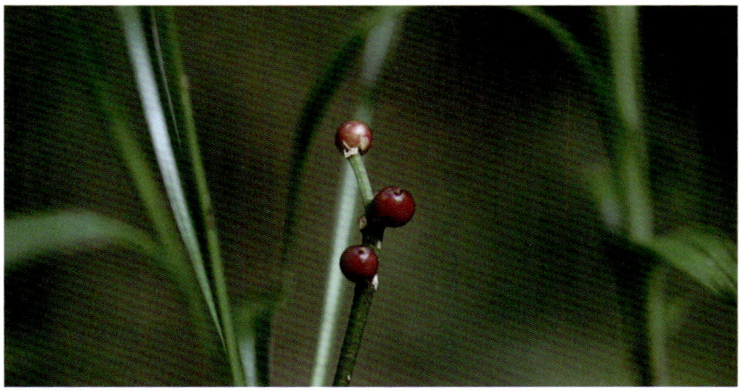

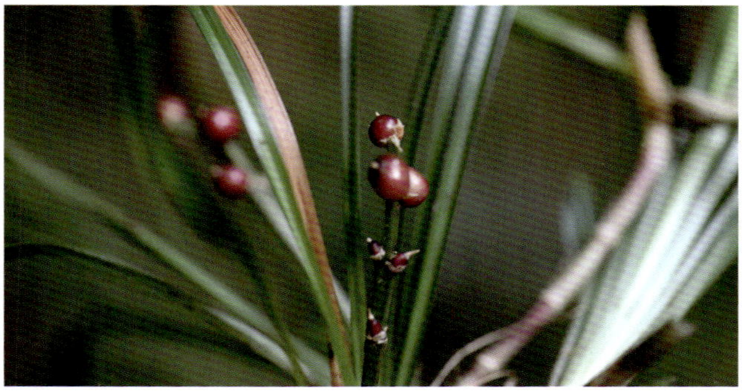

137. 万年青 *Rohdea japonica* (Thunb.) Roth

分类位置 天门冬科 Asparagaceae 万年青属 *Rohdea* Roth。

别　　名 开喉剑，九节莲，冬不凋。

形态特征 根状茎粗 1.5 ~ 2.5cm。叶 3 ~ 6 枚，厚纸质，矩圆形、披针形或倒披针形，长 15 ~ 50cm，宽 2.5 ~ 7cm，先端急尖，基部稍狭，绿色，纵脉明显浮凸；鞘叶披针形。花葶短于叶，长 2.5 ~ 4cm；穗状花序长 3 ~ 4cm，宽 1.2 ~ 1.7cm；具几十朵密集的花；苞片卵形，膜质，短于花；花被长 4 ~ 5mm，淡黄色，裂片厚；花药卵形，长 1.4 ~ 1.5mm。浆果直径约 8mm，熟时红色。花期 5 ~ 6 月，果期 9 ~ 11 月。

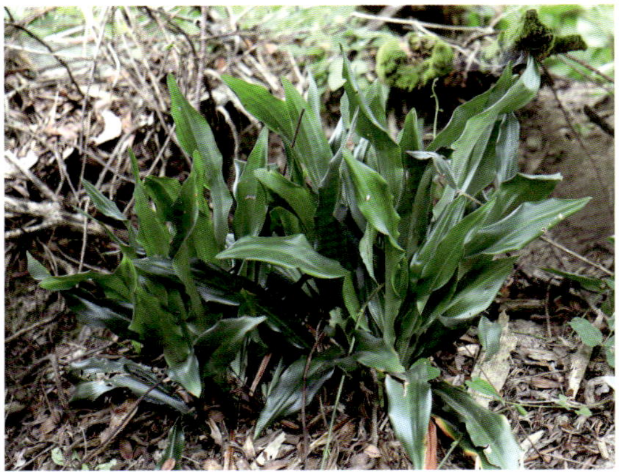

资源现状 生于海拔 1790 ~ 1900m 的山地矮林内，分布于黄岗山近顶处，全市各地多有零星栽培。资源较少，民间以全草用于咽喉肿痛等。

功效应用 全草、根茎：苦、微辛、甘，寒；强心利尿，清热解毒；用于白喉，咽喉肿痛，细菌性痢疾，癫痫，心脏病水肿，疔疮疖肿，牙痛，毒蛇咬伤等。

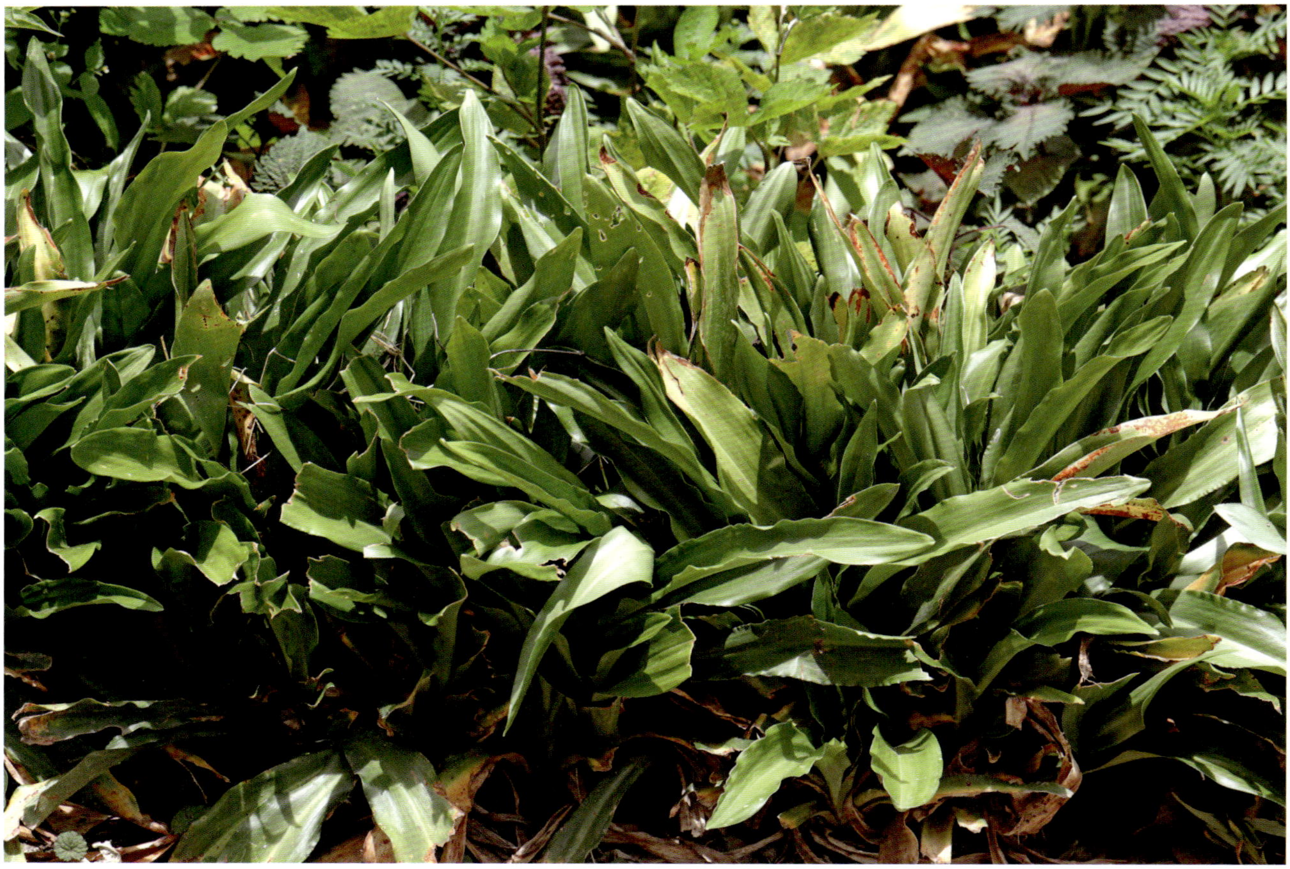

138. 饭包草 ***Commelina benghalensis* Linn.**

分类位置 鸭跖草科 Commelinaceae 鸭跖草属 *Commelina* L.。

别　　名 圆叶鸭跖草，日头舅，竹叶菜，火柴头。

形态特征 多年生披散草本。茎大部分匍匐，节上生根，上部及分枝上部上升，被疏柔毛。叶柄明显；叶片卵形，顶端钝或急尖，近无毛；叶鞘口沿有疏而长的睫毛。总苞片漏斗状，与叶对生，常数个集于枝顶，下部边缘合生，被疏毛，顶端短急尖或钝，柄极短；花序下面一枝具细长梗，具 1 ~ 3 朵不孕的花，伸出佛焰苞，上面一枝有花数朵，结实，不伸出佛焰苞；萼片膜质，披针形，无毛；花瓣蓝色，圆形；内面 2 枚具长爪。蒴果椭圆状，3 室，腹面 2 室，每室具两颗种子，开裂或不裂。种子多皱并有不规则网纹，黑色。花期夏秋。

资源现状 生于林中或荒芜阴湿处及田边、溪旁，全市各地常见。资源较丰富，民间偶见以全草用于利尿等。

功效应用 全草：甘，寒；清热利湿，消肿解毒；用于小便短赤涩痛，痢疾，喉炎，疔疮等。

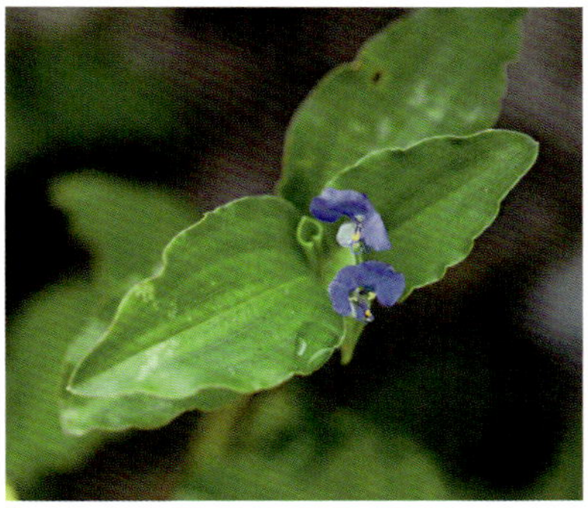

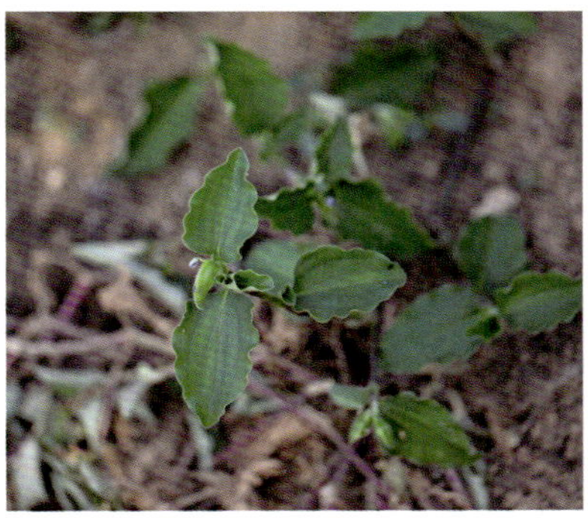

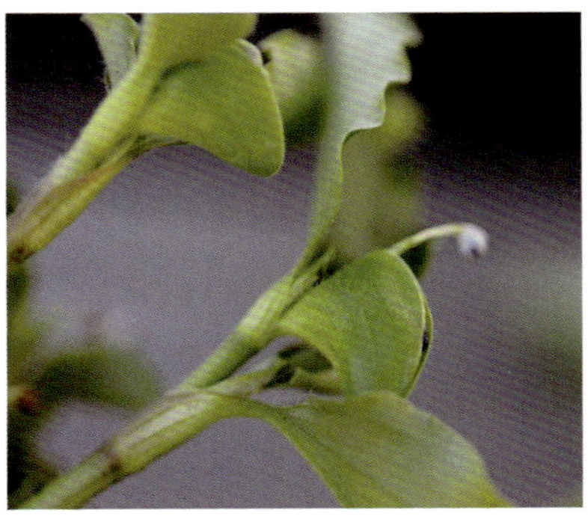

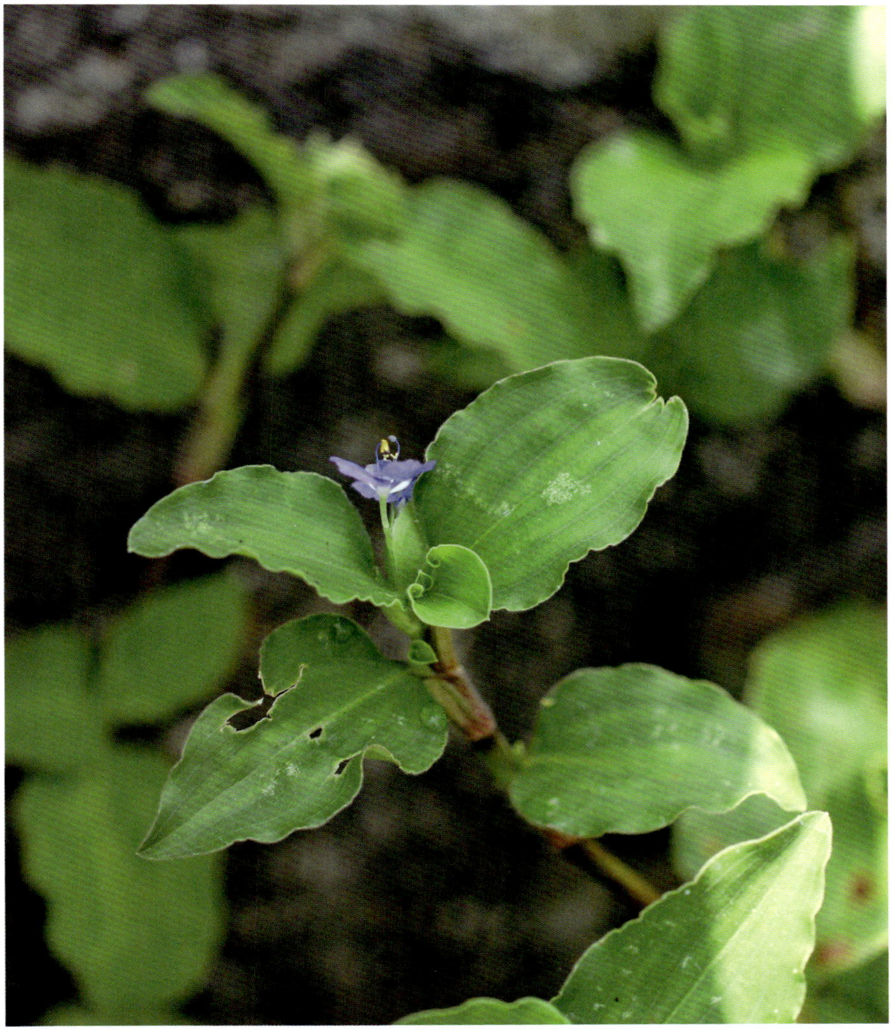

139. 鸭跖草 *Commelina communis* L.

分类位置 鸭跖草科 Commelinaceae 鸭跖草属 *Commelina* L.。

别　　名 淡竹叶，竹叶菜，鸭趾草，竹芹菜。

形态特征 一年生披散草本。茎匍匐生根，多分枝，下部无毛，上部被短毛。叶披针形至卵状披针形。总苞片佛焰苞状，与叶对生，折叠状，展开后为心形，顶端短急尖，基部心形，长 1.2 ~ 2.5cm，边缘常有硬毛；聚伞花序，下面一枝仅有花 1 朵，具长 8mm 的梗，不孕；上面一枝具花 3 ~ 4 朵，具短梗，几乎不伸出佛焰苞。花梗花期长仅 3mm，果期弯曲，长不过 6mm；萼片膜质，内面 2 枚常靠近或合生；花瓣深蓝色；内面 2 枚具爪。蒴果椭圆形，2 室，2 爿裂，有种子 4 颗。种子棕黄色，一端平截、腹面平，有不规则窝孔。

资源现状 生于山坡阴湿处、水田边，全市各地常见。资源丰富，民间偶见以全草用于利水消肿。

功效应用 **地上部分（鸭跖草）：**甘、淡，寒；清热泻火，解毒，利水消肿；用于感冒发热，热病烦渴，咽喉肿痛，水肿尿少，热淋涩痛，痈肿疔毒。

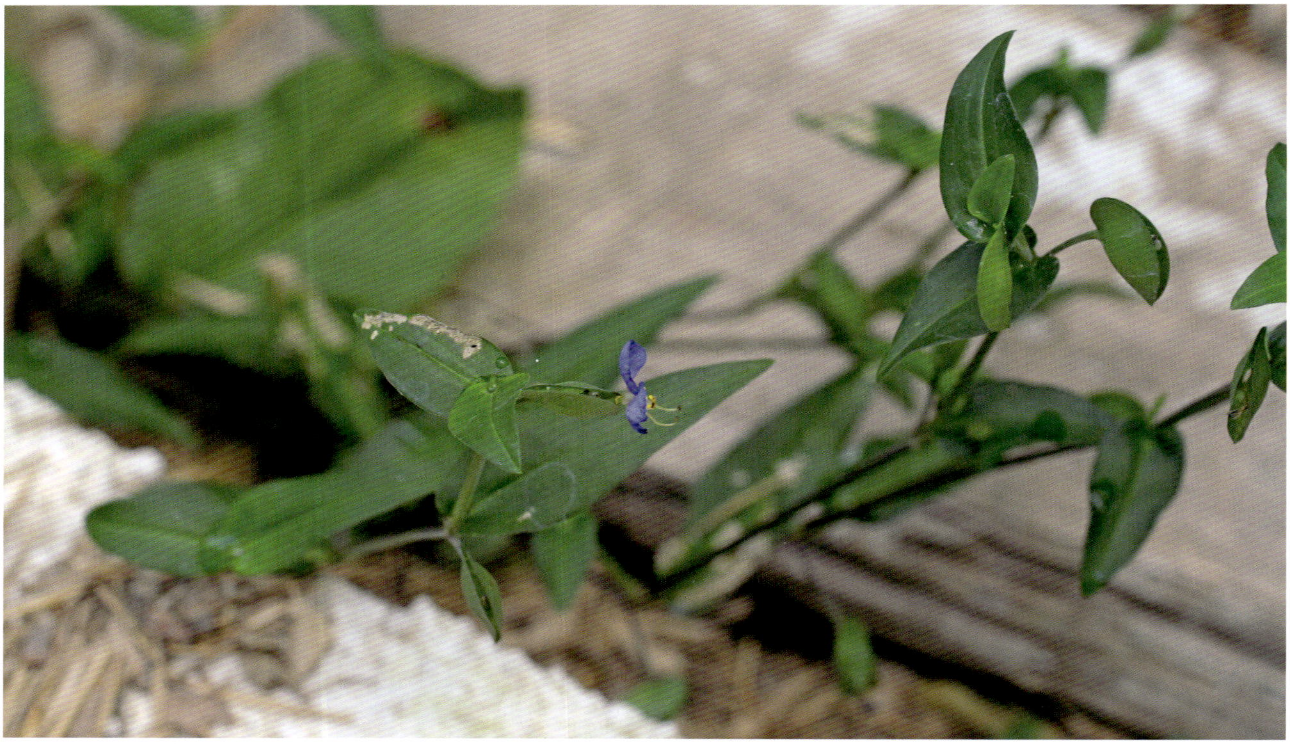

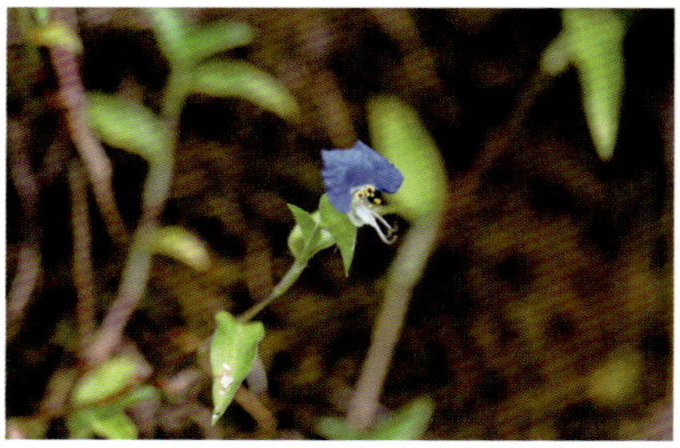

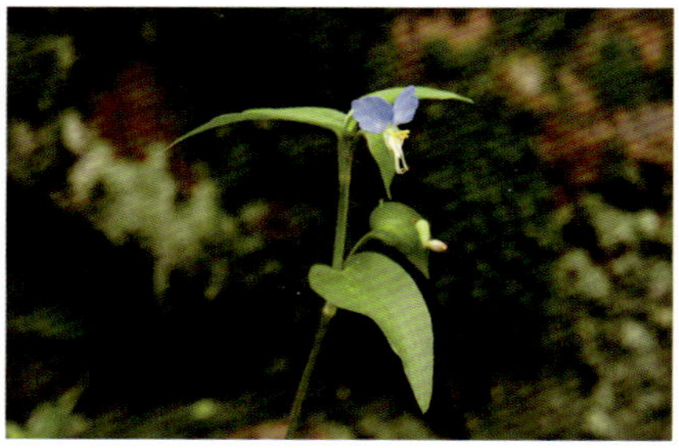

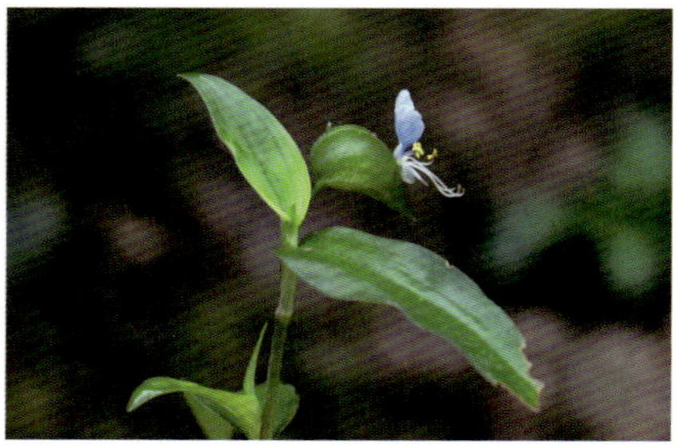

140. 聚花草 *Floscopa scandens* Lour.

分类位置 鸭跖草科 Commelinaceae 聚花草属 *Floscopa* Lour.。

别　　名 小竹叶菜，竹叶草，水草。

形态特征 植株具极长的根状茎，根状茎节上密生须根。植株全体或仅叶鞘及花序各部分被多细胞腺毛，但有时叶鞘仅一侧被毛。茎不分枝。叶无柄或有带翅的短柄；叶片椭圆形至披针形，上面有鳞片状突起。圆锥花序多个，顶生并兼有腋生，组成扫帚状复圆锥花序，下部总苞片叶状，与叶同型，同大，上部的比叶小得多。花梗极短；苞片鳞片状；萼片浅舟状；花瓣蓝色或紫色，少白色，倒卵形，略比萼片长；花丝长而无毛。蒴果卵圆状，侧扁。种子半椭圆状，灰蓝色，有从胚盖发出的辐射纹；胚盖白色，位于背面。花果期 7 ~ 11 月。

资源现状 生于林下水沟边或湿处，全市各地较常见。资源较丰富，民间少见药用。

功效应用 全草：苦，凉；清热利水，解毒；用于肺热咳嗽，目赤肿痛，淋证，水肿，疮疖肿毒等。

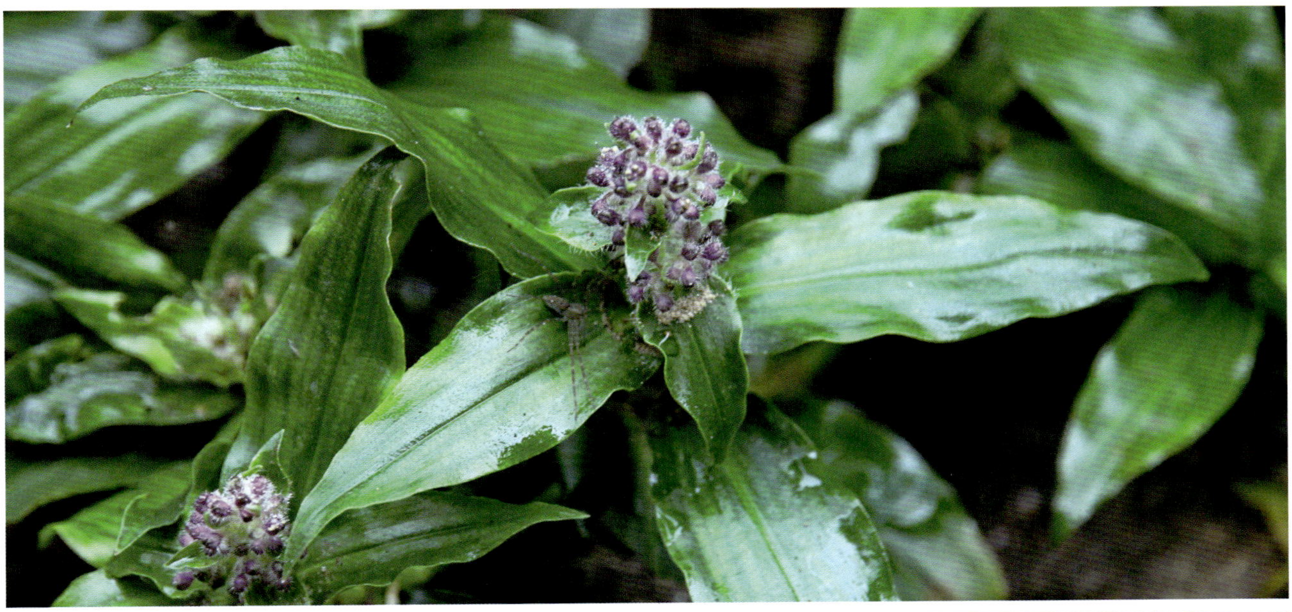

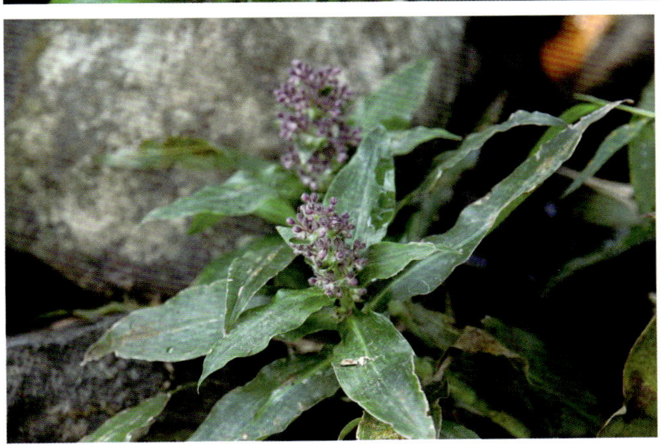

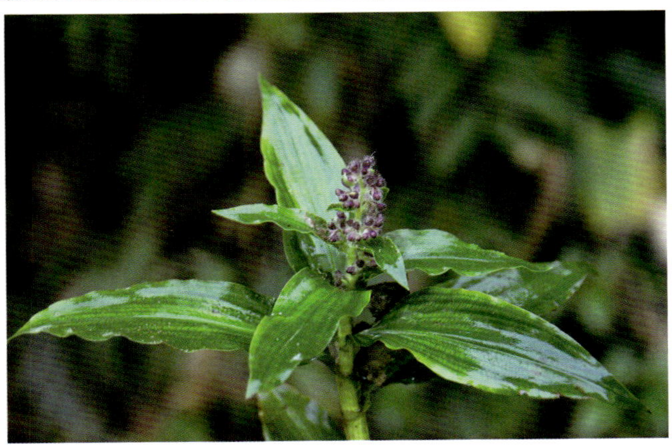

141. 杜　若 *Pollia japonica* Thunb.

分类位置 鸭跖草科 Commelinaceae 杜若属 *Pollia* Thunb.。

别　　名 地藕，竹叶莲，山竹壳菜。

形态特征 多年生草本，根状茎长而横走。茎直立或上升，粗壮，不分枝，被短柔毛。叶鞘无毛；叶无柄或叶基渐狭，而延成带翅的柄；叶片长椭圆形，基部楔形，顶端长渐尖，近无毛，上面粗糙。蝎尾状聚伞花序，常多个成轮排列，形成数个疏离的轮，也有不成轮的，一般集成圆锥花序，花序远远地伸出叶子，各级花序轴和花梗被相当密的钩状毛；总苞片披针形；萼片3枚，无毛，宿存；花瓣白色，倒卵状匙形；雄蕊6枚全育，有时3枚略小些。果球状，果皮黑色，每室有种子数颗。种子灰色带紫色。花期7～9月。果期9～10月。

资源现状 生于海拔1200m以下的潮湿林下，全市各地常见。资源丰富，民间少见药用。

功效应用 全草：微苦，凉；清热解毒，消肿止痛；用于胃痛，腰痛，淋病，毒蛇咬伤，痈，疔等。

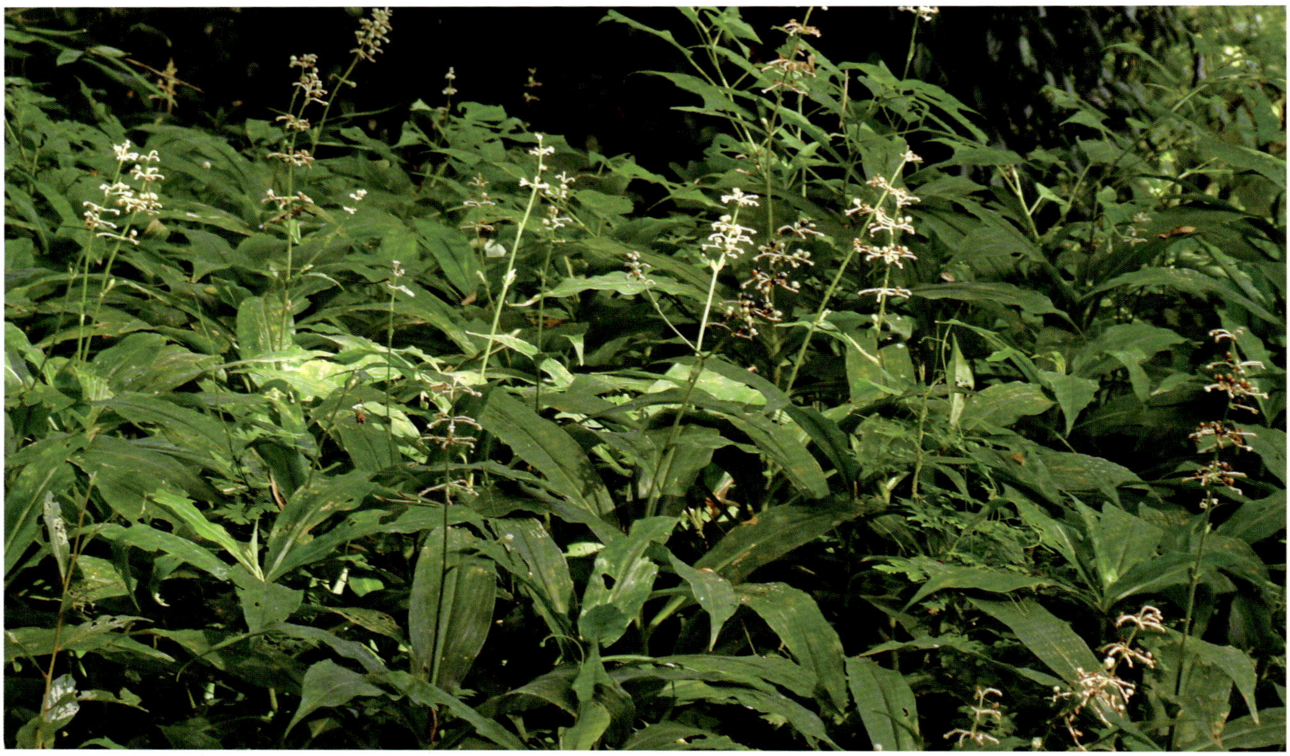

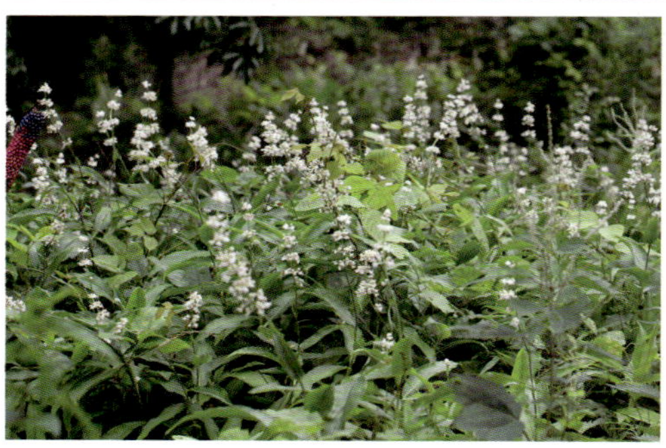

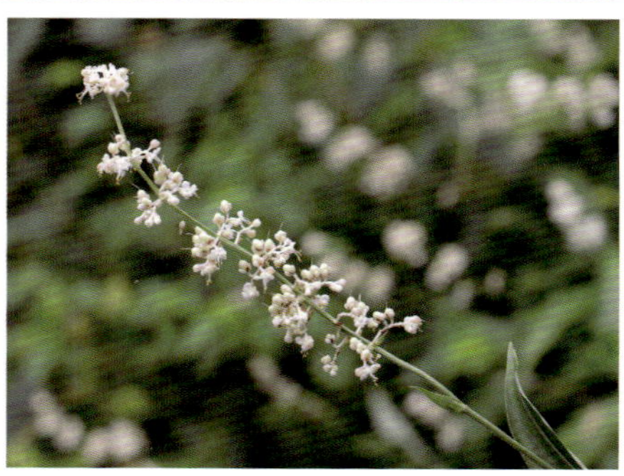

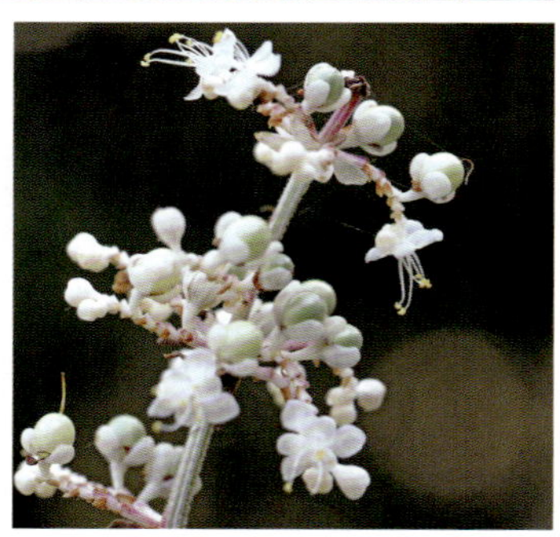

142. 山　姜 *Alpinia japonica* (Thunb.) Miq.

分类位置 姜科 Zingiberaceae 山姜属 *Alpinia* Roxb.。

别　　名 建砂仁，福建土砂仁，和山姜，九姜连，九节莲。

形态特征 株高 35 ~ 70cm，具横生、分枝根茎；叶披针形，倒披针形或狭长椭圆形，两端渐尖，顶端具小尖头，叶背被短柔毛；叶舌 2 裂，被短柔毛。总状花序顶生，花序轴密生绒毛；总苞片披针形，花时脱落；花通常 2 朵聚生，在 2 朵花之间常有退化的小花残迹可见；花萼棒状，顶端 3 齿裂；花冠管被小疏柔毛，裂片长圆形；侧生退化雄蕊线形；唇瓣卵形，白色而具红色脉纹，顶端 2 裂，边缘具不整齐缺刻；子房密被绒毛。果球形或椭圆形，被短柔毛，熟时橙红色，顶有宿存的萼筒；种子多角形，有樟脑味。花期 4 ~ 8 月，果期 7 ~ 12 月。

资源现状 生于海拔 800m 以下的杂木林下或沟谷草丛中，全市各地常见。资源较丰富，民间常以果实用于胃痛或止呕等，亦有作为调味品。

功效应用 根茎：辛，温；祛风行气，温中止痛；用于风湿关节痛。种子（建砂仁）：辛，温；祛风行气，温中止痛；用于胃痛，胸腹胀痛，呕吐，泄泻，哮喘等。

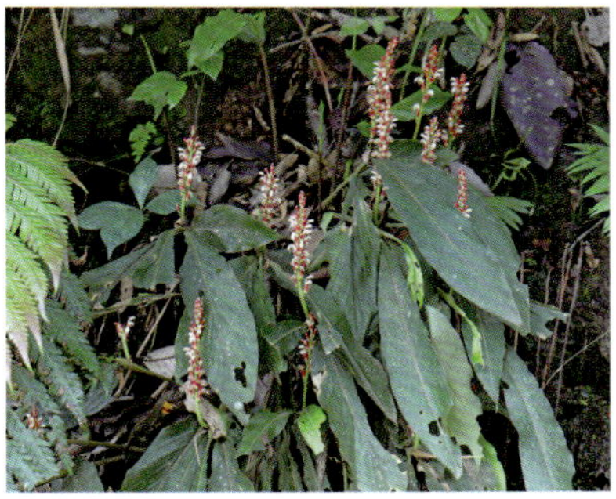

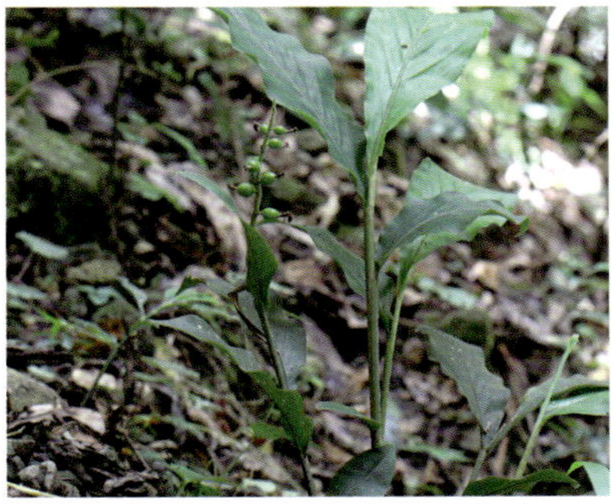

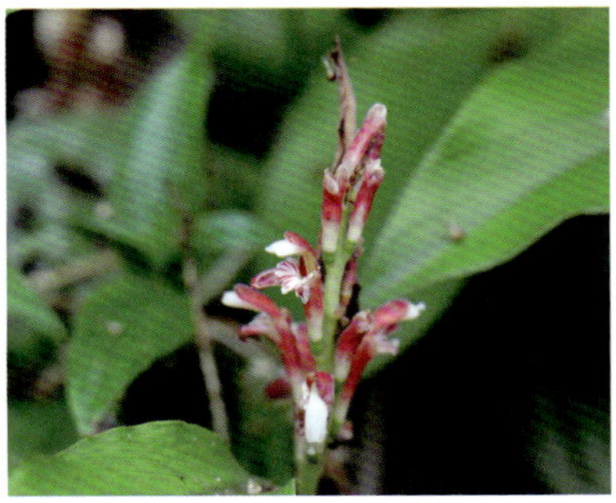

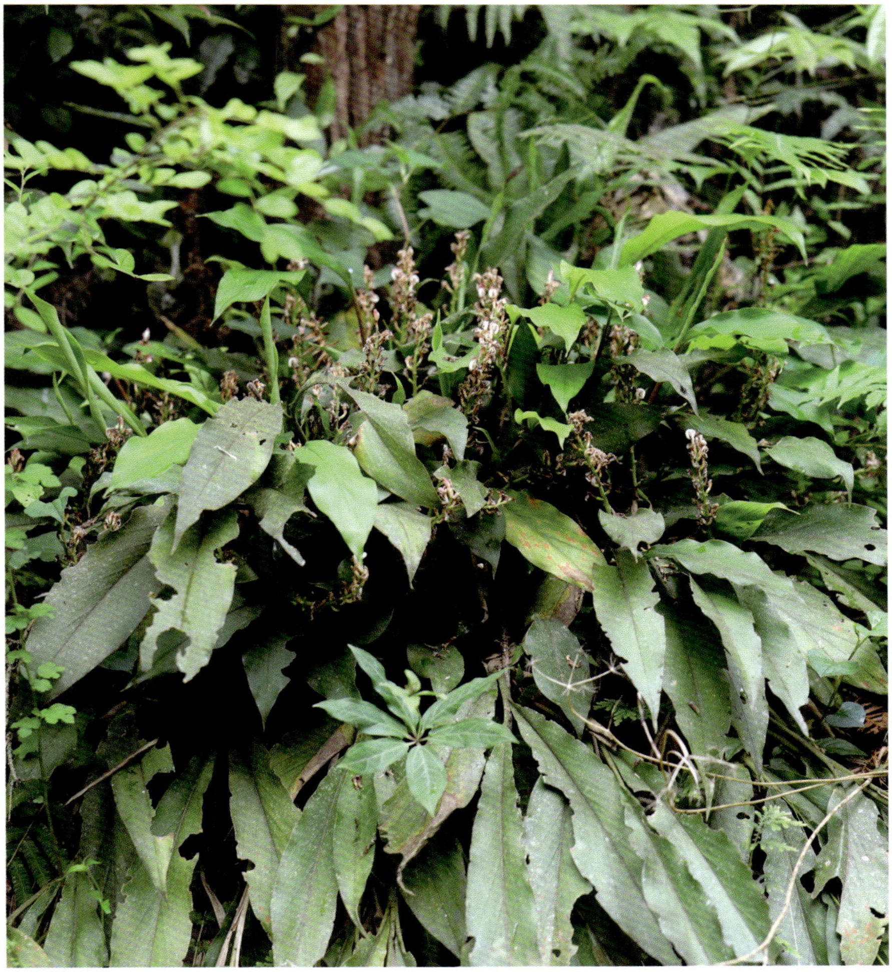

143. 华山姜 *Alpinia oblongifolia* Hayata

分类位置 姜科 Zingiberaceae 山姜属 *Alpinia* Roxb.。

别　　名 建砂仁，廉姜。

形态特征 株高约 1m。叶披针形或卵状披针形，长 20 ~ 30cm，宽 3 ~ 10cm，顶端渐尖或尾状渐尖，基部渐狭，两面均无毛；叶柄长约 5mm；叶舌膜质，长 4 ~ 10mm，2 裂，具缘毛。花成狭圆锥花序，长 15 ~ 30cm，分枝短，长 3 ~ 10mm，其上有花 2 ~ 4 朵；小苞片长 1 ~ 3mm，花时脱落；花白色，萼管状，长 5mm，顶端具 3 齿；花冠管略超出，花冠裂片长圆形，长约 6mm，后方的 1 枚稍较大，兜状；唇瓣卵形，长 6 ~ 7mm，顶端微凹，侧生退化雄蕊 2 枚，钻状；子房无毛。果球形，直径 5 ~ 8mm。花期 5 ~ 7 月，果期 6 ~ 12 月。

资源现状 生于海拔 800m 以下的杂木林中，全市各地常见。资源较丰富，民间常以果实用于胃冷痛等，具有较好的观赏价值。

功效应用 根茎（廉姜）：辛，温；温中消食，散寒止痛，活血，止咳平喘；用于胃寒冷痛，噎膈吐逆，腹痛泄泻，消化不良，风湿关节冷痛，跌打损伤，风寒咳喘等。种子（土砂仁）：用于胃痛，胸腹胀痛，呕吐，泄泻，哮喘等。

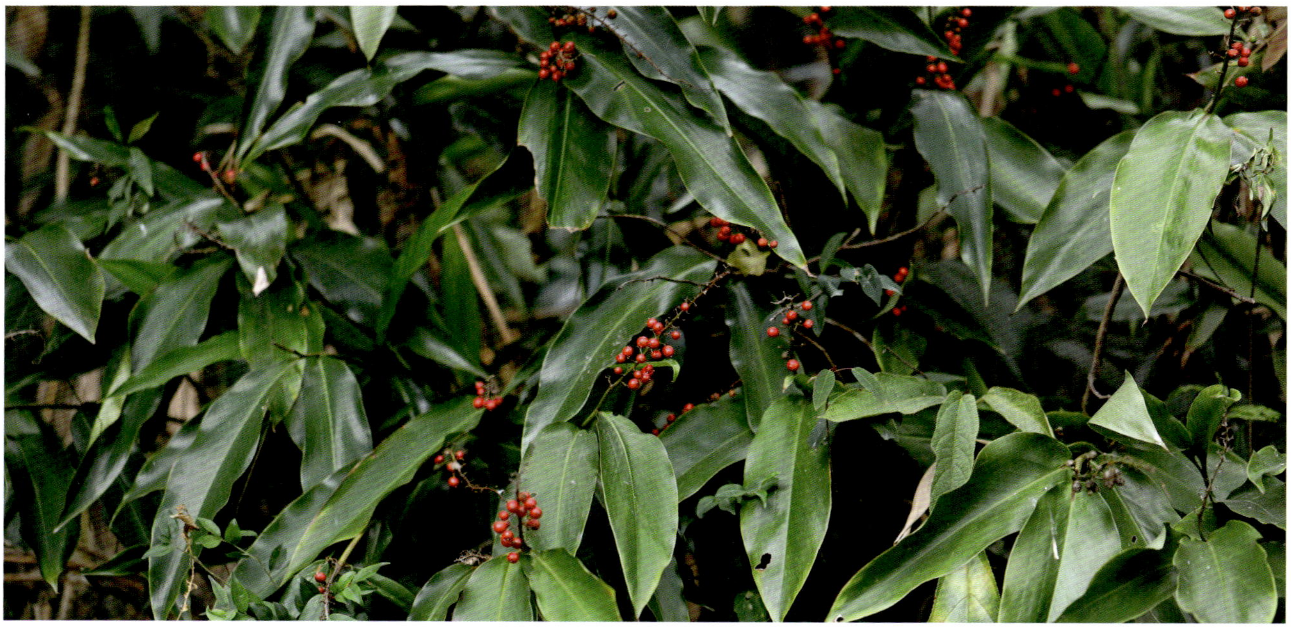

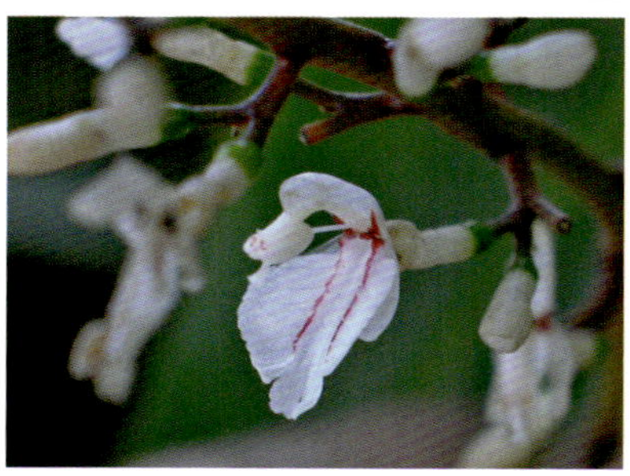

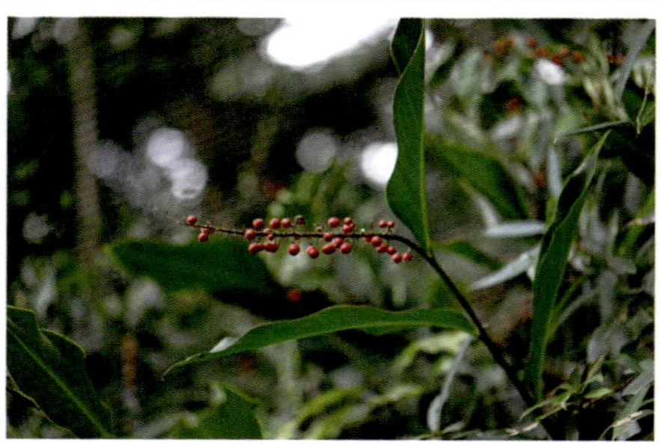

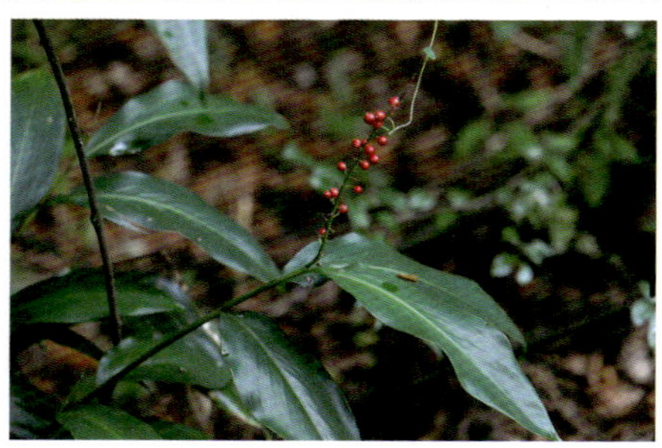

144. 温郁金 *Curcuma wenyujin* Y. H. Chen et C. Ling

分类位置 姜科 Zingiberaceae 姜黄属 *Curcuma* L.。

别　　名 郁金，温莪术。

形态特征 多年生草本。根茎肉质，肥大，黄色，芳香；根端膨大呈纺锤状。叶基生，叶片长圆形，长 30 ~ 60cm，宽 10 ~ 20cm，叶面无毛，叶背无毛；叶柄约与叶片等长。花葶单独由根茎抽出，与叶同时发出或先叶而出，穗状花序圆柱形，有花的苞片淡绿色，卵形，上部无花的苞片较狭，长圆形，白色而染淡红，顶端常具小尖头，被毛；花葶被疏柔毛，顶端 3 裂；花冠管漏斗形，裂片长圆形，花冠裂片纯白色而不染红，后方的一片较大，顶端具小尖头，被毛；侧生退化雄蕊淡黄色，倒卵状长圆形；唇瓣黄色，倒卵形，顶微 2 裂；子房被长柔毛。花期 4 ~ 6 月。

资源现状 全市各地房前屋后零星分布，多为早年栽培后残留，目前已无规模栽培。资源量较少，民间少见药用，具有较好的观赏价值。

功效应用 **块根（温郁金）**：辛、苦，寒；活血止痛，行气解郁，清心凉血，利胆退黄；用于胸胁刺痛，胸痹心痛，经闭痛经，乳房胀痛，热病神昏，癫痫发狂，血热吐衄，黄疸尿赤。**根茎（温莪术）**：辛、苦，温；行气破血，消积止痛；用于癥瘕痞块，瘀血经闭，胸痹心痛，食积胀痛。**根茎纵切片（片姜黄）**：辛、苦，温；破血行气，通经止痛；用于胸胁刺痛，胸痹心痛，痛经经闭，癥瘕，风湿肩臂疼痛，跌扑肿痛。

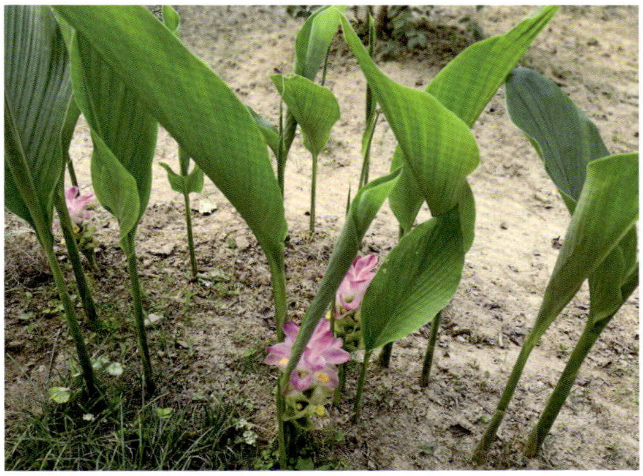

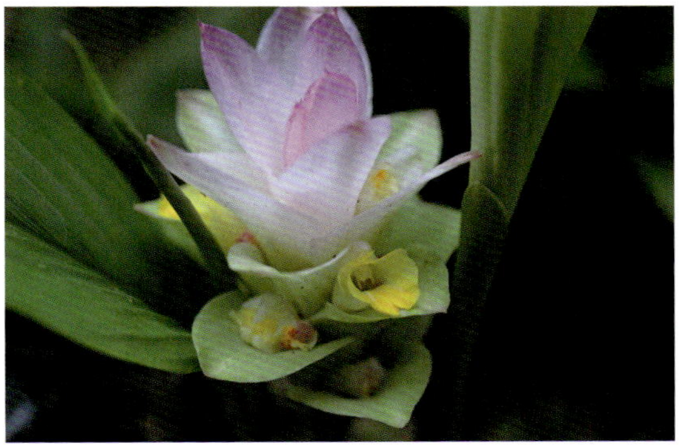

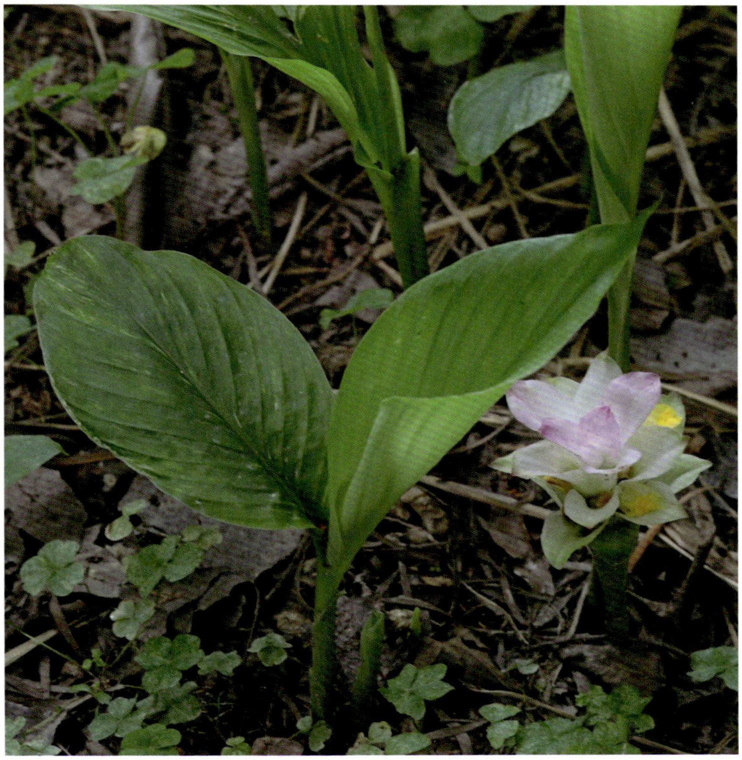

145. 姜 黄 *Curcuma longa* L.

分类位置 姜科 Zingiberaceae 姜黄属 *Curcuma* L.。

别　　名 郁金，宝鼎香，毫命，黄姜，黄丝。

形态特征 株高 1 ~ 1.5m，根茎发达，成丛，分枝多，椭圆形或圆柱状，橙黄色，极香；根粗壮，末端膨大呈块根。叶长圆形或椭圆形，长 30 ~ 45（~ 90）cm，宽 15 ~ 18cm，绿色，两面无毛。花葶由叶鞘内抽出；穗状花序圆柱状；苞片卵形或长圆形，淡绿色，顶端钝，上部无花的较狭，顶端尖，开展，白色，边缘染淡红晕；花萼白色，具不等的钝 3 齿，被微柔毛；花冠淡黄色，上部膨大，裂片三角形，后方的 1 片稍较大，具细尖头；侧生退化雄蕊比唇瓣短，与花丝及唇瓣的基部相连成管状；唇瓣倒卵形，淡黄色；子房被微毛。花期 8 月。

资源现状 生于山坡林中路边或沟谷林缘，全市各地零星可见，多为历史上栽培残留。资源量较少，民间偶见以根茎煮水作为食品染色，应用较少。

功效应用 **块根（黄丝郁金）**：辛、苦，寒；活血止痛，行气解郁，清心凉血，利胆退黄；用于胸胁刺痛，胸痹心痛，经闭痛经，乳房胀痛，热病神昏，癫痫发狂，血热吐衄，黄疸尿赤。**根茎（姜黄）**：辛、苦，温；破血行气，通经止痛；用于胸胁刺痛，胸痹心痛，痛经经闭，癥瘕，风湿肩臂疼痛，跌扑肿痛。

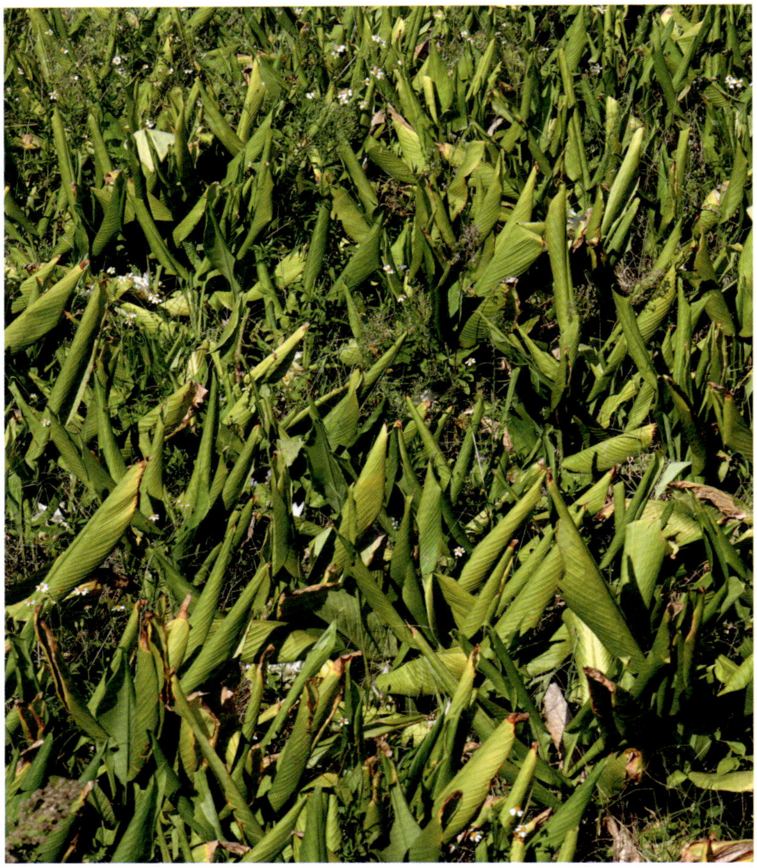

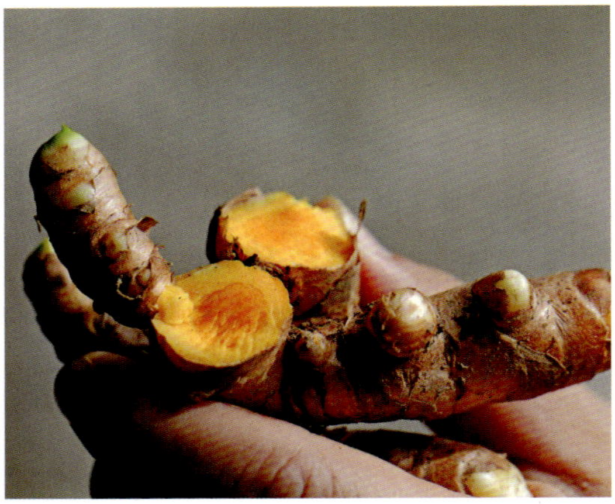

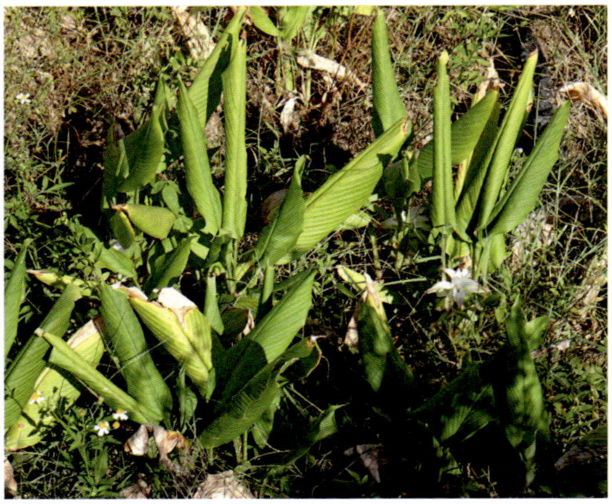

146. 莪　术　*Curcuma phaeocaulis* Valeton

分类位置　姜科 Zingiberaceae 姜黄属 *Curcuma* L.。

别　　名　郁金，蓬莪术，蓬莪茂，山姜黄，臭屎姜。

形态特征　株高约 1m。根茎圆柱形，肉质，具樟脑般香味，淡黄色或白色；根细长或末端膨大成块根。叶直立，椭圆状长圆形至长圆状披针形，长 25 ~ 35（60）cm，宽 10 ~ 15cm，中部常有紫斑，无毛；叶柄较叶片为长。花葶由根茎单独发出，常先叶而生，被疏松、细长的鳞片状鞘数枚；穗状花序阔椭圆形；苞片卵形至倒卵形，下部的绿色，顶端红色，上部的较长而紫色；花萼白色，顶端 3 裂；花冠管裂片长圆形，黄色，不相等，后方的 1 片较大，顶端具小尖头；侧生退化雄蕊比唇瓣小；唇瓣黄色，近倒卵形；花药药隔基部具叉开的距；子房无毛。花期 4 ~ 6 月。

资源现状　生于海拔 800m 以下的山坡杂木林下，上梅等地有零星栽培。资源量较少，民间少见药用，具有较好的观赏价值。

功效应用　**块根（绿丝郁金）**：辛、苦，寒；活血止痛，行气解郁，清心凉血，利胆退黄；用于胸胁刺痛，胸痹心痛，经闭痛经，乳房胀痛，热病神昏，癫痫发狂，血热吐衄，黄疸尿赤。**根茎（莪术）**：辛、苦，温；行气破血，消积止痛；用于癥瘕痞块，瘀血经闭，胸痹心痛，食积胀痛。

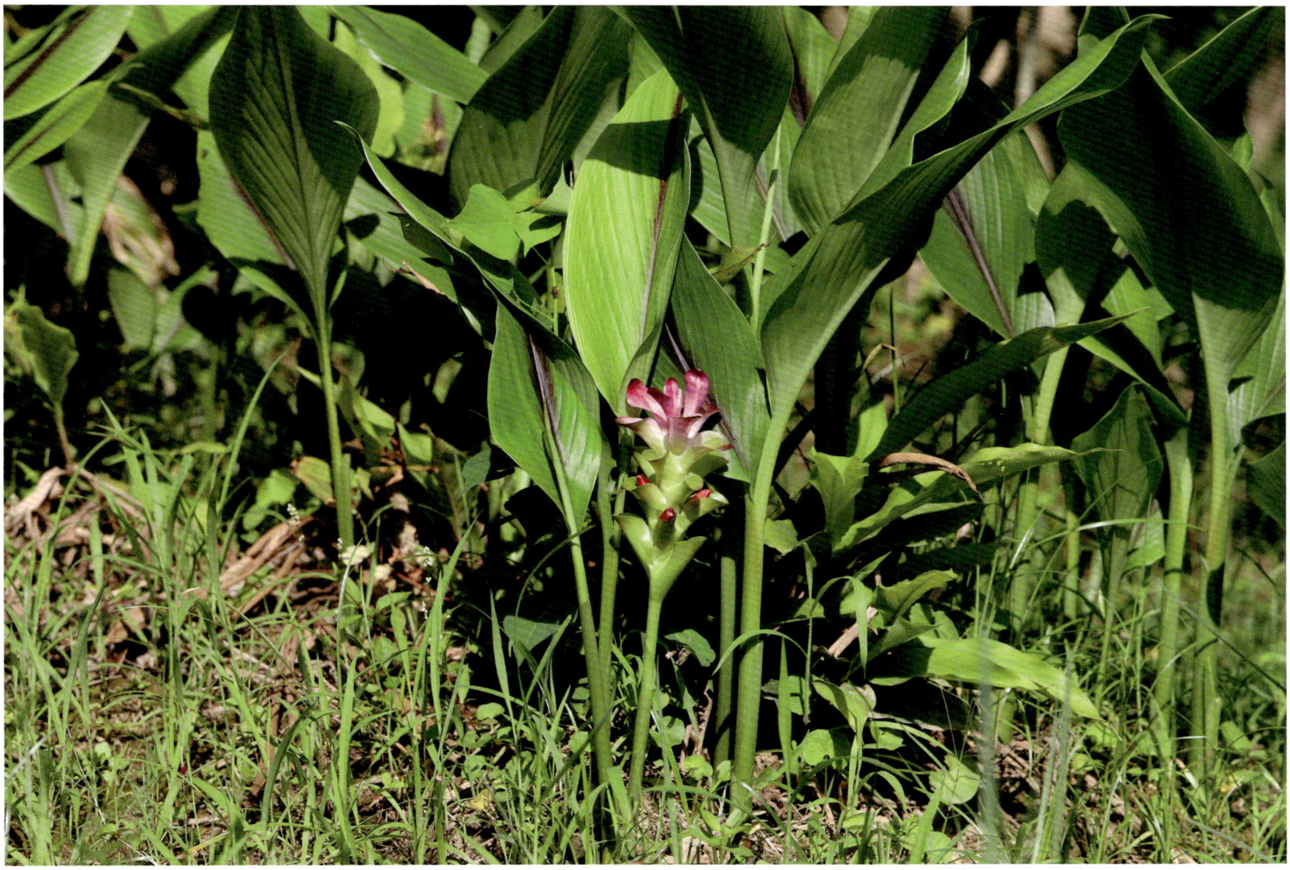

147. 姜 花 *Hedychium coronarium* Koen.

分类位置 姜科 Zingiberaceae 姜花属 *Hedychium* J. Koenig。

别　　名 峨嵋姜花，蝴蝶花，百草果。

形态特征 茎高 1 ~ 2m。叶长圆状披针形或披针形，长 20 ~ 40cm，宽 4.5 ~ 8cm，顶端长渐尖，基部急尖，叶面光滑，叶背被毛；无柄；叶舌薄膜质，长 2 ~ 3cm。穗状花序顶生，椭圆形，长 10 ~ 20cm，宽 4 ~ 8cm；苞片覆瓦状排列，卵圆形，长 4.5 ~ 5cm，宽 2.5 ~ 4cm，每一苞片内有花 2 ~ 3 朵；花芬芳，白色，花萼管长约 4cm，顶端一侧开裂；花冠管纤细，长 8cm，裂片披针形，后方的 1 枚呈兜状，顶端具小尖头；侧生退化雄蕊长圆状披针形，长约 5cm；唇瓣倒心形，白色，基部稍黄，顶端 2 裂；子房被绢毛。花期 8 ~ 12 月。

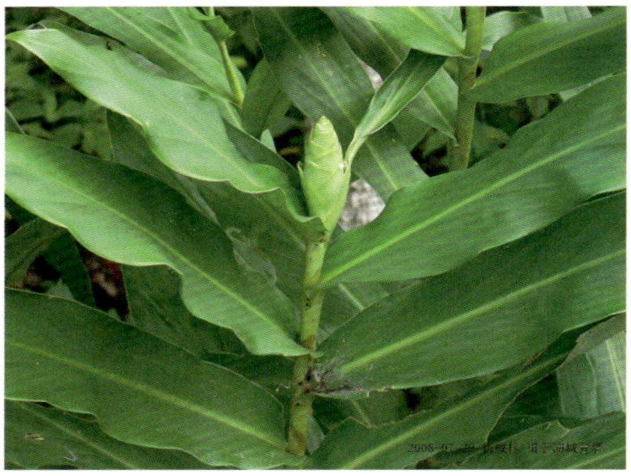

资源现状 生于村边屋后，栽培或逸生，全市各地较常见。资源量一般，民间少见药用，具有较好的观赏价值。

功效应用 根茎：辛，温；祛风散寒，温经止痛；用于风寒表证，头痛身痛，风湿痹痛，脘腹冷痛，跌打损伤等。

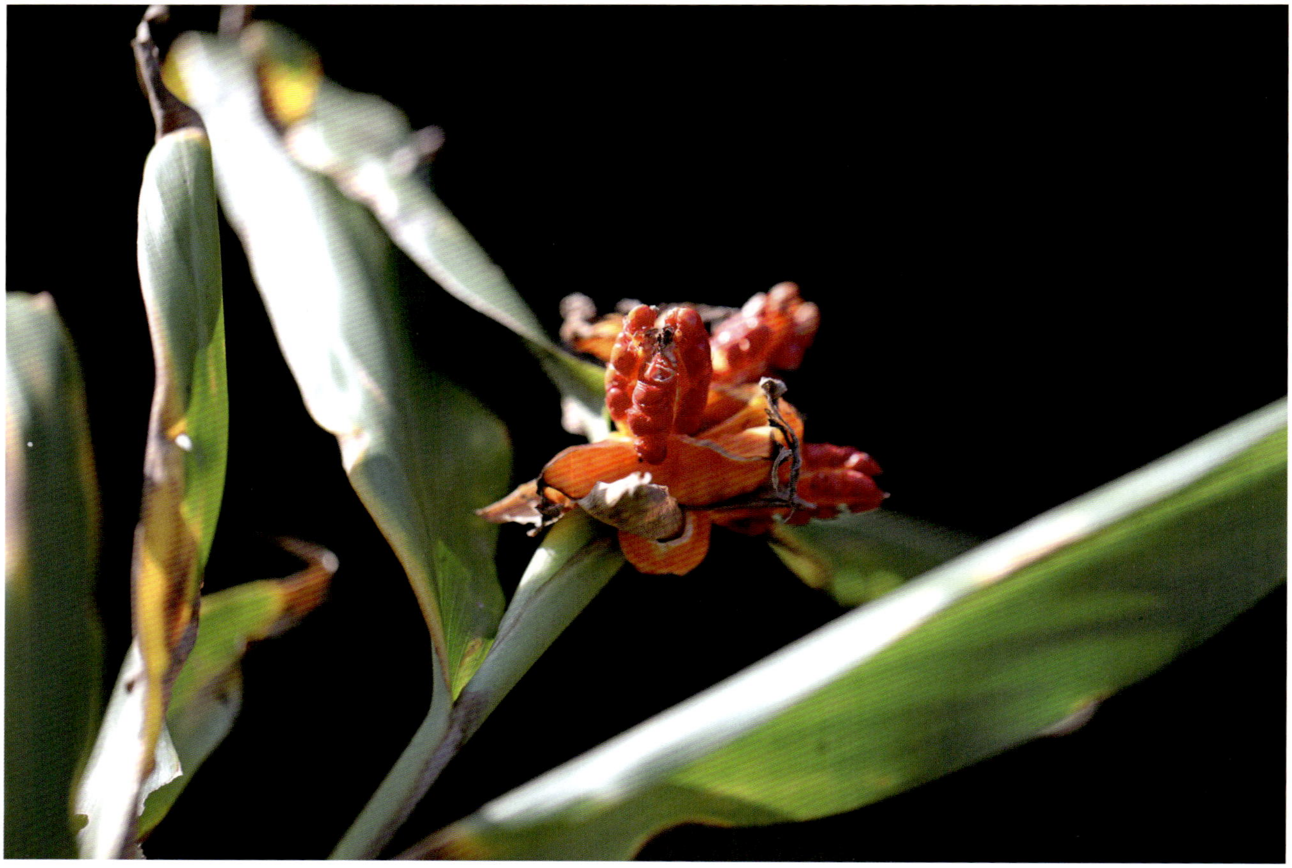

148. 蘘　荷　*Zingiber mioga* (Thunb.) Rosc.

分类位置　姜科 Zingiberaceae 姜属 *Zingiber* Boehm.。

别　　名　阳荷，野姜，野良姜。

形态特征　株高 0.5 ~ 1m。根茎淡黄色。叶披针状椭圆形或线状披针形，长 20 ~ 37cm，宽 4 ~ 6cm，叶背无毛或被稀疏毛；叶柄长 0.5 ~ 1.7cm 或无柄；叶舌膜质，2 裂，长 0.3 ~ 1.2cm。穗状花序椭圆形，长 5 ~ 7cm；总花梗从没有到长达 17cm，被鳞片状鞘；苞片覆瓦状排列，椭圆形，红绿色，具紫脉；花萼一侧开裂；花冠管较萼长，裂片披针形，淡黄色；唇瓣卵形，3 裂，中裂片长 2.5cm，宽 1.8cm，中部黄色，边缘白色；花药、药隔附属体各长 1cm。果倒卵形，熟时 3 瓣裂，内果皮红色；种子黑色，被白假种皮。花期 8 ~ 10 月。

资源现状　生于海拔 500 ~ 1500m 的沟谷杂木林中阴湿处，全市各地较常见。资源较丰富，民间偶见以幼嫩花苞当菜食用。

功效应用　根茎：辛，温；温中理气，祛风止痛，止咳平喘；用于胃寒腹痛，气虚喘咳，痈疽肿毒，血崩经闭，胃寒牙痛，腰腿痛，跌打损伤，解乌头中毒等。叶（蘘草）：苦，寒；用于温疟寒热。花序（山麻雀）：用于咳嗽，配生香榧用于小儿顿咳。

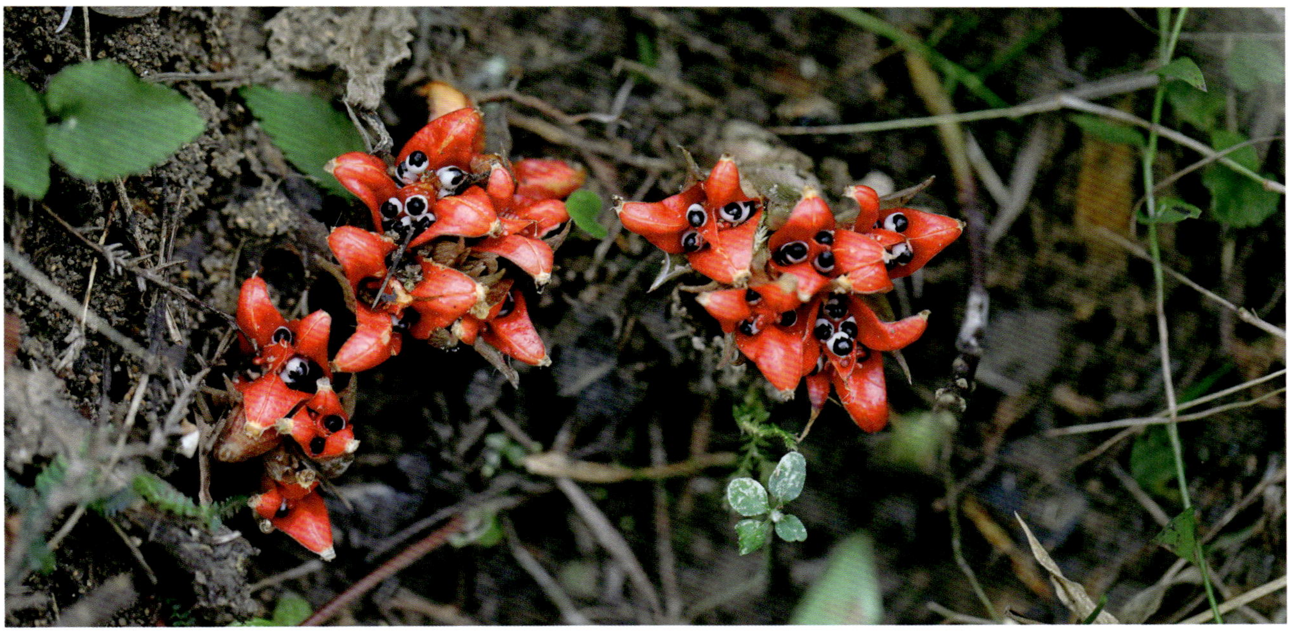

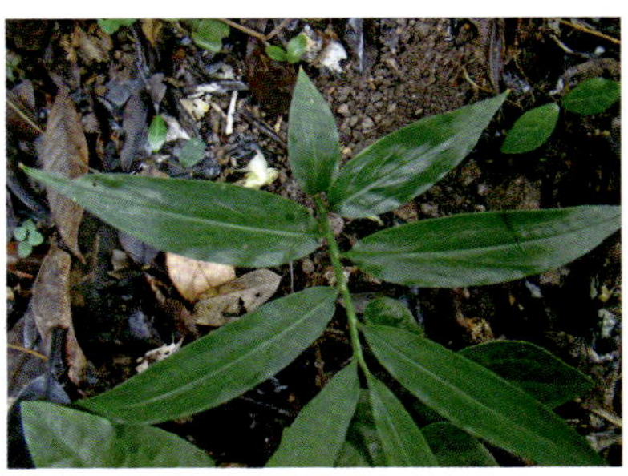

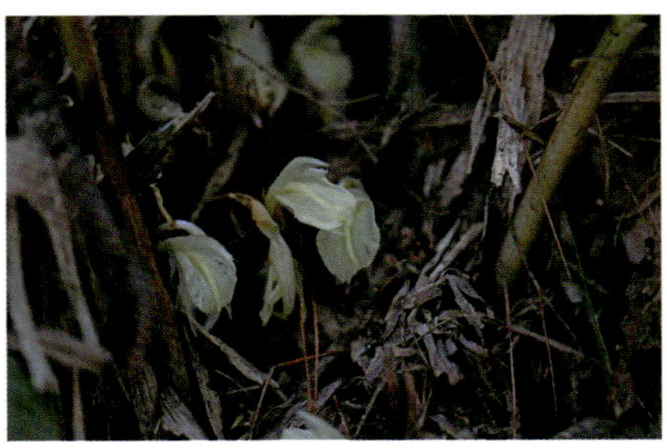

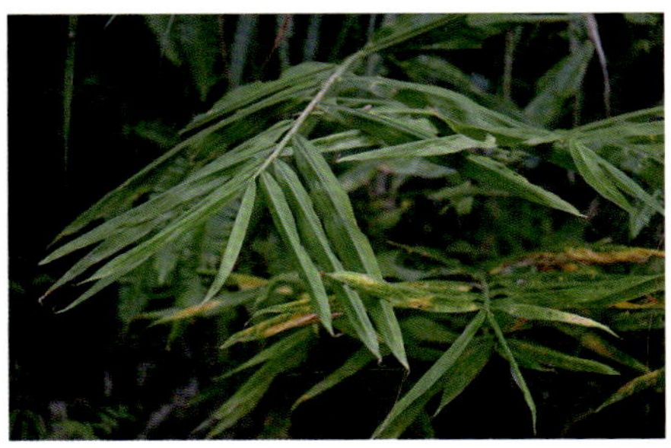

149. 浆果薹草 *Carex baccans* Nees

分类位置 莎草科 Cyperaceae 薹草属 *Carex* L.。

别　　名 红稗子。

形态特征 根状茎木质。秆密丛生，三棱形，中部以下生叶。叶基生和秆生，基部具宿存叶鞘。苞片叶状，基部具长鞘。圆锥花序复出；支圆锥花序单生，轮廓为长圆形。小苞片鳞片状披针形，革质；支花序柄坚挺，不伸出苞鞘之外；花序轴钝三棱柱形；小穗多数，两性，雄雌顺序；雄花部分具少数花；雌花部分具多数密生的花。雄花鳞片宽卵形，顶端具芒，膜质，栗褐色；雌花鳞片宽卵形，顶端具长芒，纸质，褐色，边缘白色膜质。果囊球形，肿胀，近革质，成熟时鲜红色或紫红色，有光泽，具多数纵脉，基部具短柄，顶端骤缩呈短喙。小坚果椭圆形，三棱形，基部具短柄。花果期 8 ~ 12 月。

资源现状 生于海拔 1300m 以下的山地林中、路旁或水边，全市各地常见。资源丰富，民间少见药用，具有较好的观赏价值。

功效应用 全草、根：苦、涩，微寒；凉血止血，调经；用于月经不调，崩漏，鼻衄，消化道出血等。种子：甘、微辛，平；透疹止咳，补中利水；用于麻疹，水痘，百日咳，脱肛，浮肿等。

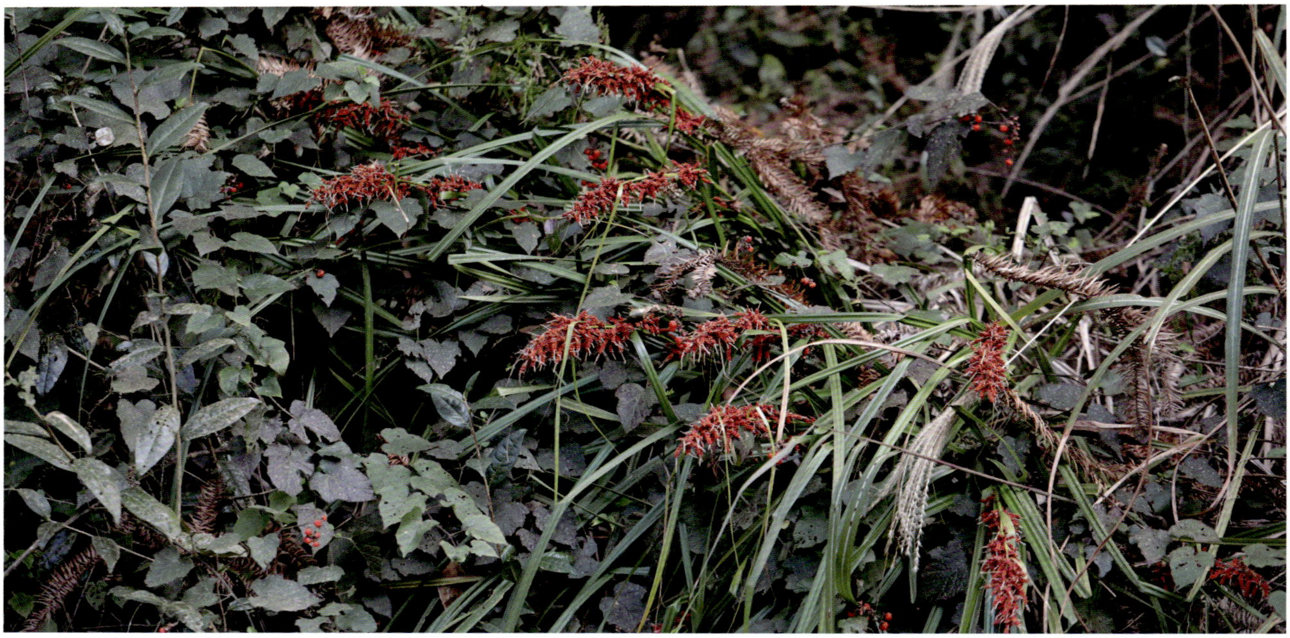

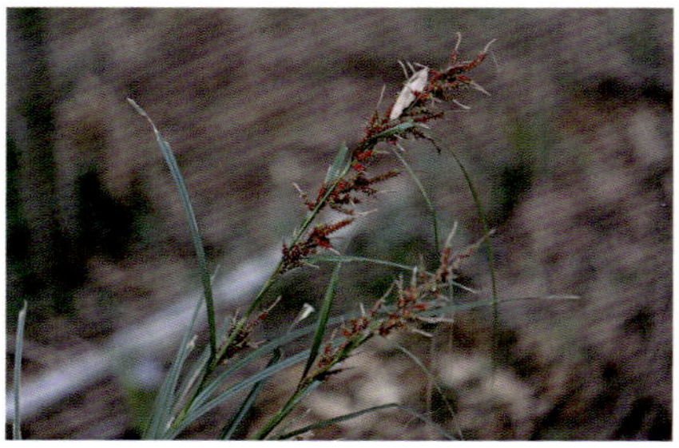

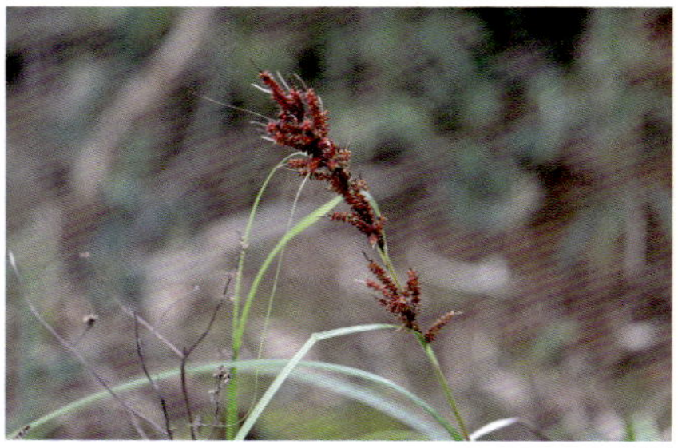

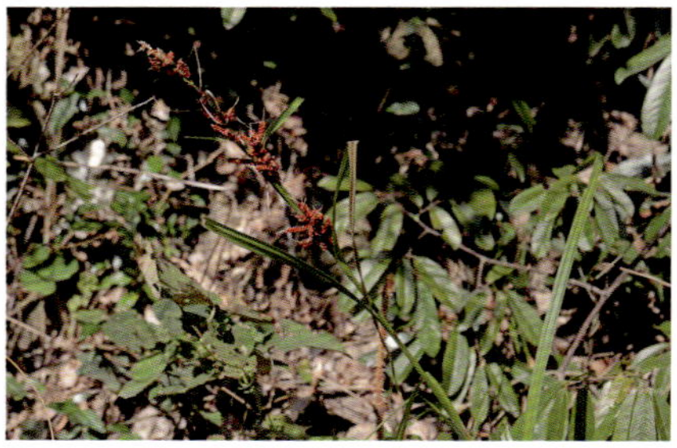

150. 香附子　*Cyperus rotundus* L.

分类位置　莎草科 Cyperaceae 莎草属 *Cyperus* L.。

别　　名　莎草，香附，香头草，老鼠屎。

形态特征　匍匐根状茎长，具椭圆形块茎。秆稍细弱，锐三棱形，基部呈块茎状。叶较多，短于秆，平张；鞘棕色，常裂成纤维状。叶状苞片常长于花序，或有时短于花序；长侧枝聚伞花序简单或复出，具（2～）3～10个辐射枝；穗状花序轮廓为陀螺形，稍疏松，具3～10个小穗；小穗斜展开，线形，具8～28朵花；小穗轴具较宽的、白色透明的翅；鳞片稍密地覆瓦状排列，中间绿色，两侧紫红色或红棕色，具5～7条脉；雄蕊3，花药长，线形，暗血红色，药隔突出于花药顶端；花柱长，柱头3，细长，伸出鳞片外。小坚果长圆状倒卵形，三棱形，长为鳞片的1/3～2/5，具细点。花果期5～11月。

资源现状　多生于山坡路旁、荒田或空旷草地上，全市各地常见。资源较丰富，民间偶见以根茎用于跌扑损伤等。

功效应用　根茎：辛、微苦，平；理气解郁，调经止痛；用于胃痛，胸胁痛，月经不调，乳腺炎，跌打损伤等。茎叶：用于痈肿等。

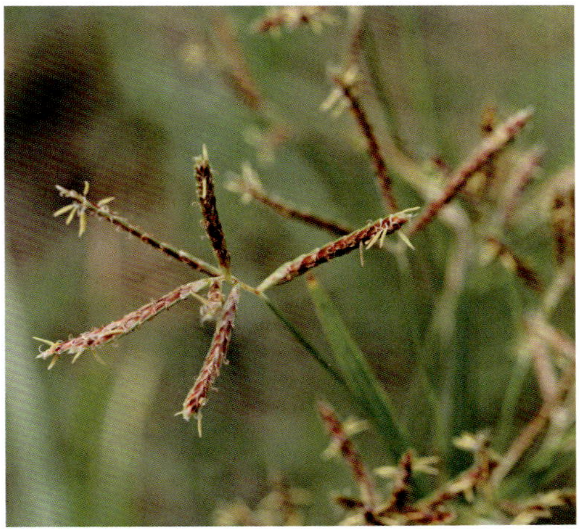

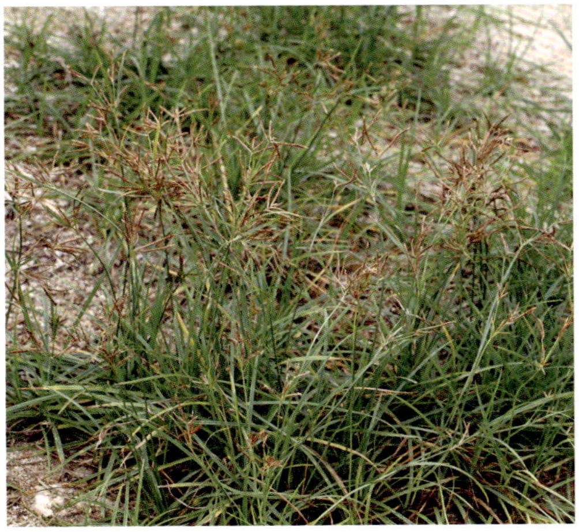

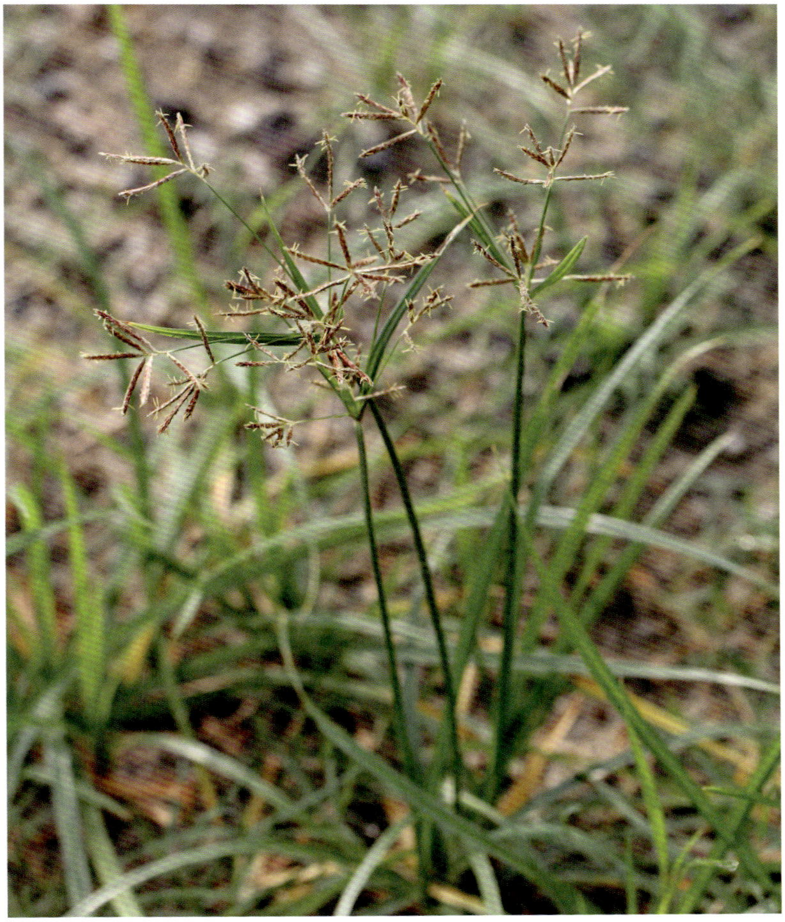

151. 看麦娘 *Alopecurus aequalis* Sobol.

分类位置 禾本科 Poaceae 看麦娘属 *Alopecurus* L.。

别　　名 棒棒草。

形态特征 一年生。秆少数丛生，细瘦，光滑，节处常膝曲，高 15 ~ 40cm。叶鞘光滑，短于节间；叶舌膜质，长 2 ~ 5mm；叶片扁平，长 3 ~ 10cm，宽 2 ~ 6cm。圆锥花序圆柱状，灰绿色，长 2 ~ 7cm，宽 3 ~ 6cm；小穗椭圆形或卵状长圆形；颖膜质，基部互相连合，具 3 脉，脊上有细纤毛，侧脉下部有短毛；外稃膜质，先端钝，等大或稍长于颖，下部边缘互相连合，芒长 1.5 ~ 3.5mm，约于稃体下部 1/4 处伸出，隐藏或稍外露；花药橙黄色。颖果长约 1mm。花果期 4 ~ 8 月。

资源现状 多生于海拔 800m 以下的田边、湿地、麦田、沟渠旁，全市各地常见。资源较丰富，田间杂草，少见药用。

功效应用 全草：淡，凉；利湿，解毒消肿；用于水肿，水疸，小儿消化不良，泄泻等。种子：用于水肿，水疸，蛇咬伤等。

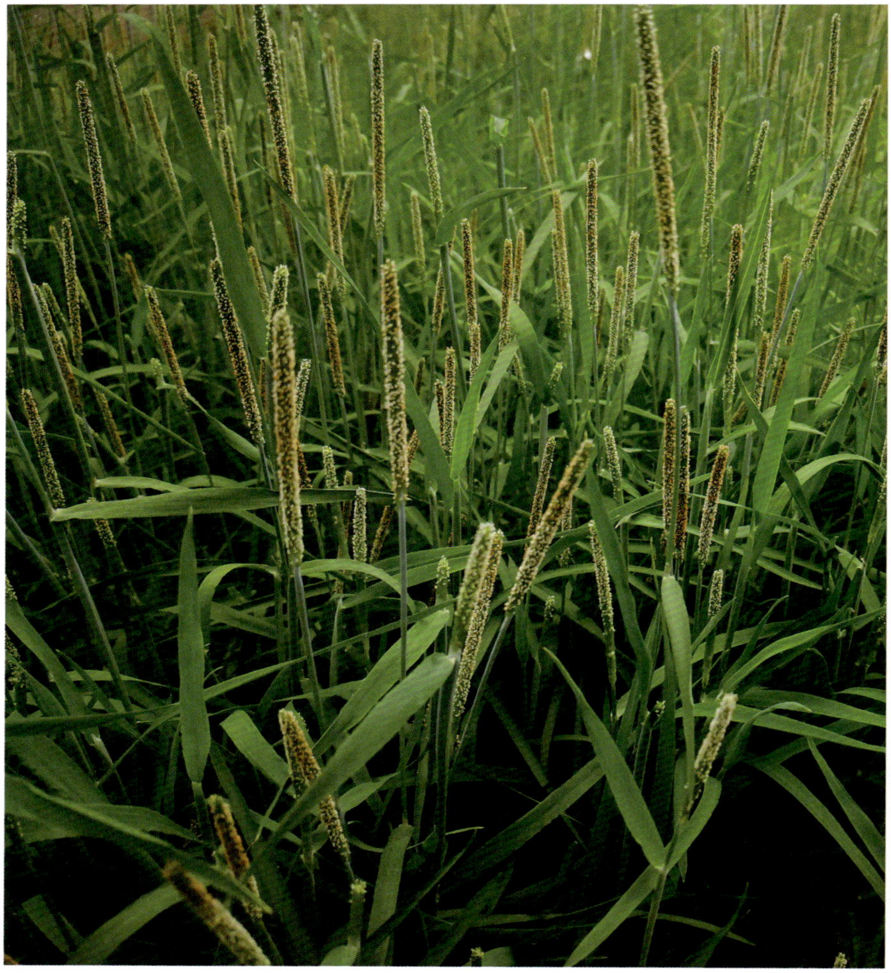

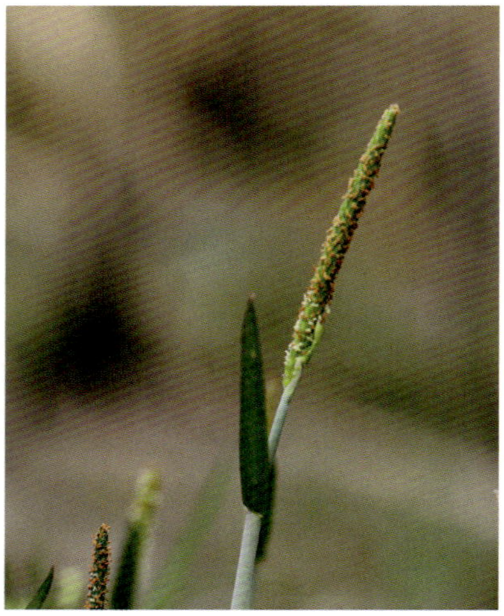

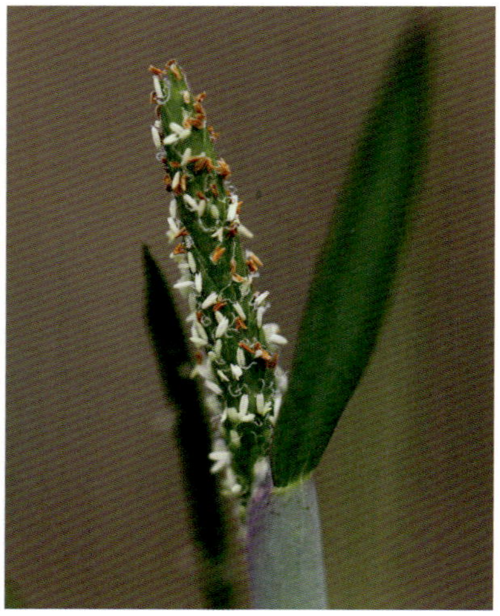

152. 薏　米　*Coix lacryma-jobi* L. var. *ma-yuen* (Romanet du Caillaud) Stapf

分类位置　禾本科 Poaceae 薏苡属 *Coix* L.。

别　　名　菩提子，五谷子，绿谷，薏苡，苡米。

形态特征　一年生粗壮草本，须根黄白色，海绵质。秆直立丛生，具多节，节多分枝。叶鞘短于其节间，无毛；叶舌干膜质；叶片扁平宽大，开展，基部圆形或近心形，中脉粗厚，边缘粗糙。总状花序腋生成束，直立或下垂，具长梗。雌小穗包藏位于花序之下部，包以骨质念珠状总苞，总苞卵圆形，珐琅质，较坚硬，有光泽，按压可破；第一颖卵圆形，顶端渐尖呈喙状，具 10 余脉；第二外稃短于颖，具 3 脉；雄蕊常退化；雌蕊具细长柱头，从总苞之顶端伸出；无柄雄小穗第一颖草质，边缘内折成脊，第二颖舟形；外稃与内稃膜质；第一及第二小花常具雄蕊 3 枚，花药橘黄色。花果期 6 ~ 10 月，果期 10 ~ 11 月。

资源现状　全市各地常见栽培。资源较丰富，福建省道地药材，“福九味”之一，药食两用品种，民间多煮粥多。

功效应用　**种仁（薏苡仁）**：甘、淡，凉；利水渗湿，健脾止泻，除痹，排脓，解毒散结；用于水肿，脚气，小便不利，脾虚泄泻，湿痹拘挛，肺痈，肠痈，赘疣，癌肿。

注：其原种薏苡 *Coix lacryma-jobi* L.，又名川谷，生于沟边、溪涧边或阴湿山谷中，又名川谷，全市各地较常见，资源较丰富，种仁较小或没有，总苞较硬，按压不破，不能食用。

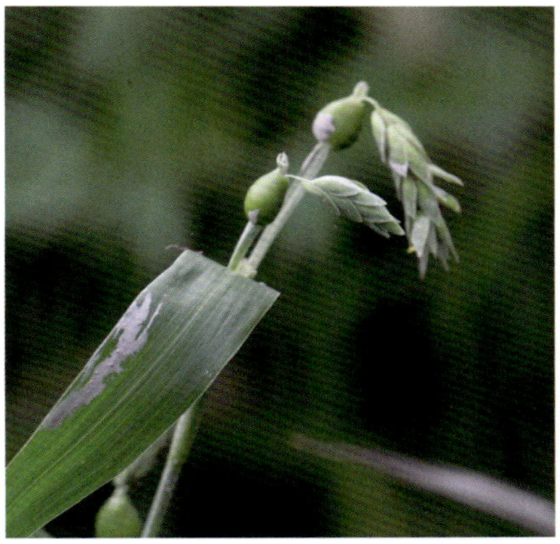

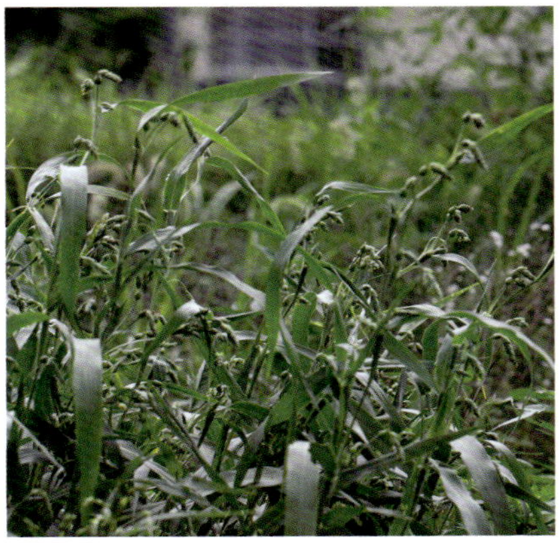

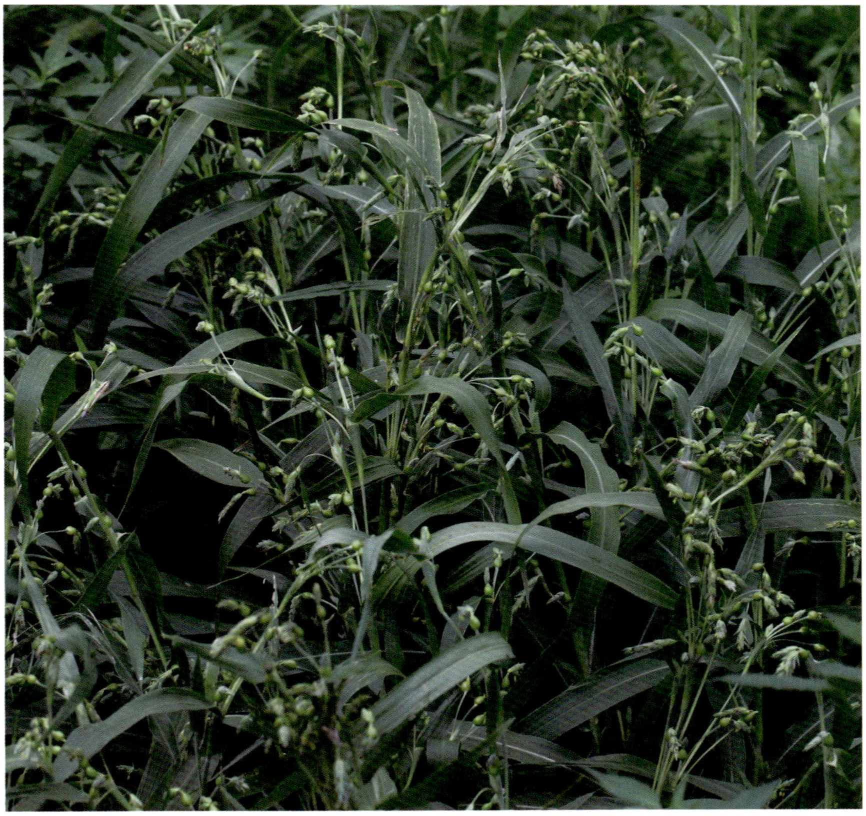

153. 牛筋草 *Eleusine indica* (L.) Gaertn.

分类位置 禾本科 Poaceae 䅟属 *Eleusine* Gaertn.。

别　　名 蟋蟀草，鸭粘喉。

形态特征 一年生草本。根系极发达。秆丛生，基部倾斜。叶鞘两侧压扁而具脊，松弛，无毛或疏生疣毛；叶舌长约 1mm；叶片平展，线形，长 10 ~ 15cm，宽 3 ~ 5mm，无毛或上面被疣基柔毛。穗状花序 2 ~ 7 个指状着生于秆顶，很少单生，长 3 ~ 10cm，宽 3 ~ 5mm；小穗含 3 ~ 6 小花；颖披针形，具脊，脊粗糙；第一颖长 1.5 ~ 2mm；第二颖长 2 ~ 3mm；第一外稃长 3 ~ 4mm，卵形，膜质，具脊，脊上有狭翼，内稃短于外稃，具 2 脊，脊上具狭翼。囊果卵形，基部下凹，具明显的波状皱纹。鳞被 2，折叠，具 5 脉。花果期 6 ~ 10 月。

资源现状 生于荒芜地、道路旁，全市各地极常见。资源丰富，民间常以全草用于清热利水。

功效应用 全草：甘，凉；清热利湿；用于痢疾，中暑，淋浊，睾丸炎，尿道炎，肾炎等。

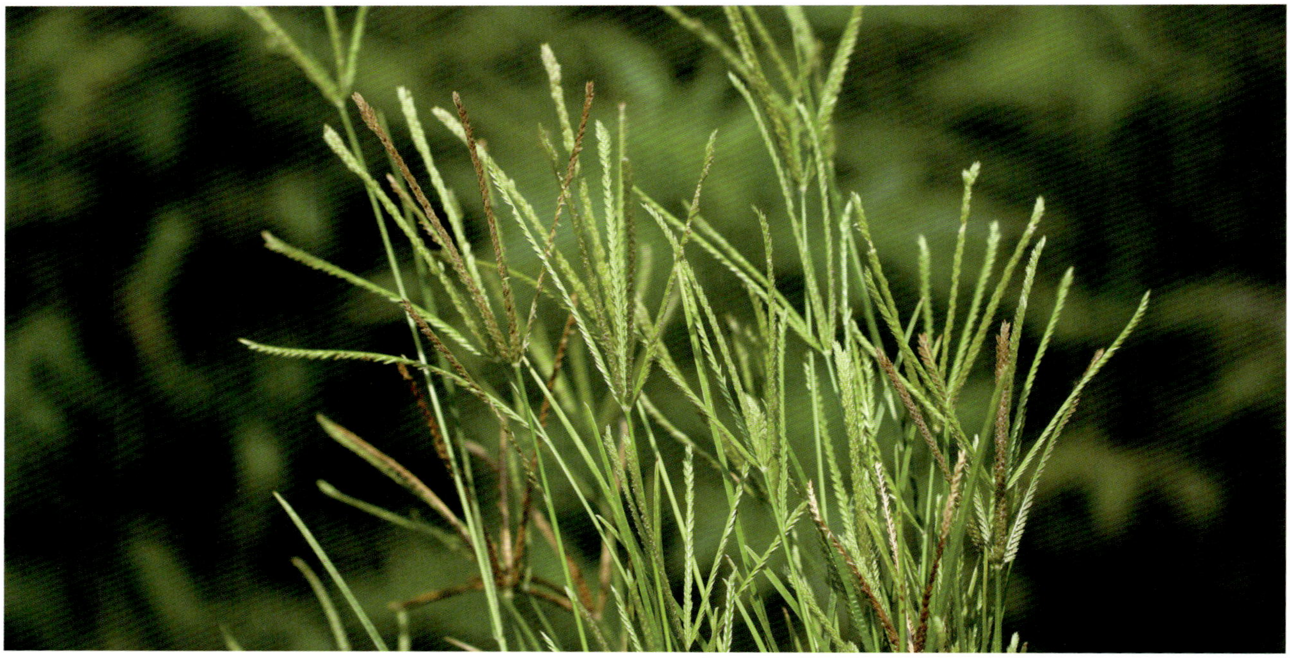

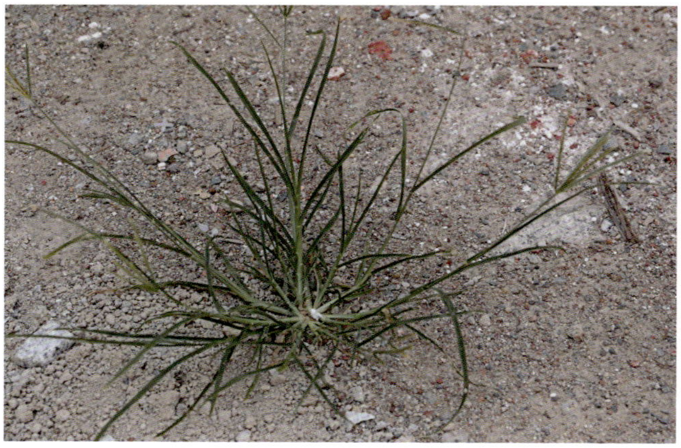

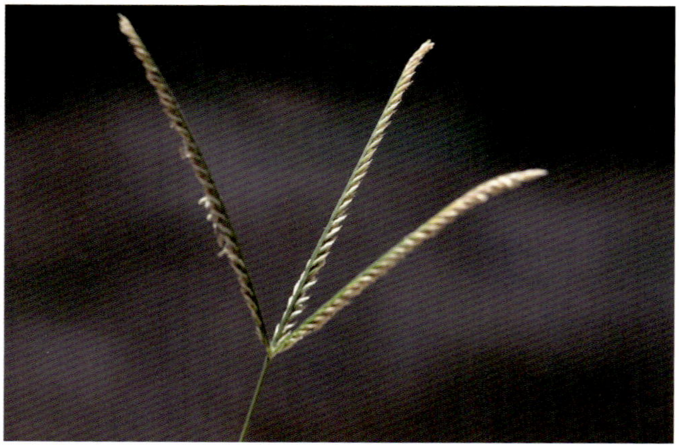

154. 大白茅 *Imperata cylindrica* Beauv. var. *major* (Nees) C. E. Hubb.

分类位置 禾本科 Poaceae 白茅属 *Imperata* Cyrillo。

别　　名 白茅，丝茅，白茅根，茅根，茅针。

形态特征 多年生，具横走多节被鳞片的长根状茎。秆直立，具 2 ~ 4 节，节具白柔毛。叶鞘聚集于秆基，质地较厚，老时破碎；叶舌干膜质；秆生叶片线形或线状披针形，通常内卷，顶端渐尖，边缘粗糙。圆锥花序穗状，长 6 ~ 15cm，分枝短缩而密集，小穗柄顶端膨大成棒状，无毛或疏生丝状柔毛；小穗披针形，基部密生丝状柔毛；两颖几相等，膜质或下部质地较厚，顶端渐尖；第一外稃卵状长圆形，长为颖之半或更短，顶端尖，具齿裂及少数纤毛；第二外稃长约 1.5mm；内稃宽约 1.5mm，大于其长度，顶端截平，无芒；雄蕊 2 枚，花药黄色；柱头 2 枚，紫黑色，自小穗顶端伸出。颖果椭圆形。花果期 5 ~ 8 月。

资源现状 生于路旁、山坡、荒地向阳处，全市各地极常见。资源极为丰富，民间常以根茎用于解暑利尿等。

功效应用 **根茎（白茅根）**：甘，寒；凉血止血，清热利尿；用于血热吐血，衄血，尿血，热病烦渴，湿热黄疸，水肿尿少，热淋涩痛。

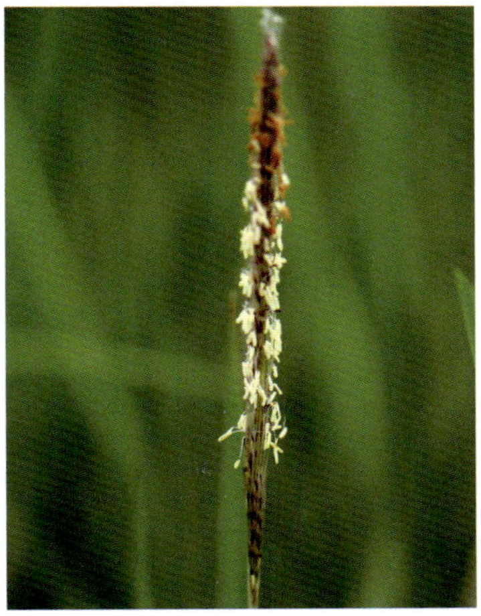
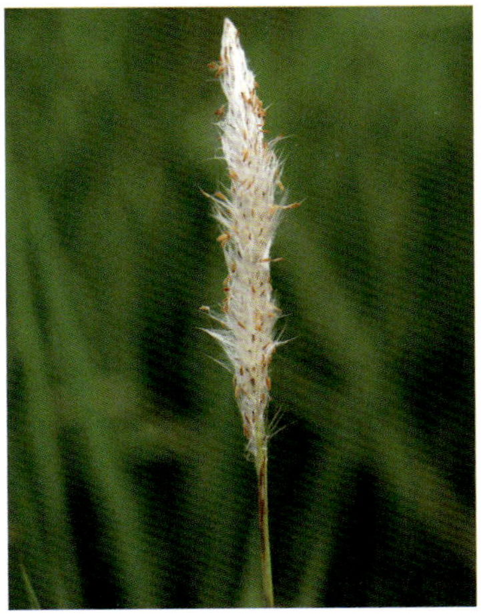
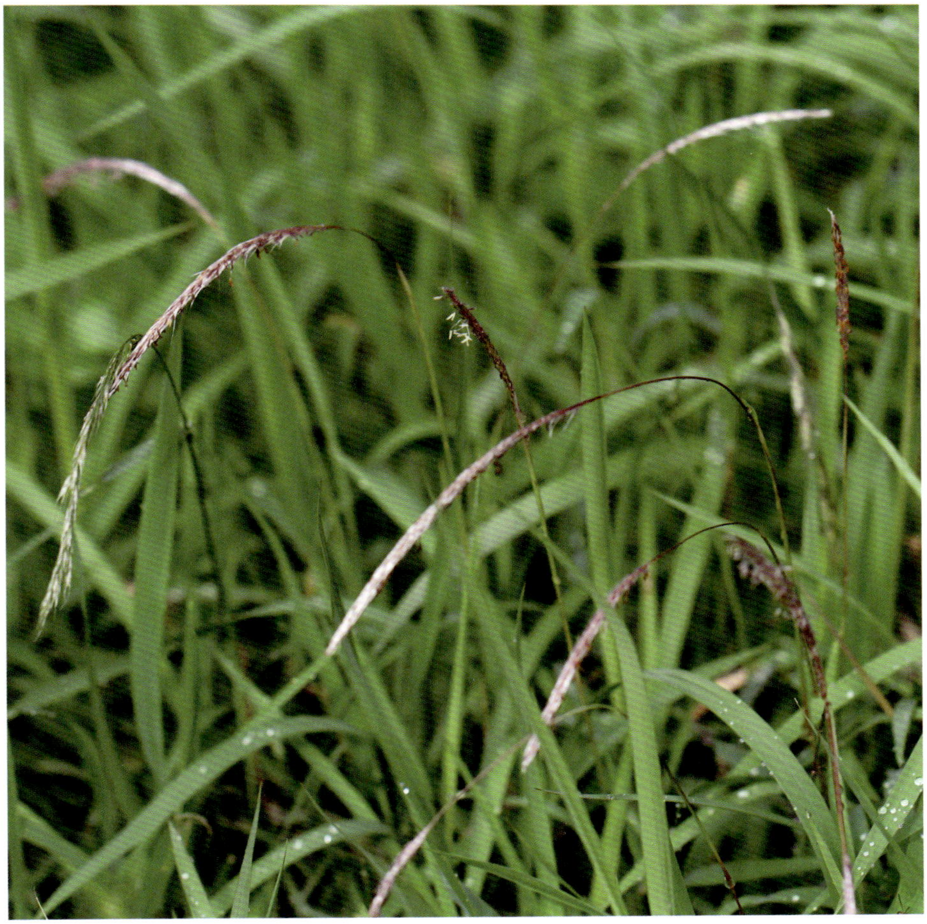

155. 淡竹叶 *Lophatherum gracile* Brongn.

分类位置 禾本科 Poaceae 淡竹叶属 *Lophatherum* Brongn.。

别　　名 碎骨草，竹下卵，竹叶草。

形态特征 多年生，具木质根头。须根中部膨大呈纺锤形小块根。秆直立，疏丛生，具 5 ~ 6 节。叶鞘平滑或外侧边缘具纤毛；叶舌质硬，褐色，背有糙毛；叶片披针形，具横脉，有时被柔毛或疣基小刺毛，基部收窄成柄状。圆锥花序长 12 ~ 25cm，分枝斜升或开展；小穗线状披针形，具极短柄；颖顶端钝，具 5 脉，边缘膜质，第一颖长 3 ~ 4.5mm，第二颖长 4.5 ~ 5mm；第一外稃长 5 ~ 6.5mm，具 7 脉，顶端具尖头，内稃较短，其后具小穗轴；不育外稃向上渐狭小，互相密集包卷，顶端具短芒；雄蕊 2 枚。颖果长椭圆形。花果期 6 ~ 10 月。

资源现状 生于林下或荫蔽处，全市各地极常见。资源极为丰富，民间常以带根全草煮水用于清热利尿或止渴等。

功效应用 茎叶（淡竹叶）：甘、淡，寒；清热泻火，除烦止渴，利尿通淋；用于热病烦渴，小便短赤涩痛，口舌生疮。

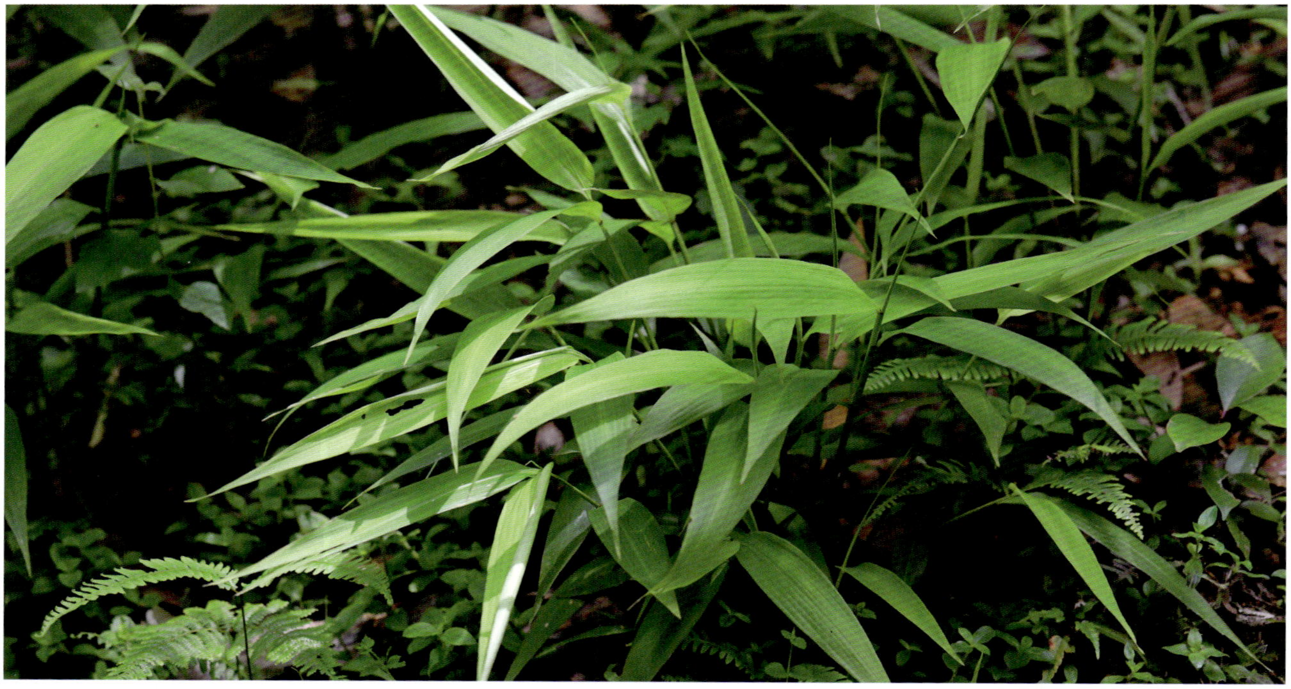

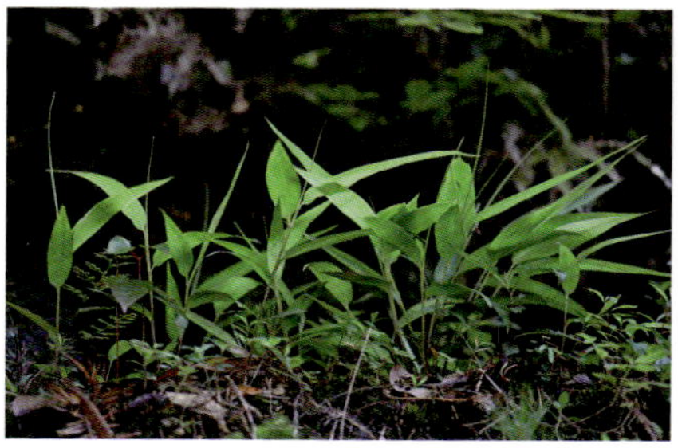

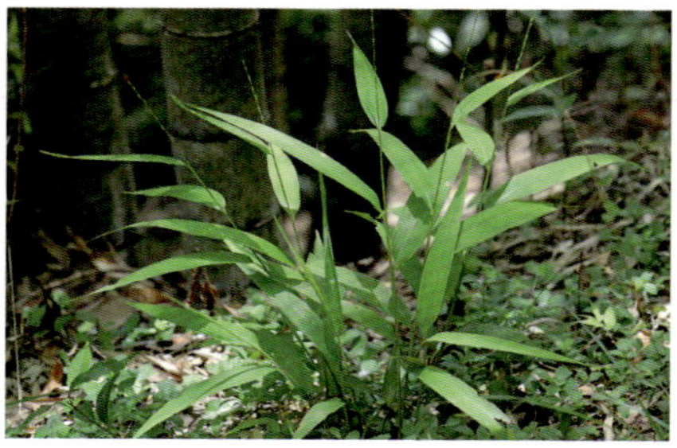

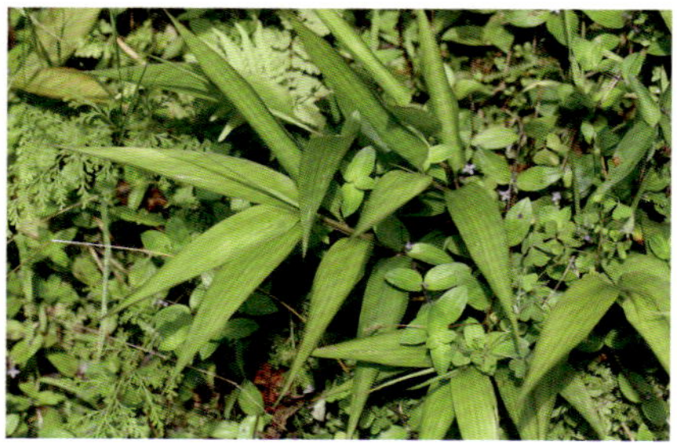

156. 金丝草　*Pogonatherum crinitum* (Thunb.) Kunth

分类位置　禾本科 Poaceae 金发草属 *Pogonatherum* P. Beauv.。

别　　名　笔子草，牛毛草，黄毛草，金丝茅。

形态特征　秆丛生，具纵条纹，粗糙。叶鞘向上部渐狭，稍不抱茎，边缘薄纸质；叶舌短，纤毛状；叶片线形，扁平，顶端渐尖。穗形总状花序单生于秆顶，乳黄色；总状花序轴节间与小穗柄均压扁，两侧具纤毛；无柄小穗含 1 两性花；第一颖背腹扁平，先端截平，具流苏状纤毛，背面粗糙；第二颖舟形，先端 2 裂，裂缘有纤毛，脉延伸成弯曲的芒，芒金黄色，粗糙；第一小花完全退化或仅存一外稃；第二小花外稃先端 2 裂，裂齿间伸出细弱而弯曲的芒；内稃宽卵形；雄蕊 1 枚；花柱自基部分离为 2 枚；柱头帚刷状。颖果卵状长圆形。花果期 5 ~ 9 月。

资源现状　生于河边、石坎缝隙、山坡或潮湿的旷野，全市各地较常见。资源较丰富，民间常以全草用于清热利尿等。

功效应用　全草：苦，寒；清热解毒，凉血止血，利湿；用于热病烦渴，吐血，衄血，咯血，尿血，血崩，黄疸，水肿，淋浊带下，泻痢，小儿疳热，疔疮痈肿等。

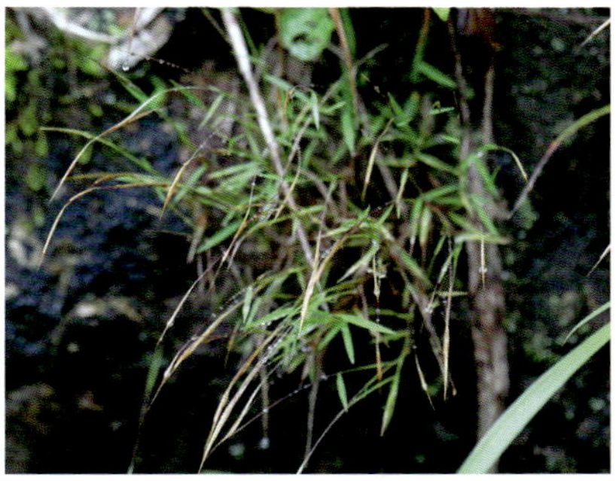
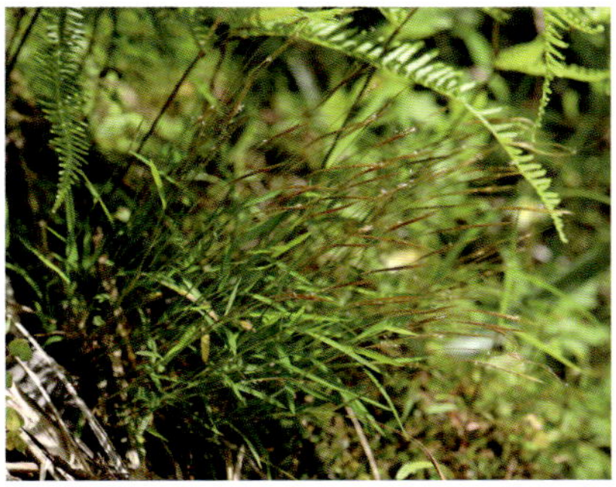
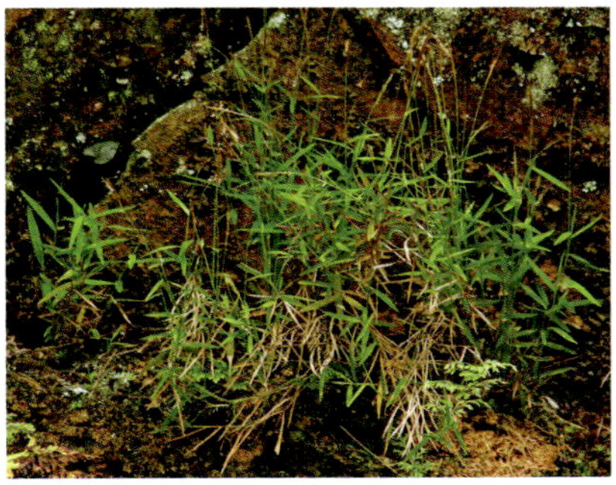
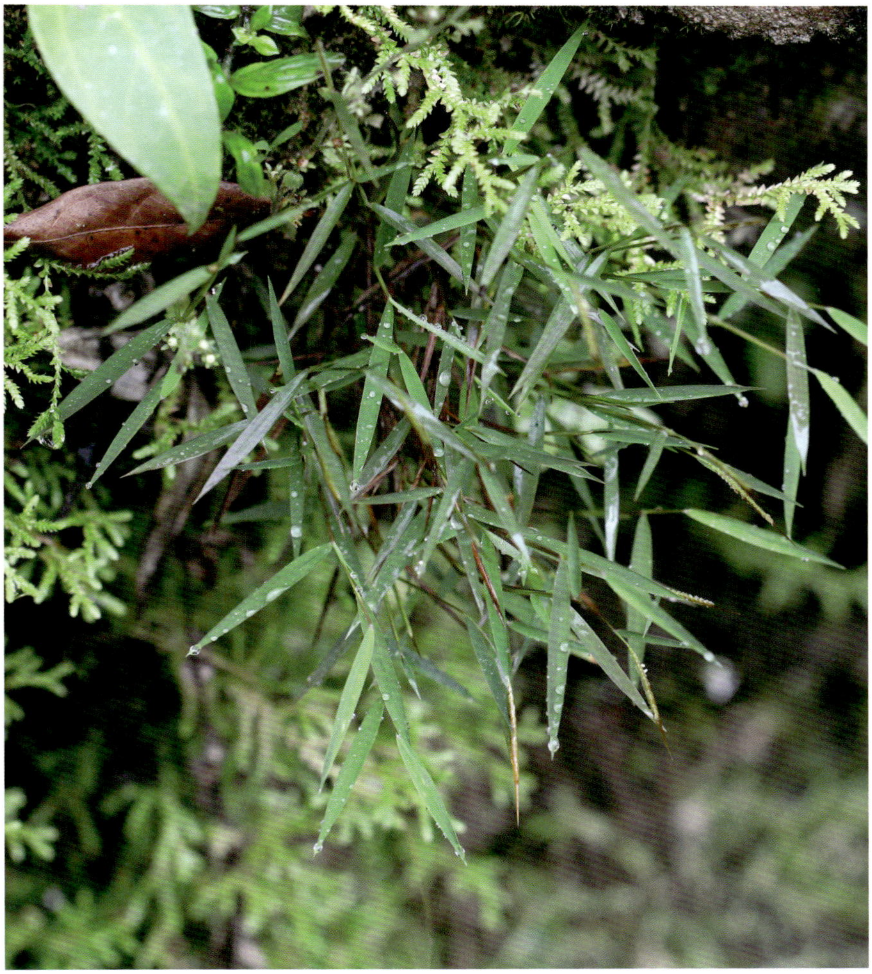

157. 夏天无 *Corydalis decumbens* (Thunb.) Pers.

分类位置 罂粟科 Papaveraceae 紫堇属 *Corydalis* DC.。

别　　名 伏生紫堇，落水珠。

形态特征 多年生草本。块茎小，圆形或多少伸长；新块茎形成于老块茎顶端的分生组织和基生叶腋，向上常抽出多茎。茎细长，不分枝，具 2 ~ 3 叶，无鳞片。叶二回三出，小叶片倒卵圆形，全缘或深裂成卵圆形或披针形的裂片。总状花序疏具 3 ~ 10 花。苞片小，卵圆形，全缘。花近白色至淡粉红色或淡蓝色。萼片早落。外花瓣顶端下凹，常具狭鸡冠状突起；蜜腺体短，约占据长的 1/3 至 1/2。下花瓣宽匙形，通常无基生的小囊。内花瓣具超出顶端的宽而圆的鸡冠状突起。蒴果线形，稍扭曲，具 6 ~ 14 种子。种子具龙骨状突起和泡状小突起。

资源现状 生于海拔 80 ~ 300m 的丘陵地或山坡草丛间或路边石缝中，全市各地较常见。资源较丰富，民间偶见以块茎用于止痛等。

功效应用 **块茎（夏天无）**：苦、微辛，温；活血止痛，舒筋活络，祛风除湿；用于中风偏瘫，头痛，跌扑损伤，风湿痹痛，腰腿疼痛。

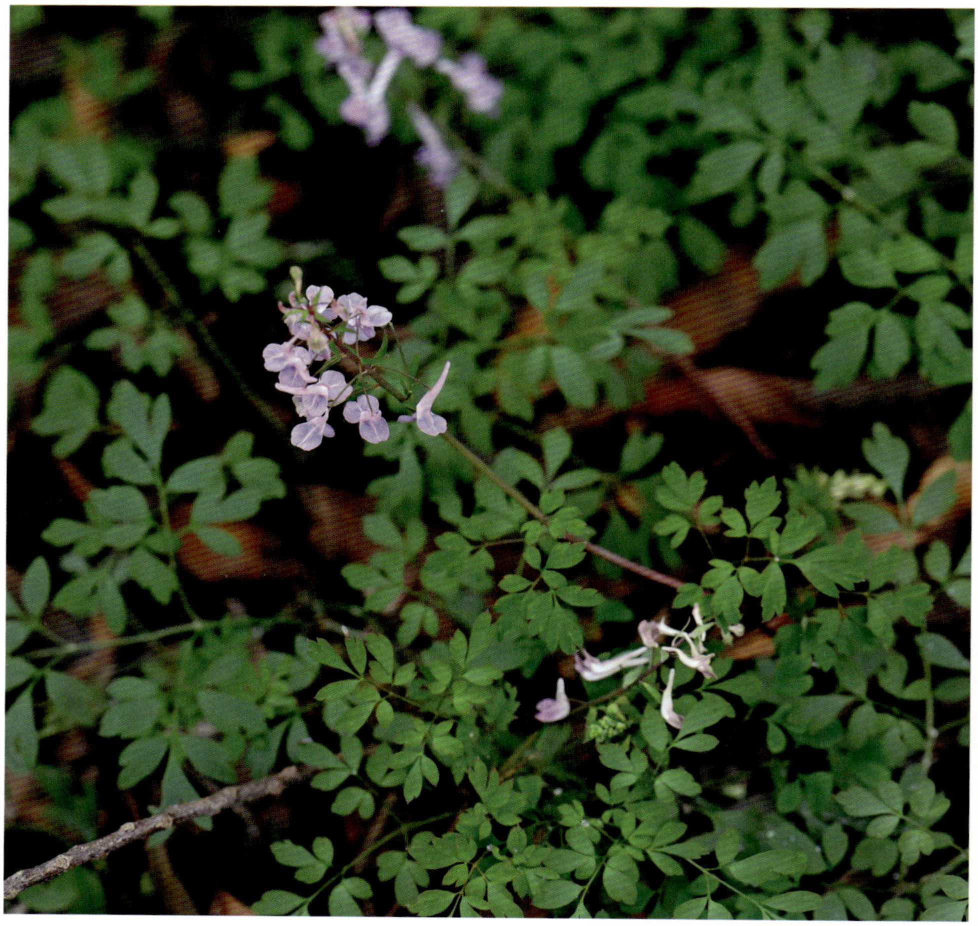

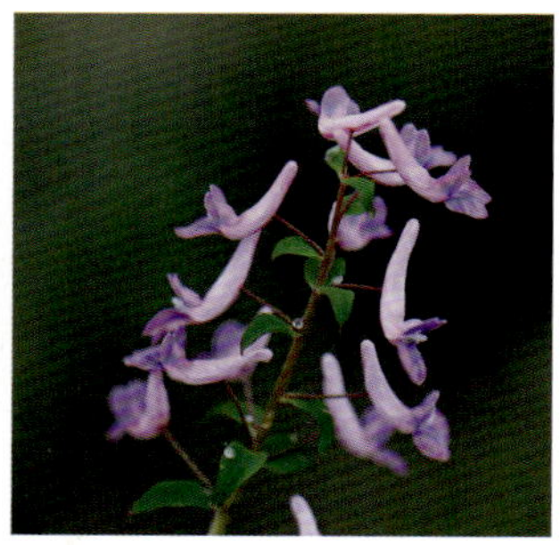

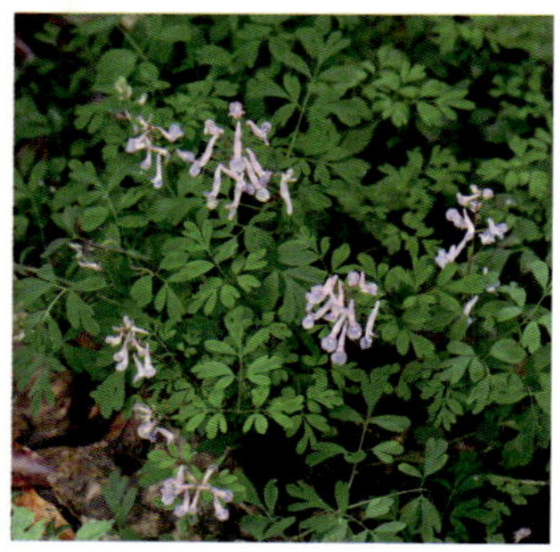

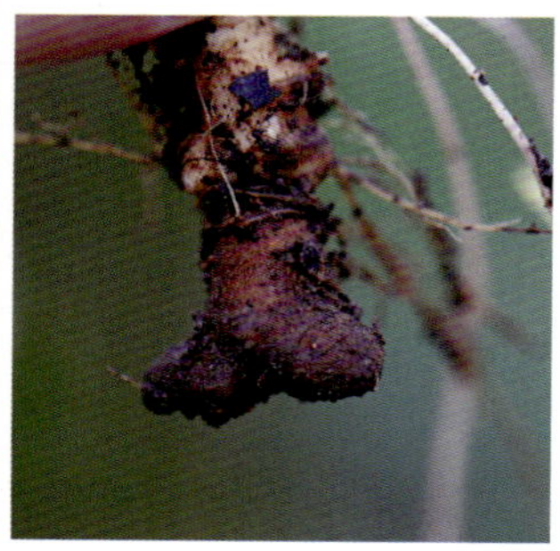

158. 黄　堇　*Corydalis pallida* (Thunb.) Pers.

分类位置　罂粟科 Papaveraceae 紫堇属 *Corydalis* DC.。

别　　名　黄花鸡距草，臭酸草，闷头花。

形态特征　灰绿色丛生草本，具主根。茎1至多条，发自基生叶腋，常上部分枝。基生叶莲座状，花期枯萎。茎生叶稍密集，二回羽状全裂，卵圆形至长圆形，三深裂，裂片顶端圆钝，近具短尖。总状花顶生和腋生，苞片披针形至长圆形。花黄色至淡黄色，粗大，平展。萼片近圆形，边缘具齿。外花瓣顶端勺状，具短尖。上花瓣的距约占花瓣全长的1/3；蜜腺体约占据长的2/3。内花瓣长具鸡冠状突起。雄蕊束披针形。子房线形；柱头具横向伸出的2臂，各枝顶端具3乳突。蒴果线形，念珠状，具1列种子。种子黑亮，表面密具圆锥状突起；种阜帽状，约包裹种子的1/2。

资源现状　生于山坡丘陵地或沟边潮湿地，全市山区零星分布。资源丰富，民间偶见使用全草治疗感冒等。

功效应用　全草：苦、涩，寒，有毒；清热解毒，消肿，杀虫；用于热毒痈肿，化脓性中耳炎，顽癣，目赤，腹痛，痢疾，痔等。

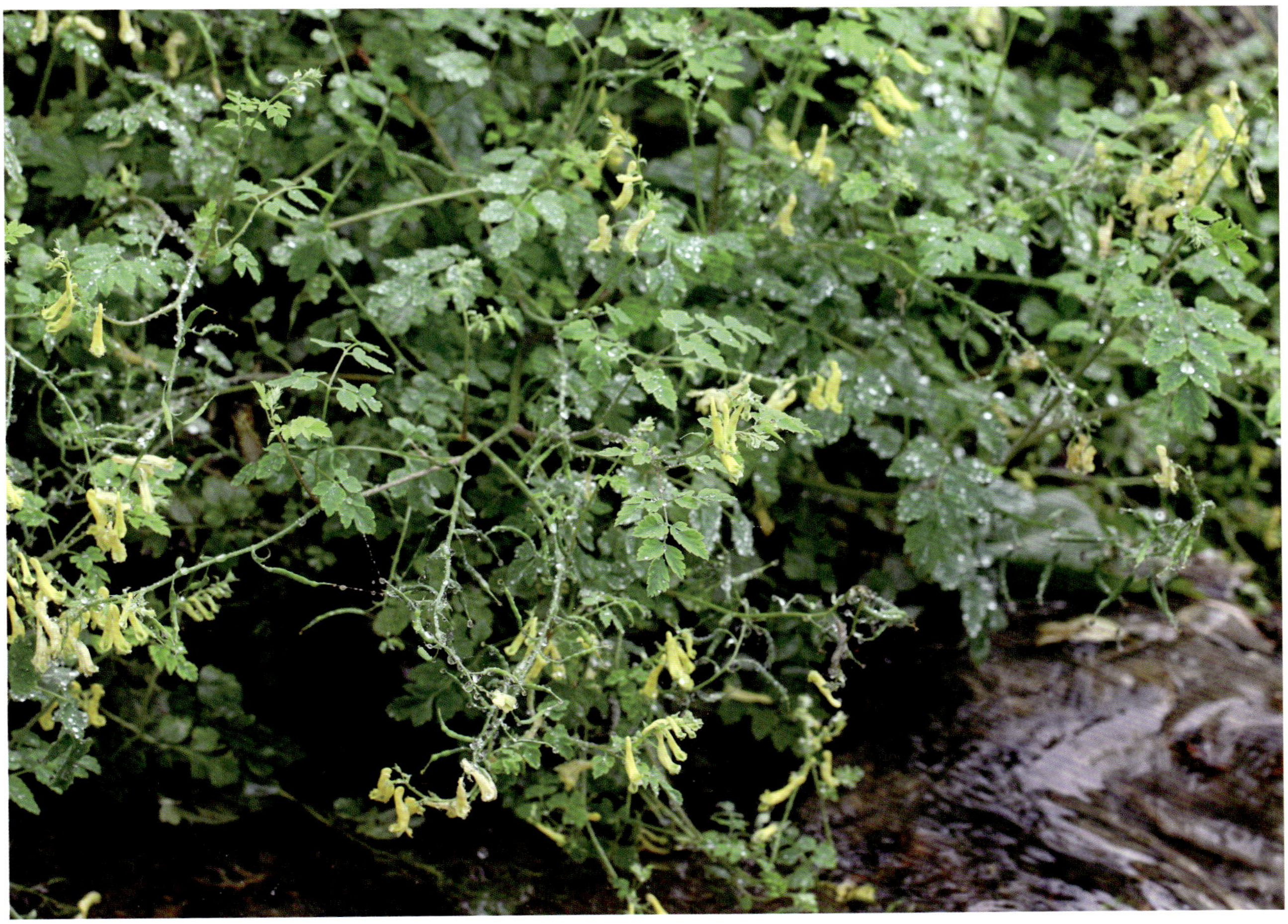

159. 地锦苗 *Corydalis sheareri* S. Moore

分类位置 罂粟科 Papaveraceae 紫堇属 *Corydalis* DC.。

别　　名 尖距紫堇，珠芽地锦苗。

形态特征 多年生草本。主根具多数纤维根，棕褐色；茎 1 ~ 2，上部具分枝。基生叶数枚，叶片轮廓三角形或卵状三角形，二回羽状全裂；茎生叶数枚，互生，与基生叶同形。总状花序生于茎及分枝先端，稀疏；苞片下部 3 ~ 5 深裂，中部者 3 浅裂，上部者狭倒卵形至倒披针形，全缘；萼片鳞片状，具缺刻状流苏；花瓣紫红色，花瓣片舟状卵形，背部具短鸡冠状突起，花瓣片近圆形，背部鸡冠状突起月牙形，边缘具不规则的齿裂，爪条形；花丝披针形，蜜腺体贯穿距的 2/5；蒴果狭圆柱形，种子近圆形，黑色，表面具多数乳突。花果期 3 ~ 6 月。

资源现状 生于海拔 400 ~ 1600m 的沟边或林边阴地，全市各地较常见。资源丰富，具有较好的观赏价值。

功效应用 带根全草：苦、微辛，寒，有小毒；消肿止痛，清热解毒，活血祛瘀；用于湿热胃痛，腹痛，目赤肿痛，泄泻，积年劳伤，跌扑损伤，偏瘫，痈肿疮毒，蛇虫咬伤等。

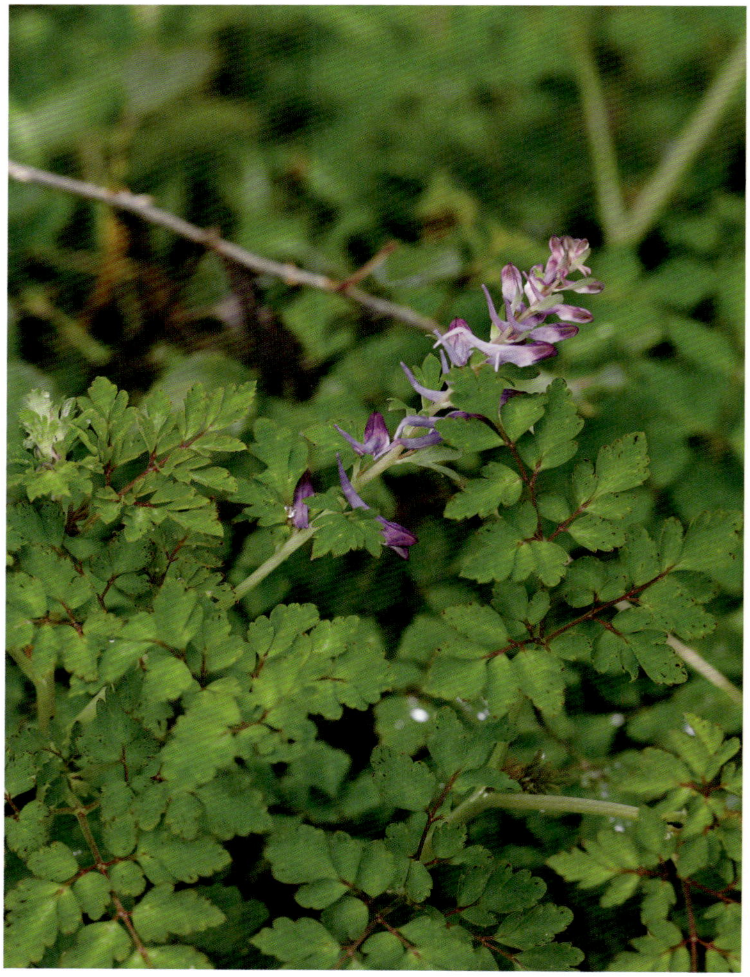
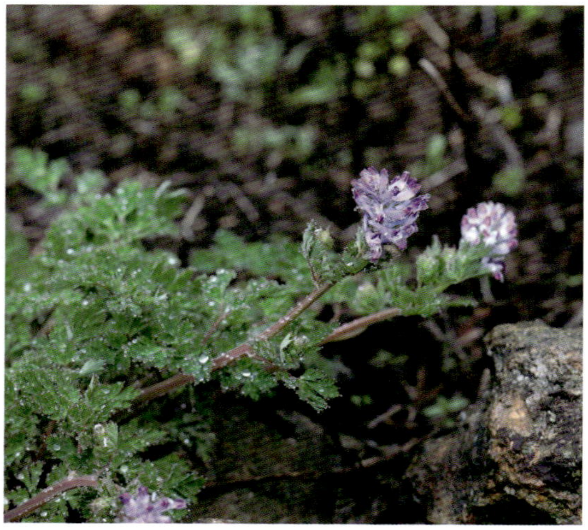
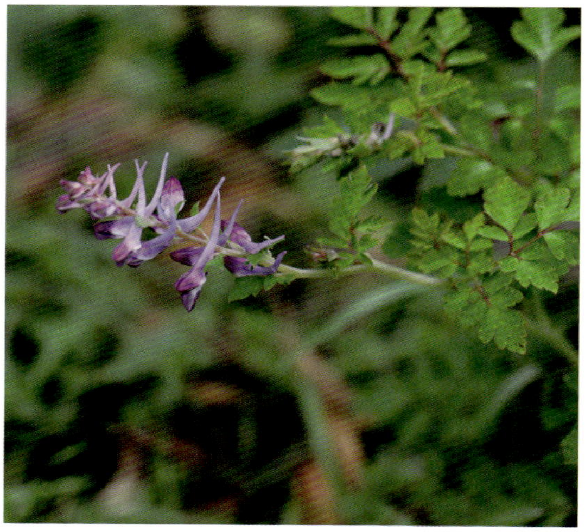

160. 血水草 *Eomecon chionantha* Hance

分类位置　罂粟科 Papaveraceae 血水草属 *Eomecon* Hance.。

别　　名　水黄莲，鸡爪莲，黄水草。

形态特征　多年生无毛草本，具红黄色液汁。根橙黄色，根茎匍匐。叶全部基生，叶片心形或心状肾形，稀心状箭形，先端渐尖或急尖，基部耳垂，边缘波状，掌状脉 5 ~ 7 条，网脉明显；叶柄条形或狭条形，带蓝灰色，基部略扩大成狭鞘。花葶灰绿色略带紫红色，排列成聚伞状伞房花序；苞片和小苞片卵状披针形，先端渐尖，边缘薄膜质；花梗直立；花芽卵珠形，长约 1cm，先端渐尖；萼片无毛；花瓣倒卵形，白色；花药黄色；子房卵形或狭卵形，无毛，花柱柱头 2 裂，下延于花柱上。蒴果狭椭圆形。花期 3 ~ 6 月，果期 6 ~ 10 月。

资源现状　生于林缘沟谷湿润地或林中阴湿地，分布于星村、岚谷、五夫等地。资源丰富，民间少量以根茎用于毒虫咬伤等，具有较好观赏价值。

功效应用　全草：苦，寒，小毒；清热利湿，消肿解毒；用于支气管炎，结膜炎，疔疮疖肿，毒蛇咬伤，跌扑损伤。

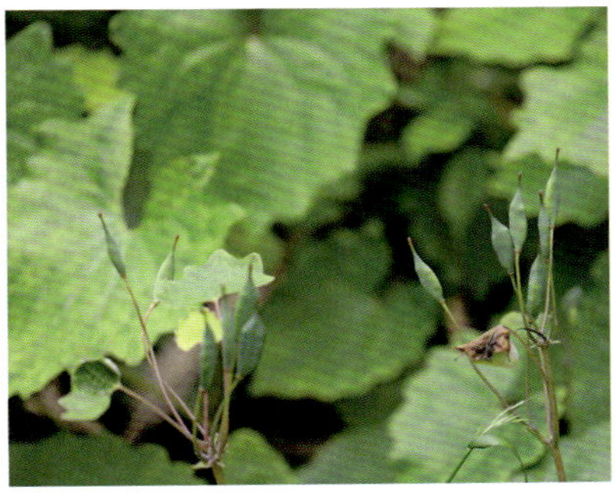

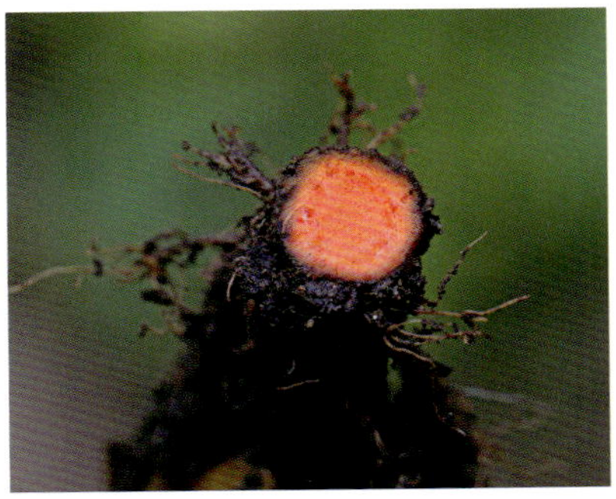

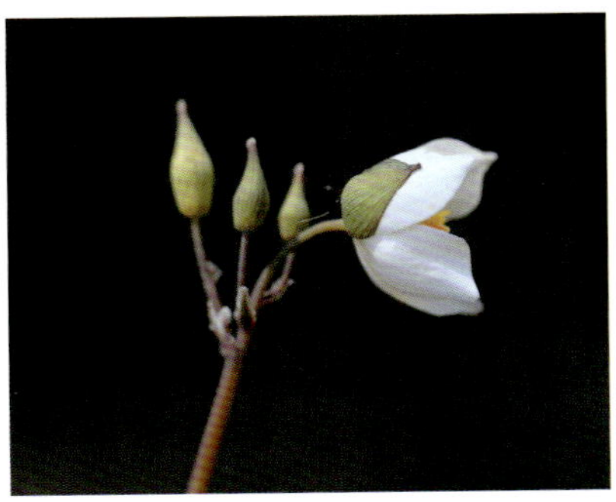

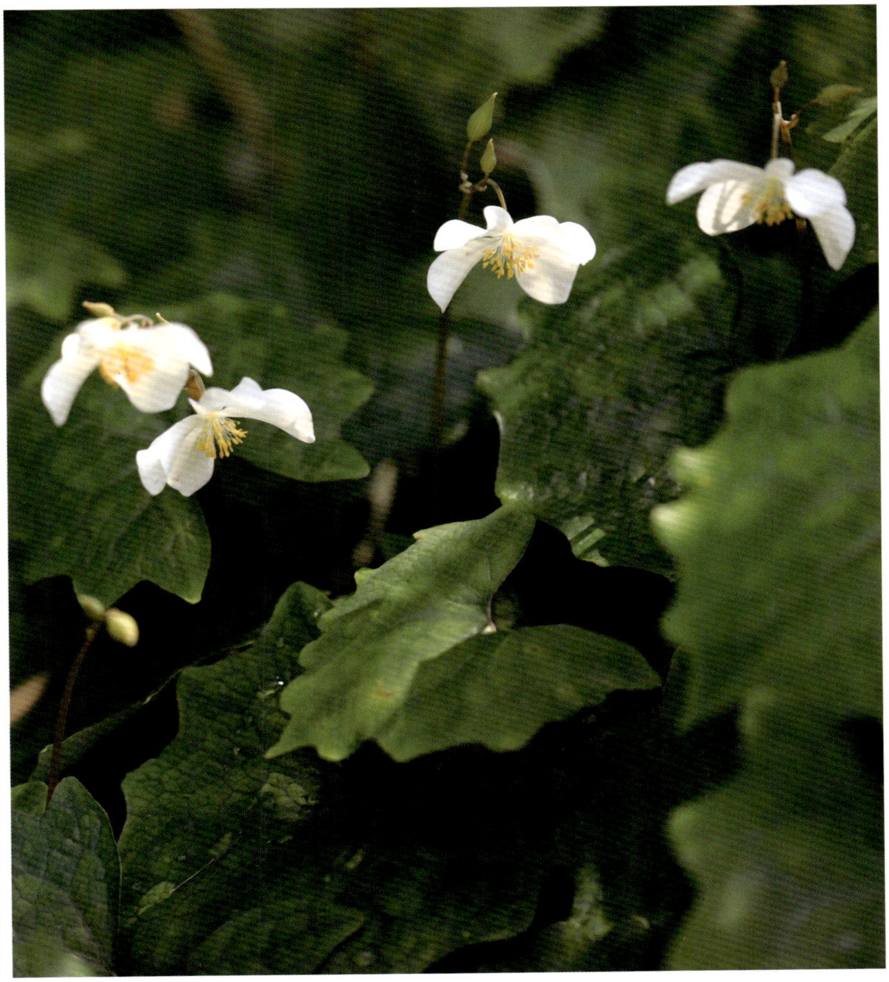

161. 博落回 *Macleaya cordata* (Willd.) R. Br.

分类位置 罂粟科 Papaveraceae 博落回属 *Macleaya* R. Br.。

别　　名 号筒杆，黄薄荷，喇叭筒。

形态特征 直立草本。基部木质化，具乳黄色浆汁。茎高 1～4m，绿色，光滑，多白粉，中空，上部多分枝。叶片宽卵形或近圆形，先端急尖、渐尖、钝或圆形，通常 7 或 9 深裂或浅裂，背面多白粉，被易脱落的细绒毛，基出脉通常 5，侧脉 2 对，细脉常呈淡红色；叶柄上面具浅沟槽。大型圆锥花序多花，顶生和腋生；苞片狭披针形。花芽棒状，长约 1cm；萼片倒卵状长圆形，舟状，黄白色；花瓣无；雄蕊 24～30，花丝与花丝等长；种子 4～6（～8）枚，卵珠形，生于缝线两侧，种皮具排成行的整齐的蜂窝状孔穴，有狭的种阜。花果期 6～11 月。

资源现状 生于海拔 150～1000m 的丘陵或山地林中、灌丛中或草丛中，也常见于路边，全市各地常见。资源丰富，民间少见药用。

功效应用 全草：苦、辛，寒，大毒；消肿杀虫；用于急性乳腺炎，蛇头疔，无名肿毒，癣，小腿溃疡，瘰疬，毒蛇咬伤等。

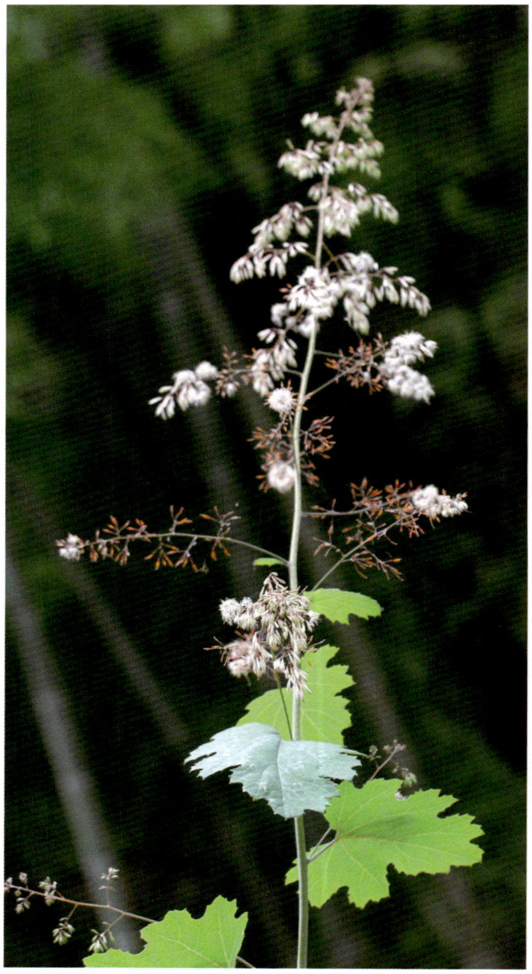
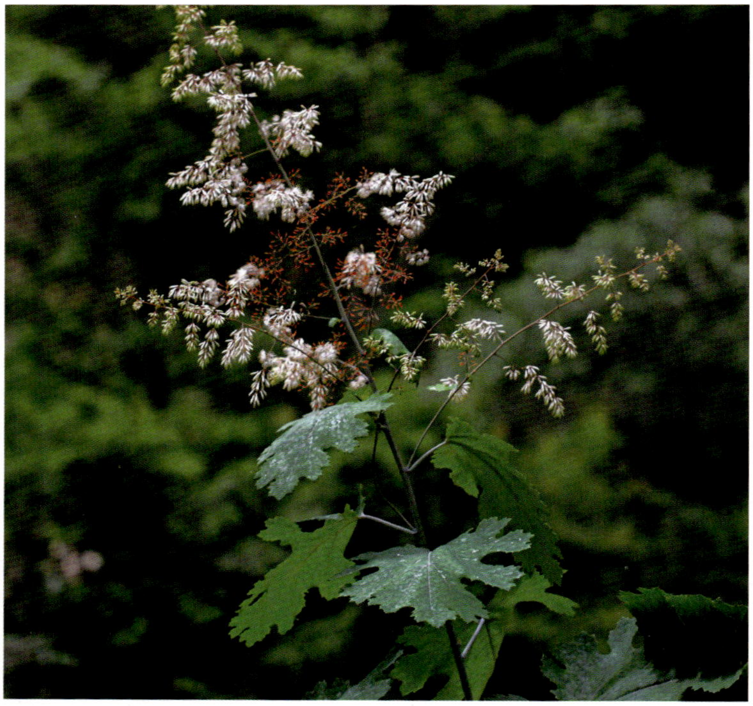
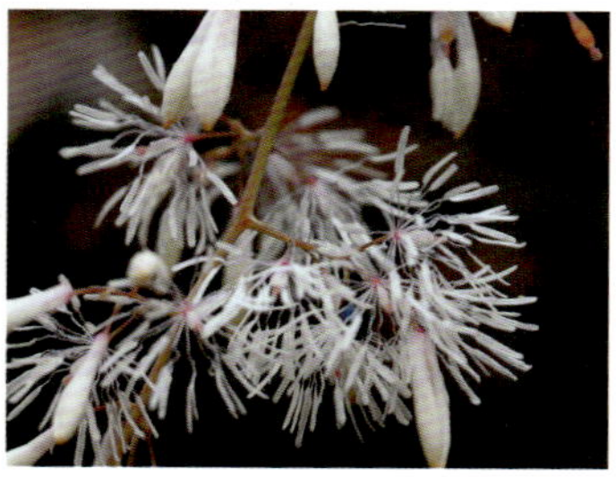
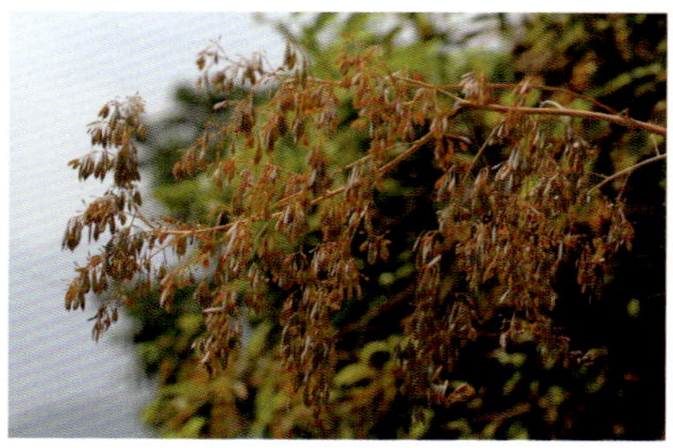

162. 木 通 *Akebia quinata* (Houtt.) Decne.

分类位置 木通科 Lardizabalaceae 木通属 *Akebia* Decne.。

别 名 五叶木通，八月扎，八月瓜，八月炸。

形态特征 落叶木质缠绕藤本。茎圆柱形，茎皮灰褐色，有小而凸起的圆形皮孔。掌状复叶互生或在短枝上的簇生，常有小叶 5 片，纸质，倒卵形或倒卵状椭圆形，具小凸尖，上面深绿色，下面青白色。伞房花序式的总状花序腋生，基部有雌花 1 ~ 2 朵，以上 4 ~ 10 朵为雄花；花略芳香。雄花萼片通常 3 或 4 片，淡紫色；雄蕊 6（7）。雌花萼片暗紫色；心皮 3 ~ 6（9）枚；退化雄蕊 6 ~ 9 枚。果孪生或单生，长圆形或椭圆形，熟时紫色；种子多数，卵状长圆形，略扁平，种皮褐色或黑色，有光泽。花期 4 ~ 5 月，果期 6 ~ 8 月。

资源现状 生于海拔 300 ~ 1500m 的向阳地或林缘灌丛中，全市各地较常见。资源量较少，民间少量以藤茎用于通乳或利尿等，果实可食用。

功效应用 根：苦，平；祛风除湿，活血行气，利尿，解毒；用于风湿痹痛，跌扑损伤，经闭，疝气，脘腹胀闷，小便不利，带下病，虫蛇咬伤等。**藤茎（木通）**：苦，寒；利尿通淋，清心除烦，通经下乳；用于淋证，水肿，心烦尿赤，口舌生疮，经闭乳少，湿热痹痛。**近成熟果实（预知子）**：微苦，平；疏肝和胃，活血止痛，软坚散结，利小便；用于肝胃气滞，脘腹胁肋胀痛，疝气疼痛，腰痛，经闭痛经，瘿瘤，瘰疬等。

注：同属植物三叶木通 *Akebia trifoliata* 和白木通 *Akebia trifoliata* subsp. *australis* 的藤茎和果实亦作为药用，功效相同，在全市山区较常见。

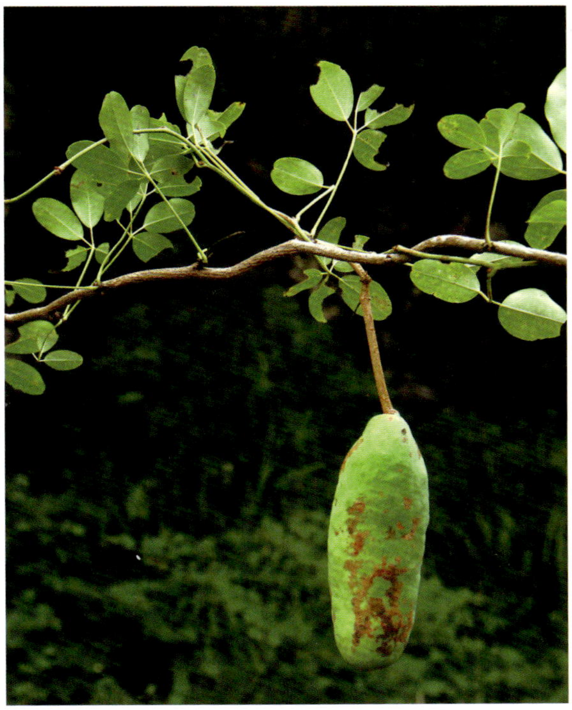 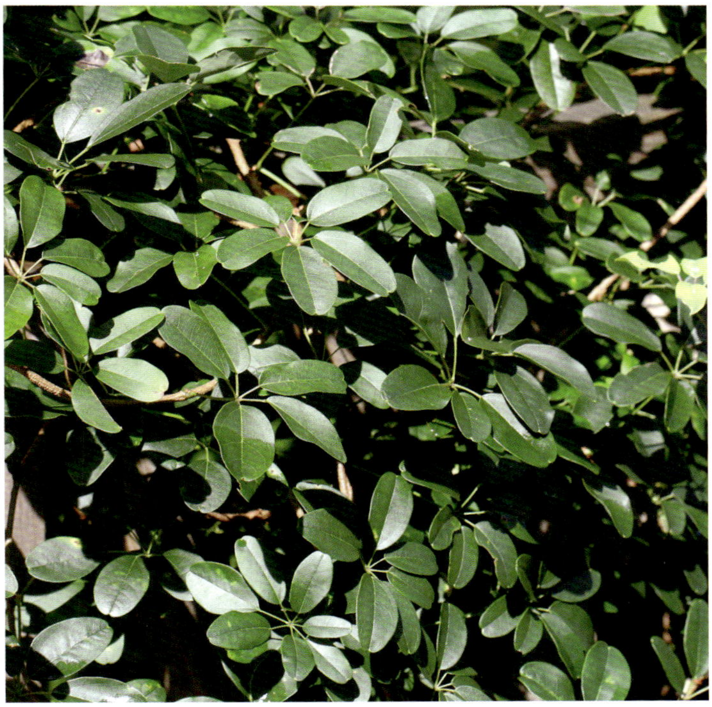

163. 大血藤 *Sargentodoxa cuneata* (Oliv.) Rehd. et E.H. Wils.

分类位置 木通科 Lardizabalaceae 大血藤属 *Sargentodoxa* Rehd. et E. H. Wilson.。

别　　名 红藤，血藤。

形态特征 落叶木质藤本，长达 10 余米。藤径粗达 9cm，无毛；当年枝条暗红色，老树皮有时纵裂。三出复叶或兼具单叶，稀全部单叶；叶柄长 3 ~ 12cm；小叶革质，顶生小叶近棱状倒卵圆形，基部渐狭成短柄，全缘，侧生小叶斜卵形，干时常红褐色，无小叶柄。总状花序，雄花与雌花同序或异序，同序时，雄花生于基部；苞片 1；萼片 6，花瓣状；花瓣 6，蜜腺性；雄蕊药隔先端略突出；雌蕊多数，螺旋状生于卵状突起的花托上，花柱线形，柱头斜。每一浆果近球形，黑蓝色。种子卵球形，基部截形；种皮黑色，光亮；种脐显著。花期 4 ~ 5 月，果期 6 ~ 9 月。

资源现状 多生于山谷疏林中或林缘溪旁灌丛中，全市各地常见。有一定资源量，民间常以藤茎用于祛风活血等，市场流通较多，资源部分来自外地。

功效应用 **藤茎（大血藤）**：苦，平；清热解毒，活血，祛风止痛；用于肠痈腹痛，热毒疮疡，经闭，痛经，跌扑肿痛，风湿痹痛等。

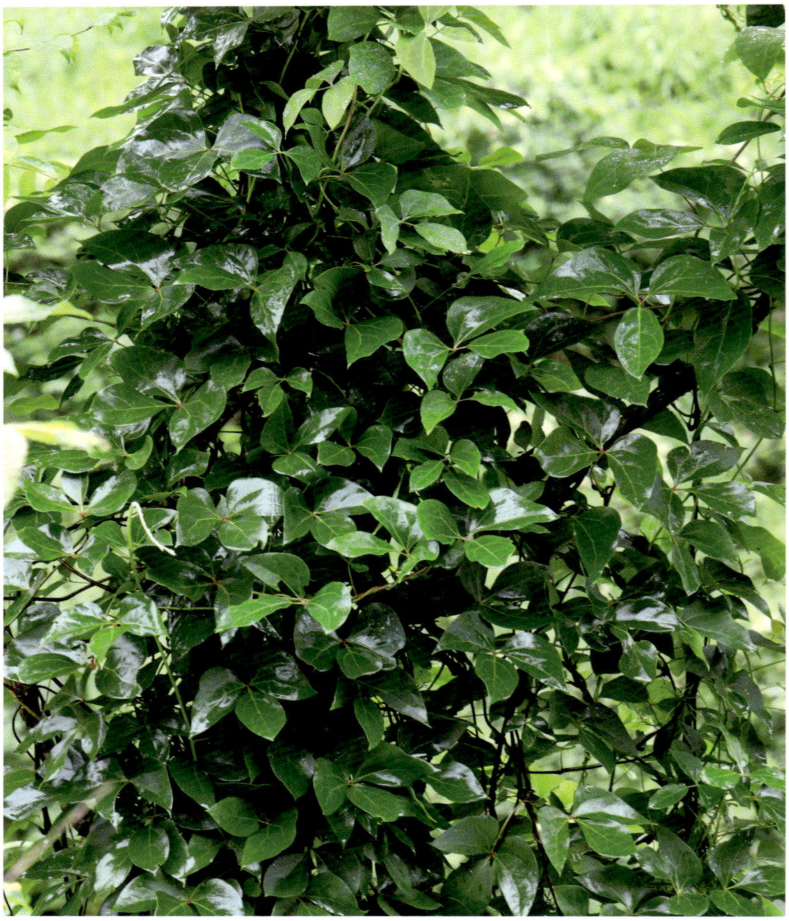

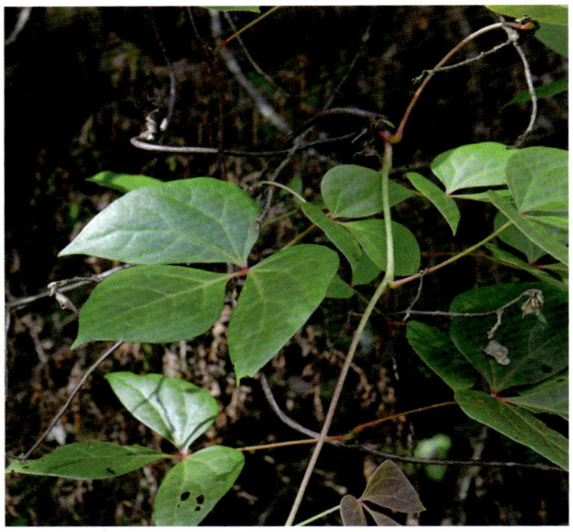

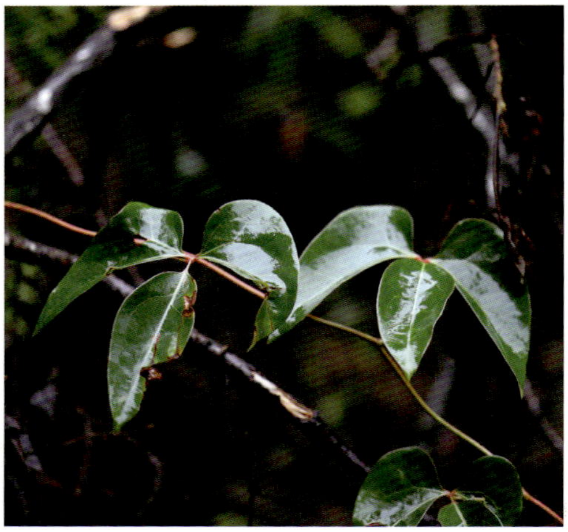

164. 野木瓜 *Stauntonia chinensis* DC.

分类位置 木通科 Lardizabalaceae 野木瓜属 *Stauntonia* DC.。

别　　名 七叶莲，那藤。

形态特征 木质藤本。茎绿色，具线纹，老茎皮厚，浅灰褐色，纵裂。掌状复叶有小叶 5 ~ 7 片；小叶革质，长圆形、椭圆形或长圆状披针形，边缘略加厚，上面有光泽；侧脉和网脉明显凸起。花雌雄同株，常 3 ~ 4 朵组成伞房花序式的总状花序；总花梗基部具大苞片；苞片和小苞片线状披针形。雄花萼片外淡黄色或乳白色，内紫红色；蜜腺状花瓣 6 枚，舌状，顶端稍呈紫红色；花丝合生为管状，退化心皮小。雌花萼片稍大；柱头头状。果长圆形；种子近三角形，种皮深褐色至近黑色，有光泽。花期 3 ~ 4 月，果期 6 ~ 10 月。

资源现状 生于海拔 500 ~ 1300m 的溪边沟谷林缘或灌丛中，全市各地较常见。资源丰富，民间有少量应用，多以根用于祛风止痛，果可食用。

功效应用 **带叶茎枝（野木瓜）**：微苦，平；祛风止痛，舒筋活络；用于风湿痹痛，腰腿疼痛，头痛，牙痛，痛经，跌打伤痛。果：酸、甘，平；敛肠益胃；用于急性胃肠炎等。

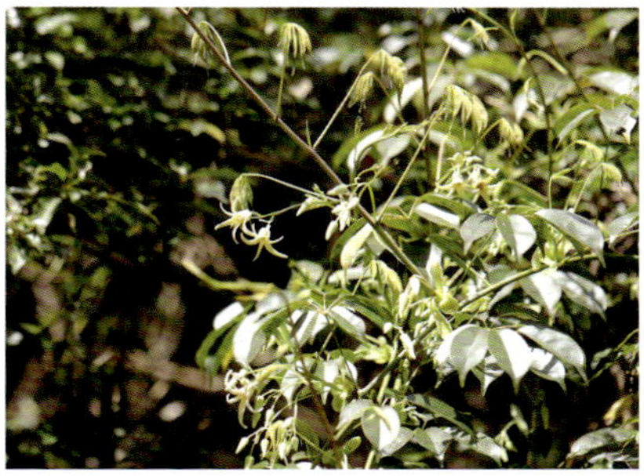

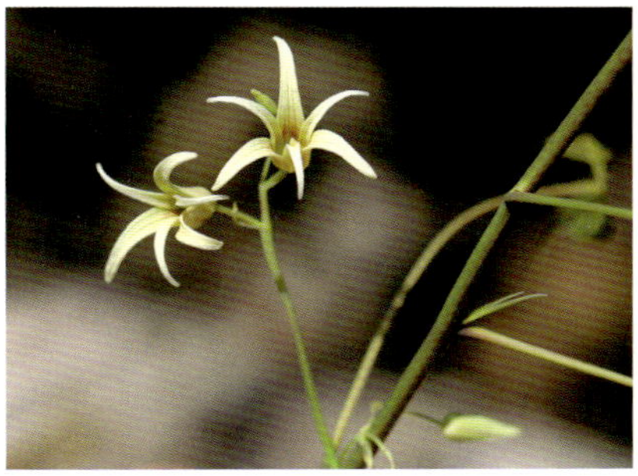

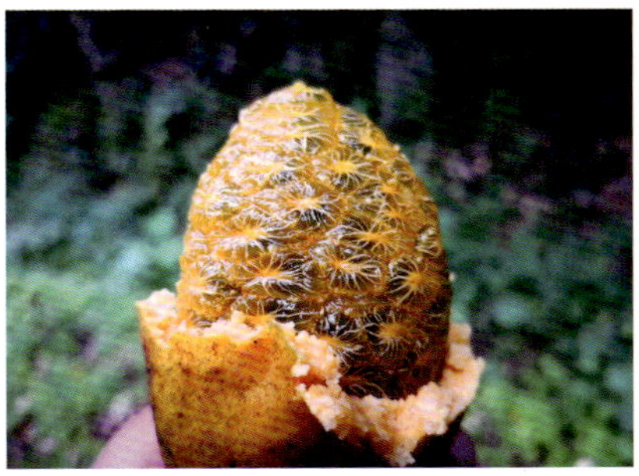

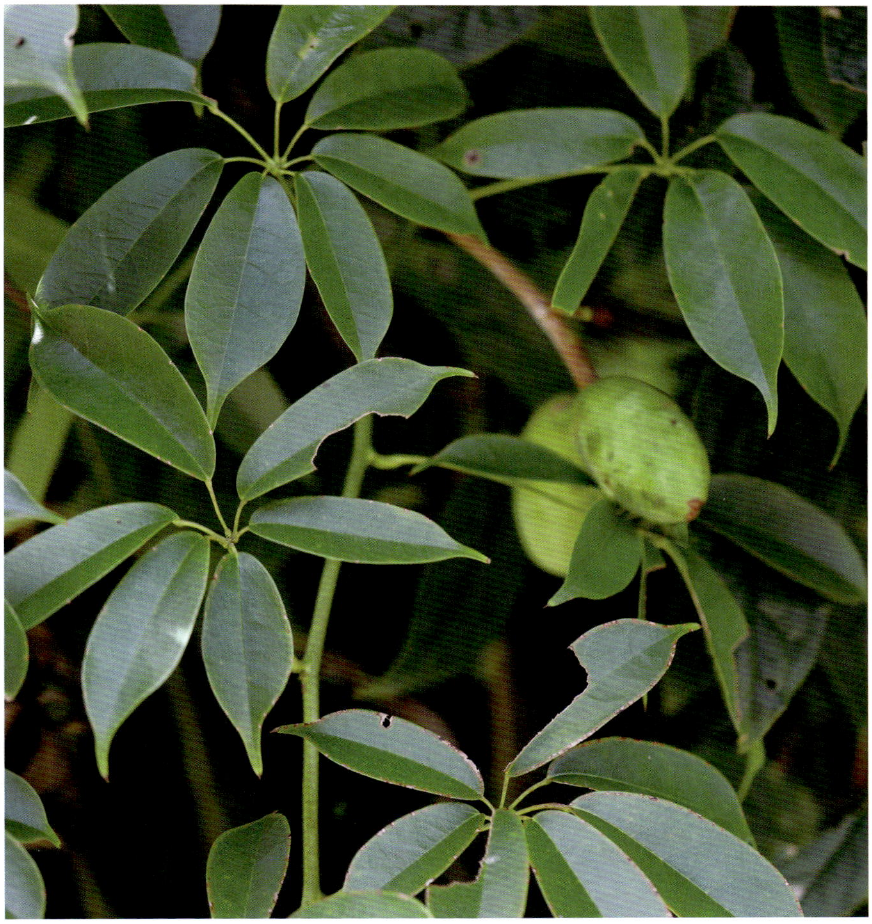

165. 豪猪刺 *Berberis julianae* Schneid.

分类位置 小檗科 Berberidaceae 小檗属 *Berberis* L.。

别　　名 三棵针，土黄连。

形态特征 常绿灌木，高 1 ~ 3m。老枝黄褐色或灰褐色，幼枝淡黄色，具条棱和稀疏黑色疣点；茎刺粗壮，三分叉，腹面具槽。叶革质，椭圆形、披针形或倒披针形，长 3 ~ 10cm，基部楔形，上面深绿色，中脉凹陷，背面淡绿色，中脉隆起，侧脉微隆起或不显，叶缘平展，每边具刺齿。花 10 ~ 25 朵簇生；花黄色；小苞片卵形；萼片 2 轮，外萼片卵形，内萼片长圆状椭圆形；花瓣长圆状椭圆形，先端缺裂，基部缢缩呈爪，具 2 枚长圆形腺体；胚珠单生。浆果长圆形，蓝黑色，顶端具明显宿存花柱，被白粉。花期 3 月，果期 5 ~ 11 月。

资源现状 生于近山顶草坡或林缘灌丛中，分布于星村等地。有一定的资源量，但生长缓慢，民间常以根用于肠炎痢疾等。

功效应用 根或茎叶（土黄连）：苦，寒；清热解毒，杀虫，止泻；用于痢疾，泄泻，风火眼痛，疮疡脓肿；外用于跌扑损伤。

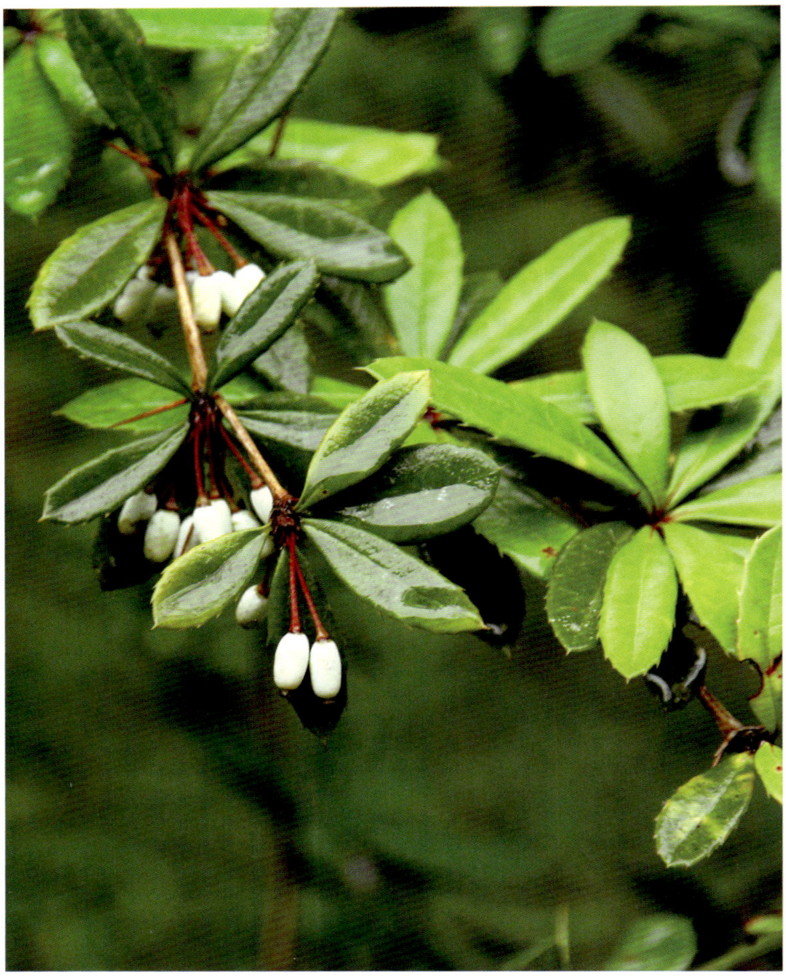

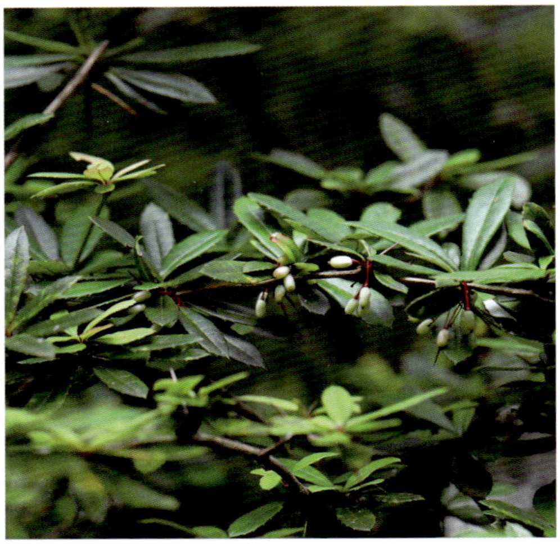

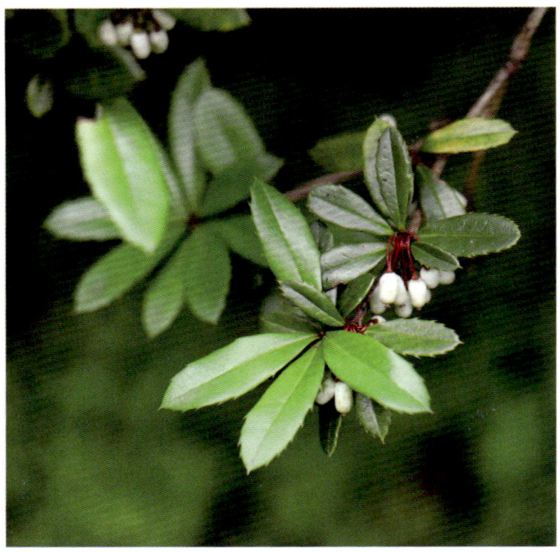

166. 六角莲　*Dysosma pleiantha* (Hance) Woodson

分类位置　小檗科 Berberidaceae 鬼臼属 *Dysosma* Woodson。

别　　名　八角金盘，八角莲，山荷叶，独脚莲。

形态特征　多年生草本，植株高 20 ~ 60cm。根状茎粗壮，横走，呈圆形结节，多须根；茎直立，单生，顶端生二叶，无毛。叶近革质，对生，盾状，轮廓近圆形，5 ~ 9 浅裂，裂片宽三角状卵形，先端急尖，上面暗绿色，常有光泽，背面淡黄绿色，两面无毛，边缘具细刺齿；叶柄具纵条棱，无毛。花紫红色；萼片 6，椭圆状长圆形或卵状长圆形，早落；花瓣 6 ~ 9，紫红色，倒卵状长圆形；雄蕊 6，常镰状弯曲；花丝扁平，药隔先端延伸；子房长圆形，柱头头状，胚珠多数。浆果倒卵状长圆形或椭圆形，熟时紫黑色。花期 3 ~ 6 月，果期 7 ~ 9 月。

资源现状　生于海拔 500 ~ 1500m 山谷或山坡林下阴湿地，全市零星分布，偶见栽植。资源量较小，易危种，为国家二级保护野生植物，民间常自栽自用，与八角莲等同药用。

功效应用　根茎（八角莲）：苦、微辛，凉，小毒；祛风散结，清热解毒；用于哮喘，胆囊炎，胆石症，小儿惊风，癫痫，无名肿毒，背痈溃破，蛇伤，颈部淋巴结结核，瘿瘤。

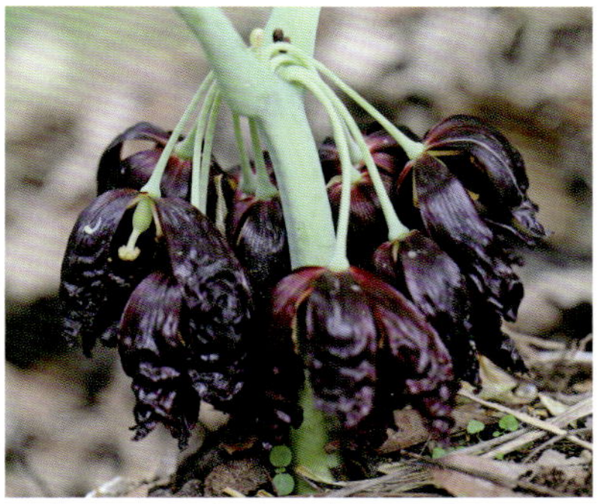
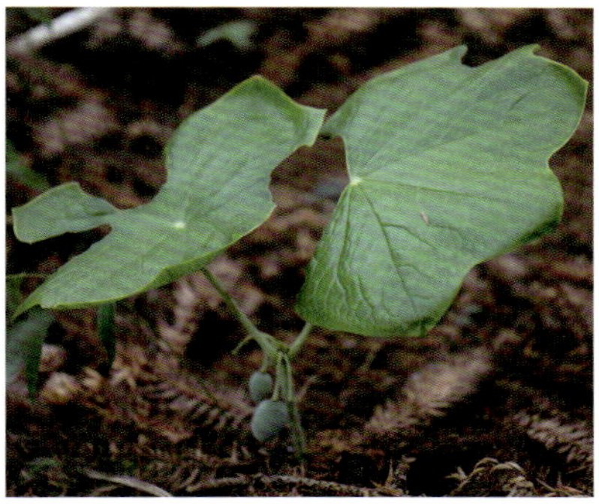
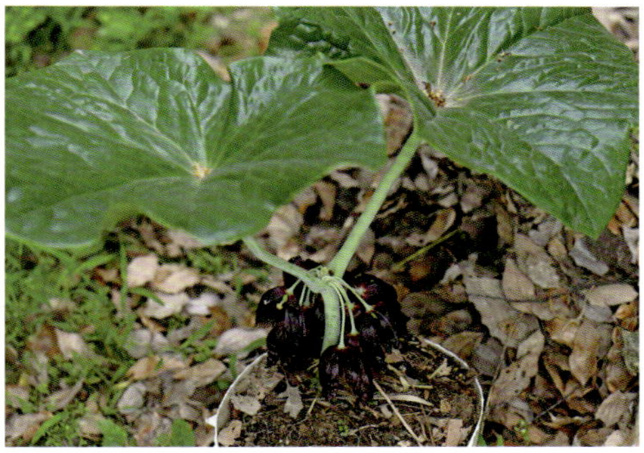
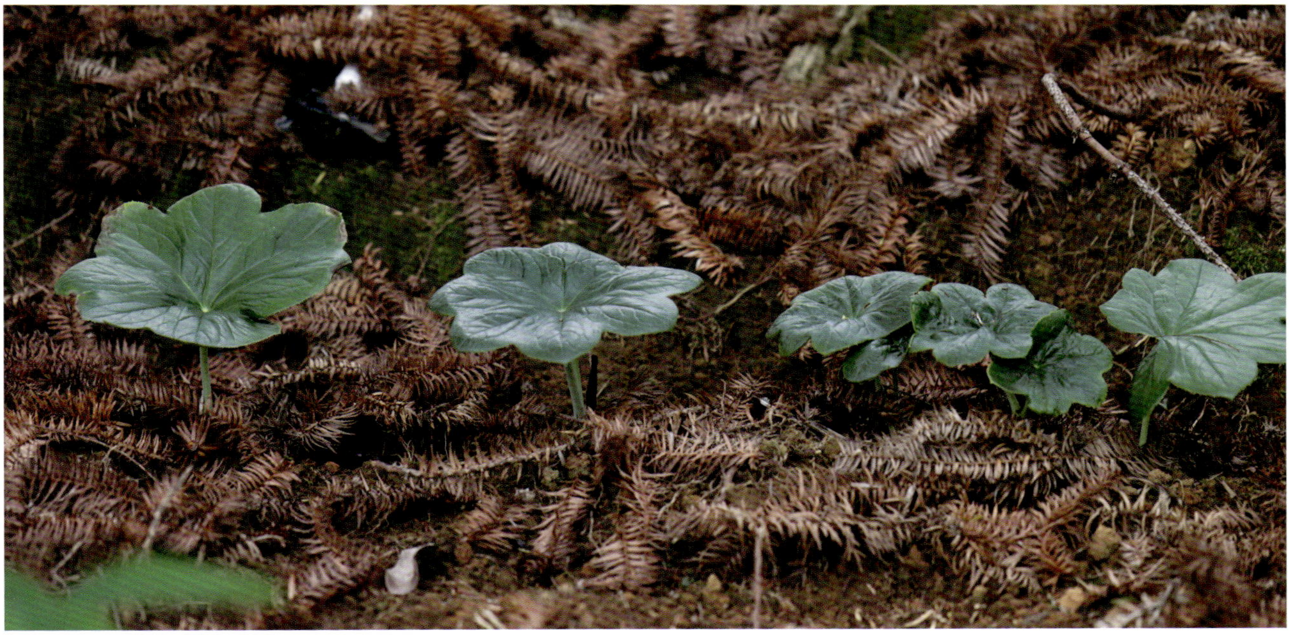

167. 八角莲 *Dysosma versipellis* (Hance) M. Cheng ex Ying

分类位置 小檗科 Berberidaceae 鬼臼属 *Dysosma* Woodson。

别　名 江边一碗水，八角金盘，八卦莲，独脚莲，独角莲。

形态特征 多年生草本，植株高 40 ~ 150cm。根状茎粗壮，横生，多须根；茎直立，不分枝，无毛，淡绿色。茎生叶 2 枚，薄纸质，互生，盾状，近圆形，掌状浅裂，先端锐尖，不分裂，上面无毛，背面被柔毛，边缘具细齿；花梗纤细、下弯、被柔毛；花深红色，5 ~ 8 朵簇生于离叶基部不远处下垂；萼片 6，长圆状椭圆形，先端急尖，外面被短柔毛，内面无毛；花瓣 6，勺状倒卵形，无毛；花丝短于花药，药隔先端急尖，无毛；子房椭圆形，无毛，花柱短，柱头盾状。浆果椭圆形。种子多数。花期 3 ~ 6 月，果期 5 ~ 9 月。

资源现状 生于海拔 500 ~ 1500m 的山谷林下肥沃地或阴湿地，分布于岚谷、星村等地。资源量一般，易危种，国家二级保护野生植物，民间常栽于房前屋后自用，主要用于毒虫咬伤或无名肿毒等。

功效应用 根茎（八角莲）：苦、微辛，凉，小毒；祛风散结，清热解毒；用于哮喘，胆囊炎，胆石症，小儿惊风，癫痫，无名肿毒，背痈溃破，蛇伤，颈部淋巴结结核，瘿瘤。

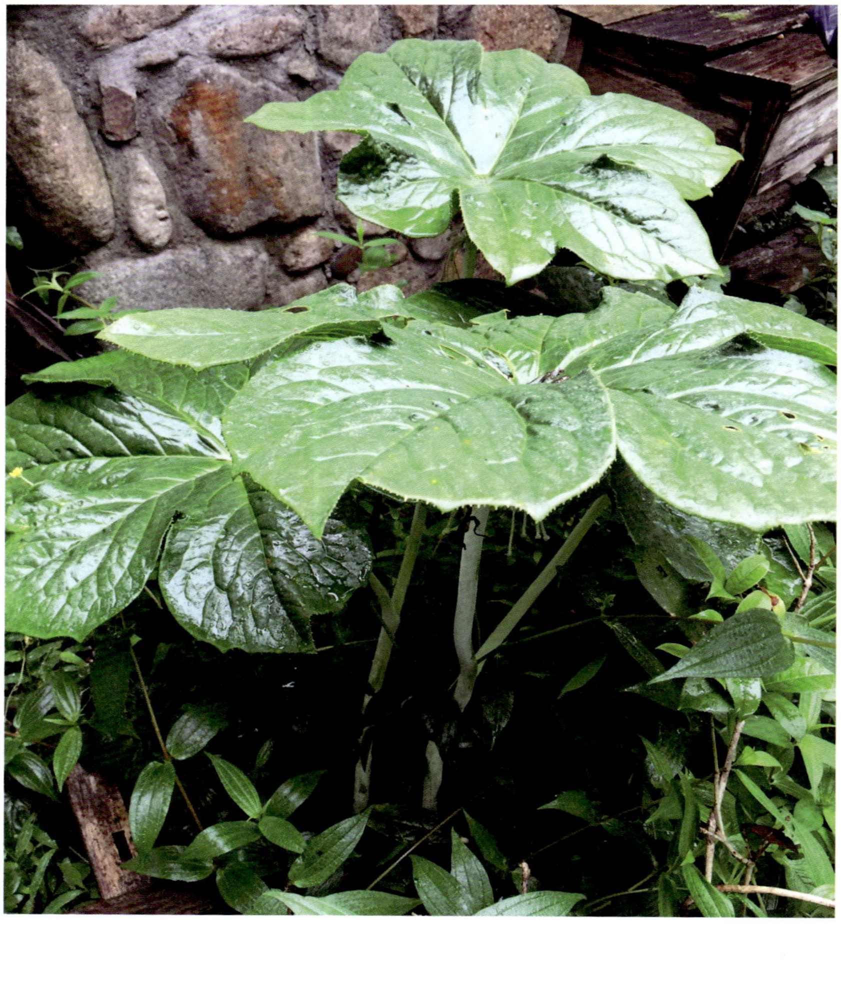
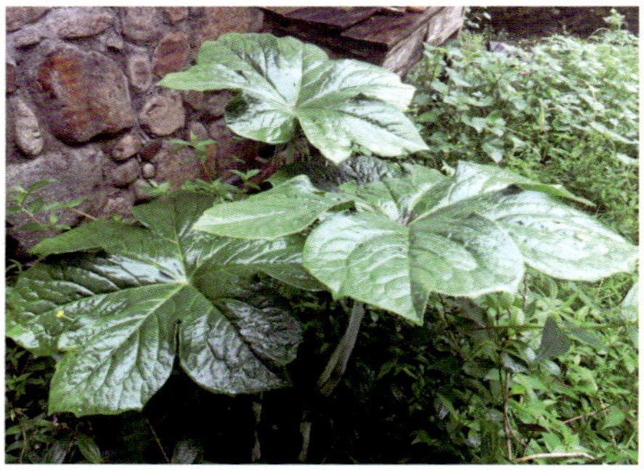
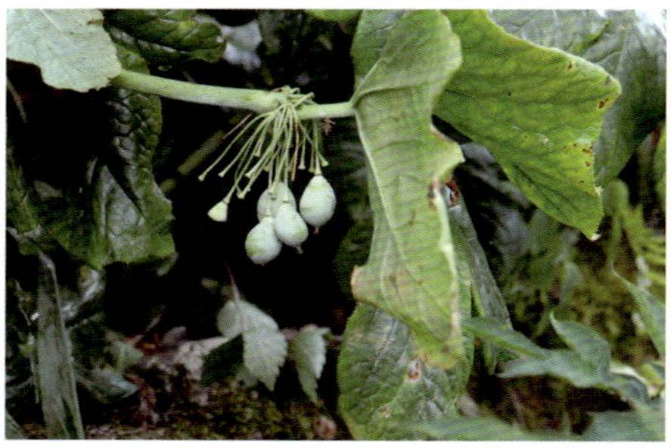
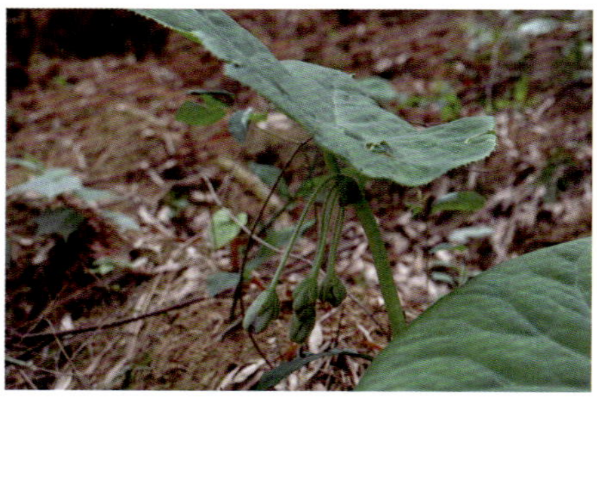

168. 三枝九叶草　*Epimedium sagittatum* (Siebold et Zucc.) Maxim.

分类位置　小檗科 Berberidaceae 淫羊藿属 *Epimedium* L.。

别　　名　箭叶淫羊藿，淫羊藿，羊合叶，乏力草，仙灵脾。

形态特征　多年生草本，植株高 30 ~ 70cm。根状茎粗短，节结状，质硬，多须根。一回三出复叶基生和茎生，小叶 3 枚；小叶革质，卵形至卵状披针形，叶大小变化大，上面无毛，背面疏被粗短伏毛或无毛，叶缘具刺齿；花茎具 2 枚对生叶。圆锥花序，具 200 朵花，通常无毛；花梗无毛；花较小，白色；萼片 2 轮，外萼片 4 枚，先端钝圆，具紫色斑点，内萼片卵状三角形，先端急尖，白色；花瓣囊状，淡棕黄色，先端钝圆；雄蕊长 3 ~ 5mm，花药长 2 ~ 3mm；雌蕊长约 3mm，花柱长于子房。蓇果可见花柱宿存。花期 4 ~ 5 月，果期 5 ~ 7 月。

资源现状　生于海拔 200m 以上山坡草丛、林下、灌丛、水沟边或岩边石缝中，全市各地零星分布。资源量较少，民间常以根茎（仙灵脾）或叶用于阳痿等，采挖过度，市场资源大部分来自外地，宜开展栽培或保护。

功效应用　**叶（淫羊藿）**：辛、甘，温；壮肾阳，强筋骨，祛风湿；用于肾阳虚衰，阳痿遗精，筋骨痿软，风湿痹痛，麻木拘挛。

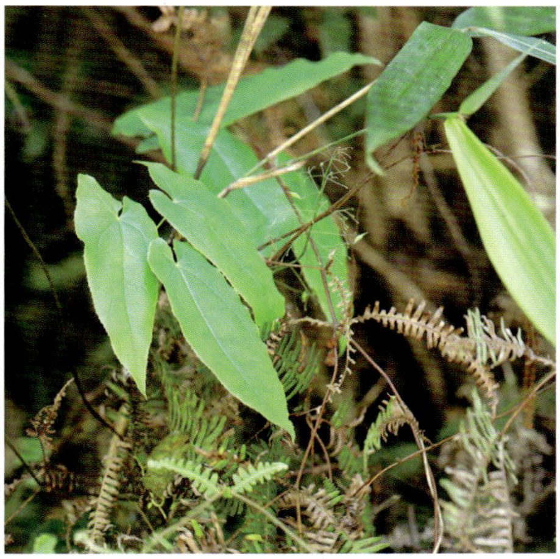

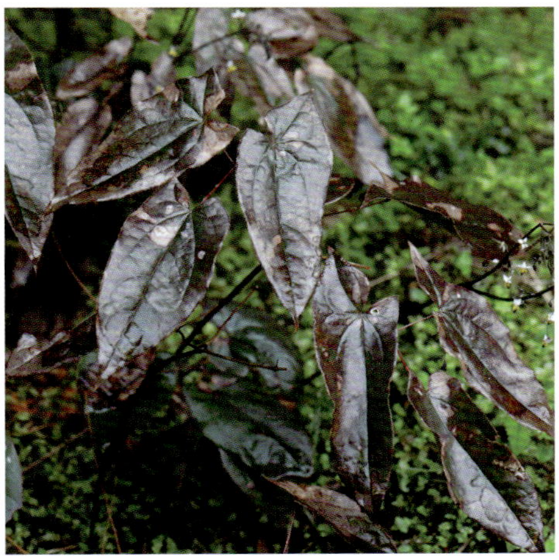

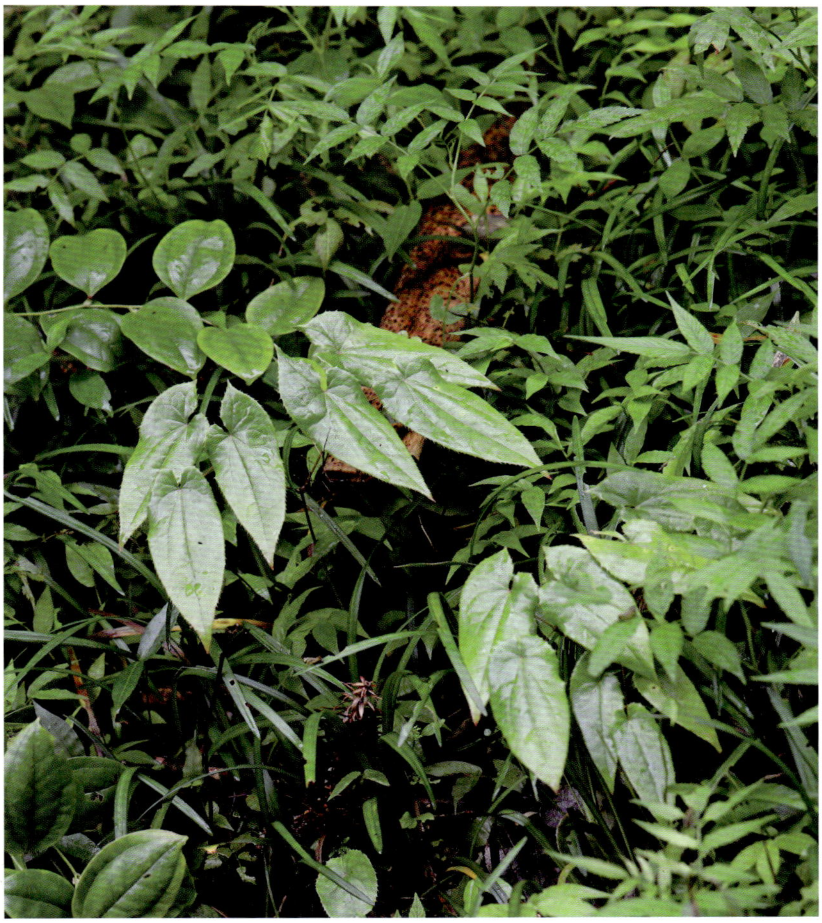

169. 阔叶十大功劳 *Mahonia bealei* (Fortune) Carr.

分类位置 小檗科 Berberidaceae 十大功劳属 *Mahonia* Nutt.。

别　　名 土黄柏，八角刺，功劳木。

形态特征 灌木或小乔木，高 0.5～4（～8）m。叶狭倒卵形至长圆形，上面暗灰绿色，背面被白霜，两面叶脉不显；小叶厚革质，硬直，自叶下部往上小叶渐次变长而狭，基部阔楔形或圆形，偏斜，有时心形，边缘每边具 2～6 粗锯齿，先端具硬尖。总状花序直立，通常 3～9 个簇生；芽鳞卵形至卵状披针形；花黄色；花瓣倒卵状椭圆形，基部腺体明显，先端微缺；子房长圆状卵形，花柱短，胚珠 3～4 枚。浆果卵形，深蓝色，被白粉。花期 9 月至翌年 1 月，果期 3～5 月。

资源现状 附生于海拔 500～2000m 的山谷林下阴湿地或林缘路旁灌丛中，全市各地零星分布，偶见种植。资源量较小，偶见房前屋后自种自用，民间常以茎木或根用于咽喉肿痛或痢疾等。

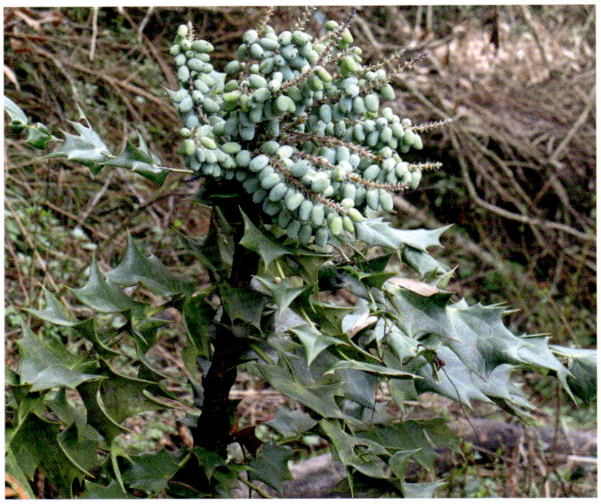

功效应用 根（土黄柏）：苦，寒；清热，燥湿，消肿，解毒；用于湿热痢疾，腹泻，黄疸，肺痨咯血，咽喉痛，目赤肿痛，疮疡，湿疹等。**茎（功劳木）**：苦，寒；清热燥湿，泻火解毒；用于湿热泻痢，黄疸，尿赤，目赤肿痛，胃火牙痛，疮疖痈肿。叶（功劳叶）：用于骨蒸潮热，头晕耳鸣，目赤等。

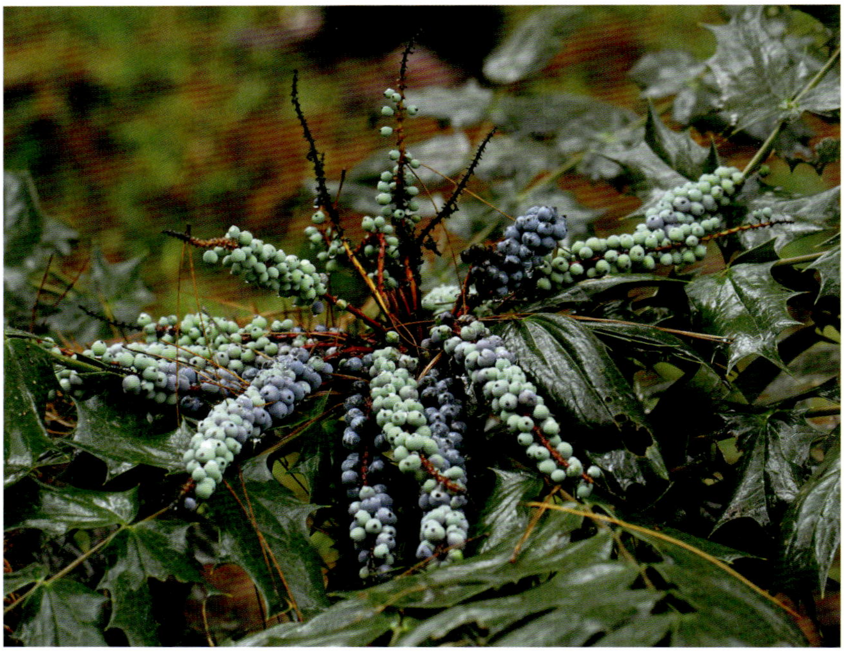

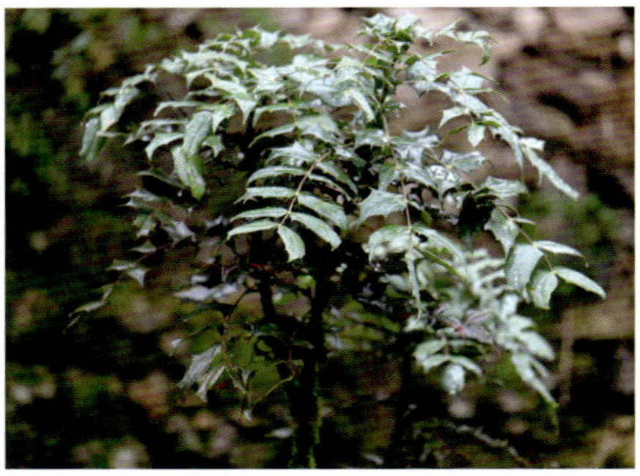

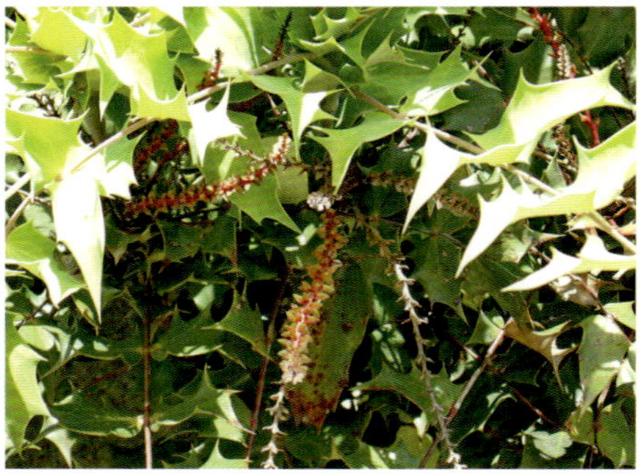

170. 单叶铁线莲 *Clematis henryi* Oliv.

分类位置 毛茛科 Ranunculaceae 铁线莲属 *Clematis* L.。

别　　名 雪里开，地雷根。

形态特征 木质藤本。主根下部膨大成瘤状或地瓜状，表面淡褐色，内部白色。单叶；叶片卵状披针形，基部浅心形，具刺头状的浅齿，两面无毛或背面仅叶脉幼时被紧贴绒毛，基出弧形中脉 3 ~ 5（~ 7）条，侧脉网状在两面均能见；叶柄幼时被毛。聚伞花序腋生，有 1（2 ~ 5）花，花序梗与叶柄近于等长，下部有 2 ~ 4 对线状苞片，交叉对生；花钟状；萼片 4，白色或淡黄色，被绒毛，平行脉纹显著；雄蕊花药长椭圆形，花丝线形，具 1 脉，两边有长柔毛；花柱被绢状毛。瘦果狭卵形，被短柔毛。花期 11 ~ 12 月，果期翌年 3 ~ 4 月。

资源现状 生于山谷、溪边阴湿坡地，林下或灌丛中，分布于岚谷、星村、洋庄等地。资源量一般，民间应用较多，多以根磨水用于小儿惊风或鹅口疮等。

功效应用 根（雪里开）：苦、辛，凉；化痰镇痉，清热解毒；用于咽喉肿痛，急、慢性支气管炎，小儿惊风，蛇伤等。

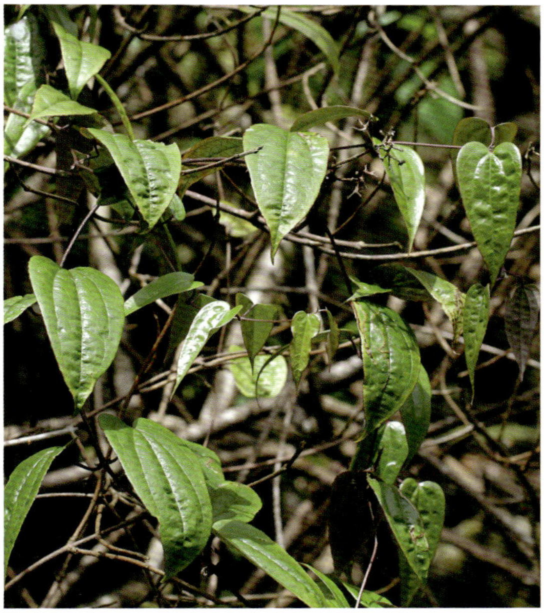
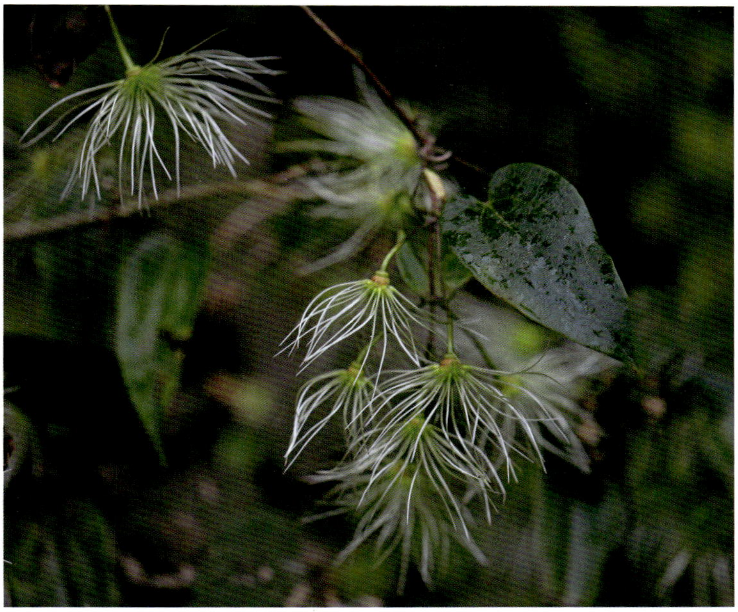
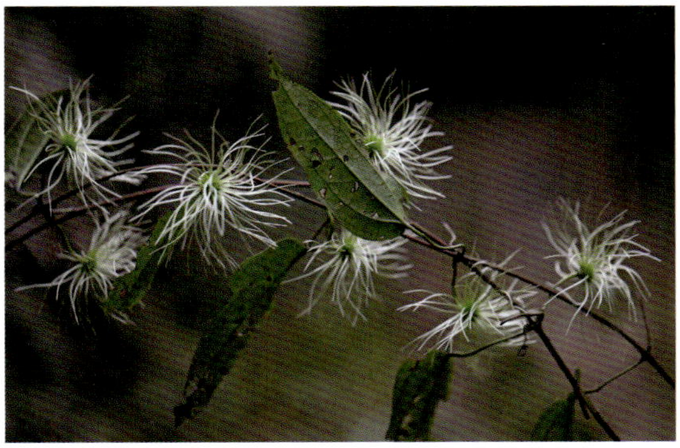
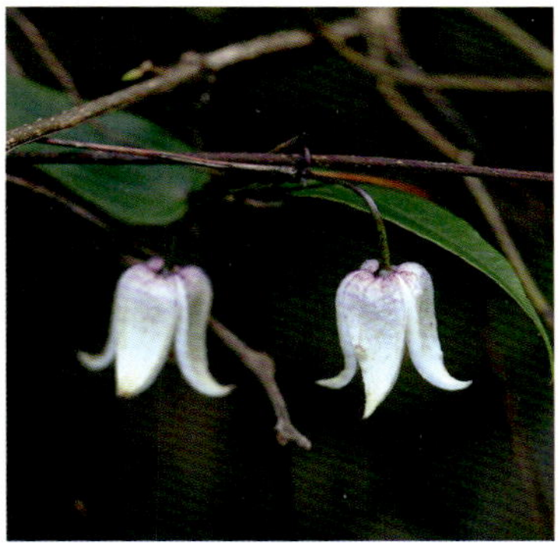
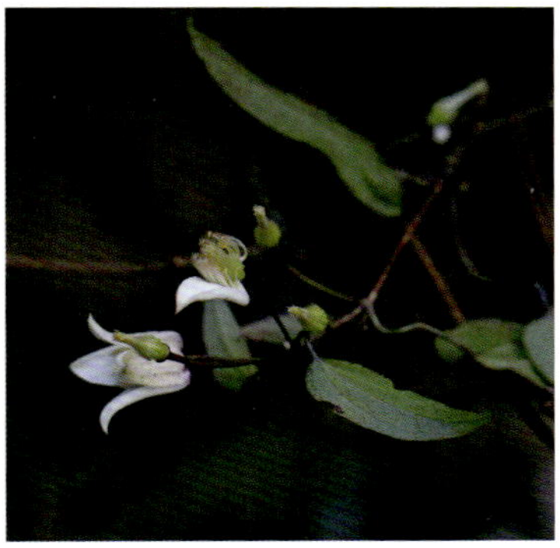

171. 还亮草 *Delphinium anthriscifolium* Hance

分类位置 毛茛科 Ranunculaceae 翠雀属 *Delphinium* L.。

别　　名 鱼灯苏。

形态特征 茎高（12～）30～78cm，无毛或上部疏被反曲的短柔毛，等距地生叶，分枝。二至三回近羽状复叶或为三出复叶，有较长柄或短柄，近基部叶在开花时常枯萎；叶片菱状卵形或三角状卵形，羽片2～4对，对生，稀互生，下部羽片有细柄，末回裂片狭卵形或披针形，表面疏被短柔毛。总状花序（1～）2～15花；轴和花梗被反曲的短柔毛；苞片叶状；萼片堇色或紫色，矩钻形或圆锥状钻形；花瓣紫色，无毛；退化雄蕊与萼片同色，无毛，瓣片斧形，二深裂；雄蕊无毛；心皮3。蓇葖果。种子扁球形，上部有螺旋状生长的横膜翅，下部约5条同心的横膜翅。3～5月开花。

资源现状 生于海拔200～1200m的丘陵、低山的山坡草丛或溪边草地，全市各地较常见。资源较丰富，可作为观赏或绿化植物栽培。

功效应用 全草：辛，温，有毒；祛风通络，理气止痛；用于风湿关节痛，痈，癣等。

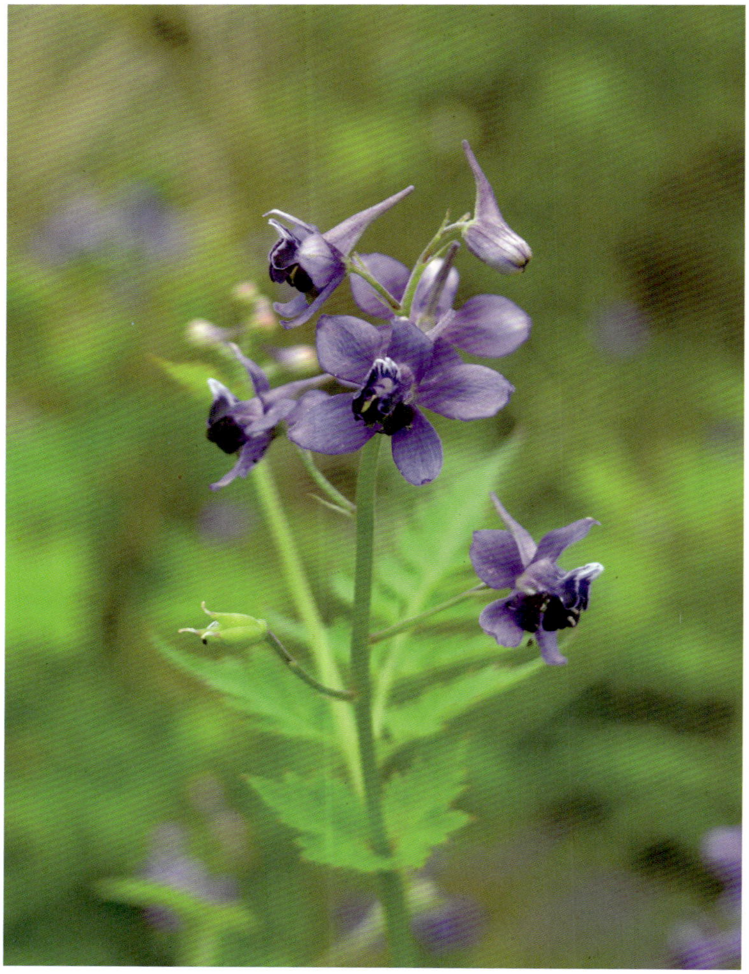

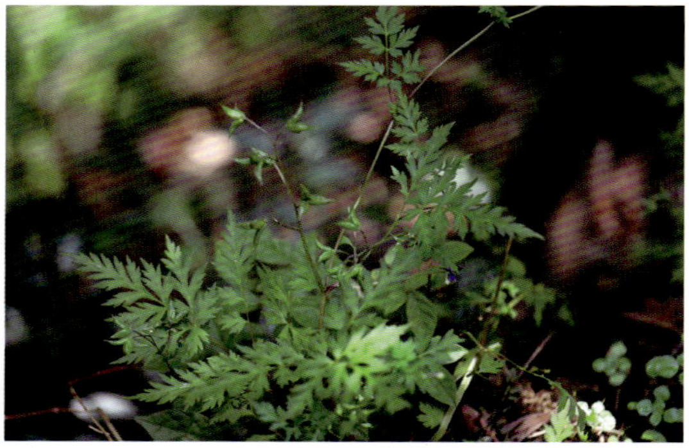

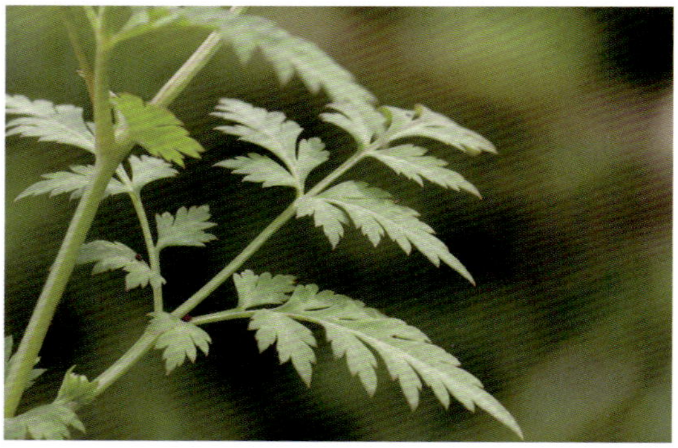

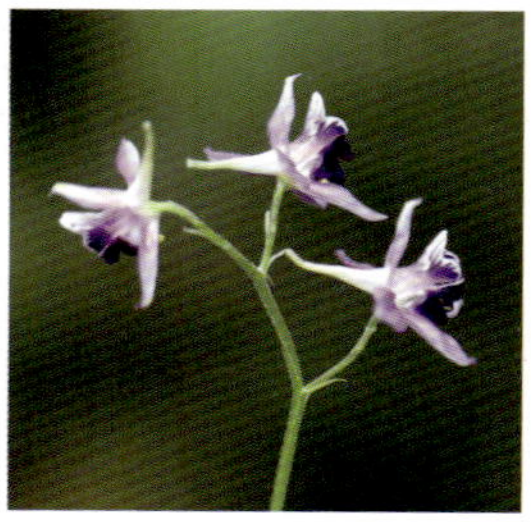

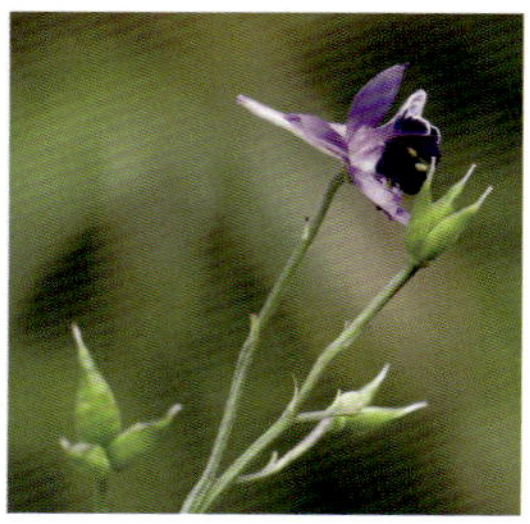

172. 毛 茛 ***Ranunculus japonicus* Thunb.**

分类位置 毛茛科 Ranunculaceae 毛茛属 *Ranunculus* L.。

别　　名 水芹菜，太足迹，五虎草。

形态特征 多年生草本。须根多数簇生。茎直立，高 30 ~ 70cm，中空，有槽，具分枝，生开展或贴伏的柔毛。基生叶多数；叶片圆心形或五角形，常 3 深裂，中裂片 3 浅裂，边缘有粗齿或缺刻，侧裂片不等地 2 裂，两面贴生柔毛；叶柄长达 15cm，生开展柔毛。下部叶与基生叶相似，3 深裂；最上部叶线形，全缘，无柄。聚伞花序有多数花，疏散；花梗贴生柔毛；萼片椭圆形，生白柔毛；花瓣 5，倒卵状圆形，基部有爪和蜜槽鳞片。聚合果近球形；瘦果扁平，无毛，喙短直或外弯。花果期 4 ~ 9 月。

资源现状 生于沟边、林缘路边等湿地，全市各地常见。资源丰富，民间少量以全草捣烂外用于拔毒或拔伤等。

功效应用 全草：辛，温，有毒；通经活络，散结拔毒；用于眼翳，结膜炎，疟疾，慢性气管炎等。

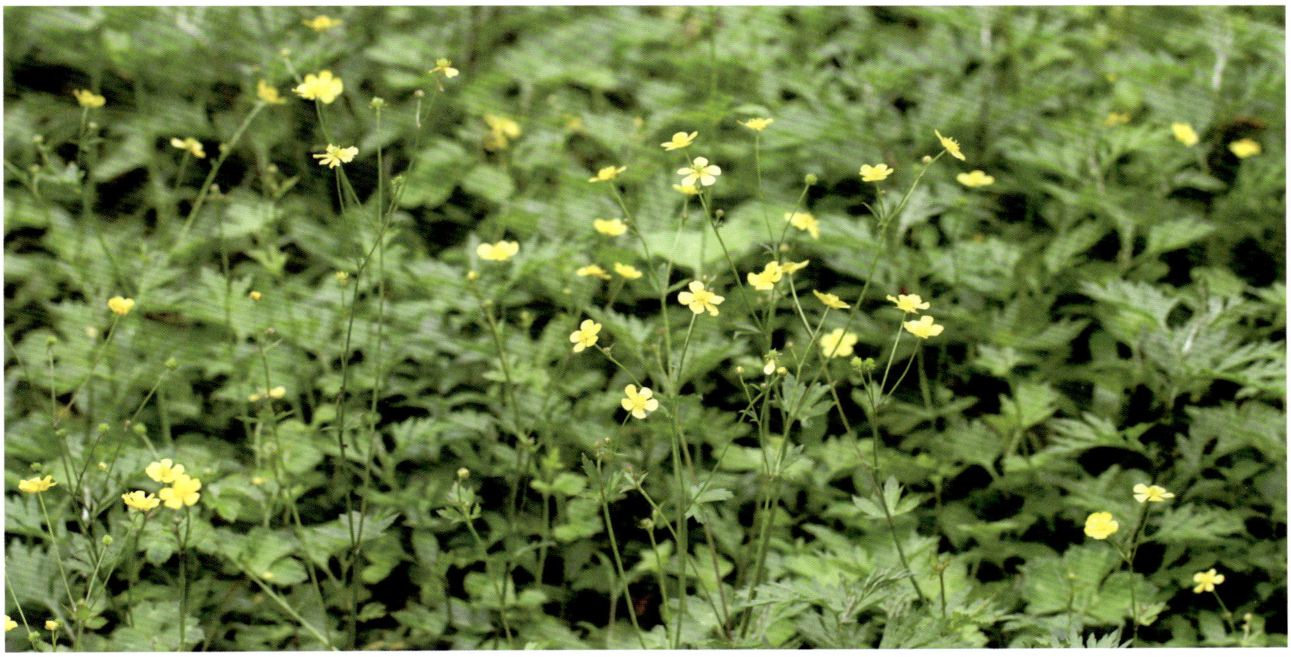

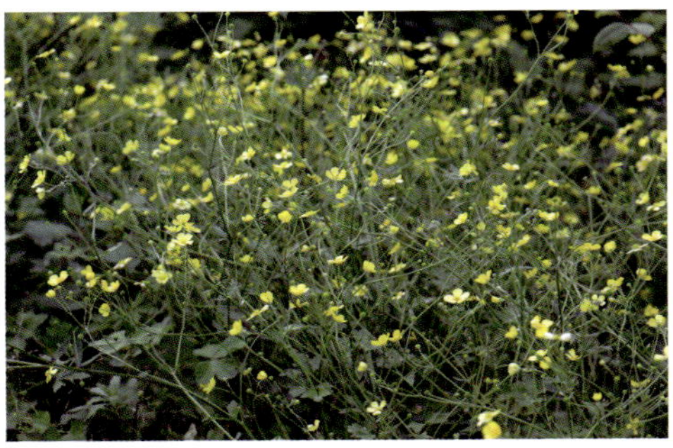

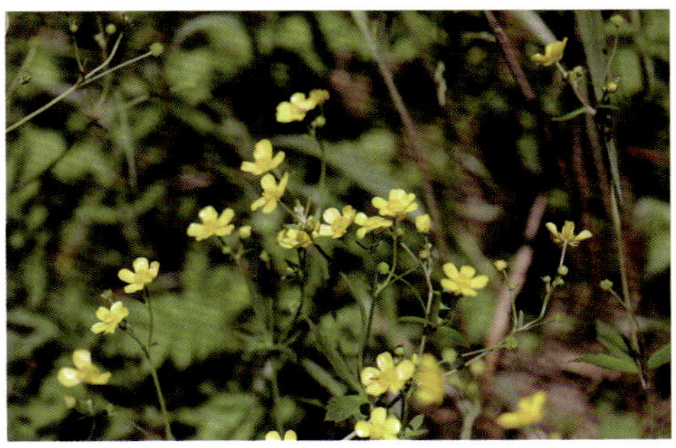

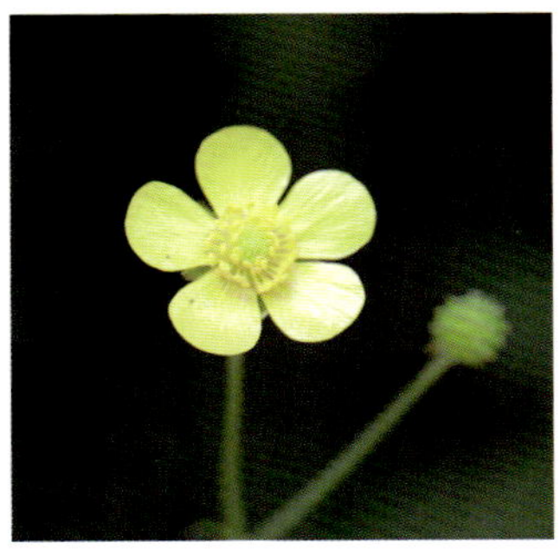

173. 天　葵 *Semiaquilegia adoxoides* (DC.) Makino

分类位置　毛茛科 Ranunculaceae 天葵属 *Semiaquilegia* Makino.。

别　　名　卖无踪，千年老鼠屎，紫背天葵。

形态特征　块根长 1 ~ 2cm，外皮棕黑色。茎 1 ~ 5 条，被稀疏的白色柔毛，分歧。基生叶多数，掌状三出复叶；小叶扇状菱形或倒卵状菱形，三深裂，两面均无毛；叶柄基部扩大呈鞘状。茎生叶与基生叶相似。花小；苞片倒披针形至倒卵圆形，不裂或三深裂；花梗纤细，被伸展的白色短柔毛；萼片白色，常带淡紫色，狭椭圆形；花瓣匙形，基部呈囊状；雄蕊退化雄蕊约 2 枚，白膜质；心皮无毛。蓇葖卵状长椭圆形，表面具凸起的横向脉纹，种子卵状椭圆形，褐色至黑褐色，表面有许多小瘤状突起。花期 3 ~ 4 月，果期 4 ~ 5 月。

资源现状　生于海拔 1000m 以下的溪谷、山坡、路旁的阴湿地上，全市各地较常见。资源量一般，民间常以块根用于疔疖痈肿等。

功效应用　全草：甘，微寒；解毒消肿，利水通淋；用于瘰疬痈肿，蛇虫咬伤，疝气，小便淋痛等。

块根（天葵子）：甘、苦，寒；清热解毒，消肿散结；用于痈肿疔疮，乳痈，瘰疬，蛇虫咬伤。

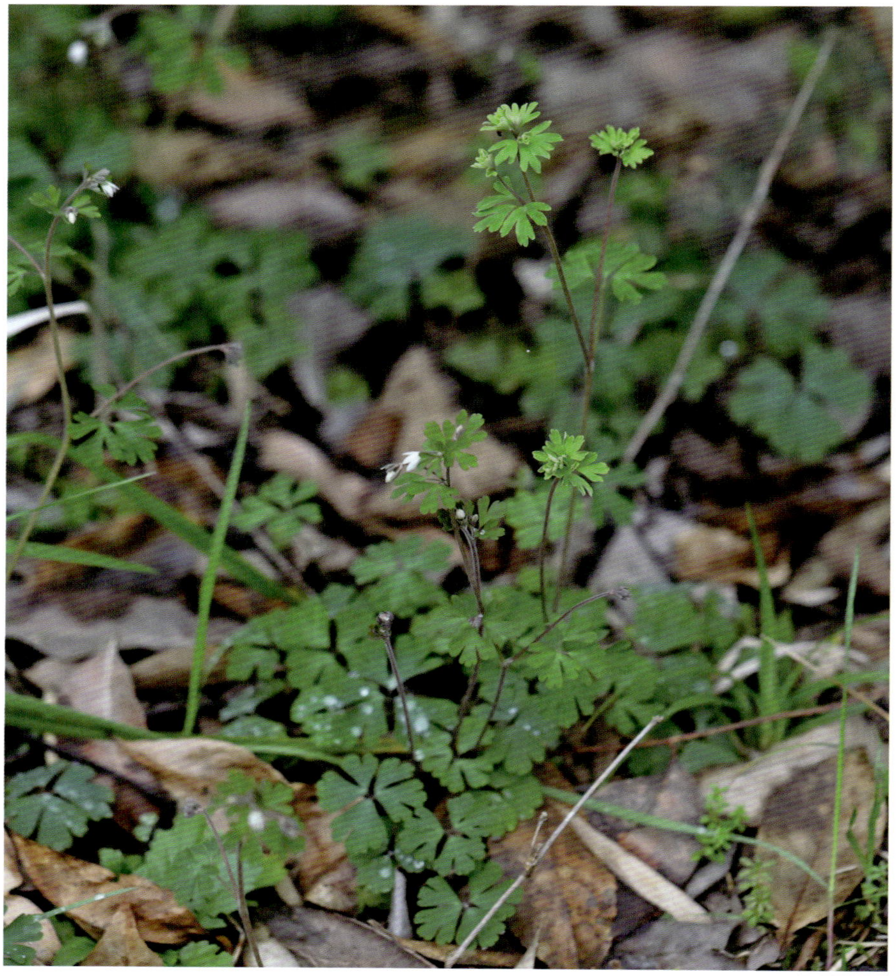

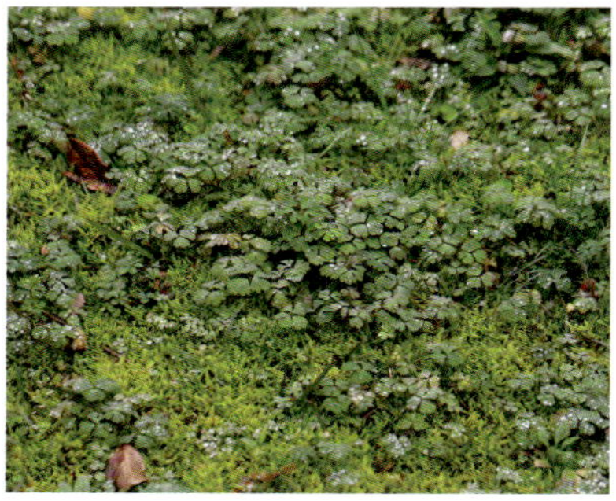

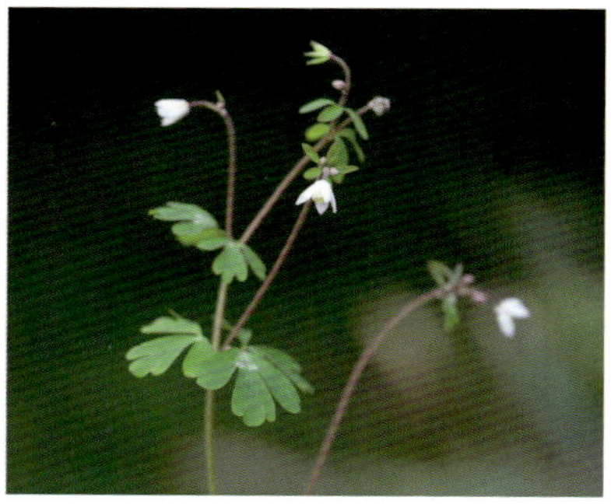

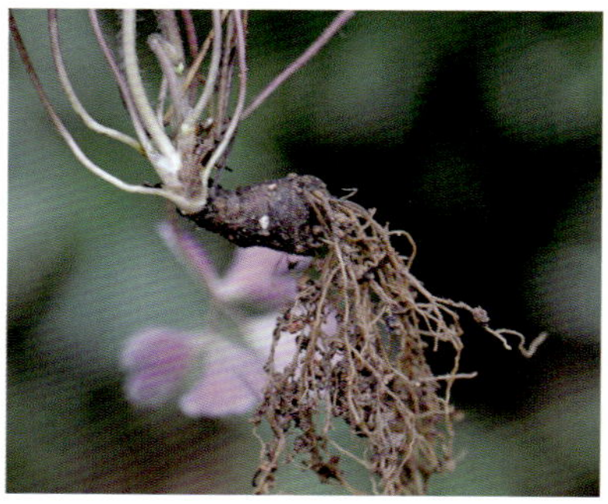

174. 莲 *Nelumbo nucifera* Gaertn.

分类位置　莲科 Nelumbonaceae 莲属 *Nelumbo* Adans.。

别　　名　荷花，芙蓉，芙蕖，莲花。

形态特征　多年生水生草本。根状茎横生，肥厚，节间膨大，内有多数纵行通气孔道，节部缢缩，上生黑色鳞叶，下生须状不定根。叶圆形，盾状，全缘稍呈波状，上面光滑，具白粉，下面叶脉从中央射出，1～2 次叉状分枝；叶柄圆柱形，中空，外散生小刺。花梗和叶柄等长或稍长，散生小刺；花瓣红色、粉红色或白色，矩圆状椭圆形至倒卵形，由外向内渐小，有时变成雄蕊；花药条形；花柱极短，柱头顶生。坚果椭圆形或卵形，熟时黑褐色；种子（莲子）卵形或椭圆形，种皮红色或白色。花期 6～8 月，果期 8～10 月。

资源现状　全市各地池塘或水田中常见栽培，五夫镇等地种植面积大，质优。为福建传统道地药材，“福九味”之一，资源量较大，药食两用。

功效应用　根茎：甘，凉；利尿解暑，通络，止血；用于吐血，咯血，尿血，鼻衄，脚气水肿。根茎粉：止泻痢；用于痢疾，湿疹等。**根茎节部（藕节）**：甘、涩，平；收敛止血，化瘀；用于吐血，咯血，衄血，尿血，崩漏。**叶（荷叶）**：苦，平；清热化湿，升发清阳，凉血止血；用于暑热烦渴，暑湿泄泻，脾虚泄泻，血热吐血，便血，崩漏。**雄蕊（莲须）**：甘、涩，平；固肾涩精；用于遗精滑精，带下，尿频。**花托（莲房）**：苦、涩，温；化瘀止血；用于崩漏，尿血，痔出血，产后瘀阻，恶露不尽。**种子（莲子）**：甘、涩，平；补脾止泻，止带，益肾涩精，养心安神；用于脾虚泄泻，带下病，遗精，心悸失眠。**幼叶及胚根（莲子心）**：苦，寒；清心安神，交通心肾，涩精止血；用于热入心包，神昏谵语，心肾不交，失眠，遗精，血热吐血。

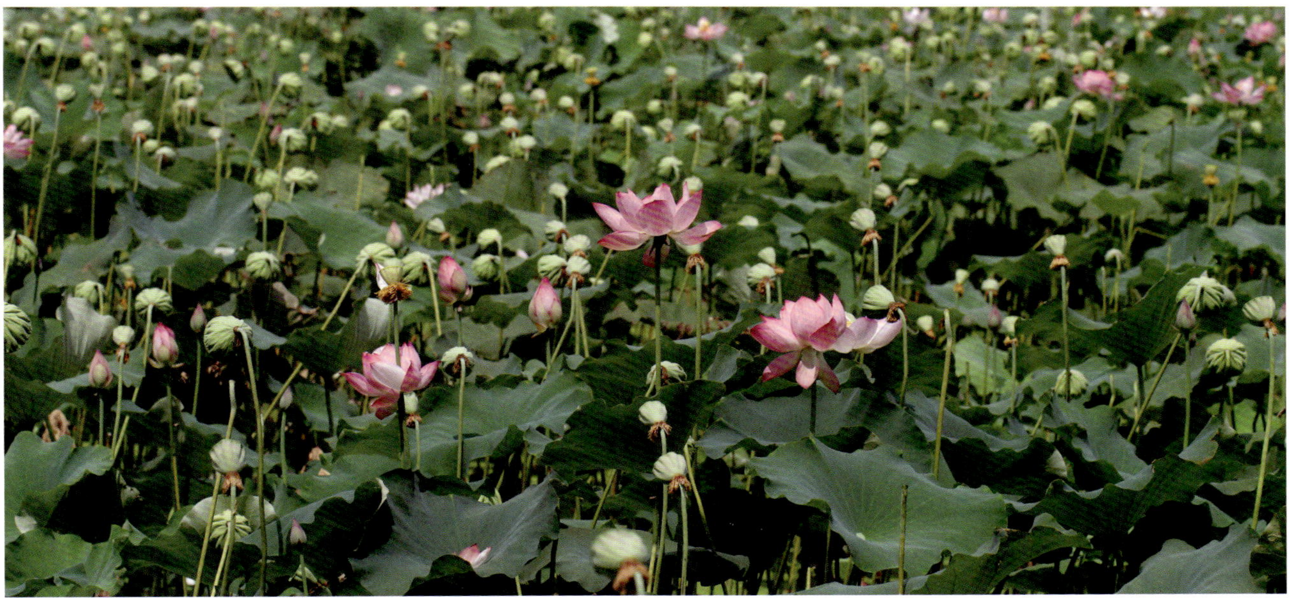

175. 多毛板凳果 *Pachysandra axillaris* Franch. var. *stylosa* (Dunn) M. Cheng

分类位置 黄杨科 Buxaceae 板凳果属 *Pachysandra* Michx.。

别　　名 宿柱三角咪，板凳果。

形态特征 叶坚纸质，卵形、阔卵形或卵状长圆形，甚至近圆形，长 6 ~ 16cm，宽 4 ~ 10cm，先端渐尖或急尖，基部圆或急尖，稀楔形，全缘，或中部以上有稀疏圆齿、波状齿或浅锯齿，齿端有小尖凸头，中脉在叶面平坦，在叶背凸出，叶背有匀细的短柔毛，中脉、侧脉上尚布满疏或密长毛及全面散生伏卧的长毛；叶柄长 5 ~ 7cm，粗壮。花序腋生，长 2.5 ~ 5cm，下垂，或初期斜上，花大多数红色；雄花 10 ~ 20，雌花 3 ~ 6，雄花、雌花萼片均长 3 ~ 4mm。果熟时紫红色，球形，长约 1cm，宿存花柱长 1 ~ 1.5cm。

资源现状 生于海拔 700 ~ 1100m 的密林下或林缘路边，分布于星村的桐木附近。资源量一般，民间少见药用，具较好观赏价值。

功效应用 根状茎或全草：苦、辛，温，有毒；祛风湿，活血止痛；用于风湿痛，劳伤腰痛，跌扑损伤，腹痛等。

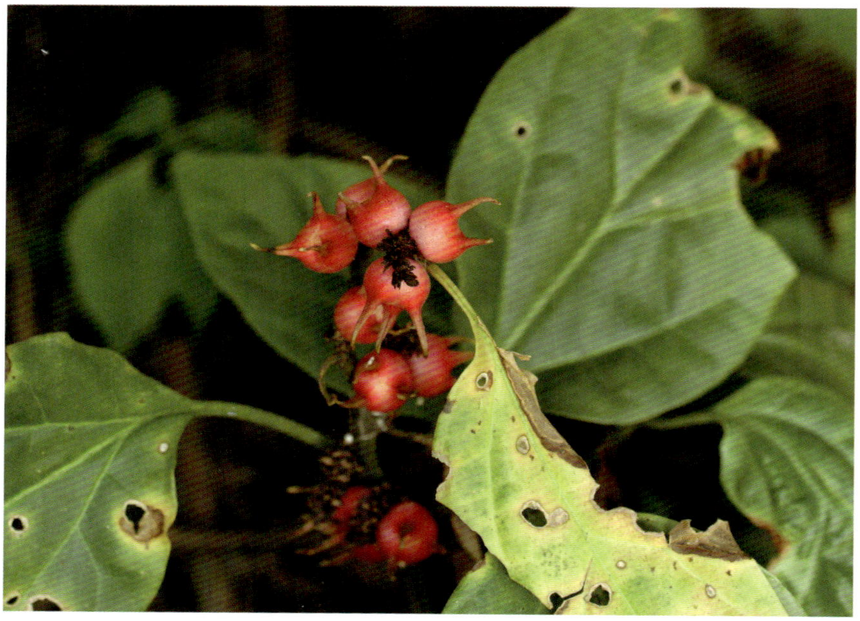

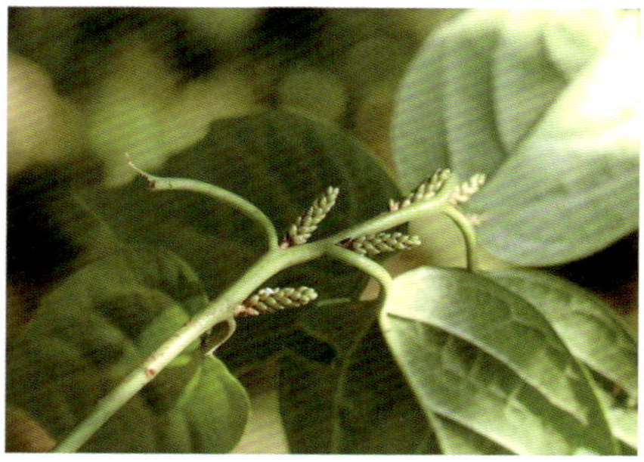

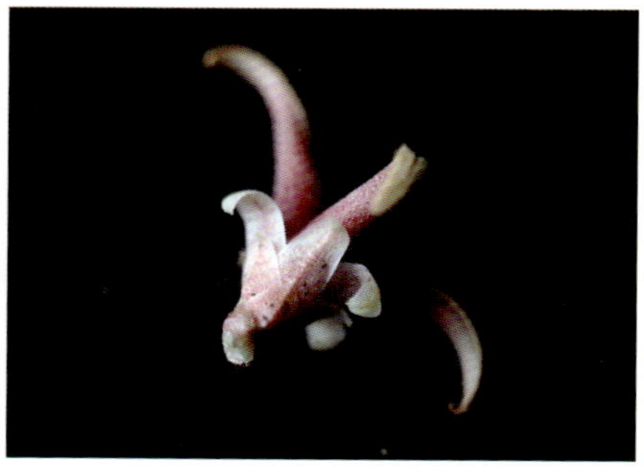

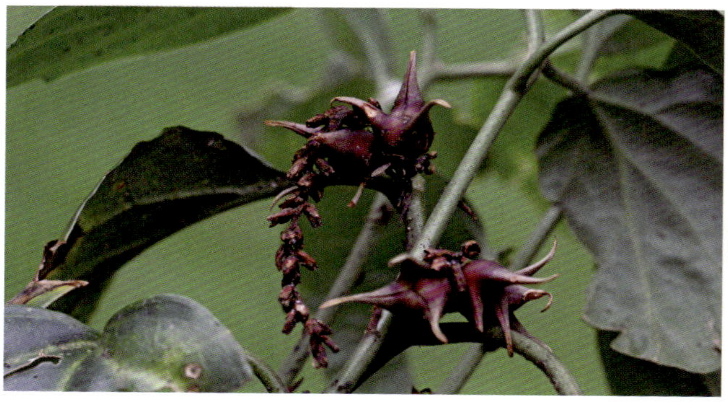

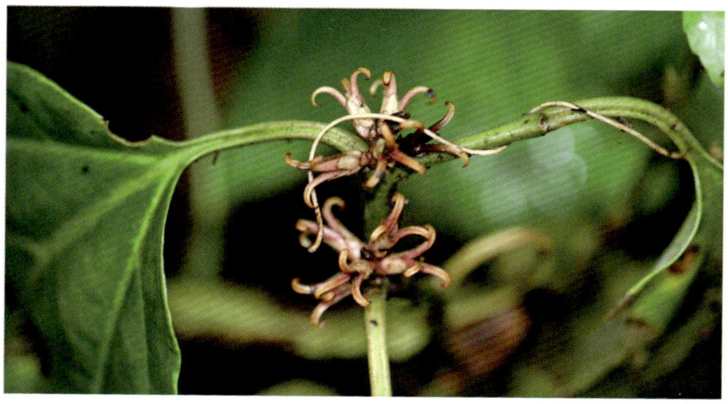

176. 细柄蕈树 *Altingia gracilipes* Hemsl.

分类位置 蕈树科 Altingiaceae 蕈树属 *Altingia* Noronha。

别　　名 细柄阿丁枫，细齿蕈树。

形态特征 常绿乔木，高可达 20m。嫩枝略有短柔毛，干后灰褐色，老枝灰色，有皮孔；芽体卵圆形，有多数鳞状苞片，外侧略有微毛。叶卵状披针形，基部钝或窄圆形，侧脉 5 ~ 6 对，网脉不显著；全缘；雄花头状花序圆球形，常多个排成圆锥花序，生枝顶叶腋内；苞片卵状披针形，有褐色柔毛，膜质；雄蕊多数，花药倒卵圆形，红色。雌花头状花序生于当年枝的叶腋里，单独或数个排成总状式，有花 5 ~ 6 朵；萼齿鳞片状，子房完全藏在花序轴内，头状果序倒圆锥形，有蒴果 5 ~ 6 个；蒴果不具宿存花柱。种子多数，细小，多角形，褐色。

资源现状 生于海拔 1200m 以下沟谷林中、林缘及溪河边，全市各地较常见。资源丰富，民间应用较少。

功效应用 根：苦，平；消肿止痛；用于风湿痹痛，跌扑损伤，瘫痪等。树皮油脂：辛，温；芳香开窍，止痛；用于中风痰厥，胸腹冷痛。

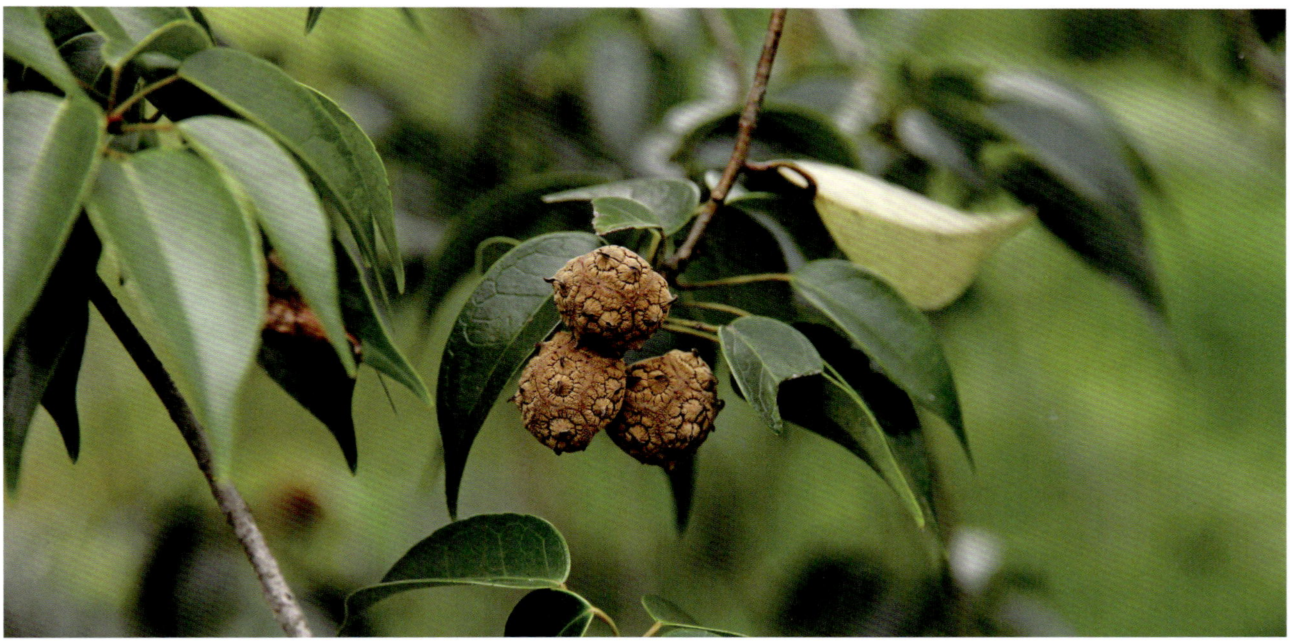

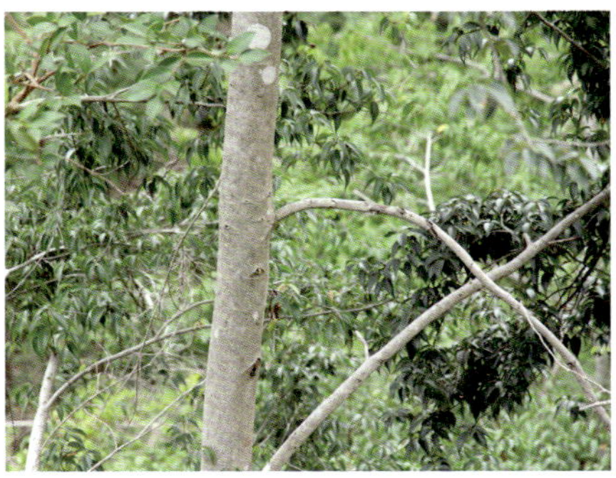

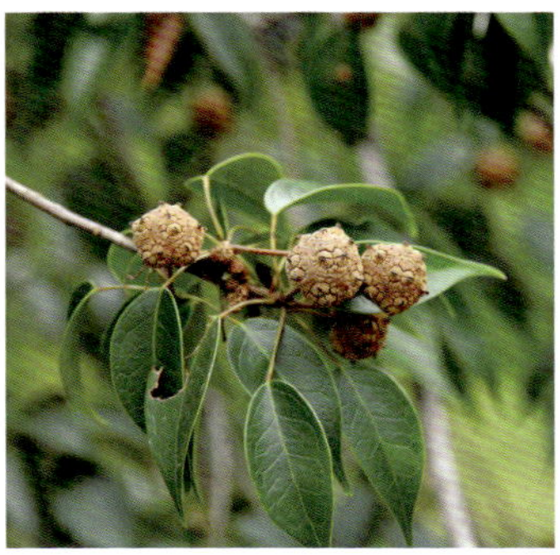

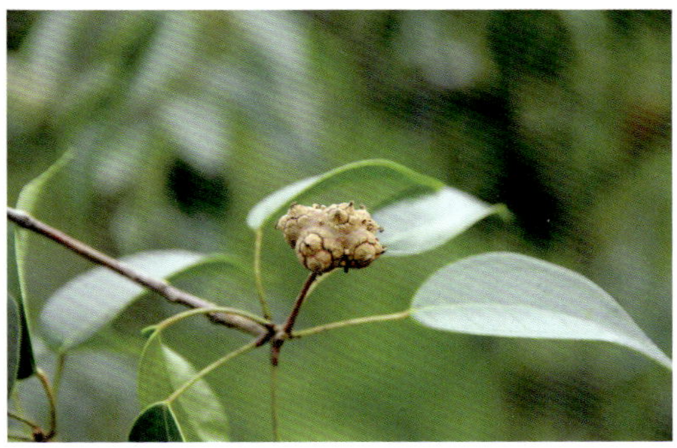

177. 枫香树 *Liquidambar formosana* Hance

分类位置 蕈树科 Altingiaceae 枫香树属 *Liquidambar* L.。

别　　名 路路通，枫树。

形态特征 落叶乔木，高达 30m。树皮灰褐色，方块状剥落；小枝被柔毛，略有皮孔；芽体卵形，鳞状苞片敷有树脂，干后棕黑色，有光泽。叶阔卵形，掌状 3 裂，基部心形，边缘有锯齿，齿尖有腺状突；托叶线形，游离，或略与叶柄连生，红褐色，被毛，早落。雄性短穗状花序常多个排成总状，雄蕊多数，花丝不等长。雌性头状花序有花 24～43 朵；萼齿 4～7 个，针形，子房下半部藏在头状花序轴内，有柔毛，花柱先端常卷曲。头状果序圆球形，木质；蒴果下半部藏于花序轴内，有宿存花柱及针刺状萼齿。种子多数，多角形或有窄翅。

资源现状 生于海拔 1000m 以下山野林缘或林中，全市各地常见。资源极为丰富，民间应用较少。

功效应用 根：微辛、苦，平；祛风解毒，行痹利湿；用于风湿关节痛，痈肿，乳腺炎等。茎二重皮：微辛、苦，平；健脾和胃，调气止痛，疏风除湿；用于细菌性痢疾，单纯性消化不良，烧烫伤，胃肠炎，中暑腹痛，腹泻，感冒，痈肿，脚癣，股阴疽等。叶：微辛、苦，平；健脾和胃，调气止痛，疏风除湿；用于细菌性痢疾，单纯性消化不良，烧烫伤，胃肠炎，中暑腹痛，腹泻，感冒，痈肿，脚癣，股阴疽等。**果序（路路通）**：苦，平；祛风活络，利水，通经；用于关节痹痛，麻木拘挛，水肿胀满，乳少，经闭。**树脂（枫香脂）**：辛、微苦，平；活血止痛，解毒生肌，凉血止血；用于跌扑损伤，痈疽肿痛，吐血，外伤出血。

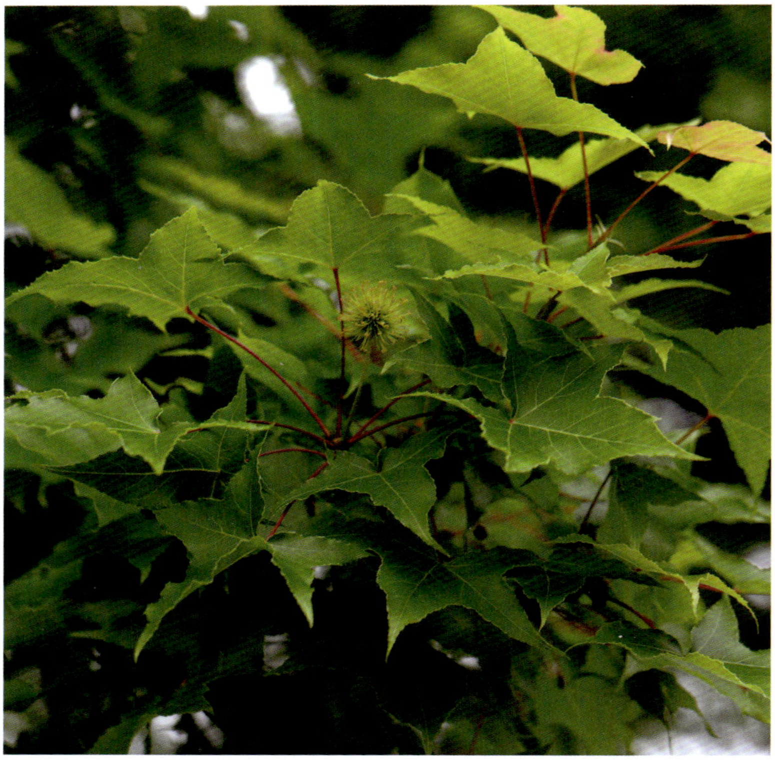

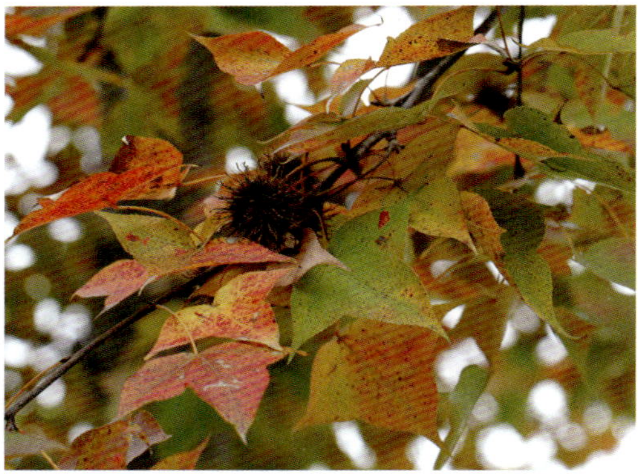

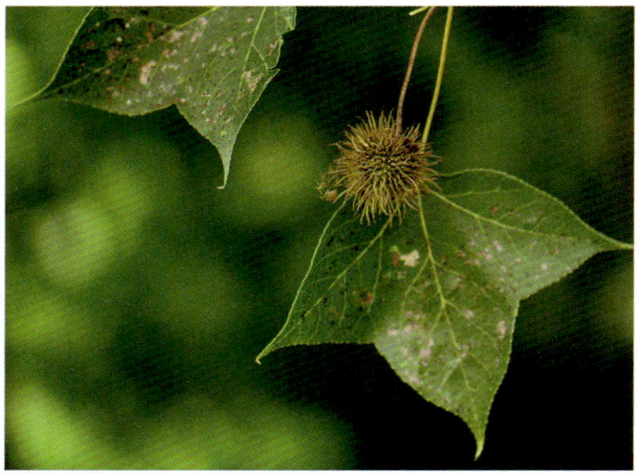

178. 檵 木 *Loropetalum chinense* (R. Br.) Oliver

分类位置 金缕梅科 Hamamelidaceae 檵木属 *Loropetalum* R. Br.。

别　　名 白花檵木，白彩木，继木，清明花。

形态特征 灌木，有时为小乔木。叶革质，卵形，先端尖锐，基部钝，干后暗绿色，无光泽，下面被星毛，稍带灰白色，全缘；叶柄有星毛；托叶膜质，三角状披针形，早落。花 3 ~ 8 朵簇生，有短花梗，白色，比新叶先开放，或与嫩叶同时开放，花序柄被毛，苞片线形；萼筒杯状，被星毛，萼齿卵形，花后脱落；花瓣 4 片，带状，先端圆或钝；雄蕊 4，药隔突出成角状；退化雄蕊 4，鳞片状，与雄蕊互生；子房完全下位，被星毛；胚珠 1，垂生于心皮内上角。蒴果卵圆形，被褐色星状绒毛。种子圆卵形，黑色，发亮。花期 3 ~ 4 月。

资源现状 生于海拔 1500m 以下的山坡灌丛中或林缘阴湿地，全市各山区极常见。资源极为丰富，民间常以其叶用于止泻，以其花用于解暑等。

功效应用 根：微苦，温；温中燥湿，涩精止血；用于风湿性关节炎，消化不良，遗精，带下，月经过多，血崩，痢疾等。叶、花：微苦，平；清暑化湿，止血凉血；用于中暑腹痛，感冒，腹泻，外伤出血，鼻衄，咯血，血崩，烧烫伤等。

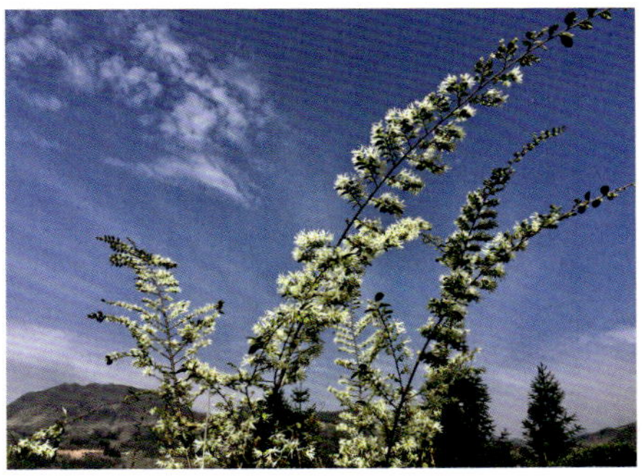
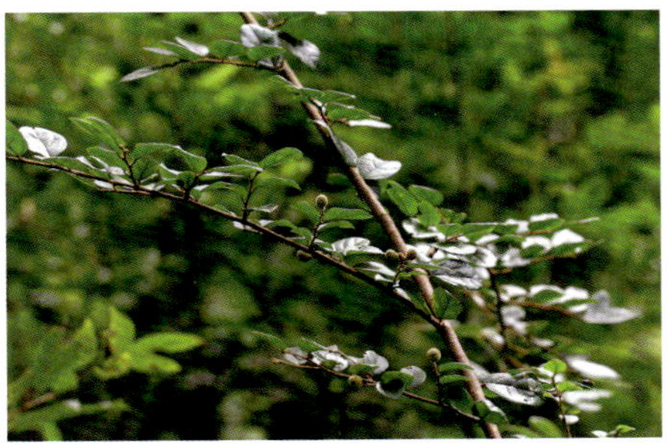
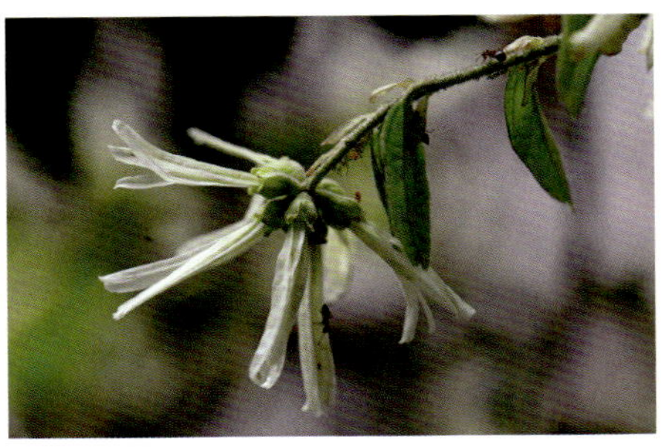
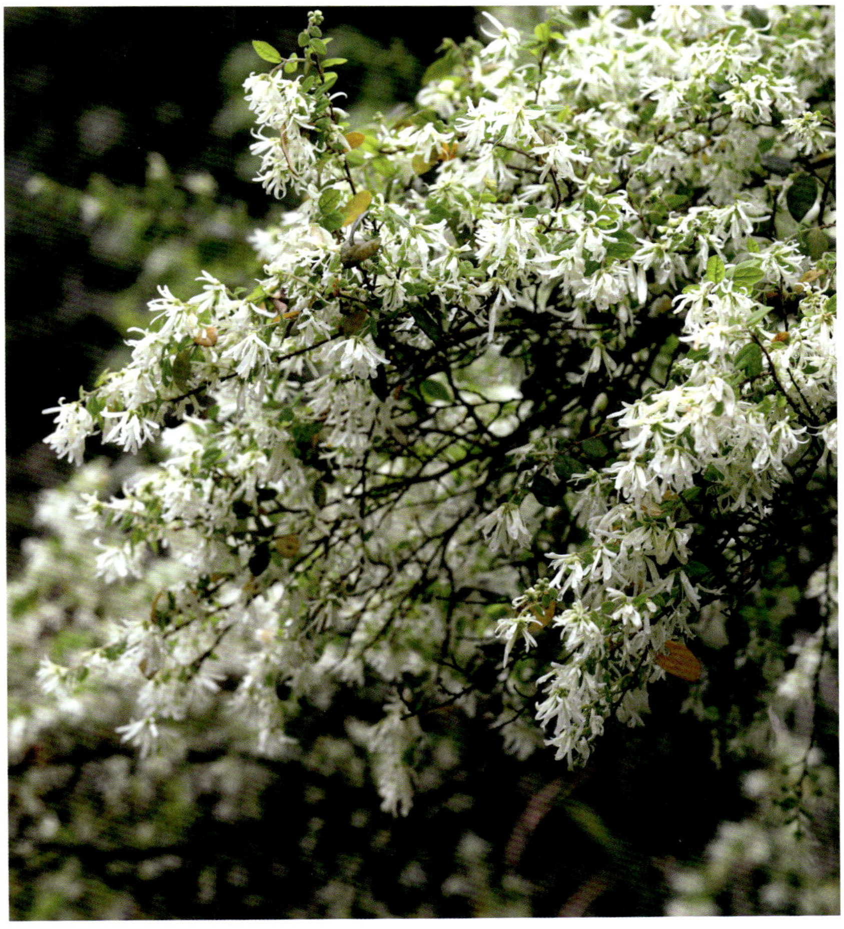

179. 虎耳草 *Saxifraga stolonifera* Curt.

分类位置 虎耳草科 Saxifragaceae 虎耳草属 *Saxifraga* Tourn. ex L.。

别　　名 天青地红，通耳草，耳朵草。

形态特征 多年生草本。鞭匐枝细长，密被卷曲长腺毛，具鳞片状叶。茎被长腺毛；基生叶片近心形、肾形至扁圆形，先端钝或急尖，基部近截形、圆形至心形，（5～）7～11 浅裂，裂片边缘具齿牙和腺睫毛，腹面绿色，被腺毛，背面通常红紫色，有斑点，掌状脉序，茎生叶披针形；聚伞花序圆锥状；花序分枝被腺毛，具 2～5 花；花梗细弱，被腺毛；花两侧对称；萼片卵形，先端急尖，腹面无毛，背面被褐色腺毛，3 脉于先端汇合成 1 疣点；花瓣白色，中上部具紫红色斑点，基部具黄色斑点。子房卵球形，花柱 2，叉开。花果期 4～11 月。

资源现状 生于海拔 400m 以上山谷岩壁上及阴湿石缝间，全市各地常见，偶见栽培。资源较丰富，民间常以新鲜全草捣汁用于中耳炎等。

功效应用 全草：苦、酸，微寒，有小毒；清热凉血，消肿解毒；用于中耳炎，咳嗽，咯血，肺炎，肺结核，小儿急惊风，湿疹，痈肿疔疖，冻疮等。

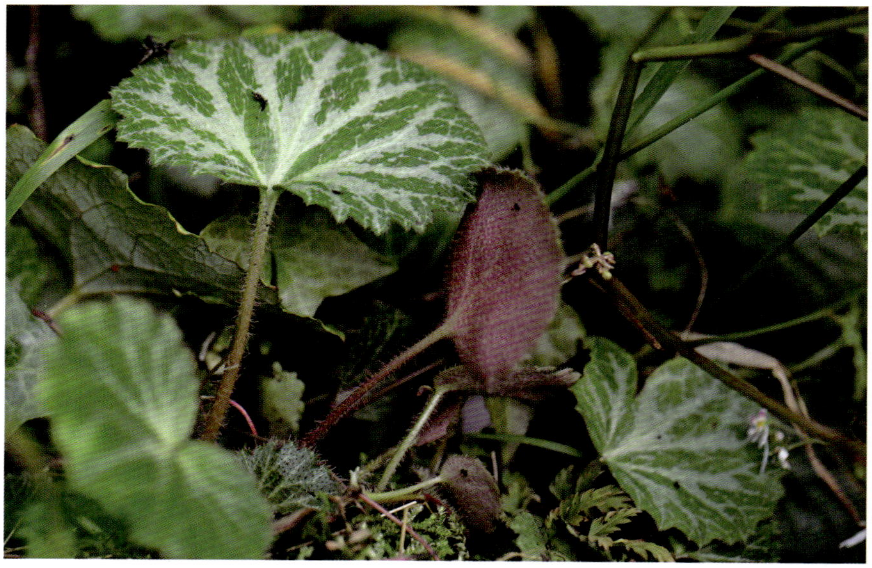
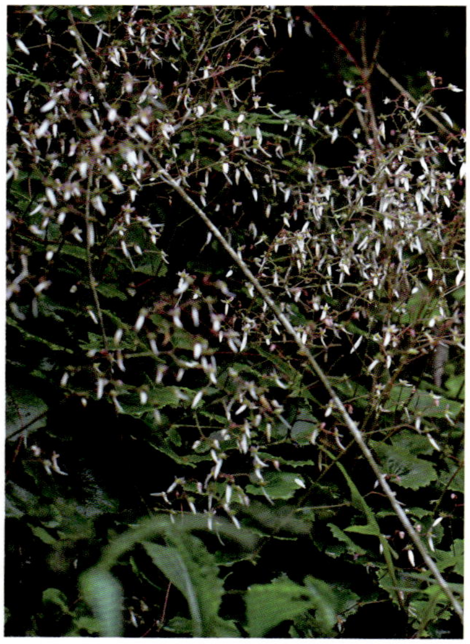
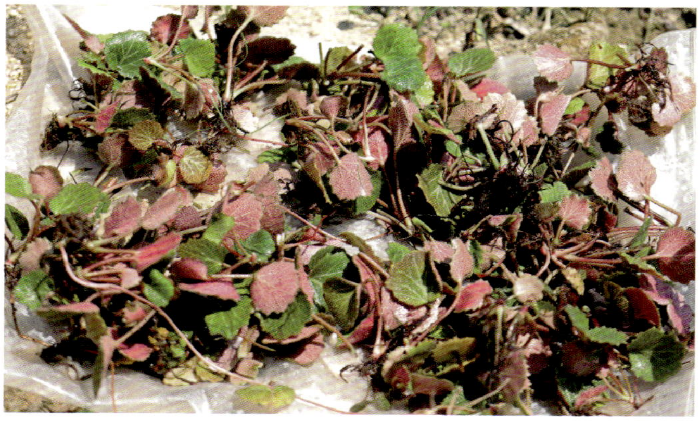
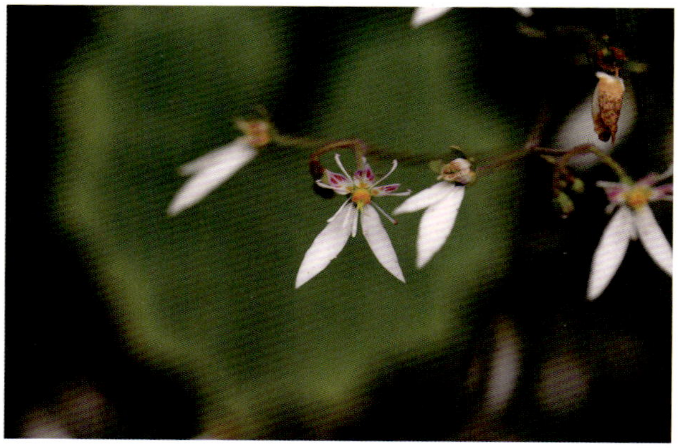

180. 费菜 *Phedimus aizoon* (L.)'t Hart

分类位置 景天科 Brassicaceae 费菜属 *Phedimus* Raf.。

别 名 养心草，土三七，景天三七，三七景天。

形态特征 多年生草本。根状茎短，粗茎高 20～50cm，有 1～3 条茎，直立，无毛，不分枝。叶互生，狭披针形、椭圆状披针形至卵状倒披针形，先端渐尖，基部楔形，边缘有不整齐的锯齿；叶坚实，近革质。聚伞花序有多花，水平分枝，平展，下托以苞叶。萼片 5，线形，肉质，不等长，先端钝；花瓣 5，黄色，长圆形至椭圆状披针形，长 6～10mm，有短尖；雄蕊 10，较花瓣短；鳞片 5，近正方形，心皮 5，卵状长圆形，基部合生，腹面凸出，花柱长钻形。蓇葖星芒状排列，长 7mm；种子椭圆形。花期 6～7 月，果期 8～9 月。

资源现状 全市各地多栽培于房前屋后花盆或屋顶瓦上等，多为自栽自用。资源量较少，民间多以全草用于心悸或安神等。

功效应用 全草：甘、微酸，平；止血，止痛，清热解毒，散瘀消肿，通淋，利尿，安神；用于吐血，外伤出血，水肿，跌扑损伤，心悸，失眠，疮疖痈肿，烧烫伤，毒虫咬伤等。

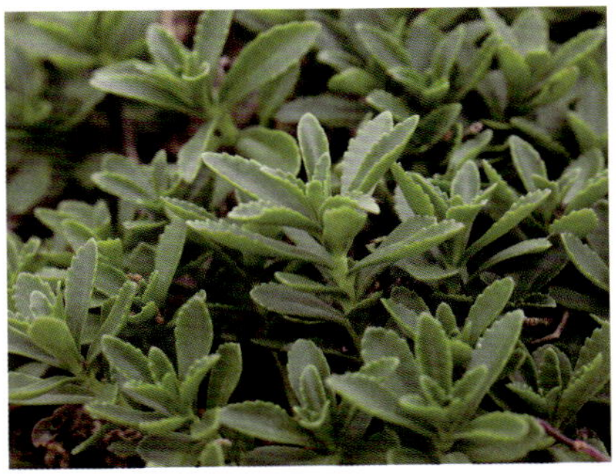

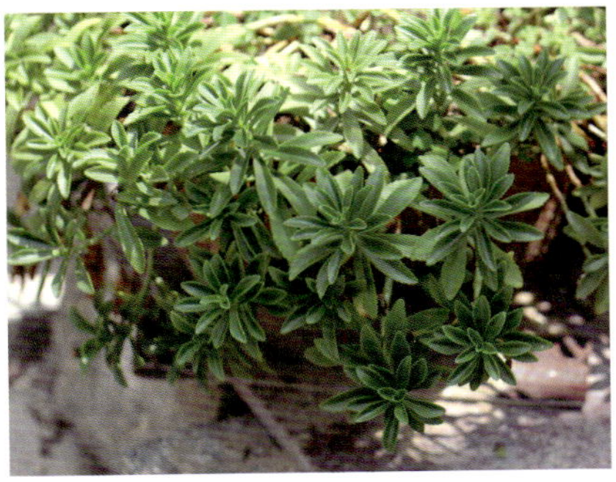

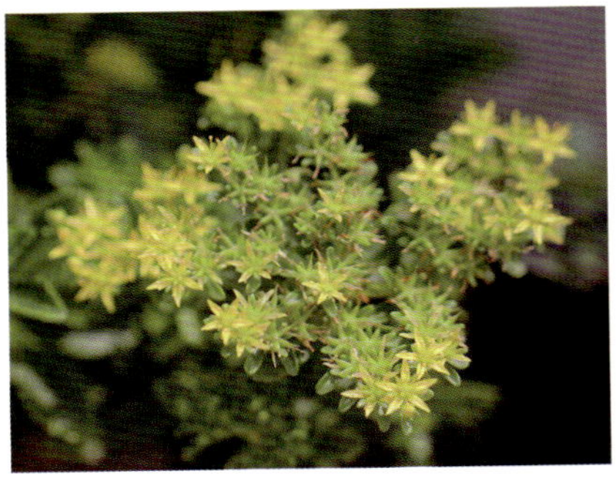

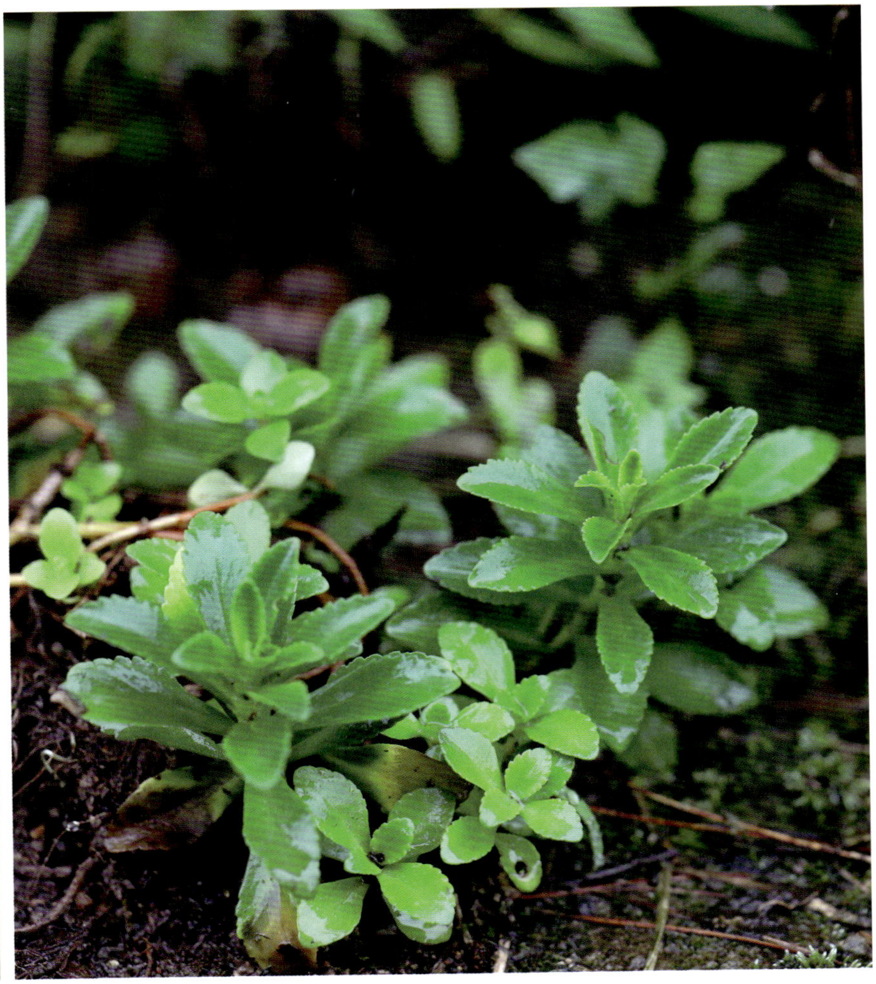

181. 垂盆草 *Sedum sarmentosum* Bunge

分类位置 景天科 Brassicaceae 景天属 *Sedum* L.。

别　　名 豆瓣菜，狗牙瓣，石头菜。

形态特征 多年生草本。不育枝及花茎细，匍匐而节上生根，直到花序之下，长 10 ~ 25cm。3 叶轮生，叶倒披针形至长圆形，长 15 ~ 28mm，宽 3 ~ 7mm，先端近急尖，基部急狭，有距。聚伞花序，有 3 ~ 5 分枝，花少，宽 5 ~ 6cm；花无梗；萼片 5，披针形至长圆形，长 3.5 ~ 5mm，先端钝，基部无距；花瓣 5，黄色，披针形至长圆形，长 5 ~ 8mm，先端有稍长的短尖；雄蕊 10，较花瓣短；鳞片 10，楔状四方形，长 0.5mm，先端稍有微缺；心皮 5，长圆形，长 5 ~ 6m，略叉开，有长花柱。种子卵形，长 0.5mm。花期 5 ~ 7 月，果期 8 月。

资源现状 生于海拔 1600m 以下的山坡阴湿岩石上（也有盆栽），全市各地较常见。资源量一般，民间常以全草用于肝炎或外用于疗疮肿疖等。

功效应用 **全草（垂盆草）**：甘、淡，凉；利湿退黄，清热解毒；用于湿热黄疸，小便不利，痈肿疮疡。

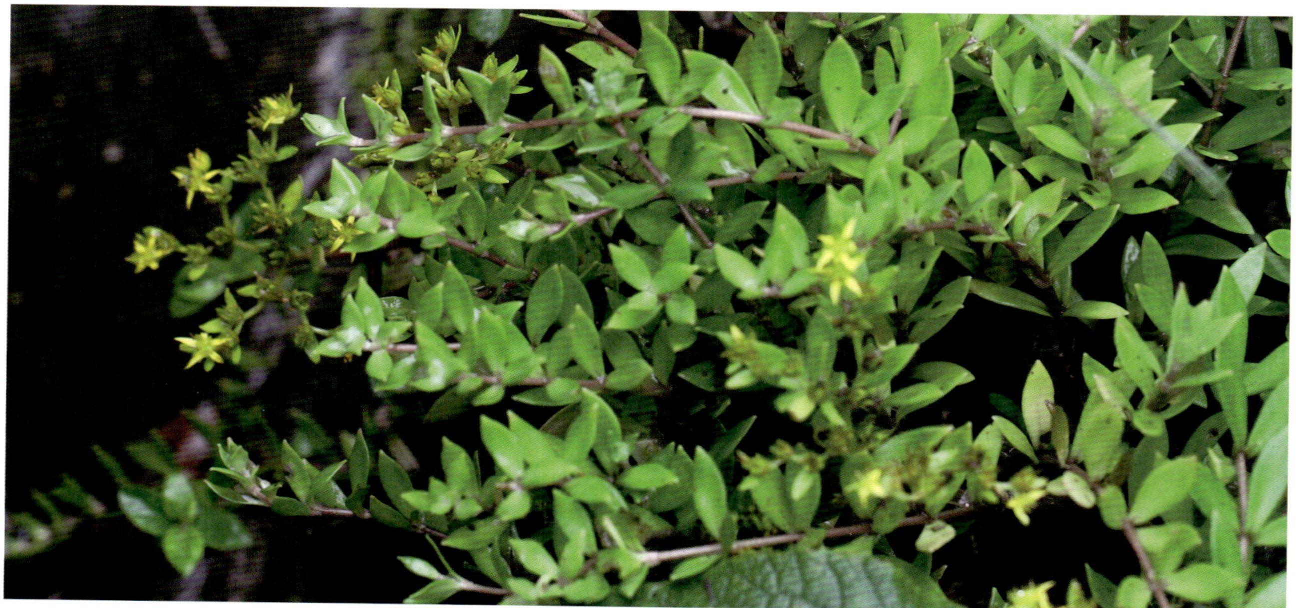

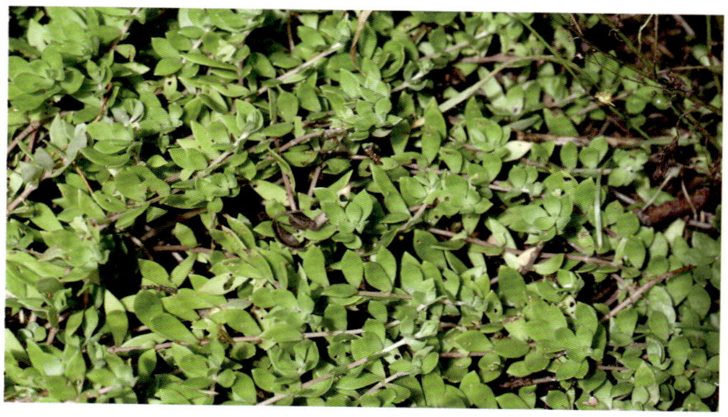

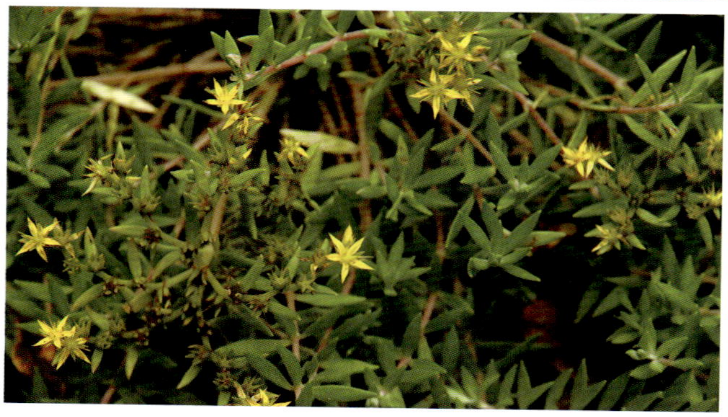

182. 大齿牛果藤 *Nekemias grossedentata* (Hand. -Mazz.) J. Wen & Z. L. Nie

分类位置　葡萄科 Vitaceae 牛果藤属 *Nekemias* Raf.。

别　　名　显齿蛇葡萄，藤茶，白茶。

形态特征　木质藤本。小枝有显著纵棱纹，无毛；卷须2叉分枝，相隔2节间断与叶对生。一至二回羽状复叶，二回羽状复叶者基部一对为3小叶，小叶卵圆形，卵椭圆形或长椭圆形，边缘每侧有2～5个锯齿，两面无毛。花序为伞房状多歧聚伞花序，与叶对生；花蕾卵圆形，高1.5～2mm，顶端圆形，无毛；花萼碟形，边缘波状浅裂；花瓣卵状椭圆形；花药卵圆形，花盘发达，波状浅裂；子房下部与花盘合生，花柱钻形；果近球形，有种子2～4；种子倒卵圆形，顶端圆形，基部有短喙，种脐在种子背面中部呈椭圆形。花期5～8月，果期8～12月。

资源现状　生于山坡灌丛、林缘或沟谷溪边，全市各地较常见。资源较丰富，民间多采摘嫩枝叶加工成"藤茶"用于日常饮用或治疗咽喉炎等。

功效应用　全株：甘、淡，凉；清热解毒；用于黄疸，风热感冒，咽喉肿痛，痈疖等。

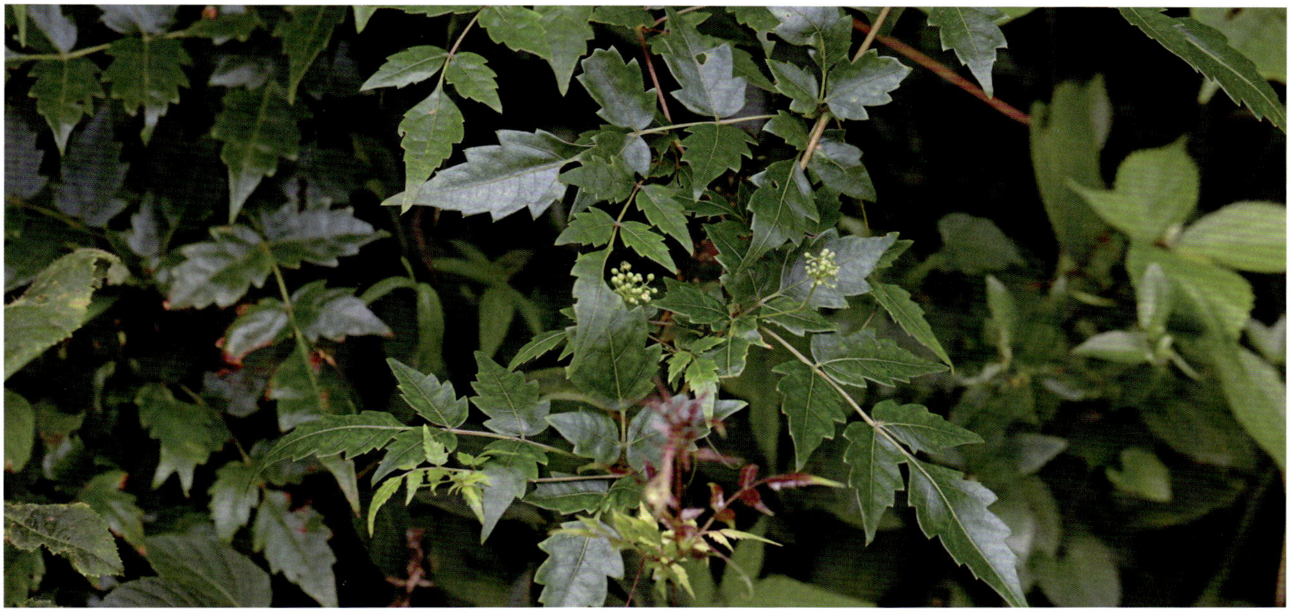

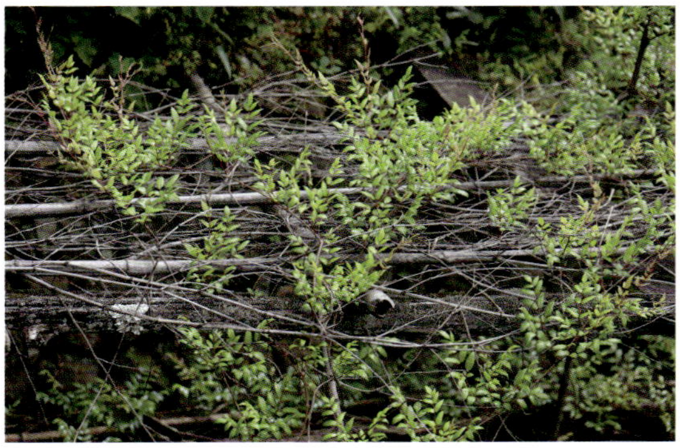

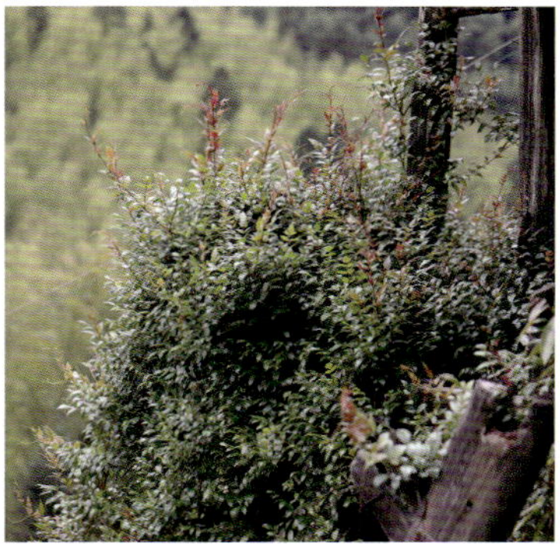

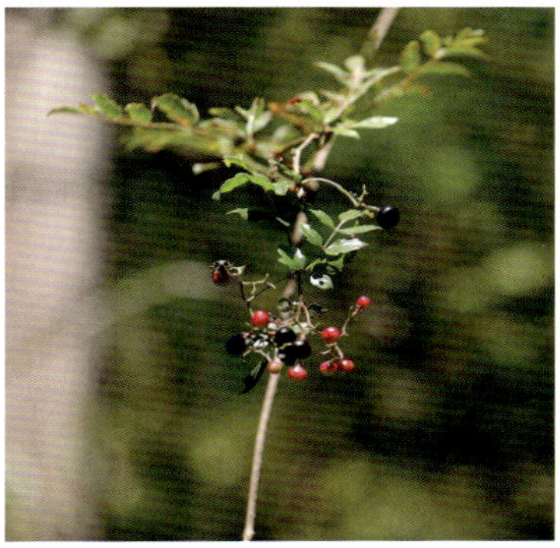

183. 三叶崖爬藤 *Tetrastigma hemsleyanum* Diels et Gilg

分类位置 葡萄科 Vitaceae 崖爬藤属 *Tetrastigma* (Miq.) Planch.。

别　　名 三叶青，蛇附子，金线吊葫芦，葫芦仔。

形态特征 藤本。小枝纤细，有纵棱纹，基部木质；卷须不分枝，相隔2节间断与叶对生。叶为3小叶，小叶披针形至卵披针形，顶端渐尖，稀急尖，侧生小叶近圆形，边缘每侧有4~6个锯齿。花序腋生，下部有节，节上有苞片，或假顶生而基部无节和苞片，二级分枝通常4，集生成伞形；花梗常被灰色短柔毛；花蕾卵圆形，顶端圆形；萼碟形，萼齿细小，卵状三角形；花瓣4，卵圆形，顶端有小角；雄蕊4，花药黄色；花盘明显，4浅裂；子房陷在花盘中呈短圆锥状，花柱短，柱头4裂。果实近球形或倒卵球形，有种子1颗；种子倒卵椭圆形。花期4~6月，果期8~11月。

资源现状 生于溪谷、林下等草丛或石缝中，全市各地较常见。资源较丰富，民间常以块根磨水用于小儿口舌生疮等。

功效应用 块根（三叶青）：微甘，凉；清热解毒；用于毒蛇咬伤，疮疡肿毒，小儿高热惊厥，黄疸，流行性脑脊髓膜炎，哮喘，百日咳，急慢性肾炎，角膜炎等。茎叶：微甘、微苦，凉；清热解毒；用于咽喉肿痛等。

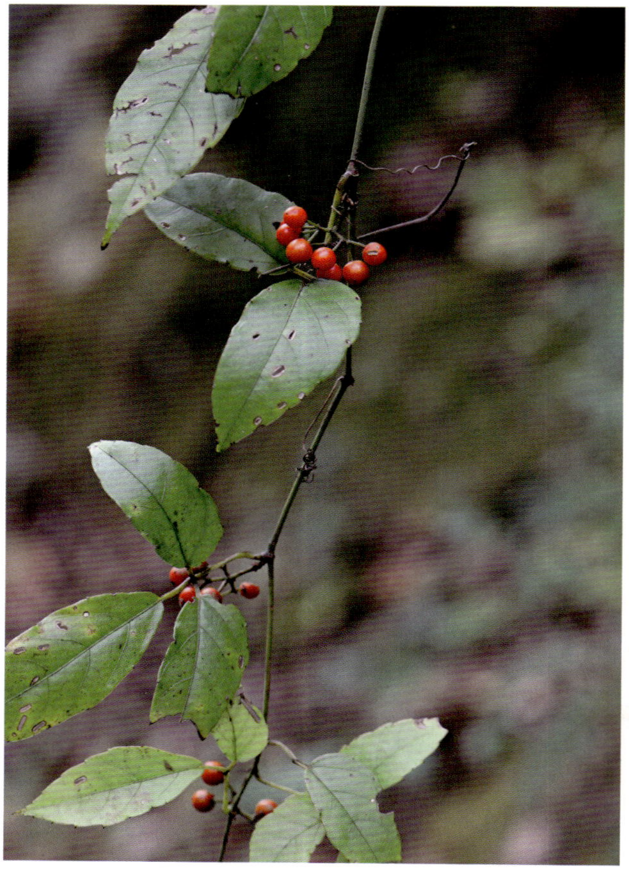

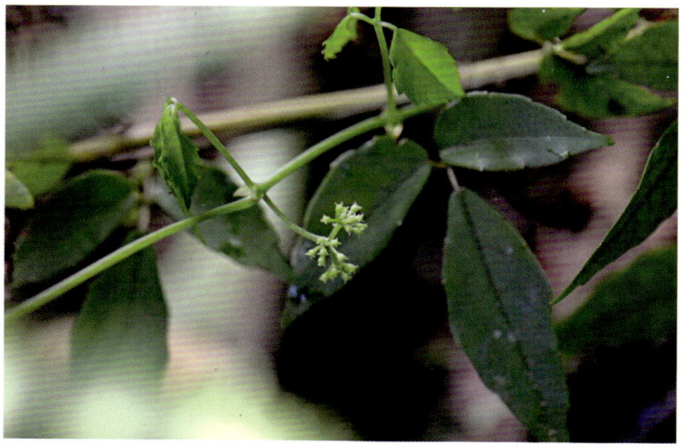

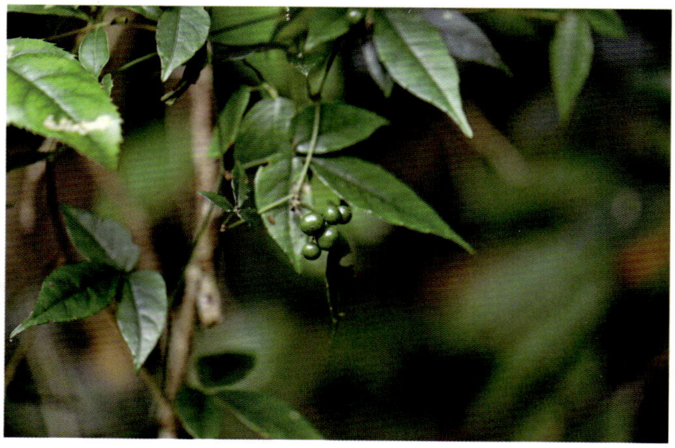

184. 闽赣葡萄 *Vitis chungii* Metcalf

分类位置 葡萄科 Vitaceae 葡萄属 *Vitis* L.。

别　　名 野葡萄，薄叶葡萄，钟氏葡萄。

形态特征 木质藤本。小枝有纵棱纹，卷须2叉分枝，每隔2节间断与叶对生。叶长椭圆卵形或卵状披针形，顶端渐尖或尾尖，基部截形、圆形或近圆形，边缘有7～9个锯齿；托叶膜质，早落。花杂性异株；圆锥花序基部分枝不发达，圆柱形，与叶对生；花蕾倒卵圆形，顶端圆形；萼碟形，边缘全缘；花瓣5，呈帽状粘合脱落；雄蕊5；在雌花内雄蕊短，败育；花盘发达，5裂；雌蕊1，子房卵圆形，花柱短，柱头扩大。果实球形，成熟时紫红色；种子倒卵椭圆形，基部显著具喙。花期4～6月，果期6～8月。

资源现状 生于山坡路旁灌丛、疏林或沟谷中，全市各地较常见。资源量较少，民间少见药用，果可食。

功效应用 全株：甘、涩，平；消肿拔毒；用于疮痈疖肿等。

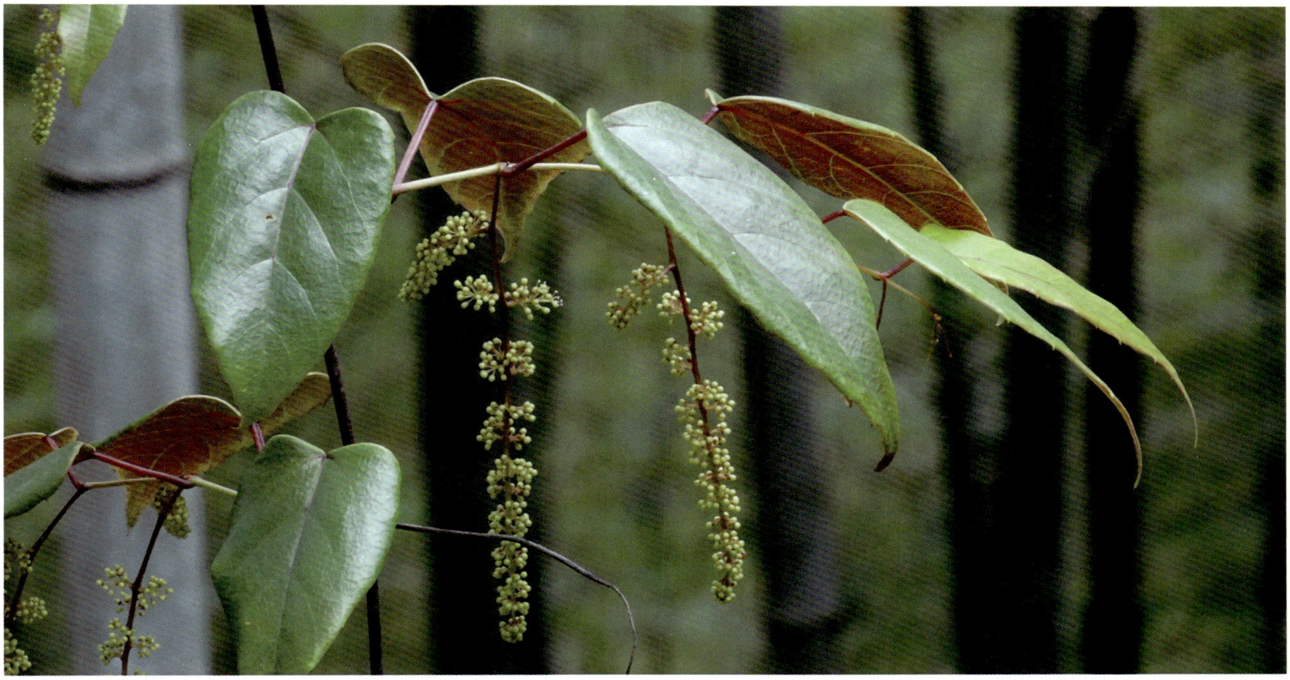

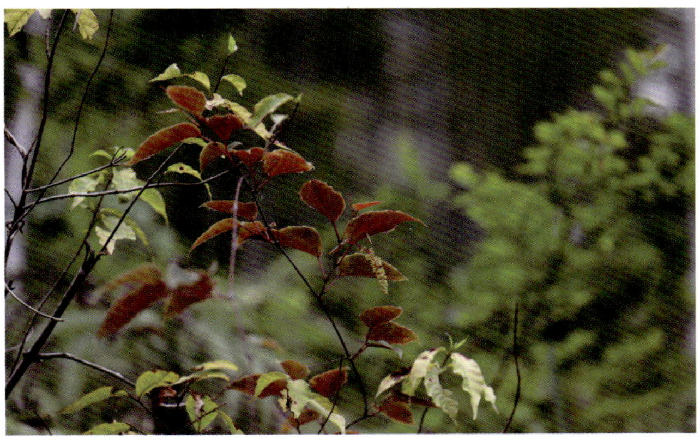

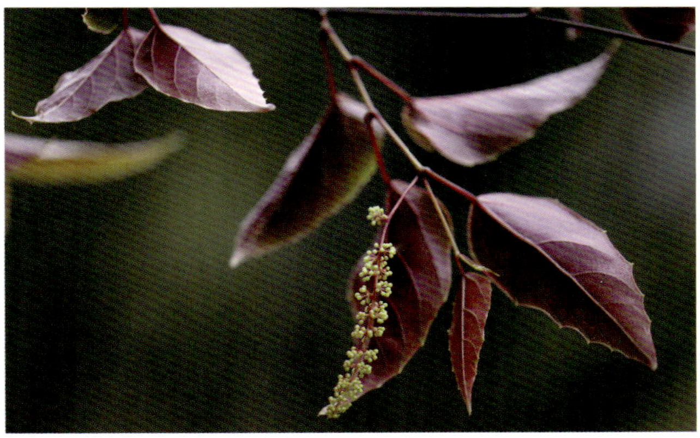

185. 合　欢 *Albizia julibrissin* Durazz.

分类位置　豆科 Fabaceae 合欢属 *Albizia* Durazz.。

别　　名　马缨花，绒花树，夜合合，合昏。

形态特征　落叶乔木，高可达 16m。树冠开展；小枝有棱角，嫩枝、花序和叶轴被绒毛或短柔毛。托叶线状披针形，较小叶小，早落。二回羽状复叶，总叶柄近基部及最顶一对羽片着生处各有 1 枚腺体；羽片 4 ~ 12 对，栽培的有时达 20 对；小叶 10 ~ 30 对，线形至长圆形，长 6 ~ 12mm，宽 1 ~ 4mm，向上偏斜，先端有小尖头，有缘毛，有时在下面或仅中脉上有短柔毛；中脉紧靠上边缘。头状花序于枝顶排成圆锥花序；花粉红色；花萼管状，长 3mm；花冠长 8mm，裂片三角形，长 1.5mm，花萼、花冠外均被短柔毛；荚果带状，嫩荚有柔毛，老荚无毛。花期 6 ~ 7 月；果期 8 ~ 10 月。

资源现状　生于贫瘠砂质地，全市各地零星分布或栽植。资源量一般，民间少见应用。

功效应用　**树皮（合欢皮）**：甘，平；解郁安神，活血消肿；用于心神不安，忧郁失眠，肺痈疮肿，跌扑伤痛。**花序或花蕾（合欢花）**：甘，平；解郁安神；用于心神不安，忧郁失眠。

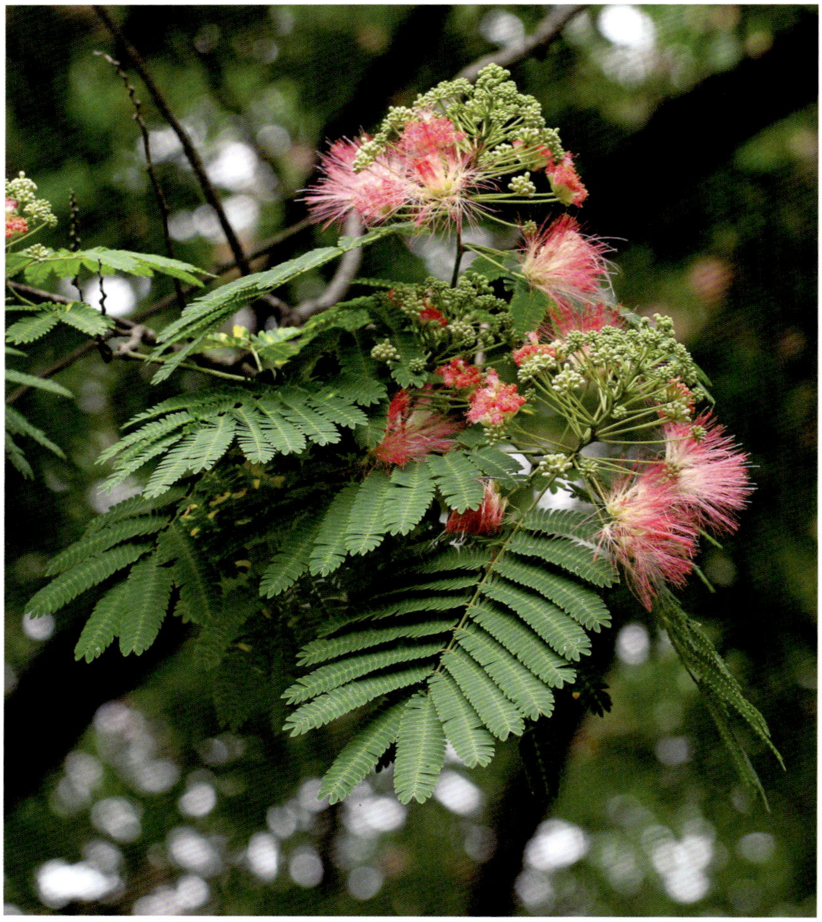
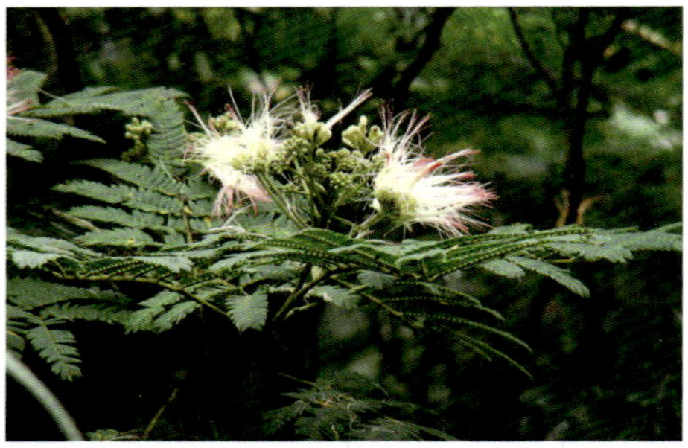
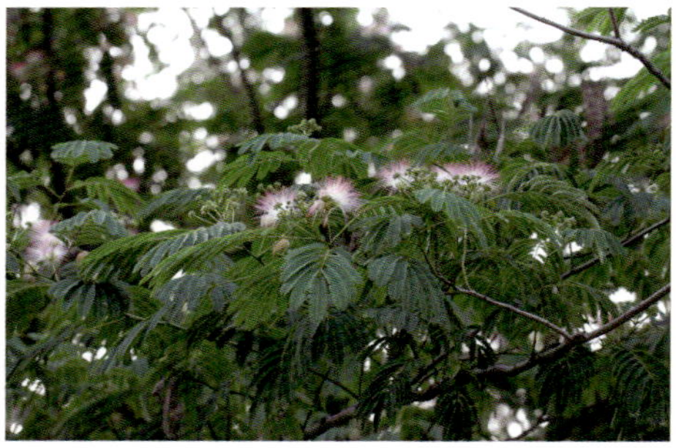
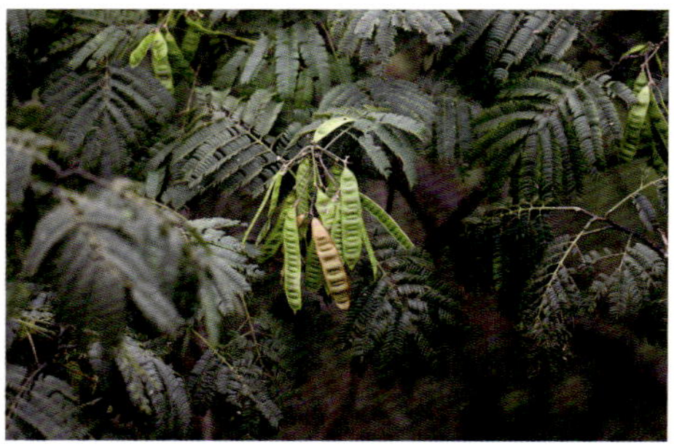

186. 两型豆 *Amphicarpaea edgeworthii* Benth.

分类位置 豆科 Fabaceae 两型豆属 *Amphicarpaea* Elliott ex Nutt.。

别　　名 三籽两型豆，野毛扁豆，阴阳豆。

形态特征 一年生缠绕草本。茎纤细，被淡褐色柔毛。叶具羽状 3 小叶；托叶小，披针形或卵状披针形；小叶薄纸质或近膜质，顶生小叶菱状卵形或扁卵形，先端常具细尖头。花二型：茎上部为正常花，排成腋生的短总状花序，有花 2 ~ 7 朵；花萼管状，5 裂；花冠淡紫色或白色，旗瓣倒卵形，具瓣柄，两侧具内弯的耳，翼瓣长圆形亦具瓣柄和耳，龙骨瓣与翼瓣近似；茎下部为闭锁花，无花瓣，柱头弯至与花药接触，子房伸入地下结实。荚果二型；完全花结的荚果为长圆形或倒卵状长圆形，被淡褐色柔毛，以背、腹缝线上的毛较密，含种子 2 ~ 3 颗。闭锁花伸入地下结的荚果呈椭圆形或近球形，不开裂，内含一粒种。花果期 8 ~ 11 月。

资源现状 生于海拔 300 ~ 1800m 的山坡路旁及旷野草地上，全市各地较常见。资源较丰富，民间少见药用。

功效应用 块根：苦，凉；消肿止痛，清热利湿；用于痈肿疮毒疼痛，头痛，骨痛，咽喉肿痛，外伤疼痛，关节红肿疼痛，脘腹疼痛等。

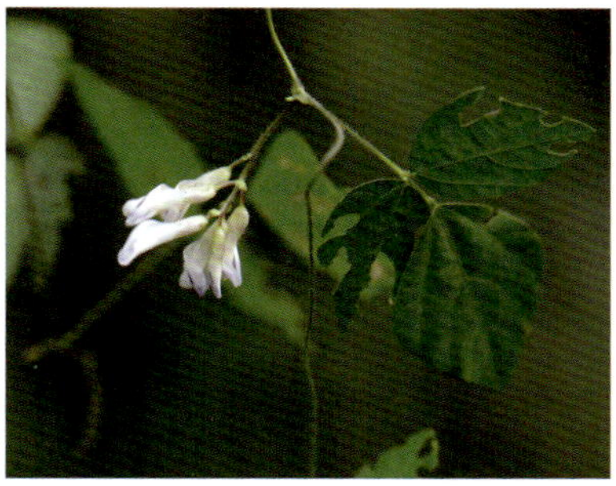

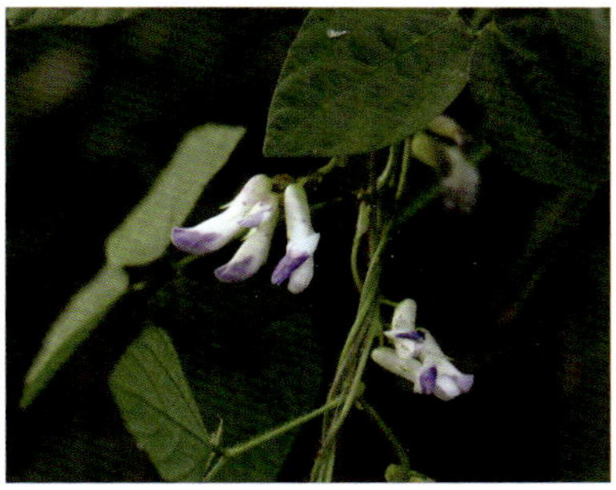

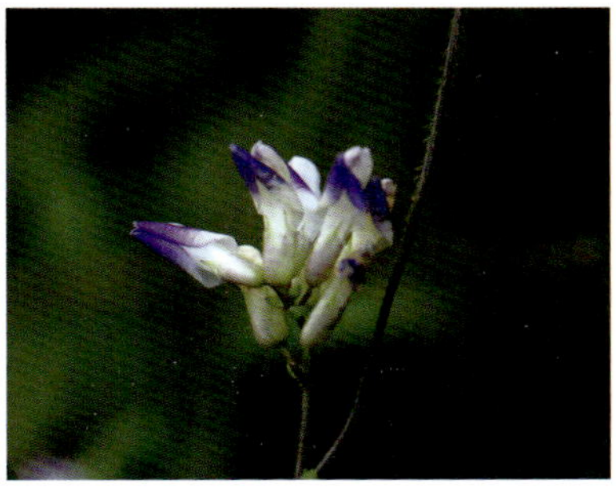

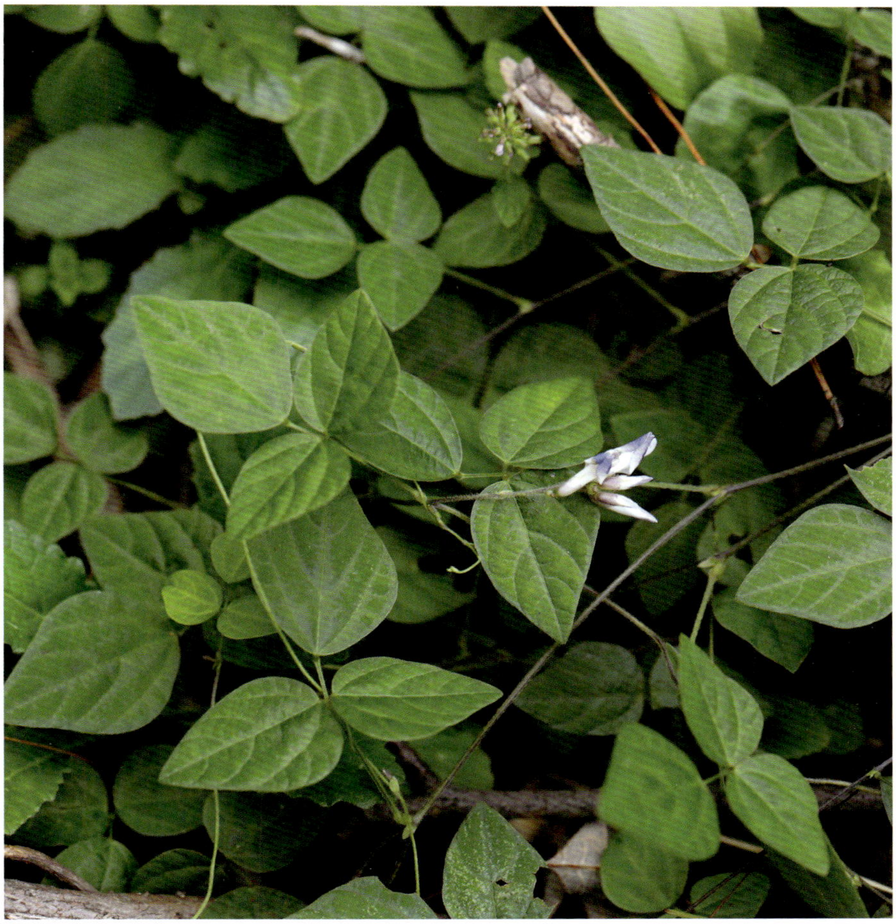

187. 肉色土圞儿 *Apios carnea* (Wall.) Benth. ex Baker

分类位置 豆科 Fabaceae 土圞儿属 *Apios* Fabr.。

别　　名 肉色土栾儿，山红豆花，鸭咀花。

形态特征 缠绕藤本，长 3 ~ 4m。茎细长，有条纹，幼时被毛，老则毛脱落而近于无毛。奇数羽状复叶；叶柄长 5 ~ 8（~ 12）cm；小叶通常 5，长椭圆形，长 6 ~ 12cm，宽 4 ~ 5cm，先端渐尖，呈短尾状，基部楔形或近圆形。总状花序腋生，长 15 ~ 24cm；苞片和小苞片小，线形，脱落；花萼钟状，二唇形，绿色，萼齿三角形，短于萼筒；花冠淡红色、淡紫红色或橙红色，长为萼的 2 倍。旗瓣最长，翼瓣最短，龙骨瓣带状，弯曲成半圆形；花柱弯曲成圆形或半圆形，柱头顶生。荚果线形，直，长 16 ~ 19cm，宽约 7mm；种子 12 ~ 21 颗，肾形，黑褐色，光亮。花期 7 ~ 9 月，果期 8 ~ 11 月。

资源现状 生于沟边杂木林中、溪边或路旁，全市各地零星分布。资源量较少，民间少见药用，花色亮丽，具有较好观赏价值。

功效应用 块根：甘、微苦，平；清热解毒，止咳祛痰；用于感冒咳嗽，咽喉肿痛，百日咳，乳痈，瘰疬，无名肿毒，毒蛇咬伤，带状疱疹等。

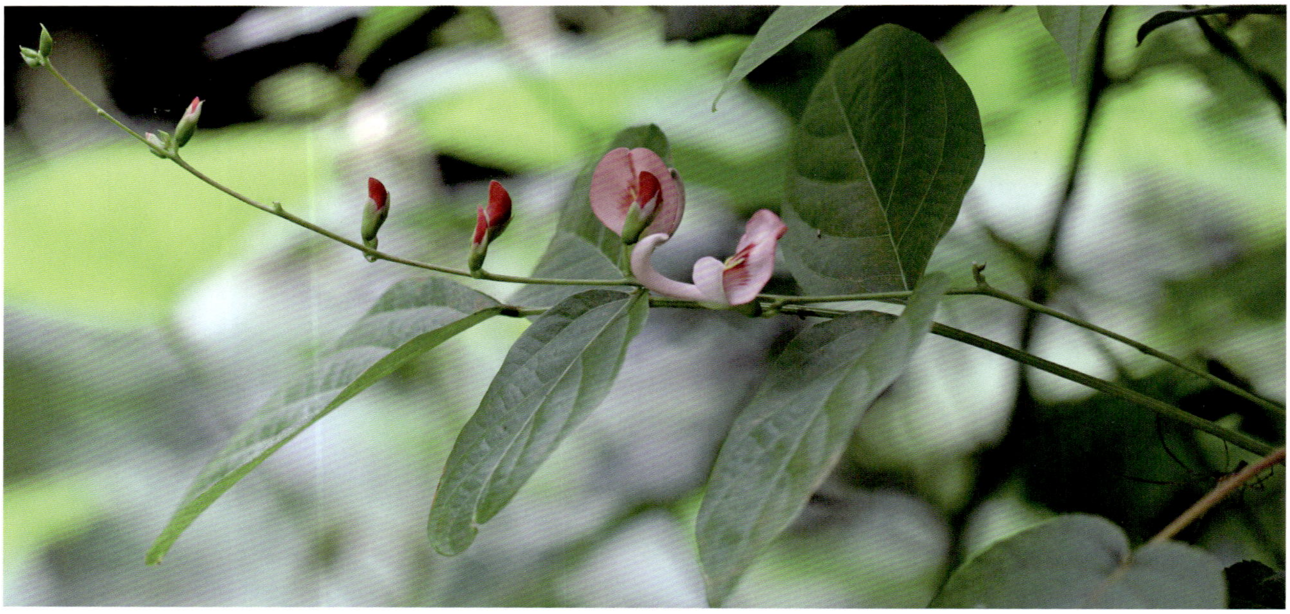

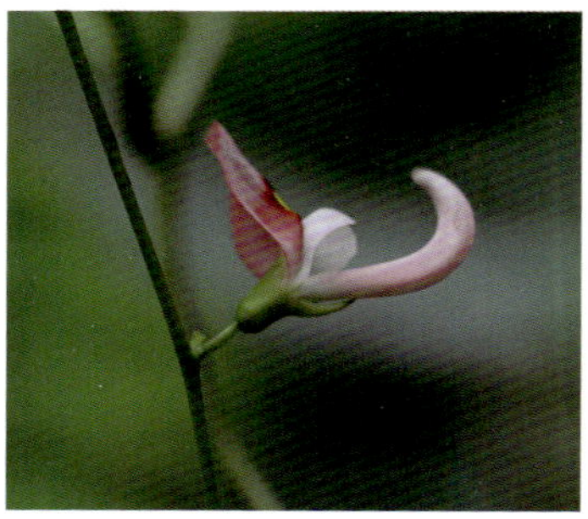

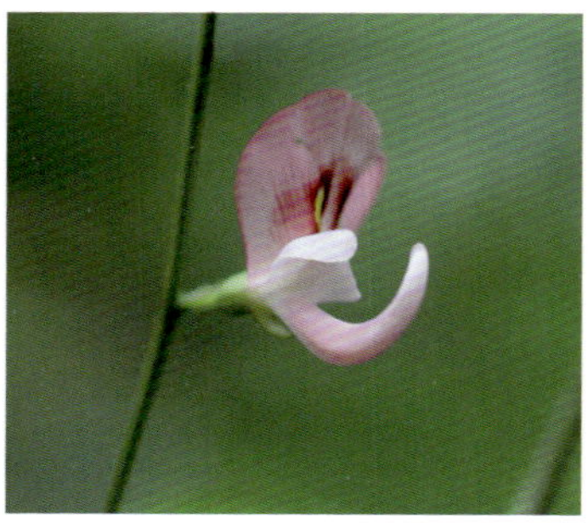

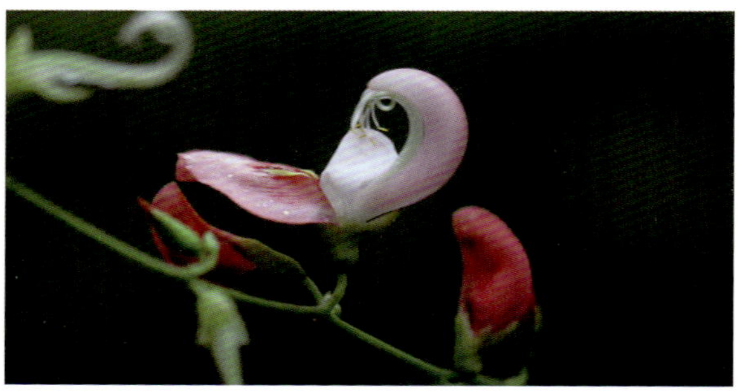

188. 土圞儿　*Apios fortunei* Maxim.

分类位置　豆科 Fabaceae 土圞儿属 *Apios* Fabr.。

别　　名　九子羊，地栗子，佛鸡子。

形态特征　缠绕草本。有球状或卵状块根；茎细长，被白色稀疏短硬毛。奇数羽状复叶；小叶 3 ~ 7，卵形或菱状卵形，长 3 ~ 7.5cm，宽 1.5 ~ 4cm，先端急尖，有短尖头，基部宽楔形或圆形，上面被极稀疏的短柔毛，下面近于无毛，脉上有疏毛；小叶柄有时有毛。总状花序腋生，长 6 ~ 26cm；苞片和小苞片线形，被短毛；花带黄绿色或淡绿色，长约 11mm，花萼稍呈二唇形；旗瓣圆形，较短，长约 10mm，翼瓣长圆形，长约 7mm，龙骨瓣最长，卷成半圆形；子房有疏短毛，花柱卷曲。荚果长约 8cm，宽约 6mm。花期 6 ~ 8 月，果期 9 ~ 10 月。

资源现状　生于海拔 300 ~ 1000m 的山坡灌丛中，缠绕在树上，全市各地较常见。资源量一般，民间偶见以块根用于带状疱疹等。

功效应用　块根：甘、微苦，平；清热解毒，止咳祛痰；用于感冒咳嗽，咽喉肿痛，百日咳，乳痈，瘰疬，无名肿毒，毒蛇咬伤，带状疱疹等。

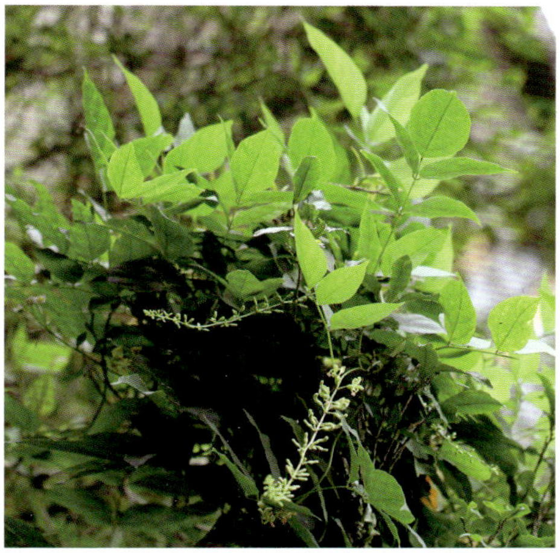

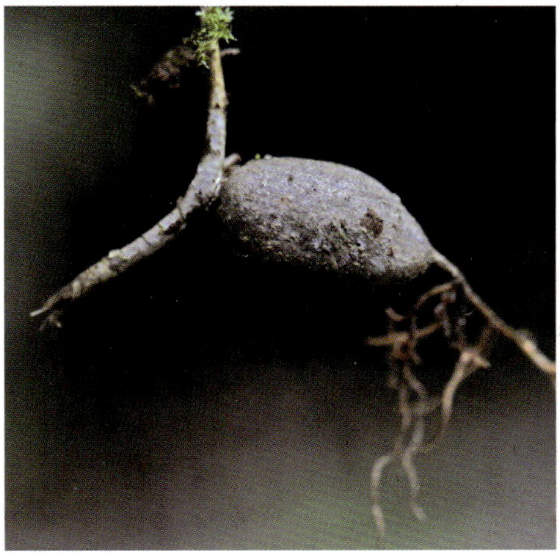

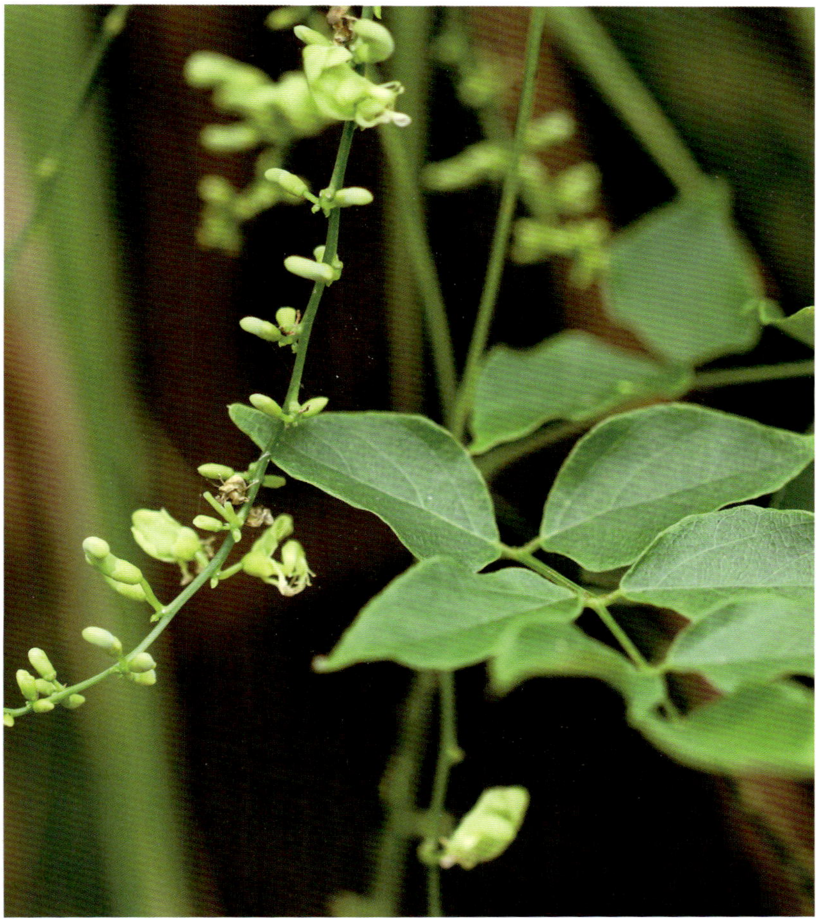

189. 亮叶猴耳环 *Archidendron lucidum* (Benth.) I. C. Nielsen

分类位置 豆科 Fabaceae 猴耳环属 *Archidendron* F. Muell.。

别　　名 雷公凿，亮叶围诞树，围涎树。

形态特征 小乔木，高 2m 以上，嫩枝、叶柄和花序均被褐色短茸毛。羽片 1 ~ 2 对；总叶柄近基部、每对羽片下和小叶片下的叶轴上均有圆形而凹陷的腺体，下部羽片通常具 2 ~ 3 对小叶，上部羽片具 4 ~ 5 对小叶；小叶斜卵形或长圆形，顶生的一对最大，对生，余互生且较小，先端渐尖而具钝小尖头，基部略偏斜，两面无毛或仅在叶脉上有微毛，上面光亮，深绿色。头状花序球形，有花 10 ~ 20 朵，排成腋生或顶生的圆锥花序；花萼与花冠同被褐色短茸毛；花瓣白色，中部以下合生；子房具短柄。荚果旋卷成环状，宽 2 ~ 3cm，边缘在种子间缢缩；种子黑色。花期 4 ~ 6 月；果期 7 ~ 12 月。

资源现状 生于山坡疏林、林缘灌木丛中，全市各地较常见。资源量一般，民间少见药用。

功效应用 全株：寒，凉；凉血，消炎生肌；用于风湿痛，跌扑损伤，烫伤等。

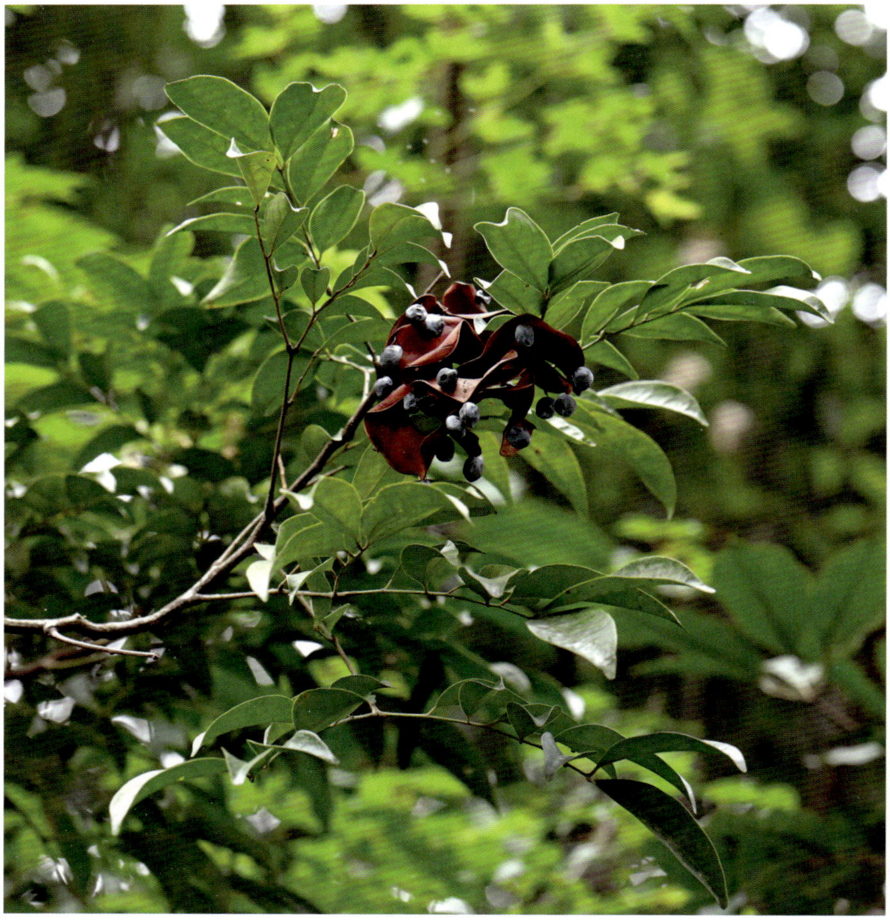

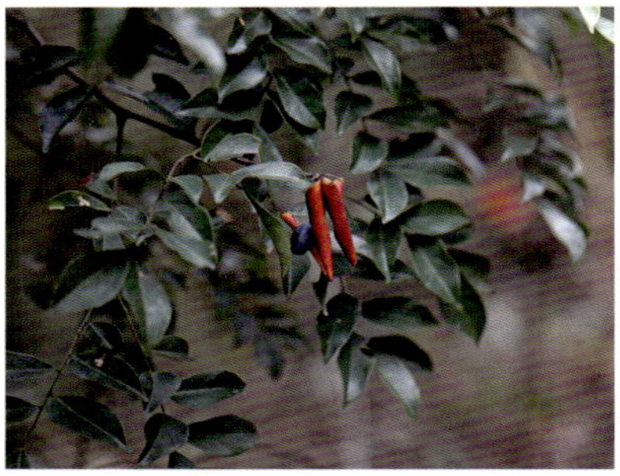

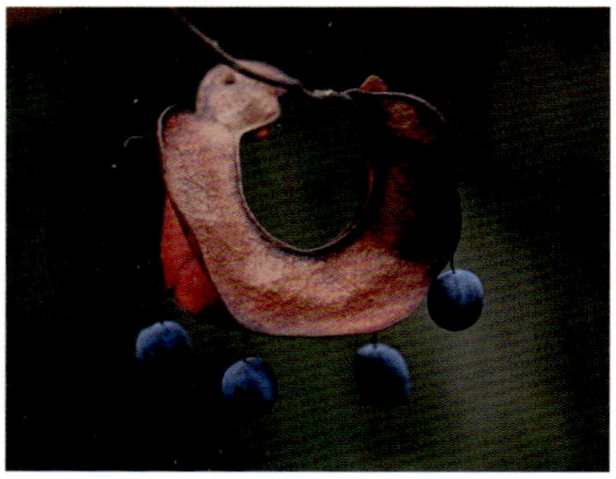

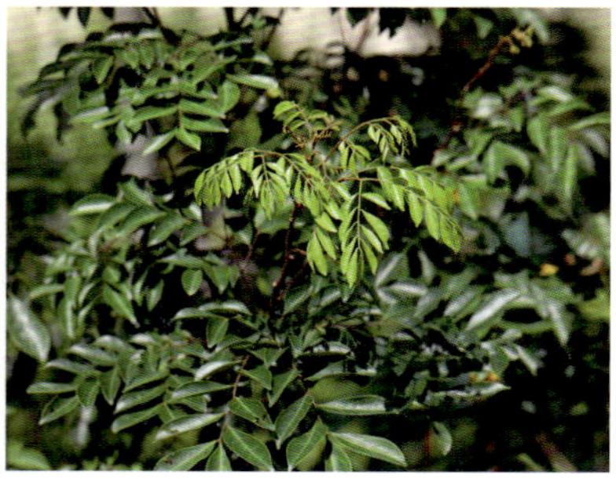

190. 云　实　*Biancaea decapetala* (Roth) O. Deg

分类位置　豆科 Fabaceae 云实属 *Biancaea* Tod.。

别　　名　水皂角，马豆，铁场豆，药王子。

形态特征　攀缘灌木。树皮暗红色；枝、叶轴和花序均被柔毛和钩刺。二回羽状复叶，羽片 3 ~ 10 对，对生，具柄，基部有刺 1 对；小叶 8 ~ 12 对，膜质，长圆形；两端近圆钝，两面均被短柔毛，老时渐无毛；托叶小，斜卵形，先端渐尖，早落。总状花序顶生，直立，具多花；总花梗多刺；花梗被毛，萼下具关节，花易脱落；萼片 5，长圆形；花瓣 5，黄色，膜质，圆形或倒卵形，盛开时反卷；雄蕊 10，分离，花丝中部以下密生茸毛；子房上位。荚果近木质，长圆状舌形，脆革质，栗褐色，有光泽，成熟时沿腹缝线开裂；种子 6 ~ 9 颗，椭圆形，褐色。花果期 4 ~ 10 月。

资源现状　生于低山坡的石灰岩旁或溪边灌丛中，全市各地较常见。资源较丰富，民间少见药用，花大而色鲜艳，具较好观赏价值，可作绿篱。

功效应用　种子：辛，温，小毒；解毒除湿，止咳化痰，杀虫；用于痢疾，疟疾，慢性气管炎，小儿疳积，虫积等。

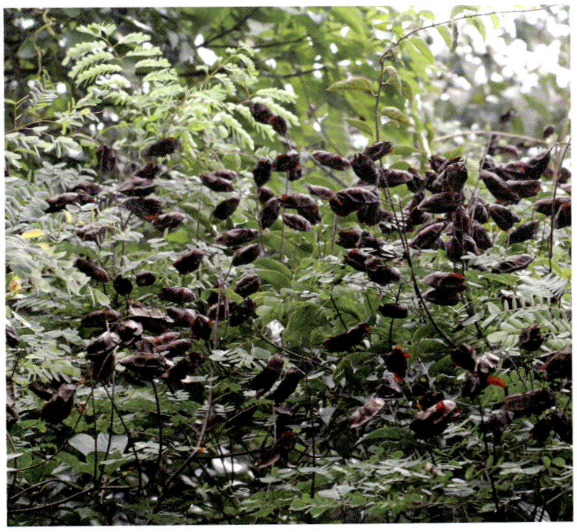

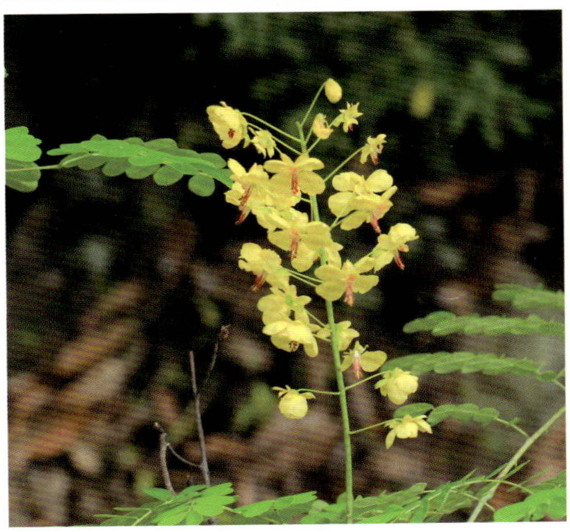

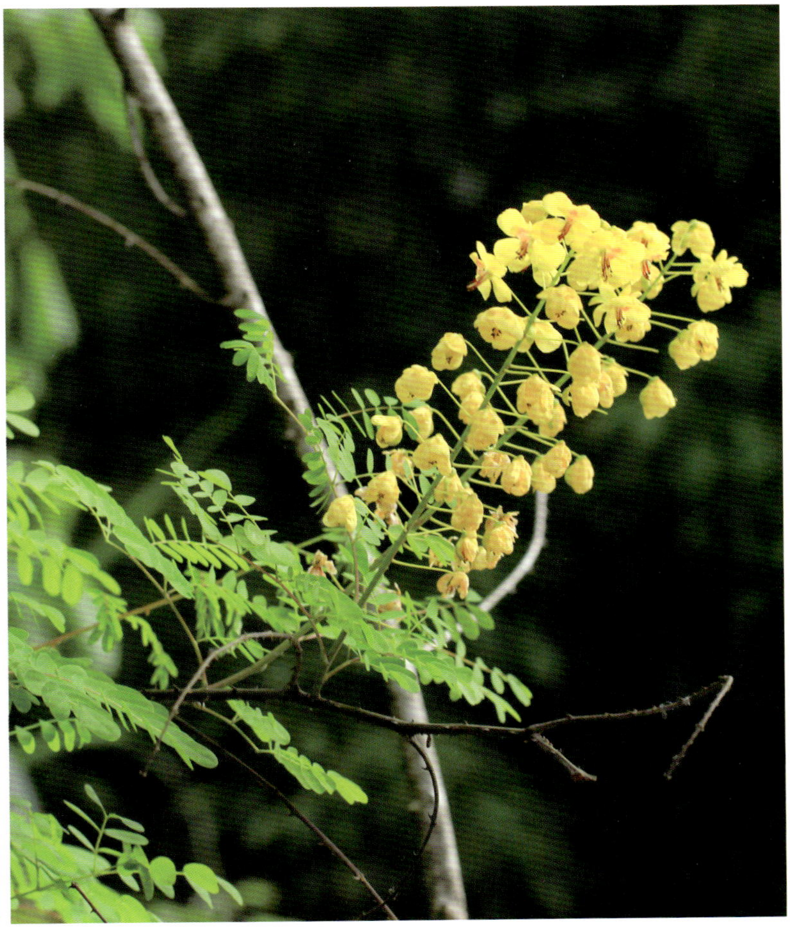

191. 香花鸡血藤 *Callerya dielsiana* (Harms) P. K. Lôc ex Z. Wei & Pedley

分类位置 豆科 Fabaceae 鸡血藤属 *Callerya* Endl.。

别　　名 香花崖豆藤，灰毛崖豆藤，鸡血藤，山鸡血藤。

形态特征 攀缘灌木，长 2 ~ 5m。茎皮灰褐色。羽状复叶，小叶 2 对，披针形，长圆形至狭长圆形，近边缘环结，中脉在上面微凹，下面甚隆起，细脉网状；小托叶锥刺状。圆锥花序顶生，花序轴多少被黄褐色柔毛；花单生，近接，苞片线形；花萼阔钟状，与花梗同被细柔毛；花冠紫红色，旗瓣阔卵形至倒阔卵形，密被锈色或银色绢毛，具短柄，翼瓣甚短，约为旗瓣的二分之一，龙骨瓣镰形；雄蕊二体，对旗瓣的 1 枚离生；荚果线形至长圆形，密被灰色绒毛，有种子 3 ~ 5 粒。花期 5 ~ 9 月，果期 6 ~ 11 月。

资源现状 生于山坡疏林或灌木丛中，全市各地较常见。资源较丰富，民间多以根或老藤用于祛风活血或跌扑损伤等，具较好的观赏价值。

功效应用 根及茎藤：微苦，微温；补血行气，通经活络；用于贫血，血小板减少症，风湿关节痛，闭经，月经不调，带下，跌扑损伤等。

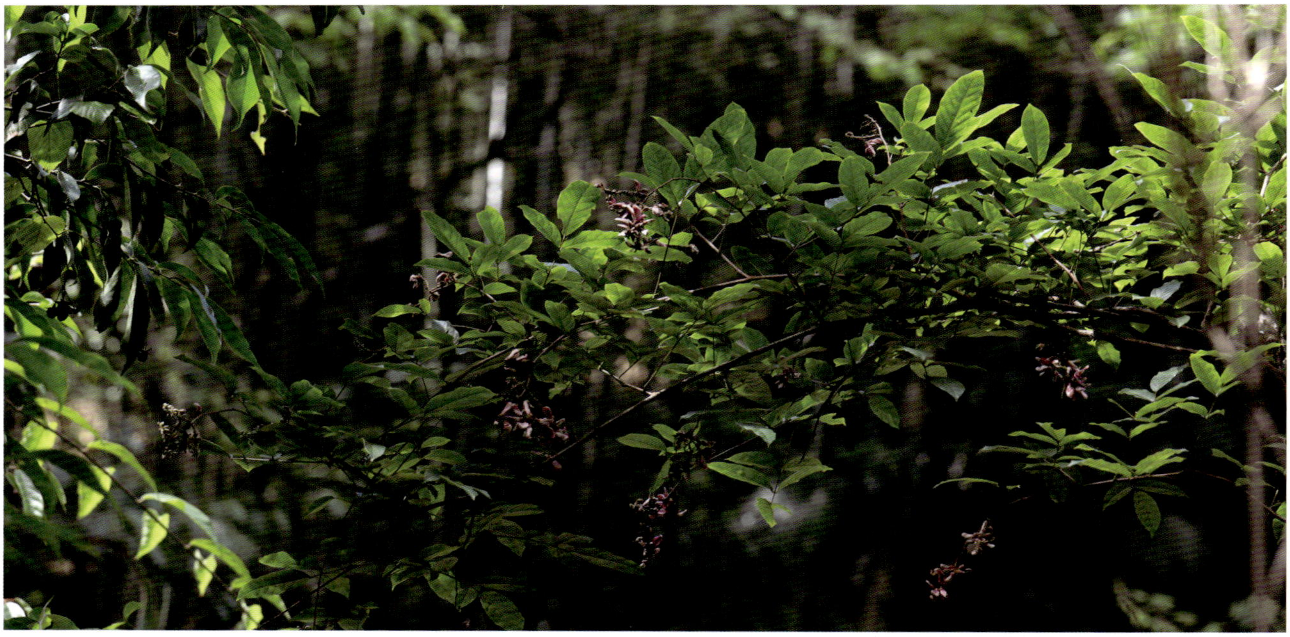

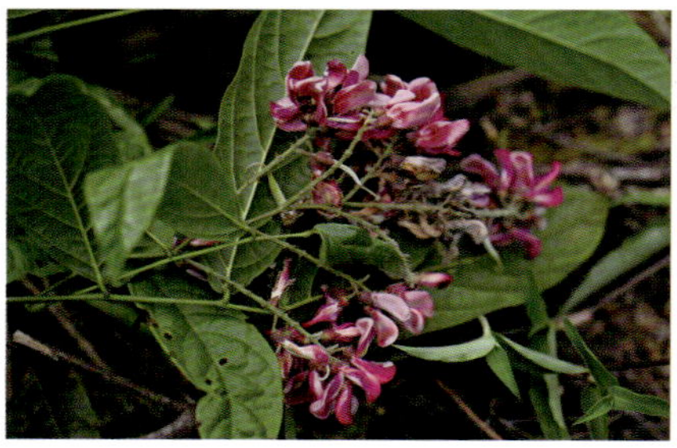

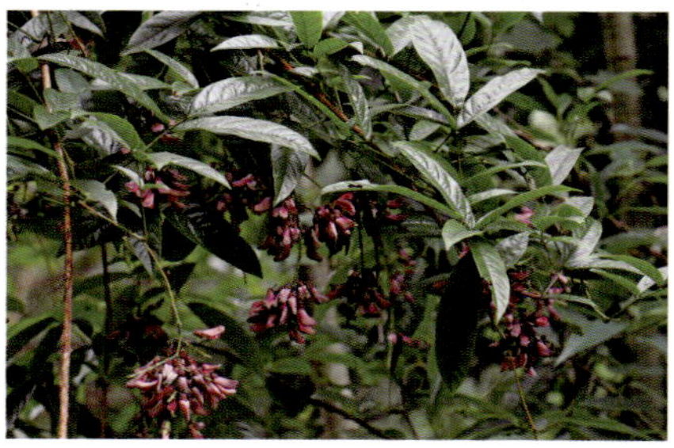

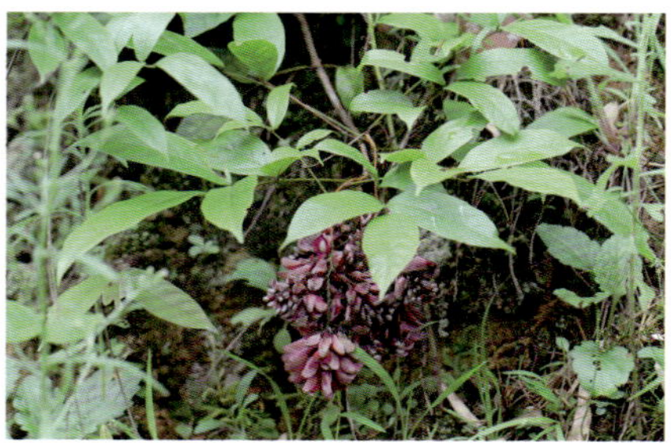

192. 锦鸡儿　*Caragana sinica* (Buc'hoz) Rehd.

分类位置　豆科 Fabaceae 锦鸡儿属 *Caragana* Fabr.。

别　　名　金雀花，土黄芪，金不换。

形态特征　灌木，高 1 ~ 2m。小枝有棱。托叶三角形，硬化成针刺，长 5 ~ 7mm；叶轴脱落或硬化成针刺，针刺长 7 ~ 15（25）mm；小叶 2 对，羽状，有时假掌状，上部 1 对常较下部的为大，厚革质或硬纸质，倒卵形或长圆状倒卵形，具刺尖或无刺尖，基部楔形或宽楔形。花单生，花梗长约 1cm，中部有关节；花萼钟状，长 12 ~ 14mm，宽 6 ~ 9mm，基部偏斜；花冠黄色，常带红色，长 2.8 ~ 3cm，旗瓣狭倒卵形，具短瓣柄，翼瓣稍长于旗瓣，瓣柄与瓣片近等长，耳短小，龙骨瓣宽钝；子房无毛。荚果圆筒状，长 3 ~ 3.5cm，宽约 5mm。花期 4 ~ 5 月，果期 7 月。

资源现状　生于山坡、路旁灌木丛中或栽培，星村等地有零星栽培。资源较少，民间多以其根用于气虚，劳倦乏力等，花可食用，具较好的观赏价值。

功效应用　根：微甘、辛，平；补气活血，祛风利湿；用于劳倦乏力，高血压，头晕，耳鸣，风湿关节痛，跌扑损伤等。花：微甘、辛，平；祛风平肝；用于头痛，眩晕等。

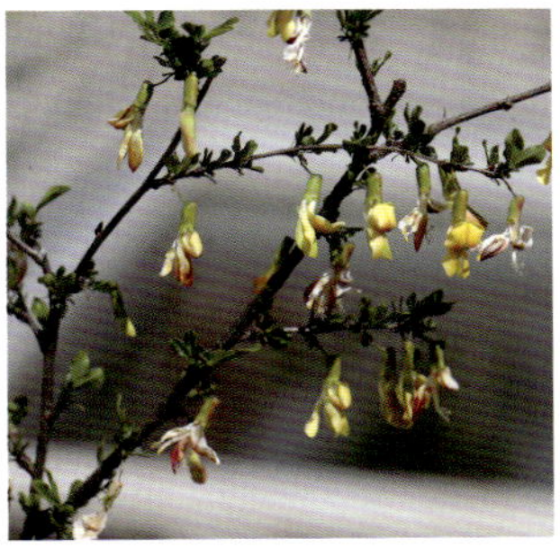
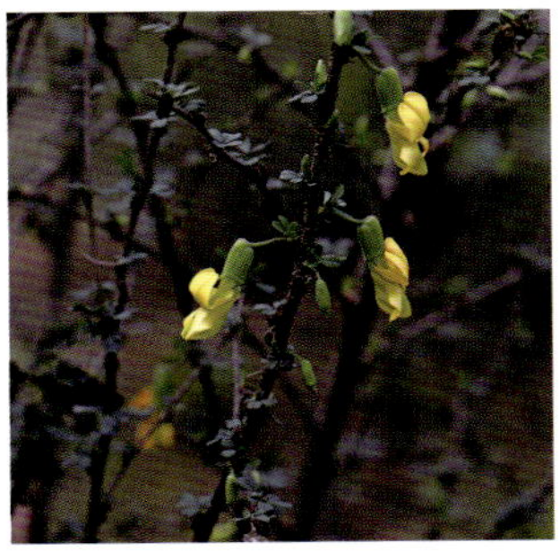
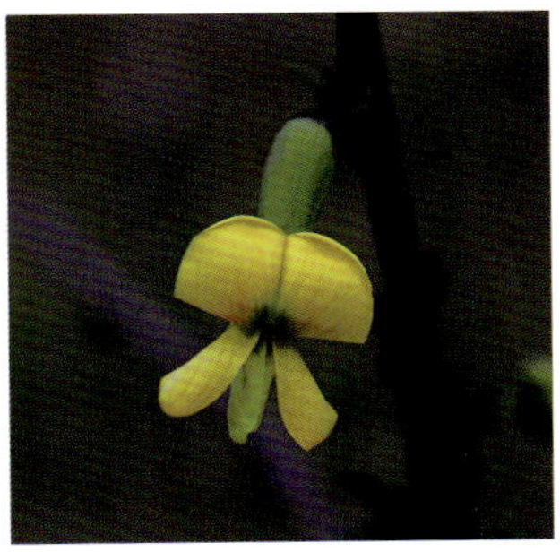
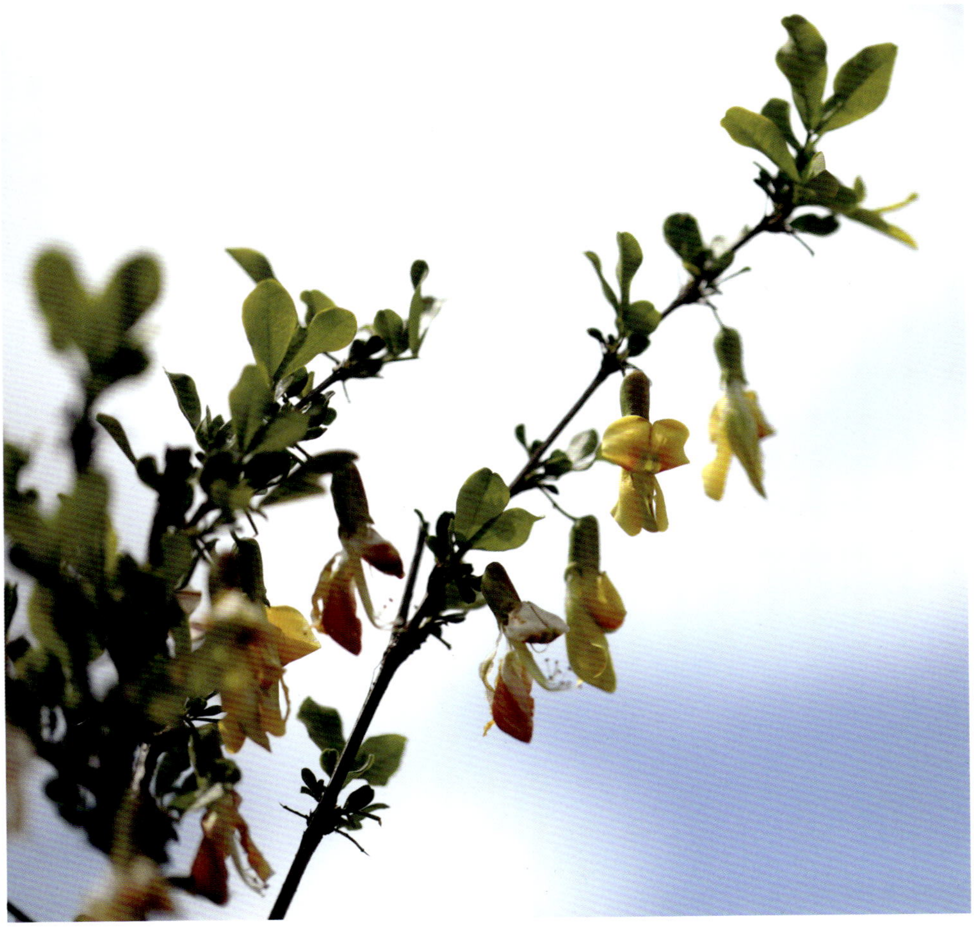

193. 农吉利 *Crotalaria sessiliflora* L.

分类位置 豆科 Fabaceae 猪屎豆属 *Crotalaria* L.。

别　　名 野百合，紫花野百合。

形态特征 直立草本，体高 30 ~ 100cm，基部常木质，单株或茎上分枝，被紧贴粗糙的长柔毛。托叶线形；单叶，叶片形状常变异较大，通常为线形或线状披针形，两端渐尖，上面近无毛，下面密被丝质短柔毛；叶柄近无。总状花序顶生、腋生或密生枝顶形似头状，花 1 至多数；苞片线状披针形，小苞片与苞片同形，成对生萼筒部基部；花梗短，花萼二唇形，密被长柔毛，萼齿阔披针形，先端渐尖；花冠蓝色或紫蓝色，旗瓣长圆形，翼瓣长圆形或披针状长圆形，约与旗瓣等长，龙骨瓣中部以上变狭，形成长喙；子房无柄。荚果短圆柱形；种子 10 ~ 15 颗。花果期 5 月至翌年 2 月。

资源现状 生于山坡草丛中，全市各地常见。资源较丰富，民间少见药用。

功效应用 全草：淡，平；滋阴益肾，祛风利湿，抗癌；用于皮肤癌，耳鸣耳聋，头目眩晕，痢疾，遗尿，风湿关节痛等。

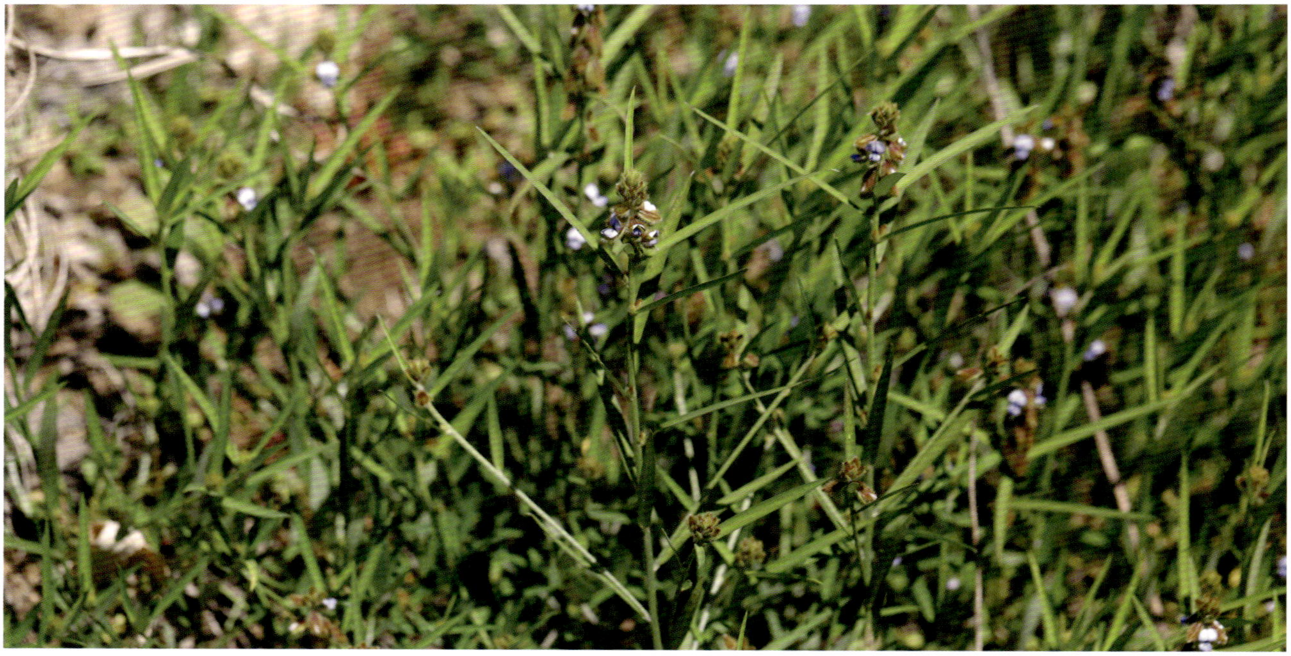

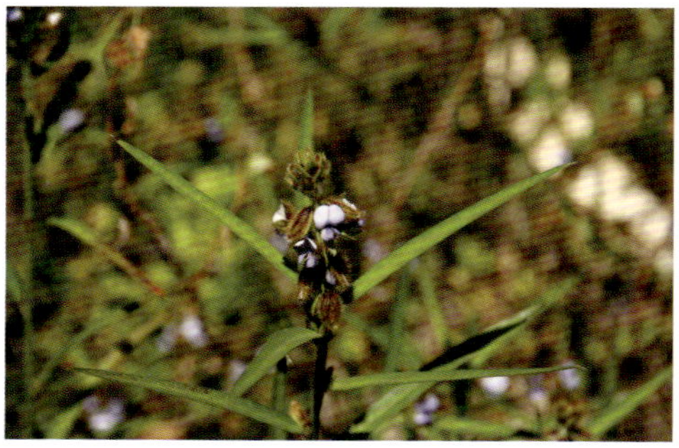

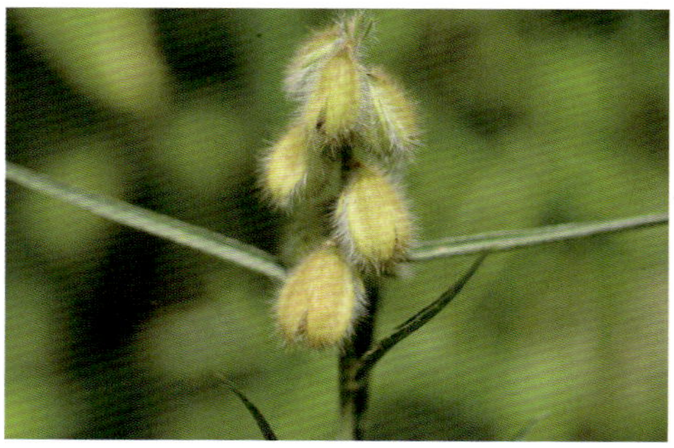

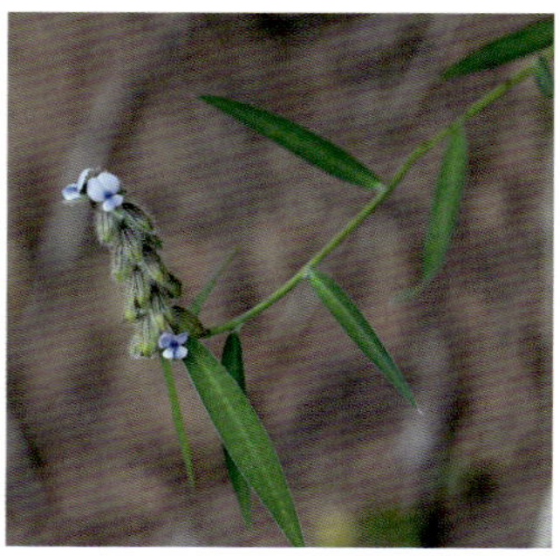

194. 山黑豆 *Dumasia truncata* Sieb. et Zucc.

分类位置 豆科 Fabaceae 山黑豆属 *Dumasia* DC.。

别　　名 截叶山黑豆，山豆根，截形野扁豆。

形态特征 攀缘状缠绕草本。茎纤细，长 1 ~ 3m，具细纵纹，通常无毛。叶具羽状 3 小叶；托叶小，线状披针形，具 3 脉；小叶膜质，长卵形或卵形；小托叶刚毛状，长约 1mm；小叶柄无毛。总状花序腋生，纤细，通常无毛；花长约 1.2 ~ 2cm，苞片和小苞片细小；花萼管状，淡绿色，管口斜截形，无毛；花冠黄色或淡黄色，旗瓣椭圆形至微倒卵形，具瓣柄和耳；翼瓣和龙骨瓣近椭圆形，稍弯，具长瓣柄，基部一侧略具耳，雄蕊二体；房线状倒披针形，无毛，胚珠通常 3 ~ 5 颗，花柱纤细，无毛。荚果倒披针形至披针状椭圆形，略膨，先端具喙，基部渐狭成短果颈；种子通常 3 ~ 5 颗，扁球形，黑褐色，花期 8 ~ 9 月，果期 10 ~ 11 月。

资源现状 生于海拔 380 ~ 1000m 的山地路旁潮湿地，分布于星村等地。资源量少，民间少见药用，福建省新分布记录种。

功效应用 种子：甘，平；补肝肾，止虚汗；用于坐骨神经痛，筋骨疼痛等。

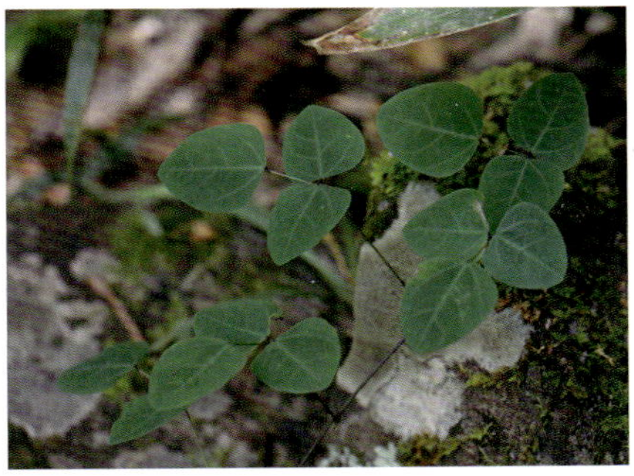

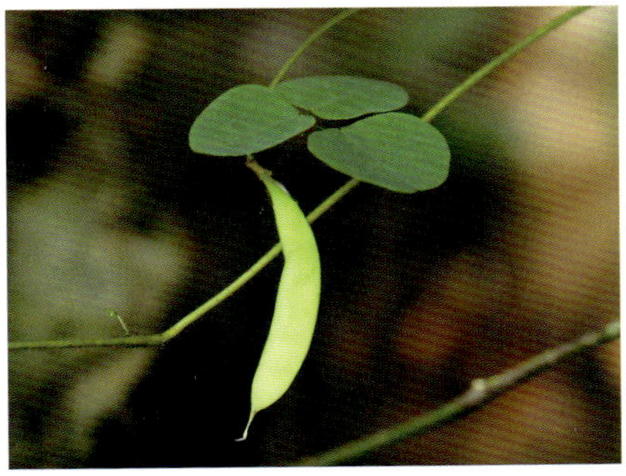

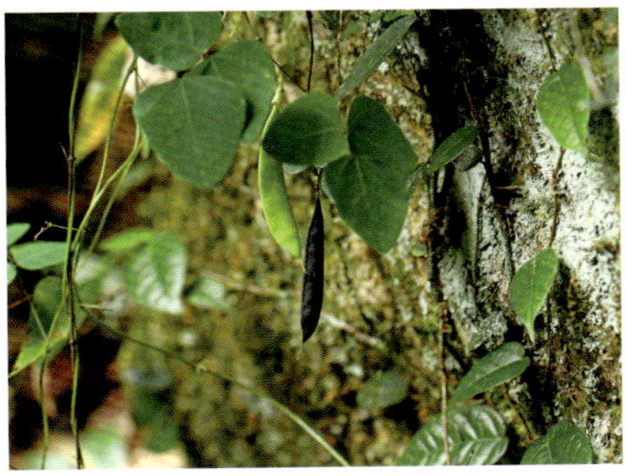

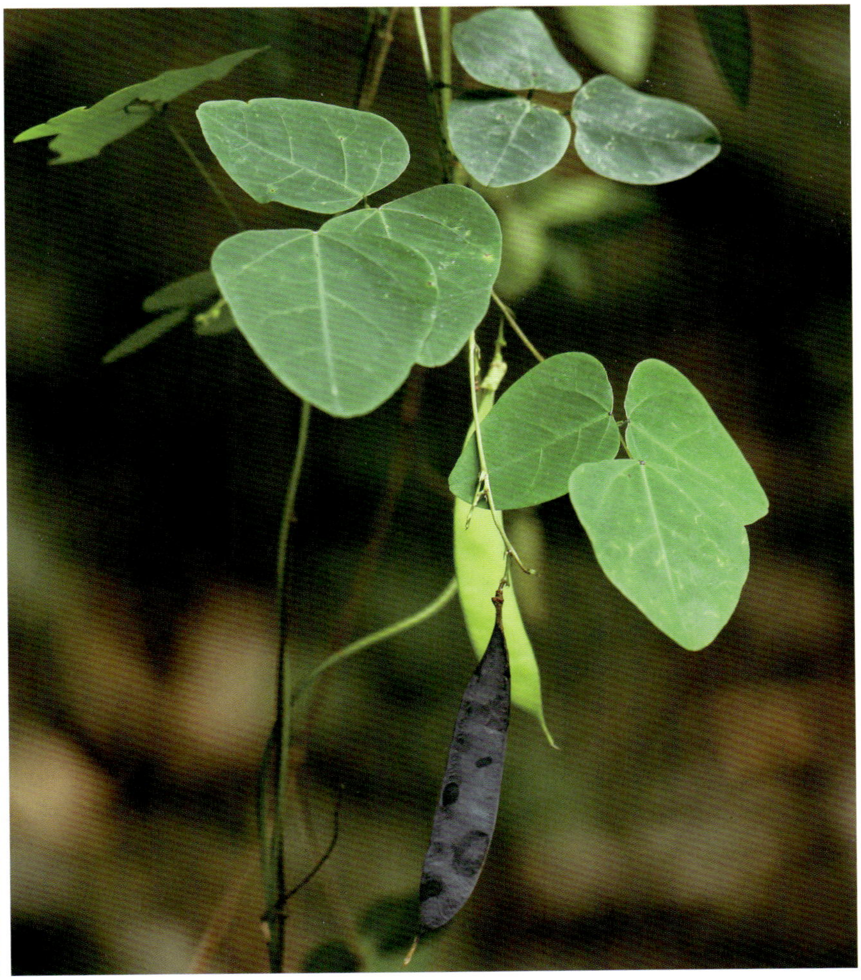

195. 野大豆 *Glycine soja* Sieb. et Zucc.

分类位置 豆科 Fabaceae 大豆属 *Glycine* Willd.。

别　　名 乌豆，野黄豆，白花野大豆，山黄豆。

形态特征 一年生缠绕草本。全体疏被褐色长硬毛。三出羽状复叶，顶生小叶卵圆形或卵状披针形，两面均被绢状的糙伏毛，侧生小叶斜卵状披针形；托叶卵状披针形，急尖，被黄色柔毛。总状花序通常短；花小，长约 5mm；花梗密生黄色长硬毛；苞片披针形；花萼钟状，密生长毛，裂片 5，三角状披针形，先端锐尖；花冠淡红紫色或白色，旗瓣近圆形，先端微凹，基部具短瓣柄，翼瓣斜倒卵形，有明显的耳，龙骨瓣比旗瓣及翼瓣短小，密被长毛；花柱短而向一侧弯曲。荚果长圆形，种子间稍缢缩，干时易裂；种子椭圆形，稍扁，褐色至黑色。花期 7 ~ 8 月，果期 8 ~ 10 月。

资源现状 生于海拔 150m 以上潮湿的田边、园边、沟旁、路边草丛，全市各地较常见。资源量一般，重要的种质资源，国家二级保护野生植物。

功效应用 藤：平，淡；健脾；用于盗汗，伤筋等。种子：甘，凉；补益肝肾，祛风解毒；用于阴亏目昏，肾虚腰痛，盗汗，筋骨痛，产后风痉，小儿疳疾等。

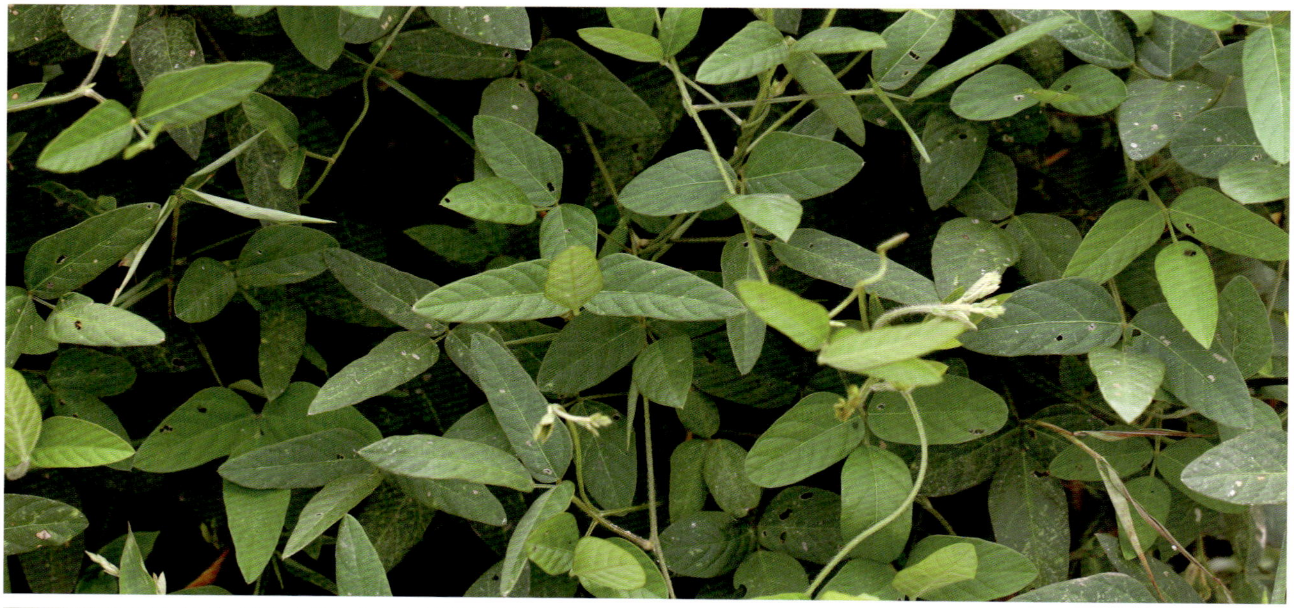

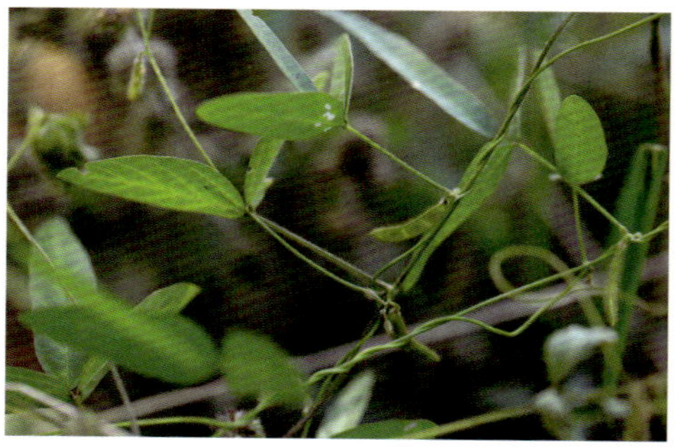

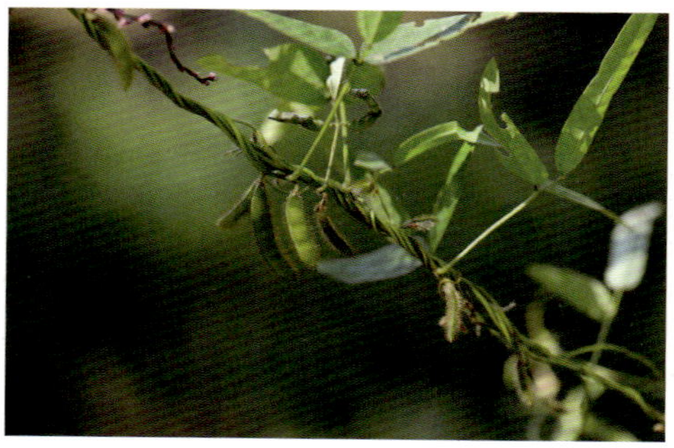

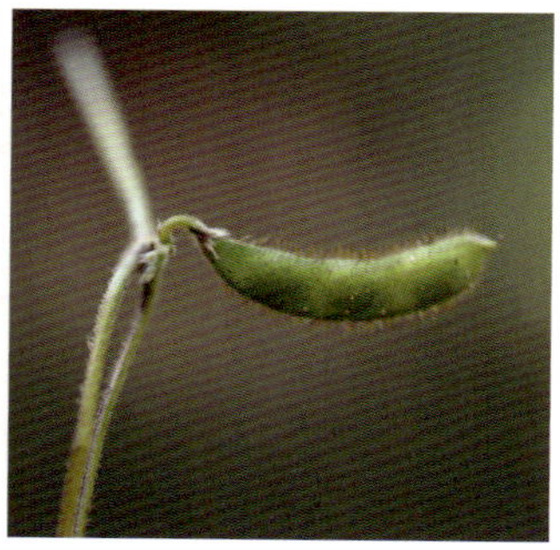

196. 庭　藤　*Indigofera decora* Lindl.

分类位置　豆科 Fabaceae 木蓝属 *Indigofera* L.。

别　　名　胡豆，岩藤，庭藤槐蓝。

形态特征　灌木，高 0.4 ~ 2m。茎圆柱形或有棱。羽状复叶，叶柄无毛或疏被丁字毛，小叶 3 ~ 7（~ 11）对；叶形变异甚大，通常卵状披针形至狭披针形，下面被平贴白色丁字毛；小托叶钻形，早落。总花序直立，总花梗长 2 ~ 4cm，花序轴具棱；苞片线状披针形，早落；花冠淡紫色或粉红色，稀白色，旗瓣椭圆形，外被棕褐色短柔毛，翼瓣具缘毛，龙骨瓣与翼瓣近等长；花药卵球形，两端有毛；子房无毛，有胚珠 10 余粒。荚果棕褐色，圆柱形，近无毛，内果皮有紫色斑点，有种子 7 ~ 8 粒；种子椭圆形。花期 4 ~ 6 月，果期 6 ~ 10 月。

资源现状　生于 200 ~ 1800m 的山坡阴处或路旁，全市各地较常见。资源较丰富，民间少见药用，具较好的观赏价值。

功效应用　全草：辛、微酸，平；通经络，散瘀积，消肿痛；用于跌扑损伤，积瘀，风湿关节痛等。

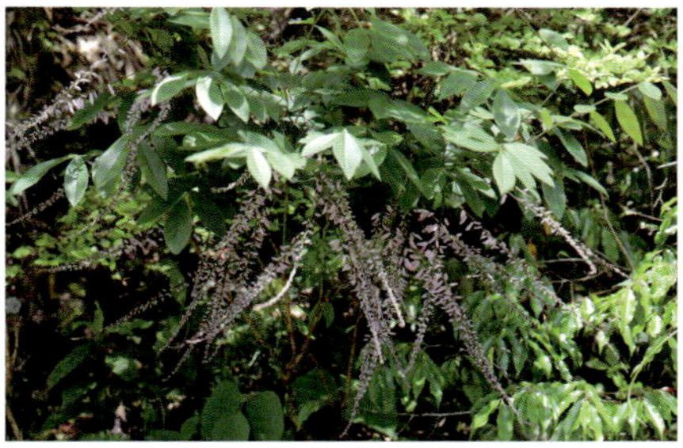

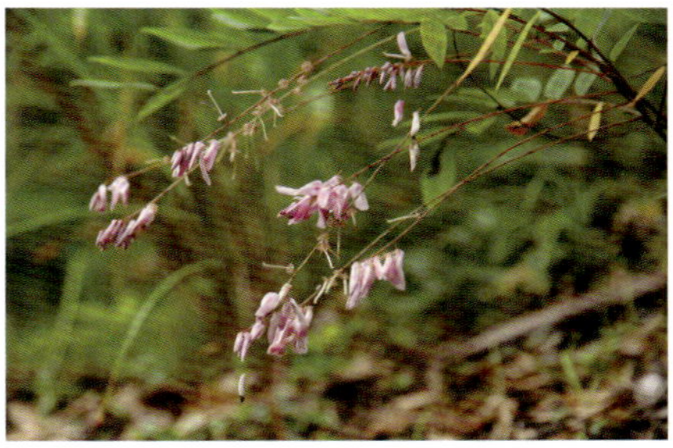

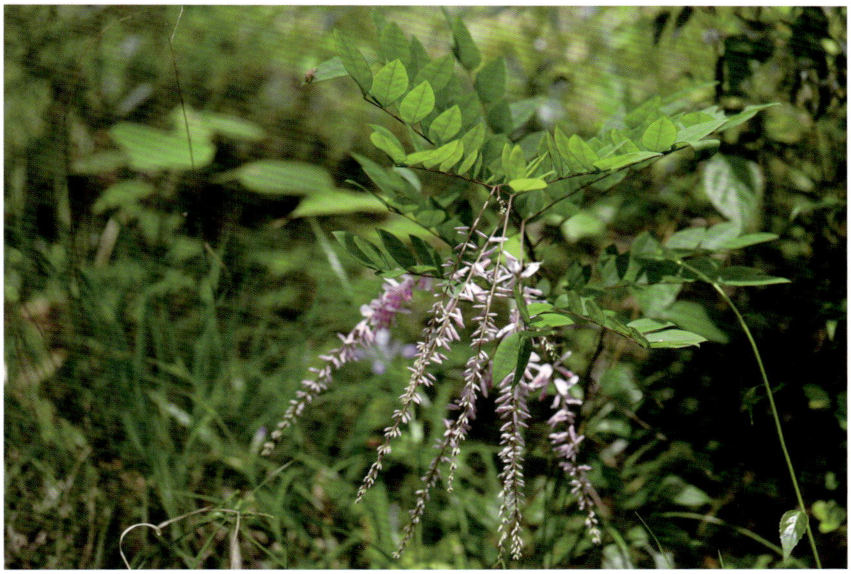

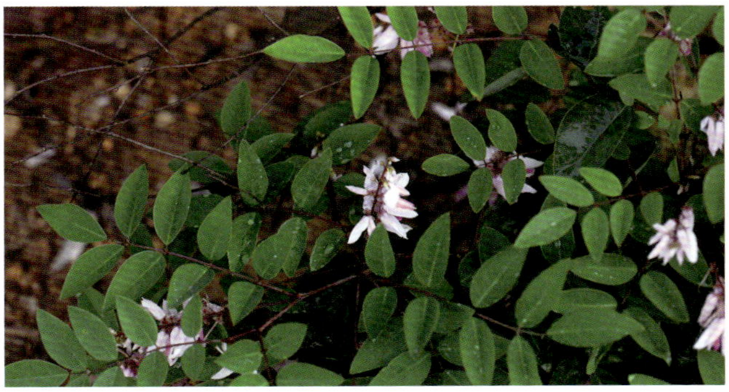

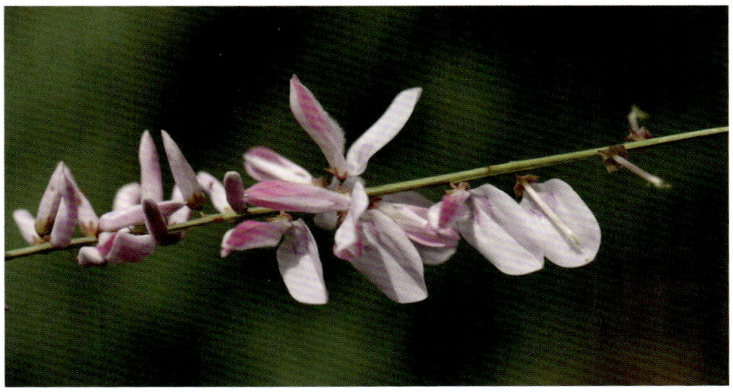

197. 截叶铁扫帚 *Lespedeza cuneata* (Dum. -Cours.) G. Don

分类位置 豆科 Fabaceae 胡枝子属 *Lespedeza* Michx.。

别　　名 夜关门。

形态特征 小灌木，高可达 1m。茎直立或斜升，被毛，上部分枝。三出羽状复叶密集，总柄短；小叶楔形或线状楔形，长 1 ~ 3cm，先端截形成近截形，具小刺尖，基部楔形，上面近无毛，下面密被伏毛。总状花序腋生，具 2 ~ 4 朵花；总花梗极短；小苞片卵形或狭卵形，先端渐尖，背面被白色伏毛，边具缘毛；花萼狭钟形，密被伏毛，5 深裂，裂片披针形；花冠淡黄色或白色，旗瓣基部有紫斑，有时龙骨瓣先端带紫色，翼瓣与旗瓣近等长，龙骨瓣稍长；闭锁花簇生于叶腋。荚果宽卵形或近球形，被伏毛。花期 7 ~ 8 月，果期 9 ~ 10 月。

资源现状 生于山坡、路旁杂草丛中，全市各地常见。资源丰富，民间常以全草用于清肝明目等。

功效应用 全草：微甘，平；平肝明目，祛痰利湿；用于夜盲，角膜溃疡，急性结膜炎，痢疾，传染性肝炎，慢性支气管炎，小儿疳热，疳积，带下，乳腺炎，风湿性关节炎等。

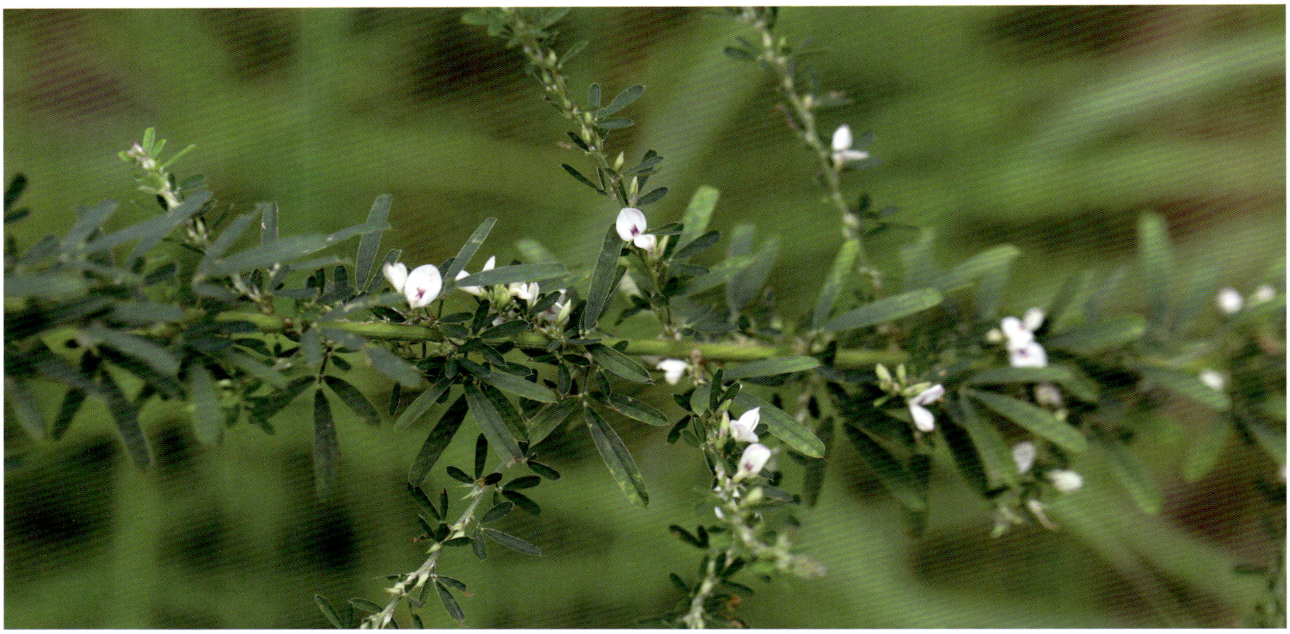

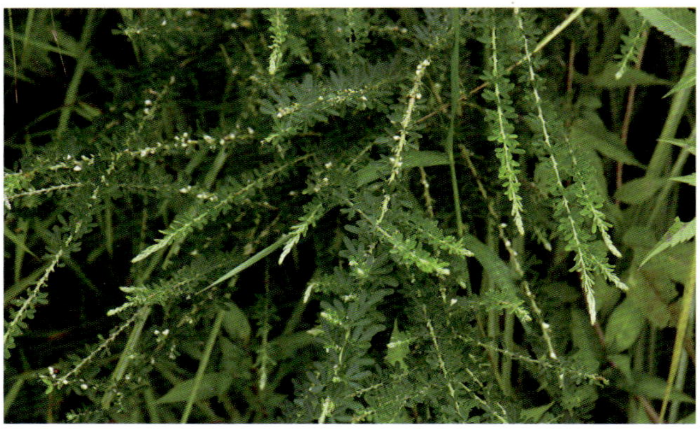

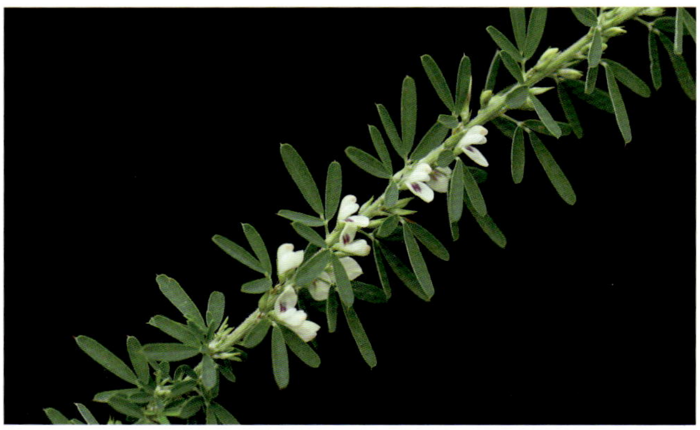

198. 铁马鞭　*Lespedeza pilosa* (Thunb.) Sieb. et Zucc.

分类位置　豆科 Fabaceae 胡枝子属 *Lespedeza* Michx.。

别　　名　半边钱，假山豆，金钱藤。

形态特征　多年生草本。全株密被长柔毛，茎平卧，少分枝。羽状复叶具 3 小叶，小叶宽倒卵形或倒卵圆形，长 1.5 ~ 2cm，先端圆形、近截形或微凹，有小刺尖，两面密被长毛，顶生小叶较大；托叶钻形，长约 3mm，先端渐尖。总状花序腋生，比叶短；总花梗极短，小苞片 2，披针状钻形，背部中脉具长毛，边缘具缘毛；花萼密被长毛，5 深裂；花冠黄白色或白色，旗瓣椭圆形，具瓣柄，翼瓣比旗瓣与龙骨瓣短；闭锁花常 1 ~ 3 集生于茎上部叶腋，无梗或近无梗，结实。荚果广卵形，凸镜状，两面密被长毛，先端具尖喙。花期 7 ~ 9 月，果期 9 ~ 10 月。

资源现状　生于海拔 1000m 以下的荒山坡及草地，全市各地较常见。资源量一般，民间少见药用。

功效应用　带根全草：苦、辛，平；益气安神，活血止痛，利尿消肿，解毒散结；用于气虚发热，失眠，痧症腹痛，风湿痹痛，水肿，瘰疬，痈疽肿毒等。

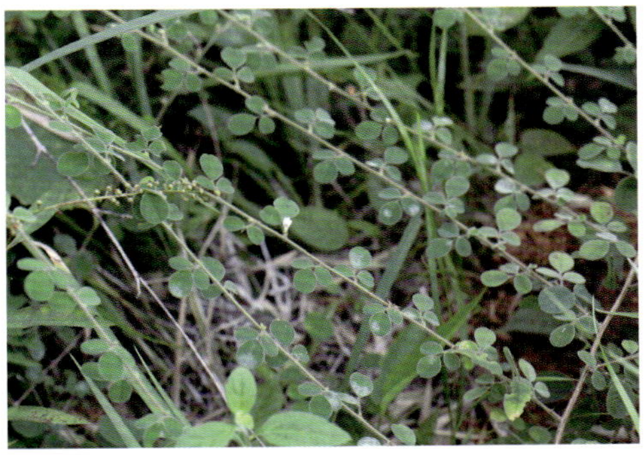

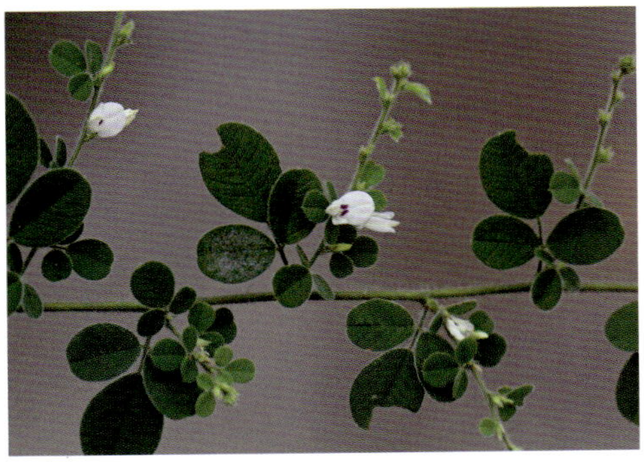

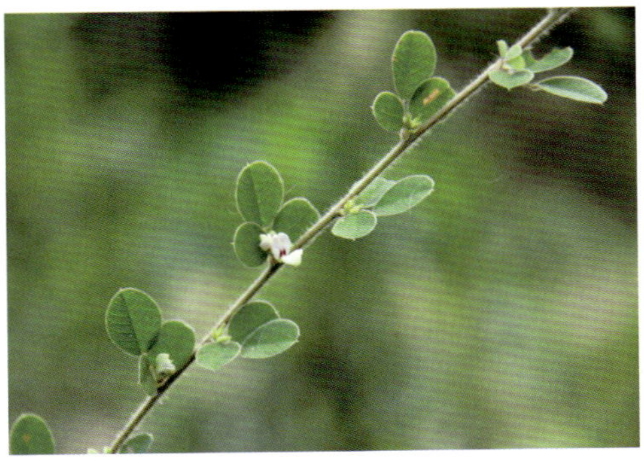

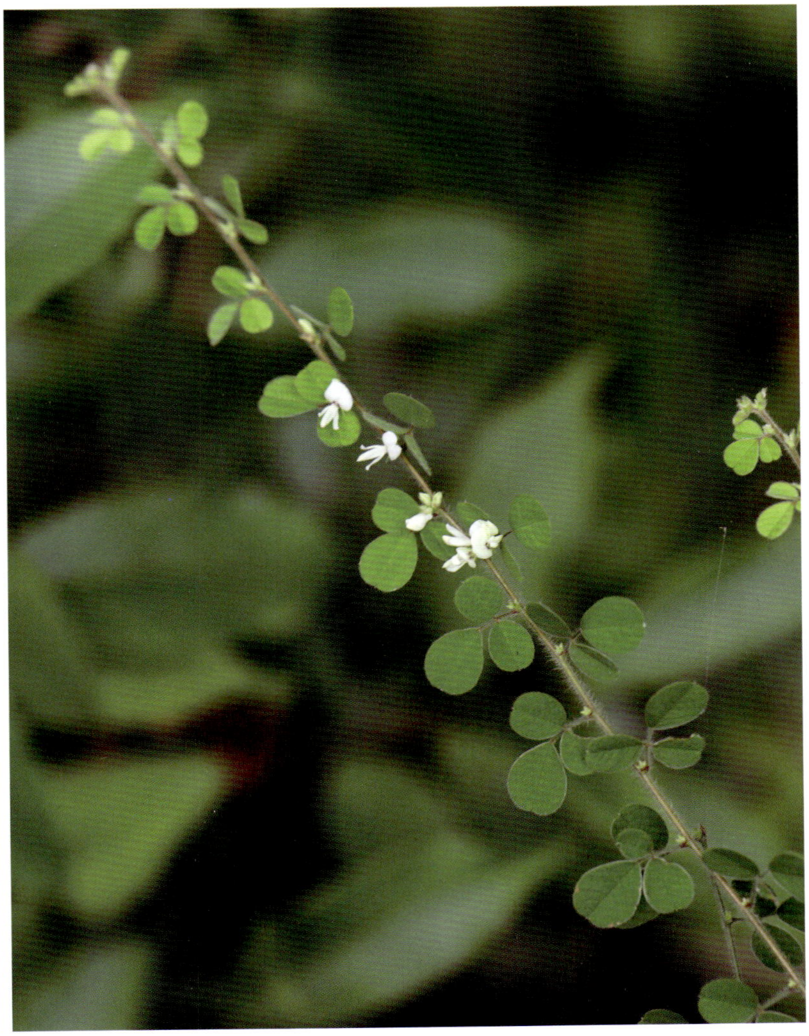

199. 美丽胡枝子 *Lespedeza thunbergii* (DC.) Nakai subsp. *formosa* (Vogel) H. Ohashi

分类位置 豆科 Fabaceae 胡枝子属 *Lespedeza* Michx.。

别　　名 展枝胡枝子，柔毛胡枝子，南胡枝子。

形态特征 直立灌木，高 1 ~ 2m。羽状三出复叶，小叶椭圆形至卵形，两端稍尖或稍钝，贴生短柔毛；托叶披针形至线状披针形，褐色，被疏柔毛。总状花序单一，腋生，比叶长，或构成顶生的圆锥花序；总花梗长可达 10cm，被短柔毛；苞片卵状渐尖，密被绒毛；花梗短，被毛；花萼钟状，5 深裂，裂片长圆状披针形，长为萼筒的 2 ~ 4 倍，外面密被短柔毛；花冠红紫色，旗瓣近圆形或稍长，先端圆，基部具明显的耳和瓣柄，翼瓣倒卵状长圆形，基部有耳和细长瓣柄。荚果倒卵形，表面具网纹且被疏柔毛。花期 7 ~ 9 月，果期 9 ~ 10 月。

资源现状 生于山坡、路旁及林缘灌丛中，全市各地常见。资源丰富，民间常以其根用于跌扑损伤或以花用于小便涩痛等，具较好的观赏价值。

功效应用 根（马扫根）：苦，平；排脓消肿；用于肺痈，扭伤，脱臼，骨折等。茎、叶：苦，平；用于便血，尿血，小便不利，中暑发痧，蛇伤等。花（布沙花）：甘，平；清热凉血，利水通淋；用于咯血，咳嗽，便血等。

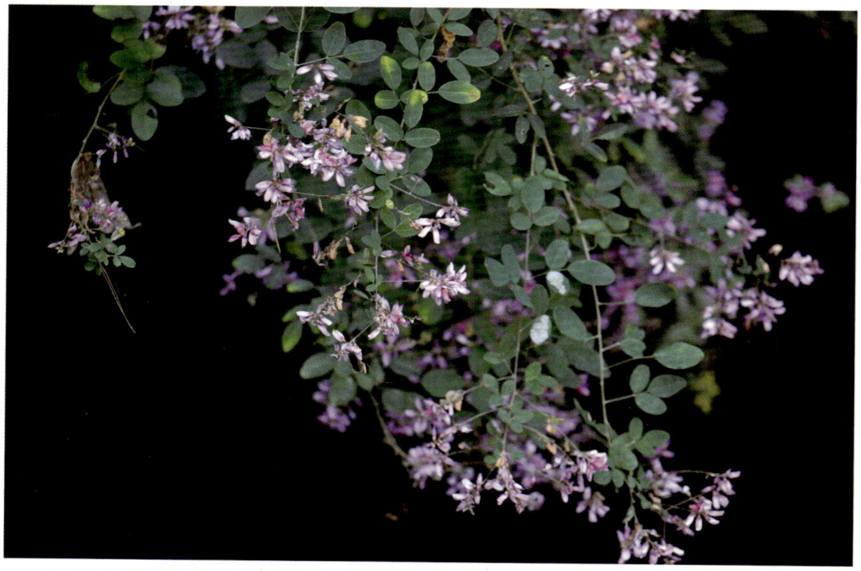

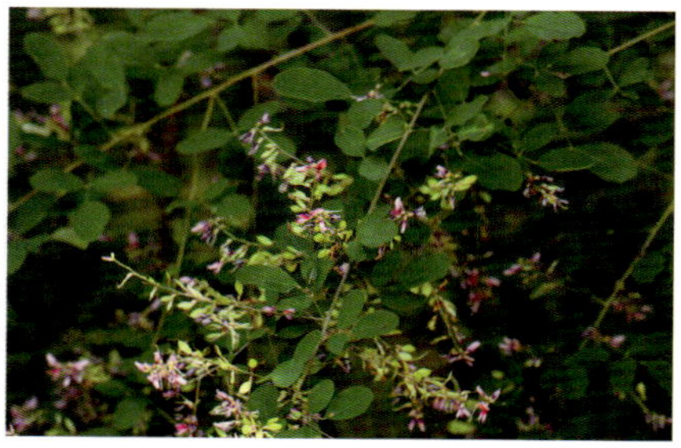

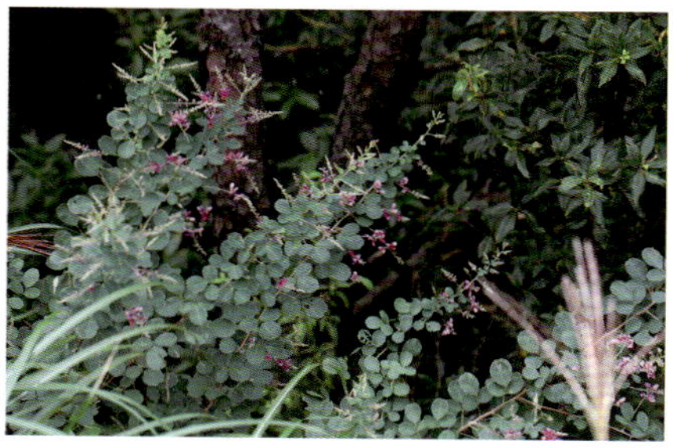

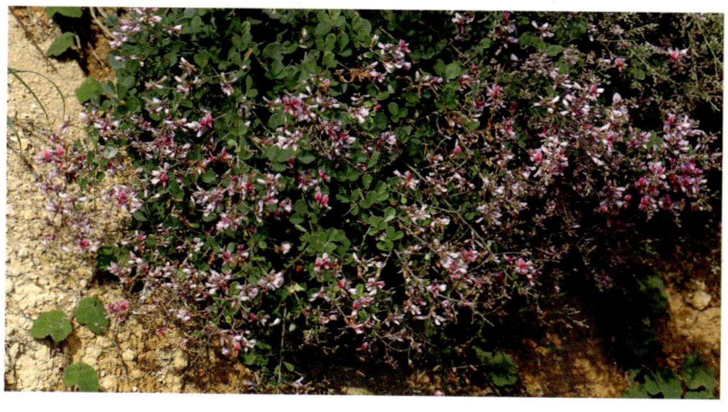

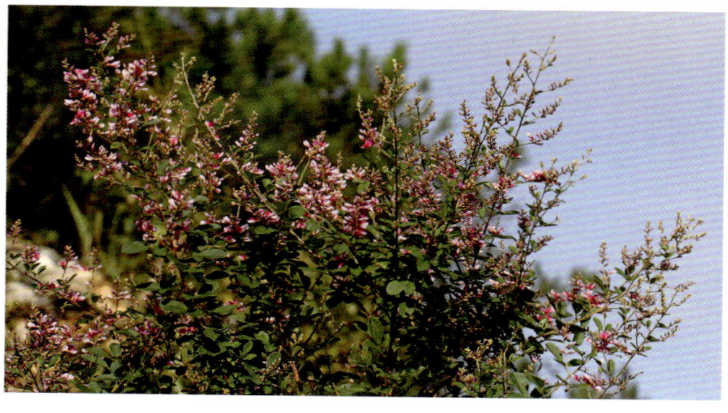

200. 油麻藤 *Mucuna sempervirens* Hemsl.

分类位置 豆科 Fabaceae 油麻藤属 *Mucuna* Adans.。

别　　名 常春油麻藤，棉麻藤，牛马藤，常绿油麻藤。

形态特征 常绿木质藤本。树皮有皱纹，幼茎有纵棱和皮孔。羽状复叶具 3 小叶，纸质或革质，顶生小叶椭圆形至卵状椭圆形，基部稍楔形，侧脉 4 ~ 5 对，在两面明显。总状花序生于老茎上，每节上有 3 花，有时有臭味；小苞片卵形或倒卵形；花萼密被暗褐色伏贴短毛，外面被稀疏的金黄色或红褐色脱落的长硬毛；花冠深紫色，干后黑色；果木质，带形，种子间缢缩，近念珠状，边缘多数加厚，凸起为一圆形脊，中央无沟槽，无翅，具伏贴红褐色短毛和长的脱落红褐色刚毛，种子 4 ~ 12 颗，内部隔膜木质；带红色，褐色或黑色，种脐黑色。花期 4 ~ 5 月，果期 8 ~ 10 月。

资源现状 生于海拔 300m 以上的林下、山沟边，分布于五夫等地。资源较丰富，民间常以藤茎用于祛风通络。

功效应用 根及藤茎：苦，温；活血补血，通经活络，祛风除湿；用于跌扑损伤，风湿疼痛，麻木，痛经，经闭等。

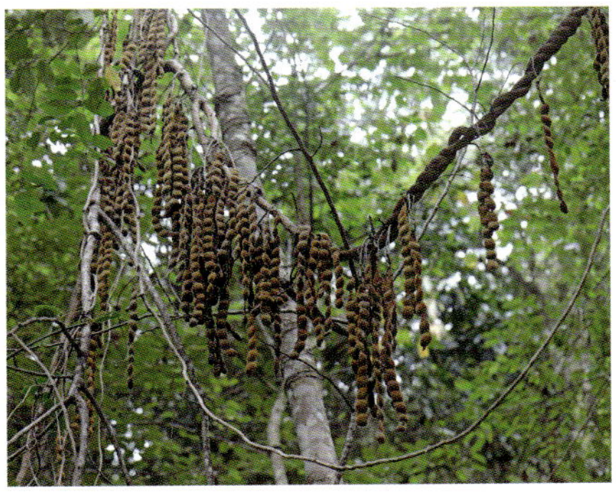

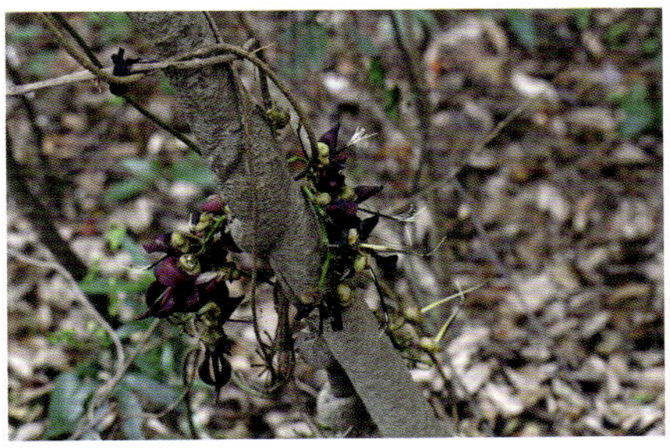

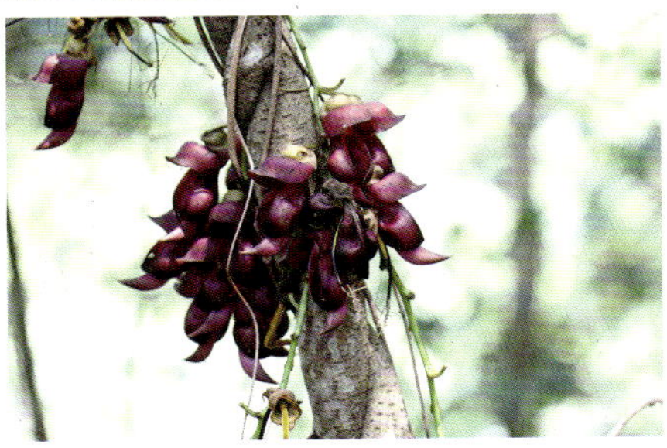

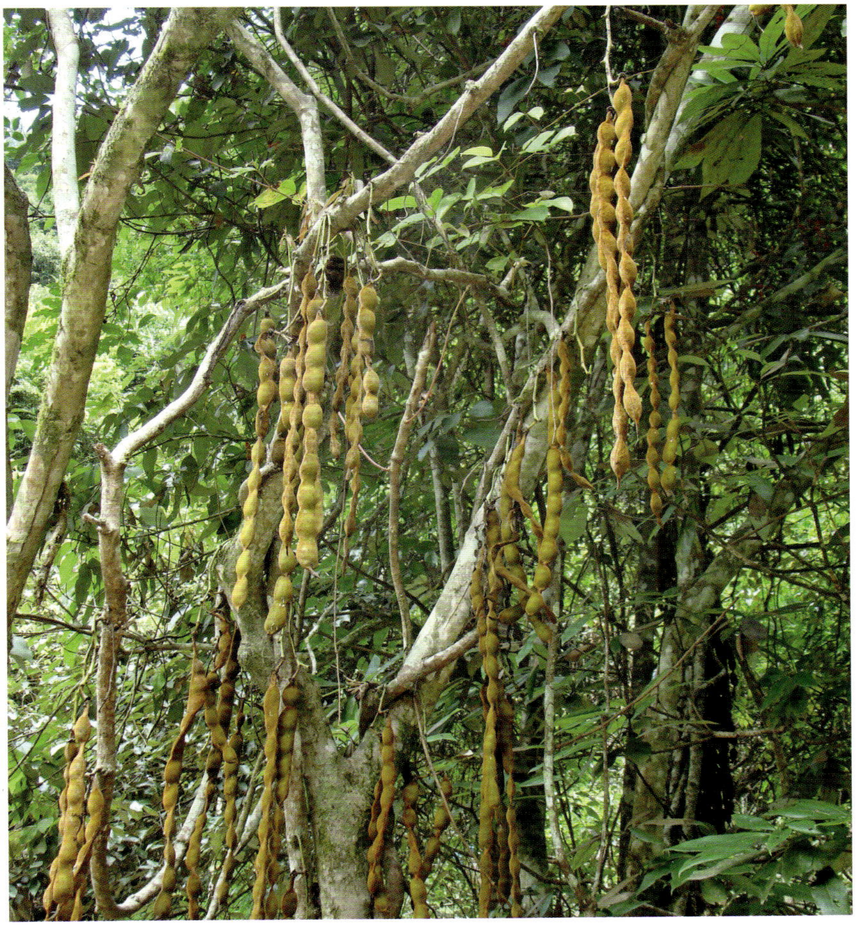

201. 小槐花 *Ohwia caudata* (Thunb.) Ohashi

分类位置 豆科 Fabaceae 小槐花属 *Ohwia* H. Ohashi。

别　　名 山扁豆，粘人麻，金腰带。

形态特征 直立灌木或亚灌木，高 1 ~ 2m。分枝多，上部分枝略被柔毛。叶为羽状三出复叶，托叶披针状线形，两侧具极窄的翅；小叶近革质或纸质，顶生小叶披针形或长圆形，先端渐尖，急尖或短渐尖，基部楔形，全缘；总状花序顶生或腋生，花序轴密被柔毛并混生小钩状毛，每节生 2 花；苞片钻形，花梗密被贴伏柔毛；花萼窄钟形，被贴伏柔毛和钩状毛，裂片披针形，上部裂片先端微 2 裂；花冠绿白或黄白色，具明显脉纹，旗瓣椭圆形，翼瓣狭长圆形，龙骨瓣长圆形，具瓣柄；雄蕊二体；子房在缝线上密被贴伏柔毛。荚果线形，腹背缝线浅缢缩，有荚节 4 ~ 8。花期 7 ~ 9 月，果期 9 ~ 11 月。

资源现状 生于山坡、林缘或路旁草丛中，全市各地常见。资源较丰富，民间多以全草治疗囊肿或无名肿毒等。

功效应用 全草：微苦、辛，微温；祛风除湿，破积消肿；用于风湿关节痛，肾炎，黄疸，胆囊炎，胃痛，小儿疳积，淋巴结炎，多发性脓肿，跌扑损伤，神经性皮炎，毒蛇咬伤等。

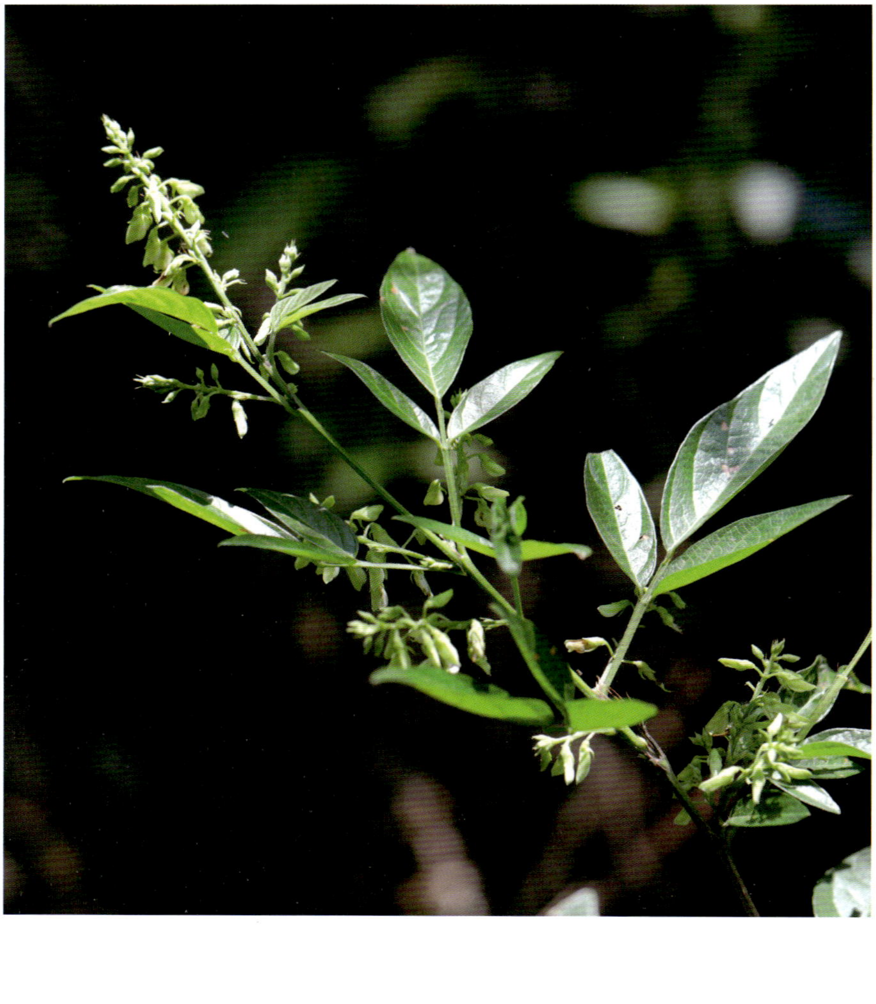

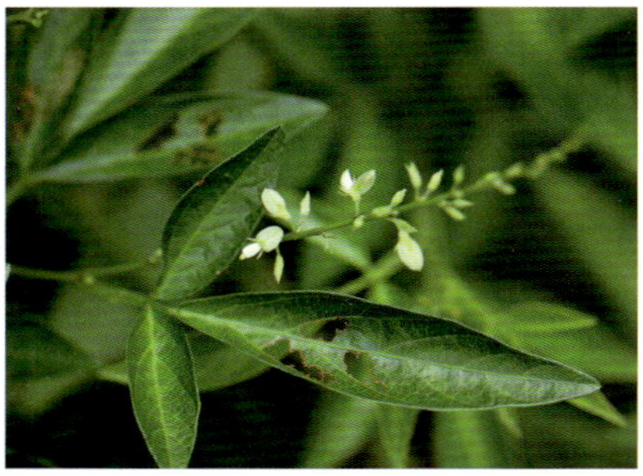

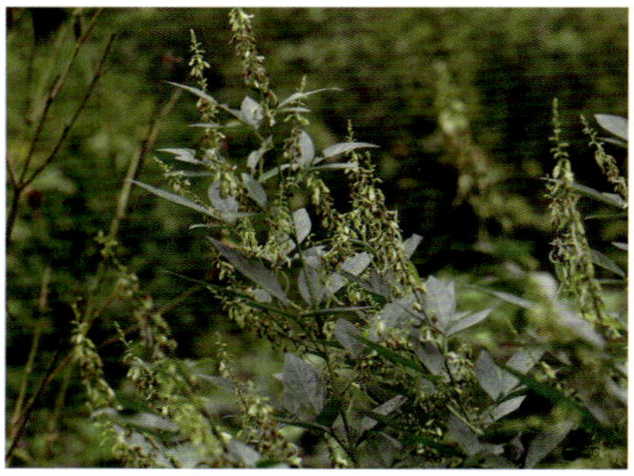

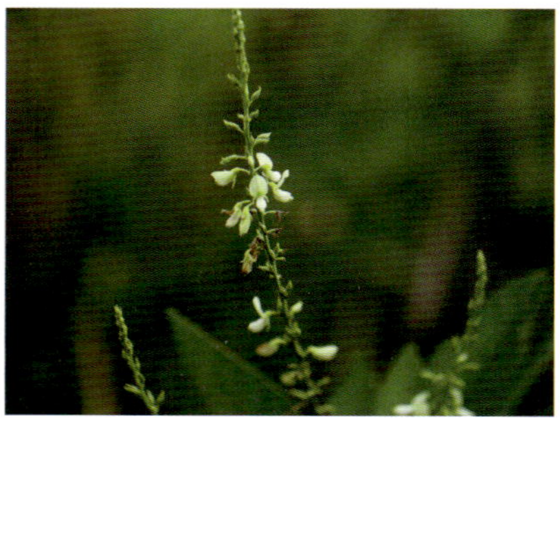

202. 饿蚂蝗　*Ototropis multiflora* (DC.) H. Ohashi & K. Ohashi

分类位置　豆科 Fabaceae 饿蚂蝗属 *Ototropis* Nees。

别　　名　多花山蚂蝗、饿蚂蟥。

形态特征　直立灌木，高 1～2m。多分枝，幼枝密被淡黄色至白色柔毛。叶为羽状三出复叶，托叶狭卵形至卵形；小叶近革质，椭圆形或倒卵形，侧生小叶较小，先端具硬细尖，基部楔形或钝状，干时常呈黑色；花序顶生或腋生，顶生者多为圆锥花序，总花梗密被向上丝状毛和小钩状毛；花常 2 朵生于每节上；苞片披针形，被毛；花萼密被钩状毛；花冠紫色，旗瓣椭圆形、宽椭圆形至倒卵形，翼瓣狭椭圆形，具瓣柄，龙骨瓣具长瓣柄；雄蕊单体；荚果腹缝线近直或微波状，背缝线圆齿状，有荚节 4～7。密被贴伏褐色丝状毛。花期 7～9 月，果期 8～10 月。

资源现状　生于海拔 500m 以上的山坡路旁灌丛、草丛中或林缘，全市各山区零星分布。资源量较少，民间少见药用，具较好的观赏价值。

功效应用　全株：苦，凉；补虚，活血，止痛；用于脘腹疼痛，小儿疳积，妇女血痨，腰扭伤，创伤，尿道炎，腮腺炎，毒蛇咬伤等。

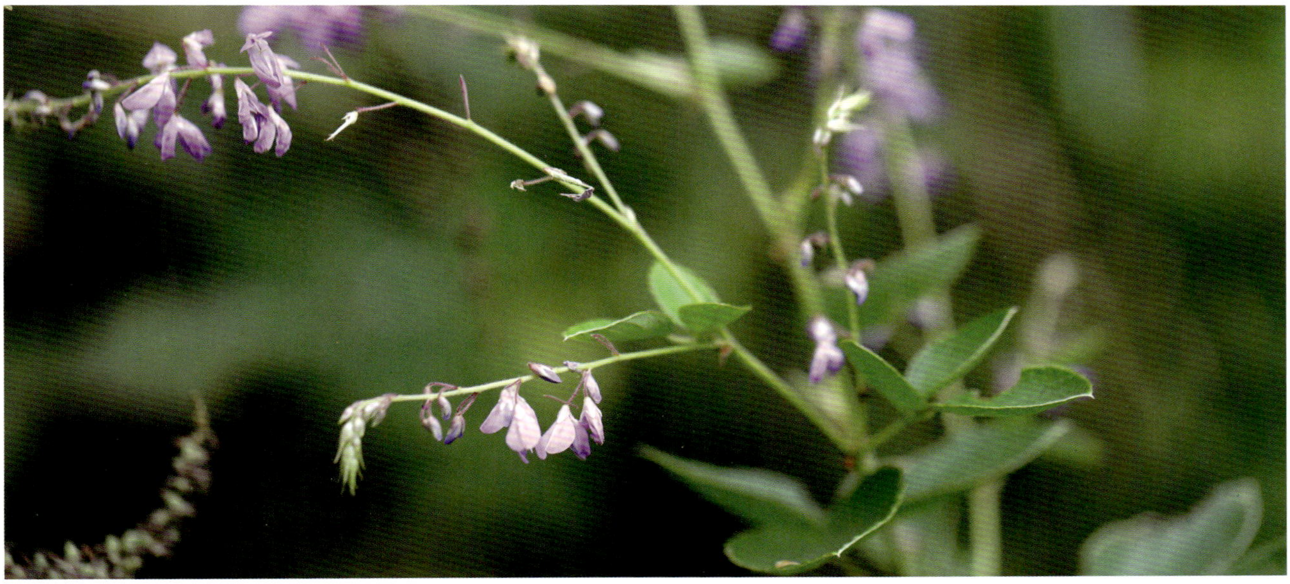

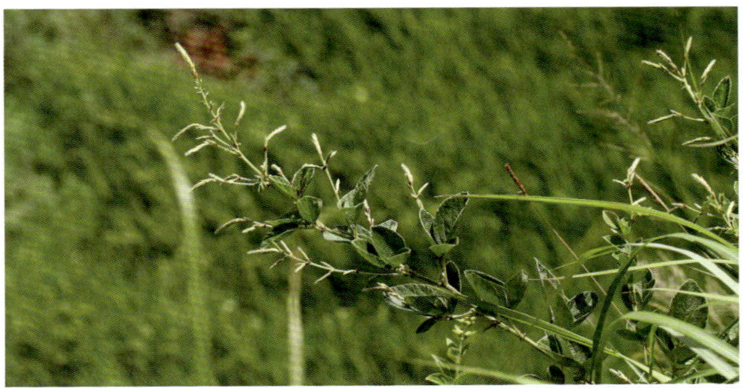

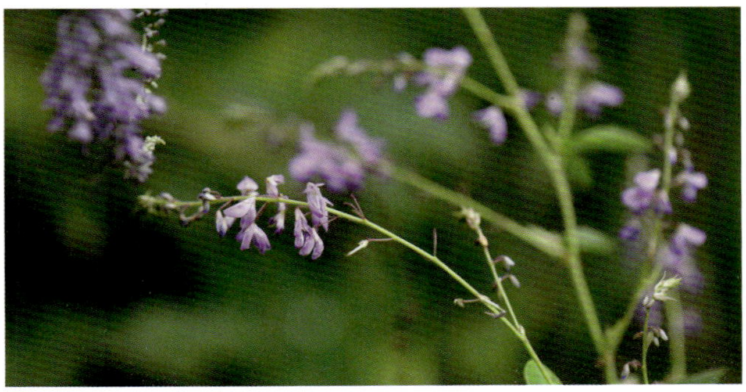

203. 龙须藤 *Phanera championii* Benth.

分类位置 豆科 Fabaceae 火索藤属 *Phanera* Lour.。

别　　名 梅花入骨丹，九龙藤，菊花木，五花血藤。

形态特征 粗壮的木质藤本，有卷须。叶纸质，卵形或心形，先端锐渐尖，圆钝，微凹或 2 浅裂，裂片长度不一，基部截形、微凹或心形；基出脉 5 ~ 7；叶柄纤细，疏被毛；总状花序狭长，被灰褐色小柔毛；苞片与小苞片小，锥尖；花蕾椭圆形，具凸头，与萼及花梗同被灰褐色短柔毛；花梗纤细；花托漏斗形；萼片披针形；花瓣白色，具瓣柄，瓣片匙形；能育雄蕊 3，花丝无毛；退化雄蕊 2；子房具短柄，仅沿两缝线被毛，花柱短，柱头小。荚果倒卵状长圆形或带状，扁平，无毛，果瓣革质；种子 2 ~ 5，圆形，扁平；花期 6 ~ 10 月，果期 7 ~ 12 月。

资源现状 生于灌木丛中，林缘、山坡灌木丛中，全市各地常见。资源丰富，民间多以藤茎或根用于祛风湿等。

功效应用 根：甘、辛，微温；用于跌扑损伤，风湿骨痛，心胃气痛等。藤：苦、辛，平；用于风湿骨痛，跌打接骨，胃痛等。种子：理气止痛，活血散瘀；用于跌扑损伤，肝胃痛等。

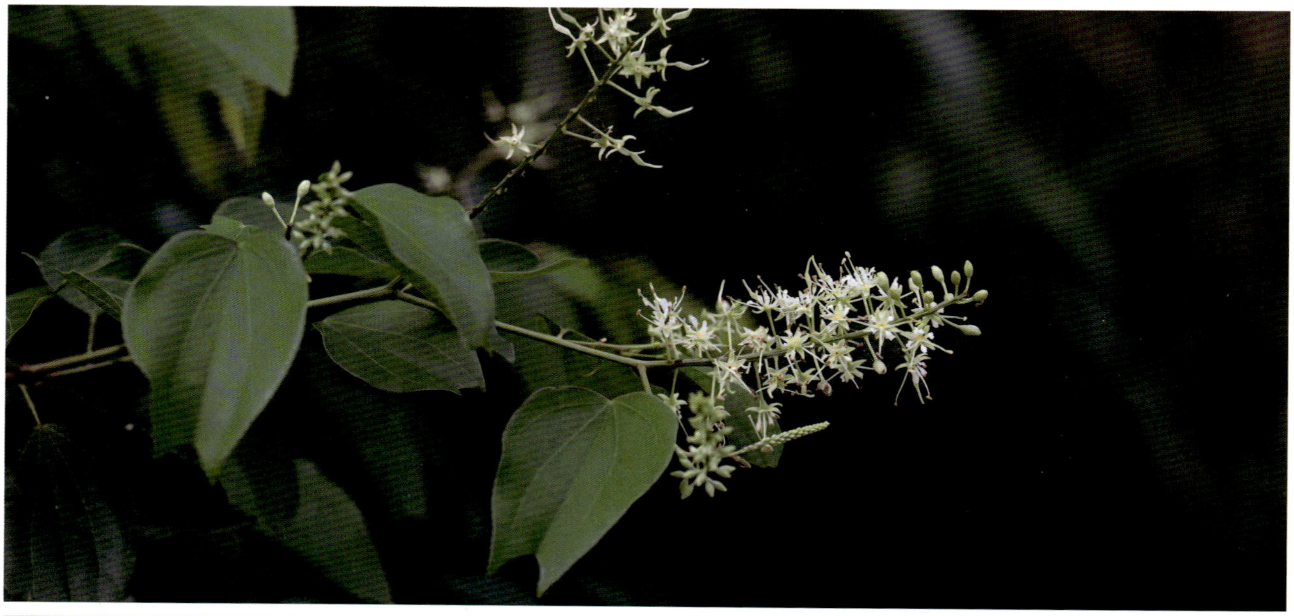

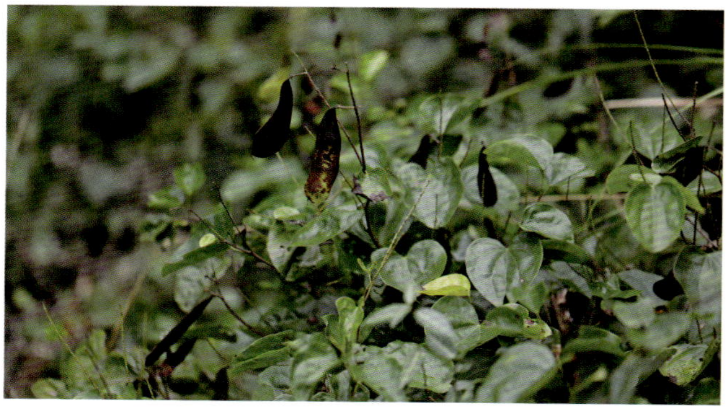

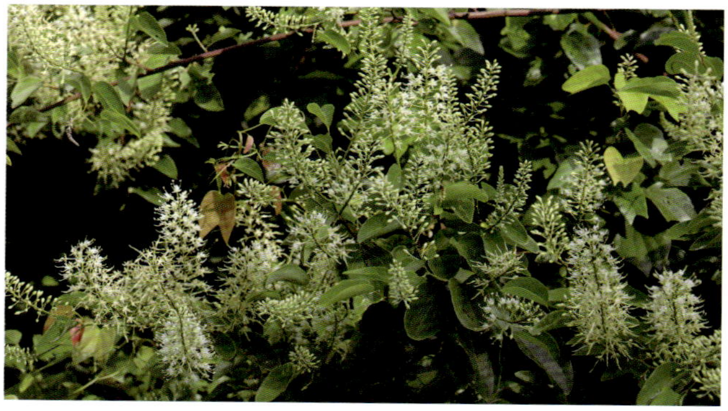

204. 葛 *Pueraria montana* (Lour.) Merr. var. *lobata* (Ohwi) Maesen & S. M. Almeida

分类位置　豆科 Fabaceae 葛属 *Pueraria* DC.。

别　　名　野葛，葛藤，山葛藤，葛根，葛包。

形态特征　粗壮藤本。全体被黄色长硬毛，老茎木质，有粗壮的块状根。羽状复叶具 3 小叶，顶生小叶宽卵形或斜卵形，侧生小叶斜卵形，上面被淡黄色、平伏的疏柔毛。小叶柄被黄褐色绒毛。总状花序中部以上有颇密集的花；苞片线状披针形至线形；花 2 ~ 3 朵聚生于花序轴的节上；花萼钟形，长 8 ~ 10mm，被黄褐色柔毛，裂片披针形，比萼管略长；花冠紫色，旗瓣倒卵形，基部有 2 耳及一黄色硬痂状附属体，翼瓣镰状，较龙骨瓣为狭，基部有线形、向下的耳，龙骨瓣镰状长圆形，基部有极小、急尖的耳；对旗瓣的 1 枚雄蕊仅上部离生。荚果长椭圆形，被褐色长硬毛。花期 9 ~ 10 月，果期 11 ~ 12 月。

资源现状　生于山坡草丛或灌丛中，全市各地极常见。资源极丰富，民间常用，多以块根用于解暑、解酒，花用于醒酒等。

功效应用　**根（葛根）**：甘、辛，凉；解肌退热，生津止渴，透疹，升阳止泻，通经活络，解酒毒；用于外感发热头痛，项背强痛，口渴，消渴，麻疹不透，热痢，泄泻，眩晕头痛，中风偏瘫，胸痹心痛，酒毒伤中。花：甘，平；解酒毒，除胃热；用于酒醉，咯血等。叶：用于毒蛇咬伤。根粉：用于带状疱疹等。藤：用于鱼藤中毒，尿潴留等。

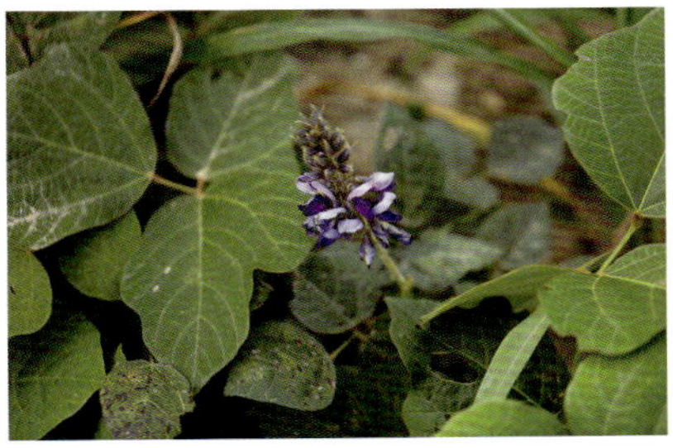
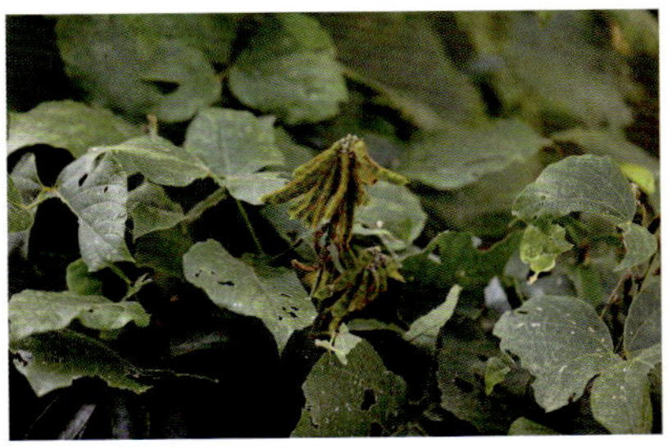
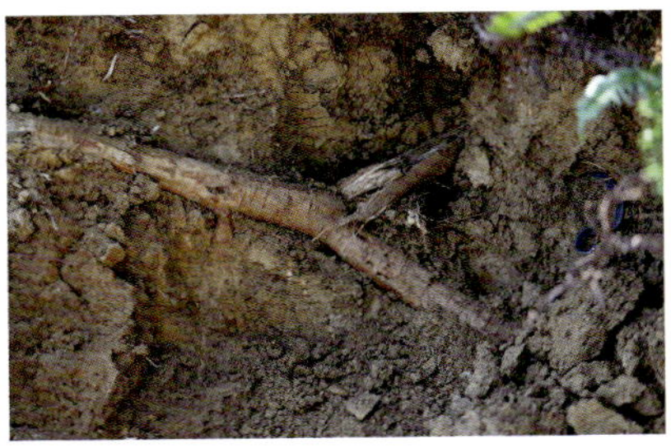
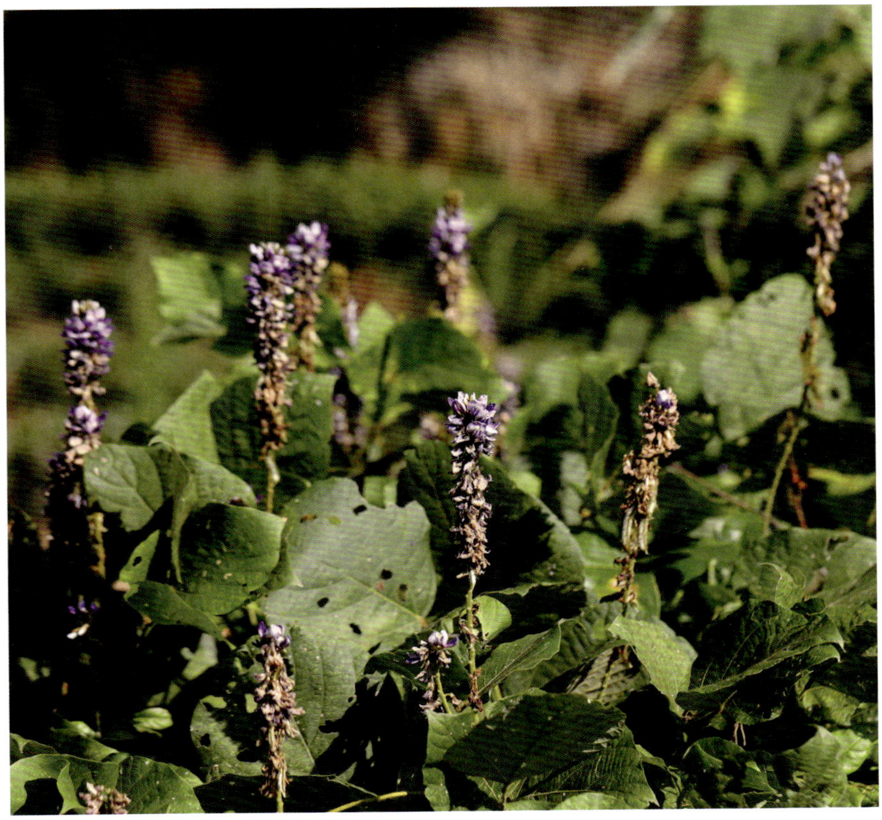

205. 鹿　藿 *Rhynchosia volubilis* Lour.

分类位置 豆科 Fabaceae 鹿藿属 *Rhynchosia* Lour.。

别　　名 痰切豆，老鼠眼。

形态特征 缠绕草质藤本。全株各部多少被灰色至淡黄色柔毛。叶为羽状或有时近指状 3 小叶，托叶小，披针形，被短柔毛；叶柄长 2 ~ 5.5cm；顶生小叶菱形或倒卵状菱形，基部圆形或阔楔形，两面均被灰色或淡黄色柔毛，下面尤密，并被黄褐色腺点；基出脉 3；花梗长约 2mm；花萼钟状，裂片披针形，外面被短柔毛及腺点；花冠黄色，旗瓣近圆形，有宽而内弯的耳，翼瓣倒卵状长圆形，基部一侧具长耳，龙骨瓣具喙；雄蕊二体；子房被毛及密集的小腺点，胚珠 2 颗。荚果长圆形，红紫色；种子通常 2 颗，椭圆形或近肾形，黑色，光亮。花期 5 ~ 8 月，果期 9 ~ 12 月。

资源现状 生于海拔 200 ~ 1000m 的山坡、山脚路边草丛中，全市各地常见。资源量一般，民间少见药用。

功效应用 全草：苦，平；利尿消肿，解毒杀虫；用于头痛，腰疼腹痛，产褥热，瘰疬，痈肿，流注等。

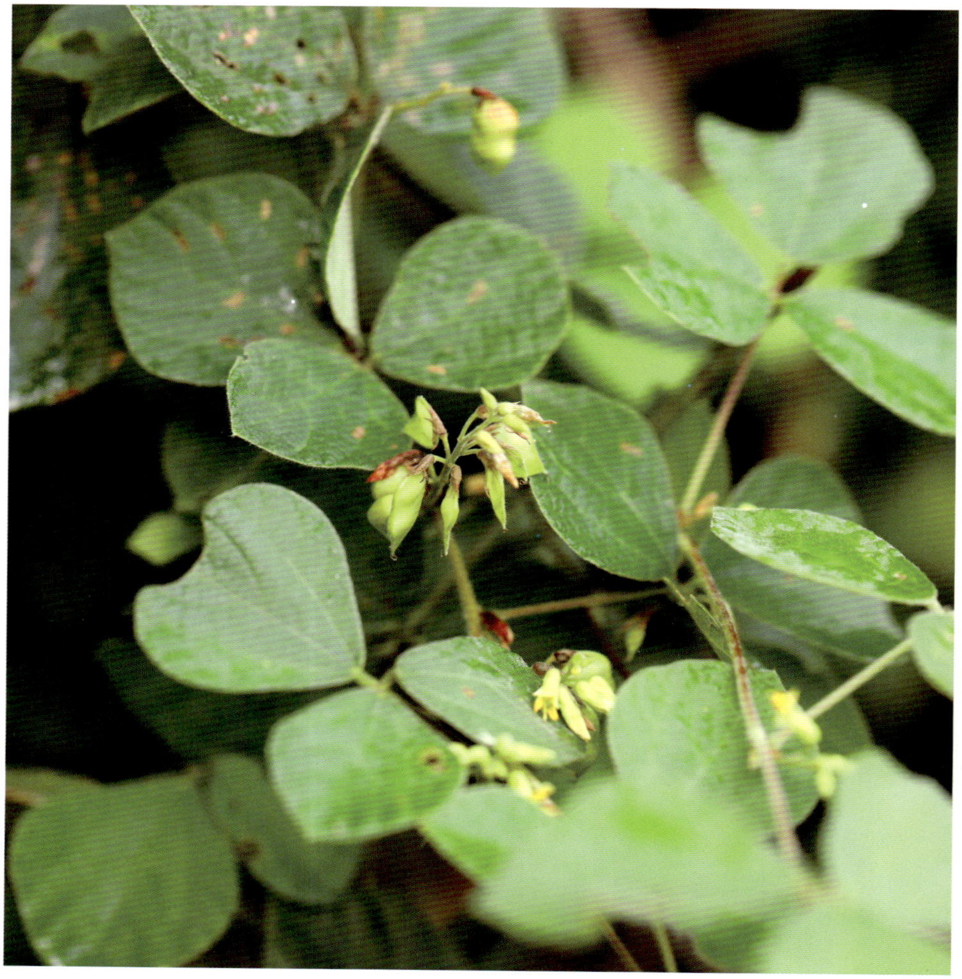

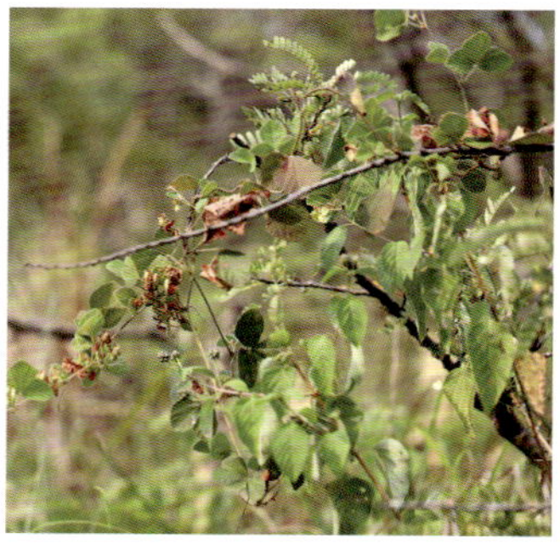

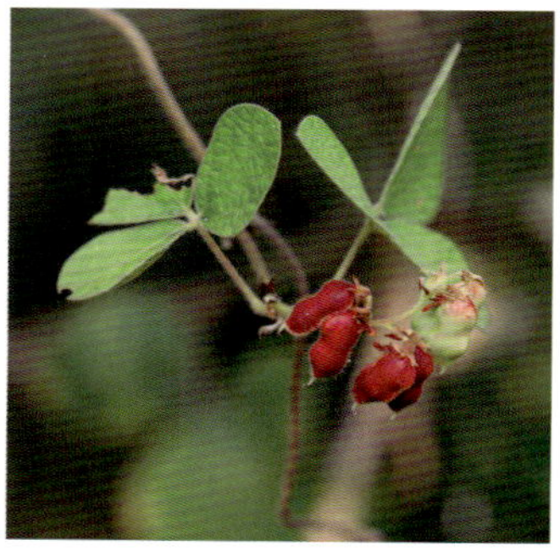

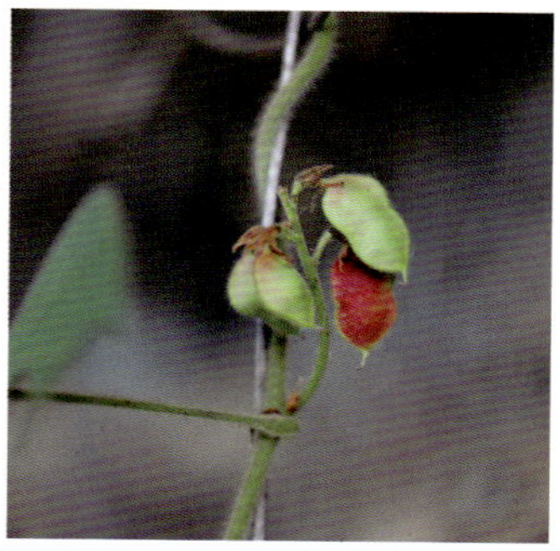

206. 苦　参 *Sophora flavescens* Alt.

分类位置 豆科 Fabaceae 苦参属 *Sophora* L.。

别　　名 野槐，山槐，白茎地骨，牛参。

形态特征 草本或亚灌木，稀呈灌木状。茎具纹棱，羽状复叶长达 25cm；托叶披针状线形；小叶互生或近对生，纸质，形状多变，椭圆形至披针状线形；总状花序顶生；花多数，疏或稍密；苞片线形；花萼钟状，明显歪斜，完全发育后近截平，疏被短柔毛；花冠白色或淡黄白色，旗瓣倒卵状匙形，翼瓣单侧生，强烈皱褶几达瓣片的顶部，柄与瓣片近等长；子房近无柄，被淡黄白色柔毛，花柱稍弯曲，胚珠多数。荚果，种子间稍缢缩，稍呈串珠状，成熟后开裂，种子 1 ~ 5 粒；种子长卵形，深红褐色或紫褐色。花期 6 ~ 8 月，果期 7 ~ 10。

资源现状 生于海拔 1500m 以下沙土山地和山坡阴湿地的灌木丛中，分布于星村、五夫等地。资源量较少，民间多以根用于清热泻火。

功效应用 **根（苦参）**：苦，寒；清热燥湿，杀虫，利尿；用于热痢，便血，黄疸尿闭，赤白带下，阴肿阴痒，湿疹，湿疮，皮肤瘙痒，疥癣麻风，外治滴虫性阴道炎。

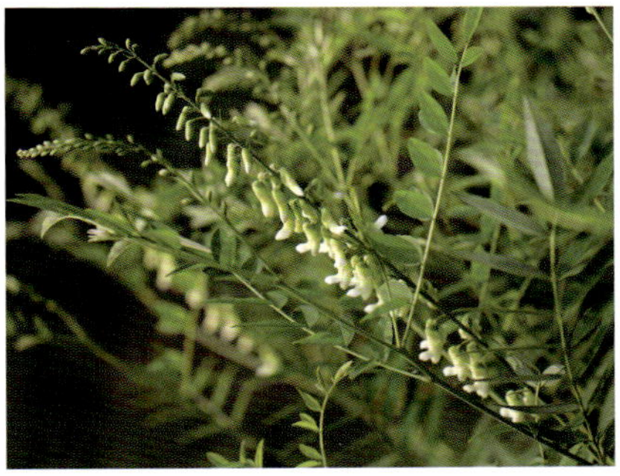
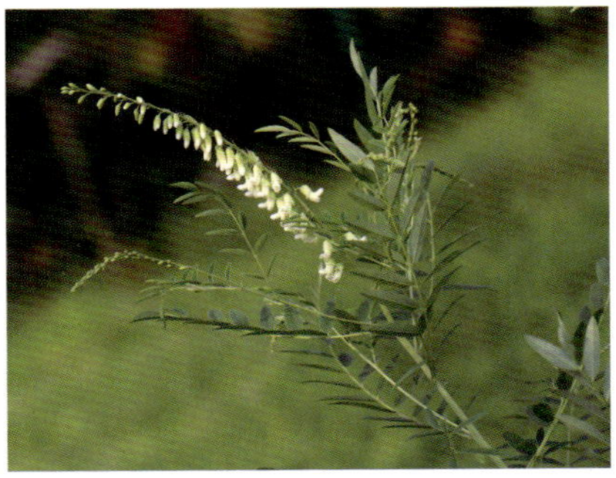
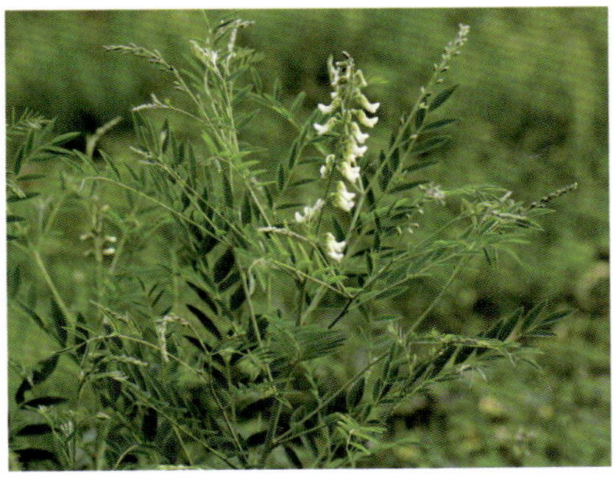
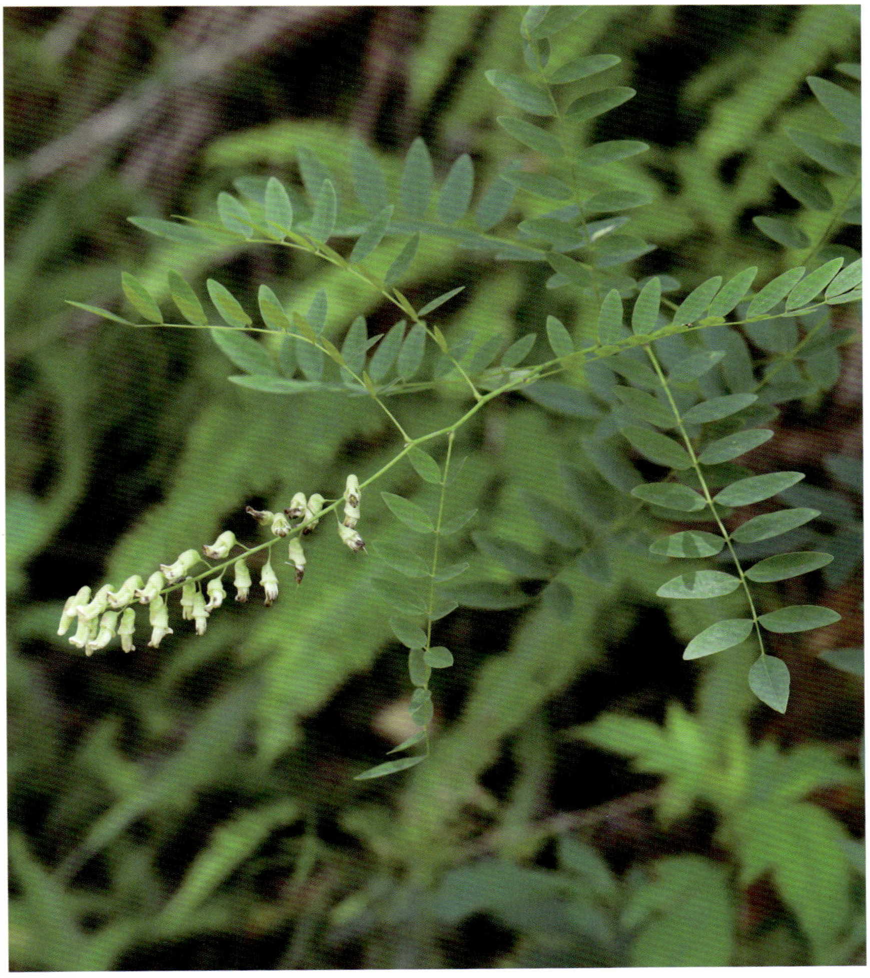

207. 牯岭野豌豆 *Vicia kulingana* L. H. Bailey

分类位置 豆科 Fabaceae 野豌豆属 *Vicia* L.。

别　　名 山蚕豆，红花豆。

形态特征 多年生直立草本，高 50 ~ 90cm。茎基部近紫褐色，常数茎丛生；偶数羽状复叶，叶轴顶端无卷须，具短尖头；托叶半箭头形或披针形，边缘齿裂；小叶 2 ~ 3 对，卵圆状披针形或长圆披针形，侧脉 5 ~ 8 对，直达叶缘呈波形相连，全缘或齿蚀状；总状花序无分枝，长于叶或近等长，具 5 ~ 18 花；花萼近斜钟状，长约 6mm，基部有宿存的叶状小苞片，萼齿长仅 1mm，花冠紫、紫红或蓝色，旗瓣提琴形或近长圆形，翼瓣与旗瓣近等长，龙骨瓣稍短于翼瓣；荚果长圆形，长 4 ~ 5cm，两端渐尖，黄色，网脉清晰；花期 4 ~ 6 月，果期 6 ~ 9 月。

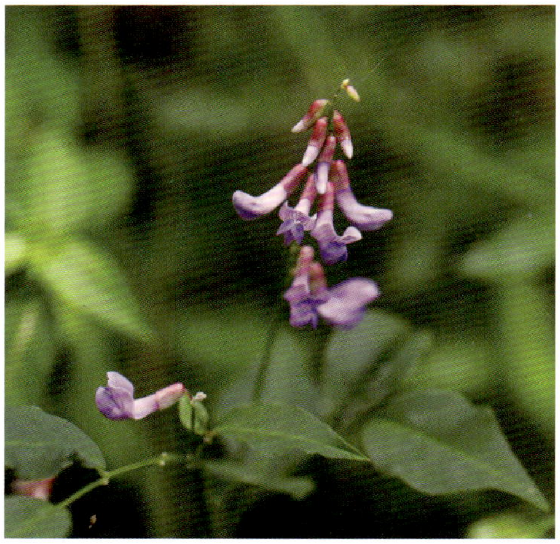

资源现状 生于海拔 200 ~ 1200m 山谷竹林、湿地及草丛或沙地，分布于岚谷等地。资源量较少，民间少见药用，具较好的观赏价值，为福建省新分布记录种。

功效应用 全草：辛，微寒；清热解毒，止咳，消食化积；用于疮毒，瘰疬，毒蛇咬伤，寒咳，小儿食积等。

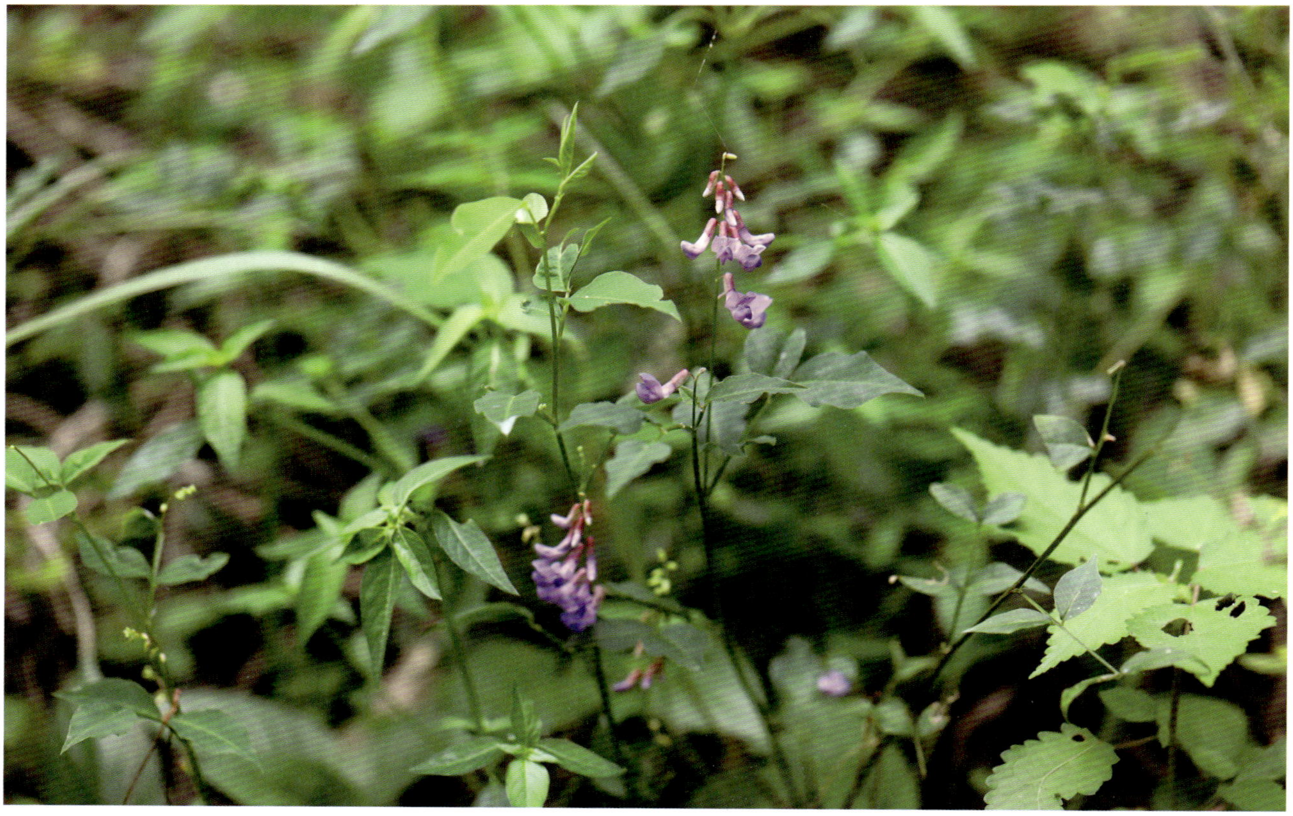

208. 救荒野豌豆 *Vicia sativa* L.

分类位置　豆科 Fabaceae 野豌豆属 *Vicia* L.。

别　　名　野毛豆，野豌豆，大巢菜。

形态特征　一年生或二年生草本，高 15 ~ 90（~ 105）cm。茎斜升或攀缘，具棱，被微柔毛。偶数羽状复叶长 2 ~ 10cm，叶轴顶端卷须有 2 ~ 3 分支；托叶戟形，通常 2 ~ 4 裂齿；小叶 2 ~ 7 对，长椭圆形或近心形，先端圆或平截有凹，具短尖头，两面被贴伏黄柔毛。花 1 ~ 2（~ 4）腋生，近无梗；花冠紫红色或红色，旗瓣长倒卵圆形，先端圆，微凹，中部缢缩，翼瓣短于旗瓣，长于龙骨瓣；子房线形，微被柔毛，胚珠 4 ~ 8，子房具柄短，花柱上部被淡黄白色髯毛。荚果线长圆形，表皮土黄色种间缢缩，成熟时背腹开裂，果瓣扭曲。种子 4 ~ 8，圆球形，棕色或黑褐色，种脐长相当于种子圆周 1/5。花期 4 ~ 7 月，果期 7 ~ 9 月。

资源现状　生于荒山、田边草丛及林中，全市各地较常见。资源较丰富，民间少见药用，可作地被绿化用。

功效应用　全草：甘、辛，温；清热利湿，和血祛瘀。

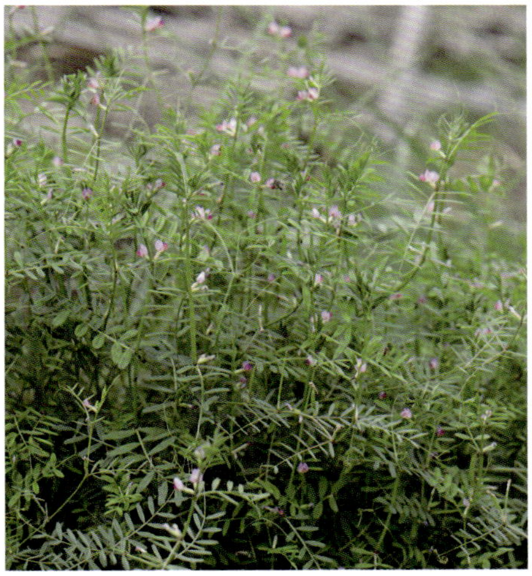

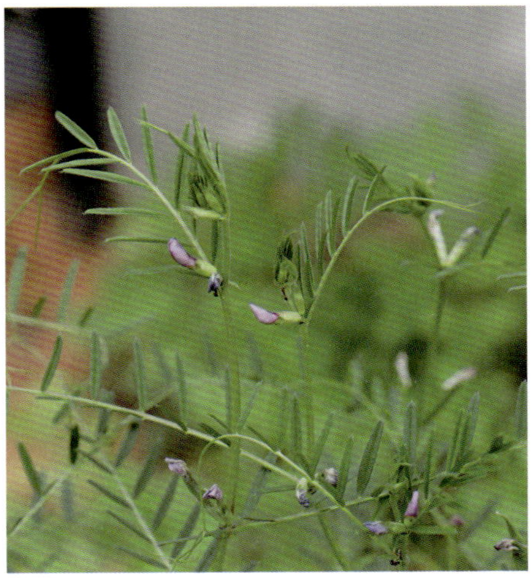

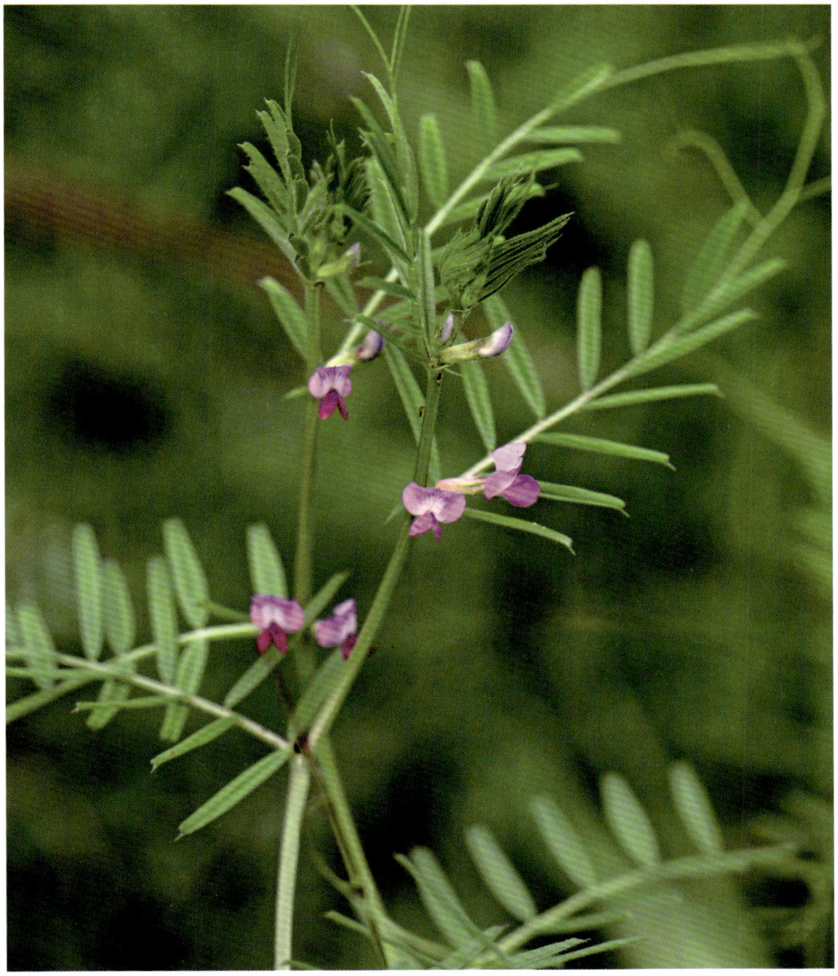

209. 华南远志 *Polygala chinensis* L.

分类位置 远志科 Polygalaceae 远志属 *Polygala* L.。

别　　名 金不换，紫背金牛，疳积草，银不换。

形态特征 一年生直立草本，高 10 ~ 25（~ 90）cm。茎基部木质化，上部被卷曲短柔毛。叶互生，倒卵形至披针形，长 2.6 ~ 10cm，宽 1 ~ 1.5cm，全缘，叶背常带紫色。总状花序腋上生，长仅 1cm，花少而密集；萼片 5，绿色，具缘毛，宿存，外面 3 枚卵状披针形，里面 2 枚花瓣状，镰刀形，基部具爪；花瓣 3，淡黄色或白带淡红色，基部合生，侧瓣较龙骨瓣短，基部内侧具 1 簇白色柔毛，龙骨瓣顶端具 2 束条裂鸡冠状附属物。蒴果圆形，具狭翅及缘毛，顶端微凹。种子卵形，黑色。花期 4 ~ 10 月，果期 5 ~ 11 月。

资源现状 生于海拔 650m 以下的山坡草地、路旁、山谷杂木林中或溪岸边，全市各地较常见。资源较少，民间偶见以全草用于跌扑损伤或小儿疳积等。

功效应用 全草：甘，平；止咳，消积，活血，散瘀；用于咳嗽胸痛，咽喉痛，肺痨，顿咳，小儿疳积，黄疸，痢疾，小儿麻痹后遗症，目赤，痈疽疖肿，跌扑损伤等。

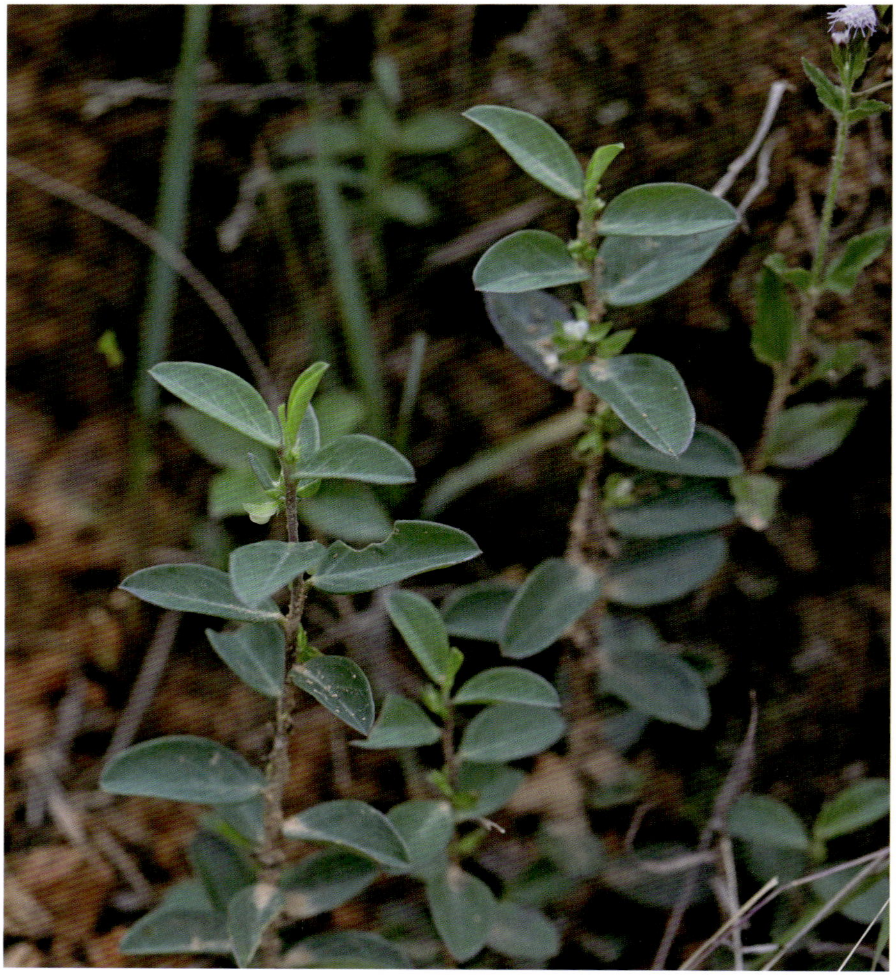
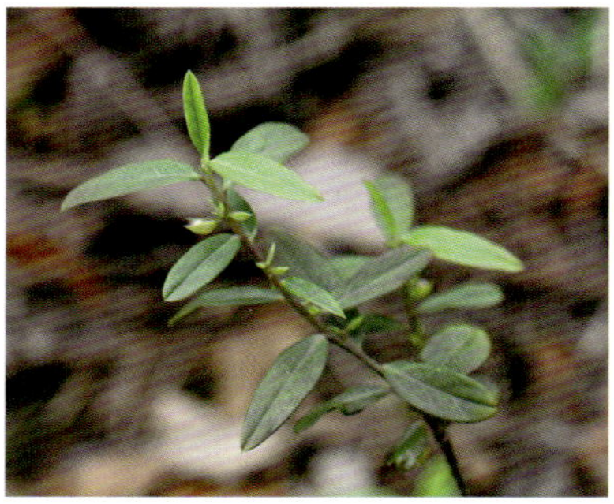
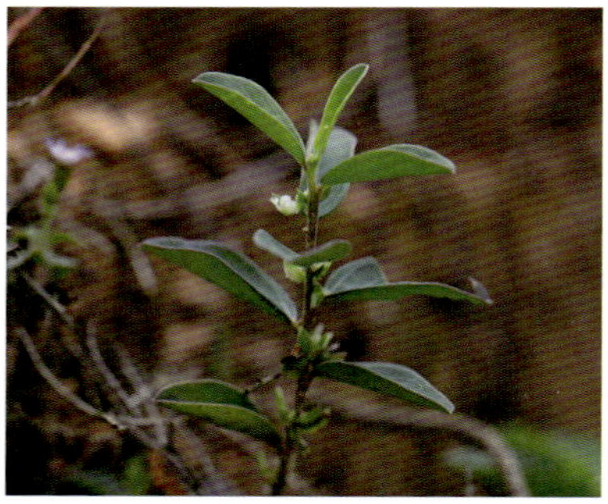
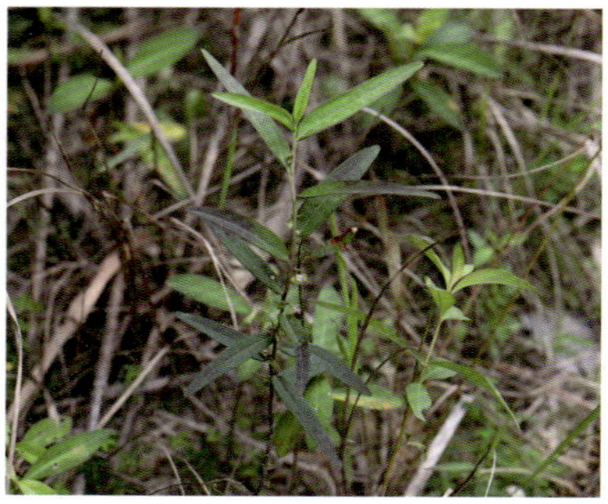

210. 黄花倒水莲 *Polygala fallax* Hemsl.

分类位置 远志科 Polygalaceae 远志属 *Polygala* L.。

别　　名 观音坠，观音串，黄花远志，白马胎，吊吊黄。

形态特征 灌木或小乔木，高 1 ~ 3m。根粗壮，多分枝，表皮淡黄色。单叶互生，披针形至椭圆状披针形，长 8 ~ 20cm，宽 4 ~ 6.5cm，先端渐尖，全缘。总状花序顶生或腋生，直立或下垂，花后长达 30cm；萼片 5，早落，具缘毛；花瓣正黄色，3 枚，侧生花瓣长圆形，2/3 以上与龙骨瓣合生，先端几截形，基部向上盔状延长，龙骨瓣盔状，鸡冠状附属物具柄，流苏状；花丝 2/3 以下连合成鞘，子房圆形；蒴果阔倒心形至圆形，绿黄色，具半同心圆状凸起的棱，具短柄。种子圆形，棕黑色至黑色，密被白色短柔毛，种阜盔状，顶端突起。花期 5 ~ 8 月，果期 8 ~ 10 月。

资源现状 生于坑沟边或林阴下，分布于星村等地。资源较少，民间常以根用于不孕不育或劳倦乏力等，具较好的观赏价值。

功效应用 根或茎、叶：甘、微苦，平；补脾益肾，滋阴降火；用于劳倦乏力，风湿关节痛，肾亏多尿，阳痿，急性黄疸性传染性肝炎，慢性肾炎，肺结核潮热，子宫脱垂，月经不调，产后腰痛，带下，小儿疳积，遗尿等。

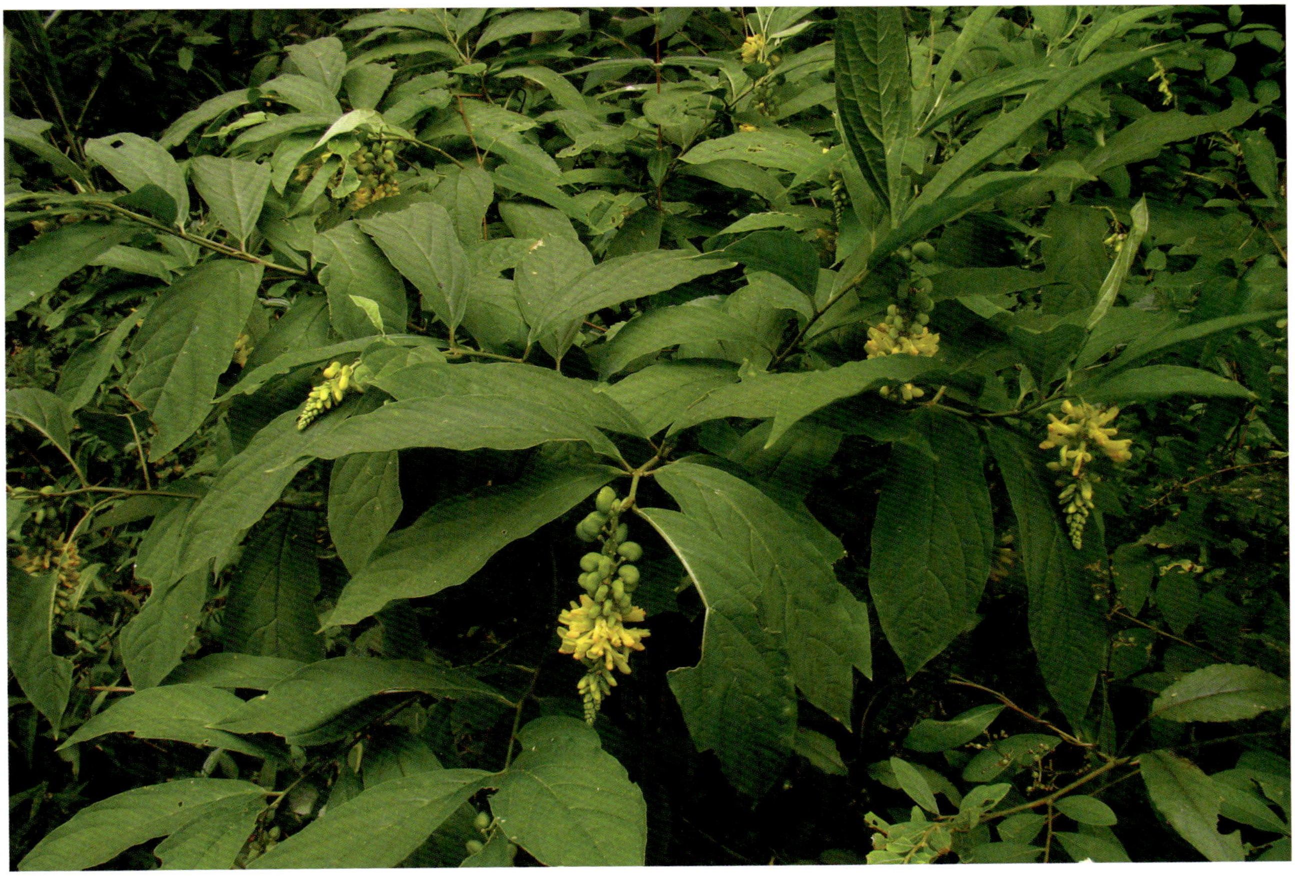

211. 狭叶香港远志 *Polygala hongkongensis* Hemsl. var. *stenophylla* (Hayata) Migo

分类位置 远志科 Polygalaceae 远志属 *Polygala* L.。

别　　名 瓜子草，金锁匙，狭叶远志。

形态特征 直立草本，基部有时木质。单叶互生，叶膜质或纸质，狭披针形，顶端渐尖，基部圆形，全缘，稍反卷，无毛，侧脉不明显，叶柄极短且被短柔毛；总状花序顶生，花序轴被卷曲短柔毛，花排列疏松；花梗基部具 3 枚苞片，花后脱落；萼片 5，宿存，具缘毛，内萼片椭圆形；花瓣 3，白色或紫色；内面花瓣顶端深紫色，侧瓣长 3 ~ 5mm，深波状，以下与龙骨瓣合生，先端圆形，基部内侧被短柔毛，龙骨瓣盔状，顶端具广泛流苏状鸡冠状附属物；雄蕊 8，花丝 4/5 以下合生成鞘。蒴果近圆形，先端具缺刻，基部具宿存萼片。种子黑色，被白色细柔毛；花期 5 ~ 6 月；果期 6 ~ 7 月。

资源现状 生于海拔 1150m 以下的林下、山坡草地或路旁，全市各地常见。资源量一般，民间偶见以全草用于跌扑损伤等。

功效应用 全草：苦、辛，温；益智安神，散瘀，化痰，退肿；用于失眠，跌扑损伤，咳喘，附骨疽，痈肿，毒蛇咬伤等。

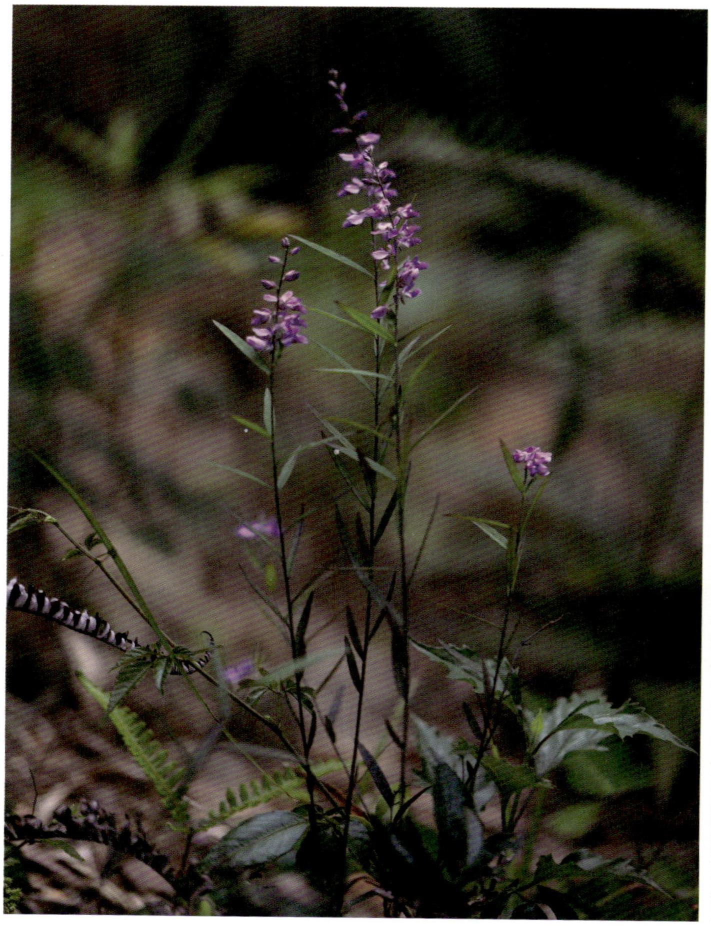

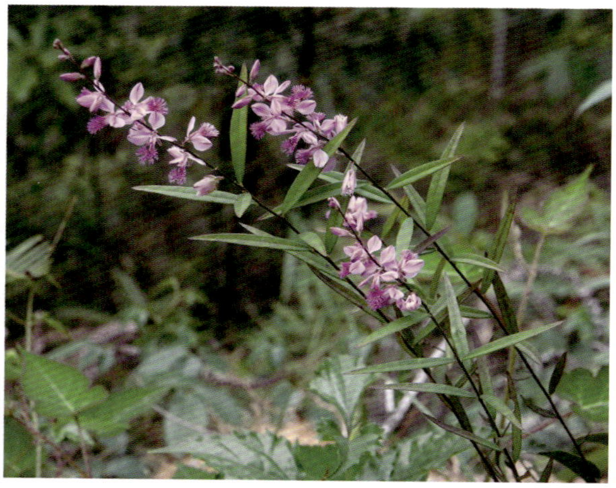

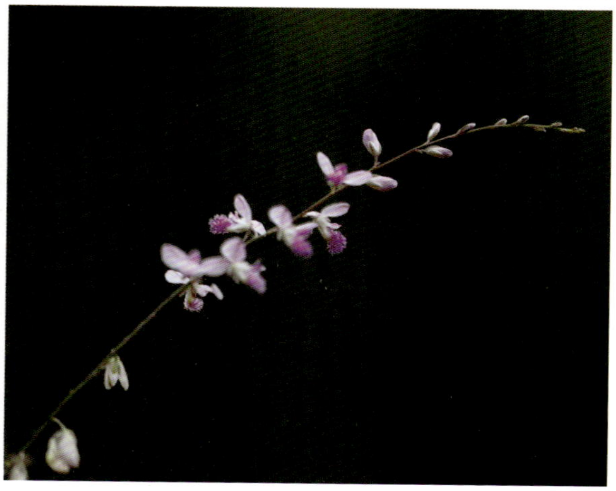

212. 瓜子金 *Polygala japonica* Houtt.

分类位置 远志科 Polygalaceae 远志属 *Polygala* L.。

别　　名 卵叶远志，苦草，辰砂草，竹叶地丁。

形态特征 多年生草本，高 15～20cm。茎、枝具纵棱，被卷曲短柔毛。单叶互生，叶片卵形或卵状披针形，两面无毛或被短柔毛。总状花序与叶对生或腋外生，最上 1 个花序低于茎顶。萼片 5，宿存，外面 3 枚披针形，里面 2 枚花瓣状，卵形至长圆形；花瓣 3，白色至紫色，基部合生，侧瓣长圆形，基部内侧被短柔毛，龙骨瓣舟状，具流苏状鸡冠状附属物；雄蕊 8，花丝全部合生成鞘，鞘 1/2 以下与花瓣贴生，花药无柄，顶孔开裂；蒴果圆形，边缘具有横脉的阔翅。种子 2 粒，卵形，黑色，密被白色短柔毛。花期 4～5 月，果期 5～8 月。

资源现状 生于山坡、田埂、路旁或向阳草丛中，全市各地零星分布。资源量较少，民间偶见以全草用于咳嗽等。

功效应用 **全草（瓜子金）**：辛、苦，平；祛痰止咳，活血消肿，解毒止痛；用于咳嗽痰多，咽喉肿痛，外治跌扑损伤，疔疮疖肿，蛇虫咬伤。

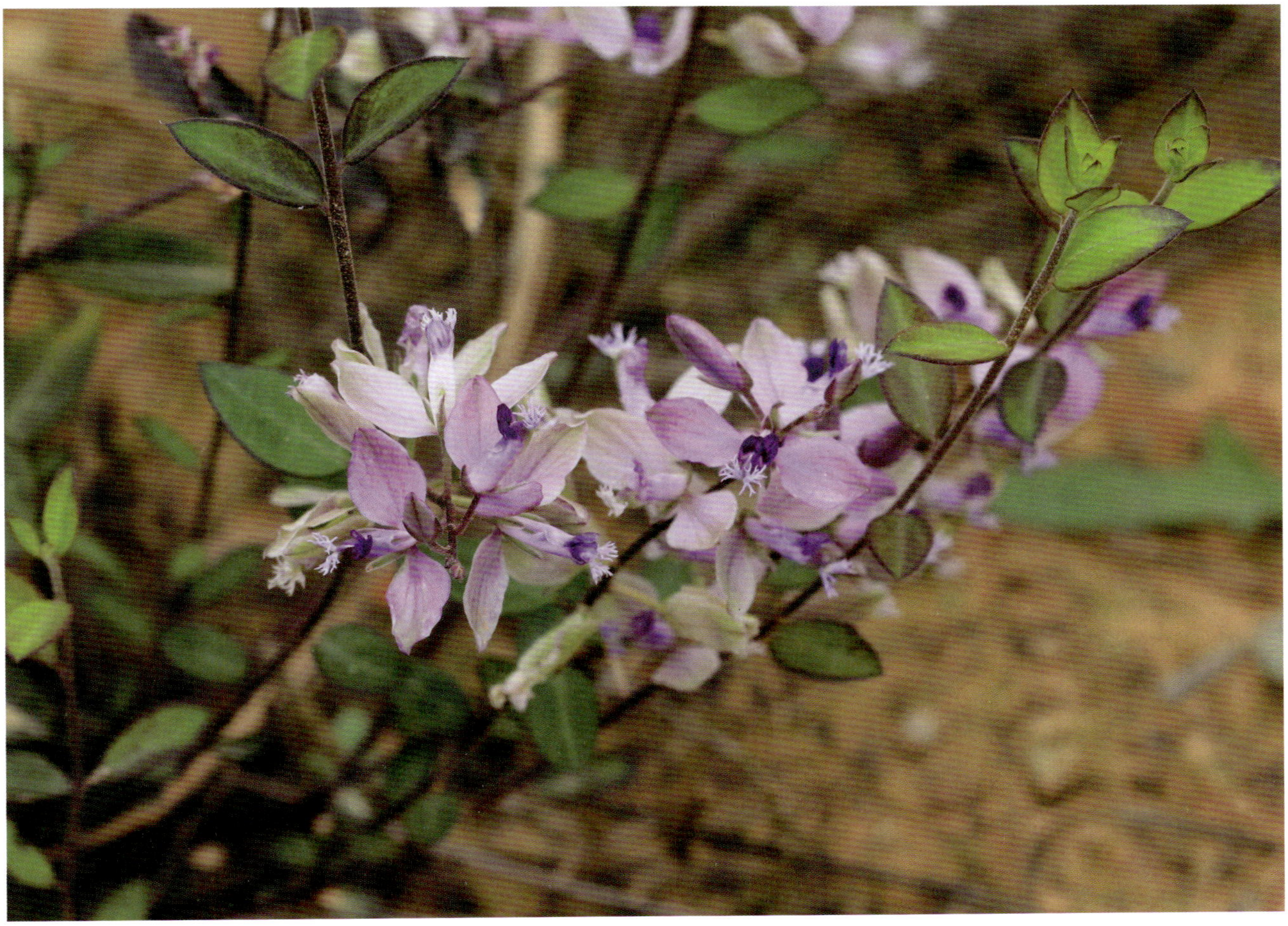

213. 龙牙草 *Agrimonia pilosa* Ldb.

分类位置 蔷薇科 Rosaceae 龙牙草属 *Agrimonia* L.。

别　　名 仙鹤草，路边黄，石打穿，老鹳嘴，乏力草。

形态特征 多年生草本。根多呈块茎状，茎高 30 ~ 120cm，被疏柔毛及短柔毛，稀下部被稀疏长硬毛。叶为间断奇数羽状复叶，常有小叶 3 ~ 4 对；小叶倒卵形，倒卵椭圆形或倒卵披针形，顶端急尖至圆钝，边缘有急尖到圆钝锯齿；托叶草质，镰形，顶端急尖或渐尖，边缘有尖锐锯齿或裂片。花序穗状总状顶生，分花序轴被柔毛，苞片通常深 3 裂，裂片带形，小苞片对生，全缘或边缘分裂；萼片 5，三角卵形；花瓣黄色，长圆形；果实倒卵圆锥形，外面有 10 条肋，被疏柔毛，顶端有数层钩刺，幼时直立，成熟时靠合。花果期 5 ~ 12 月。

资源现状 生于山坡、路旁、田野等较潮湿地，全市各地常见。资源丰富，民间常用于止血等。

功效应用 **地上部分（仙鹤草）**：苦、涩，平；收敛止血，截疟，止痢，解毒，补虚；用于咯血，吐血，崩漏下血，疟疾，血痢，痈肿疮毒，阴痒带下，脱力劳伤。

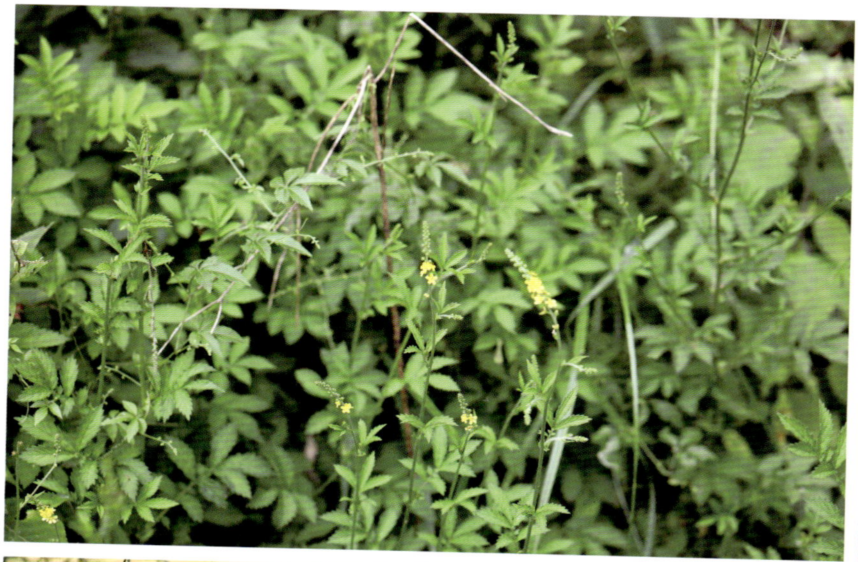
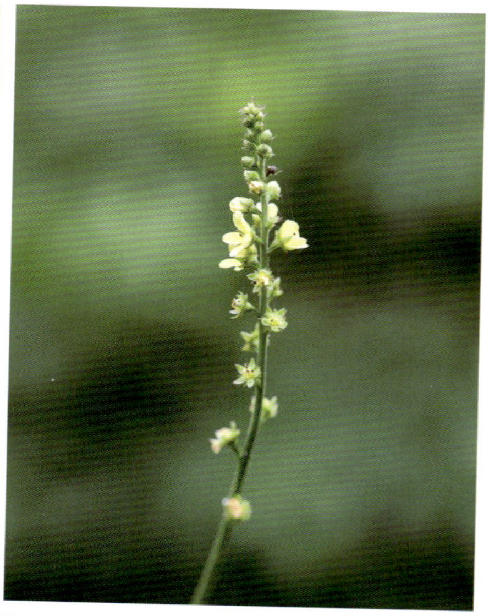
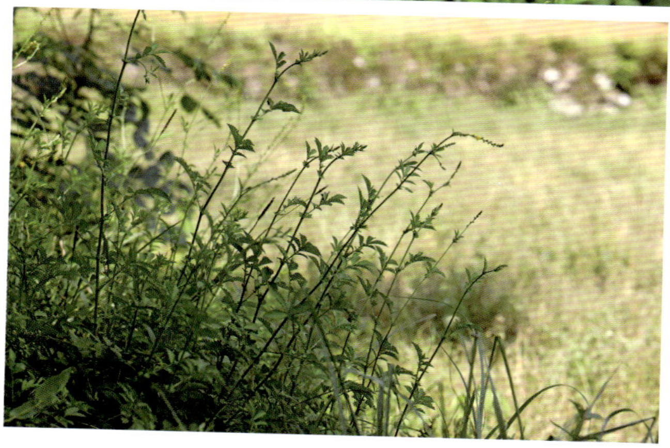
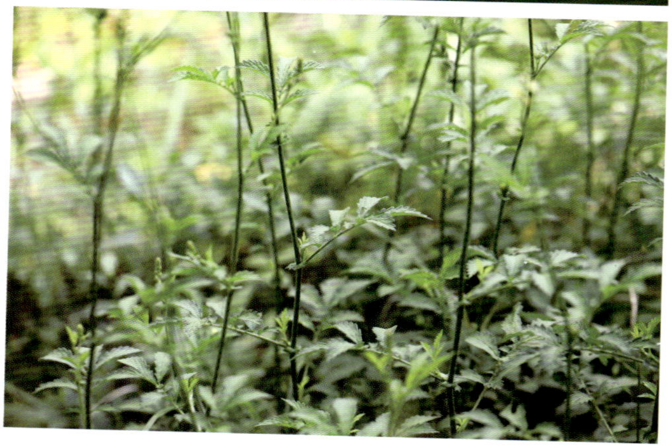

214. 野山楂 *Crataegus cuneata* Sieb. et Zucc.

分类位置　蔷薇科 Rosaceae 山楂属 *Crataegus* L.。

别　　名　南山楂，山梨，猴楂。

形态特征　落叶灌木。分枝密，通常具细刺；小枝圆柱形，有棱，幼时被柔毛，老枝灰褐色，散生长圆形皮孔；冬芽三角卵形，紫褐色。叶片宽倒卵形至倒卵状长圆形，基部楔形，下延连于叶柄，边缘有不规则重锯齿，顶端常浅裂片；叶柄两侧有叶翼；托叶大形，草质，镰刀状，边缘有齿。伞房花序，具花 5 ~ 7 朵。总花梗和花梗均被柔毛。苞片草质，披针形，条裂或有锯齿；萼片三角卵形，内外两面均具柔毛；花瓣近圆形或倒卵形，白色，基部有短爪；雄蕊 20；花药红色；花柱 4 ~ 5，基部被绒毛。果实近球形或扁球形，红色或黄色，常具有宿存反折萼片或 1 苞片；小核 4 ~ 5，内面两侧平滑。花期 5 ~ 6 月，果期 9 ~ 11 月。

资源现状　生于海拔 250m 以上的向阳山坡灌木林中，分布于岚谷、吴屯、星村等地。资源量一般，民间多以其根用于治疗胃痛等。

功效应用　果实（南山楂）：甘、苦、酸，微温；健胃消食，消瘀止痛；常用于食积，腹痛，痞积等。

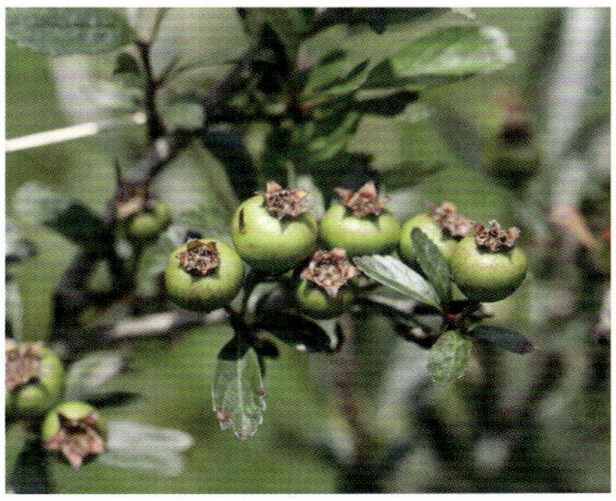

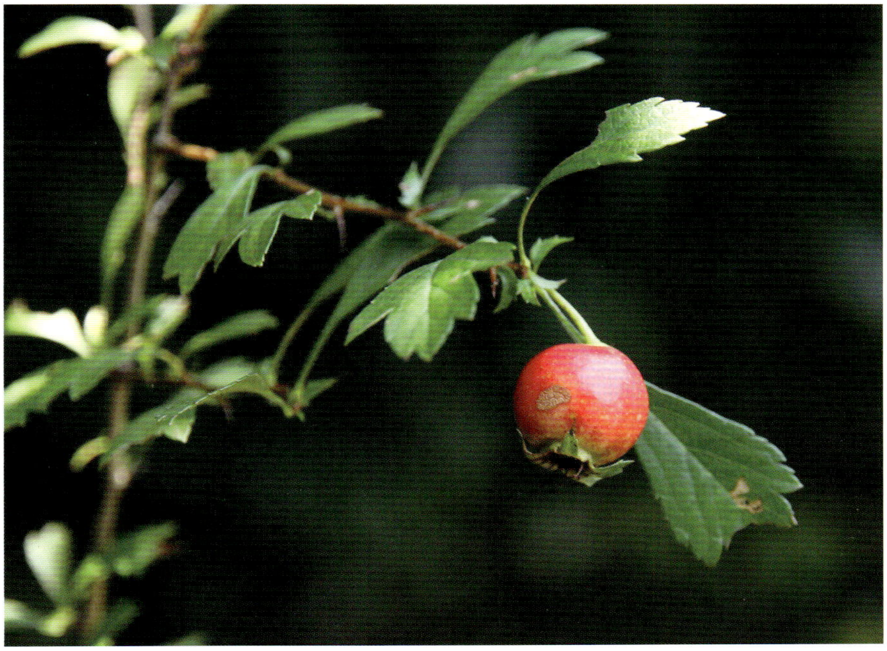

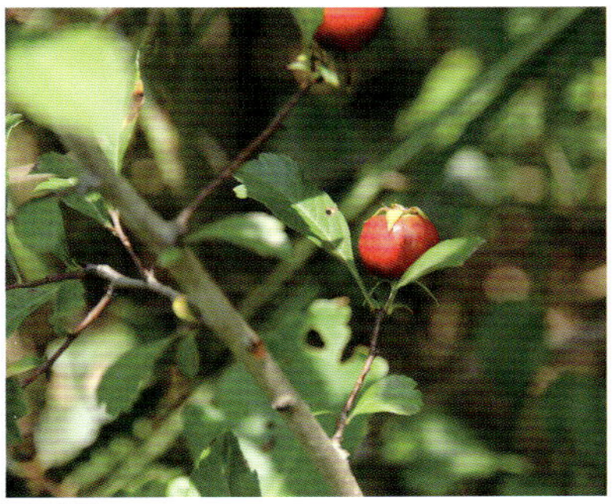

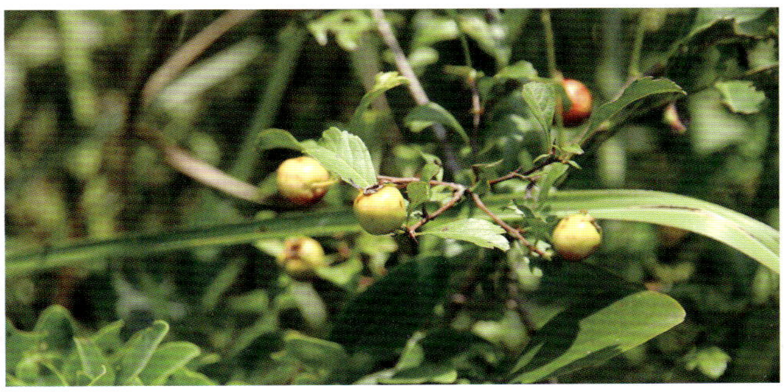

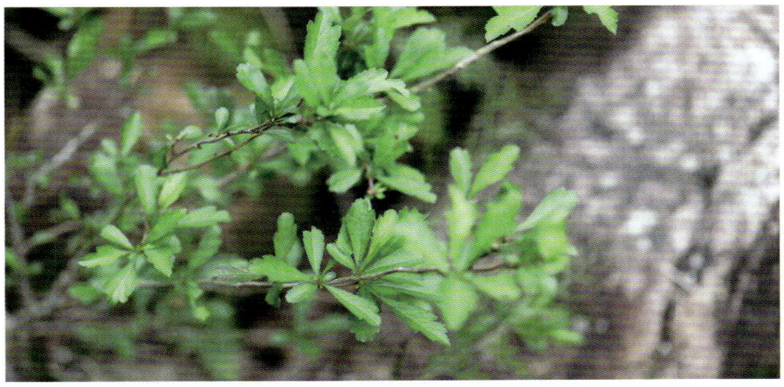

215. 枇　杷 *Eriobotrya japonica* (Thunb.) Lindl.

分类位置 蔷薇科 Rosaceae 枇杷属 *Eriobotrya* Lindl.。

别　　名 卢桔，卢橘，金丸。

形态特征 常绿小乔木，高可达 10m。小枝粗，密生锈色或灰棕色绒毛。叶革质，披针形、倒披针形、倒卵形或椭圆长圆形，先端尖，基部楔形或渐狭成叶柄，上部边缘有疏锯齿；叶柄有灰棕色绒毛；托叶钻形，先端急尖，有毛；圆锥花序顶生，具多花；总花梗和花梗密生锈色绒毛；苞片钻形，密生锈色绒毛；萼筒浅杯状，萼片三角卵形，外面均有锈色绒毛；花瓣白色，长圆形或卵形，基部具爪，有锈色绒毛；雄蕊 20，花丝基部扩展；花柱 5，离生，柱头头状，无毛，子房顶端有锈色柔毛，5 室，每室有 2 胚珠。果实球形或长圆形，黄色或橘黄色；种子球形或扁球形，褐色，光亮，种皮纸质。花期 10 ~ 12 月，果期 5 ~ 6 月。

资源现状 全市各地零星种植。资源量一般，民间常以其叶或花等用于治疗咳嗽。

功效应用 **叶（枇杷叶）**：苦，微寒；清肺止咳，降逆止呕；用于肺热咳嗽，气逆喘急，胃热呕逆，烦热口渴。花：甘、酸，凉；清热利肺；用于肺热咳嗽。果肉：甘、酸，平；润肺止咳；用于气管炎，痰热咳嗽等。

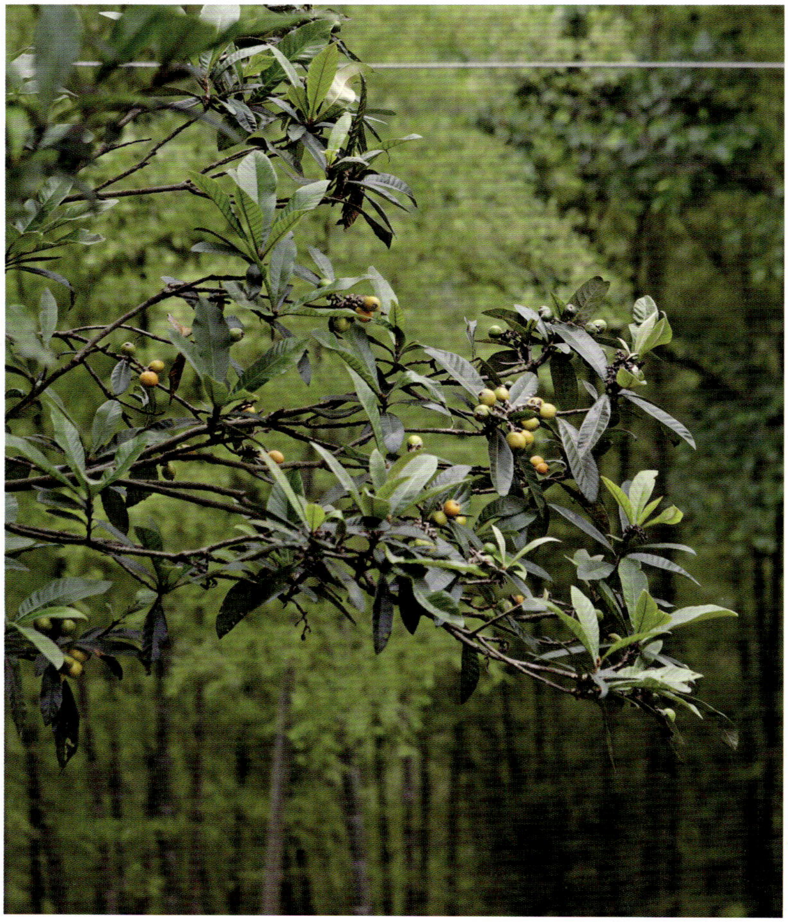

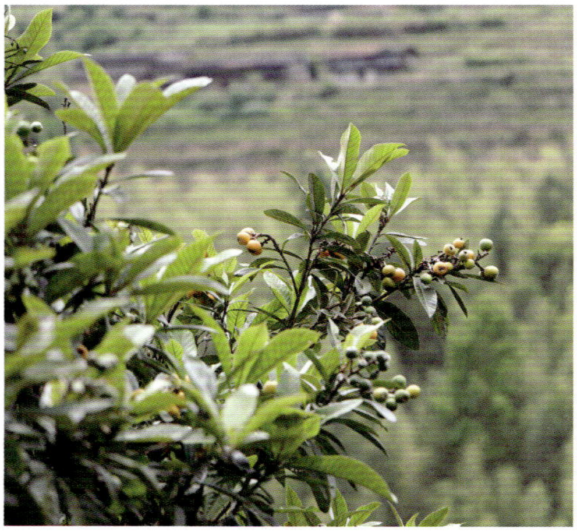

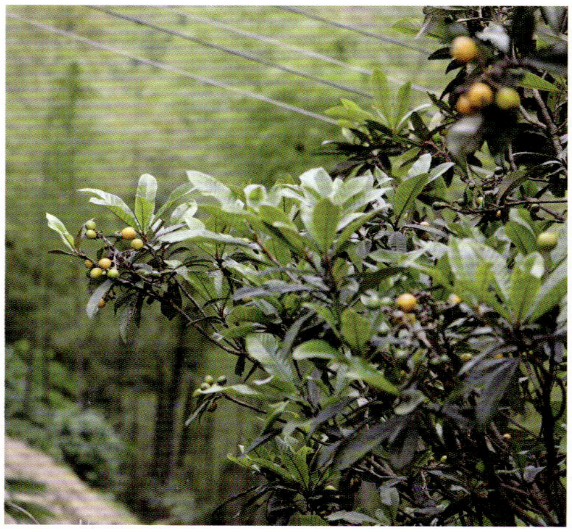

216. 柔毛路边青 *Geum japonicum* Thunb. var. *chinense* F.Bolle

分类位置 蔷薇科 Rosaceae 路边青属 *Geum* L.。

别　　名 蓝布正，路边青，追风七，柔毛水杨梅。

形态特征 多年生草本。须根，簇生。茎直立，高 25 ~ 60cm，被黄色短柔毛及粗硬毛。基生叶为大头羽状复叶，通常有小叶 1 ~ 2 对，其余侧生小叶呈附片状，叶柄被粗硬毛及短柔毛，顶生小叶卵形或广卵形，基部阔心形或宽楔形，边缘有粗大圆钝或急尖锯齿，下部茎生叶 3 小叶，上部茎生叶单叶，3 浅裂；茎生叶绿色，边缘有不规则粗大锯齿。花序疏散，顶生数朵，萼片三角卵形，顶端渐尖；花瓣黄色，近圆形；花柱顶生，在上部 1/4 处扭曲，成熟后自扭曲处脱落。聚合果卵球形或椭球形，瘦果被长硬毛，果托被长硬毛。花果期 5 ~ 10 月。

资源现状 生于海拔 200m 以上的山坡草地、河边、路边、灌丛及疏林下，分布于星村等地。资源较丰富，民间应用较少。

功效应用 **全草（蓝布正）**：甘、微苦，凉；益气健脾，补血养阴，润肺化痰；用于气血不足，虚痨咳嗽，脾虚带下，外敷乳腺炎，疮毒，疔疮，小儿肺炎及慢惊风等。

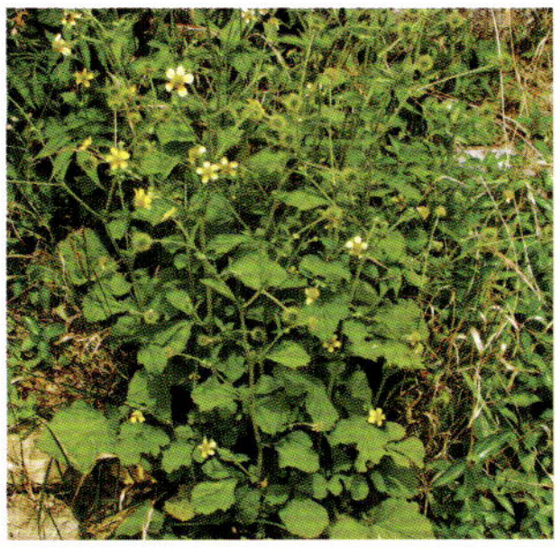
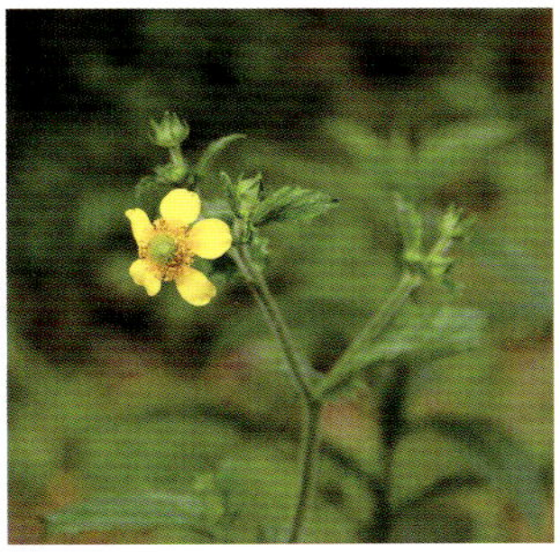
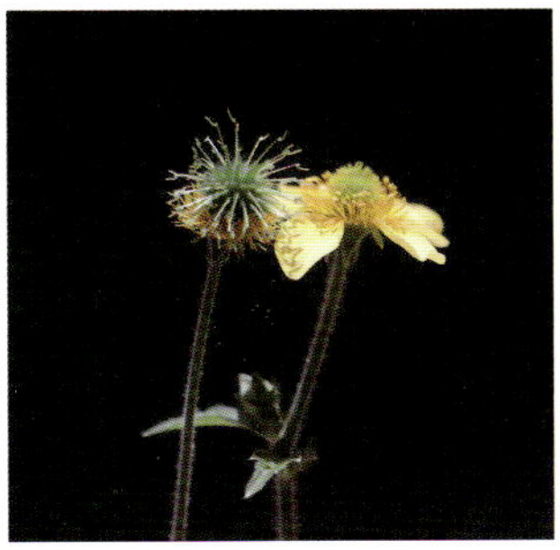
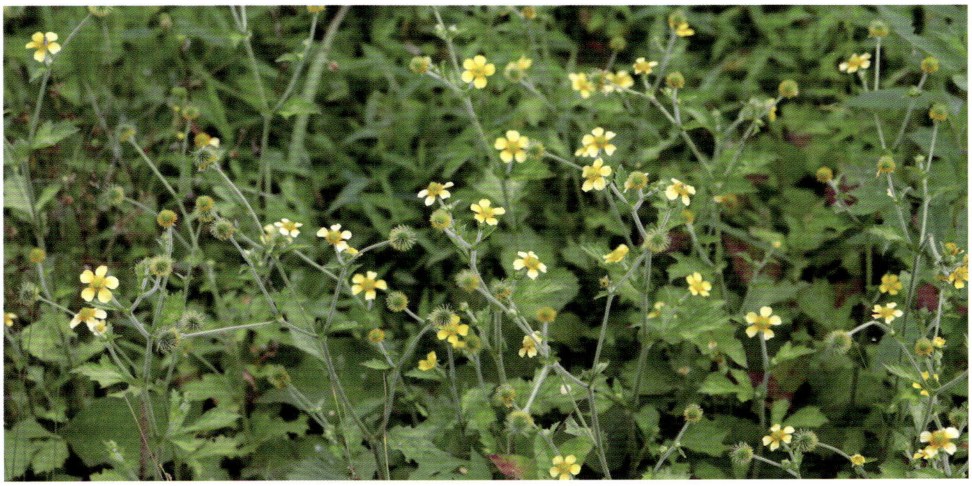
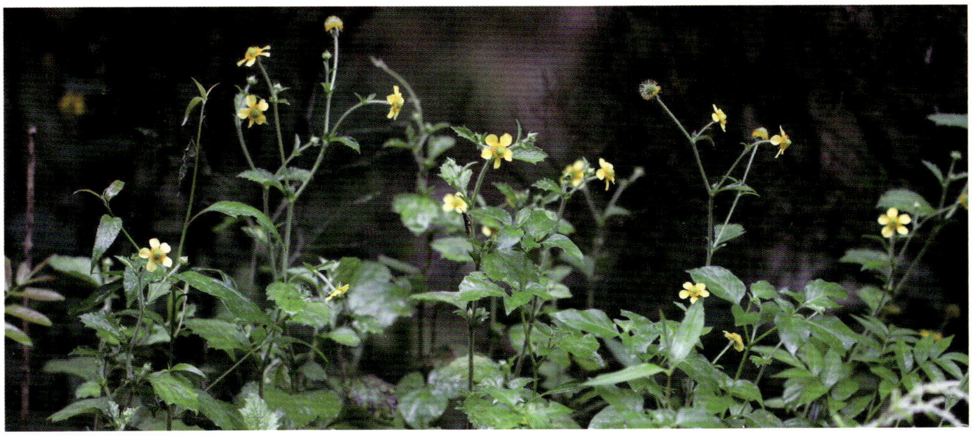

217. 棣　棠　*Kerria japonica* (L.) DC.

分类位置　蔷薇科 Rosaceae 棣棠花属 *Kerria* DC.。

别　　名　棣棠花，土黄条，鸡蛋黄花。

形态特征　落叶灌木，高 1～2m，稀达 3m。小枝绿色，圆柱形，无毛，常拱垂，嫩枝有棱角。叶互生，三角状卵形或卵圆形，顶端长渐尖，基部圆形、截形或微心形，边缘有尖锐重锯齿，两面绿色，上面无毛或有稀疏柔毛，下面沿脉或脉腋有柔毛；叶柄长 5～10mm，无毛；托叶膜质，带状披针形，有缘毛，早落。单花，着生在当年生侧枝顶端，花梗无毛；萼片卵状椭圆形，顶端急尖，有小尖头，全缘，无毛，果时宿存；花瓣黄色，宽椭圆形，顶端下凹，比萼片长 1～4 倍。瘦果倒卵形至半球形，褐色或黑褐色。花期 4～6 月，果期 6～8 月。

资源现状　生于海拔 400～1500m 的山地林下，分布于岚谷、吴屯、星村等地。资源量一般，民间少见药用，具有较好的观赏价值。

功效应用　嫩枝叶：苦、涩，平；祛风利湿，解毒；用于风湿关节痛，小儿消化不良等，外用治痈疖肿毒，荨麻疹，湿疹等。花：微苦、涩，平；止咳化痰；用于肺结核咳嗽等。

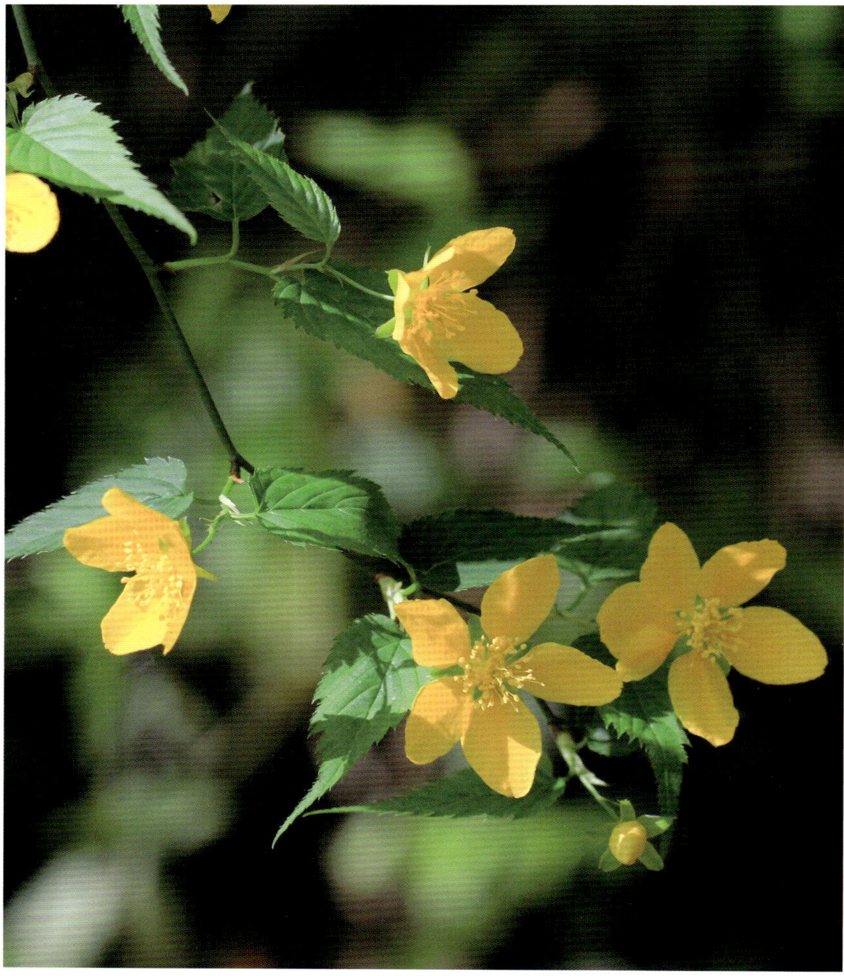
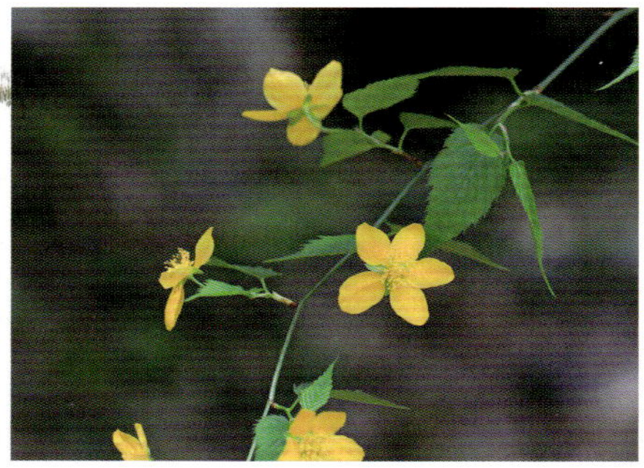
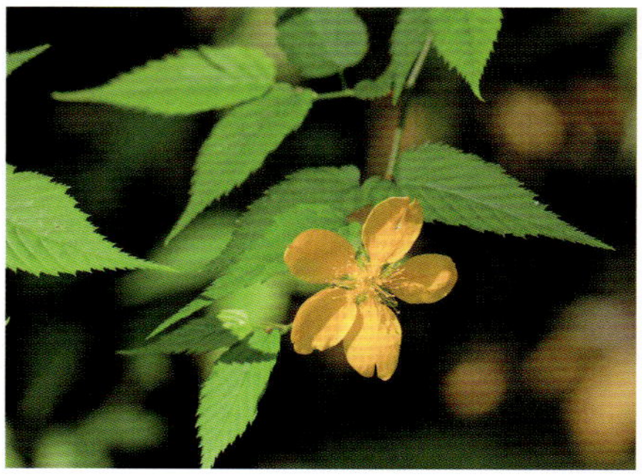
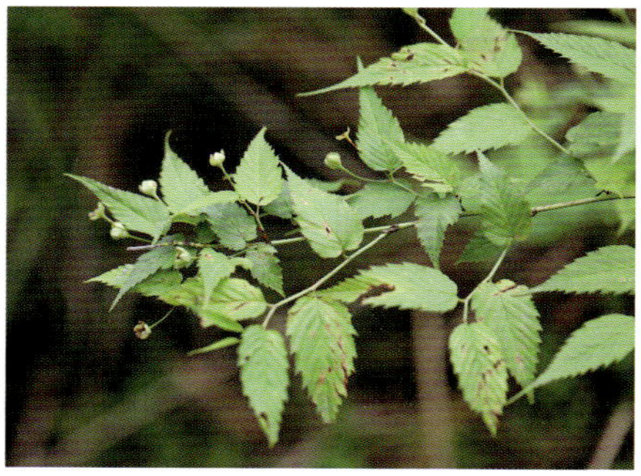

218. 台湾林檎　*Malus doumeri* (Bois) Chev

分类位置　蔷薇科 Rosaceae 苹果属 *Malus* Mill.。

别　　名　锐齿亚洲海棠，麦氏海棠，台湾海棠。

形态特征　乔木，高达 15m。小枝嫩枝被长柔毛，老枝暗灰褐色或紫褐色，无毛，具稀疏纵裂皮孔；冬芽卵形，被柔毛或仅在鳞片边缘有柔毛，红紫色。叶片长椭卵形至卵状披针形，基部圆形或楔形，边缘有不整齐尖锐锯齿，嫩时两面有白色绒毛，成熟时脱落；托叶膜质，线状披针形，早落。花序近似伞形，有花 4 ~ 5 朵，花梗有白色绒毛，苞片膜质，线状披针形，先端钝，全缘，无毛；萼片卵状披针形，先端渐尖，全缘，内面密被白色绒毛；花瓣卵形，基部有短爪，黄白色；雄蕊约 30，花药黄色；花柱 4 ~ 5，基部有长绒毛，柱头半圆形。果实球形，黄红色。宿萼有短筒，萼片反折，果心分离，外面有点，果梗长 1 ~ 3cm。

资源现状　生于山地林中，分布于五夫、星村等地。资源量一般，果可食。

功效应用　果实：甘、酸，微温；健脾开胃；用于脾虚所致食积停滞，脘腹胀满，腹痛等。

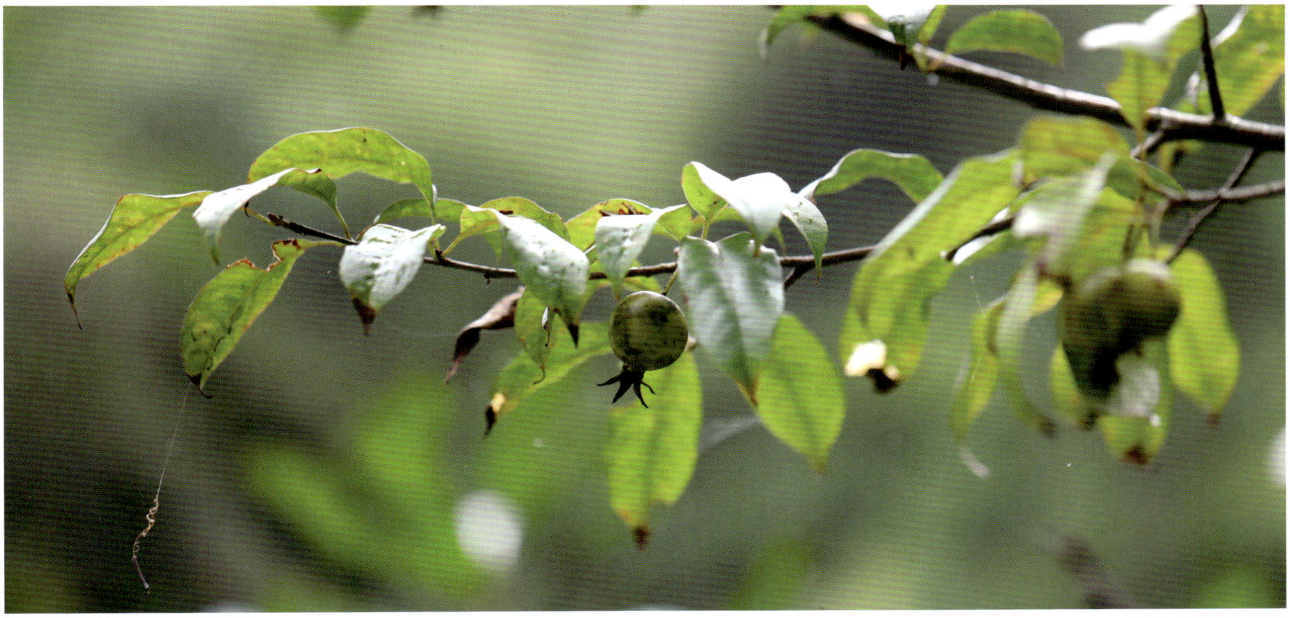

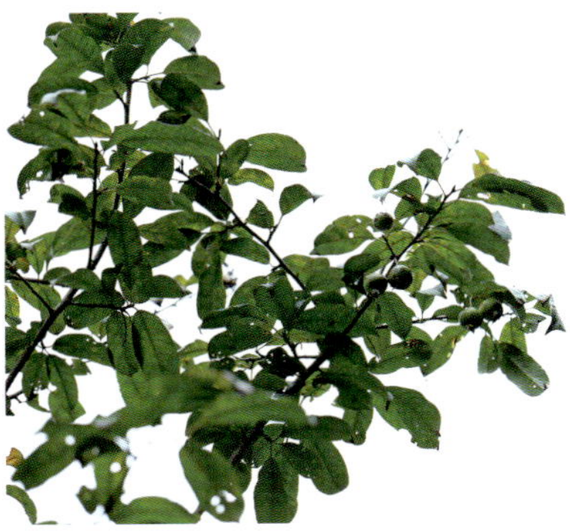

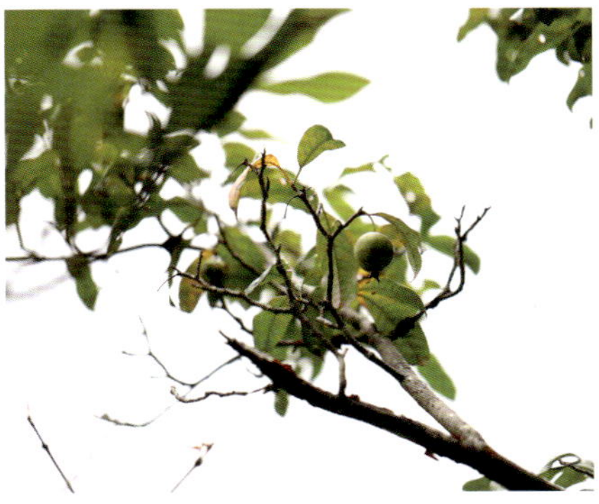

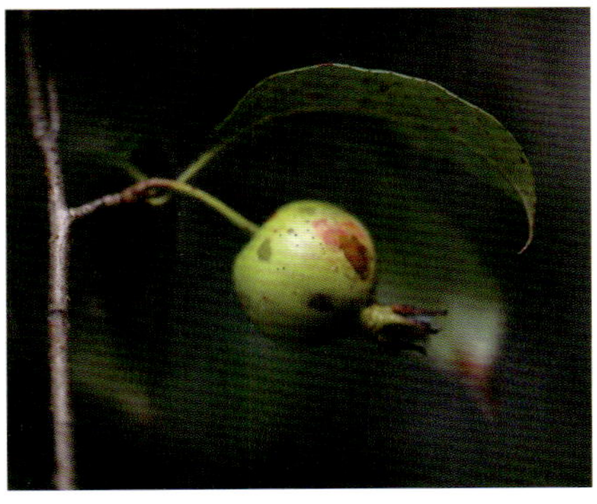

219. 湖北海棠 *Malus hupehensis* (Pamp.) Rehd.

分类位置 蔷薇科 Rosaceae 苹果属 *Malus* Mill.。

别　　名 小石枣，茶海棠，花红茶，野海棠。

形态特征 乔木，高达 8m。小枝最初有短柔毛，不久脱落，老枝紫色至紫褐色；冬芽卵形，鳞片边缘有疏生短柔毛，暗紫色。叶片卵形至卵状椭圆形，基部宽楔形，边缘有细锐锯齿，嫩时具稀疏短柔毛，不久脱落无毛，常呈紫红色；托叶草质至膜质，线状披针形，早落。伞房花序，具花 4～6 朵；苞片膜质，披针形，早落；萼片三角卵形，内面有柔毛，略带紫色；花瓣倒卵形，基部有短爪，粉白色或近白色；雄蕊 20，花柱 3，基部有长绒毛，较雄蕊稍长。果实椭圆形或近球形，黄绿色稍带红晕，萼片脱落；花期 4～5 月，果期 8～9 月。

资源现状 生于山坡疏林中，分布于星村等地。资源量一般，民间少见药用，具有较好的观赏价值。

功效应用 果实：甘、涩，平；活血，健胃；用于食滞，筋骨扭伤等。

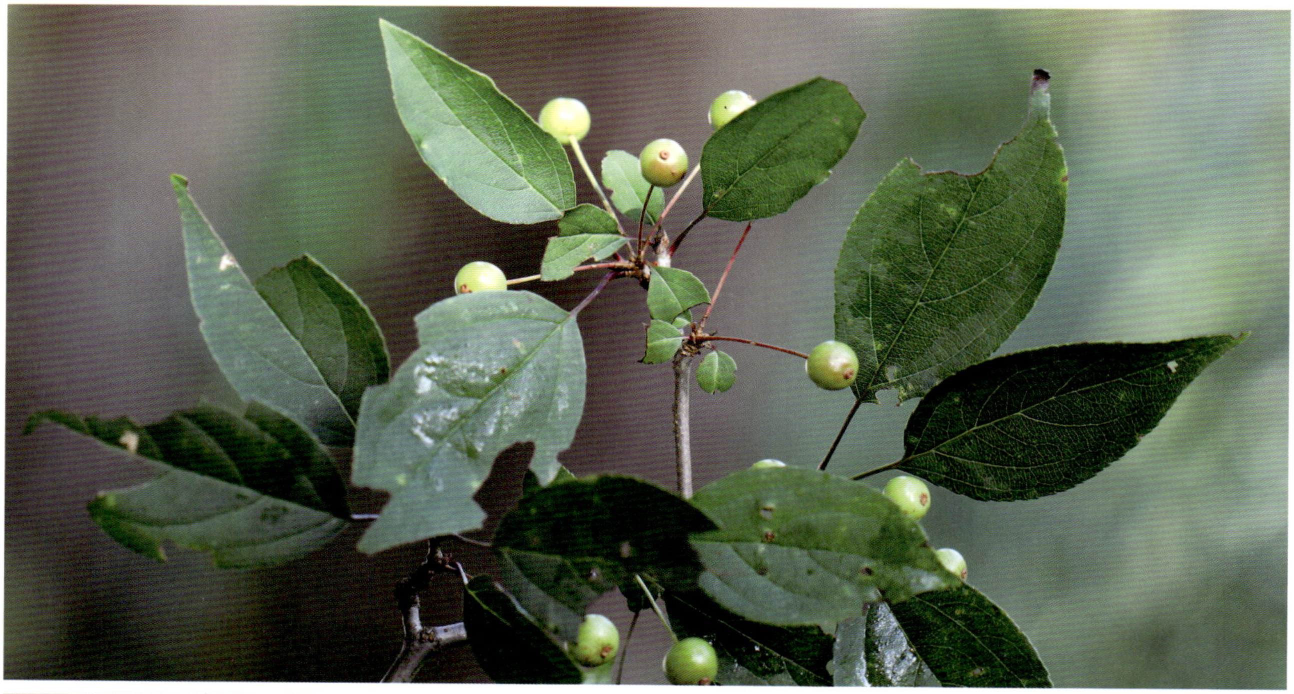

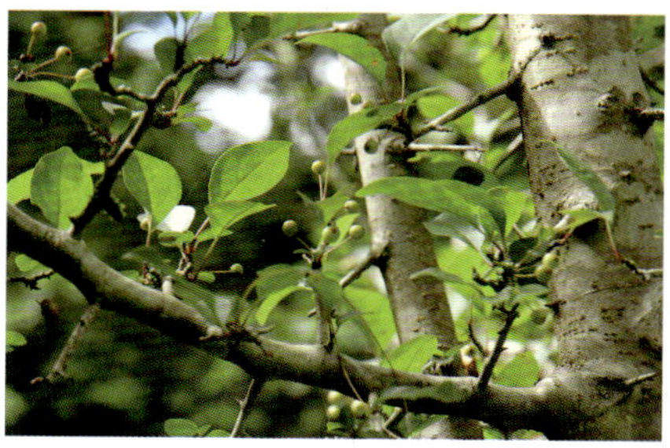

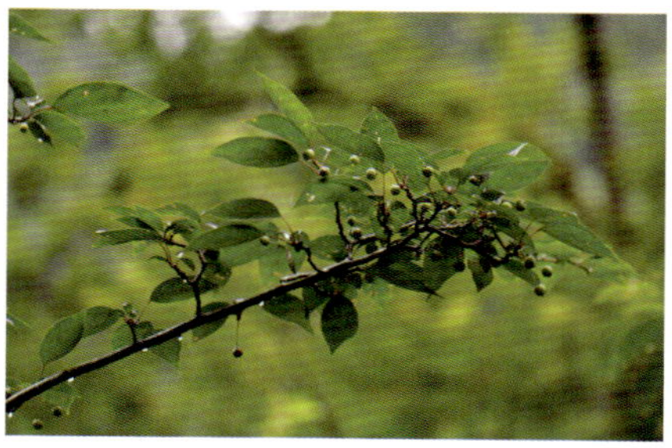

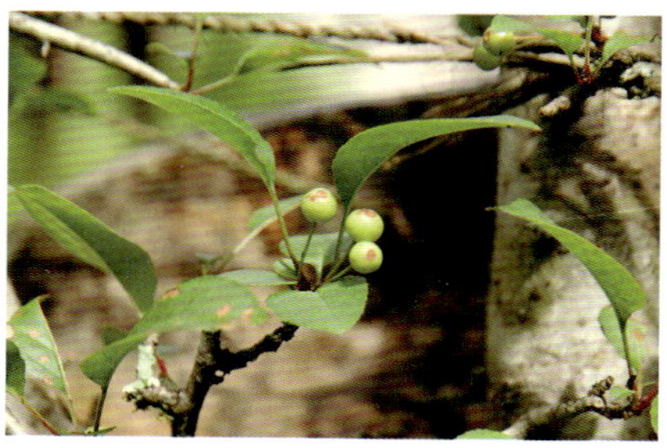

220. 小叶石楠 *Photinia parvifolia* (Pritz.) Schneid.

分类位置 蔷薇科 Rosaceae 石楠属 *Photinia* Lindl.。

别　　名 山红子，牛李子，牛筋木。

形态特征 落叶灌木，高 1～3m。小枝红褐色，无毛，有黄色散生皮孔；冬芽卵形；叶片草质，椭圆形、椭圆卵形或菱状卵形，基部宽楔形或近圆形，边缘有具腺尖锐锯齿，侧脉 4～6 对；花 2～9 朵，成伞形花序，生于侧枝顶端，无总花梗；苞片及小苞片钻形，早落；梗细，无毛，有疣点；萼筒杯状，直径约 3mm，无毛；萼片卵形，长约 1mm，先端急尖，外面无毛，内面疏生柔毛；花瓣白色，圆形，有极短爪，内面基部疏生长柔毛；雄蕊 20，较花瓣短；花柱 2～3，中部以下合生，果实椭圆形或卵形，橘红色或紫色，内含 2～3 卵形种子；果梗密布疣点。花期 4～5 月，果期 7～8 月。

资源现状 生于海拔 300m 以上山坡灌木丛中，全市各地较常见。资源量一般，民间少见药用，果可食，具较好观赏价值。

功效应用 根：苦、涩，凉；行血活血，止痛；用于黄疸，乳痈，牙痛等。

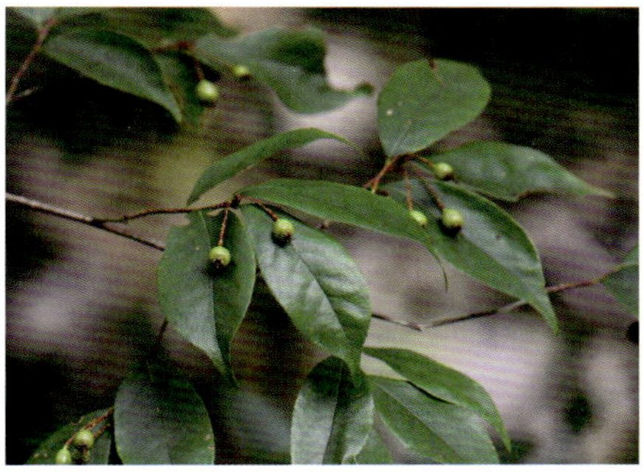

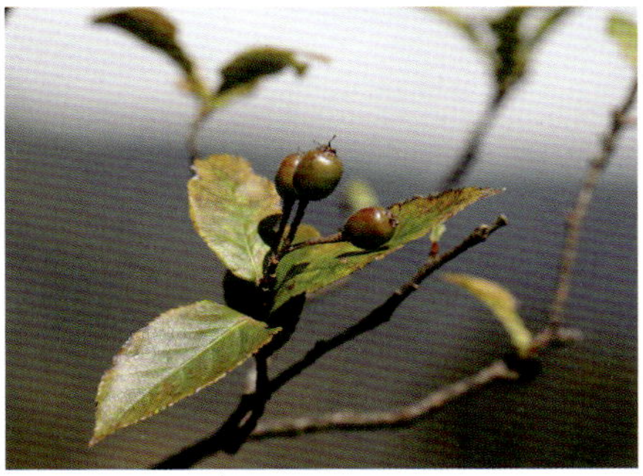

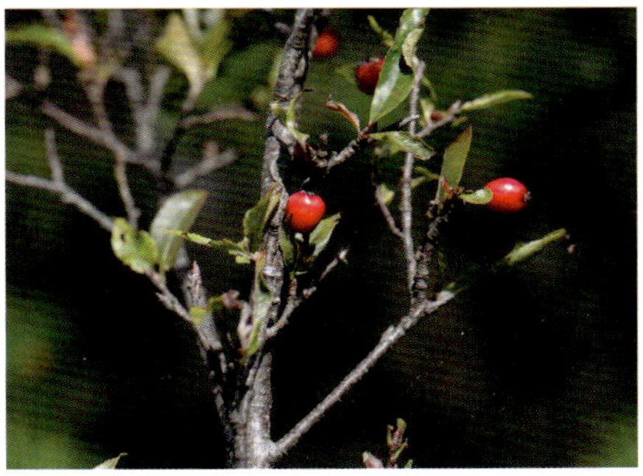

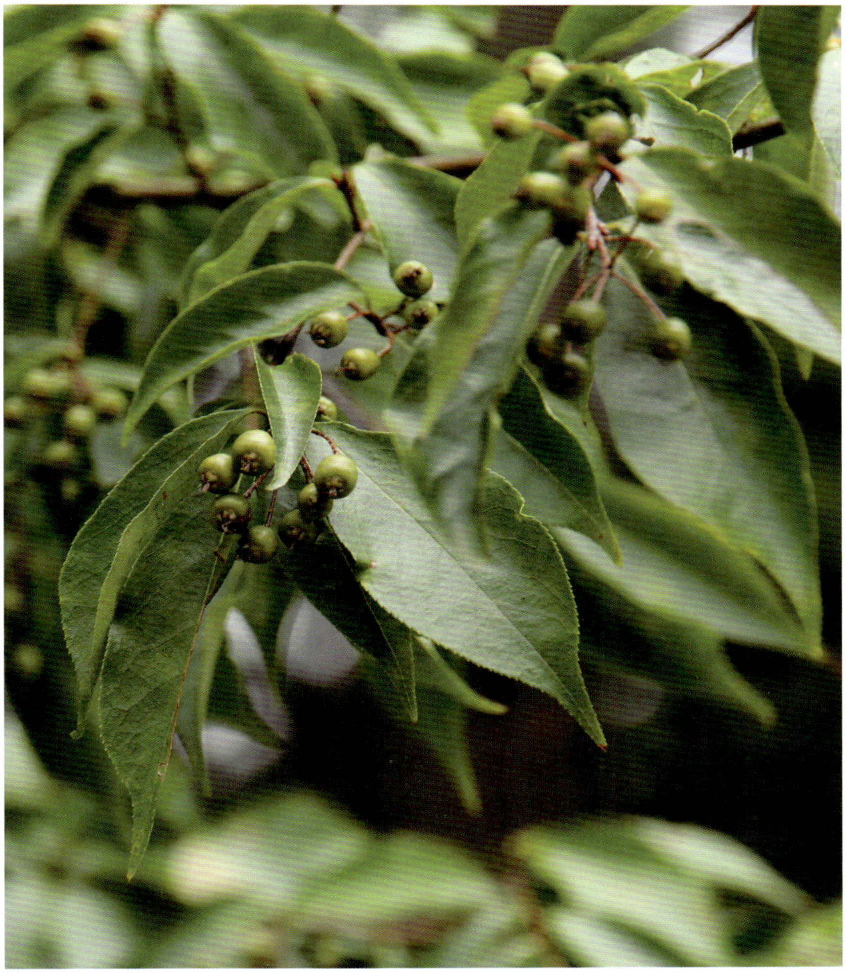

221. 梅 *Prunus mume* Siebold & Zucc.

分类位置 蔷薇科 Rosaceae 李属 *Prunus* L.。

别　　名 红梅，乌梅，绿萼梅，春梅，白梅花。

形态特征 小乔木，稀灌木，高 4 ~ 10m。小枝绿色，无毛。叶卵形或椭圆形，先端尾尖，基部宽楔形至圆形，叶边具小锐锯齿，幼嫩时两面被短柔毛；叶柄幼时具毛，常有腺体。花单生或有时 2 朵生于 1 芽内，香味浓，先于叶开放；花梗短，常无毛；花萼常红褐色、绿色或绿紫色；萼筒宽钟形；花瓣倒卵形，白色至粉红色；雄蕊短或稍长于花瓣；子房密被柔毛，花柱短或稍长于雄蕊。果实近球形，黄色或绿白色，被柔毛，味酸；核椭圆形，基部渐狭成楔形，腹面和背棱上均有明显纵沟，表面具蜂窝状孔穴。花期冬春季，果期 5 ~ 6 月。

资源现状 全市各地常见零星栽培。资源较丰富，民间常作为果树栽培。

功效应用 根：微苦，平；活血祛瘀；用于瘰疬，肝大等。**花蕾（梅花）**：微酸，平；疏肝和中，化痰散结；用于肝胃气痛，郁闷心烦，梅核气，瘰疬疮毒。**果实（乌梅）**：酸、涩，平；敛肺，涩肠，生津，安蛔；用于肺虚久咳，久泻久痢，虚热消渴，蛔厥呕吐腹痛。

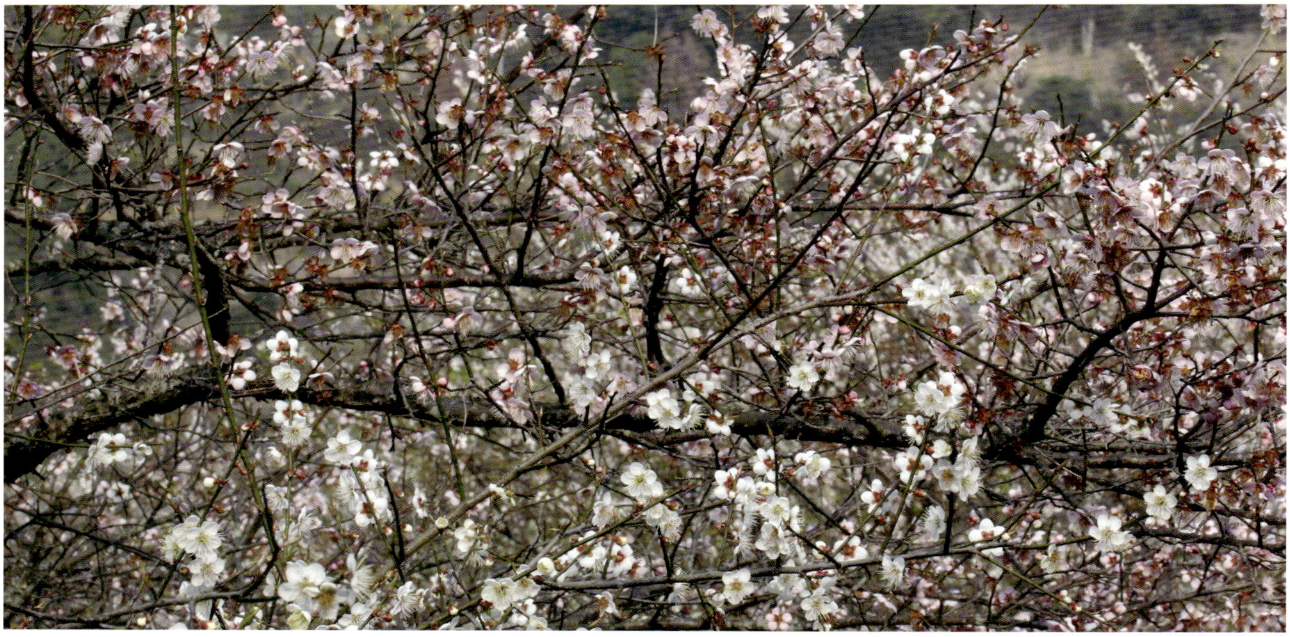

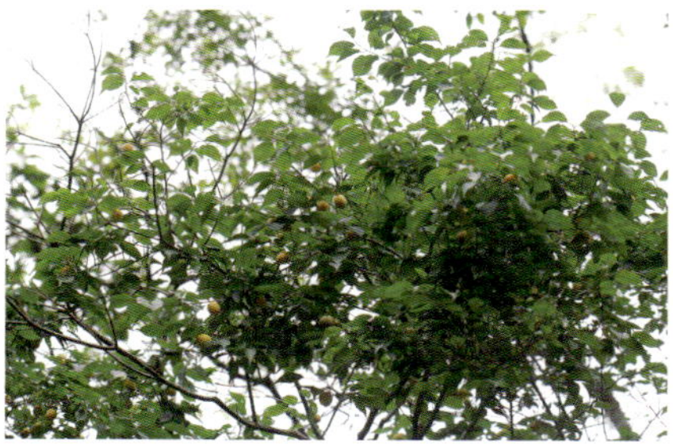

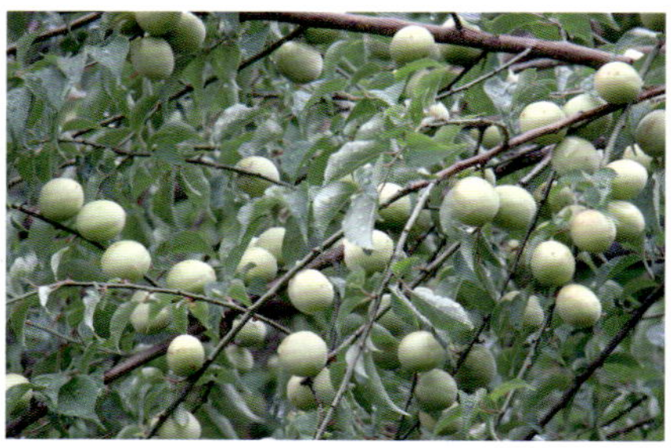

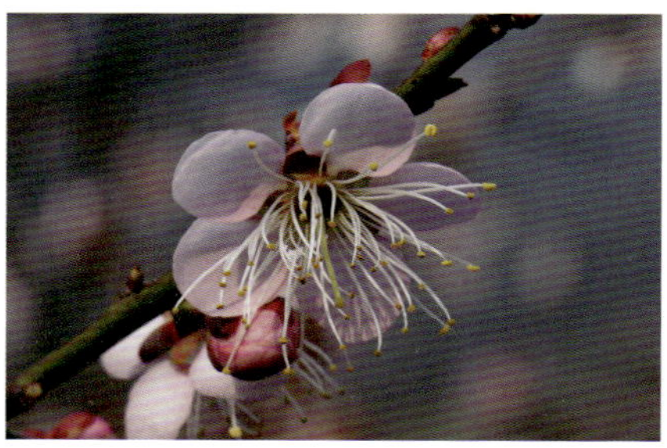

222. 豆　梨　*Pyrus calleryana* Dcne.

分类位置　蔷薇科 Rosaceae 梨属 *Pyrus* L.。

别　　名　梨丁子，杜梨，鹿梨，赤梨。

形态特征　乔木，高 5 ~ 8m。小枝粗壮，圆柱形，在幼嫩时有绒毛，不久脱落，二年生枝条灰褐色；冬芽三角卵形，微具绒毛。叶片宽卵形至卵形，基部圆形至宽楔形，边缘有钝锯齿，两面无毛；叶柄长 2 ~ 4cm，无毛；托叶叶质，线状披针形；伞形总状花序，具花 6 ~ 12 朵，总花梗和花梗均无毛；苞片膜质，线状披针形，内面具绒毛；萼筒无毛；萼片披针形，全缘，外面无毛，内面具绒毛，边缘较密；花瓣卵形，基部具短爪，白色；雄蕊 20，稍短于花瓣；花柱 2，稀 3，基部无毛。梨果球形，黑褐色，有斑点，萼片脱落，2（3）室，有细长果梗。花期 4 月，果期 8 ~ 9 月。

资源现状　生于山坡疏林中，全市各地较常见。资源较丰富，民间秋季采果用于治疗咳嗽等，具有较好的观赏价值。

功效应用　根：微甘，凉；清热解毒；用于咳嗽等。叶：微甘，凉；清热解毒；用于结膜炎，毒菇中毒，胃肠炎，竹叶青蛇咬伤等。果实：酸、涩，寒；止痢；用于痢疾等。

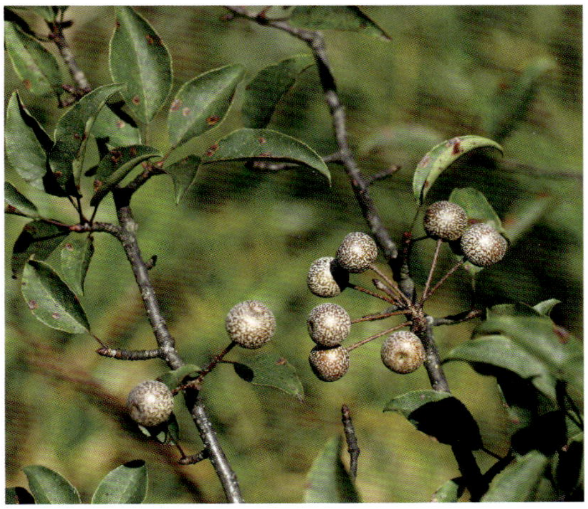

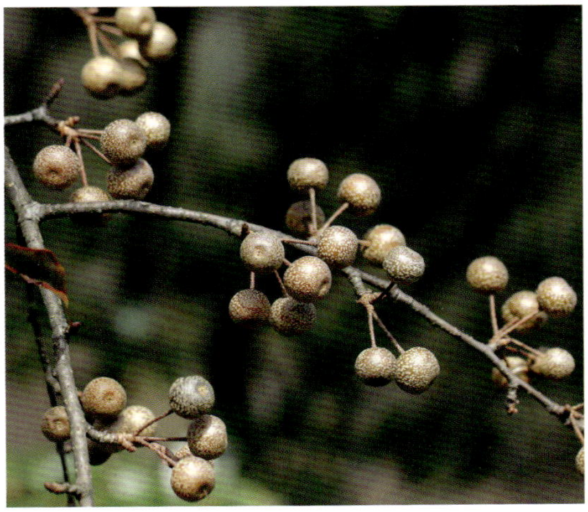

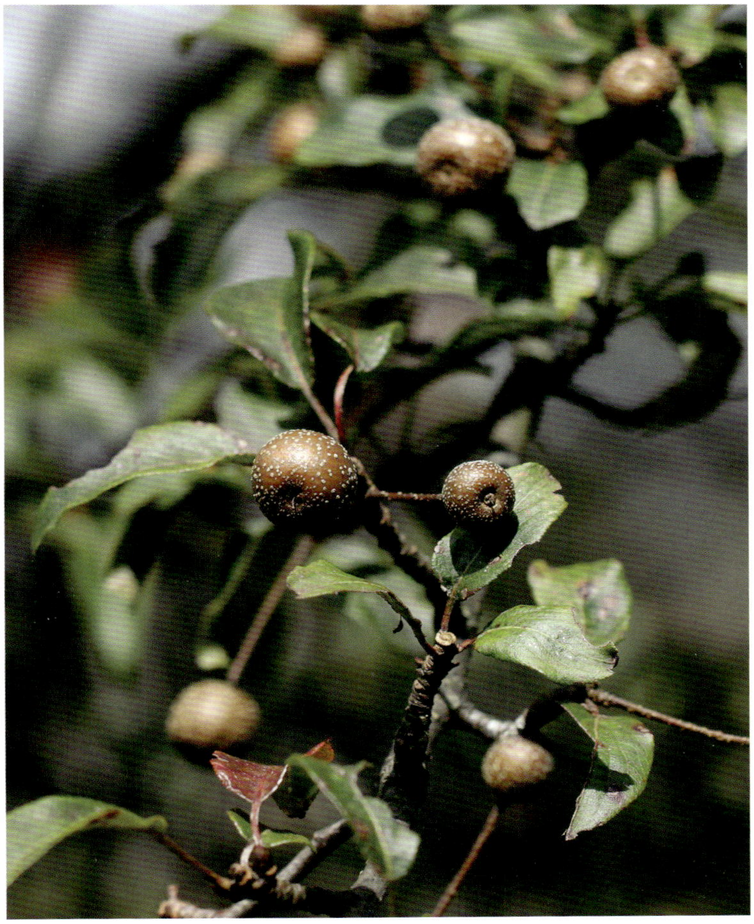

223. 石斑木 *Rhaphiolepis indica* (L.) Lindl.

分类位置 蔷薇科 Rosaceae 石斑木属 *Rhaphiolepis* Lindl.。

别　　名 车轮梅，春花。

形态特征 常绿灌木，稀小乔木，高可达 4m。幼枝初被褐色绒毛，以后逐渐脱落近于无毛。叶片集生于枝顶，卵形、长圆形，稀倒卵形或长圆披针形，先端圆钝，急尖、渐尖或长尾尖，基部渐狭连于叶柄，边缘具细钝锯齿；叶柄近于无毛；托叶钻形，脱落。顶生圆锥花序或总状花序，总花梗和花梗被锈色绒毛；苞片及小苞片狭披针形，近无毛；萼筒筒状，边缘及内外面有褐色绒毛，或无毛；萼片 5，三角披针形至线形，先端急尖，两面被疏绒毛或无毛；花瓣 5，白色或淡红色，倒卵形或披针形，先端圆钝，基部具柔毛；雄蕊 15，与花瓣等长或稍长；花柱 2 ~ 3，基部合生。果实球形，紫黑色。花期 4 月，果期 7 ~ 8 月。

资源现状 生于海拔 150 ~ 1600m 的向阳山坡灌木丛中，全市各地常见。资源较丰富，果可食。

功效应用 根：微苦，凉；消肿解毒；用于水肿，关节炎等。叶：微苦，凉；消肿解毒；用于无名肿毒，创伤出血，烫伤，毒蛇咬伤等。

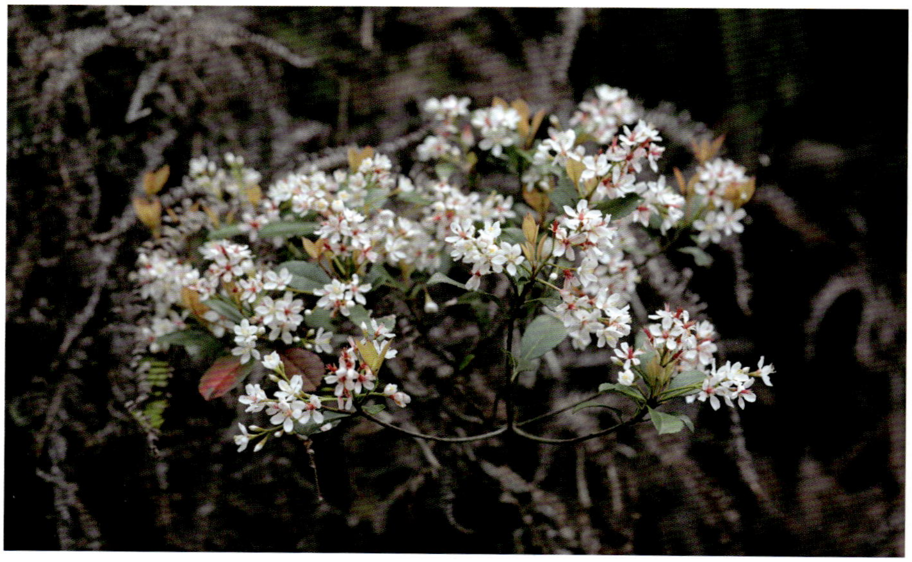

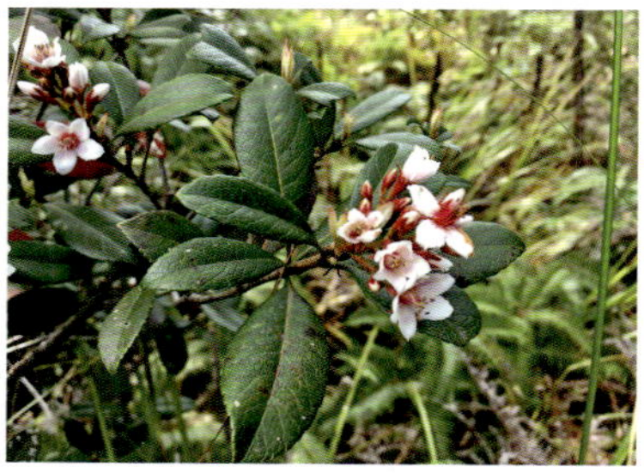

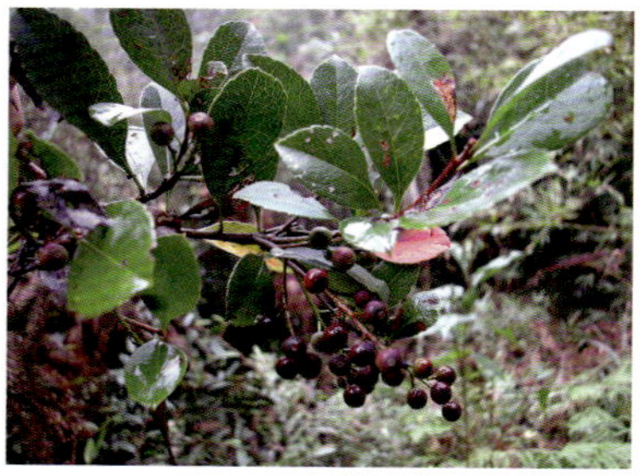

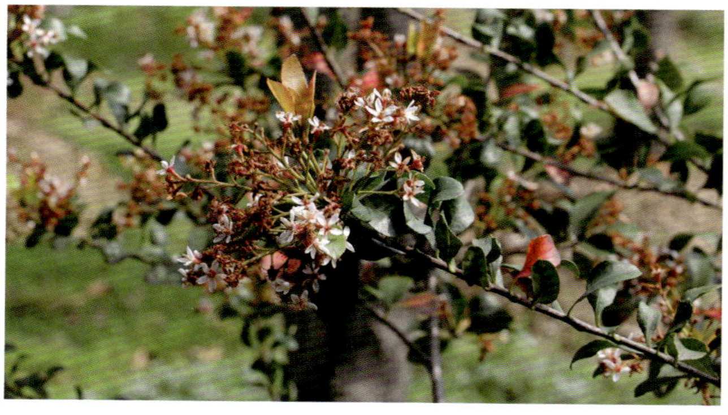

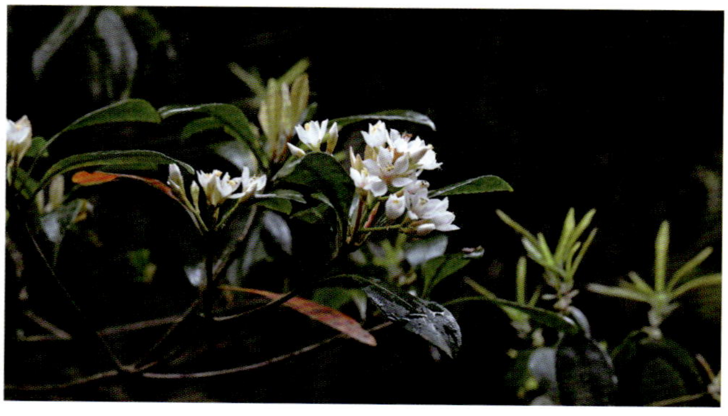

224. 硕苞蔷薇 *Rosa bracteata* Wendl.

分类位置 蔷薇科 Rosaceae 蔷薇属 *Rosa* L.。

别　　名 糖钵、野毛栗。

形态特征 铺散常绿灌木。小枝密被黄褐色柔毛，混生针刺和腺毛；皮刺扁弯常成对着生在托叶下方。小叶 5 ~ 9，小叶片革质，椭圆形、倒卵形，先端截形、圆钝或稍急尖，边缘有紧贴圆钝锯齿；托叶大部分离生，呈篦齿状深裂，密被柔毛，边缘有腺毛。花单生或 2 ~ 3 朵集生；花梗密生长柔毛和稀疏腺毛；有数枚大型宽卵形苞片，边缘有不规则缺刻状锯齿，外面密被柔毛；萼片宽卵形，先端尾状渐尖，花后反折；花瓣白色，倒卵形，心皮多数；花柱密被柔毛，比雄蕊稍短。果球形，密被黄褐色柔毛。花期 5 ~ 7 月，果期 8 ~ 11 月。

资源现状 生于低海拔的山坡、溪边、路旁等向阳处，全市各地常见。资源量一般，民间常以其果用于补肝肾等，具有较好的观赏价值。

功效应用 根：苦，温；补脾益肾，收敛涩精，祛风活血，消肿解毒；用于脚气病，胃溃疡，盗汗，久泻，脱肛，遗精，带下，闭经，睾丸炎，风湿关节痛等。果：酸，温；补脾益肾；用于痢疾，腹泻等。

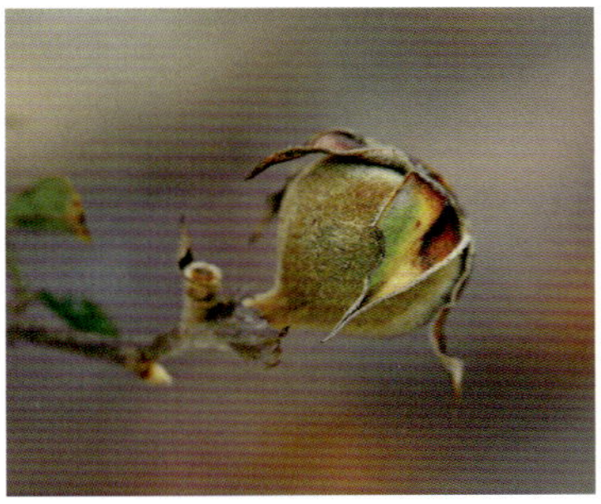
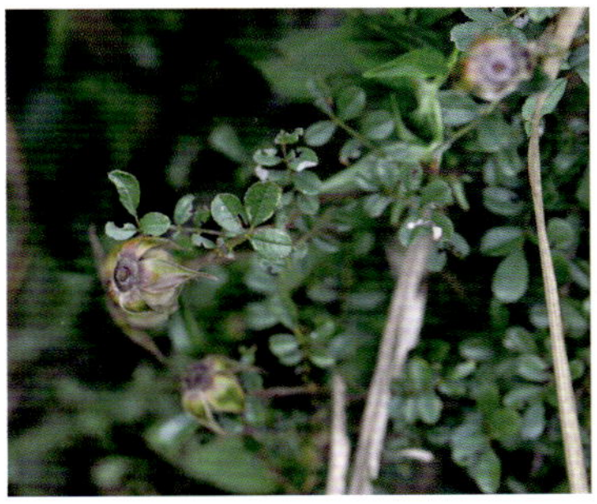
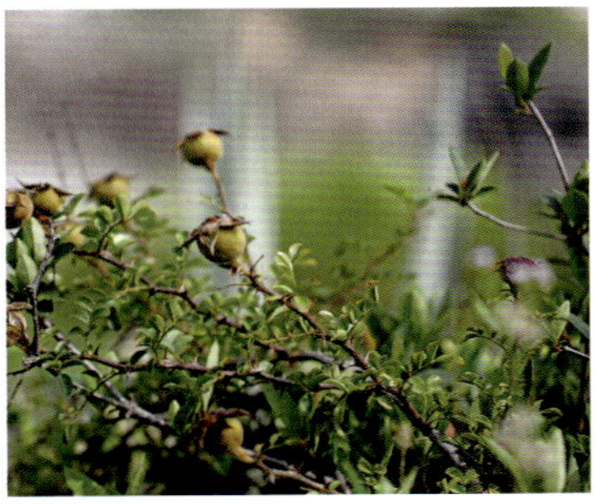
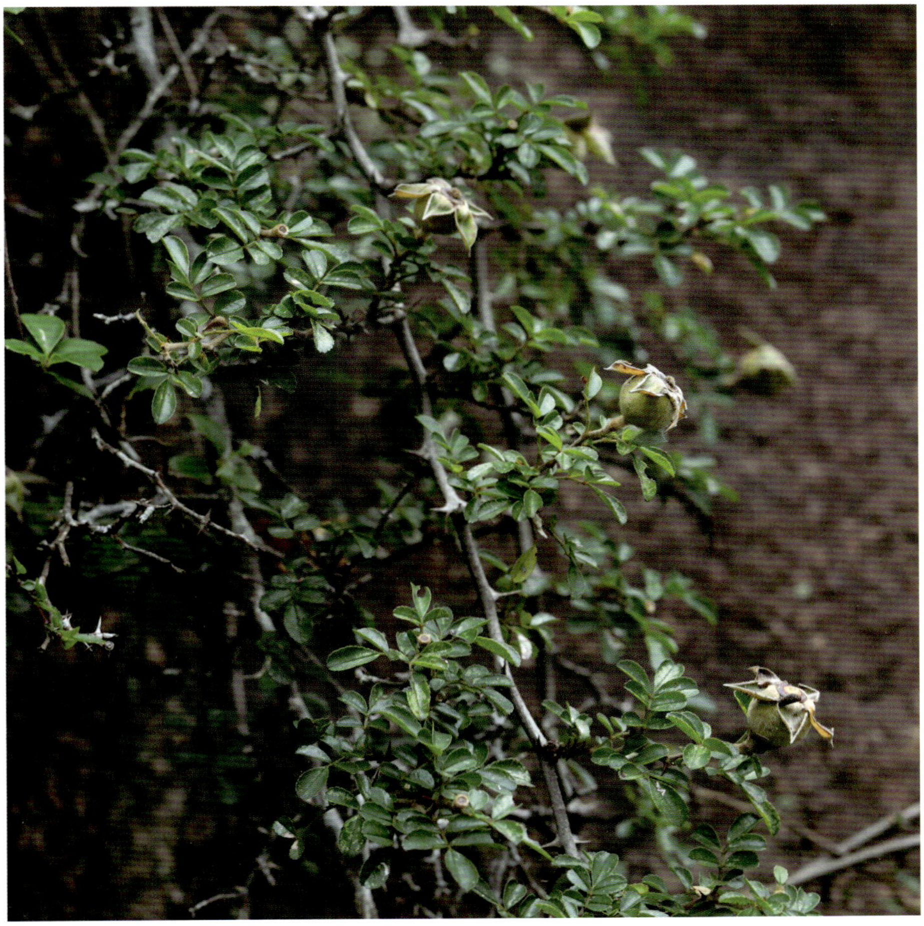

225. 小果蔷薇 *Rosa cymosa* Tratt.

分类位置 蔷薇科 Rosaceae 蔷薇属 *Rosa* L.。

别　　名 小金樱花、山木香、七姊妹。

形态特征 攀缘灌木，高 2 ~ 5m。小枝圆柱形，无毛或稍有柔毛，有钩状皮刺。小叶 3 ~ 5，稀 7；连叶柄长 5 ~ 10cm；小叶片卵状披针形或椭圆形，稀长圆披针形，先端渐尖，基部近圆形，边缘有紧贴或尖锐细锯齿，两面均无毛，沿中脉有稀疏长柔毛；小叶柄和叶轴无毛或有柔毛，有稀疏皮刺和腺毛；托叶膜质，离生，线形，早落。花多朵成复伞房花序；萼片卵形，先端渐尖，常有羽状裂片，花瓣白色，倒卵形；花柱离生，稍伸出花托口外，与雄蕊近等长，密被白色柔毛。果球形，红色至黑褐色，萼片脱落。花期 5 ~ 6 月，果期 7 ~ 11 月。

资源现状 生于海拔 250 ~ 1300m 的山坡、路旁、田边、水沟边的灌木丛中，全市各地分布。资源丰富，民间常以其根用于祛风湿等，具有较好的观赏价值。

功效应用 根及茎：微苦、酸，平；固涩益肾；用于腹泻，胃痛，风湿关节痛，遗尿，子宫脱垂，痛经，脱肛等。果：甘、酸，平；固涩益肾；用于遗精，遗尿等。

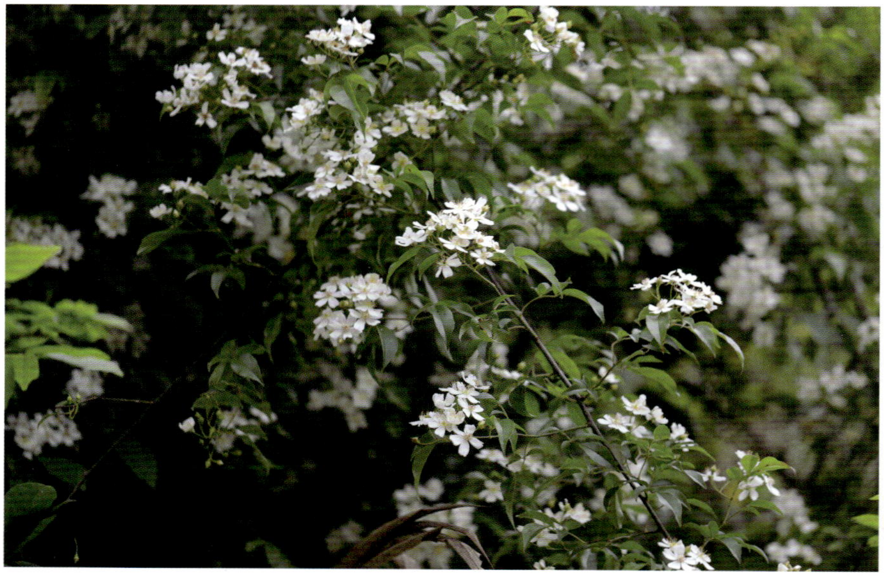
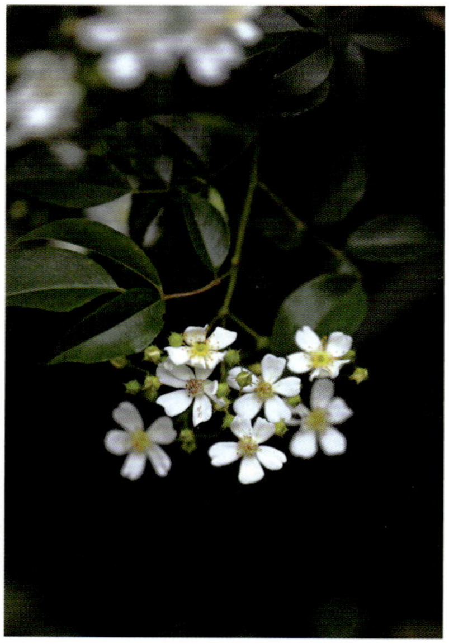
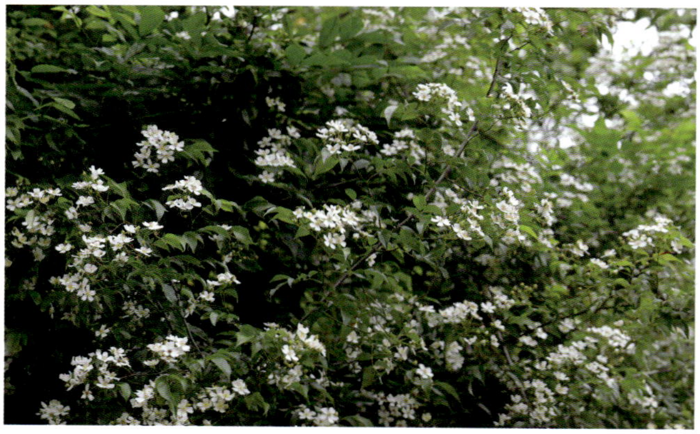
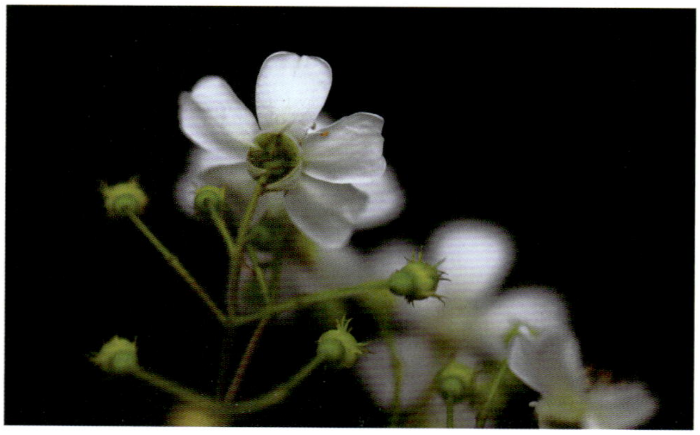

226. 软条七蔷薇 *Rosa henryi* Bouleng.

分类位置 蔷薇科 Rosaceae 蔷薇属 *Rosa* L.。

形态特征 灌木，高 3 ~ 5m，有长匍匐枝。小枝有短扁、弯曲皮刺或无刺。小叶通常 5，近花序小叶片常为 3；小叶片长圆形、卵形、椭圆形或椭圆状卵形，先端长渐尖或尾尖，边缘有锐锯齿，两面均无毛，下面中脉突起；小叶柄和叶轴无毛，有散生小皮刺；托叶大部贴生于叶柄，离生部分披针形，先端渐尖，全缘。花 5 ~ 15 朵，成伞形伞房状花序；花梗和萼筒无毛，有时具腺毛，萼片披针形，先端渐尖，全缘，有少数裂片，外面近无毛而有稀疏腺点，内面有长柔毛；花瓣白色，宽倒卵形，先端微凹，基部宽楔形；花柱结合成柱，被柔毛，比雄蕊稍长。果近球形，成熟后褐红色，有光泽，果梗有稀疏腺点；萼片脱落。

资源现状 生于山坡灌丛或林缘等地，全市各地常见。资源丰富，民间应用较少，具有较好的观赏价值。

功效应用 根：辛、苦、涩，温；消肿止痛，祛风除湿，止血解毒，补脾固涩；用于月经过多，带下，阴挺，遗尿，老年尿频，慢性腹泻，跌扑损伤，风湿痹痛等。

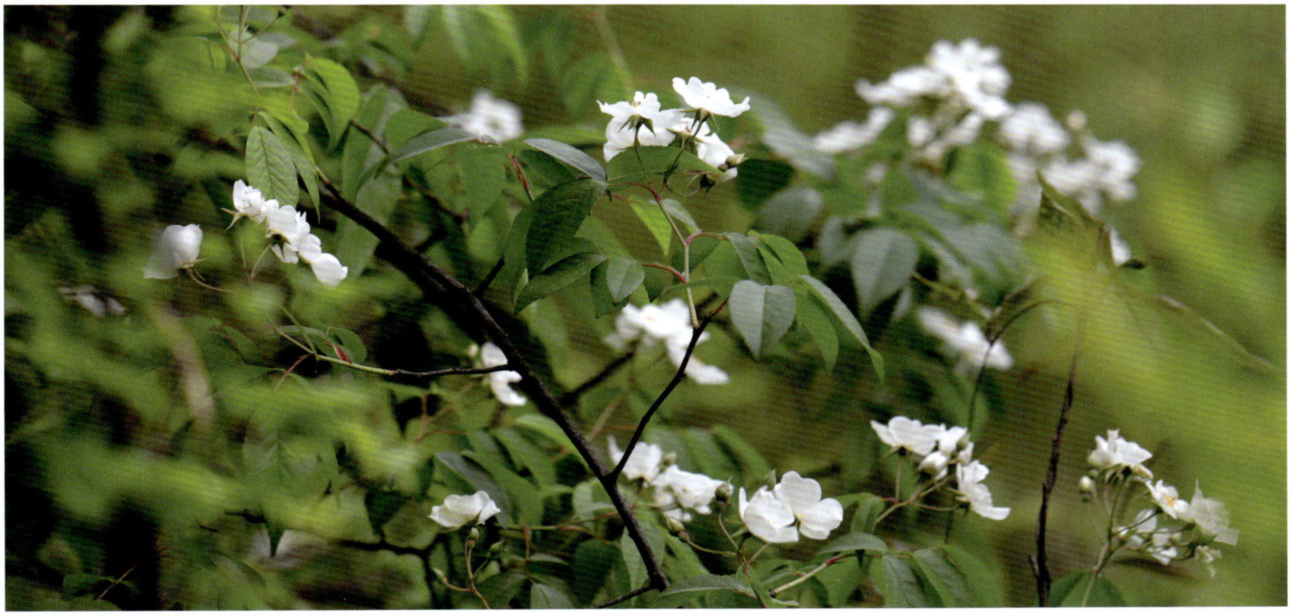

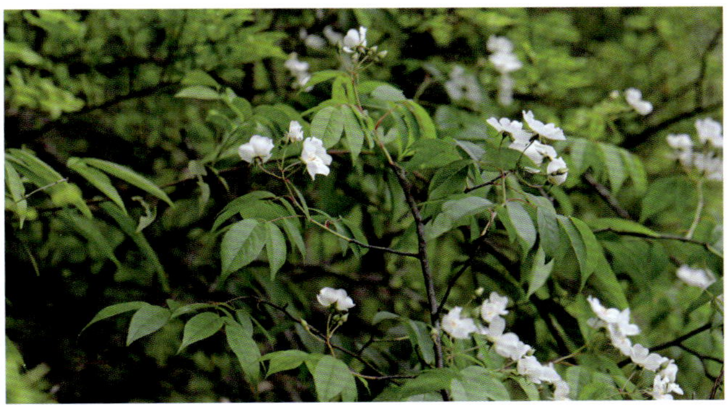

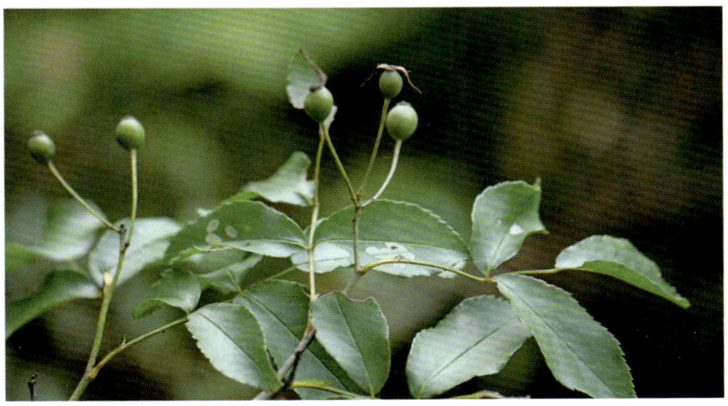

227. 金樱子 *Rosa laevigata* Michx.

分类位置 蔷薇科 Rosaceae 蔷薇属 *Rosa* L.。

别　　名 油饼果子，唐樱苈，鸡簕膏，山鸡头子。

形态特征 常绿攀缘灌木，高可达 5m。小枝粗壮，散生扁弯皮刺，无毛，幼时被腺毛，老时逐渐脱落。小叶革质，通常 3，连叶柄长 5 ~ 10cm；小叶片椭圆状卵形、倒卵形或披针状卵形，先端急尖或圆钝，边缘有锐锯齿；小叶柄和叶轴有皮刺和腺毛；托叶离生或基部与叶柄合生，披针形，边缘有细齿，齿尖有腺体，早落。花单生于叶腋；萼片卵状披针形，先端呈叶状，边缘羽状浅裂或全缘，常有刺毛和腺毛；花瓣白色，宽倒卵形，先端微凹；果梨形、倒卵形，稀近球形，紫褐色，外面密被刺毛。花期 4 ~ 6 月，果期 7 ~ 11 月。

资源现状 生于海拔 1600m 以下的山坡、路旁、田边灌木丛中，全市各地极常见。资源丰富，民间常以根或果实用于补肾固精等，花瓣可食用。

功效应用 根：微苦、涩，微温；益肾固摄；用于肾虚腰痛，遗精，遗尿，盗汗，脾虚腹泻等。**果实（金樱子）：**酸、甘、涩，平；固精缩尿，固崩止带，涩肠止泻；用于遗精滑精，遗尿尿频，崩漏带下，久泻久痢。

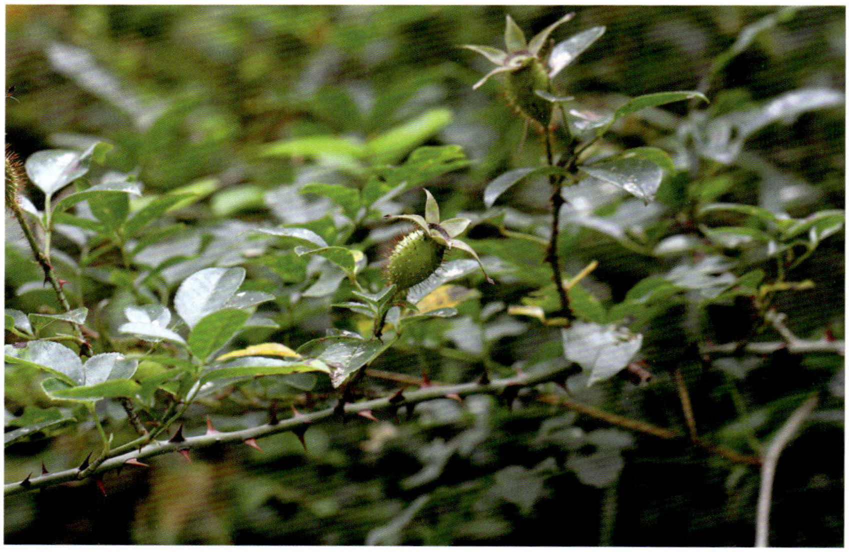

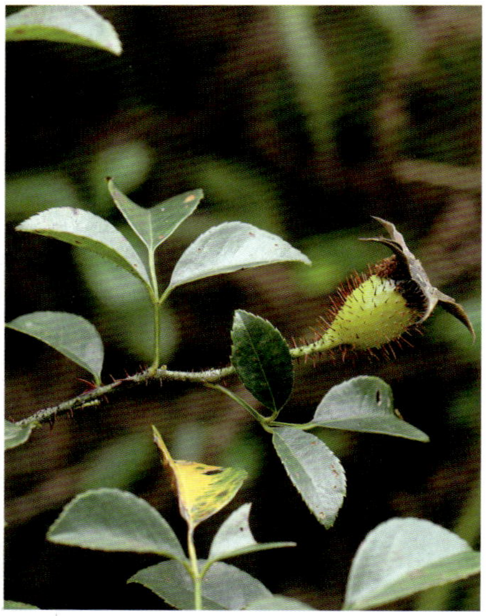

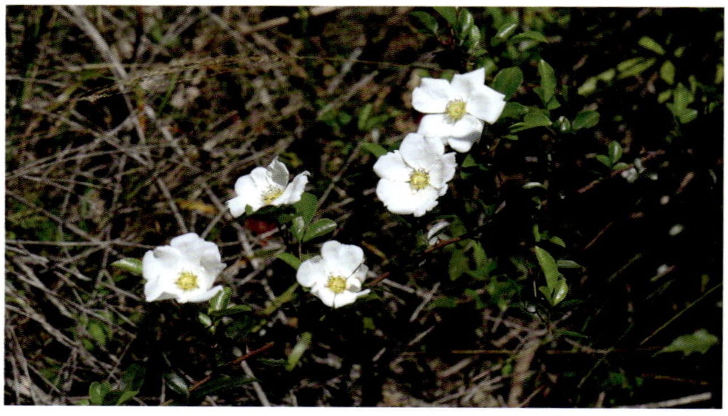

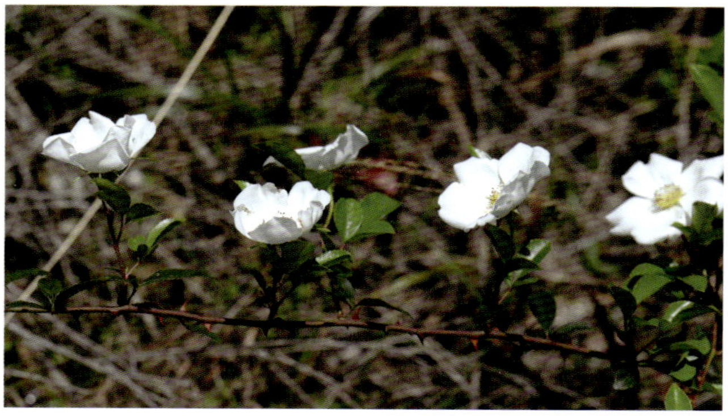

228. 腺毛莓 *Rubus adenophorus* Rolfe

分类位置　蔷薇科 Rosaceae 悬钩子属 *Rubus* L.。

别　　名　红蒙子刺，红毛草，红牛毛刺。

形态特征　攀缘灌木，高 0.5 ~ 2m。小枝具紫红色腺毛、柔毛和宽扁的稀疏皮刺。小叶 3 枚，宽卵形或卵形，上下两面均具稀疏柔毛，下面沿叶脉有稀疏腺毛，边缘具粗锐重锯齿；叶柄具腺毛、柔毛和稀疏皮刺；托叶线状披针形，具柔毛和稀疏腺毛。总状花序顶生或腋生，花梗、苞片和花萼均密被带黄色长柔毛和紫红色腺毛；苞片披针形；萼片披针形或卵状披针形，花后常直立；花瓣倒卵形或近圆形，基部具爪，紫红色；花丝线形；花柱无毛，子房微具柔毛。果实球形红色，无毛或微具柔毛；核具显明皱纹。花期 4 ~ 6 月，果期 6 ~ 7 月。

资源现状　生于海拔 300 ~ 1400m 的山坡灌木丛中，全市各地较常见。资源较丰富，民间少见药用。

功效应用　根：甘、涩，温；理气，利湿，止痛，止血；用于痨肺疼痛，吐血，痢疾，疝气等。

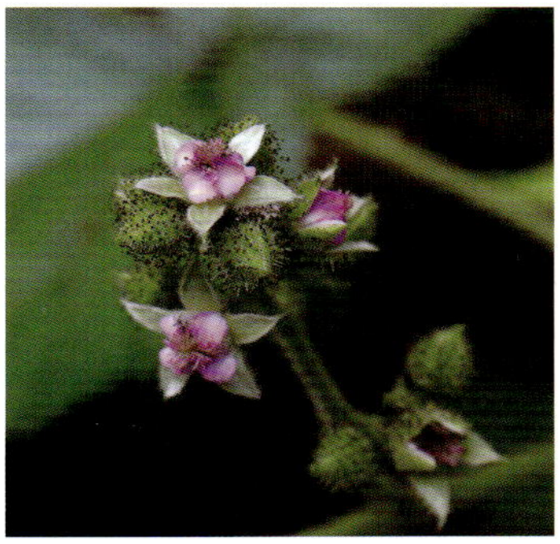
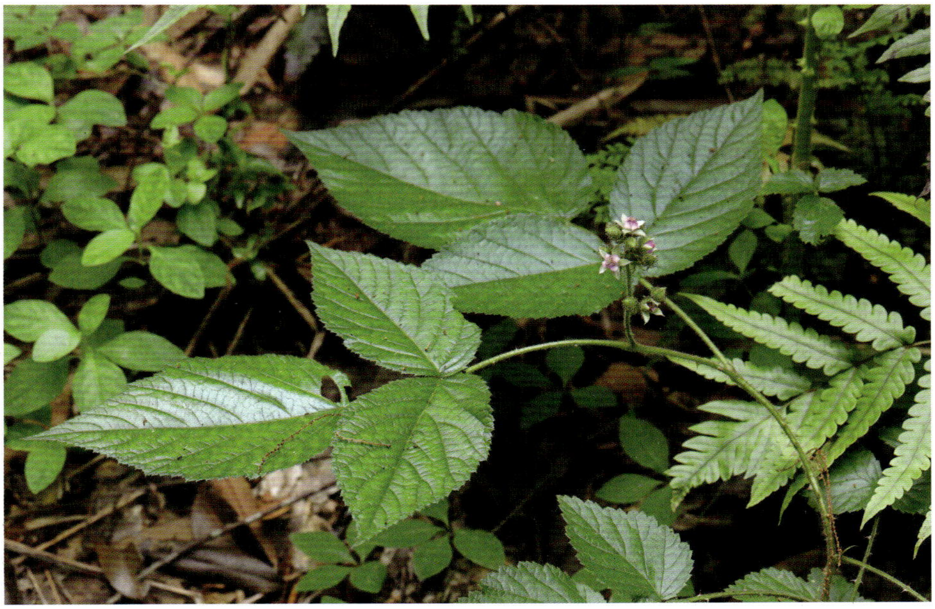
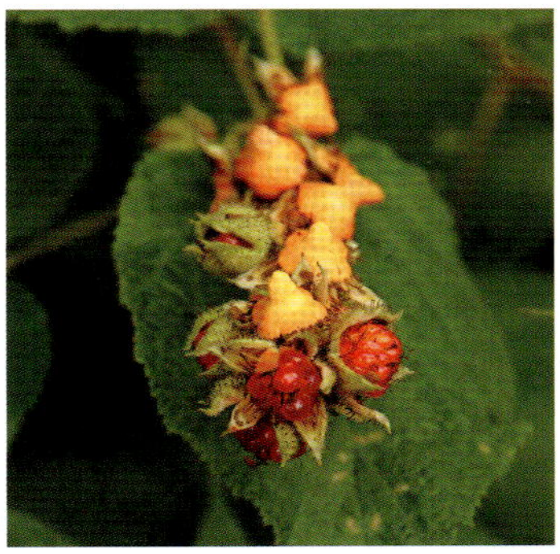
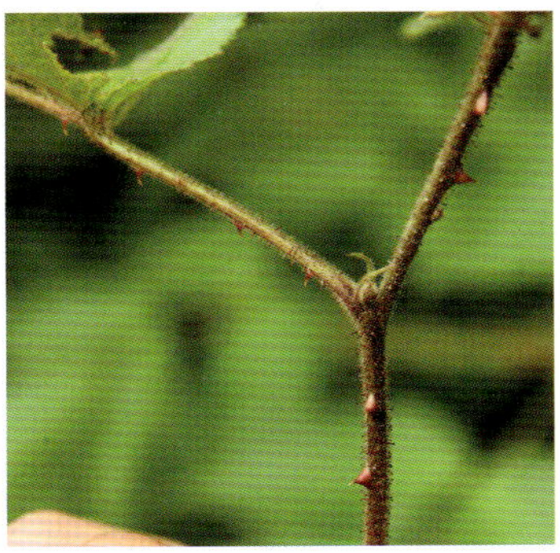
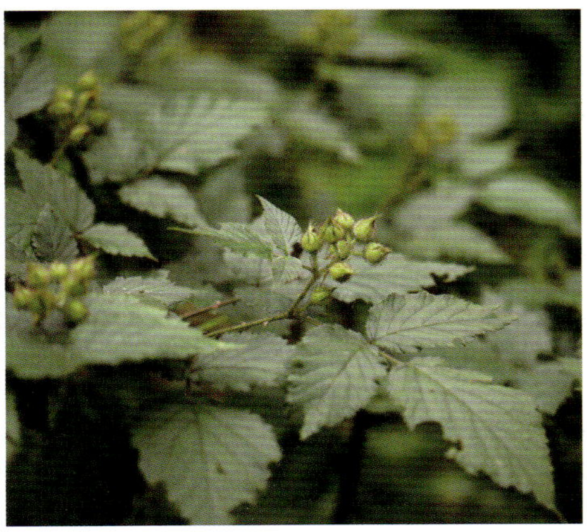
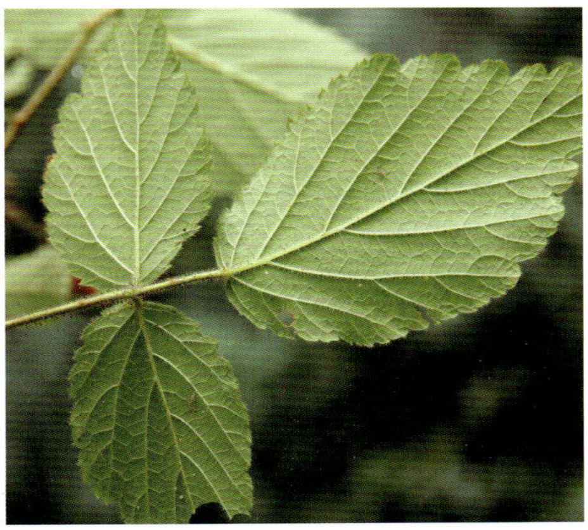

229. 周毛悬钩子 *Rubus amphidasys* Focke ex Diels

分类位置 蔷薇科 Rosaceae 悬钩子属 *Rubus* L.。

别　　名 全毛悬钩子，红毛刺，红毛猫耳扭，老虎足迹。

形态特征 蔓性小灌木，高 0.3 ~ 1m。枝被红褐色长腺毛、软刺毛和淡黄色长柔毛，常无皮刺。单叶，宽长卵形，两面均被长柔毛，边缘 3 ~ 5 浅裂，顶生裂片比侧生者大数倍，有不整齐尖锐锯齿；叶柄长 2 ~ 5.5cm，被红褐色长腺毛、软刺毛和淡黄色长柔毛；托叶离生，羽状深条裂，被长腺毛和长柔毛。花常 5 ~ 12 朵成近总状花序，稀 3 ~ 5 朵簇生；总花梗、花梗和花萼均密被红褐色长腺毛、软刺毛和淡黄色长柔毛；苞片与托叶相似；萼片狭披针形，外萼片常 2 ~ 3 条裂，在果期直立开展；花瓣宽卵形至长圆形，白色；果实扁球形，直径约 1cm，暗红色。花期 5 ~ 6 月，果期 7 ~ 8 月。

资源现状 生于海拔 400 ~ 1600m 的山坡裸岩旁、溪谷林下、林缘、山麓树丛或竹林下，全市各地较常见。资源较丰富，民间偶见以根用于祛风湿等，果可食。

功效应用 全草：甘、微苦，平；活血调经，祛风除湿；用于妇女产后受风，月经不调，四肢酸麻，风湿关节痛，感冒等。

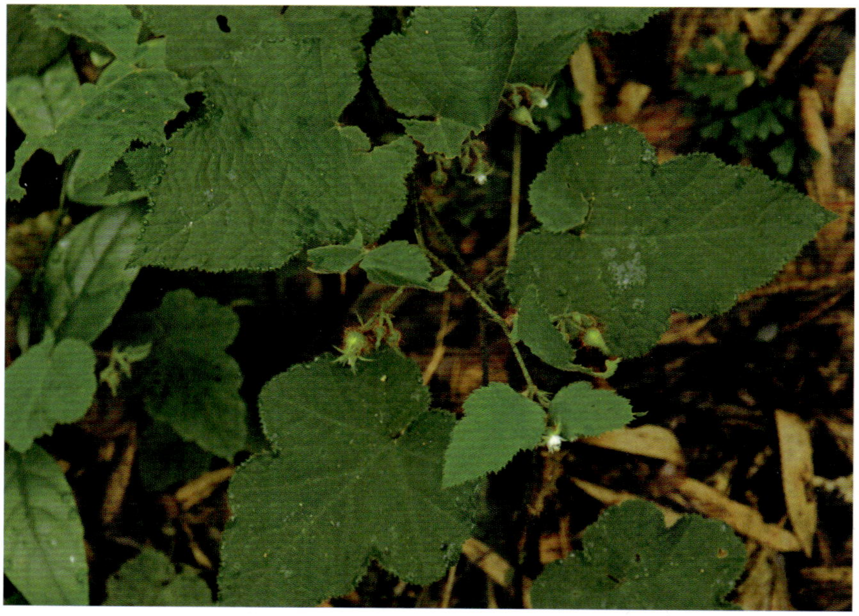

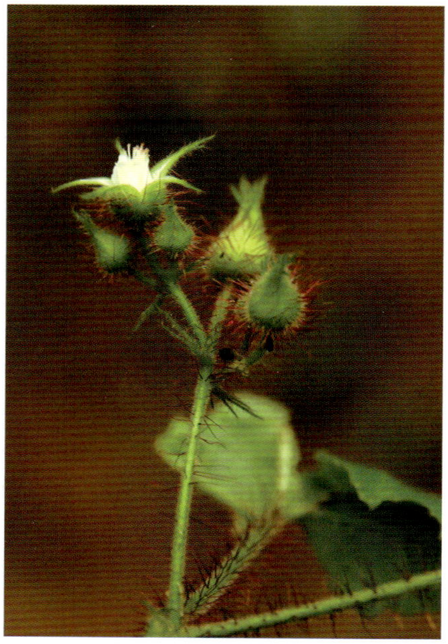

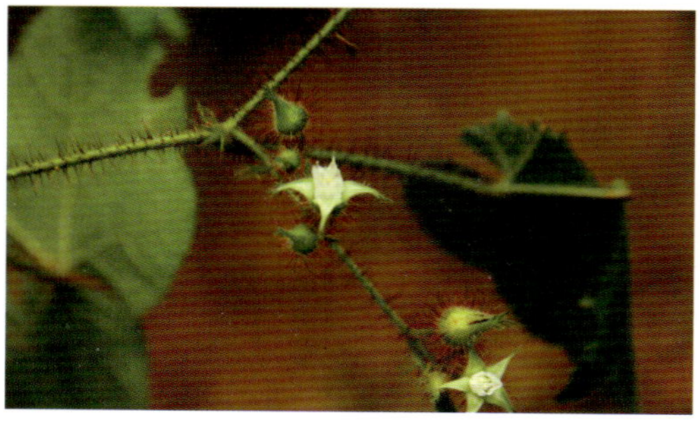

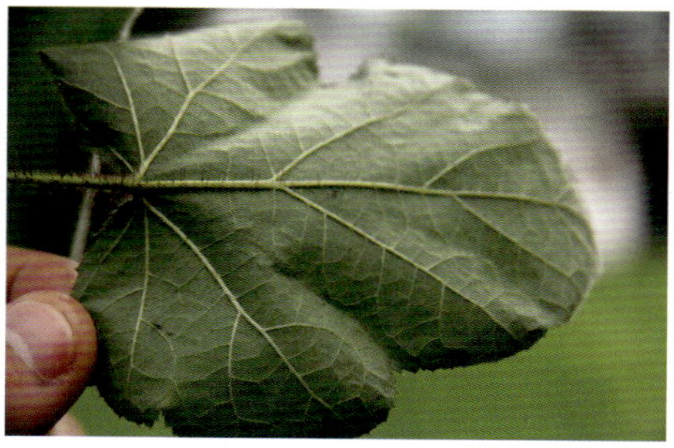

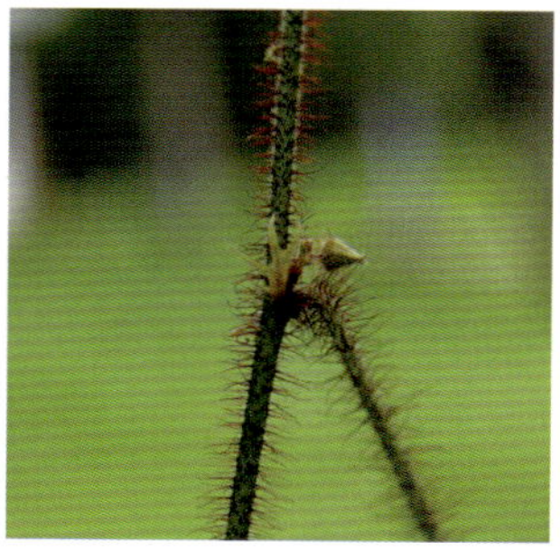

230. 寒 莓 *Rubus buergeri* Miq.

分类位置 蔷薇科 Rosaceae 悬钩子属 *Rubus* L.。

别　　名 耷朵公，寒刺泡，大叶寒莓，地莓。

形态特征 直立或匍匐小灌木。茎常伏地生根；匍匐枝长达 2m，与花枝均密被绒毛状长柔毛，无刺或具稀疏小皮刺。单叶，卵形至近圆形，基部心形，老叶边缘 5 ~ 7 浅裂，裂片圆钝，有锐锯齿；叶柄密被绒毛状长柔毛，无刺或疏生针刺；托叶离生，早落，掌状或羽状深裂；总状花序短，顶生或腋生，或花数朵簇生于叶腋、总花梗和花梗密被绒毛状长柔毛，无刺或疏生针刺；花萼外密被淡黄色长柔毛和绒毛；花瓣倒卵形，白色；雄蕊多数，花丝线形，无毛；雌蕊无毛，花柱长于雄蕊。果实近球形，紫黑色。花期 7 ~ 8 月，果期 9 ~ 10 月。

资源现状 生于山坡、路旁灌木丛中或林缘路边阴湿地，全市各地常见。资源较丰富，民间常以其根用于祛风湿等。

功效应用 根：微苦，平；祛风除湿，调气和胃；用于胃溃疡，风湿关节痛，带下，血崩，月内风，产后腹痛，小儿腹泻等。叶：微苦，平；止血凉血，清热解毒；用于肺出血，扁桃体炎，白喉，肝硬化等。

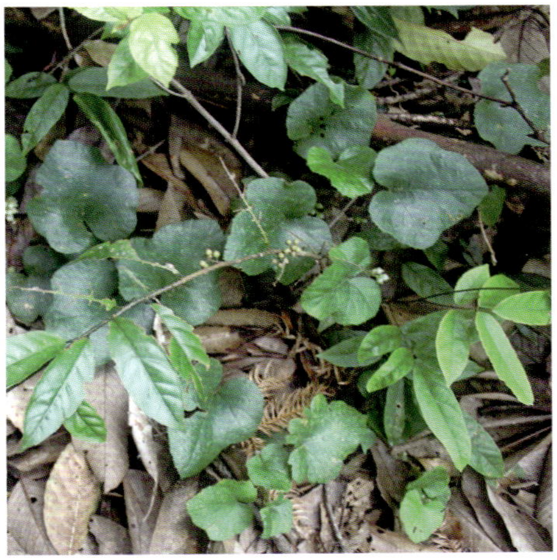
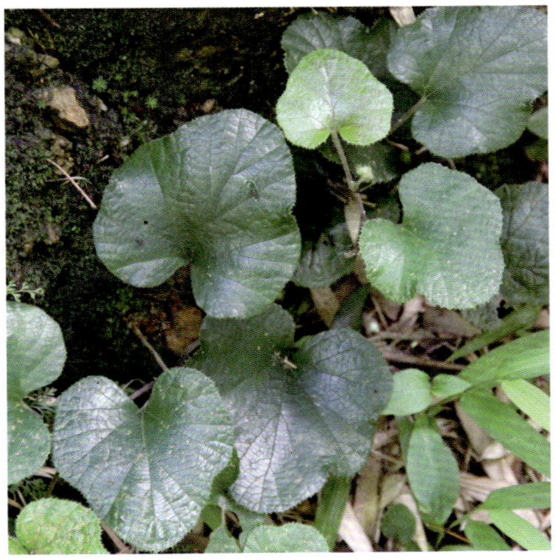
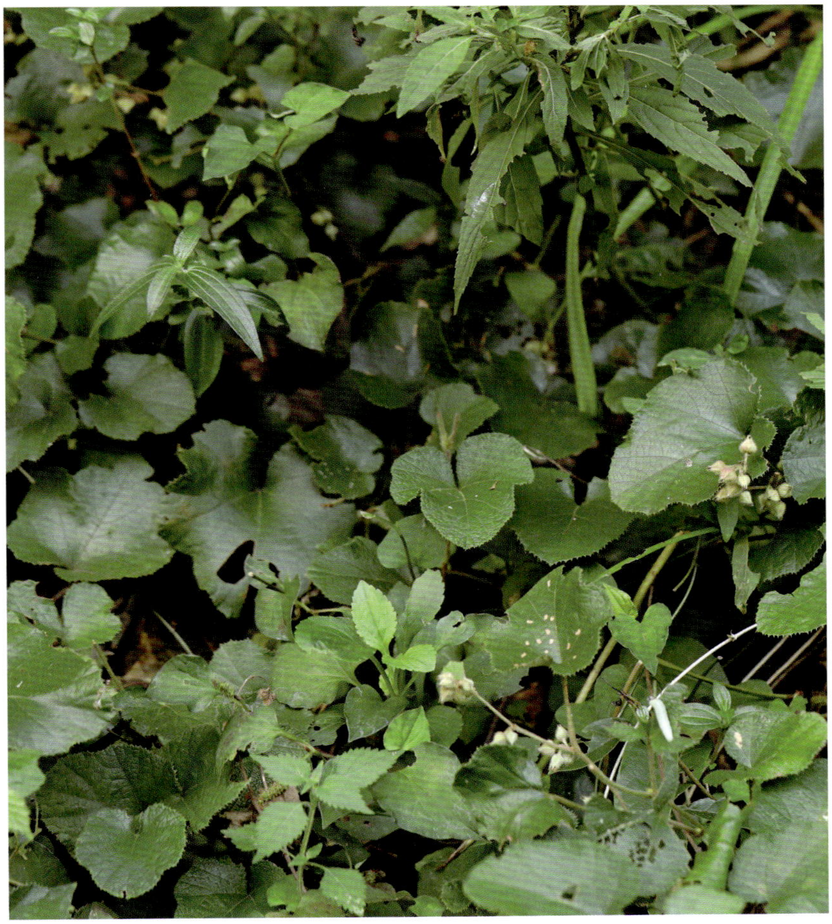

231. 华东覆盆子 *Rubus chingii* Hu

分类位置 蔷薇科 Rosaceae 悬钩子属 *Rubus* L.。

别　　名 掌叶覆盆子，国公，大号角公，掌叶复盆子。

形态特征 藤状灌木，高 1.5 ~ 3m。枝细，具皮刺，无毛。单叶，近圆形，两面仅沿叶脉有柔毛或几无毛，基部心形，边缘掌状，深裂，稀 3 或 7 裂，裂片椭圆形或菱状卵形，顶端渐尖，基部狭缩，裂片具重锯齿，有掌状 5 脉；叶柄长 2 ~ 4cm，微具柔毛或无毛，疏生小皮刺；托叶线状披针形。单花腋生，直径 2.5 ~ 4cm；花梗长 2 ~ 3.5（4）cm，无毛；萼筒毛较稀或近无毛；萼片卵形或卵状长圆形，顶端具凸尖头，外面密被短柔毛；花瓣椭圆形或卵状长圆形，白色，顶端圆钝；雄蕊多数，花丝宽扁；雌蕊多数，具柔毛。果实近球形，红色，直径 1.5 ~ 2cm，密被灰白色柔毛；核有皱纹。花期 3 ~ 4 月，果期 5 ~ 6 月。

资源现状 生于海拔 300m 以上的山坡疏林或灌丛中，全市各地常见。资源量一般，民间常以其近成熟果实用于补肾填精等，成熟果实可食。

功效应用 根：微苦，平；清热利湿；用于丝虫病，淋巴管炎，风湿关节痛，痢疾，带下等。**果实（覆盆子）**：甘、酸，温；益肾、固精、缩尿，养肝明目；用于遗精滑精，遗尿尿频，阳痿，早泄，目暗昏花。

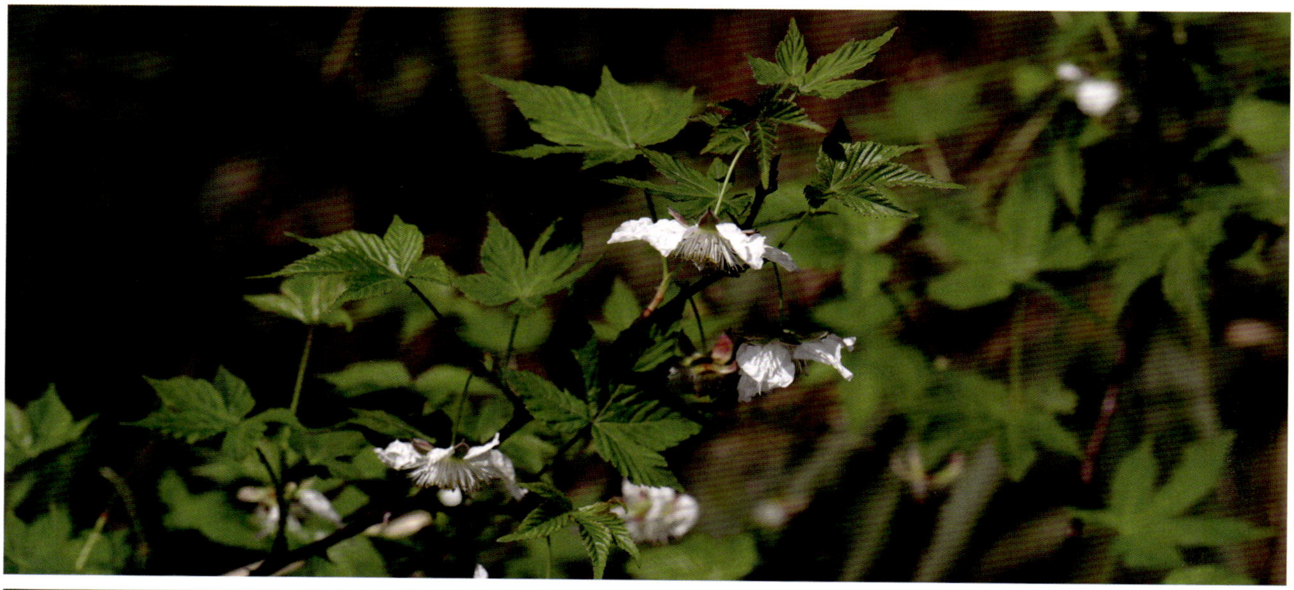
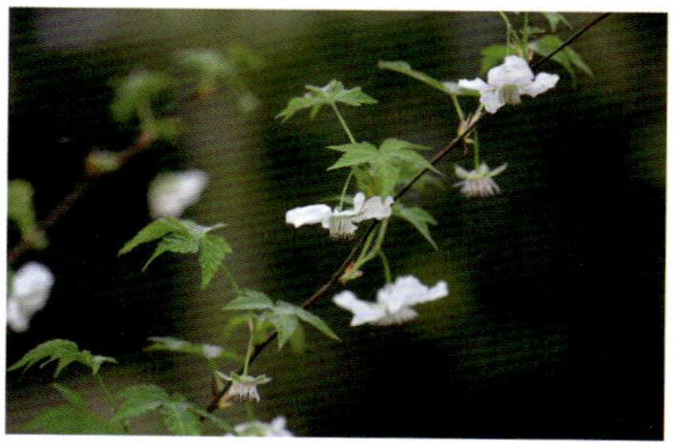
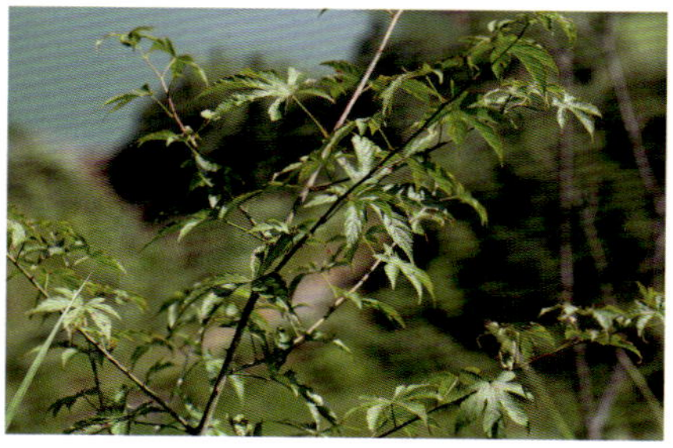
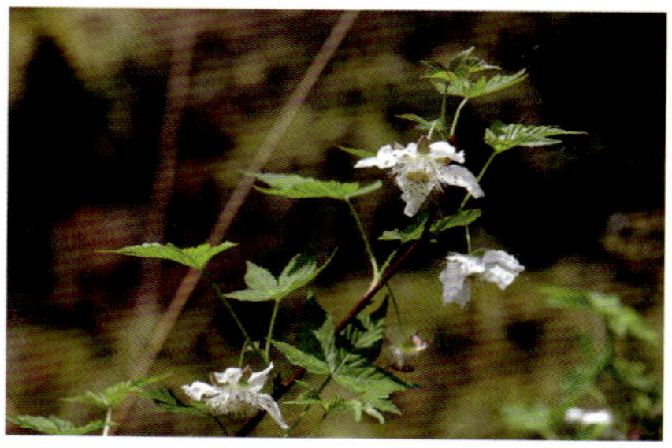

232. 山　莓　*Rubus corchorifolius* L. f.

分类位置　蔷薇科 Rosaceae 悬钩子属 *Rubus* L.。

别　　名　高脚波，馒头菠，刺葫芦，泡儿刺。

形态特征　直立灌木，高 1 ~ 3m。枝具皮刺，幼时被柔毛。单叶，卵形至卵状披针形，长 5 ~ 12cm，宽 2.5 ~ 5cm，顶端渐尖，基部微心形，有时近截形或近圆形，幼时密被细柔毛，沿中脉疏生小皮刺，边缘不分裂或 3 裂，通常不育枝上的叶 3 裂，有不规则锐锯齿或重锯齿，基部具 3 脉；叶柄长 1 ~ 2cm，疏生小皮刺，幼时密生细柔毛；托叶线状披针形，具柔毛。花单生或少数生于短枝上；花萼外密被细柔毛，无刺；萼片卵形或三角状卵形；花瓣长圆形或椭圆形，白色，顶端圆钝；果实由很多小核果组成，近球形或卵球形，直径 1 ~ 1.2cm，红色，密被细柔毛；花期 2 ~ 3 月，果期 4 ~ 6 月。

资源现状　生于海拔 200m 以上的向阳山坡、溪边、山谷、荒地和疏密灌丛中潮湿处，全市各地常见。资源量一般，民间偶见以其根用于祛风湿等，果可食。

功效应用　根：微苦、辛，平；祛风除湿；用于痢疾，腹泻，风湿腰痛，感冒，带下，小儿疳积，癫痫，遗尿等。叶：微苦，平；消肿解毒；用于多发性脓肿，足底硬结疼痛，乳腺炎等。果：微甘、酸，温；涩精益肾；用于遗精等。

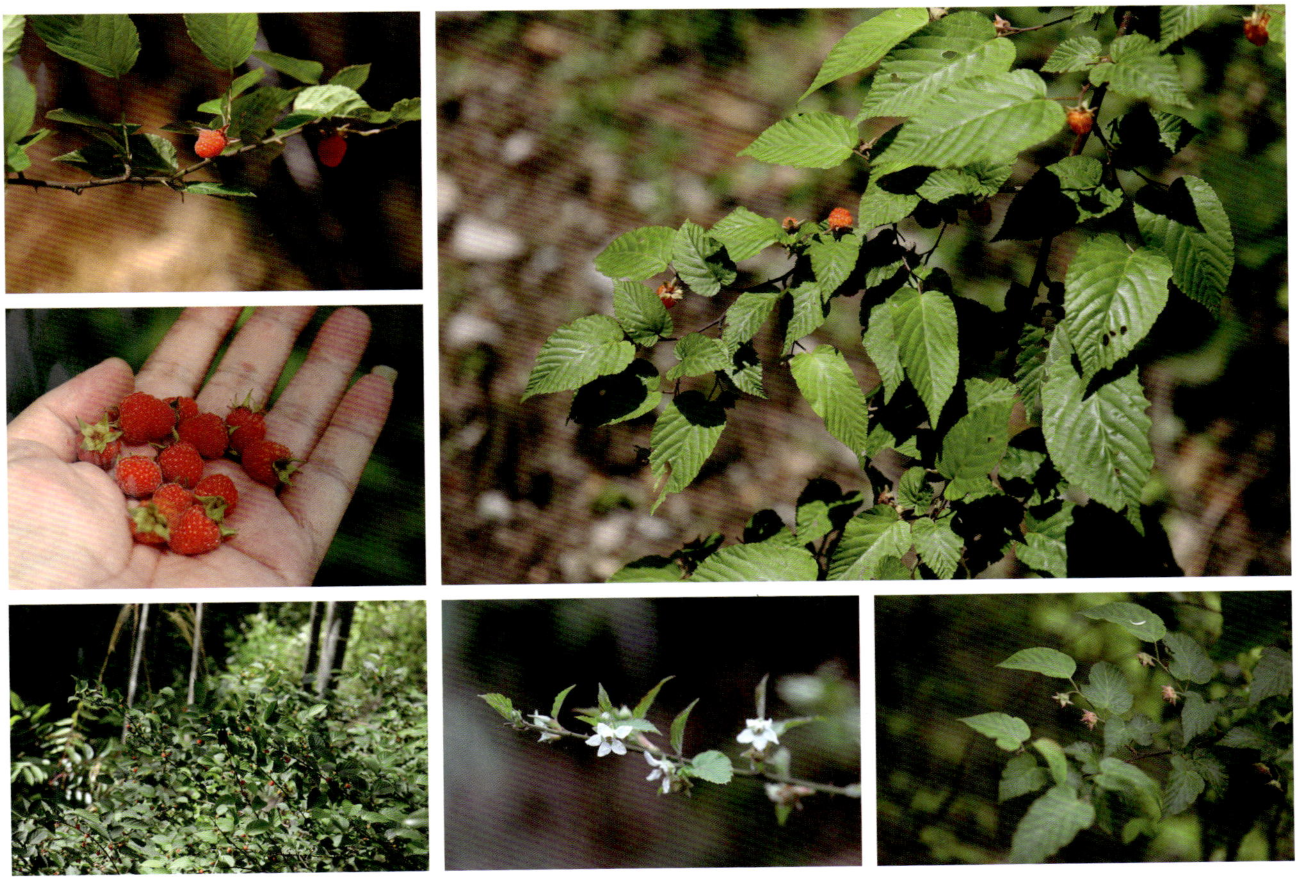

233. 蓬 藟 *Rubus hirsutus* Thunb.

分类位置 蔷薇科 Rosaceae 悬钩子属 *Rubus* L.。

别　　名 蓬藁，三月泡，饭兜泡。

形态特征 灌木，高 1～2m。枝红褐色或褐色，被柔毛和腺毛，疏生皮刺。小叶 3～5 枚，卵形或宽卵形，顶端急尖，顶生小叶顶端常渐尖，基部宽楔形至圆形，两面疏生柔毛，边缘具不整齐尖锐重锯齿；叶柄具柔毛和腺毛，并疏生皮刺；花常单生，顶生或腋生；花梗长（2）3～6cm，具柔毛和腺毛，或有极少小皮刺；苞片具柔毛；花萼外密被柔毛和腺毛；萼片卵状披针形或三角披针形，顶端长尾尖，边缘被灰白色绒毛，花后反折；花瓣倒卵形或近圆形，白色；花丝较宽；花柱和子房均无毛。果实近球形，无毛。花期 4 月，果期 5～6 月。

资源现状 生于海拔 1500m 以下的山野路旁、溪边和疏林中，全市各地极常见。资源极丰富，民间少用，果可食。

功效应用 全草：微苦，平；清热止血，祛风除湿；用于急性黄疸性传染性肝炎，风湿关节痛，小儿暑疖等。

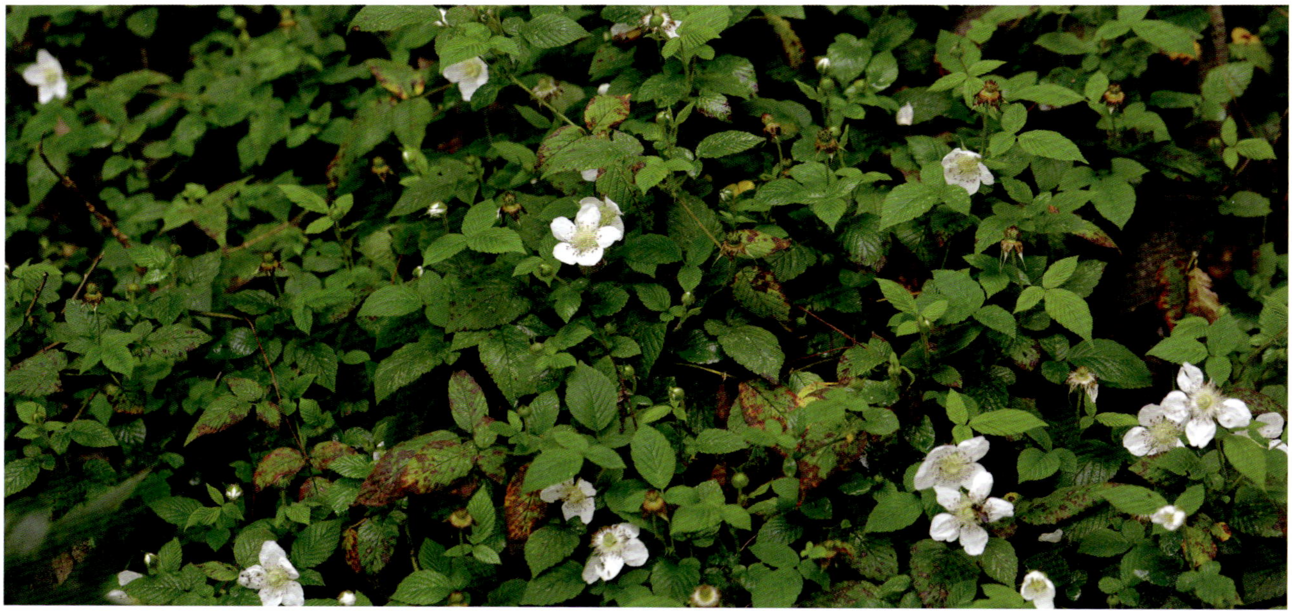

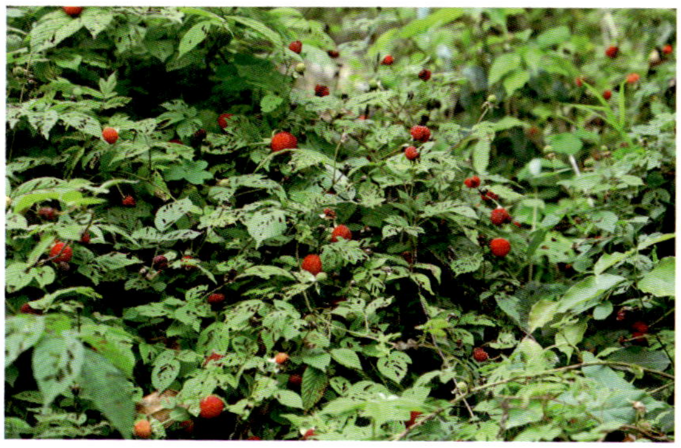

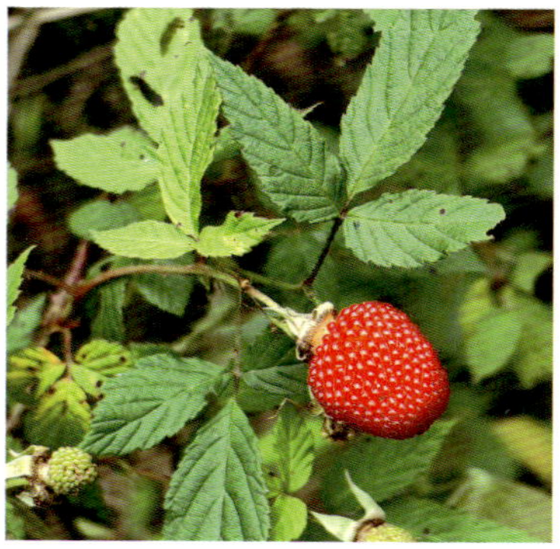

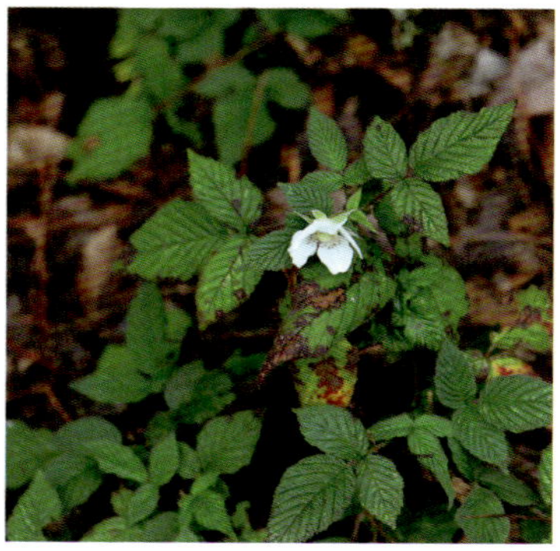

234. 高粱藨 *Rubus lambertianus* Ser.

分类位置 蔷薇科 Rosaceae 悬钩子属 *Rubus* L.。

别　　名 高粱泡。

形态特征 半落叶藤状灌木，枝幼时有细柔毛或近无毛，有微弯小皮刺。单叶宽卵形，稀长圆状卵形，顶端渐尖，基部心形，上面疏生柔毛或沿叶脉有柔毛，下面被疏柔毛，中脉上常疏生小皮刺，3～5 裂或呈波状，有细锯齿；叶柄有稀疏小皮刺；托叶离生，线状深裂，有细柔毛或近无毛，常脱落。圆锥花序顶生，生于枝上部叶腋内的花序常近总状；总花梗、花梗和花萼均被细柔毛；苞片与托叶相似；萼片卵状披针形，全缘，仅在内萼片边缘具灰白色绒毛；花瓣倒卵形，白色，无毛；雄蕊多数，花丝宽扁；雌蕊 15～20，通常无毛。果实小，近球形，熟时红色；花期 7～8 月，果期 9～11 月。

资源现状 生于沟边、路旁及灌木丛中，全市各地较常见。资源丰富，果熟后可食用或酿酒等。

功效应用 根：微苦，平；祛风活血；用于风湿关节痛，疟疾，前列腺炎，痛经，产后瘀血痛等。叶：微苦，平；止血，解毒，消肿；用于咯血，便血，血崩，外伤出血，毒蛇咬伤等。

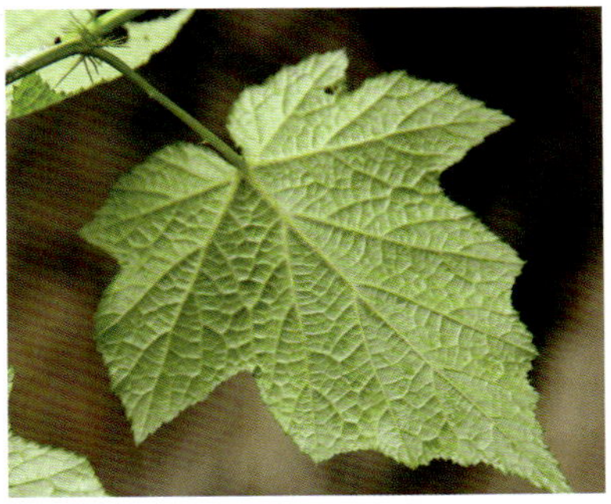

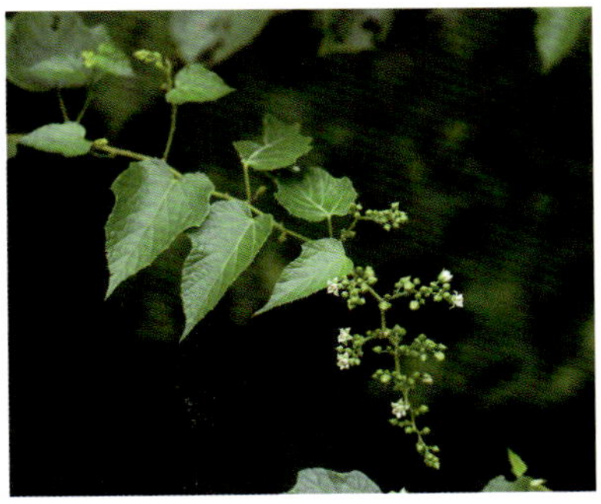

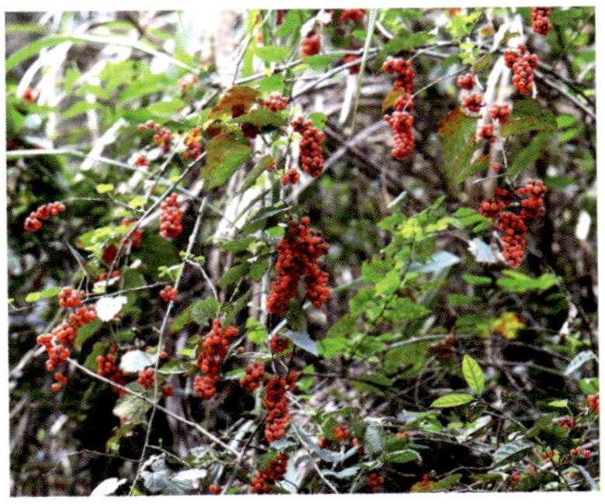

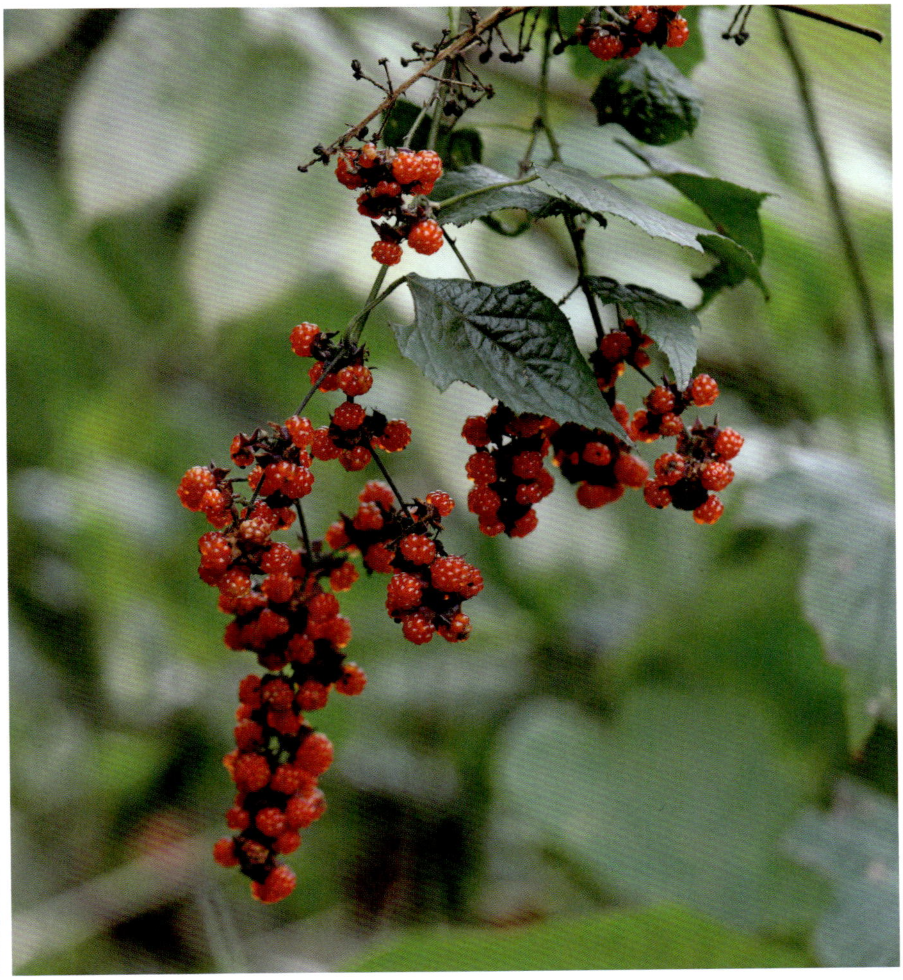

235. 茅　莓 *Rubus parvifolius* L.

分类位置 蔷薇科 Rosaceae 悬钩子属 *Rubus* L.。

别　　名 插田泡，蛇泡勒，茅莓悬钩子，小叶悬钩子。

形态特征 灌木，高 1～2m。枝呈弓形弯曲，被柔毛和稀疏钩状皮刺；小叶 3 枚，在新枝上偶有 5 枚，菱状圆形或倒卵形，顶端圆钝或急尖，上面伏生疏柔毛，下面密被灰白色绒毛，边缘有不整齐锯齿；叶柄被柔毛和稀疏小皮刺；托叶线形，具柔毛。伞房花序顶生或腋生，稀顶生花序成短总状，被柔毛和细刺；花梗具柔毛和稀疏小皮刺；苞片线形，有柔毛；花萼外面密被柔毛和疏密不等的针刺；萼片卵状披针形或披针形，顶端渐尖，在花果时均直立开展；花瓣卵圆形或长圆形，粉红色至紫红色，基部具爪；雄蕊花丝白色，稍短于花瓣；子房具柔毛。果实卵球形，红色，无毛或具稀疏柔毛；核有浅皱纹。花期 5～6 月，果期 7～8 月。

资源现状 生于海拔 400m 以上山坡、路旁、灌木丛中，全市各地常见。资源丰富，民间常以其根用于肾结石等，果可食。

功效应用 根或全草：微苦，凉；清热解毒，祛风利湿，散结止痛；用于泌尿系结石，痢疾，糖尿病，带下，产后腹痛，乳腺炎，风湿关节痛，颈部淋巴结结核，过敏性皮炎，湿疹，汗斑，痔等。

注：调查中有发现新分布记录的变种五味红梅消 *Rubus parvifolius* var. *toapiensis* 作用相似，主要区别为小叶五片。

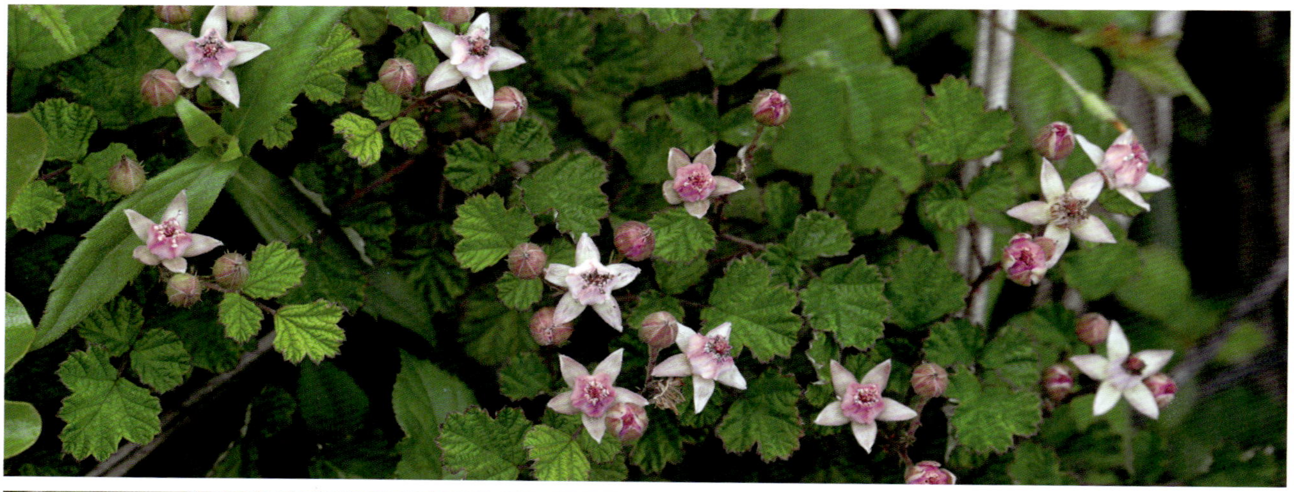

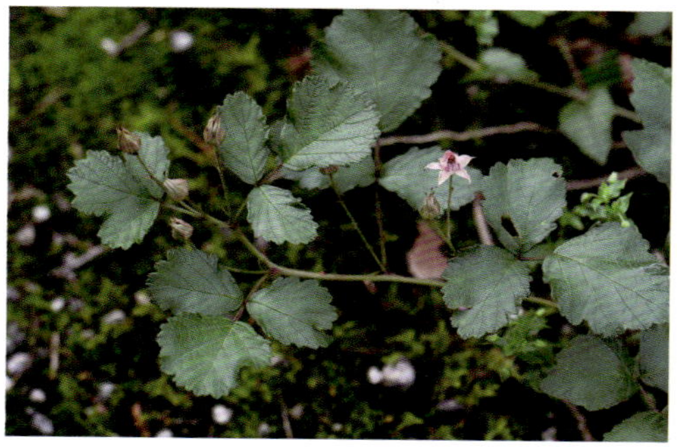

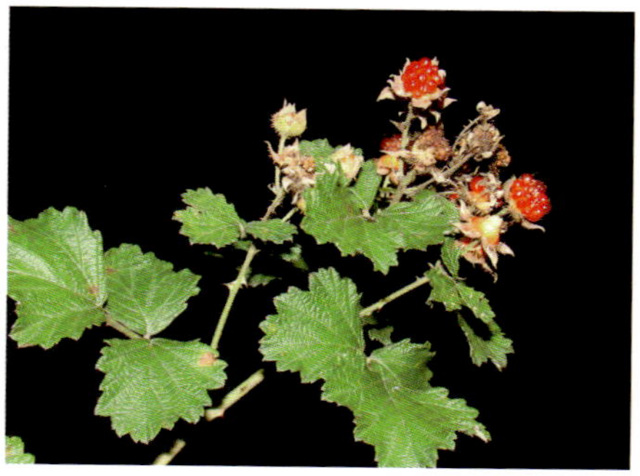

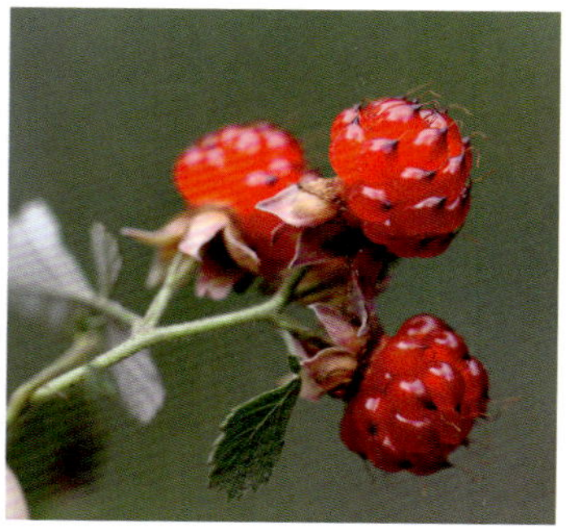

236. 黄　藨　*Rubus pectinellus* Maxim.

分类位置　蔷薇科 Rosaceae 蔷薇属 *Rubus* L.。

别　　名　黄泡。

形态特征　草本或半灌木。茎匍匐，节处生根，有长柔毛和稀疏微弯针刺。单叶，叶片心状近圆形，顶端圆钝，基部心形，边缘有时波状浅裂或 3 浅裂，有不整齐细钝锯齿或重锯齿，两面被稀疏长柔毛，下面沿叶脉有针刺；叶柄有长柔毛和针刺；托叶离生，二回羽状深裂，裂片线状披针形。花单生，顶生，稀 2 ~ 3 朵；花梗长 2 ~ 4cm，被长柔毛和针刺；苞片和托叶相似；花萼外面密被针刺和长柔毛；萼筒卵球形；花瓣狭倒卵形，白色，有爪，稍短于萼片；雄蕊多数，直立，无毛；雌蕊多数，多败育，子房顶端和花柱基部微具柔毛。果实红色，球形，具反折萼片；小核近光滑或微皱。花期 5 ~ 7 月，果实 7 ~ 8 月。

资源现状　生于海拔 1000m 以上山地林中，分布于星村等地。资源量一般，民间少见药用。

功效应用　根：苦、涩，凉；清热解毒；用于黄疸，水泻，黄水疮等。叶：苦、涩，凉；清热解毒；用于黄疸，水泻，黄水疮等。

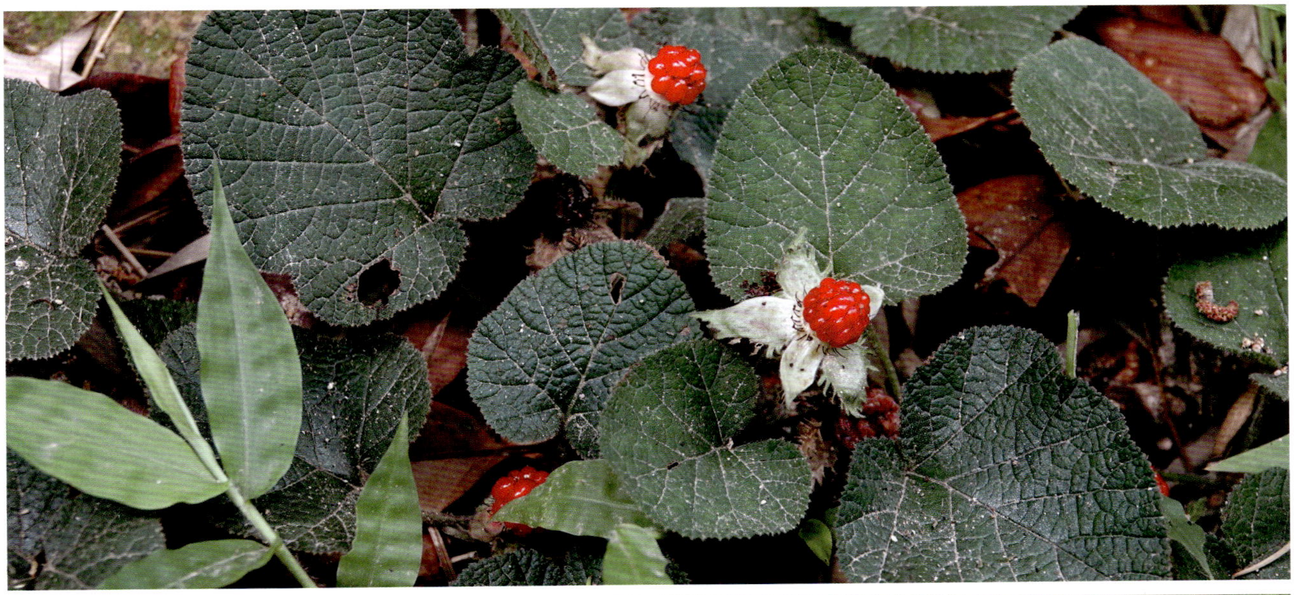

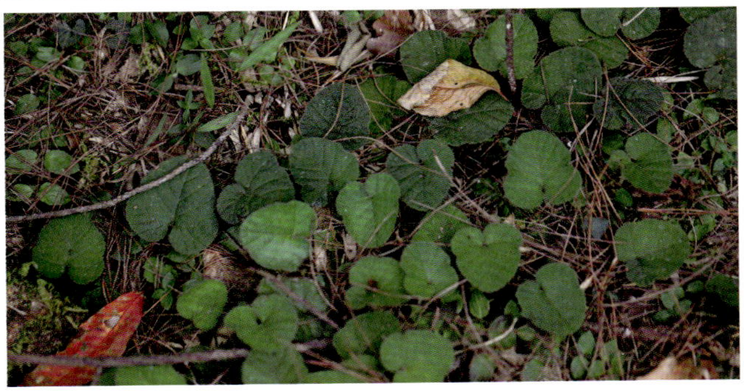

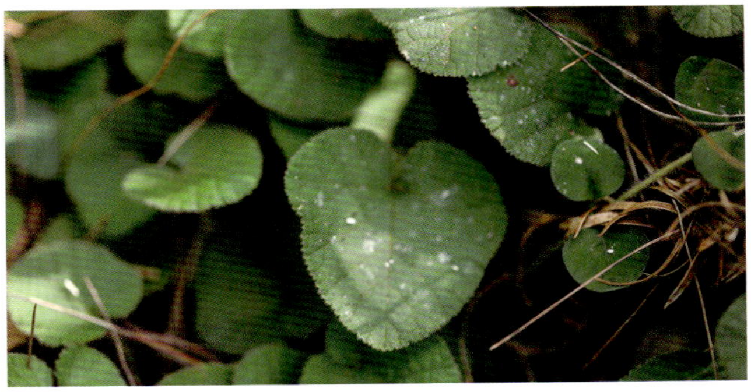

237. 红腺悬钩子 *Rubus sumatranus* Miq.

分类位置 蔷薇科 Rosaceae 悬钩子属 *Rubus* L.。

别　　名 牛奶莓，红刺苔，马泡，长果悬钩子。

形态特征 直立或攀缘灌木。小枝、叶轴、叶柄、花梗和花序均被紫红色腺毛、柔毛和皮刺；小叶5～7枚，稀3枚，卵状披针形至披针形，顶端渐尖，基部圆形，两面疏生柔毛，沿中脉较密，下面沿中脉有小皮刺，具不整齐的尖锐锯齿；托叶披针形或线状披针形，有柔毛和腺毛。花3朵或数朵成伞房状花序，稀单生；苞片披针形；花萼被长短不等的腺毛和柔毛；萼片披针形，顶端长尾尖，在果期反折；花瓣长倒卵形或匙状，白色；雌蕊数可达400，花柱和子房均无毛。果实长圆形，橘红色，无毛。花期4～6月，果期7～8月。

资源现状 生于山坡稀疏林下、草丛及溪谷边岩旁，全市各地常见。资源较丰富，民间偶见采根用于久劳乏力等，果可食用。

功效应用 根：甘、涩，温；清热，解毒，利尿；用于产后寒热，腹痛，食欲不振等。

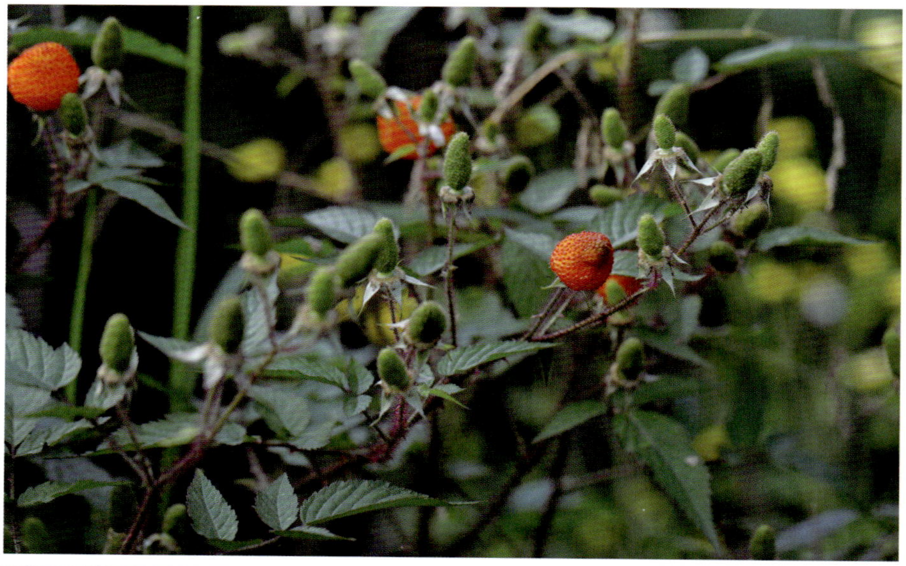
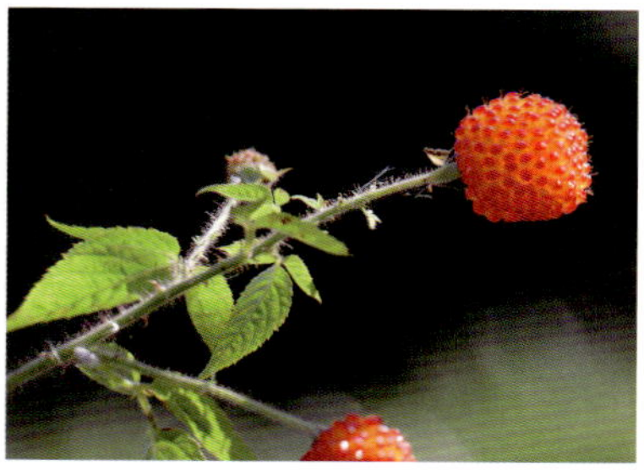
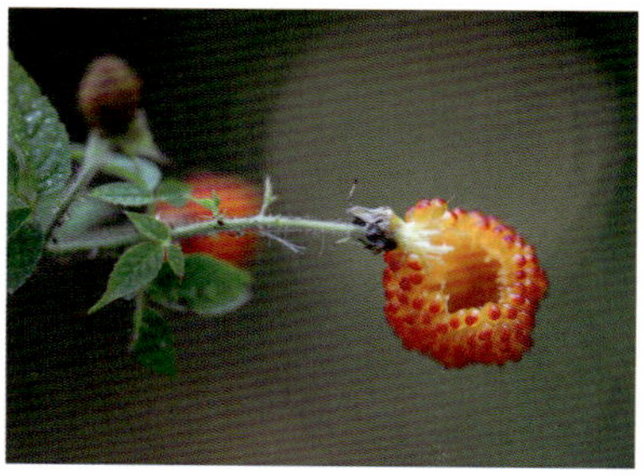
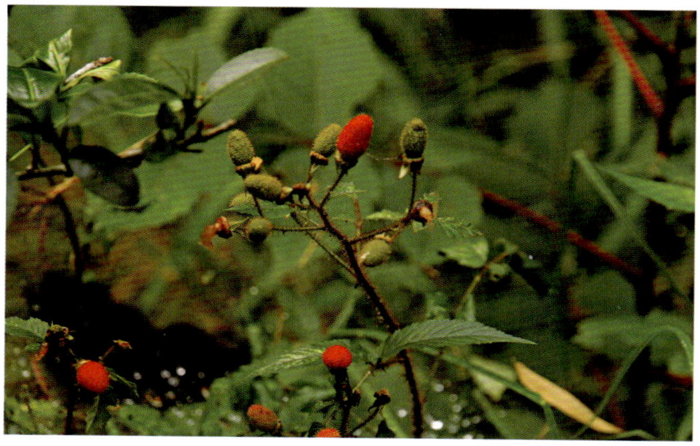
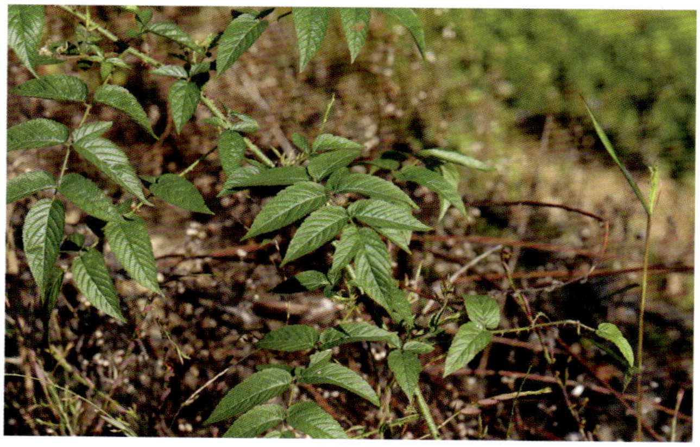

238. 三花悬钩子　*Rubus trianthus* Focke

分类位置　蔷薇科 Rosaceae 悬钩子属 *Rubus* L.。

别　　名　苦悬钩子，三花莓。

形态特征　藤状灌木，高 0.5 ~ 2m。枝细瘦，暗紫色，无毛，疏生皮刺，有时具白粉。单叶，卵状披针形或长圆披针形，长 4 ~ 9cm，顶端渐尖，基部心脏形，稀近截形，两面无毛，3 裂或不裂，通常不育枝上的叶较大而 3 裂，顶生裂片卵状披针形，边缘有不规则或缺刻状锯齿；叶柄长 1 ~ 3（4）cm，无毛，疏生小皮刺，基部有 3 脉；托叶披针形或线形，无毛。花常 3 朵，有时花超过 3 朵而成短总状花序，常顶生；苞片披针形或线形；萼片三角形，顶端长尾尖；花瓣长圆形或椭圆形，白色；雄蕊多数，花丝宽扁；雌蕊 10 ~ 50，子房无毛。果实近球形，红色。花期 4 ~ 5 月，果期 5 ~ 6 月。

资源现状　生于海拔 500m 以上山坡杂木林或草丛中，也常见于路旁、溪边及山谷等处，分布于星村等地。资源较丰富，民间少见药用，果可食。

功效应用　全株：苦、涩，寒；凉血止血，活血散瘀；用于吐血，痔出血，跌扑损伤等。

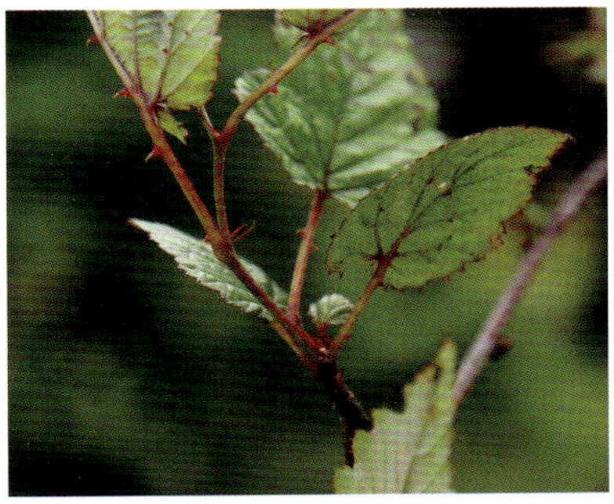

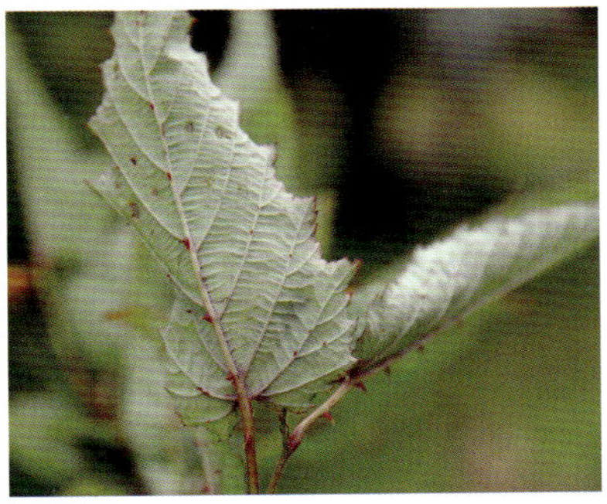

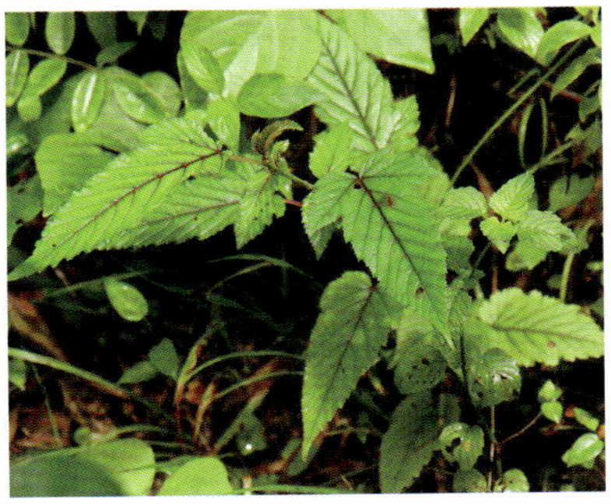

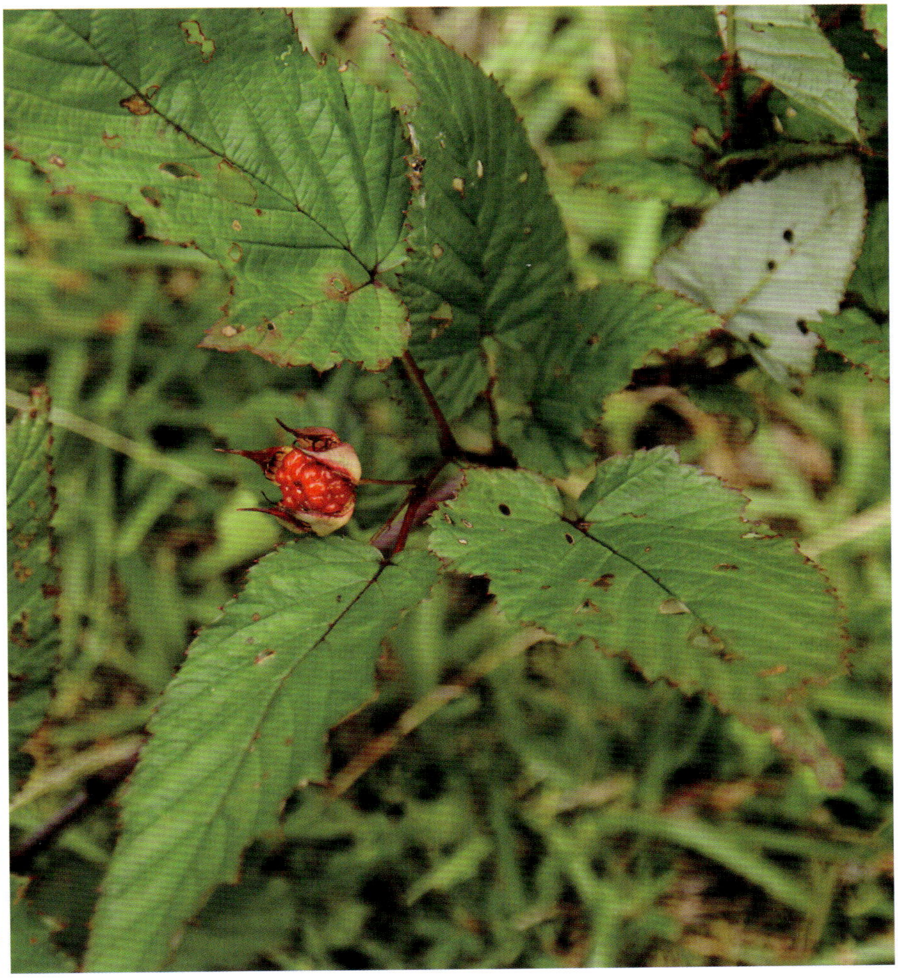

239. 地 榆 *Sanguisorba officinalis* L.

分类位置 蔷薇科 Rosaceae 地榆属 *Sanguisorba* L.。

别　　名 一串红，山枣子，玉札，黄爪香。

形态特征 多年生草本，高 30 ~ 120cm。根多呈纺锤形，稀圆柱形，表面棕褐色或紫褐色，有纵皱及横裂纹，横切面黄白或紫红色，有棱。基生叶为羽状复叶，有小叶 4 ~ 6 对，卵形或长圆状卵形，顶端圆钝稀急尖，边缘有多数粗大圆钝稀急尖的锯齿，茎生叶较少；穗状花序椭圆形，圆柱形或卵球形，直立，从花序顶端向下开放；苞片膜质，披针形，顶端渐尖至尾尖；萼片 4 枚，紫红色，椭圆形至宽卵形，背面被疏柔毛；雄蕊 4 枚，花丝丝状，不扩大，与萼片近等长或稍短；子房外面无毛或基部微被毛，盘形，边缘具流苏状乳头。果实包藏在宿存萼筒内，外面有 4 棱。花果期 7 ~ 10 月。

资源现状 生于海拔 30m 以上的山坡草地、灌丛中、疏林下，分布于吴屯等地。资源量较少，民间多以其根用于解暑等。

功效应用 **根（地榆）**：苦、酸、涩，微寒；凉血止血，解毒敛疮；用于便血，痔血，血痢，崩漏，水火烫伤，痈肿疮毒。

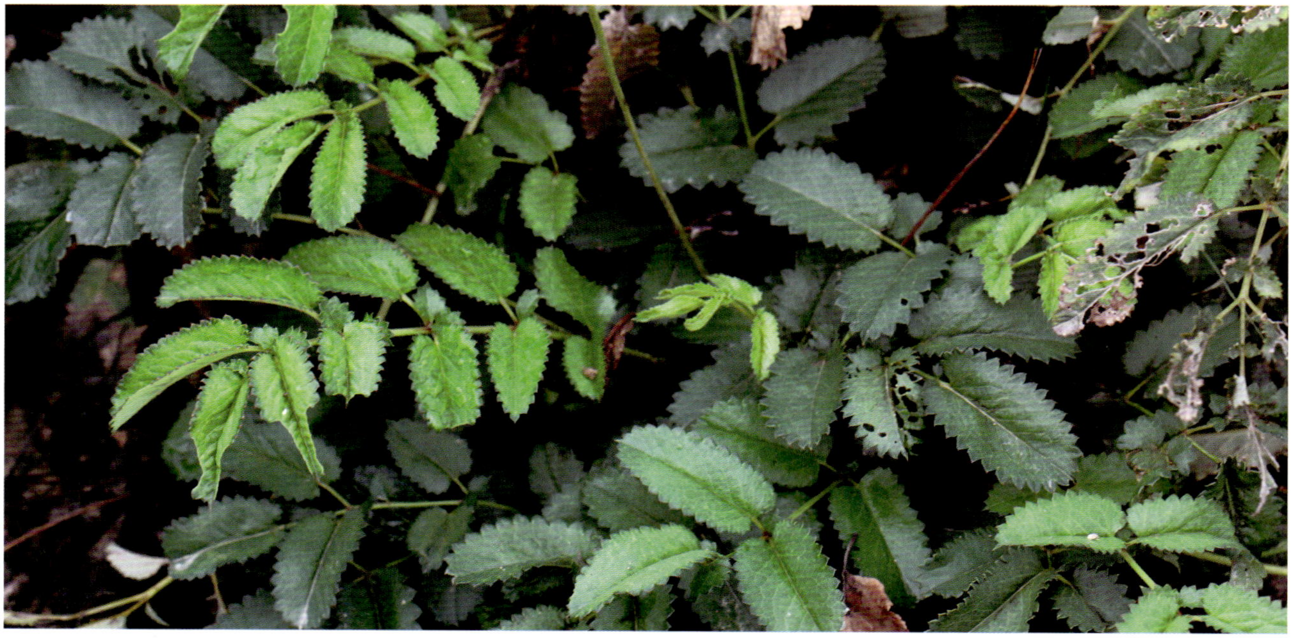

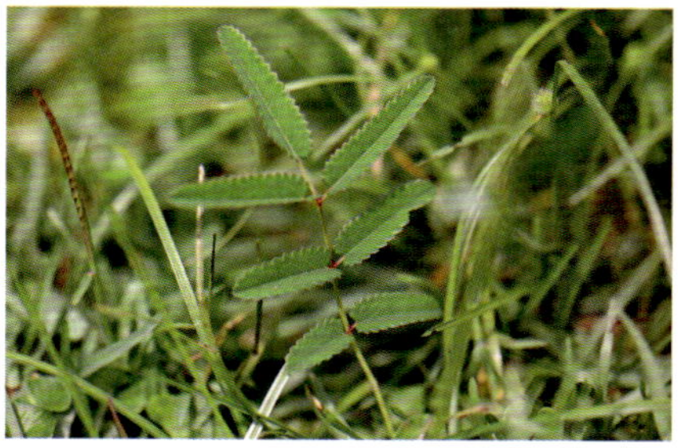

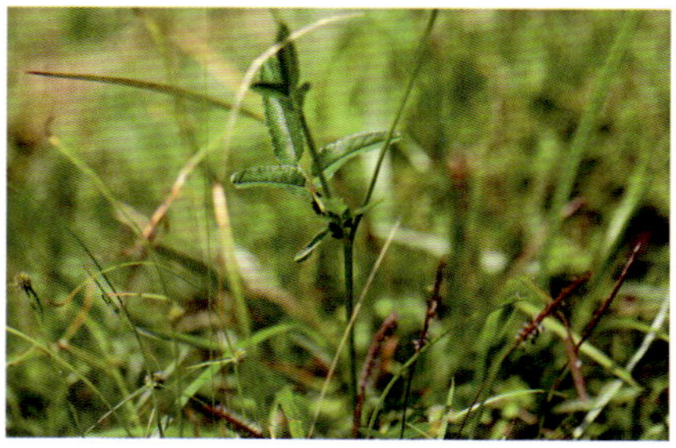

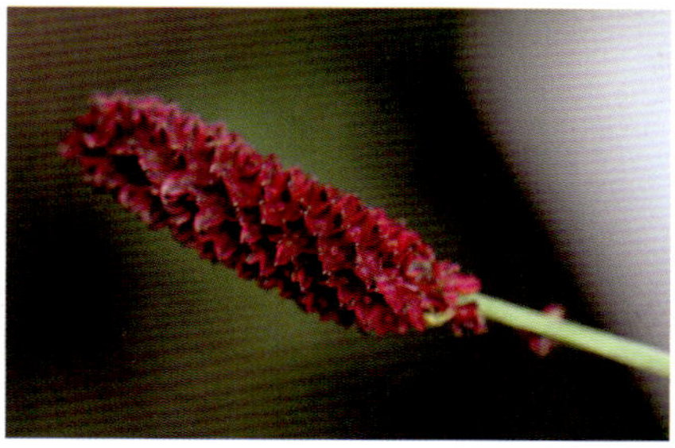

240. 光叶粉花绣线菊 *Spiraea japonica* L. f. var. *fortunei* (Planchon) Rehd.

分类位置 蔷薇科 Rosaceae 绣线菊属 *Spiraea* L.。

别　　名 大绣线菊，绣线菊。

形态特征 直立灌木，较高大。枝条细长，无毛或幼时被短柔毛；冬芽卵形，先端急尖，有数个鳞片。叶片长圆披针形，先端短渐尖，边缘具尖锐重锯齿，上面有皱纹，两面无毛，下面有白霜；叶柄具短柔毛。复伞房花序生于当年生的直立新枝顶端，直径 4 ~ 8cm，花粉红色，花盘不发达；苞片披针形至线状披针形，下面微被柔毛；花萼外面有稀疏短柔毛，萼筒钟状，内面有短柔毛；萼片三角形，先端急尖；花瓣卵形至圆形，先端通常圆钝，粉红色；雄蕊 25 ~ 30，远较花瓣长；花盘圆环形，约有 10 个不整齐的裂片。蓇葖果半开张，无毛或沿腹缝有稀疏柔毛，花柱顶生，稍倾斜开展，萼片常直立。花期 6 ~ 7 月，果期 8 ~ 9 月。

资源现状 生于海拔 700m 以上的山坡灌木丛中，分布于黄岗山等地。资源较多，具有较好的观赏价值，民间少见药用。

功效应用 全株：微苦，平；解毒生肌，通经，通便，利尿；用于各类创面感染，烧烫伤，小便不利，闭经等。

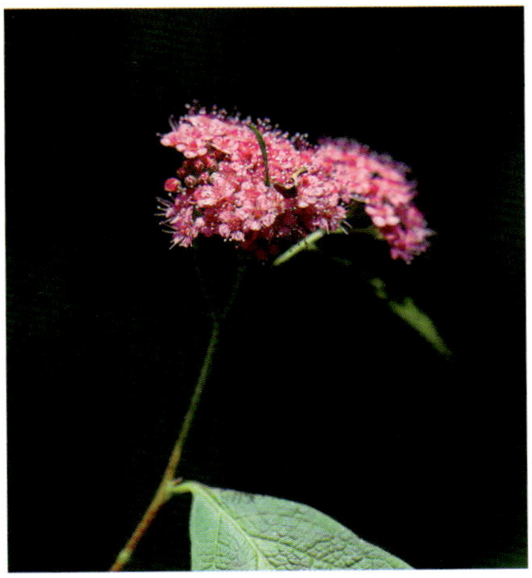

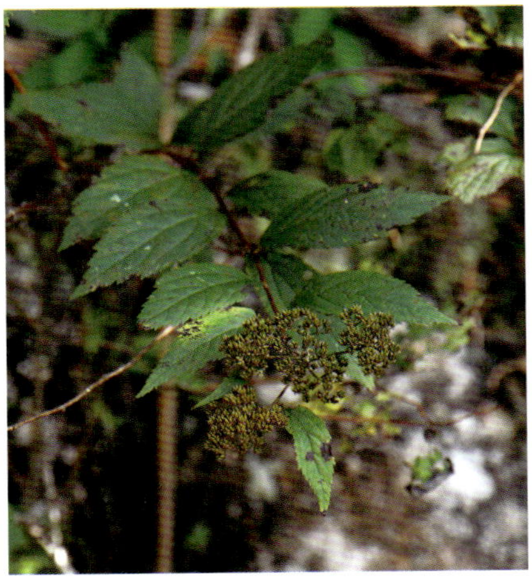

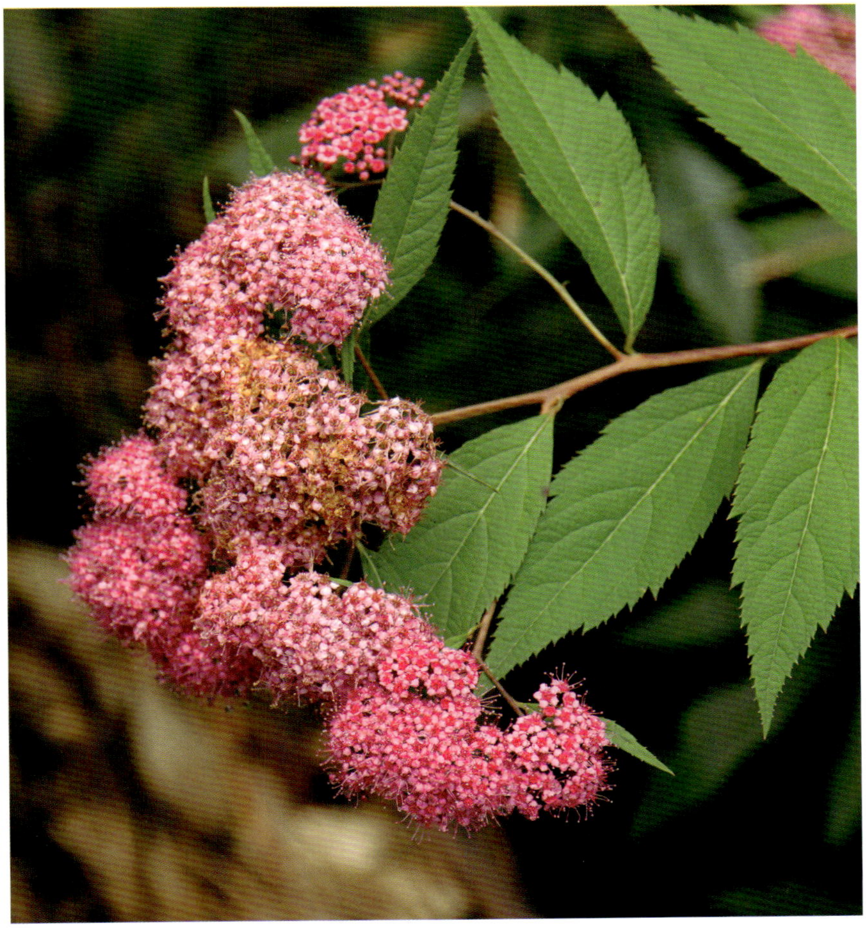

241. 多花勾儿茶 *Berchemia floribunda* (Wall.) Brongn.

分类位置 鼠李科 Rhamnaceae 勾儿茶属 *Berchemia* Neck. ex DC.。

别　　名 牛鼻圈，勾儿茶，铁包金，大号老鼠耳。

形态特征 藤状灌木。幼枝黄绿色，全株各部光滑无毛。叶纸质，上部叶较小，卵形或卵状椭圆形至与卵状披针形，长 4 ~ 9cm，宽 2 ~ 5cm，顶端锐尖，下部叶较大，椭圆形至矩圆形，顶端钝或圆形，基部圆形，上面绿色，下面干时栗色，或仅沿脉基部被疏短柔毛，侧脉每边 9 ~ 14 条，两面稍凸起；托叶狭披针形。花多数，通常数个簇生排成顶生宽聚伞圆锥花序，或下部兼腋生聚伞总状花序，花序轴无毛或被疏微毛；花芽卵球形，顶端急狭成锐尖或渐尖；萼三角形，顶端尖；花瓣倒卵形，雄蕊与花瓣等长。核果圆柱状椭圆形，宿存花盘呈盘状；果梗长 2 ~ 3mm。花期 7 ~ 10 月，果期次年 4 ~ 7 月。

资源现状 生于海拔 1500m 以下的山坡、沟谷、林缘、林下或灌丛中，全市各地较常见。资源较丰富，民间以根用于祛风除湿或肝炎等，应用量较大。

功效应用 根及老茎（铁包金）：甘，微温；补脾益气，活络舒筋，排脓生肌；用于骨结核，慢性骨髓炎，劳倦乏力，风湿关节痛，胃痛，小儿疳积，带下，月经不调，产后腹痛，跌扑损伤等。

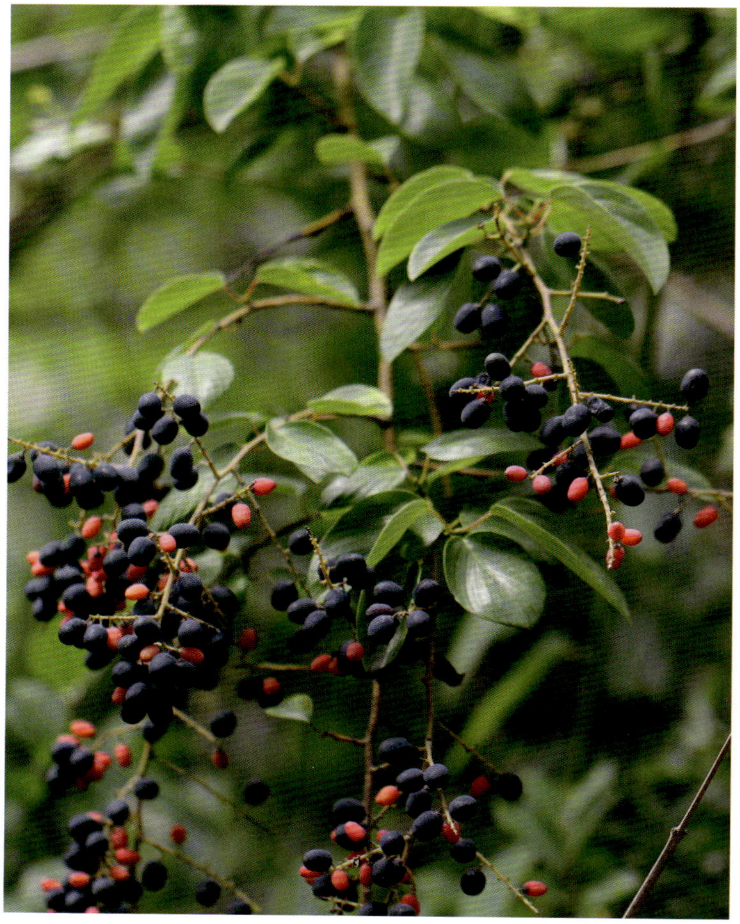

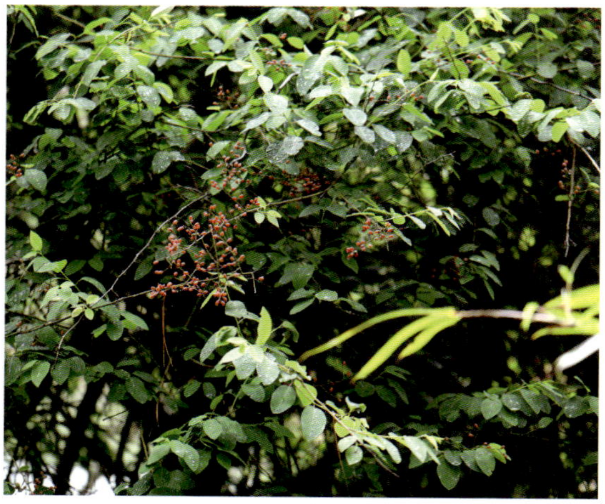

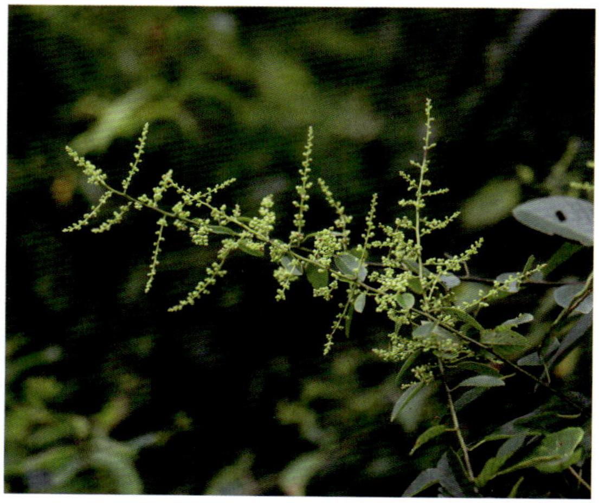

242. 牯岭勾儿茶 *Berchemia kulingensis* Schneid.

分类位置 鼠李科 Rhamnaceae 勾儿茶属 *Berchemia* Neck. ex DC.。

别　　名 小叶勾儿茶、勾儿茶、青藤、大叶铁包金。

形态特征 攀缘灌木。小枝平展，无毛。叶纸质，卵状椭圆形或卵状矩圆形，长 2 ~ 6.5cm，宽 1.5 ~ 3.5cm，顶端钝圆或锐尖，具小尖头，基部圆形或近心形，两面无毛，上面绿色，下面干时常灰绿色，侧脉 7 ~ 9，在两面稍凸起；托叶披针形，基部合生。花绿色，通常 2 ~ 3 个簇生排成近无梗或具短总梗的疏散聚伞总状花序，或稀窄聚伞圆锥花序，花序和花梗均无毛；花芽圆球形，顶端收缩成渐尖；萼片三角形，顶端渐尖，边缘被疏缘毛；花瓣倒卵形，稍长。核果长圆柱形，红色，成熟时黑紫色，基部宿存的花盘盘状。花期 6 ~ 7 月，果期次年 4 ~ 6 月。

资源现状 生于山坡沟谷林中、林缘或沟谷灌丛中，全市各地较常见。资源较丰富，民间少量应用根或藤茎，作用与“多花勾儿茶”同。

功效应用 根、藤茎：微涩，温；祛风利湿，活血止痛；用于风湿关节痹痛，小儿疳积，骨髓炎，湿疹，经闭等。

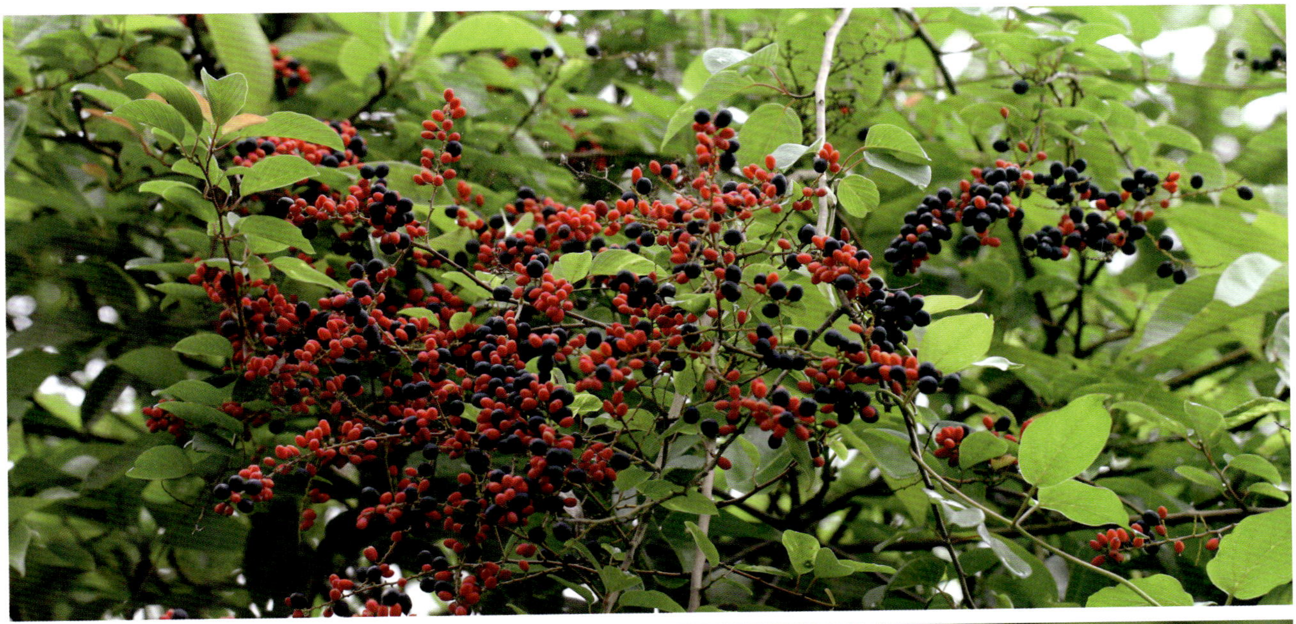

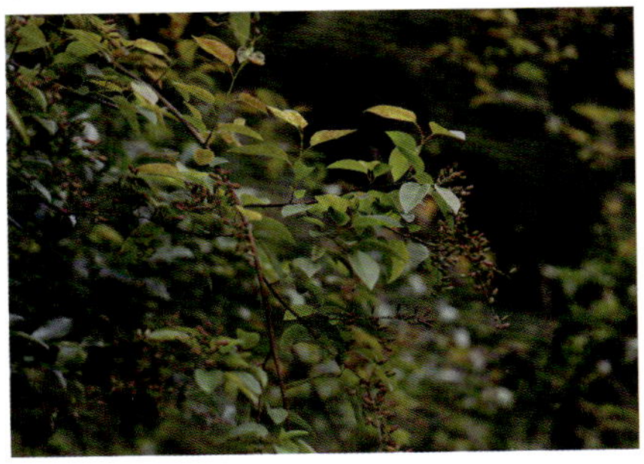

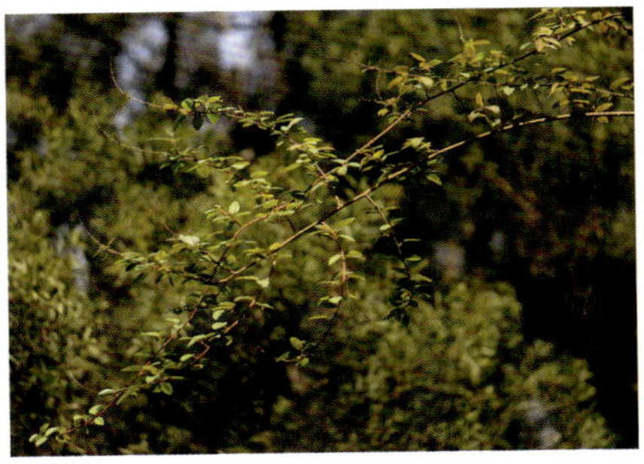

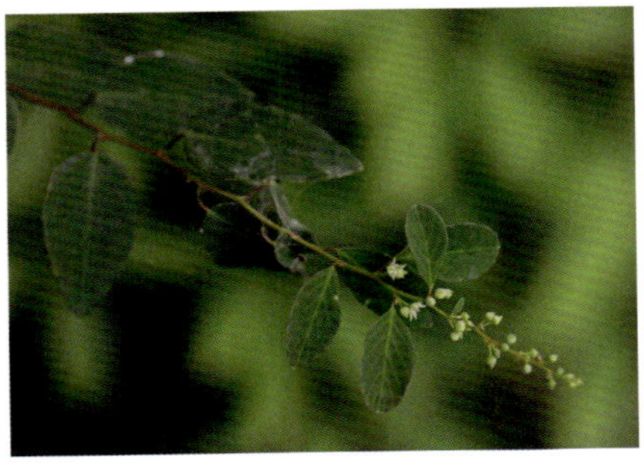

243. 长叶冻绿 *Frangula crenata* (Siebold & Zucc) Miq.

分类位置 鼠李科 Rhamnaceae 裸芽鼠李属 *Frangula* Mill.。

别　　名 钝齿鼠李，水冻绿，长叶绿柴，黄药。

形态特征 落叶灌木或小乔木，高达 7m。枝顶芽裸露，小枝疏被柔毛。叶纸质，倒卵状椭圆形至倒披针状椭圆形，先端渐尖，尾尖或骤短尖，基部楔形或钝，具圆齿或细锯齿，上面无毛，下面被柔毛或沿脉稍被柔毛；叶柄密被柔毛；花数个或 10 余个密集成腋生聚伞花序，总花梗被柔毛，花梗被短柔毛：萼片三角形与萼筒等长，外面有疏微毛；花瓣近圆形，顶端 2 裂；雄蕊与花瓣等长而短于萼片；子房球形，3 室，每室具 1 胚珠。核果球形或倒卵状球形，绿色或红色，熟时黑或紫黑色，具 3 分核，种子无沟。花期 5 ~ 8 月，果期 8 ~ 10 月。

资源现状 生于山地疏林中、林缘、山坡灌丛或山顶草丛中，全市各地较常见。资源较丰富，民间有以其根用于烧烫伤等。

功效应用 根（鹿梨根）：苦，微寒；清热凉血，解毒杀虫；用于紫癜，肺痈，荨麻疹，湿疹，疥疮，跌扑损伤等。

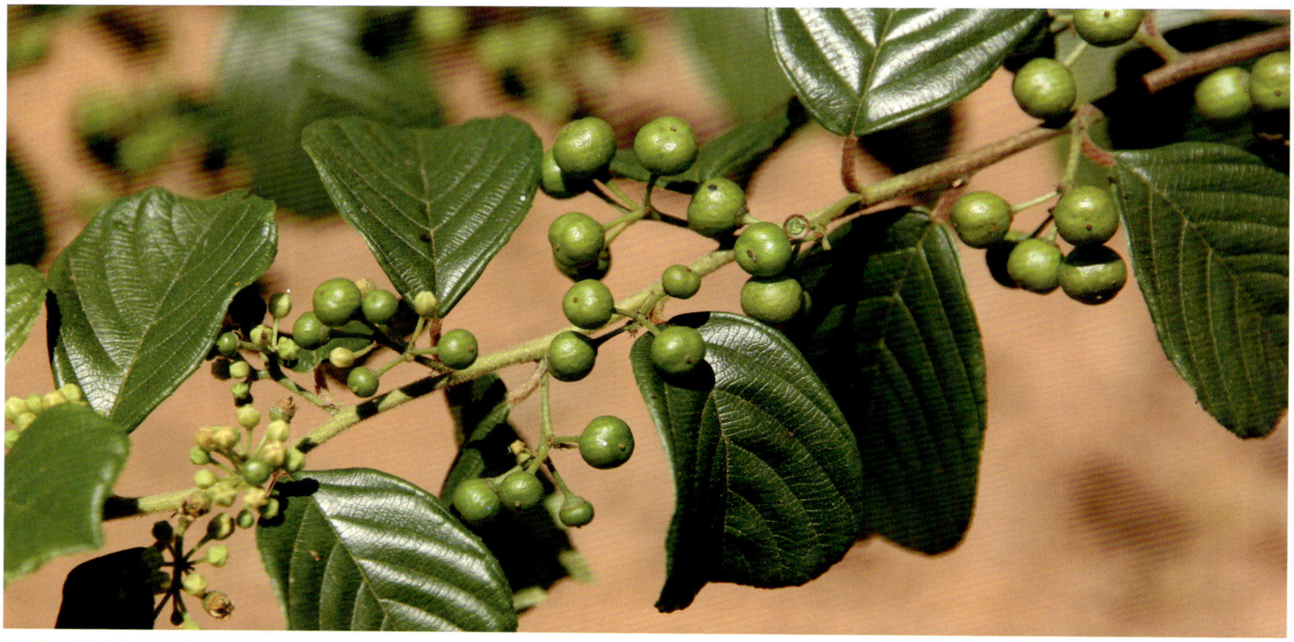

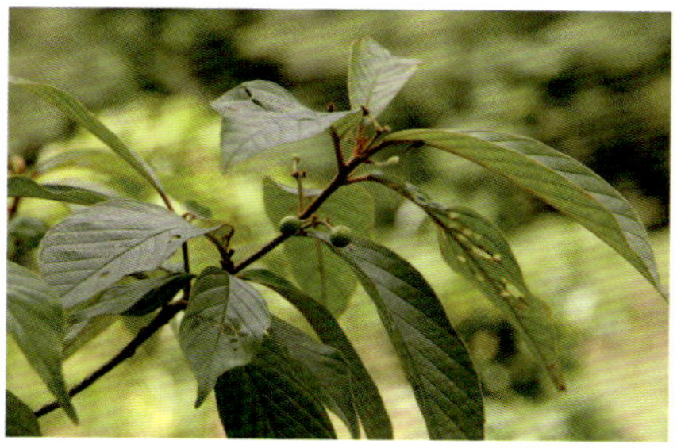

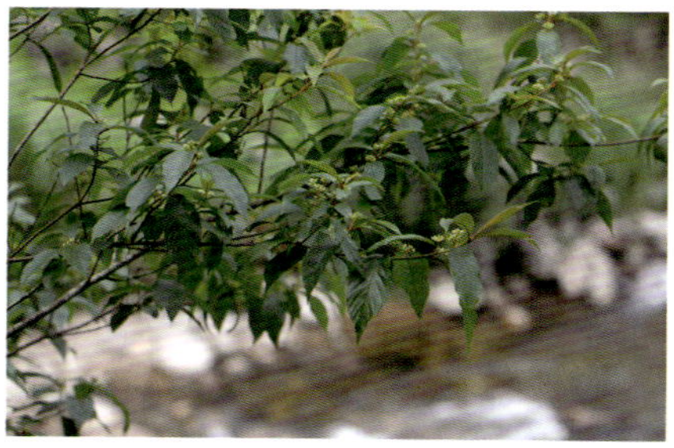

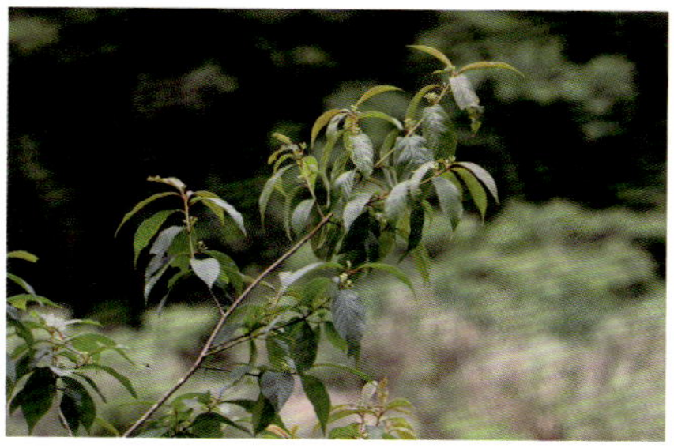

244. 枳 椇 *Hovenia acerba* Lindl.

分类位置 鼠李科 Rhamnaceae 枳椇属 *Hovenia* Thunb.。

别 名 南枳椇，鸡爪梨，万字果，鸡爪子，拐枣。

形态特征 高大乔木，高 10 ~ 25m。小枝有明显白色的皮孔；叶互生，厚纸质至纸质，宽卵形、椭圆状卵形或心形，顶端长渐尖或短渐尖，基部截形或心形，边缘常具整齐浅而钝的细锯齿，上部或近顶端的叶有不明显的齿，上面无毛，下面沿脉或脉腋常被短柔毛或无毛。二歧式聚伞圆锥花序，顶生和腋生，被棕色短柔毛；花两性；萼片具网状脉或纵条纹；花瓣椭圆状匙形，具短爪；花盘被柔毛；花柱半裂。浆果状核果近球形，无毛，成熟时黄褐色或棕褐色；果序轴明显膨大；种子暗褐色或黑紫色。花期 5 ~ 7 月，果期 8 ~ 10 月。

资源现状 生于向阳山坡疏林中或林缘、山谷、沟谷边、路边，村前屋后也有栽培，全市山区较常见。资源较丰富，民间多以肉质果序轴用于解酒或食用等。

功效应用 根：甘、涩，温；祛风活络，止血，解酒；用于风湿筋骨痛，劳伤咳嗽，咯血，小儿惊风，醉酒等。果序：民间制“拐枣酒”，用于风湿痛等。种子（枳椇子）：甘，平；除烦止渴，解酒毒，利二便；用于醉酒，烦热，口渴，呕吐，二便不利等。

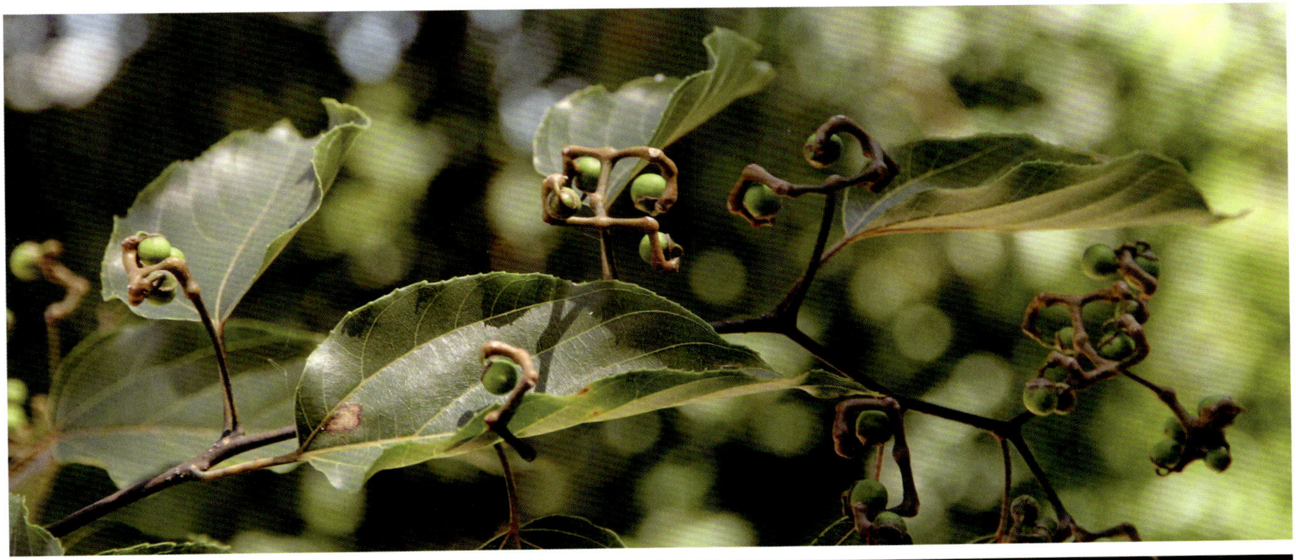

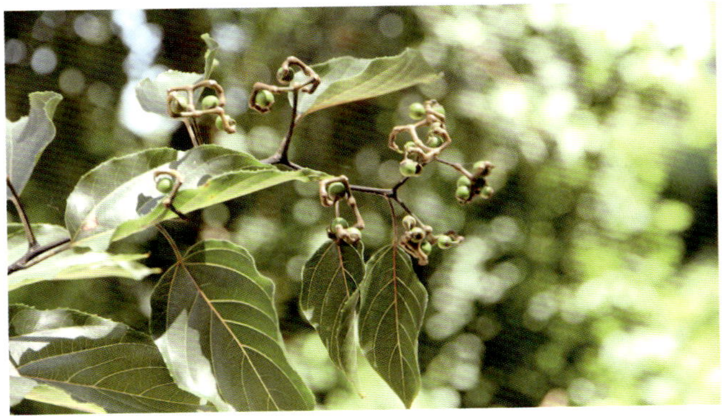

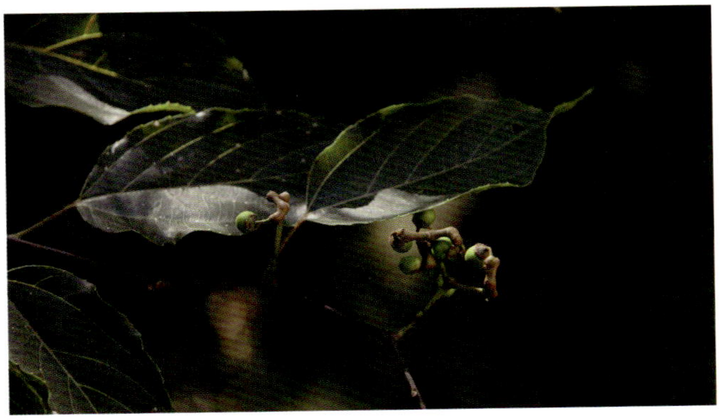

245. 藤　构 *Broussonetia kaempferi* Siebold

分类位置　桑科 Moraceae 构属 *Broussonetia* L'Hér. ex Vent.。

别　　名　藤葡蟠，葡蟠。

形态特征　蔓生藤状灌木。树皮黑褐色；小枝显著伸长，幼时被浅褐色柔毛，成长脱落。叶互生，螺旋状排列，近对称的卵状椭圆形，长 3.5 ~ 8cm，宽 2 ~ 3cm，先端渐尖至尾尖，基部心形或截形，边缘锯齿细，齿尖具腺体，不裂，稀为 2 ~ 3 裂，表面无毛，稍粗糙；叶柄被毛。花雌雄异株，雄花序短穗状，长 1.5 ~ 2.5cm；雄花花被片 4，雄蕊 4，花药黄色，椭圆球形，退化雌蕊小；雌花集生为球形头状花序。聚花果直径 1cm，花柱线形延长。花期 4 ~ 6 月，果期 5 ~ 7 月。

资源现状　生于海拔 300 ~ 1000m 的山坡灌丛中，常攀缘于他物上，全市各地常见。资源丰富，民间应用较多，多数以根或根皮用于跌扑损伤等。

功效应用　全株：清热，止咳，利尿；用于砂淋，石淋，肺热咳嗽等。

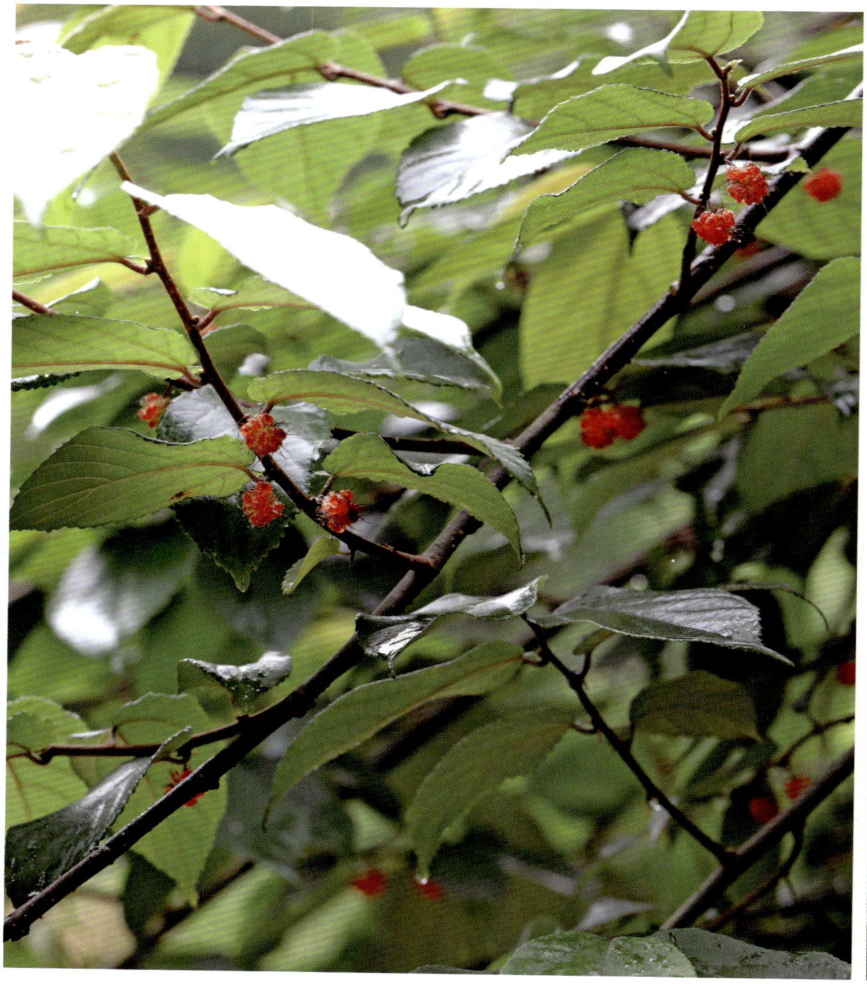

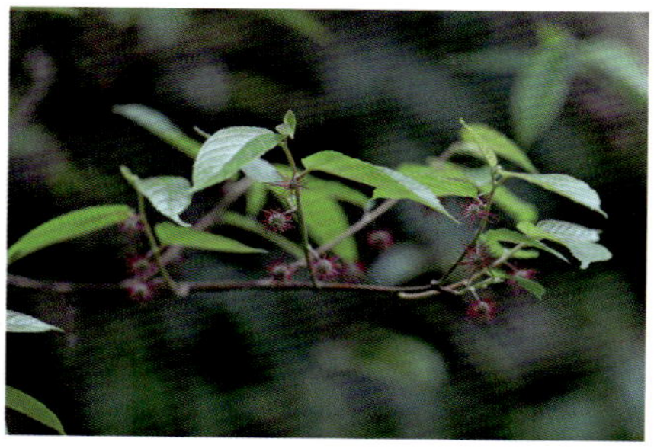

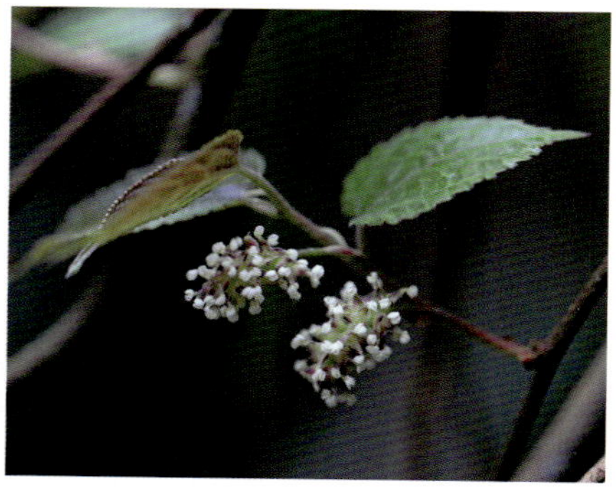

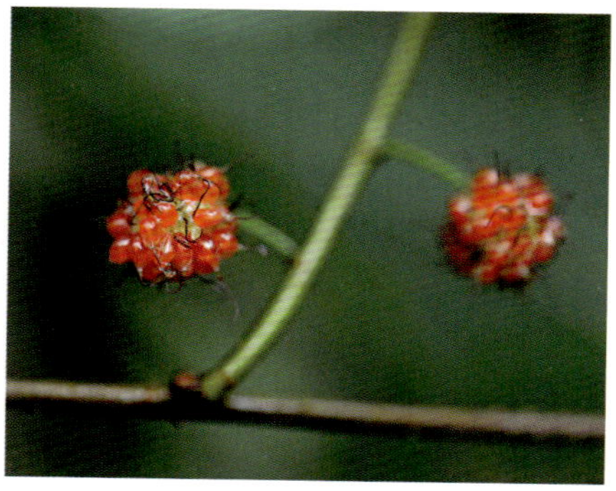

246. 构　树　*Broussonetia papyrifera* (L.) L'Hér. ex Vent.

分类位置　桑科 Moraceae 构属 *Broussonetia* L'Hér. ex Vent.。

别　　名　楮，构，毛桃，谷树，谷桑，楮桃。

形态特征　乔木，高 10 ~ 20m。树皮暗灰色；小枝密生柔毛。叶螺旋状排列，广卵形至长椭圆状卵形，基部心形，两侧常不等，边缘具粗锯齿，不分裂或 3 ~ 5 裂，疏生糙毛，基生叶脉三出，侧脉 6 ~ 7 对；叶柄密被糙毛；托叶大，卵形，渐狭尖。花雌雄异株；雄花序为柔荑花序，苞片披针形，被毛，花被 4 裂，雄蕊 4，花药近球形；雌花序球形头状，苞片棍棒状，被毛，花被管状，顶端与花柱紧贴，柱头线形，被毛。聚花果成熟时橙红色，肉质；瘦果表面有小瘤，龙骨双层，外果皮壳质。花期 4 ~ 5 月，果期 6 ~ 7 月。

资源现状　生于山坡或村旁，全市各地分布。资源较多，民间少见使用。

功效应用　根：清热利湿；用于痢疾，痈疽初起等。茎皮：祛腐生肌。叶：凉血杀虫；用于鼻衄，神经性皮炎，癣，刀伤出血等。**果实（楮实子）**：甘，寒；补肾清肝，明目，利尿；用于肝肾不足，腰膝酸软，虚劳骨蒸，头晕目眩，目生翳膜，水肿胀满。

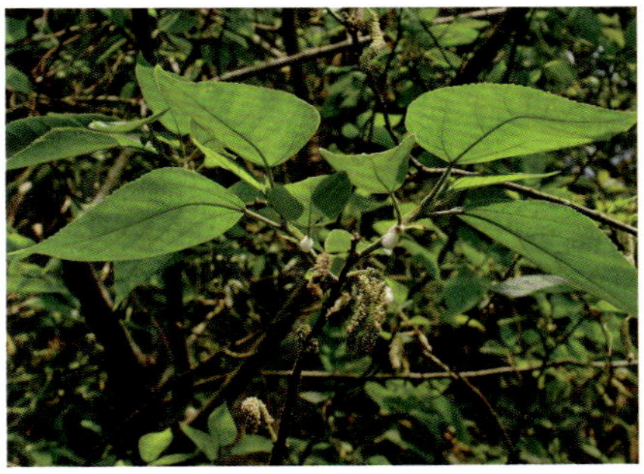
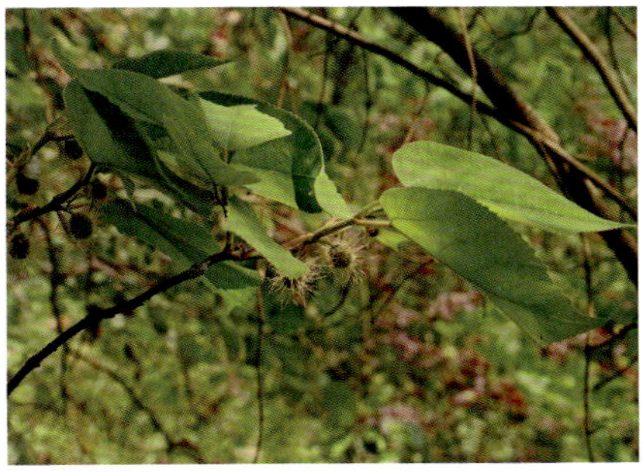
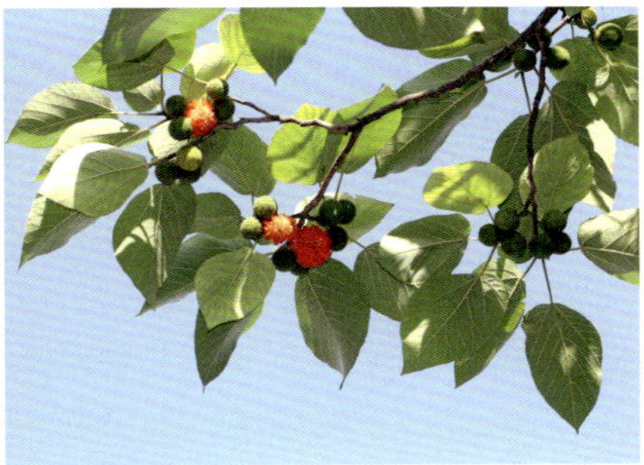
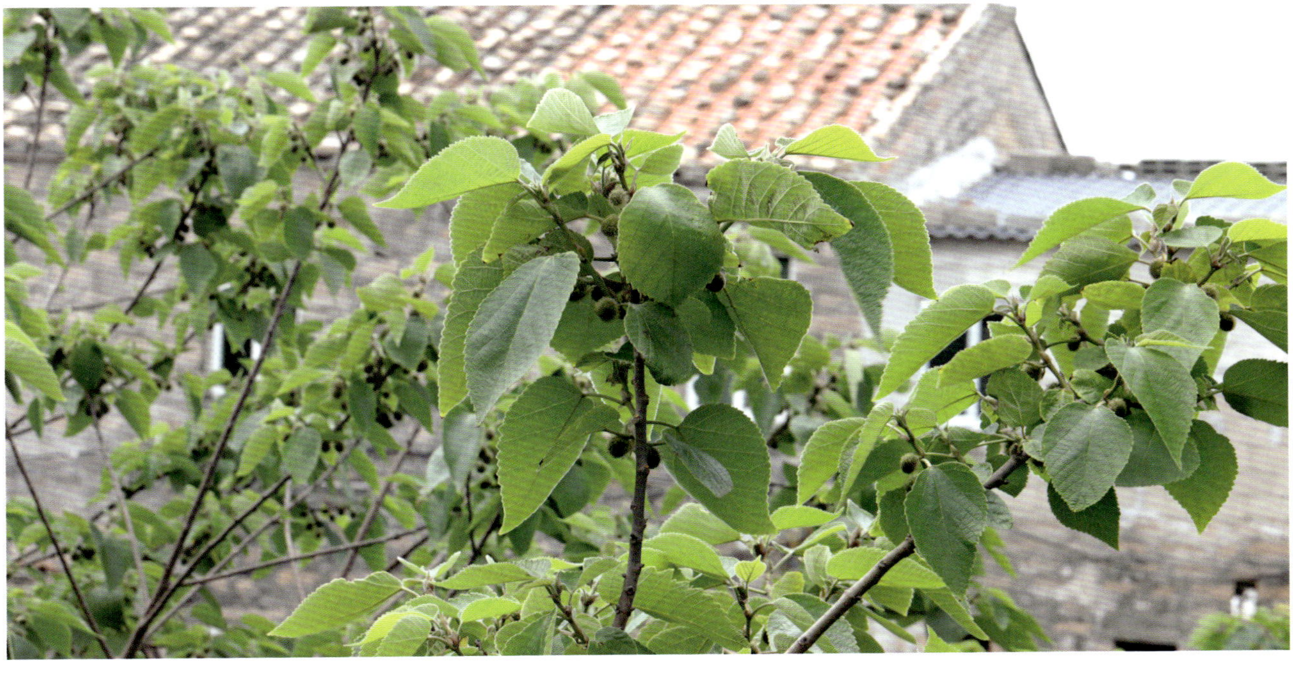

247. 天仙果 *Ficus erecta* Thunb.

分类位置 桑科 Moraceae 榕属 *Ficus* L.。

别　　名 大号牛奶子，牛乳榕，牛奶浆，矮小天仙果。

形态特征 落叶小乔木或灌木，高 3 ~ 4m。树皮灰褐色，小枝密生硬毛。叶厚纸质，倒卵状椭圆形，全缘或上部偶有疏齿，两面被柔毛；叶柄密被灰白色短硬毛。托叶三角状披针形，早落。榕果单生叶腋，具总梗，球形或梨形，幼时被柔毛和短粗毛，基生苞片 3，熟时黄红色至紫黑色；雄花和瘿花生于同一榕果内壁，雌花生于另一榕果中；雄花有柄或近无柄，花被片 3 或 2 ~ 4，雄蕊 2 ~ 3；瘿花近无柄或有短柄，花被片 3 ~ 5，被毛，子房椭圆状球形，花柱短，柱头 2 裂；雌花花被片 4 ~ 6，子房光滑，花柱侧生。花果期 5 ~ 6 月。

资源现状 生于山地、山谷、沟边或林下，全市各地常见。资源极丰富，民间偶有以根用于炖猪脚或排骨等，与琴叶榕、粗叶榕等作用相似，但香气较弱，应用较少。

功效应用 根（牛奶浆根）：甘、微辛，温；补中益气，祛风除湿；用于风湿关节痛，劳倦乏力，皮肤瘙痒等。茎叶（牛奶柴）：甘、淡，温；补气健脾，祛风湿，活血通络；用于气虚乏力，风湿痹痛，跌扑损伤，经闭，乳汁不通等。果实：润肠通便，解毒消肿；用于便秘，痔肿痛等。

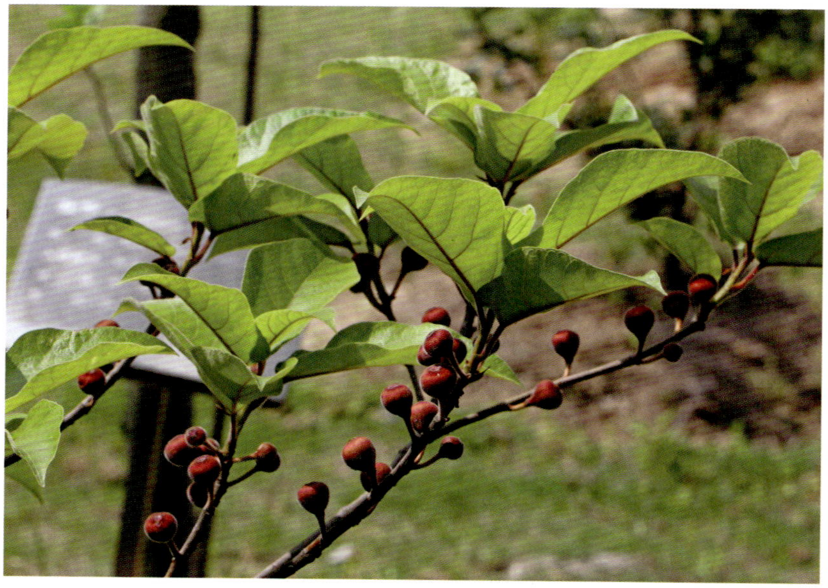
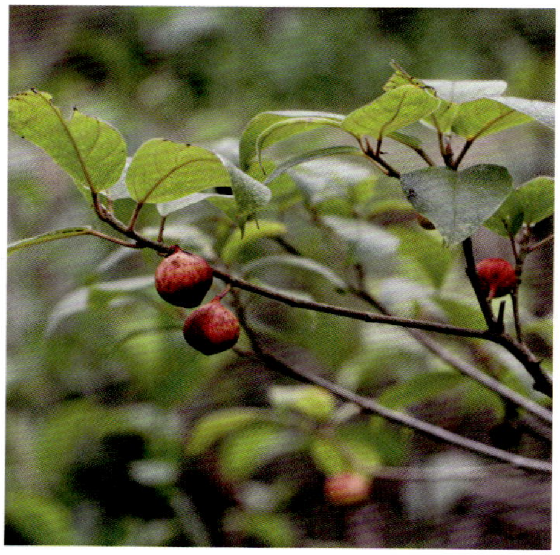
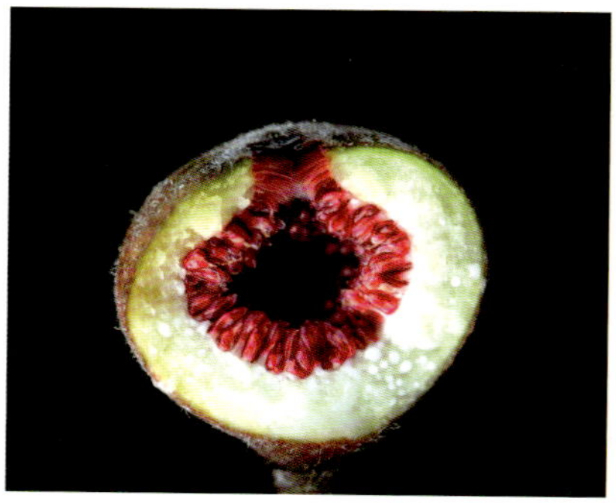
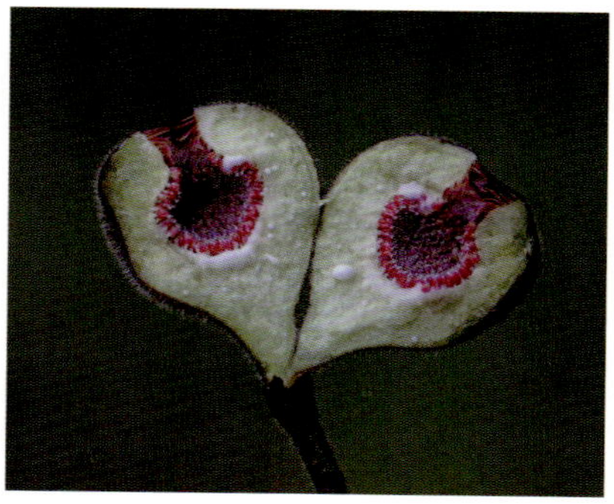
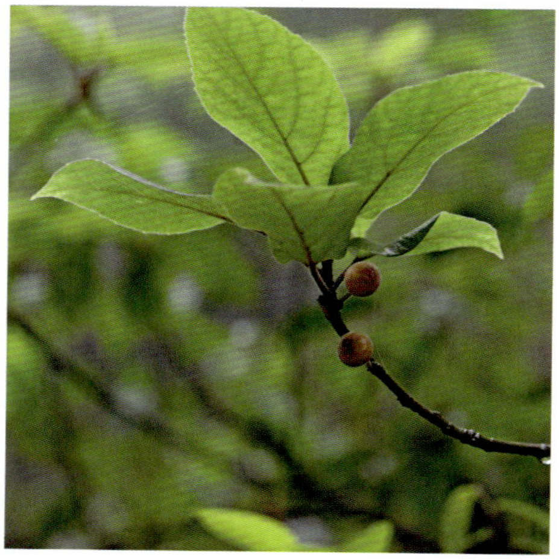

248. 台湾榕 *Ficus formosana* Maxim.

分类位置　桑科 Moraceae 榕属 *Ficus* L.。

别　　名　牛奶根，白牛奶根，白牛奶仔，小银茶匙。

形态特征　灌木，高 1.5 ~ 3m。小枝、叶柄、叶脉幼时疏被短柔毛，枝纤细，节短。叶膜质，倒披针形，全缘或中部以上有疏钝齿裂，顶部渐尖，中部以下渐窄，至基部成狭楔形，干后表面墨绿色，背面淡绿色。榕果单生叶腋，卵状球形，成熟时绿带红色，顶部脐状突起，基部收缩为纤细短柄，基生苞片 3，边缘齿状；雄花散生榕果内壁，有柄或无柄，花被片 3 ~ 4，卵形，雄蕊 2，花药长过花丝；瘿花，花被片 4 ~ 5，舟状，子房球形，有柄，花柱短，侧生；雌花，有柄或无柄，花被片 4，柱头漏斗形。瘦果球形，光滑。花期 4 ~ 7 月。

资源现状　生于林缘、山地路旁或疏林中，全市各山区较常见。资源量一般，民间多以根用于药膳，野生资源受影响较大。

功效应用　全株：甘、微涩，平；柔肝和脾，清热利湿；用于急性、慢性肝炎，腰脊扭伤，水肿，小便淋痛等。

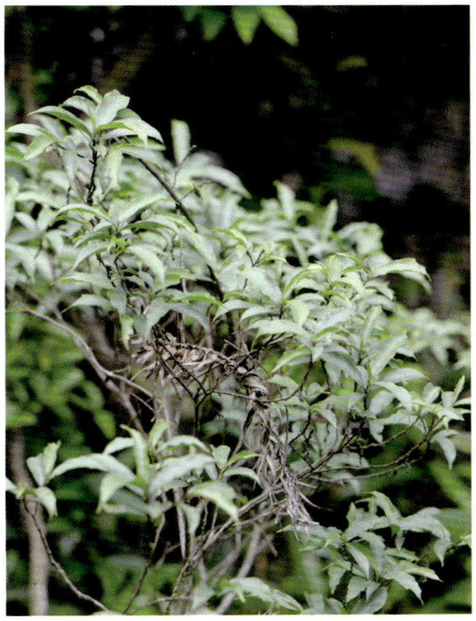
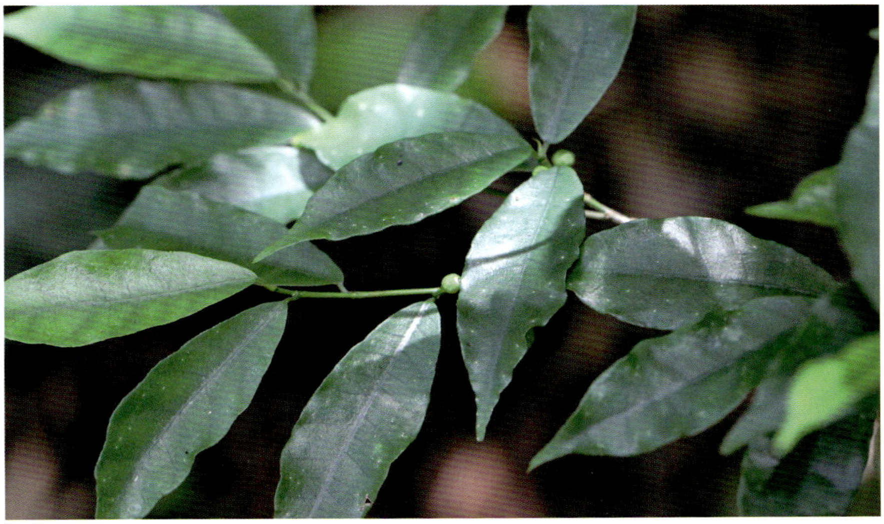
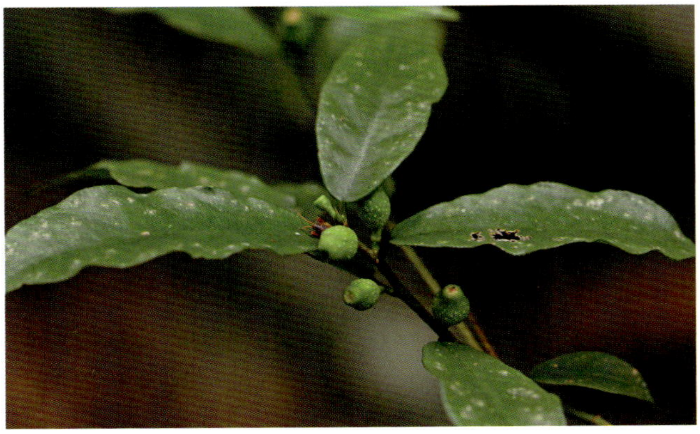
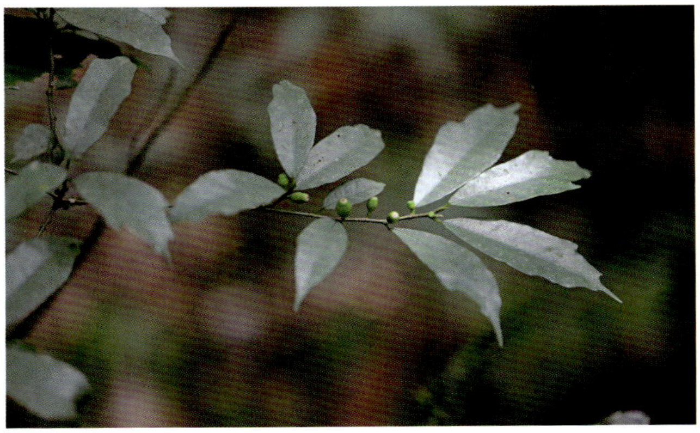

249. 粗叶榕 *Ficus hirta* Vahl

分类位置 桑科 Moraceae 榕属 *Ficus* L.。

别　　名 五指毛桃，牛奶根，佛掌榕。

形态特征 灌木或小乔木。嫩枝中空，枝、叶和榕果均被金黄色长硬毛。叶互生，纸质，长椭圆状披针形或广卵形，具细锯齿，全缘或 3 ~ 5 深裂，表面疏生贴伏粗硬毛，背面密或疏生开展的白色或黄褐色绵毛和糙毛；托叶卵状披针形，被柔毛。榕果成对腋生，球形或椭圆球形，无梗或近无梗，基生苞片被柔毛；雌花果球形，雄花及瘿花果卵球形，无柄或近无柄；雄花生于榕果内壁近口部，有柄，花被片 4，雄蕊 2 ~ 3 枚；瘿花花被片与雌花同数，子房球形，花柱短；雌花生雌株榕果内，花被片 4。瘦果椭圆球形，光滑。花果期 3 ~ 11 月。

资源现状 生于旷野、山地林缘、灌丛或疏林中，全市各地较常见。资源较丰富，民间有较多应用，多以根炖猪脚、排骨等用于祛风除湿或补肝肾等。

功效应用 根、枝条：甘、微苦，平；健脾化湿，行气通络，除痰止咳；用于风湿关节痛，胃痛，慢性支气管炎，闭经，产后瘀血痛，乳腺炎，睾丸炎，跌扑损伤等。

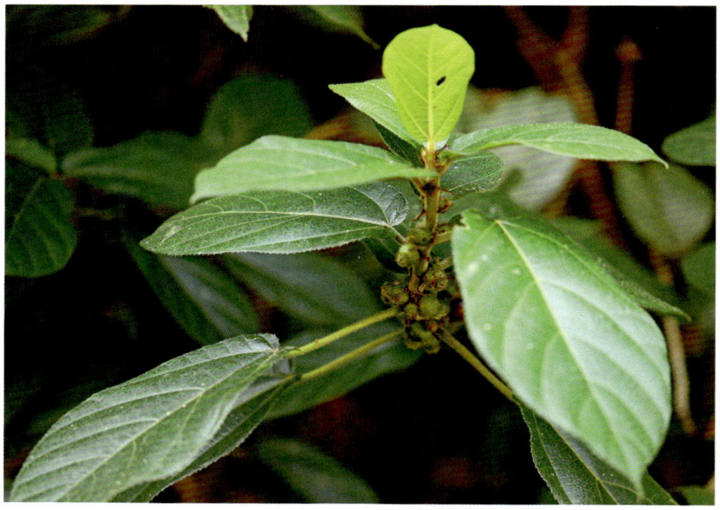
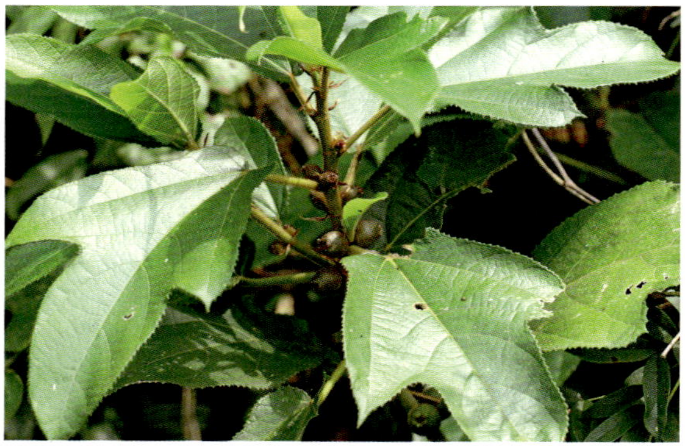
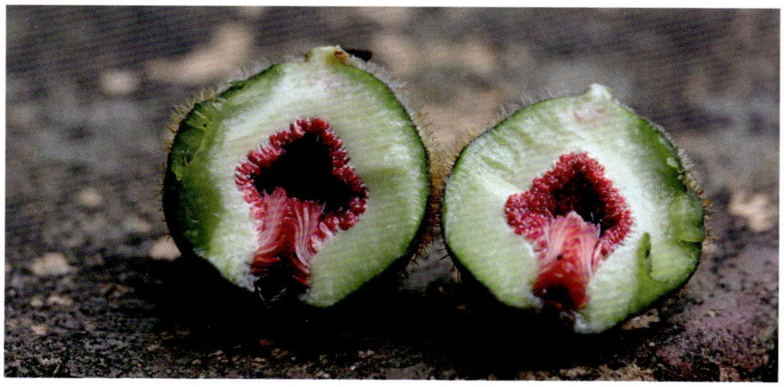
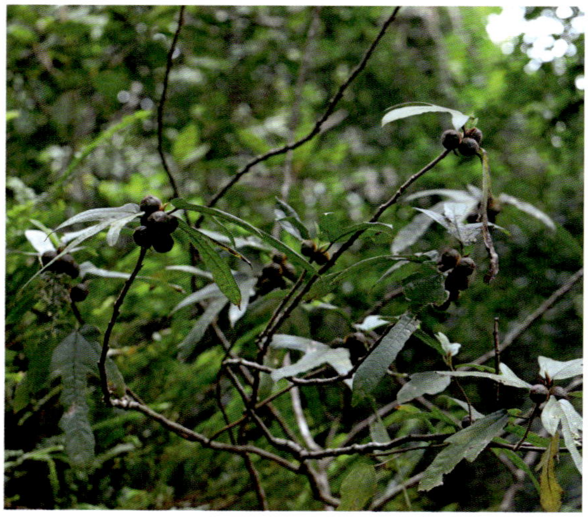

250. 琴叶榕　*Ficus pandurata* Hance

分类位置　桑科 Moraceae 榕属 *Ficus* L.。

别　　名　牛奶根，牛奶仔，全缘琴叶榕，全缘榕，铁牛入石，牛奶树，条叶榕。

形态特征　小灌木，高 1 ~ 2m。叶纸质，提琴形或倒卵形至条形，长 4 ~ 8cm，基部圆形至宽楔形，中部缢缩，表面无毛，背有疏毛和小瘤点，基生侧脉 2，侧脉 3 ~ 5 对；叶柄疏被糙毛；托叶披针形，迟落。榕果单生叶腋，鲜红色，椭圆形或球形，顶部脐状突起，基生苞片 3，卵形，总梗长 4 ~ 5mm，雄花有柄，生榕果内壁口部，花被片 4，雄蕊 3，稀 2，长短不一；瘿花有柄或无柄，花被片 3 ~ 4，倒披针形至线形，子房近球形，花柱侧生，短；雌花花被片 3 ~ 4，椭圆形，花柱侧生，细长。瘦果。花期 6 ~ 8 月。

资源现状　生于山地路旁灌丛或疏林中，全市各地较常见。资源较丰富，民间应用较多，常以根入药膳，近年野生资源减少较明显。

功效应用　根、叶：甘、微辛，温；祛风除湿，解毒消肿，活血通经；用于风湿痹痛，黄疸，疟疾，百日咳，乳汁不通，乳痈，痛经，闭经，痈疖肿痛，跌扑损伤，毒蛇咬伤等。

注：目前，植物分类将其种下等级中等同药用的全缘琴叶榕、条叶榕等进行了归并，因此，叶形不再作为分类依据。

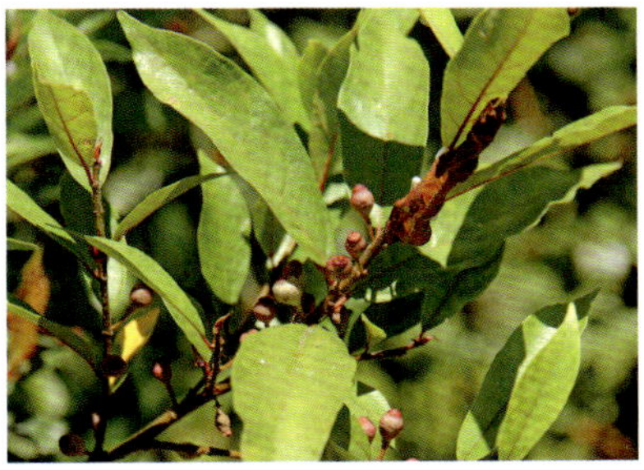
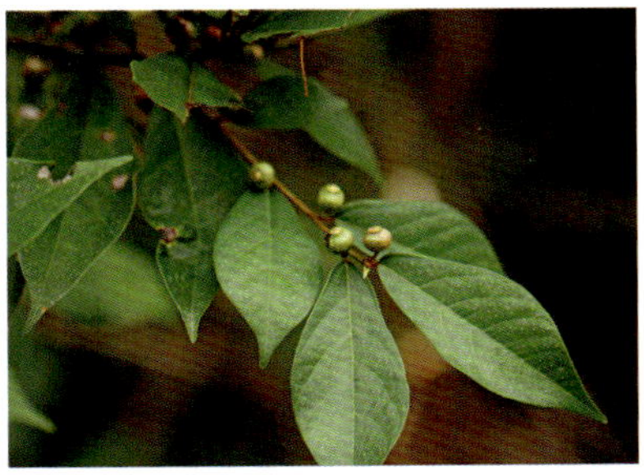
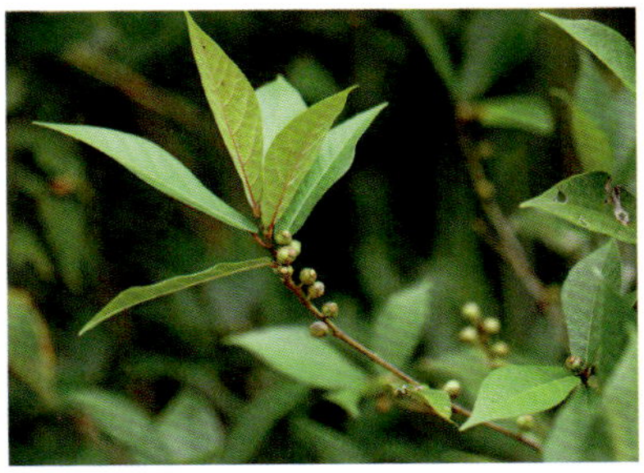
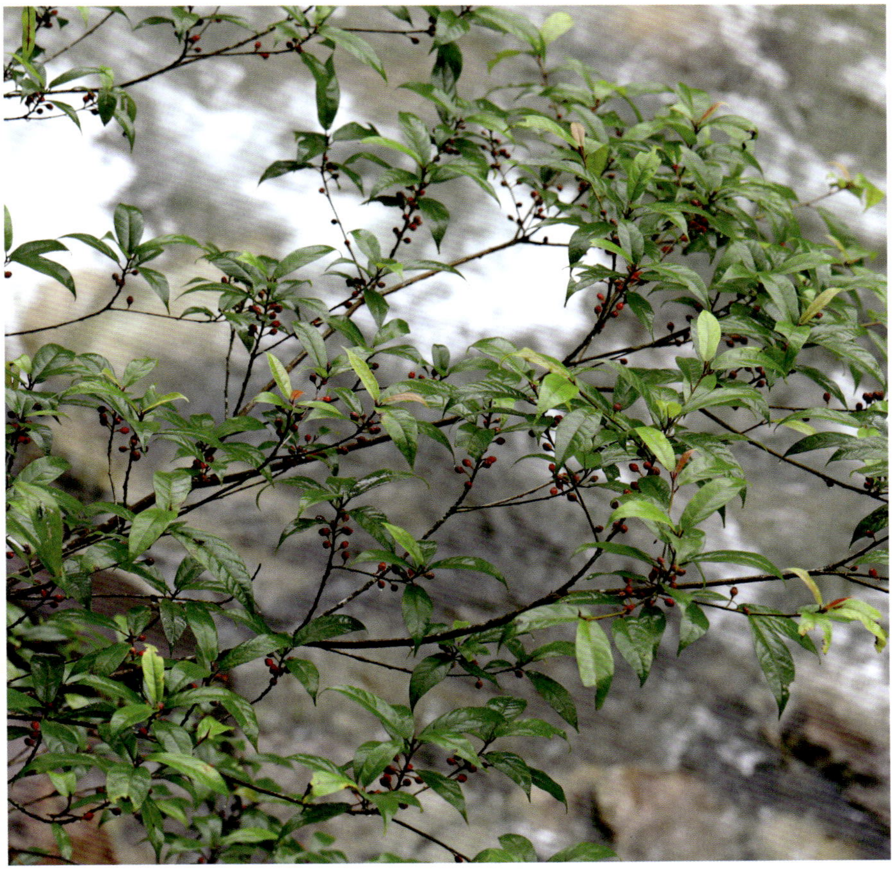

251. 薜　荔 *Ficus pumila* L.

分类位置 桑科 Moraceae 榕属 *Ficus* L.。

别　　名 凉粉子，木馒头，鬼馒头，凉粉果，广东王不留行。

形态特征 攀缘或匍匐灌木。叶两型，不结果枝节上生不定根。叶卵状心形，薄革质，基部稍斜；结果枝上无不定根，革质，卵状椭圆形，全缘，上面无毛，背面被黄褐色柔毛，网脉蜂窝状；托叶 2，披针形，被黄褐色丝状毛。榕果单生叶腋，幼时被黄色短柔毛，成熟黄绿色或微红，瘿花果梨形，雌花果近球形，略具短钝头或为脐状凸起，基生苞片被长柔毛；雄花生榕果内壁口部，多数，有柄，花被片 2～3，雄蕊 2；瘿花具柄，花被片 3～4，花柱短；雌花生另一植株榕果内壁，花被片 4～5。瘦果近球形，有黏液。花果期 5～8 月。

资源现状 生于旷野或攀缘于残墙、破壁或树上，全市各地极常见。资源量丰富，民间应用较多，多以不育枝（风不动）用于祛风通络，或薜荔果用于通乳等。

功效应用 根、茎：苦、涩，平；除湿祛风，舒筋通络；用于风湿关节痛，坐骨神经痛，闭经，产后瘀血，跌扑损伤等。叶：微酸，平；消肿散结；用于无名肿毒等。果实（薜荔果）：甘，凉；利湿通乳；用于乳汁不足，乳糜尿，淋浊，便血等。乳汁：用于白癜风等。

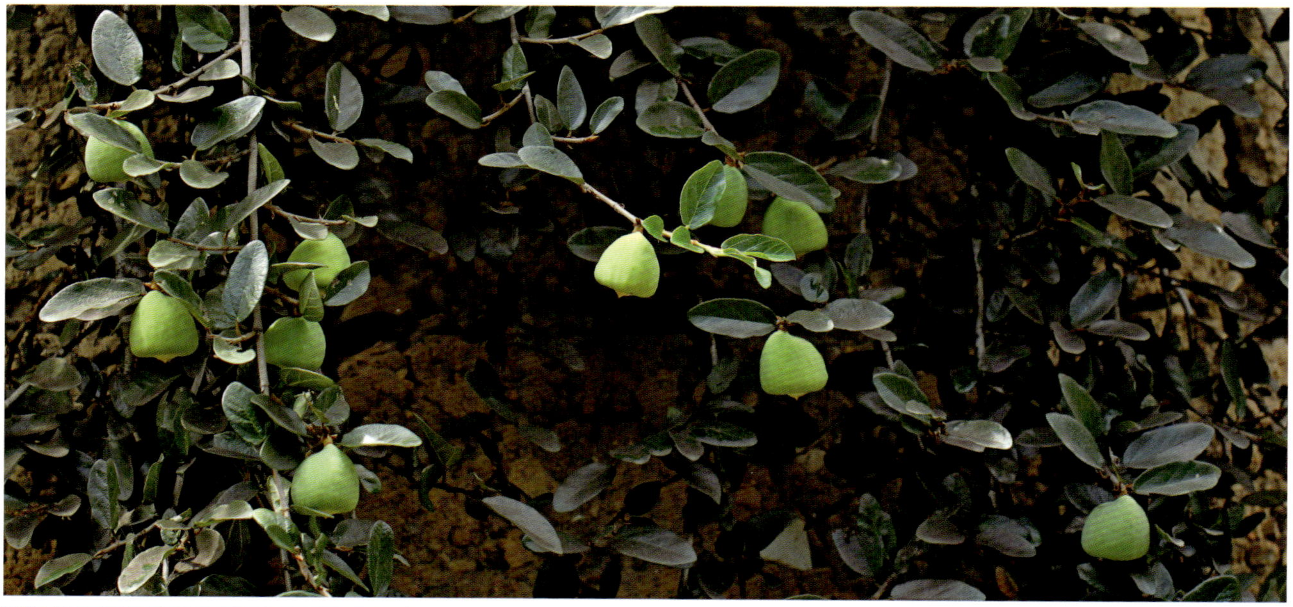

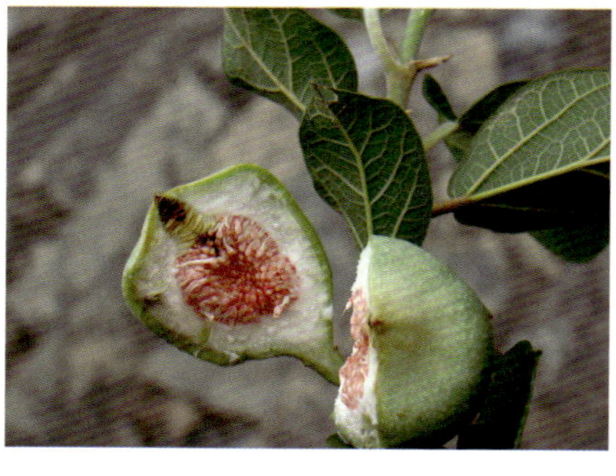

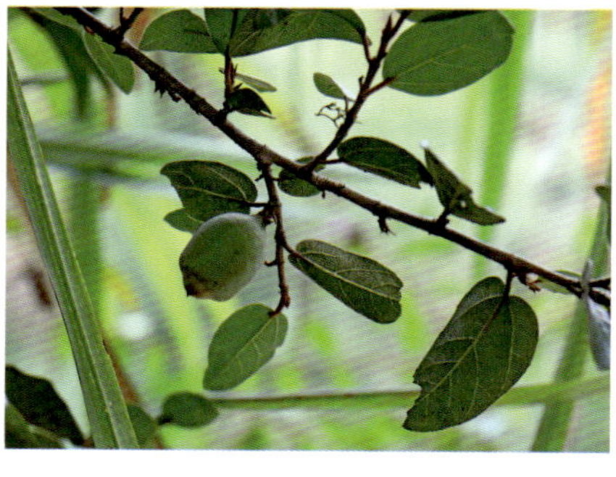

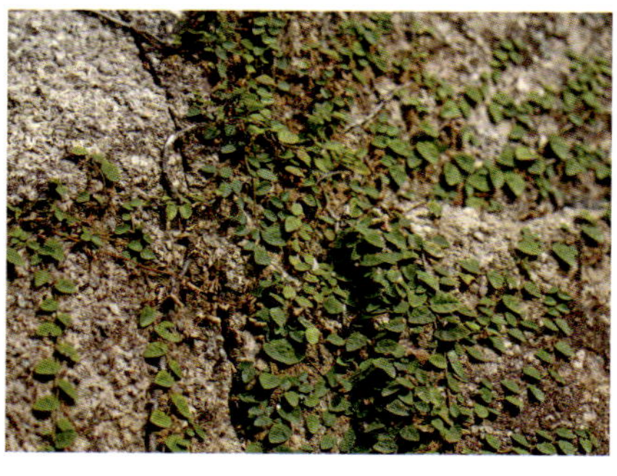

252. 珍珠莲　*Ficus sarmentosa* Buch.-Ham. ex J. E. Sm. var. *henryi* (King ex Oliv.) Corner

分类位置　桑科 Moraceae 榕属 *Ficus* L.。

别　　名　凉粉树，冰粉树，岩石榴。

形态特征　木质攀缘匍匐藤状灌木，幼枝密被褐色长柔毛，叶革质，卵状椭圆形，长 8 ~ 10m，宽 3 ~ 4cm，基部圆形至楔形，表面无毛，背面密被褐色柔毛或长柔毛，基生侧脉延长，侧脉 5 ~ 7 对，小脉网结成蜂窝状；叶柄被毛。榕果成对腋生，圆锥形，表面密被褐色长柔毛，成长后脱落，顶生苞片直立，基生苞片 3，卵状披针形；雄花、瘿花生于同一花序托内壁；雌花生于另一花序托内壁。瘦果小。花期 4 ~ 5 月，果期 8 ~ 10 月。

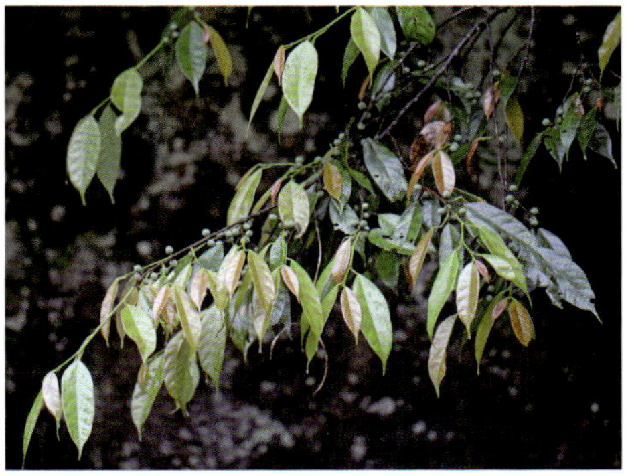

资源现状　生于山地、山谷林中，全市各地常见。资源丰富，民间偶有应用于风湿病等。

功效应用　根、藤（珍珠莲）：微辛，平；祛风除湿，行气消肿；用于风湿关节痛，脱臼，乳痈，疮疖等。果实（石彭子）：甘、涩，平；消肿止痛，止血；用于睾丸偏坠，跌扑损伤，内痔便血等。

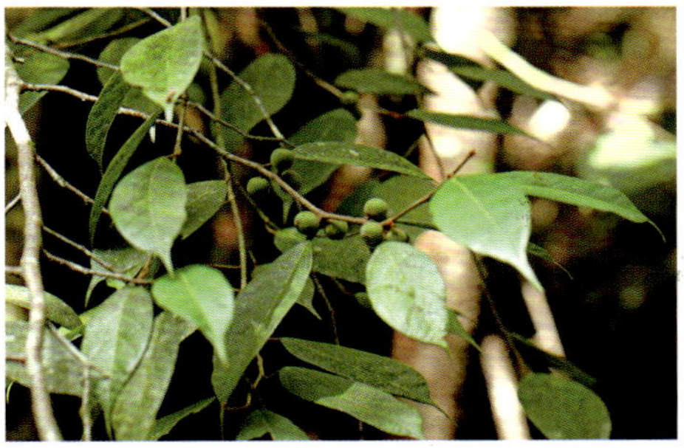

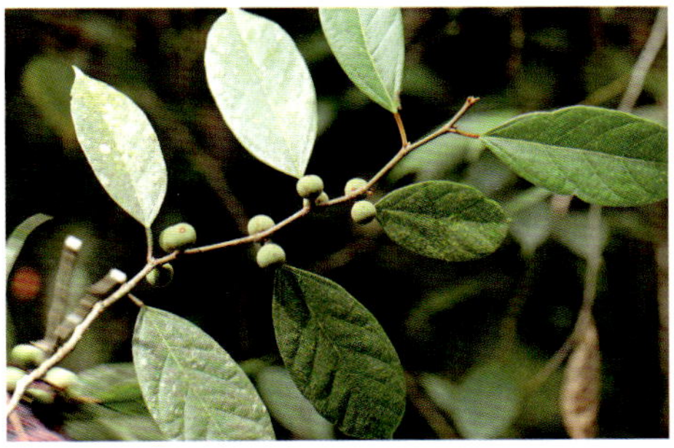

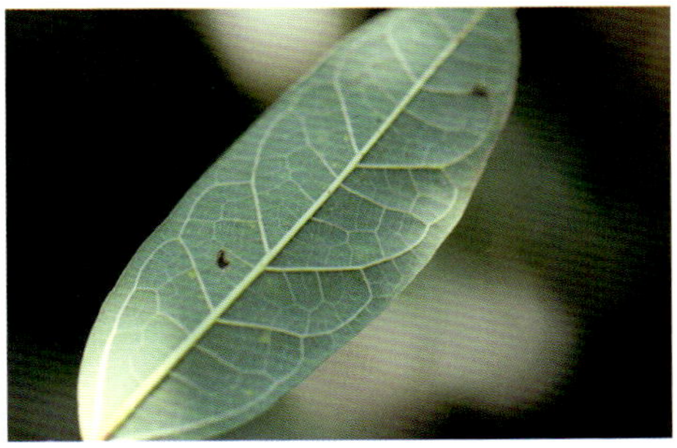

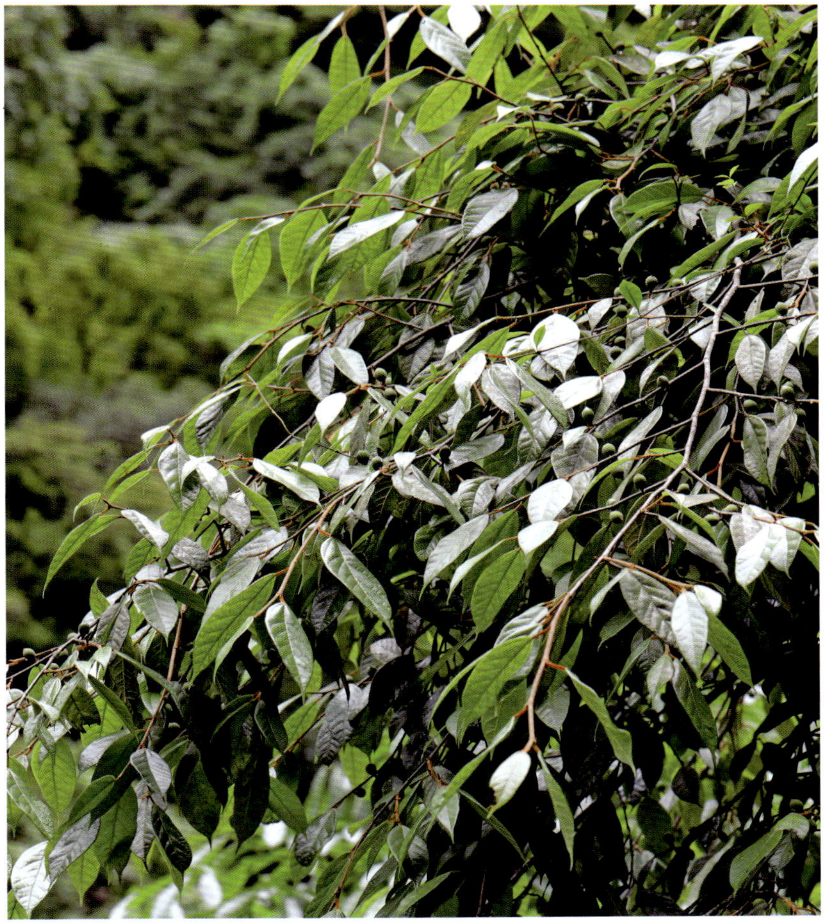

253. 变叶榕 *Ficus variolosa* Lindl. ex Benth.

分类位置 桑科 Moraceae 榕属 *Ficus* L.。

别　　名 击常木，常绿天仙果。

形态特征 灌木或小乔木，光滑，高 3 ~ 10m。树皮灰褐色；小枝节间短。叶薄革质，狭椭圆形至椭圆状披针形，长 5 ~ 12cm，宽 1.5 ~ 4cm，基部楔形，全缘，侧脉 7 ~ 11（~ 15）对，与中脉略成直角展出；托叶长三角形。榕果成对或单生叶腋，球形，表面有瘤体，顶部苞片脐状突起，基生苞片 3，卵状三角形，基部微合生，总梗长 8 ~ 12mm；瘿花子房球形，花柱短，侧生；雌花生另一榕果内壁，花被片 3 ~ 4，子房肾形，花柱侧生，细长。瘦果表面有瘤体。花期 12 月至翌年 6 月。

资源现状 生于旷野、山地、灌丛或疏林中，全市各地较常见。资源较丰富，民间偶见使用，但香气不如同属其他几种，应用较少。

功效应用 根：微苦、甘、辛，微温；祛风除湿，活血止痛；用于风湿关节痛，腰痛，胃及十二指肠溃疡，中暑发痧，乳汁不通，跌扑损伤，疔疖等。

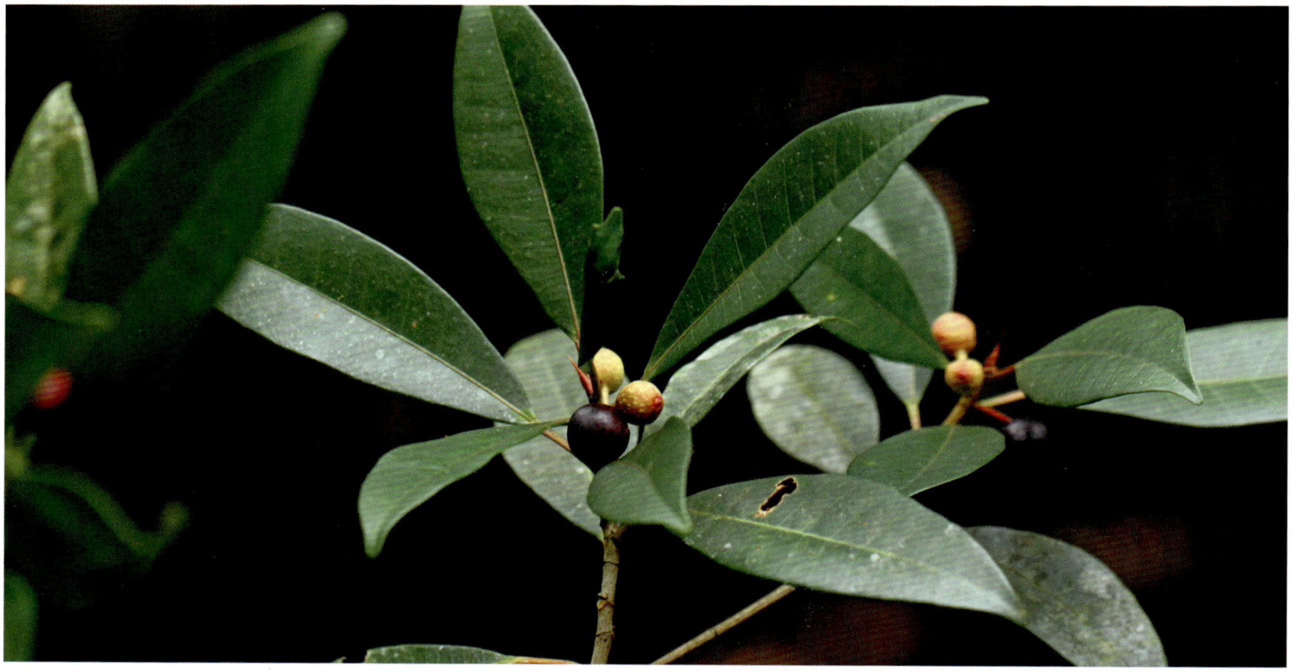

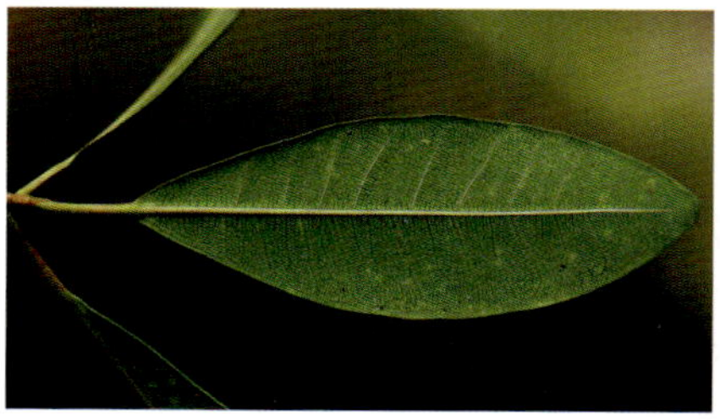

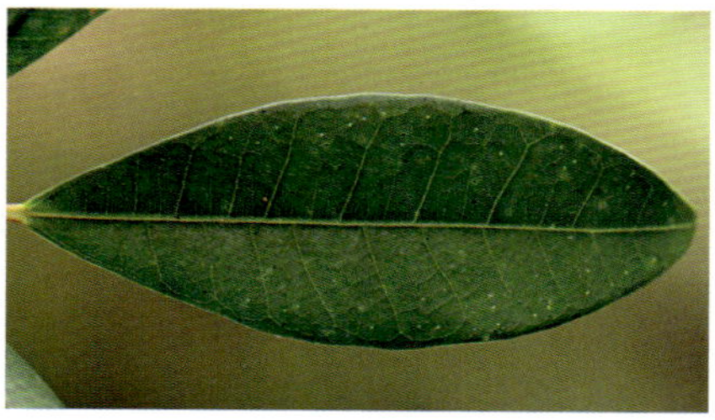

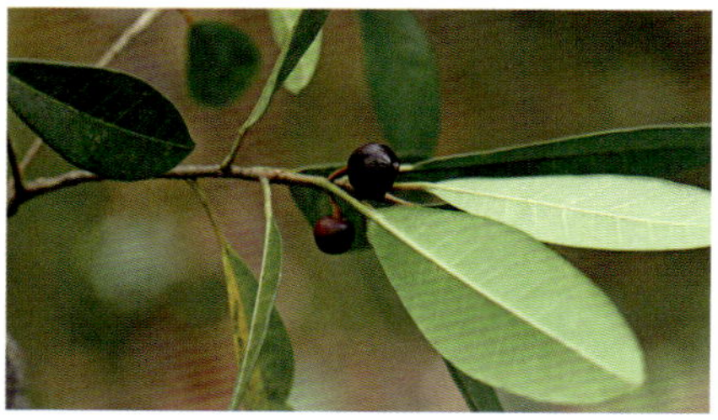

254. 构　棘　*Maclura cochinchinensis (Lour.) Corner*

分类位置　桑科 Moraceae 柘属 *Maclura* Nutt.。

别　　名　葨芝，九重皮，黄桑木，柘根，拉牛入石，穿破石。

形态特征　直立或攀缘状灌木。枝无毛，具粗壮弯曲无叶的腋生刺。叶革质，椭圆状披针形或长圆形，全缘，基部楔形，两面无毛，侧脉 7 ~ 10 对。花雌雄异株，球形头状花序，每花具 2 ~ 4 个苞片，常附着于花被片上，内具 2 个黄色腺体；雄花序花被片 4，不等，雄蕊 4，花药短，退化雌蕊锥形或盾形；雌花序微被毛，花被片顶部厚，分离或基部合生，基有 2 黄色腺体。聚合果肉质，微被毛，成熟时橙红色，核果卵圆形，熟时褐色，光滑。花期 4 ~ 5 月，果期 6 ~ 7 月。

资源现状　生于旷野、山地路旁、灌丛或疏林中，全市各地山区较常见。资源量一般，民间应用较多，主要以根或根皮（九重皮）用于风湿痹痛或跌扑损伤等。

功效应用　根（穿破石）：淡、微苦，凉；祛风通络，清热除湿，解毒消肿；用于风湿痹痛，跌扑损伤，黄疸，腮腺炎，淋浊，闭经，劳伤咯血，疔疮痈肿等。棘刺（奴柘刺）：苦，微温；化瘀消积；用于腹中积聚，痞块等。果实（山荔枝果）：微甘，温；理气，消食，利尿；用于疝气，食积，小便利等。

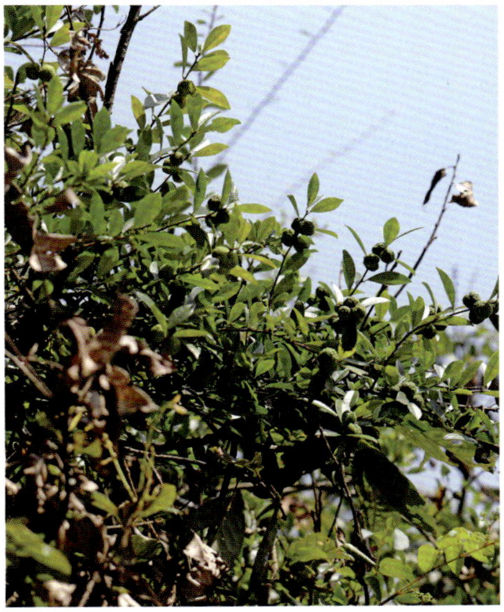
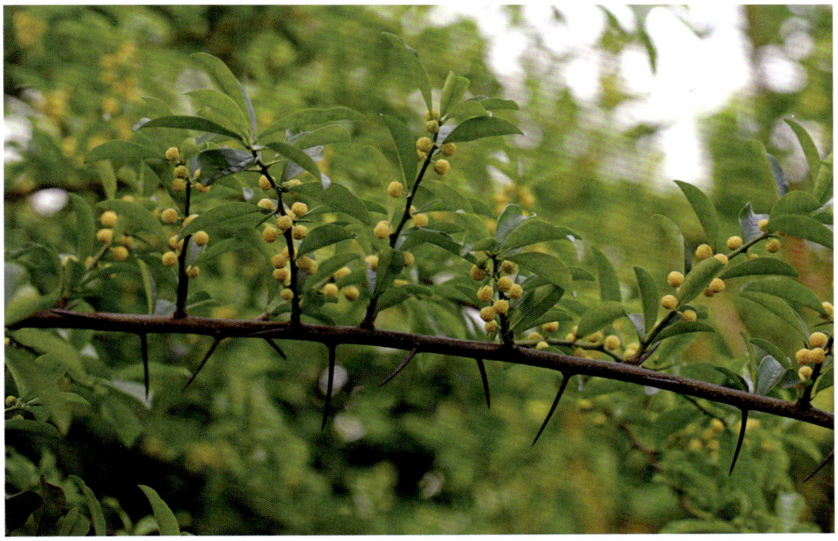
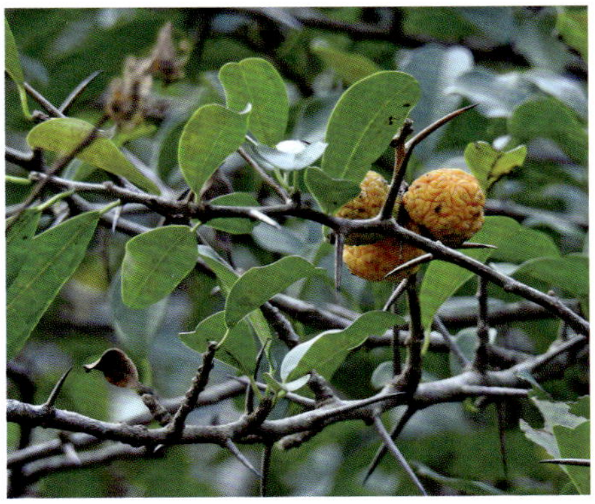
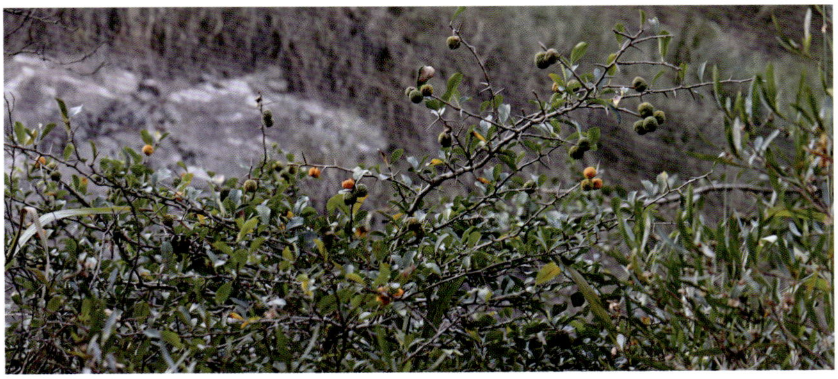

255. 桑 *Morus alba* L.

分类位置 桑科 Moraceae 桑属 *Morus* L.。

别　　名 桑树，家桑，蚕桑。

形态特征 乔木或灌木，高 3 ~ 10m 或更高。树皮厚，灰色；冬芽红褐色，芽鳞覆瓦状排列，有细毛。叶卵形或广卵形，基部圆形至浅心形，边缘锯齿粗钝，表面鲜绿色，无毛，背面沿脉有疏毛；叶柄具柔毛；托叶披针形，外密被细硬毛。花单性，腋生或生于芽鳞腋内；雄花序下垂，密被白色柔毛，花被片宽椭圆形，淡绿色。花丝在芽时内折，花药 2 室，球形至肾形；雌花序被毛，总花梗被柔毛，雌花无梗，花被片倒卵形，无花柱，柱头 2 裂，内有乳头状突起。聚花果卵状椭圆形，成熟时红色或暗紫色。花期 4 ~ 5 月，果期 5 ~ 8 月。

资源现状 全市各地零星栽培。资源量一般，民间多自种于房前屋后，随摘随用或干燥后使用。

功效应用 根：微苦，寒；清热泻火；用于赤眼，牙痛，肾炎等。**根皮（桑白皮）**：甘，寒；清肺行水，止咳平喘；用于咳喘，水肿腹胀等。**嫩枝（桑枝）**：苦，平；祛风除湿；用于风湿关节痛等。**叶（桑叶）**：微苦，凉；疏风清热，凉血明目；用于感冒，赤眼等。**果穗（桑椹）**：甘、酸，平；滋肾补肝；用于血虚耳鸣，失眠，便秘等。乳汁：微涩，凉；清热解毒；用于小儿口疮等。

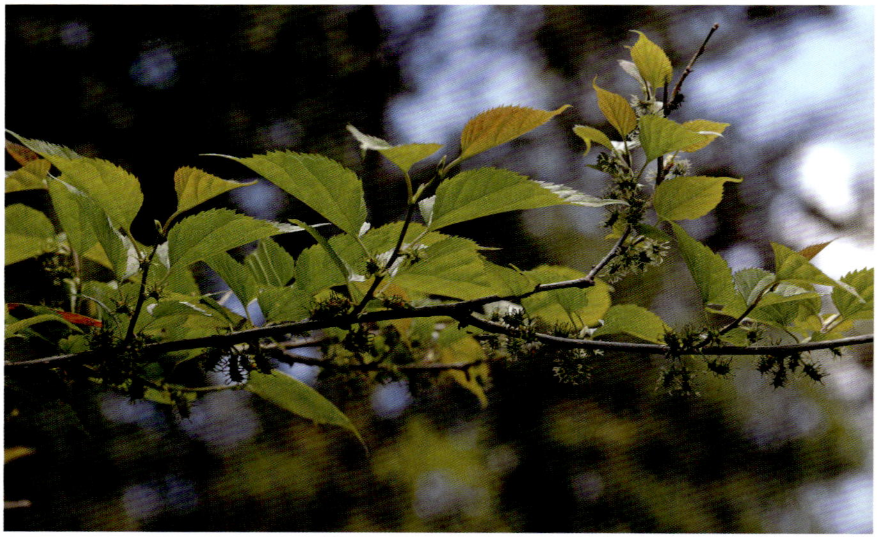

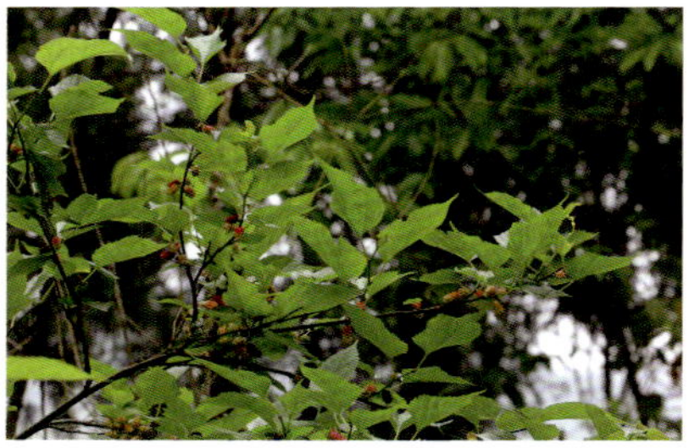

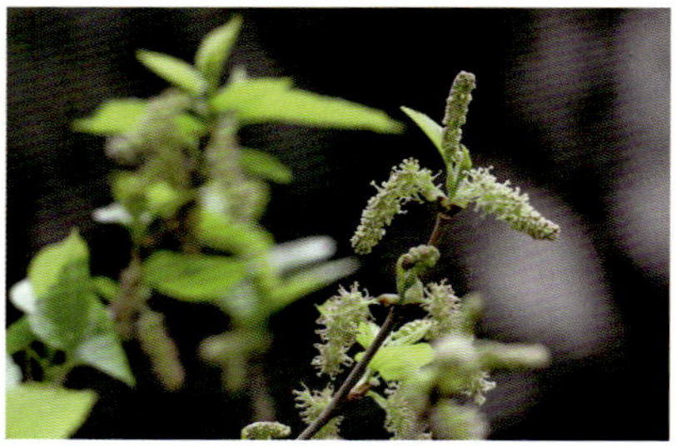

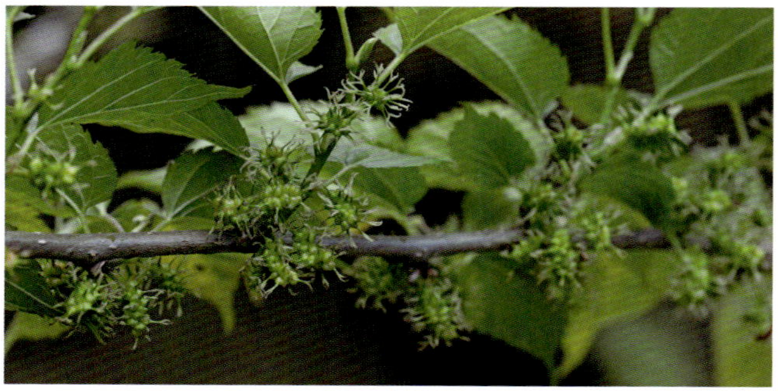

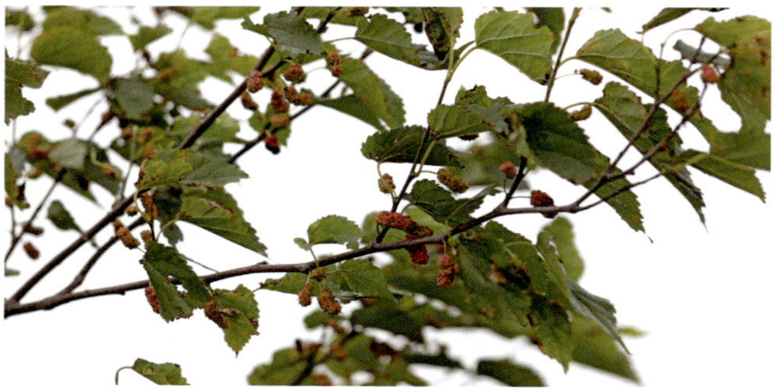

256. 苎　麻　*Boehmeria nivea* (L.) Gaudich.

分类位置　荨麻科 Urticaceae 苎麻属 *Boehmeria* Jacq.。

别　　名　野麻，天青地白，白麻，大麻。

形态特征　亚灌木或灌木，高 0.5 ~ 1.5m。茎上部与叶柄均密被开展长硬毛和短糙毛。叶互生；叶片草质，通常圆卵形或宽卵形，有齿，上面疏被短伏毛，下面密被雪白色毡毛，侧脉约 3 对；托叶分生，钻状披针形。圆锥花序腋生，或上部为雌性，其下雄性，或同一植株的全为雌性。雄花花被片 4，狭椭圆形，合生至中部，外面有疏柔毛；雄蕊 4；退化雌蕊狭倒卵球形，顶端有短柱头。雌花花被椭圆形，顶端有 2 ~ 3 小齿，果期菱状倒披针形，柱头丝形。瘦果近球形，光滑，基部突缩成细柄。花期 8 ~ 10 月，果期 10 月。

资源现状　生于路旁、村旁及屋边，多为栽培或逸生。全市各地较常见，民间常以根用于跌扑损伤等，叶清洗干净后可与米浆等制成食品。

功效应用　根（苎麻根）：甘，寒；清热利尿，安胎止血，解毒；用于感冒发热，麻疹高热，尿路感染，肾炎水肿，胎动不安，先兆流产，跌扑损伤等。茎皮：甘，寒；清烦热，利小便，散瘀，止血；用于瘀热，心烦，小便淋痛，血淋等。叶：甘，寒；止血凉血，散瘀；用于咯血，吐血，尿血，创伤出血等。花：清心，利肠胃，散瘀；用于麻疹等。

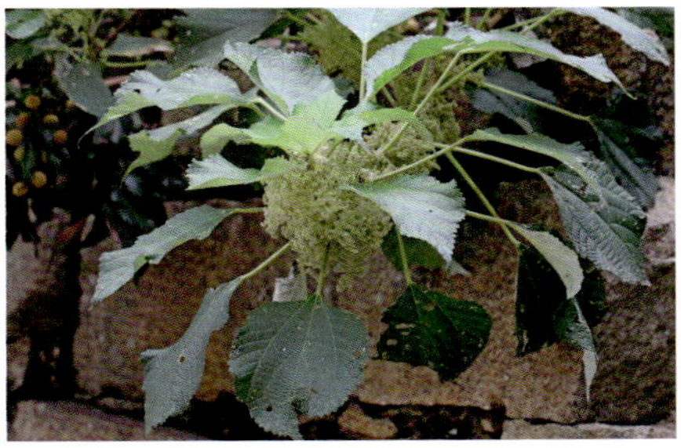
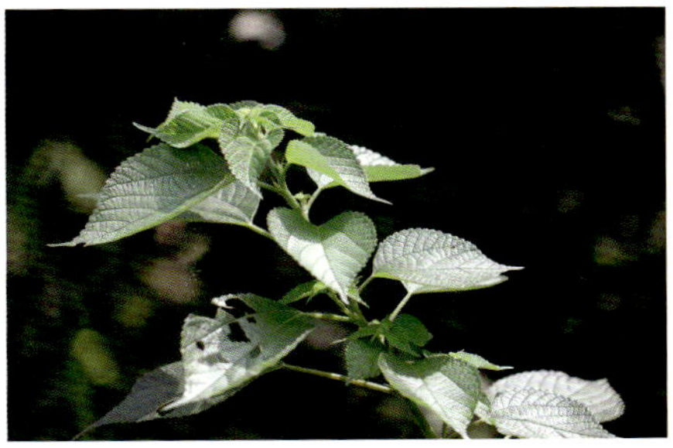
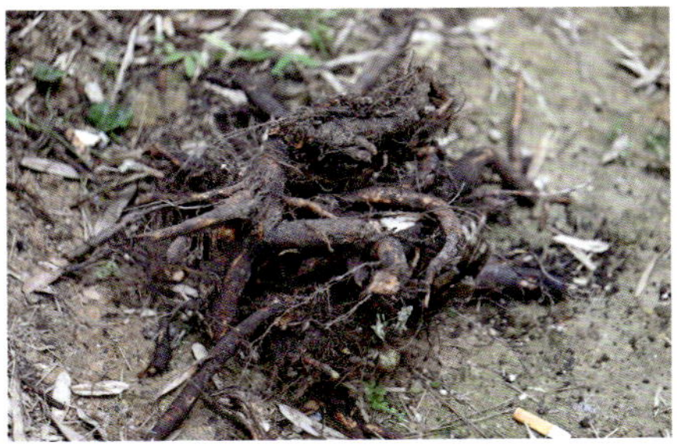
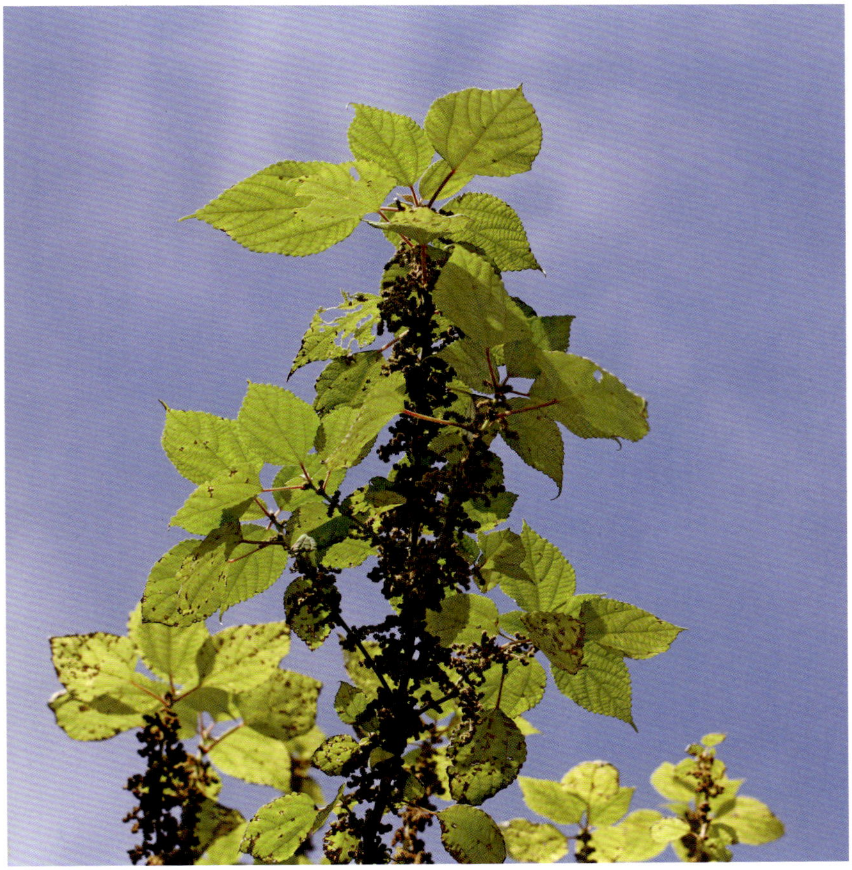

257. 糯米团 *Gonostegia hirta* (Blume) Miq.

分类位置 荨麻科 Urticaceae 糯米团属 *Gonostegia* Turcz.。

别　　名 糯米草，蔓荨麻，猪仔草，小粘药，红头带。

形态特征 多年生草本。茎蔓生、铺地或渐升，上部四棱形，有短柔毛。叶对生；叶片草质或纸质，宽披针形至狭披针形、狭卵形、稀卵形或椭圆形，基部浅心形或圆形，边缘全缘，两面被毛，基出脉 3 ~ 5 条；托叶钻形。团伞花序腋生，常两性，雌雄异株；苞片三角形。雄花花蕾直径约 2mm，在内折线上有稀疏长柔毛；花被片 5，分生；雄蕊 5，花丝条形。雌花花被菱状狭卵形，顶端有 2 小齿，果期呈卵形，有 10 条纵肋；柱头有密毛。瘦果卵球形，白色或黑色，有光泽。花期 5 ~ 9 月，果期 5 ~ 10 月。

资源现状 生于海拔 1000m 以下的山坡、路旁草丛等稍阴湿处，全市各地极常见。资源量极为丰富，民间偶有应用于皮肤病。

功效应用 全草：甘、微苦，凉；清热凉血，消肿解毒；用于咯血，吐血，肾炎，带下，结膜炎，乳腺炎，对口疮，蜂窝织炎，疔疖痈肿等。

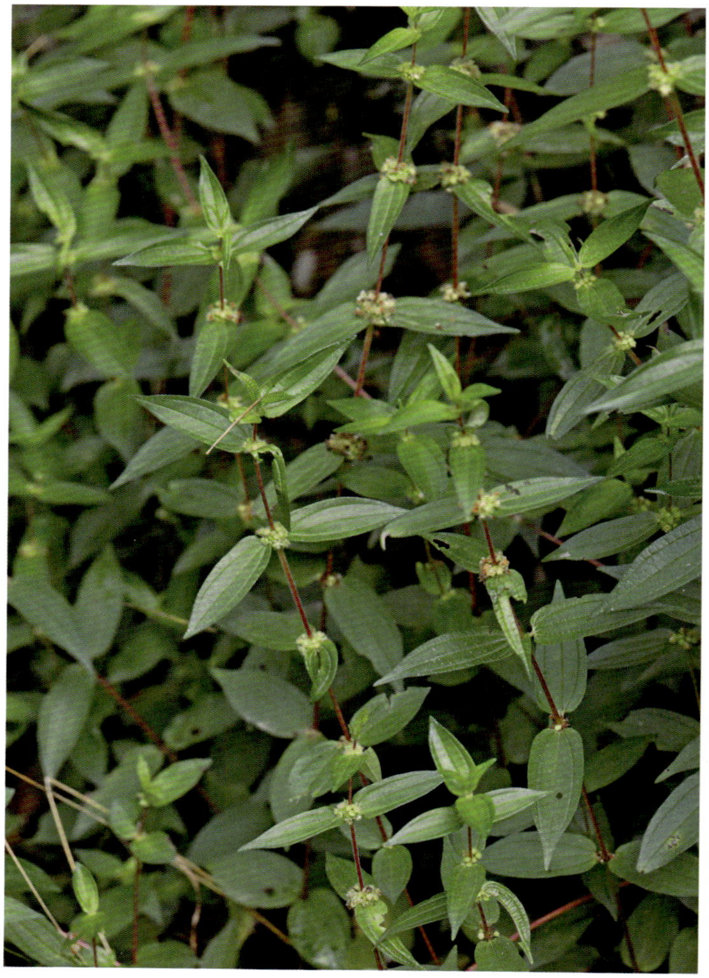

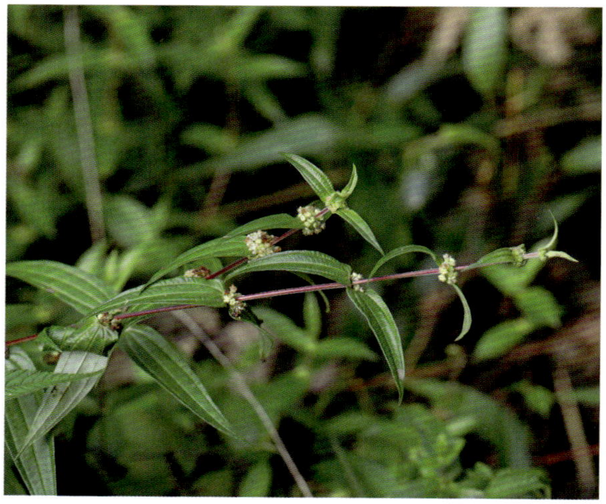

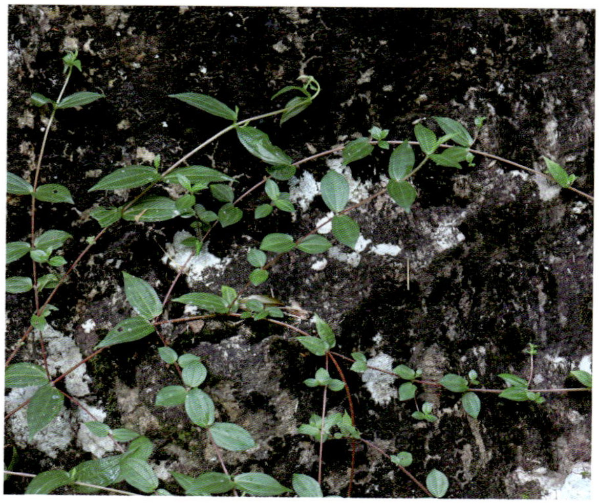

258. 紫　麻 *Oreocnide frutescens* (Thunb.) Miq.

分类位置　荨麻科 Urticaceae 紫麻属 *Oreocnide* Miq.。

别　　名　大叶麻。

形态特征　灌木或小乔木，高 1 ~ 3m。小枝褐紫色或淡褐色。叶常生于枝的上部，草质，有时纸质，卵形、狭卵形、稀倒卵形，基部圆形，边缘自下部以上有锯齿或粗牙齿，上面常疏生糙伏毛，下面常被灰白色毡毛，基出脉和侧脉在近边缘处彼此环结；叶柄被粗毛；托叶条状披针形，背面中肋疏生粗毛。花序生于上年生枝和老枝上，几无梗，呈簇生状。雄花花被片 3，在下部合生，内弯；雄蕊 3；退化雌蕊棒状，被白色绵毛。雌花无梗。瘦果卵球状；内果皮稍骨质；肉质花托浅盘状，熟时则常增大呈壳斗状。花期 3 ~ 5 月，果期 6 ~ 10 月。

资源现状　生于海拔 300 ~ 1500m 的密林中或沟旁湿地，全市各地较常见。资源丰富，民间偶见用于跌扑损伤等。

功效应用　全株：甘，平；行气活血；用于跌扑损伤，牙痛等。叶：透发麻疹，止血；果实：用于咽喉痛等。

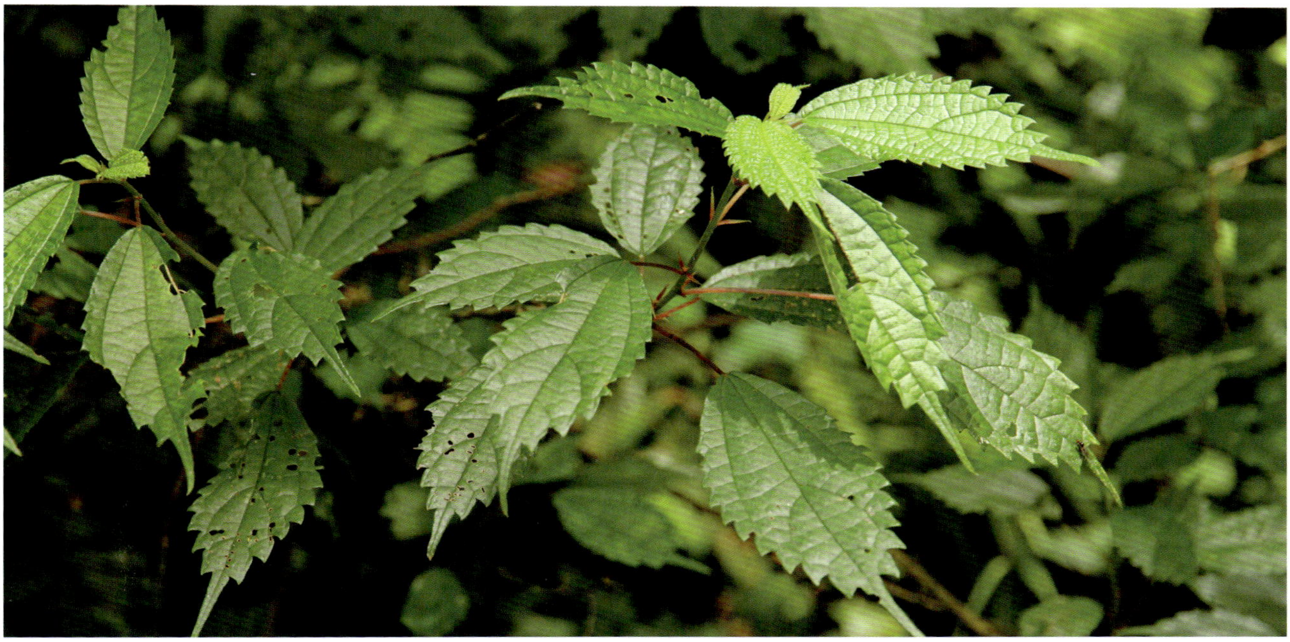

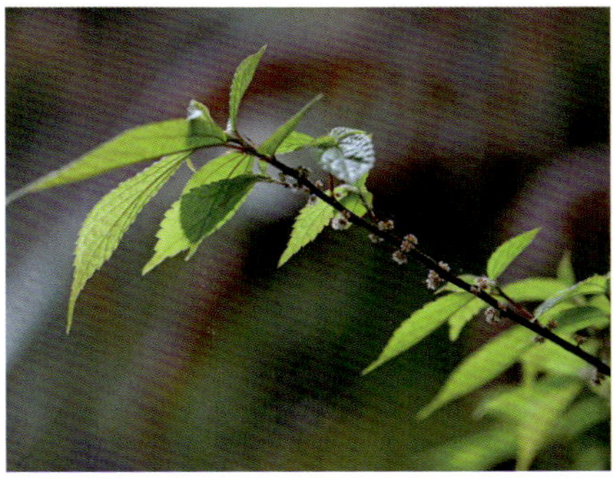

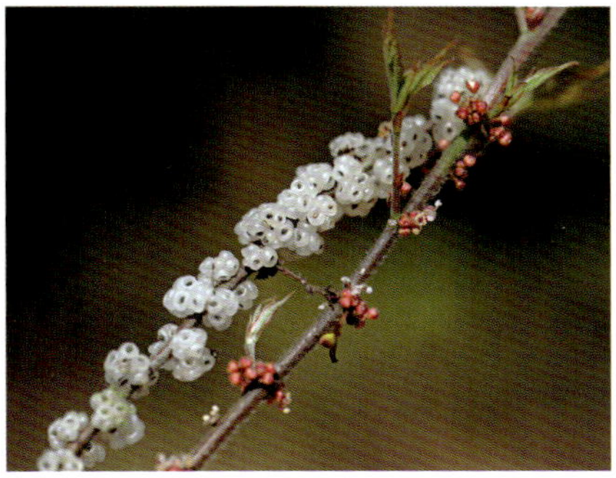

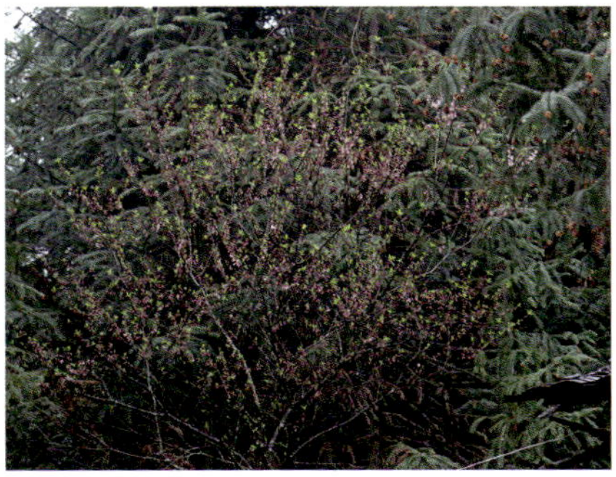

259. 杨　梅 *Morella rubra* Lour.

分类位置 杨梅科 Myricaceae 杨梅属 *Morella* Lour.。

别　　名 山杨梅，朱红，珠蓉。

形态特征 常绿乔木，高可达 15m 以上。树皮灰色，老时纵向浅裂；树冠圆球形。叶革质，无毛，常密集于小枝上端部分；萌发条上者长椭圆状或楔状披针形；孕性枝上者楔状倒卵形或长椭圆状倒卵形。花雌雄异株。雄花序单独或数条丛生于叶腋，圆柱状，常不分枝呈单穗状。雄花具 2 ~ 4 枚卵形小苞片及 4 ~ 6 枚雄蕊；花药椭圆形，暗红色。雌花序常单生于叶腋，较雄花序短而细瘦，每苞片腋内生 1 雌花，4 枚卵形小苞片；子房卵形，柱头 2。核果球状，外果皮肉质，深红色或紫红色。4 月开花，6 ~ 7 月果实成熟。

资源现状 生于海拔 250 ~ 1500m 的阳坡疏林或灌丛中，全市各地较常见，偶见栽植。资源较丰富，栽培者多作为果树，民间常以根皮用于跌扑损伤等。

功效应用 根、茎皮：辛，温；行气活血，通关开窍，消肿解毒；用于跌扑损伤，骨折，感冒，中暑发痧，腮腺炎，龋齿痛，烧烫伤，无名肿毒等。果实：甘、酸，温；消食和胃，解毒；用于痢疾，食积腹痛，砒霜中毒等。果核：用于牙疳。根皮、茎皮、果实：用于雷公藤中毒。

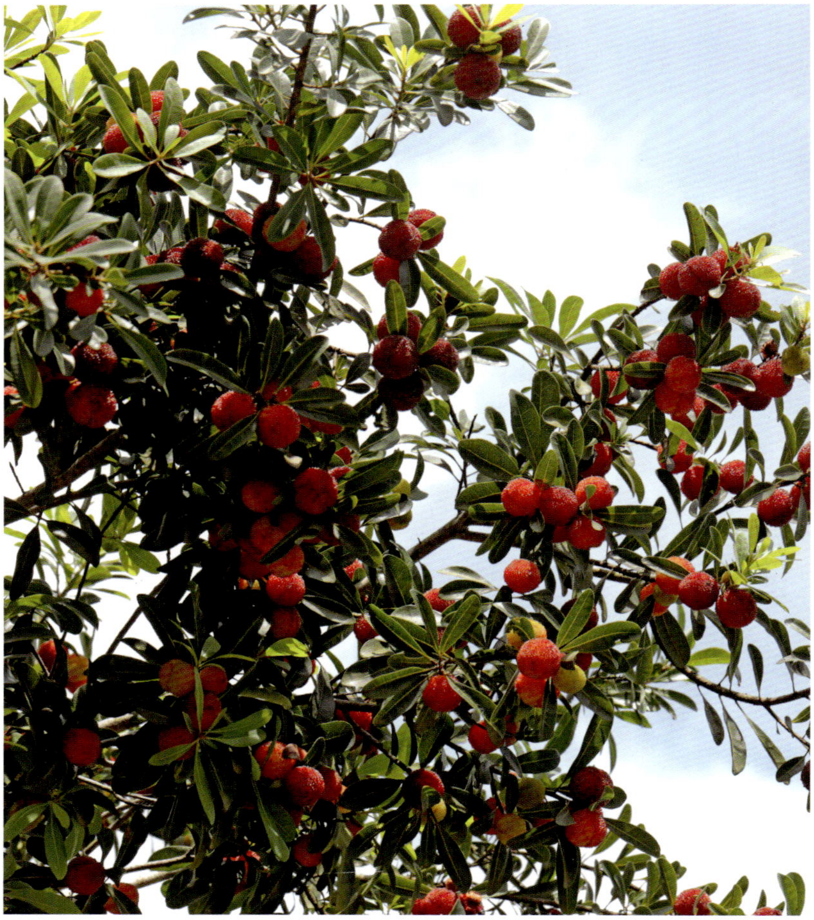

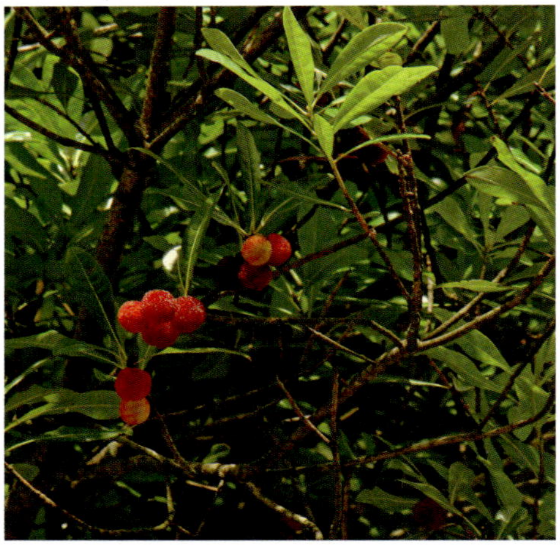

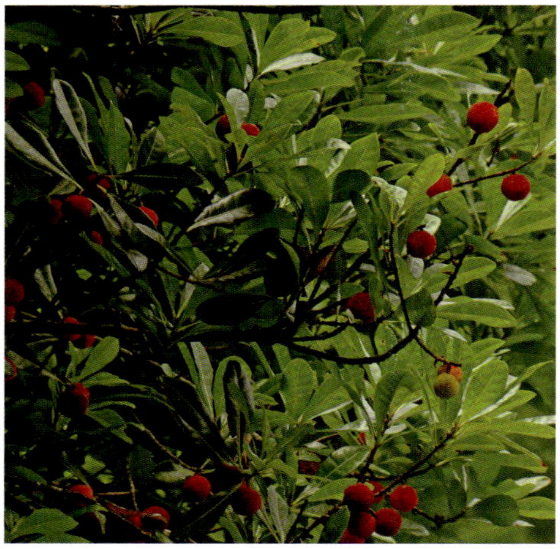

260. 青钱柳 *Cyclocarya paliurus* (Batalin) Iljinsk.

分类位置 胡桃科 Juglandaceae 青钱柳属 *Cyclocarya* Iljinsk.。

别　　名 青钱李，山麻柳，山化树。

形态特征 乔木，高达 10 ~ 30m。树皮灰色。奇数羽状复叶，7 ~ 9（稀 5 或 11）小叶，对生或互生，长椭圆状卵形至阔披针形，基部歪斜，阔楔形至近圆形；叶柄密被短柔毛或脱落，顶生小叶下面被灰色细小鳞片及黄色腺体，侧脉 10 ~ 16 对。雄性柔荑花序 3 条或稀 2 ~ 4 条成一束生于总梗上；花序轴密被短柔毛及盾状着生的腺体。雌性柔荑花序单独顶生，轴常密被短柔毛，被锈褐色毛鳞片。果实扁球形，果实中部围有水平方向的径达 2.5 ~ 6cm 的革质圆盘状翅，顶端具 4 枚宿存花被片及花柱。花期 4 ~ 5 月，果期 7 ~ 9 月。

资源现状 生于海拔 500m 以上的山谷林中或林缘，分布于岚谷、吴屯、星村等地。资源较丰富，目前民间应用较少，偶见以叶子泡茶用于降脂等。

功效应用 树皮、叶：辛，微苦，平；清热消肿，止痛；用于顽癣等。

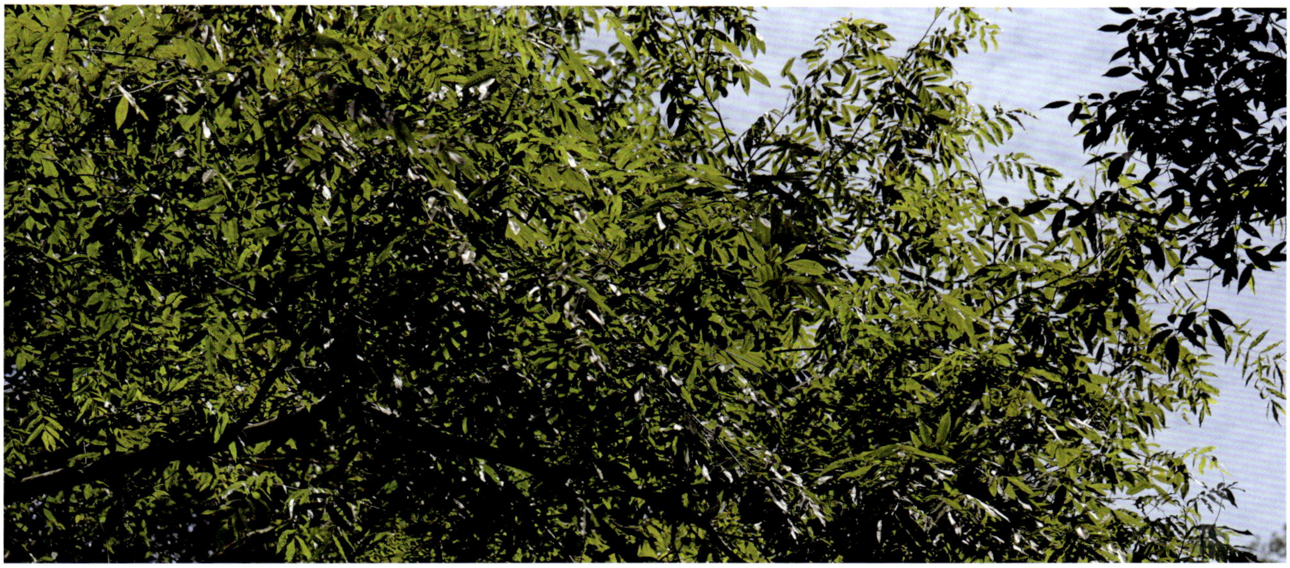

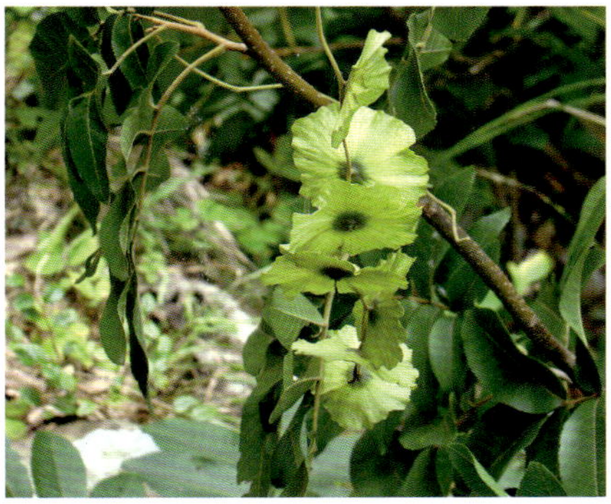

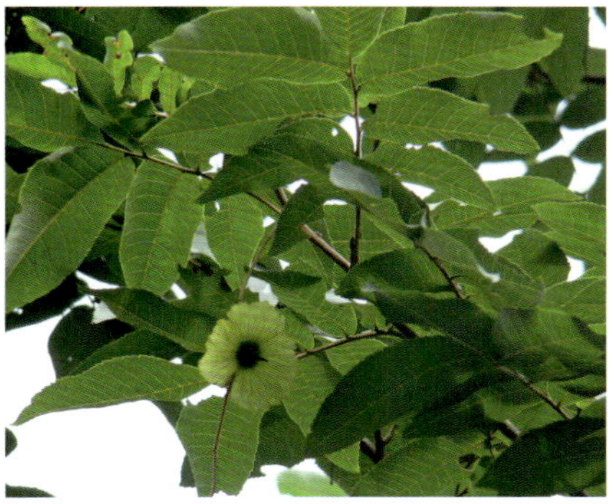

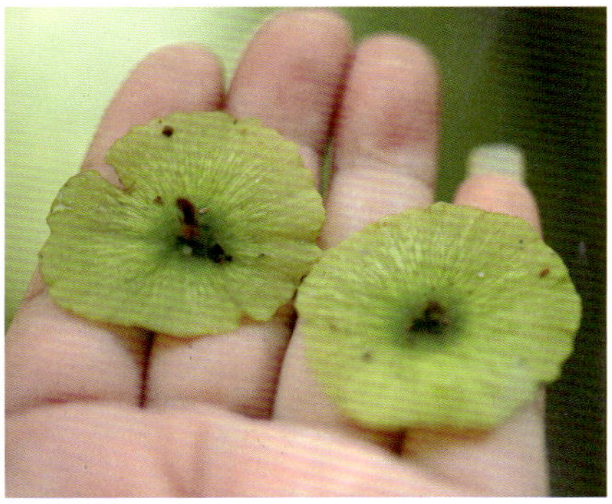

261. 化香树 *Platycarya strobilacea* Siebold et Zucc.

分类位置 胡桃科 Juglandaceae 化香树属 *Platycarya* Siebold et Zucc.。

别　　名 花木香，还香树，皮杆条。

形态特征 落叶小乔木，高 2 ~ 6m。树皮灰色。叶总柄短于叶轴，初时被稀疏褐色短柔毛；小叶 7 ~ 23 枚，纸质，侧生小叶无柄，对生或偶互生，卵状披针形至长椭圆状披针形，边缘有锯齿，顶生小叶上面绿色，近无毛或脉上有褐色短柔毛，下面浅绿色。两性花序和雄花序在小枝顶端排列成伞房状花序束；雌花序位于下部，雄花序部分位于上部。雄花苞片阔卵形，顶端向外弯曲，有短柔毛；雌花苞片卵状披针形，顶端不外曲，花被 2。果序球果状；果实小坚果状，两侧具狭翅。种子卵形，种皮黄褐色。5 ~ 6 月开花，7 ~ 8 月果成熟。

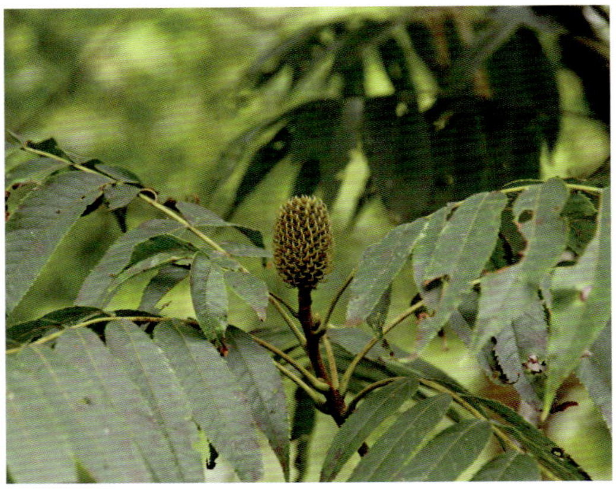

资源现状 生于海拔 600 ~ 1300m 的山坡灌丛或林缘，全市各山区较常见。资源量较多，民间少见使用，可用于荒山绿化。

功效应用 叶：辛，温，有毒；解毒疗疮，杀虫止痒；用于癣，湿疹，疖肿等。果实：辛，温；活血行气，止痛，杀虫止痒；用于关节痛，痈肿等。

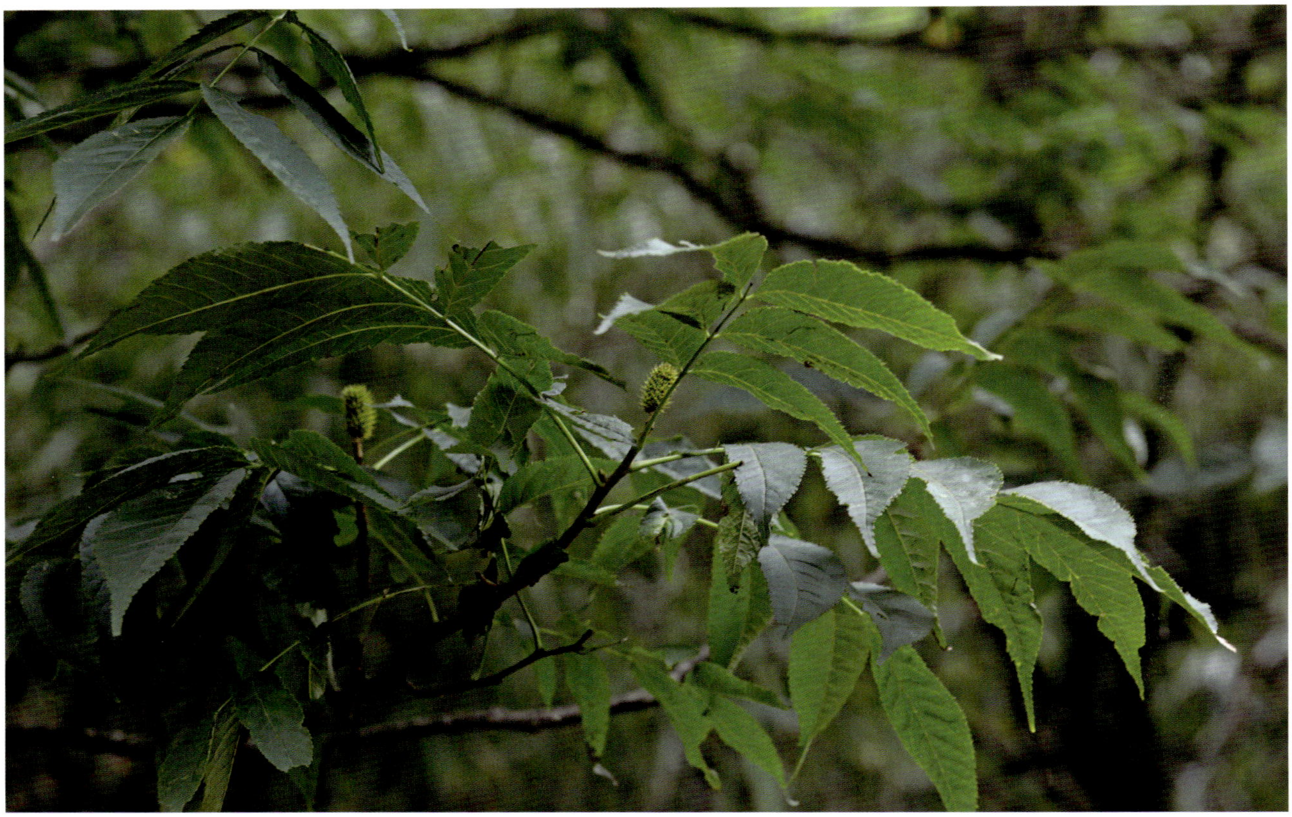

262. 绞股蓝 *Gynostemma pentaphyllum* (Thunb.) Makino

分类位置 葫芦科 Cucurbitaceae 绞股蓝属 *Gynostemma* Blume。

别　　名 毛绞股蓝，南方人参。

形态特征 草质攀缘植物。茎细弱，具分枝，具纵棱及槽，无毛。叶膜质或纸质，鸟足状，通常具 5 ~ 7 小叶；小叶片卵状长圆形或披针形。卷须纤细，二歧，无毛。花雌雄异株。雄花圆锥花序，花序轴纤细，多分枝；花梗丝状，基部具钻状小苞片；花萼筒极短，5 裂；花冠淡绿色或白色；雄蕊 5，花丝短，联合成柱，花药着生于柱之顶端。雌花圆锥花序短小，花萼及花冠似雄花；子房球形，花柱 3 枚，柱头 2 裂；具退化雄蕊 5 枚。果实肉质不裂，球形，倒垂种子 2 粒。种子卵状心形，灰褐色。花期 3 ~ 11 月，果期 4 ~ 12 月。

资源现状 多生于海拔 300 ~ 1500m 的沟谷林缘、山地疏林中或路旁灌丛中，全市常见。资源量较丰富，“福九味”之一，民间常以全草或叶加工后用于清热利咽等。

功效应用 根状茎：苦，寒；清热解毒，止咳祛痰；用于慢性支气管炎，传染性肝炎，肾盂炎，胃肠炎等。全草：微甘，凉；益气健脾，化痰止咳，清热解毒；用于体虚乏力，虚劳失精，白细胞减少症，高脂血症，病毒性肝炎，慢性胃肠炎，慢性气管炎。

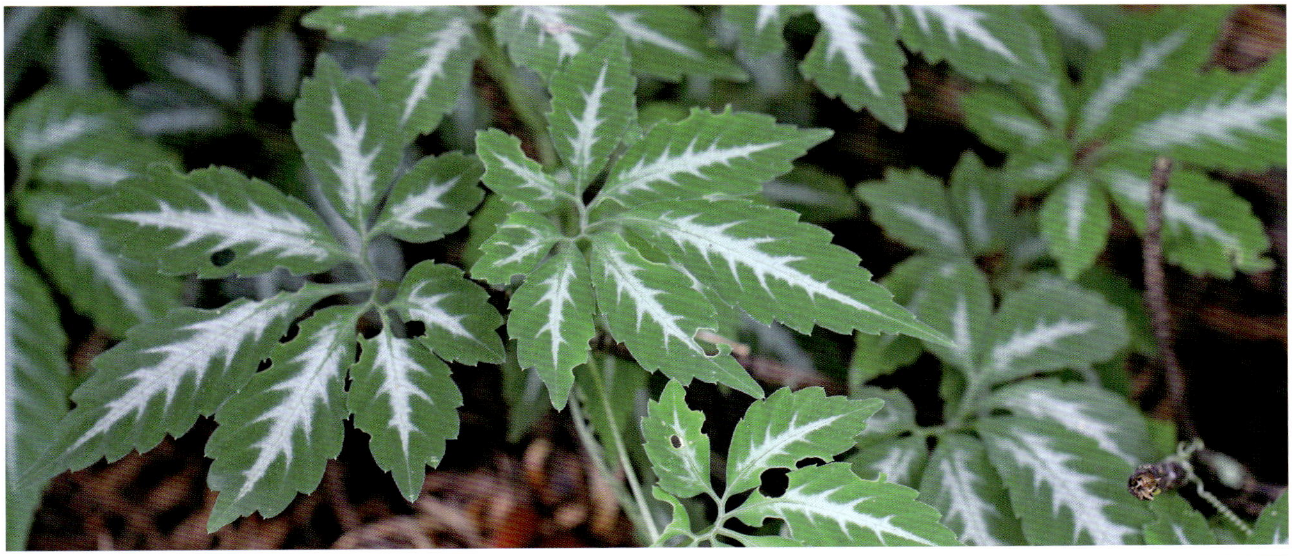

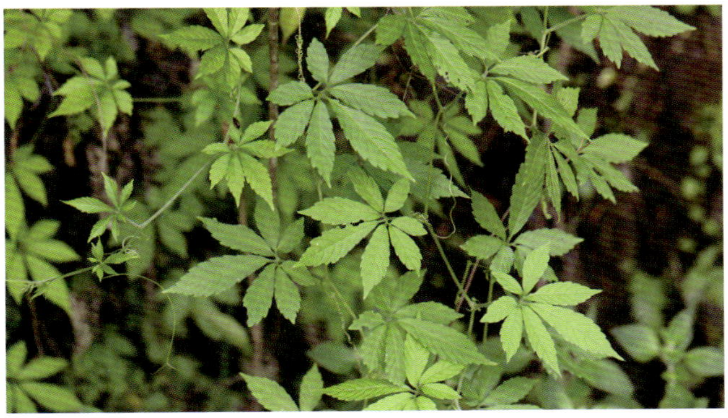

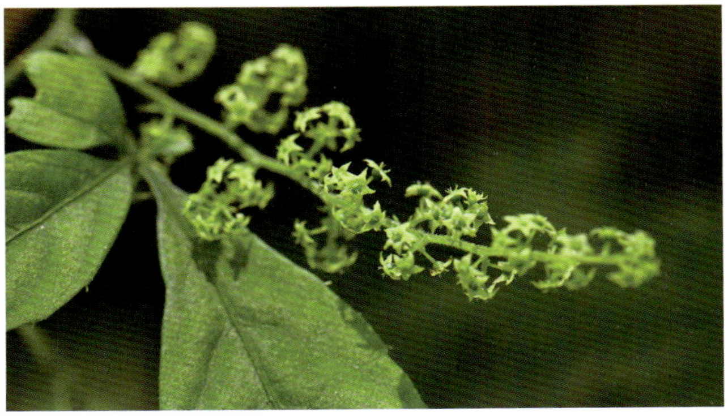

263. 浙江雪胆 *Hemsleya zhejiangensis* C. Z. Zheng

分类位置 葫芦科 Cucurbitaceae 雪胆属 *Hemsleya* Cogn. ex F. B. Forbes & Hemsl.。

形态特征 多年生攀缘草本。具膨大块根成串状着生。茎和小枝细弱，节上被毛较密。卷须线状，先端二歧。趾状复叶；小叶椭圆状披针形，叶两面沿中肋及侧脉疏被小刺毛。花雌雄异株。雄花：蝎尾状聚伞花序，花序轴曲折，花梗发状；花冠浅黄色，扁球形，裂片 5，近肉质，倒卵形，向后反折，内面密被糠秕状短柔毛；雄蕊 5。果实极长棒形，上具纵纹 10 条，密布细疣突。种子暗棕色，长圆形，周生厚木栓质翅，密布皱褶，上部不规则齿缺状，基部中央凹缺；种子近圆形或倒卵形，双凸透镜状。花期 6 ~ 9 月，果期 8 ~ 11 月。

资源现状 生于海拔 800m 左右的山谷灌丛或竹林下，分布于国家公园的桐木等地。资源较少，民间少见药用，具有一定的观赏价值。

功效应用 块根：清热解毒，消肿止痛，用于治疗肠炎，菌痢，冠心病，气管炎，慢性宫颈炎。

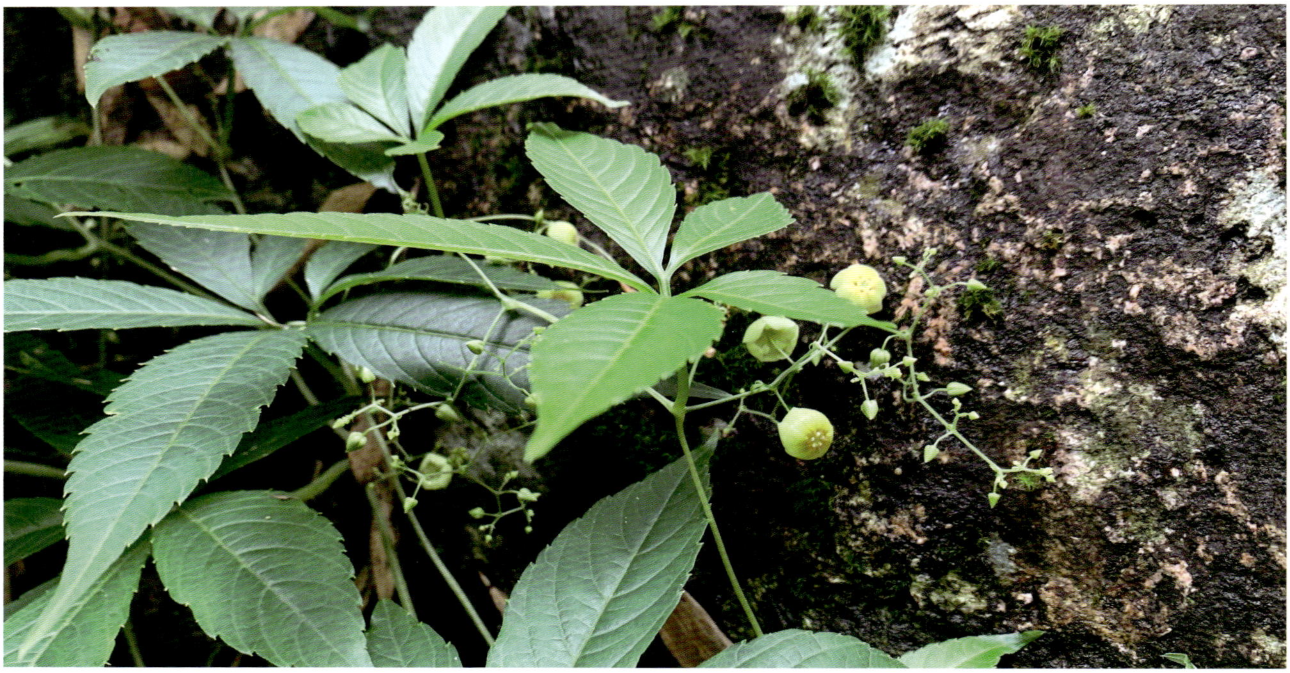

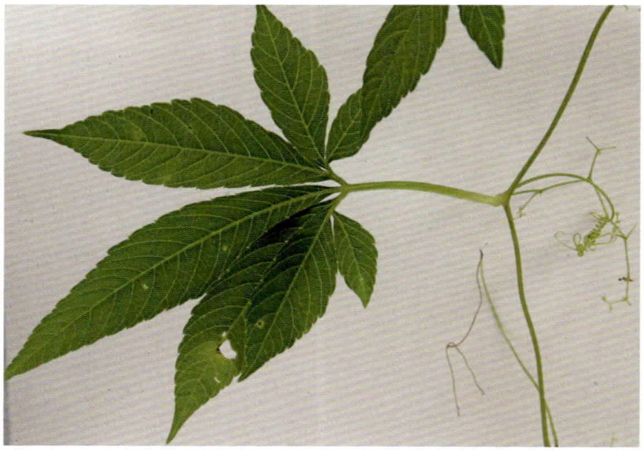

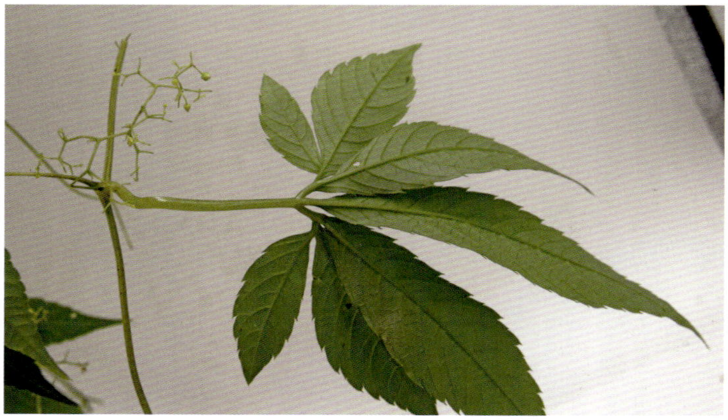

264. 茅　瓜　*Solena heterophylla* Lour.

分类位置　葫芦科 Cucurbitaceae 茅瓜属 *Solena* Lour.。

别　　名　波瓜公，山天瓜，老鼠拉冬瓜，小鸡黄瓜。

形态特征　攀缘草本。块根纺锤状。茎、枝柔弱，无毛，具沟纹。叶柄纤细、短，初时被淡黄色短柔毛，后渐脱落；叶片薄革质，变异极大。卷须纤细，不分歧。雌雄异株。雄花：10 ~ 20 朵生于花序梗顶端，呈伞房状花序；花极小，花梗纤细；花萼筒钟状；花冠黄色，外面被短柔毛，裂片开展，三角形；雄蕊 3，分离，着生于花萼筒基部，花药近圆形，药室弧状弓曲，具毛。雌花：单生于叶腋；子房卵形，柱头 3。果实红褐色，长圆状或近球形。种子数枚，灰白色，近圆球形，边缘不拱起，表面光滑无毛。花期 5 ~ 8 月，果期 8 ~ 11 月。

资源现状　多生于海拔 1500m 以下的山坡路旁、林缘及疏林中或灌丛中，全市各地常见。资源较丰富，民间少见药用。

功效应用　块根：甘、微苦，平；清热解毒，益气消肿；用于多发性脓肿，痈疽肿毒，黄疸，胃痛，肺痈，子宫脱垂，乳汁稀少，急性结膜炎，咽喉肿痛，腮腺炎，关节炎，脱肛，痔漏，湿疹，烧烫伤，外伤出血，淋巴结炎等。叶：用于外伤出血。

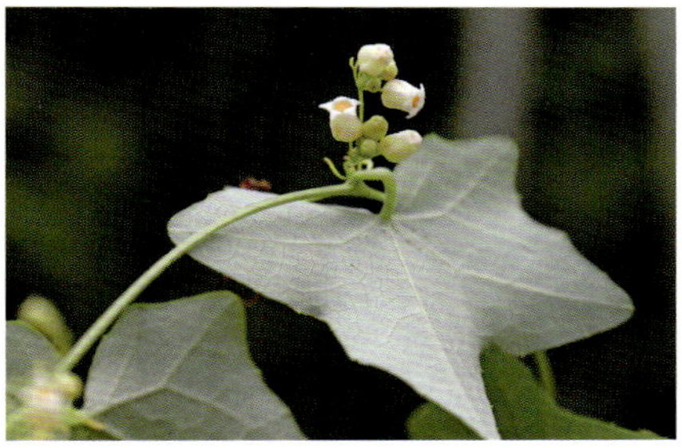
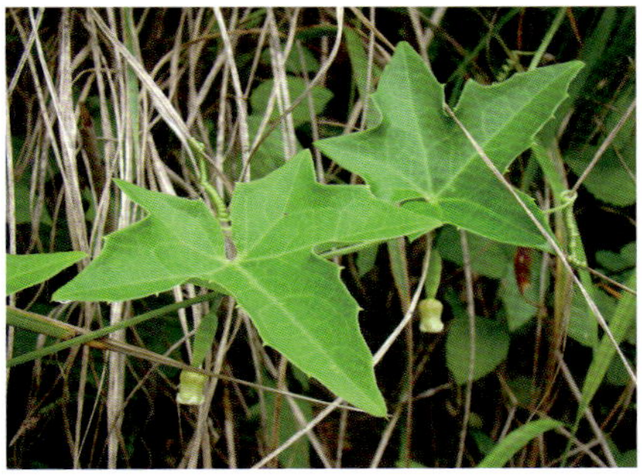
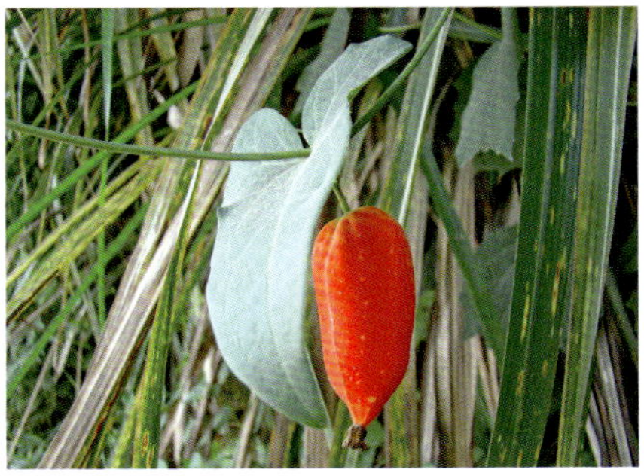
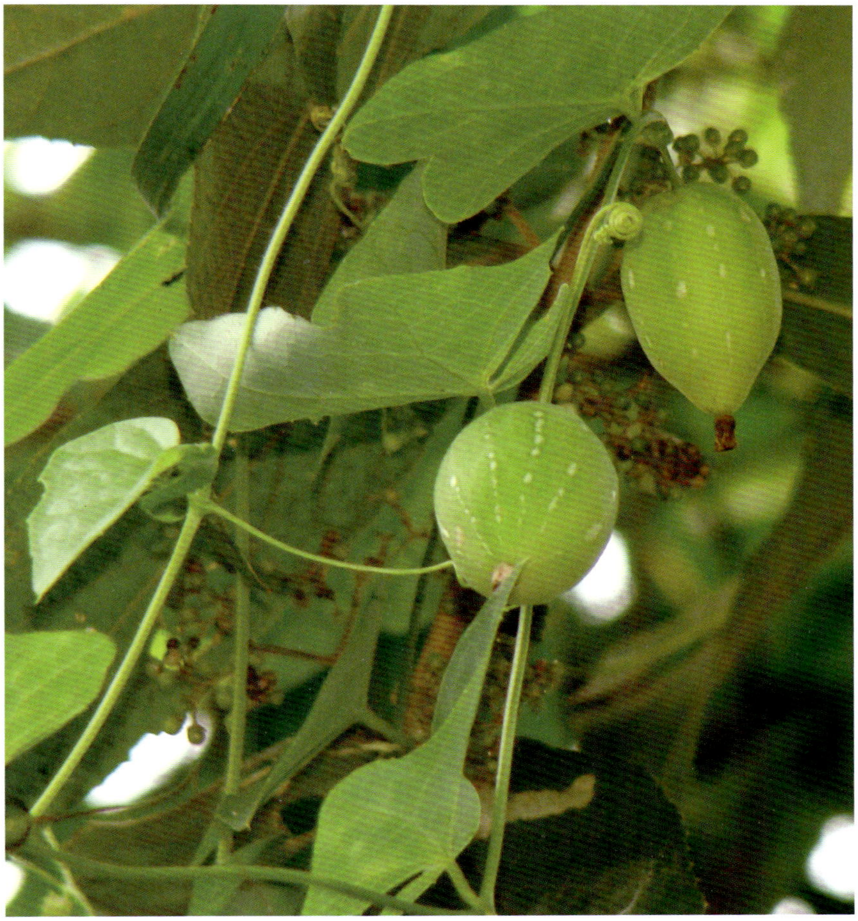

265. 南赤爬 *Thladiantha nudiflora* Hemsl. ex Forbes et Hemsl.

分类位置 葫芦科 Cucurbitaceae 赤瓟属 *Thladiantha* Bunge。

别　　名 丝瓜南，野丝瓜。

形态特征 全体密生柔毛状硬毛；根块状。茎草质攀缘状，有较深的棱沟。叶柄粗壮；叶片质稍硬，卵状心形。卷须稍粗壮，密被硬毛，下部有明显的沟纹。雌雄异株。雄花为总状花序。花萼密生淡黄色长柔毛，筒部宽钟形；花冠黄色；雄蕊5，着生在花萼筒的檐部，花丝有微柔毛，花药卵状长圆形。雌花单生，花梗细，有长柔毛；花萼和花冠同雄花；子房狭长圆形，密被淡黄色的长柔毛状硬毛，花柱粗短，柱头膨大，圆肾形；退化雄蕊5，棒状。果梗粗壮；果实长圆形。种子卵形或宽卵形，表面有明显的网纹。春季、夏季开花，秋季果成熟。

资源现状 生于海拔600～800m沟谷林缘阴湿的灌丛中，全市较常见。资源较丰富，民间少见药用。

功效应用 根：苦，寒；通乳，清热利胆；用于乳汁不下，乳房胀痛等。果实：酸、苦，平；理气活血，祛痰利湿；用于跌打损伤，嗳气吐酸，黄疸，泄泻，痢疾，肺痨咯血等。

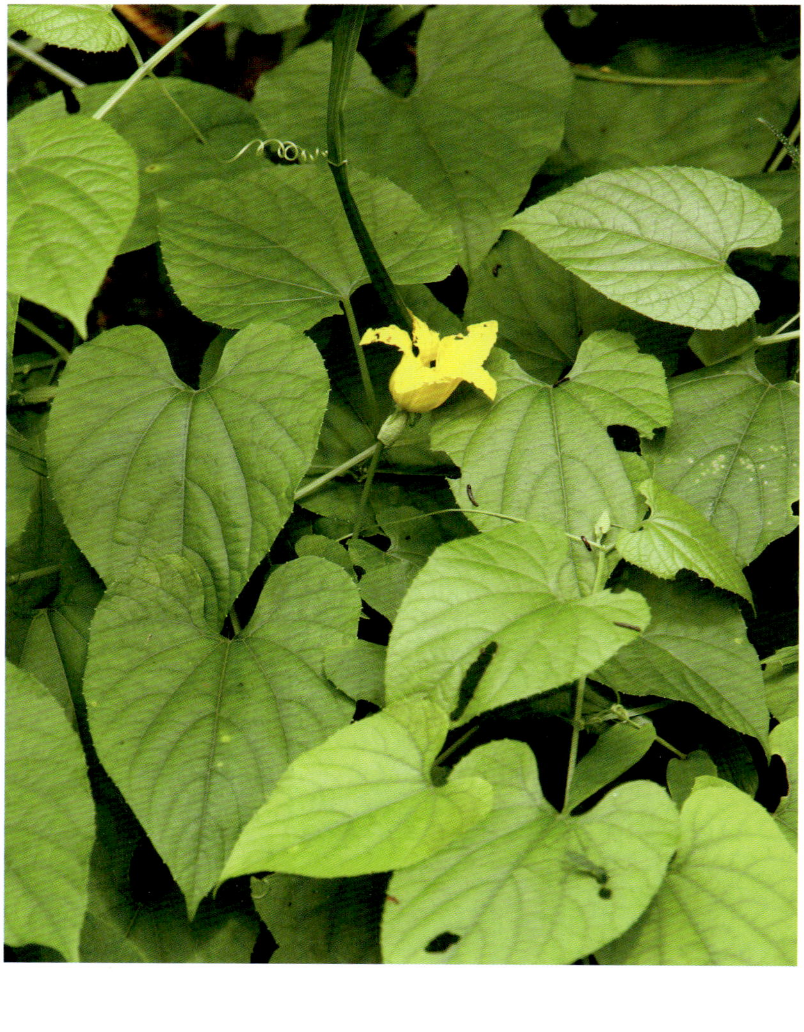
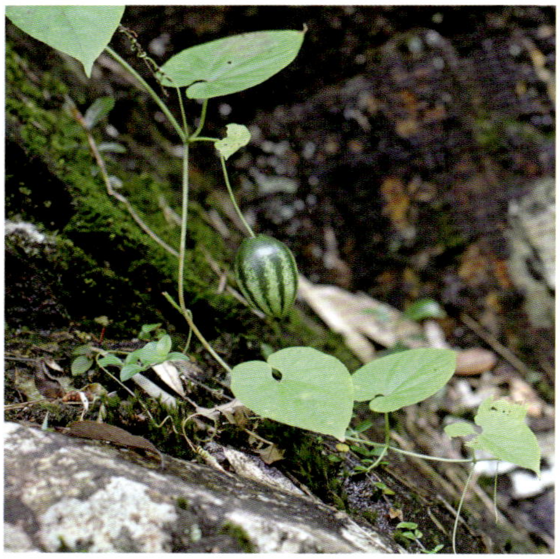
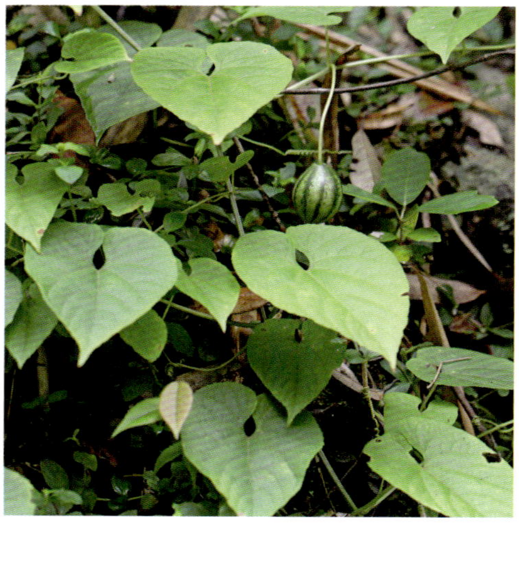

266. 王　瓜　*Trichosanthes cucumeroides* (Ser.) Maxim.

分类位置　葫芦科 Cucurbitaceae 栝楼属 *Trichosanthes* L.。

形态特征　多年生攀缘藤本。块根纺锤形，肥大。茎细弱，多分枝，具纵棱及槽，被短柔毛。叶片纸质，轮廓阔卵形或圆形，常 3 ~ 5 浅裂至深裂；叶柄具纵条纹，密被短茸毛及稀疏短刚毛状硬毛。花雌雄异株。雄花组成总状花序，或 1 单花与之并生；花梗短，被短茸毛；小苞片线状披针形；花萼筒喇叭形，被短茸毛，裂片线状披针形；花冠白色，裂片长圆状卵形，具极长的丝状流苏；花药药隔有毛；退化雌蕊刚毛状。果实成熟时橙红色；果柄被短柔毛。种子横长圆形，深褐色，近圆形，表面具瘤状突起。花期 5 ~ 8 月，果期 8 ~ 11 月。

资源现状　多生于海拔 500 ~ 1300m 的沟谷林中或林缘灌丛中，全市各地较常见。资源量较丰富，民间少见药用。

功效应用　块根：苦，寒；清热利水，排脓消肿，止痛；用于痈肿，多发性脓肿，睾丸炎，胃痛，小便不利，急性扁桃体炎，跌打损伤等。果实：苦，寒；清热通乳；用于乳汁不通，噎嗝等。种子（王瓜子）：微苦，平；清热凉血；用于黄疸，吐血，鼻衄，痢疾，便血等。

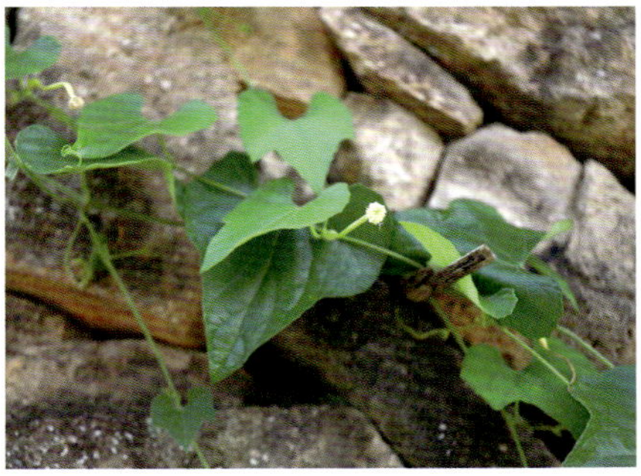
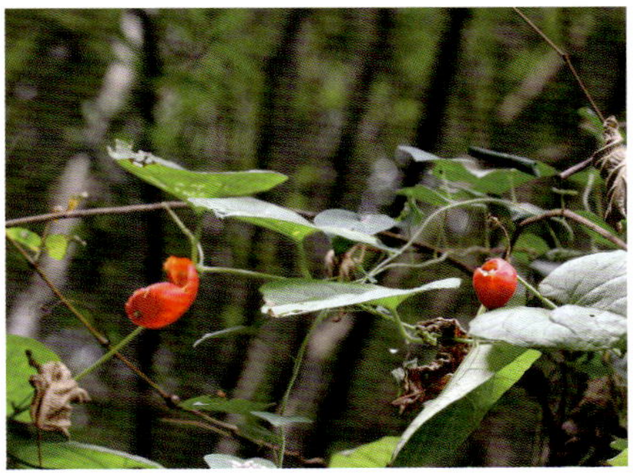
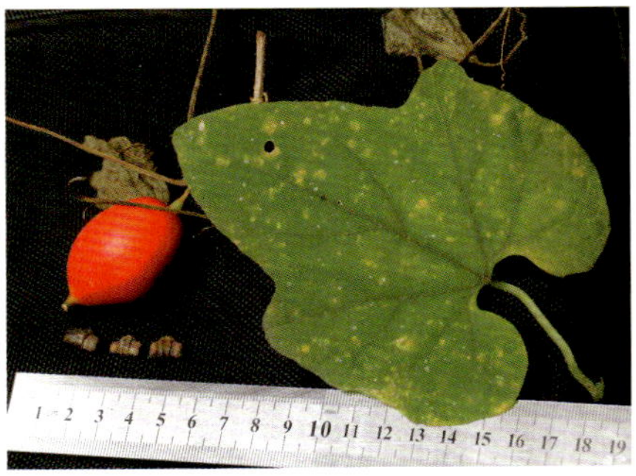
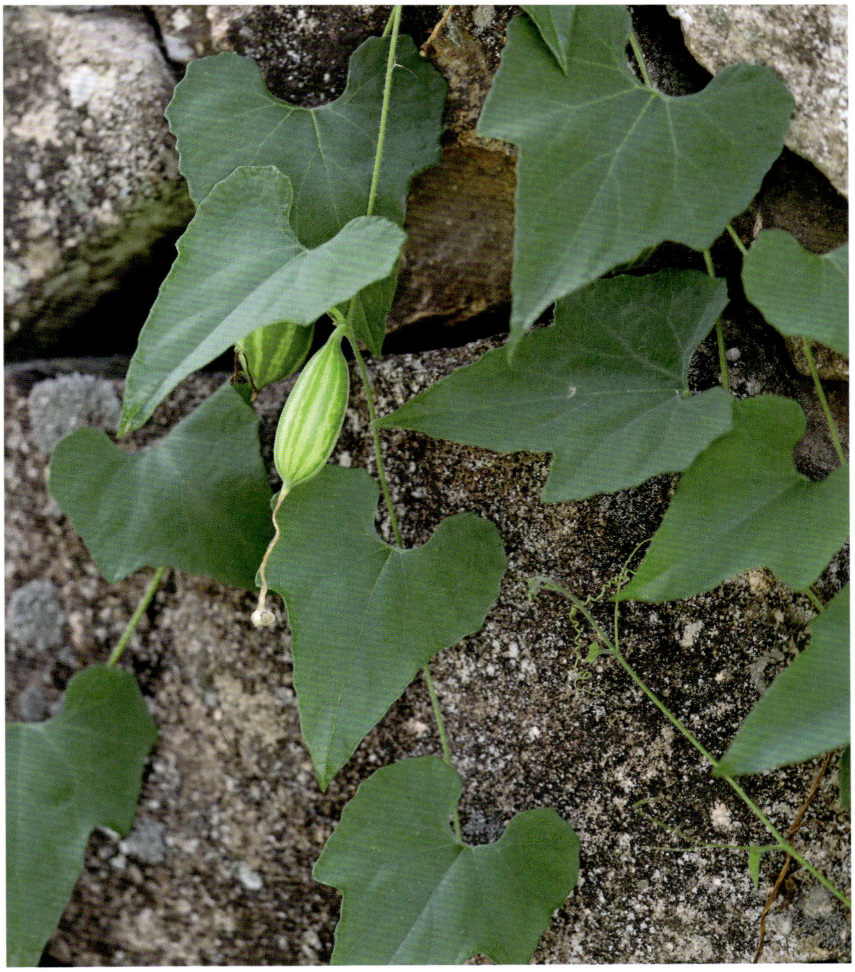

267. 栝　楼 *Trichosanthes kirilowii* Maxim.

分类位置 葫芦科 Cucurbitaceae 栝楼属 *Trichosanthes* L.。

别　　名 药瓜，瓜楼，瓜蒌。

形态特征 攀缘藤本。块根圆柱状，粗大肥厚，富含淀粉，淡黄褐色。茎较粗，多分枝，被白色伸展柔毛。叶片纸质，轮廓近圆形；叶柄具纵条纹，被长柔毛。卷须三至七歧，被柔毛。花雌雄异株。雄总状花序单生，总状花序粗壮，具纵棱与槽，被微柔毛，顶端有 5～8 花；花萼筒筒状；花冠白色，裂片倒卵形，顶端中央具 1 绿色尖头，两侧具丝状流苏，被柔毛；花药靠合，花丝分离，粗壮，被长柔毛。雌花单生；花萼筒圆筒形；子房椭圆形，绿色，柱头 3。果实椭圆形，成熟时黄褐色；种子卵状椭圆形，压扁，淡黄褐色。花期 5～8 月，果期 8～10 月。

资源现状 多生于海拔 1000m 以下的山坡林下、灌丛中或林缘，全市各地较常见。资源较丰富，民间少见药用，种子可炒食。

功效应用 **根（天花粉）：**甘、微苦，微寒；清热泻火，生津止渴，消肿排脓；用于热病烦渴，肺热燥咳，内热消渴，疮疡肿毒。**果实（瓜蒌）：**甘、微苦，寒；清热涤痰，宽胸散结，润燥滑肠；用于肺热咳嗽，痰浊黄稠，胸痹心痛，结胸痞满，乳痈，肺痈，肠痈，大便秘结。**果皮（瓜蒌皮）：**甘，寒；清热化痰，利气宽胸；用于痰热咳嗽，胸闷胁痛。**种子（瓜蒌子）：**甘，寒；润肺化痰，滑肠通便；用于燥咳痰黏，肠燥便秘。

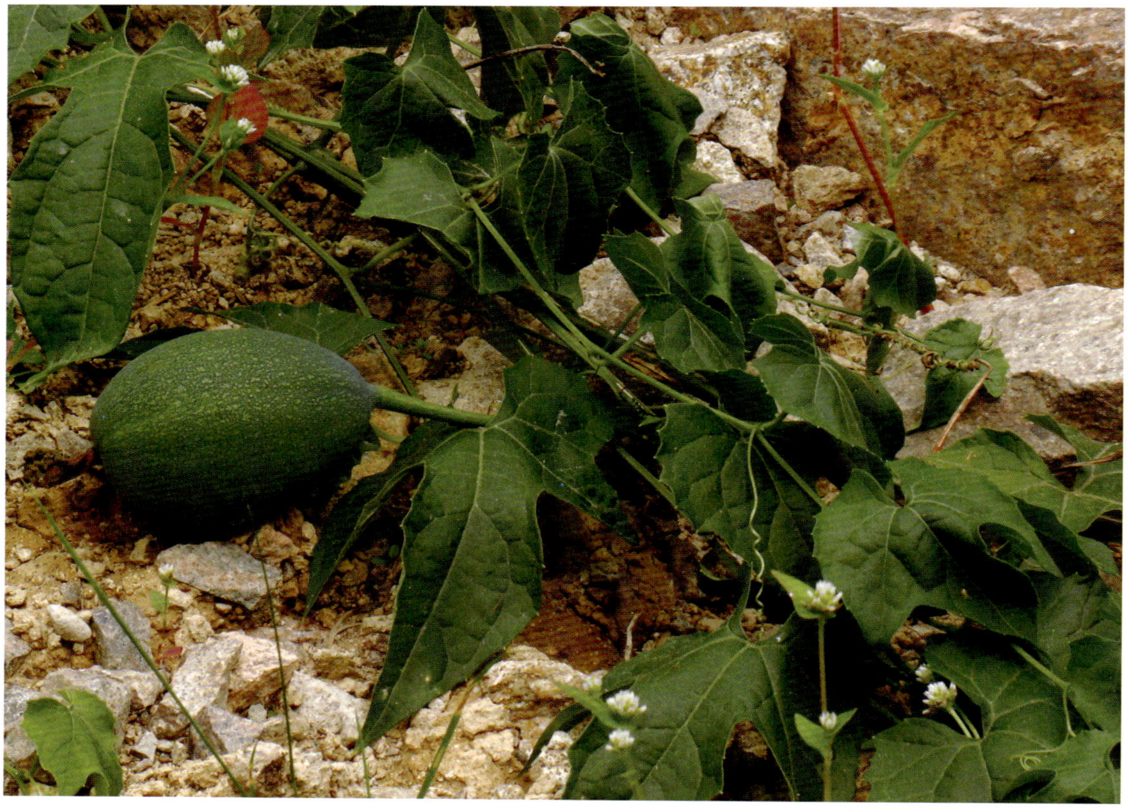

268. 长萼栝楼　*Trichosanthes laceribractea* Hayata

分类位置　葫芦科 Cucurbitaceae 栝楼属 *Trichosanthes* L.。

别　　名　吊瓜，小栝楼。

形态特征　攀缘草本。茎具纵棱及槽，无毛。单叶互生，叶片纸质，形状变化较大，常 3 ~ 7 浅至深裂，裂片三角形；叶柄具纵条纹，被短刚毛状刺毛，后为白色糙点。卷须二至三歧。花雌雄异株。雄花：总状花序腋生，总梗粗壮，具纵棱及槽；小苞片阔卵形，内凹，宽近于长，边缘具长细裂片；花萼筒狭线形；花冠白色，裂片倒卵形，边缘具纤细长流苏；药隔被淡褐色柔毛。雌花单生，花梗基部具 1 线状披针形的苞片，边缘具齿裂；花萼筒圆柱状，萼齿线形，全缘；花冠同雄花；子房卵形。果实球形至卵状球形，成熟时橙黄色。种子长方形，灰褐色，两端钝圆或平截。花期 7 ~ 8 月，果期 9 ~ 10 月。

资源现状　生于海拔 200 ~ 1020m 的山谷密林中或山坡路旁，吴屯、岚谷等地有引种栽培。资源丰富，民间常以"栝楼"称之，收种子食用。

功效应用　根：生津止渴，降火润燥。果实：甘、苦，寒；润肺，化痰，散结，滑肠；用于痰热咳嗽，结胸，消渴，便秘。种子：用于燥咳痰黏，肠燥便秘等。

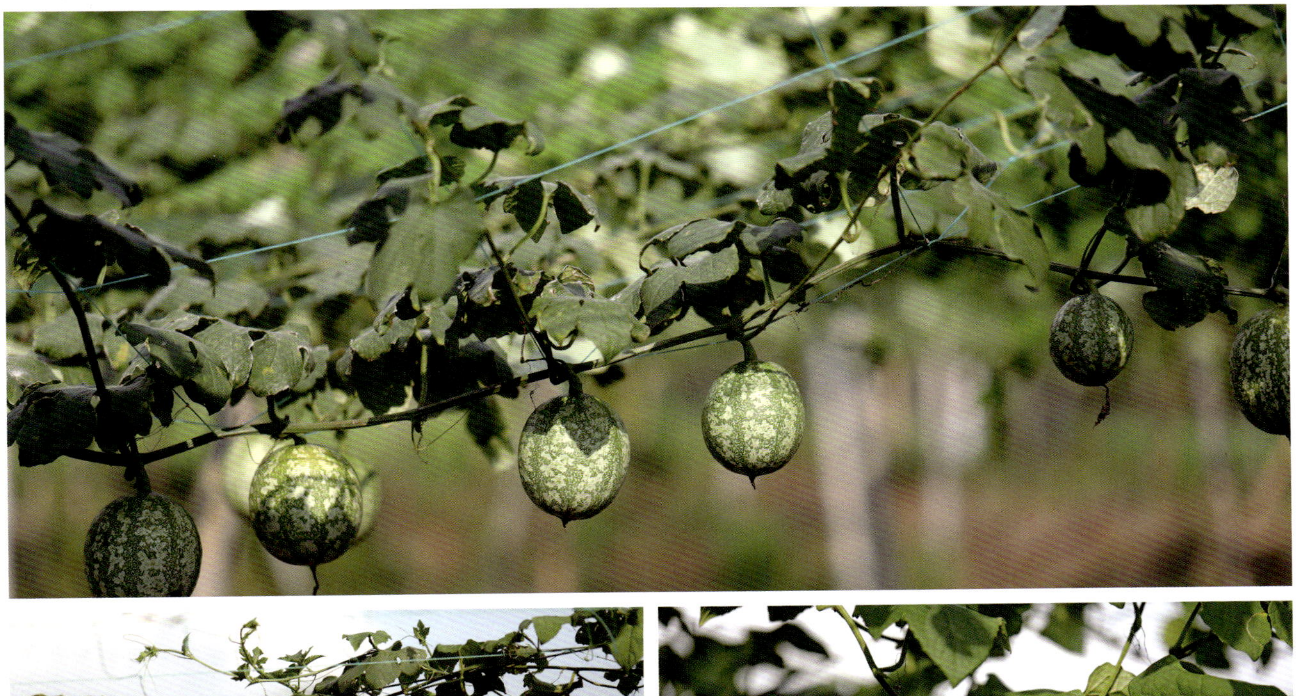

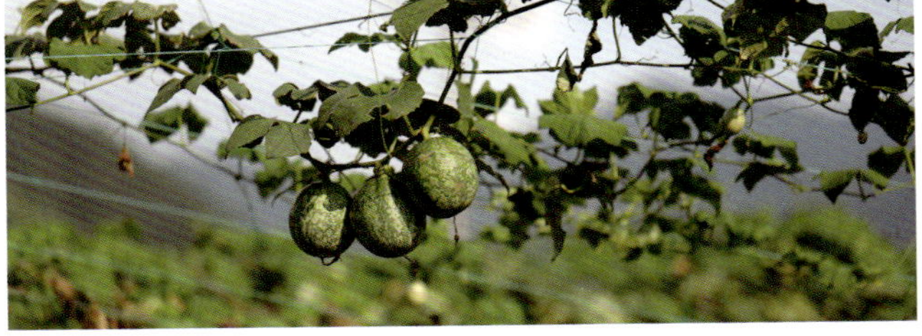

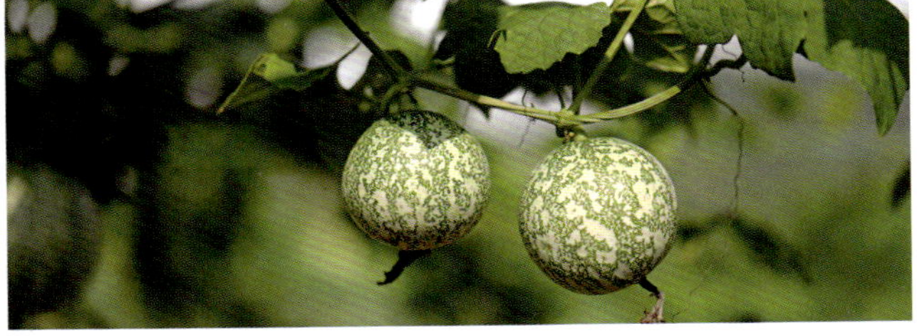

269. 槭叶秋海棠 *Begonia digyna* Irmsch.

分类位置 秋海棠科 Begoniaceae 秋海棠属 *Begonia* L.。

形态特征 多年生草本，高 25 ~ 37cm。根状茎短，通常横走；茎直立或斜升，有纵棱，散生卷曲柔毛。叶少数，具长柄；叶片干时膜质，轮廓宽卵形或近圆形；叶柄柔弱，有纵棱，被卷曲淡褐色柔毛。花粉红至玫瑰色，2 ~ 4 朵，腋生；雄花：花梗被卷曲毛；花被片 4，外面 2 枚宽卵形，内面 2 枚长圆倒卵形；雄蕊多数，整体呈球状，花药倒卵长圆形；雌花：花梗被卷曲柔毛，花被片 5，不等大，外面宽卵形；子房椭圆形，疏被毛，2 室。蒴果下垂，被毛；具不等大的 3 翅，翅有网纹。花期 7 月开始，果期 8 月开始。

资源现状 生于常绿阔叶林下阴湿岩石上，零星分布于星村、洋庄等地。资源较少，民间少见药用，具有较好的观赏价值。

功效应用 全草：酸，平；清热解毒，祛风活血。

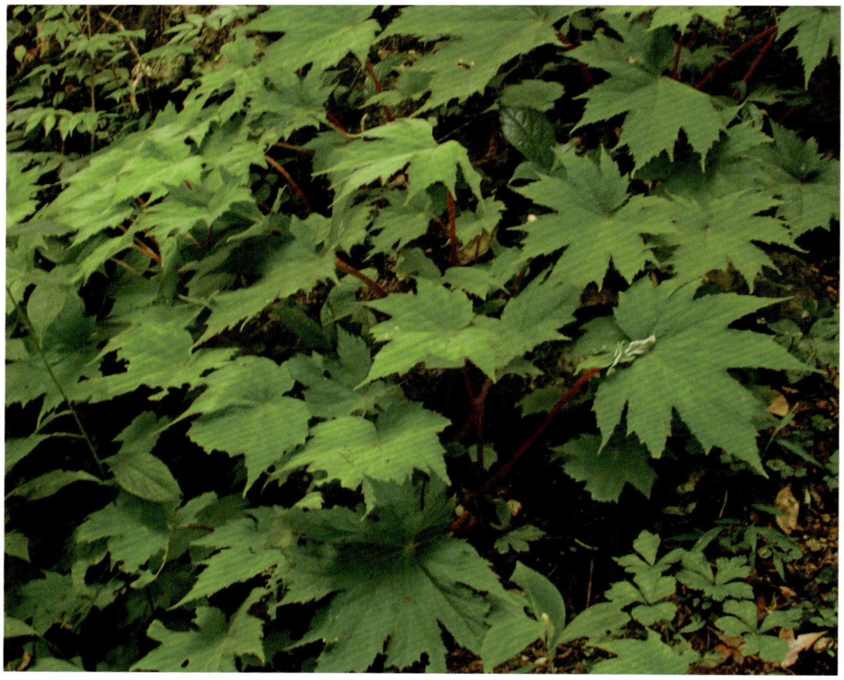
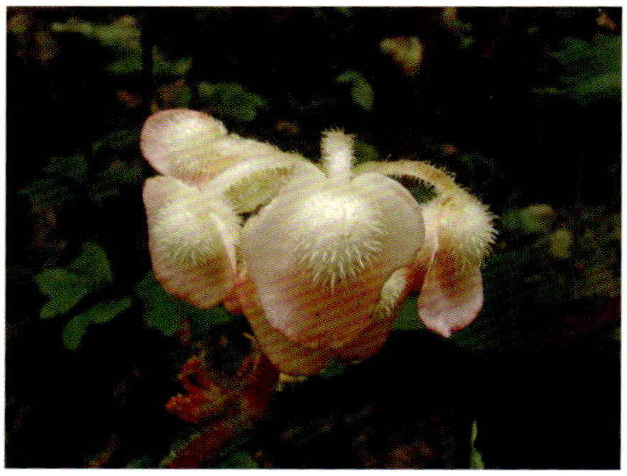
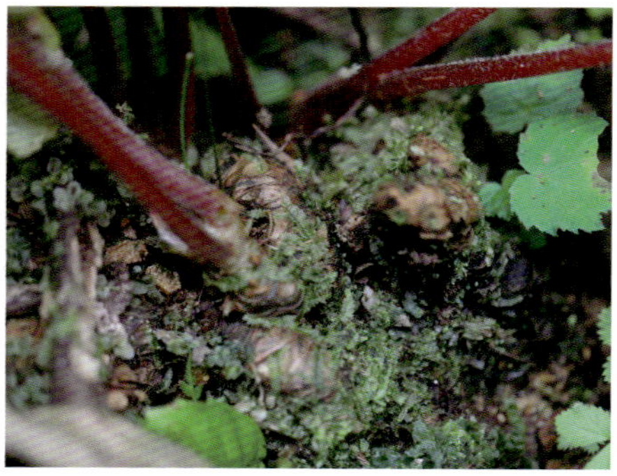
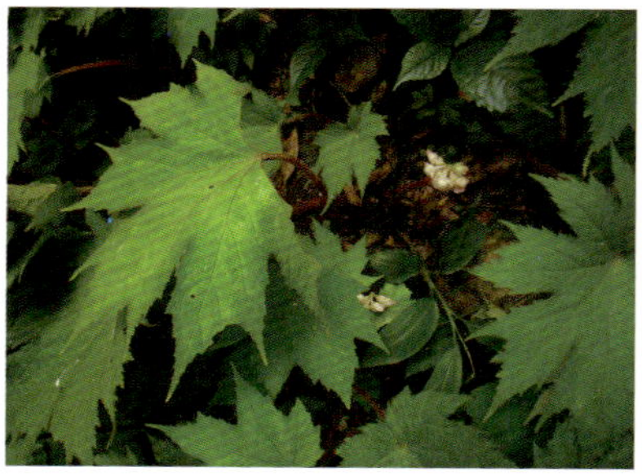
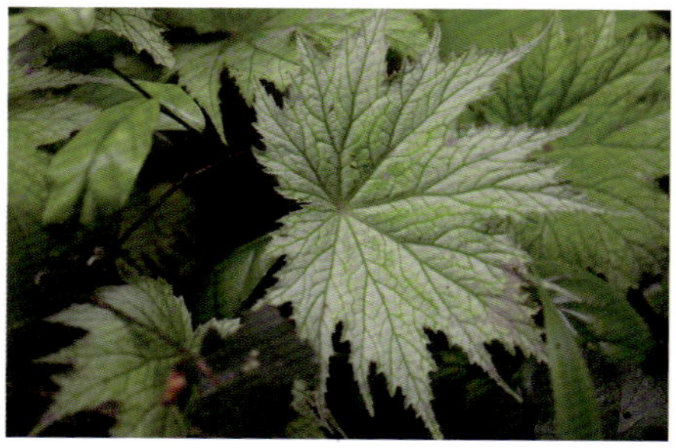
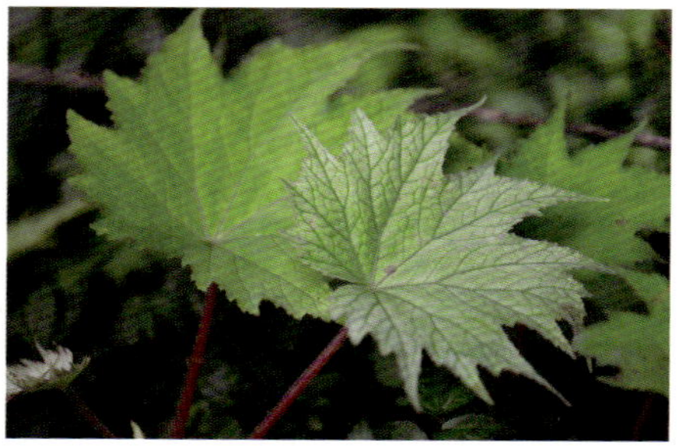

270. 紫背天葵　*Begonia fimbristipula* Hance

分类位置　秋海棠科 Begoniaceae 秋海棠属 *Begonia* L.。

别　　名　散血子，红天葵，天葵秋海棠，夜渡红，紫背秋海棠，一口血。

形态特征　多年生草本。根状茎球状，无地上茎。叶基生，具长柄；叶片两侧略不相等，轮廓宽卵形，先端急尖或渐尖状急尖；托叶小，卵状披针形，先端急尖，顶端带刺芒，边撕裂状。花葶无毛；花粉红色，数朵，二至三回二歧聚伞状花序；下部苞片早落，小苞片膜质，长圆形。雄花：花梗无毛；花被片 4，红色；雄蕊多数，花药长圆形或倒卵长圆形，先端微凹或钝。雌花：花梗无毛，花被片 3，子房长圆形，具不等 3 翅；花柱 3，无毛，柱头增厚，外向扭曲呈环状。蒴果下垂，果梗无毛，轮廓倒卵长圆形。花期 4～5 月，果期 6 月开始。

资源现状　生于海拔 600～800m 的山地上及湿润岩石上，分布于星村等地。资源较少，民间少见药用，具有较好的观赏价值。

功效应用　块茎及全草：甘、淡，凉；清热凉血，止咳化痰，散瘀消肿；用于暑热高热，肺热咳嗽，咯血，跌扑损伤，血瘀疼痛，疮毒，疥癣，烧烫伤等。

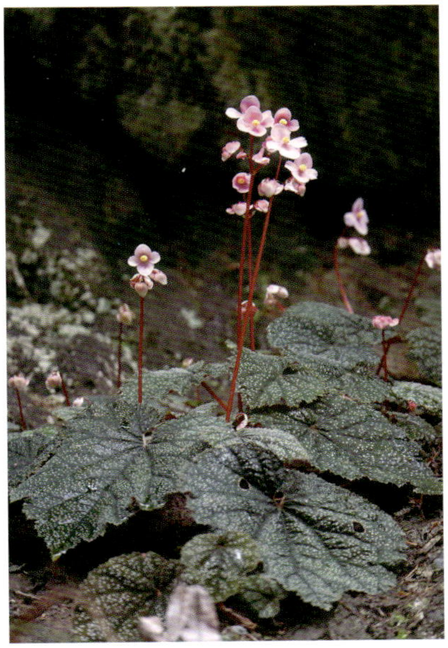
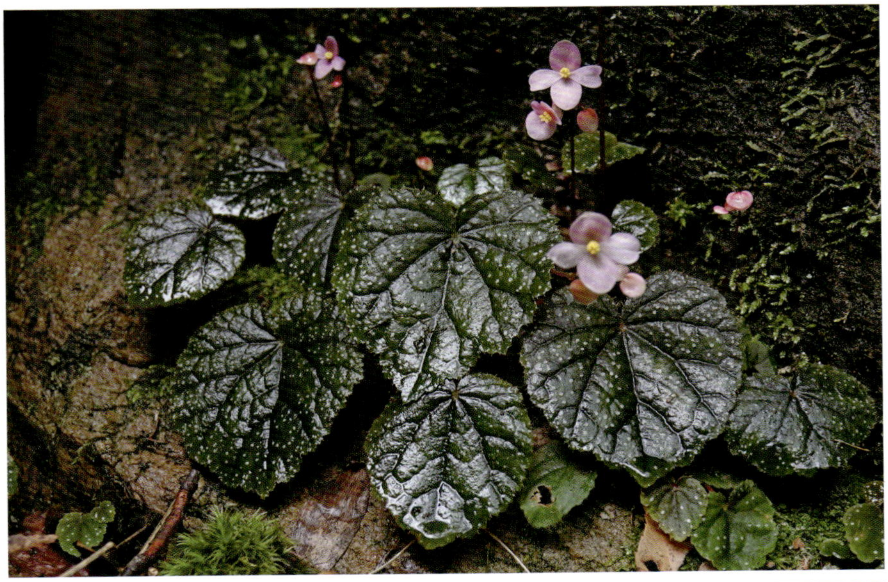
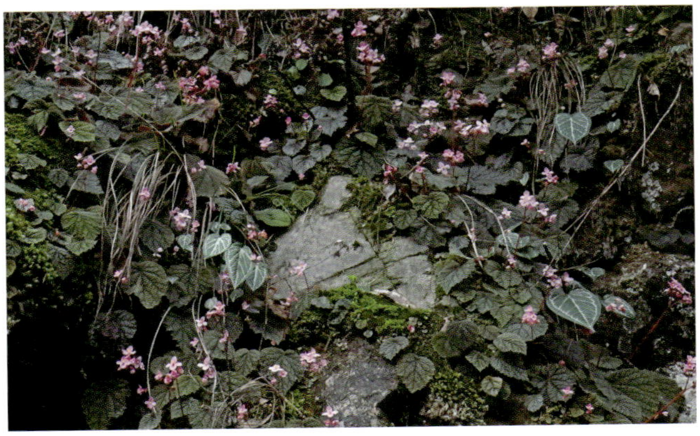
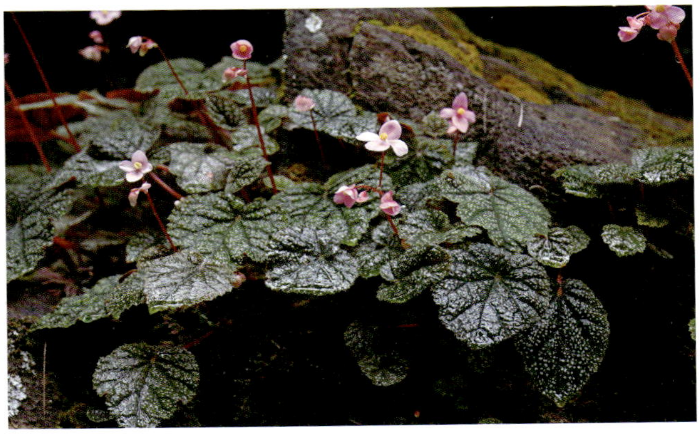

271. 裂叶秋海棠 *Begonia palmata* D. Don

分类位置 秋海棠科 Begoniaceae 秋海棠属 *Begonia* L.。

形态特征 多年生草本，高 20 ~ 50cm。匍匐根状茎伸长，长圆柱状；茎直立，有明显沟纹，被褐色交织绵状绒毛，老时脱落。叶片轮廓斜卵形或偏圆形，掌状 3 ~ 7 浅至中深裂，裂片形状和长短均变化较大；叶柄被褐色长毛；托叶膜质，披针形。花玫瑰色、白色至粉红色，呈二至三回二歧聚伞状花序，密被褐色交织绒毛；苞片大，外面被褐色绒毛。雄花：花梗被褐色毛；花被片 4，外面 2 枚宽卵形至宽椭圆形。雌花：花被片 4 ~ 5，外面宽卵形，被柔毛，向内逐渐变小；子房长圆状倒卵形。蒴果倒卵球形。花期 8 月，果期 9 月开始。

资源现状 生于海拔 750m 以下的林下湿地或水沟边，全市山区较常见。资源较丰富，民间偶见以根状茎用于跌扑损伤，具有较好的观赏价值。

功效应用 全草：酸，凉；清热解毒，化瘀消肿；用于跌扑损伤，吐血，感冒，咳嗽，蛇咬伤，瘰疬等。

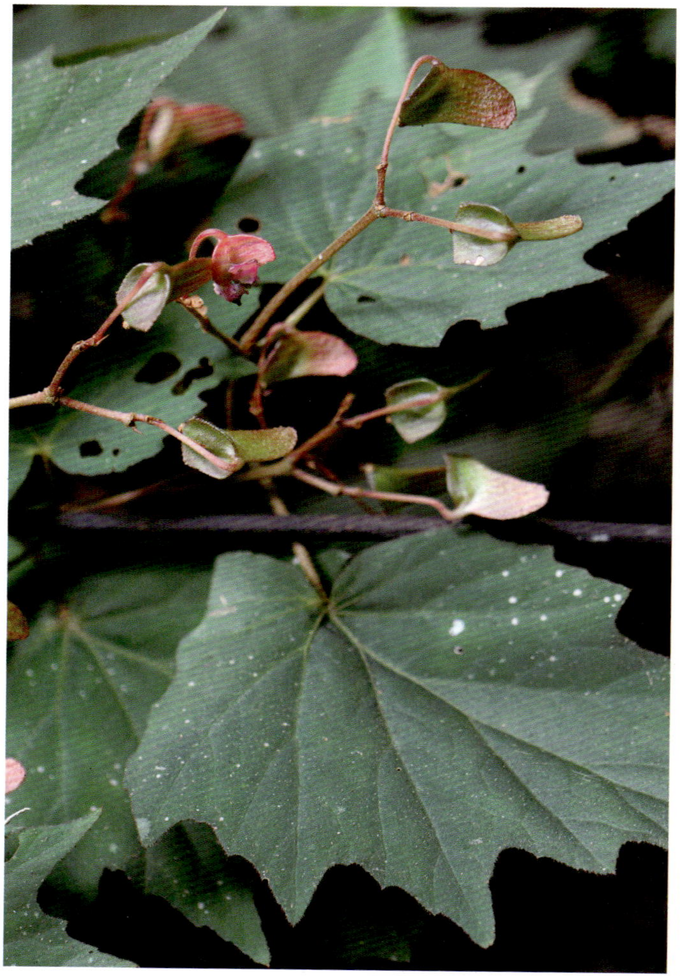

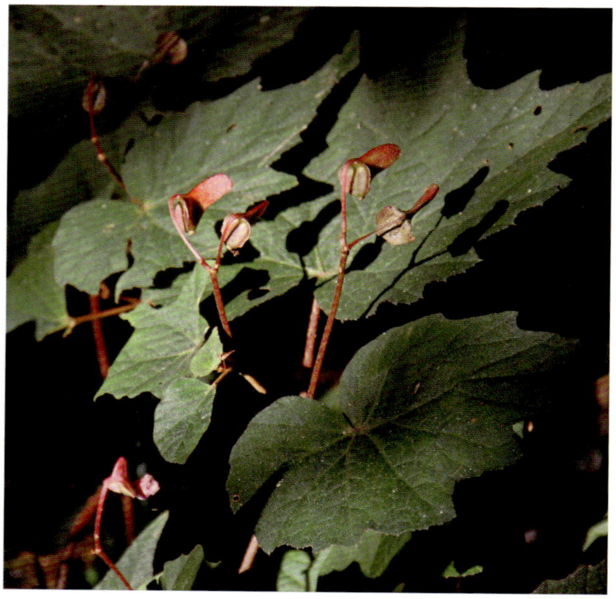

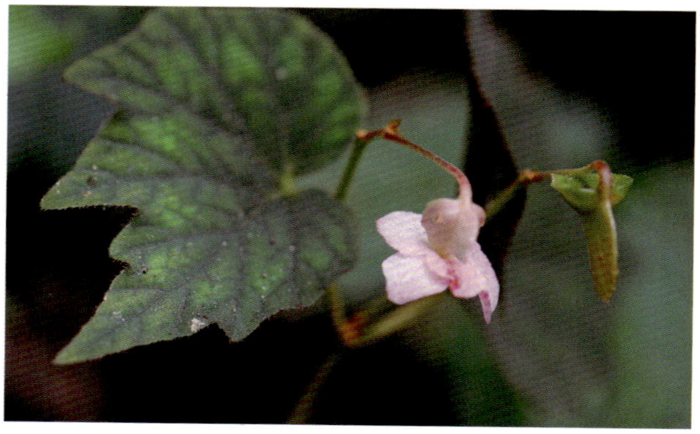

272. 扶芳藤 *Euonymus fortunei* (Turcz.) Hand.-Mazz.

分类位置　卫矛科 Celastraceae 卫矛属 *Euonymus* L.。

别　　名　爬行卫矛，胶东卫矛，胶州卫矛，常春卫矛。

形态特征　常绿藤本灌木。小枝方棱不明显。叶薄革质，椭圆形、长方椭圆形或长倒卵形，宽窄变异较大，可窄至近披针形，先端钝或急尖，基部楔形，边缘齿浅不明显，侧脉细微和小脉全不明显；叶柄长 3 ~ 6mm。聚伞花序 3 ~ 4 次分枝；花序第一次分枝长 5 ~ 10mm，第二次分枝 5mm 以下，最终小聚伞花密集，有花 3 ~ 11 朵，分枝中央有单花；花白绿色，4 数；花盘方形；花丝细长，花药圆心形；子房三角锥状，四棱，粗壮明显，花柱长约 1mm。蒴果粉红色，果皮光滑，近球状；种子长方椭圆状，棕褐色，假种皮鲜红色，全包种子。花期 6 月，果期 10 月。

资源现状　生于林缘、匍匐于水边岩壁、攀缘于树上，全市各地常见。资源丰富，民间少用。

功效应用　茎、叶：苦、甘，温；散瘀止血，舒筋活络；用于腰肌劳损，风湿痹痛，咯血，慢性泄泻，血崩，月经不调，跌扑损伤，骨折，创伤出血等。

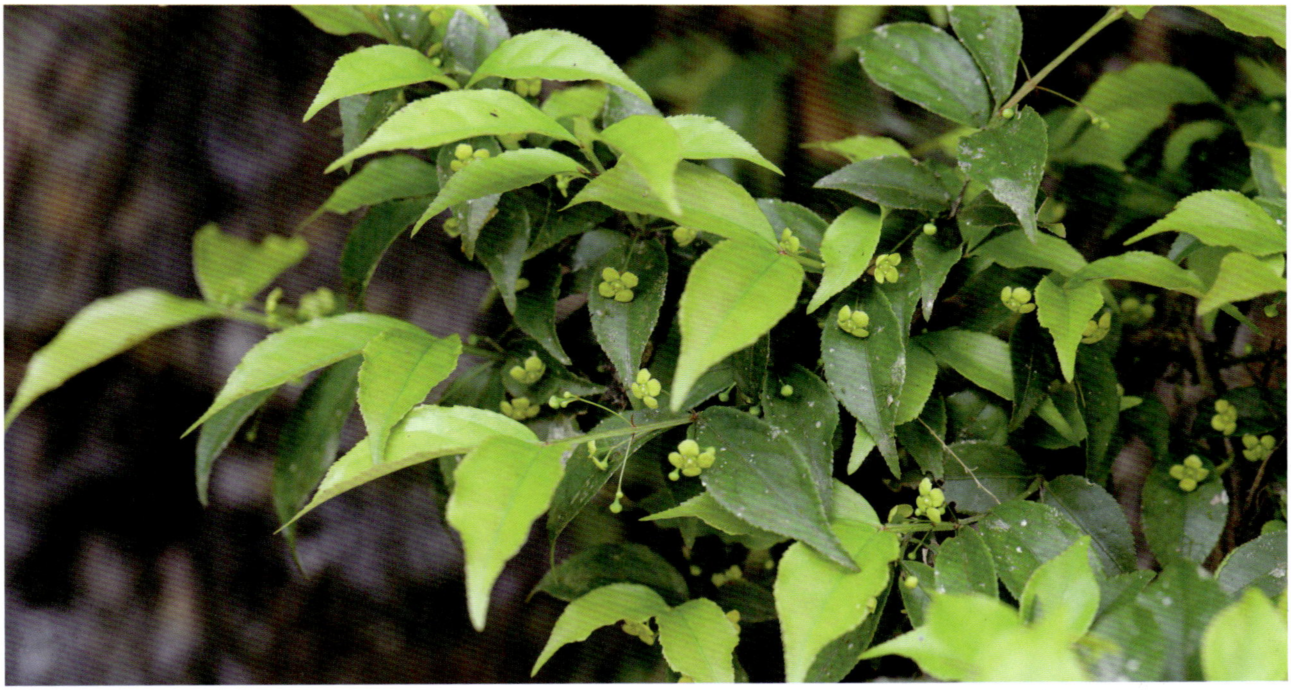

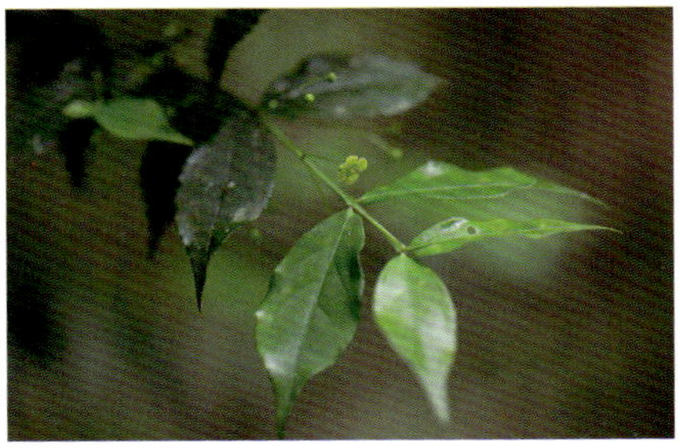

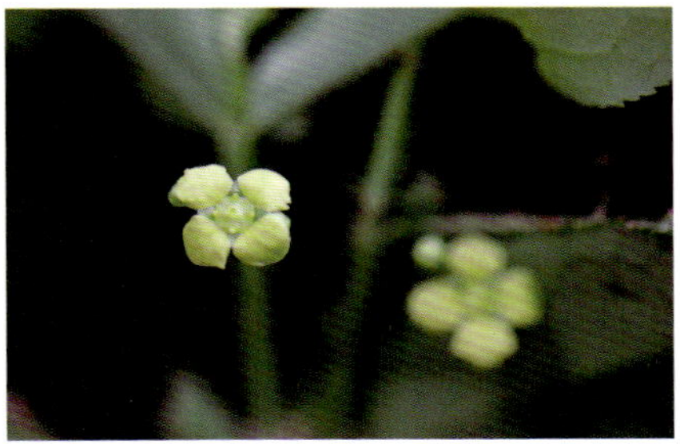

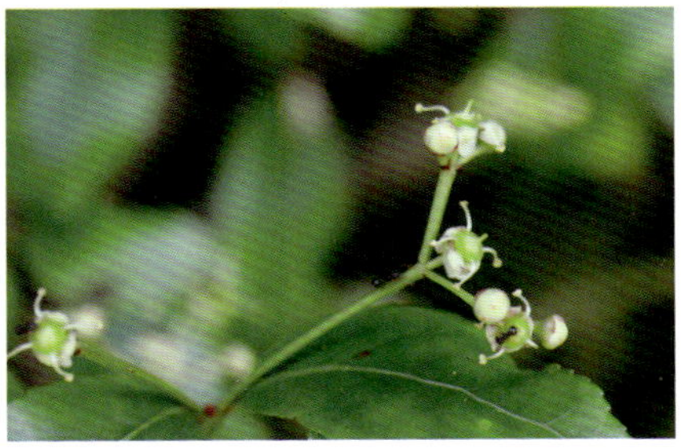

273. 西南卫矛 *Euonymus hamiltonianus* Wall.

分类位置 卫矛科 Celastraceae 卫矛属 *Euonymus* L.。

别　　名 土杜仲，桃叶卫矛。

形态特征 小乔木，高 5 ~ 6m。枝条无栓翅，但小枝的棱上有时有 4 条极窄木栓棱，叶对生，卵状椭圆形至披针形，长 7 ~ 12cm，宽 3 ~ 7cm，先端尖或钝，基部楔形或圆，边缘具浅波状钝圆锯齿，侧脉 7 ~ 9 对；叶柄较粗长，长达 5cm。聚伞花序具 5 至多花；花 4 数，白绿色，径 1 ~ 1.2cm；花萼裂片半圆形；花瓣长圆形或倒卵状长圆形；雄蕊具花丝，生于扁方形花盘边缘上；子房 4 室，具花柱。蒴果倒三角形或倒卵圆形，径 1 ~ 1.5cm，熟时粉红带黄色；种子棕红色，外被橙红色假种皮。花期 5 ~ 6 月，果期 9 ~ 10 月。

资源现状 生于山地林中，分布于黄岗山等地。资源较少，民间少见药用。

功效应用 根、根皮、果实（桃叶卫矛）：微甘，微温；活血，止血，祛风除湿；用于鼻衄，脱疽，风湿痛，跌打损伤，漆疮。

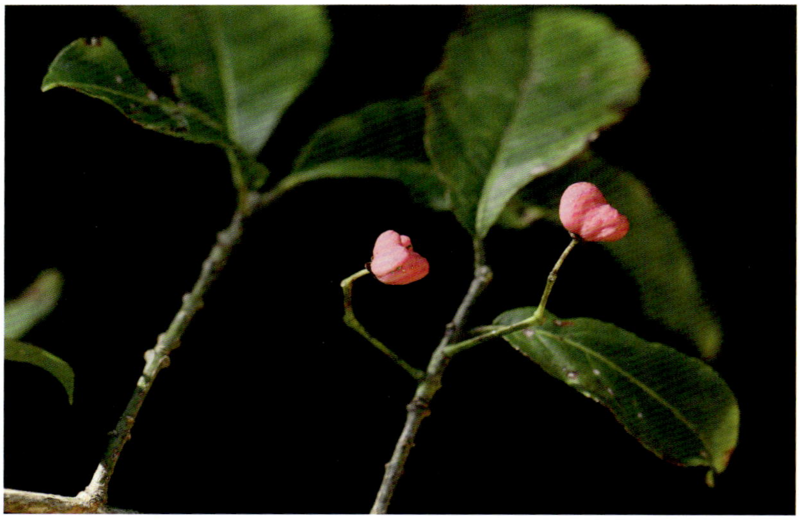
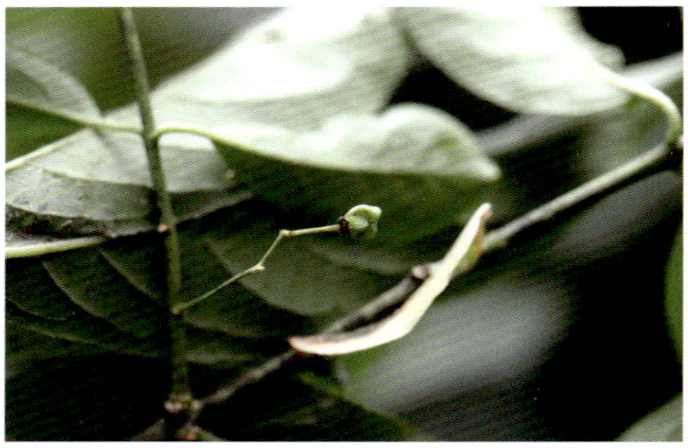
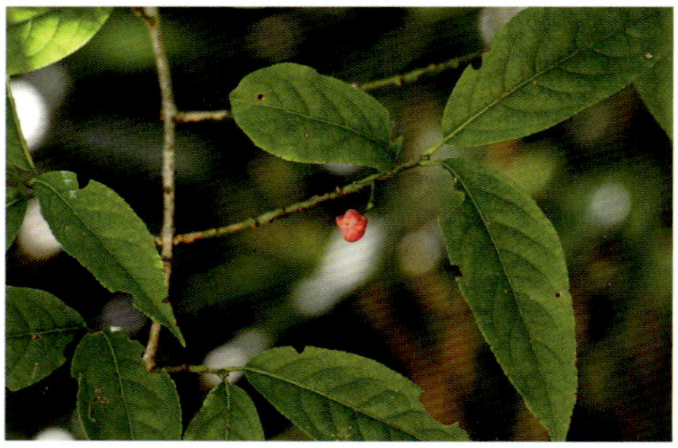
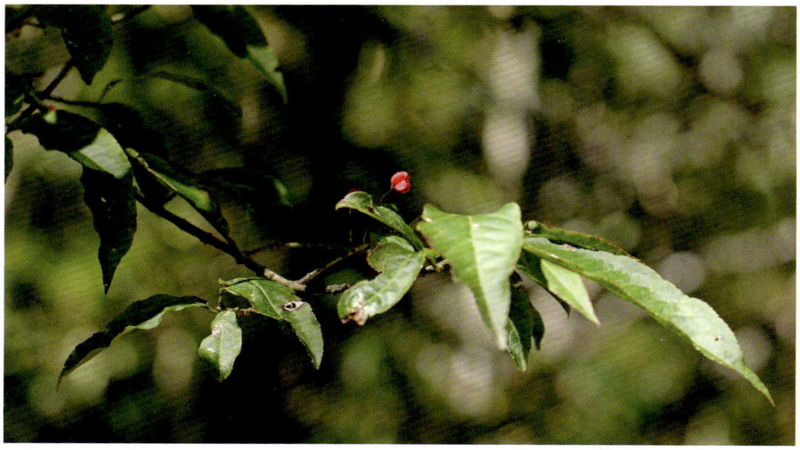
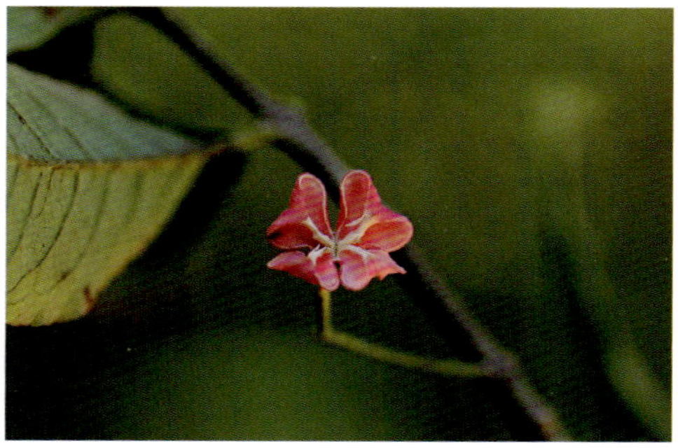

274. 冬青卫矛　*Euonymus japonicus* Thunb.

分类位置　卫矛科 Celastraceae 卫矛属 *Euonymus* L.。

别　　名　卫矛冬青，大叶黄杨，扶芳树，正木，冬青黄杨。

形态特征　灌木，高可达 3m。小枝四棱，具细微皱突。叶革质，有光泽，倒卵形或椭圆形，长 3 ~ 5cm，宽 2 ~ 3cm，先端圆阔或急尖，基部楔形，边缘具有浅细钝齿；叶柄长约 1cm。聚伞花序 5 ~ 12 花，花序梗长 2 ~ 5cm，2 ~ 3 次分枝，分枝及花序梗均扁壮，第三次分枝常与小花梗等长或较短；小花梗长 3 ~ 5mm；花白绿色，直径 5 ~ 7mm；花瓣近卵圆形，长宽各约 2mm，雄蕊花药长圆状，内向；花丝长 2 ~ 4mm；子房每室 2 胚珠，着生中轴顶部。蒴果近球状，直径约 8mm，淡红色；种子每室 1，顶生，椭圆状，长约 6mm，直径约 4mm，假种皮橘红色，全包种子。花期 6 ~ 7 月，果熟期 9 ~ 12 月。

资源现状　全市各地零星栽培。资源量一般，民间偶见以叶捣烂外敷用于疮疡肿毒等，具有较好的观赏价值。

功效应用　根：苦、辛，温；调经止痛；用于月经不调，痛经，跌打损伤，骨折，小便淋痛。

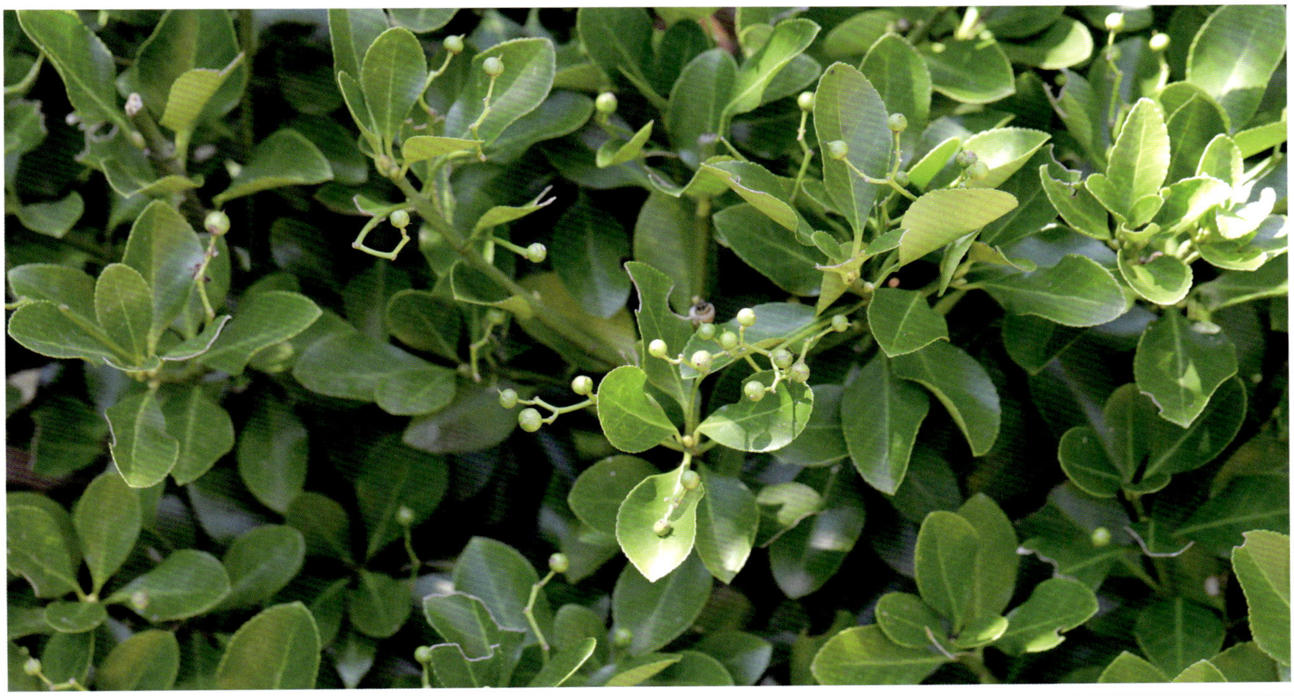

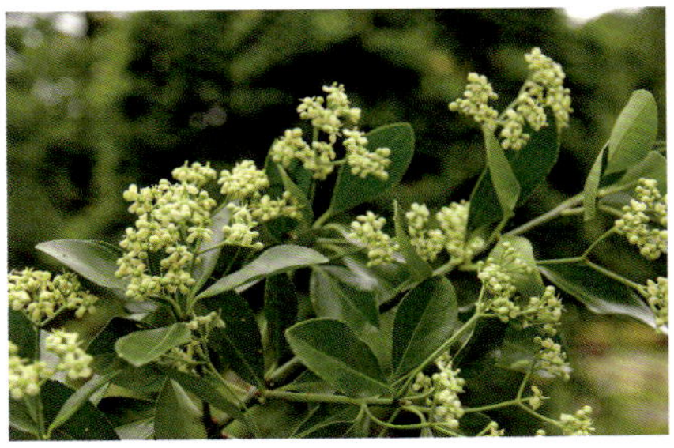

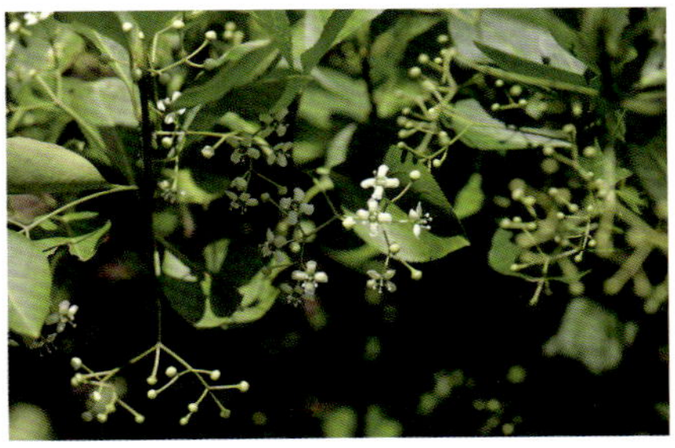

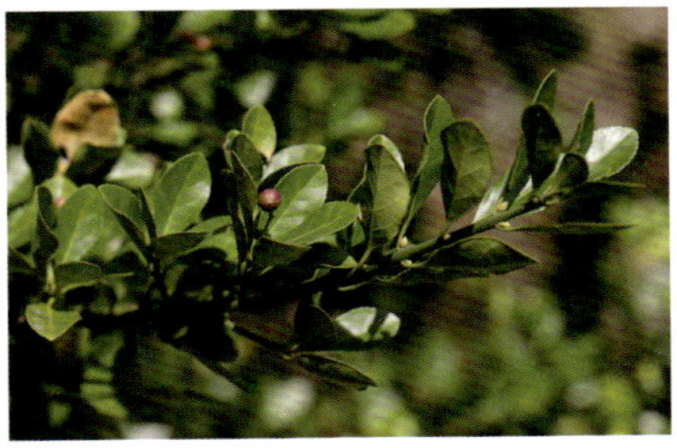

275. 疏花卫矛 *Euonymus laxiflorus* Champ. ex Benth.

分类位置 卫矛科 Celastraceae 卫矛属 *Euonymus* L.。

别　　名 丝棉木，土杜仲，山杜仲。

形态特征 灌木，高达 4m。叶纸质或近革质，卵状椭圆形，长 5 ~ 12cm，宽 2 ~ 6cm，先端钝渐尖，基部阔楔形或稍圆，侧脉多不明显。聚伞花序分枝疏松，5 ~ 9 花；花紫色，5 数，直径约 8mm；萼片边缘常具紫色短睫毛；花瓣长圆形，基部窄；花盘 5 浅裂，裂片钝；雄蕊无花丝，花药顶裂；子房无花柱，柱头圆。蒴果紫红色，倒圆锥状，直径约 9mm，先端稍平截；种子长圆状，长 5 ~ 9mm，直径 3 ~ 5mm，种皮枣红色，假种皮橙红色，成浅杯状包围种子基部。花期 3 ~ 6 月，果期 7 ~ 11 月。

资源现状 生于山坡林下的灌丛中或水边较阴湿处，全市各地零星分布。资源较少，民间常以根炖药膳用于壮腰膝等，近年野生资源受采挖影响较大，具有较好的观赏价值。

功效应用 根、茎皮、叶（土杜仲）：甘、辛，微温；益肾气，健腰膝。根、茎皮：用于水肿，腰膝酸痛，跌扑损伤，骨折。叶：用于骨折，跌打损伤。

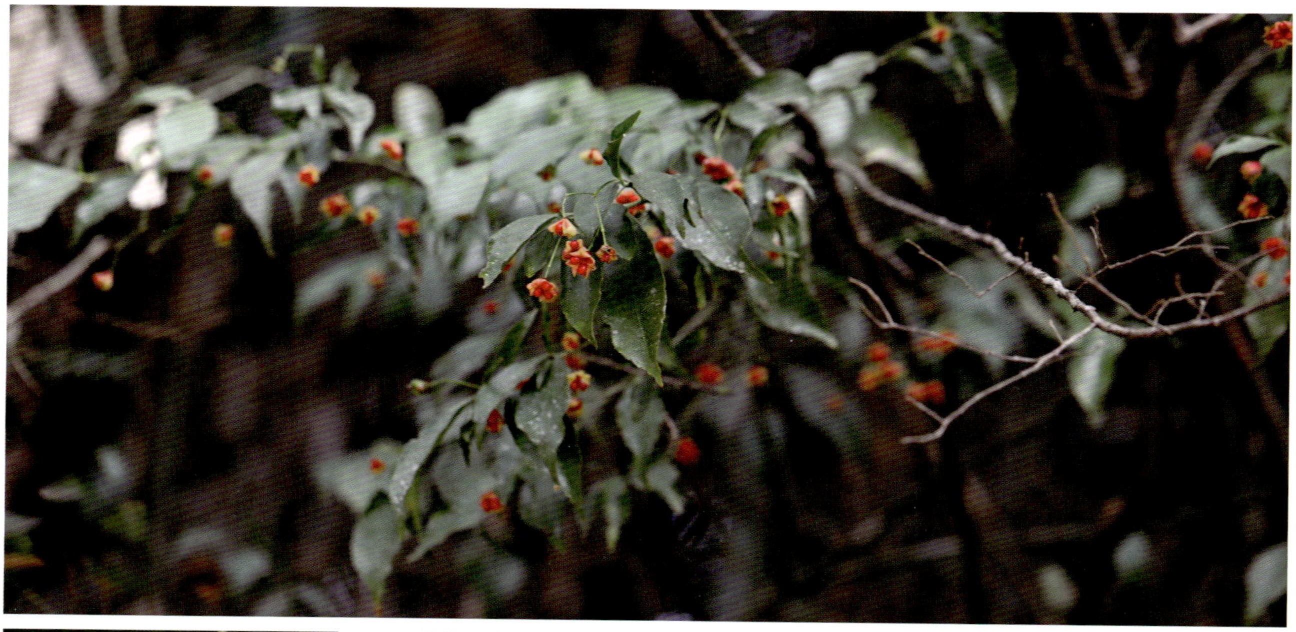

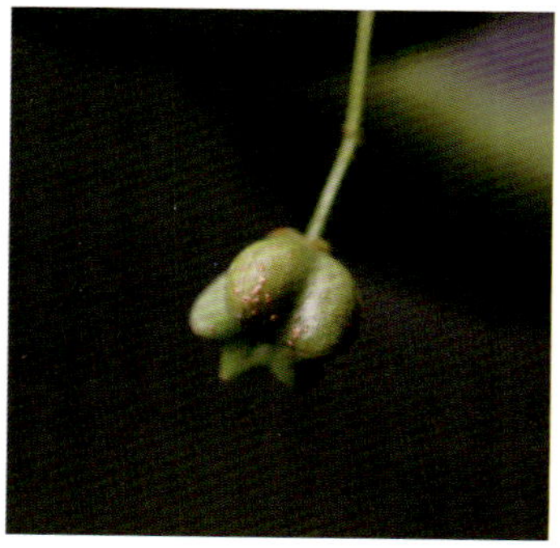

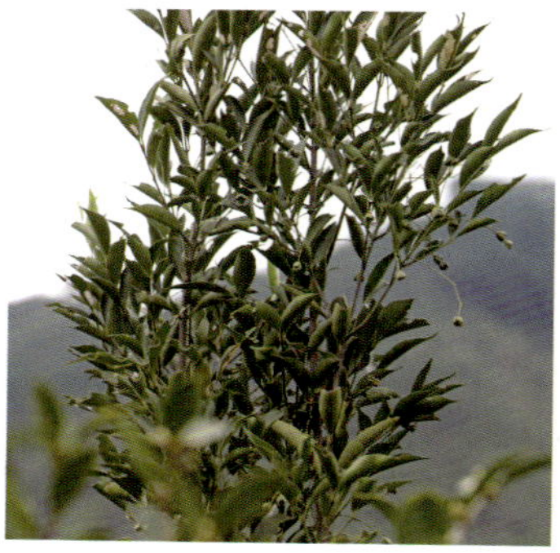

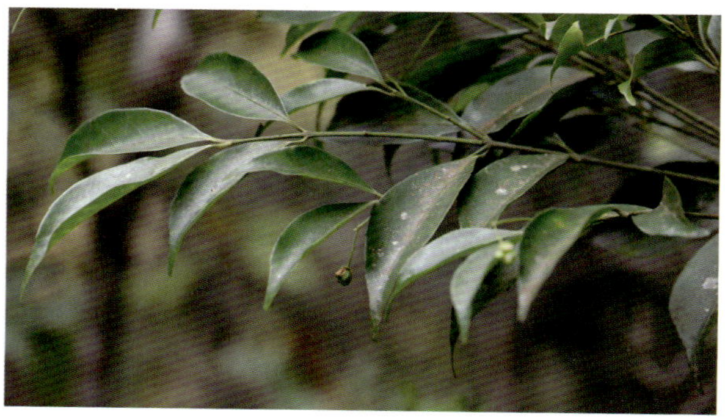

276. 大果卫矛　*Euonymus myrianthus* hemsl.

分类位置　卫矛科 Celastraceae 卫矛属 *Euonymus* L.。

别　　名　白鸡槿，白鸡肫，黄楮。

形态特征　常绿灌木，高 1 ~ 6m。叶革质，倒卵形至披针形，长 5 ~ 13cm，宽 3 ~ 4.5cm，先端渐尖，基部楔形，边缘常呈波状或具钝锯齿，侧脉 5 ~ 7 对。聚伞花序多聚生小枝上部，2 ~ 4 次分枝；花序梗具 4 棱；苞片及小苞片卵状披针形，早落；花黄色，直径达 10mm；萼片近圆形；花瓣近倒卵形；花盘四角有圆形裂片；雄蕊着生裂片中央小突起上，花丝极短或无；子房锥状，有短壮花柱。蒴果黄色，多呈倒卵状，长 1.5cm，直径约 1cm；果序梗及小果梗等较花时稍增长；种子 4 ~ 2 成熟，假种皮橘黄色。花期 3 ~ 5 月，果期 10 ~ 12 月。

资源现状　生于溪边、沟谷较湿润处，分布于星村等地。资源量较小，民间偶见以根炖猪脚用于腰膝酸痛等。

功效应用　根（黄楮）：淡，平；补肾活血，健脾利湿；用于肾虚腰痛，产后恶露不净，带下病，潮热。

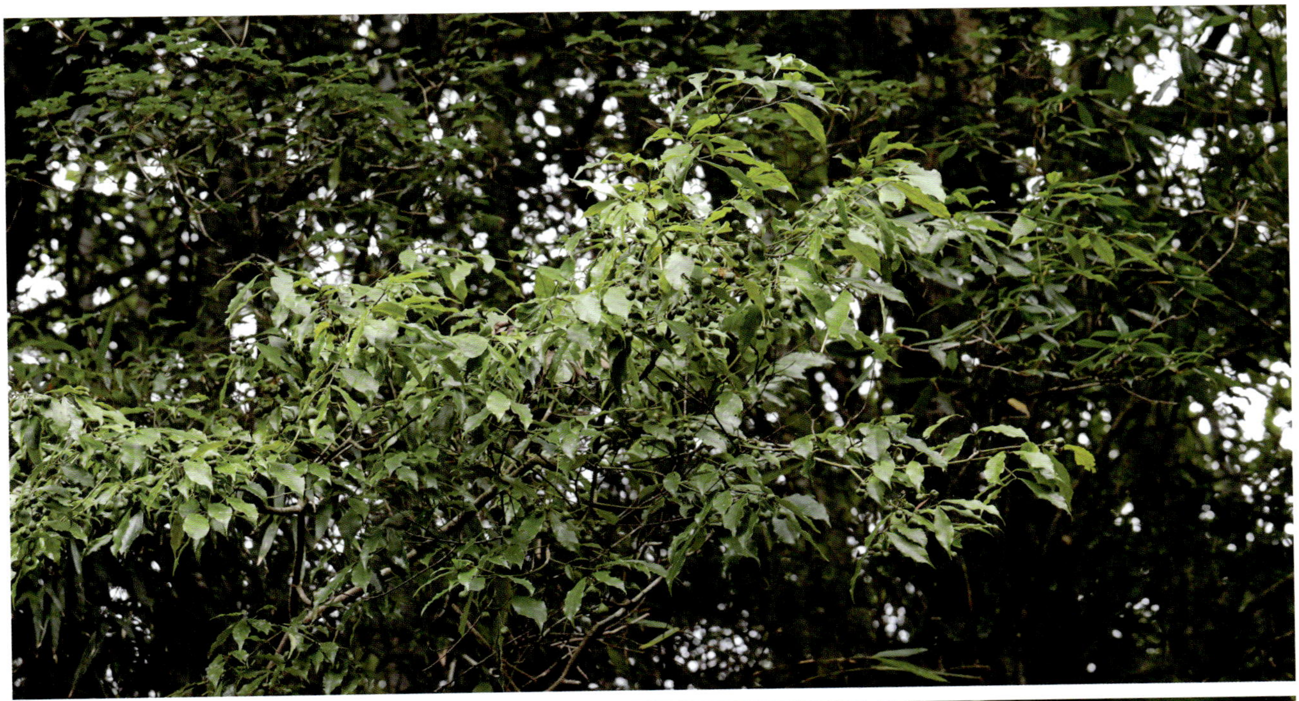

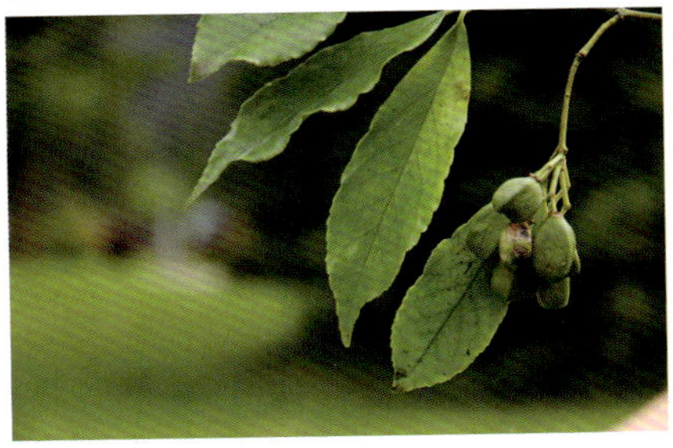
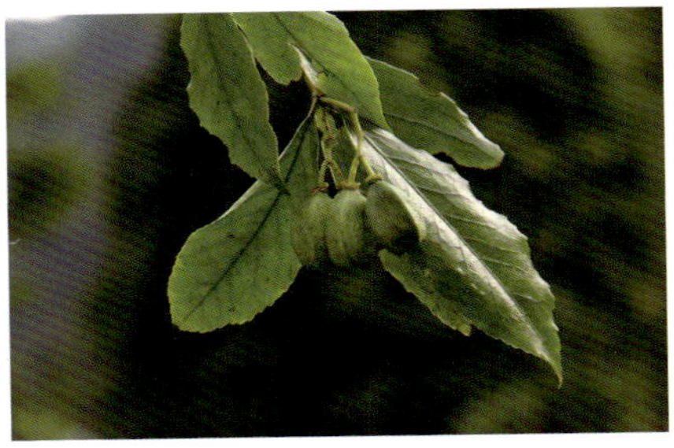
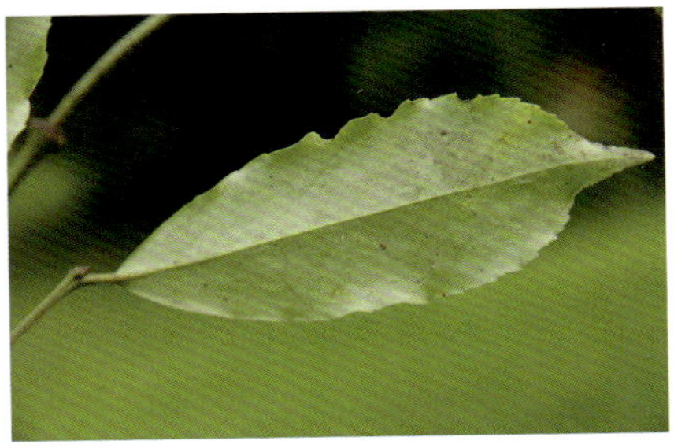

277. 白耳菜 *Parnassia foliosa* Hook. f. et Thoms.

分类位置 卫矛科 Celastraceae 梅花草属 *Parnassia* L.。

别　　名 白折耳根，白侧耳根，白耳草。

形态特征 多年生草本。根状茎块状或稍伸长，具多数细长丝状和须状根。基生叶片肾形，先端圆，基部心形，叶脉明显突起呈弧形；叶柄两侧有窄翼；花单生于茎顶；萼片卵形至长圆形，老时常有小褐点，花后反折；花瓣白色，卵形至三角状卵形，基部楔形渐窄成长约 1mm 之爪，有明显紫色脉纹和紫色小斑点；雄蕊 5，花丝扁平，向基部逐渐加宽，花药长椭圆形，长约 2.5mm，侧生；退化雄蕊 5；子房卵圆形，有紫色小点，顶端骤然收缩成短花柱，柱头 3 裂，裂片短，花后反折；蒴果顶端扁球形，花期 8 ~ 9 月，果期 9 月开始。

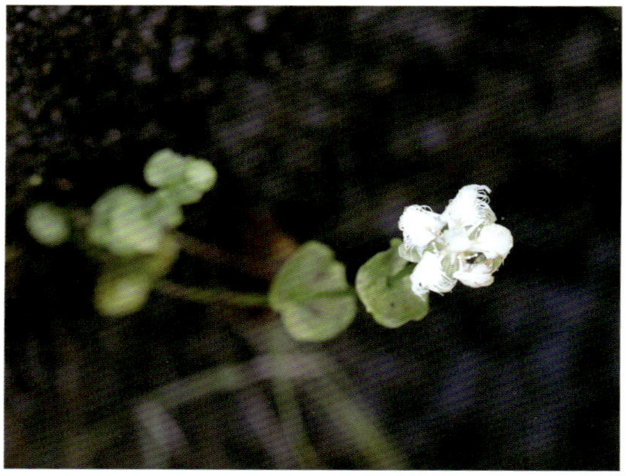

资源现状 生于海拔 1100 ~ 2000m 的潮湿地、水边或山坡路旁草丛中，分布于黄岗山等地。资源量较少，民间少见药用，具有较好的观赏价值。

功效应用 全草：淡，温；解热利尿，清肺镇咳，止血，利湿，止泻；用于久咳，咯血，痢疾，疔疮，带下，便血等。

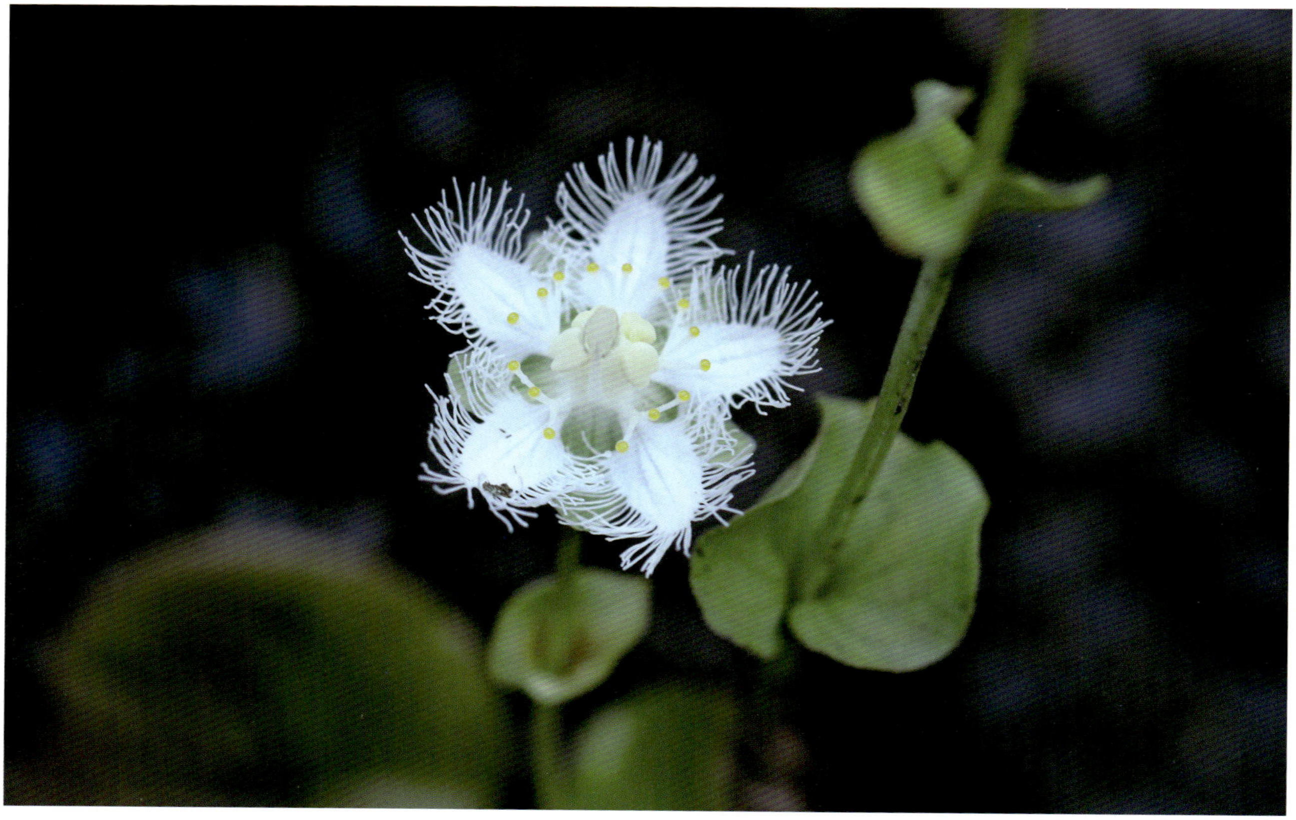

278. 梅花草 *Parnassia palustris* L.

分类位置 卫矛科 Celastraceae 梅花草属 *Parnassia* L.。

别　　名 苍耳七。

形态特征 多年生草本，无毛。具粗厚合轴根状茎和较多细长根。茎不分枝，1 或几条；常在中部具 1 或 2 至数叶（苞叶）。基生叶 2 至数片或较多呈莲座状；具托叶，叶片全缘；茎生叶无柄，常半抱茎。花单生茎顶；萼筒离生或下半部与子房合生，裂片 5，覆瓦状排列；花瓣 5，覆瓦状排列，白色或淡黄色；雄蕊 5，与萼片对生；退化雄蕊 5，与花瓣对生，形状多样；雌蕊 1，子房 3～4 室；胚珠多数，柱头联合。蒴果有时带棱，室背开裂；种子多数，沿整个腹缝线着生，倒卵球形或长圆体，平滑，褐色；胚乳很薄或缺如。

资源现状 生于海拔 1200m 以上沟谷林下或潮湿处，以及山顶草甸地，分布于黄岗山等地。资源量一般，少见药用，具有较好的观赏价值。

功效应用 全草：苦，凉；消肿解毒，清热凉血，化痰止咳；用于黄疸，脱疽，痢疾，咽喉痛，顿咳，咳嗽痰多，疮痈肿毒等。

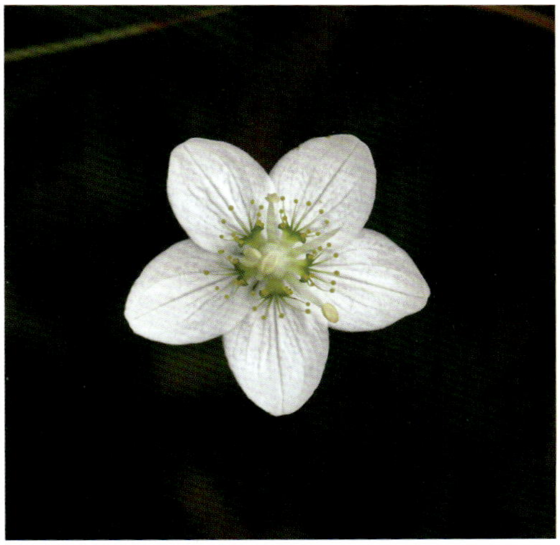

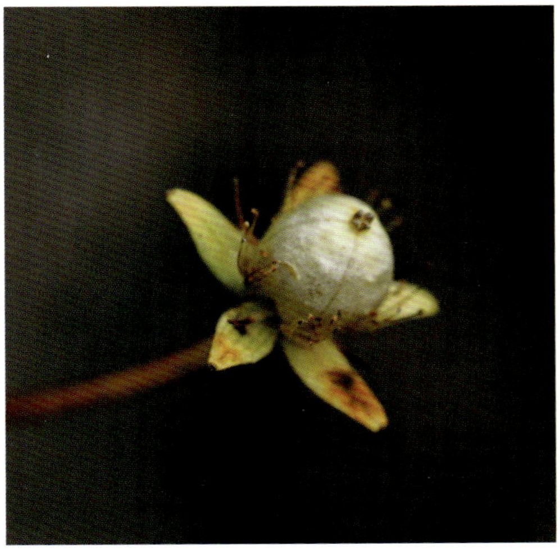

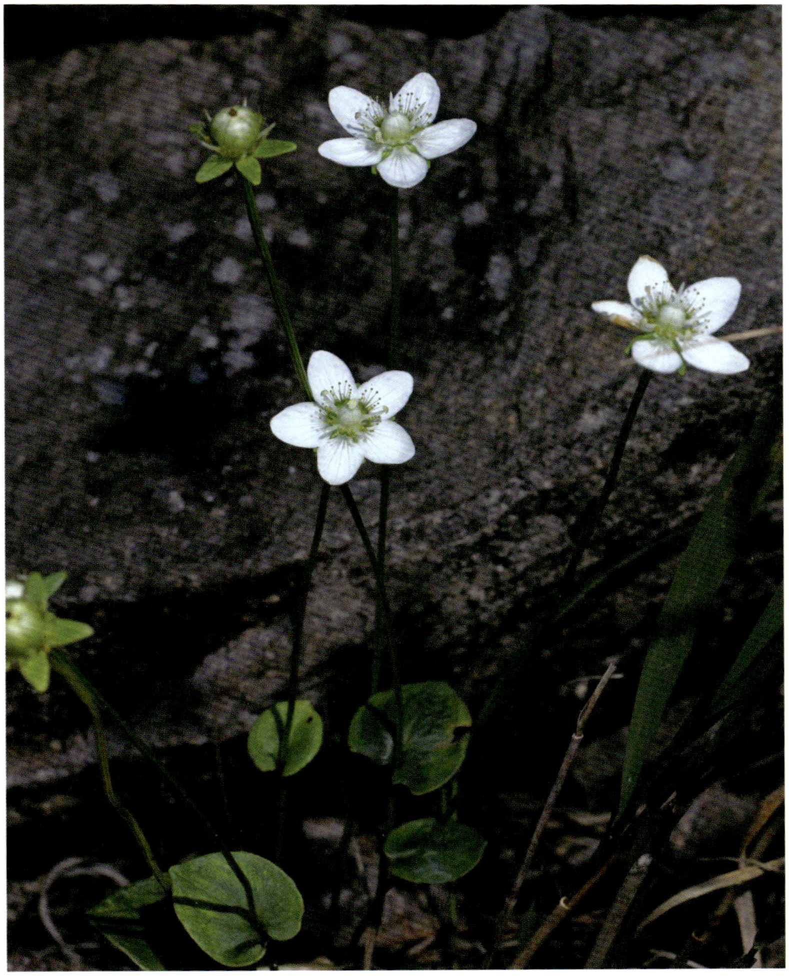

279. 昆明山海棠

***Tripterygium hypoglaucum* (H. Lév.) Hutch.**
Tripterygium wilfordii

分类位置 卫矛科 Celastraceae 雷公藤属 *Tripterygium* Hook.f.。

别　　名 雷公藤，白背雷公藤，山砒霜，菜虫药，红紫根。

形态特征 藤本灌木。小枝常具4～5棱，密被棕红色毡毛状毛，老枝无毛。叶薄革质，长方卵形至椭圆形，长6～11cm，宽3～7cm，基部圆形或微心形，侧脉5～7对，叶面绿色，叶背常被白粉呈灰白色；叶柄常密被棕红色短毛。圆锥聚伞花序生于小枝上部，呈蝎尾状多次分枝，顶生者最大，有花50朵以上；花绿色，萼片近卵圆形；花瓣长圆形或窄卵形；花盘微4裂，雄蕊着生近边缘处；子房具三棱，花柱圆柱状。翅果多为长方形或近圆形，果翅宽大，先端平截，果体长仅为总长的1/2，宽近占翅的1/4或1/6，中脉明显。花期6～9月，果期8～11月。

资源现状 生于山地灌丛中，分布于星村等地。资源量一般，民间多作为农药使用，少量使用去皮的根治疗风湿痹痛等，由于毒性过大，无临床经验者不建议使用。

功效应用 全株：苦、涩，温，大毒；祛风除湿，活血散瘀，续筋接骨。根：苦、涩，温，大毒；用于风湿关节痛，骨痨，瘰疬等。根皮：苦、涩，温，大毒；用于痈疮红肿，跌扑损伤等。

注：目前在分类上已将本种并入雷公藤 *Tripterygium wilfordii*，但在传统用药上还是作为两个种药使用。

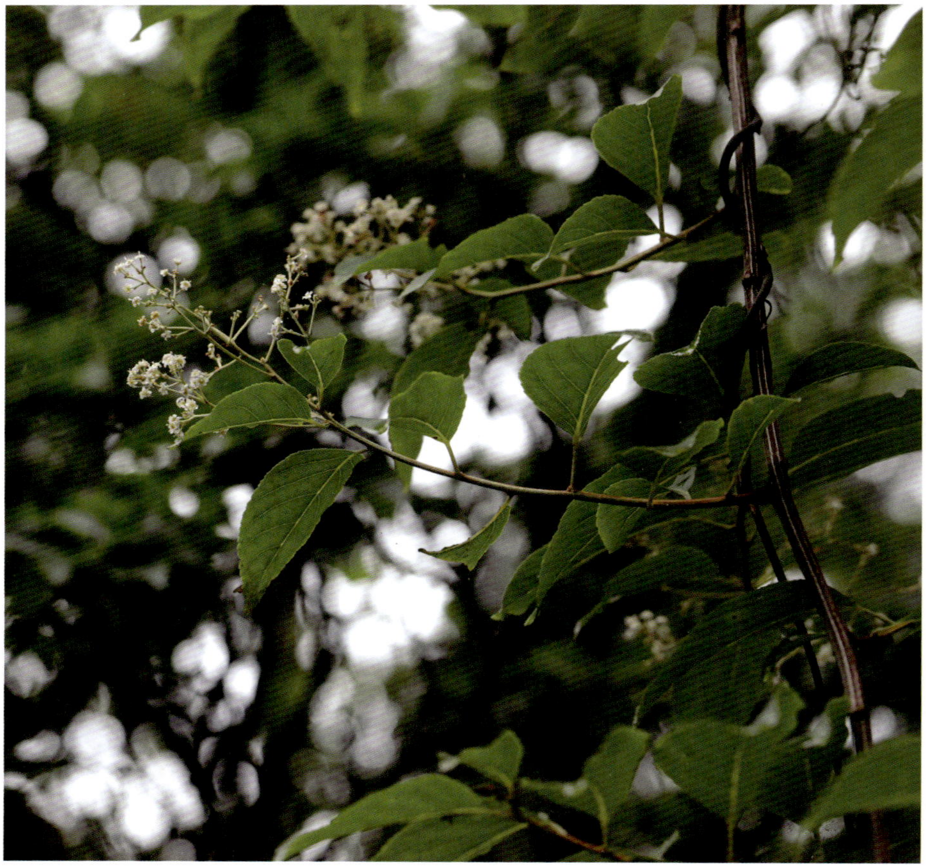

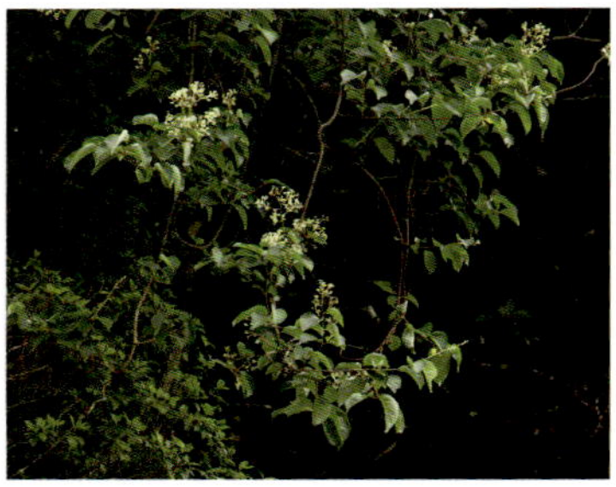

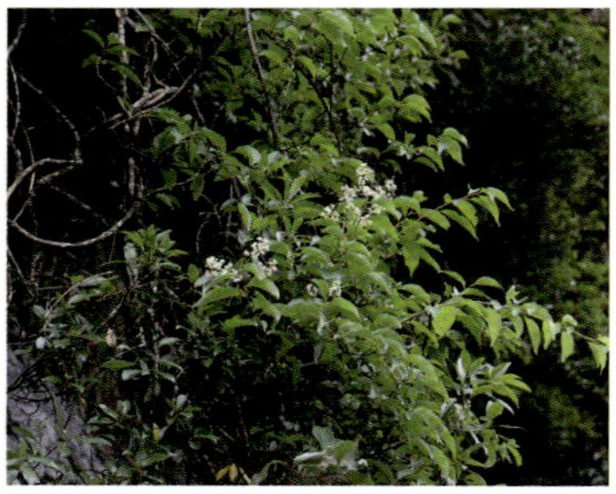

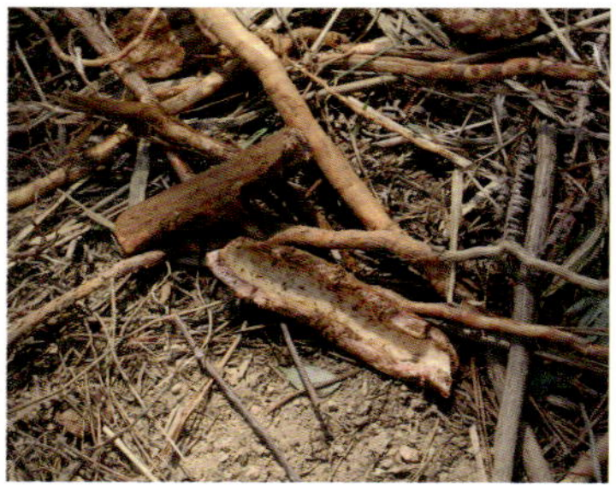

280. 东方古柯 *Erythroxylum sinense* Y. C. Wu

分类位置 古柯科 Erythroxylaceae 古柯属 *Erythroxylum* P. Browne。

别　　名 木豇豆，猫脷木，大茶树。

形态特征 小乔木或灌木状，高达 6m。叶长椭圆形、倒披针形或倒卵形，长 2～14cm，宽 1～4cm，先端短渐尖，基部楔形，干时背面稍粉白色而微褐色；叶柄长 3～8mm，托叶宽三角形或披针形，长 1～3mm，齿裂、深裂或流苏状；花 1～3 簇生或单花腋生；花梗长 5～9mm；萼片 5，基部连成浅杯状，长 1～1.5mm，深裂，裂片宽卵形；花瓣卵状长圆形，内有舌状附属物 2 枚；雄蕊 10，基部连成浅杯状；子房长圆形，花柱合生；核果长圆形或宽椭圆形，具 3 纵棱，稍弯，先端钝形。花期 5～6 月，果期 5～11 月。

资源现状 生于海拔 230m 以上的山脊次生林中或山谷林缘，全市山区较常见。资源量较少，民间少见药用，具有较好的观赏价值。

功效应用 叶：微苦、涩，温；提神，麻醉；用于疲劳，咳嗽痰喘，骨折，疟疾等。

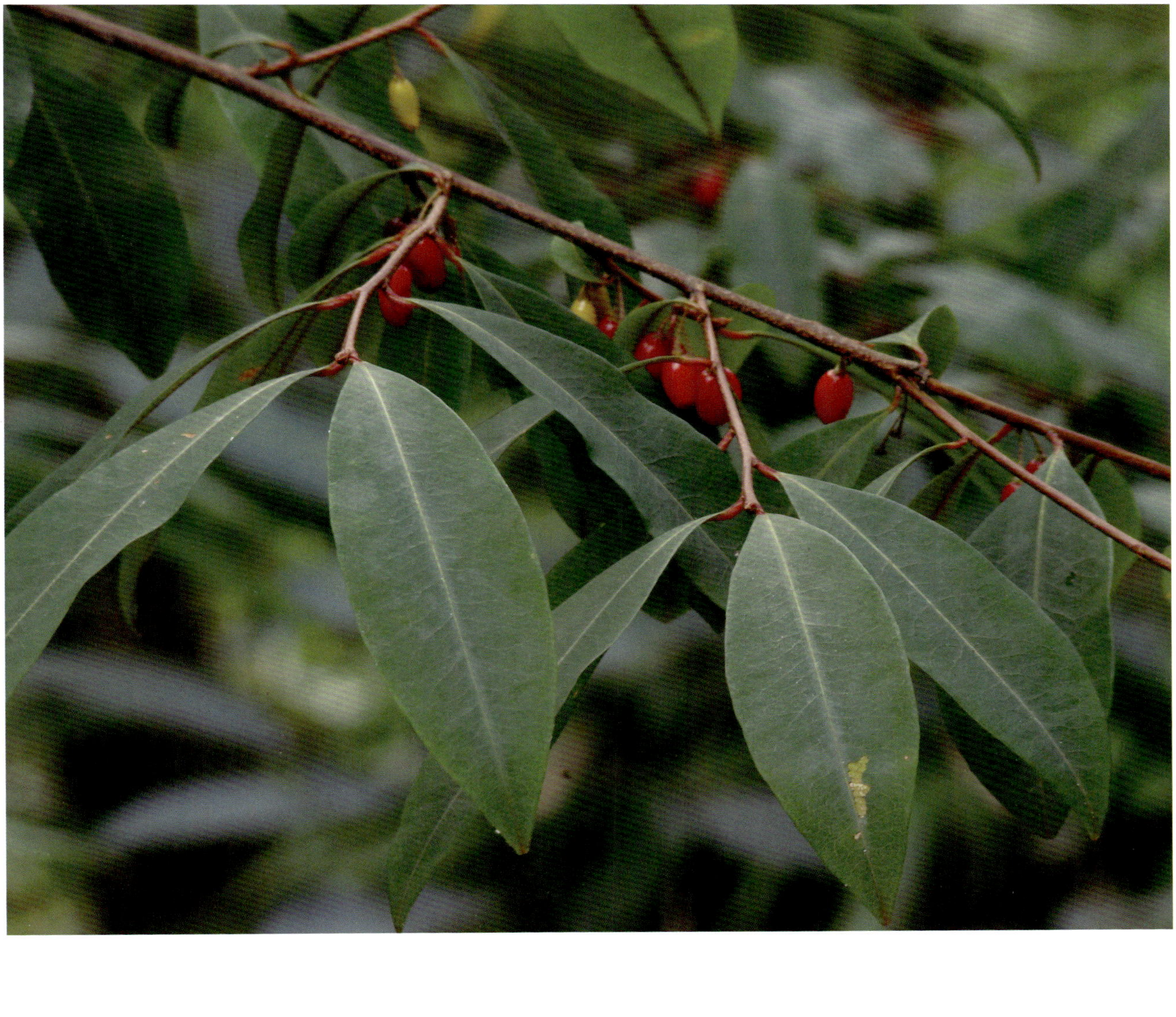

281. 铁苋菜 *Acalypha australis* L.

分类位置 大戟科 Euphorbiaceae 铁线菜属 *Acalypha* L.。

别　　名 蛤蜊花、海蚌含珠、蚌壳草。

形态特征 一年生草本，高 0.2～0.8m。小枝细长，被柔毛，逐渐稀疏。叶近菱状卵形至阔披针形，顶端短渐尖，基部楔形，边缘具圆锯，叶柄和披针形托叶具短柔毛。雌雄花同序，花序腋生；花序轴具短毛，雌花苞片 1～2（～4）枚，卵状心形，边缘具三角形齿，外面沿掌状脉具疏柔毛；雄花生于花序上部，排列呈穗状或头状，雄花苞片卵形，苞腋具雄花 5～7 朵，簇生；雄花：花蕾时近球形，无毛，花萼裂片 4 枚，卵形；雄蕊 7～8 枚；雌花：萼片 3 枚，长卵形，具疏毛。蒴果具 3 个分果爿，果皮具疏生毛和毛基变厚的小瘤体；种子近卵状，种皮平滑，假种阜细长。花果期 4～12 月。

资源现状 生于荒地、路旁、田边、旷野等草丛中，全市各地常见。资源丰富，民间常以全草用于肠炎腹泻等。

功效应用 全草：淡，平；清热利湿，消肿解毒；用于痢疾，肠炎，小儿疳积，瘘管，皮肤湿疹等。

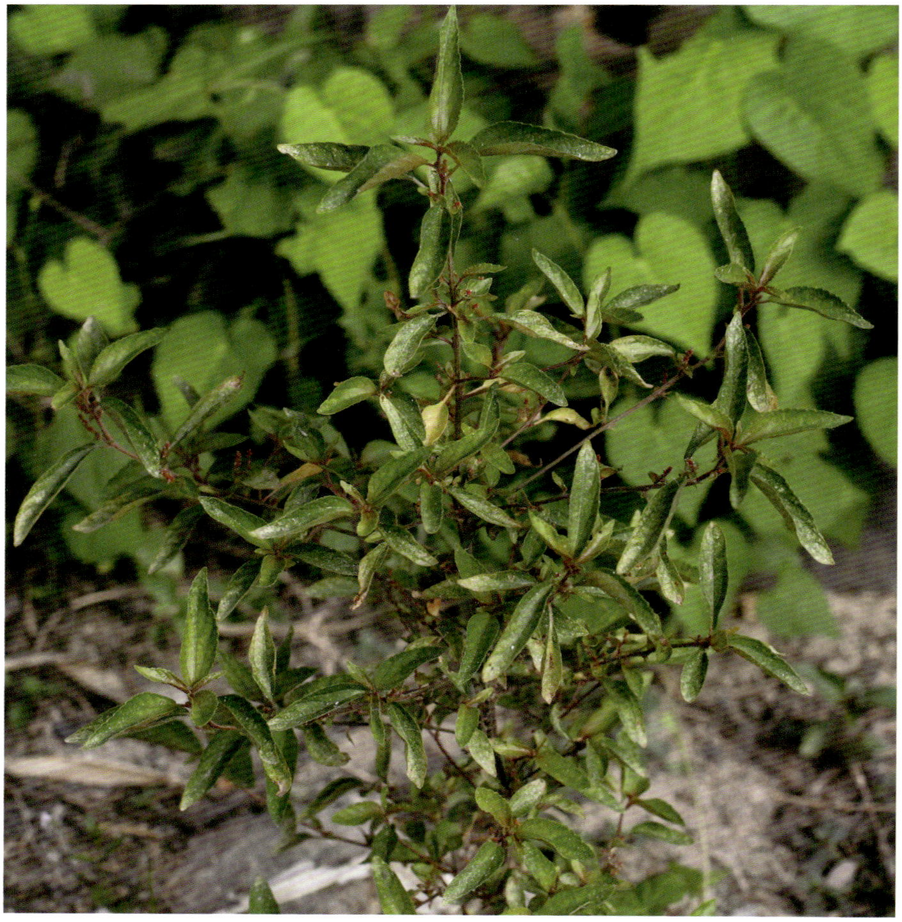

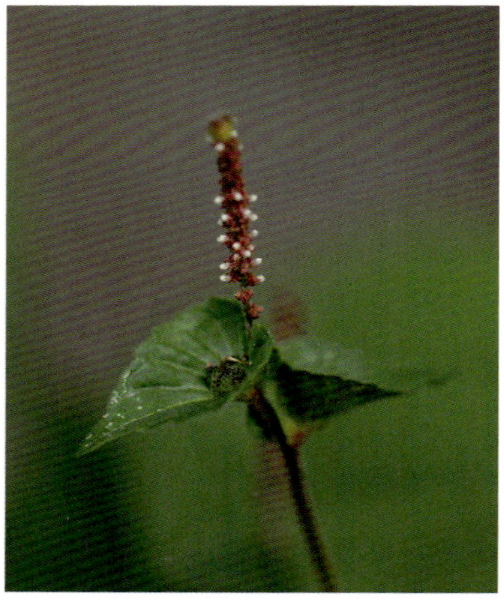

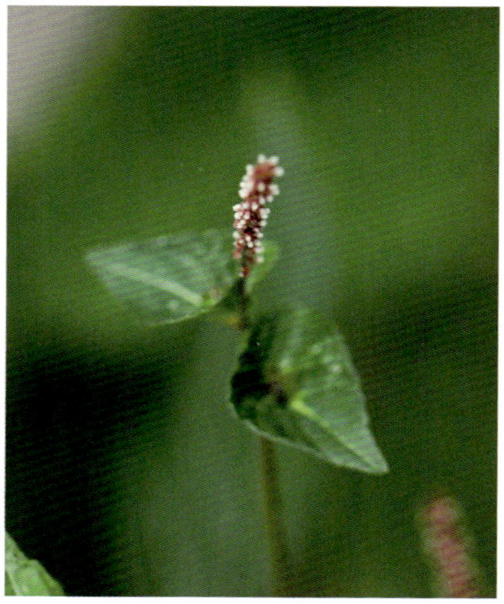

282. 飞扬草　*Euphorbia hirta* L.

分类位置　大戟科 Euphorbiaceae 大戟属 *Euphorbia* L.。

别　　名　飞相草，乳籽草，大飞扬。

形态特征　一年生草本。直立或披散；叶对生，披针状长圆形至卵状披针形，先端极尖或钝，基部略偏斜；边缘于中部以上有细锯齿；叶面绿色，叶背灰绿色，有时具紫色斑，两面均具柔毛，叶背面脉上的毛较密。花序多数，于叶腋处密集成头状，基变化较大，且具柔毛；总苞钟状，高与直径各约 1mm，被柔毛，边缘 5 裂，裂片三角状卵形；腺体 4，近于杯状，边缘具白色附属物；雄花数枚，微达总苞边缘；雌花 1 枚，具短梗，伸出总苞之外；子房三棱状，被少许柔毛；花柱 3，分离；柱头 2 浅裂。蒴果三棱状，成熟时分裂为 3 个分果爿。种子近圆状四棱，每个棱面有数个纵槽。花果期 6 ~ 12 月。

资源现状　生于路旁、草丛、灌丛及山坡，多见于砂质土，全市各地常见。入侵种，资源丰富，民间少见药用。

功效应用　**全草（飞扬草）**：辛、酸，凉，有小毒；清热解毒，利湿止痒，通乳；用于肺痈，乳痈，疔疮肿毒，牙疳，痢疾，泄泻，热淋，血尿，湿疹，脚癣，皮肤瘙痒，产后少乳。

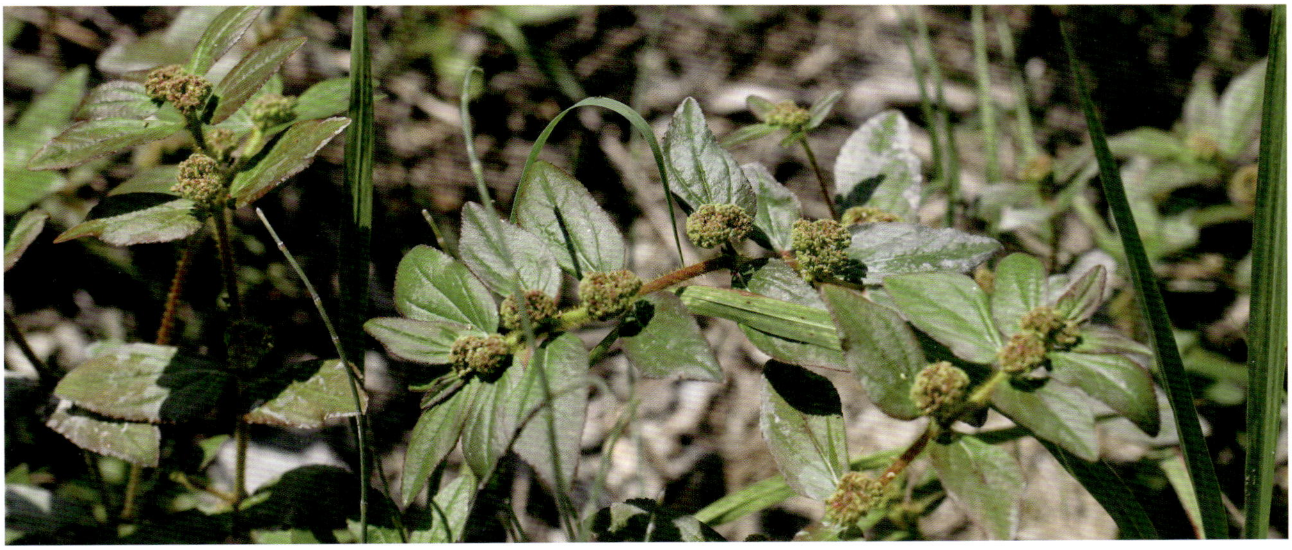

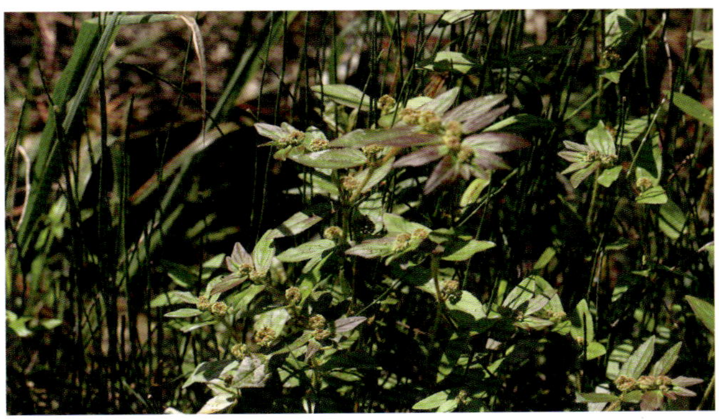

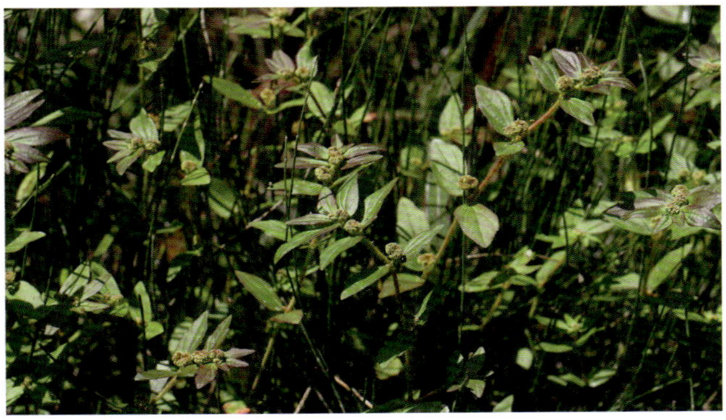

283. 斑地锦草 *Euphorbia maculata* L.

分类位置 大戟科 Euphorbiaceae 大戟属 *Euphorbia* L.。

别　　名 斑地锦，地锦草。

形态特征 一年生草本。茎匍匐，长 10～17cm，被白色疏柔毛。叶对生，长椭圆形至肾状长圆形，长 6～12mm，宽 2～4mm，先端钝，基部偏斜，边缘中部以上常具细小疏锯齿；叶面绿色，中部常具有一个长圆形的紫色斑点，干时不明显，两面无毛；叶柄极短，托叶钻状。花序单生于叶腋，总苞狭杯状，外部具白色疏柔毛，边缘 5 裂，裂片三角状圆形；腺体 4，黄绿色，边缘具白色附属物；雄花 4～5，微伸出总苞外；雌花 1，子房柄伸出总苞外，被柔毛；花柱短，柱头 2 裂。蒴果三角状卵形，长约 2mm，被稀疏柔毛。种子卵状四棱形，灰色或灰棕色。花果期 4～9 月。

资源现状 生于山坡荒地、路边或农田中，全市各地较常见。资源较丰富，民间少见药用，入侵种。

功效应用 **全草（地锦草）**：辛，平；清热解毒，凉血止血，利湿退黄；用于痢疾，泄泻，咯血，尿血，便血，崩漏，疮疖痈肿，湿热黄疸。

注：同属植物地锦草 *Euphorbia humifusa* 的全草亦等同药用，主要区别为叶无斑，果无毛，全市各地均有分布。

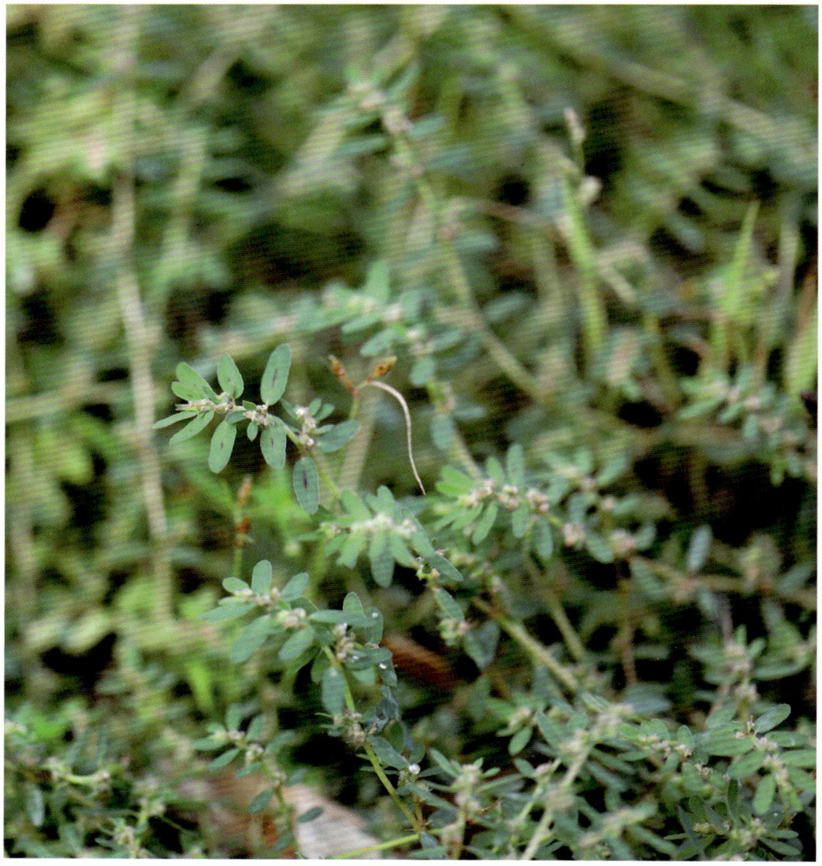

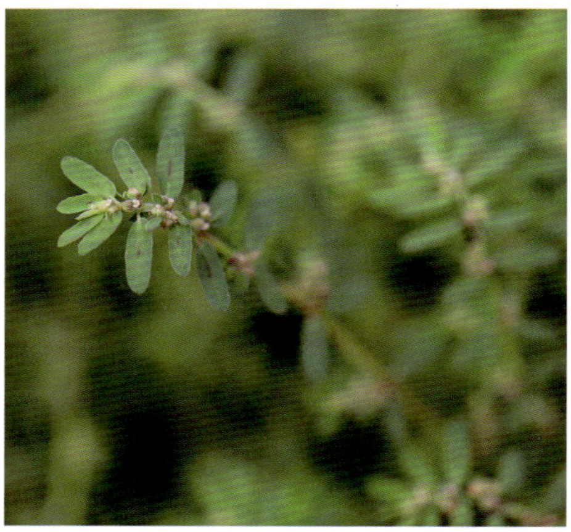

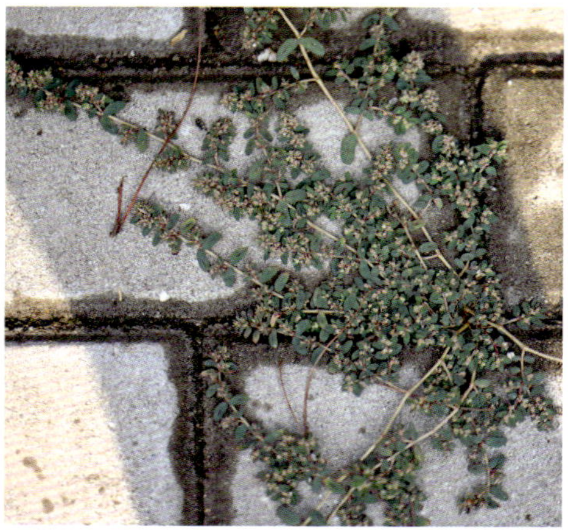

284. 蓖　麻　*Ricinus communis* L.

分类位置　大戟科 Euphorbiaceae 蓖麻属 *Ricinus* L.。

别　　名　八麻子，洋麻，草麻，红蓖麻。

形态特征　一年生粗壮草本至灌木，高可达 5m。小枝、叶和花序通常被白霜，茎多液汁。叶轮廓近圆形，长和宽达 40cm 或更大，掌状 7 ~ 11 裂，裂缺几达中部，边缘具锯齿。叶柄粗壮，中空，顶端具 2 枚盘状腺体，基部具盘状腺体；托叶长三角形，早落。总状花序或圆锥花序，长 15 ~ 30cm 或更长。雄花：花萼裂片卵状三角形；雄蕊束众多。雌花：萼片卵状披针形，凋落；子房卵状，密生软刺或无刺，花柱红色。蒴果卵球形或近球形，果皮具软刺或平滑；种子椭圆形，微扁平，斑纹淡褐色或灰白色；种阜大。花期几全年或 6 ~ 9 月。

资源现状　栽培，现多逸为野生，全市各地常见。资源较丰富，民间少见药用。

功效应用　根：淡、微辛，平；祛风活血。茎：苦、微辛，平，小毒；祛风散肿。叶：用于风湿关节痛，乳痈等。**种子（蓖麻子）**：甘、辛，平，有毒；泻下通滞，消肿拔毒；用于大便燥结，痈疽肿毒，喉痹，瘰疬。

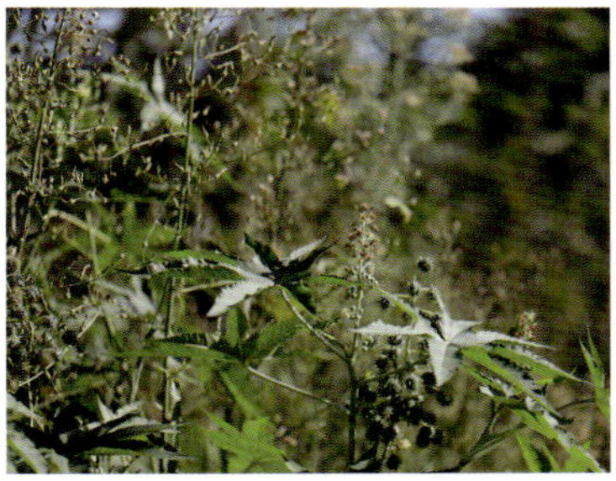
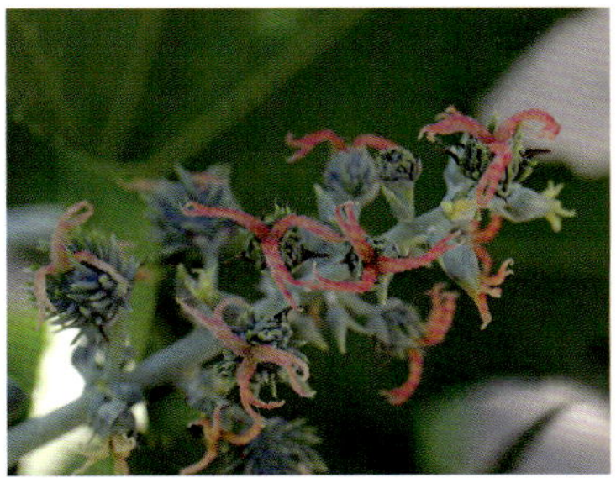
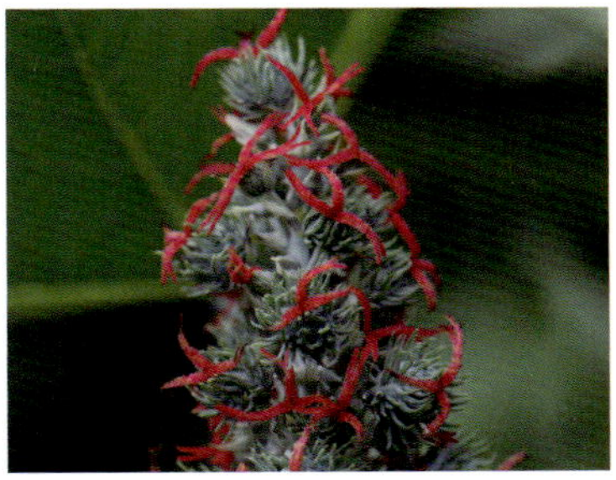
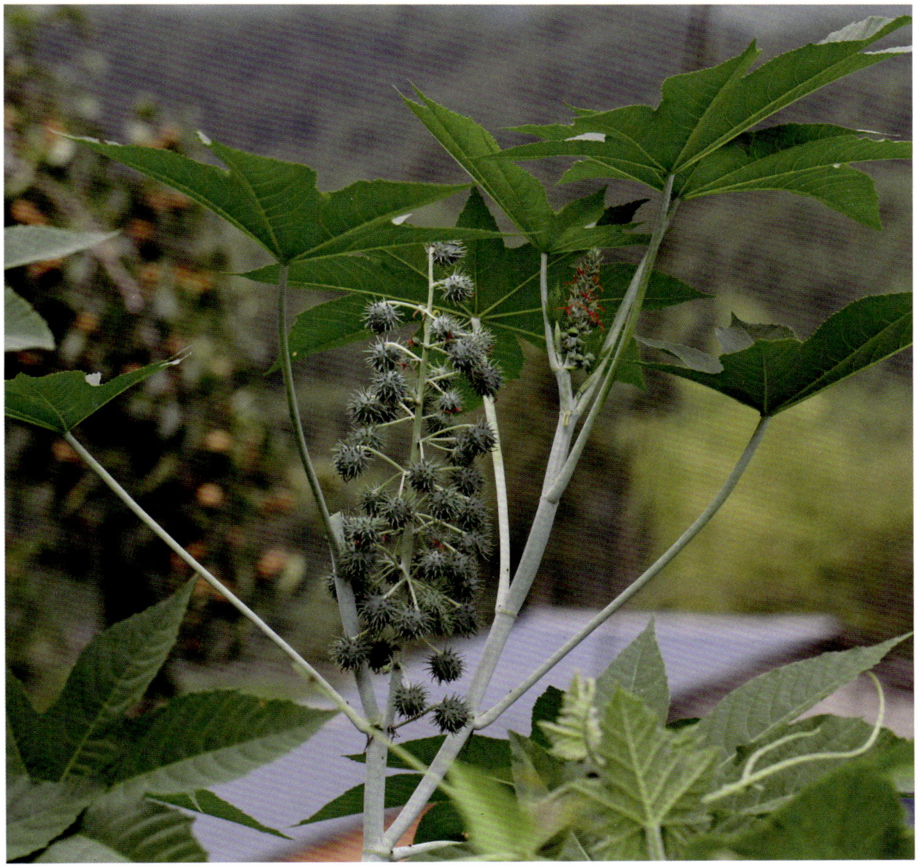

285. 毛果算盘子 *Glochidion eriocarpum* Champ. ex Benth.

分类位置 叶下珠科 Phyllanthaceae 算盘子属 *Glochidion* J. R. Forst. & G. Forst.。

别　　名 漆大姑、漆大伯。

形态特征 灌木，高达 5m。小枝及各部密被淡黄色、扩展的长柔毛。叶片纸质，狭卵形至宽卵形，顶端渐尖或急尖，基部钝、截形或圆形，叶下面毛被较密；托叶钻状。花单生或 2 ~ 4 朵簇生于叶腋内；雌花生于小枝上部，雄花则生于下部。雄花：花梗长 4 ~ 6mm；萼片 6，长倒卵形，长 2.5 ~ 4mm，顶端急尖；雄蕊 3。雌花：几无花梗；萼片 6，长圆形，长 2.5 ~ 3mm，其中 3 片较狭；子房扁球状，4 ~ 5 室，花柱合生呈圆柱状，直立，顶端 4 ~ 5 裂。蒴果扁球状，具 4 ~ 5 条纵沟，密被长柔毛。花果期几乎全年。

资源现状 生于海拔 130 ~ 1600m 的山坡、山谷灌木丛中或林缘，全市各地常见。资源较丰富，民间多以叶用于治疗皮肤病。

功效应用 根：苦、涩，平；清热利湿，解毒止痒；用于泄泻，痢疾等。叶：用于生漆过敏，皮炎，皮肤瘙痒，瘾疹，湿疹等。

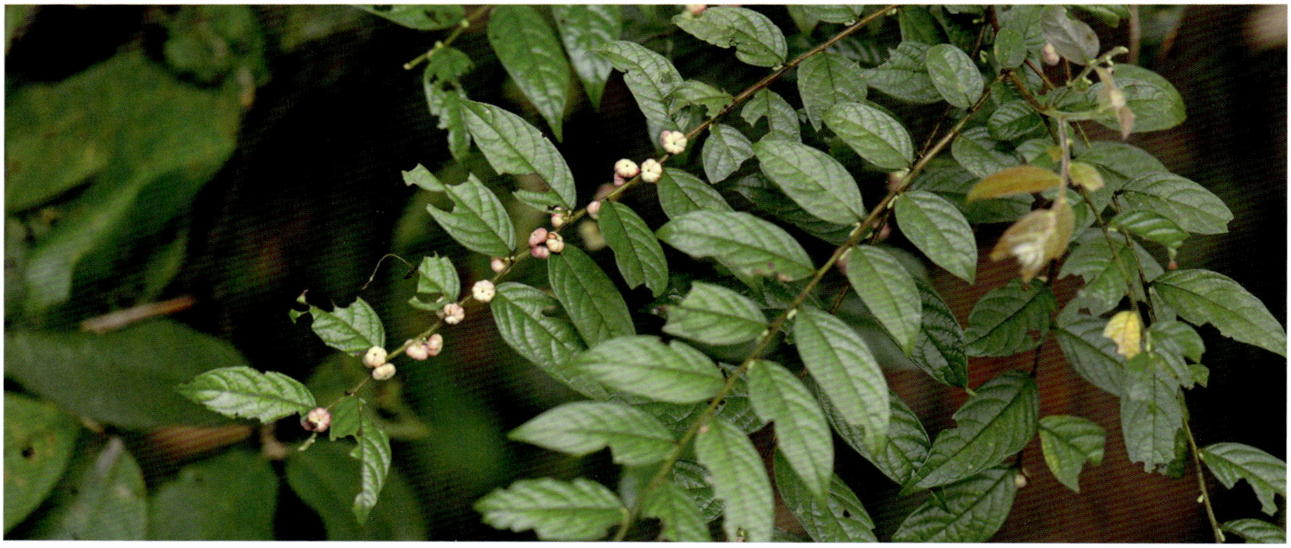

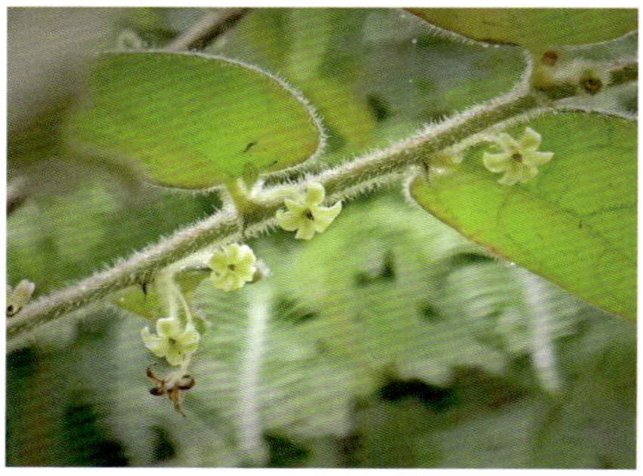

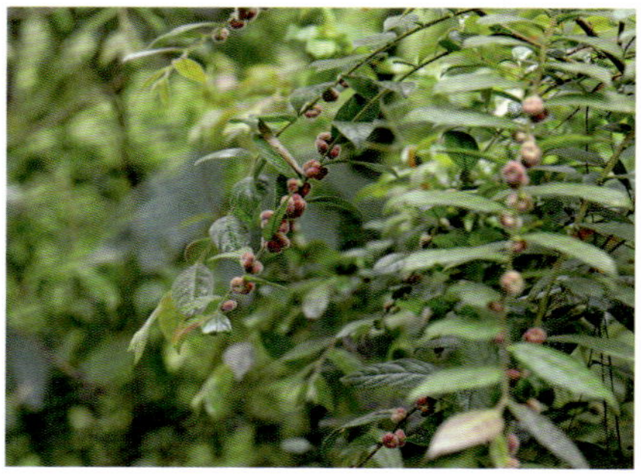

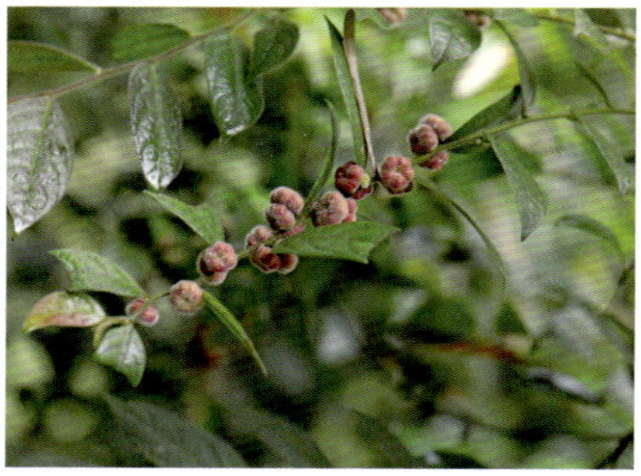

286. 算盘子 *Glochidion puberum* (L.) Hutch.

分类位置 叶下珠科 Phyllanthaceae 算盘子属 *Glochidion* J. R. Forst. & G. Forst.。

别　　名 算盘珠，野南瓜，八楞橘，老婆橘。

形态特征 直立灌木，高 1 ~ 5m，多分枝。小枝、叶片下面、萼片外面、子房和果实均密被短柔毛。叶片纸质或近革质，长圆形、长卵形或倒卵状长圆形，顶端尖或圆，基部楔形至钝，上面灰绿色，下面粉绿色。花小，雌雄同株或异株，2 ~ 5 朵簇生于叶腋内，雄花束常着生于小枝下部，雌花束则在上部。雄花：萼片 6，狭长圆形或长圆状倒卵形；雄蕊 3，合生呈圆柱状。雌花：萼片 6，与雄花的相似，但较短而厚；子房圆球状，5 ~ 10 室，每室有 2 颗胚珠，花柱合生呈环状。蒴果扁球状，成熟时带红色；种子近肾形，具三棱，朱红色。花期 4 ~ 8 月，果期 7 ~ 11 月。

资源现状 生于海拔 300m 以上的山坡、溪旁灌木丛中或林缘，全市各地常见。资源丰富，民间以叶用于治疗蜈蚣咬伤等。

功效应用 全株：微苦，凉，小毒；祛瘀活血，消肿解毒；用于痢疾，肠炎，风湿关节痛，传染性肝炎，咽喉肿痛，淋浊，带下，血崩，断肠草中毒，瘰疬，毒蛇咬伤，多发性脓肿，疖肿，漆过敏，湿疹等。

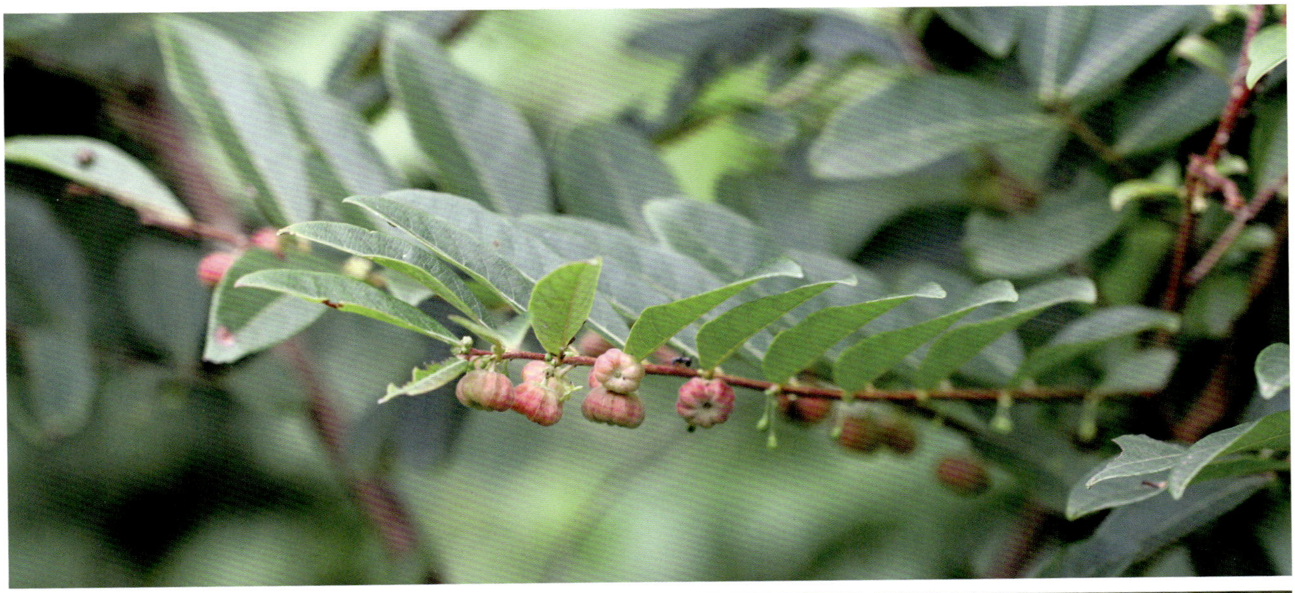

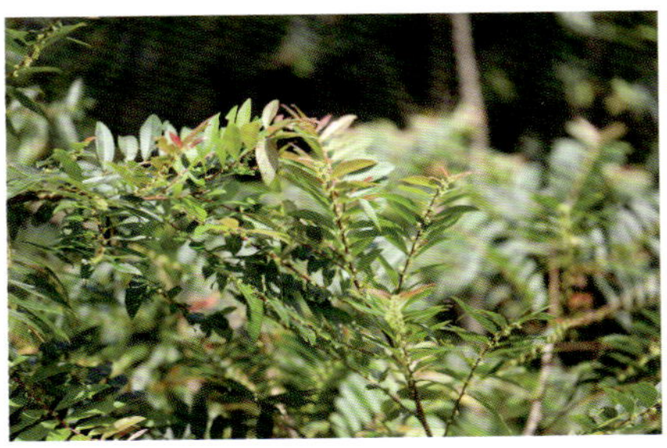

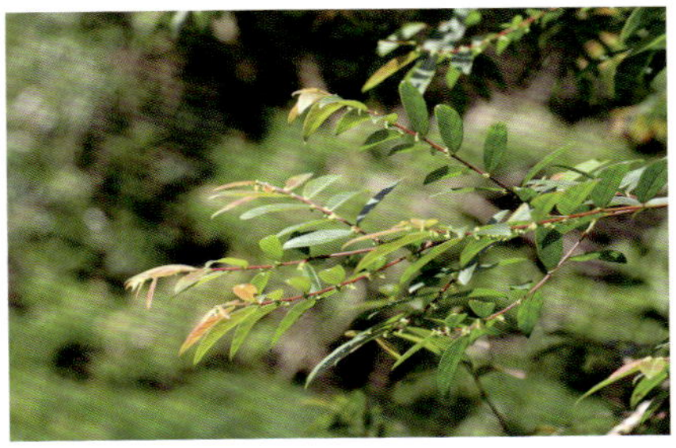

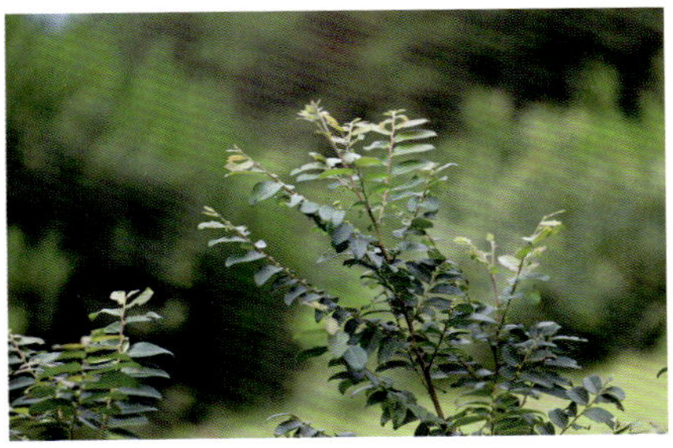

287. 叶下珠 *Phyllanthus urinaria* L.

分类位置 叶下珠科 Phyllanthaceae 叶下珠属 *Phyllanthus* L.。

别　　名 阴阳草，珍珠草，珠仔草。

形态特征 一年生草本，高 10 ~ 60cm。茎直立，枝具翅状纵棱，上部被纵列疏短柔毛。叶片纸质，因叶柄扭转而呈羽状排列，长圆形或倒卵形，顶端圆、钝或急尖而有小尖头。花雌雄同株。雄花：2 ~ 4 朵簇生于叶腋，通常仅上面 1 朵开花；基部有苞片 1 ~ 2 枚；萼片 6，倒卵形；雄蕊 3，花丝全部合生成柱状；花盘腺体 6，分离，与萼片互生。雌花：单生于小枝中下部的叶腋内；萼片 6，近相等，卵状披针形，边缘膜质，黄白色；花盘圆盘状，边全缘。蒴果圆球状，红色，表面具小凸刺，有宿存的花柱和萼片，开裂后轴柱宿存；种子橙黄色。花期 4 ~ 6 月，果期 7 ~ 11 月。

资源现状 生于路旁、荒地、田边、园地等草丛湿地，全市各地常见。资源较丰富，民间多以全草用于肝炎或“大三阳”转阴等。

功效应用 全草：微苦、甘，凉；清热平肝，解毒消肿；用于急性结膜炎，夜盲症，小儿疳积，肝炎，痢疾，肠炎腹泻，竹叶青蛇咬伤等。

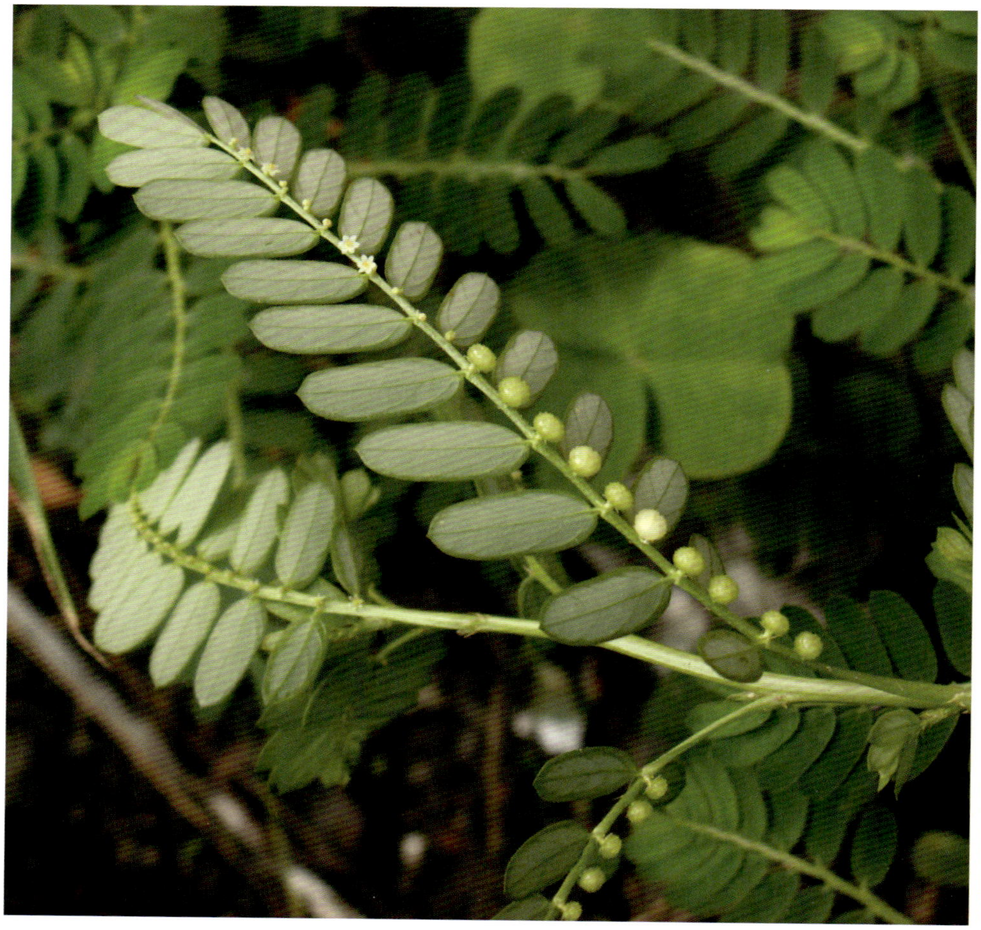
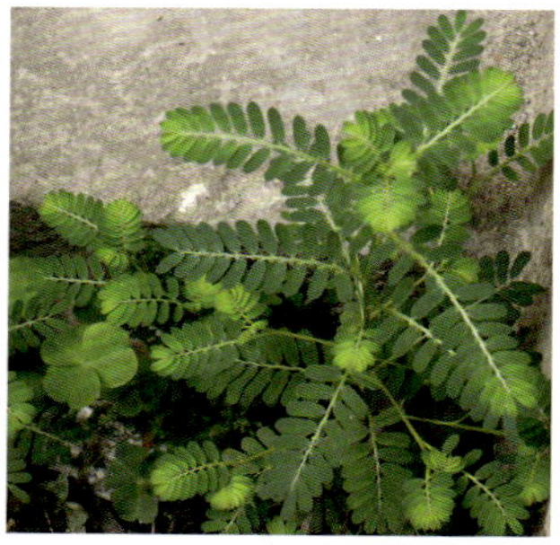
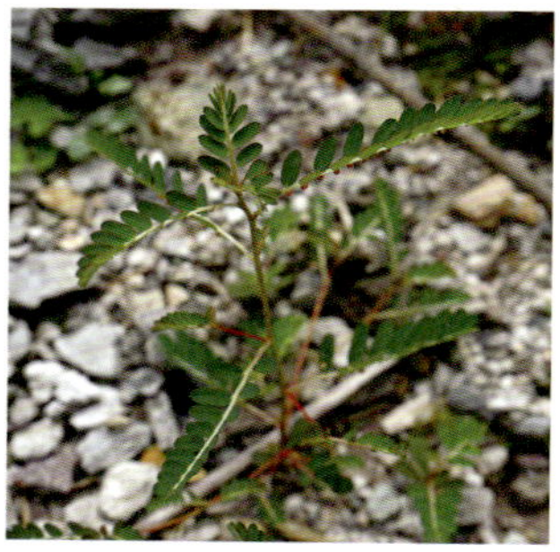
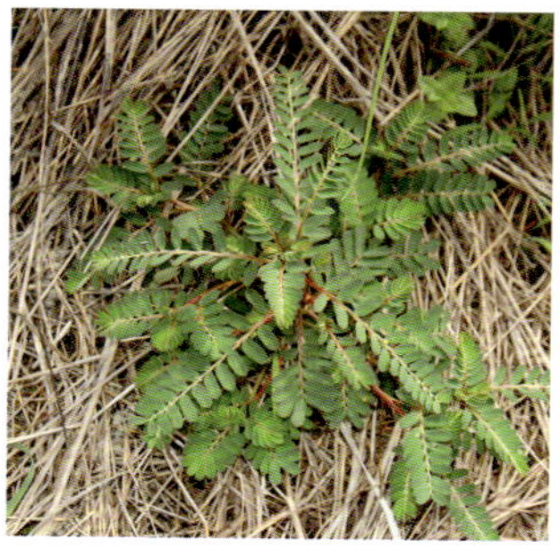

288. 山桐子　*Idesia polycarpa* Maxim.

分类位置　杨柳科 Salicaceae 山桐子属 *Idesia* Maxim.。

别　　名　斗霜红，椅桐，椅树，水冬桐。

形态特征　落叶乔木，高 8 ~ 21m。小枝圆柱形，枝条平展，近轮生；冬芽有 4 ~ 6 片锥状鳞片及褐色毛。叶薄革质或厚纸质，卵形或心状卵形，或为宽心形；叶柄圆柱状，下部有 2 ~ 4 个紫色、扁平腺体。花单性，黄绿色，有芳香，花瓣缺；雄花比雌花稍大；萼片通常 6 片，覆瓦状排列，长卵形，有密毛；花丝被软毛，有退化子房；雌花比雄花稍小；萼片通常 6 片，卵形，外面有密毛，内面有疏毛；子房上位，圆球形。浆果成熟期紫红色，扁圆形；种子红棕色，圆形。花期 4 ~ 5 月，果熟期 10 ~ 11 月。

资源现状　生于密林中，全市各山区较常见。资源较丰富，民间少见药用，具有较好的观赏价值。

功效应用　叶：辛、甘，寒；清热凉血，散瘀消肿；用于骨折，烧烫伤，外伤出血，吐血等。种子油：杀虫；用于疥癣等。

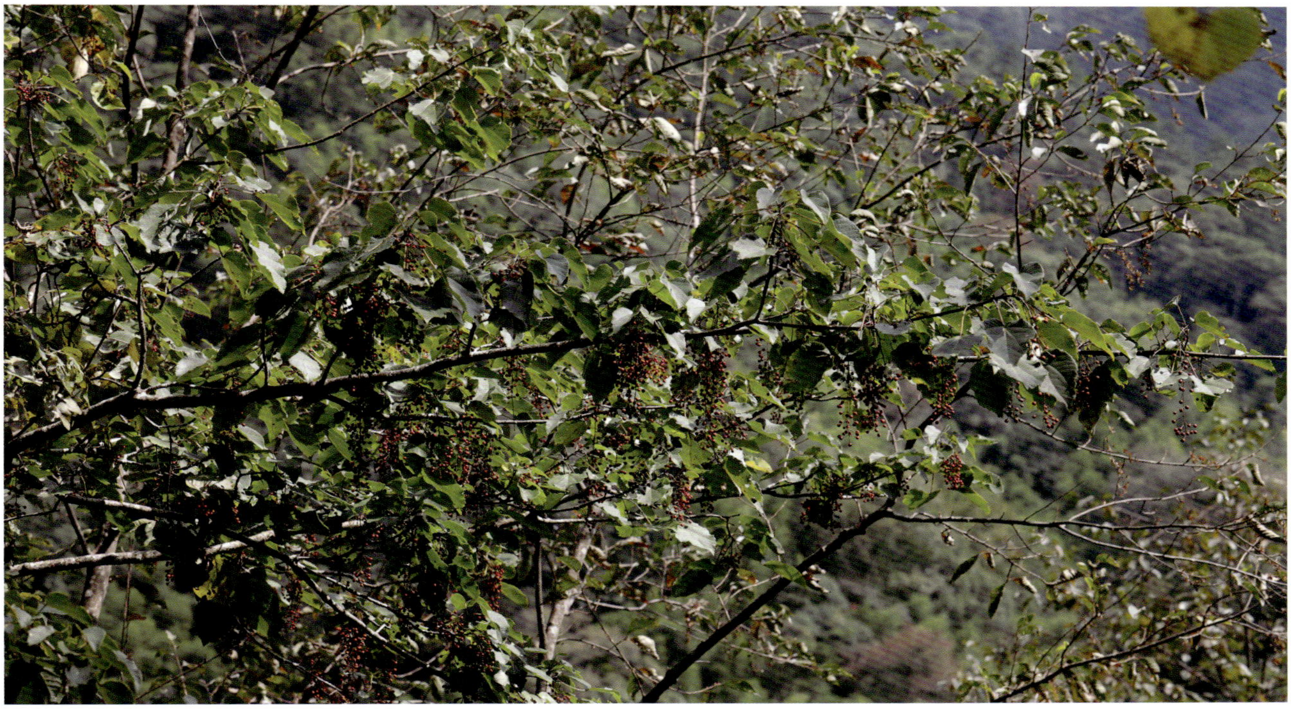

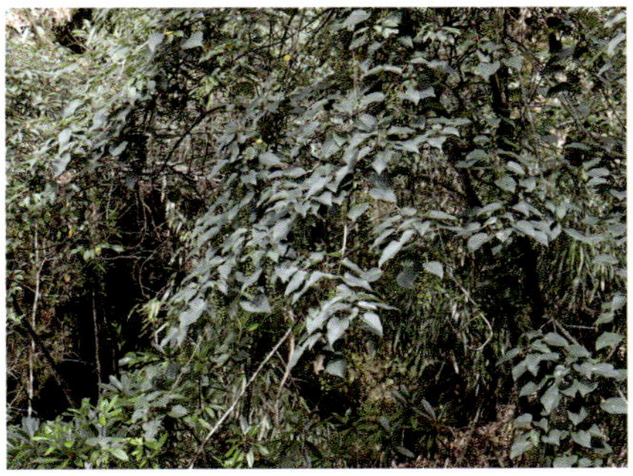

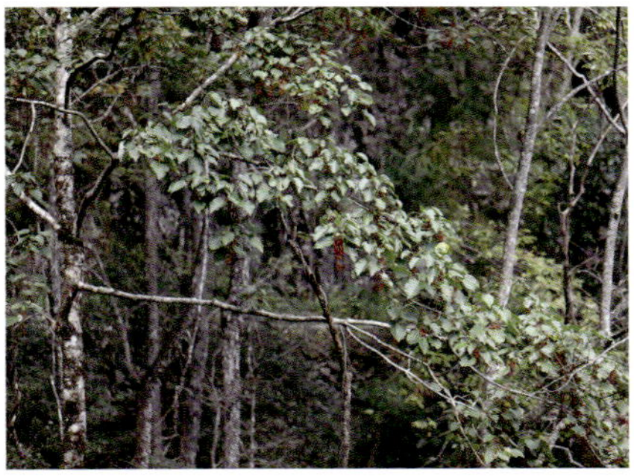

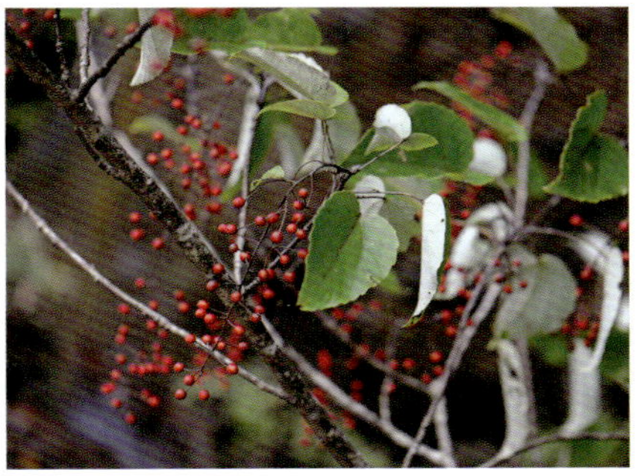

289. 如意草 *Viola arcuata* Blume

分类位置 堇菜科 Violaceae 堇菜属 *Viola* L.。

别　　名 堇菜，白鸡公仔，小叶堇菜，额穆尔堇菜。

形态特征 多年生草本。根状茎横走；叶三角状心形或卵状心形，边缘具浅而内弯的疏锯齿；基生叶之柄较长具翅，茎生叶之柄较短具极狭的翅；基生叶的托叶褐色，下部与叶柄合生，茎生叶的托叶离生，绿色。花淡紫色或白色，皆自茎生叶或匍匐枝的叶腋抽出，具长梗；萼片卵状披针形，先端尖，基部附属物极短呈半圆形，具狭膜质边缘；花瓣狭倒卵形，侧方花瓣具暗紫色条纹；下方花瓣较短，基部具短距；子房无毛，花柱基部稍膝曲，柱头 2 裂。蒴果长圆形；种子卵状，淡黄色。花期 3 ~ 5 月，果期 6 ~ 9 月。

资源现状 生于山坡草丛、田野、屋边或沟谷溪边及林缘湿地，全市各地常见。资源较丰富，民间多以全草用于咽喉肿痛或清热降火等，具有较好的观赏价值。

功效应用 全草：微苦，凉；清热解毒，散瘀，止咳；用于疖肿，无名肿毒，肺热咳嗽，目赤，毒蛇咬伤，刀伤等。

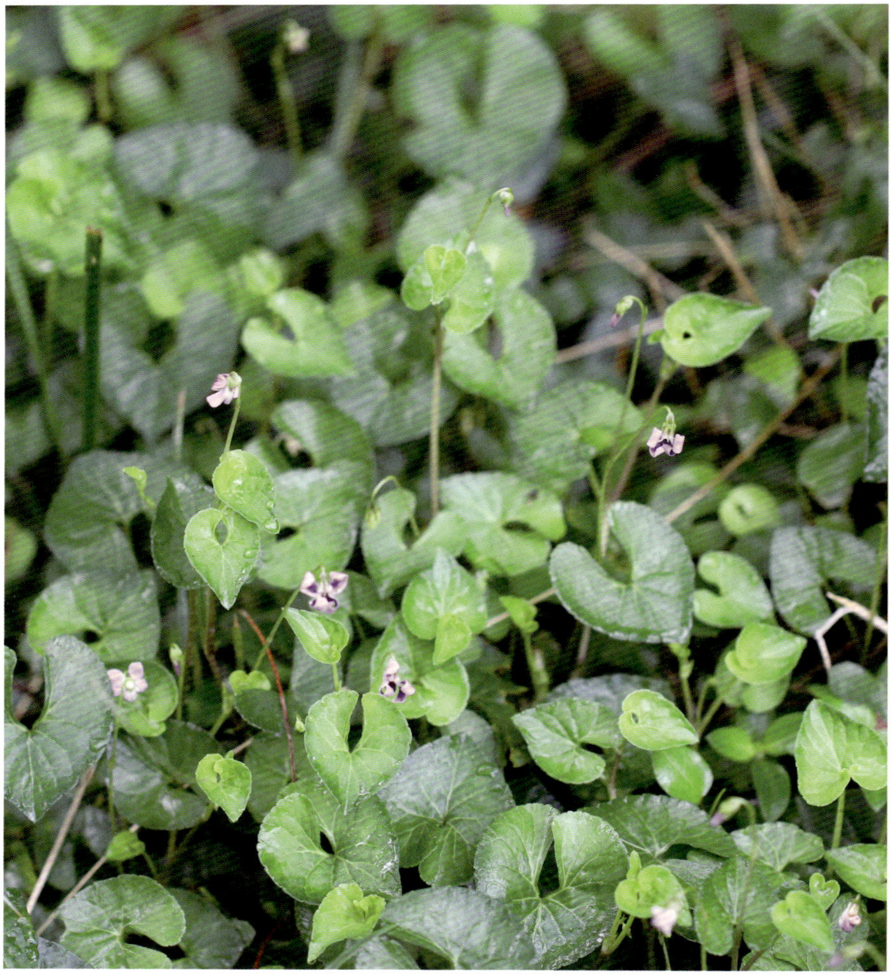

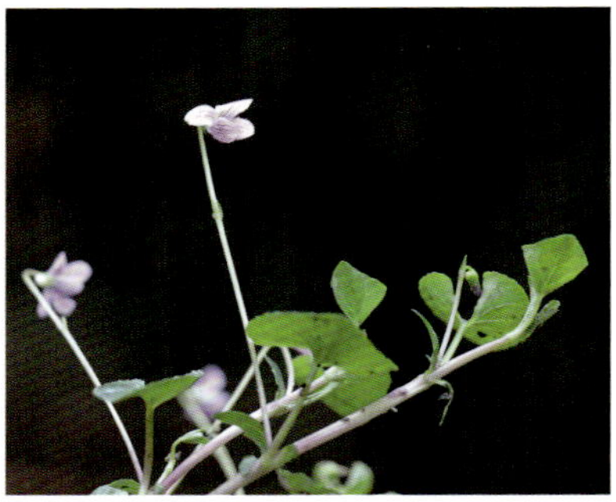

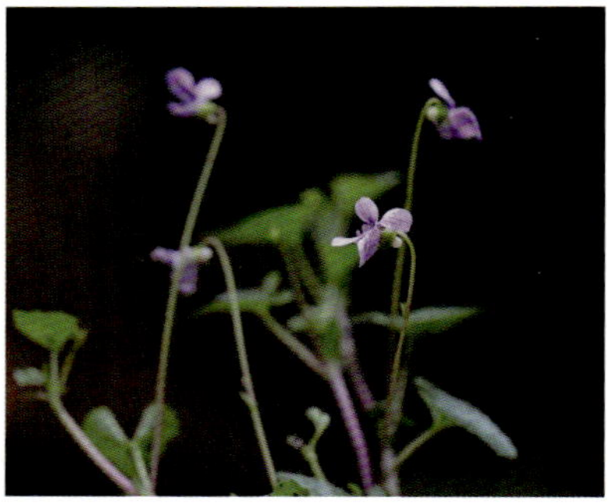

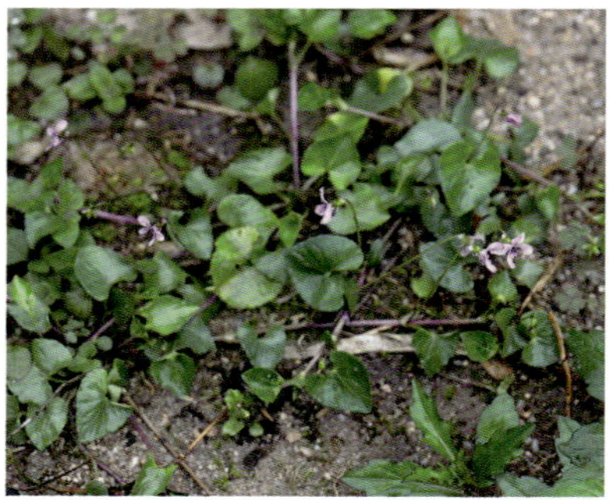

290. 深圆齿堇菜 *Viola davidii* Franch.

分类位置　堇菜科 Violaceae 堇菜属 *Viola* L.。

别　　名　浅圆齿堇菜。

形态特征　多年生细弱无毛草本。有时具匍匐枝，节密生。叶基生；叶片圆形或有时肾形；托叶褐色，离生或仅基部与叶柄合生，披针形，先端渐尖，边缘疏生细齿。花白色或有时淡紫色；花梗细，上部有 2 枚线形小苞片；萼片披针形，先端稍尖，基部附属物短，末端截形；花瓣倒卵状长圆形，上方花瓣长 1 ~ 1.2cm，侧方花瓣与上方花瓣近等大，下方花瓣较短，有紫色脉纹；距囊状；花药长约 1.5mm，下方雄蕊之距钝角状；子房球形，有褐色腺点，花柱棍棒状，基部膝曲，前具短喙。蒴果椭圆形，常具褐色腺点。花期 3 ~ 6 月，果期 5 ~ 8 月。

资源现状　生于海拔 300 ~ 1200m 的山地沟谷边石岩地、溪河边草丛中湿润地或疏林下阴湿地，全市各山区较常见。资源较丰富，民间少见药用，具有较好的观赏价值。

功效应用　全草：苦，寒；清热解毒，散瘀消肿；用于风火眼肿，跌扑损伤，无名肿毒，刀伤，毒蛇咬伤等。

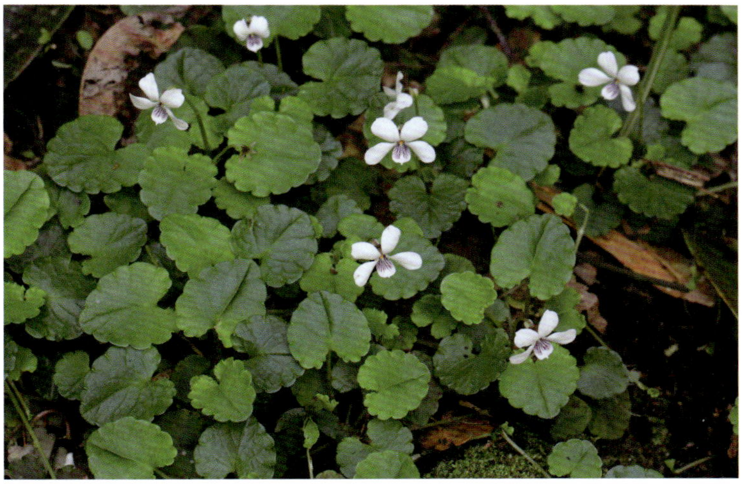

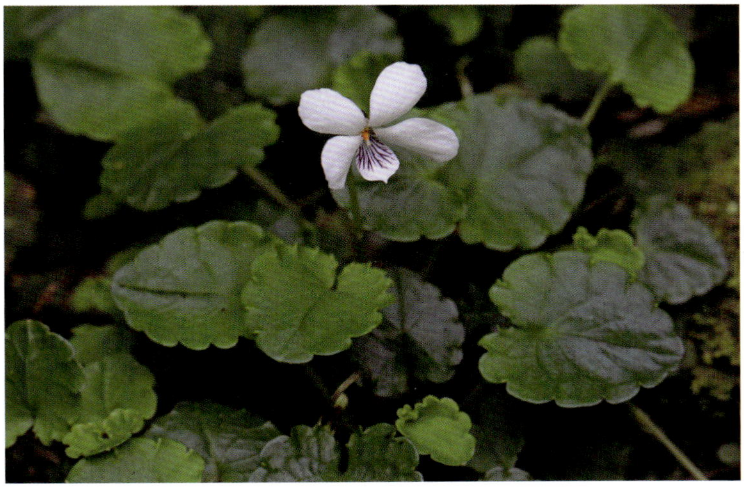

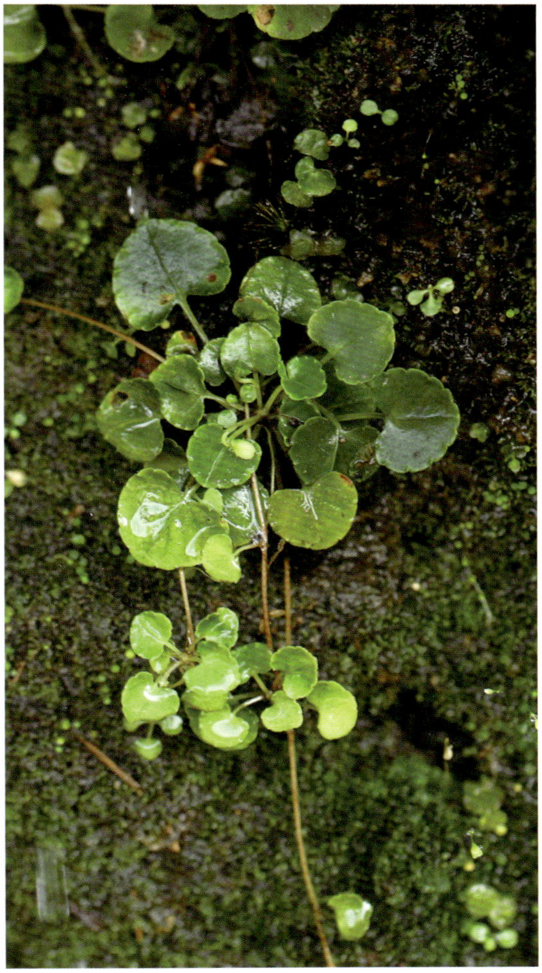

291. 七星莲 *Viola diffusa* Ging.

分类位置 堇菜科 Violaceae 堇菜属 *Viola* L.。

别　　名 蔓茎堇菜，光蔓茎堇菜，茶匙癀，菜瓜香。

形态特征 一年生草本。全体被糙毛、白色柔毛，或近无毛，花期生出地上匍匐枝，匍匐枝先端具莲座状叶丛。基生叶多数，丛生呈莲座状；叶片卵形或卵状长圆形，先端钝或稍尖，基部宽楔形或截形，稀浅心形；叶柄具明显的翅，通常有毛；托叶基部与叶柄合生，线状披针形。花较小，淡紫色或白色；萼片披针形，先端尖，基部附属物短，末端圆或具稀疏细齿，边缘疏生睫毛；侧方花瓣倒卵形或长圆状倒卵形；距极短，稍露出萼片附属物之外；子房无毛，花柱棍棒状，上部渐增粗。蒴果长圆形，无毛，顶端常具宿存的花柱。花期 3 ~ 5 月，果期 5 ~ 8 月。

资源现状 生于田野路边、旷地、山坡路旁、疏林湿地处，全市各地常见。资源较丰富，民间极常用，多以全草用于清热解毒。

功效应用 全草：微苦，凉；清热解毒；用于肝炎，胸膜炎，结膜炎，毒蛇咬伤，疔，痈等。

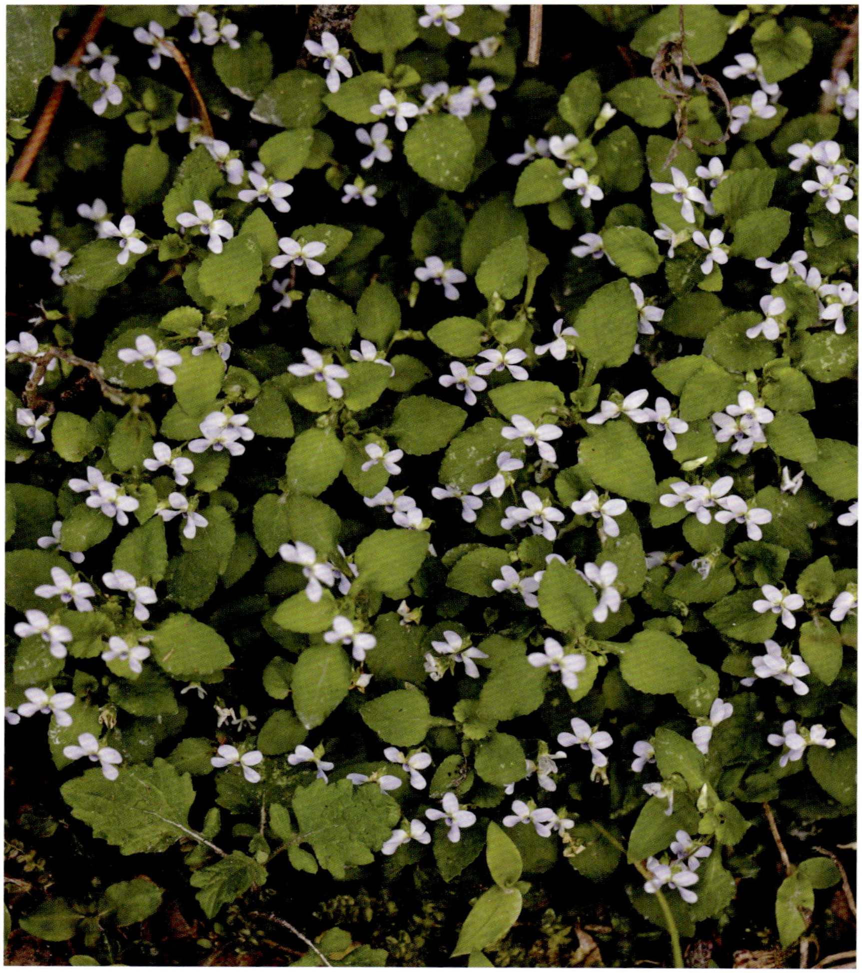
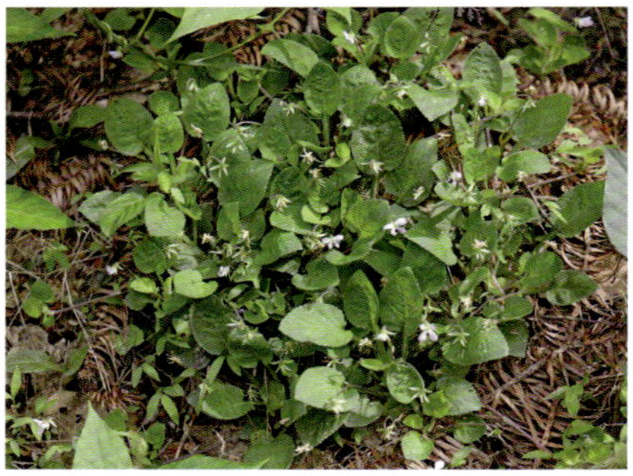
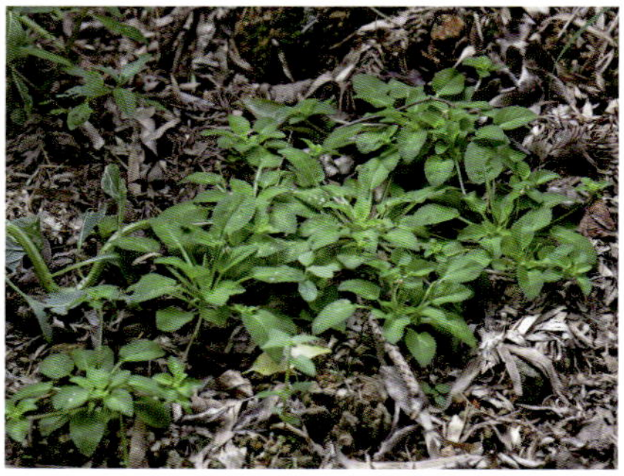
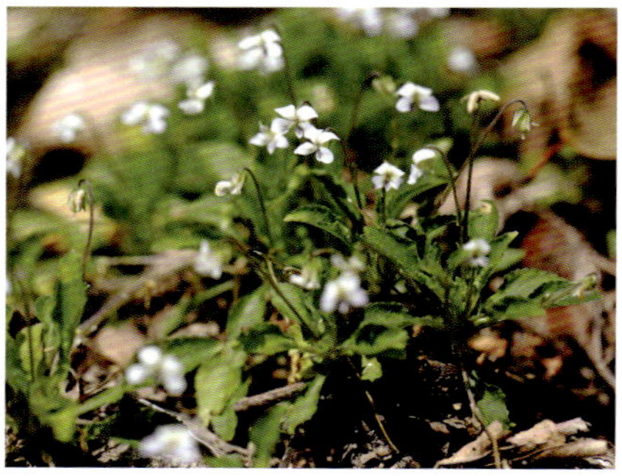

292. 紫花堇菜 *Viola grypoceras* A. Gray

分类位置 堇菜科 Violaceae 堇菜属 *Viola* L.。

别　　名 紫花高茎堇菜。

形态特征 多年生草本。具发达主根，根状茎短粗；地上茎数条，花期高 5 ~ 20cm，果期高可达 30cm，直立或斜升，通常无毛。基生叶叶片心形或宽心形，先端钝或微尖；茎生叶三角状心形或狭卵状心形，基部弯缺浅或宽三角形；茎生叶叶柄较短；托叶褐色，狭披针形，边缘具流苏状长齿，比托叶宽度长约 2 倍。花淡紫色，无芳香；萼片披针形，有褐色腺点；花瓣倒卵状长圆形，有褐色腺点，边缘呈波状；子房无毛，花柱向顶部逐渐增粗呈棒状，柱头向前弯曲成短喙。蒴果椭圆形，密生褐色腺点，先端短尖。花期 4 ~ 5 月，果期 6 ~ 8 月。

资源现状 生于海拔 800m 以下的山坡林下、河边、路旁湿地及草丛中，全市各地较常见。资源较丰富，民间少量使用，多以全草用于清热降火等。

功效应用 全草：微苦，凉；清热解毒，凉血，止血，化瘀；用于咽喉肿痛，疔疮肿毒，败血症，湿热黄疸，目赤，便血，刀伤出血，跌扑损伤等。

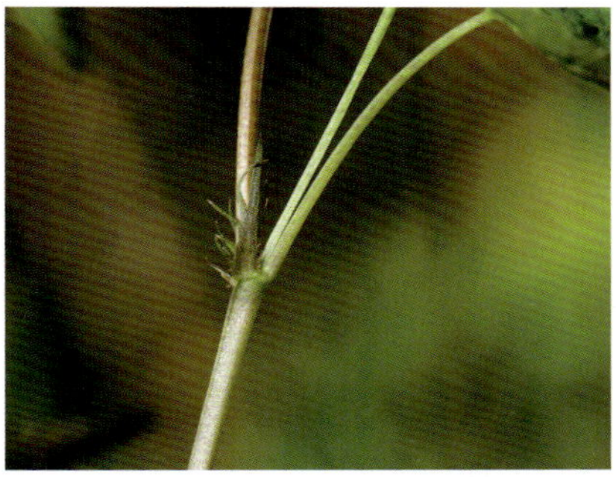
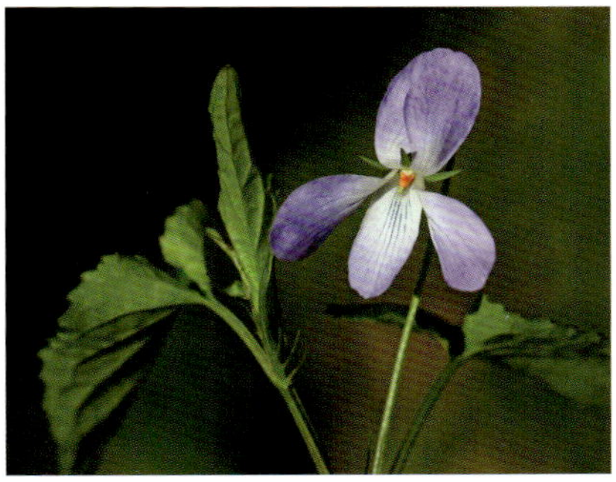
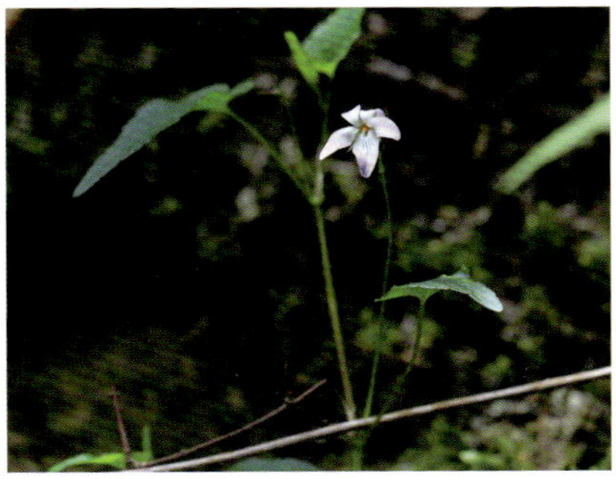
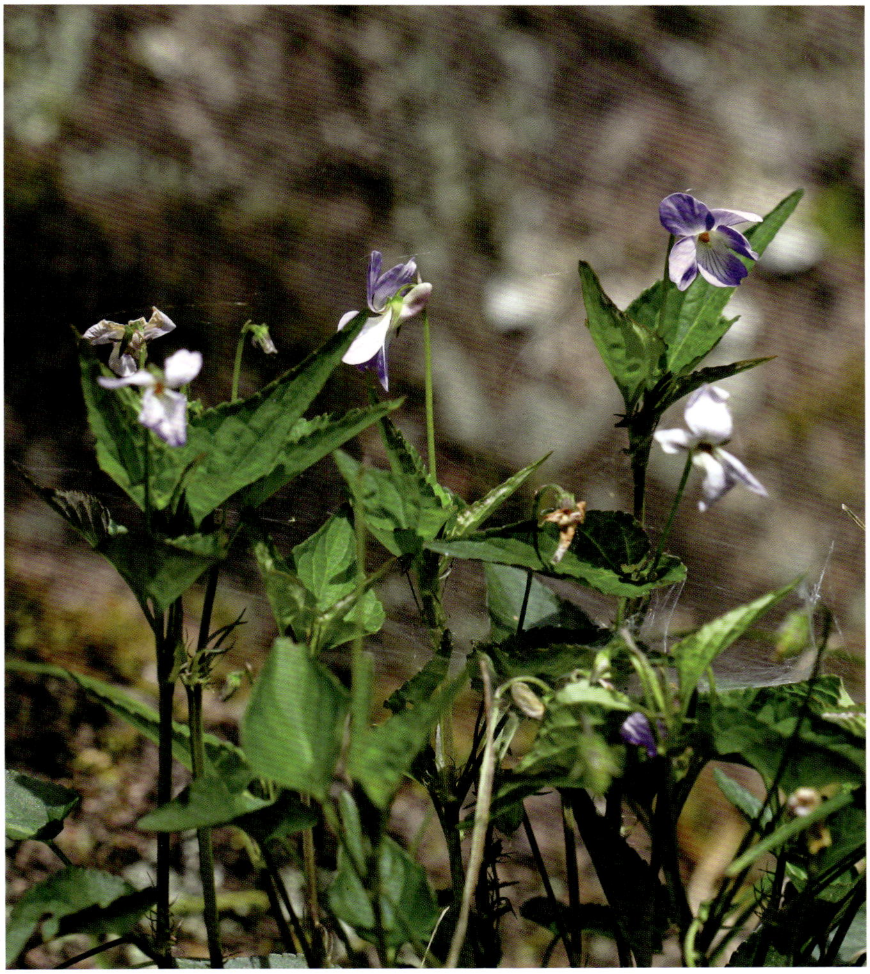

293. 福建堇菜 *Viola kosanensis* Hayata

分类位置 堇菜科 Violaceae 堇菜属 *Viola* L.。

别　　名 江西堇菜，鼓山堇菜。

形态特征 多年生草本。根状茎垂直，节间缩短，节密生；匍匐枝纤细，生不定根及小形叶片。叶基生或互生于匍匐枝上；叶片长圆状卵形或卵形，先端急尖，边缘具浅圆齿；叶柄长短不等；托叶离生，深褐色，披针形，边缘具长而密的流苏状齿。花淡紫色；花梗纤细，中部以上有 2 枚对生的小苞片；萼片披针形，先端渐尖，基部附属物深 2 裂，边缘膜质；花瓣通常沿脉纹有腺点，上方 2 枚花瓣长圆形，侧方 2 枚花瓣长圆状倒卵形；子房卵球形，有锈色腺点，花柱棍棒状。蒴果近球形或长圆形，无毛，被锈色腺点。种子球形，乳黄色。花期春夏两季，果期秋季。

资源现状 生于海拔 500 ~ 1000m 的山地林缘、林中、沟谷溪边阴湿地，全市各地常见。资源较丰富，民间少见药用，具有较好的观赏价值。

功效应用 全草：消肿排脓；用于脓肿等。

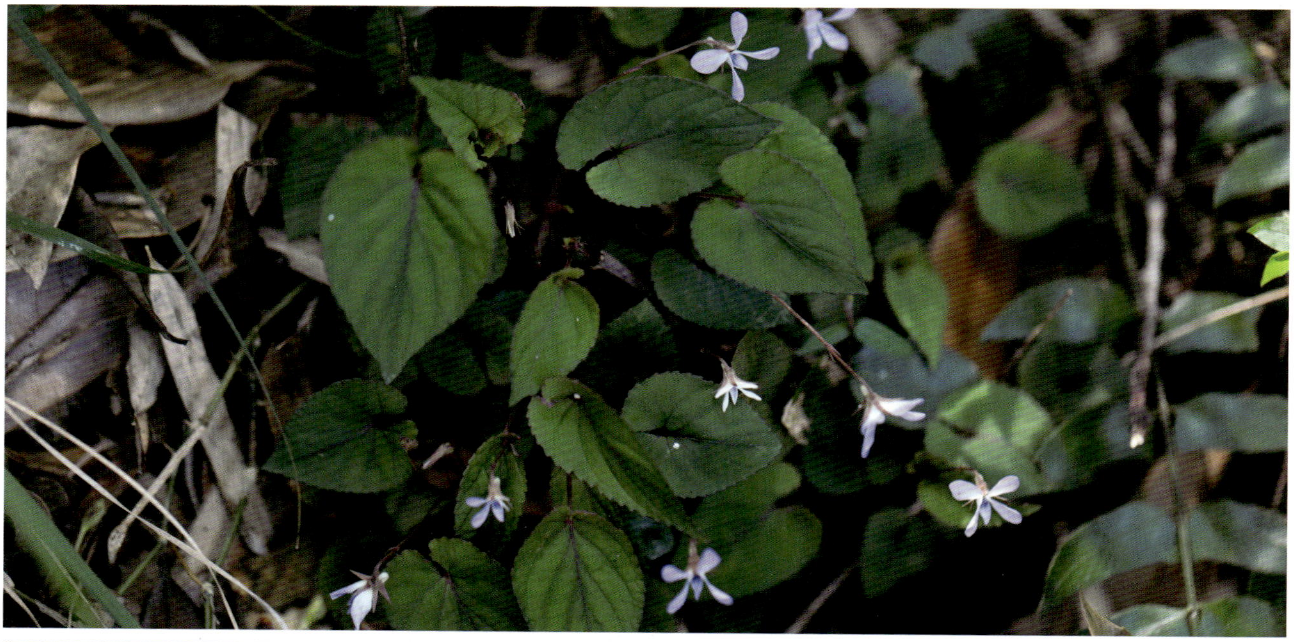

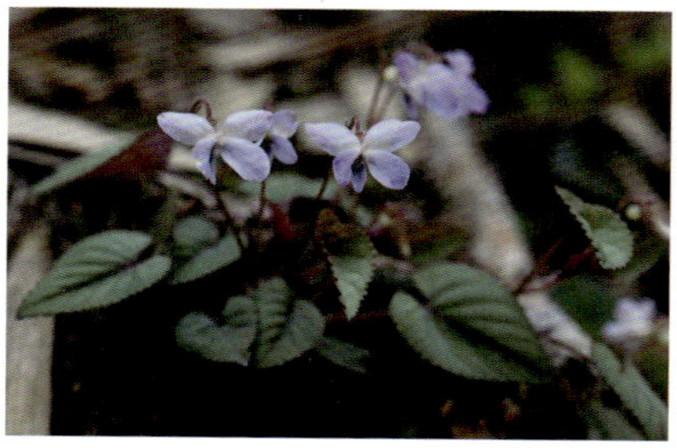

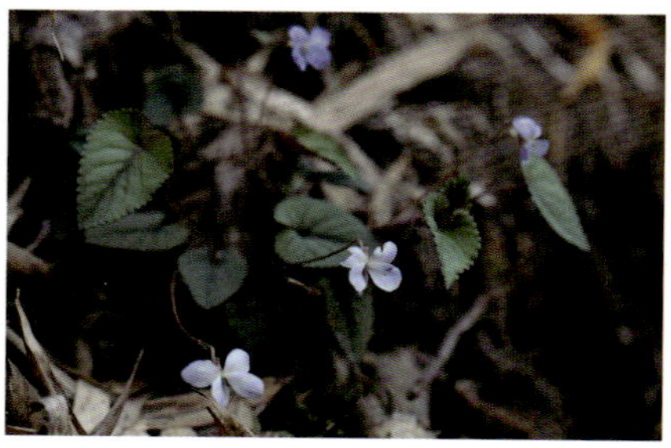

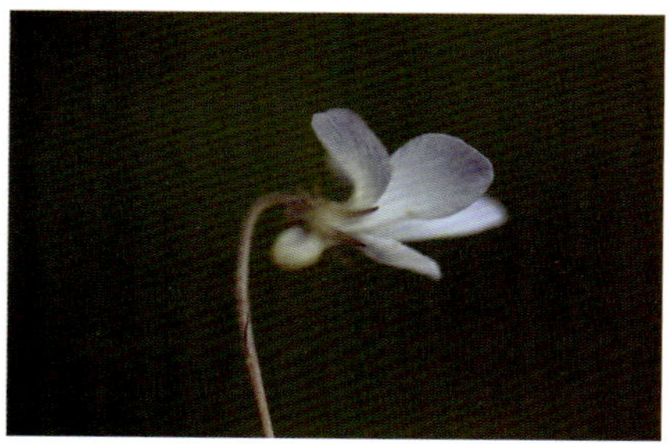

294. 紫花地丁　*Viola philippica* Cav.

分类位置　堇菜科 Violaceae 堇菜属 *Viola* L.。

别　　名　鸡公仔，野堇菜，光瓣堇菜，红鸡公仔。

形态特征　多年生草本。无地上茎；根状茎短，垂直。叶多数，基生，莲座状；叶片下部者通常较小，呈三角状卵形或狭卵形，上部者较长，呈长圆形或长圆状卵形，边缘具较平的圆齿；托叶膜质，苍白色或淡绿色，2/3 ~ 4/5 与叶柄合生，离生部分线状披针形，边缘疏生具腺体的流苏状细齿或近全缘。花紫堇色或淡紫色，稀呈白色，喉部色较淡并带有紫色条纹；萼片卵状披针形或披针形；花瓣倒卵形或长圆状倒卵形，侧方花瓣长；子房卵形，无毛，花柱棍棒状，比子房稍长，柱头顶部前方具短喙。蒴果长圆形，无毛；种子卵球形，淡黄色。花果期 4 月中下旬至 9 月。

资源现状　生于山坡草丛、旷野荒地、田边湿地、水沟边或山坡路旁湿地，全市各地常见。资源较丰富，民间多以全草用于无名肿毒等。

功效应用　**全草（紫花地丁）：**苦、辛，寒；清热解毒，凉血消肿；用于疔疮肿毒，痈疽发背，丹毒，毒蛇咬伤。

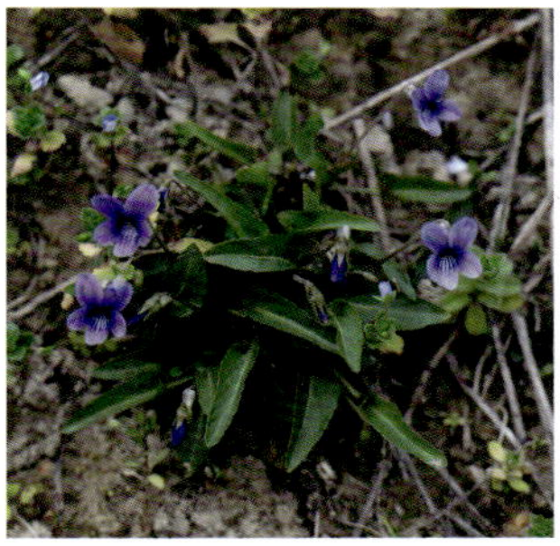
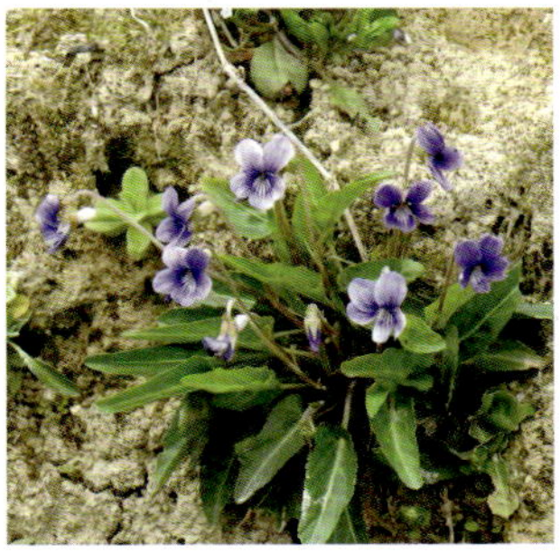
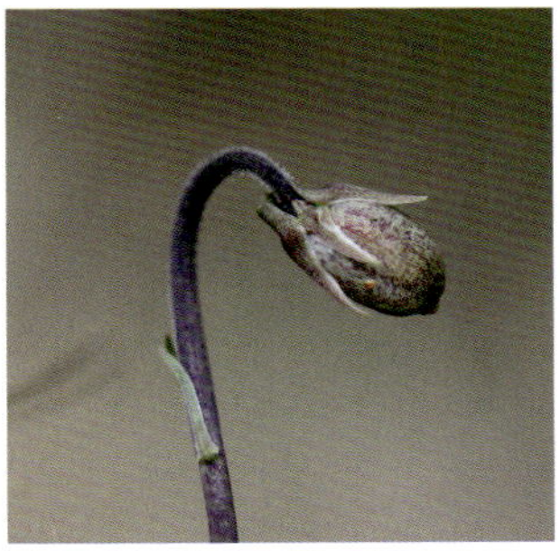
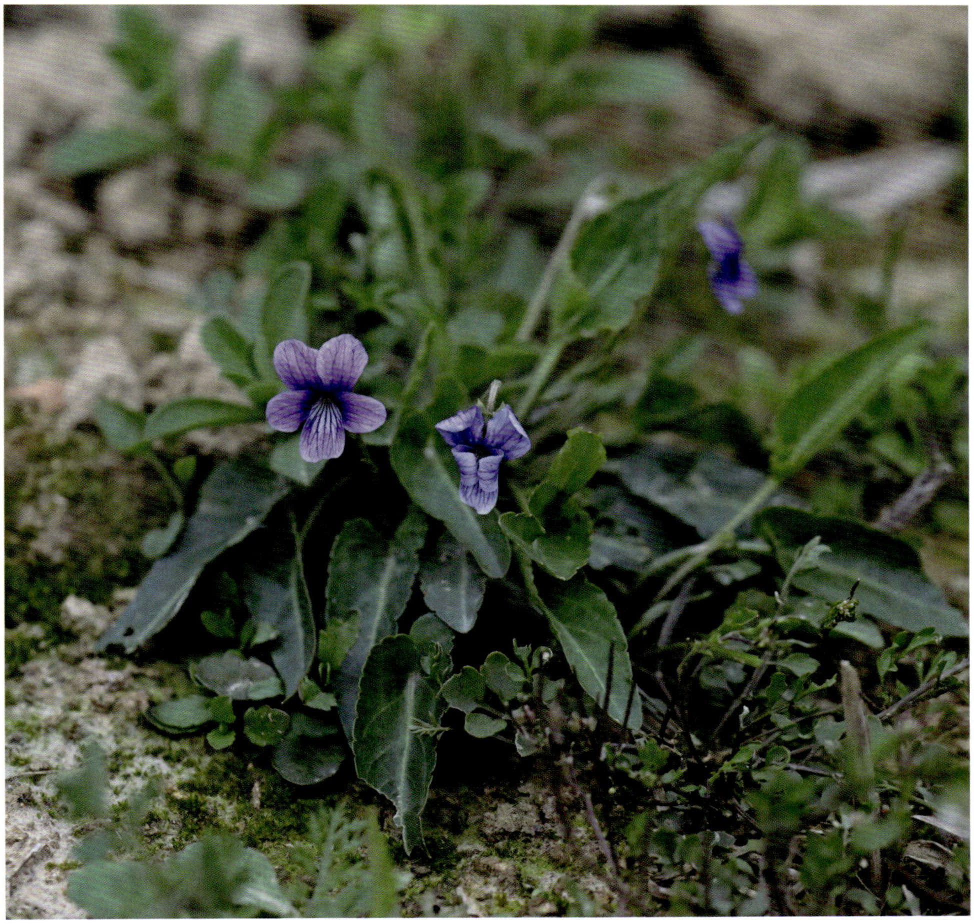

295. 三角叶堇菜 *Viola triangulifolia* W. Beck.

分类位置 堇菜科 Violaceae 堇菜属 *Viola* L.。

形态特征 多年生草本，具地上茎，高 13 ~ 35cm。根状茎深褐色，粗短，节密生。地上茎直立，较细弱，单一或数个簇生，无毛。基生叶 2 ~ 5 枚，通常早枯，叶片宽卵形或卵形，先端尖，基部心形；茎生叶叶片卵状三角形至狭三角形；托叶草质，披针形或线状披针形，全缘或疏生细齿，常有缘毛。花小，白色有紫色条纹，单生于茎生叶的叶腋；花梗细弱，上部有 2 枚对生的线形小苞片；萼片卵状披针形或披针形；上方花瓣长倒卵形，侧方花瓣长圆形，里面基部有须毛，下方花瓣较短；距浅囊状；子房卵球形，无毛，花柱棍棒状。蒴果较小，椭圆形，无毛。花果期 4 ~ 6 月。

资源现状 生于疏林、灌丛或溪旁草坡沙地，全市各地较常见。资源较丰富，民间少见药用，具有较好的观赏价值。

功效应用 全草：清热利湿，解毒；用于疮疡肿毒及目赤。

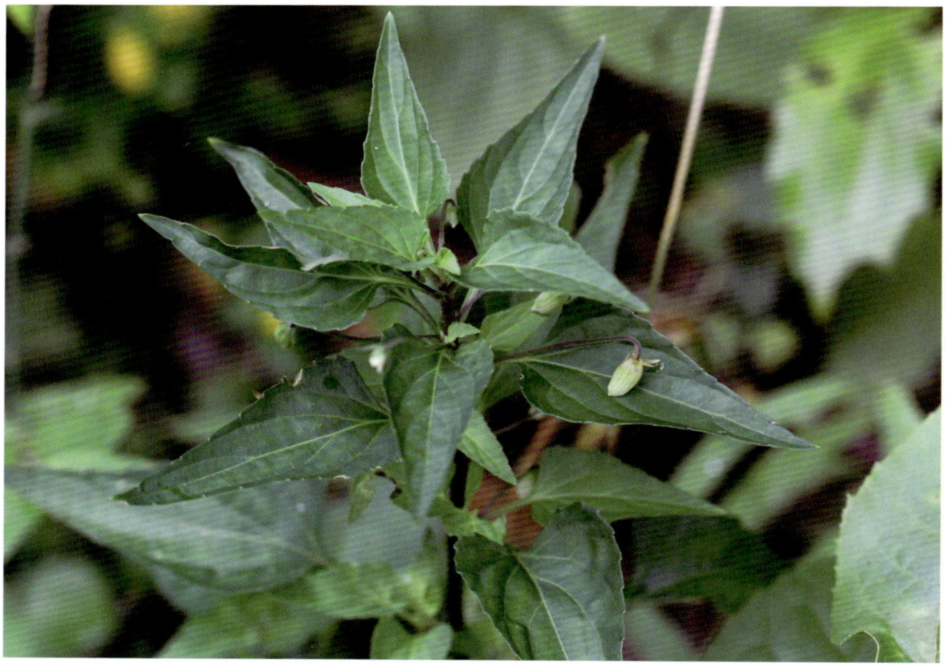
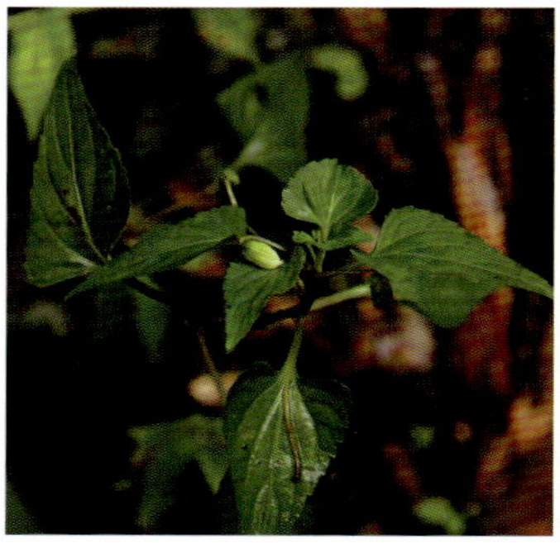
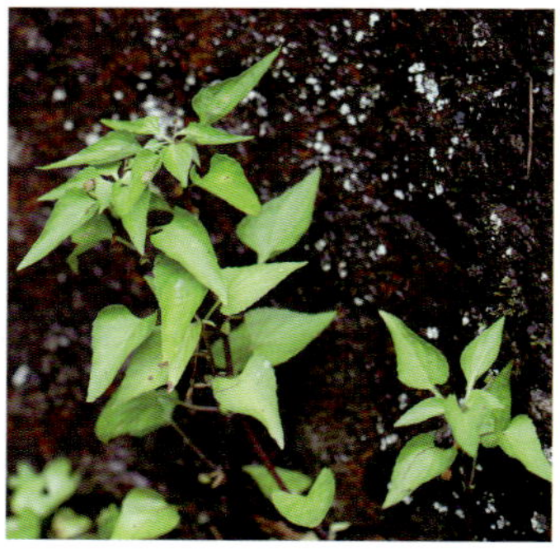
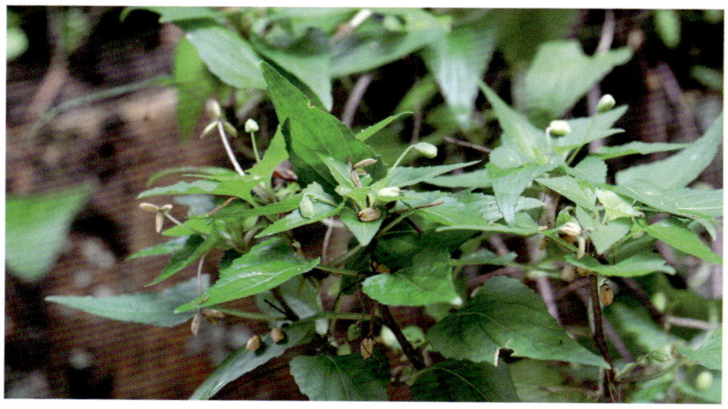
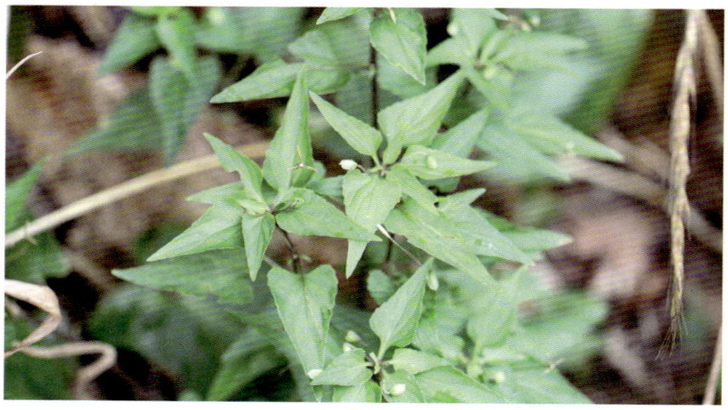

296. 木竹子 *Garcinia multiflora* Champ. ex Benth

分类位置 藤黄科 Clusiaceae 藤黄属 *Garcinia* L.。

别　　名 多花山竹子，山桔子。

形态特征 常绿小乔木，高 3 ~ 15m。小枝绿色，具纵槽纹。叶片革质，卵形，长圆状卵形或长圆状倒卵形，顶端急尖，边缘微反卷。花杂性同株，雄花序呈聚伞状圆锥花序式，有时单生，总梗和花梗具关节，雄花萼片 2 大 2 小，花瓣橙黄色，倒卵形，花丝合生成 4 束，高出于退化雌蕊，每束约有花药 50 枚，聚合成头状，有时部分花药成分枝状；退化雌蕊柱状，具明显盾状柱头，4 裂。雌花序有雌花 1 ~ 5 朵，退化雄蕊束短于雌蕊；子房长圆形，2 室，无花柱。果卵圆形至倒卵圆形，成熟时黄色；种子 1 ~ 2，椭圆形。花期 6 ~ 8 月，果期 11 ~ 12 月，偶有花果并存。

资源现状 生于山野林中，全市山区较常见。资源较丰富，民间少见药用，果实熟时可食，具有较好观赏价值。

功效应用 茎二重皮：苦、涩，凉；果实：甘、酸，凉；消炎止痛，收敛生肌；用于肠炎，小儿消化不良，胃出血，口腔炎症，风火牙痛，烧烫伤，臁疮，湿疹，蛇伤溃疡等。

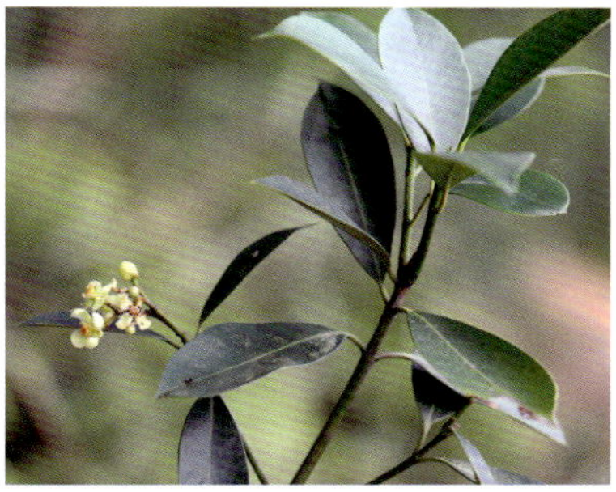
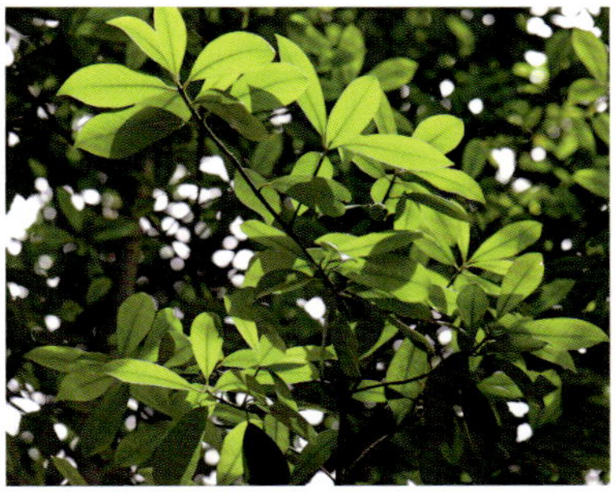
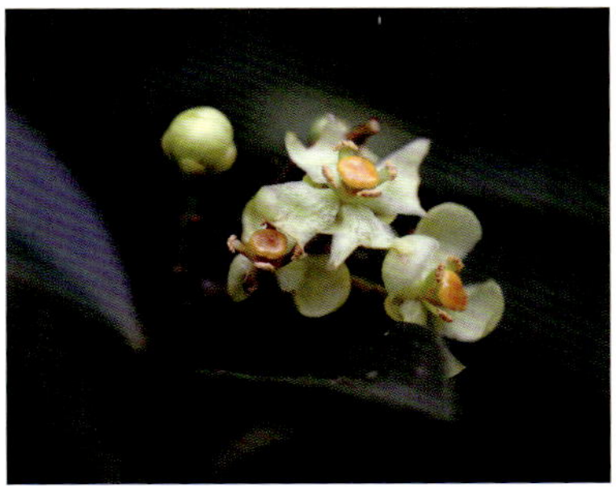
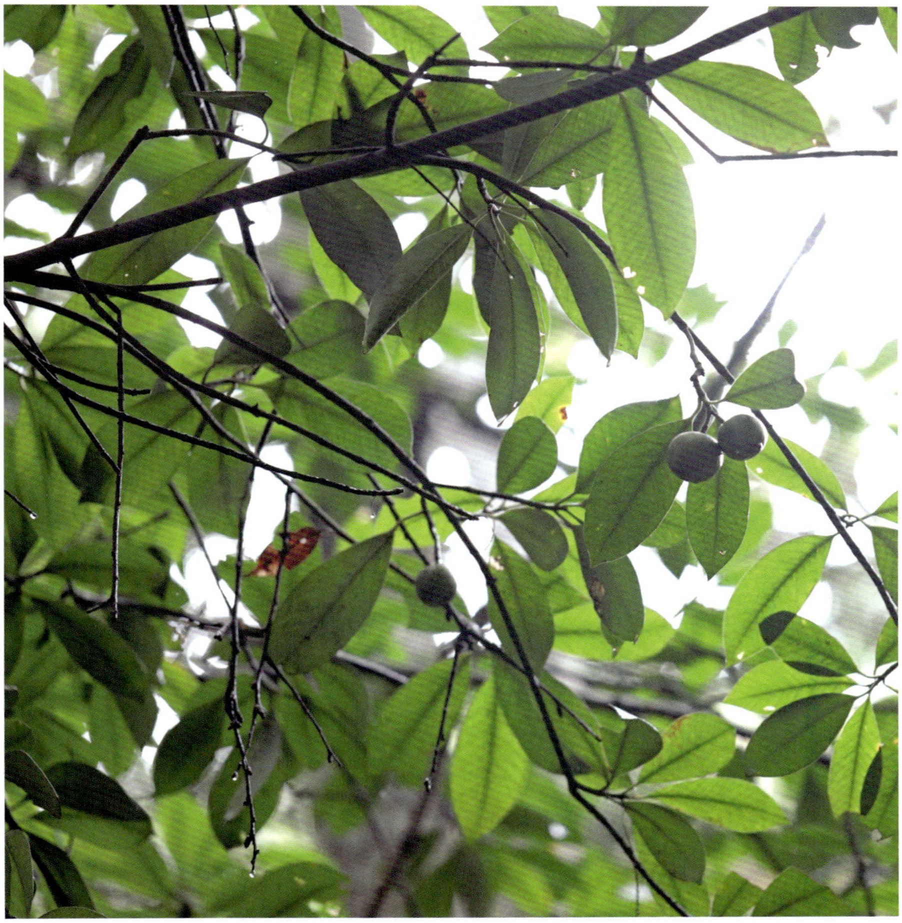

297. 挺茎遍地金 *Hypericum elodeoides* Choisy

分类位置 金丝桃科 Hypericaceae 金丝桃属 *Hypericum* L.。

别　　名 金丝桃，挺茎金丝桃。

形态特征 多年生草本，高 0.2 ~ 0.4m。全体无毛；茎数枝丛生，直立或斜升，圆柱形。叶近无柄；叶片披针状长圆形至长圆形，基部浅心形而略抱茎，边缘疏生黑色腺点。花序于茎及分枝上顶生，为多花蝎尾状二歧聚伞花序，苞片及小苞片为卵状披针形至长圆状披针形。萼片卵状或长圆状披针形，先端锐尖，全面有松脂状腺条。花瓣倒卵状长圆形，先端钝形，上部边缘具黑色腺点。雄蕊 3 束，每束具雄蕊约 20 枚，花药黄色，有黑色腺点。子房卵珠形；花柱 3，自基部分离，叉开。蒴果卵珠形，成熟时褐色，外密布腺纹；种子黄褐色，圆柱形。花期 7 ~ 8 月，果期 9 ~ 10 月。

资源现状 生于海拔 500 ~ 1750m 的山坡草地、林缘、路边，全市各地常见。资源丰富，民间少见药用，具较好观赏价值。

功效应用 全草：苦，平；活血调经；用于月经不调等。

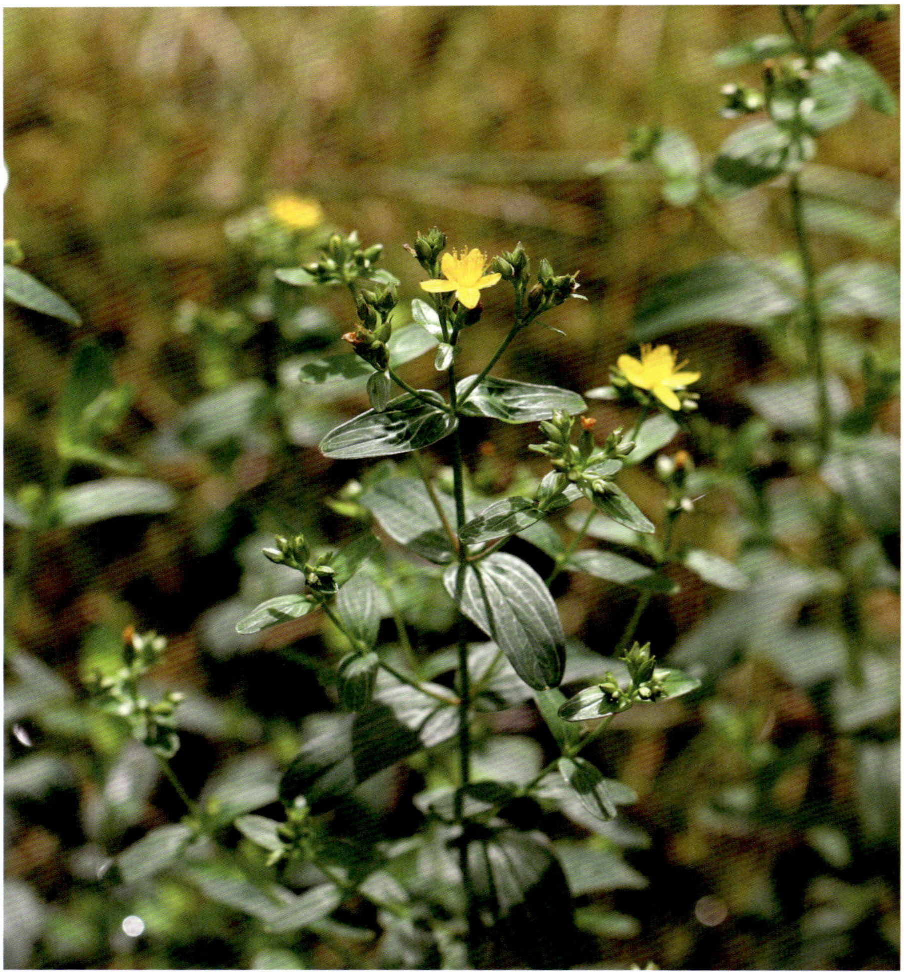

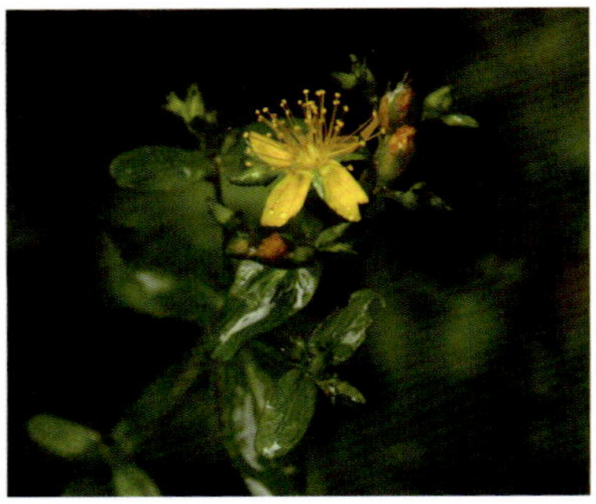

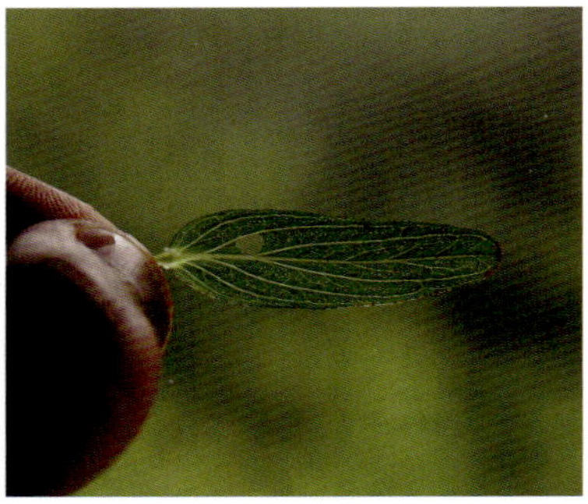

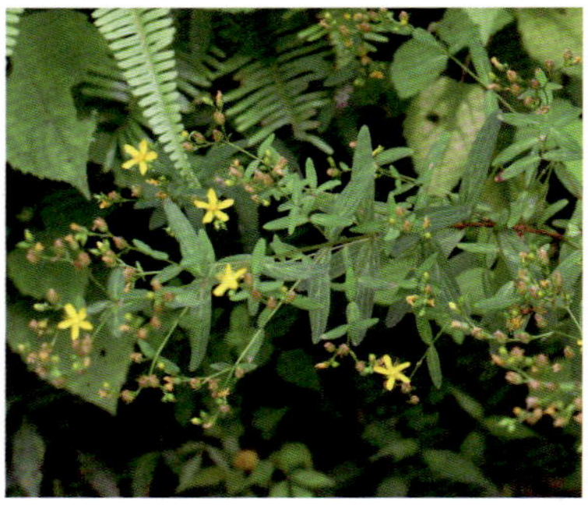

298. 地耳草　*Hypericum japonicum* Thunb. ex Murray

分类位置　金丝桃科 Hypericaceae 金丝桃属 *Hypericum* L.。

别　　名　田基黄，小元宝草，四方草，千重楼。

形态特征　一年生草本，高一般不超过 45cm。茎四棱形，单一或多少簇生，直立或倾斜，少分枝，无毛。叶无柄，叶片通常卵形至长圆形，叶背常见透明腺体。花序具 1 ~ 30 花，二歧状或多少呈单歧状；苞片及小苞片线形、披针形至叶状；萼片狭长圆形或披针形至椭圆形；花瓣黄色，椭圆形或长圆形；雄蕊 5 ~ 30 枚，不成束，宿存，花药黄色，具松脂状腺体。蒴果短圆柱形至圆球形，无腺条纹；种子淡黄色，圆柱形，两端锐尖。花期 3 ~ 8 月，果期 6 ~ 10 月。

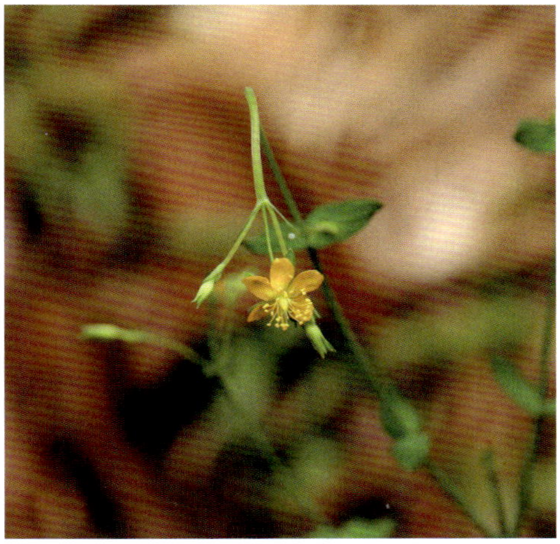

资源现状　生于山地草丛中、林缘、路边、田间、空旷草地，全市各地常见。资源较丰富，民间多以全草用于无名高热或泄痢等。

功效应用　全草：甘、微苦，凉；清热利湿，解毒，散瘀消肿，止痛；用于湿热黄疸，泄泻，痢疾，肠痈，肺痈，痈疖肿毒，乳蛾，口疮，目赤肿痛，毒蛇咬伤，跌扑损伤等。

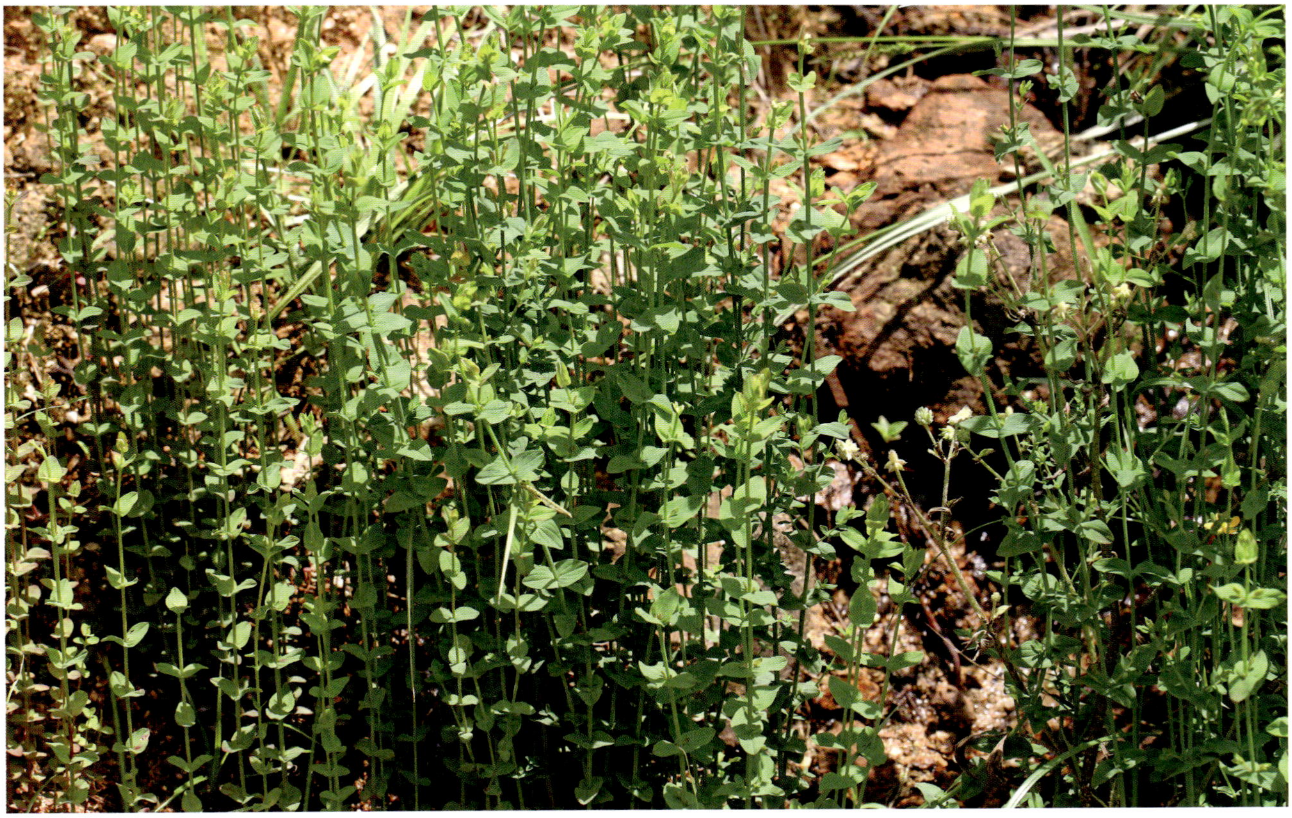

299. 金丝梅 *Hypericum patulum* Thunb. ex Murray

分类位置 金丝桃科 Hypericaceae 金丝桃属 *Hypericum* L.。

别　　名 土连翘。

形态特征 灌木，高约 1m。丛状，枝条开展，红褐色，常具棱。叶对生，卵形至长圆状披针形，长 1.5 ~ 5cm，宽 1 ~ 3cm，顶端钝尖，基部渐狭，具短柄。花单生或排成顶生的聚伞花序，黄色或鲜黄色；萼片 5，离生，在花蕾及果时直立，宽卵形至倒卵状匙形；花瓣 5，长圆状倒卵形至宽倒卵形；雄蕊合生成 5 束；子房稍呈宽卵珠形，5 室，花柱 5，与子房近等长或稍短，完全分离。蒴果宽卵珠形；种子深褐色，稍呈圆柱形。花期 6 ~ 7 月，果期 8 ~ 10 月。

资源现状 生于山野林下或灌木丛中，全市各地较常见。资源较丰富，民间少见药用，极具观赏价值。

功效应用 全草：微苦、辛，寒；清热解毒，凉血止血；用于感冒，咳嗽，痢疾，肝炎，淋浊，扁桃体炎，牙痛，黄水疮等。根：用于便血，劳倦乏力，缺乳等。

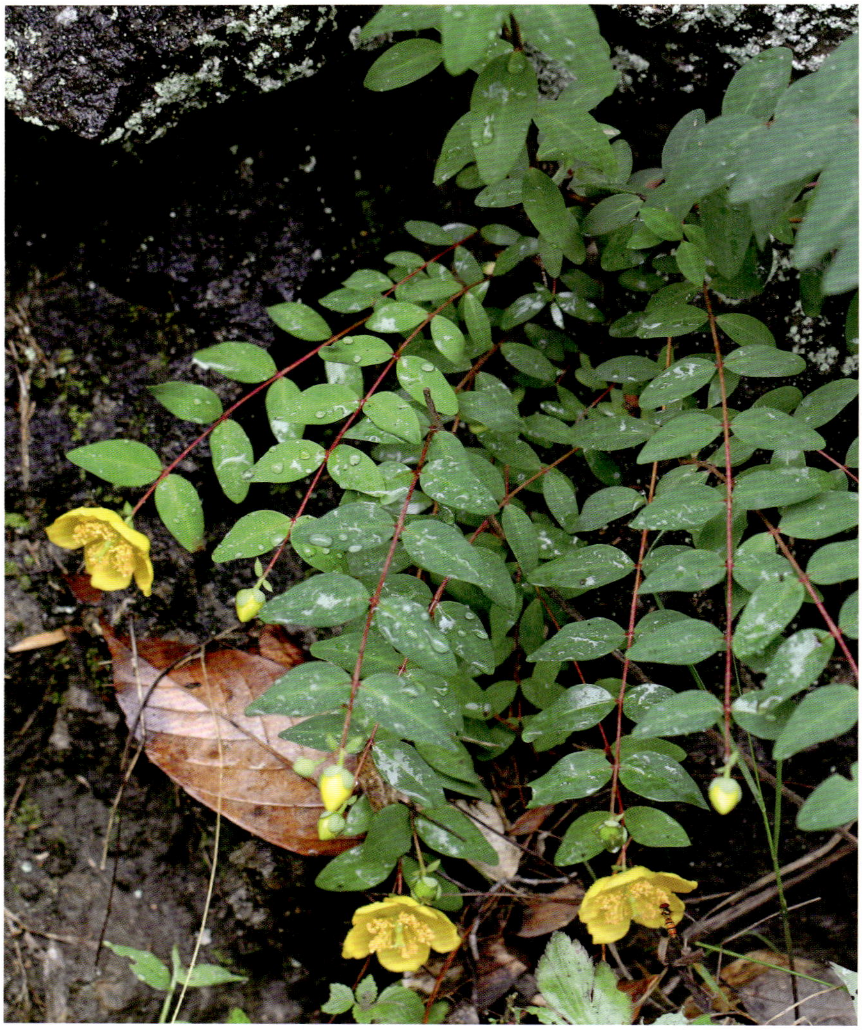

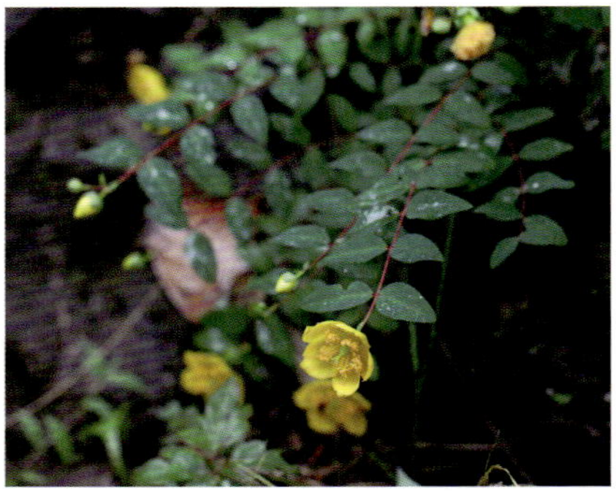

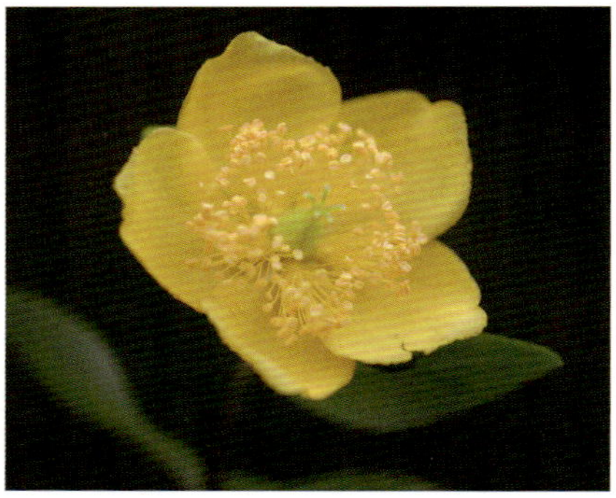

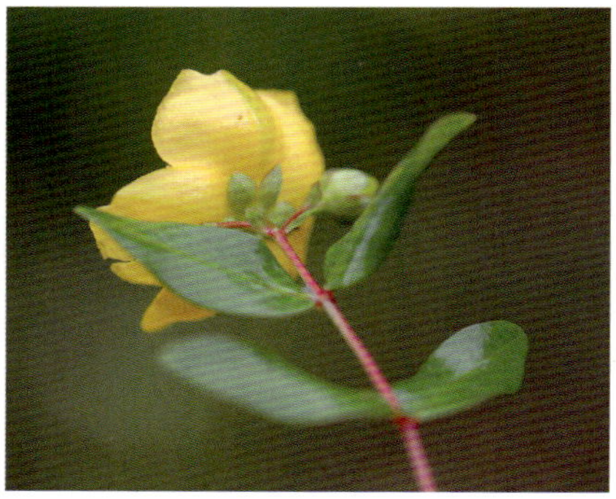

300. 元宝草　*Hypericum sampsonii* Hance

分类位置　金丝桃科 Hypericaceae 金丝桃属 *Hypericum* L.。

别　　名　对叶草，散血丹，黄叶连翘，合掌草。

形态特征　多年生草本，高 0.2 ~ 0.8m。全体无毛；叶对生，无柄，基部完全合生为一体而茎贯穿其中心，披针形至长圆形或倒披针形，全面散生透明或间有黑色腺点。花蕾卵珠形，先端钝形；萼片边缘疏生黑腺点，全面散布淡色，稀为黑色腺点及腺斑，果时直伸；花瓣淡黄色，椭圆状长圆形，宿存，边缘有无柄或近无柄的黑腺体；雄蕊多数，合生成 3 束；子房卵珠形至狭圆锥形，3 室；花柱 3，自基部分离。蒴果宽卵珠形至卵珠状圆锥形，散布有卵珠状黄褐色囊状腺体；种子黄褐色，长卵柱形。花期 5 ~ 6 月，果期 7 ~ 8 月。

资源现状　生于山坡潮湿处，全市各地常见。资源较丰富，民间少见药用，具有较好的观赏价值。

功效应用　全草：辛、苦，平；通经活络，消肿解毒；用于衄血，吐血，风湿关节痛，坐骨神经痛，月经不调，乳腺炎，牙痛，疔疮痈肿，指头炎，丹毒，毒蛇咬伤，跌扑损伤等。

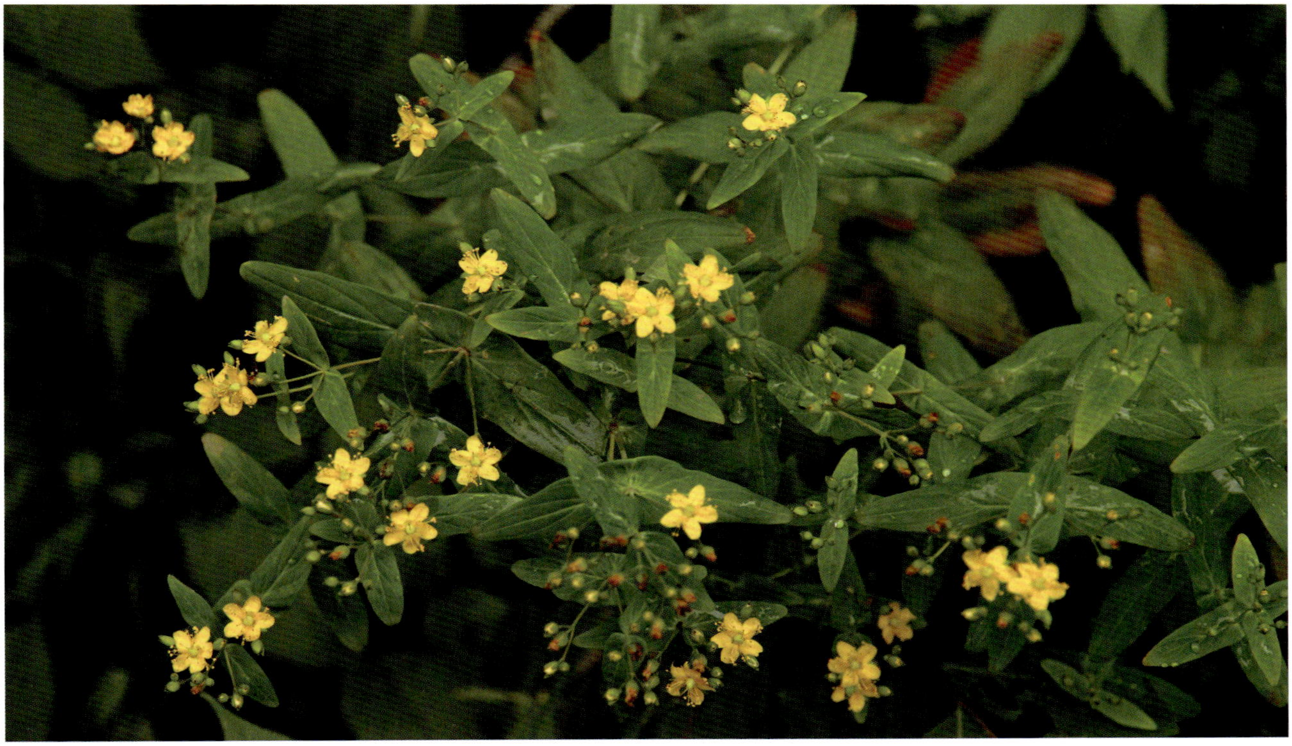

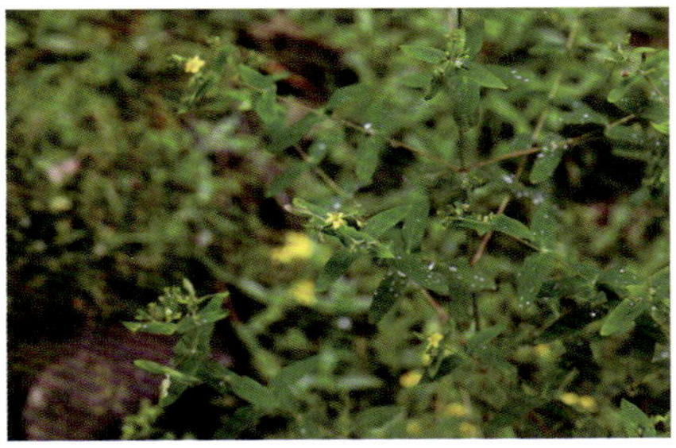

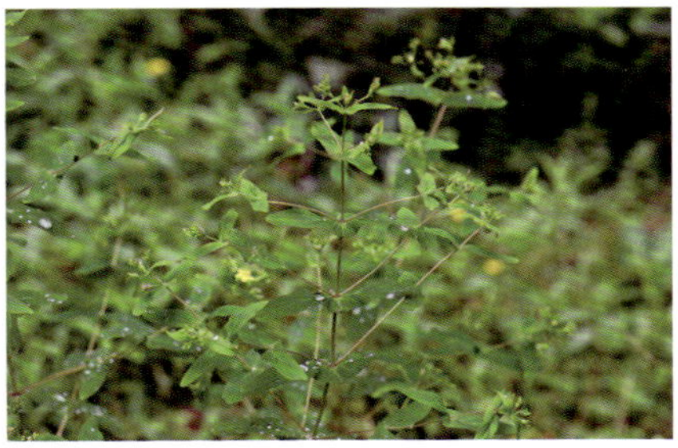

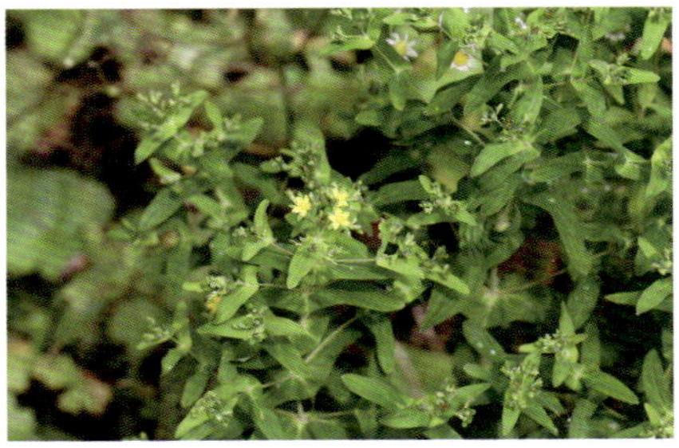

301. 野老鹳草 *Geranium carolinianum* L.

分类位置 牻牛儿苗科 Geraniaceae 老鹳草属 *Geranium* L.。

别　　名 老鹳草，短嘴老鹳草，鸭脚草，老观草。

形态特征 一年生草本，高 20 ~ 60cm。茎具棱角，全株密被短柔毛。基生叶早枯，茎生叶互生或最上部对生；托叶披针形或三角状披针形；茎下部叶具长柄，柄长为叶片的 2 ~ 3 倍；叶片圆肾形，长 2 ~ 3cm，宽 4 ~ 6cm，基部心形，掌状 5 ~ 7 裂近基部。花序腋生和顶生，长于叶；苞片钻状，长 3 ~ 4mm；萼片长卵形或近椭圆形，先端急尖；花瓣淡紫红色，倒卵形，稍长于萼，先端圆形，基部宽楔形，雄蕊稍短于萼片，中部以下被长糙柔毛；雌蕊稍长于雄蕊，密被糙柔毛。蒴果长约 2cm，被短糙毛，果瓣由喙上部先裂向下卷曲。花期 4 ~ 7 月，果期 5 ~ 9 月。

资源现状 生于山坡路旁草地或荒地等，全市各地较为常见。资源较为丰富，入侵种，民间少见药用。

功效应用 **地上部分（老鹳草）**：辛、苦，平；祛风湿，通经络，止泻痢；用于风湿痹痛，麻木拘挛，筋骨酸痛，泄泻，痢疾。

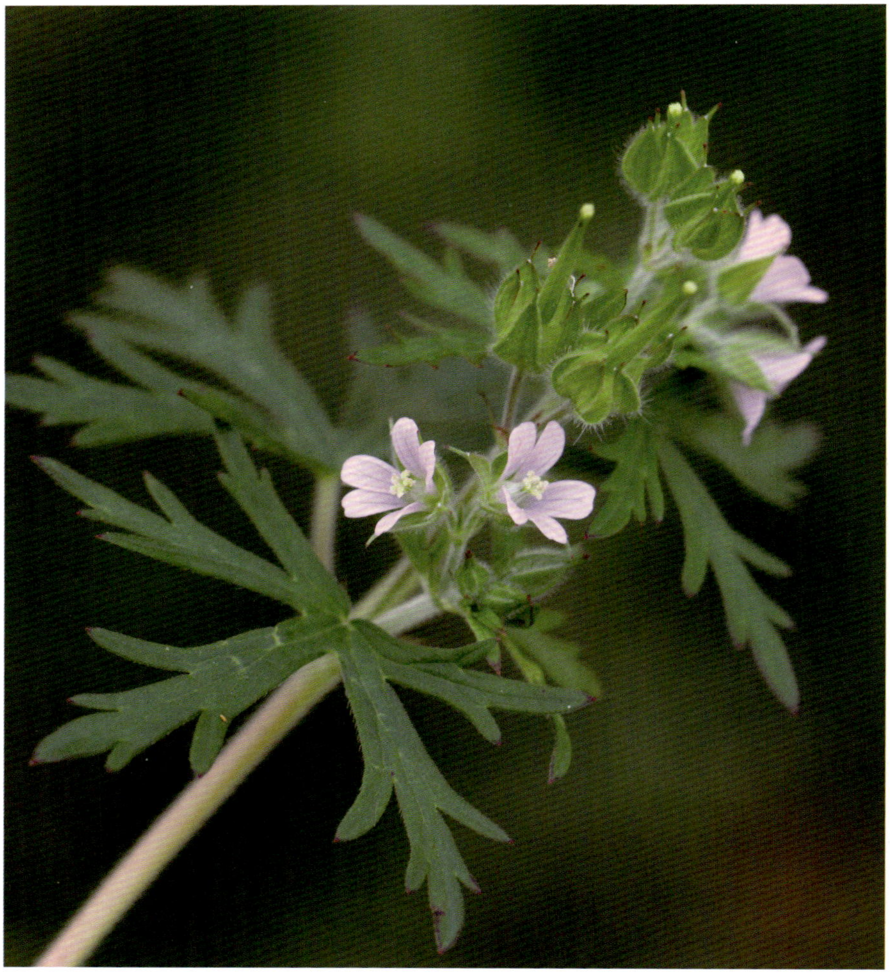

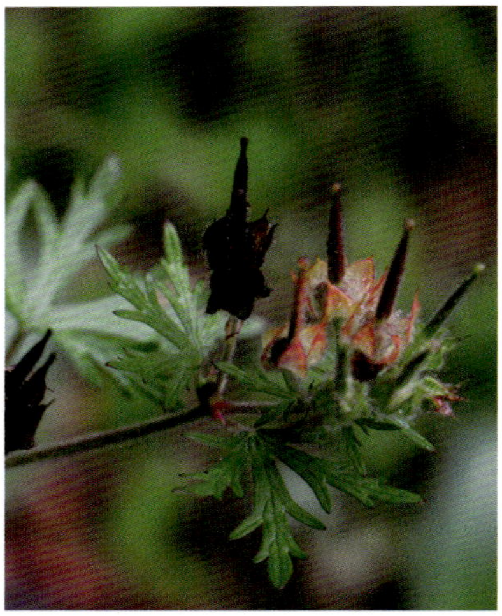

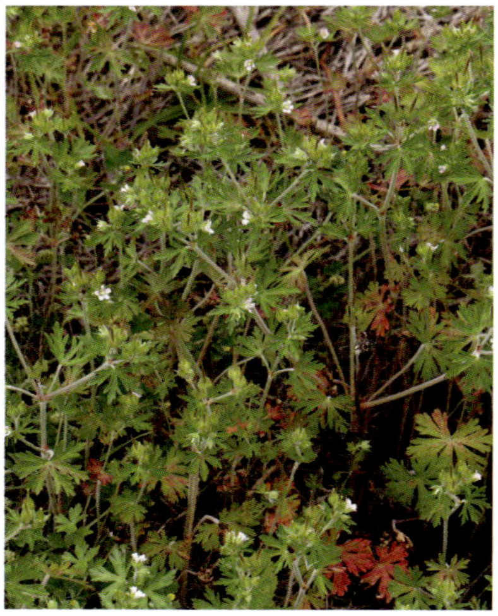

302. 高山露珠草 *Circaea alpina* L.

分类位置 柳叶菜科 Onagraceae 露珠草属 *Circaea* L.。

别　　名 高山露珠，高露珠草，高原露珠草。

形态特征 多年生小草本，高 5 ~ 25cm。茎纤弱，直立，无毛或被短柔毛。叶阔卵状心形，长 1 ~ 4cm，宽 1 ~ 3cm，顶端急尖，基部心形或圆截形，边缘除基部外有粗锯齿，叶柄与叶片近等长，有狭翼。总状花序顶生或腋生，被短柔毛；花梗长 1.5 ~ 2mm，萼筒卵形，花萼 2 裂，花瓣 2 片，白色，倒卵形，顶端凹陷，基部楔形，与萼片近等长，雄蕊 2 枚，子房下位，具钩状毛。蒴果倒卵形，具钩状毛，果梗略长于果，种子 1 个。花期 6 ~ 8 月，果期 7 ~ 9 月。

资源现状 生于海拔 1750m 以上的山地疏林下或石缝，分布于黄岗山等地。资源较少，分布范围较小，民间少见药用。

功效应用 全草：辛、苦，凉；清热解毒，拔脓生肌；用于脓肿，痈疽，黄癣，湿疣等。

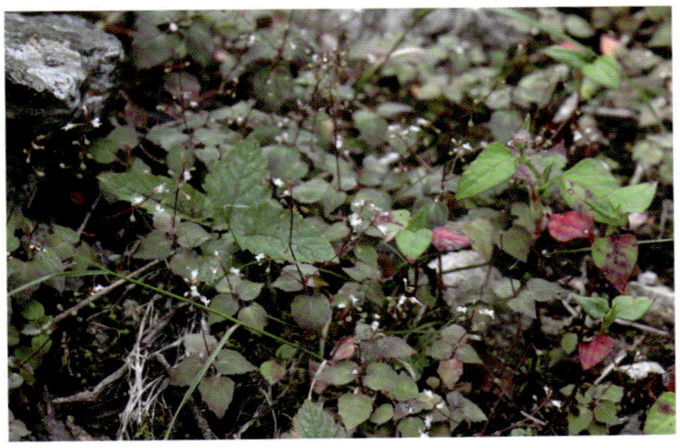

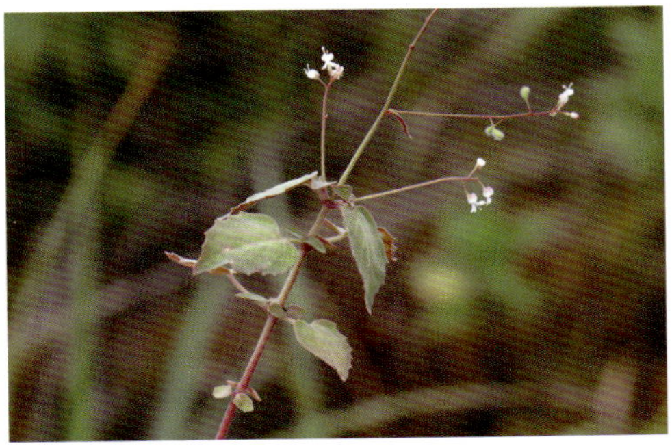

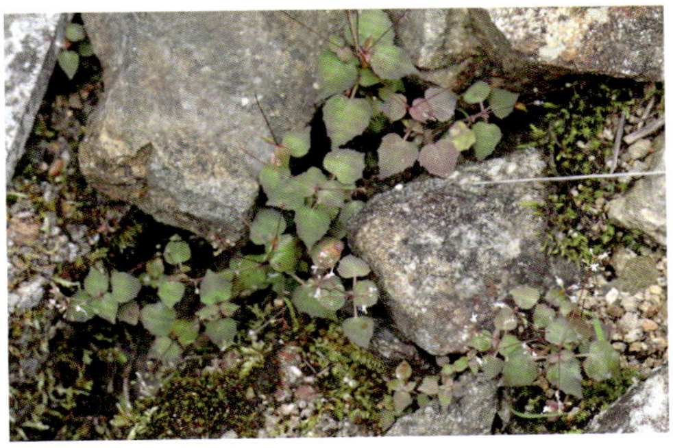

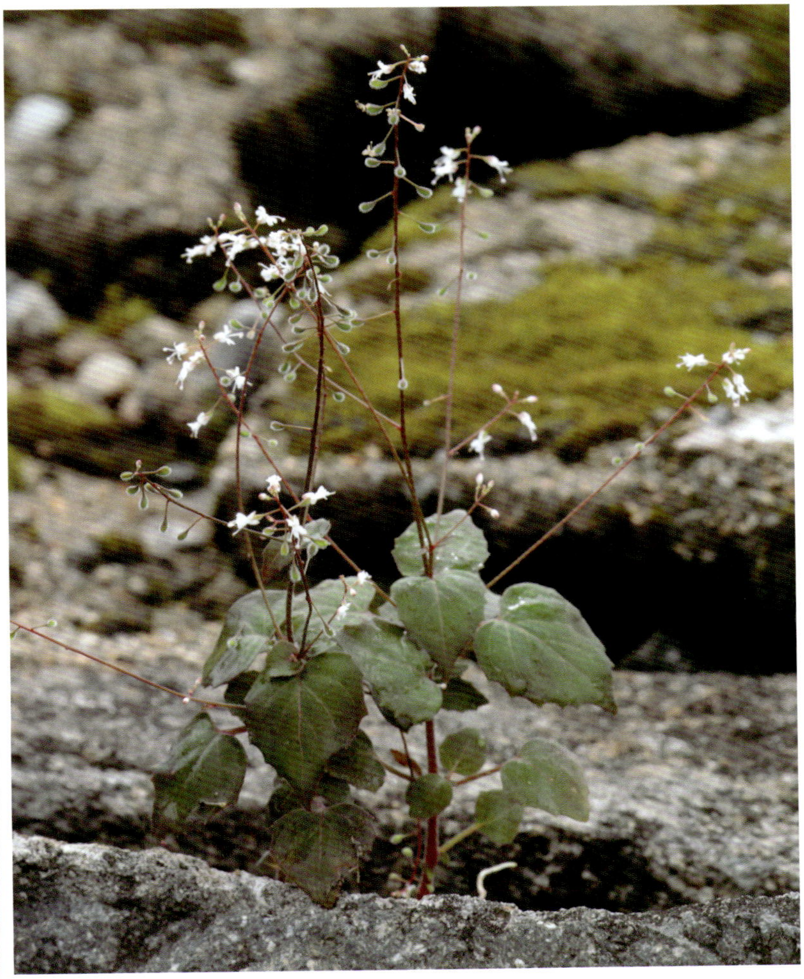

303. 少花柏拉木 *Blastus pauciflorus* (Benth.) Guillaumin

分类位置 野牡丹科 Melastomataceae 柏拉木属 *Blastus* Lour.。

别　　名 线萼金花树，巨萼柏拉木，谷皱草，叶下红。

形态特征 灌木，高约 70cm。茎圆柱形，分枝多，被微柔毛及黄色小腺点，幼时更密。叶片纸质，卵状披针形至卵形，顶端短渐尖；叶柄密被微柔毛及疏小腺点。由聚伞花序组成小圆锥花序，顶生，密被微柔毛及疏小腺点；花梗与花萼均被黄色小腺点；花萼漏斗形，具四棱，裂片短三角形；花瓣粉红色至紫红色，卵形，顶端急尖，外面顶端有时稍被小腺点；雄蕊 4，花丝多少被微柔毛，花药披针形，微弯，基部微分开，具不明显小瘤，药隔微膨大，微下延至基部分开；子房半下位，顶端具 4 小突起．多少被小腺点。蒴果椭圆形，为宿存萼所包；宿存萼漏斗形，具 4 棱，被黄色小腺点。花期 6～9 月，果期 9～11 月。

资源现状 生于山坡疏林、密林下或林缘，全市各地常见。资源丰富，民间少见药用，具有较好的观赏价值。

功效应用 全株：甘，平；利水消肿，调经；用于水肿，跌扑损伤，疮疖，月经不调等。

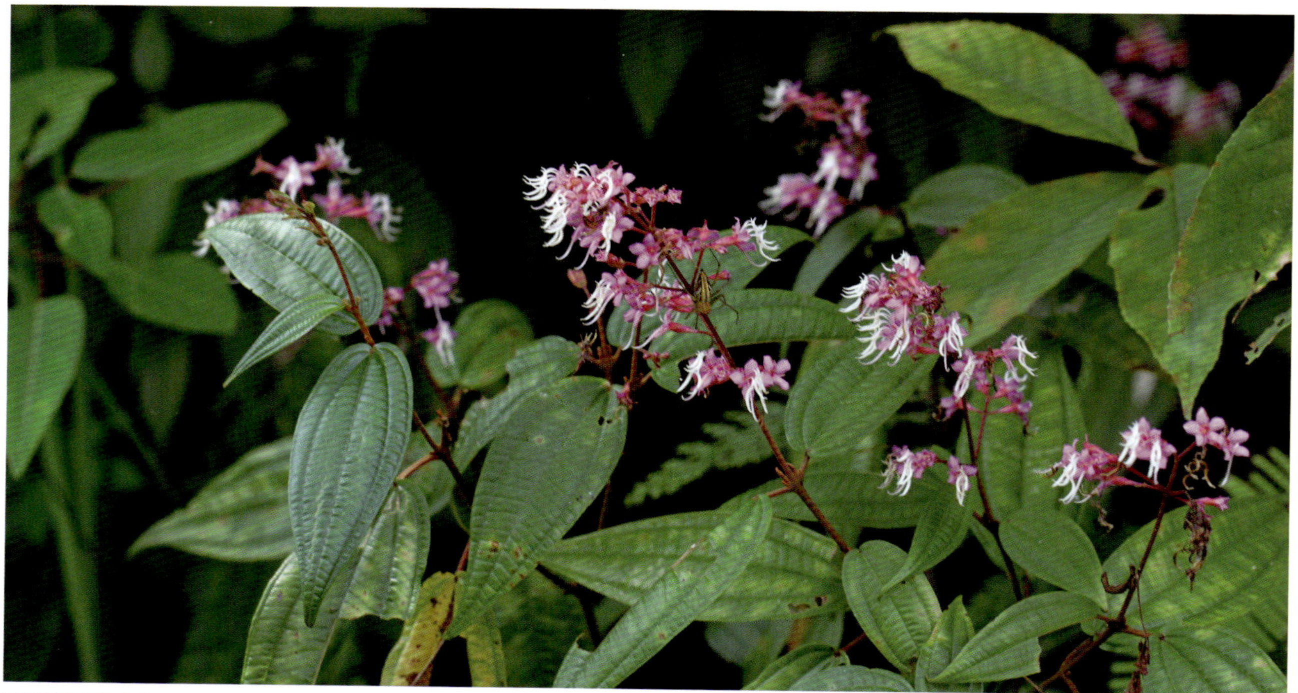

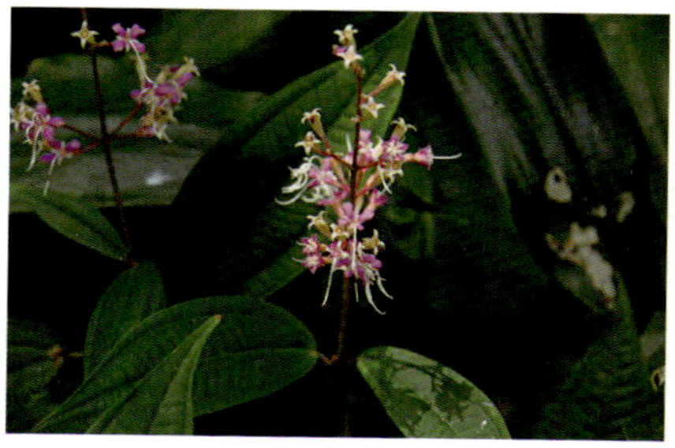

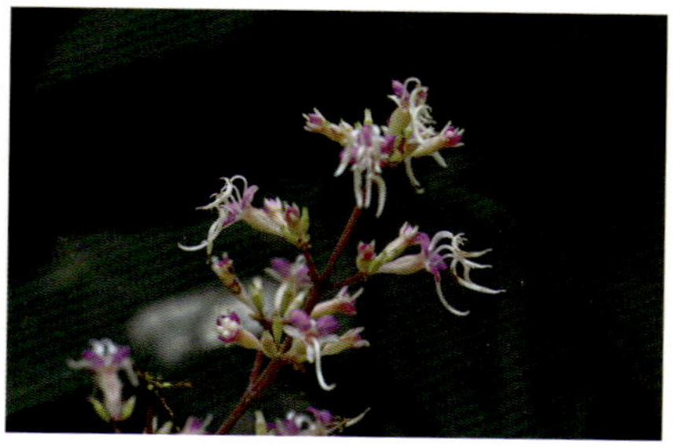

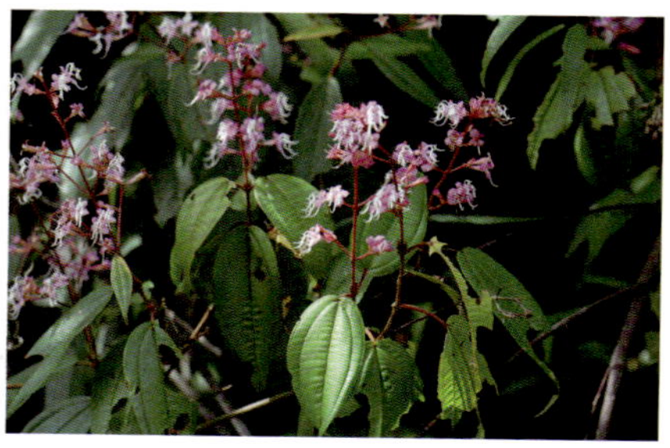

304. 叶底红　*Bredia fordii* (Hance) Diels

分类位置　野牡丹科 Melastomataceae 野海棠属 *Bredia* Blume。

别　　名　野海棠，假紫苏，还魂红，血还魂。

形态特征　草本或亚灌木，高 20 ~ 50cm。茎幼时四棱形，少分枝，上部与叶柄、花序、花梗及花萼均密被柔毛及长腺毛。叶片坚纸质，长圆形至卵状长圆形，长 4.5 ~ 12cm，宽 3 ~ 7cm，顶端渐尖，基部心形，叶背紫红色，基生脉 5 ~ 9 条。伞形花序或聚伞花序，或由聚伞花序组成的圆锥花序，顶生；花萼钟状漏斗形，管长约 5mm，裂片长约 4mm；花瓣紫色或紫红色，卵形，顶端渐尖，微偏斜；雄蕊短，花药披针形，微弯，不成膝曲状，药隔膨大，下延，前后连成盘状；子房卵形，顶端具膜质冠，冠缘具啮蚀状细齿。蒴果杯形，为宿存萼所包。花期 7 ~ 8 月。

资源现状　生于林下阴湿处，全市山区较常见。资源较丰富，民间少见药用，具有较好的观赏价值。

功效应用　全株：甘、酸，温；益肾调经，补血活血；用于吐血，经闭，跌扑损伤，小儿疳积等；外用于烧烫伤，疥疮等。

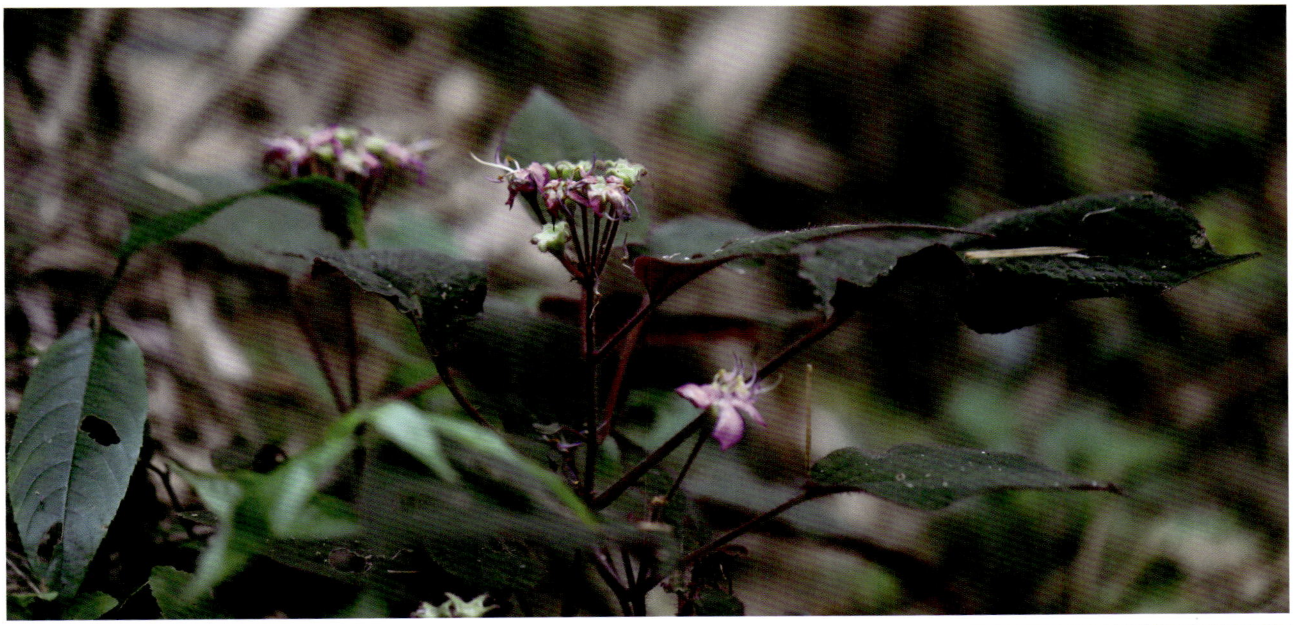

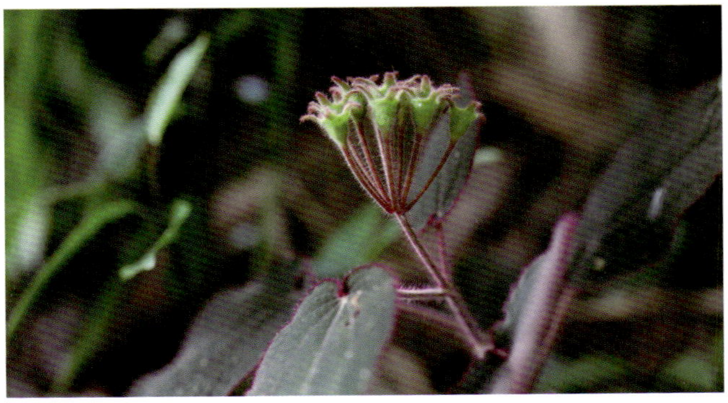

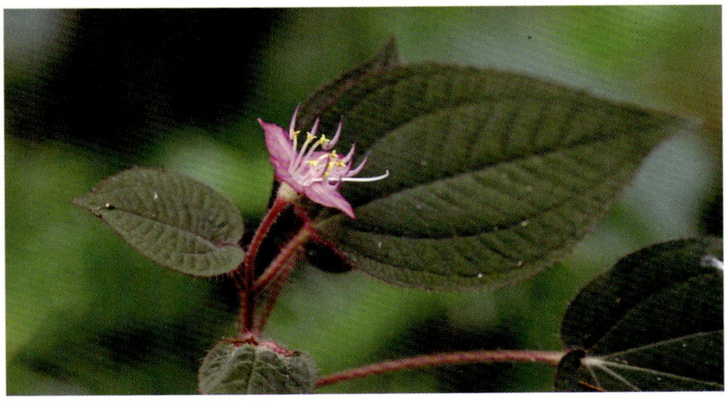

305. 异药花 *Fordiophyton faberi* Stapf

分类位置 野牡丹科 Melastomataceae 肥肉草属 *Fordiophyton* Stapf。

别　　名 肥肉草，百花子，酸杆，酸酒子。

形态特征 草本或亚灌木。茎四棱形，分枝或不分枝，有时呈肉质。叶片薄，膜质或纸质，边缘常具细齿或细锯齿，侧脉平行，细脉通常网状，不明显。不明显的聚伞花序或伞形花序，顶生；花萼长漏斗形，具四棱，被腺毛及白色小腺点；花瓣粉红色、红色或紫色，长圆形，上部偏斜；雄蕊 8，4 长 4 短，长者通常粉红色或紫红色，花药线形，较花丝长；子房顶部具膜质冠，冠檐具缘毛。蒴果倒圆锥形，顶端平截，顶孔 4 裂；宿存萼与蒴果同形。花期 8 ~ 9 月，果期 10 ~ 11 月。

资源现状 生于密林下或山沟边阴湿处，全市各地较常见。资源较丰富，民间少见药用，具有较好的观赏价值。

功效应用 全株：甘、涩，平；清热利湿，祛瘀消肿；用于痢疾，泄泻，吐血，痔血等。

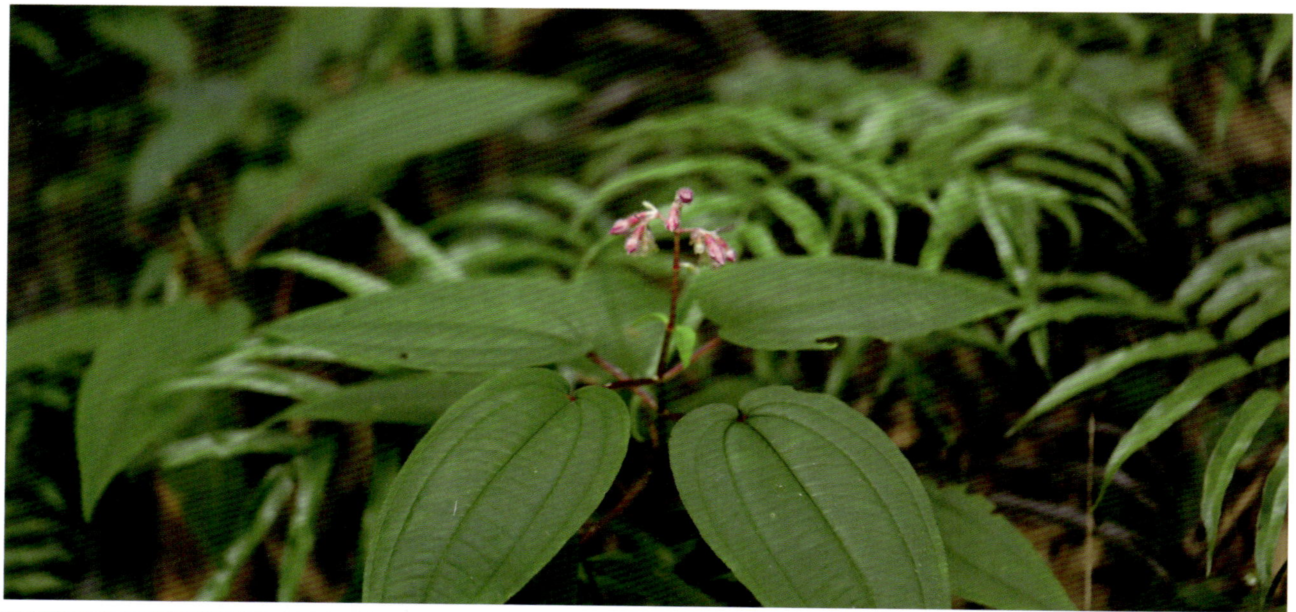

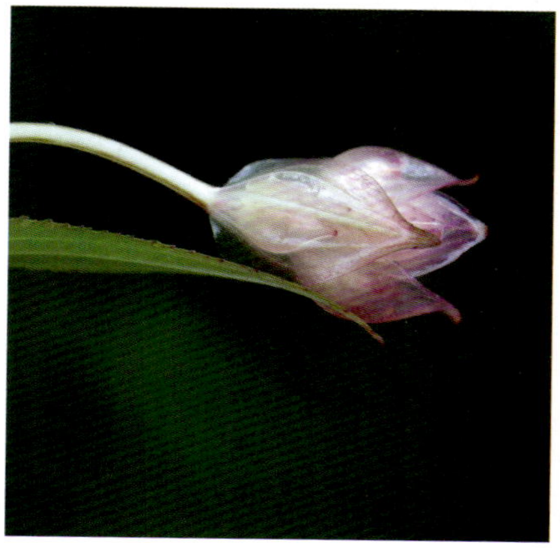

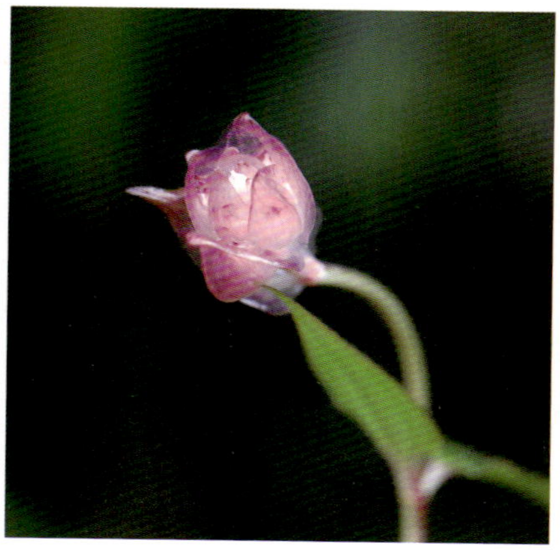

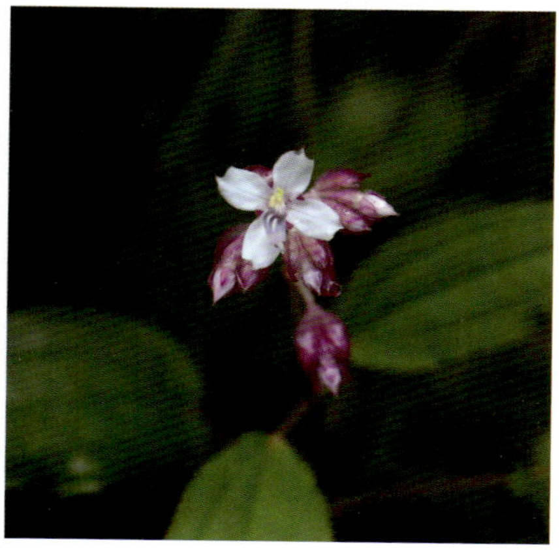

306. 地 棯 *Melastoma dodecandrum* Lour.

分类位置 野牡丹科 Melastomataceae 野牡丹属 *Melastoma* L.。

别　　名 地茭，地稔，乌地梨，铺地锦，地茄。

形态特征 匍匐草本或亚灌木。茎枝披散，逐节生根。叶片坚纸质，卵形或椭圆形，长 1 ~ 5cm，宽 0.5 ~ 3cm，基生脉 3 ~ 5 条，叶缘及柄被糙伏毛。聚伞花序，顶生，基部有叶状总苞 2，通常较叶小；花梗被糙伏毛，上部具苞片 2；花萼管被糙伏毛，毛基部膨大呈圆锥状，裂片披针形，被疏糙伏毛，边缘具刺毛状缘毛，裂片间具 1 小裂片；花瓣淡紫红色至紫红色，菱状倒卵形，上部略偏斜，顶端有 1 束刺毛；雄蕊长者药隔基部延伸，弯曲，末端具 2 小瘤，花丝较伸延的药隔略短，短者药隔不伸延，药隔基部具 2 小瘤；子房下位，顶端具刺毛。果坛状球状，近顶端略缢缩，肉质，不开裂；宿存萼被疏糙伏毛。花期 5 ~ 7 月，果期 7 ~ 9 月。

资源现状 生于山坡路旁矮草丛或田边等，全市各地常见。资源丰富，民间偶见以其根用于胃炎等，具有较好的观赏价值。

功效应用 全草：微甘，平；清热凉血，消肿解毒；用于风湿痛，疝气，肾炎，肾盂肾炎，菌痢，慢性扁桃体炎，喉炎，小儿脱肛，疳积，胎动不安，带下，血崩，外伤出血，便血，内外痔，预防流行性脑脊髓膜炎等。

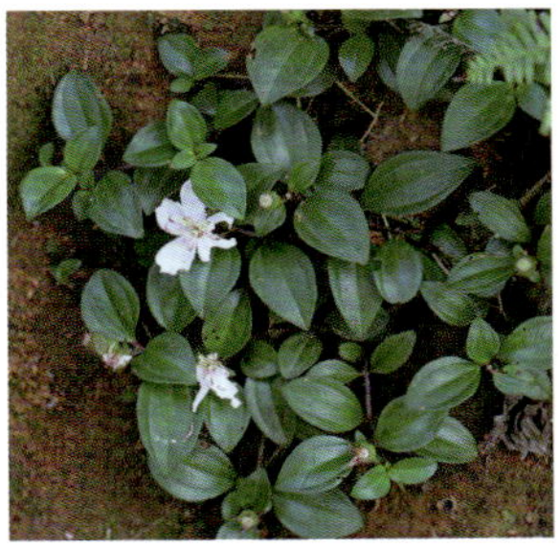
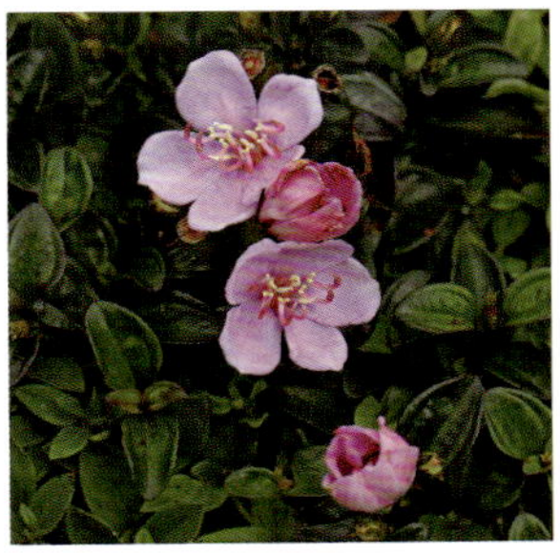
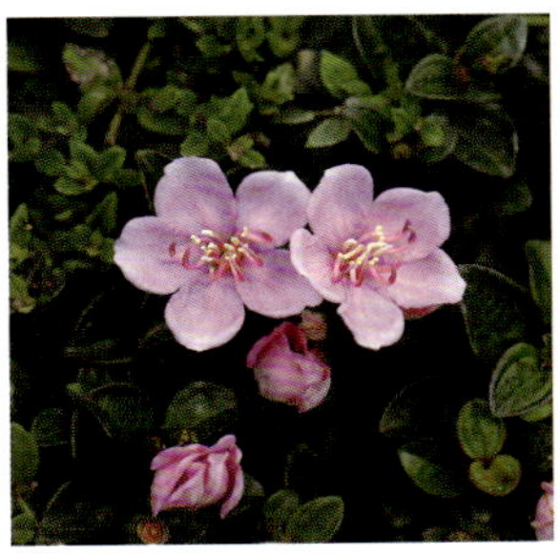
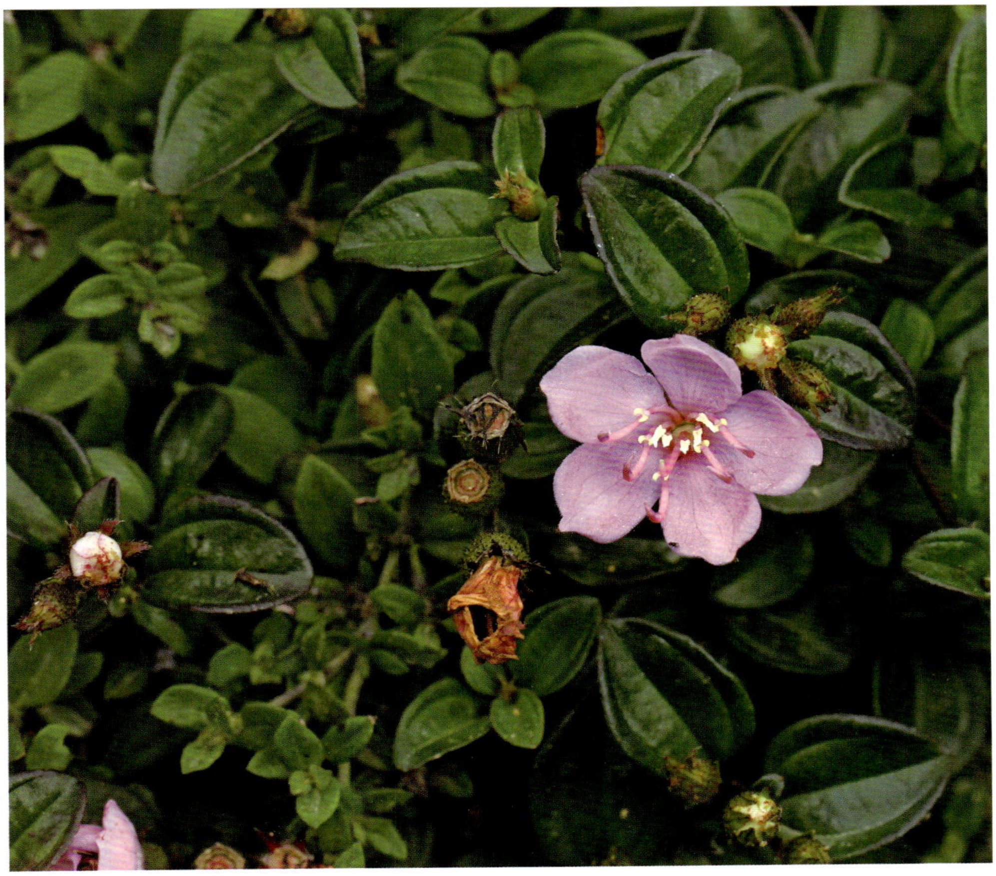

307. 印度野牡丹 *Melastoma malabathricum* L.

分类位置 野牡丹科 Melastomataceae 野牡丹属 *Melastoma* L.。

别　　名 野牡丹，山石榴，地茄，野石榴，王不留，炸腰花。

形态特征 灌木，高 0.5 ~ 1.5m。茎、叶柄密被紧贴的鳞片状糙伏毛。叶对生，叶片坚纸质，卵形或广卵形，两面被糙伏毛及短柔毛。伞房花序生于分枝顶端，近头状，稀单生，基部具叶状总苞 2；苞片、花梗及花萼密被鳞片状糙伏毛，花萼裂片卵形或略宽，与萼管等长或略长，先端渐尖，两面均被毛；花瓣玫瑰红色或粉红色，倒卵形，先端圆形，密被缘毛；雄蕊 5 长 5 短，长者药隔基部伸长，弯曲，末端 2 深裂；子房半下位，5 室，密被糙伏毛，先端具 1 圈刚毛。蒴果坛状球形，与宿存萼贴生，密被鳞片状糙伏毛；种子镶于肉质台座内。花期 5 ~ 7 月，果期 10 ~ 12 月。

资源现状 生于旷野山坡或山路旁灌丛中，全市各地极常见。资源丰富，民间少见药用，极具观赏价值。

功效应用 根、叶：甘、酸、涩，平；清热利湿，消肿止痛，散瘀止血；用于消化不良，泄泻，痢疾，肝炎，衄血，便血，脱疽。叶亦用于跌扑损伤，外伤出血。

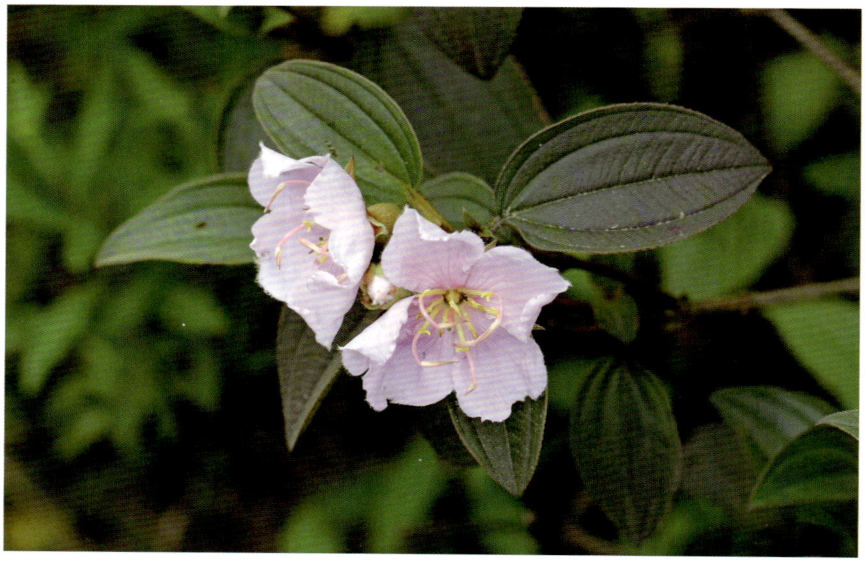
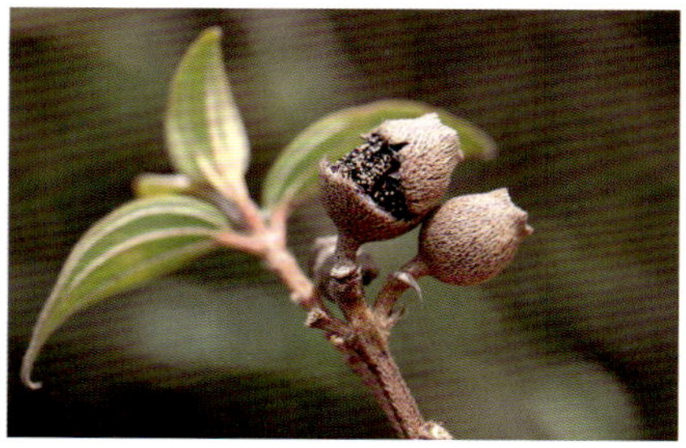
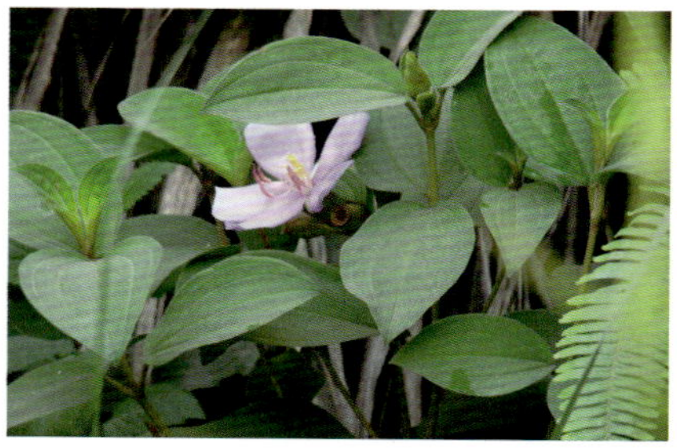
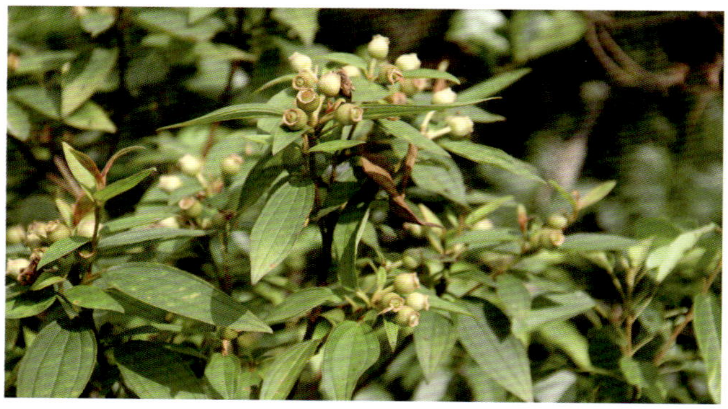
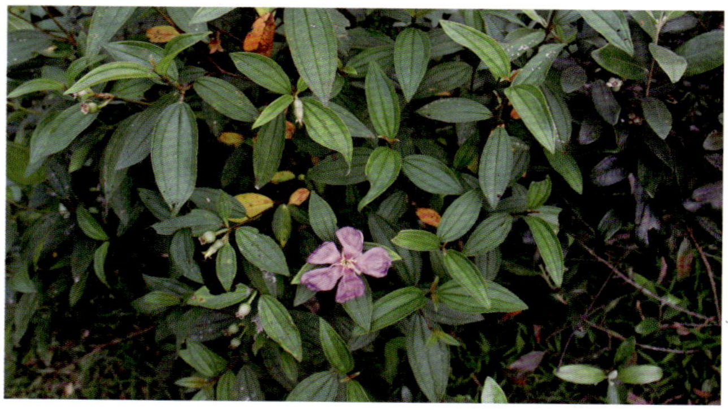

308. 金锦香 *Osbeckia chinensis* L. ex Walp.

分类位置 野牡丹科 Melastomataceae 金锦香属 *Osbeckia* L.。

别　　名 天香炉，金香炉，朝天罐子，金石榴。

形态特征 直立草本或亚灌木，高 20 ~ 60cm。茎四棱形，具紧贴的糙伏毛。叶片坚纸质，线形或线状披针形，极稀卵状披针形，顶端急尖，基部钝或几圆形，全缘；叶柄被糙伏毛。头状花序，苞片卵形，被毛或背面无毛，无花梗，萼管通常带红色，无毛或具 1 ~ 5 枚刺毛突起，裂片 4，三角状披针形，与萼管等长，具缘毛，各裂片间外缘具 1 刺毛突起，果时随萼片脱落；花瓣 4，淡紫红色或粉红色，倒卵形，具缘毛；雄蕊常偏向 1 侧，花丝与花药等长，花药顶部具长喙，药隔基部微膨大呈盘状；子房近球形。蒴果紫红色，卵状球形，4 纵裂，宿存萼坛状，外面无毛或具少数刺毛突起。花期 7 ~ 9 月，果期 9 ~ 11 月。

资源现状 生于山坡、田埂湿地，全市各地较常见。资源较丰富，民间常以全草用于胃肠炎等，具有较好的观赏价值。

功效应用 全草、根：微甘、涩，平；清热利湿，消肿解毒；用于痢疾，胃肠炎，阑尾炎，支气管哮喘，咯血，淋巴结结核，带下，小儿疳积，惊风，痔，脱肛，疖肿等。

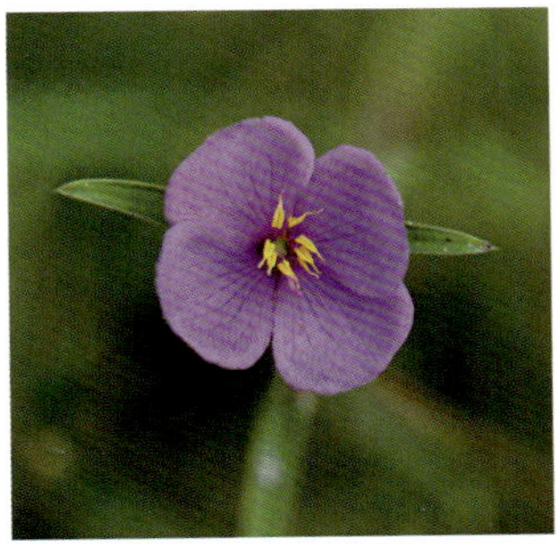
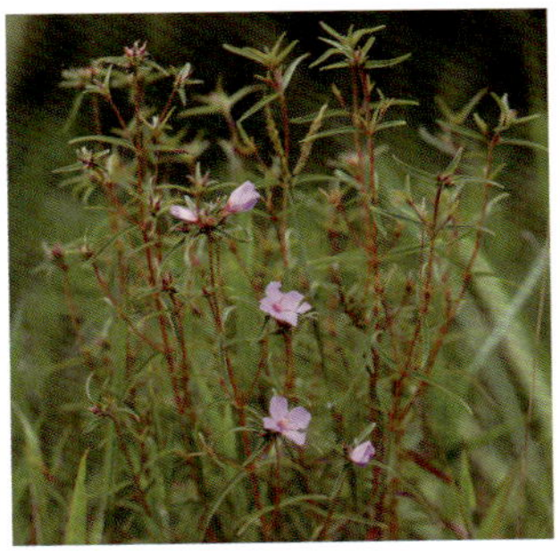
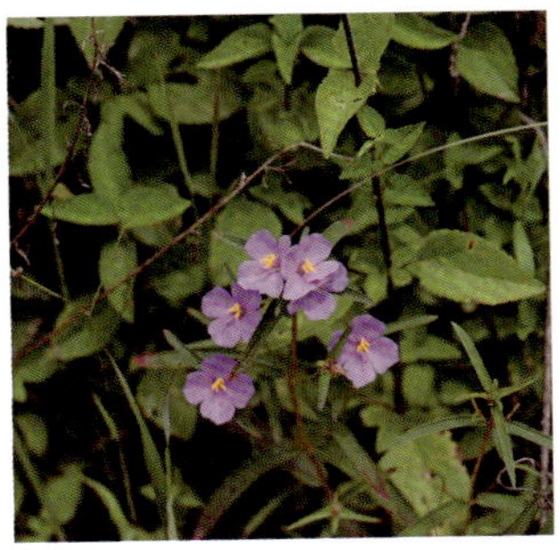
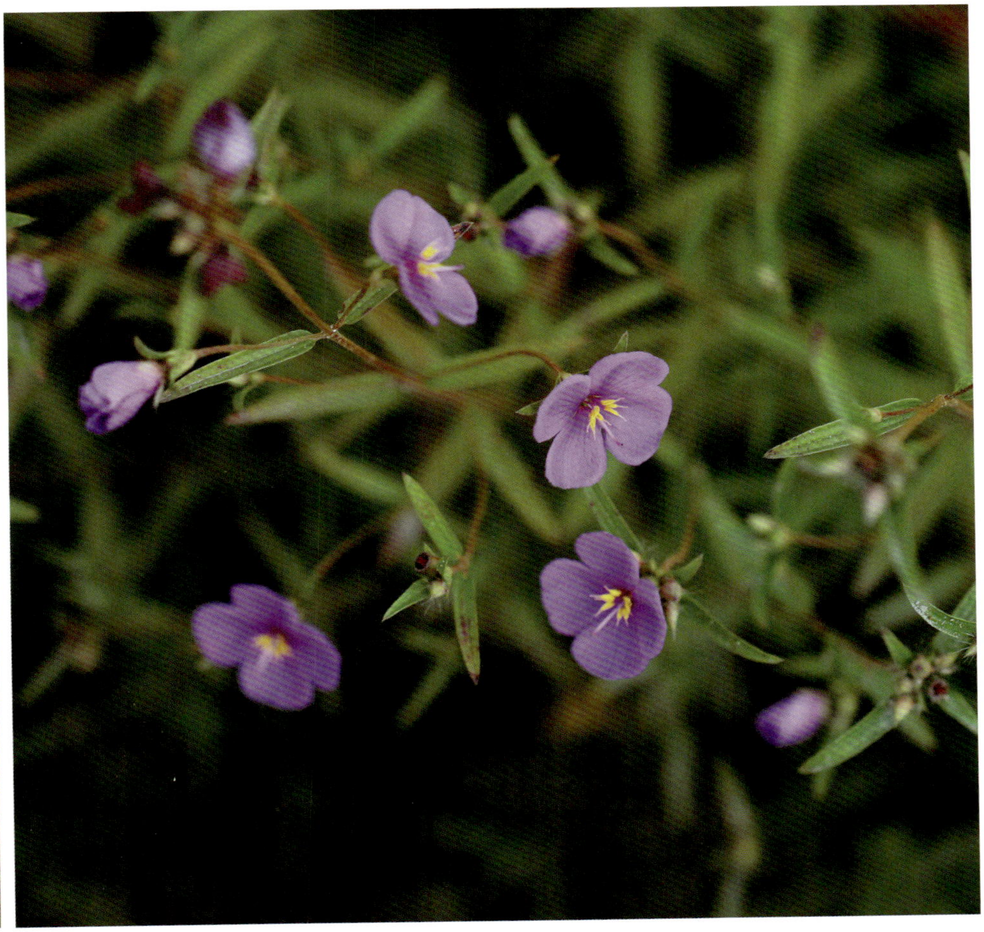

309. 星毛金锦香 *Osbeckia stellata* Buch.-Ham. ex D. Don

分类位置 野牡丹科 Melastomataceae 金锦香属 *Osbeckia* L.。

别　　名 朝天罐，响铃果，阔叶金锦香，罐子草。

形态特征 草本或亚灌木。茎通常六棱形或四棱形，被疏平展刺毛或几无毛。叶对生或 3 枚轮生，叶片坚纸质，长圆状披针形至披针形。松散的聚伞花序组成圆锥花序，顶生，分枝上各节常仅有 1 花发育，似总状花序；苞片广卵形，两面无毛；花萼被极疏的刺毛及棍棒状肉质毛，裂片广披针形或卵状披针形，两面无毛，具缘毛；花瓣红色或紫红色，广卵形，顶端钝，具缘毛；雄蕊花丝较花药短；子房长卵形，顶端具 1 圈短刚毛，上半部被疏短糙伏毛。蒴果长卵形，4 纵裂；宿存萼坛形，中部略上缢缩，被星状毛。花期 6 ~ 10 月，果期 7 ~ 11 月。

资源现状 生于山坡灌丛中或林缘，全市各地常见。资源较丰富，民间少见药用，具有较好观赏价值。

功效应用 根：甘、微苦，平；止血，解毒；用于咯血，痢疾，咽喉痛等。枝叶：苦、甘，平；清热利湿，止血调经；用于湿热泻痢，淋痛，久咳，劳嗽，咯血，月经不调，带下等。

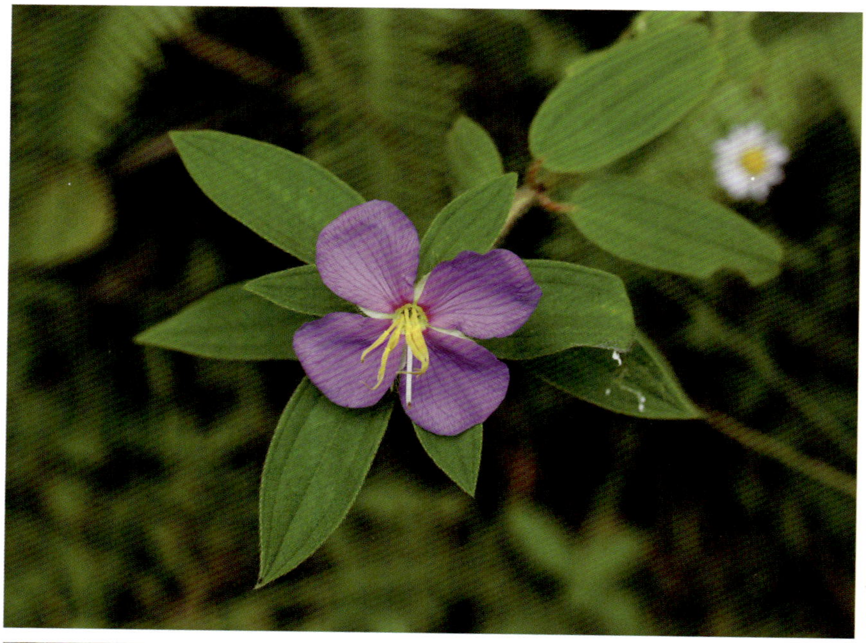
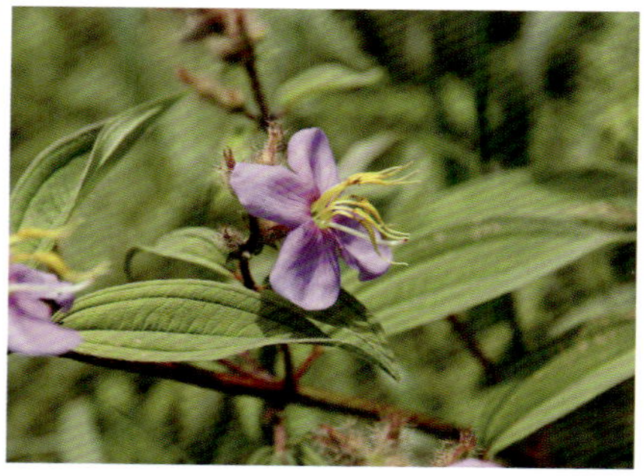
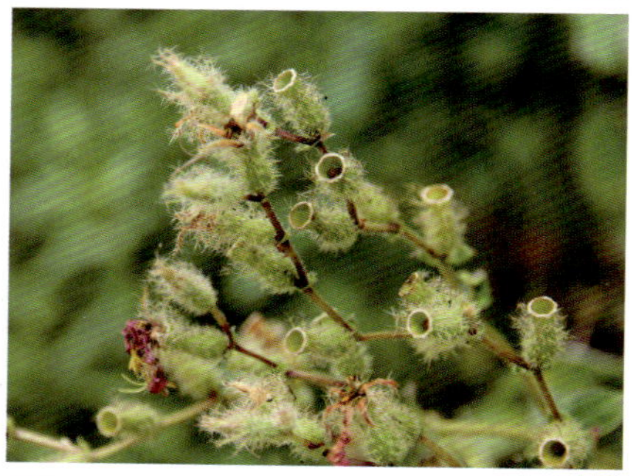
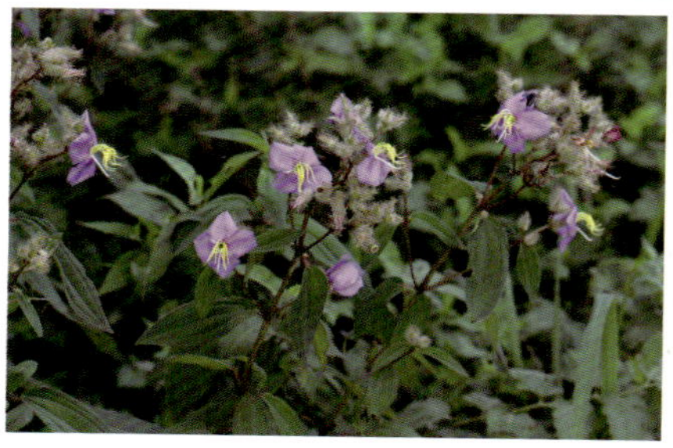
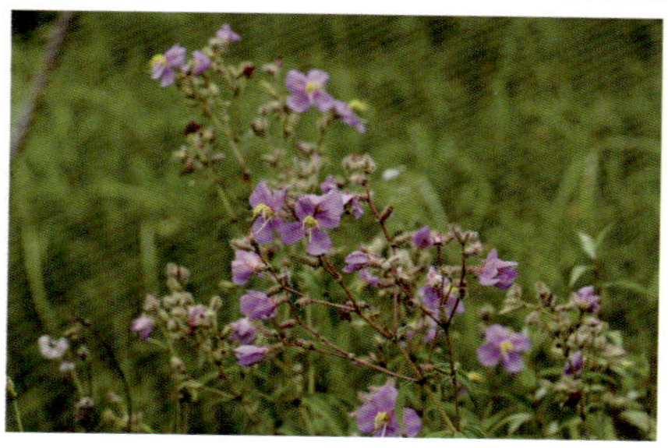
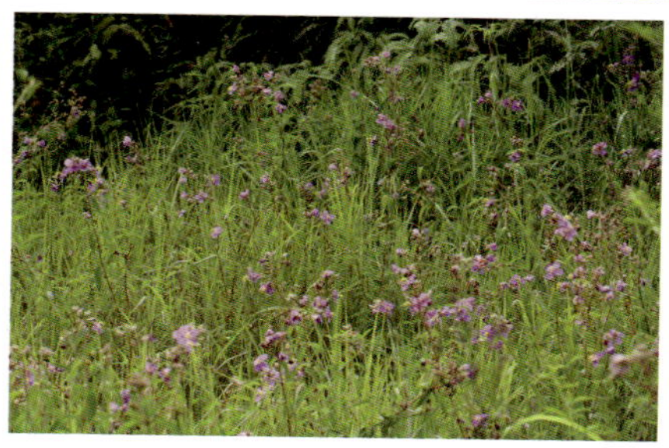

310. 锦香草 ***Phyllagathis cavaleriei* (Lévl. et Van.) Guillaum.**

分类位置 野牡丹科 Melastomataceae 锦香草属 *Phyllagathis* Blume。

别　　名 铺地毡，猫耳朵草，熊巴耳，熊巴掌，叶下红。

形态特征 草本，高 10 ~ 15cm。茎直立或匍匐，近肉质，密被长粗毛，四棱形、通常无分枝。叶片纸质或近膜质，广卵形、广椭圆形或圆形，顶端广急尖至近圆形，有时微凹，基部心形；叶柄密被长粗毛。伞形花序，顶生，总花梗被长粗毛，稀几无毛或无毛；苞片倒卵形或近倒披针形，有时呈突尖三角形，被粗毛，通常仅有 4 枚，有时超过 4 枚，但极小；花萼漏斗形，四棱形，裂片广卵形，顶端点尖；花瓣粉红色至紫色，广倒卵形，上部略偏斜，顶端急尖；雄蕊近等长，花药基部具小瘤或瘤不甚明显，药隔下延呈短距；子房杯形。蒴果杯形，顶端冠 4 裂；宿存萼具 8 纵肋，果梗伸长。花期 6 ~ 8 月，果期 7 ~ 9 月。

资源现状 生于林下阴湿处，分布于五夫、星村、洋庄等地。资源量一般，民间偶见以全草炖兔肉等用于补肝肾除湿等。

功效应用 全株：辛、苦，寒；清热解毒，利湿消肿；用于痢疾，痔，小儿阴囊肿大，带下，月经不调，崩漏等。

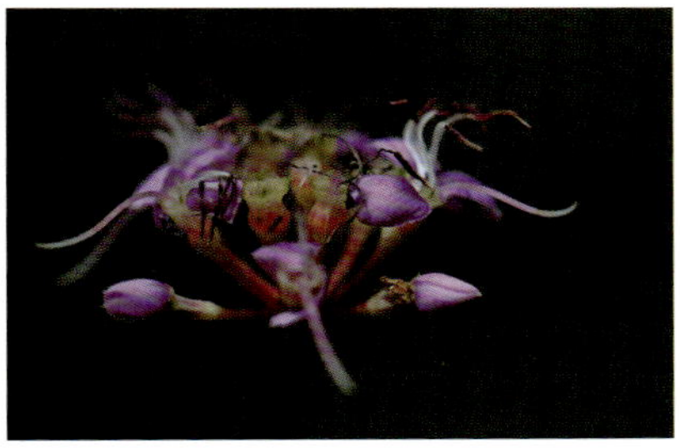

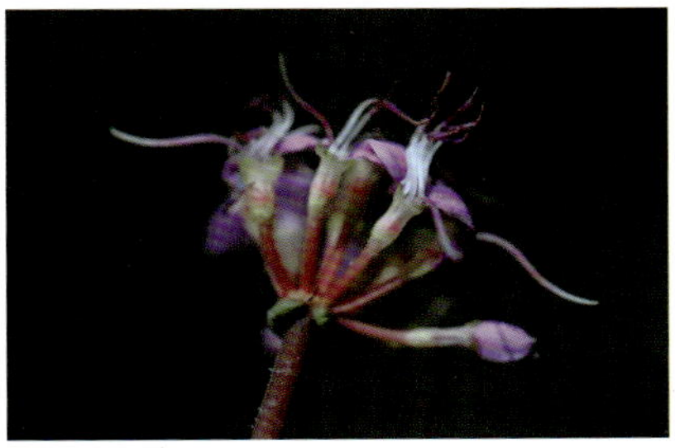

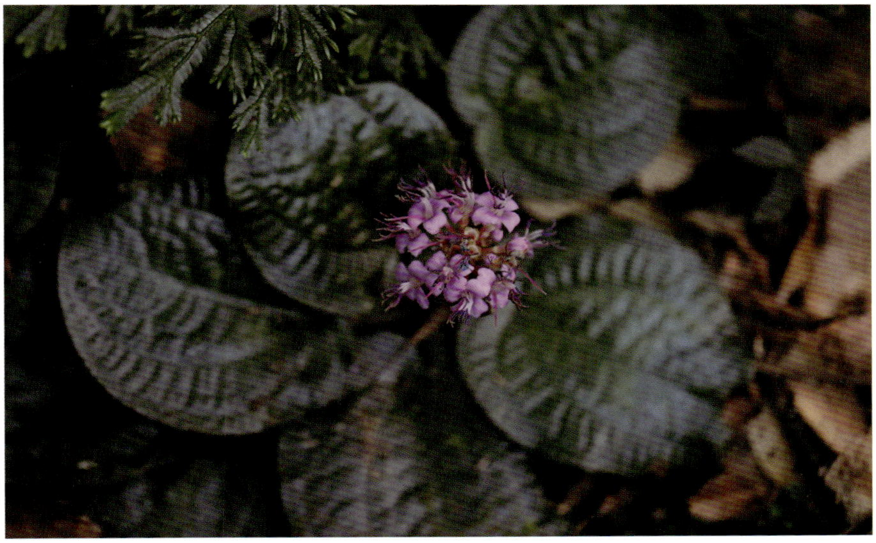

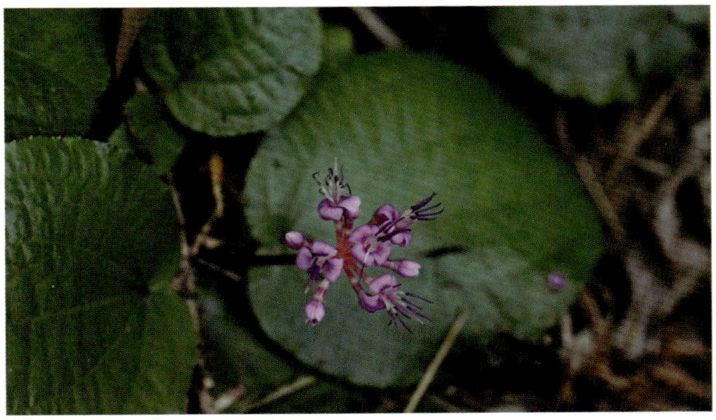

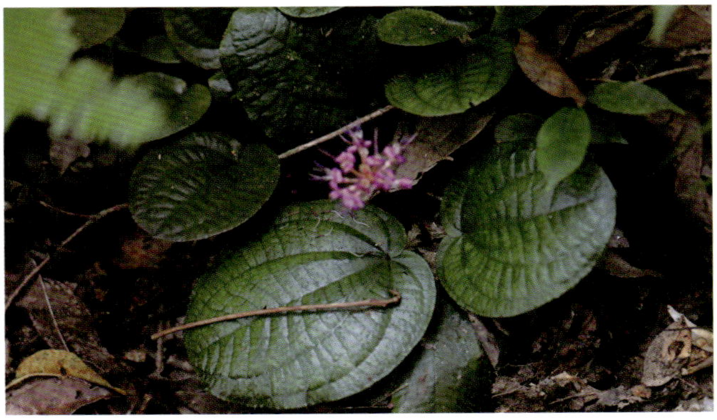

311. 楮头红 *Sarcopyramis napalensis* Walli.

分类位置 野牡丹科 Melastomataceae 肉穗草属 *Sarcopyramis* Wall.。

别　　名 楮头红，风柜斗草，风骨草，风鼓草。

形态特征 直立草本，高 10 ~ 30cm。茎四棱形，肉质，无毛，上部分枝。叶膜质，宽卵形或卵形，先端渐尖，基部楔形或近圆，微下延，边缘具细锯齿，上面被疏糙伏毛，下面被微柔毛或几无毛；叶柄具窄翅。聚伞花序生于分枝顶端，有 1 ~ 3 花，基部具 2 枚叶状苞片，苞片卵形；花梗四棱形，棱上具窄翅；花萼具 4 棱，棱上有窄翅，裂片先端平截，具流苏状长缘毛膜质的盘；花瓣粉红色，倒卵形，顶端平截，偏斜，另 1 侧具小尖头；雄蕊等长，花丝向下渐宽；子房顶端具膜质冠，冠缘浅波状，微 4 裂。蒴果杯形，具四棱，膜质冠伸出萼 1 倍。花期 5 ~ 8 月，果期 7 ~ 11 月。

资源现状 生于林下阴湿处，全市各地较常见。资源量一般，民间常以全草用于肝炎或眼睛涩痛等。

功效应用 全株：酸，凉；清热解毒，清肺热，祛肝火；用于急性肝炎，肺热咳嗽，风湿痹痛，无名肿毒，耳鸣，耳聋，目雾羞明，蛇头疔等。

注：同属植物肉穗草 *Sarcopyramis bodinieri* Lévl. et Van. 的全草通常混同药用，较常见。

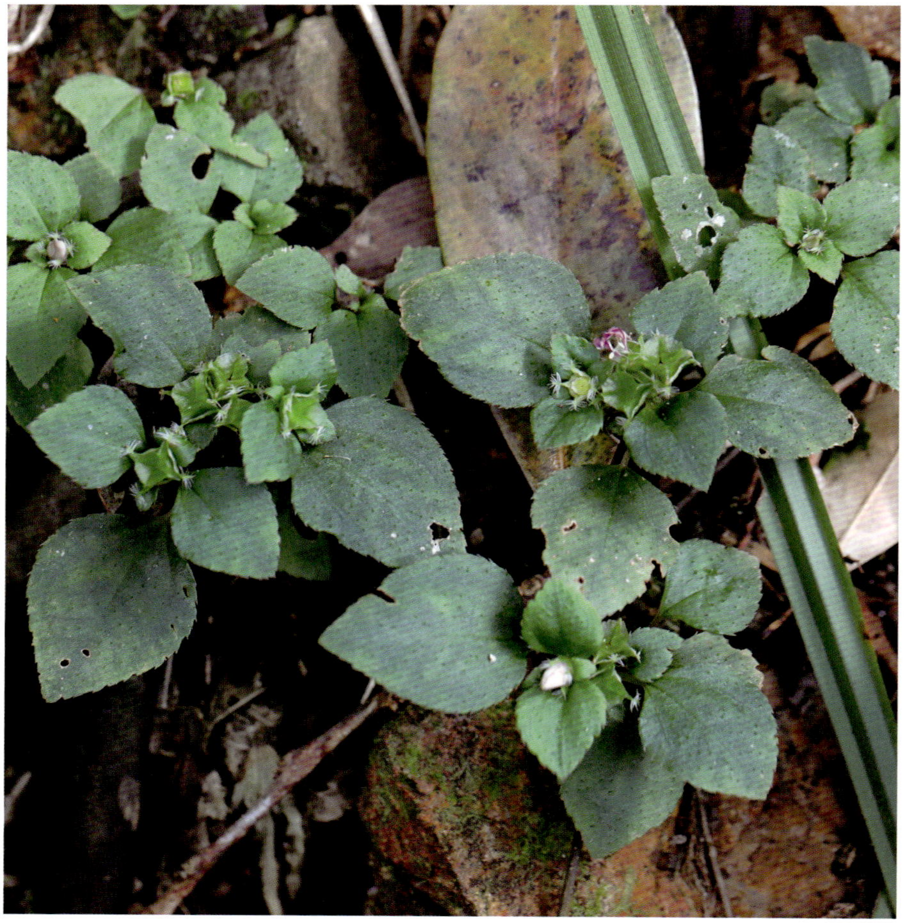

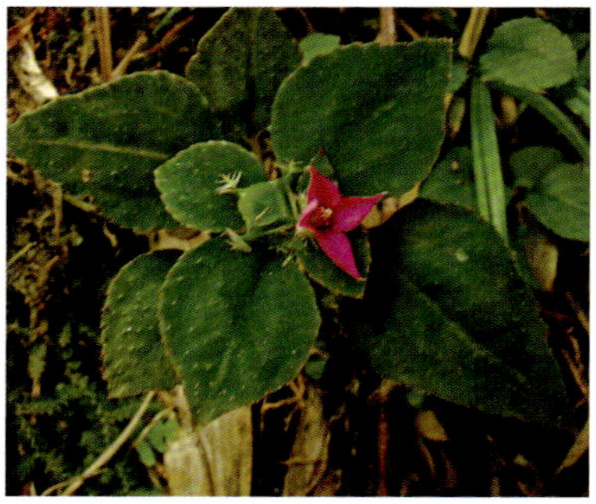

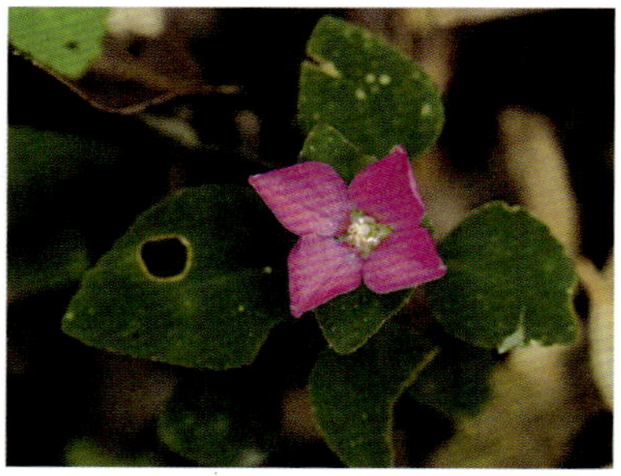

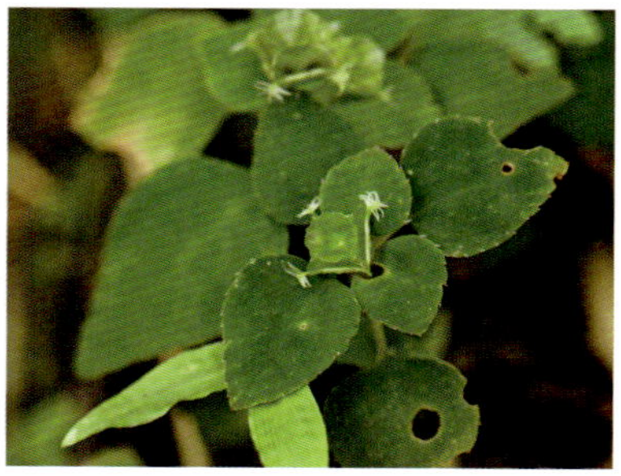

312. 过路惊　*Tashiroea quadrangularis* (Cogn) R. Zhou & Ying Liu

分类位置　野牡丹科 Melastomataceae 鸭脚茶属 *Tashiroea* Matsum. ex T.。

别　　名　秀丽野海棠，三数野海棠。

形态特征　矮小灌木或亚灌木。小枝四棱形，棱上多少具狭翅。叶对生，叶片坚纸质，卵形至椭圆形，长 2.5 ~ 7cm，宽 1 ~ 3cm，先端短渐尖或钝圆，基部楔形，基生脉 3 条。聚伞花序，腋生于枝条顶端；花梗下弯；花萼管状钟形，具 4 棱，裂片三角形，顶端锐尖；花瓣玫瑰色至紫色，卵形，先端急尖，略偏斜；雄蕊 4 长 4 短，花药披针形，呈镰状弯曲；花药基部具小瘤，药隔下延呈短距；子房半下位，扁球形，先端具 4 个有浅裂突起，无毛。蒴果杯形，四棱形，先端平截，露出宿存萼外，宿存萼浅杯形，四棱。花期 6 ~ 8 月，果期 8 ~ 10 月。

资源现状　生于山坡密林下或山路旁阴湿灌丛中，全市各地较常见。资源较丰富，民间用于小儿夜啼等，极具观赏价值。

功效应用　全株：苦，微寒；息风定惊；用于小儿惊风，夜啼等。

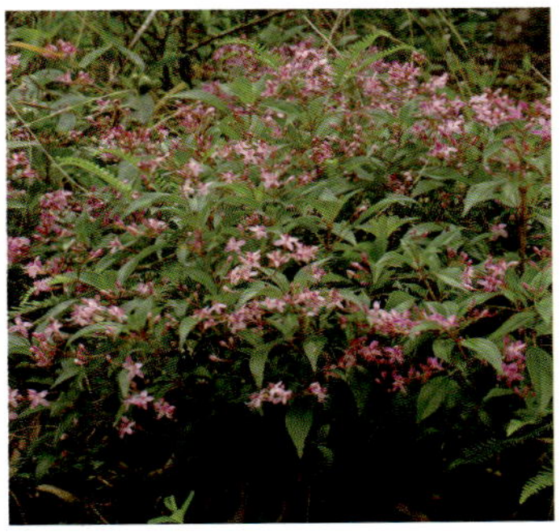
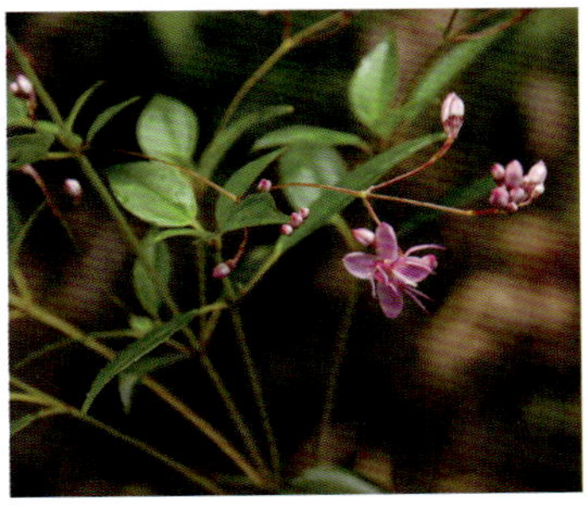
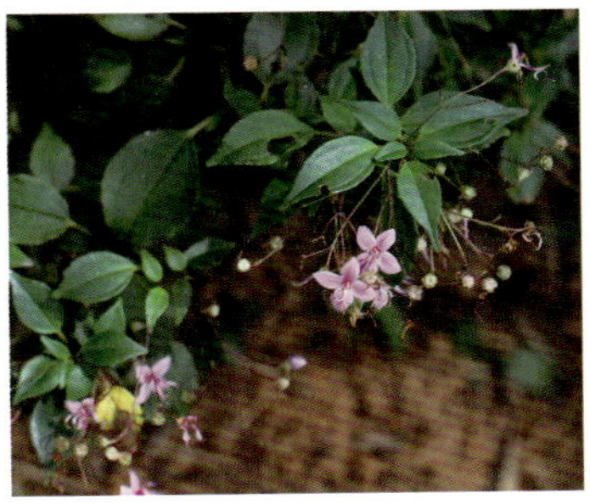
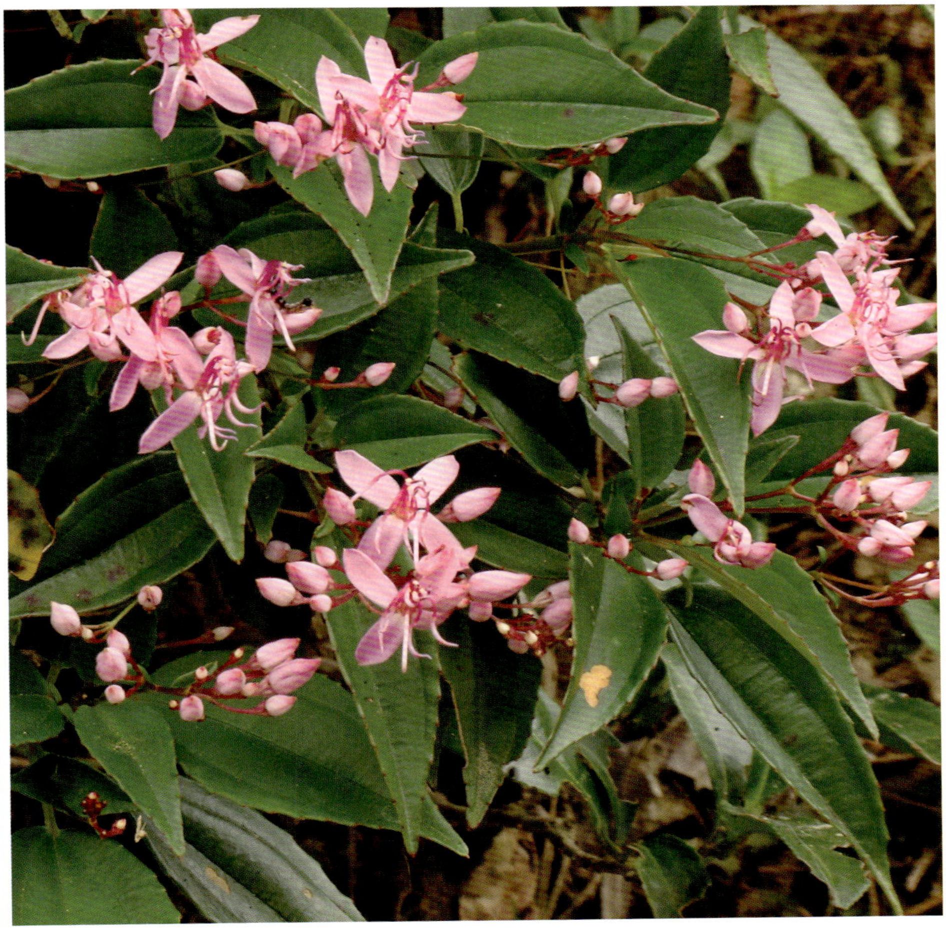

313. 鸭脚茶 *Tashiroea sinensis* Diels

分类位置 野牡丹科 Melastomataceae 鸭脚茶属 *Tashiroea* Matsum. ex T.。

别　　名 中华野海棠，九节兰。

形态特征 灌木，高 60 ~ 100cm。小枝略四棱形，幼时被星状毛，后渐无毛。叶对生，叶片坚纸质，披针形至卵形或椭圆形，长 4.5 ~ 13cm，宽 1.5 ~ 6cm，先端渐尖或钝，基部楔形或极钝，近全缘或具疏浅锯齿，基生脉 5 条。聚伞花序顶生，有花 5 ~ 20 朵；苞片早落；花萼钟状漏斗形，具 4 棱，有时多少被星状毛；花瓣粉红色至紫色，长圆形，顶端急尖；雄蕊 4 长 4 短，花药披针形，药隔下延成短柄，花药基部具小瘤，药隔下延呈短距；子房半下位，卵状球形，先端被微柔毛。蒴果近球形，为宿存萼所包；宿存萼钟状漏斗形，具 4 棱。花期 6 ~ 7 月，果期 8 ~ 10 月。

资源现状 生于林下或山沟边灌草丛中，全市各地较常见。资源较丰富，民间常以全株炖汤用于女性月子期间的感冒预防等，极具观赏价值。

功效应用 全株，叶：辛，平；发表；用于感冒等。根：辛、微苦，平；祛风止痛，止泻；用于头痛，腰痛，疟疾，小儿腹泻等。

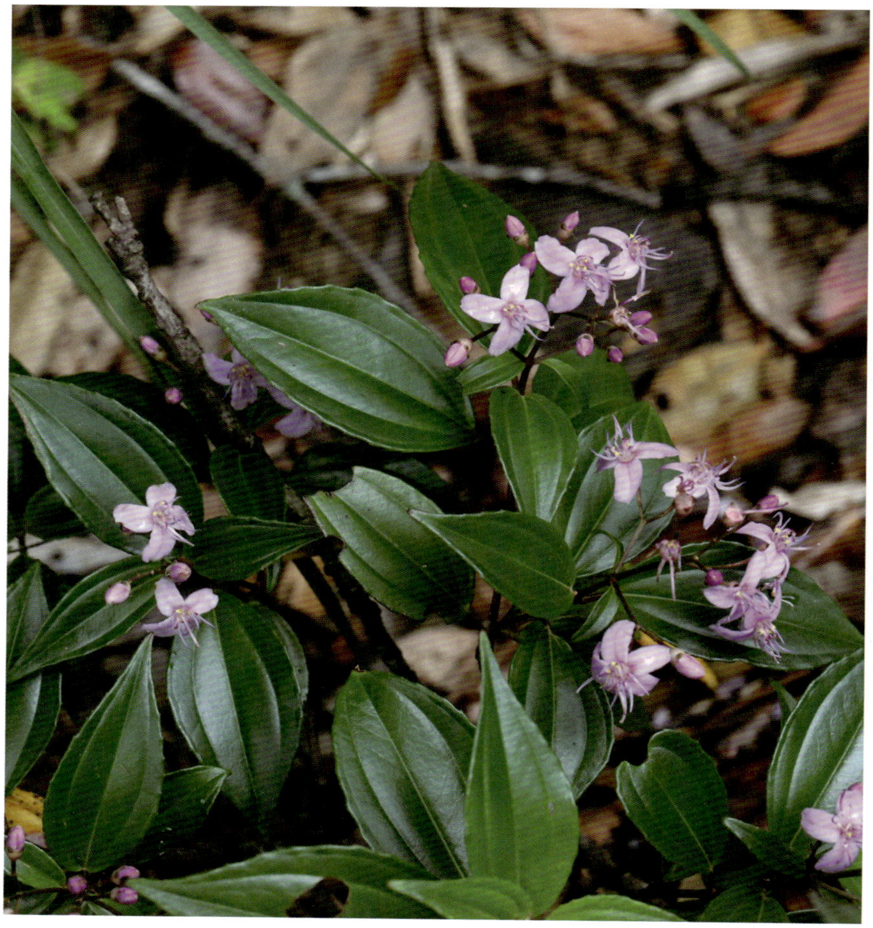

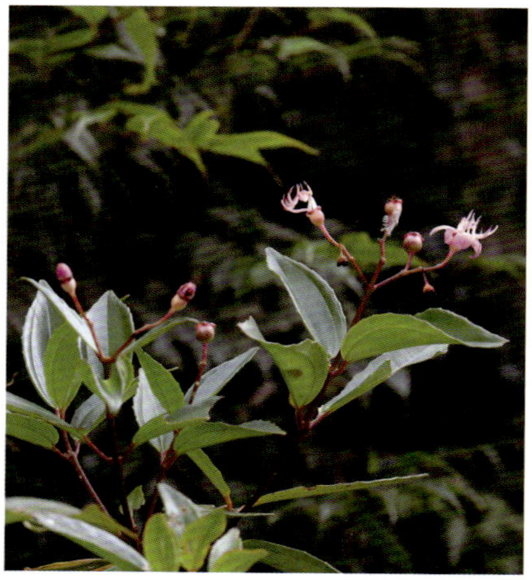

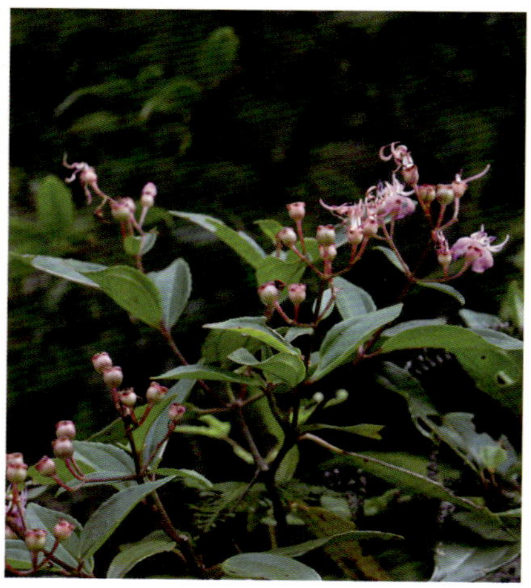

314. 野鸦椿 *Euscaphis japonica* (Thunb.) Dippel

分类位置 省沽油科 Staphyleaceae 野鸦椿属 *Euscaphis* Sieb.et Zucc.。

别　　名 鸡肫花，鸡肣花，小山辣子，鸡眼睛。

形态特征 落叶小乔木或灌木。小枝及芽红紫色，枝叶揉碎后发出恶臭气味。叶对生，奇数羽状复叶，小叶 5～9，厚纸质，长卵形或椭圆形，先端渐尖，基部钝圆，边缘具疏短锯齿，齿尖有腺体，两面除背面沿脉有白色小柔毛外余无毛，小托叶线形。圆锥花序顶生，花梗长达 21cm，花多，较密集，黄白色，萼片与花瓣均 5，椭圆形，萼片宿存，花盘盘状，心皮 3，分离。蓇葖果长 1～2cm，每一花发育为 1～3 个蓇葖，果皮软革质，紫红色，有纵脉纹，种子近圆形，假种皮肉质，黑色，有光泽。花期 5～6 月，果期 8 ～ 9 月。

资源现状 生于杂木林中，全市各地较常见。资源较丰富，民间以干燥果实或种子用于治疗感冒头痛等。

功效应用 根：微苦、甘，平；祛风，利湿；用于风湿腰痛，胃痛，产后风等。果：辛，温；解毒，行气，镇痛；用于头痛，眩晕，感冒，荨麻疹，漆过敏，疝气等。

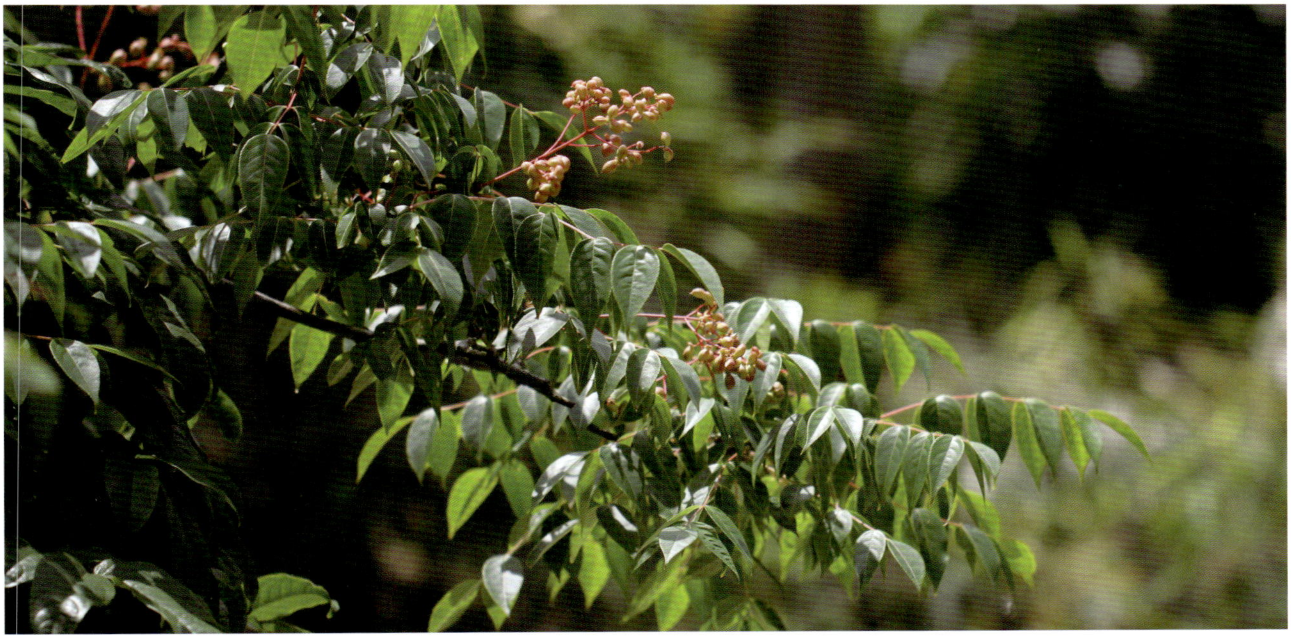

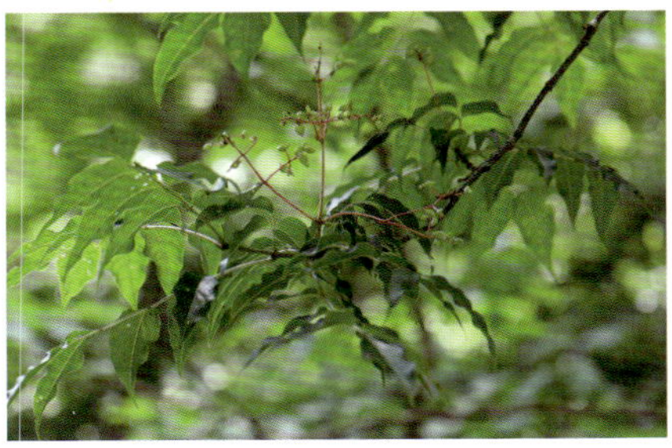

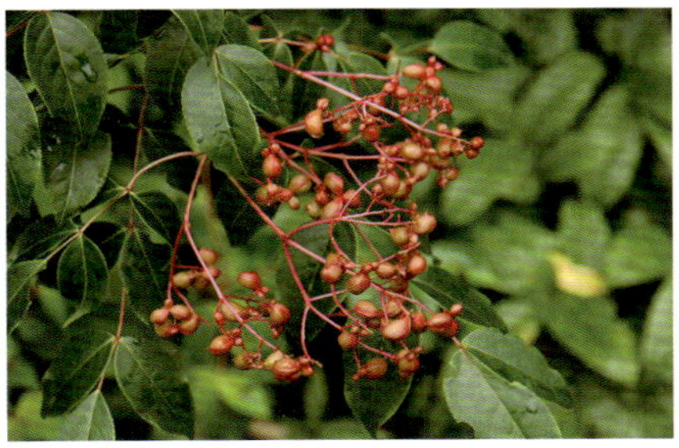

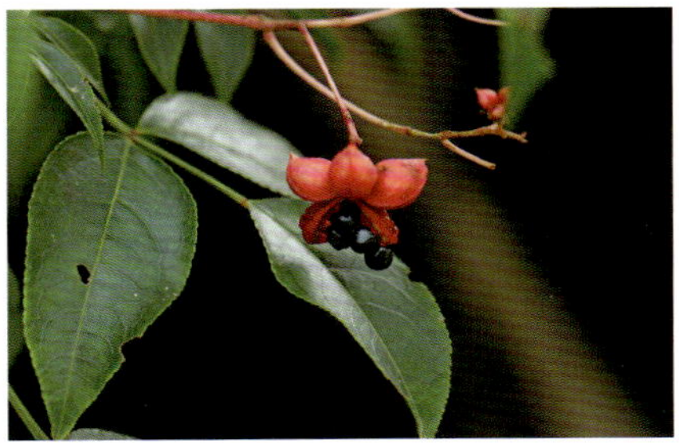

315. 锐尖山香圆 *Turpinia arguta* (Lindl.) Seem.

分类位置 省沽油科 Staphyleaceae 山香圆属 *Turpinia* Vent.。

别　　名 山香圆，黄柿，尖树，五寸铁树。

形态特征 落叶灌木，高达 3m。幼枝具灰褐色斑点。单叶，对生，厚纸质，椭圆形或长椭圆形，先端渐尖，具尖尾，基部钝圆或宽楔形，边缘具疏锯齿，齿尖具硬腺体，侧脉 10 ~ 13 对，至边缘网结，背面隆起，无毛，托叶生于叶柄内侧。顶生圆锥花序较叶短，密集或较疏松，花白色或微带紫色，花梗中部具二枚苞片，萼片 5，三角形，绿色，花瓣白色，无毛，花丝疏被短柔毛，子房及花柱均被柔毛。果近球形，幼时绿色，转红色，干后黑色，表面粗糙，花盘宿存；有种子 2 ~ 3 颗。花期春夏，果期夏秋。

资源现状 生于杂木林中，全市各地较常见。资源较丰富，民间少见药用，具有较好的观赏价值。

功效应用 根：苦，寒；活血止痛，解毒消肿；用于跌扑损伤，脾脏肿大，乳蛾，疮疖肿毒等。**叶（山香圆叶）**：苦，寒；清热解毒，利咽消肿，活血止痛；用于乳蛾喉痹，咽喉肿痛，疮疡肿毒，跌扑伤痛。

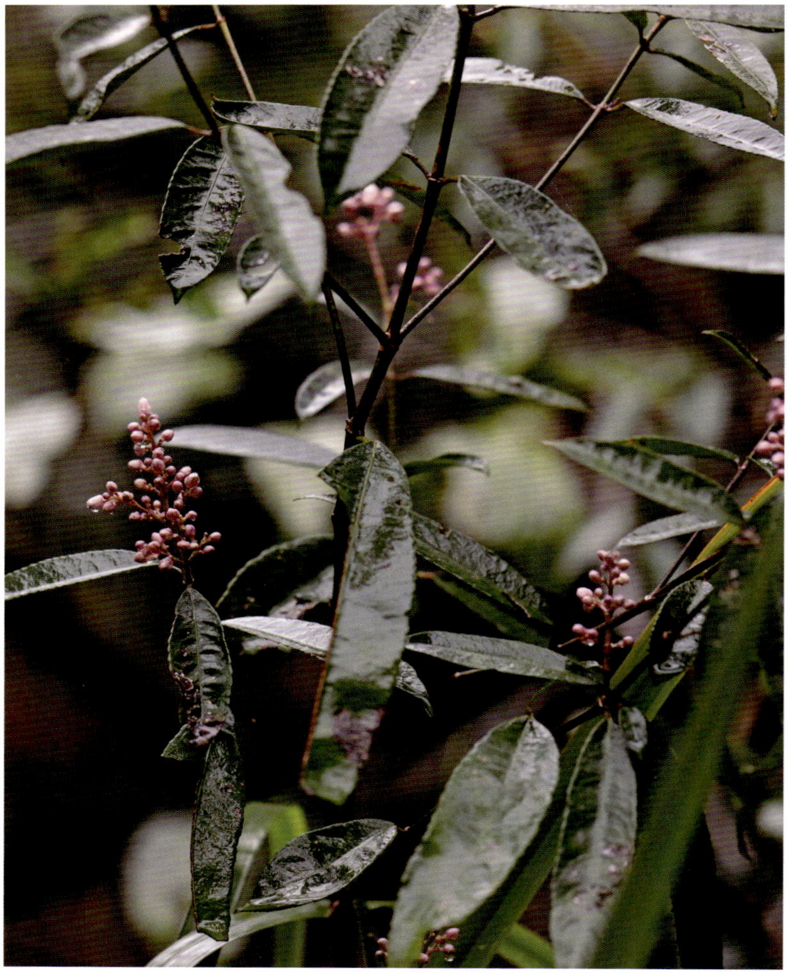

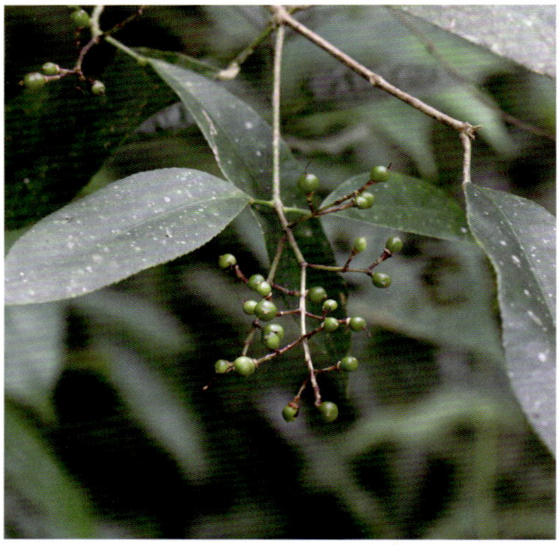

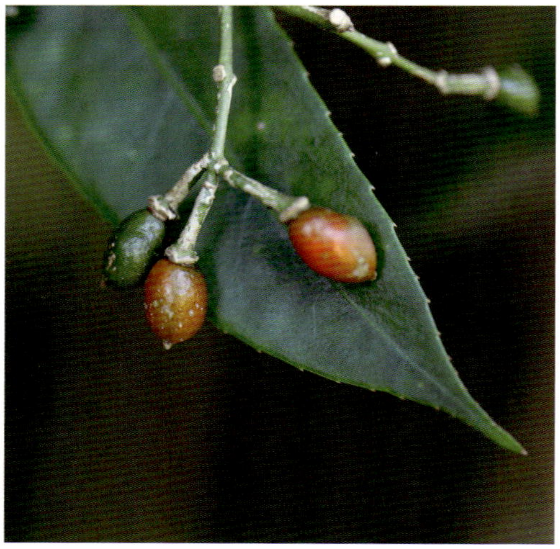

316. 中国旌节花 *Stachyurus chinensis* Franch.

分类位置 旌节花科 Stachyuraceae 旌节花属 *Stachyurus* Siebold & Zucc.。

别　　名 旌节花，尖叶旌节花，小通草。

形态特征 落叶灌木，高 2 ~ 4m。树皮光滑，紫褐色或深褐色；小枝圆柱形，具椭圆形皮孔。叶于花后发出，互生，纸质至膜质，卵形，长圆状卵形至长圆状椭圆形；叶柄暗紫色。穗状花序腋生，先叶开放，无梗；花黄色，长约 7mm，近无梗或有短梗；苞片 1 枚，三角状卵形，顶端急尖；小苞片 2 枚，卵形；萼片 4 枚，黄绿色，卵形，顶端钝；花瓣 4 枚，卵形，顶端圆形；雄蕊 8 枚，与花瓣等长，花药长圆形；子房瓶状。果实圆球形，近无梗。花期 3 ~ 4 月，果期 5 ~ 7 月。

资源现状 生于山坡、林缘、路旁的灌木丛中，全市各山区常见。资源丰富，民间偶见以茎髓用于尿道炎等。

功效应用 **茎髓（小通草）：**甘、淡，寒；清热，利尿，下乳；用于小便不利，淋证，乳汁不下。

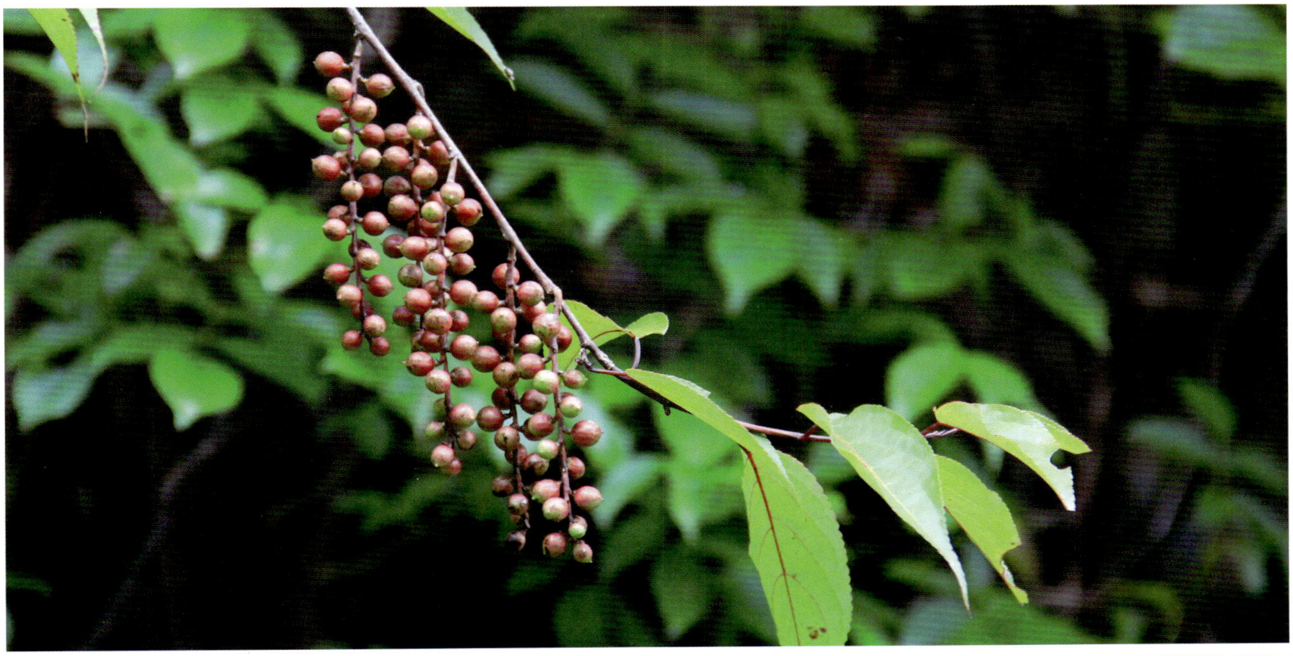

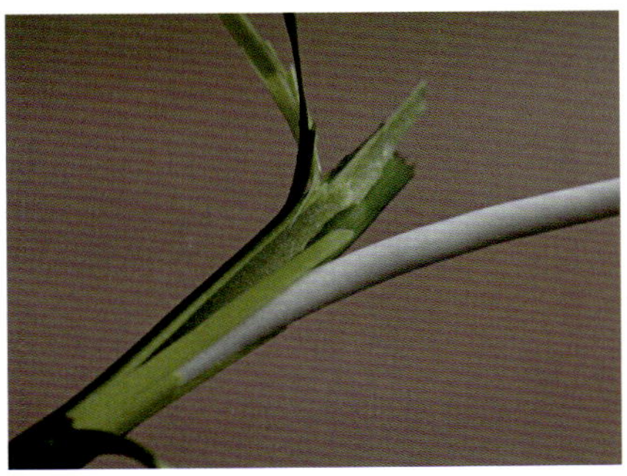

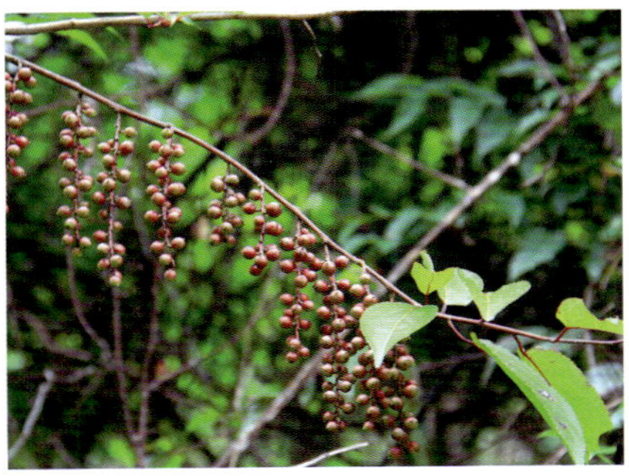

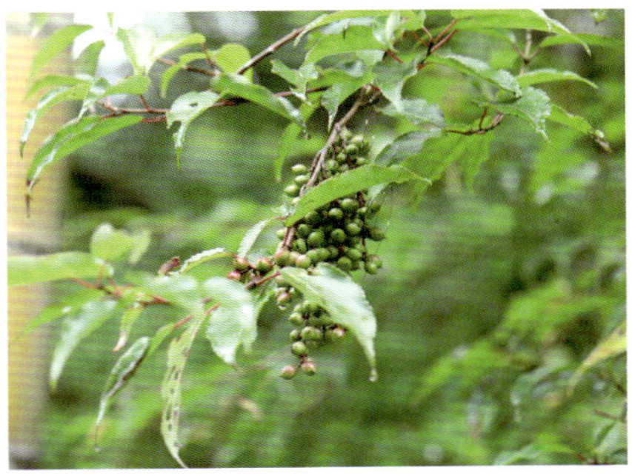

317. 南酸枣 *Choerospondias axillaris* (Roxb.) B. L. Burtt & A. W. Hill

分类位置 漆树科 Anacardiaceae 南酸枣属 *Choerospondias* B. L. Burtt & A. W. Hill。

别　　名 啃不死，醋酸果，鼻涕果，酸枣，五眼果，枣。

形态特征 落叶乔木，高 8 ~ 20m。树皮灰褐色，片状剥落。奇数羽状复叶，有小叶 3 ~ 6 对，叶柄纤细，基部略膨大；小叶膜质至纸质，卵形或卵状披针形或卵状长圆形；小叶柄纤细。雄花序被微柔毛或近无毛；苞片小；花萼外面疏被白色微柔毛或近无毛，裂片三角状卵形或阔三角形，先端钝圆，边缘具紫红色腺状睫毛，里面被白色微柔毛；花瓣长圆形，无毛，具褐色脉纹，开花时外卷；雄蕊 10，与花瓣近等长，花盘无毛；雄花无不育雌蕊；雌花单生于上部叶腋，较大；子房卵圆形，无毛，5 室，花柱长约 0.5mm。核果椭圆形或倒卵状椭圆形，成熟时黄色，果核顶端具 5 个小孔。

资源现状 生于山谷林中或村旁，全市各地较常见。资源较丰富，果实民间用于制作酸枣糕等，可食用。

功效应用 **果实（广枣）**：甘、酸，平；行气活血，养心，安神；用于气滞血瘀，胸痹作痛，心悸气短，心神不安。树皮、果核：甘、酸，平；收敛，袪腐；用于烫伤，痢疾，胃下垂，带下，阴囊湿疹，疮疡溃烂，跌扑损伤等。

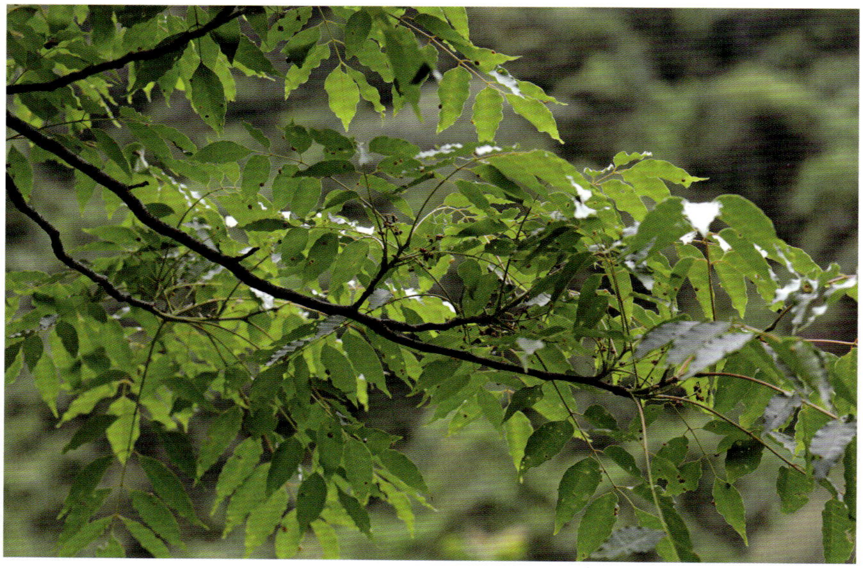

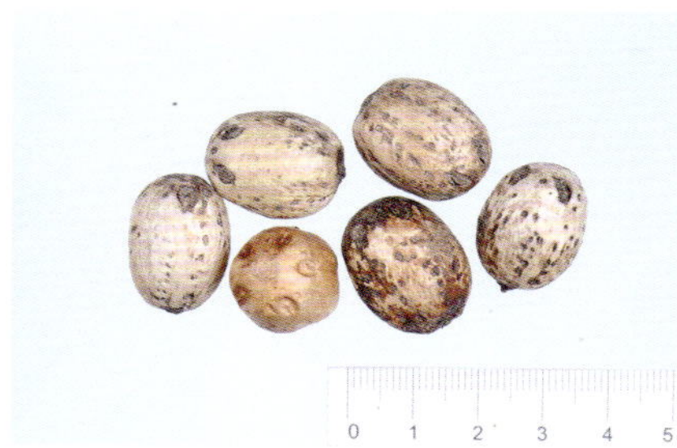

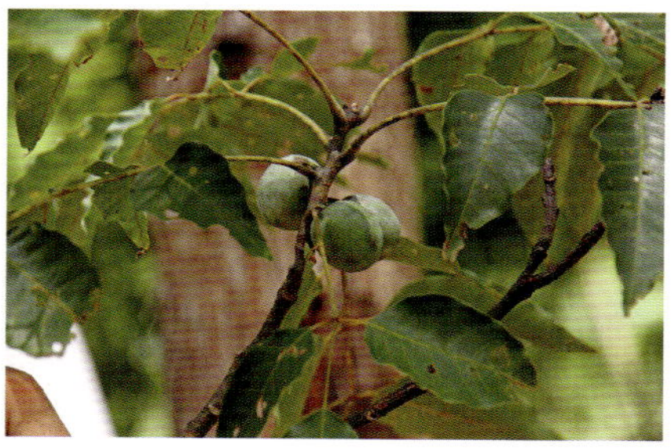

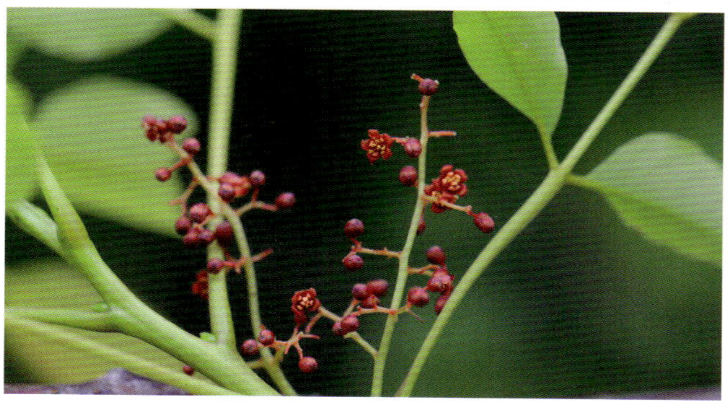

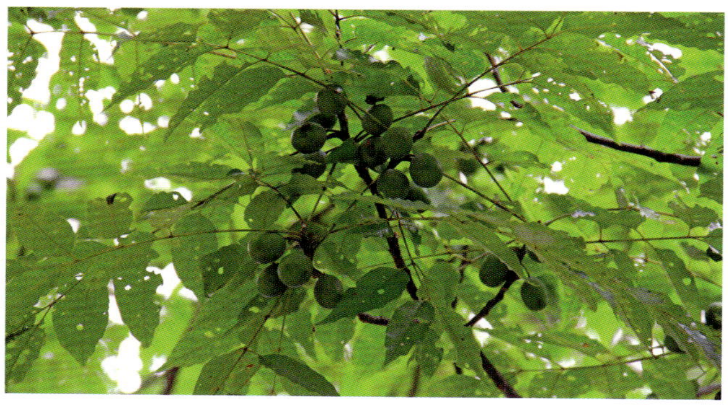

318. 盐麸木 *Rhus chinensis* Mill.

分类位置 漆树科 Anacardiaceae 盐麸木属 *Rhus* Tourn. ex L.。

别　　名 盐肤木，肤连泡，盐酸白，盐肤子，肤杨树。

形态特征 落叶小乔木或灌木，高 2 ~ 10m。小枝被锈色柔毛，具圆形小皮孔。奇数羽状复叶有小叶（2 ~）3 ~ 6 对，叶轴具宽的叶状翅，小叶自下而上逐渐增大，叶轴和叶柄密被锈色柔毛；小叶多形，卵形或椭圆状卵形或长圆形，常寄生五倍子蚜虫，形成虫瘿。圆锥花序宽大，多分枝，雄花序长 30 ~ 40cm，雌花序较短，密被锈色柔毛。雄花：裂片长卵形，花瓣倒卵状长圆形，开花时外卷；雄蕊伸出，子房不育。雌花：花萼裂片较短，花瓣椭圆状卵形；雄蕊极短；花盘无毛；子房卵形，密被白色微柔毛，花柱 3，柱头头状。核果扁球形，被具节柔毛和腺毛，成熟时红色，常可见附着的盐花。花期 8 ~ 9 月，果期 10 月。

资源现状 生于路旁、山坡灌木丛中，全市各地极常见。资源丰富，民间常以根用于痔或以叶用于治疗皮肤过敏等。

功效应用 根：微苦、酸，微温；化痰定喘，调中益气；用于慢性支气管炎，冠心病，劳倦乏力等。叶：微苦，微温；消肿解毒；用于皮肤过敏，湿疹，皮炎，瘰疬，对口疮等。花、果实：咸、微酸，平；敛肺固肠，滋肾涩精，止血，止汗。**虫瘿（五倍子）**：酸、涩，寒；敛肺降火，涩肠止泻，敛汗，止血，收湿敛疮；用于肺虚久咳，肺热痰嗽，久泻久痢，自汗盗汗，消渴，便血，痔血，外伤出血，痈肿疮毒，皮肤湿烂。

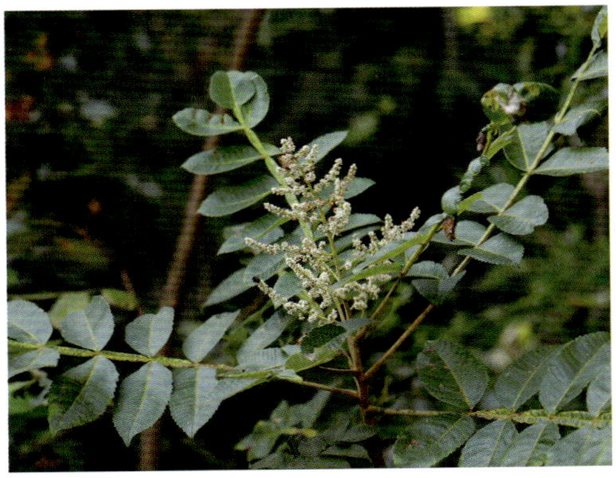

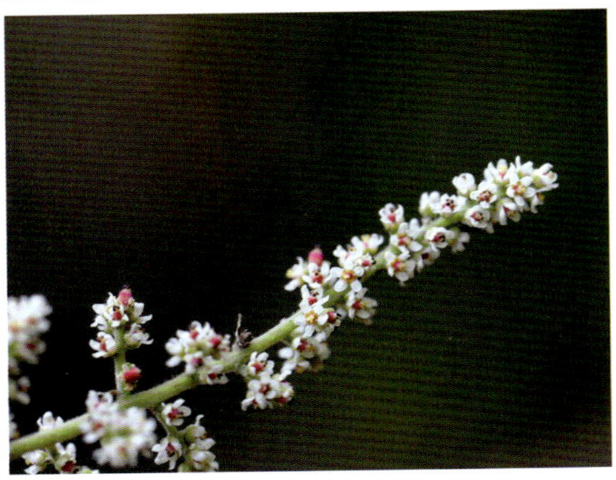

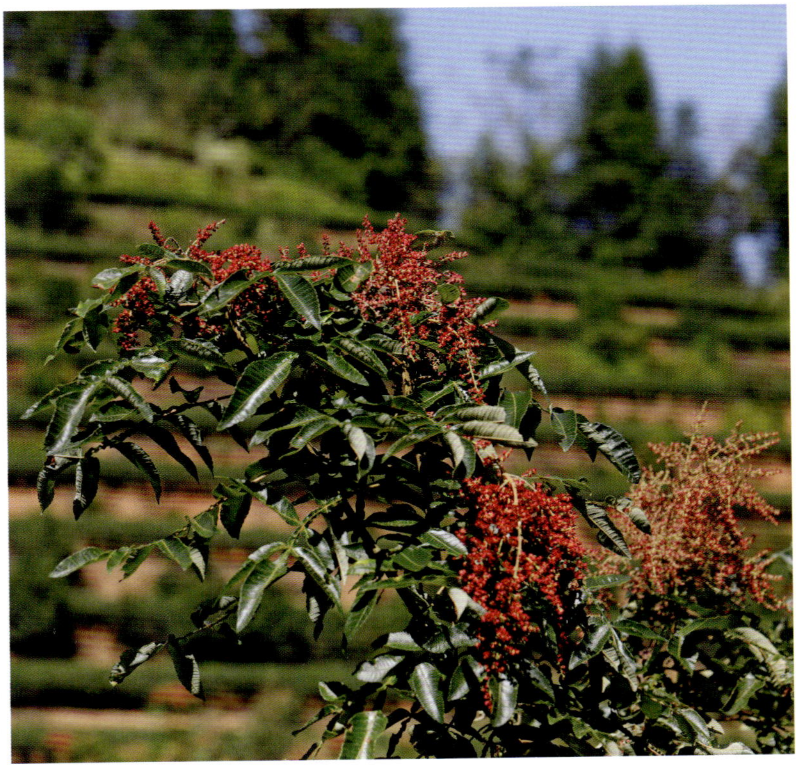

319. 野 漆 *Toxicodendron succedaneum* (L.) O. Kuntze

分类位置 漆树科 Anacardiaceae 漆树属 *Toxicodendron* (Tourn.) Mill.。

别　　名 山贼子，檫仔漆，漆木，痒漆树，山漆树。

形态特征 落叶乔木或小乔木，高可达 10m。全株各部无毛。奇数羽状复叶互生，长 25 ~ 35cm，有小叶 4 ~ 7 对，叶轴和叶柄圆柱形；小叶对生或近对生，坚纸质至薄革质，长圆状椭圆形、阔披针形或卵状披针形，叶背常具白粉。圆锥花序长为叶长之半；花黄绿色；花萼裂片阔卵形；花瓣长圆形，开花时外卷；雄蕊伸出，花丝线形，花药卵形；花盘 5 裂；子房球形，花柱 1，柱头 3 裂，褐色。核果大，偏斜，压扁，先端偏离中心，外果皮薄，淡黄色，中果皮厚，蜡质，白色，果核坚硬，压扁。花期 5 ~ 6 月，果期 8 ~ 9 月。

资源现状 生于海拔 1500m 以下的山地灌丛、林缘或林中，全市各地常见。资源较丰富，民间少见药用，乳汁极易引起过敏。

功效应用 根、树皮、叶、果实：苦、涩，平，小毒；平喘解毒，散痰消肿，止痛止血；用于哮喘，急慢性肝炎，胃痛，跌扑损伤等，外用于骨折，创伤出血等。

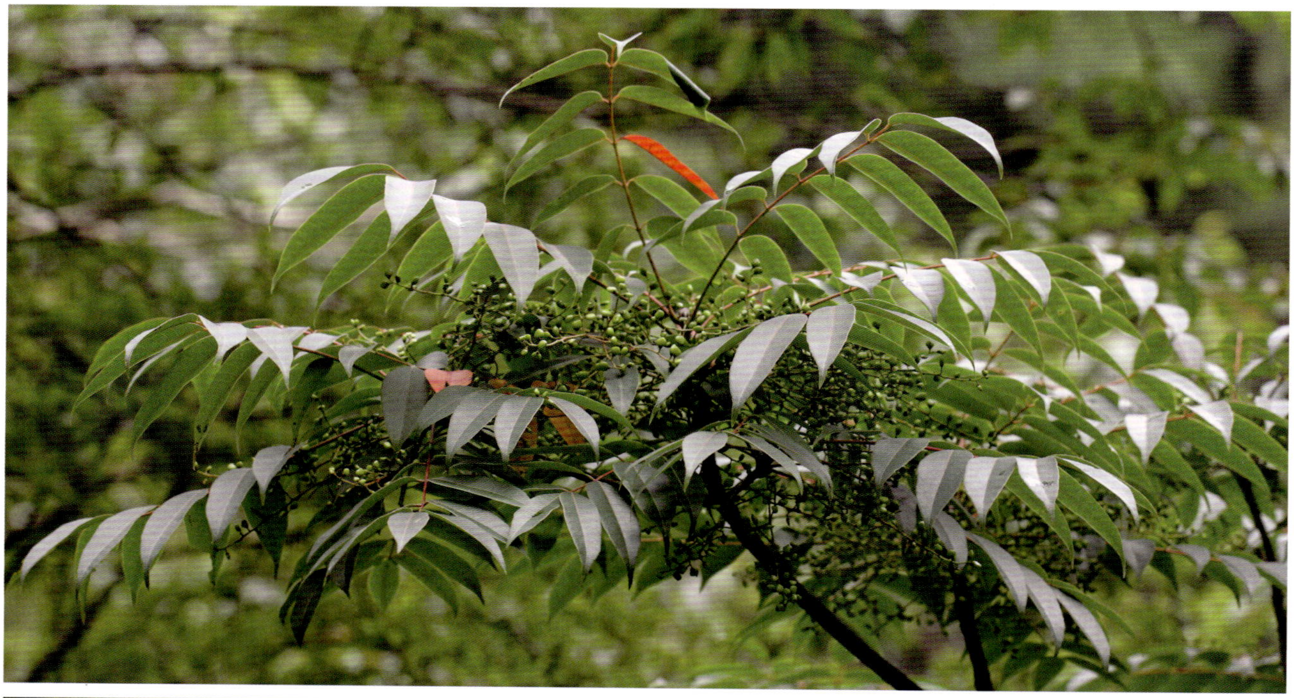

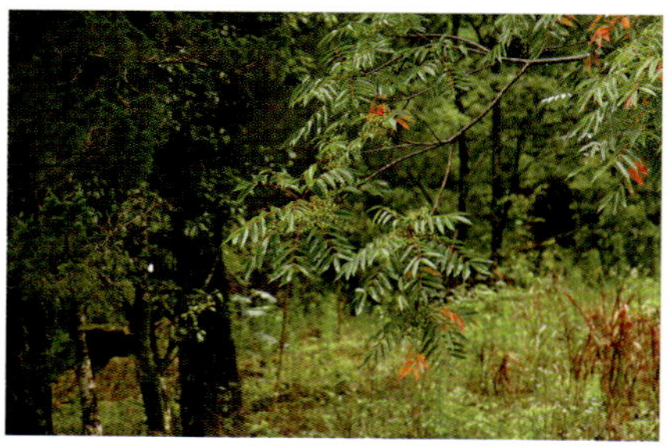

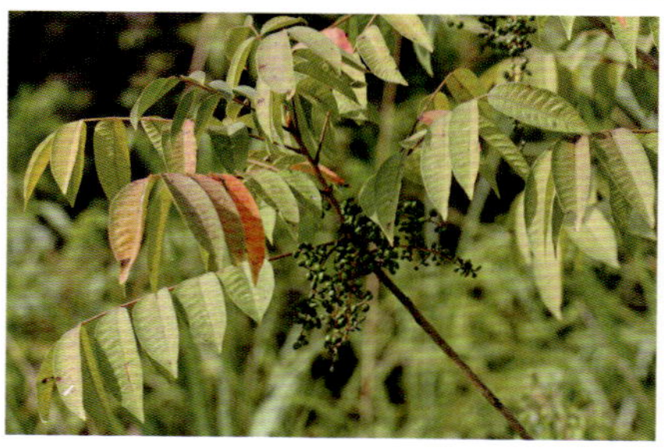

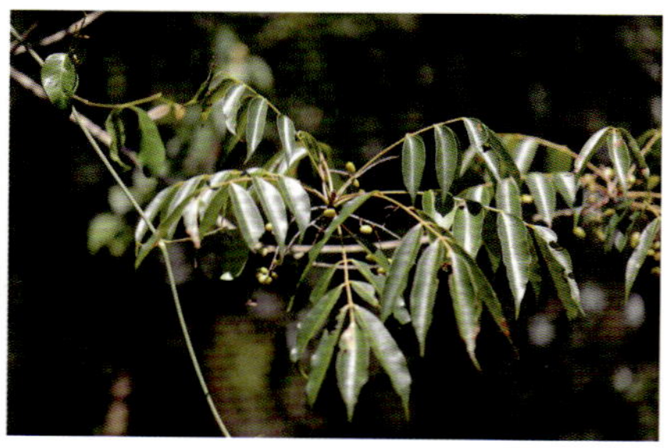

320. 木蜡树 *Toxicodendron sylvestre* (Sieb. et Zucc.) O. Kuntze

分类位置 漆树科 Anacardiaceae 漆树属 *Toxicodendron* (Tourn.) Mill.。

别　　名 野漆疮树，野毛漆，山漆树。

形态特征 落叶乔木或小乔木，高达 10m。幼枝和芽被黄褐色绒毛。奇数羽状复叶互生，有小叶 3 ~ 6 对，稀 7 对，叶轴和叶柄圆柱形，密被黄褐色绒毛；叶柄长 4 ~ 8cm；小叶对生，纸质，卵形或卵状椭圆形或长圆形；小叶无柄或具短柄。圆锥花序长 8 ~ 15cm，密被锈色绒毛；花黄色，被卷曲微柔毛；花萼裂片卵形，先端钝；花瓣长圆形，具暗褐色脉纹；雄蕊伸出，花丝线形，花药卵形，无毛，在雌花中雄蕊较短，花丝钻形；花盘无毛；子房球形。核果极偏斜，压扁，先端偏于一侧，外果皮薄，具光泽，无毛，成熟时不裂，中果皮蜡质，果核坚硬。花期 5 ~ 6 月，果期 9 ~ 10 月。

资源现状 生于山地林中、林缘或山坡灌丛路边，全市各地常见。资源较丰富，民间少见药用，乳汁极易引起过敏。

功效应用 根：苦、涩，温，小毒；祛瘀，止痛，止血；用于风湿腰痛，跌扑损伤，刀伤出血，毒蛇咬伤等。叶：辛、温，小毒；祛瘀消肿，杀虫，解毒；用于跌扑损伤，创伤出血，钩虫病，疥癣，疮毒，毒蛇咬伤等。

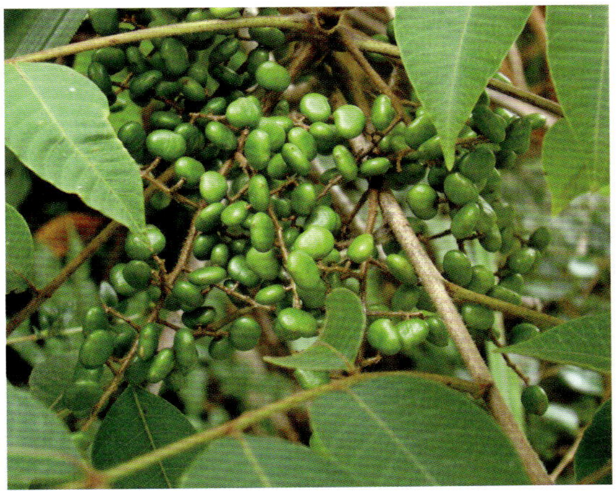

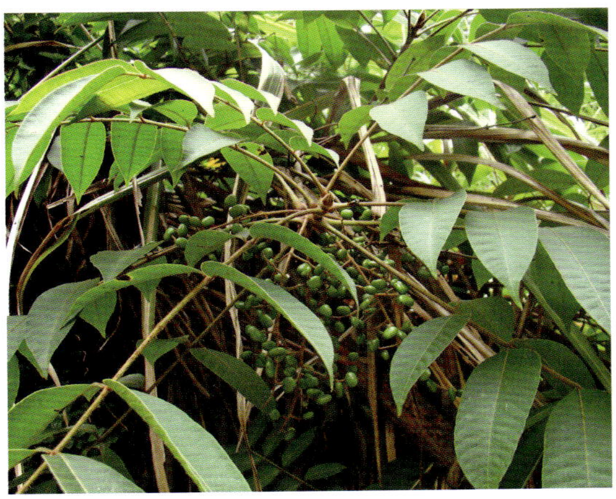

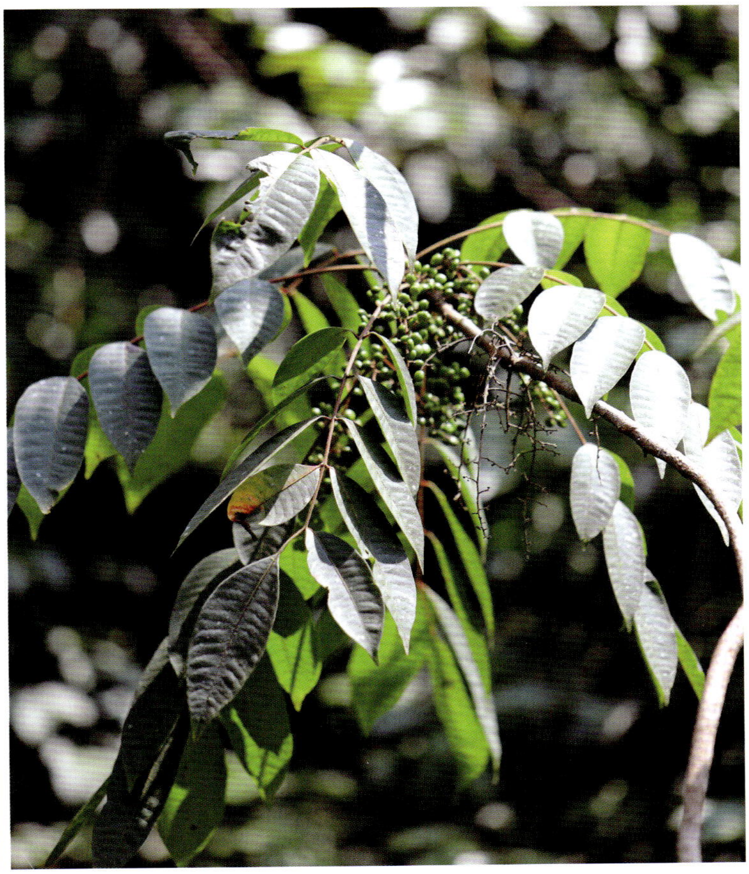

321. 毛漆树 *Toxicodendron trichocarpum* (Miq.) O. Kuntze

分类位置 漆树科 Anacardiaceae 漆树属 *Toxicodendron* (Tourn.) Mill.。

形态特征 落叶乔木或灌木。小枝灰色，具褐色长圆形突起皮孔，幼枝及各部被黄褐色微硬毛。奇数羽状复叶互生，有小叶 4 ~ 7 对，叶轴圆柱形，上面具槽，稀最上部具不明显狭翅；叶柄基部膨大；小叶纸质，卵形或倒卵状长圆形或椭圆形，具钝头，基部略偏斜，边缘具缘毛，侧脉在叶背突起；小叶无柄或近无柄。圆锥花序密被黄褐色微硬毛；苞片狭线形；花黄绿色；花萼裂片狭三角形，先端钝；花瓣倒卵状长圆形，先端开花时外卷，花丝线形，花药卵形；花盘 5 浅裂。核果扁圆形，黄色，被短刺毛；中果皮蜡质，具纵向褐色树脂道条纹，果核坚硬。花期 6 月，果期 7 ~ 9 月。

资源现状 生于海拔 1500m 以上的山地密林边或灌丛，分布于黄岗山等地。资源较少，在福建分布范围狭窄，民间少见药用。

功效应用 根、叶、树皮、果实：苦、涩，平，小毒；平喘解毒，散瘀消肿，止痛止血；用于哮喘，急慢性肝炎，胃痛，跌扑损伤等，外用于骨折，创伤出血等。

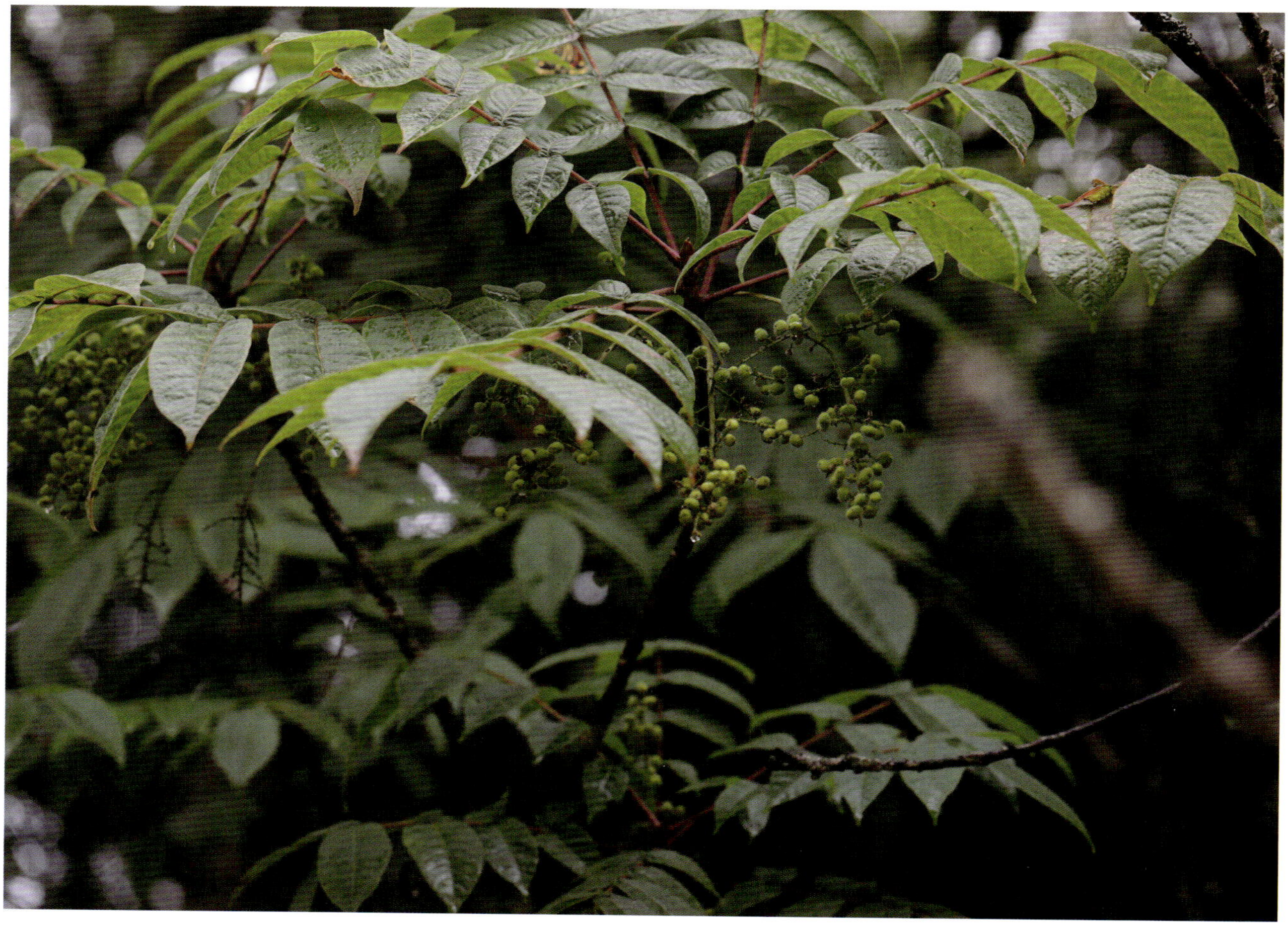

322. 枳　*Citrus trifoliata* L.

分类位置　芸香科 Rutaceae 柑橘属 *Citrus* L.。

别　　名　雀不站，臭杞，臭橘，枸橘。

形态特征　小乔木，高 1 ~ 5m。树冠伞形或圆头形。枝绿色，嫩枝扁，有纵棱，具刺，刺尖干枯状，红褐色。叶柄有狭长的翼叶，通常指状三出叶，对称或两侧不对称；花单朵或成对腋生，先叶开放，也有先叶后花的，有完全花及不完全花，后者雄蕊发育，雌蕊萎缩，花有大、小二型；花瓣白色，匙形；雄蕊通常 20 枚，花丝不等长。果近圆球形或梨形，果顶微凹，有环圈，果皮暗黄色，油胞小而密，果心充实，瓢囊 6 ~ 8 瓣，汁胞有短柄，果肉含黏液，微有香橼气味，甚酸且苦，带涩味，有种子 20 ~ 50 粒；种子阔卵形，乳白或乳黄色，有黏液，平滑或间有不明显的细脉纹。花期 5 ~ 6 月，果期 10 ~ 11 月。

资源现状　全市各地常见栽植于路旁，房前屋后，有用作绿篱。原作为中药绿衣枳实种植，近年无采收，已无规模化种植，民间少用。

功效应用　幼果（绿衣枳实）：苦、酸，微寒；破气化痰，消积除痞；用于食积痰滞，胸腹胀满，胃下垂，痞块，脱肛，子宫脱垂，产后水肿等。

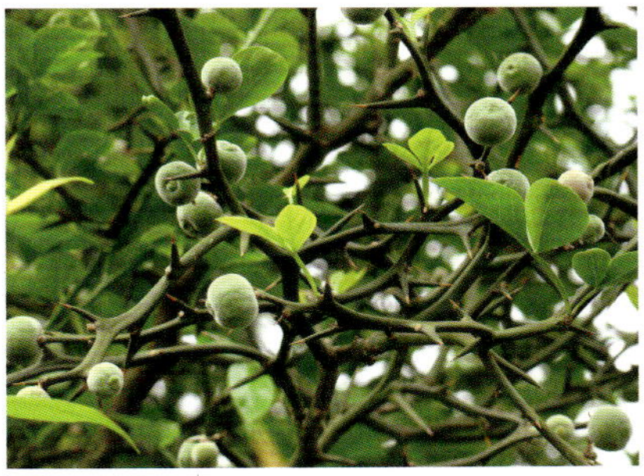

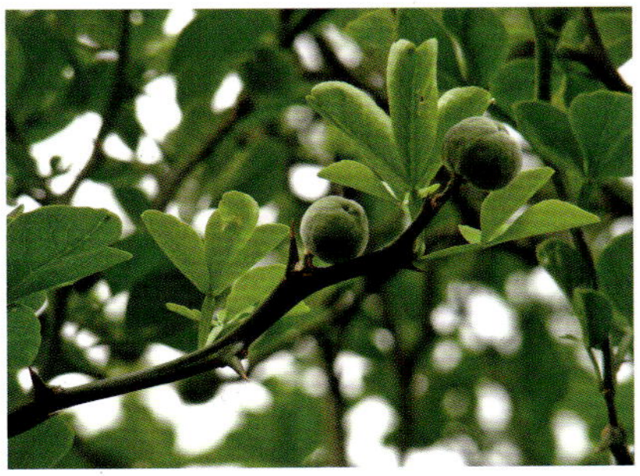

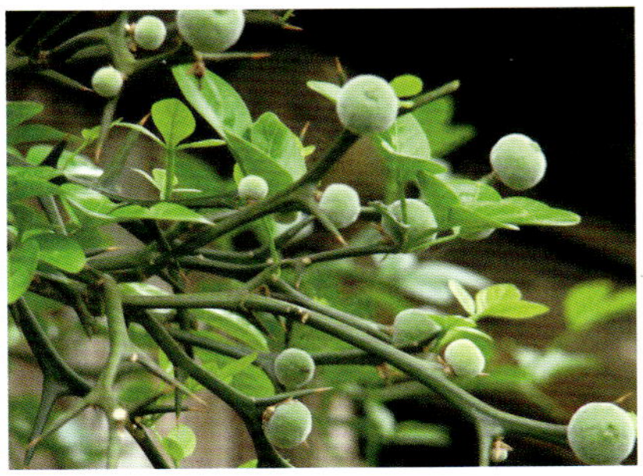

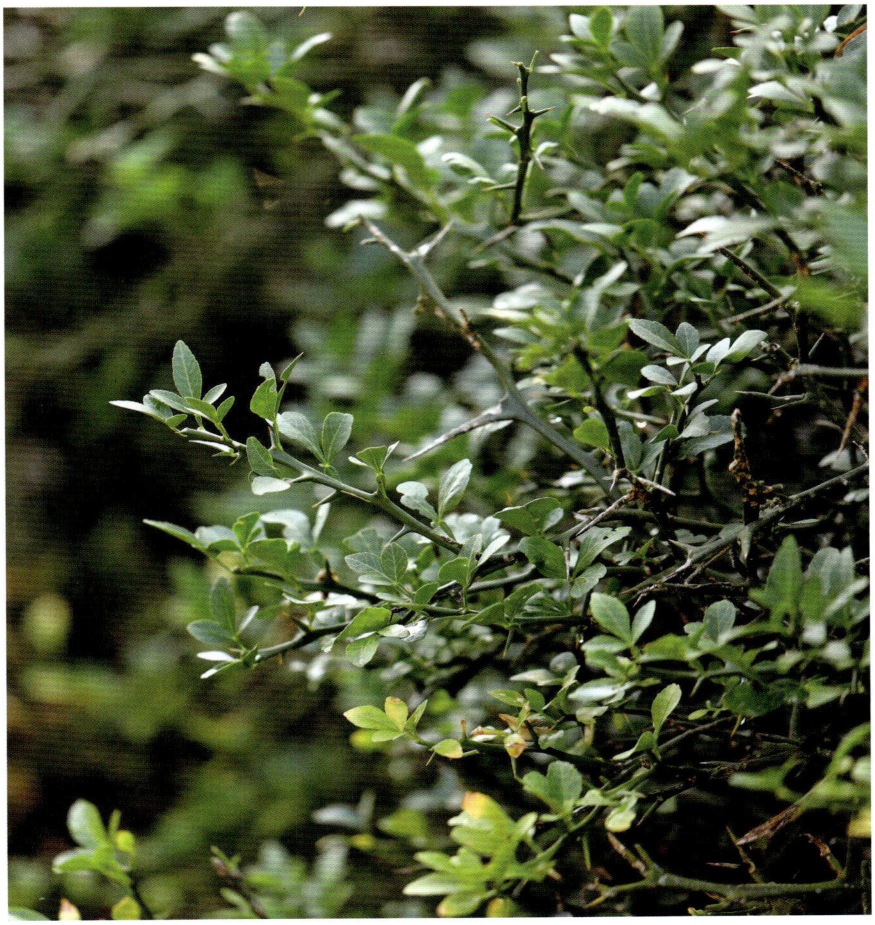

323. 三椏苦 *Melicope pteleifolia* (Champ. ex Benth.) Hartley

分类位置 芸香科 Rutaceae 蜜茱萸属 *Melicope* J. R. Forst. & G. Forst.。

别　　名 三丫虎，三叉苦，三枝枪，三叉虎。

形态特征 乔木。树皮灰白色或灰绿色，光滑，纵向浅裂，嫩枝的节部常呈压扁状，小枝的髓部大，枝叶无毛。3 小叶，有时偶有 2 小叶或单小叶同时存在，叶柄基部稍增粗，小叶长椭圆形，有时倒卵状椭圆形，油点多；小叶柄甚短。花序腋生；萼片及花瓣均 4 片；萼片细小，长约 0.5mm；花瓣淡黄或白色，常有透明油点，干后油点变暗褐色至褐黑色；雄花的退化雌蕊细垫状凸起，密被白色短毛；雌花的不育雄蕊有花药而无花粉，花柱与子房等长或略短，柱头头状。分果瓣淡黄色或茶褐色，散生肉眼可见的透明油点，每分果瓣有 1 种子；种子蓝黑色，有光泽。花期 4 ~ 6 月，果期 7 ~ 10 月。

资源现状 生山坡疏林或灌木丛中，全市各地较常见。资源较丰富，民间多采其叶用于感冒及咽喉肿痛等。

功效应用 根：苦，微寒；祛痰止咳，清热利湿，消肿解毒；用于肺炎，支气管炎，胃痛，脑炎，小儿夏季热，腮腺炎，中耳炎，咽喉炎，跌扑损伤，湿疹，疖肿，烫伤等。叶：苦，寒；清热解毒，祛风除湿；用于咽喉痛，疟疾，黄疸，风湿骨痛，湿疹，疮疡等。

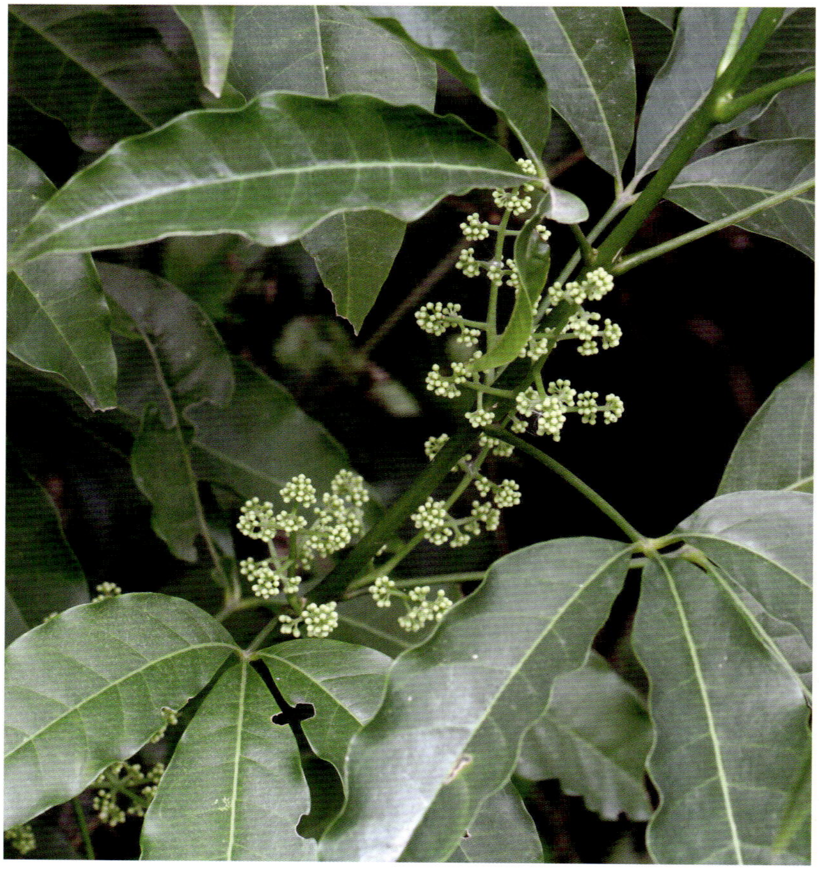

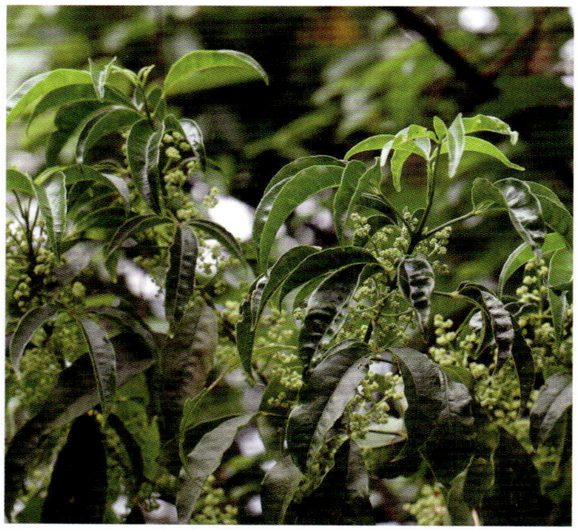

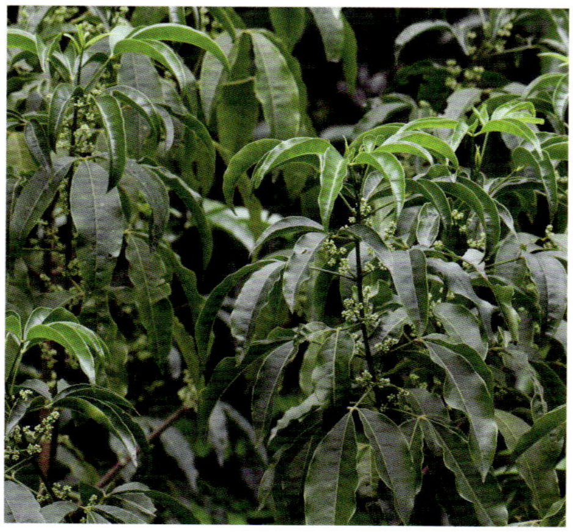

324. 吴茱萸 *Tetradium ruticarpum* (A. Juss.) T. G. Hartley

分类位置 芸香科 Rutaceae 吴茱萸属 *Tetradium* Sweet。

别　　名 野茶辣，野吴萸 。

形态特征 小乔木或灌木，高 3 ~ 5m。嫩枝暗紫红色，与嫩芽同被灰黄色或红锈色绒毛，或疏短毛。小叶薄至厚纸质，卵形，椭圆形或披针形，叶轴下部的较小，边全缘或浅波浪状，小叶两面及叶轴被长柔毛，毛密如毡状，或仅中脉两侧被短毛，油点大且多。花序顶生；雄花序的花彼此疏离，雌花序的花密集或疏离；萼片及花瓣均 5 片，镊合排列；雄花花瓣腹面被疏长毛，退化雌蕊下部及花丝均被白色长柔毛，雄蕊长于花瓣；雌花花瓣腹面被毛，雄蕊，子房及花柱下部被疏长毛。果暗紫红色，有大油点，每分果瓣有 1 种子；种子近圆球形，一端钝尖，腹面略平坦，褐黑色，有光泽。花期 4 ~ 6 月，果期 8 ~ 11 月。

资源现状 生于旷野疏林中或灌木丛中，全市各地较常见。资源量一般，民间有较多应用，多采收果实用于泡茶治疗感冒头痛等。

功效应用 **近成熟果实（吴茱萸）：**辛、苦，热，有小毒；散寒止痛，降逆止呕，助阳止泻；用于厥阴头痛，寒疝腹痛，寒湿脚气，经行腹痛，脘腹胀痛，呕吐吞酸，五更泄泻。

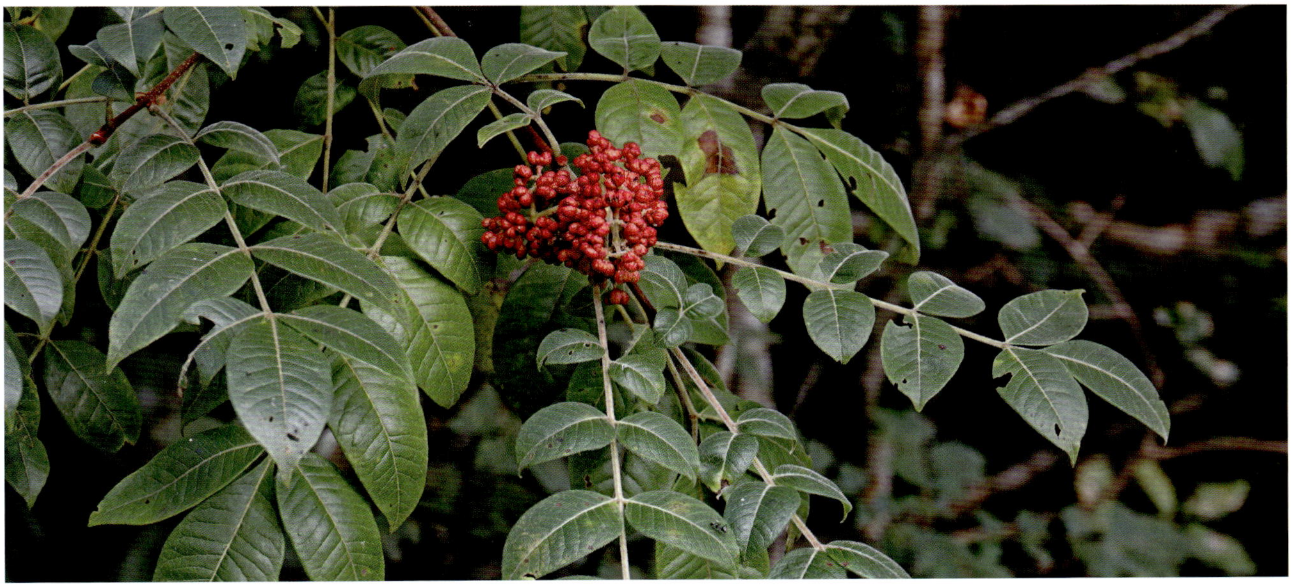
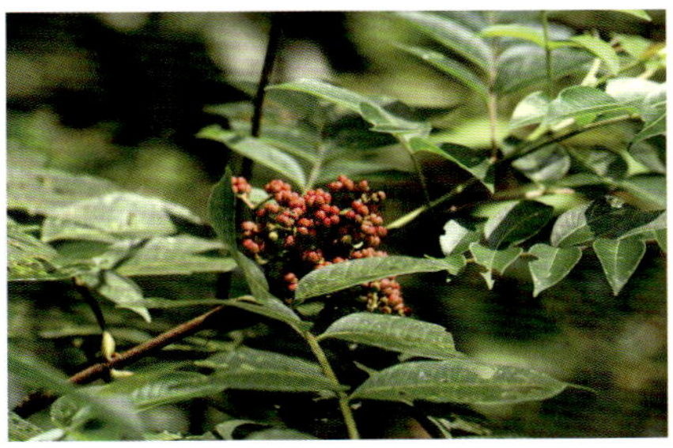
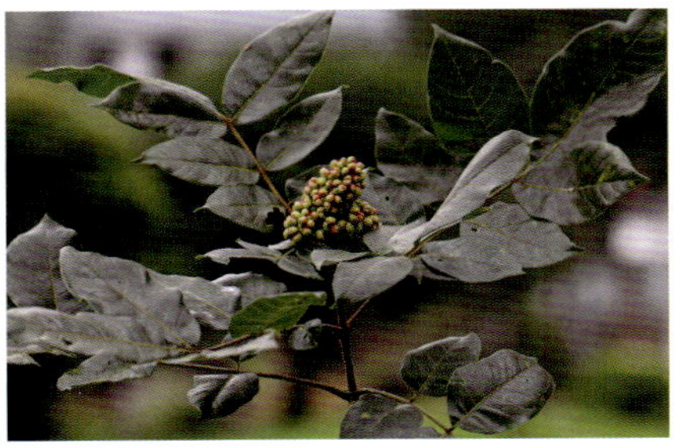
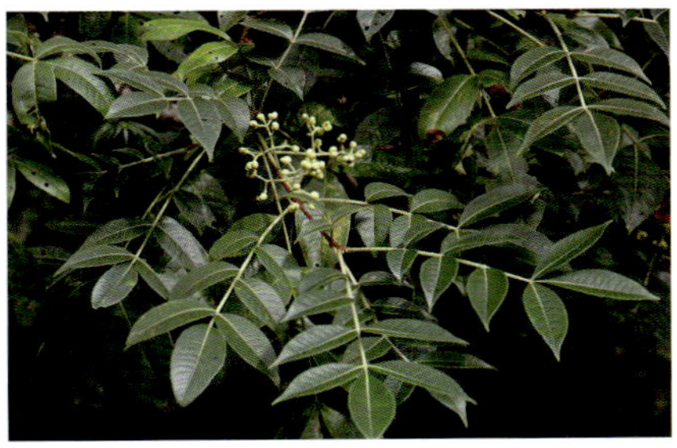

325. 飞龙掌血 *Toddalia asiatica* (L.) Lam.

分类位置 芸香科 Rutaceae 飞龙掌血属 *Toddalia* A. Juss.。

别　　名 黄肉树，三百棒，大救驾。

形态特征 木质藤本。老茎有较厚的木栓层及黄灰色、纵向细裂且凸起的皮孔，茎枝及叶轴有很多向下弯钩的锐刺，当年生嫩枝的顶部有褐色或红锈色甚短的细毛，或密被灰白色短毛。小叶无柄，对光透视可见密生的透明油点，揉之有类似柑橘叶的香气；顶部尾状长尖或急尖而钝头，有时微凹缺，叶缘有细裂齿，侧脉甚多而纤细。花梗甚短，基部有极小的鳞片状苞片，花淡黄白色；萼片边缘被短毛雄花序为伞房状圆锥花序；雌花序呈聚伞圆锥花序。果橙红或朱红色，有 4 ~ 8 条纵向浅沟纹，干后甚明显；花期几乎全年，在五岭以南各地，多于春季开花，沿长江两岸各地，多于夏季开花。果期多在秋冬季。

资源现状 生于山坡疏林中及林缘灌丛中，全市各地常见。资源丰富，民间偶见以根祛风湿等。

功效应用 根及老茎：辛，微温；祛风除湿，活血止痛；用于慢性痢疾，风湿关节痛，肋间神经痛，跌扑损伤等。

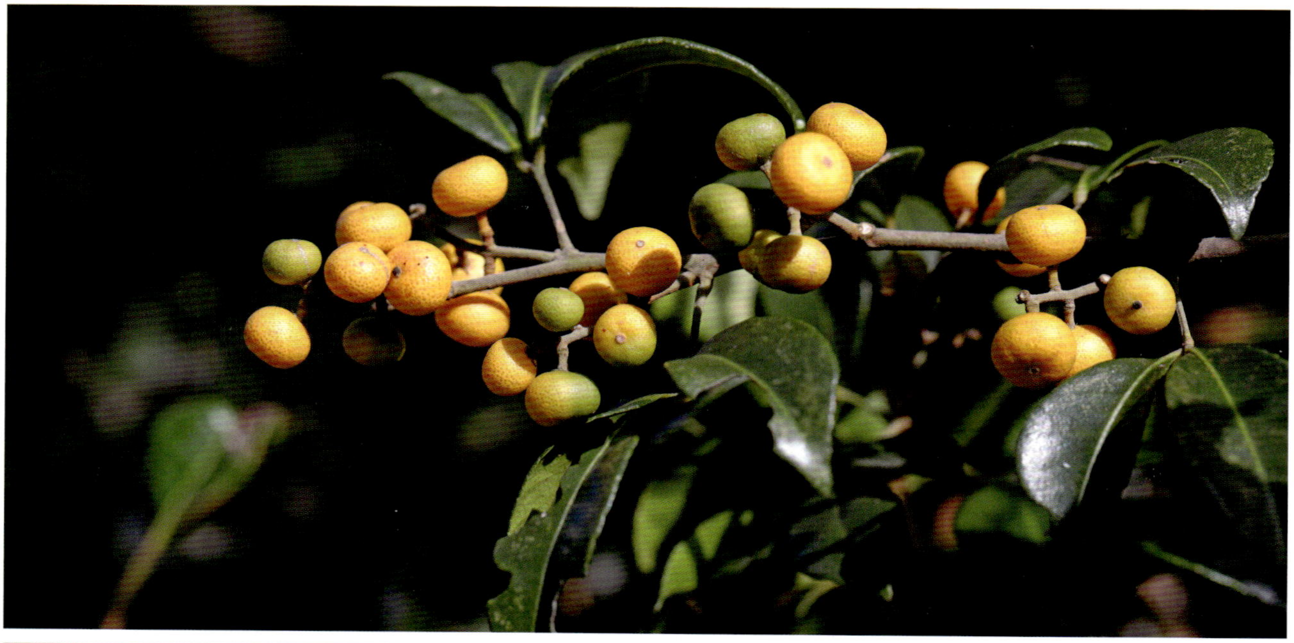

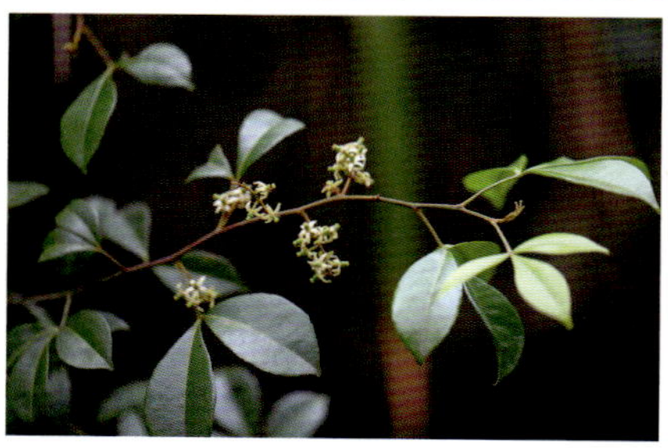

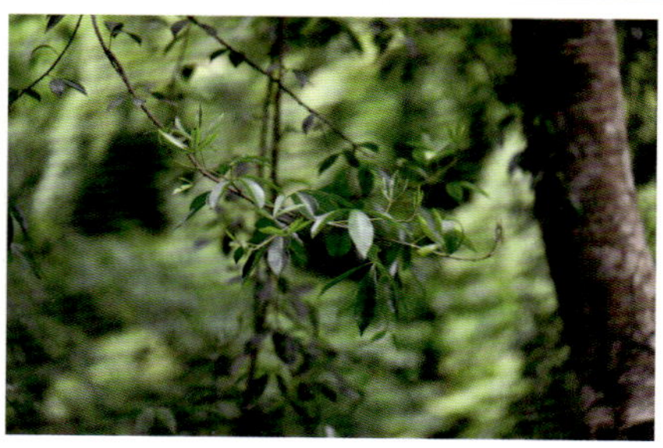

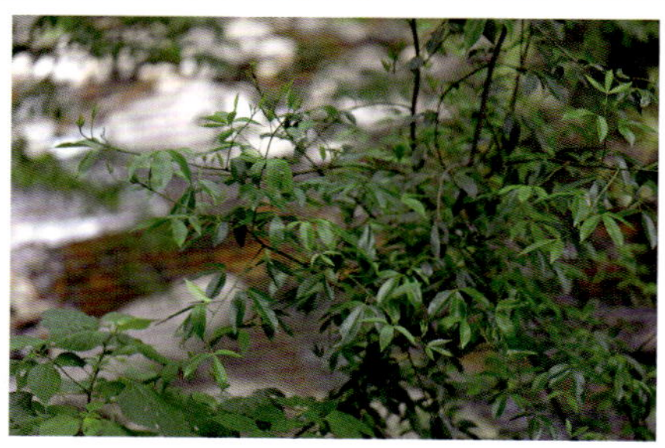

326. 两面针 *Zanthoxylum nitidum* (Roxb.) DC.

分类位置 芸香科 Rutaceae 花椒属 *Zanthoxylum* L.。

别　　名 光叶花椒，双面针，叶下穿针。

形态特征 木质藤本。茎枝及叶轴均有弯钩锐刺，粗大茎干上部的皮刺其基部呈长椭圆形枕状凸起，位于中央的针刺短且纤细。小叶（3）5 ~ 11 片，对生，成长叶硬革质，阔卵形或近圆形，或狭长椭圆形，顶端长或短尾状，有明显凹口，凹口处有油点，边缘有疏浅裂齿，齿缝处有油点，有时全缘；小叶柄短，稀近于无柄。花序腋生。花 4 基数；萼片上部紫绿色；花瓣淡黄绿色，卵状椭圆形或长圆形；花药在授粉期为阔椭圆形至近圆球形，退化雌蕊半球形，垫状，顶部 4 浅裂；雌花的花瓣较宽，无退化雄蕊或为极细小的鳞片状体；果皮红褐色，顶端有短芒尖；种子圆珠状。花期 3 ~ 5 月，果期 9 ~ 11 月。

资源现状 生于海拔 800m 以下山坡灌丛中，路旁及屋旁地边，全市各地零星可见。资源量较少，民间少量以根用于牙龈肿痛等。

功效应用 **根（两面针）**：苦、辛，平，有小毒；活血化瘀，行气止痛，祛风通络，解毒消肿；用于跌扑损伤，胃痛，牙痛，风湿痹痛，毒蛇咬伤，外治烧烫伤。

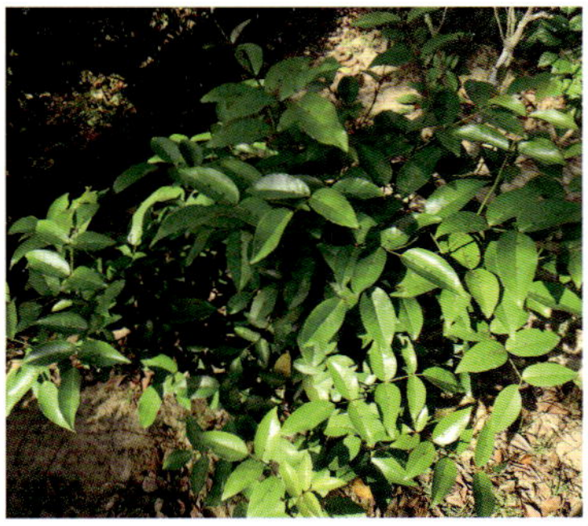

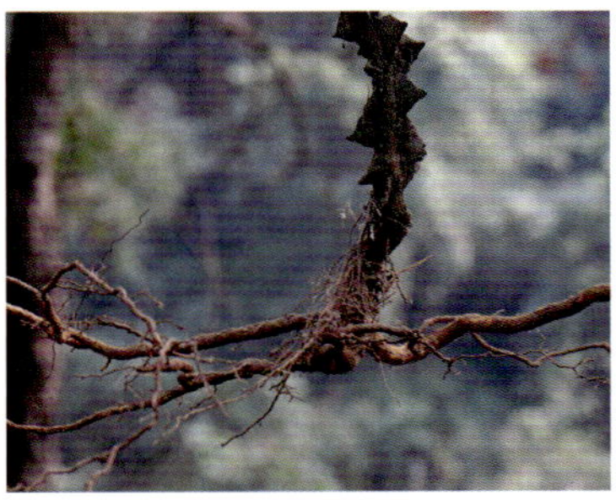

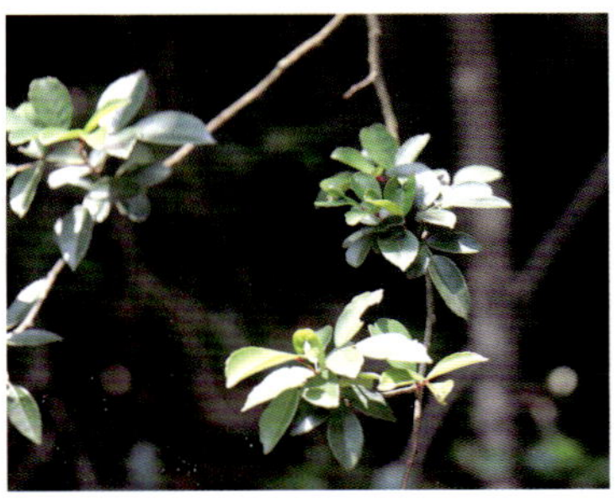

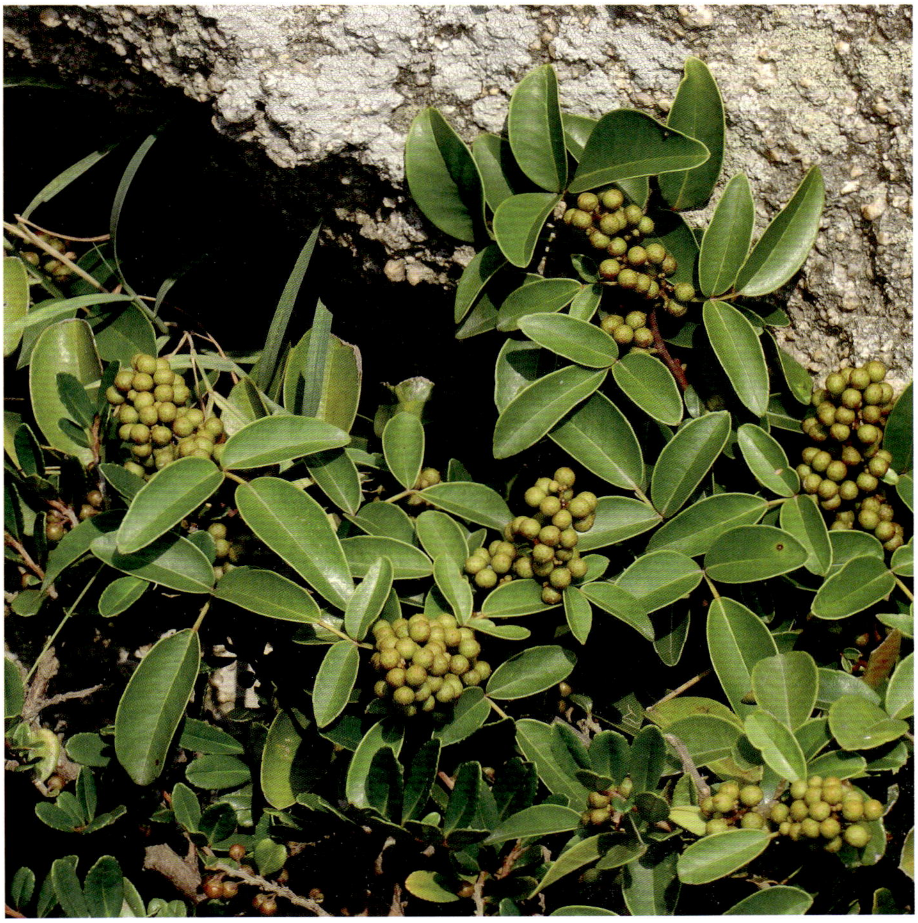

327. 臭 椿 *Ailanthus altissima* (Mill.) Swingle

分类位置 苦木科 Simaroubaceae 臭椿属 *Ailanthus* Desf.。

别　　名 樗，皮黑樗，黑皮樗，南方椿树，椿树。

形态特征 落叶乔木，高可达 20 余米。树皮平滑而有直纹；嫩枝有髓，幼时被黄色或黄褐色柔毛，后脱落。叶为奇数羽状复叶，有小叶 13 ~ 27；小叶对生或近对生，卵状披针形，先端长渐尖，基部偏斜，截形或稍圆，两侧各具 1 或 2 个粗锯齿，齿背有腺体 1 个，柔碎后具臭味。花淡绿色；萼片 5，覆瓦状排列；花瓣 5，基部两侧被硬粗毛；雄蕊 10，花丝基部密被硬粗毛，雄花中的花丝长于花瓣，雌花中的花丝短于花瓣；花药长圆形；心皮 5，花柱黏合，柱头 5 裂。翅果长椭圆形；种子位于翅的中间，扁圆形。花期 4 ~ 5 月，果期 8 ~ 10 月。

资源现状 生于山野林缘或栽培于路旁，全市各地零星分布。资源量一般，民间少见药用。

功效应用 **根皮与茎皮（椿皮）**：苦、涩，寒；清热燥湿，收涩止带，止泻，止血；用于赤白带下，湿热泻痢，久泻久痢，便血，崩漏。叶（樗叶）：苦，凉；清热燥湿，杀虫；用于湿热带下，泄泻，痢疾，湿疹，疮疥，疖肿等。果实（凤眼草）：苦、涩，凉；清热燥湿，止痢，止血；用于痢疾，白浊，带下病，便血，尿血，崩漏等。

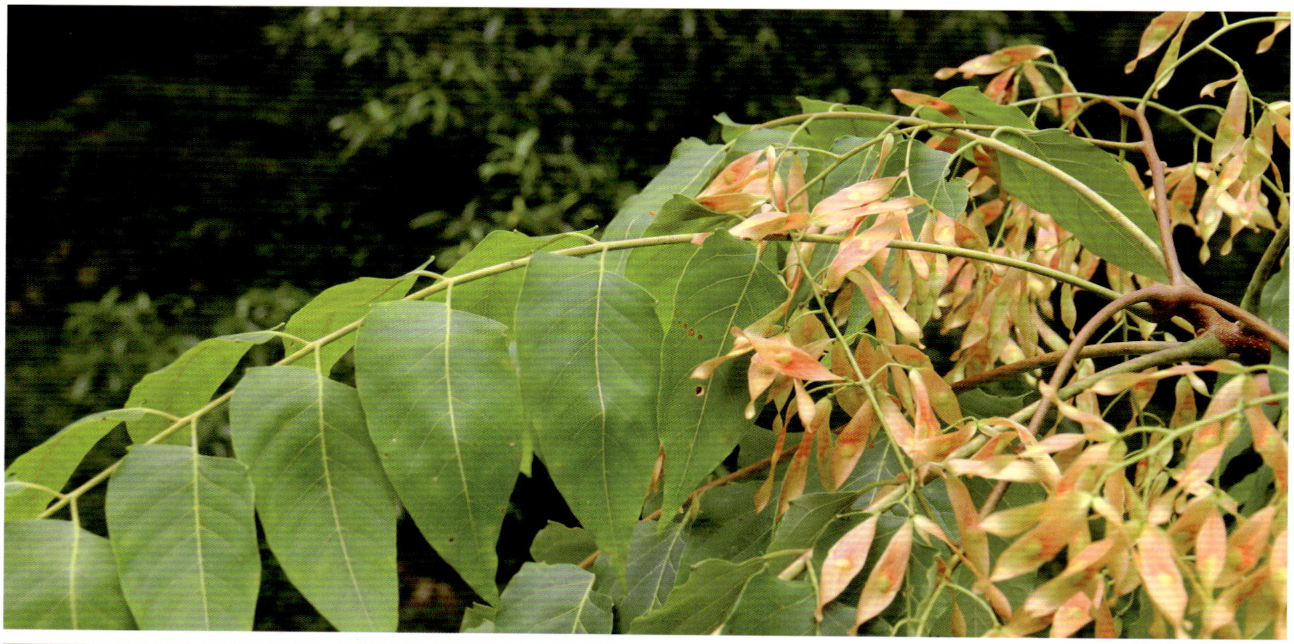

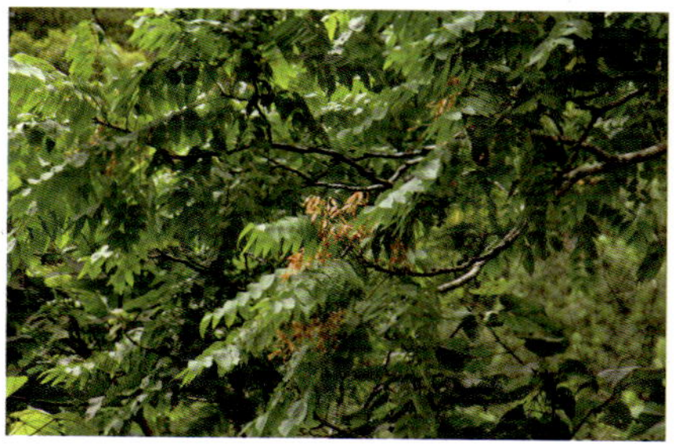

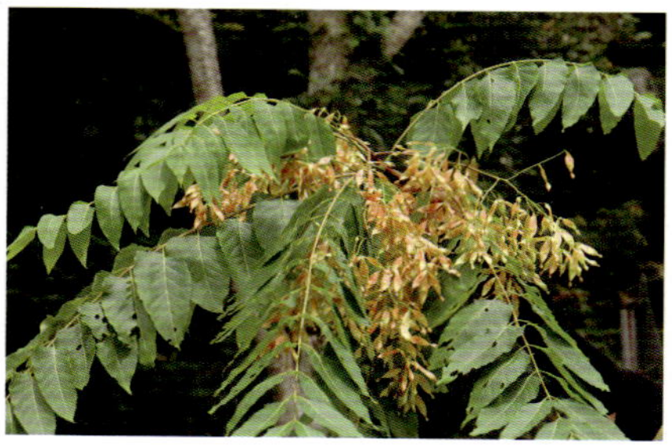

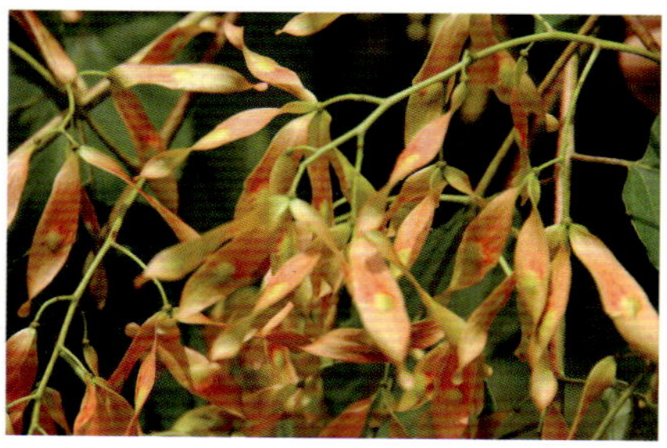

328. 苦　木 *Picrasma quassioides* (D. Don) Benn.

分类位置 苦木科 Simaroubaceae 苦木属 *Picrasma* Blume。

别　　名 苦树，熊胆树，苦皮树，苦檀木，苦楝树。

形态特征 落叶乔木，高达 10 余米。树皮紫褐色，有灰色斑纹，全株有苦味。叶互生，奇数羽状复叶，小叶卵状披针形或广卵形，边缘具不整齐的粗锯齿，叶面无毛，背面仅幼时沿中脉和侧脉有柔毛；落叶后留有明显的半圆形或圆形叶痕；花雌雄异株，组成腋生复聚伞花序，花序轴密被黄褐色微柔毛；萼片小，通常 5，卵形或长卵形，外面被黄褐色微柔毛，覆瓦状排列；雄花中雄蕊长为花瓣的 2 倍，与萼片对生，雌花中雄蕊短于花瓣；花盘 4 ~ 5 裂；心皮 2 ~ 5，分离，每心皮有 1 胚珠。核果成熟后蓝绿色。花期 4 ~ 5 月，果期 6 ~ 9 月。

资源现状 生于湿润的山地杂木林中，全市各地山区有分布。资源较丰富，民间少见药用。

功效应用 根：苦，寒；清热燥湿，解毒，杀虫；用于痢疾，吐泻，胆道感染，蛔虫病，疮疡，疥癣，湿疹，烧烫伤等。**枝叶（苦木）**：苦，寒，有小毒；清热解毒，祛湿；用于风热感冒，咽喉肿痛，湿热泻痢，湿疹，疮疖，蛇虫咬伤。

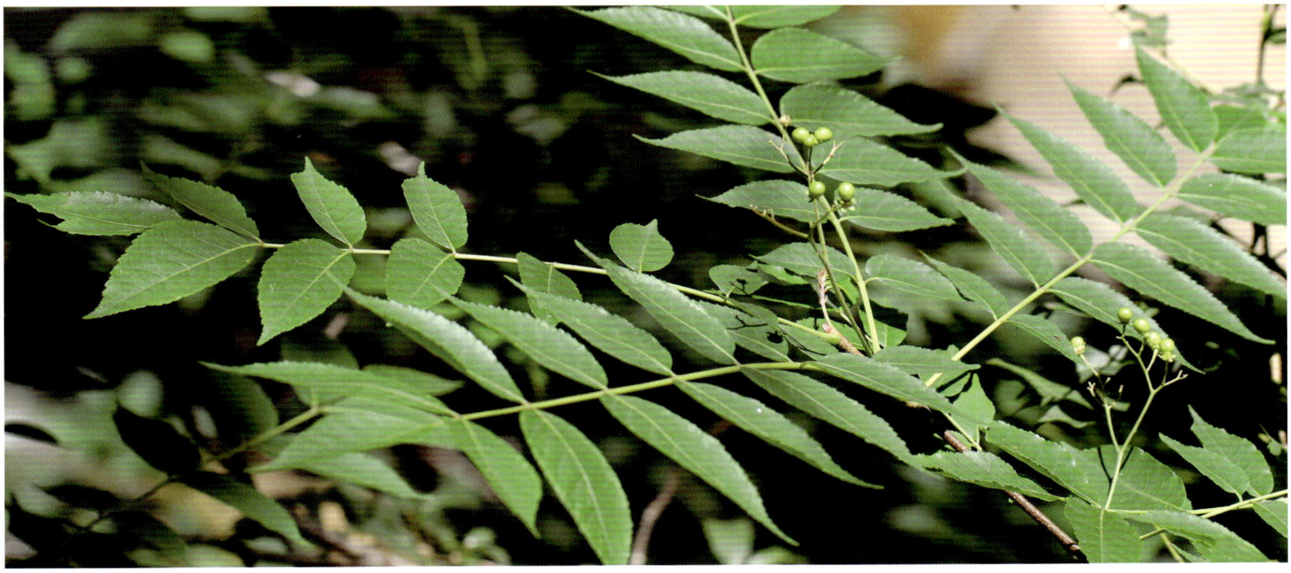

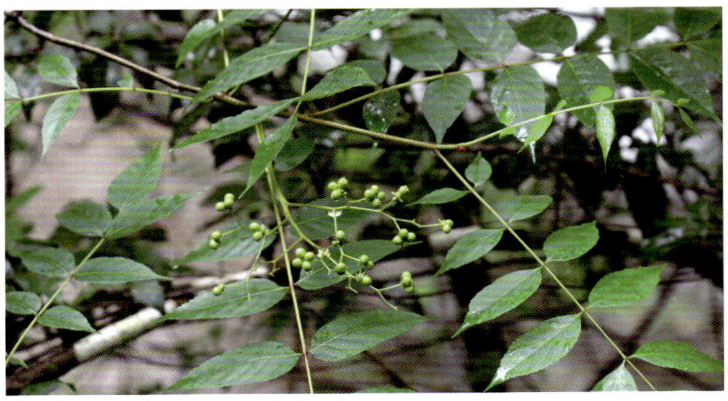

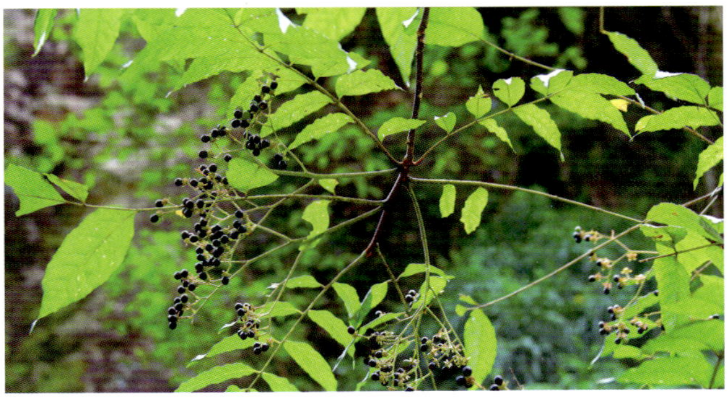

329. 楝 *Melia azedarach* L.

分类位置 楝科 Meliaceae 楝属 *Melia* L.。

别　　名 苦楝树，金铃子，楝树，苦楝。

形态特征 落叶乔木，高达 10 余米。树皮灰褐色，纵裂。分枝广展，小枝有叶痕。叶为二至三回奇数羽状复叶；小叶对生，卵形、椭圆形至披针形，先端短渐尖，边缘有钝锯齿，幼时被星状毛，后两面均无毛。圆锥花序约与叶等长，无毛或幼时被鳞片状短柔毛；花芳香；花萼 5 深裂，裂片卵形或长圆状卵形；花瓣淡紫色，倒卵状匙形；雄蕊管紫色，有纵细脉，管口有钻形齿状狭裂片 10 枚，花药 10 枚，长椭圆形，顶端微凸尖；子房近球形，5 ~ 6 室，无毛，每室有胚珠 2 颗，花柱细长，柱头头状，顶端具 5 齿，不伸出雄蕊管。核果球形至椭圆形，内果皮木质，4 ~ 5 室，每室有种子 1 颗；种子椭圆形。花期 4 ~ 5 月，果期 10 ~ 12 月。

资源现状 生于低海拔旷野、路旁或疏林中，常栽培，全市各地常见。资源丰富，民间偶见以茎二重皮用于杀虫。

功效应用 **树皮和根皮（苦楝皮）**：苦，寒，有小毒；杀虫，疗癣；用于蛔虫病，蛲虫病，虫积腹痛，外治疥癣瘙痒。叶：苦，寒，有小毒；消肿拔脓；用于癣，疖肿，皮炎等。果实：苦，寒；疏肝泻热，行气止痛，杀虫；用于肝郁化火，胸胁、脘腹胀痛，疝气疼痛，虫积腹痛。

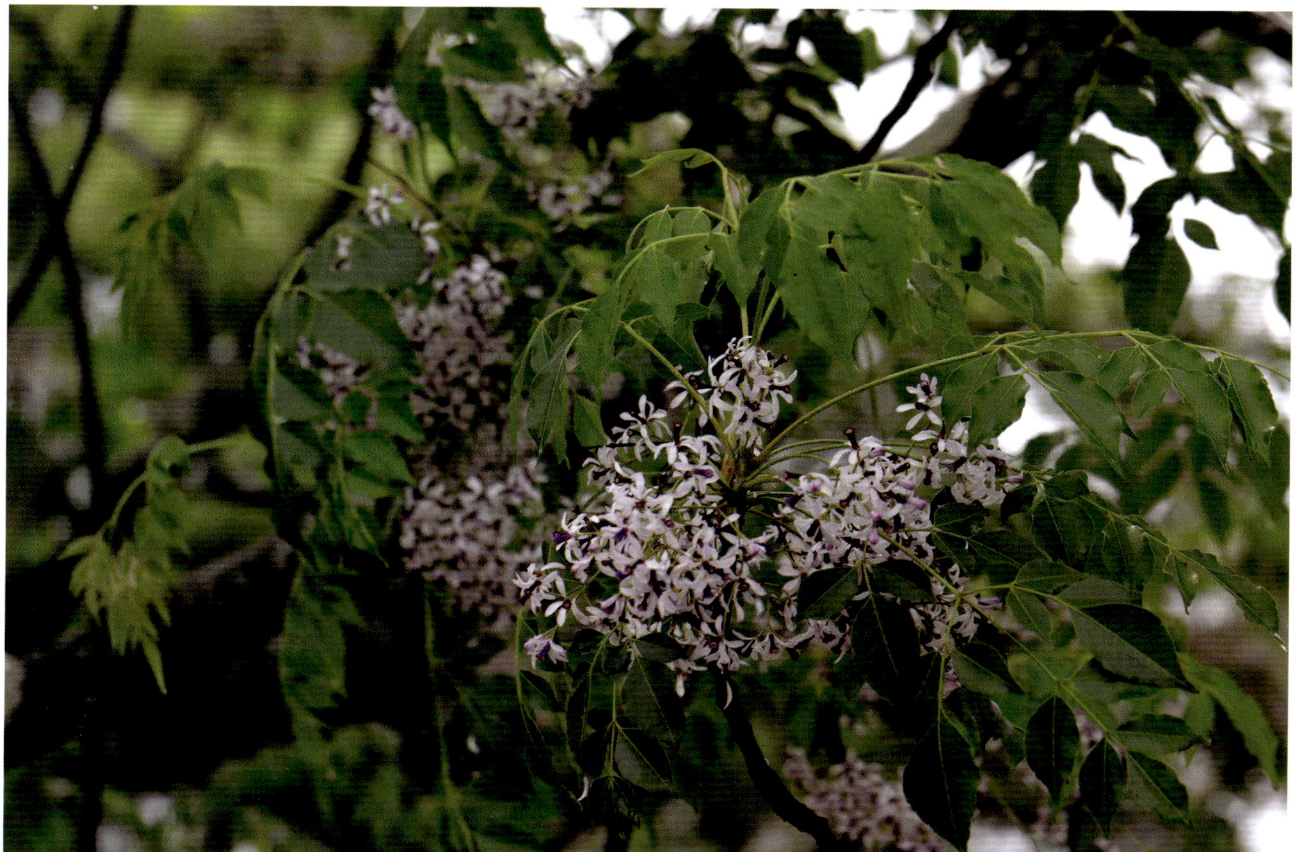

330. 黄蜀葵　*Abelmoschus manihot* (L.) Medicus

分类位置　锦葵科 Malvaceae 秋葵属 *Abelmoschus* Medik.。

别　　名　豹子眼睛花，黄花莲，黄芙蓉，金花捷报。

形态特征　一年生或多年生草本，高 1 ~ 2m，疏被长硬毛。叶掌状 5 ~ 9 深裂，直径 15 ~ 30cm，裂片长圆状披针形，具粗钝锯齿，两面疏被长硬毛；叶柄长 6 ~ 18cm，疏被长硬毛；托叶披针形。花单生于枝端叶腋；小苞片 4 ~ 5，卵状披针形，疏被长硬毛；萼佛焰苞状，5 裂，近全缘，较长于小苞片，被柔毛，果时脱落；花大，淡黄色，内面基部紫色，直径约 12cm；雄蕊柱长 1.5 ~ 2cm，花药近无柄；柱头紫黑色，匙状盘形。蒴果卵状椭圆形，被硬毛；种子多数，肾形，被柔毛组成的条纹多条。花期 8 ~ 10 月。

资源现状　生于海拔 1000m 以下的山坡、山谷、路旁，全市各地较常见。资源较丰富，民间应用较多，常以花用于糖尿病等。

功效应用　根：甘、苦，寒；利水，散瘀，解毒；用于水肿，淋证，乳汁不通等，外用于痈肿，痄腮，骨折等。**花冠（黄蜀葵花）**：甘、寒；清利湿热，消肿解毒；用于湿热壅遏，淋浊、水肿，外治痈疽肿毒，水火烫伤。种子：甘，寒；健胃润肠，利水，通乳，消肿；用于消化不良，不思饮食，二便不利，水肿，淋证，乳汁不通，痈肿，跌扑损伤等。

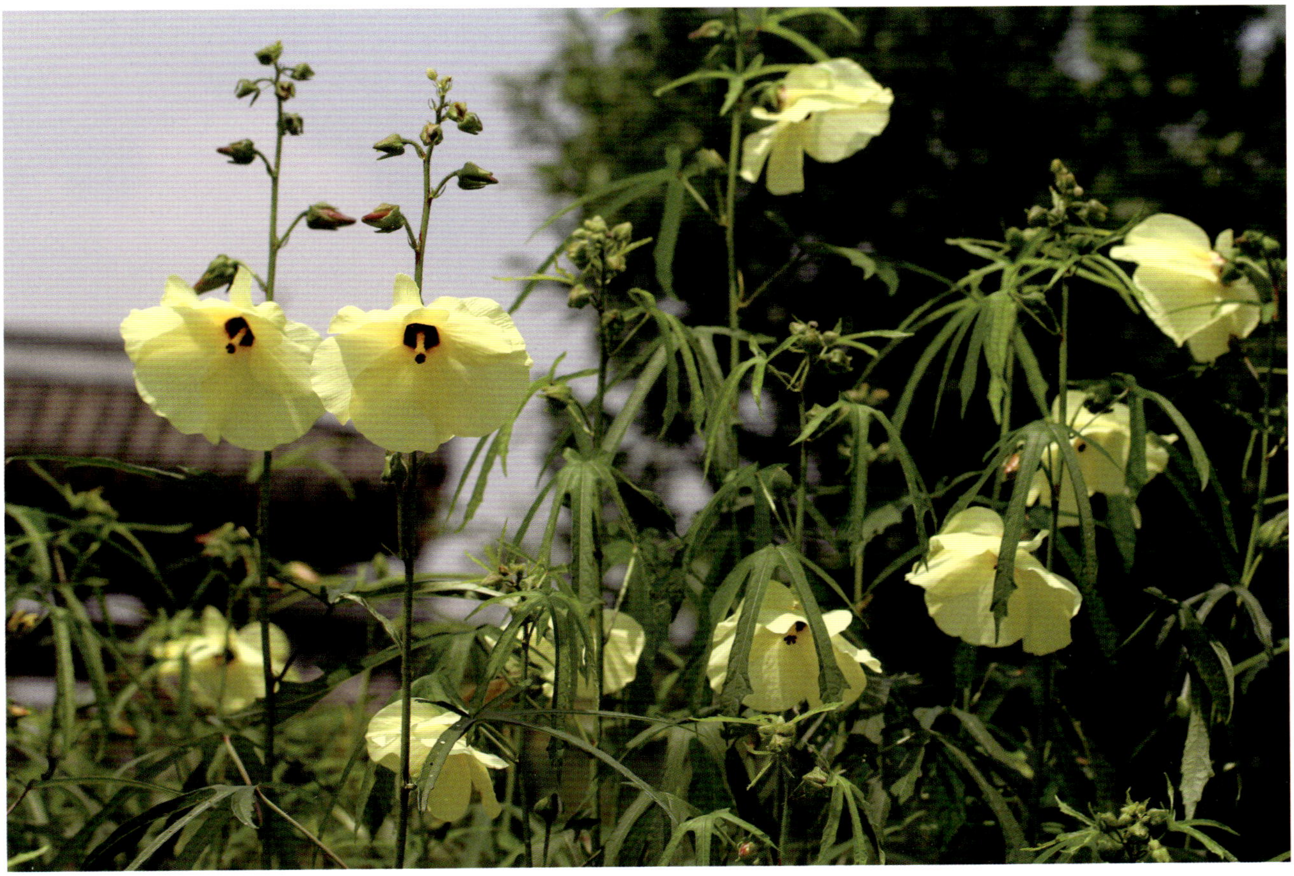

331. 田　麻 *Corchoropsis crenata* Siebold & Zucc.

分类位置 锦葵科 Malvaceae 田麻属 *Corchoropsis* Siebold & Zucc.。

别　　名 毛果田麻，野陆麻，茶叶草，野皂角。

形态特征 一年生草本，高 40 ~ 60cm。分枝有星状短柔毛。叶卵形或狭卵形，长 2.5 ~ 6cm，宽 1 ~ 3cm，边缘有钝牙齿，两面均密生星状短柔毛，基出脉 3 条；叶柄长 0.2 ~ 2.3cm；托叶钻形，长 2 ~ 4mm，脱落。花有细柄，单生于叶腋，直径 1.5 ~ 2cm；萼片 5 片，狭窄披针形，长约 5mm；花瓣 5 片，黄色，倒卵形；发育雄蕊 15 枚，每 3 枚成一束，退化雄蕊 5 枚，与萼片对生，匙状条形，长约 1cm；子房被短茸毛。蒴果角状圆筒形，长 1.7 ~ 3cm，有星状柔毛。果期秋季。

资源现状 生于低山和丘陵地区的干山坡、石砾荒地、路边或林下，全市各地较常见。资源较丰富，民间少见药用，可作为纤维作物。

功效应用 全草（田麻）：酸，平；平胆利湿，解毒；用于风湿痛，跌打损伤，黄疸。

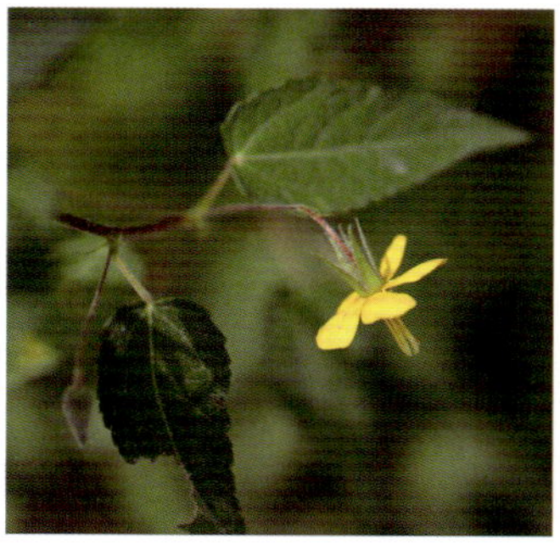
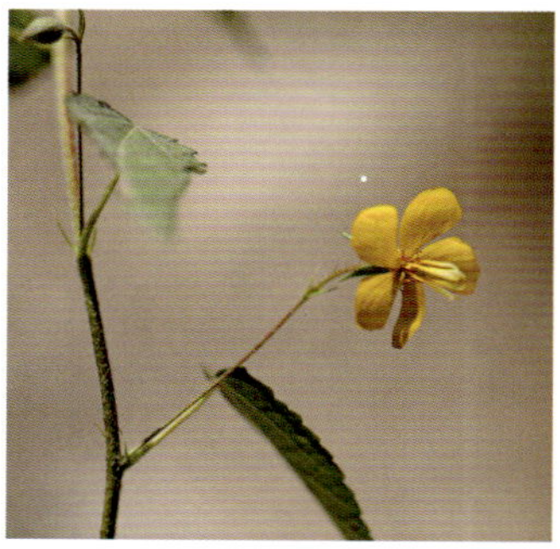
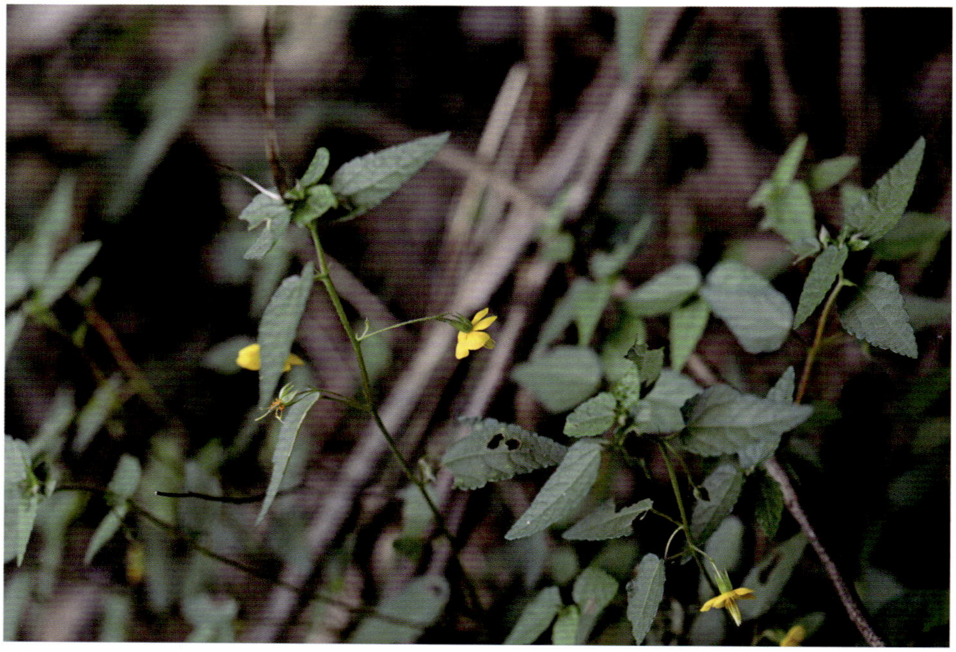
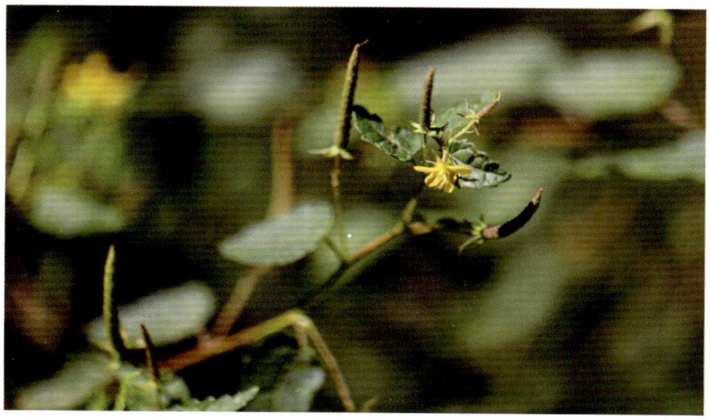
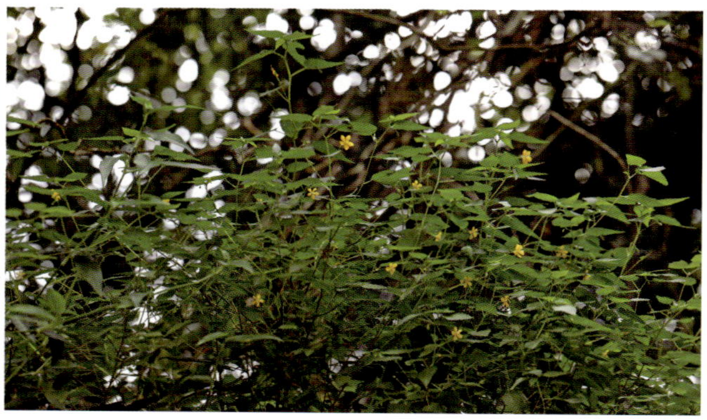

332. 甜　麻　*Corchorus aestuans* L.

分类位置　锦葵科 Malvaceae 黄麻属 *Corchorus* L.。

别　　名　假黄麻，针筒草。

形态特征　一年生草本，高可达 1m。茎枝稍被淡黄色柔毛。叶卵形或阔卵形，顶端短渐尖或急尖，基部圆形，两面均有稀疏的长粗毛，边缘有锯齿；叶柄被淡黄色的长粗毛。花单独或数朵组成聚伞花序生于叶腋或腋外，花序柄或花柄均极短或近于无；萼片 5 片，狭窄长圆形，外面紫红色；花瓣 5 片，与萼片近等长，倒卵形，黄色；雄蕊多数；子房长圆柱形，被柔毛，花柱圆棒状，柱头如喙，5 齿裂。蒴果长筒形，具 6 条纵棱，其中 3 ~ 4 棱呈翅状突起，顶端有 3 ~ 4 条向外延伸的角，角二叉，成熟时 3 ~ 4 瓣裂，果瓣有浅横隔；种子多数。花期 6 ~ 10 月，果期 9 ~ 11 月。

资源现状　早年栽培后逸为野生，全市各地较常见。资源量一般，纤维可作黄麻代用品，民间少见药用。

功效应用　全草：辛、甘，温；祛风除湿，舒筋活络；用于风湿痛，跌扑损伤等。

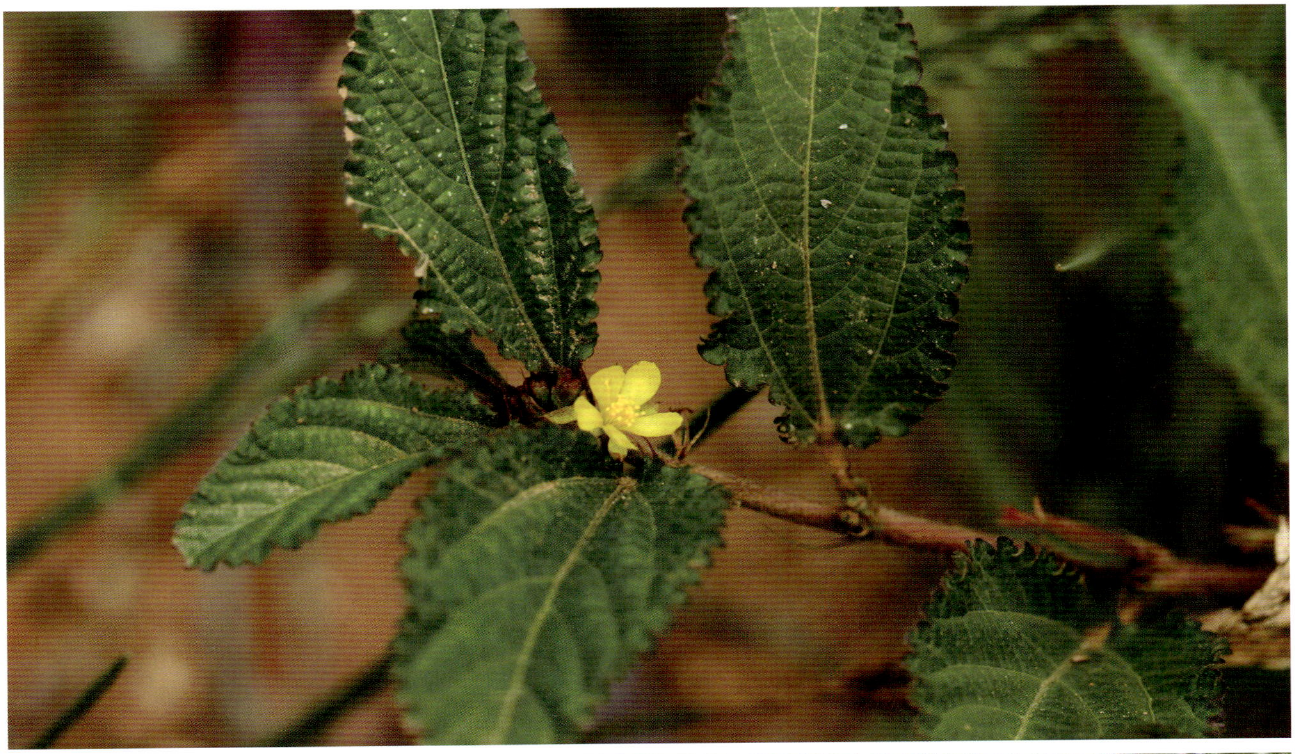

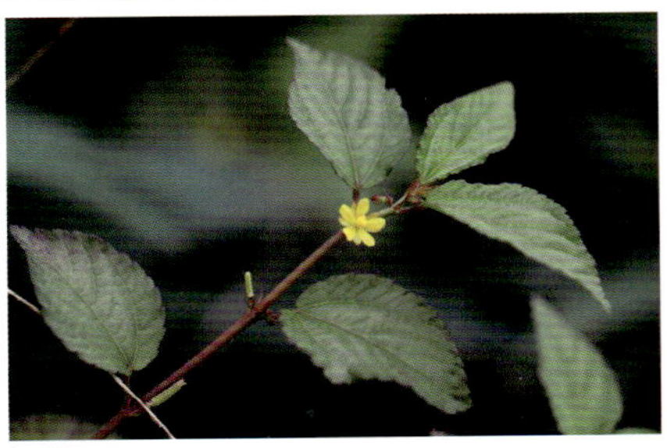
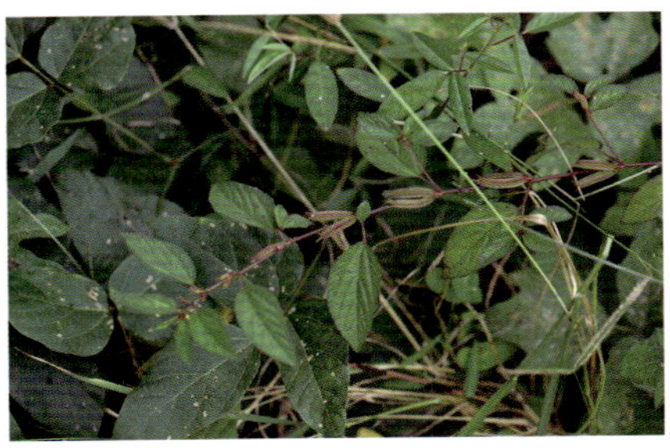
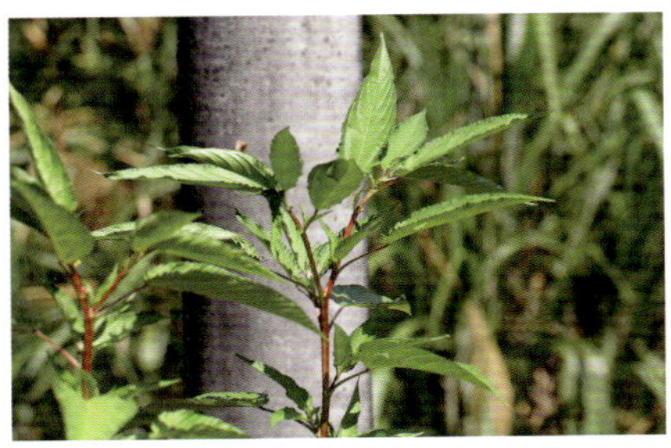

333. 梧　桐 *Firmiana simplex* (L.) W. Wight

分类位置 锦葵科 Malvaceae 梧桐属 *Firmiana* Marsili。

别　　名 青桐。

形态特征 落叶乔木，高达 16m。树皮青绿色，平滑。叶心形，掌状 3 ~ 5 裂，裂片三角形，顶端渐尖，基部心形，基生脉 7 条，叶柄与叶片等长。圆锥花序顶生，下部分枝长达 12cm，花淡黄绿色；萼 5 深裂几至基部，萼片条形，向外卷曲；花梗与花几等长；雄花的雌雄蕊柄与萼等长，下半部较粗，无毛，花药 15 个不规则地聚集在雌雄蕊柄的顶端，退化子房梨形且甚小；雌花的子房圆球形，被毛。蓇葖果膜质，有柄，成熟前开裂成叶状，外面被短茸毛或几无毛，每蓇葖果有种子 2 ~ 4 个；种子圆球形，表面有绉纹。花期 6 月，果期 8 ~ 10 月。

资源现状 生于海拔 800m 以下的山坡路边或林缘，全市各地零星栽植。资源量一般，当地民间少见药用。

功效应用 根：苦，微寒；用于风湿关节痛，腹泻，水肿，伤食，疳积，热淋，癞痢头，肿毒，烫伤等。茎皮：苦，微寒；用于蛔虫腹痛，脱肛，内痔等。叶：苦，微寒；用于头风痛，痈疮，乳腺炎等。果实：甘，平；清热，解毒，利湿；用于习惯性便秘，口疮等。

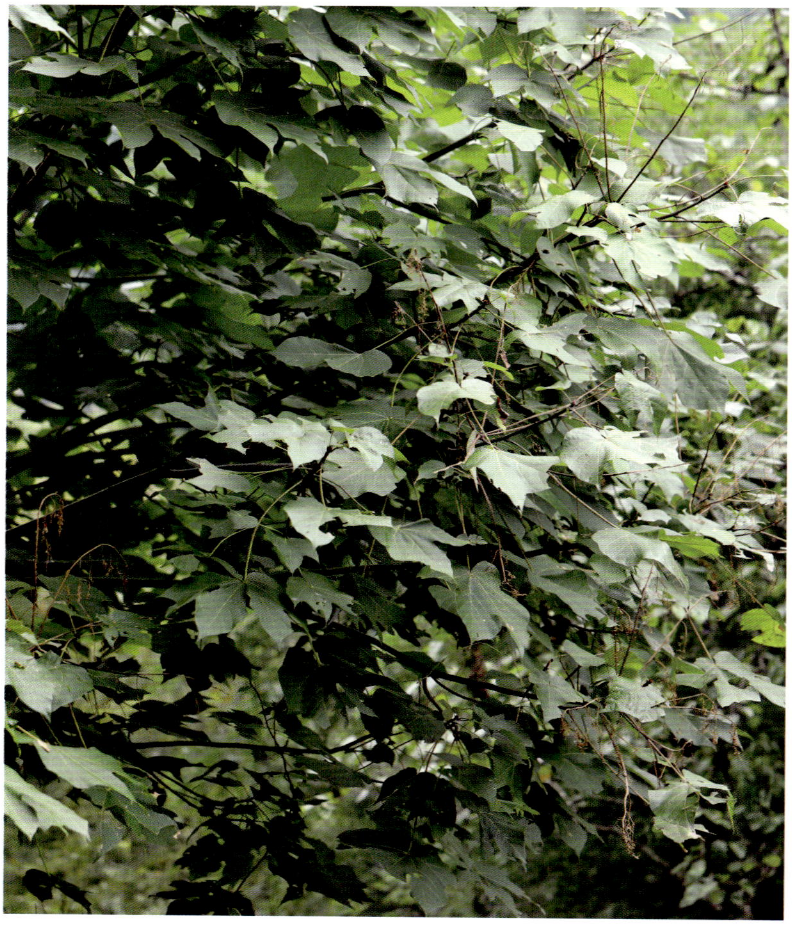

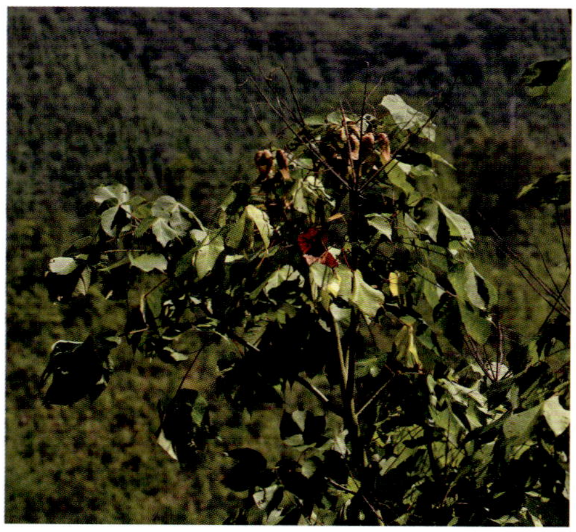

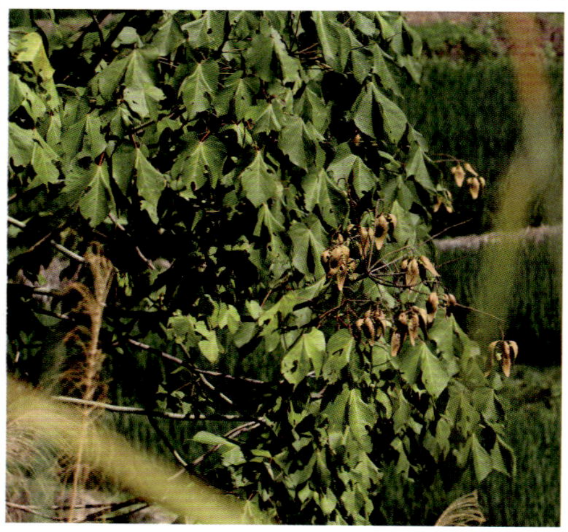

334. 木芙蓉 *Hibiscus mutabilis* L.

分类位置 锦葵科 Malvaceae 木槿属 *Hibiscus* L.。

别　　名 酒醉芙蓉，芙蓉花，重瓣木芙蓉，芙蓉苎。

形态特征 落叶灌木或小乔木。小枝、叶柄、花梗和花萼均密被星状毛与直毛相混的细绵毛。叶宽卵形至圆卵形或心形，常 5～7 裂，裂片三角形，先端渐尖，具钝圆锯齿，上面疏被星状细毛和点，下面密被星状细绒毛；托叶披针形，常早落。花单生于枝端叶腋间，花梗近端具节；小苞片 8，线形，密被星状绵毛，基部合生；萼钟形，裂片 5，卵形，渐尖头；花初开时白色或淡红色，后变深红色，花瓣近圆形，外面被毛，基部具髯毛；雄蕊柱无毛；花柱枝 5，疏被毛。蒴果扁球形，被淡黄色刚毛和绵毛，果爿 5；种子肾形，背面被长柔毛。花期 8～10 月。

资源现状 全市各地常见栽培，偶有逸生。资源较丰富，民间常以韧皮纤维用于制绳等，观赏价值较高。

功效应用 根、茎：微苦、辛，凉；消肿解毒；用于痈疽疔疖，乳腺炎，无名肿毒，烧烫伤，带状疱疹，脓疱疮，各种外科炎症，肾盂肾炎等。**叶（木芙蓉叶）**：辛，平；凉血，解毒，消肿，止痛；用于痈疽焮肿，带状疱疹，烫伤，目赤肿痛，跌扑损伤。花：微苦、辛，凉；清热凉血；用于咳嗽，肺痈，带下，月经过多等。

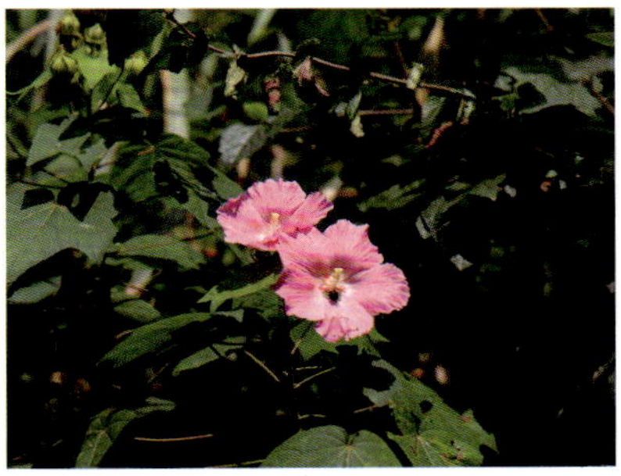
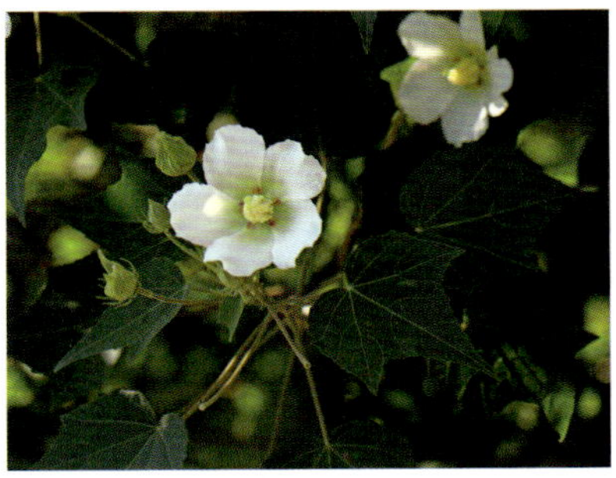
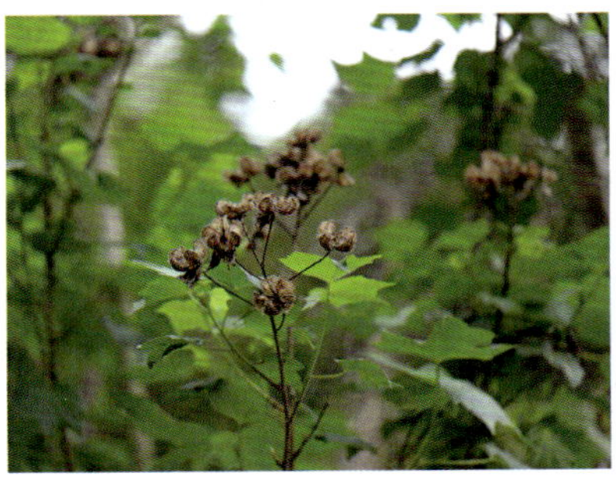
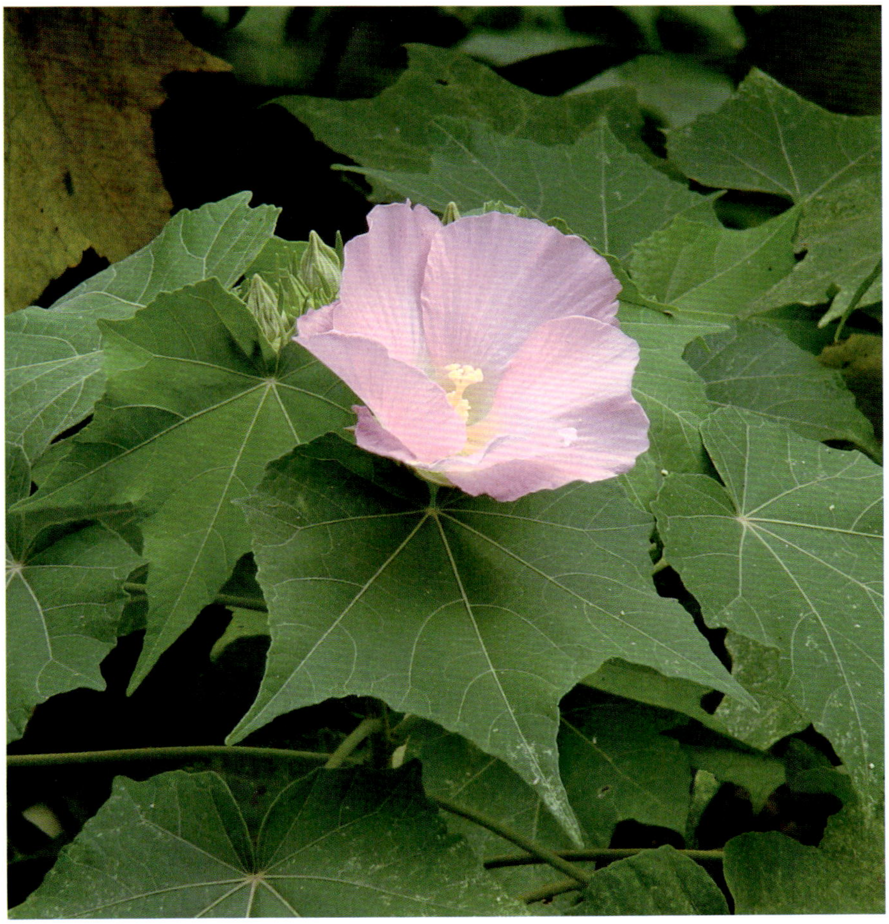

335. 木　槿 *Hibiscus syriacus* L.

分类位置 锦葵科 Malvaceae 木槿属 *Hibiscus* L.。

别　　名 朝天暮落花，白花木槿，鸡肉花，白饭花，饭汤花。

形态特征 落叶灌木，高 3～4m。小枝密被黄色星状绒毛，叶菱形至三角状卵形，具深浅不同的 3 裂或不裂，先端钝，基部楔形，边缘具不整齐齿缺，下面沿叶脉微被毛或近无毛；叶柄上面被星状柔毛；托叶线形，疏被柔毛。花单生于枝端叶腋间，花梗被星状短绒毛；小苞片 6～8，线形，密被星状疏绒毛；花萼钟形，密被星状短绒毛，裂片 5，三角形；花钟形，白色至紫红色，花瓣倒卵形，外面疏被纤毛和星状长柔毛；雄蕊柱长约 3cm；花柱枝无毛。蒴果卵圆形，密被黄色星状绒毛；种子肾形，背部被黄白色长柔毛。花期 7～10 月。

资源现状 全市各地常见栽培。资源丰富，民间多以其花做汤食用，观赏价值较高。

功效应用 全株：甘，微寒；清热利湿，凉血止血；用于咯血，咳嗽，痢疾，黄疸，急性淋巴细胞白血病，肾炎，带下，顽癣，疔疮，带状疱疹等。

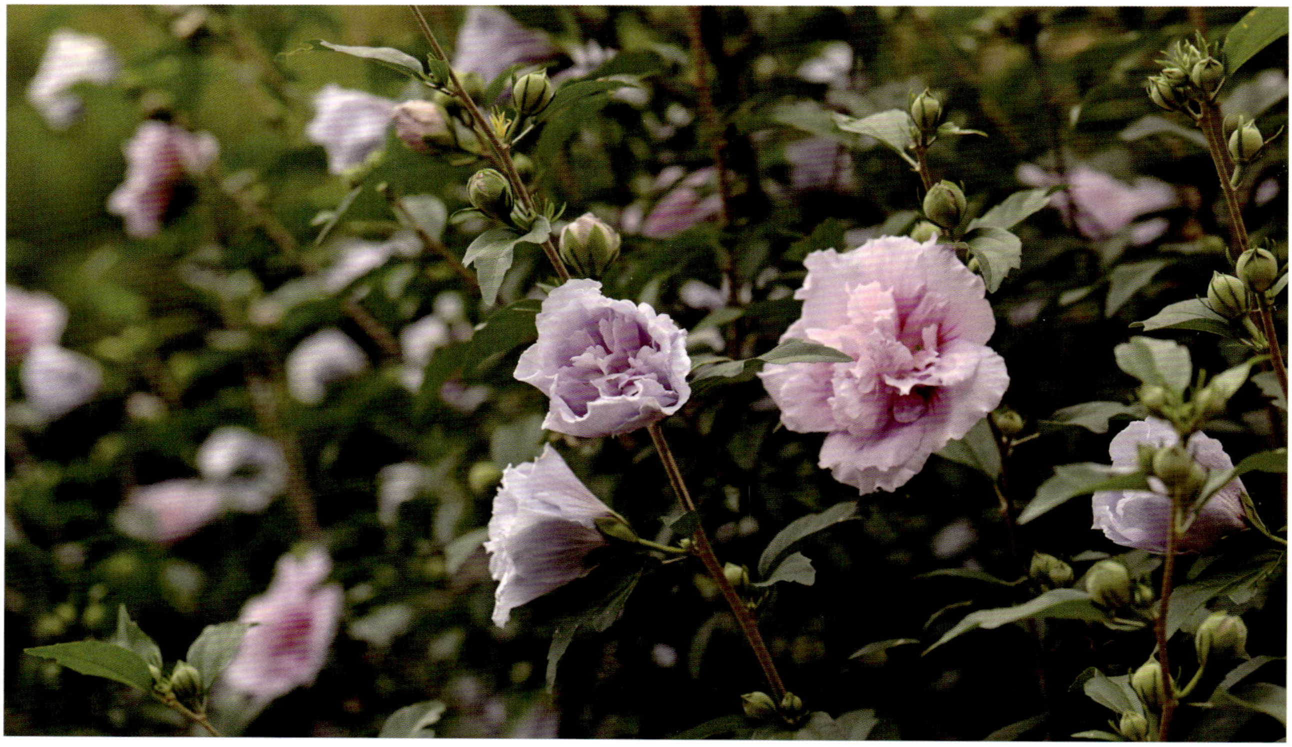

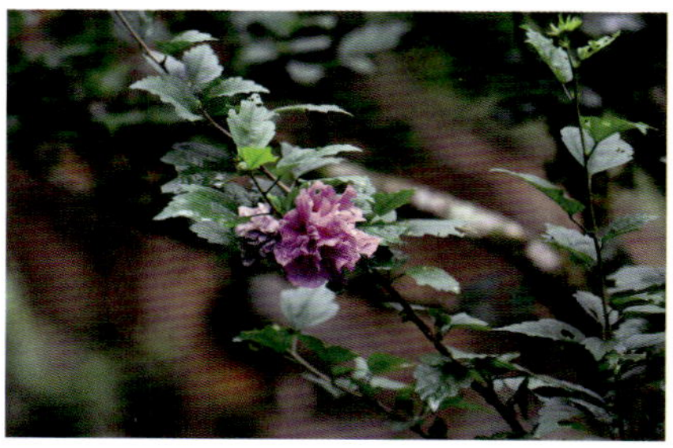

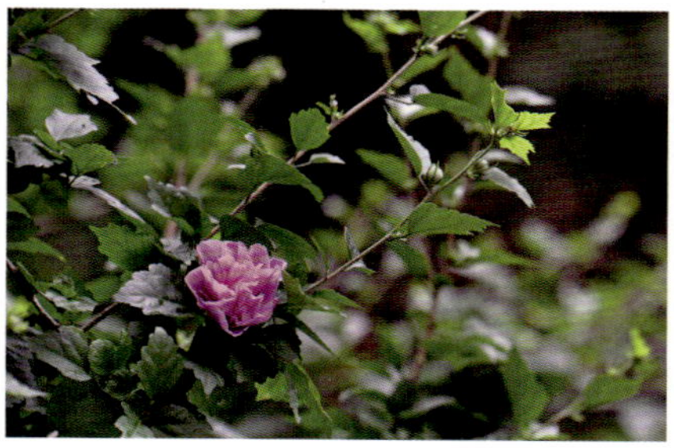

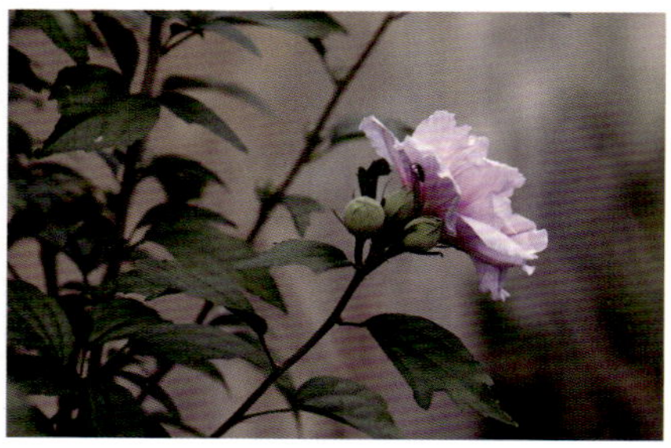

336. 冬　葵　*Malva verticillata* L. var. *crispa* L.

分类位置　锦葵科 Malvaceae 锦葵属 *Malva* L.。

别　　名　野葵，蕲菜，葵菜，滑菜，滑肠菜。

形态特征　一年生草本，高 1m。不分枝，茎被柔毛。叶圆形，常 5 ~ 7 裂或角裂，径 5 ~ 8cm，基部心形，裂片三角状圆形，边缘具细锯齿，并极皱缩扭曲，两面无毛至疏被糙伏毛或星状毛，在脉上尤为明显；叶柄瘦弱，长 4 ~ 7cm，疏被柔毛。花小，白色，直径约 6mm，单生或几个簇生于叶腋，近无花梗至具极短梗；小苞片 3，披针形，长 4 ~ 5mm，宽 1mm，疏被糙伏毛；萼浅杯状，5 裂，长 8 ~ 10mm，裂片三角形，疏被星状柔毛；花瓣 5，较萼片略长。果扁球形，分果爿 11，网状，具细柔毛；种子肾形，暗黑色。花期 6 ~ 9 月。

资源现状　全市各地常见栽培。资源较丰富，民间主要作蔬菜用。

功效应用　根：甘、辛，寒；清热解毒，利窍，通淋；用于消渴，淋证，二便不利，乳汁少，带下，虫螫伤等。嫩苗，叶：甘，寒；清热，行水，滑肠；用于肺热咳嗽，热毒下痢，黄疸，二便不通，丹毒，金疮等。**果实（冬葵果）**：甘、涩，凉；清热利尿，消肿；用于尿闭，水肿，口渴，尿路感染。种子：甘，寒；利水，滑肠，下乳；用于二便不通，淋证，水肿，乳汁不行，乳房肿痛等。

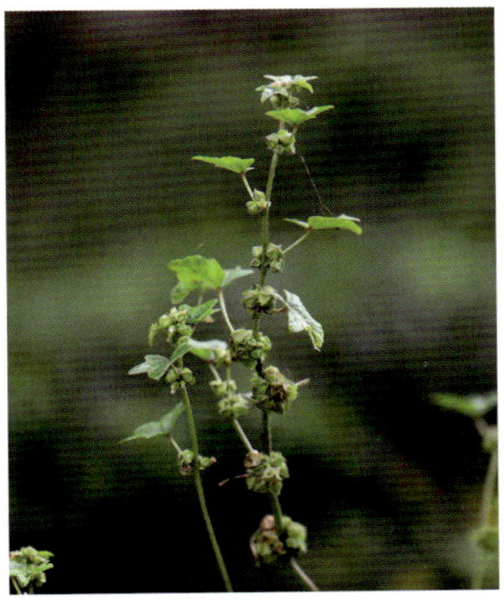

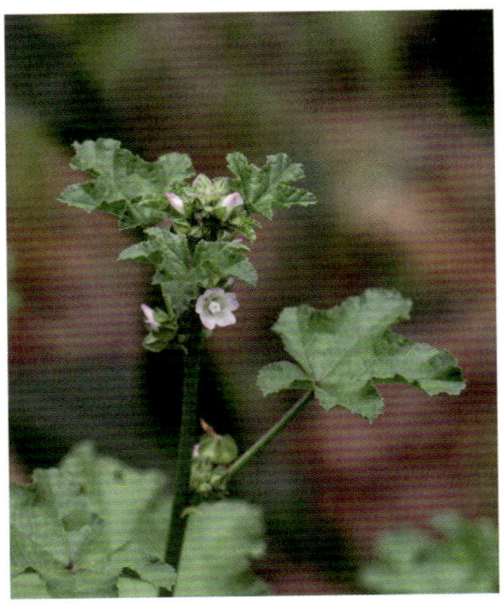

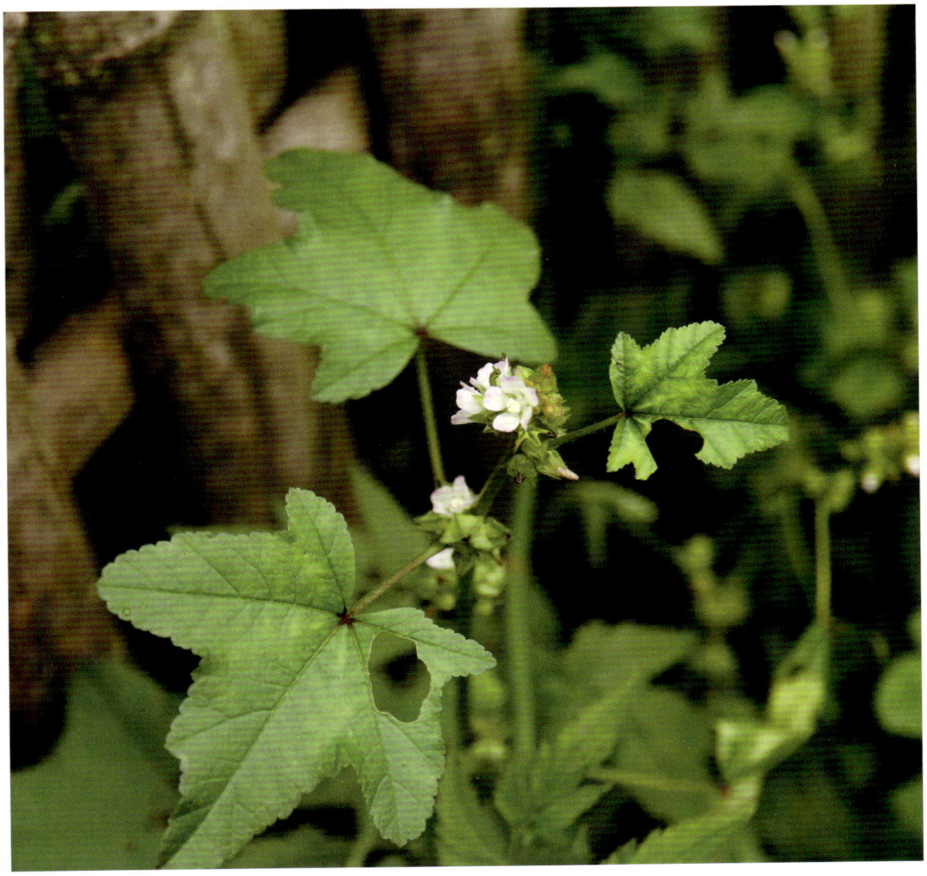

337. 白背黄花稔 *Sida rhombifolia* L.

分类位置 锦葵科 Malvaceae 黄花稔属 *Sida* L.。

别　　名 白背黄花稔，黄花母。

形态特征 直立亚灌木，高约 1m。分枝多，枝被星状绵毛。叶菱形或长圆状披针形，长 25 ~ 45mm，宽 6 ~ 20mm，先端浑圆至短尖，基部宽楔形，边缘具锯齿，上面疏被星状柔毛至近无毛，下面被灰白色星状柔毛；叶柄长 3 ~ 5mm，被星状柔毛；托叶纤细，刺毛状。花单生于叶腋，花梗长 1 ~ 2cm，密被星状柔毛，中部以上有节；萼杯形，被星状短绵毛，裂片 5，三角形；花黄色，直径约 1cm，花瓣倒卵形，先端圆，基部狭；雄蕊柱无毛，疏被腺状乳突，花柱分枝 8 ~ 10。果半球形，分果爿 8 ~ 10，被星状柔毛，顶端具 2 短芒。花期秋冬季。

资源现状 生于山坡、路旁、河岸溪边及村庄附近旷地，全市各地常见。资源较丰富，民间少量以全草用于消肿排脓等。

功效应用 全株：甘、辛，凉；清热利湿，活血排脓；用于时行感冒，乳蛾，痢疾，泄泻，黄疸，痔血，吐血，痈疽疔疮等。

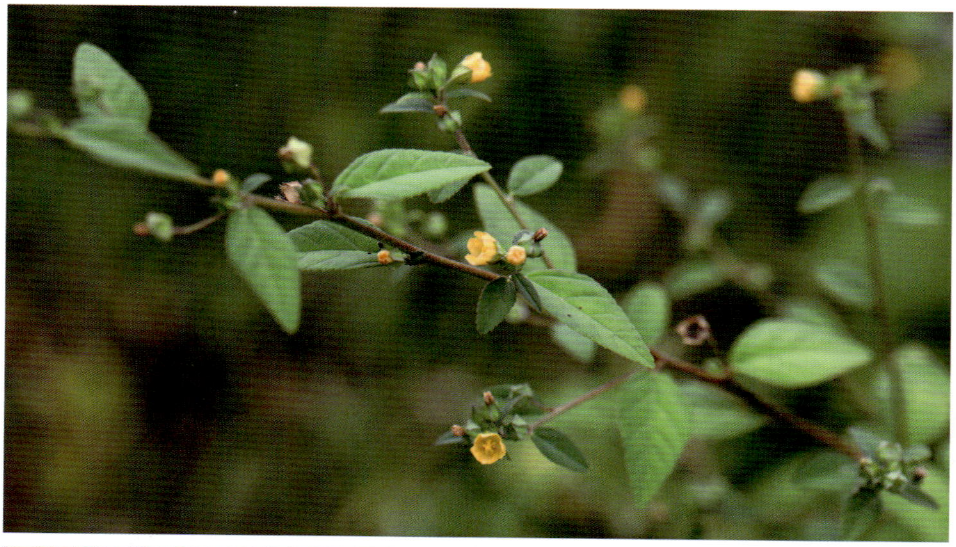

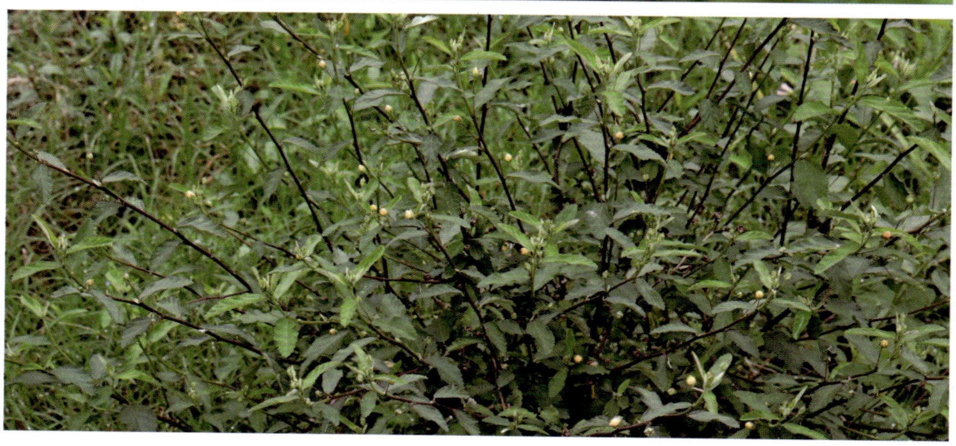

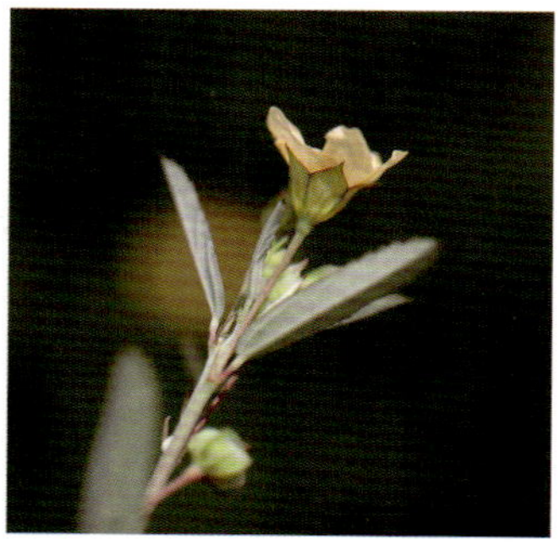

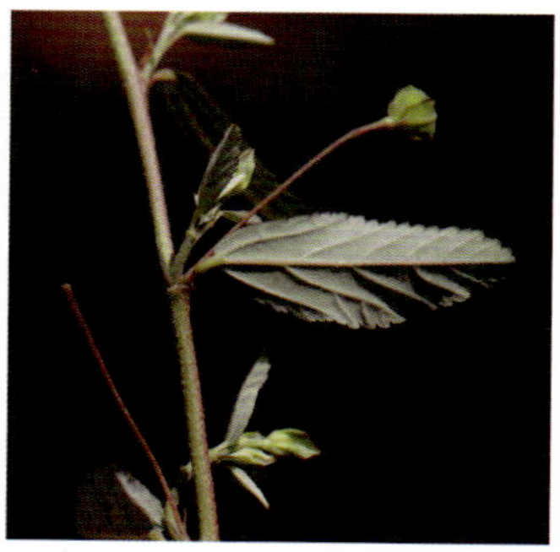

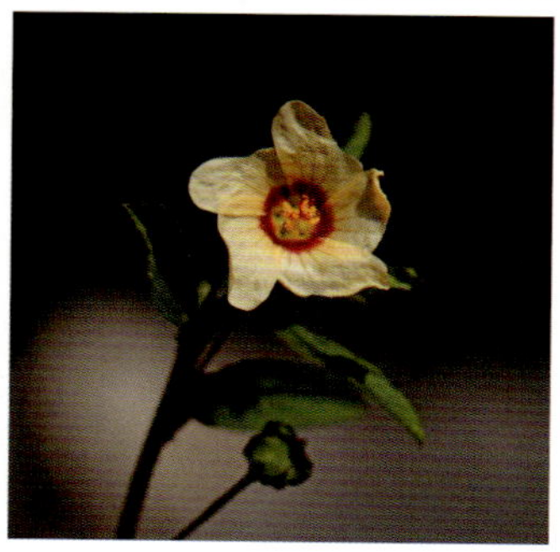

338. 地桃花　*Urena lobata* L.

分类位置　锦葵科 Malvaceaev 梵天花属 *Urena* L.。

别　　名　肖梵天花，拦路虎，五龙会。

形态特征　常绿灌木，高达 1m。小枝被星状绒毛；茎下部的叶近圆形，先端浅 3 裂，基部圆形或近心形，边缘具锯齿；中部的叶卵形；上部的叶长圆形至披针形；叶上面被柔毛，下面被灰白色星状绒毛；叶柄长 1 ~ 4cm，被灰白色星状毛；托叶线形，早落。花腋生，单生或稍丛生，淡红色；花梗被绵毛；小苞片 5，基部 1/3 合生；花萼杯状，裂片 5，较小苞片略短，两者均被星状柔毛；花瓣 5，倒卵形，外面被星状柔毛；雄蕊柱无毛；花柱枝 10。果扁球形，分果爿被星状短柔毛和锚状刺。花果期 7 ~ 12 月。

资源现状　生于向阳的山坡、空地、路旁，全市各地常见。资源丰富，民间以根或全株用于关节疼痛或风湿病等。

功效应用　全株：甘，微温；祛风利湿，行气活血；用于风湿关节痛，痢疾，胃痛，疟疾，劳倦乏力，带下，乳腺炎，骨折，毒蛇咬伤等。

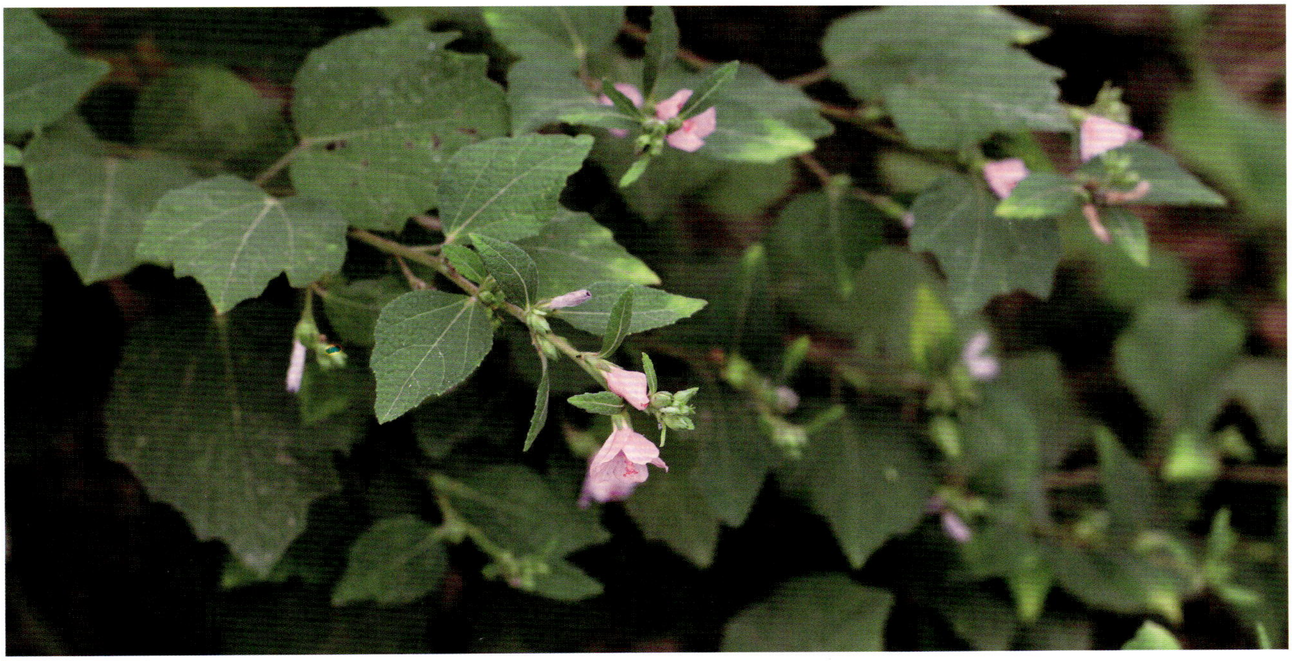

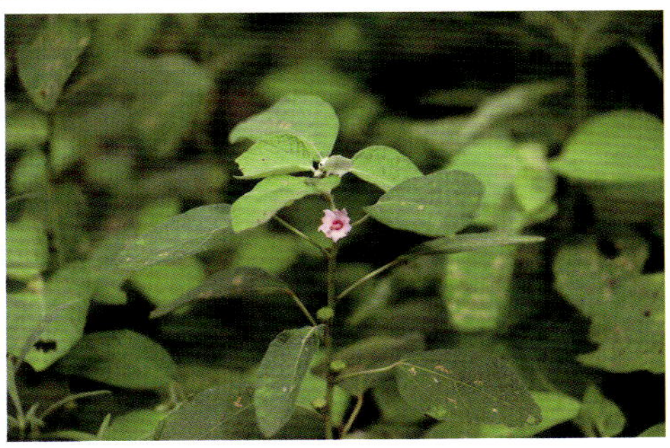

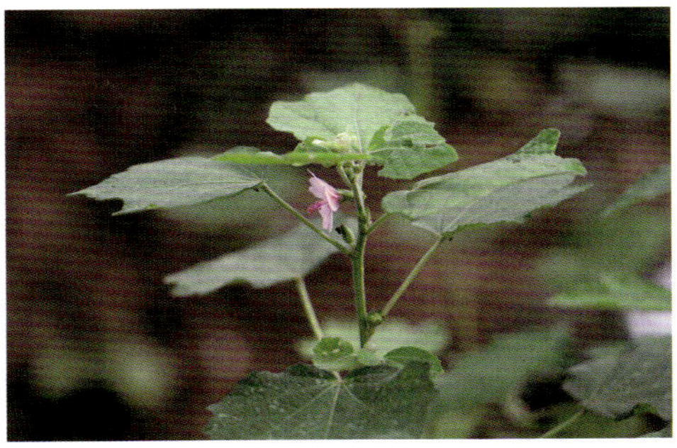

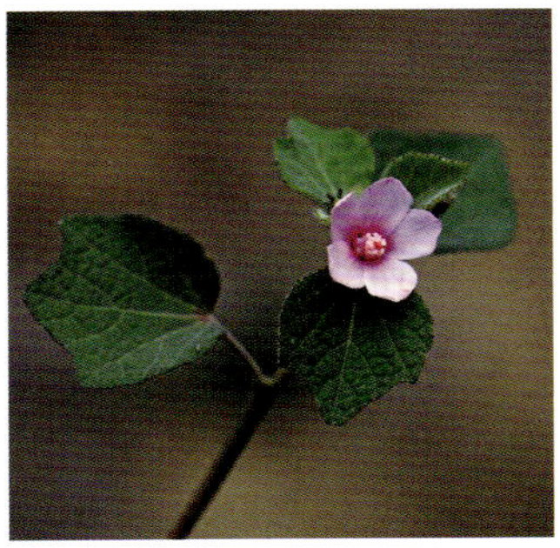

339. 结 香 *Edgeworthia chrysantha* Lindl.

分类位置 瑞香科 Thymelaeaceae 结香属 *Edgeworthia* Meisn.。

别　　名 梦花，雪里开，黄瑞香。

形态特征 灌木，高 0.7 ~ 1.5m。小枝粗壮，常作三叉分枝，幼枝常被短柔毛，韧皮极坚韧，叶痕大。叶在花前凋落，长圆形，披针形至倒披针形。头状花序顶生或侧生，具花 30 ~ 50 朵成绒球状，外围以 10 枚左右被长毛而早落的总苞；花序梗被灰白色长硬毛；花芳香，无梗，花萼外面密被白色丝状毛，内面无毛，黄色，顶端 4 裂，裂片卵形；雄蕊 8，2 列，上列 4 枚与花萼裂片对生，下列 4 枚与花萼裂片互生，花丝短，花药近卵形；子房卵形，顶端被丝状毛，花柱线形，柱头棒状，具乳突，花盘浅杯状。果椭圆形，绿色，顶端被毛。花期冬末春初，果期春夏间。

资源现状 全市各地零星栽植。资源量较少，民间以花蕾用于眼科疾病等，具有较好的观赏价值。

功效应用 根皮：辛，平；祛风活络，滋养肝肾；用于风湿痹痛，跌扑损伤，梦遗，早泄，白浊，虚淋，血崩，带下等。花蕾：甘，平；滋养肝肾，明目消翳；用于夜盲症，翳障，目赤流泪，羞明怕光，小儿疳眼，头痛，失音，夜梦遗精等。

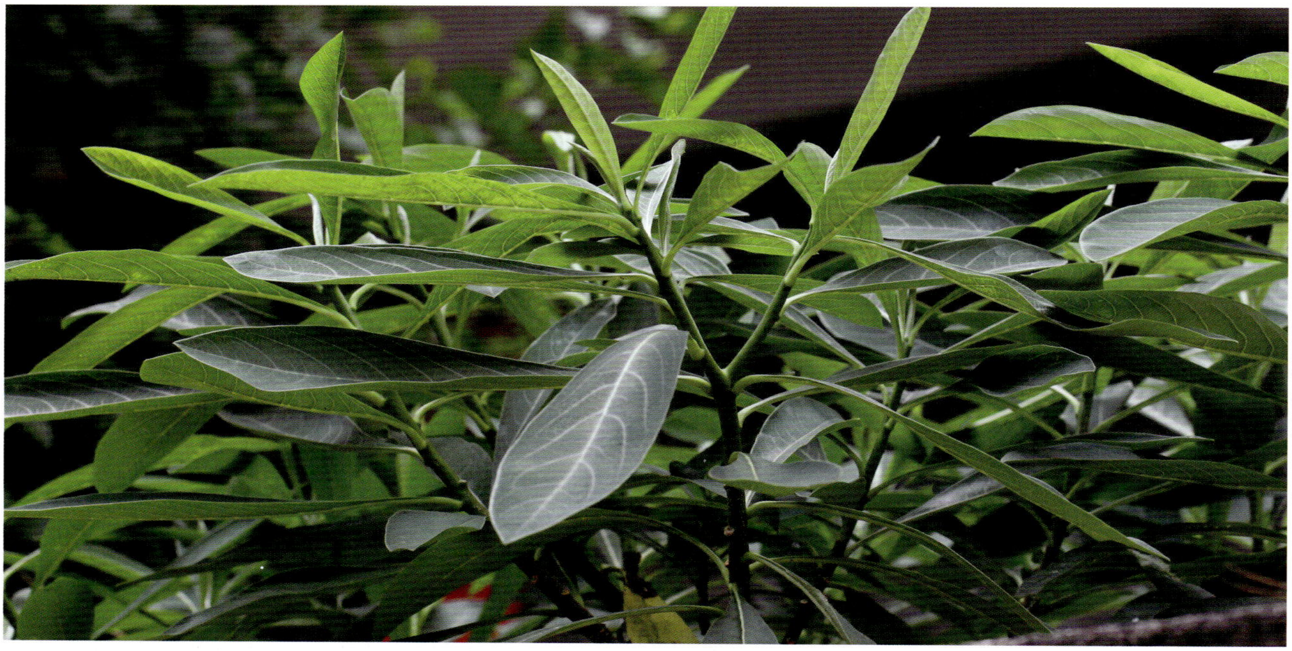

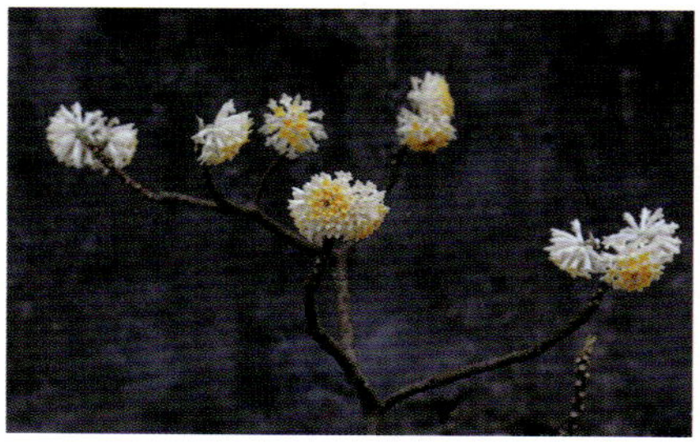

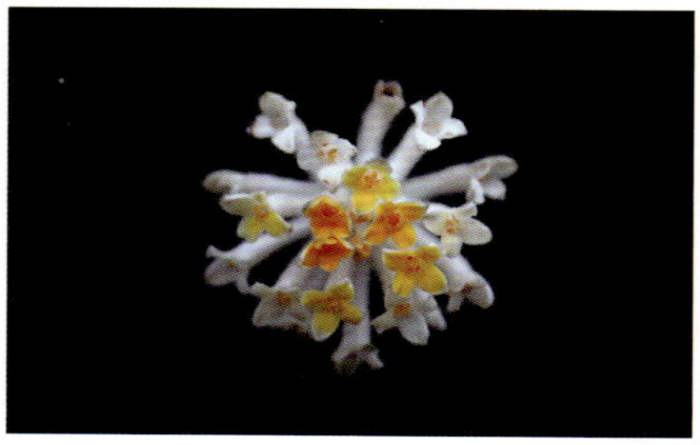

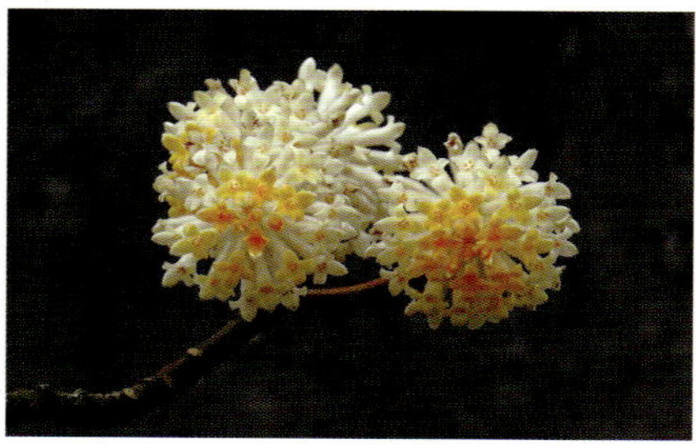

340. 梵天花 *Urena procumbens* L.

分类位置 锦葵科 Malvaceae 梵天花属 *Urena* L.。

别　　名 山棉花，拦路虎，小桃花，虱麻头，五龙会。

形态特征 小灌木，高 80cm。枝平铺，小枝被星状绒毛。叶下部生的轮廓为掌状 3 ~ 5 深裂，裂口深达中部以下，圆形而狭，长 1.5 ~ 6cm，宽 1 ~ 4cm，裂片菱形或倒卵形，呈葫芦状，先端钝，基部圆形至近心形，具锯齿，两面均被星状短硬毛，叶柄长 4 ~ 15mm，被绒毛；托叶钻形，长约 1.5mm，早落。花单生或近簇生，花梗长 2 ~ 3mm；小苞片长约 7mm，基部 1/3 处合生，疏被星状毛；萼短于小苞片或近等长，卵形，尖头，被星状毛；花冠淡红色，花瓣长 10 ~ 15mm；雄蕊柱无毛，与花瓣等长。果球形，直径约 6mm，具刺和长硬毛，刺端有倒钩，种子平滑无毛。花期 6 ~ 9 月。

资源现状 生于山坡、空地、路旁，全市各地常见。资源丰富，民间常与地桃花混用，多用于关节疼痛等。

功效应用 全株：功效与地桃花同。根：用于风湿关节痛，劳倦乏力，肝炎，痛经，跌扑损伤，狂犬咬伤等。叶：用于带状疱疹，毒蛇咬伤等。花：用于荨麻疹等。

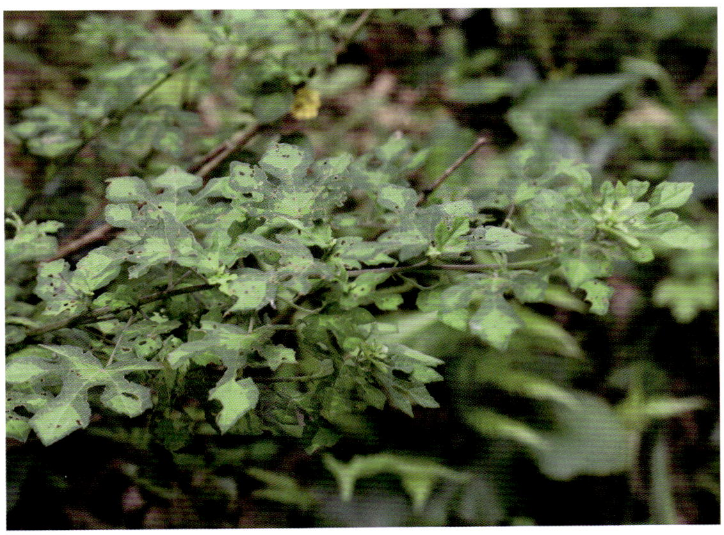

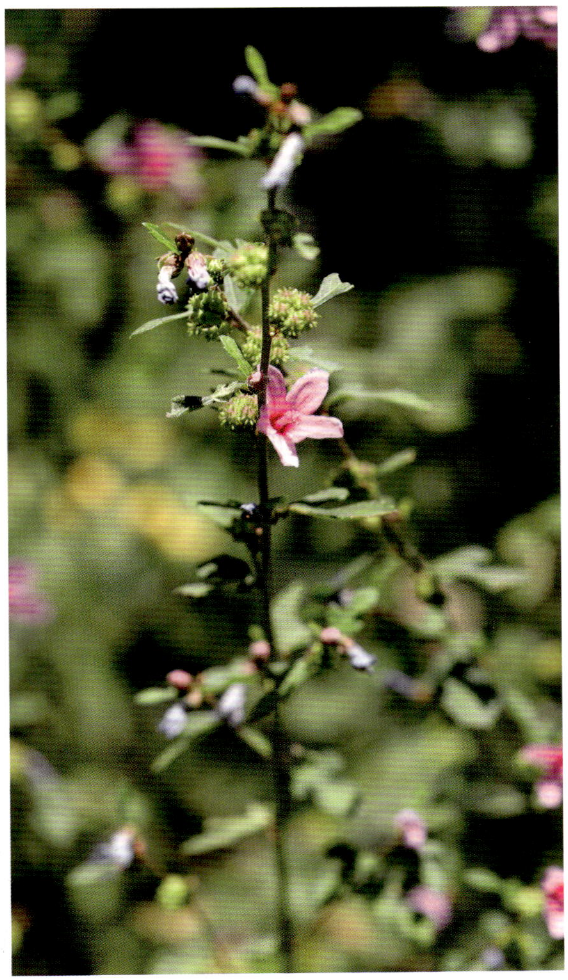

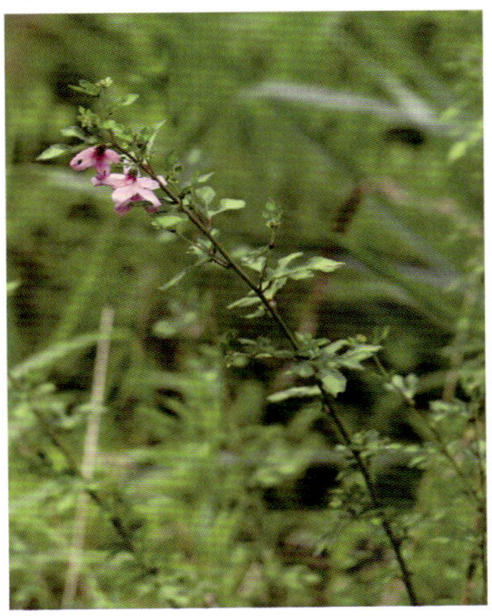

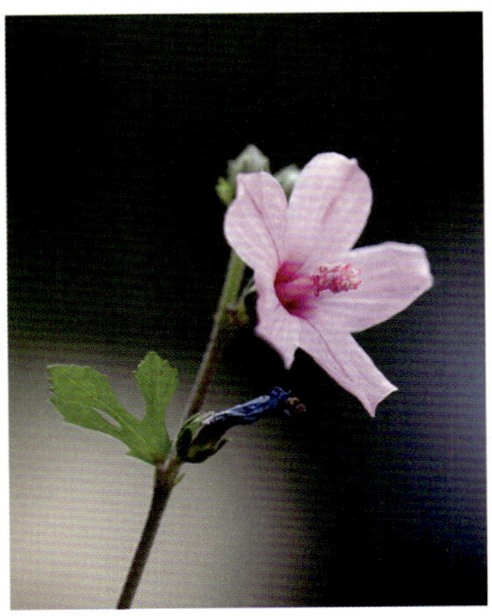

341. 毛瑞香 *Daphne kiusiana* Miq. var. *atrocaulis* (Rehd.) F.Maekawa

分类位置 瑞香科 Thymelaeaceae 瑞香属 *Daphne* L.。

别　　名 贼腰带，野梦花，紫枝瑞香。

形态特征 常绿直立灌木。二歧状或伞房分枝；枝深紫色或紫红色，通常无毛。叶互生，革质，椭圆形或披针形；叶柄两侧翅状，褐色。花白色，有时淡黄白色，9～12 朵簇生于枝顶，呈头状花序；披针形苞片褐绿色易早落；花萼筒圆筒状，外面下部密被淡黄绿色丝状绒毛，裂片 4，卵状三角形或卵状长圆形；雄蕊 8，2 轮，分别着生于花萼筒上部及中部；花盘短杯状，边缘全缘或微波状；子房倒圆锥状圆柱形，顶端窄成短的花柱，柱头头状。果实红色，广椭圆形或卵状椭圆形。花期 11 月至次年 2 月，果期 4～5 月。

资源现状 生于海拔 1500m 以下的沟谷林下或林缘边灌丛中，分布于星村等地。资源较少，仅零星可见，民间以根用于跌扑损伤等，具有较好的观赏价值。

功效应用 茎皮与根：辛、苦，温，有毒；祛风除湿，活血止痛，解毒；用于风湿痹痛，劳伤腰痛，跌扑损伤，咽喉肿痛，牙痛，疮毒等。

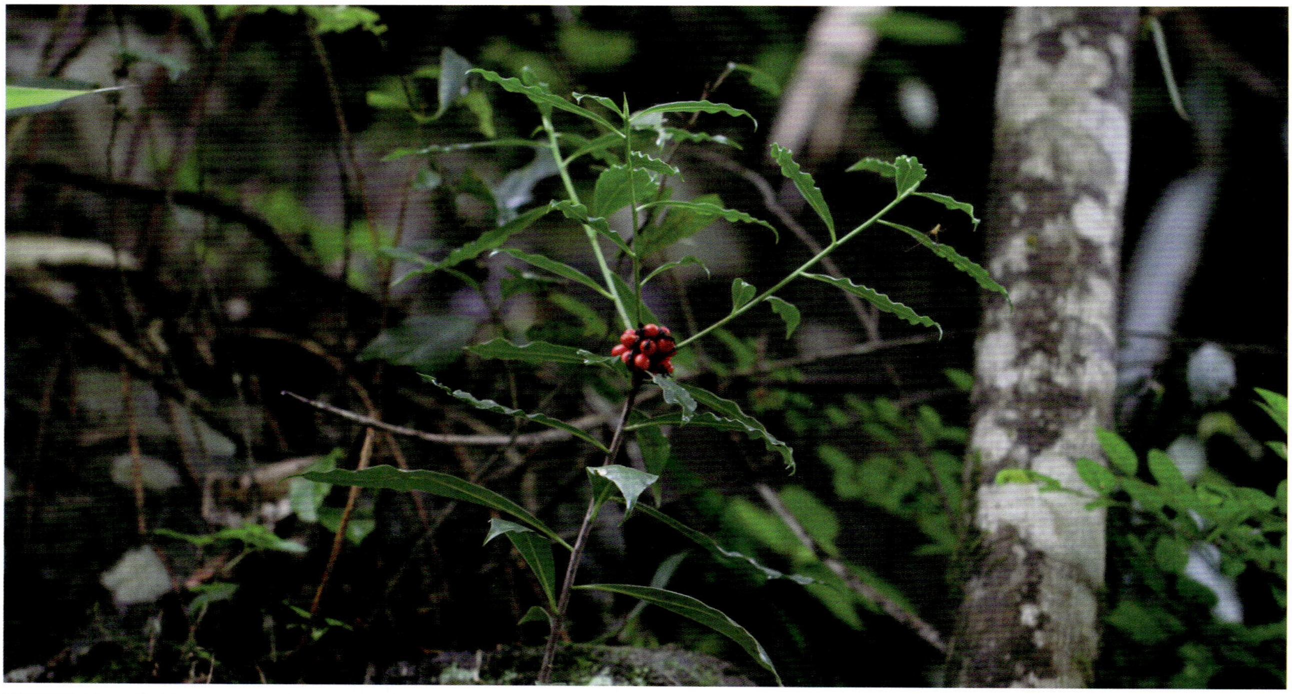

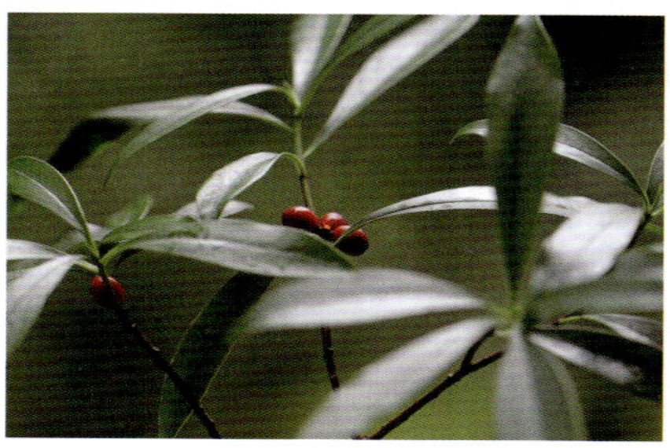

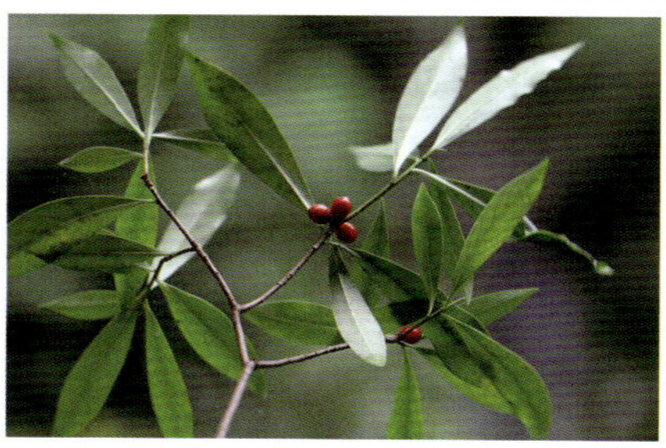

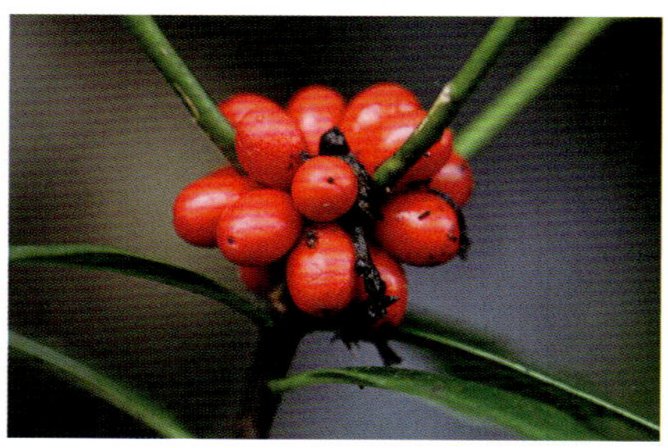

342. 了哥王　*Wikstroemia indica* (L.) C. A. Mey.

分类位置　瑞香科 Thymelaeaceae 荛花属 *Wikstroemia* Endl.。

别　　名　南岭荛花，小金腰带，地棉根，山独棉，别南根。

形态特征　灌木，高 0.5 ~ 2m。小枝红褐色，韧皮纤维极发达。叶对生，纸质至近革质，倒卵形至披针形，长 2 ~ 5cm，宽 0.5 ~ 1.5cm，先端钝或急尖，基部阔楔形或窄楔形，侧脉细密，极倾斜。花黄绿色，数朵组成顶生头状总状花序，花序梗长 5 ~ 10mm，无毛，花梗长 1 ~ 2mm，花萼长 7 ~ 12mm，近无毛，裂片 4；宽卵形至长圆形，长约 3mm，顶端尖或钝；雄蕊 8，2 列，着生于花萼管中部以上；子房倒卵形或椭圆形，花柱极短或近于无，柱头头状，花盘鳞片通常 2 或 4 枚。果椭圆形，长 7 ~ 8mm，成熟时红色至暗紫色。花期 3 ~ 4 月，果期 8 ~ 9 月。

资源现状　生于海拔 1500m 以下的山坡路旁灌木、田边、旷野等地，全市各地较常见。资源量一般，民间常以全草或根用于跌扑损伤等。

功效应用　全草：甘、辛，微温，有毒；破结散瘀，通经逐水，消肿止痛；用于腹水，淋巴结结核，跌扑损伤，痈疽疖肿，肾炎，闭经，乳腺炎，骨折等。

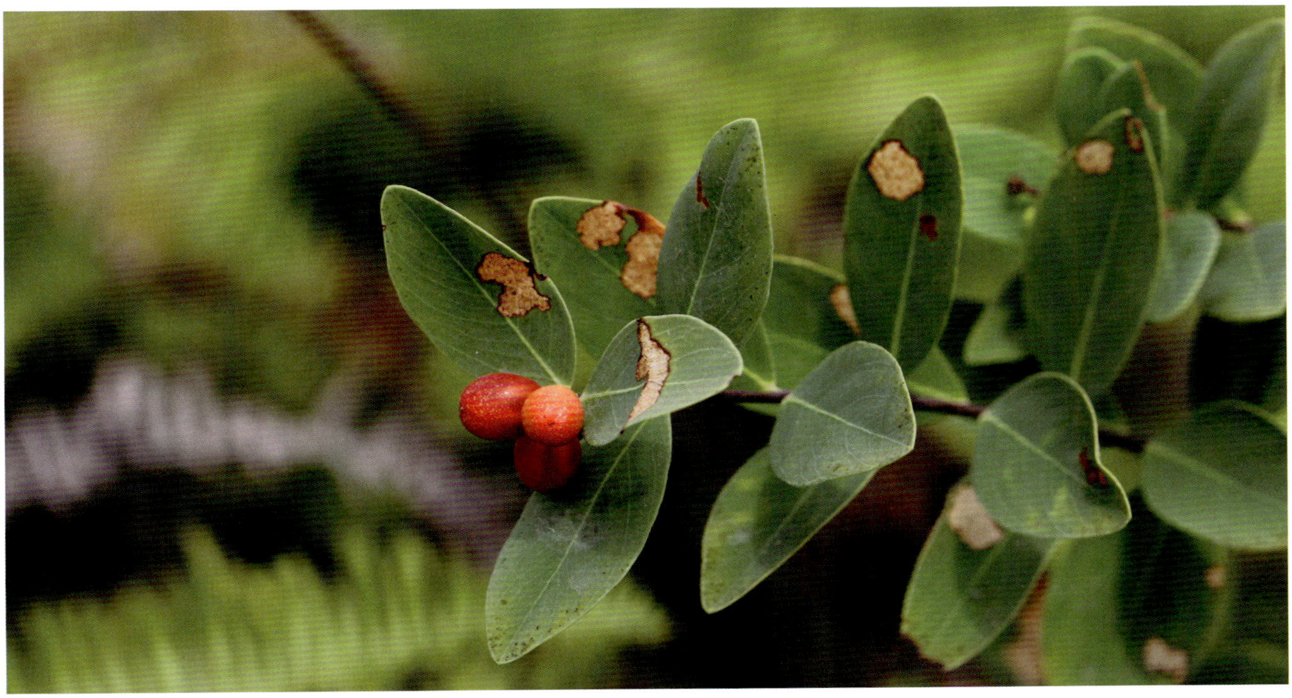

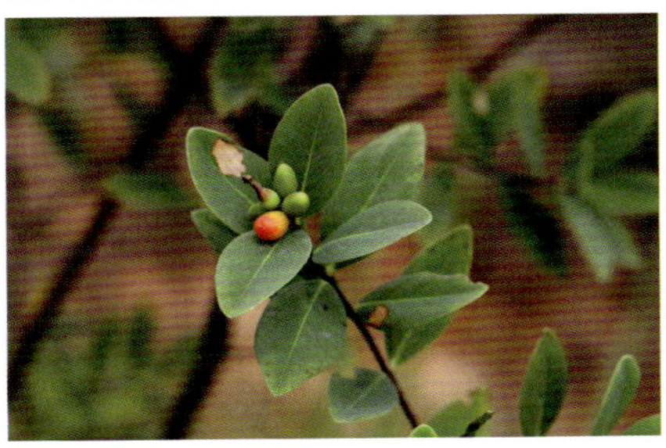

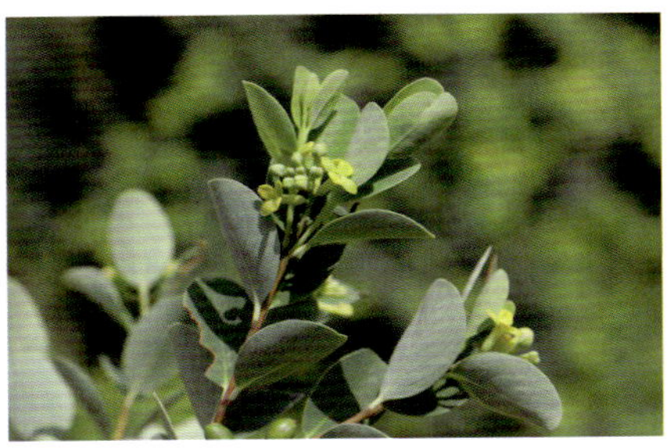

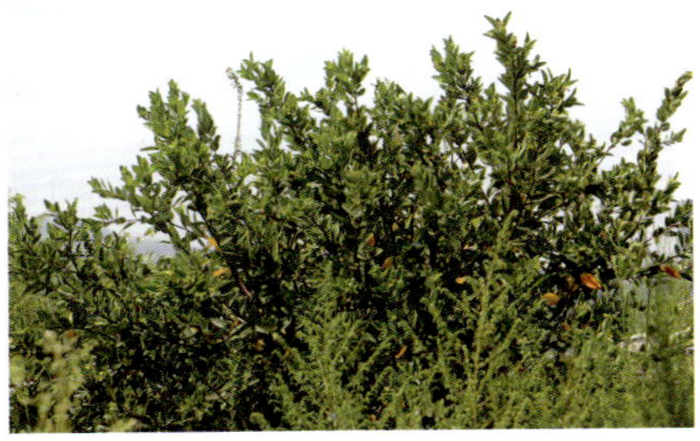

343. 北江荛花 *Wikstroemia monnula* Hance

分类位置 瑞香科 Thymelaeaceae 荛花属 *Wikstroemia* Endl.。

别　　名 黄皮子，土坝天，山谷麻，山花皮。

形态特征 灌木，高 0.5 ~ 0.8m。小枝被短柔毛，韧皮纤维极发达。叶对生或近对生，纸质或坚纸质，卵状椭圆形至椭圆形或椭圆状披针形，先端尖，基部宽楔形或近圆形，叶下面脉上被疏柔毛，侧脉纤细，每边 4 ~ 5 条。总状花序顶生，有（8）~ 12 花；花细瘦，黄带紫色或淡红色，花萼外被白色柔毛，顶端 4 裂，裂片先端微钝；雄蕊 8，2 列，上列 4 枚在花萼筒喉部着生，下列 4 枚在花萼筒中部着生；子房具柄，顶端密被柔毛；花柱短，柱头球形，花盘鳞片 1 ~ 2 枚。核果卵圆形，熟时肉质，白色。花期 3 ~ 5 月，果期 7 ~ 9 月。

资源现状 生于海拔 500 ~ 1300m 的山坡路旁、沟谷边的灌丛中或稍阴湿地，或田野、路边灌草丛中，全市各地较常见。资源较少，民间少见药用，具有较好的观赏价值。

功效应用 根：甘、辛，微温，小毒；散结散瘀，清热消肿，通经逐水。

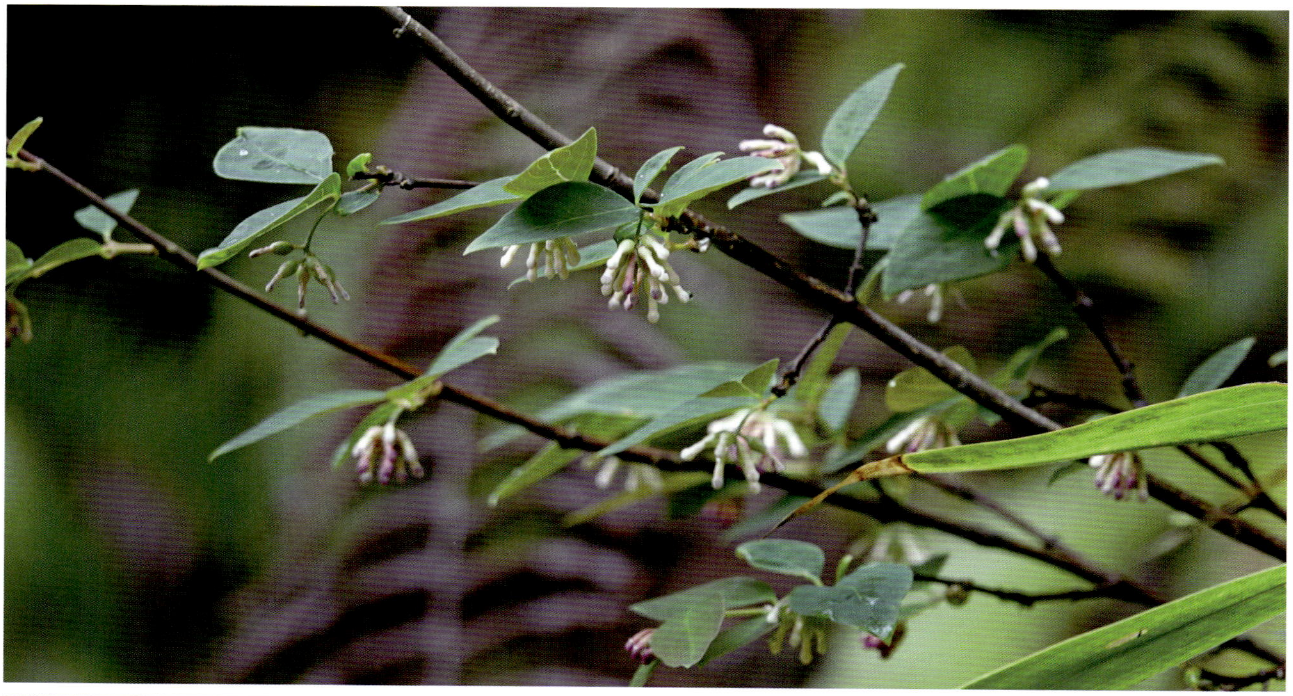

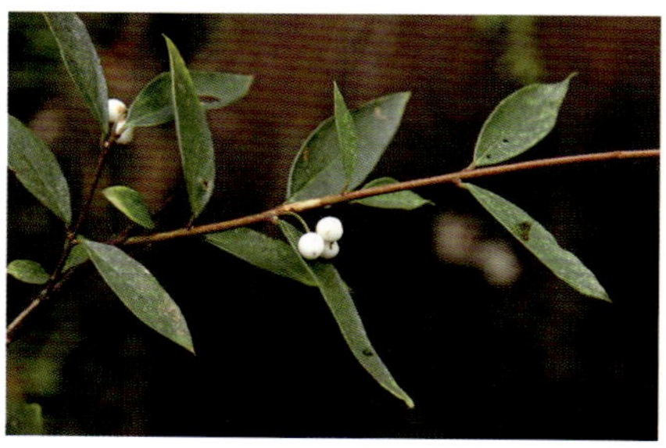

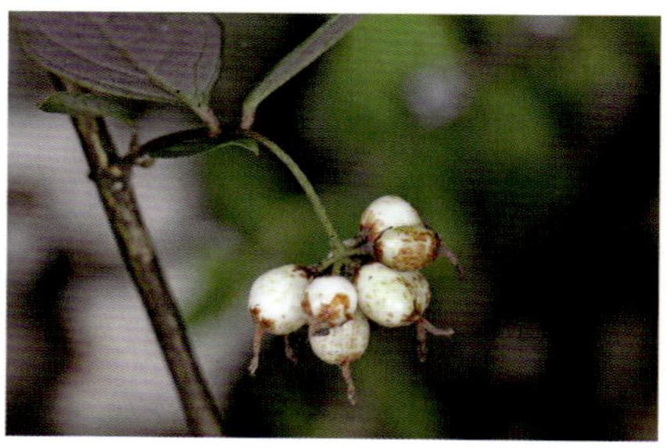

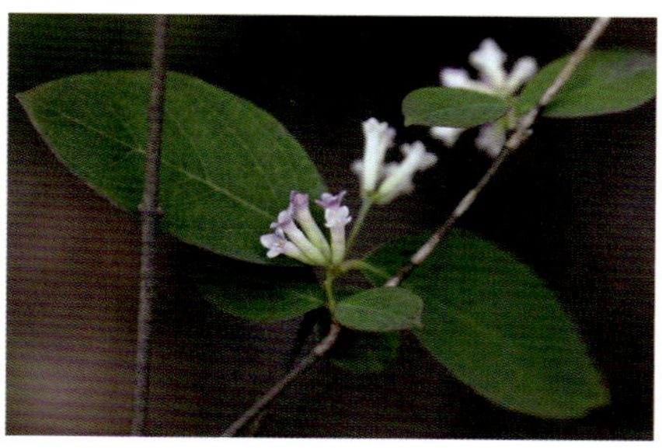

344. 独行千里　*Capparis acutifolia* Sweet

分类位置　山柑科 Capparaceae 山柑属 *Capparis* Tourn. ex L.。

别　　名　尖叶槌果藤，锐叶山柑，尖叶山柑。

形态特征　藤本或灌木。小枝圆柱形，干后浅黄绿色，无刺，直或上举。叶硬草质或亚革质，长圆状披针形，有时卵状披针形，基部急尖或楔形，中脉表面平坦或微凹，背面凸起，网状脉两面明显；花蕾长圆形，花（1～）2～4 朵排成一短纵列，腋上生；花瓣长圆形，无毛，但边与近顶部常有绒毛；雄蕊（19～）20～30；雌蕊柄无毛；子房卵形或长卵形，无毛，胎座 2；花梗与雌蕊柄果时均不显著增粗。果成熟后（鲜）红色，近球形或椭圆形，顶端有短喙，干后有细小疣状突起。种子 1 至数粒，种皮平滑，黑褐色。花期 4～5 月，果期全年。

资源现状　生于林缘路边或林中，分布于星村等地。资源较少，民间偶见以根用于祛风通络等，具有较好的观赏价值。

功效应用　根及叶：苦、涩，微温，小毒；活血散瘀，祛风止痛；用于跌打瘀肿，闭经，风湿痹痛，咽喉肿痛，牙痛，腹痛等。

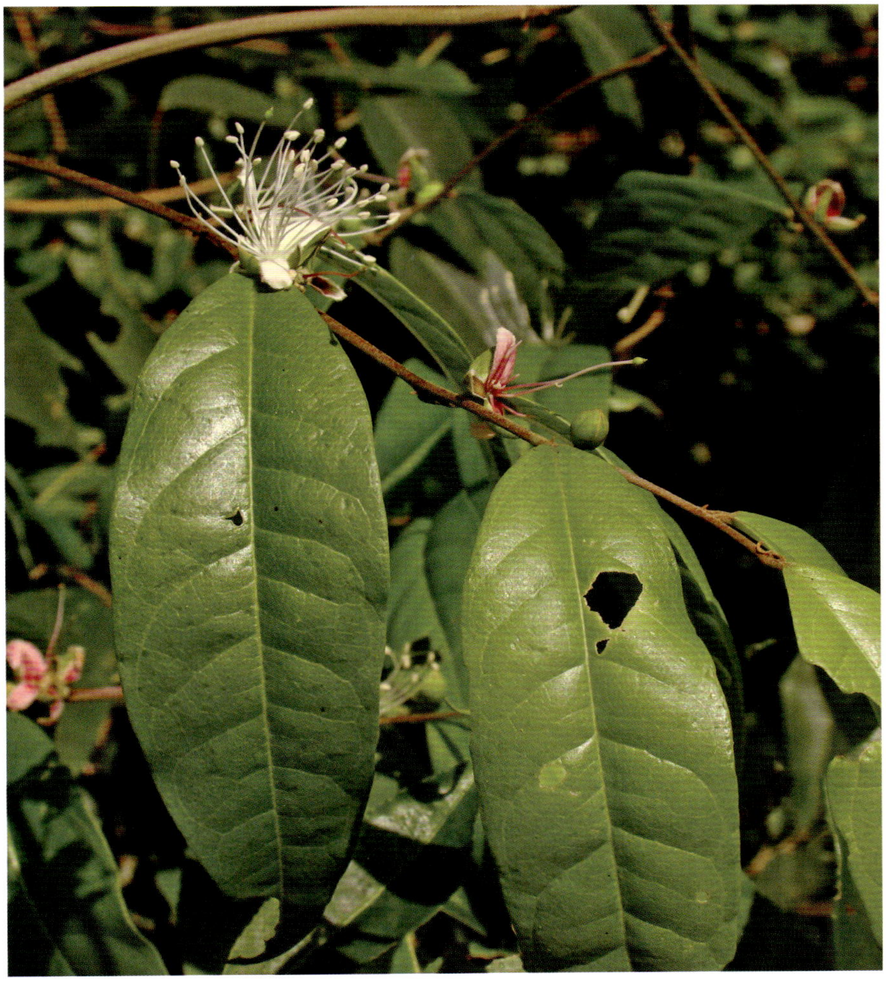

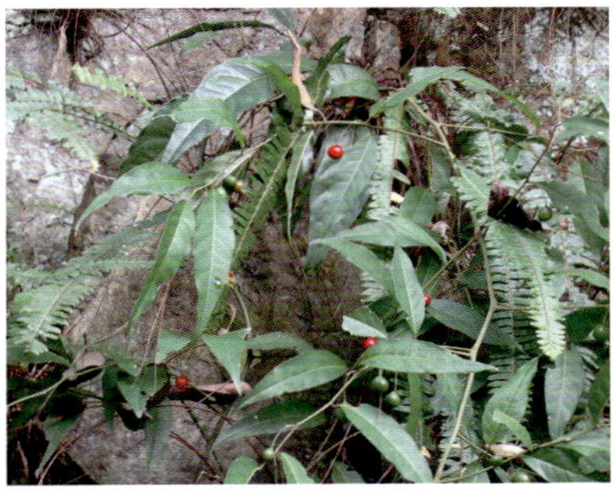

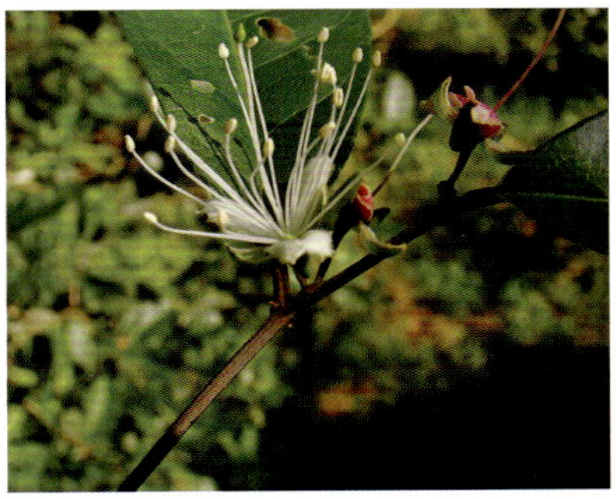

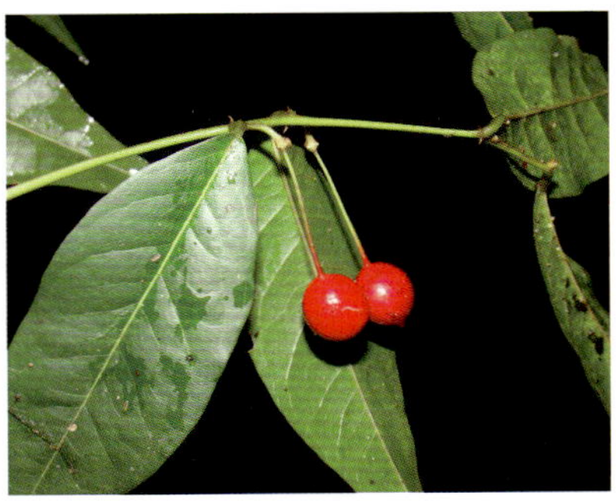

345. 醉蝶花 *Tarenaya hassleriana* (Chodat) Iltis

分类位置 白花菜科 Cleomaceae 醉蝶花属 *Tarenaya* Raf.。

别　　名 紫龙须，醉蝴蝶，西洋白花菜。

形态特征 一年生强壮草本。全株被黏质腺毛，有特殊臭味，有托叶刺。叶为具 5 ~ 7 小叶的掌状复叶，小叶草质，椭圆状披针形或倒披针形，小叶与叶柄相连接处稍呈蹼状，顶端渐狭或急尖；叶柄常有淡黄色皮刺。总状花序密被黏质腺毛；苞片单 1，叶状，卵状长圆形，基部稍心形；花蕾圆筒形，无毛；花瓣粉红色，少见白色，在芽中时覆瓦状排列，无毛，瓣片倒卵伏匙形，顶端圆形，基部渐狭；果圆柱形，表面近平坦或微呈念珠状，有细密且不甚清晰的脉纹。种子表面近平滑或有小疣状突起，不具假种皮。花期初夏，果期夏末秋初。

资源现状 原产于热带美洲，全市各地主要作为观赏植物栽培。资源量一般，民间少见药用。

功效应用 全草：辛、涩，平，小毒；祛风散寒，杀虫止痒等。果实：民间试用于肝癌。

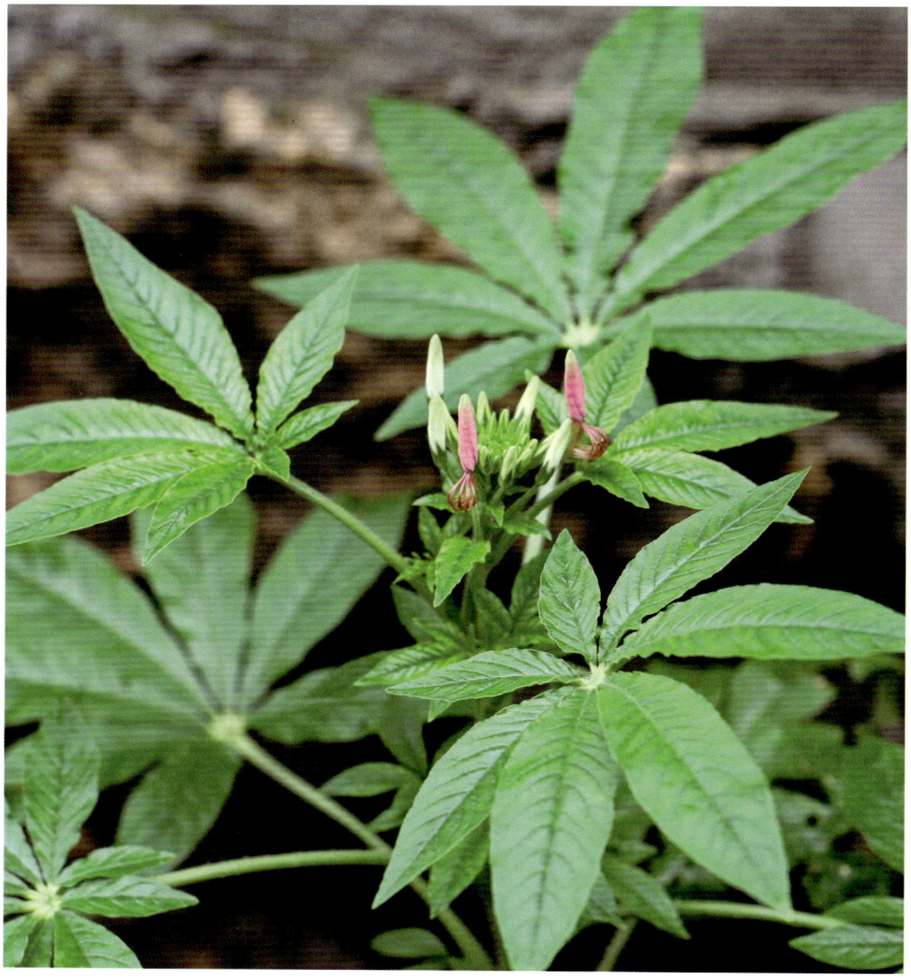

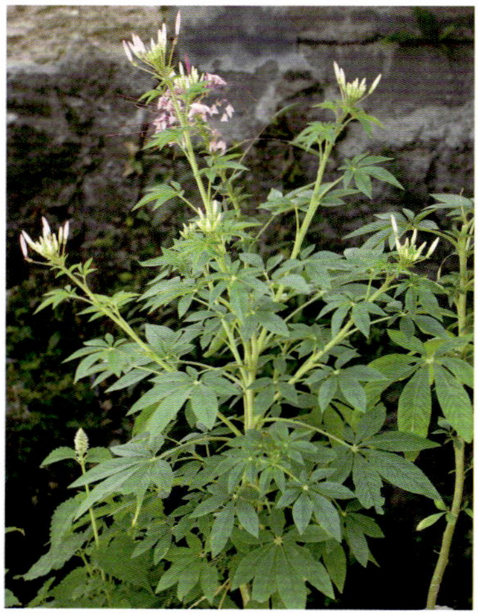

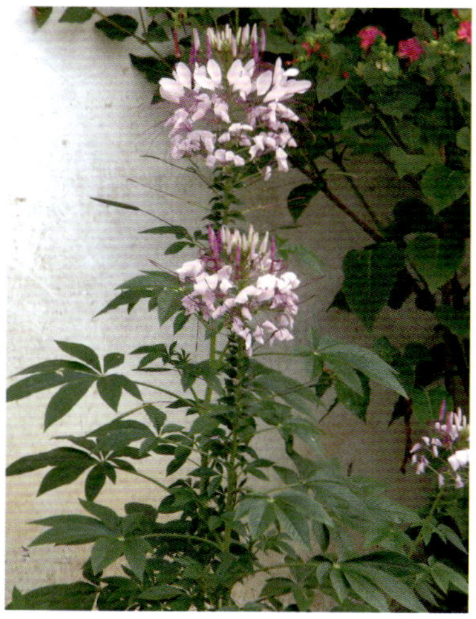

346. 荠 *Capsella bursa-pastoris* (L.) Medic.

分类位置 十字花科 Brassicaceae 荠属 *Capsella* Medik.。

别　　名 荠菜，菱角菜，上巳菜。

形态特征 一年或二年生草本。茎直立，单一或从下部分枝。基生叶丛生呈莲座状，大头羽状分裂，顶裂片卵形至长圆形，侧裂片 3 ~ 8 对，长圆形至卵形，顶端渐尖，浅裂或有不规则粗锯齿或近全缘，叶柄长 5 ~ 40mm；茎生叶窄披针形或披针形，基部箭形，抱茎，边缘有缺刻或锯齿。总状花序顶生及腋生，果期延长达 20cm；花梗长 3 ~ 8mm；萼片长圆形，长 1.5 ~ 2mm；花瓣白色，卵形，有短爪。短角果倒三角形或倒心状三角形，扁平，无毛，顶端微凹，裂瓣具网脉；种子 2 行，长椭圆形，浅褐色。花果期 4 ~ 6 月。

资源现状 生于荒地、路旁、田边、宅旁或山野湿润地，全市各地分布，偶见栽培。资源丰富，民间主要作为蔬菜食用。

功效应用 全草：甘，凉；清热解毒，利水凉血；用于麻疹，水肿，乳糜尿，尿血，痢疾，高血压，小儿疳热等。

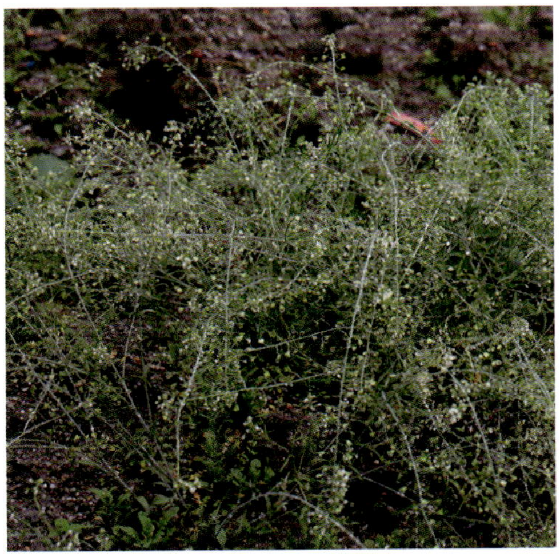

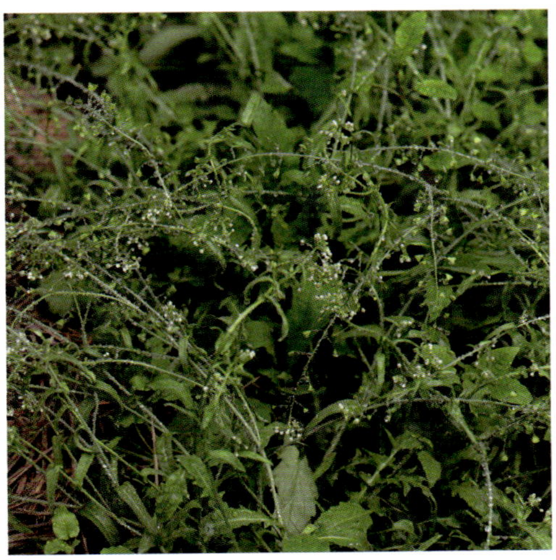

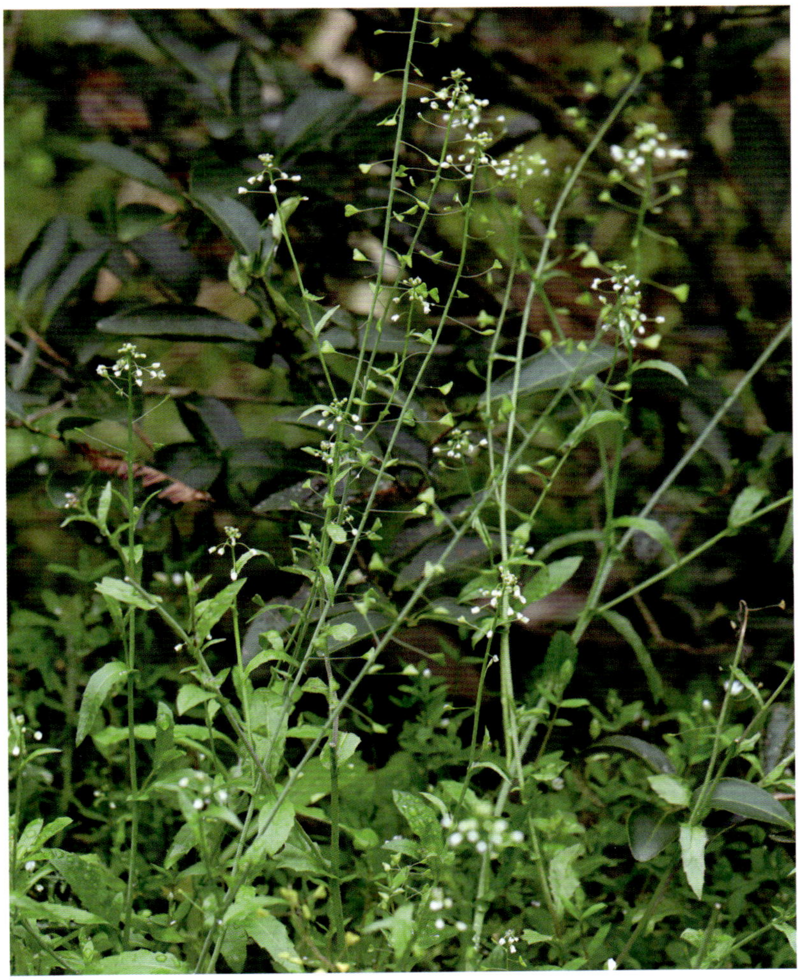

347. 檀　梨 *Pyrularia edulis* (Wall.) A. DC.

分类位置 檀香科 Santalaceae 檀梨属 *Pyrularia* Michx.。

别　　名 油葫芦，鹿子果，华檀梨。

形态特征 小乔木或灌木，高 3 ~ 10m。树皮灰色或灰黄色，皮孔长圆形；小枝圆柱状。叶纸质或带肉质，通常光滑，无泡状隆起，卵状长圆形，基部阔楔形至近圆形，侧脉 4 ~ 6 对，被长柔毛。雄花集成总状花序；花序顶生或腋生；无苞片；花被管长圆状倒卵形，花被裂片 5（~ 6），三角形，外被长柔毛；花盘 5（~ 6）裂；雌花或两性花单生，子房棒状，被短柔毛；花柱短。核果梨形，基部骤狭与果柄相接，顶端近截形，有脐状突起；外果皮肉质并有黏胶质；种子近球形，胚乳油质。花期 4 ~ 6 月，果期 8 ~ 10 月。

资源现状 生于海拔 600m 以上的常绿阔叶林中，分布于武夷山国家公园内的桃源峪等地。资源较少，民间少见药用，具有较好的观赏价值。

功效应用 茎皮：苦，凉；用于跌扑损伤等。种子：用于烧烫伤等。

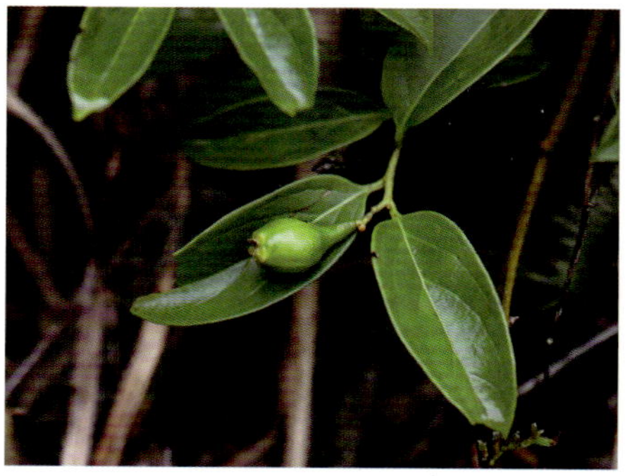
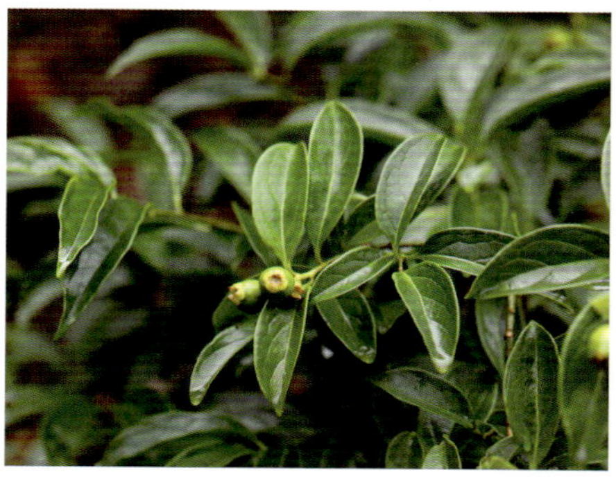
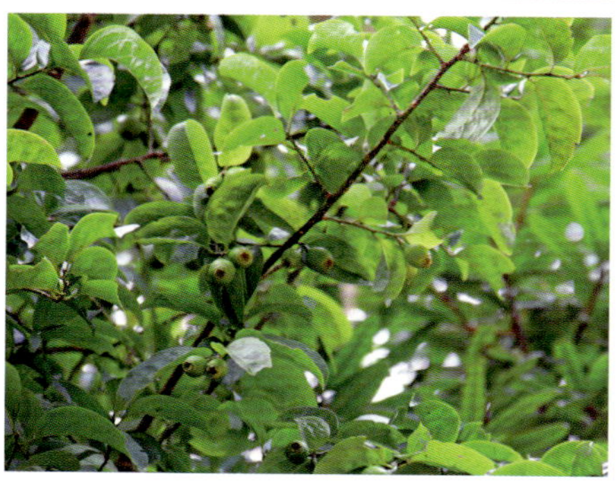
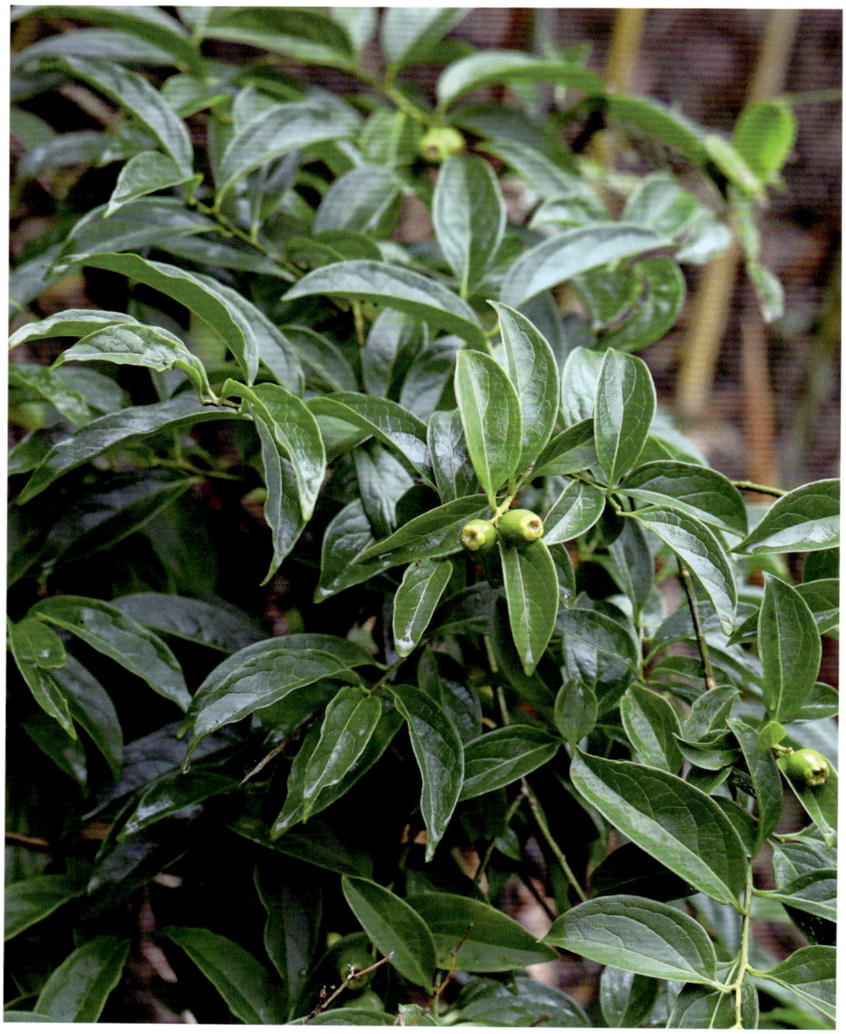

348. 金荞麦 *Fagopyrum dibotrys* (D. Don) Hara

分类位置 蓼科 Polygonaceae 荞麦属 *Fagopyrum* Mill.。

别　　名 天荞麦，野荞麦，苦荞头，赤地利，透骨消。

形态特征 多年生草本。根状茎木质化，黑褐色。茎直立，高 50 ~ 100cm，分枝，具纵棱，无毛。叶三角形，长 4 ~ 12cm，顶端渐尖，基部近戟形，边缘全缘，两面具乳头状突起或被柔毛；叶柄长可达 10cm；托叶鞘筒状，膜质，褐色，顶端截形，无缘毛。花序伞房状，顶生或腋生；苞片卵状披针形，顶端尖，边缘膜质，每苞内具 2 ~ 4 花；花梗中部具关节，与苞片近等长；花被 5 深裂，白色，花被片长椭圆形，雄蕊 8，花柱 3，柱头头状。瘦果宽卵形，具 3 锐棱，黑褐色，无光泽，超出宿存花被 2 ~ 3 倍。花期 7 ~ 9 月，果期 8 ~ 10 月。

资源现状 生于海拔 250m 以上的村旁路边荒地或沟岸，分布于岚谷乡、上梅乡、星村镇、洋庄乡等地。资源较丰富，是重要的种质资源，国家二级保护野生植物，民间少量以根茎用于跌扑损伤等。

功效应用 **根茎（金荞麦）**：微辛、涩，凉；清热解毒，排脓祛瘀；用于肺痈吐脓，肺热喘咳，乳蛾肿痛。

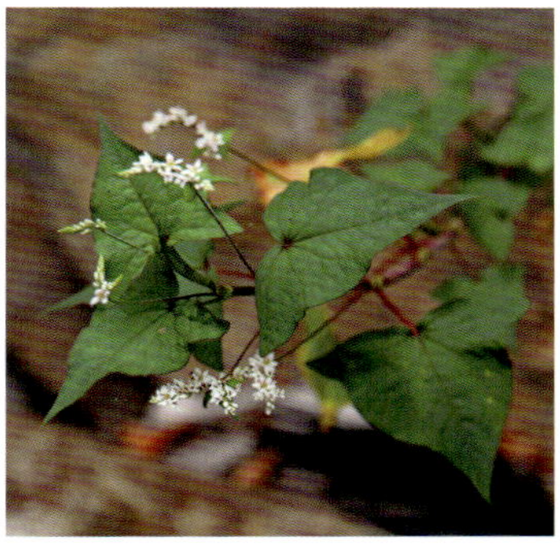
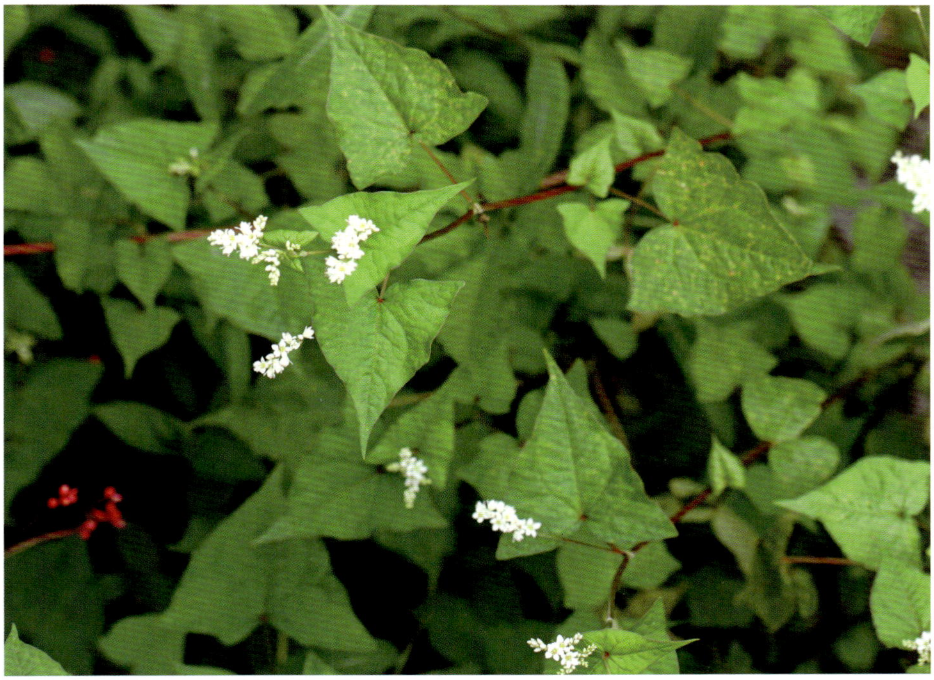
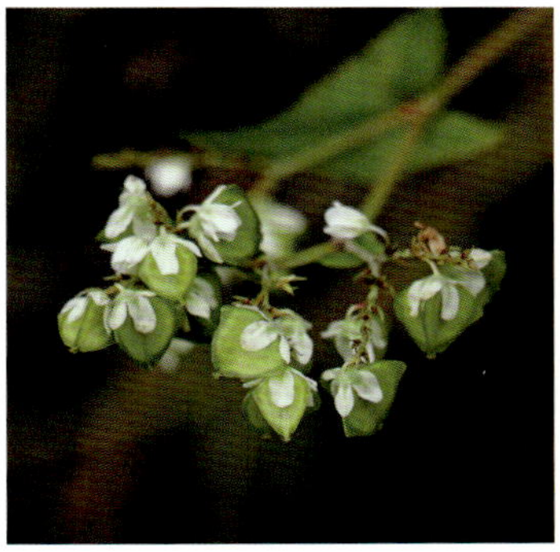
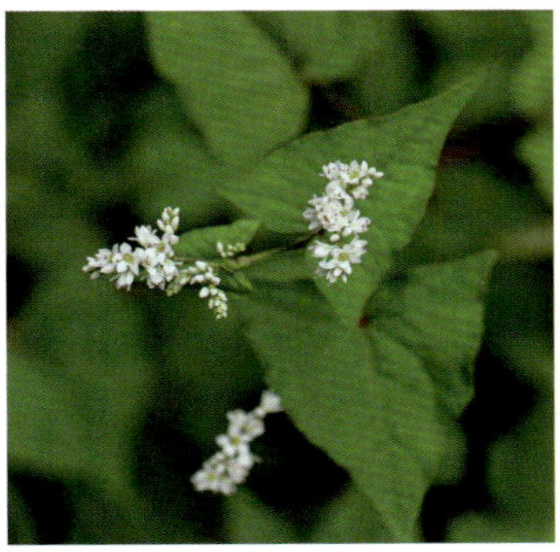
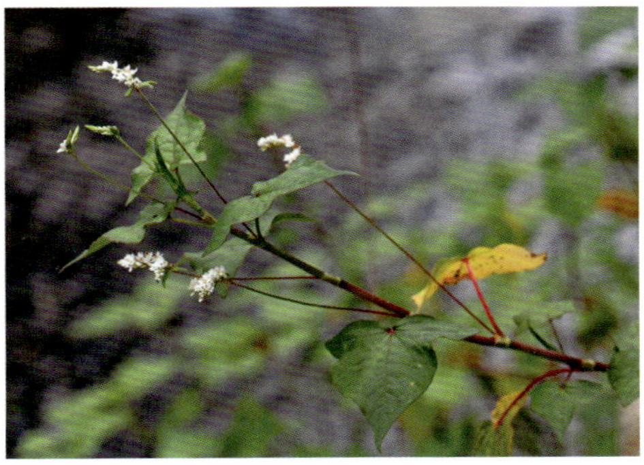
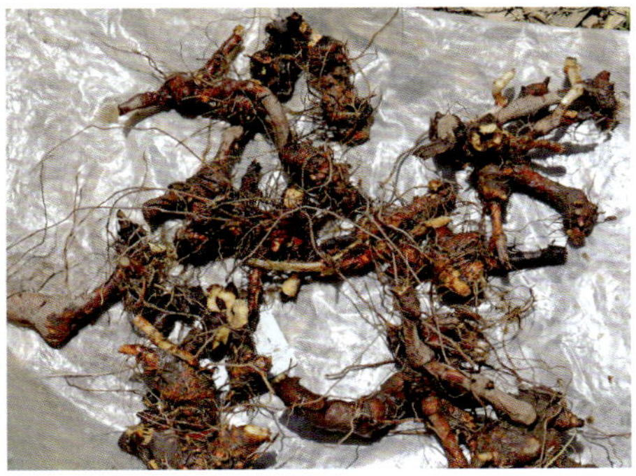

349. 何首乌 *Pleuropterus multiflorus* (Thunb.) Nakai

分类位置 蓼科 Polygonaceae 何首乌属 *Pleuropterus* Turcz.。

别　　名 夜交藤，紫乌藤，多花蓼，桃柳藤，九真藤。

形态特征 多年生缠绕藤本。根细长，末端成肥大的块根，外表红褐色至暗褐色。茎多分枝，具纵棱，基部略木质，中空。叶互生，卵形或长卵形，顶端渐尖，基部心形或近心形，两面粗糙，边缘全缘；具长柄；托叶鞘膜质，褐色；圆锥花序顶生或腋生，分支开展，具细纵棱。苞片三角卵状，具小凸起。小花梗具节，果时延长；花小，花被绿白色，5 裂，大小不等，外面 3 片的背部有翅；雄蕊 8，不等长；雄蕊 1，柱头 3 裂。瘦果椭圆形，有 3 棱，黑色，光亮，包于宿存花被内。花期 8 ~ 9 月，果期 9 ~ 10 月。

资源现状 生于海拔 200m 以上的灌丛中或山谷阴湿处，全市各地较常见。资源量一般，民间多采根药用，传统认为何首乌"生打熟补"。现代研究认为何首乌有肝毒性，使用宜谨慎。

功效应用 **块根（何首乌）**：苦、甘，涩，微温；解毒，消痈，截疟，润肠通便；用于疮痈，瘰疬，风疹瘙痒，久疟体虚，肠燥便秘。制何首乌：苦、甘、涩，微湿；补肝肾，益精血，乌须发，强筋骨，化浊降脂；用于血虚萎黄，眩晕耳鸣，须发早白，腰膝酸软，肢体麻木，崩漏，带下，高脂血症。**茎藤（首乌藤）**：甘，平；养血安神，祛风通络；用于失眠多梦，血虚身痛，风湿痹痛，皮肤瘙痒。

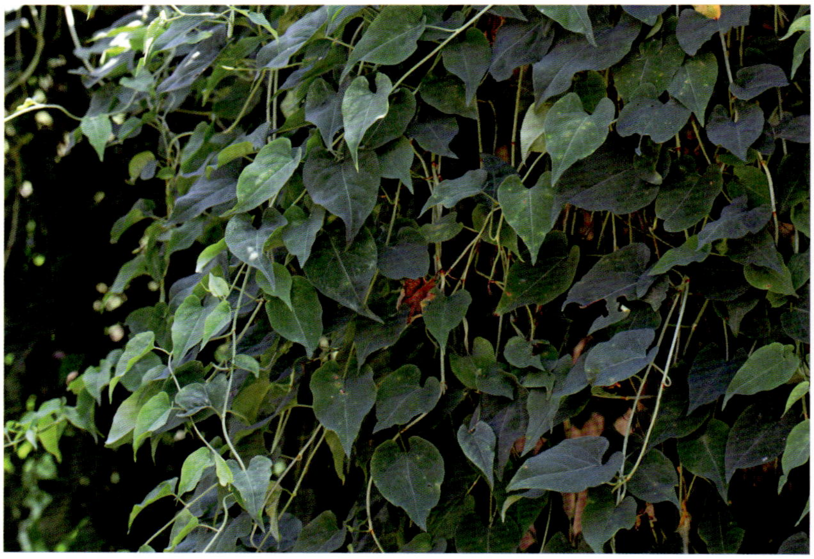
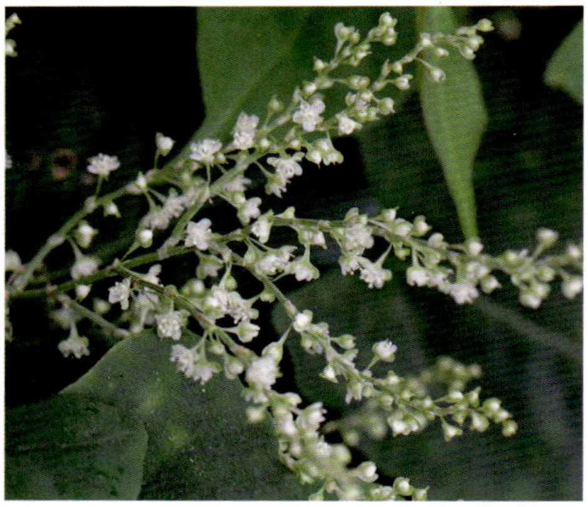
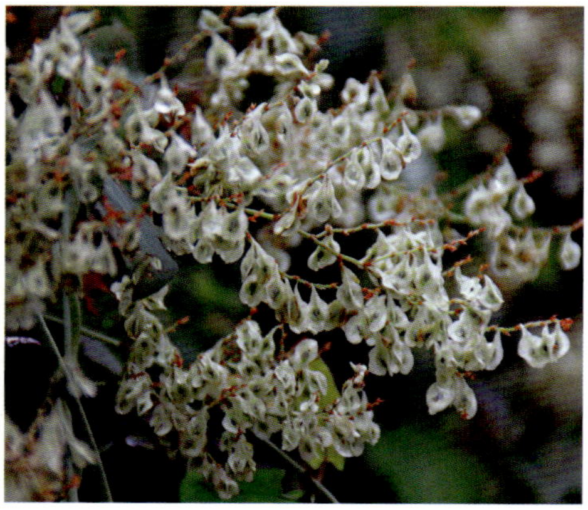
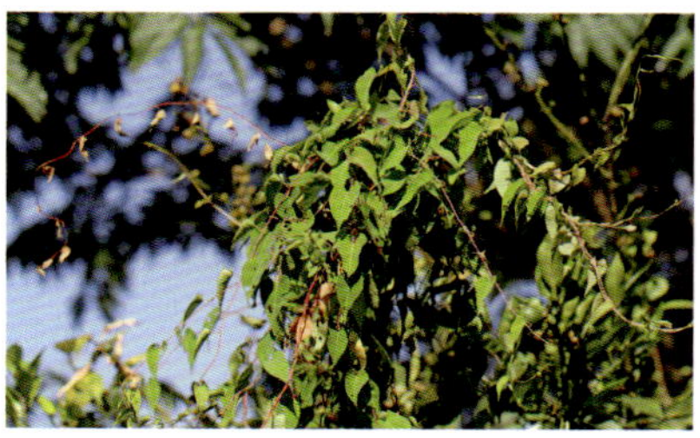
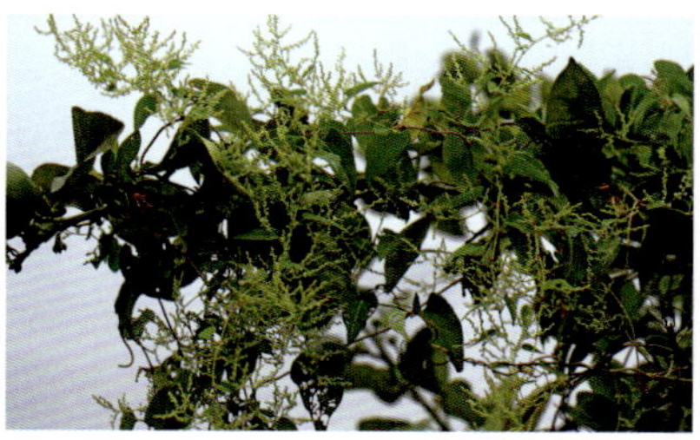

350. 金线草 *Persicaria filiformis* (Thunb.) Nakai

分类位置 蓼科 Polygonaceae 蓼属 *Persicaria* (L.) Mill.。

别　　名 铁拳头，红花铁菱角，九龙盘，蓼子七，一串红，山蓼。

形态特征 多年生草本。根状茎粗壮。茎直立，高 50 ~ 80cm，具糙伏毛，有纵沟，节部膨大。叶椭圆形或长椭圆形，长 6 ~ 15cm，宽 4 ~ 8cm，顶端短渐尖或急尖，基部楔形，全缘，两面均具糙伏毛；叶柄具糙伏毛；托叶鞘筒状，褐色，具短缘毛。穗状花序顶生或腋生，花排列稀疏；花小，红色；花被 4 裂；雄蕊 5；柱头二歧，先端钩状。瘦果卵形，双凸镜状，褐色，有光泽，包于宿存花被内。花期 7 ~ 8 月，果期 9 ~ 10 月。

资源现状 生于山地林缘或溪沟草丛边，全县各地分布。资源丰富，民间多使用地下根状茎，用于跌扑损伤，瘀血，内痔出血及关节痛等。

功效应用 全草：辛，微凉；疏风解表，清热利湿；用于风湿关节痛，中暑发痧，感冒，痢疾，月经不调，产后关节痛，跌扑损伤，痈肿等。

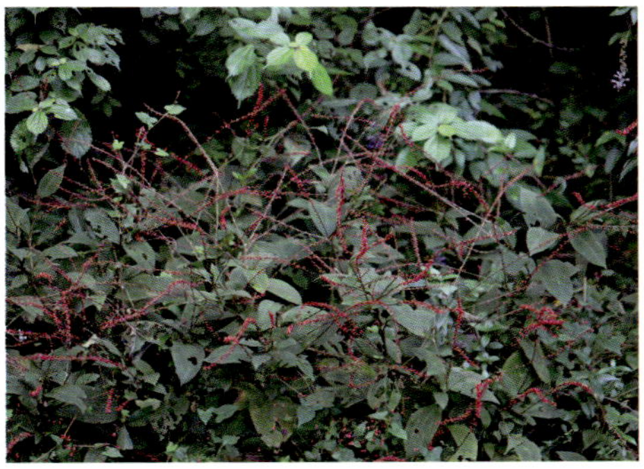
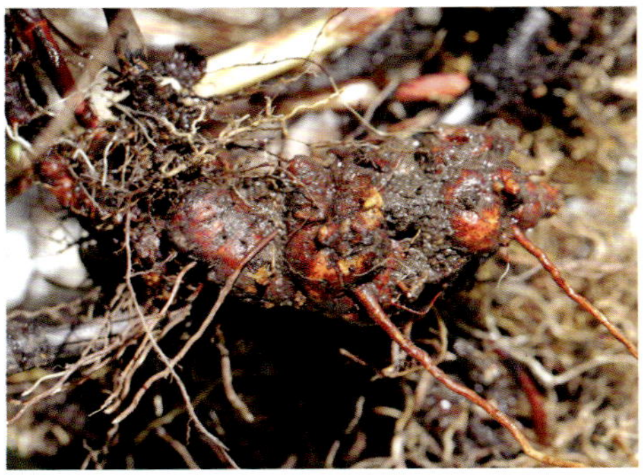
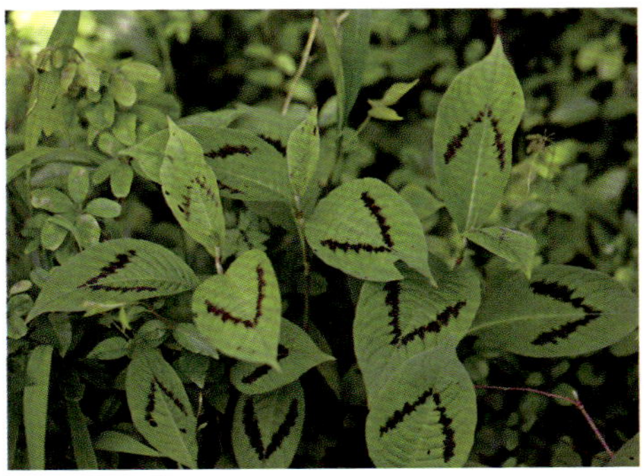
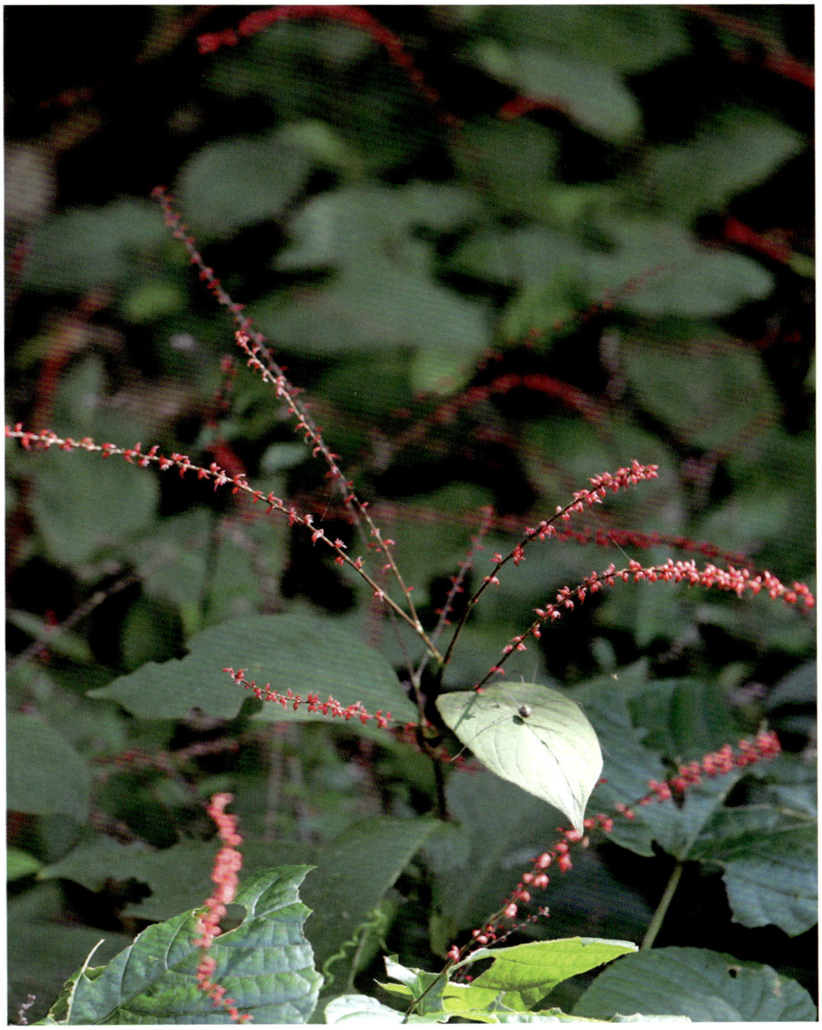

351. 扛板归 *Persicaria perfoliata* (L.) H. Gross

分类位置 蓼科 Polygonaceae 蓼属 Persicaria (L.) Mill.。

别　　名 杠板归，万病回春，贯叶蓼，刺犁头，蛇倒退。

形态特征 一年生草本。茎攀缘，多分枝，具纵棱，沿棱具稀疏的倒生皮刺。叶三角形，基部截形或微心形，薄纸质，上面无毛，下面疏生皮刺；叶柄与叶片近等长，具倒生皮刺，盾状着生于叶片近基部；托叶鞘叶状，草质，绿色，圆形或近圆形，穿叶。总状花序呈短穗状，不分枝顶生或腋生；苞片卵圆形，每苞片具花 2 ~ 4 朵；花被 5 深裂，白色或淡红色，花被片椭圆形，果时增大，肉质，深蓝色；雄蕊 8；花柱 3，中上部合生；柱头头状。瘦果球形，黑色，有光泽，包于宿存花被。花期 6 ~ 8 月，果期 7 ~ 10 月。

资源现状 生于路边灌丛、沟边等，全市各地极常见。资源极为丰富，民间常用于带状疱疹，毒蛇咬伤或肾炎等。

功效应用 **干燥地上部分（杠板归）**：酸，微寒；清热解毒，利水消肿，止咳；用于咽喉肿痛，肺热咳嗽，小儿顿咳，水肿尿少，湿热泻痢，湿疹，疖肿，蛇虫咬伤。

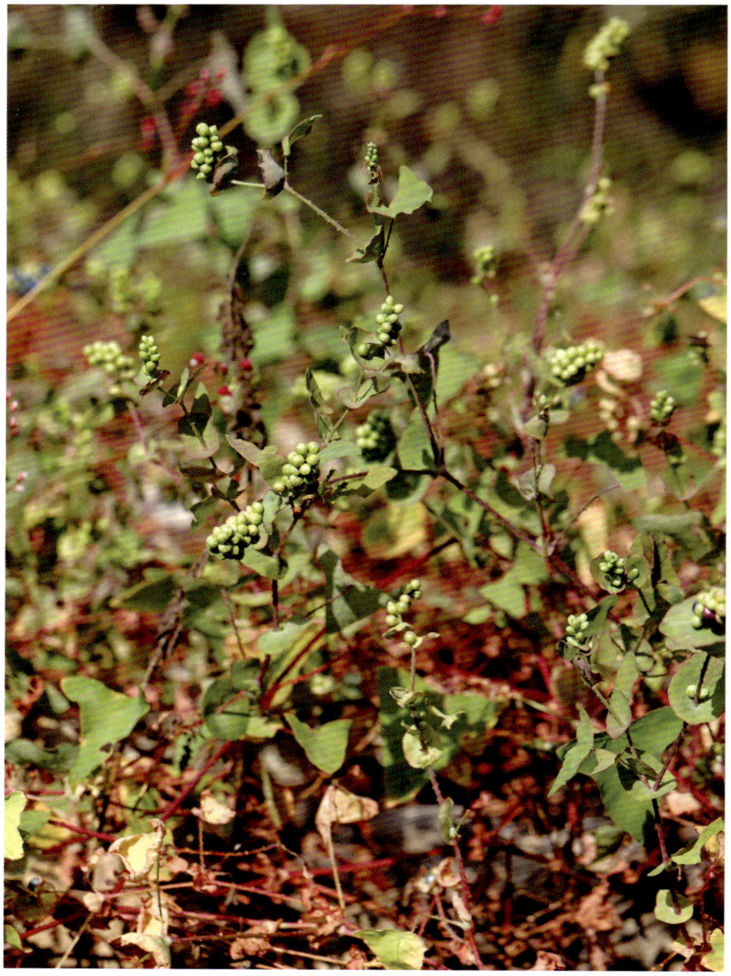

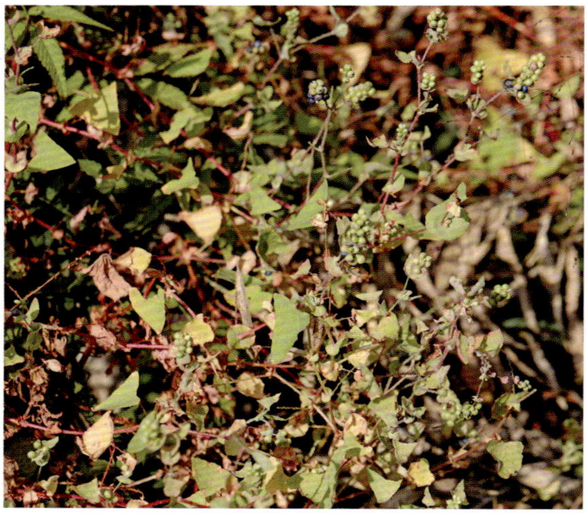

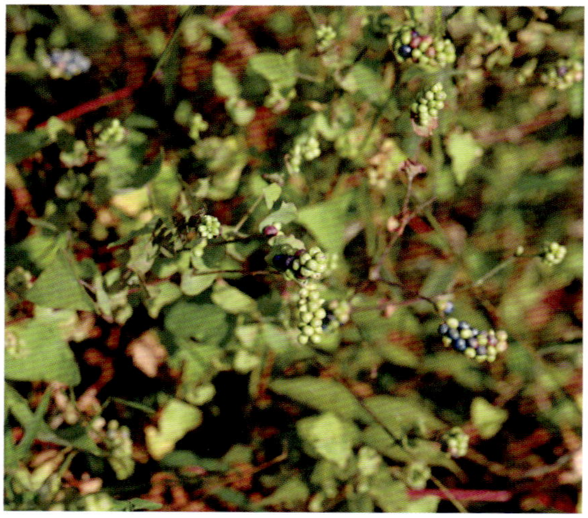

352. 习见萹蓄 *Polygonum plebeium* R. Br.

分类位置 蓼科 Polygonaceae 萹蓄属 *Polygonum* L.。

别　　名 习见蓼，腋花蓼，小萹蓄，铁马齿苋，铁马鞭。

形态特征 一年生草本。茎平卧，自基部分枝，具纵棱，通常小枝的节间比叶片短。叶狭椭圆形或倒披针形，顶端钝或急尖，基部狭楔形，两面无毛，侧脉不明显；叶柄极短或近无柄；托叶鞘膜质，白色，透明，顶端撕裂，花 3～6 朵，簇生于叶腋；苞片膜质；花梗中部具关节；花被 5 深裂；花被片长椭圆形，绿色，边缘白色或淡红色；雄蕊 5，花丝比花被短；花柱 3，稀 2，极短，柱头头状。瘦果宽卵形，具 3 锐棱或双凸镜状，黑褐色，平滑，有光泽，包于宿存花被内。花期 5～8 月，果期 6～9 月。

资源现状 生于海拔 30m 以上的田野路边或荒田中，全市各地较常见。资源较丰富，民间少量以全草用于腹泻等。

功效应用 全草（小萹蓄）：苦，凉；利尿通淋，清热解毒，化湿杀虫；用于热淋，石淋，黄疸，痢疾，恶疮疥癣，外阴湿痒，蛔虫病等。

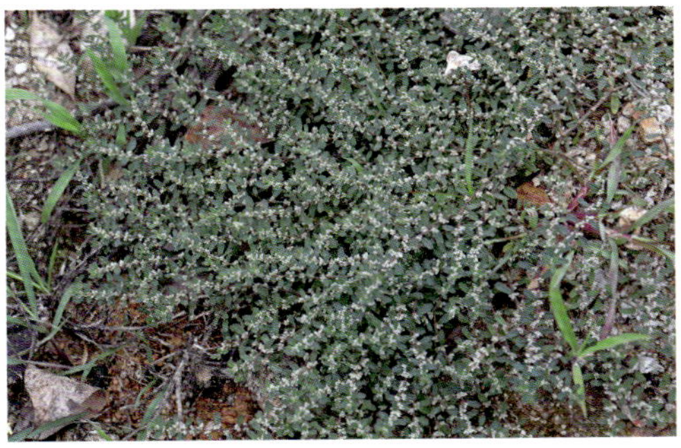

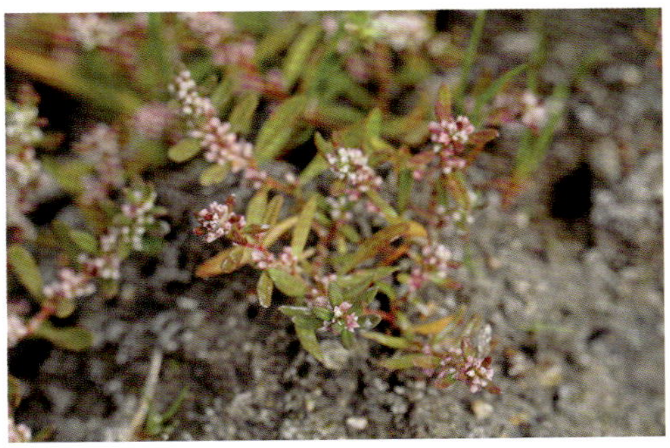

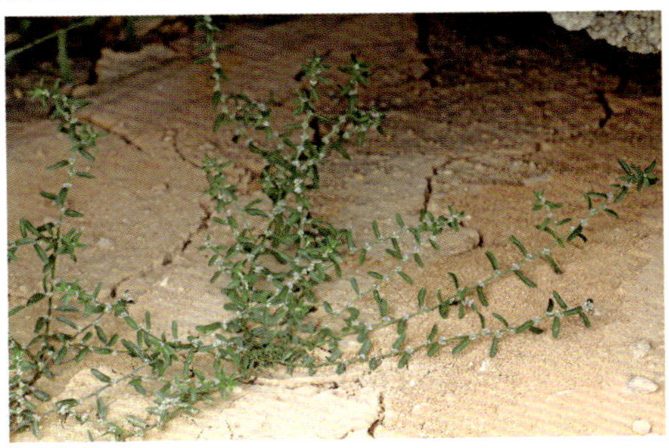

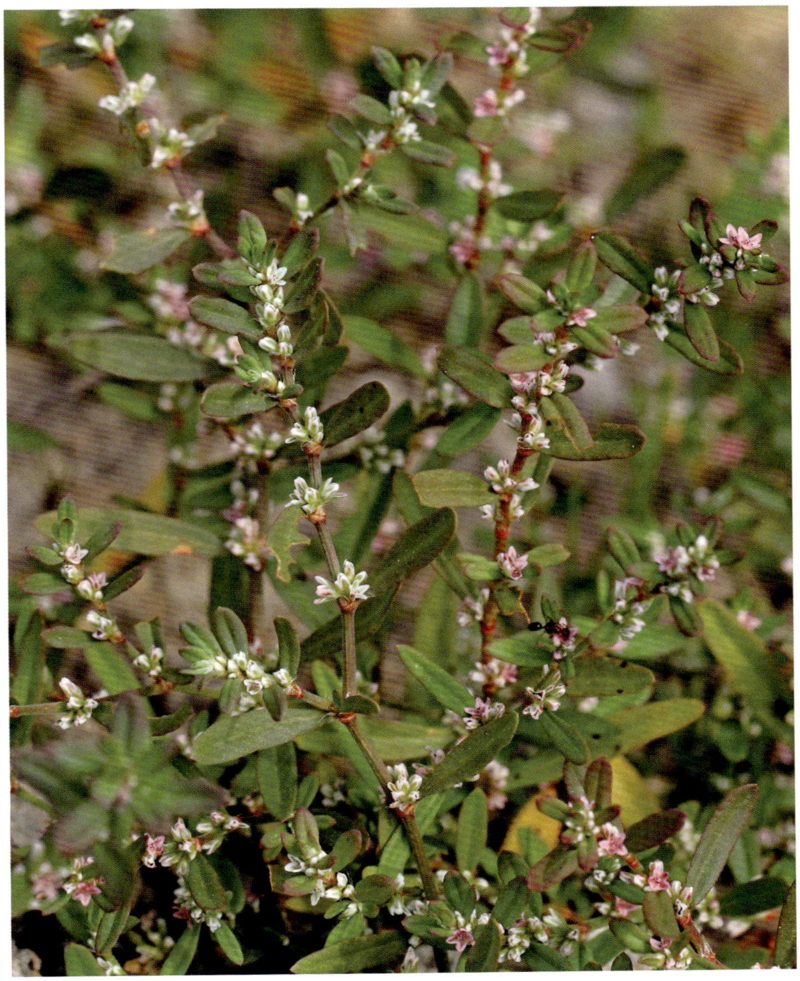

353. 虎　杖 *Reynoutria japonica* Houtt.

分类位置 蓼科 Polygonaceae 虎杖属 *Reynoutria* Houtt.。

别　　名 酸筒杆，酸桶芦，酸管杖，斑庄根。

形态特征 多年生草本。根状茎粗壮，横走。茎直立，高 1 ~ 2m，空心，具明显的纵棱和小突起，无毛，散生红色或紫红斑点。叶宽卵形或卵状椭圆形，近革质，边缘全缘，疏生小突起，两面无毛；托叶鞘膜质，偏斜，褐色。花单性，雌雄异株，花序圆锥状，腋生；苞片漏斗状，无缘毛，每苞内具 2 ~ 4 花；花梗中下部具关节；花被 5 深裂，淡绿色，雄花花被片具绿色中脉，无翅，雄蕊 8；雌花花被片外面 3 片背部具翅，果时增大，花柱 3，柱头流苏状。瘦果卵形，具 3 棱，黑褐色，有光泽。花期 8 ~ 9 月，果期 9 ~ 10 月。

资源现状 生于山坡路旁及沟谷边，全市各地常见。资源丰富，民间常以根或根茎用于清热解毒或祛风湿等。

功效应用 **根及根茎（虎杖）**：微苦，微寒；祛风利湿，散瘀定痛，止咳化痰；用于关节痹痛，湿热黄疸，经闭，癥瘕，水火烫伤，跌扑损伤，痈肿疮毒，咳嗽痰多等。

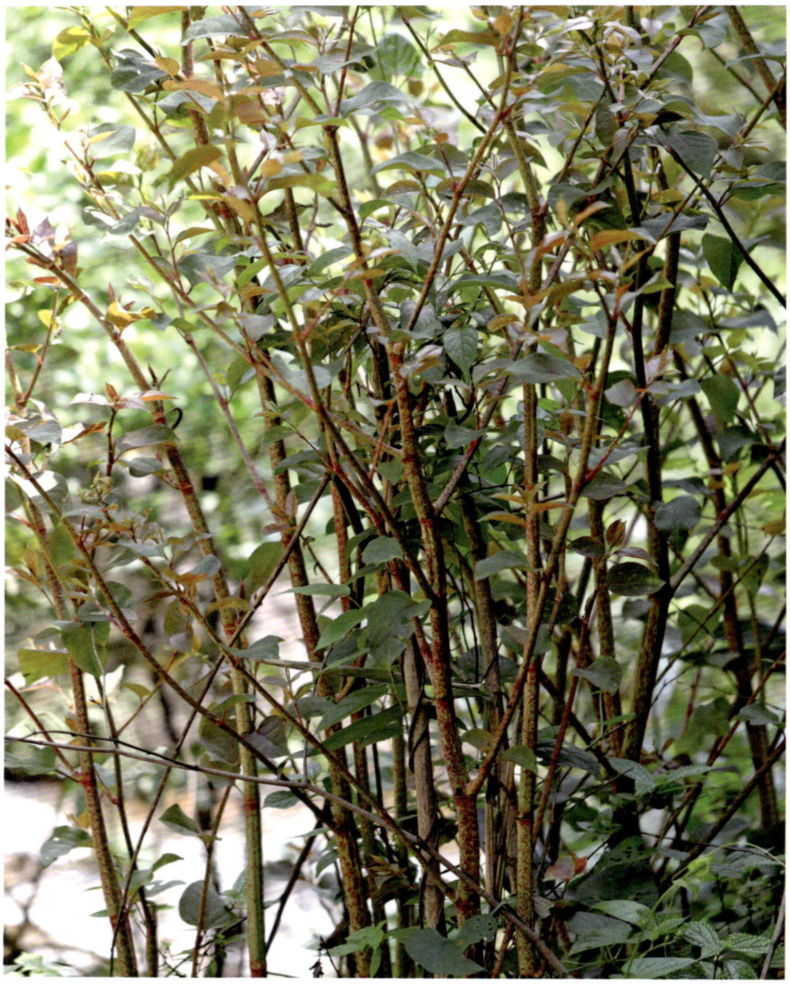
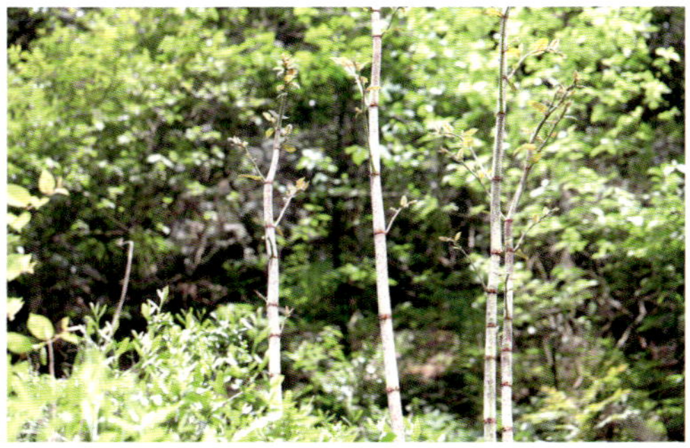
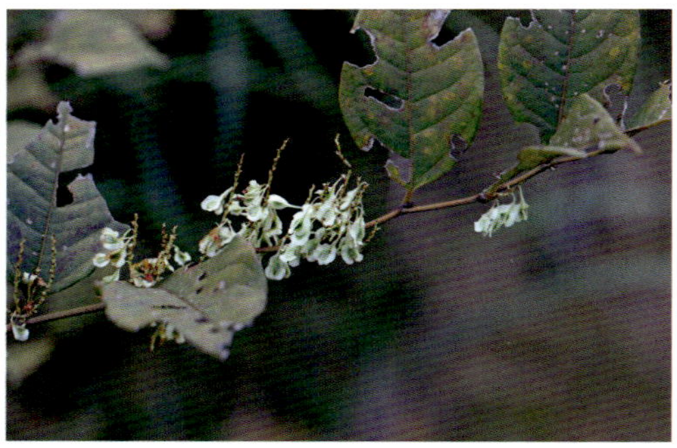
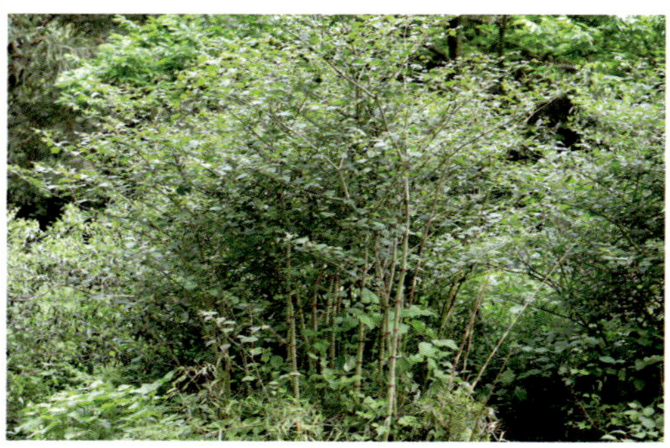

354. 羊 蹄 *Rumex japonicus* Houtt.

分类位置 蓼科 Polygonaceae 酸模属 *Rumex* L.。

别　　名 土大黄，狗仔癀，酸模。

形态特征 多年生草本。茎直立，高 50 ~ 100cm，上部分枝，具沟槽。基生叶长圆形或披针状长圆形，长 8 ~ 25cm，基部圆形或心形，边缘微波状，下面沿叶脉具小突起；茎上部叶狭长圆形；叶柄长 2 ~ 12cm；托叶鞘膜质，易破裂。花序圆锥状，花两性，多花轮生；花梗细长，中下部具关节；花被片 6，淡绿色，外花被片椭圆形，内花被片果时增大，宽心形，基部心形，边缘具不整齐的小齿，全部具长卵形小瘤。瘦果宽卵形，具 3 锐棱，暗褐色，有光泽。花期 5 ~ 6 月，果期 6 ~ 7 月。

资源现状 生于山野、路旁沟边或田边湿地，全市各地较常见。资源较丰富，民间多用根磨汁外涂治疗汗斑或白癜风等。

功效应用 根及全草：苦、辛，寒，有小毒；清热解毒，凉血止血，杀虫止痒；用于血小板减少性紫癜，衄血，慢性肝炎，大便秘结，闭经，癣，湿疹，汗斑，牙痛等。

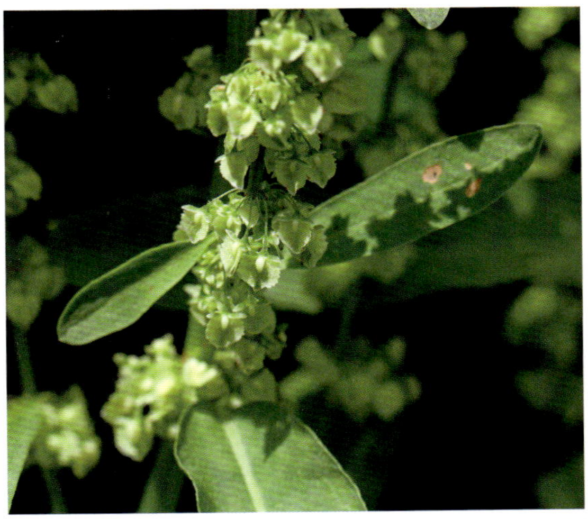

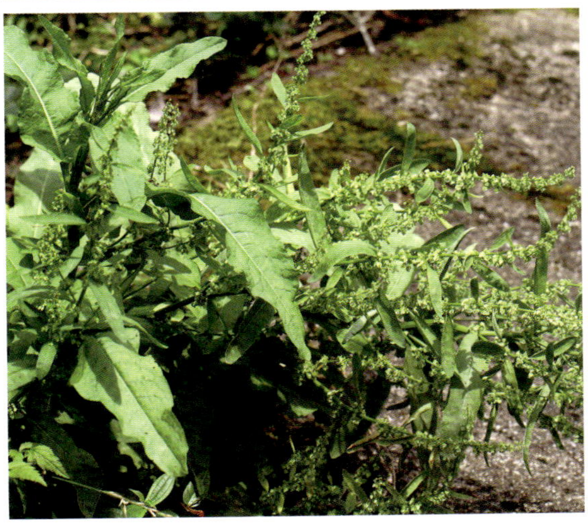

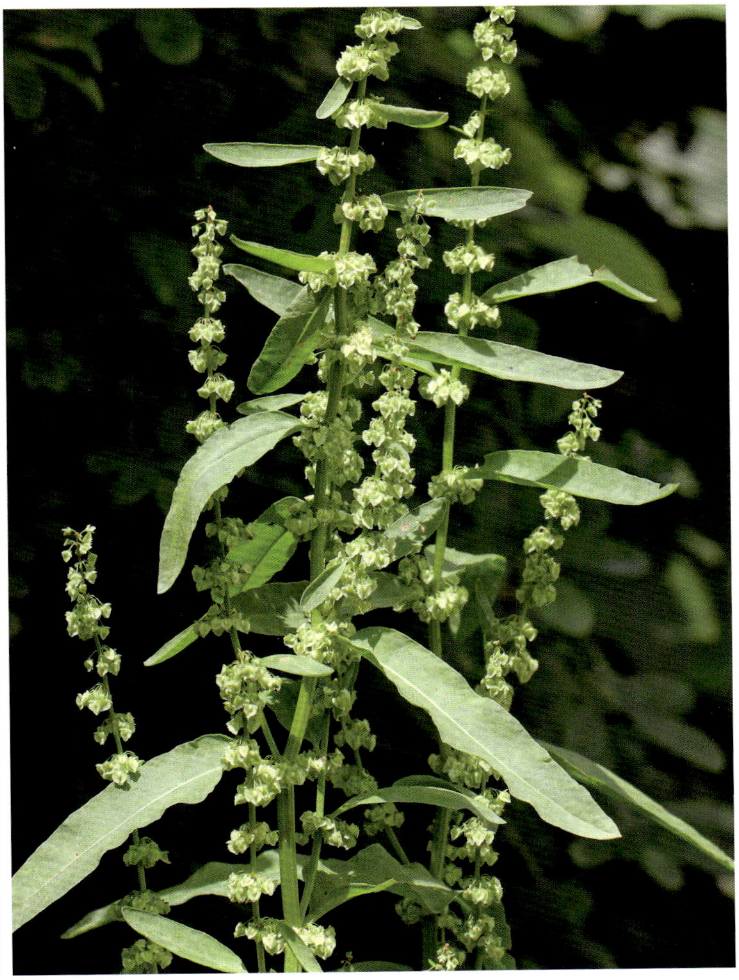

355. 鹅肠菜 *Stellaria aquatica* (L.) Scop.

分类位置 石竹科 Caryophyllaceae 繁缕属 *Stellaria* L.。

别　　名 鹅肠草，牛繁缕，鹅儿肠，石灰菜。

形态特征 二年生或多年生草本，具须根。茎上升，多分枝，长 50 ~ 80cm，上部被腺毛。叶片卵形或宽卵形，长 2.5 ~ 5.5cm，基部稍心形，有时边缘具毛；叶柄长 5 ~ 15mm，上部叶常无柄或具短柄，疏生柔毛。顶生二歧聚伞花序；苞片叶状，边缘具腺毛；花梗细，花后伸长并向下弯，密被腺毛；萼片卵状披针形或长卵形，顶端较钝，边缘狭膜质，脉纹不明显；花瓣白色，2 深裂，裂片线形或披针状线形；雄蕊 10；子房长圆形，花柱短，线形。蒴果卵圆形，稍长于宿存萼；种子近肾形，稍扁，褐色，具小疣。花期 5 ~ 8 月，果期 6 ~ 9 月。

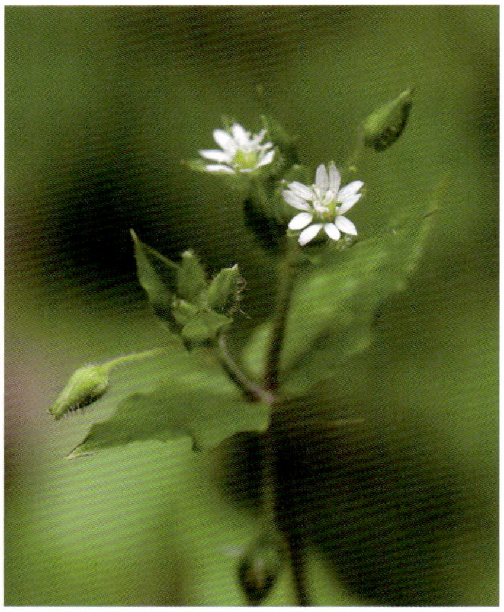

资源现状 生于海拔 350m 以上路边、菜地等湿润的沙质地，全市各地常见。菜园杂草，资源丰富，民间偶见应用于跌扑损伤。

功效应用 全草：甘、酸，平；清热解毒，散瘀消肿；用于肺热喘咳，痢疾，痈疽，痔，牙痛，月经不调，小儿疳积等。

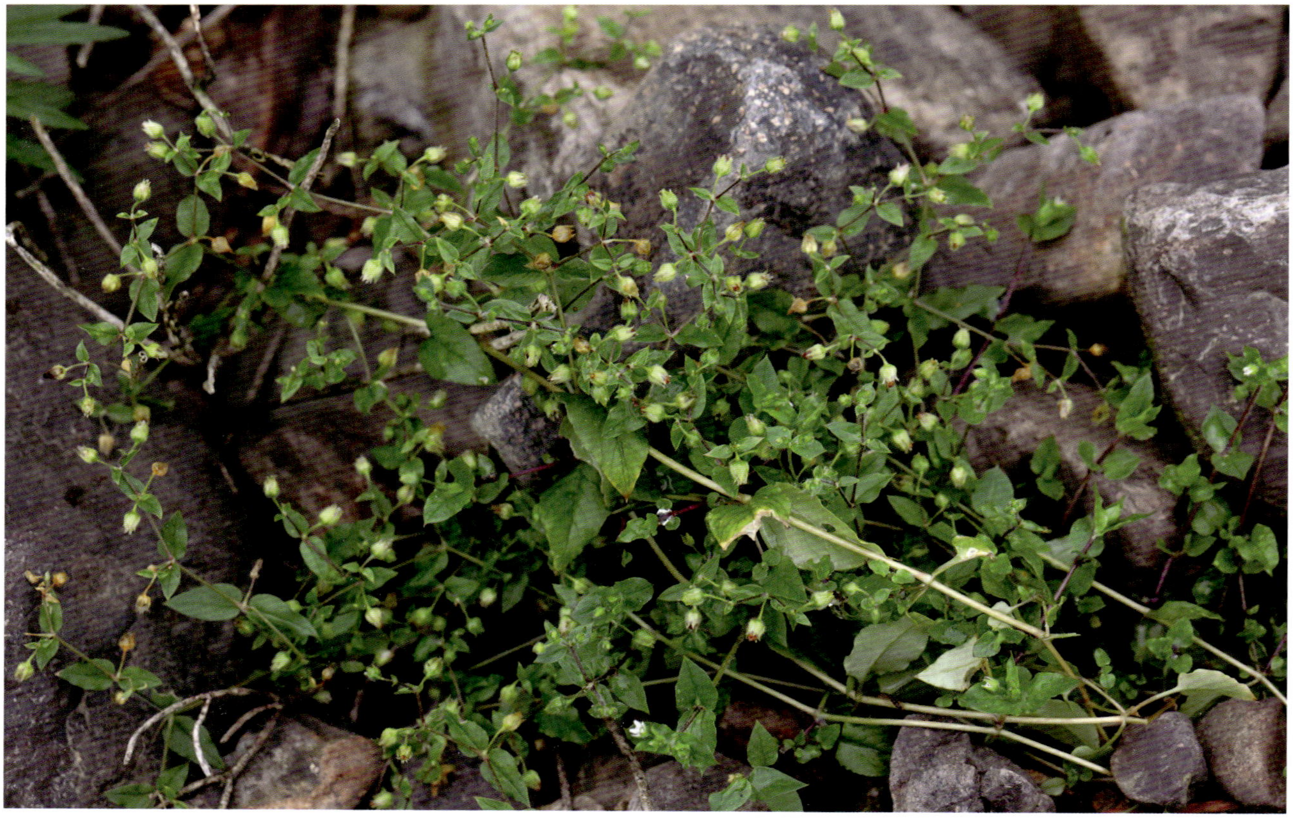

356. 箐姑草 *Stellaria vestita* Kurz

分类位置 石竹科 Caryophyllaceae 繁缕属 *Stellaria* L.。

别　　名 接筋草，疏花繁缕，石生繁缕，星毛繁缕。

形态特征 多年生草本，高 30 ~ 60（~ 90）cm，全株被星状毛。茎疏丛生，铺散或俯仰，下部分枝，上部密被星状毛。叶片卵形或椭圆形，基部圆形，稀急狭成短柄状，全缘，两面被星状毛，下面中脉明显。聚伞花序疏散，具长花序梗，被星状毛；苞片草质，卵状披针形；花梗细，长短不等；萼片 5，披针形，被星状柔毛，灰绿色，具 3 脉；花瓣 5，2 深裂近基部，短于萼片或近等长；雄蕊 10；花柱 3，稀 4。蒴果卵萼形，6 齿裂；种子多数，肾脏形，细扁，脊具疣状凸起。花期 4 ~ 6 月，果期 6 ~ 8 月。

资源现状 生于石滩或石隙中、草坡或林下，分布于岚谷等地。资源分布区较狭窄，资源量较小，当地少见药用。

功效应用 全草：苦、辛，凉；清热解毒，明目；用于目赤，咳嗽，齿龈肿痛等。

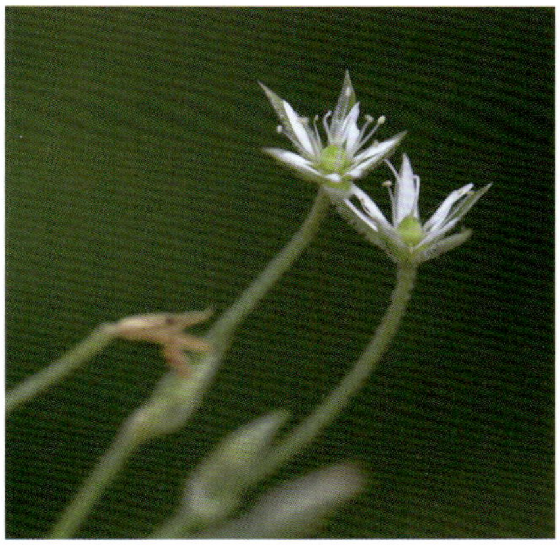

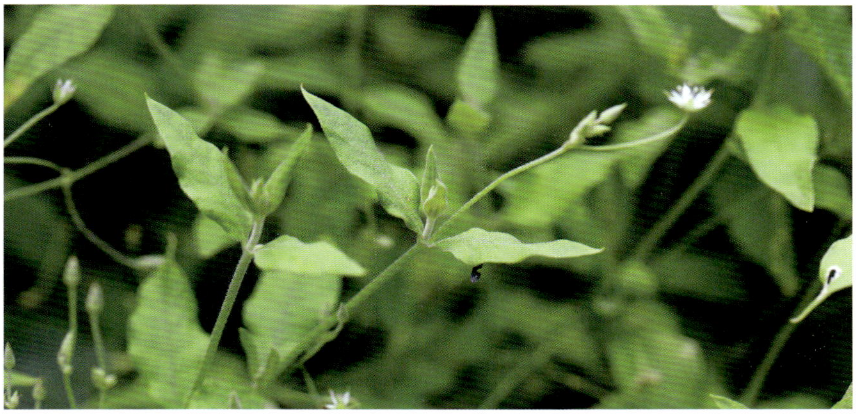

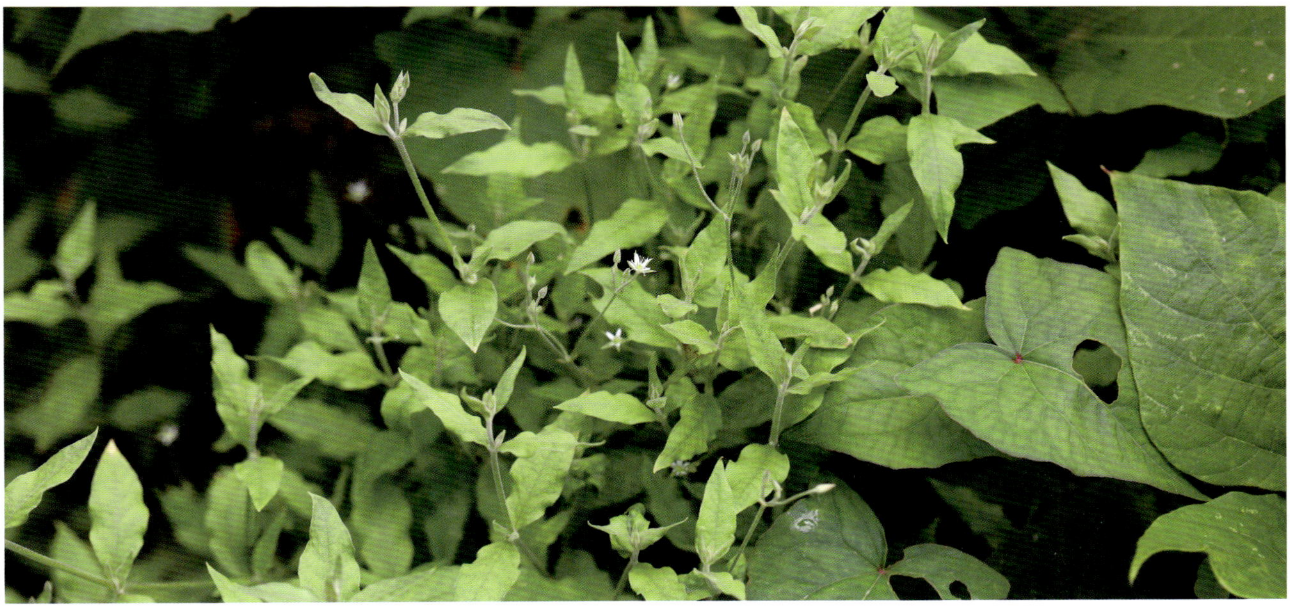

357. 土牛膝 *Achyranthes aspera* L.

分类位置 苋科 Amaranthaceae 牛膝属 *Achyranthes* L.。

别　　名 倒梗草，倒钩草，倒扣草。

形态特征 多年生草本，高 20 ~ 120cm。根细长，土黄色；茎四棱形，有柔毛，节部稍膨大，分枝对生。叶纸质，宽卵状倒卵形或椭圆状矩圆形，具突尖，基部楔形或圆形，全缘或波状缘，两面密生柔毛，或近无毛；叶柄密生柔毛或近无毛。穗状花序顶生，直立，花期后反折；总花梗具棱角，密生柔毛；花疏生；苞片披针形，小苞片刺状，基部两侧各有 1 个薄膜质翅；花被片披针形，具 1 脉；雄蕊长 2.5 ~ 3.5mm；退化雄蕊顶端截状或细圆齿状，具分枝流苏状长缘毛。胞果卵形。种子卵形，不扁压，棕色。花期 6 ~ 8 月，果期 10 月。

资源现状 生于路旁或荒地，全市各地较常见。资源较丰富，民间多以根用于治疗跌扑损伤。

功效应用 全草：苦、酸，平；活血祛瘀；用于风湿关节痛，腰腿酸痛，痢疾，尿道炎，急性肾炎，高血压，扁桃体炎，白喉，闭经，带下，跌扑损伤，痈疽肿毒等。

注：同属植物牛膝 *Achyranthes bidentata* 的野生资源及柳叶牛膝 *Achyranthes longifolia* 的根在民间亦作为土牛膝药用，两者在武夷山市均有分布。

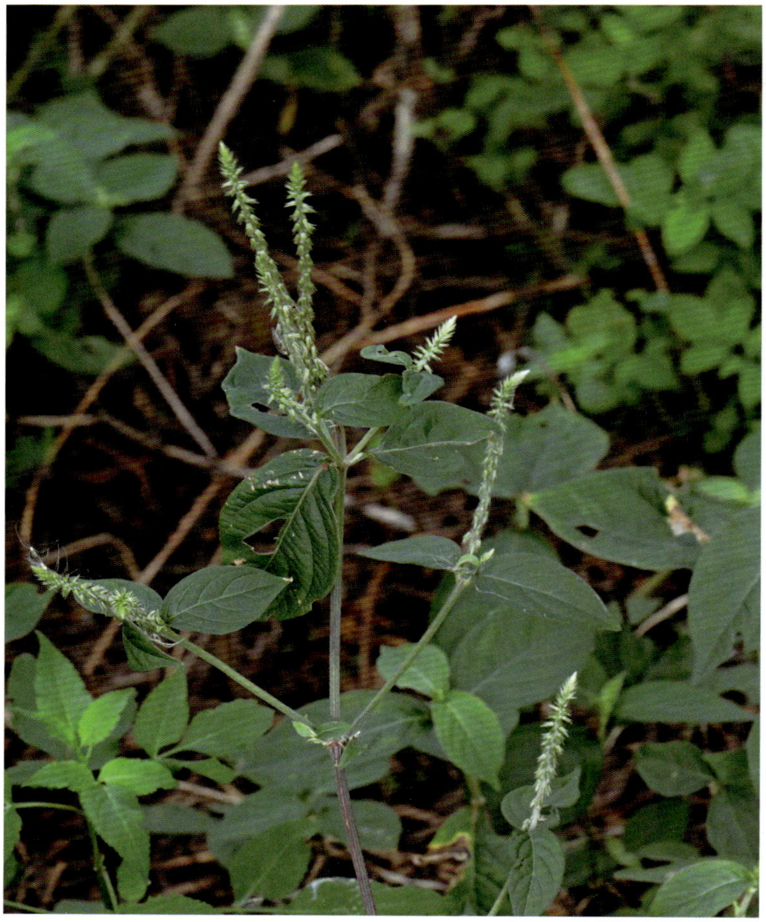

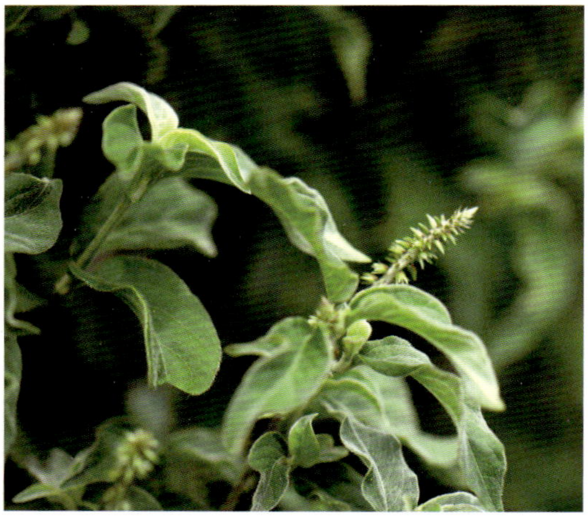

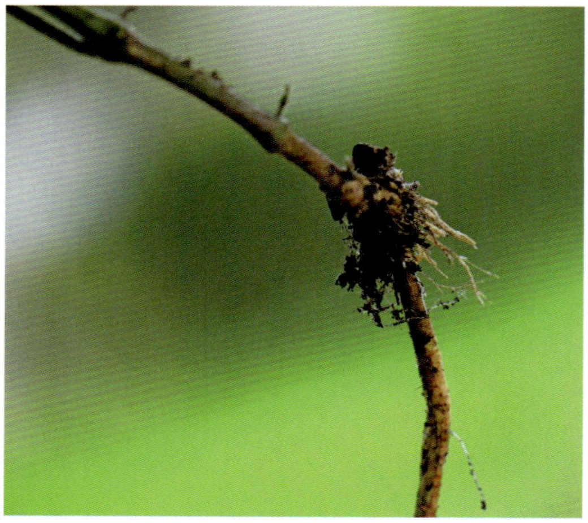

358. 刺 苋 *Amaranthus spinosus* L.

分类位置 苋科 Amaranthaceae 苋属 *Amaranthus* L.。

别　　名 勒苋菜，竻苋菜。

形态特征 一年生草本，高 30 ~ 100cm。茎直立，圆柱形或钝棱形，多分枝，有纵条纹，绿色或带紫色，无毛或稍有柔毛。叶片菱状卵形或卵状披针形，顶端圆钝，具微凸头，基部楔形，全缘；叶柄无毛，旁有 2 刺。圆锥花序腋生及顶生，下部顶生花穗常全部为雄花；苞片在腋生花簇及顶生花穗的基部者变成尖锐直刺；花被片绿色，边缘透明，在雄花者矩圆形，在雌花者矩圆状匙形；雄蕊花丝略和花被片等长或较短；柱头 3，有时 2。胞果矩圆形，包裹在宿存花被片内。种子近球形，黑色或带棕黑色。花果期 7 ~ 11 月。

资源现状 生于田野、荒地、屋旁和路边，全市各地常见。入侵种，资源丰富，民间常以其根用于治疗肾结石等。

功效应用 全草：甘、微苦，凉，有小毒；清热利湿，消肿解毒；用于肠炎，痢疾，白喉，甲状腺肿大，胆囊炎，胆石症，带下，乳腺炎，腮腺炎，带状疱疹，湿疹，痔出血，淋巴结炎，痈疽疔疖，无名肿毒，毒蛇咬伤等。

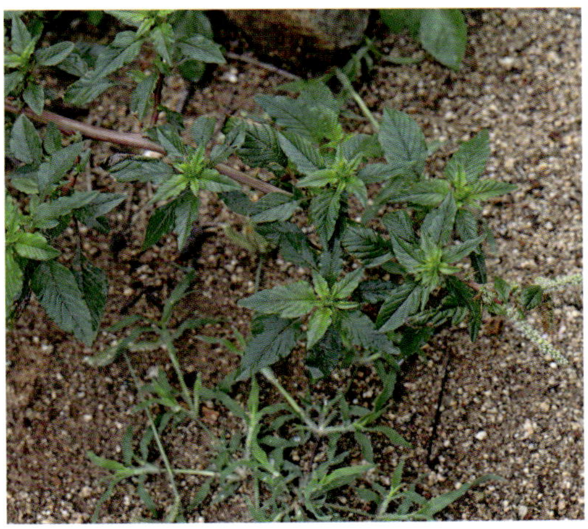

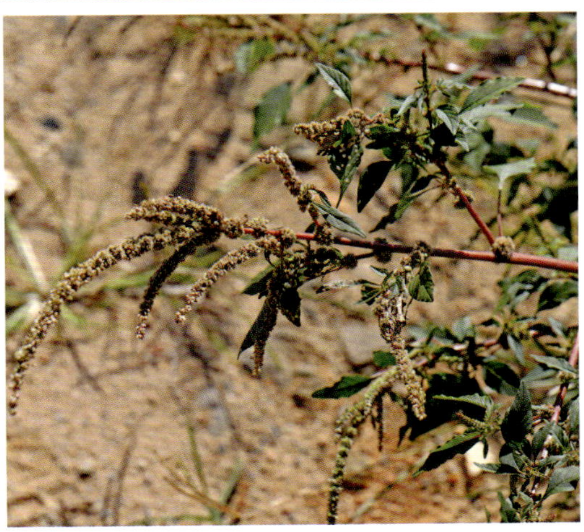

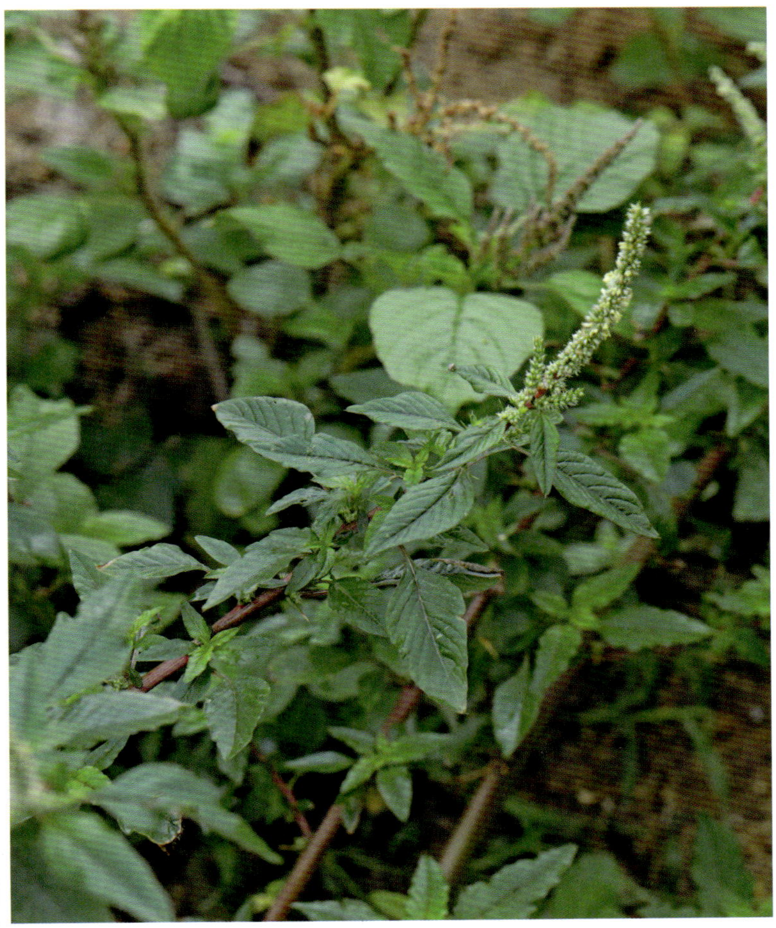

359. 青　葙 *Celosia argentea* L.

分类位置 苋科 Amaranthaceae 青葙属 *Celosia* L.。

别　　名 狗尾草，百日红，鸡冠花，野鸡冠花。

形态特征 一年生草本，高 0.3 ~ 1m，全体无毛。茎直立，有分枝，绿色或红色，具显明条纹。叶片矩圆披针形、披针形或披针状条形，具小芒尖，基部渐狭；叶柄长 2 ~ 15mm 或无叶柄。花多数，密生，在茎端或枝端成单一、无分枝的塔状或圆柱状穗状花序；苞片及小苞片披针形，白色，光亮，延长成细芒，具 1 中脉；花被片矩圆状披针形，初为白色顶端带红色或全部粉红色，后成白色，具 1 中脉，在背面凸起；花药紫色；子房有短柄，花柱紫色。胞果卵形，包裹在宿存花被片内。种子凸透镜状肾形。花期 5 ~ 8 月，果期 6 ~ 10 月。

资源现状 生于田野、路旁和荒地上，全市各地常见。资源丰富，民间多以全草或花序用于治疗眼疾。

功效应用 **种子（青葙子）**：苦，微寒；清肝泻火，明目退翳；用于肝热目赤，目生翳膜，视物昏花，肝火眩晕。茎叶或根（青葙）：苦，寒；燥湿清热，杀虫止痒，凉血止血；用于湿热带下，小便不利，尿浊，泄泻，阴痒，疮疥，痔，衄血，创伤出血等。花序（青葙花）：苦，凉；凉血止血，清肝除湿，明目；用于吐血，衄血，崩漏，赤痢，血淋，热淋，带下，目赤肿痛，目生翳障等。

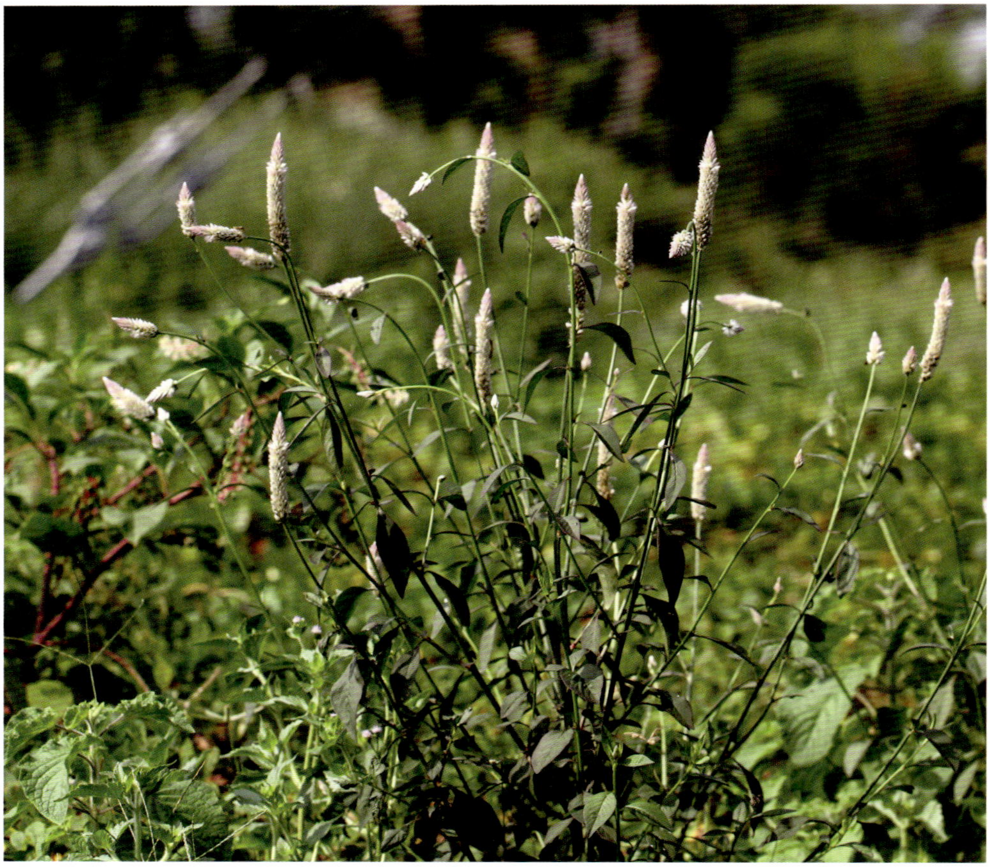
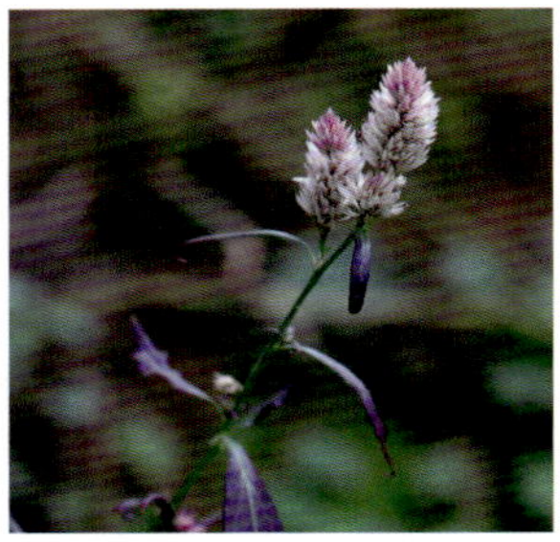
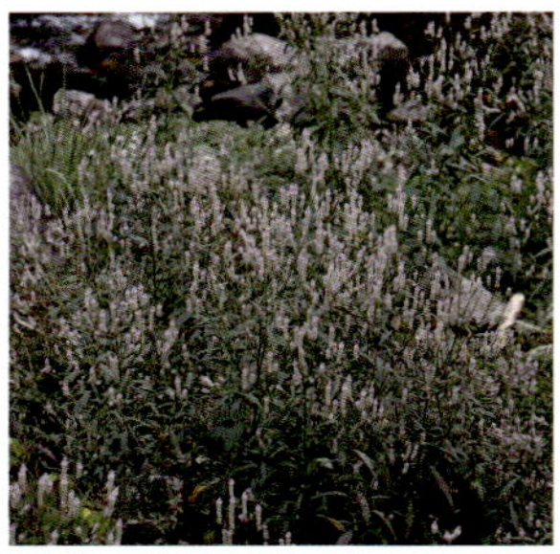
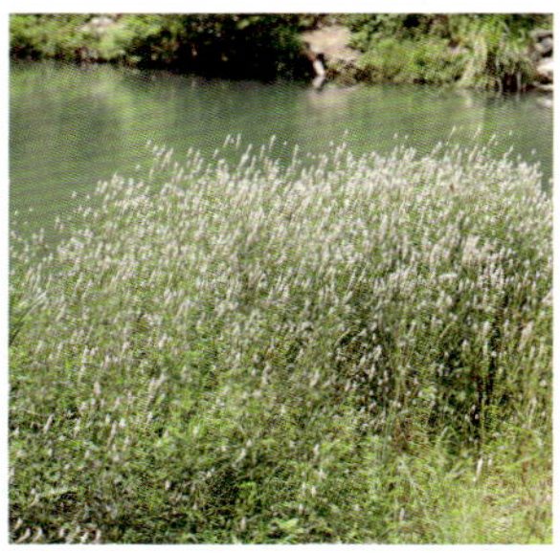

360. 鸡冠花　*Celosia cristata* L.

分类位置　苋科 Amaranthaceae 青葙属 *Celosia* L.。

别　　名　鸡公花，鸡髻花，鸡冠头。

形态特征　一年生直立草本，高 30 ~ 80cm，全体无毛。茎直立，有分枝，绿色或红色。叶片卵形、卵状披针形或披针形，宽 2 ~ 6cm；花多数，极密生，成扁平肉质鸡冠状、卷冠状或羽毛状的穗状花序，一个大花序下面有数个较小的分枝，圆锥状矩圆形，表面羽毛状；花被片矩圆状披针形，红色、紫色、黄色、橙色或红黄相间；花药紫色；子房有短柄，花柱紫色；胞果卵形，包裹在宿存花被片内。种子凸透镜状肾形，花果期 7 ~ 9 月。

资源现状　全市各地常作为观赏花卉栽培，偶有逸生。资源较丰富，民间多以全草或花序用于凉血解毒等。

功效应用　茎叶或全草（鸡冠苗）：甘，凉；清热凉血，解毒；用于吐血，衄血，崩漏，痔，痢疾，荨麻疹等。**花序（鸡冠花）**：甘、涩，凉；收敛止血，止带，止痢；用于吐血，崩漏，便血，痔血，赤白带下，久痢不止。种子（鸡冠子）：甘，凉；凉血止血，清肝明目；用于便血，崩漏，赤白痢，目赤肿痛等。

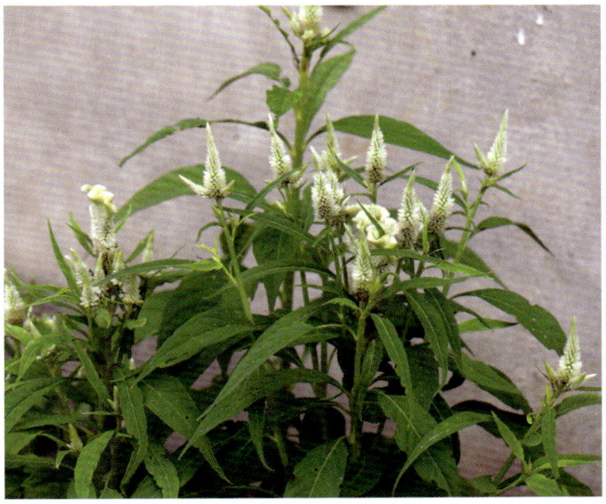

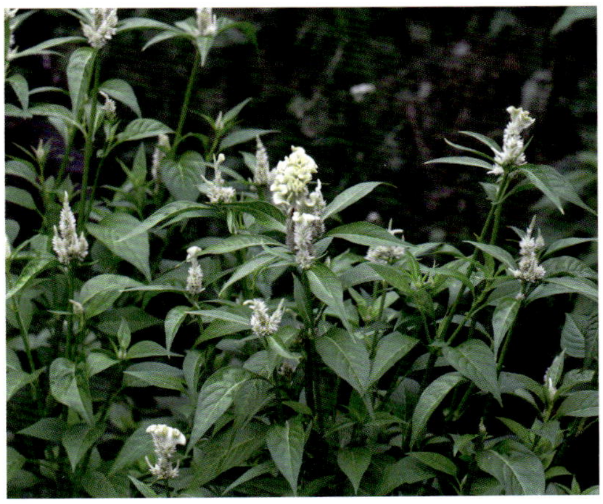

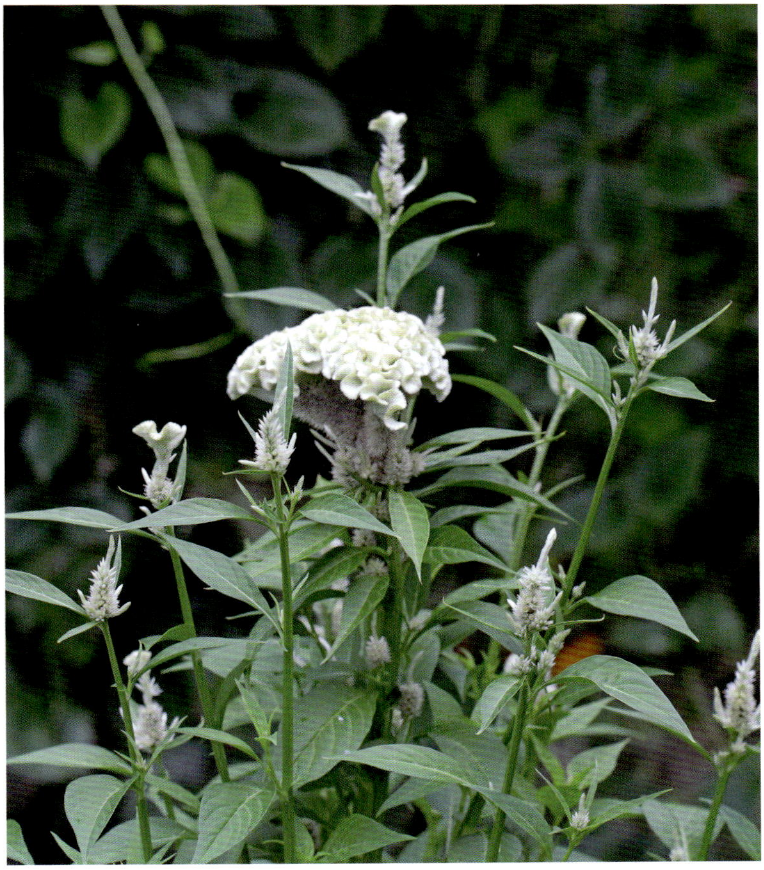

361. 土荆芥 *Dysphania ambrosioides* (L.) Mosyakin & Clemants

分类位置 苋科 Amaranthaceae 腺毛藜属 *Dysphania* R. Br.。

别　　名 杀虫芥，臭草，鹅脚草。

形态特征 一年生或多年生草本，高 50～80cm，有强烈香味。茎直立，多分枝，有色条及钝条棱；枝有短柔毛并兼有具节的长柔毛，有时无毛。叶片矩圆状披针形至披针形，边缘具稀疏不整齐的大锯齿，基部渐狭具短柄，上面平滑无毛，下面散生油点并沿叶脉稍有毛，上部叶逐渐狭小而近全缘。花两性或雌性，常 3～5 个团集，生于上部叶腋；花被裂片 5，稀 3，绿色，果时常闭合；雄蕊 5；花柱不明显，柱头常 3，少为 4。胞果扁球形，完全包于花被内。种子横生或斜生，黑色或暗红色，有光泽，边缘钝。花期 8～9 月，果期 9～10 月。

资源现状 生于村旁、旷野草丛中，全市各地常见。入侵种，资源丰富，民间多以鲜品外用治疗皮肤病等。

功效应用 全草：辛、苦，温，有小毒；祛风行气，除湿杀虫；用于湿疹，疥，癣，钩虫病，蛔虫病，蛲虫病，感冒，痢疾，风湿关节痛，带下，产后晕血，跌扑损伤，扭伤，外伤出血，毒蛇咬伤等。

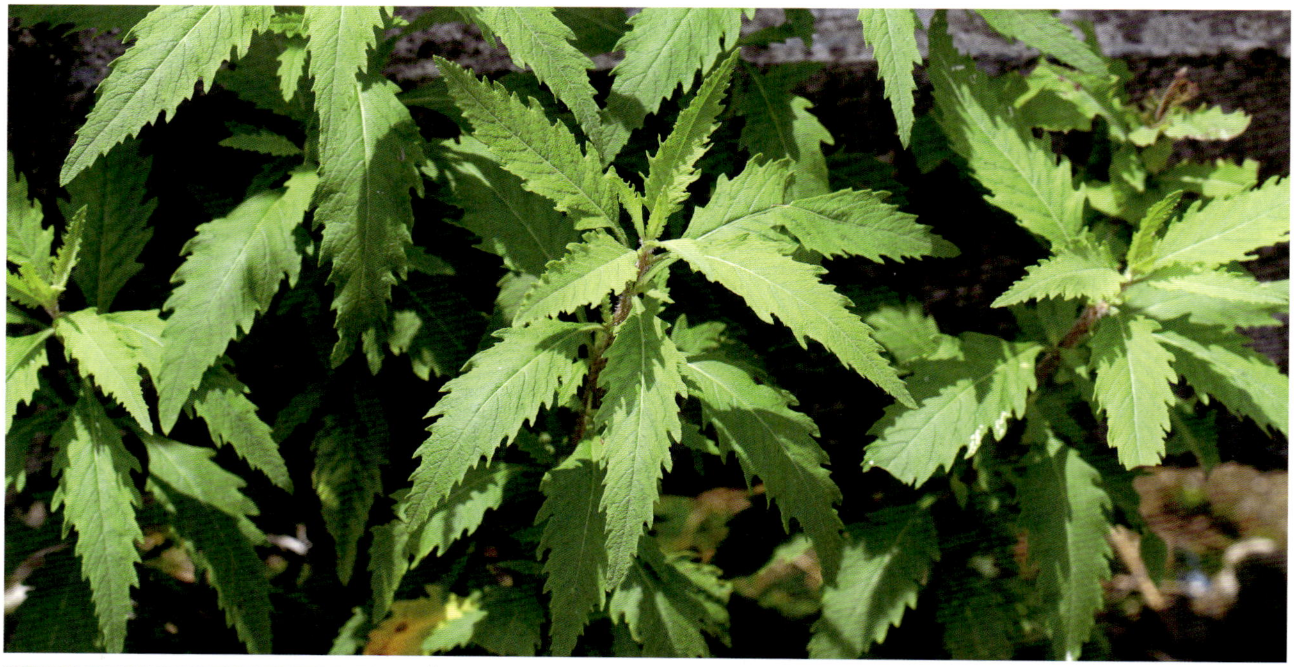

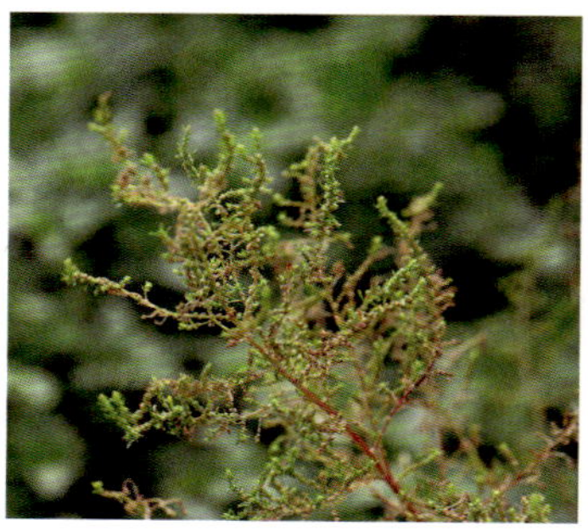

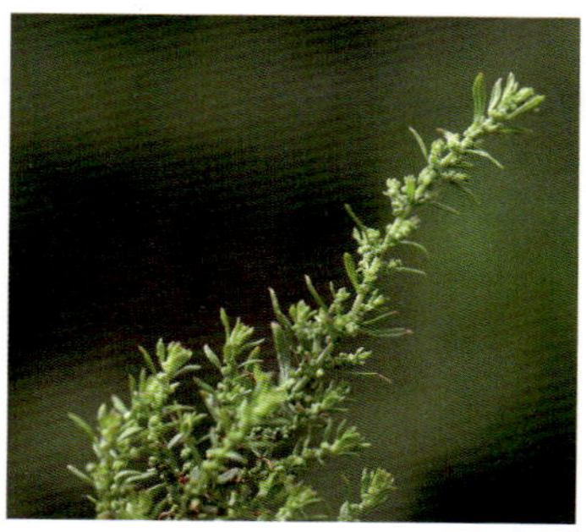

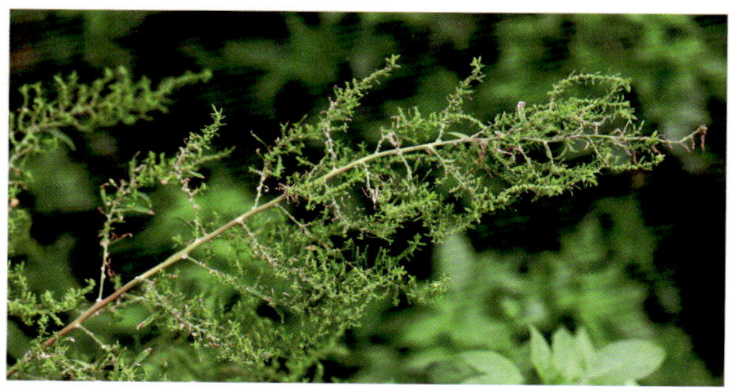

362. 千日红　*Gomphrena globosa* L.

分类位置　苋科 Amaranthaceae 千日红属 *Gomphrena* L.。

别　　名　火球花，百日红。

形态特征　一年生直立草本，高 20 ~ 60cm。茎粗壮，有分枝，枝微四棱形，有灰色糙毛，节部稍膨大。叶片纸质，长椭圆形或矩圆状倒卵形，边缘波状，两面有小斑点、白色长柔毛及缘毛。花多数，成顶生球形或矩圆形头状花序，单一或 2 ~ 3 个，常紫红色；总苞为 2 绿色对生叶状苞片而成，两面有灰色长柔毛；苞片卵形，白色，顶端紫红色；小苞片背棱有细锯齿缘；花被片披针形，不展开，外生白色绵毛；雄蕊花丝连合成管状，顶端 5 浅裂；花柱条形，柱头 2，叉状分枝。胞果近球形。种子肾形，棕色，光亮。花果期 6 ~ 9 月。

资源现状　全市各地常见栽培于屋旁、旱地及庭园等地。资源较丰富，民间常以白花者的花序用于治疗鼻衄等。

功效应用　花序或全草：甘、微咸，平；止咳平喘，清肝明目，解毒；用于咳嗽，哮喘，百日咳，小儿夜啼，目赤肿痛，肝热头晕，头痛，痢疾，疮疖等。

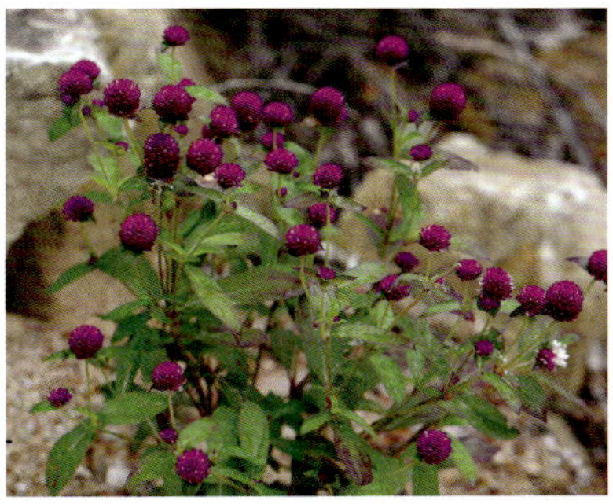

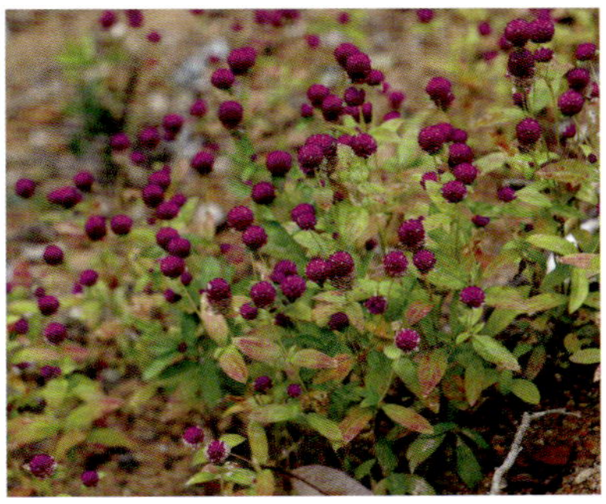

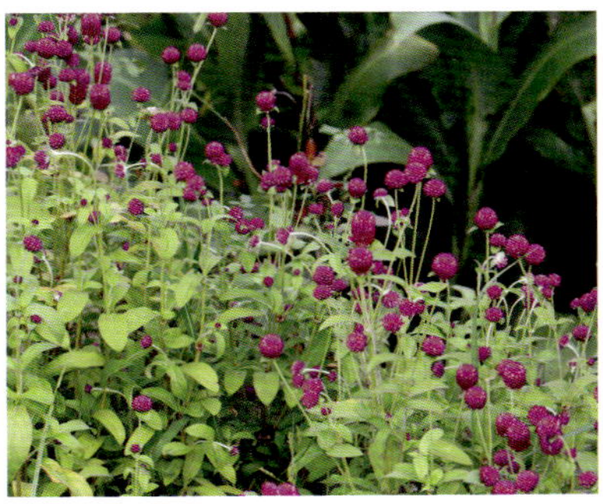

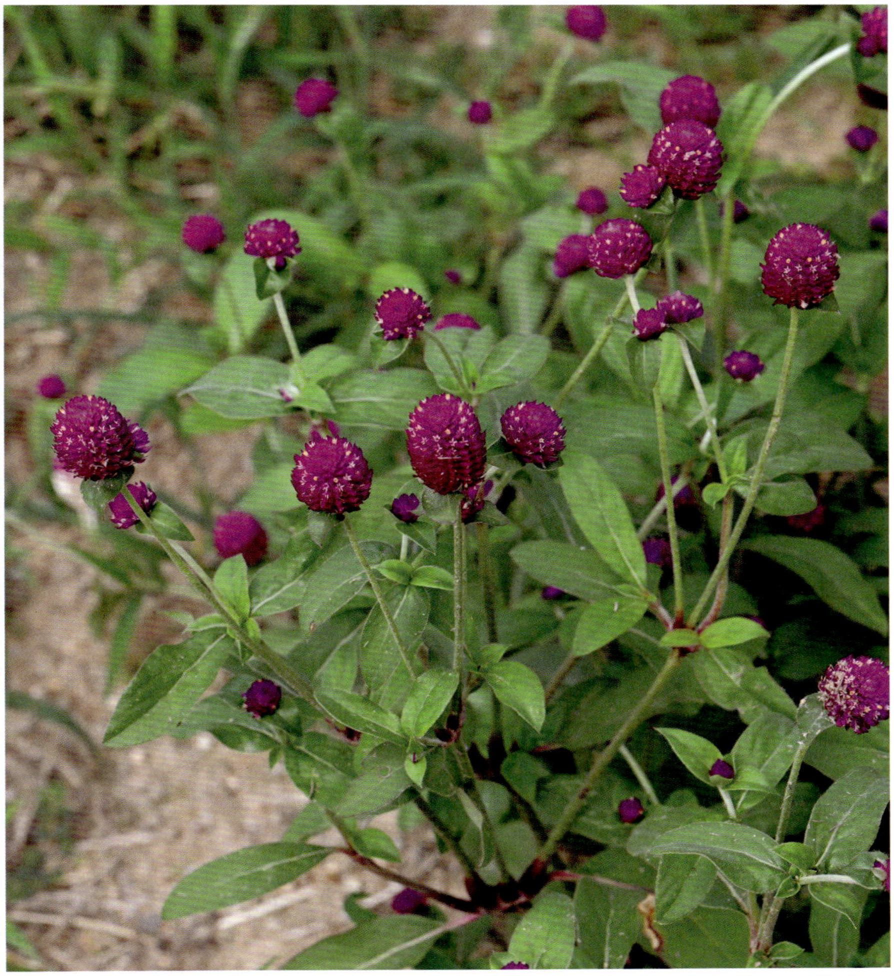

363. 垂序商陆 *Phytolacca americana* L.

分类位置 商陆科 Phytolaccaceae 商陆属 *Phytolacca* L.。

别　　名 美洲商陆，美国商陆，洋商陆，野高丽参。

形态特征 多年生草本，高 1 ~ 2m。根粗壮，肥大，倒圆锥形。茎直立，圆柱形，有时带紫红色。叶片椭圆状卵形或卵状披针形，长 9 ~ 18cm，宽 5 ~ 10cm，基部楔形；叶柄长 1 ~ 4cm。总状花序顶生或侧生；花梗长 6 ~ 8mm；花白色，微带红晕；花被片 5，雄蕊、心皮及花柱通常均为 10，心皮合生。果序下垂；浆果扁球形，熟时紫黑色；种子肾圆形。花期 6 ~ 8 月，果期 8 ~ 10 月。

资源现状 生于林缘湿地、菜地或路边垃圾堆，全市各地常见。入侵种，资源极为丰富，民间少见药用。

功效应用 根（商陆）：苦，寒，有毒；逐水消肿，通利二便，外用解毒散结；用于水肿胀满，二便不通，外治痈肿疮毒。种子：利尿。叶：解热；用于脚气病等。

注：同属植物商陆 *Phytolacca acinosa* 在洋庄乡等地零星可见，根作用相同。

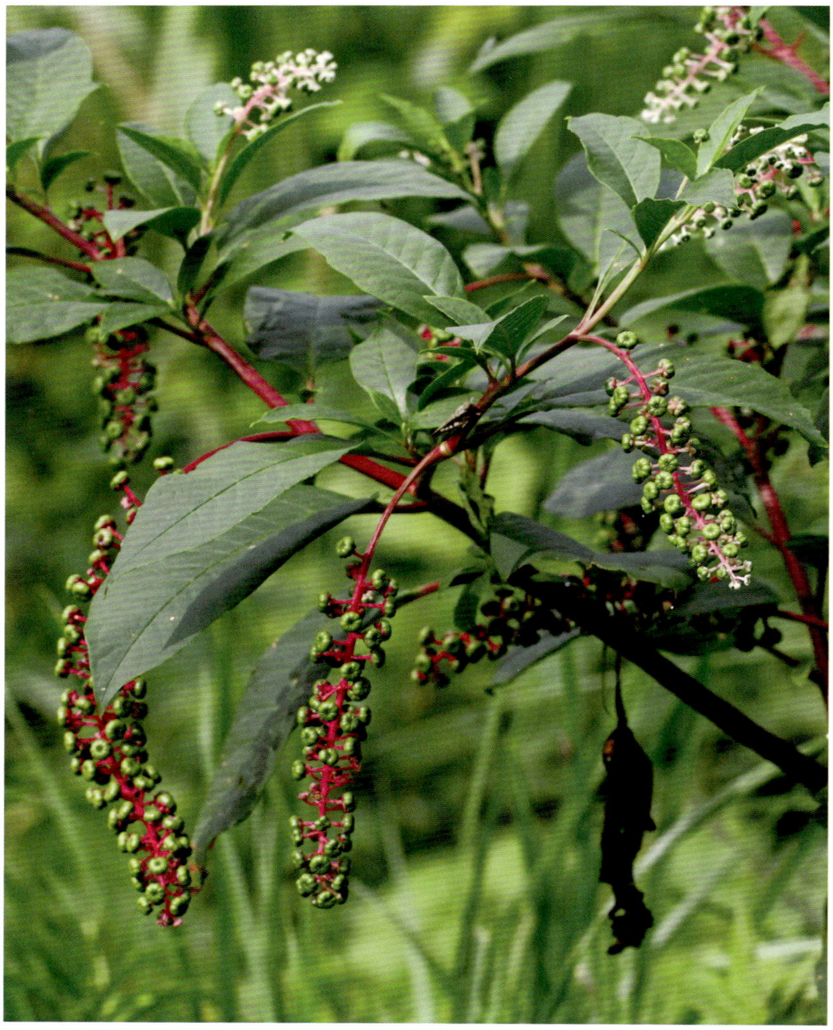

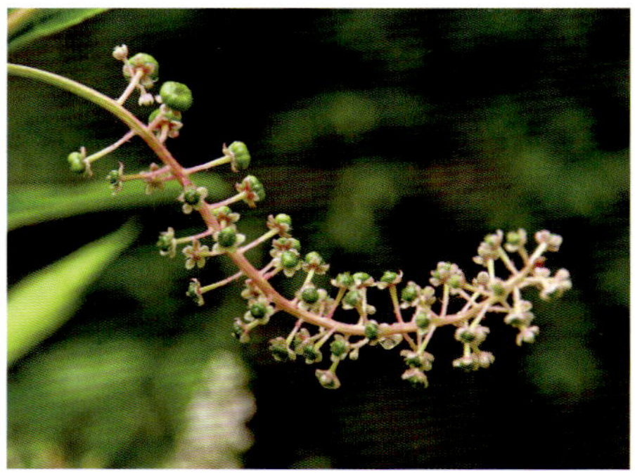

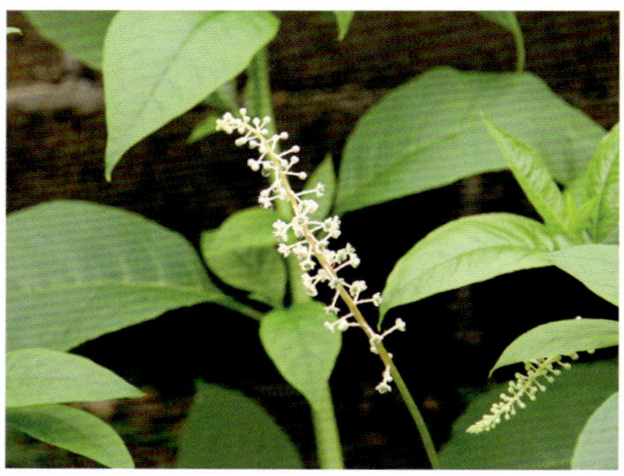

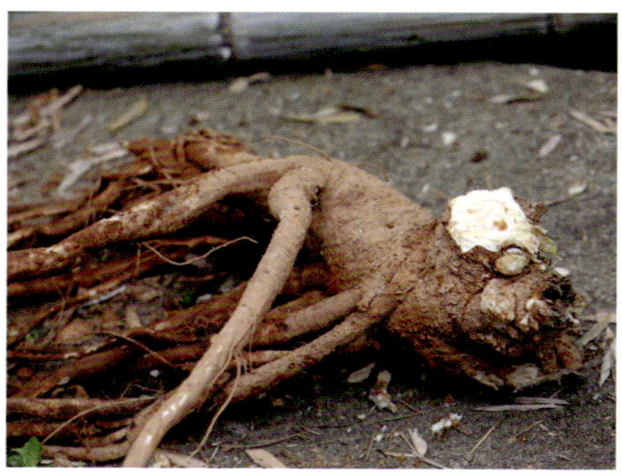

364. 紫茉莉 *Mirabilis jalapa* L.

分类位置 紫茉莉科 Nyctaginaceae 紫茉莉属 *Mirabilis* L.。

别　　名 胭脂花，粉豆花，晚饭花，苦丁香。

形态特征 一年生草本，高可达 1m。根肥粗，倒圆锥形，黑色或黑褐色。茎直立，圆柱形，多分枝，无毛或疏生细柔毛，节稍膨大。叶片卵形或卵状三角形，全缘，两面无毛，脉隆起；叶柄上部叶几无柄。花常数朵簇生枝端；花梗短；总苞钟形，5 裂，裂片三角状卵形，无毛，具脉纹，果时宿存；花被紫红色、黄色、白色或杂色，高脚碟状，5 浅裂；花午后开放有香气，次日午前凋萎；雄蕊 5，花丝细长，花药球形；花柱单生，柱头头状。瘦果球形，革质，黑色，表面具皱纹；种子胚乳白粉质。花期 6 ~ 10 月，果期 8 ~ 11 月。

资源现状 全市各地常见栽培，也常逸为野生。资源丰富，多作为观赏，少药用。

功效应用 根：甘、苦，平；利尿泻热，活血散瘀；用于淋浊，带下，肺痨咳嗽，关节痛等。叶：甘，平；用于痈疖，疥癣，创伤等。

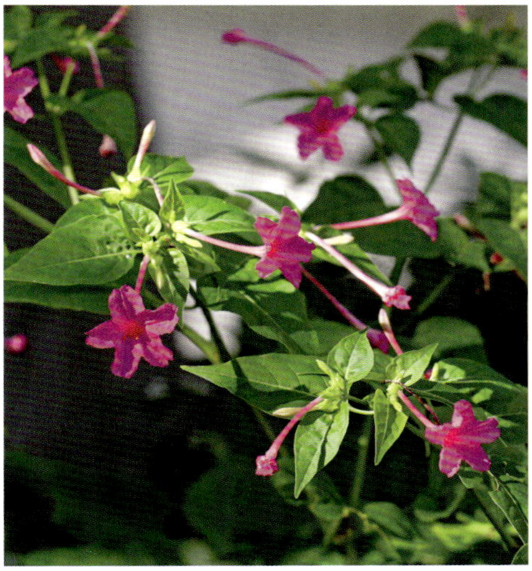

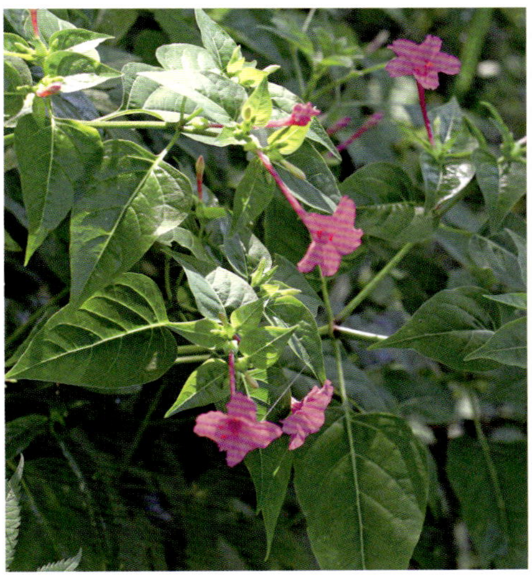

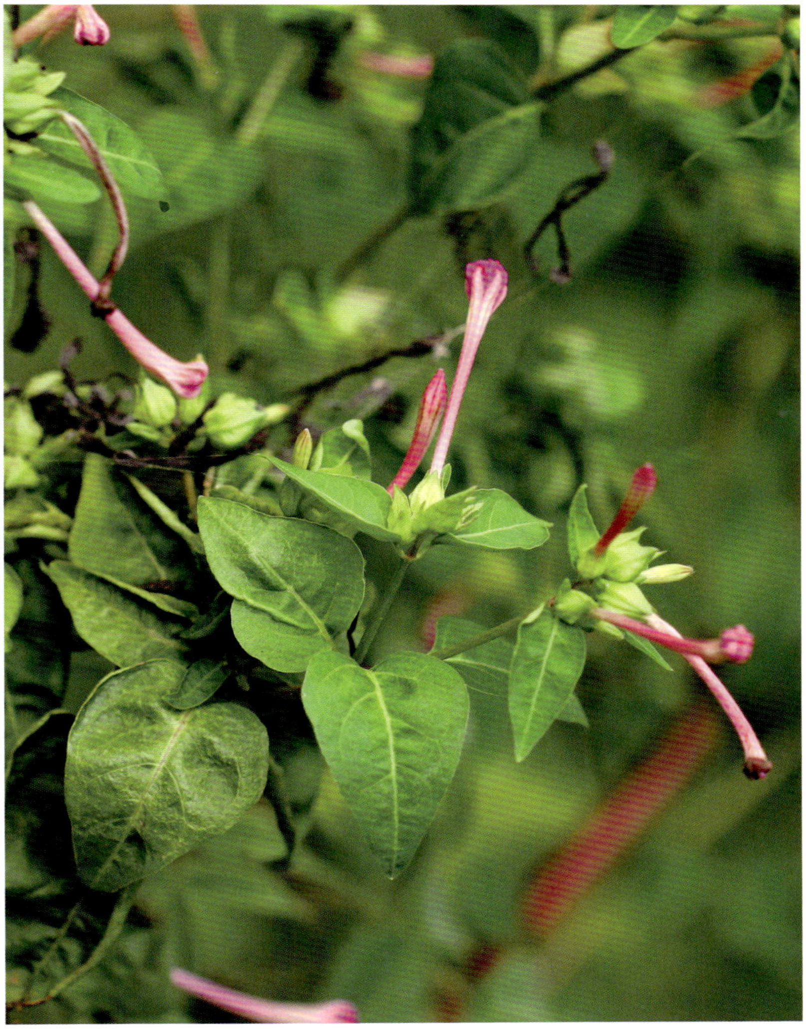

365. 落葵薯 *Anredera cordifolia* (Ten.) Steenis

分类位置 落葵科 Basellaceae 落葵薯属 *Anredera* Juss.。

别　　名 藤三七，藤七，马德拉藤，川七，田三七。

形态特征 缠绕藤本，长可达数米。根状茎粗壮。叶具短柄，叶片卵形至近圆形，长 2 ~ 6cm，宽 1.5 ~ 5.5cm，顶端急尖，基部圆形或心形，稍肉质，腋生小块茎（珠芽）。总状花序具多花，花序轴纤细；花梗长 2 ~ 3mm，花托顶端杯状；下面 1 对小苞片宿存，宽三角形，透明，上面 1 对小苞片淡绿色；花被片白色，渐变黑，卵形、长圆形至椭圆形；雄蕊白色，花丝顶端在芽中反折，开花时伸出花外；花柱白色，分裂成 3 个柱头臂，每臂具 1 棍棒状或宽椭圆形柱头。花期 6 ~ 10 月。

资源现状 原为栽培，现多逸生，已归化，生于村边、林缘或菜地等，全市各地较常见。入侵种，资源极为丰富，民间常以其珠芽 (小块茎) 作为“藤三七”药用，效同三七。

功效应用 藤及珠芽（藤三七）：微苦，温；滋补强壮，祛风除湿，活血祛瘀，消肿止痛；用于腰膝痹痛，病后体虚，跌扑损伤，骨折等。

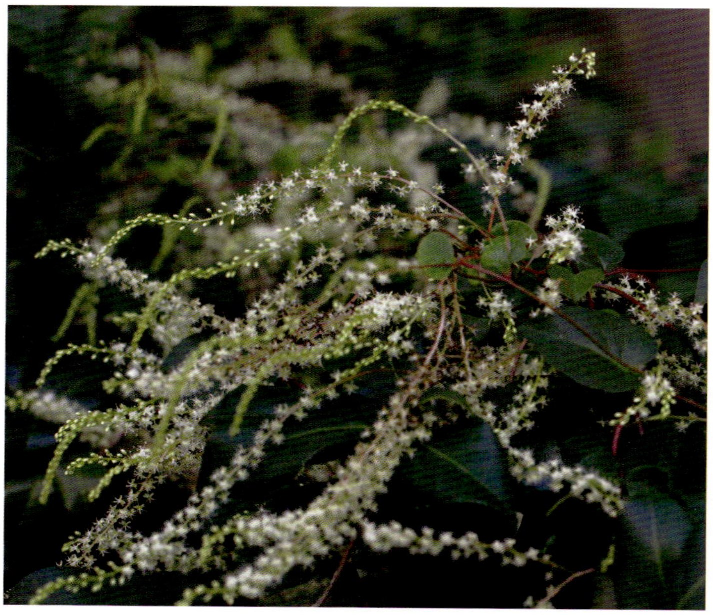
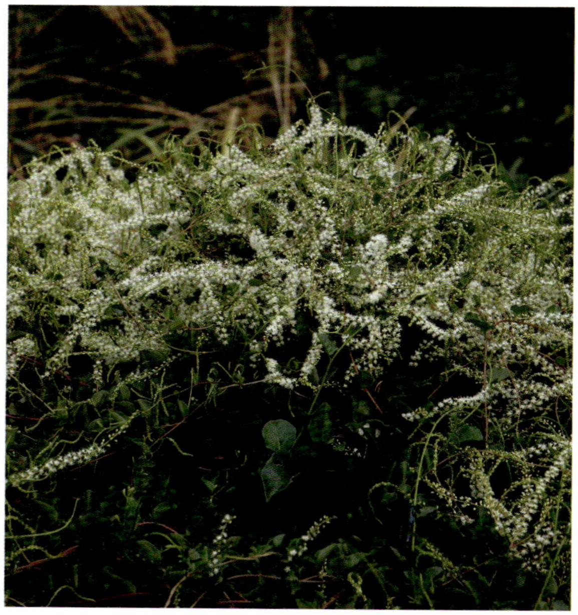
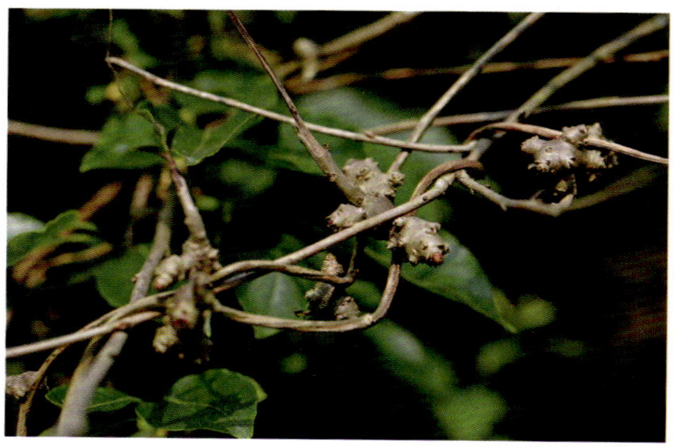
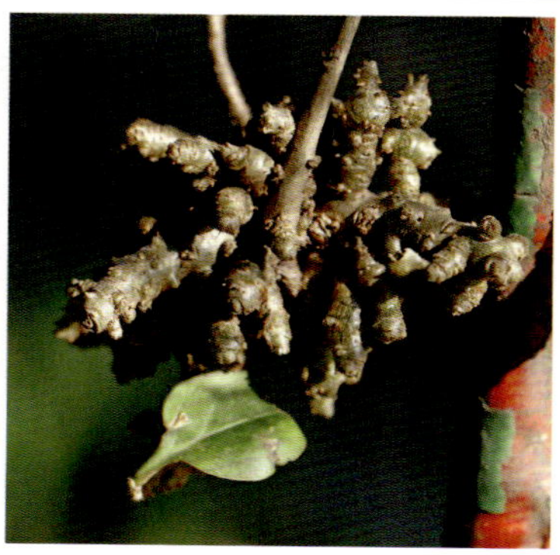
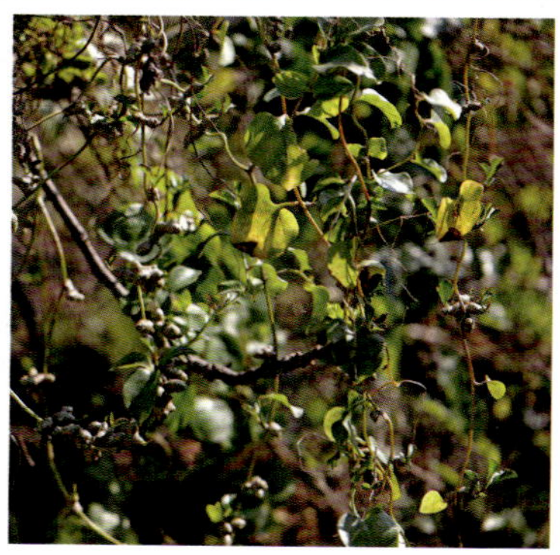

366. 土人参　*Talinum paniculatum* (Jacq.) Gaertn.

分类位置　土人参科 Talinaceae 土人参属 *Talinum* Adans.。

别　　名　栌兰，土高丽参，参草。

形态特征　一年生或多年生草本，高 30 ~ 100cm，全株无毛。主根粗壮，圆锥形，皮黑褐色。茎直立，肉质，基部近木质，圆柱形。叶互生或近对生，具短柄或近无柄，稍肉质，倒卵形或倒卵状长椭圆形，全缘。圆锥花序顶生或腋生，常二叉状分枝，具长花序梗；总苞片绿色或近红色，圆形；苞片 2，披针形；萼片卵形；花瓣粉红色或淡紫红色，长椭圆形、倒卵形或椭圆形；雄蕊（10 ~）15 ~ 20；花柱线形；柱头 3 裂。蒴果近球形，3 瓣裂，坚纸质；种子多数，扁圆形，黑褐色或黑色，有光泽。花期 6 ~ 8 月，果期 9 ~ 11 月。

资源现状　多为早期栽培后逸生遗留下来，生于村边、墙脚或石缝等地，全市各地零星可见。资源量一般，民间以根用于补中益气，鲜茎叶可作为野菜食用。

功效应用　根、叶：甘，平；补中益气，润肺生津；用于气虚乏力，体虚自汗，脾虚泄泻，肺燥咳嗽，乳汁稀少等。

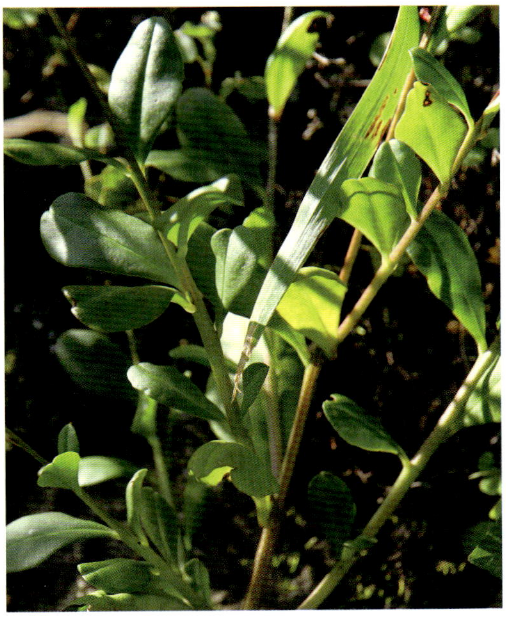

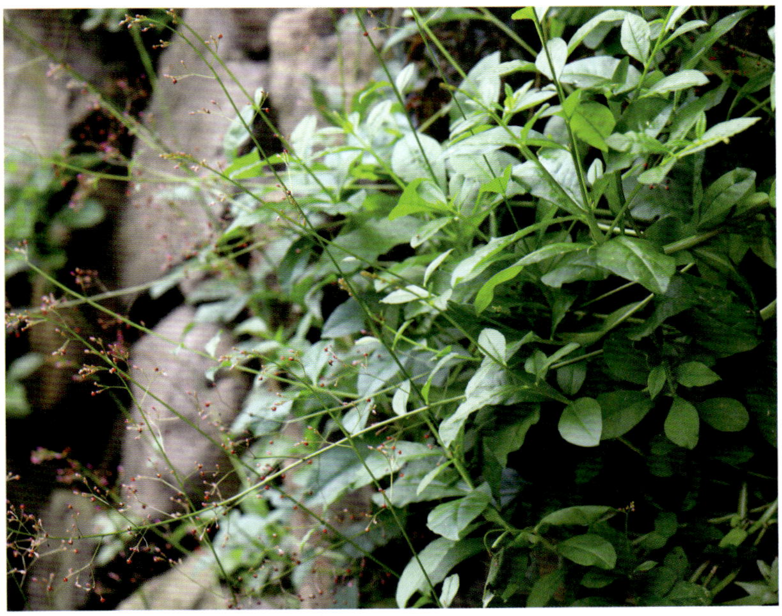

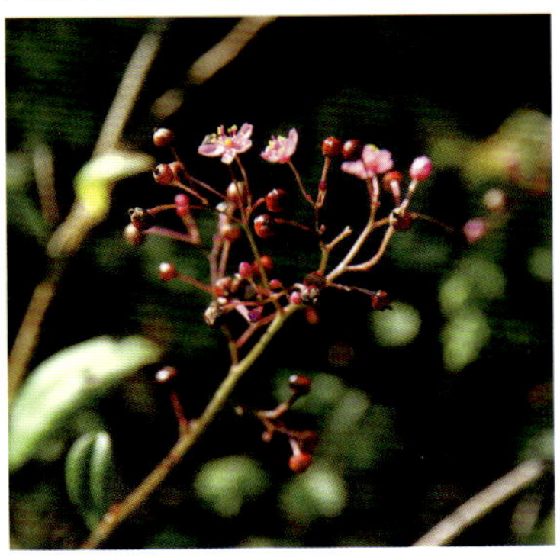

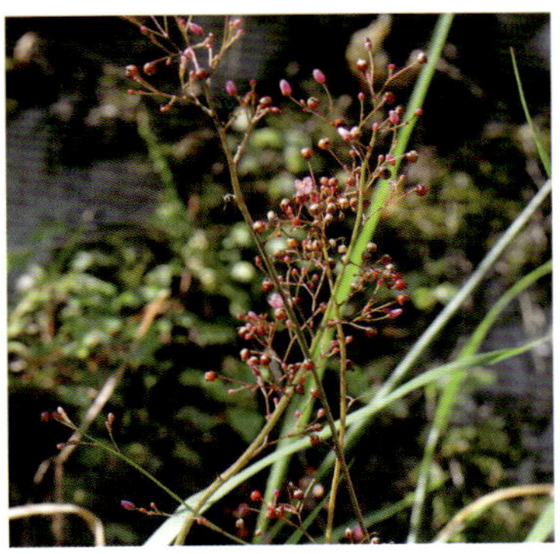

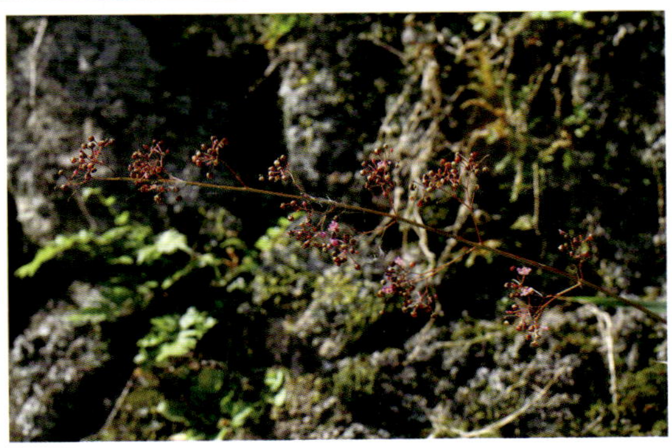

367. 马齿苋 *Portulaca oleracea* L.

分类位置 马齿苋科 Portulacaceae 马齿苋属 *Portulaca* L.。

别　　名 马苋菜，蚂蚱菜，胖娃娃菜，肥猪菜。

形态特征 一年生草本，全株无毛。茎平卧或斜倚，伏地铺散，多分枝，圆柱形，淡绿色或带暗红色。叶互生，有时近对生，叶片扁平，肥厚，倒卵形，似马齿状，长 1 ~ 3cm，全缘，上面暗绿色，下面淡绿色或带暗红色。花无梗，常 3 ~ 5 朵簇生枝端；苞片 2 ~ 6，叶状，近轮生；萼片 2，对生，绿色，盔形；花瓣 5，稀 4，黄色，倒卵形；雄蕊通常 8 或更多，花药黄色；子房无毛，花柱比雄蕊稍长，柱头 4 ~ 6 裂，线形。蒴果卵球形；种子细小，多数，偏斜球形，黑褐色，有光泽，具小疣状凸起。花期 5 ~ 8 月，果期 6 ~ 9 月。

资源现状 生于田间、村旁、路边，全市各地极常见。资源丰富，民间常采嫩茎叶作为野菜食用。

功效应用 **地上部分（马齿苋）**：酸，寒；清热解毒，凉血止血，止痢；用于热毒血痢，痈肿疔疮，湿疹，丹毒，蛇虫咬伤，便血，痔血，崩漏下血。

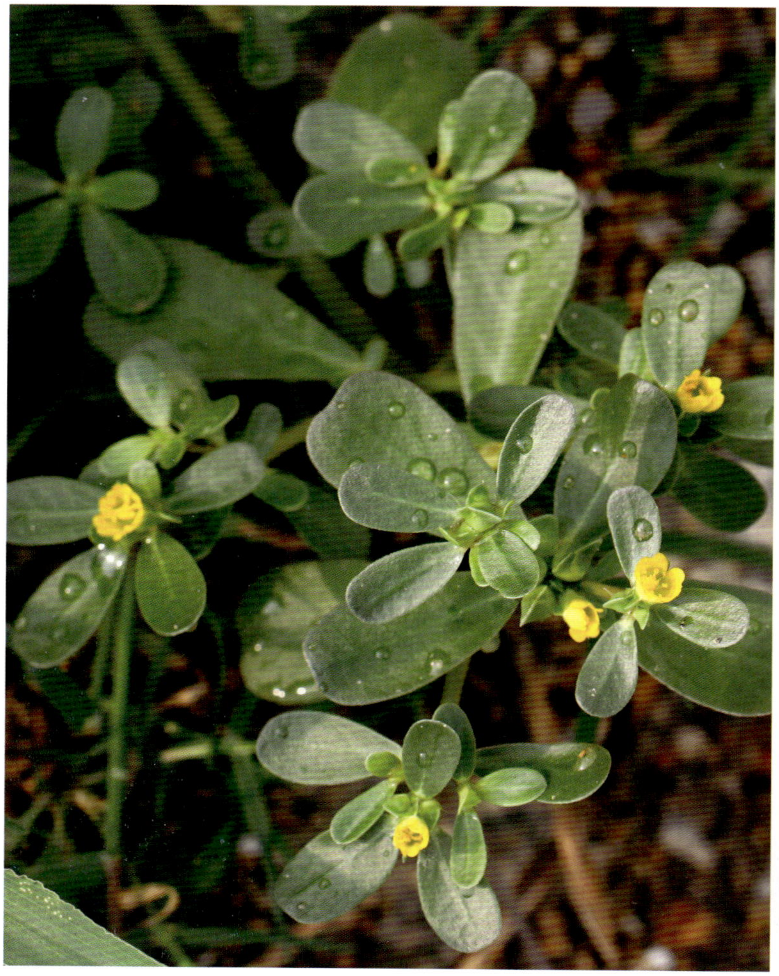

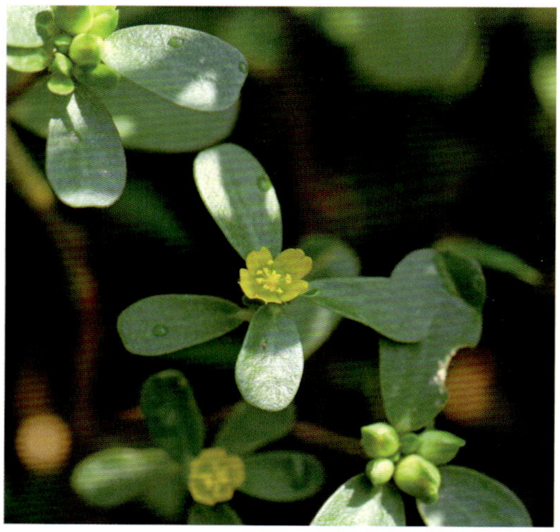

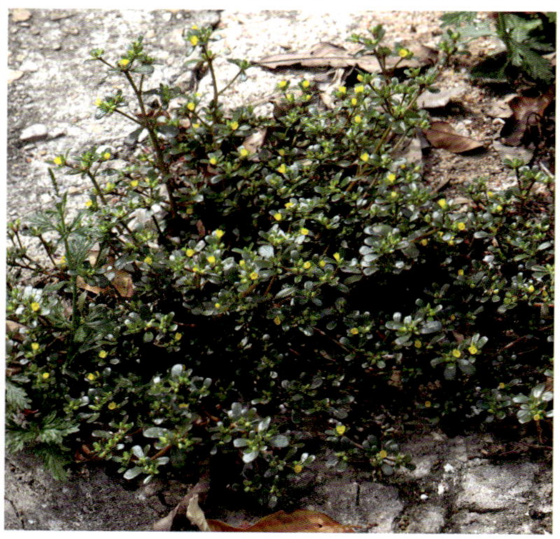

368. 草绣球 *Cardiandra moellendorffii* (Hance) Migo

分类位置 绣球花科 Hydrangeaceae 草绣球属 *Cardiandra* Siebold et Zucc.。

别　　名 人心药，草紫阳光。

形态特征 亚灌木。茎单生，干后淡褐色，稍具纵条纹。叶单片、分散互生于茎上，纸质，椭圆形或倒长卵形，先端渐尖或短渐尖，基部沿叶柄两侧下延成楔形，边缘有粗长牙齿状锯齿，上面被短糙伏毛，下面疏被短柔毛或仅脉上有疏毛。伞房状聚伞花序顶生，苞片和小苞片线形或狭披针形，宿存；不育花萼片 2 ~ 3，阔卵形至近圆形，先端圆或略尖，白色或粉红色；孕性花萼筒杯状；花瓣阔椭圆形至近圆形，淡红色或白色；雄蕊 15 ~ 25 枚，稍短于花瓣子房 3 室，花柱 3；蒴果近球形或卵球形，不连花柱；种子棕褐色，长圆形或椭圆形。花期 7 ~ 8 月，果期 9 ~ 10 月。

资源现状 生于海拔 700 ~ 1500m 林下水沟旁土质肥沃而阴湿的沙壤土中，分布于岚谷、五夫、吴屯、星村等地。资源量一般，民间少见药用，具有一定的观赏价值。

功效应用 根状茎：苦，微温；活血祛瘀；用于跌扑损伤，痔出血等。

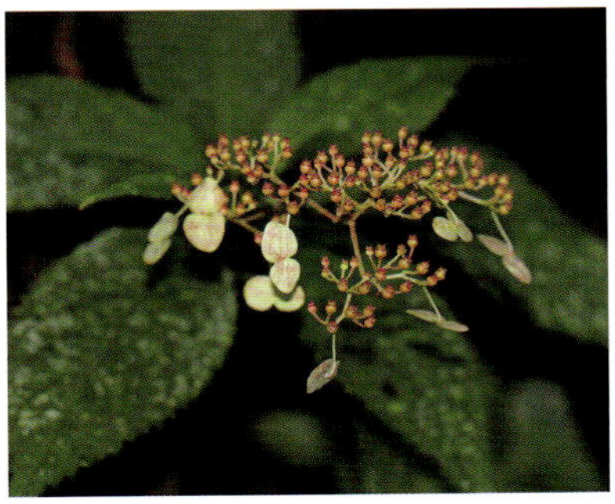
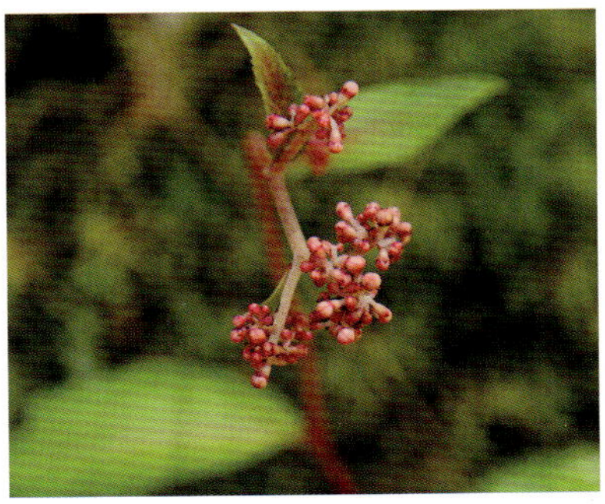
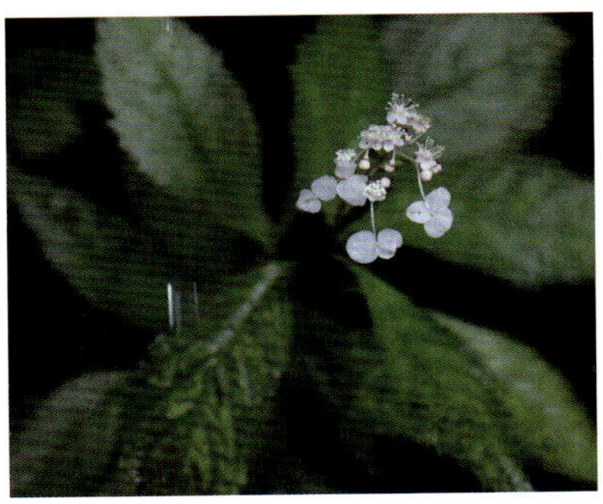
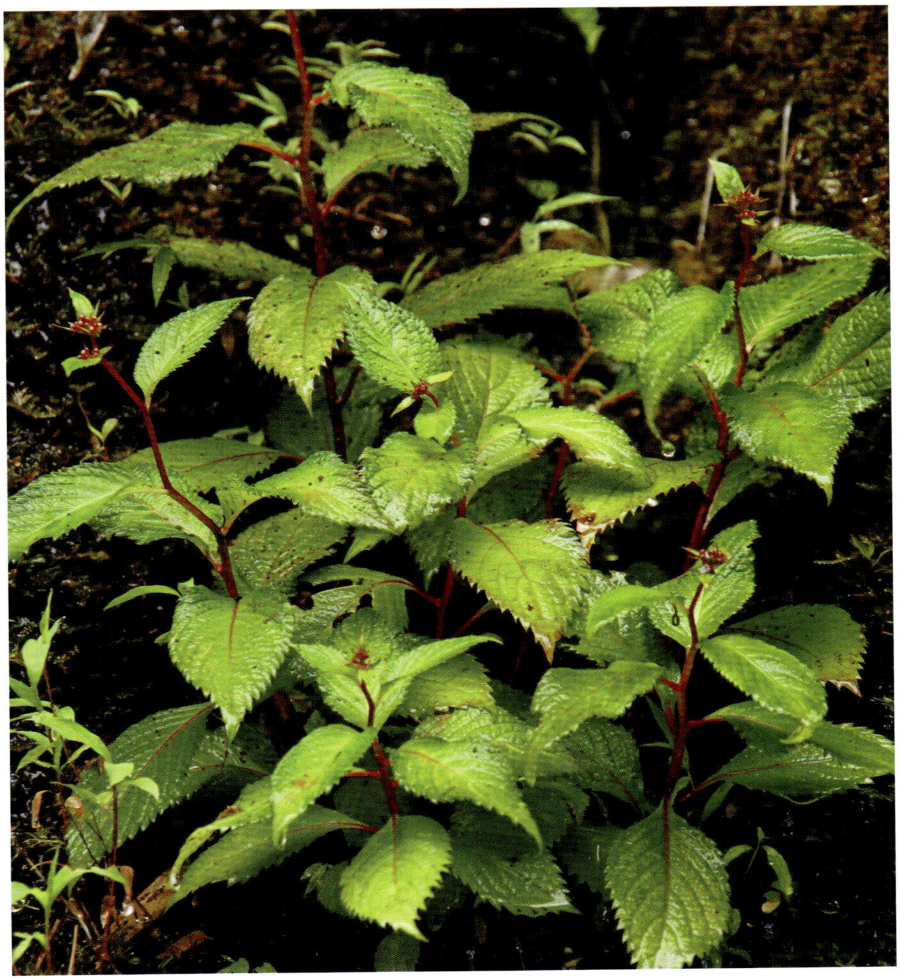

369. 宁波溲疏 *Deutzia ningpoensis* Rehd.

分类位置 绣球花科 Hydrangeaceae 溲疏属 *Deutzia* Thunb.。

别　　名 空心付常山，老鼠竹。

形态特征 灌木，高 1 ~ 2.5m。老枝灰褐色，无毛，表皮常脱落；花枝上具 6 叶，红褐色，被星状毛。叶厚纸质，卵状长圆形或卵状披针形，先端渐尖或急尖，基部圆形或阔楔形，边缘具疏离锯齿或近全缘，两面均被星状毛，下面较密。聚伞状圆锥花序，多花，疏被星状毛；花蕾长圆形；萼筒杯状，裂片卵形或三角形，与萼筒均密被星状毛；花瓣白色，长圆形，先端急尖，中部以下渐狭，外面被星状毛，花蕾时内向镊合状排列；外轮雄蕊长 3 ~ 4mm，内轮雄蕊较短，两轮形状相同；花丝先端 2 短齿，花药球形，具短柄，从花丝裂齿间伸出；花柱 3 ~ 4，柱头稍弯。蒴果半球形，密被星状毛。花期 5 ~ 7 月，果期 9 ~ 10 月。

资源现状 生于海拔 350m 以上山坡路旁或山坡灌丛中，全市山区较常见。资源较丰富，民间少见药用，具有较好的观赏价值。

功效应用 根：辛，寒；退热利尿，杀虫，接骨；用于感冒发热，小便不利，疟疾，疥疮，骨折等。叶：辛，寒；退热利尿，杀虫，接骨；用于感冒发热，小便不利，疟疾，疥疮，骨折等。

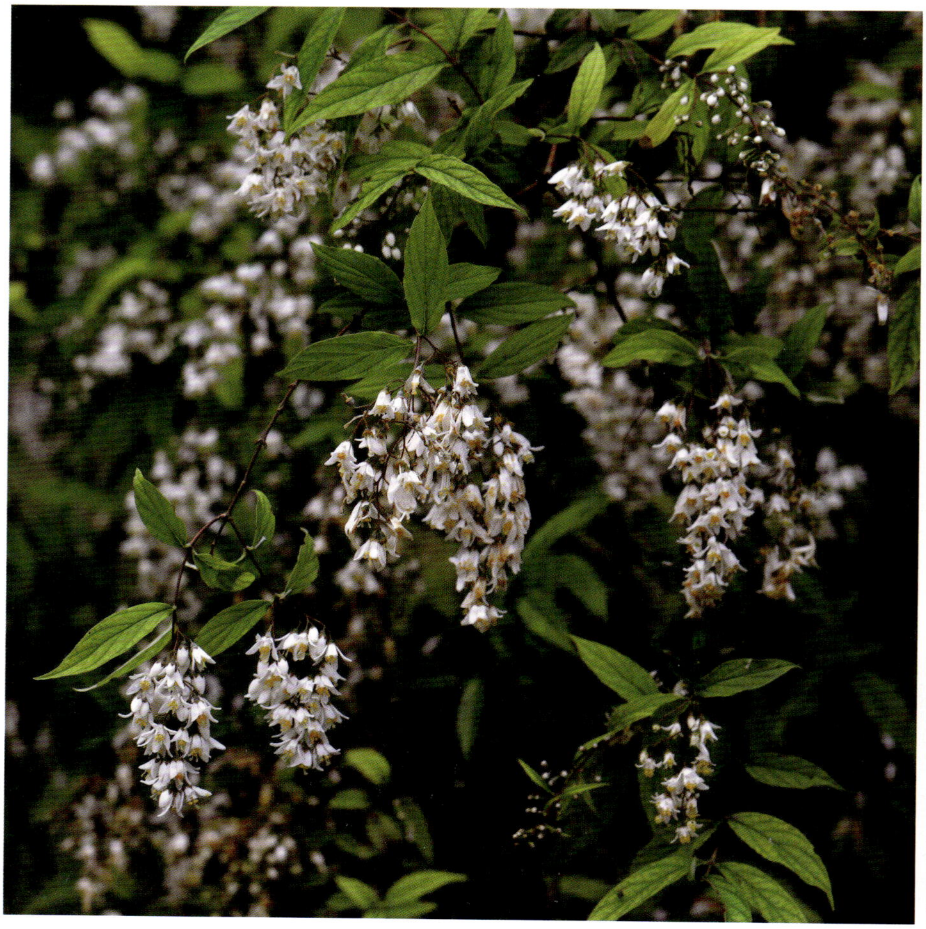

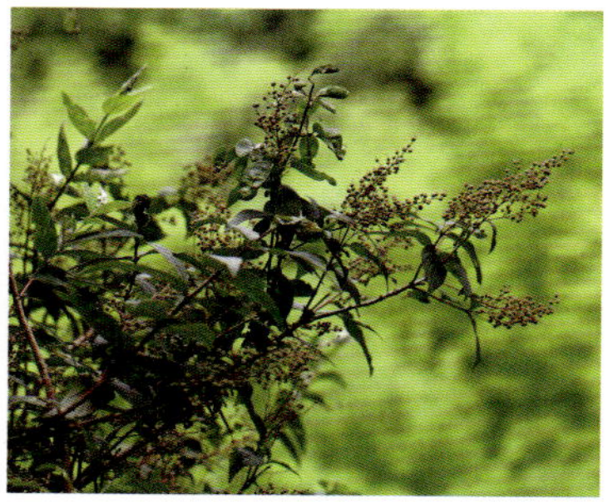

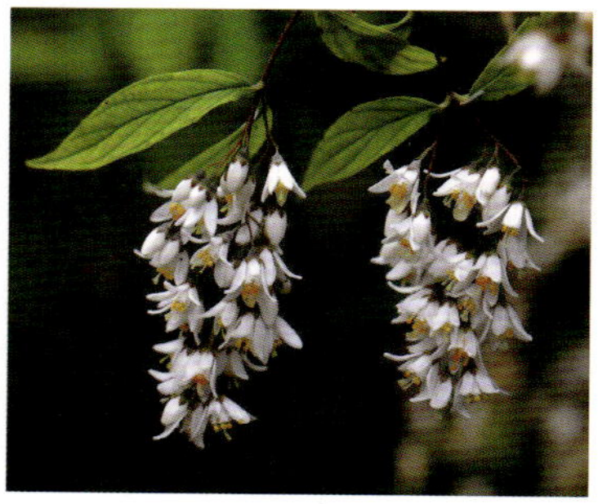

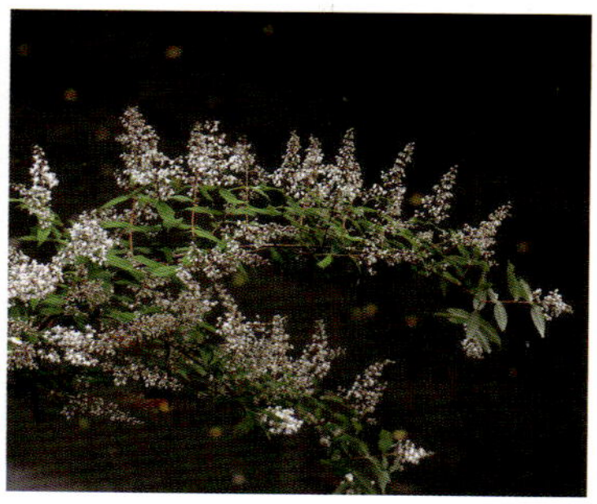

370. 常　山 *Dichroa febrifuga* Lour.

分类位置 绣球花科 Hydrangeaceae 常山属 *Dichroa* Lour.。

别　　名 恒山，蜀漆，土常山。

形态特征 灌木，高 1 ~ 2m。叶形状大小变异大，常椭圆形、倒卵形、椭圆状长圆形或披针形，先端渐尖，基部楔形，边缘具锯齿或粗齿，稀波状，两面绿色或一至三面紫色，无毛或仅叶脉被皱卷短柔毛，叶柄无毛或疏被毛；伞房状圆锥花序顶生，花蓝色或白色，花蕾倒卵形，花萼裂片阔三角形；花瓣长圆状椭圆形，稍肉质，花后反折；雄蕊 10 ~ 20 枚，一半与花瓣对生，花丝线形，初与花瓣合生，后分离，花药椭圆形；花柱 4（5 ~ 6），棒状，子房 3/4 下位。浆果蓝色，干时黑色；种子具网纹。花期 2 ~ 4 月，果期 5 ~ 8 月。

资源现状 生于海拔 200m 以上的林缘、路旁、山坡灌丛或山沟溪边，分布于岚谷、吴屯、星村等地。资源量一般，民间少见药用，具有较好的观赏价值。

功效应用 根（常山）：苦、辛，寒，有毒；涌吐痰涎，截疟；用于痰饮停聚，胸膈痞塞，疟疾。嫩枝叶：苦、辛，温，有毒；祛痰，截疟；用于癥瘕积聚，疟疾等。

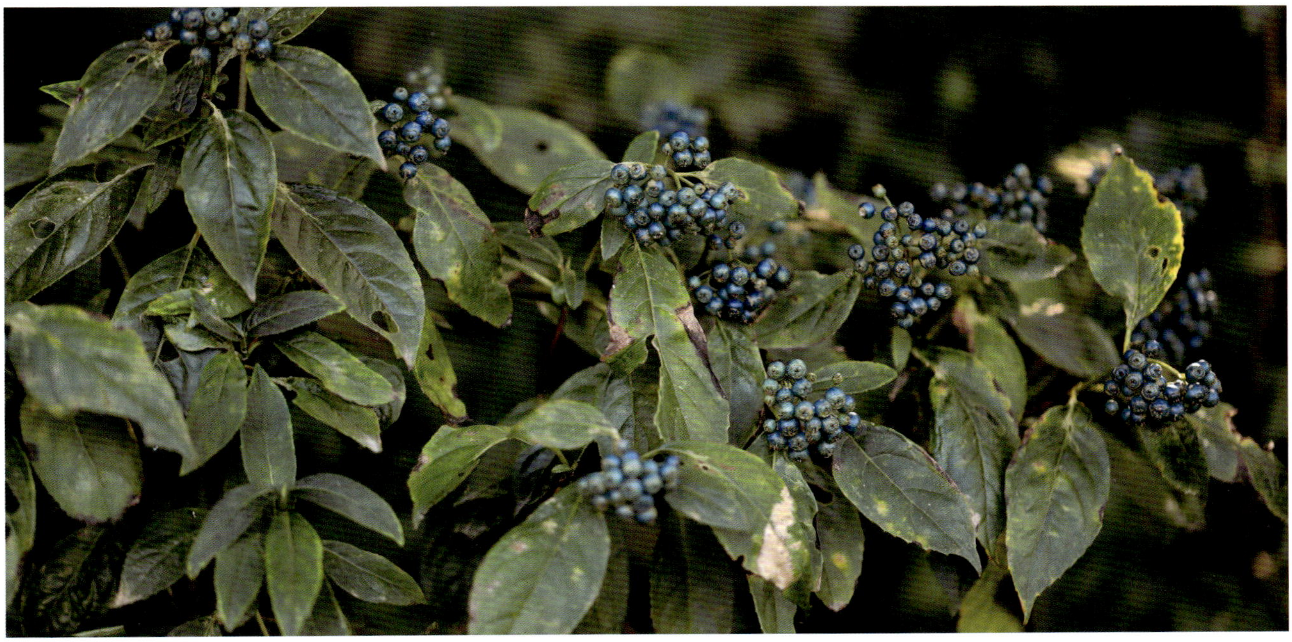

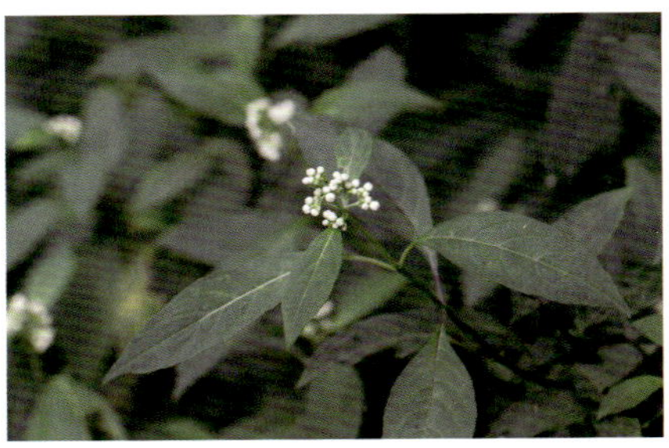

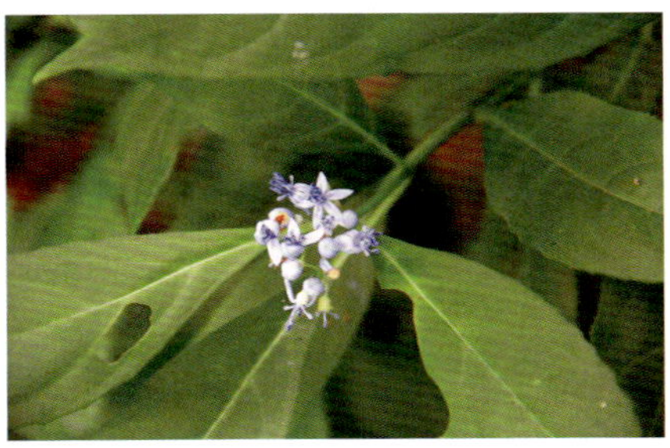

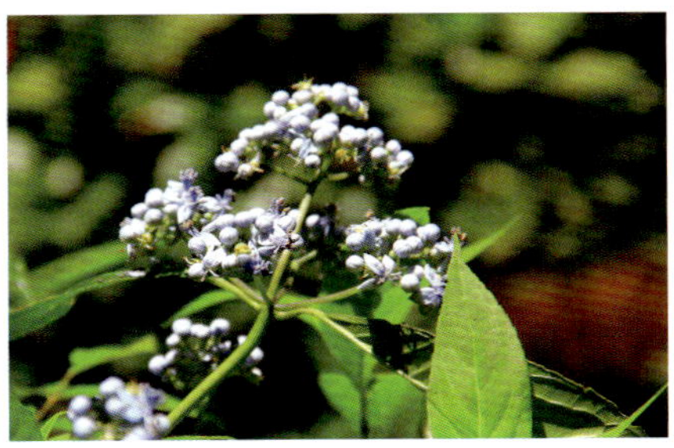

371. 中国绣球 **_Hydrangea chinensis_ Maxim.**

分类位置 绣球花科 Hydrangeaceae 绣球属 *Hydrangea* L.。

别　　名 狭瓣绣球，伞形绣球，绿瓣绣球。

形态特征 灌木，高 0.5 ~ 2m。一年生或二年生小枝红褐色或褐色，初时被短柔毛，后渐变无毛。叶薄纸质至纸质，长圆形或狭椭圆形，边缘近中部以上具疏钝齿或小齿；叶柄被短柔毛。伞房状聚伞花序顶生，分枝 5 或 3；不育花萼片 3 ~ 4，椭圆形、倒卵形或扁圆形，全缘或具数小齿；孕性花萼筒杯状，萼齿披针形或三角状卵形；花瓣黄色，椭圆形或倒披针形，基部具短爪；雄蕊 10 ~ 11 枚，近等长，花蕾时不内折；子房近半下位，花柱直立，柱头增大呈半环状。蒴果卵球形，不连花柱，顶端突出，稍长于萼筒；种子淡褐色，椭圆形、卵形或近圆形，略扁，无翅，具网状脉纹。花期 5 ~ 6 月，果期 9 ~ 10 月。

资源现状 生于海拔 360m 以上的山谷溪边疏林或密林，或山坡、山顶灌丛或草丛中，全市各地常见。资源丰富，民间常以根或根皮外用于跌扑损伤等，具有较好的观赏价值。

功效应用 根：辛，凉，有小毒；截疟，消食；用于疟疾，腹胀等。

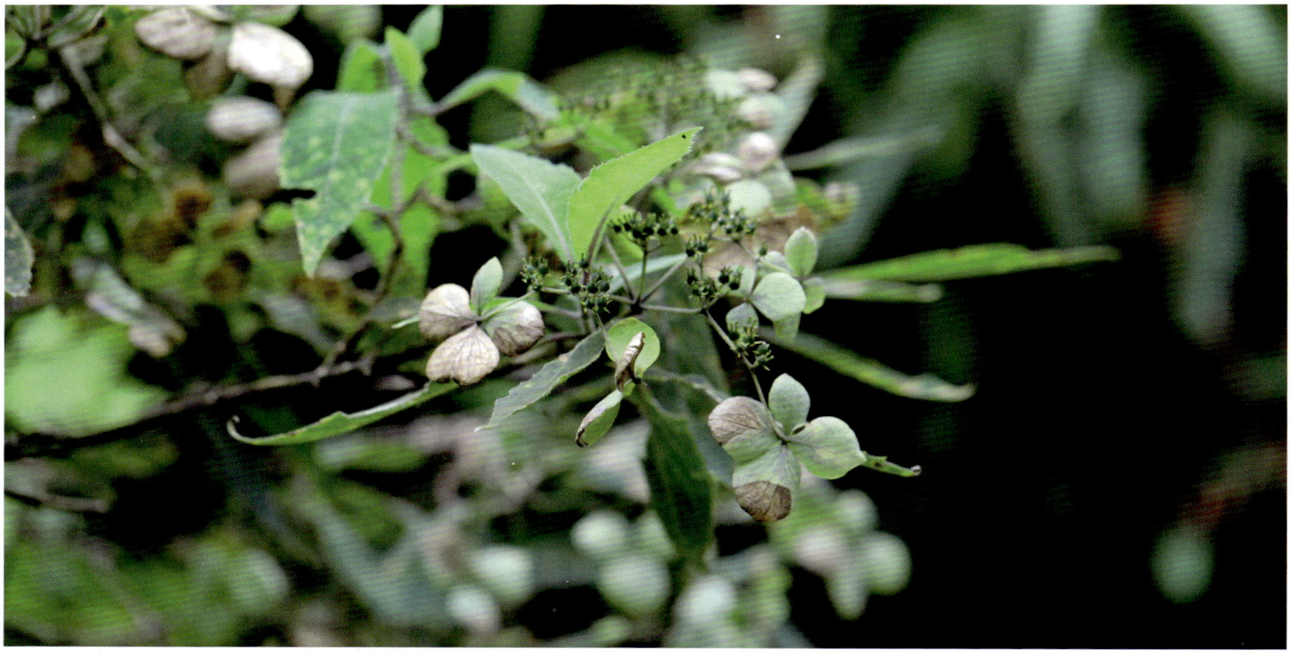

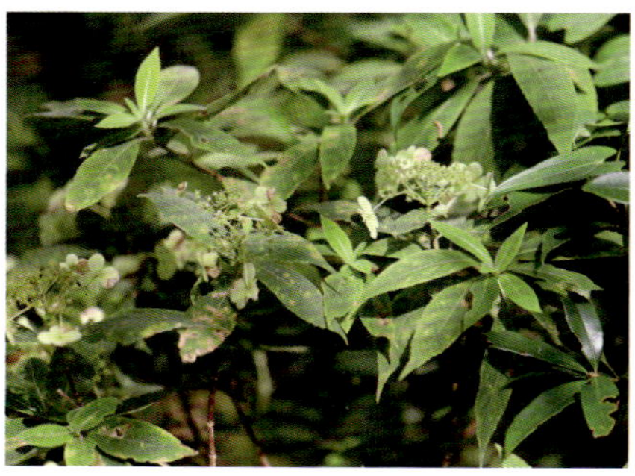

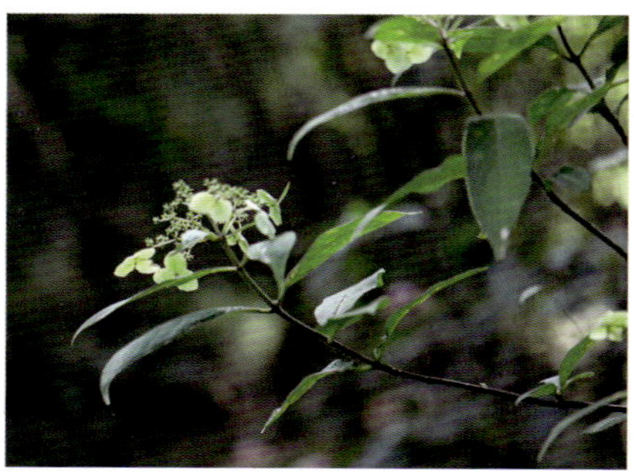

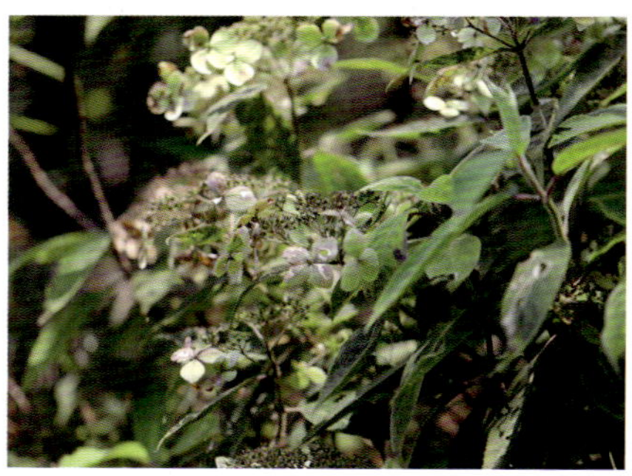

372. 圆锥绣球　*Hydrangea paniculata* Sieb.

分类位置　绣球花科 Hydrangeaceae 绣球属 *Hydrangea* L.。

别　　名　湖溲疏，水亚木，白花丹。

形态特征　灌木或小乔木，高 1 ~ 5m，有时达 9m。枝暗红褐色或灰褐色，初时被疏柔毛，后变无毛，具凹条纹和圆形浅色皮孔。叶纸质，2 ~ 3 片对生或轮生，卵形或椭圆形，先端渐尖或急尖，具短尖头，边缘有密集稍内弯的小锯齿；圆锥状聚伞花序尖塔形，序轴及分枝密被短柔毛；不育花白色；萼片 4，阔椭圆形或近圆形，不等大，全缘；孕性花萼筒陀螺状，萼齿短三角形，花瓣白色，卵形或卵状披针形；雄蕊不等长，花药近圆形；子房半下位，花柱 3，基部连合。蒴果椭圆形，种子褐色，纺锤形，两端具翅。花期 7 ~ 8 月，果期 10 ~ 11 月。

资源现状　生于海拔 1500m 以下的山坡灌丛路边或山谷溪边湿润地，全市各地分布。资源丰富，民间偶见以其根捣烂用于跌扑损伤等，具有较好的观赏价值。

功效应用　根：苦、微酸，平；截疟，解毒，散瘀止血，退热，消积和中；用于咽喉痛，疟疾，皮肤溃烂，跌扑损伤，外伤出血，食积不化，胸腹胀满，骨折等。

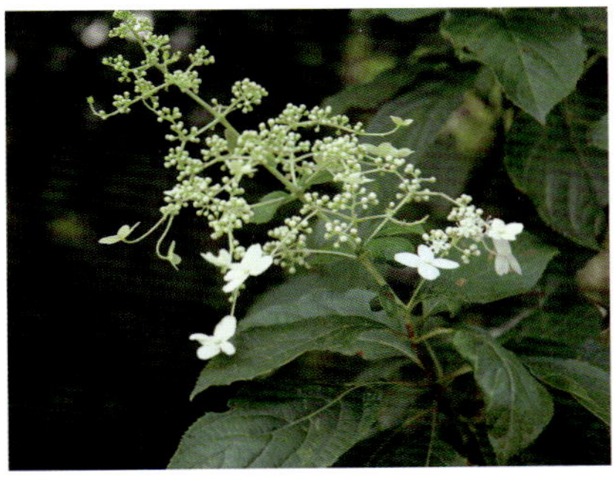
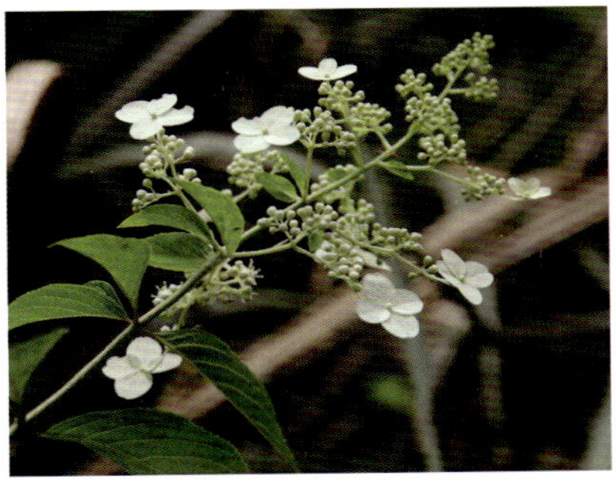
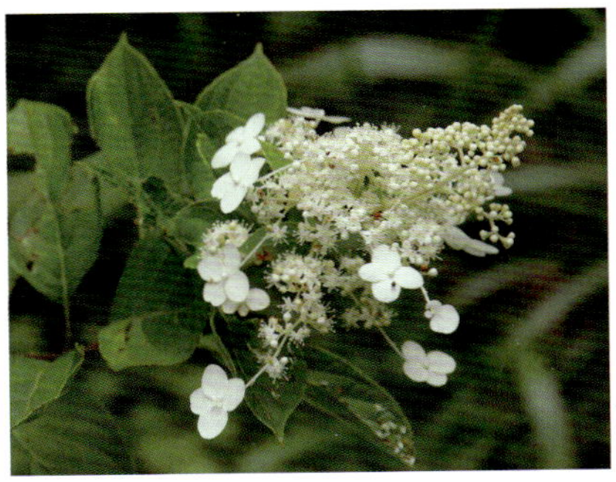
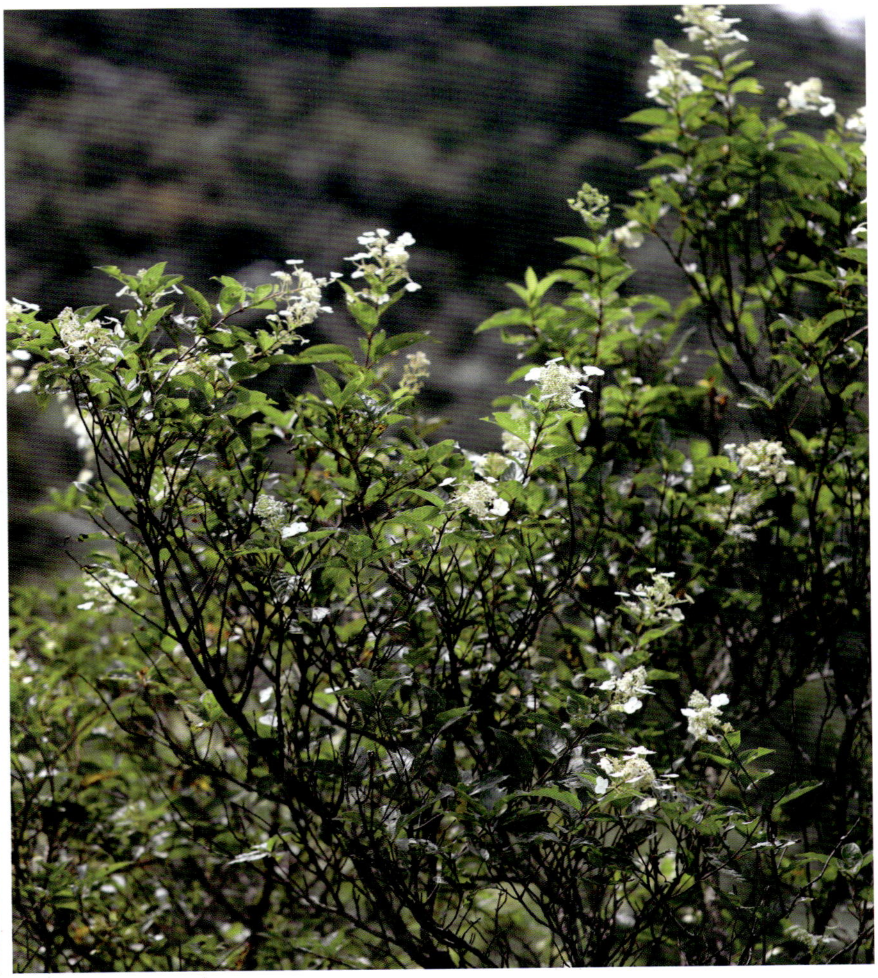

373. 绢毛山梅花 *Philadelphus sericanthus* Koehne

分类位置 绣球花科 Hydrangeaceae 山梅花属 *Philadelphus* L.。

别　　名 建德山梅花，土常山，灯草树。

形态特征 灌木，高 1 ~ 3m。二年生小枝表皮纵裂，片状脱落，当年生小枝无毛或疏被毛。叶纸质，椭圆形或椭圆状披针形，先端渐尖，基部楔形或阔楔形，边缘具锯齿，齿端具角质小圆点，上面疏被糙伏毛，下面仅沿主脉和脉腋被长硬毛；叶柄疏被毛。总状花序有花 7 ~ 15（~ 30）朵；花序轴疏被毛；花梗被糙伏毛；花萼褐色，外面疏被糙伏毛，裂片卵形，先端渐尖；花冠盘状；花瓣白色，倒卵形或长圆形，外面基部常疏被毛，顶端圆形；雄蕊 30 ~ 35，花药长圆形；花盘和花柱均无毛或稀疏被白色刚毛；花柱上部稍分裂，柱头桨形或匙形。蒴果倒卵形；种子具短尾。花期 5 ~ 6 月，果期 8 ~ 9 月。

资源现状 生于海拔 200m 以上的林缘、路旁、山坡灌丛或山沟溪边，分布于岚谷、星村等地。资源量一般，民间少见药用，具有较好的观赏价值。

功效应用 根皮：苦，平；活血镇痛，截疟；用于疟疾，挫伤，腰胁痛，胃痛，头痛等。

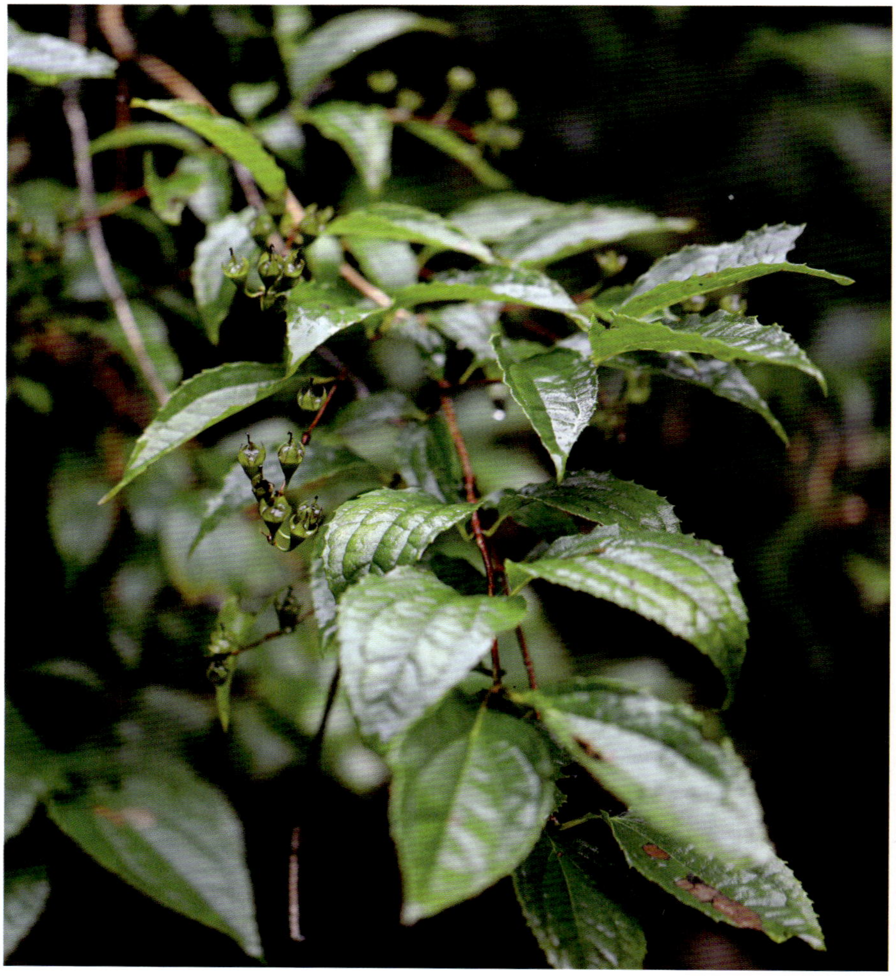
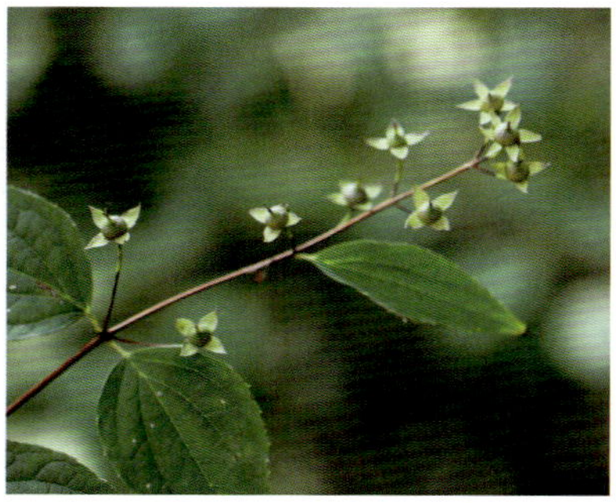
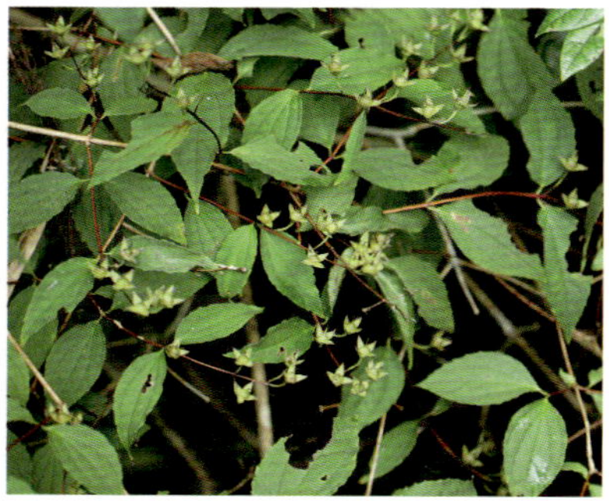
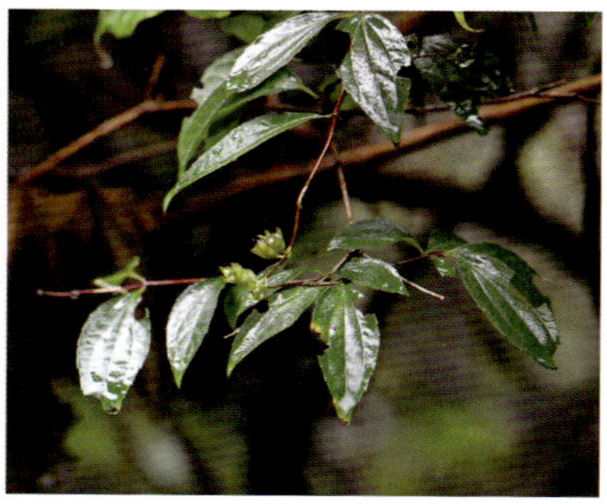

374. 凤仙花 *Impatiens balsamina* L.

分类位置 凤仙花科 Balsaminaceae 凤仙花属 *Impatiens* L.。

别　　名 指甲花。

形态特征 一年生直立草本，高 60 ~ 100cm，茎稍肉质而粗壮，不分枝或有分枝。叶互生，最下部叶有时对生；叶片披针形至倒披针形。花单生或 2 ~ 3 朵簇生于叶腋，白色、粉红色或紫色；花梗密被柔毛；侧生萼片 2，卵形或卵状披针形，唇瓣深舟状，被柔毛；旗瓣圆形，兜状，背面中肋具狭龙骨状突起，顶端具小尖，翼瓣具短柄，2 裂，下部裂片小，倒卵状长圆形，上部裂片近圆形，先端 2 浅裂，外缘近基部具小耳；雄蕊 5；子房纺锤形，密被柔毛。蒴果宽纺锤形，密被柔毛，熟时极易破裂，种子多数，圆球形，黑褐色。花果期 6 ~ 10 月。

资源现状 全市各地常作为观赏植物栽培，偶见逸为野生者。资源丰富，民间少见药用。

功效应用 茎（凤仙透骨草）：苦、辛，温，小毒；祛风湿，活血止痛，解毒；用于风湿痹痛，跌打肿痛，闭经，痛经，痈肿，丹毒，鹅掌风，蛇虫咬伤等。**种子（急性子）**：微苦、辛，温，有小毒；破血，软坚，消积；用于癥瘕痞块，经闭，噎膈。

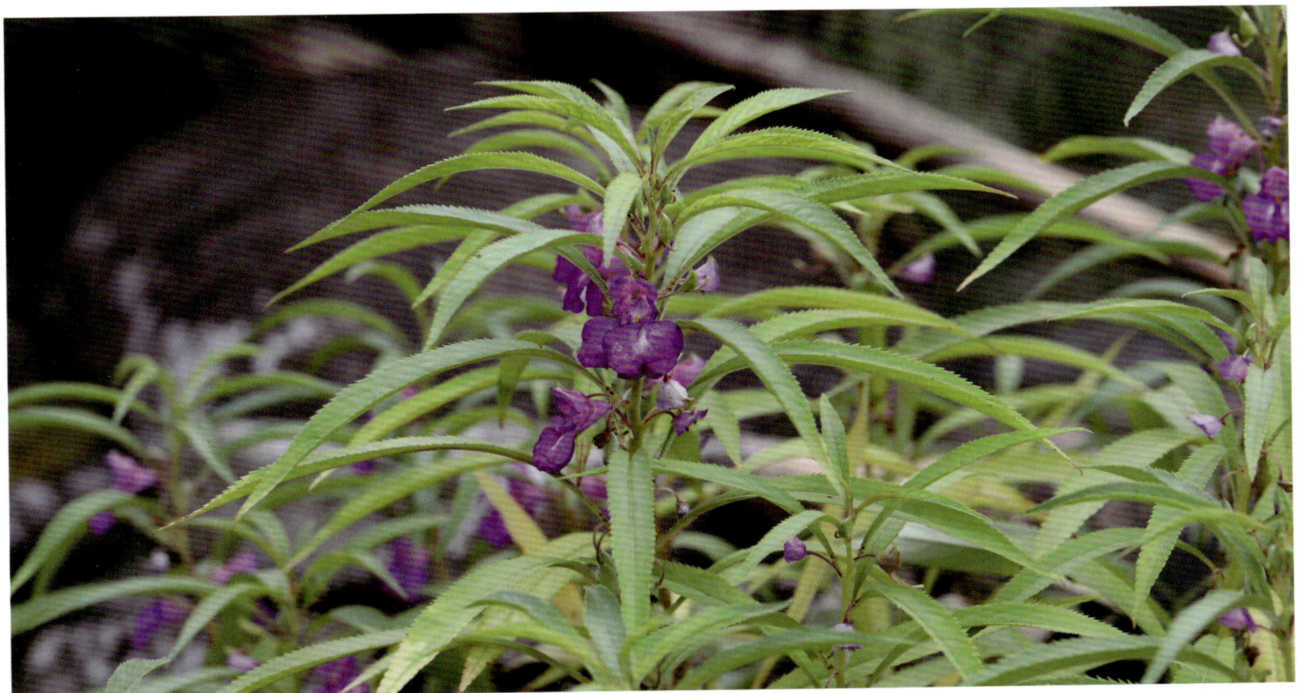

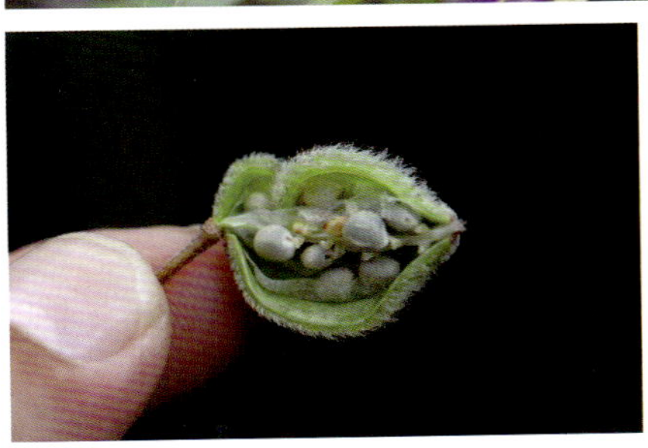

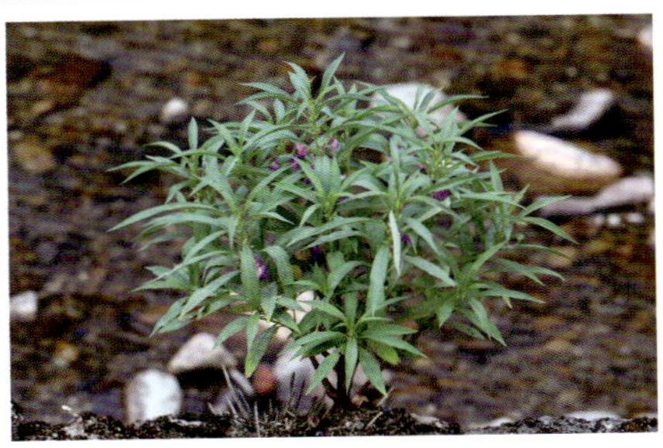

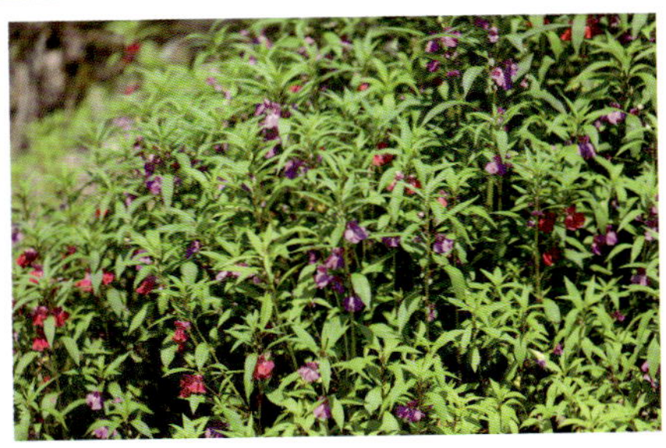

375. 华凤仙 *Impatiens chinensis* L.

分类位置 凤仙花科 Balsaminaceae 凤仙花属 *Impatiens* L.。

别　　名 水边指甲花。

形态特征 一年生草本，高 30 ~ 60cm。茎纤细，无毛，有不定根。叶对生，无柄或几无柄；叶片硬纸质，线形或线状披针形，基部有托叶状的腺体。花较大，单生或 2 ~ 3 朵簇生于叶腋，紫红色或白色；侧生萼片 2，线形，先端尖，唇瓣漏斗状，具条纹，基部渐狭成内弯或旋卷的长距；旗瓣圆形，先端微凹，背面中肋具狭翅，顶端具小尖，翼瓣无柄，2 裂，下部裂片小，近圆形，上部裂片宽倒卵形至斧形，先端圆钝，外缘近基部具小耳；雄蕊 5；子房纺锤形，直立，稍尖。蒴果椭圆形，中部膨大，顶端喙尖，无毛；种子数粒，圆球形，黑色，有光泽。花期 7 ~ 10 月，果期 10 ~ 11 月。

资源现状 生于湿地草灌丛中或沟谷路边，分布于岚谷、上梅、吴屯、星村等地。资源较丰富，民间少见药用，具有较好观赏价值。

功效应用 全草：苦、辛，平；清热解毒，活血散瘀，拔脓消痈；用于小儿肺炎，咽喉肿痛，热痢，蛇头疔，痈疮肿毒，肺结核等。

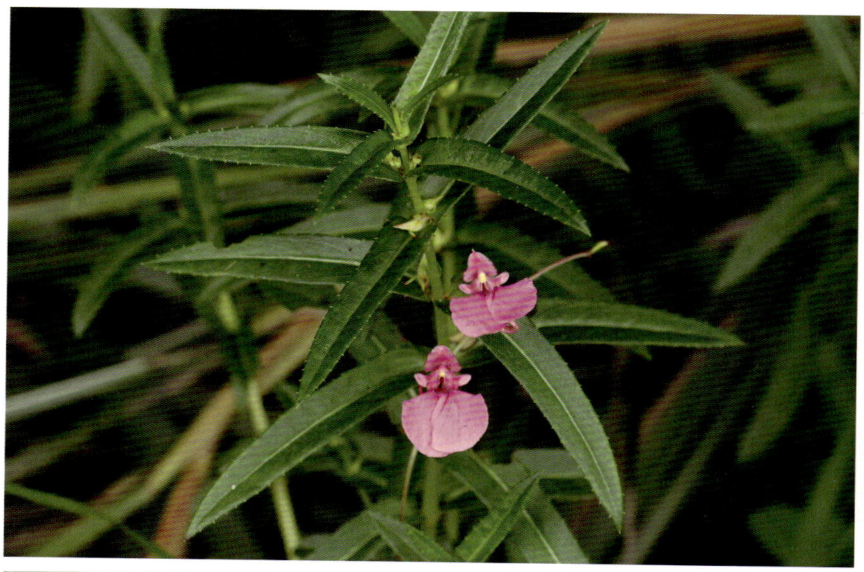
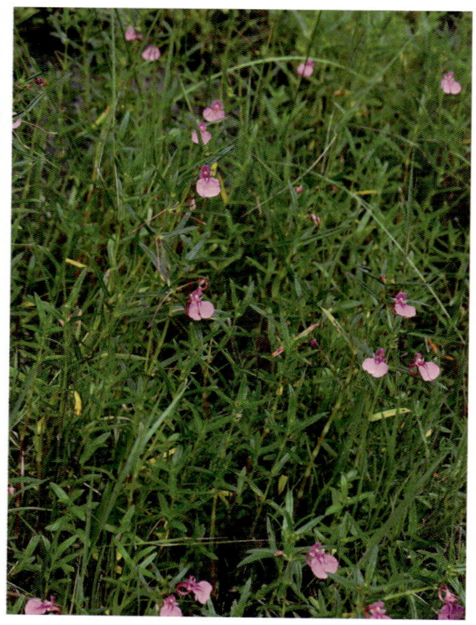
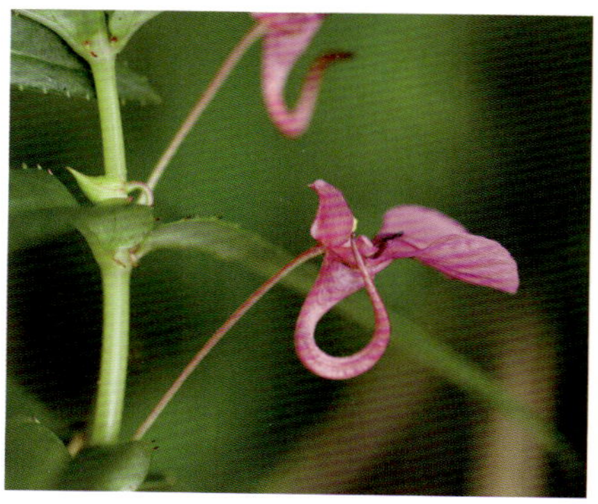
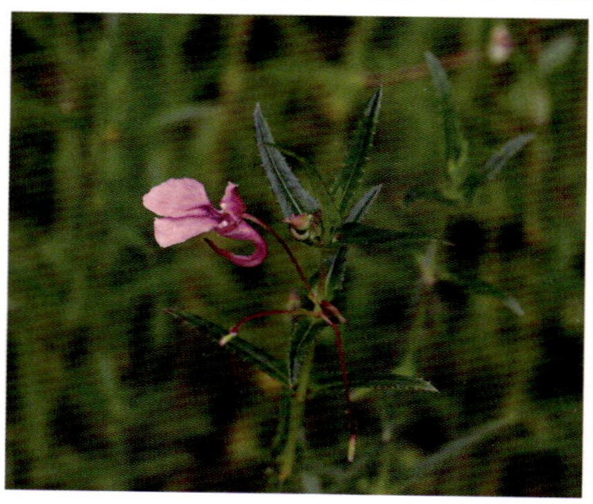
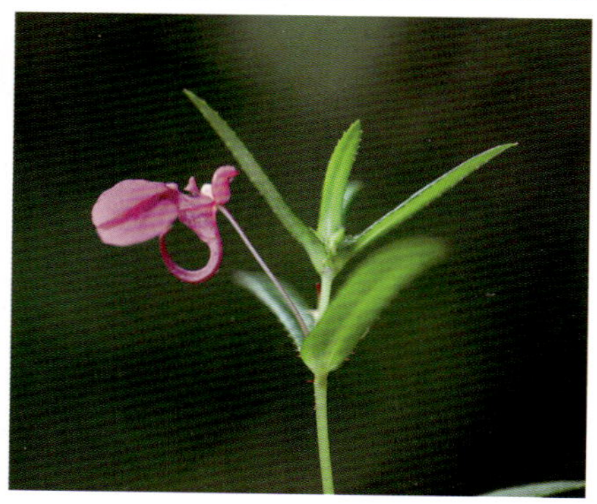

376. 鸭跖草状凤仙花 *Impatiens commelinoides* Hand.-Mazz.

分类位置　凤仙花科 Balsaminaceae 凤仙花属 *Impatiens* L.。

别　　名　类鸭跖草凤仙花，水指甲。

形态特征　一年生草本。茎细弱，平卧或斜升，有分枝，上部有疏短刚毛或针状体。叶互生，卵形或近菱形，长 2.5 ~ 6cm，宽 1 ~ 3cm，先端急尖或渐尖，基部下延成叶柄，边缘有疏锯齿，并被粗缘毛，侧脉 5 ~ 7 对，上面沿脉有短糙毛。总花梗腋生，被短糙毛，仅一朵花，上部有 1 披针形宿存苞片；花较大，紫红色；萼片 2，宽卵形，先端小突尖；旗瓣圆形，背面中肋有狭龙骨突，先端具小突尖；翼瓣有短柄，二裂，裂片圆形，上部裂片较大；唇瓣宽漏斗状，基部延长成条形内弯或卷曲的长距；雄蕊 5；子房上位，5 室。蒴果，直立或纺锤形，具条纹，种子近球形，压扁，褐色。花期 7 ~ 10 月，果期 11 月。

资源现状　生于路旁沟边阴湿地或林下沟边草丛中，全市各地较常见。资源较丰富，民间偶见以全草用于急性肾炎等，具有较好的观赏价值。

功效应用　全草：辛、苦，温，小毒；祛风，活血，消肿，止痛；用于风湿关节痛，屈伸不利等，外用于疮疡肿毒，跌扑损伤，瘀血肿痛，瘰疬等。

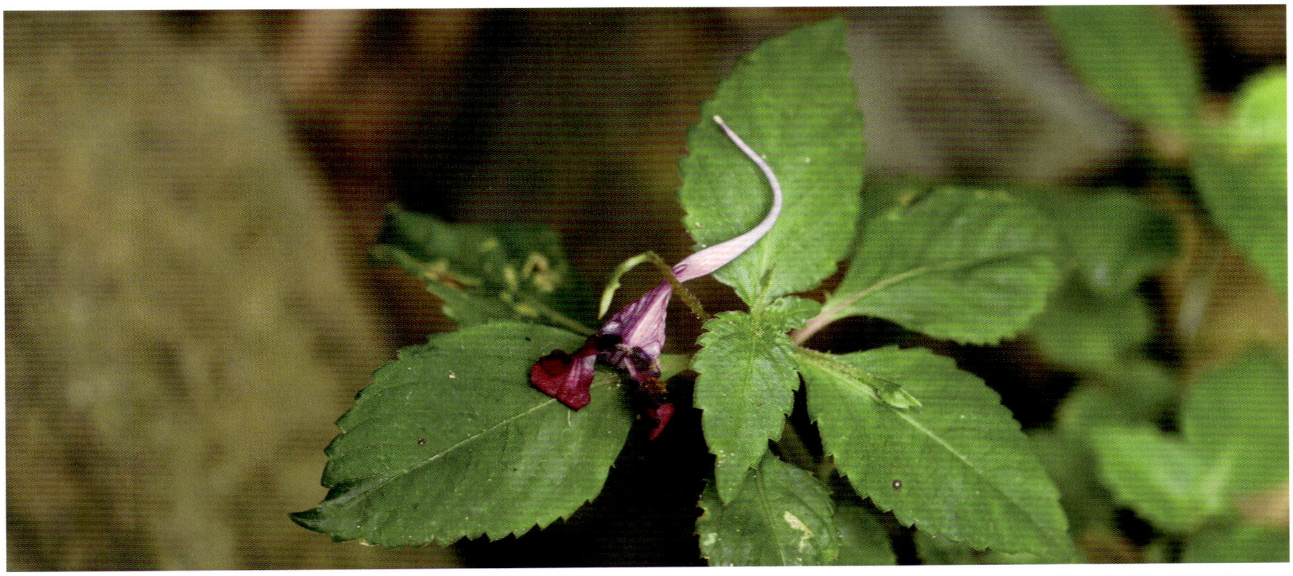

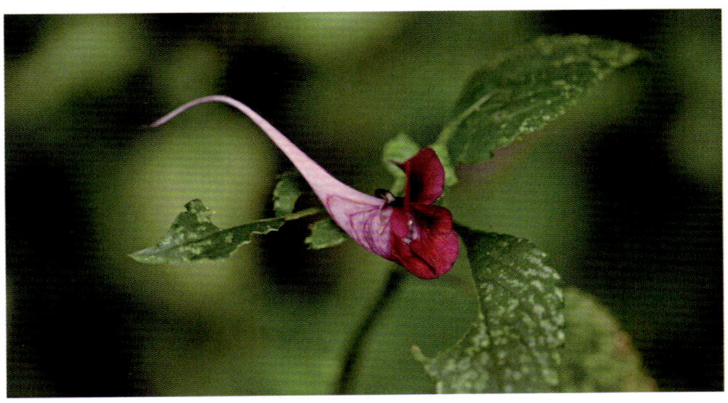

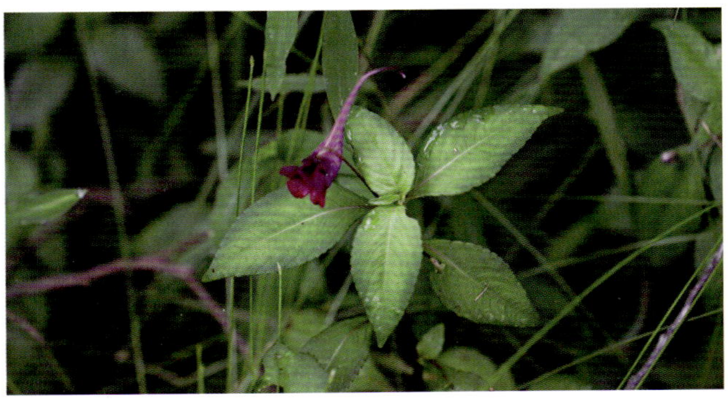

377. 蓝花凤仙花 *Impatiens cyanantha* Hook. f.

分类位置 凤仙花科 Balsaminaceae 凤仙花属 *Impatiens* L.。

别　　名 兰花凤仙花。

形态特征 一年生草本，高 20 ~ 70cm。茎直立，粗壮，有分枝。单叶互生，椭圆形或披针形，先端渐尖或尾尖，基部长楔形，边缘具粗圆锯齿，齿间具小刚毛，侧脉每边 5 ~ 6 条，叶基部具 2 腺体，有短柄或无柄；叶柄短。总花梗细弱，长约 1cm，苞片小，脱落；花大，蓝色或紫蓝色；侧生。萼片 2，革质，斜圆形，两边不等侧，基部具 1 囊状凹陷；旗瓣小，圆形，中肋纤细；翼瓣 2 裂，上裂片斧形，先端钝圆，下裂片小，圆形；唇瓣囊状基部下延为细长内弯的长距；花药钝。蒴果狭纺锤形；种子长圆形。花期 7 ~ 9 月，果期 8 ~ 10 月。

资源现状 生于林下、沟边、路旁等阴湿环境，分布于星村等地。资源较少，民间少见药用，具有较好的观赏价值，福建省新分布记录种。

功效应用 全草：活血化瘀，解毒消肿；用于舒筋活络，跌打肿痛及蛇咬伤等。

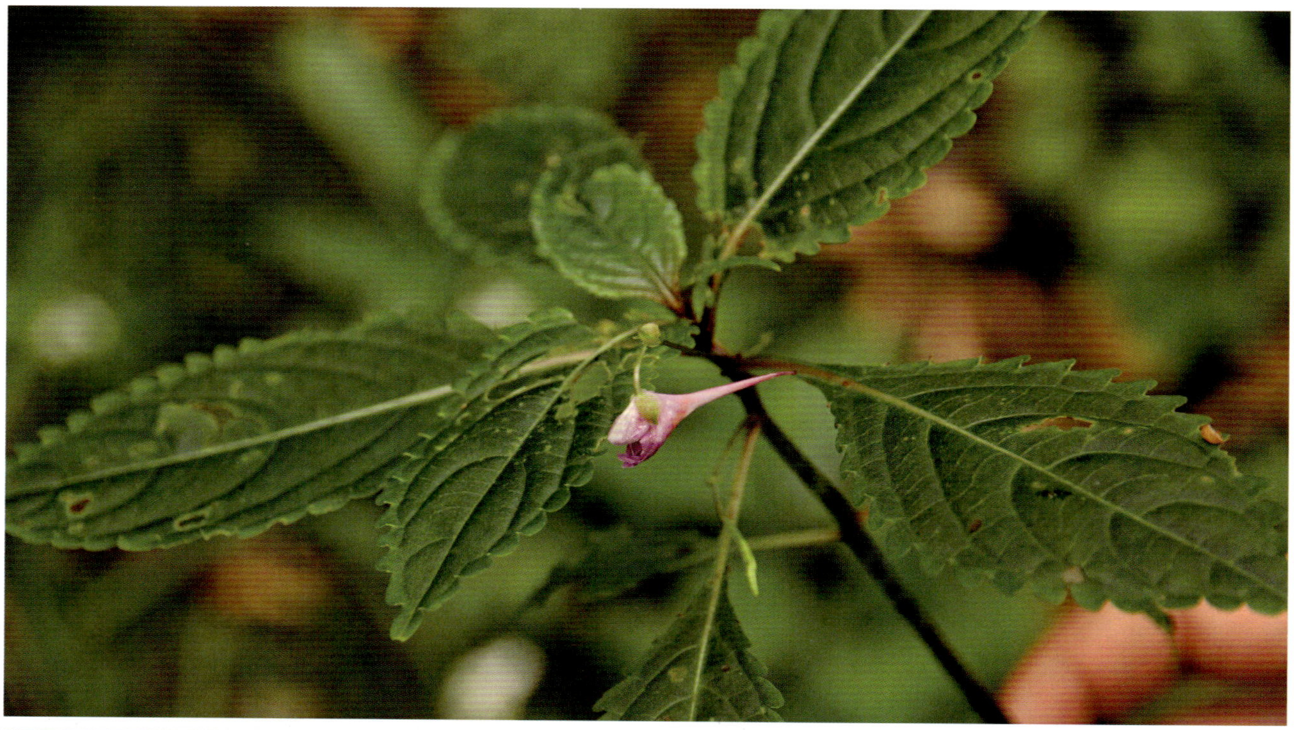

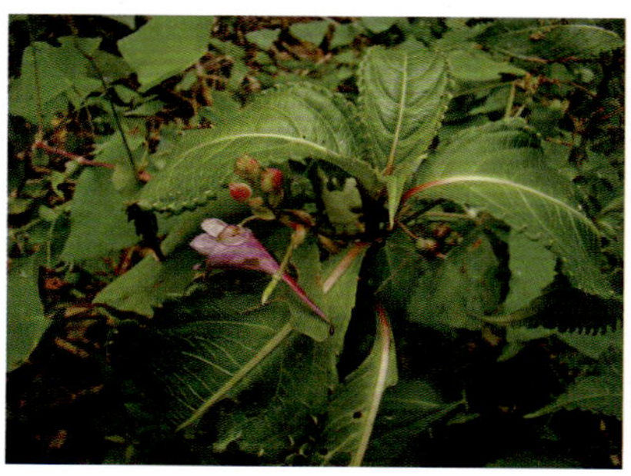

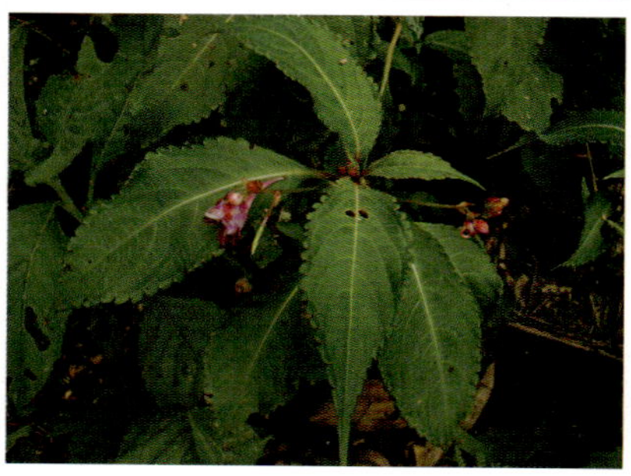

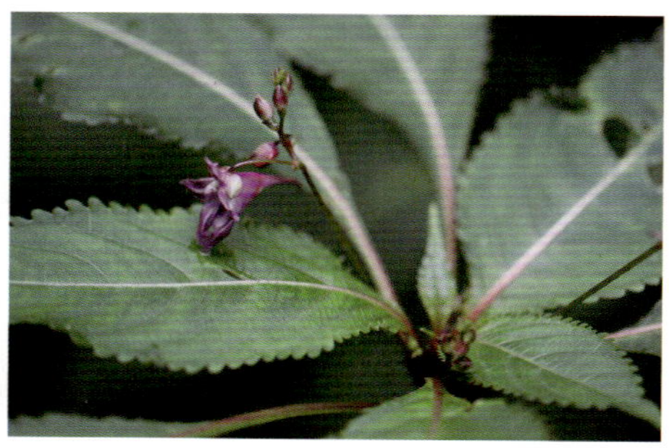

378. 牯岭凤仙花　*Impatiens davidii* Franchet

分类位置　凤仙花科 Balsaminaceae 凤仙花属 *Impatiens* L.。

别　　名　牯岭凤仙，野凤仙，胭脂凤仙。

形态特征　一年生草本，高可达 90cm。茎细瘦，直立，分枝。叶互生；叶片卵状长圆形或卵状披针形，先端尾状渐尖，基部楔形，边缘有粗圆齿，齿端有小尖，侧脉 5～7 对。花梗腋生，中上部有 2 枚近对生的披针形苞片；花单生，黄色或橙黄色；萼片 2，宽卵形，先端有小尖，全缘；旗瓣近圆形，背面中肋有宽翅，先端具短喙，翼瓣具柄，2 裂，基部裂片长圆形，先端有长丝，上部裂片大，斧形，唇瓣囊状，基部延成钩状的短距，距端 2 裂；雄蕊 5；子房上位，5 室。蒴果长椭圆形。花期 6～9 月，果期 9～10 月。

资源现状　生于路旁沟边草灌丛中或林下沟谷阴湿地，全市各地较常见。资源量一般，民间少见药用，具有较好的观赏价值。

功效应用　全草或茎：辛，温；消积，止痛；用于小儿疳积，腹痛，牙龈溃烂等。

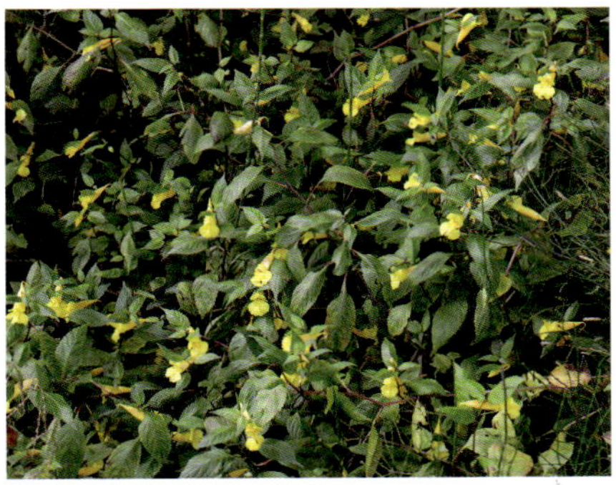
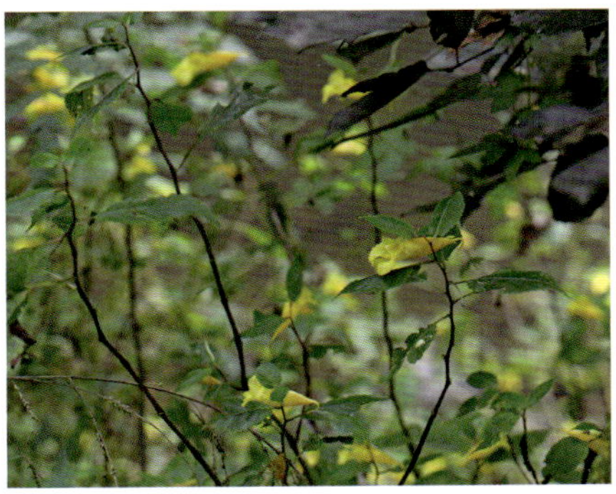
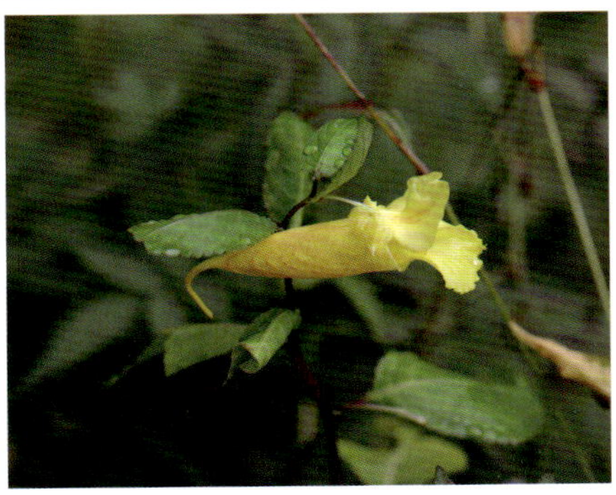
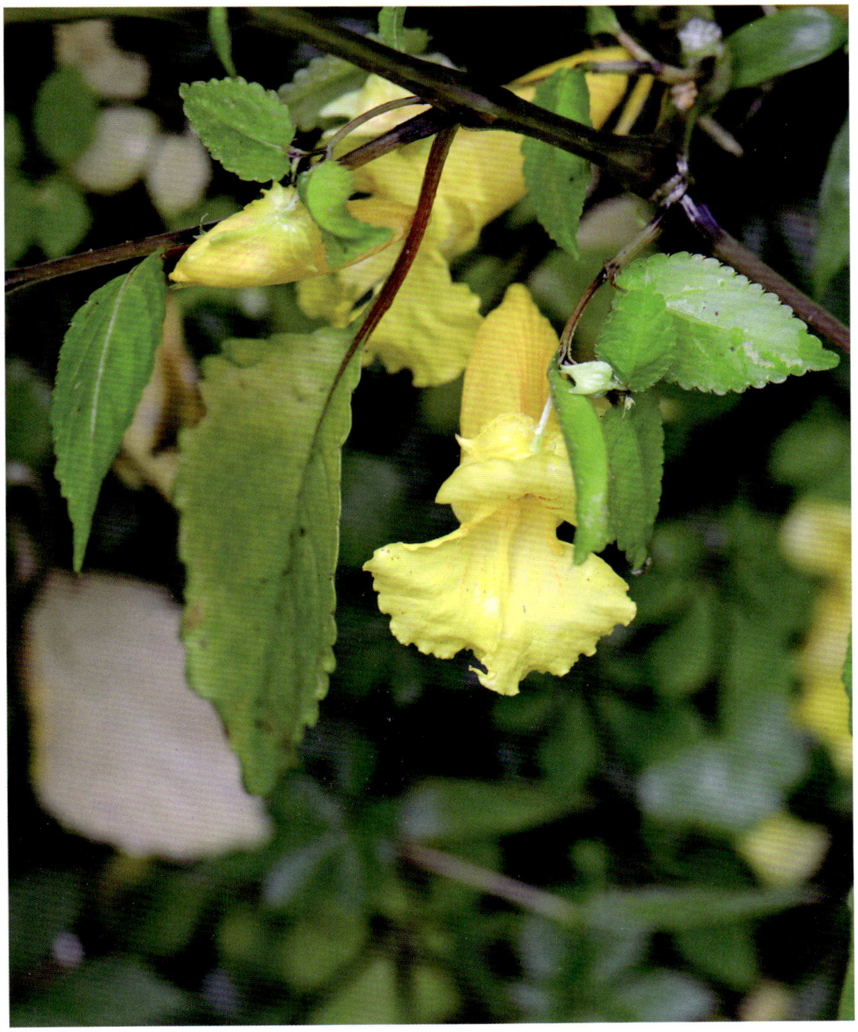

379. 管茎凤仙花 *Impatiens tubulosa* Hemsl.

分类位置 凤仙花科 Balsaminaceae 凤仙花属 *Impatiens* L.。

别　　名 管花凤仙。

形态特征 一年生草本，高 30 ~ 40cm。茎较粗壮，不分枝，无毛。叶互生，叶片披针形或长圆状披针形。总花梗和花序轴粗壮，劲直，具 3 ~ 4（~ 5）花，排列成总状花序；花梗基部有 1 枚苞片；苞片膜质，卵状披针形，果期脱落；花黄色，唇瓣囊状，口部略斜上，先端具小尖，基部渐狭成长上弯的距；旗瓣倒卵状椭圆形，背面中肋具绿色狭龙骨状突起，顶端具小喙尖，翼瓣具短柄，2 裂，下部裂片小，长圆形，上部裂片倒卵形，外缘无小耳；雄蕊 5；子房纺锤形，直立。蒴果棒状，上部膨大，具喙尖；种子 3 ~ 4 粒，长圆球形，淡褐色，光滑。花果期 8 ~ 12 月。

资源现状 生于林下或沟边阴湿处，全市各地较常见。资源量一般，民间少见药用，具有较好的观赏价值。

功效应用 地上部分：抗菌，止血。花：抑制表皮癣菌。种子：煎剂可兴奋子宫。

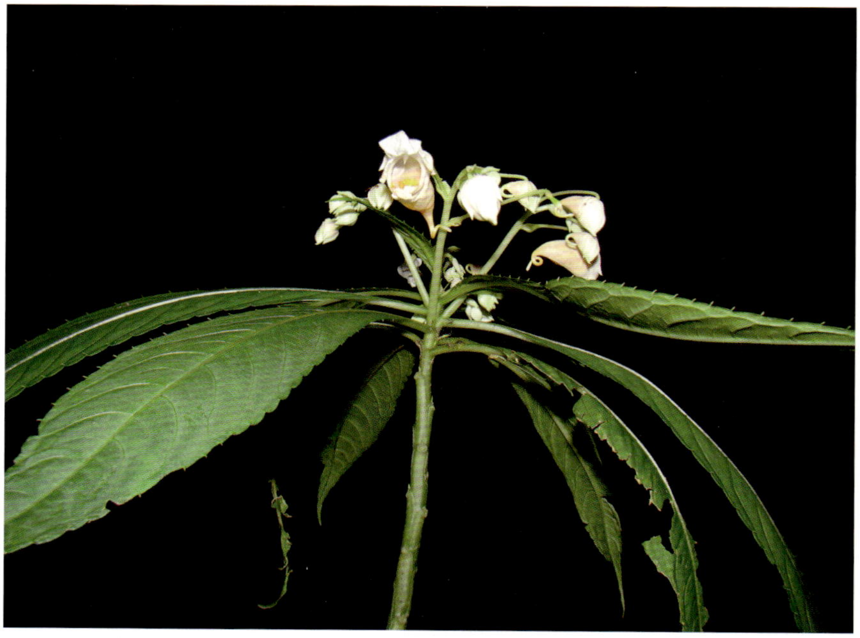

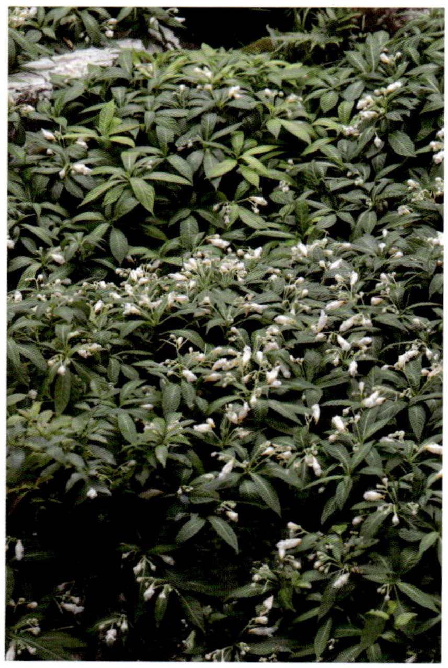

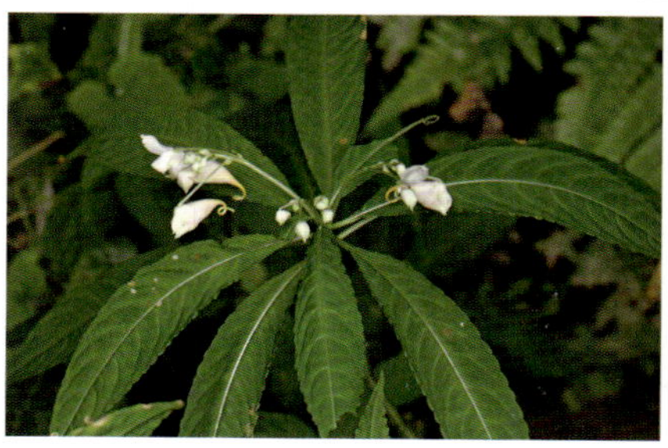

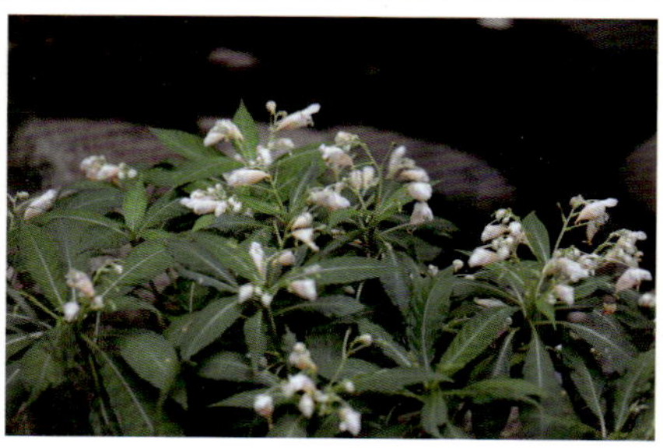

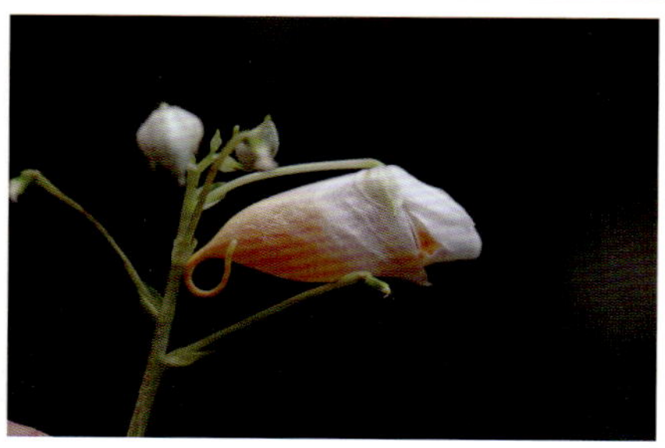

380. 少年红　*Ardisia alyxiifolia* Tsiang ex C. Chen

分类位置　报春花科 Primulaceae 紫金牛属 *Ardisia* Sw.。

别　　名　念珠藤叶紫金牛。

形态特征　小灌木，高约 50cm。茎纤细，具细纵纹，幼茎被锈色微柔毛。叶厚坚纸质至革质，卵形、披针形或长圆状披针形，长 3.5 ~ 6cm，宽 1.5 ~ 2.3cm，先端渐尖，基部钝或圆，边缘具浅圆齿，齿间具边缘腺点，两面被疏微柔毛或鳞片，侧脉不明显。花排成侧生的近伞形或伞房花序，密被微柔毛；总梗顶端下弯，常具 1 ~ 2 片退化叶；花梗常带红色；花萼仅基部连合，萼片三角状卵形，具腺点；花瓣白色或粉红色，卵形或卵状披针形，顶端渐尖，具疏腺点；子房球形，无毛。果球形，熟时红色，具腺点。花期 6 ~ 7 月，果期 10 ~ 12 月或延至翌年 4 ~ 5 月。

资源现状　生于海拔 600 ~ 1300m 的沟谷林中或林缘路边阴湿地，全市各地较常见。资源较少，民间少见药用，具有较好观赏价值。

功效应用　全株：苦、辛，平；止咳平喘，活血散瘀；用于咳喘痰多，跌扑损伤等。

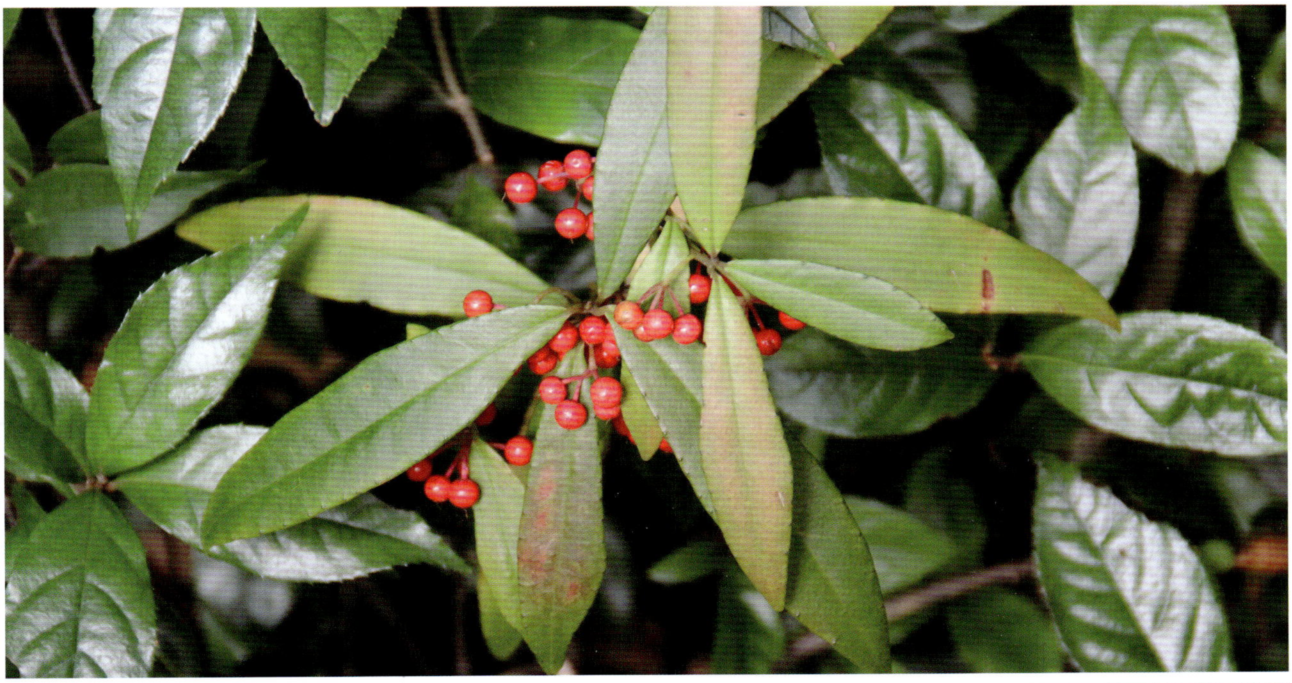

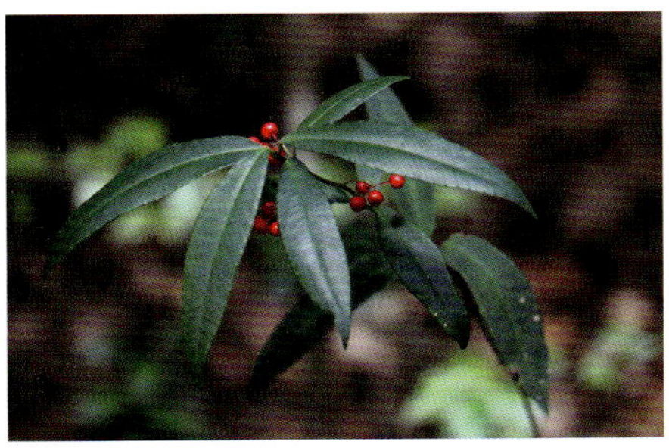

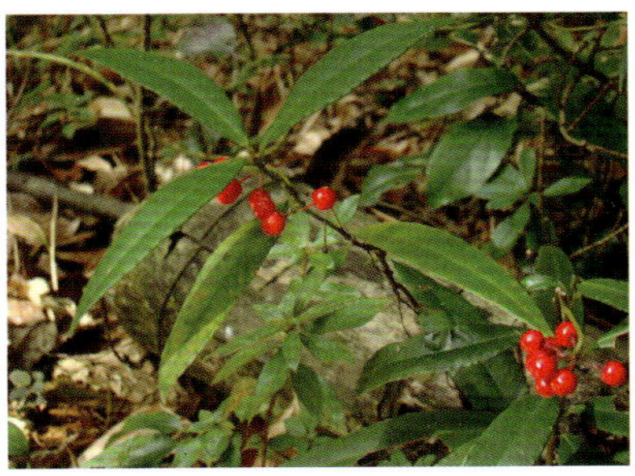

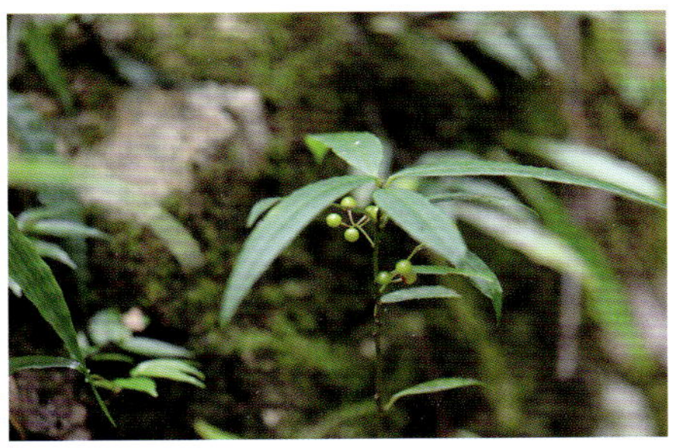

381. 九管血 *Ardisia brevicaulis* Diels

分类位置 报春花科 Primulaceae 紫金牛属 *Ardisia* Sw.。

别　　名 血党，小罗伞，矮凉伞子，活血胎。

形态特征 矮小灌木。具匍匐生根的根茎；幼嫩时被微柔毛。叶片坚纸质，狭卵形或卵状披针形，或椭圆形至近长圆形，近全缘，具不明显的边缘腺点；叶柄被细微柔毛。伞形花序，着生于侧生特殊花枝顶端，花枝长 2 ~ 5cm，除近顶端有 1 ~ 2 片叶外，其余无叶或全部无叶；萼片基部连合达 1/3，披针形或卵形，外面有或无毛，里面无毛，具腺点；花瓣粉红色，卵形，顶端急尖，里面被疏细微柔毛，具腺点；雄蕊较花瓣短，花药披针形，背部具腺点；雌蕊与花瓣等长，具腺点；胚珠 6 枚。果球形，鲜红色，具腺点，宿存萼与果梗通常为紫红色。花期 6 ~ 7 月，果期 10 ~ 12 月。

资源现状 生于海拔 1200m 以下的密林下阴湿地，全市各地较常见。资源较丰富，民间少见药用，具有较好的观赏价值。

功效应用 根：苦、涩，寒；清热利咽，活血消肿；用于咽喉肿痛，风湿关节痛，跌扑损伤，毒蛇咬伤等。

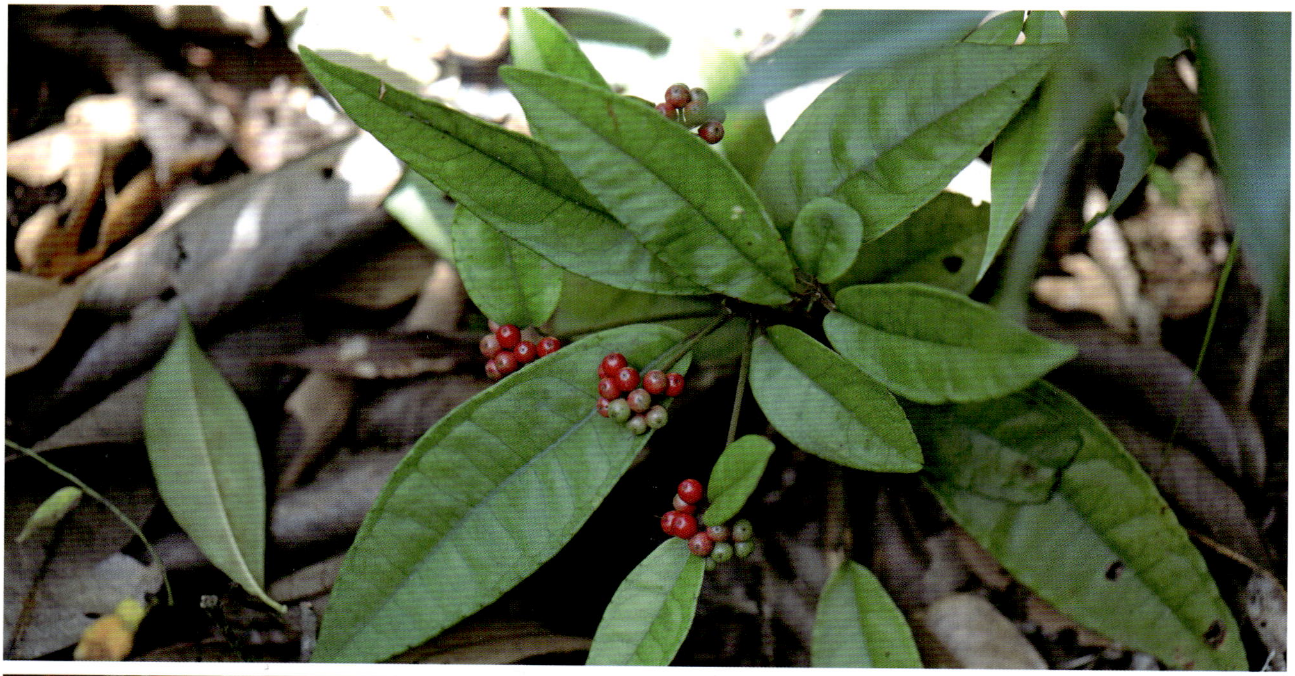

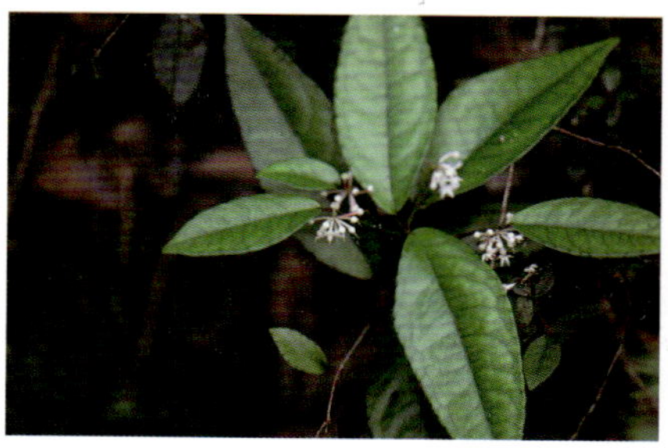

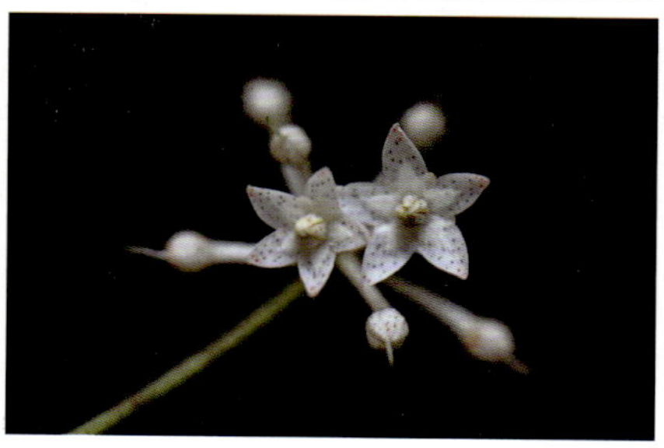

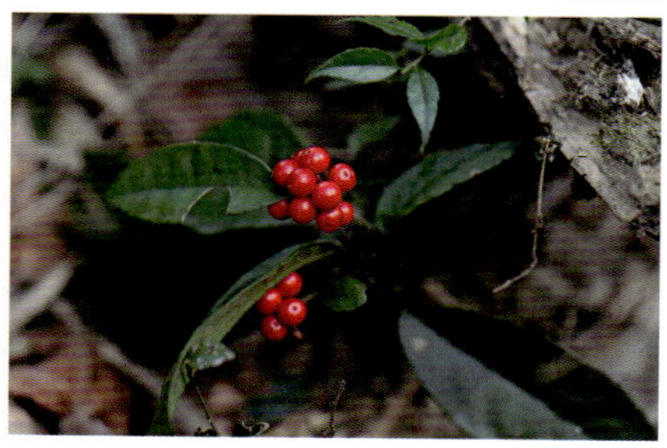

382. 小紫金牛 *Ardisia chinensis* Benth.

分类位置 报春花科 Primulaceae 紫金牛属 *Ardisia* Sw.。

别　　名 华紫金牛，产后草。

形态特征 亚灌木状矮灌木。具蔓生走茎；直立茎通常丛生，幼时被锈色细微柔毛及灰褐色鳞片。叶片坚纸质，倒卵形或椭圆形，顶端钝或钝急尖全缘或于中部以上具疏波状齿。亚伞形花序，单生于叶腋；总梗与花梗近等长，长约 1cm，稀多花或总梗较花梗长，二者均被疏柔毛或灰褐色鳞片；花萼仅基部连合，萼片三角状卵形，顶端急尖，具缘毛，有时具疏腺点；花瓣白色，广卵形，顶端急尖，两面无毛，无腺点；花药卵形，顶端急尖，具小尖头，背部具腺点；雌蕊与花瓣近等长，子房卵珠形，胚珠 5 枚。果球形，由红色变黑色，无腺点。花期 4 ~ 6 月，果期 10 ~ 12 月。

资源现状 生于海拔 800m 以下的沟谷林下溪边阴湿地，全市山区较常见。资源较丰富，民间偶见用于产后恶露不尽等。

功效应用 全株：苦，平；活血止血，散瘀止痛，清热利湿；用于肺痨咯血，咯血，吐血，痛经，闭经，跌扑损伤，黄疸，小便淋痛等。

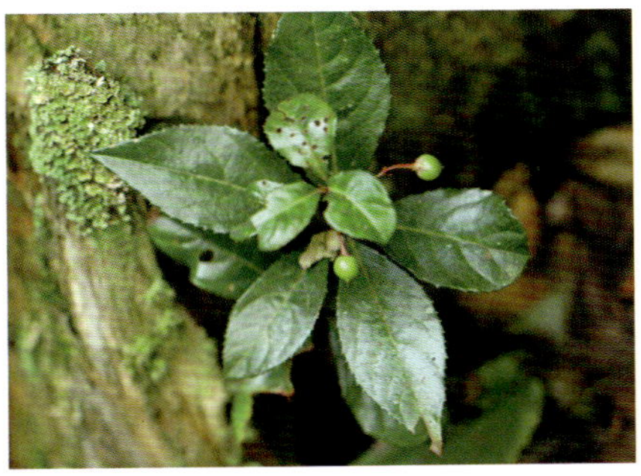
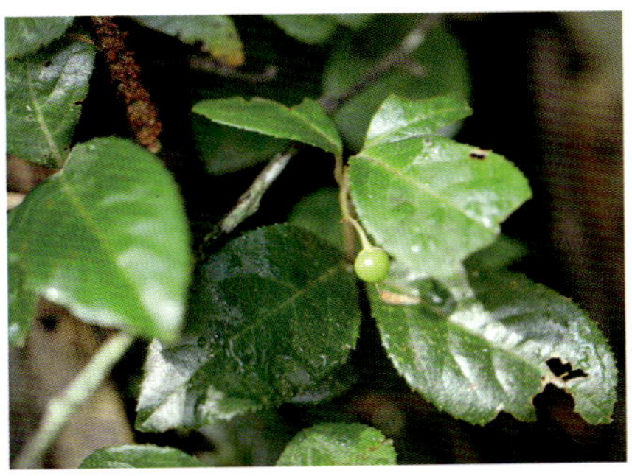
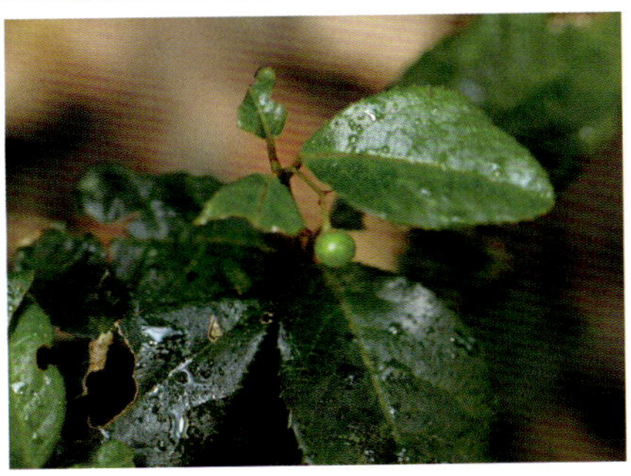
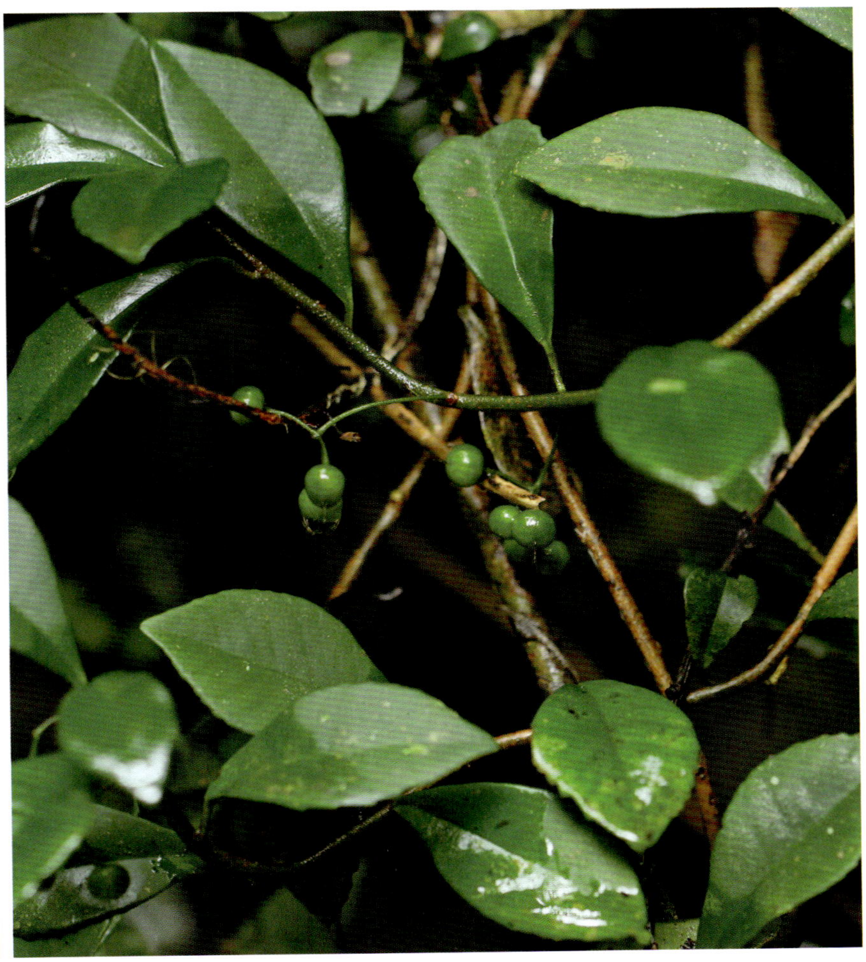

383. 朱砂根 *Ardisia crenata* Sims

分类位置 报春花科 Primulaceae 紫金牛属 *Ardisia* Sw.。

别　　名 绿天红地，天青地红，铁凉伞，硃砂根，美丽紫金牛，富贵籽。

形态特征 灌木，高 1 ~ 2m。茎除侧生特殊花枝外，无分枝。叶片革质或坚纸质，椭圆形、椭圆状披针形至倒披针形，顶端急尖或渐尖。伞形花序或聚伞花序，着生于侧生特殊花枝顶端；花枝近顶端常具 2 ~ 3 片叶或更多；花萼仅基部连合，萼片长圆状卵形，顶端圆形或钝，具腺点；花瓣白色，稀略带粉红色，盛开时反卷，卵形，顶端急尖，具腺点，外面无毛，里面有时近基部具乳头状突起；雄蕊较花瓣短，花药三角状披针形，雌蕊与花瓣近等长或略长，背面常具腺点；子房卵珠形，无毛，具腺点；胚珠 5 枚。果球形，鲜红色，具腺点。花期 5 ~ 6 月，果期 10 月至翌年 4 月。

资源现状 生于海拔 1500m 以下的山地或沟谷林下阴湿地，全市各地常见。资源较丰富，民间少量以根用于跌扑损伤等，极具观赏价值。

功效应用 **根（朱砂根）**：微苦、辛，平；解毒消肿，活血止痛，祛风除湿；用于咽喉肿痛，风湿痹痛，跌扑损伤。叶：微甘、辛，平；清热祛湿，活血行瘀；用于咽喉肿痛，风湿关节痛，咯血，黄疸，痢疾，肾炎，丝虫病，乳腺炎，睾丸炎，痔，骨折，跌扑损伤，风火牙痛。

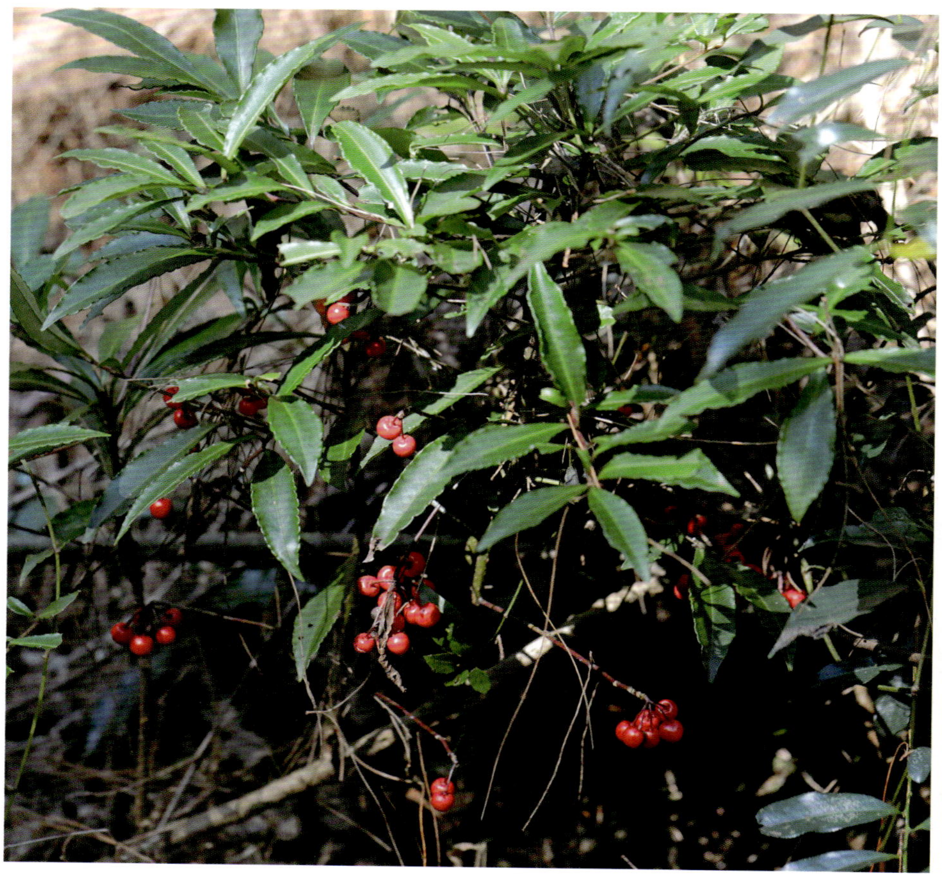
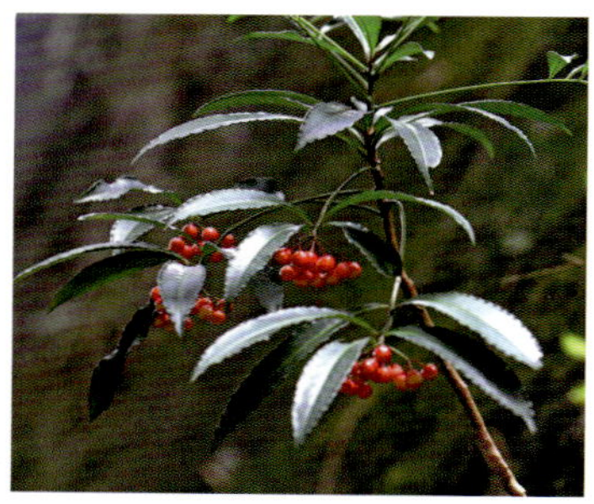
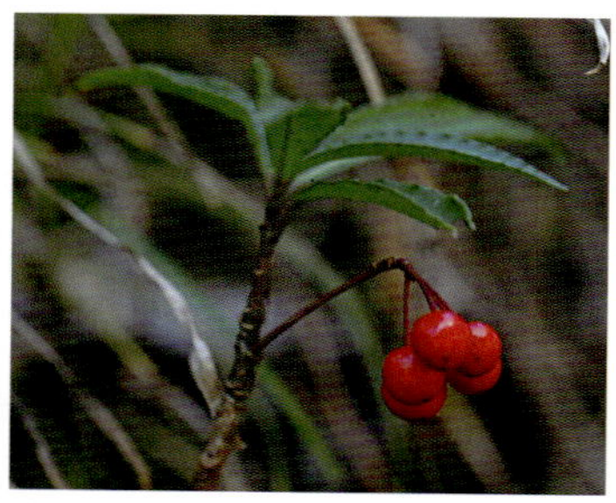
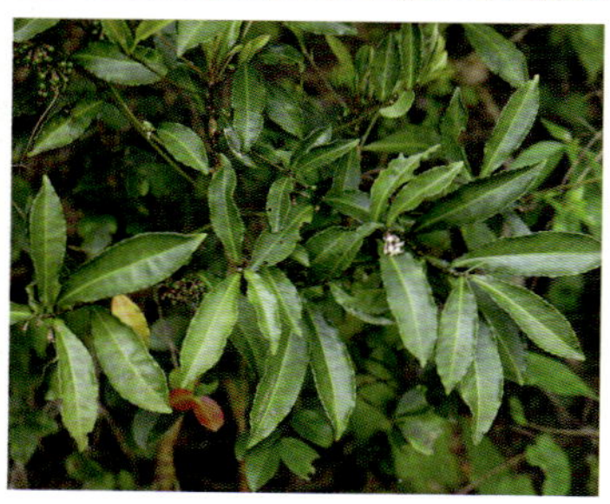

384. 百两金 *Ardisia crispa* (Thunb.) A. DC.

分类位置 报春花科 Primulaceae 紫金牛属 *Ardisia* Sw.。

别　　名 小罗伞，八爪金，细柄百两金，大叶百两金。

形态特征 灌木，高 60 ~ 100cm。具匍匐的根茎，少分枝，花枝幼时具细微柔毛或疏鳞片。叶片膜质或近坚纸质，椭圆状披针形或狭长圆状披针形。亚伞形花序，着生于侧生特殊花枝顶端，花枝通常无叶；花梗被微柔毛；花长 4 ~ 5mm，花萼仅基部连合，萼片长圆状卵形或披针形，顶端急尖或狭圆形，稍具腺点；花瓣白色或粉红色，卵形，顶端急尖，里面多少被细微柔毛，具腺点；雄蕊较花瓣略短，花药狭长圆状披针形；雌蕊与花瓣等长或略长，子房卵珠形，无毛；胚珠 5 枚。果球形，鲜红色，具腺点。花期 5 ~ 6 月，果期 10 ~ 12 月，有时植株上部开花，下部果熟。

资源现状 生于海拔 1000m 以下的山地或沟谷林下阴湿地，全市各地零星分布。资源较少，民间偶见以根用于风湿骨痛等，极具观赏价值。

功效应用 根、叶：苦、辛，凉；清热，祛痰，祛风，利湿，活血，止痛；用于咽喉肿痛，肺热咳嗽，咯痰不畅，湿热黄疸，水肿，痢疾，白浊，风湿骨痛，子痈等。

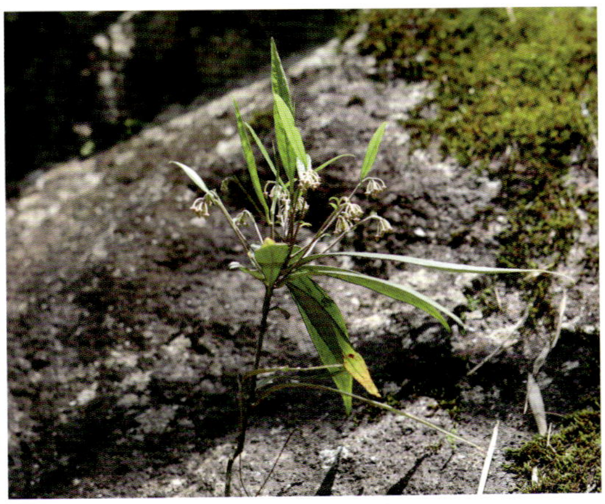

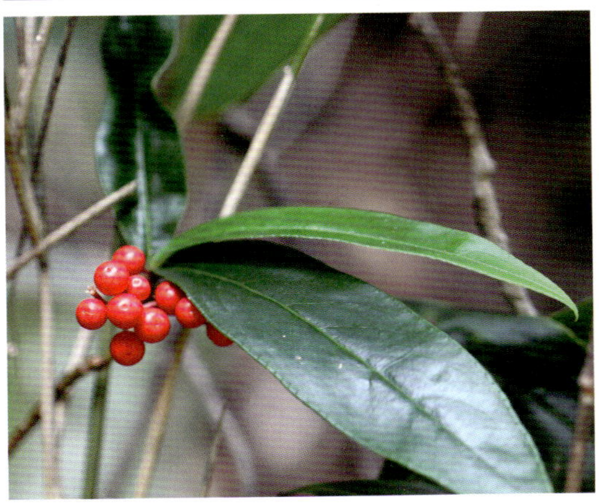

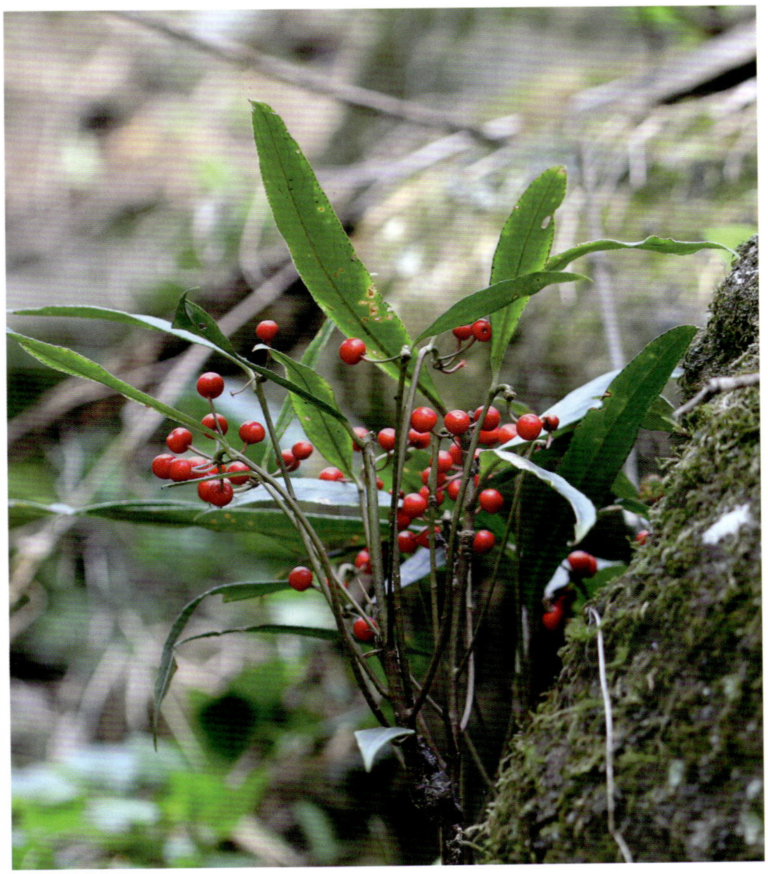

385. 紫金牛 *Ardisia japonica* (Thun.) Blume

分类位置 报春花科 Primulaceae 紫金牛属 *Ardisia* Sw.。

别　　名 矮地茶，凉伞盖珍珠，矮脚樟茶，短脚三郎，矮茶。

形态特征 小灌木或亚灌木。近蔓生，具匍匐生根的根茎。叶对生或近轮生，叶片坚纸质或近革质，椭圆形至椭圆状倒卵形，顶端急尖，基部楔形边缘具细锯齿，稍具腺点；叶柄被微柔毛。亚伞形花序，腋生或生于近茎顶端的叶腋，有花 3 ~ 5 朵；花梗常下弯，被微柔毛；花有时 6 数，花萼基部连合，萼片卵形，两面无毛，具缘毛；花瓣粉红色或白色，广卵形，无毛，具密腺点；雄蕊较花瓣略短，花药披针状卵形或卵形，背部具腺点；雌蕊与花瓣等长，子房卵珠形，无毛；胚珠 15 枚，3 轮。果球形，鲜红色转黑色，稍具腺点。花期 5 ~ 6 月，果期 11 ~ 12 月，有时延至翌年 5 ~ 6 月。

资源现状 生于海拔 800m 以下的山地林下阴湿地，全市各地较常见。资源较丰富，民间常见以其全株用于感冒咳嗽等。

功效应用 **全株（矮地茶）**：辛、微苦，平；化痰止咳，清利湿热，活血化瘀；用于新久咳嗽，喘满痰多，湿热黄疸，经闭瘀阻，风湿痹痛，跌扑损伤。

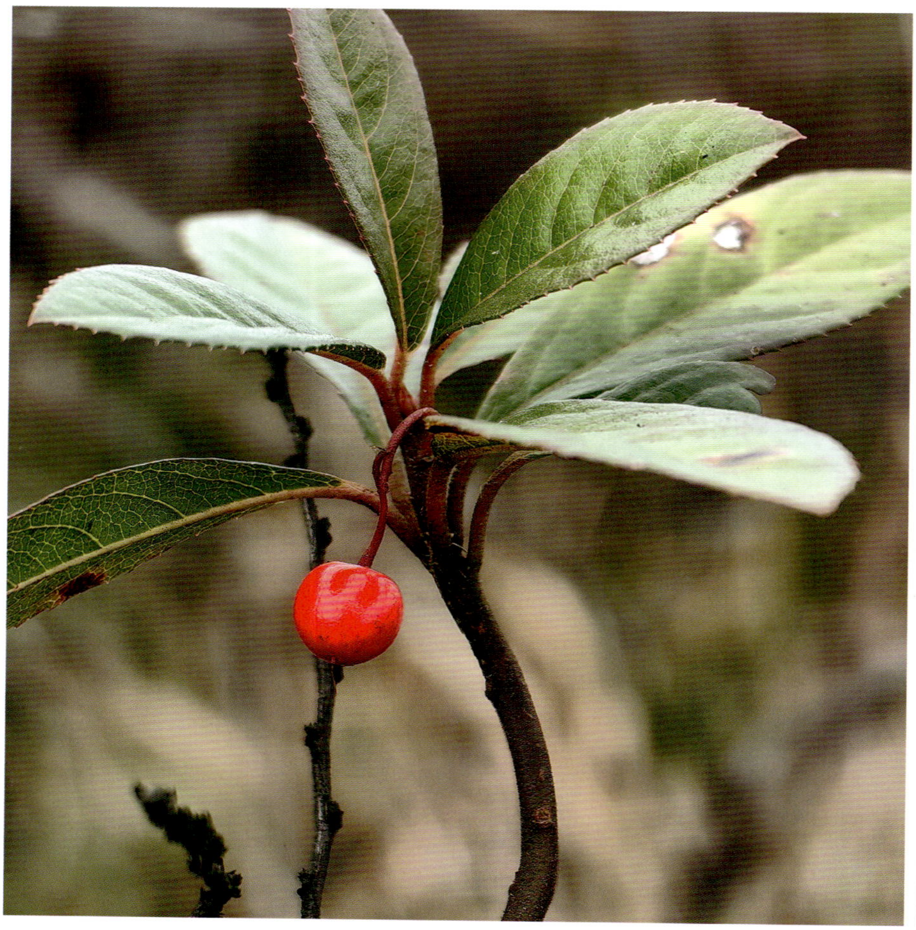
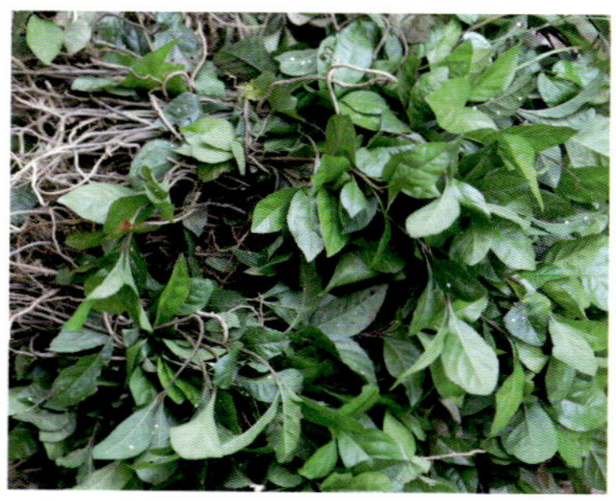
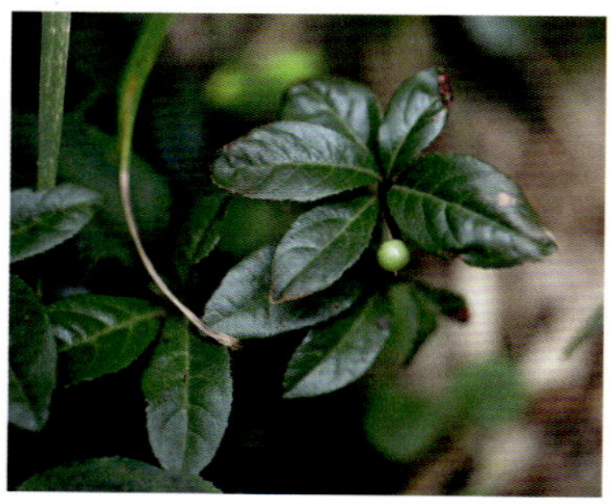
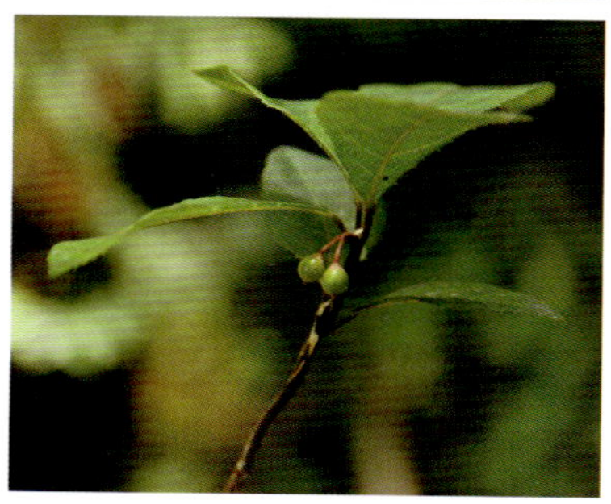

386. 山血丹 *Ardisia lindleyana* D. Dietr

分类位置 报春花科 Primulaceae 紫金牛属 *Ardisia* Sw.。

别　　名 铁雨伞，沿海紫金牛，活血胎，细罗伞树。

形态特征 灌木，高 0.8 ~ 2m。除侧生特殊花枝外，无分枝。叶片革质或近坚纸质，长圆形至椭圆状披针形，长 10 ~ 15cm，宽 2 ~ 3.5cm，顶端急尖或渐尖，基部楔形，边缘反卷，侧脉 8 ~ 12 对。花常排成伞形花序，着生于侧生特殊花枝顶端；花梗长 8 ~ 12mm，果时达 2.5cm；花萼仅基部连合，被微柔毛，萼片长圆状披针形或卵形，顶端具腺点；花瓣白色，椭圆状卵形，顶端圆形，具明显的腺点；雄蕊较花瓣略短，花药披针形，背部具腺点；子房卵球形，具腺点；胚珠 5 枚。果球形，熟时深红色，微肉质，具疏腺点。花期 5 ~ 8 月，果期 10 ~ 12 月。

资源现状 生于海拔 1000m 以下的山坡、沟谷林下阴湿地或林缘水边，全市各地较常见。资源较丰富，民间以根或全株用于跌扑损伤等，具有较好的观赏价值。

功效应用 根、全株：苦、辛，平；祛风湿，活血调经，消肿止痛；用于风湿痹痛，痛经，经闭，跌扑损伤，咽喉肿痛，无名肿痛等。

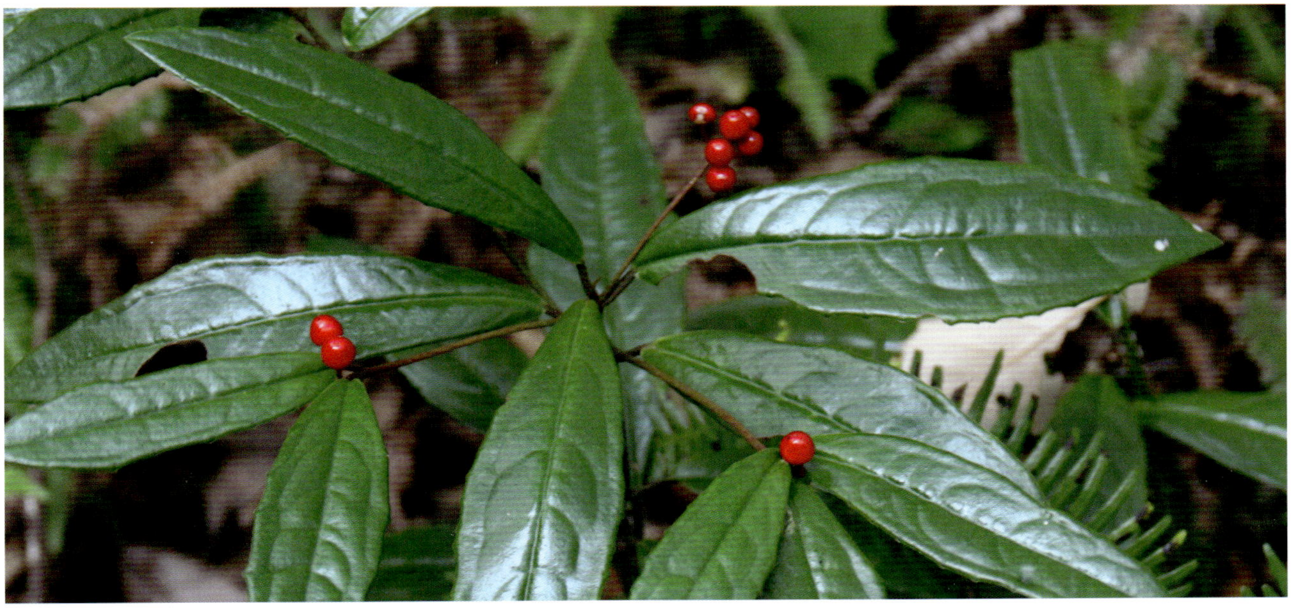

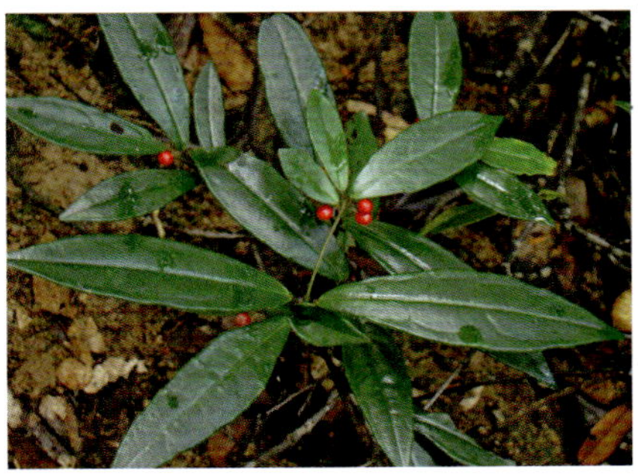

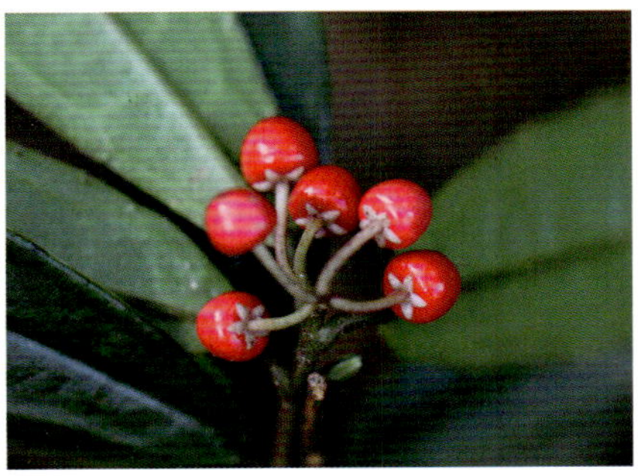

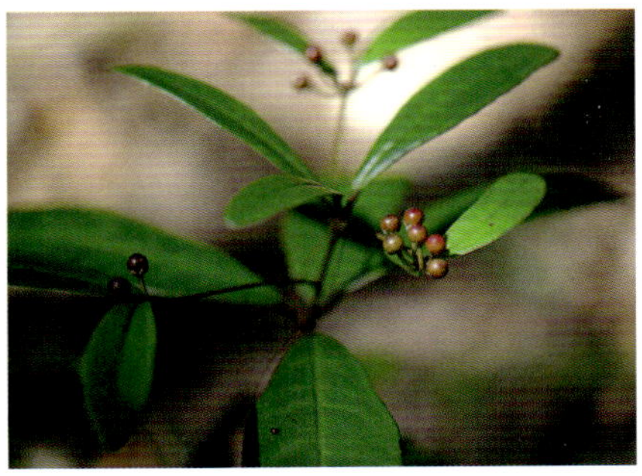

387. 心叶紫金牛 *Ardisia maclurei* Merr.

分类位置 报春花科 Primulaceae 紫金牛属 *Ardisia* Sw.。

形态特征 亚灌木或小灌木。具匍匐茎，茎幼时密被锈色长柔毛，以后无毛。叶互生，稀近轮生，叶片坚纸质，长圆状椭圆形或椭圆状倒卵形，边缘具不整齐的粗锯齿及缘毛，两面均被疏柔毛；叶柄被锈色疏柔毛。亚伞形花序，近顶生，被锈色长柔毛，有花 3 ~ 6 朵，每植株有花序 1 ~ 2 个；花萼仅基部连合，被锈色长柔毛，萼片披针形，顶端渐尖，具缘毛；花瓣淡紫色或红色，卵形，顶端渐尖；雄蕊较花瓣略短，花药卵形，顶端急尖，基部箭形；雌蕊与花瓣几等长，子房球形；胚珠 8 ~ 10 枚，2 轮。果球形，暗红色。花期 5 ~ 6 月，果期 12 月至翌年 3 月。

资源现状 生于海拔 600m 以下的沟谷林下阴湿地或溪河边，分布于国家公园内的桃源峪等地。资源较少，民间少见药用，具有较好的观赏价值。

功效应用 全株：苦，凉；止血，清热解毒；用于吐血，便血，疮疖。

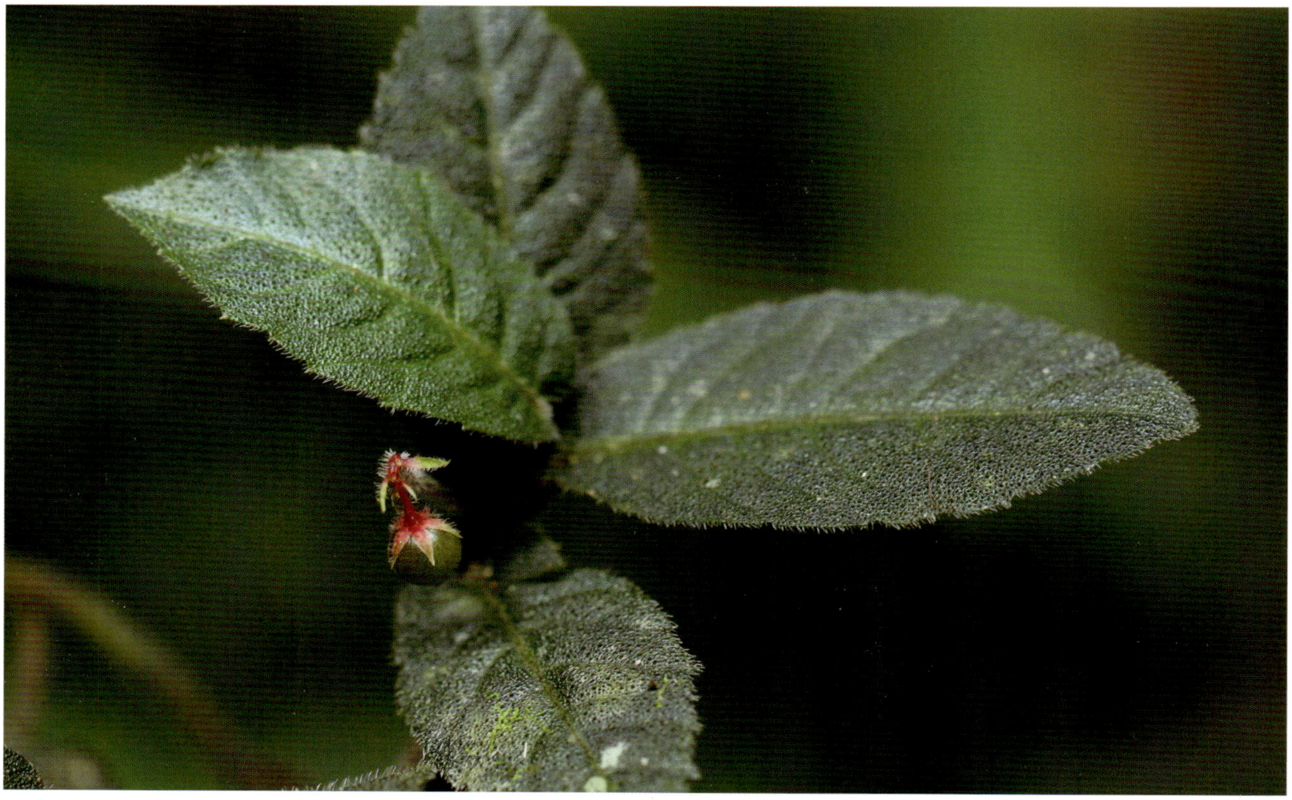

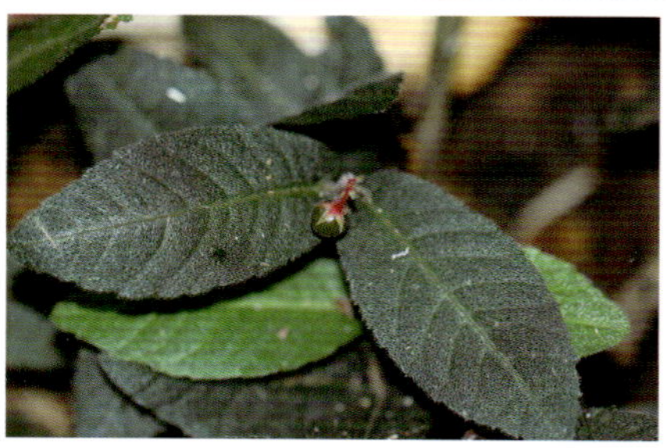

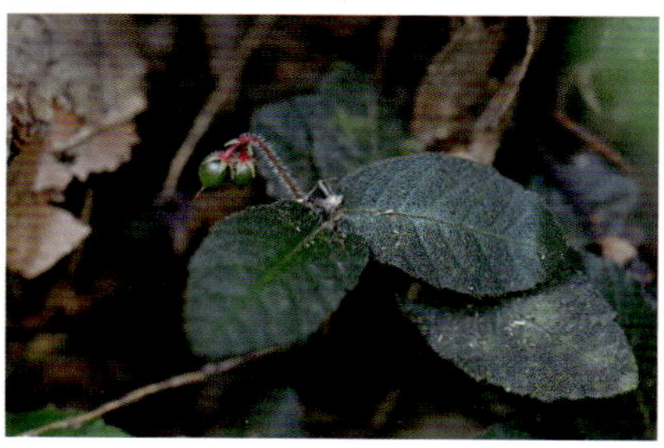

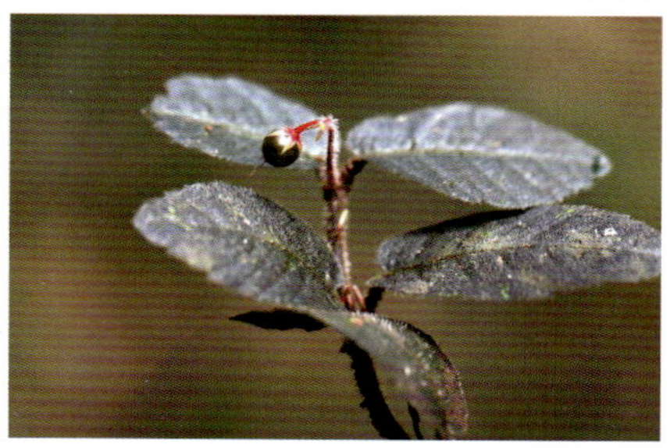

388. 虎舌红 *Ardisia mamillata* Hance

分类位置 报春花科 Primulaceae 紫金牛属 *Ardisia* Sw.。

别　　名 毛地红，红毛针，红毛毡。

形态特征 矮小灌木。具匍匐的木质根茎，直立茎幼时密被锈色卷曲长柔毛。叶互生或簇生于茎顶端，叶片坚纸质，倒卵形至长圆状倒披针形，边缘具不明显的疏圆齿，边缘腺点藏于毛中；叶柄被毛。伞形花序，单生于侧生特殊花枝顶端，每植株有花枝 1 ~ 3 个；有花约 10 朵，近顶端常有叶 1 ~ 2 片；花萼基部连合，萼片披针形或狭长圆状披针形，两面被长柔毛或里面近无毛；花瓣粉红色；卵形，顶端急尖，具腺点；雄蕊与花瓣近等长，花药披针形；雌蕊与花瓣等长，子房球形；胚珠 5 枚。果球形，鲜红色，稍具腺点。花期 6 ~ 7 月，果期 11 月至翌年 1 月，有时达 6 月。

资源现状 生于海拔 300 ~ 1500m 的山地或沟谷林下阴湿地，全市各地零星分布。资源较少，民间少见药用，具有较好的观赏价值。

功效应用 全草：清热利湿，活血止血，祛腐生肌；用于风湿跌打，外伤出血，小儿疳积，月经不调，肺结核咳血，肝炎，胆囊炎等。

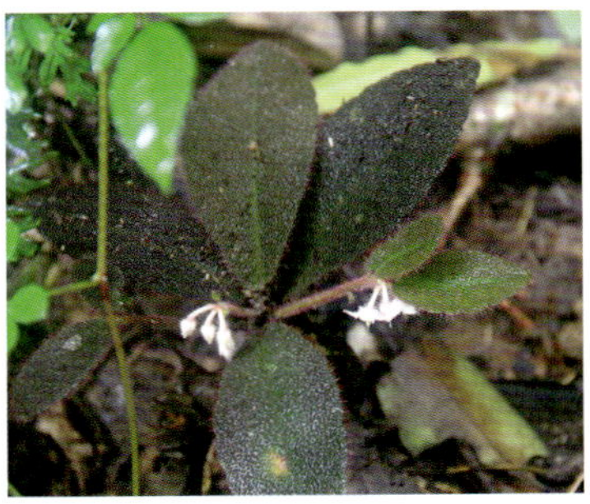
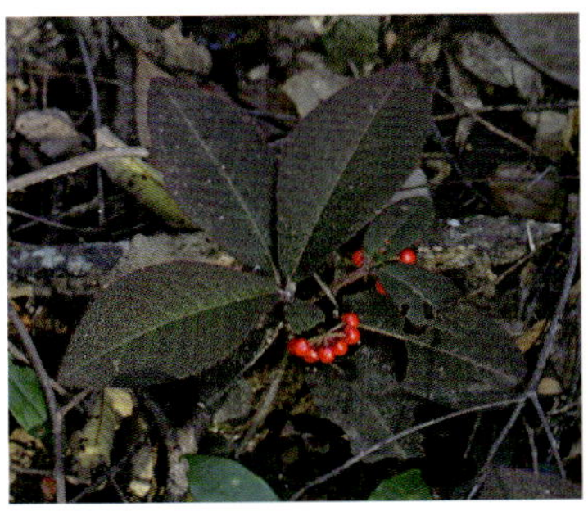
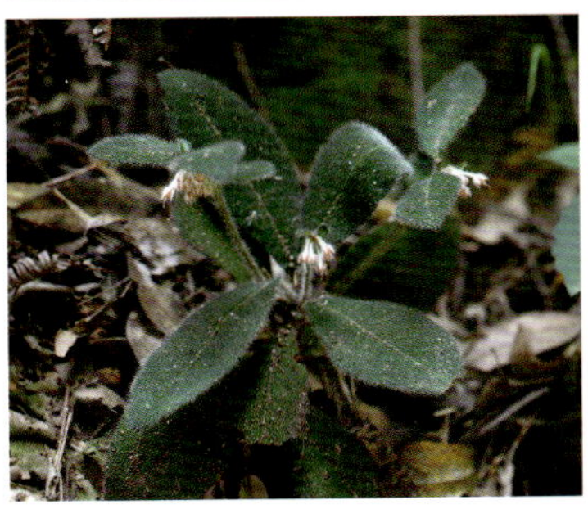
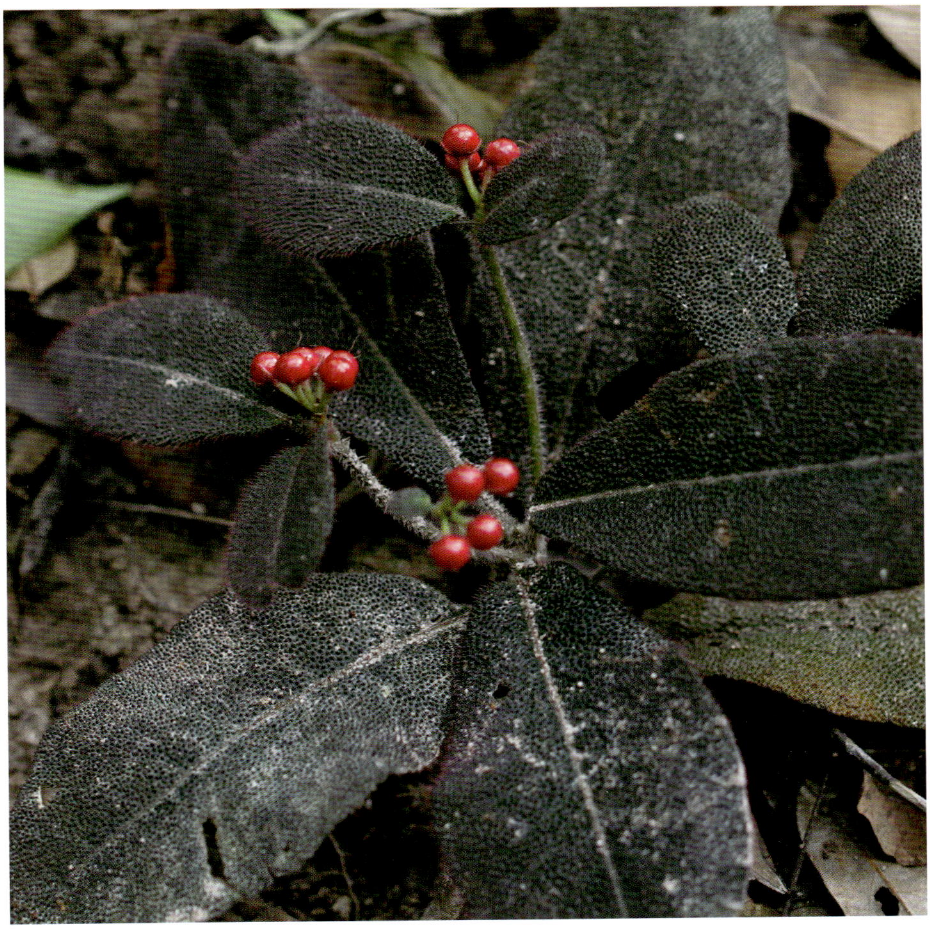

389. 莲座紫金牛 *Ardisia primulifolia* Gardner et Champion

分类位置 报春花科 Primulaceae 紫金牛属 *Ardisia* Sw.。

别　　名 毛脚皮，落地紫金牛，毛虫药。

形态特征 小灌木或近草本。几无茎，常被锈色长柔毛。叶互生或基生呈莲座状，叶坚纸质或近膜质，椭圆形或长圆状倒卵形，边缘具不明显的疏浅圆齿，具边缘腺点，两面有时紫红色；被锈色卷曲长柔毛，具长缘毛。聚伞花序或亚伞形花序，花梗被密锈色长柔毛；花萼仅基部连合，与花瓣近等长，具腺点和缘毛；花瓣粉红色，广卵形，两面无毛；雄蕊较花瓣略短，花药披针形，背部具疏腺点；雌蕊较花瓣略短，子房球形，被疏微柔毛。果球形，略肉质，鲜红色，具疏腺点。花期 6 ~ 7 月，果期 11 ~ 12 月，有时延至翌年 4 ~ 5 月。

资源现状 生于海拔 1000m 以下的沟谷林下阴湿地，全市各地零星分布。资源较少，民间少见药用，具有较好的观赏价值。

功效应用 全草：用于劳伤咳嗽，风湿跌打等。

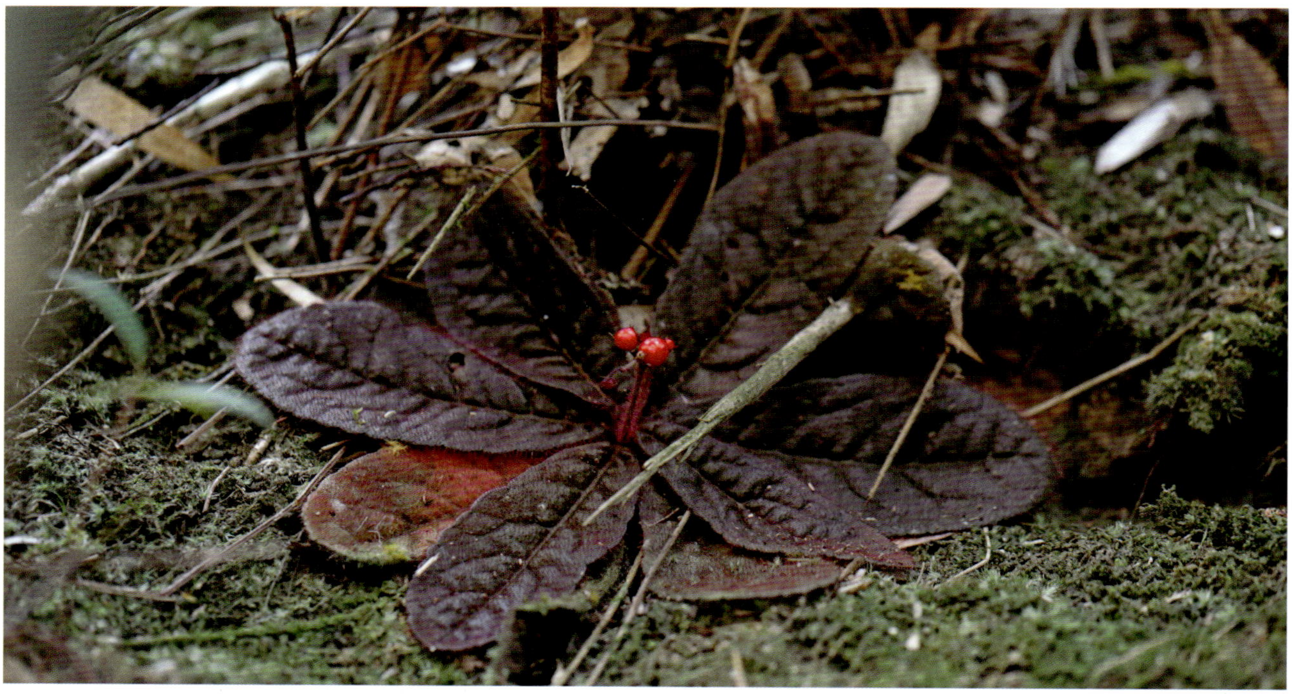

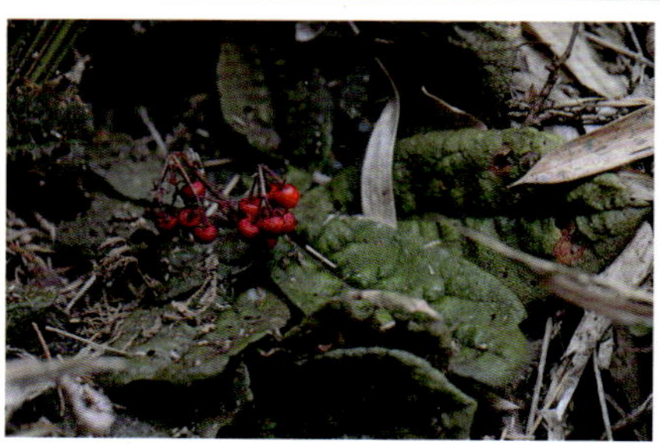

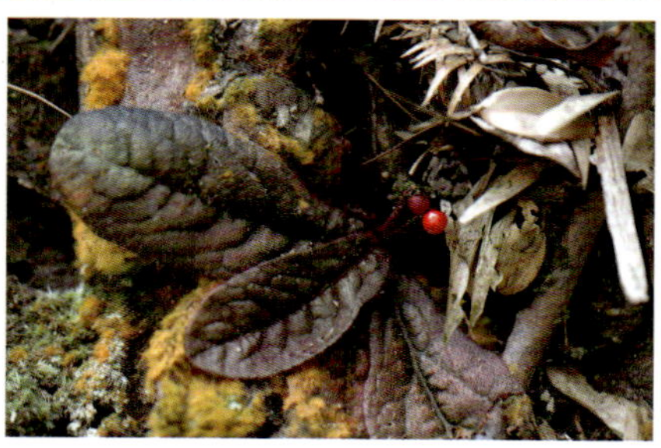

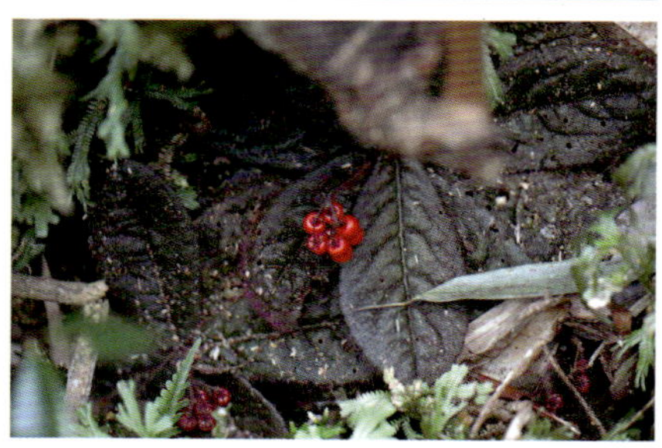

390. 九节龙 *Ardisia pusilla* A. DC.

分类位置 报春花科 Primulaceae 紫金牛属 *Ardisia* Sw.。

别　　名 毛茎紫金牛，轮叶紫金牛，狮子头。

形态特征 亚灌木状小灌木，长 30 ~ 40cm。蔓生，具匍匐茎，逐节生根，幼时密被长柔毛。叶对生或近轮生，叶片坚纸质，椭圆形或倒卵形，边缘具明显或不甚明显的锯齿和细齿，具疏腺点；叶柄被毛。伞形花序，单 1，侧生，被长硬毛、柔毛或长柔毛；花萼仅基部连合，萼片披针状钻形，顶端渐尖，与花瓣近等长，外面被疏柔毛及长柔毛，具腺点；花瓣白色或带微红色，广卵形，顶端急尖，具腺点；雄蕊与花瓣近等长，花药卵形，背部具腺点；雌蕊与花瓣等长，子房卵珠形；胚珠 6 枚。果球形，红色，具腺点。花期 5 ~ 7 月，罕见于 12 月，果期与花期相近。

资源现状 生于海拔 300 ~ 800m 的山坡林下阴湿地或沟谷林下阴湿的石岩上，全市各地较常见。资源量一般，民间常以全株用于跌扑损伤等。

功效应用 全株：苦、辛，温；活血通络，消肿止痛；用于跌扑损伤，风湿筋骨痛，腰痛，月经不调等。

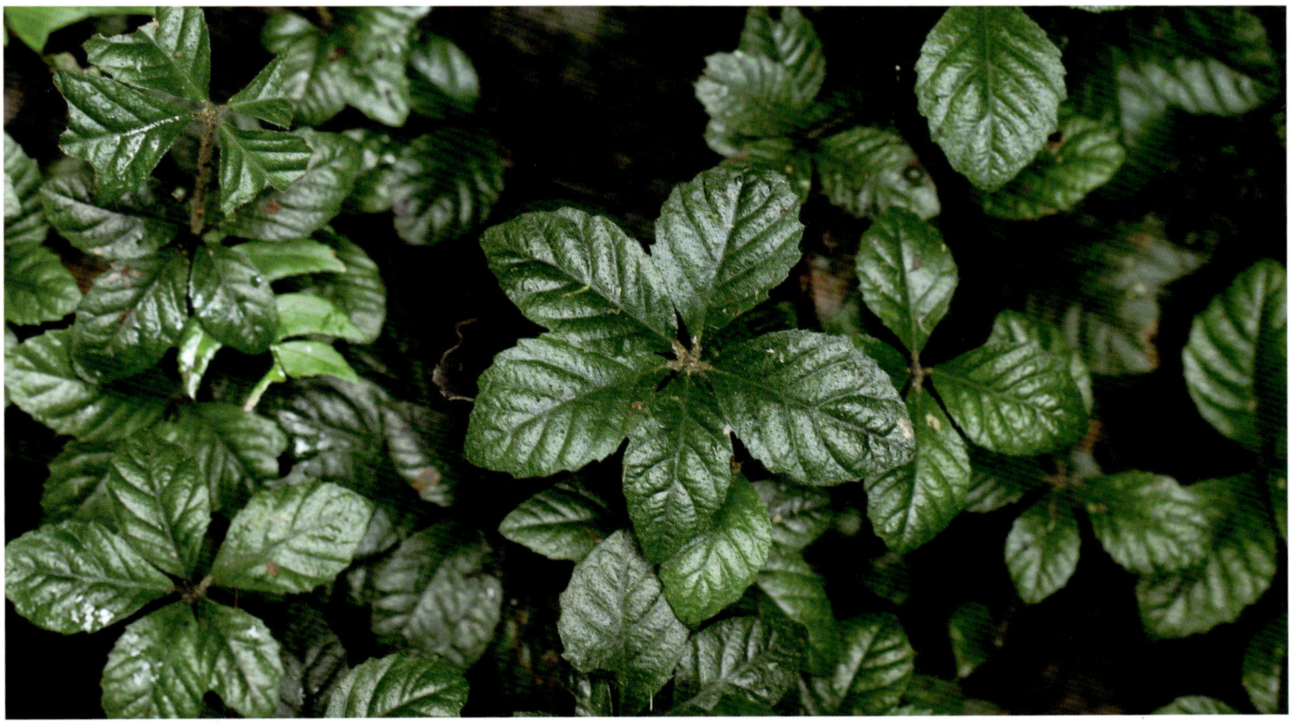

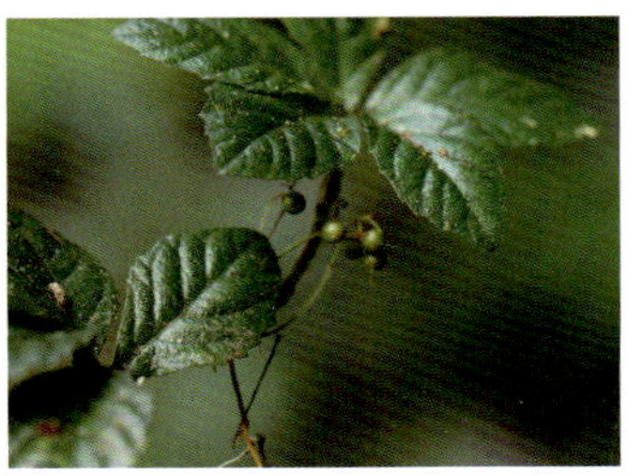

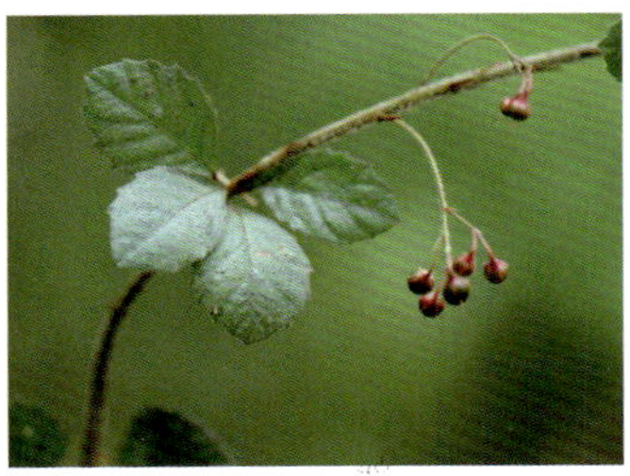

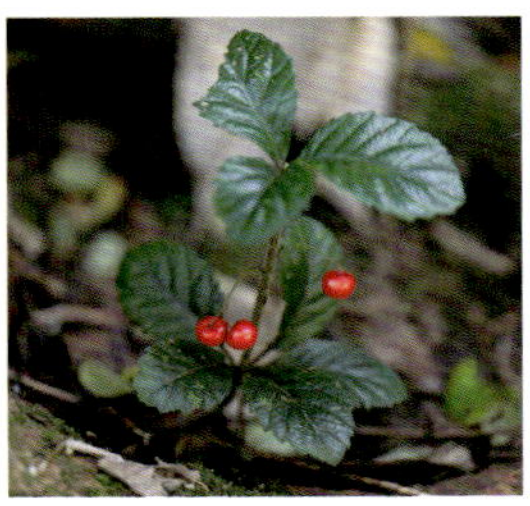

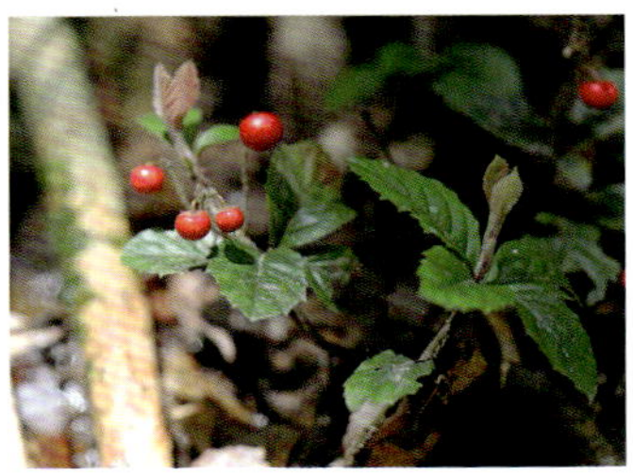

391. 当归藤 *Embelia parviflora* Wall. ex A. DC.

分类位置 报春花科 Primulaceae 酸藤子属 *Embelia* Burm. f.。

别　　名 小花酸藤子。

形态特征 攀缘灌木或藤本。小枝密被锈色长柔毛，略具腺点或星状毛。叶坚纸质，卵形，全缘，背面被锈色长柔毛或鳞片，近顶端具疏腺点。亚伞形花序或聚伞花序，腋生，有花 2 ~ 4 朵或略多；花 5 数，花萼基部微连合，宿存，萼片顶端多少具腺点；花瓣白色或粉红色，分离，卵形至长圆形，近顶端具腺点，边缘和里面密被微柔毛；雌花中雄蕊花丝短或几无，雄花中超出或与花瓣等长，花药背部具腺点；雌蕊与花瓣等长，子房卵形，有时具腺点。果球形，直径 5mm 或略小，暗红色。花期 12 月至翌年 5 月，果期 5 ~ 8 月。

资源现状 生于海拔 600m 以下山地林中、林缘或林缘灌丛中，全市各地较常见。资源较丰富，民间以根或老藤用于腰腿疼痛。

功效应用 根与老茎：苦、涩，温；补血活血，强壮腰膝；用于血虚诸证，月经不调，闭经，产后虚弱，腰腿酸痛，跌扑骨折。

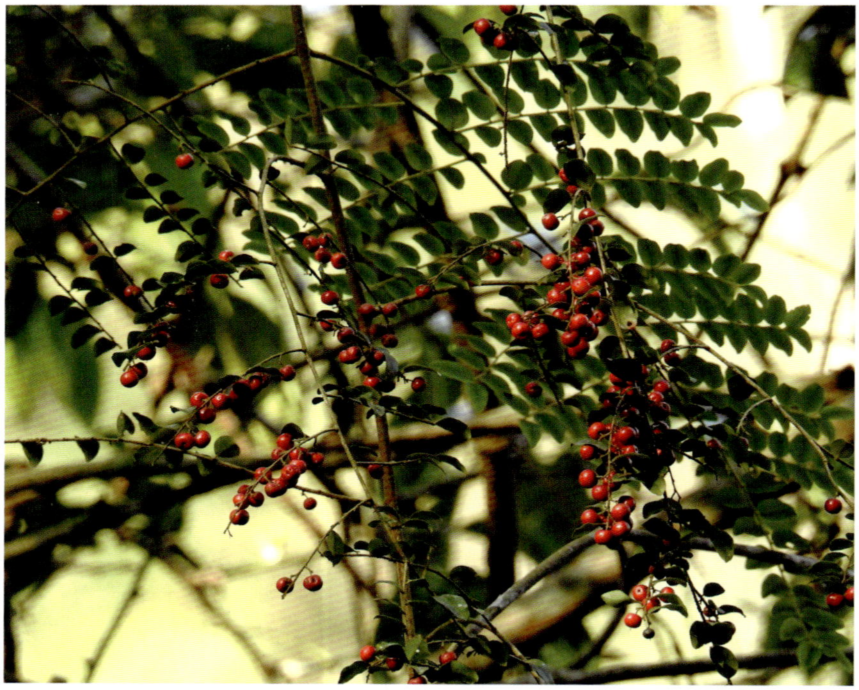
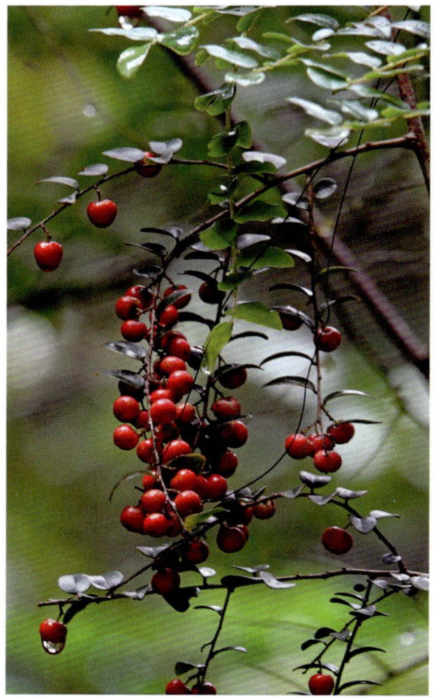
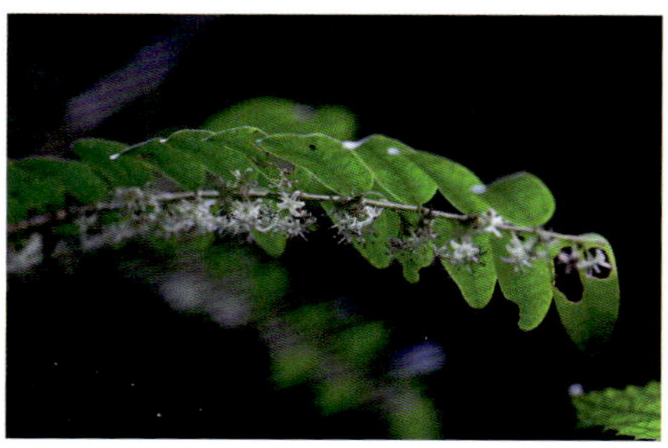
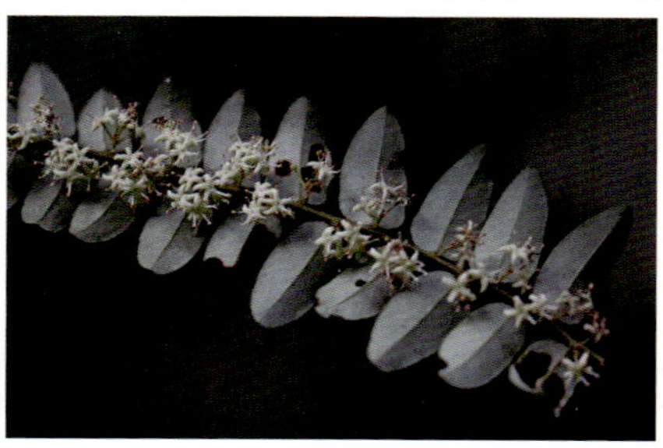
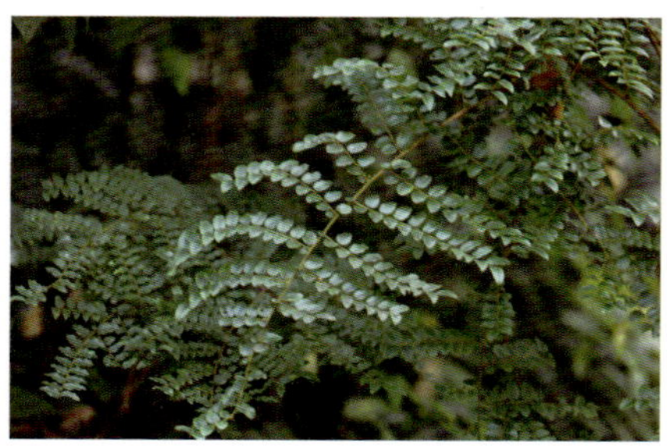

392. 广西过路黄　*Lysimachia alfredii* Hance

分类位置　报春花科 Primulaceae 珍珠菜属 *Lysimachia* L.。

别　　名　广西排草，四叶一枝花。

形态特征　丛生草本。茎被褐色多细胞柔毛。叶对生，茎下部的较小，常成圆形，上部较大，密聚成轮生状，叶片卵形至卵状披针形，先端锐尖或钝，基部渐狭，有时下延；全缘，边缘具缘毛；两面被柔毛及密布透明腺条与腺点。总状花序顶生，缩短成近头状；苞片阔椭圆形或阔倒卵形，基部密被糙伏毛；花梗密被柔毛；花萼分裂近达基部，边缘膜质，背面被毛，有黑色腺条；花冠黄色，基部合生，裂片披针形，先端钝或锐尖，密布黑色腺条；花丝下部合生成筒；花药长圆形，花粉粒具 3 孔沟，近球形，表面具网状纹饰。蒴果近球形，褐色，种子黑色。花期 4 ~ 5 月，果期 7 ~ 9 月。

资源现状　生于海拔 220 ~ 900m 的山谷溪边、林下路边，全市各地常见。资源丰富，民间少见药用，具有较好的观赏价值。

功效应用　全草：苦、辛，凉；祛风燥湿，活血止血；用于黄疸，尿道结石，淋证等。

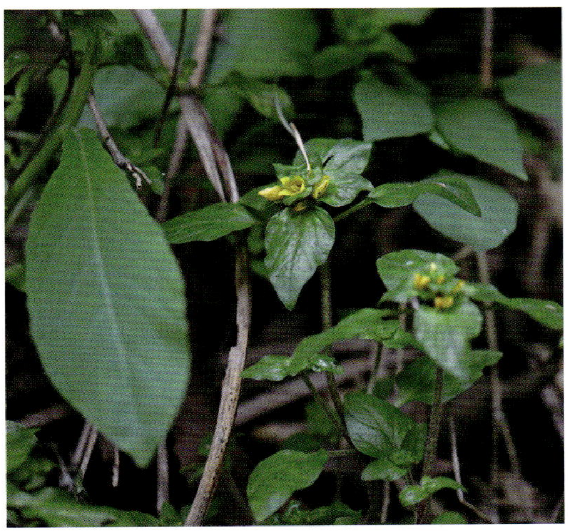
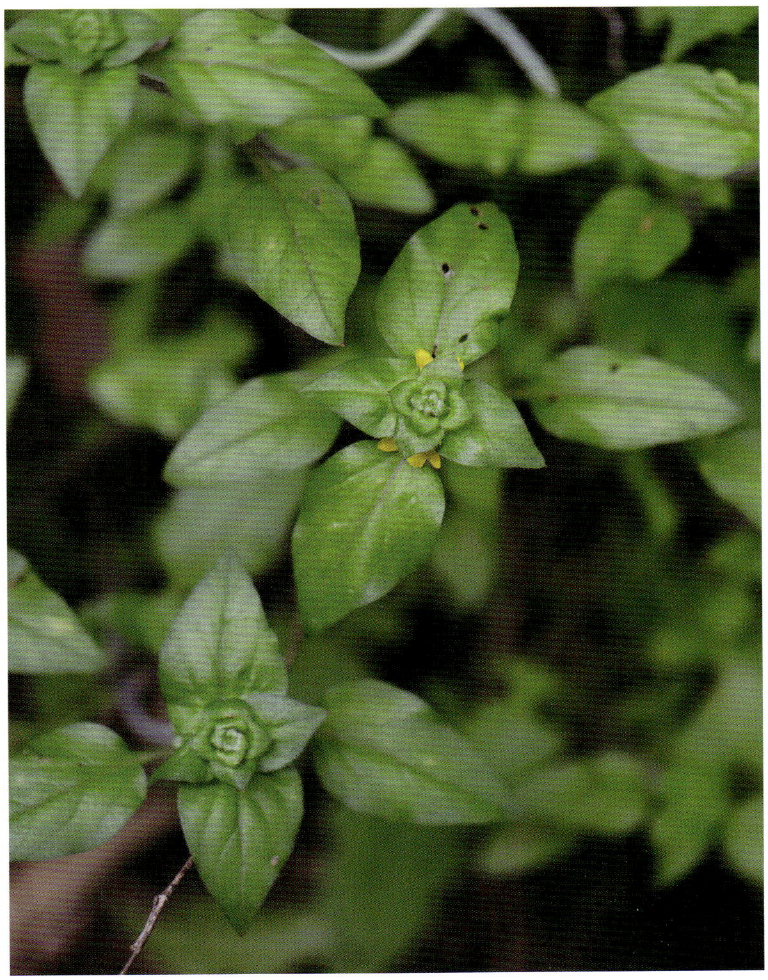
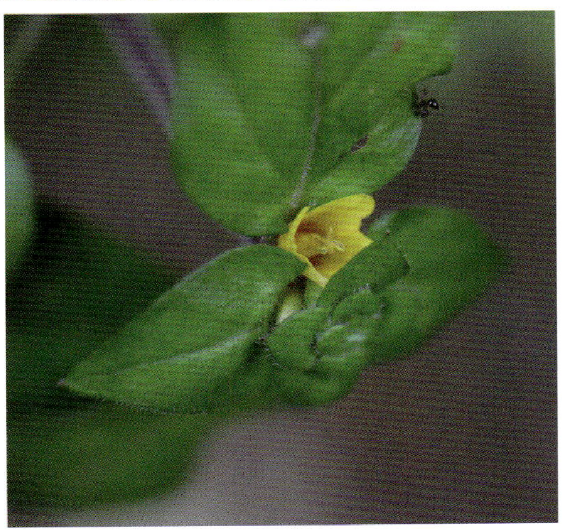

393. 过路黄 *Lysimachia christinae* Hance

分类位置 报春花科 Primulaceae 珍珠菜属 *Lysimachia* L.。

别　　名 四川金钱草，大金钱草，金钱草，真金草，走游草，铺地莲。

形态特征 茎柔弱，平卧延伸，无毛或被疏毛，幼嫩部分密被褐色无柄腺体。叶对生，卵圆形至肾圆形，先端锐尖或圆钝以至圆形，基部鲜时稍厚，透光可见密布的透明腺条，干时腺条变黑色。花单生叶腋，毛被如茎，花梗多少具褐色无柄腺体；花萼分裂近达基部，花冠黄色，质地稍厚，具黑色长腺条；花丝下半部合生成筒；花药卵圆形；子房卵珠形，花柱长 6 ~ 8mm。蒴果球形，直径 4 ~ 5mm，无毛，有稀疏黑色腺条。花期 5 ~ 7 月，果期 7 ~ 10 月。

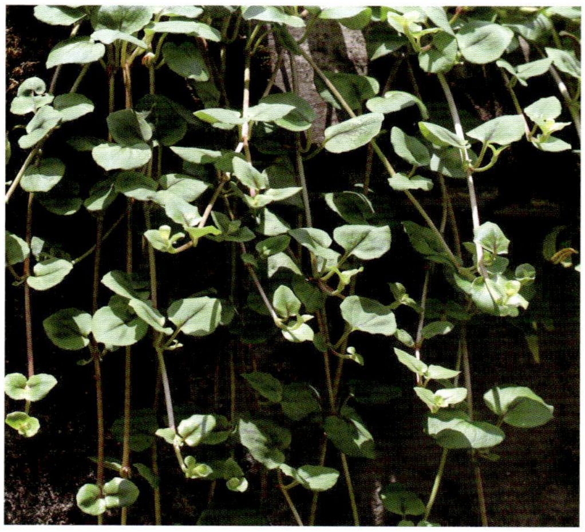

资源现状 生于林缘、山坡灌丛路旁或阴湿处，分布于星村镇等地。资源较少，民间少量用于肾结石等。

功效应用 **全草（金钱草）**：甘、咸，微寒；利湿退黄，利尿通淋，解毒消肿；用于湿热黄疸，胆胀胁痛，石淋，热淋，小便涩痛，痈肿疔疮，蛇虫咬伤。

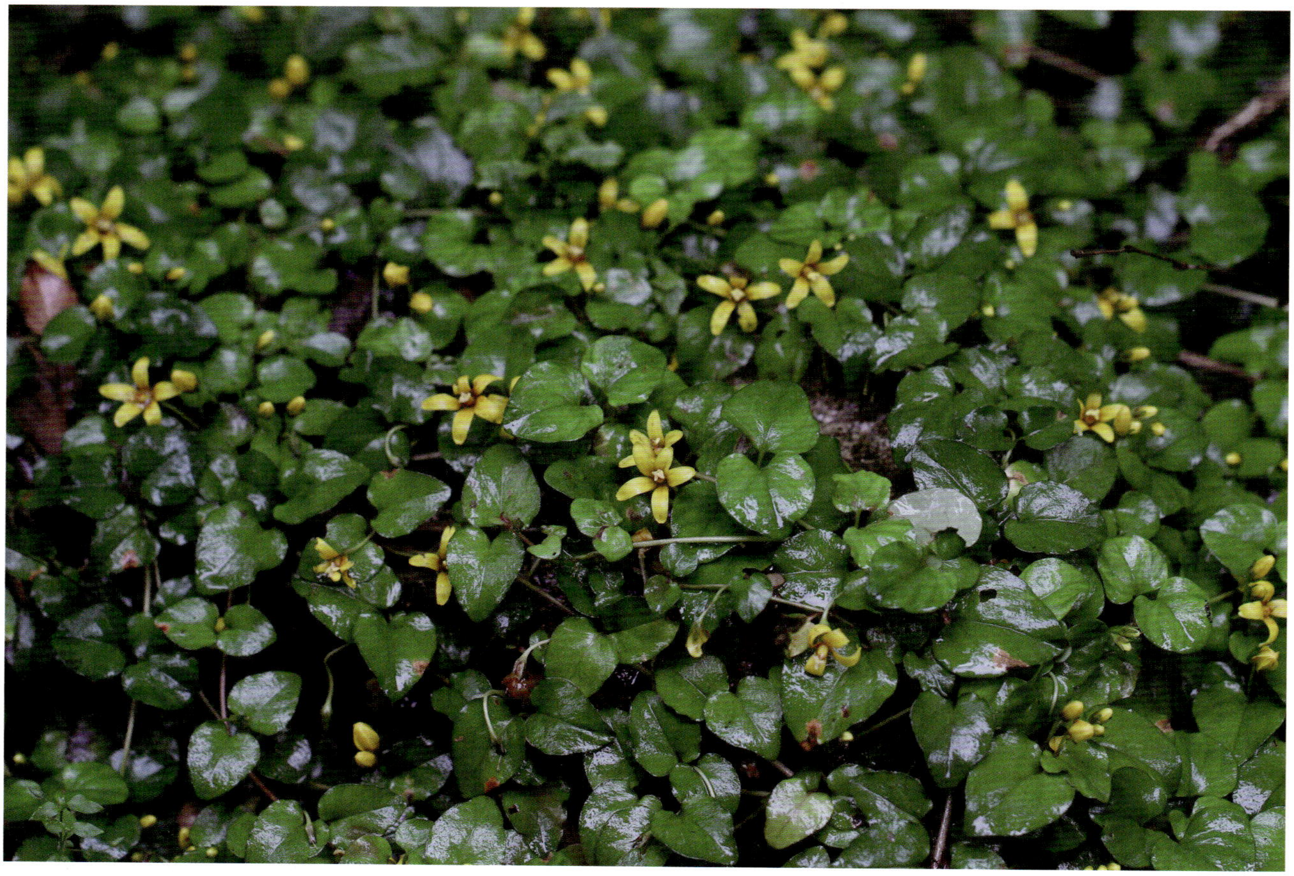

394. 矮 桃 *Lysimachia clethroides* Duby

分类位置 报春花科 Primulaceae 珍珠菜属 *Lysimachia* L.。

别　　名 珍珠草，调经草，劳伤药，伸筋散。

形态特征 多年生草本。全株多少被黄褐色卷曲柔毛；根茎横走，淡红色；茎基部带红色，不分枝。叶互生，长椭圆形或阔披针形，两面散生黑色粒状腺点。总状花序顶生，花密集，常转向一侧，后渐伸长；苞片线状钻形；花萼分裂近达基部，周边膜质，有腺状缘毛；花冠白色，基部合生，裂片狭长圆形，先端圆钝；雄蕊内藏，花丝基部连合并贴生于花冠基部，被腺毛；花药长圆形；子房卵珠形，花柱稍粗。蒴果近球形，直径 2.5 ~ 3mm。花期 5 ~ 7 月，果期 7 ~ 10 月。

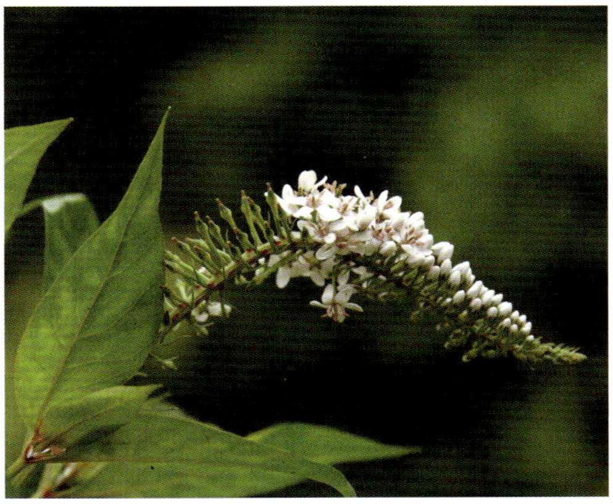

资源现状 生于路边或荒坡草丛中，分布于星村等地。资源量一般，民间少见药用，具有较好的观赏价值。

功效应用 根、全草：辛、涩，平；活血调经，利水消肿；用于月经不调，带下，小儿疳积，水肿，痢疾，跌扑损伤，咽喉痛，乳痈，石淋，胆囊炎等。

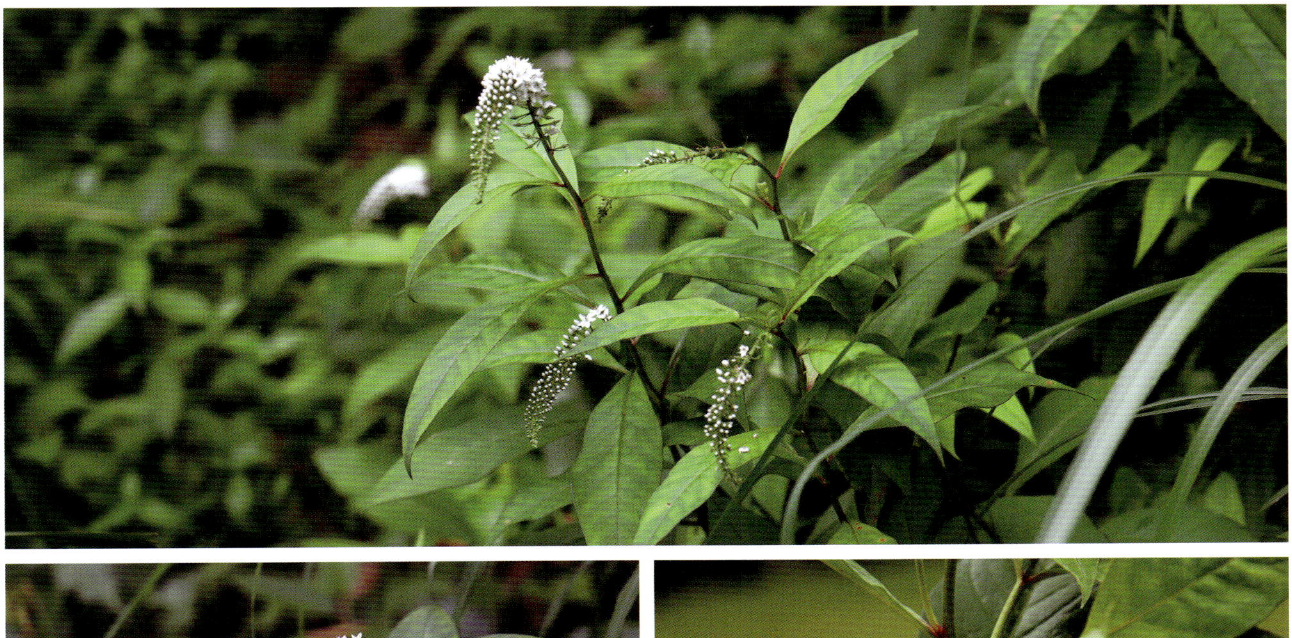

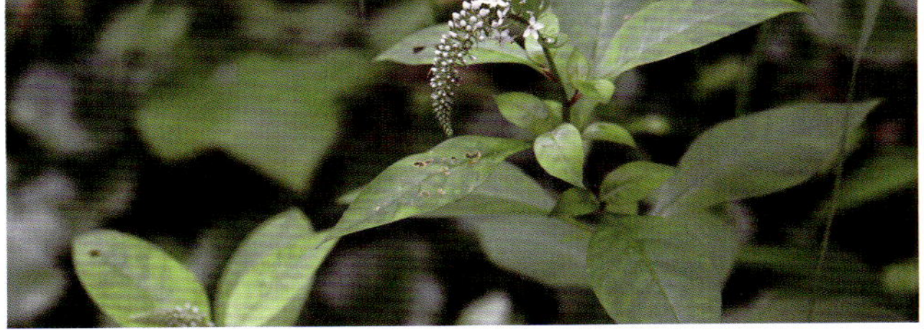

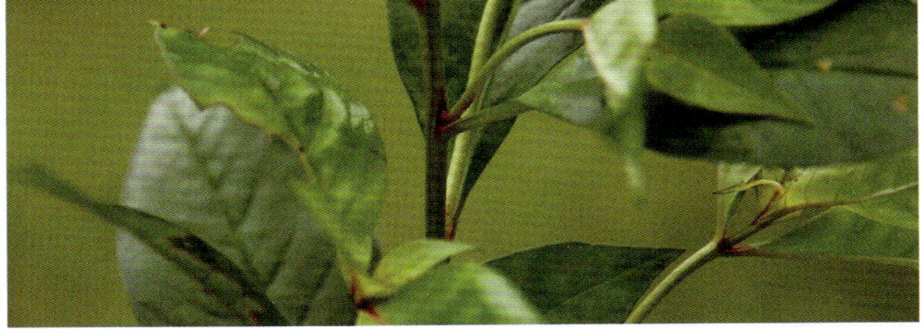

395. 临时救 *Lysimachia congestiflora* Hemsl.

分类位置 报春花科 Primulaceae 珍珠菜属 *Lysimachia* L.。

别　　名 聚花过路黄，簇花过路黄，九莲灯，聚花排草。

形态特征 多年生草本。茎下部匍匐，密被多细胞卷曲柔毛。叶对生，近密聚，叶片卵形至近圆形，近等大，先端锐尖或钝，基部近圆形或截形，下面有时沿中肋和侧脉染紫红色，两面多少被具节糙伏毛，近边缘有暗红色或有时变为黑色的腺点，叶柄具草质狭边缘。花 2 ~ 4 朵集生茎端和枝端成近头状的总状花序，花序下方的 1 对叶腋有时具单生花；花萼分裂近达基部，裂片披针形，背面被疏柔毛；花冠黄色，内面基部紫红色，基部合生，5 裂（偶 6 裂），散生暗红色或变黑色的腺点；花丝下部合生成筒，花药长圆形；子房被毛。蒴果球形，直径 3 ~ 4mm。花期 5 ~ 6 月，果期 7 ~ 10 月。

资源现状 生于溪边、田埂或林缘灌丛中，全市各地常见。资源丰富，民间偶见用于毒虫咬伤或皮肤病等。

功效应用 全草：甘、辛，微温；祛风散寒；用于感冒咳嗽，头痛身痛，泄泻，小儿疳积，蛇咬伤等。

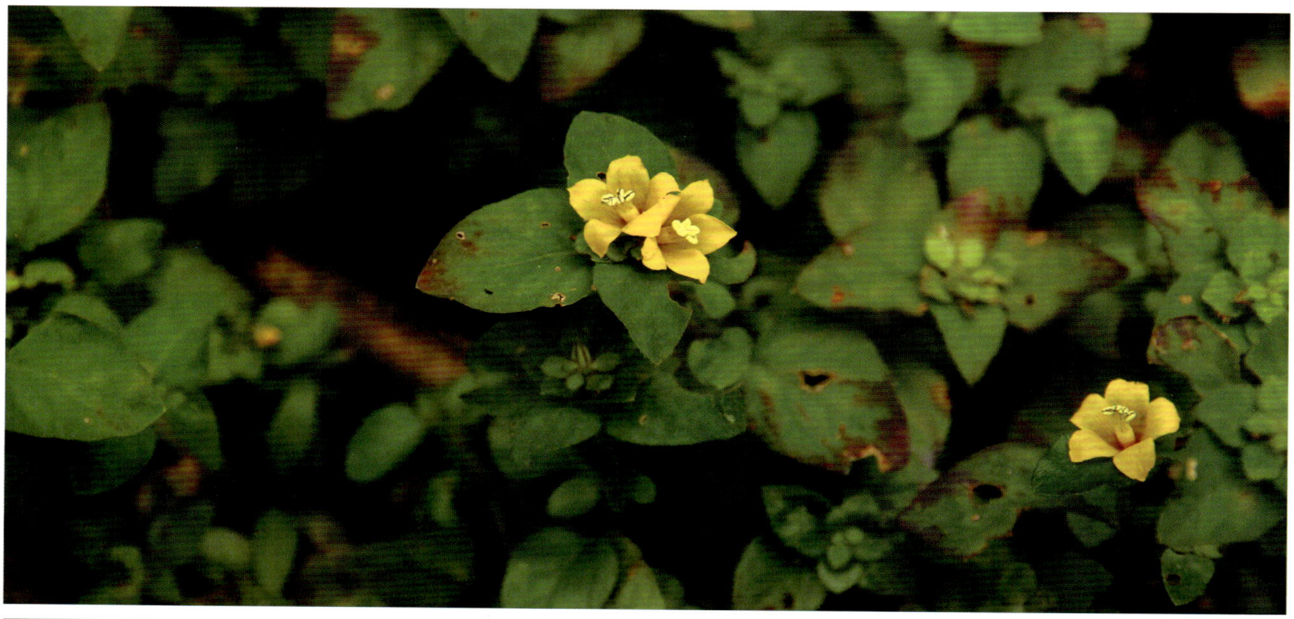

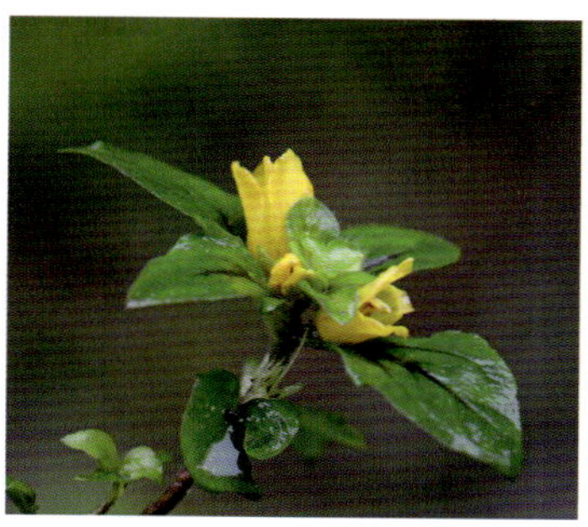

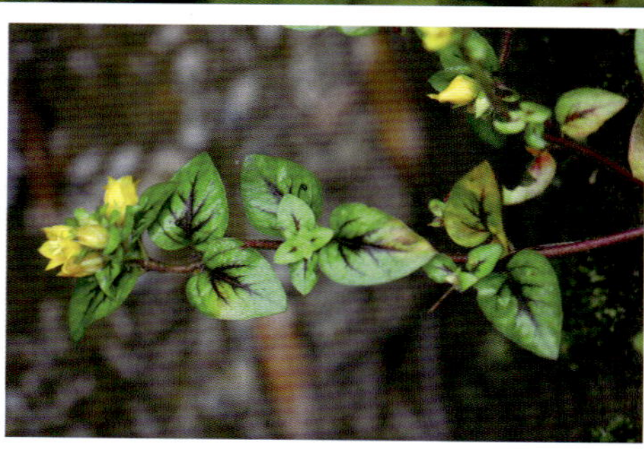

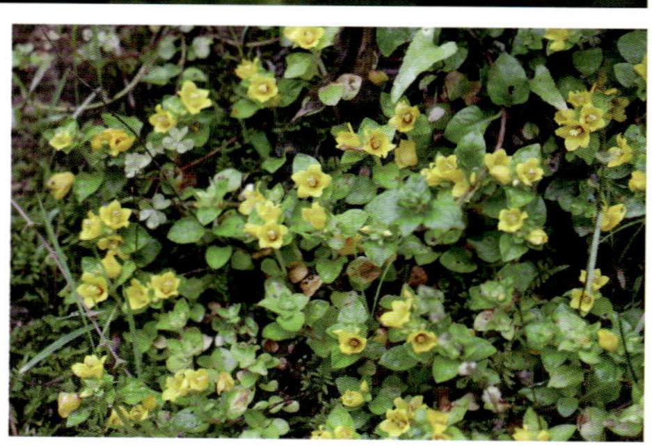

396. 星宿菜 *Lysimachia fortunei* Maxim.

分类位置　报春花科 Primulaceae 珍珠菜属 *Lysimachia* L.。

别　　名　红根草，散血草，大田基黄，红脚兰，红头绳。

形态特征　多年生草本，高 30 ~ 70cm。横走根状茎，紫红色；茎有黑色腺点，嫩梢和花序轴具褐色腺体。叶互生，叶片长圆状披针形至狭椭圆形，先端渐尖或短渐尖，两面均有黑色腺点，干后成粒状突起。总状花序顶生，细瘦；苞片披针形；花萼分裂近达基部，周边膜质，有腺状缘毛，背面有黑色腺点；花冠白色，基部合生，有黑色腺点；雄蕊比花冠短，花丝贴生于花冠裂片的下部，花药卵圆形；子房卵圆形，花柱粗短。蒴果球形，直径约 2 ~ 2.5mm。花期 6 ~ 8 月，果期 8 ~ 11 月。

资源现状　生于山坡路边、田埂、田边湿地、沟谷林下、路旁阴湿地，全市各地常见。资源丰富，民间多以全草用于感冒或外敷用于跌扑损伤等。

功效应用　全草：微苦，凉；清热止痛，活血调经；用于感冒，痢疾，血淋，急性肾炎，风湿关节痛，百日咳，痛经，闭经，乳腺炎，甲状腺肿瘤，丝虫病，淋巴管炎，淋巴结结核，毒蛇及蜈蚣咬伤，跌扑损伤，结膜炎等。

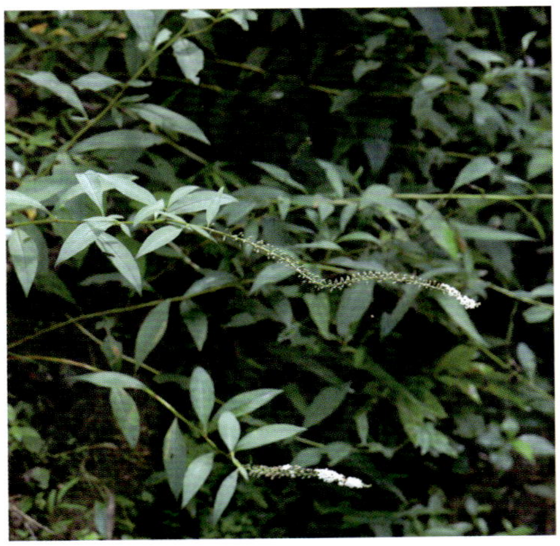

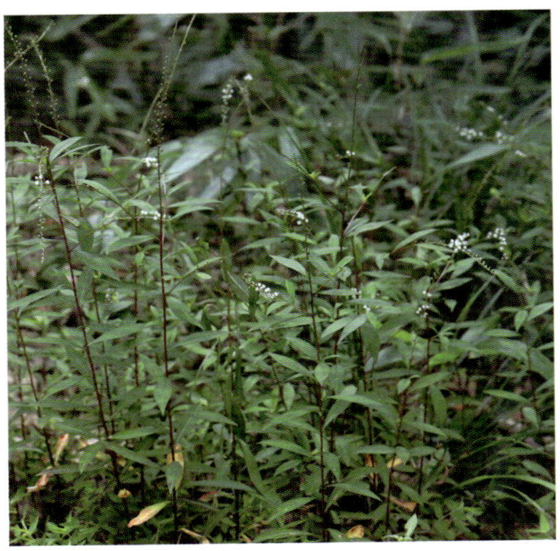

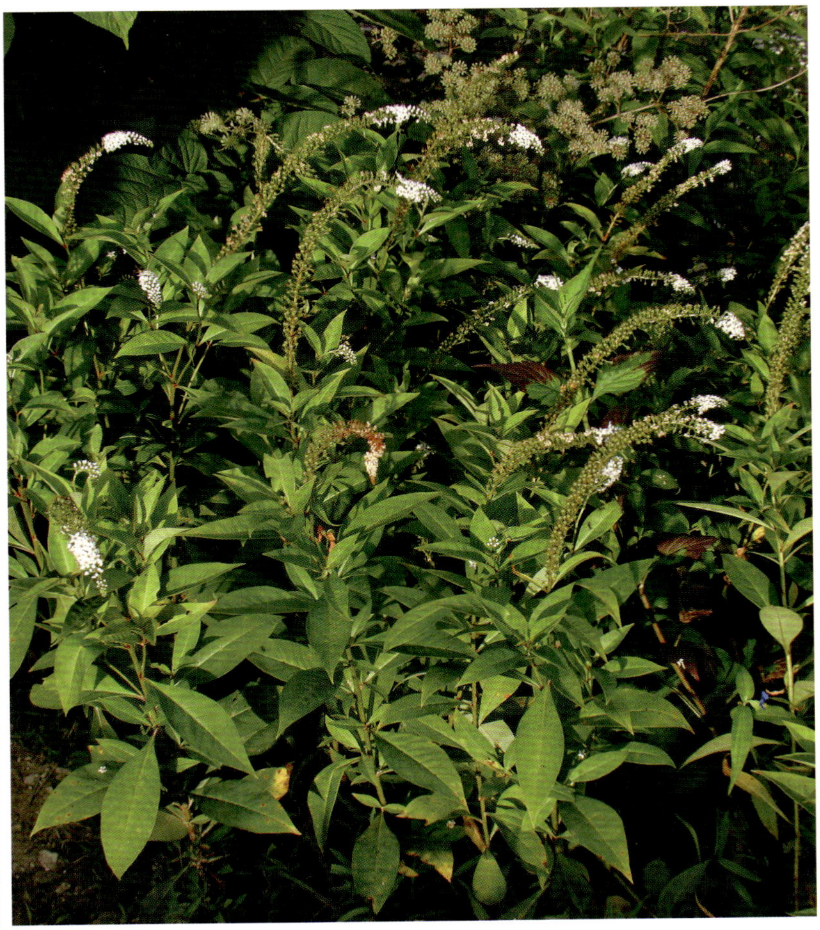

397. 福建过路黄 *Lysimachia fukienensis* Hand. – Mazz.

分类位置 报春花科 Primulaceae 珍珠菜属 *Lysimachia* L.。

别　　名 福建排草。

形态特征 多年生草本，高 20 ~ 80cm。茎基部圆柱形，上部因叶基部下延而具 4 棱，有黑色或深褐色腺条。叶互生至 3 ~ 4 枚轮生，茎中部者最大，披针形至狭披针形，基部楔形或近圆形，两面均密布黑色腺条及腺点。花单生于茎上半部叶腋，少茎端或枝端聚成总状花序；花萼分裂近达基部，裂片线状披针形，具膜质狭边缘，背面密布黑色腺条和腺点，花冠黄色，基部合生，有黑色短腺条；花丝基部合生成筒，花药长圆形；子房无毛。蒴果淡褐色，有黑色短线条。花期 5 月；果期 6 ~ 7 月。

资源现状 生于海拔 1000m 以下的山地、路边草丛中或林缘路边，全市各地常见。资源丰富，民间少量用于目赤头痛等，具有较好观赏价值。

功效应用 全草：辛、微酸，凉；疏风止咳，清热解毒；用于感冒咳嗽，头痛目赤，咽喉肿痛等。

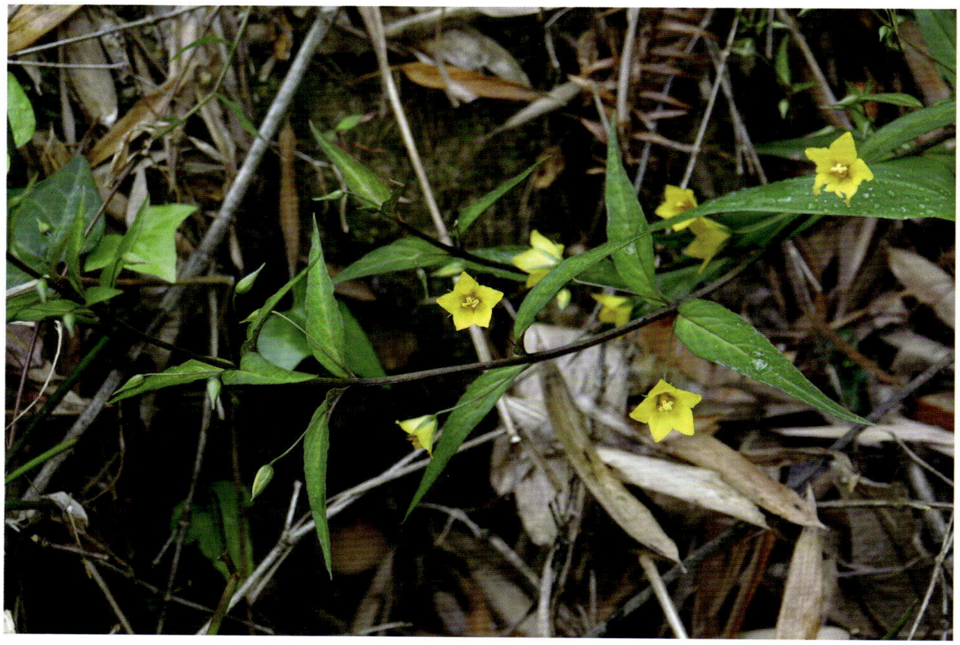

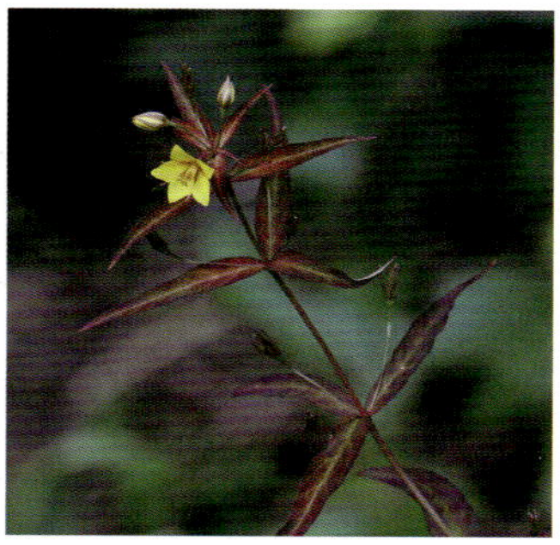

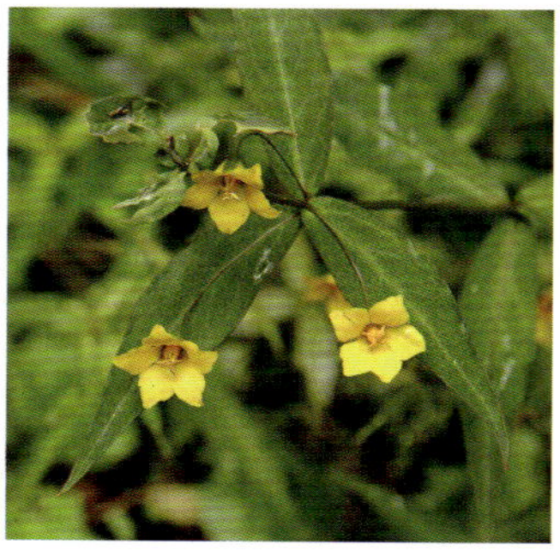

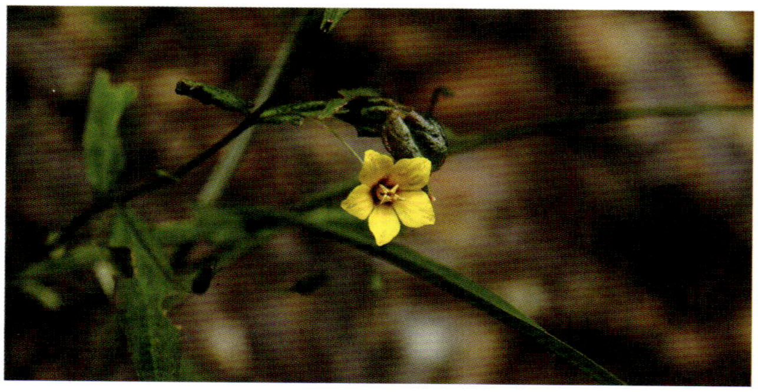

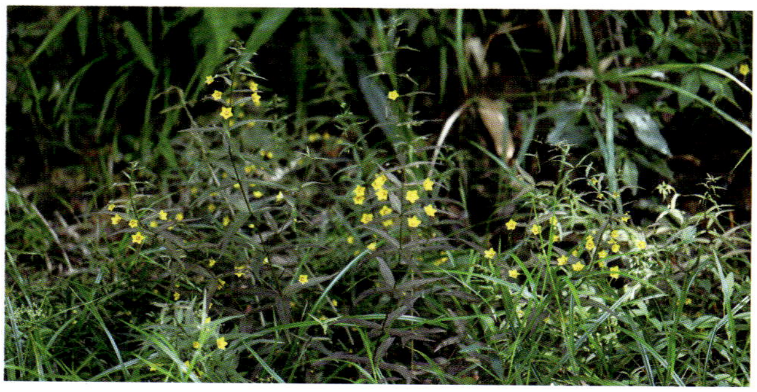

398. 点腺过路黄 *Lysimachia hemsleyana* Maxim.

分类位置 报春花科 Primulaceae 珍珠菜属 *Lysimachia* L.。

别　　名 少花排草，金钱草。

形态特征 多年生草本。茎簇生，平铺地面，先端伸长成鞭状，密被多细胞柔毛。叶对生，卵形或阔卵形，基部近圆形、截形以至浅心形，上面绿色，密被小糙伏毛，下面淡绿色，毛被较疏或近于无毛，两面均有褐色或黑色粒状腺点，极少为透明腺点。花单生于茎中部叶腋，极少生于短枝上叶腋；花梗长 7 ~ 15mm，果时下弯，可增长至 2.5cm；花萼分裂近达基部，裂片狭披针形，背面中肋明显，被稀疏小柔毛，散生褐色腺点；花冠黄色，基部合生，裂片椭圆形或椭圆状披针形，先端锐尖或稍钝，散生暗红色或褐色腺点；花丝下部合生成筒，花药长圆形；子房卵珠形。蒴果近球形。花期 4 ~ 6 月，果期 5 ~ 7 月。

资源现状 生于海拔 350 ~ 1000m 林下路边或山坡路旁，分布于星村等地。资源较丰富，民间常与过路黄（金钱草）混用。

功效应用 全草：微苦，凉；清热利湿，通经；用于肝炎，肾盂肾炎，膀胱炎，闭经等。

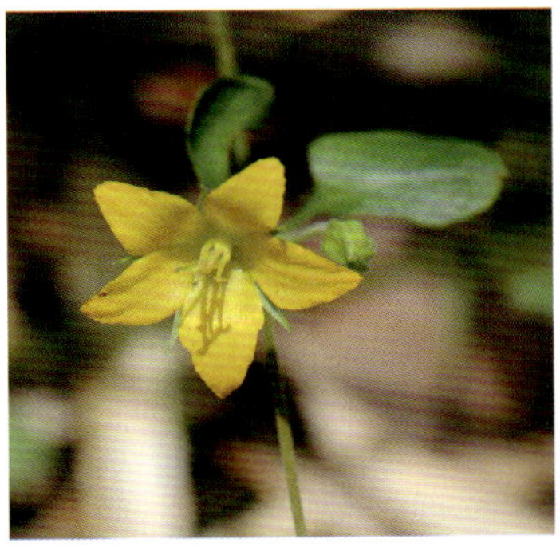
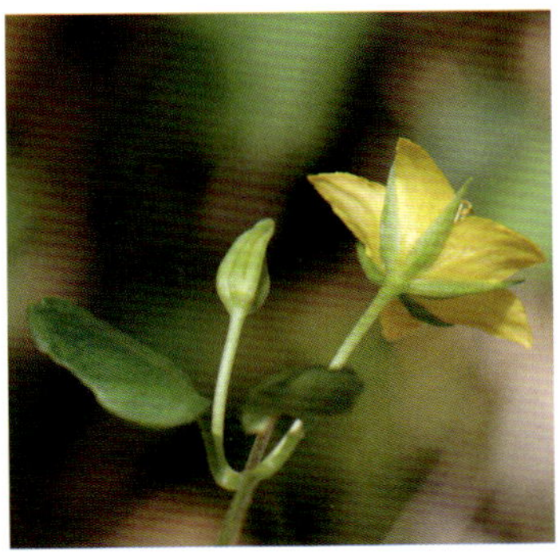
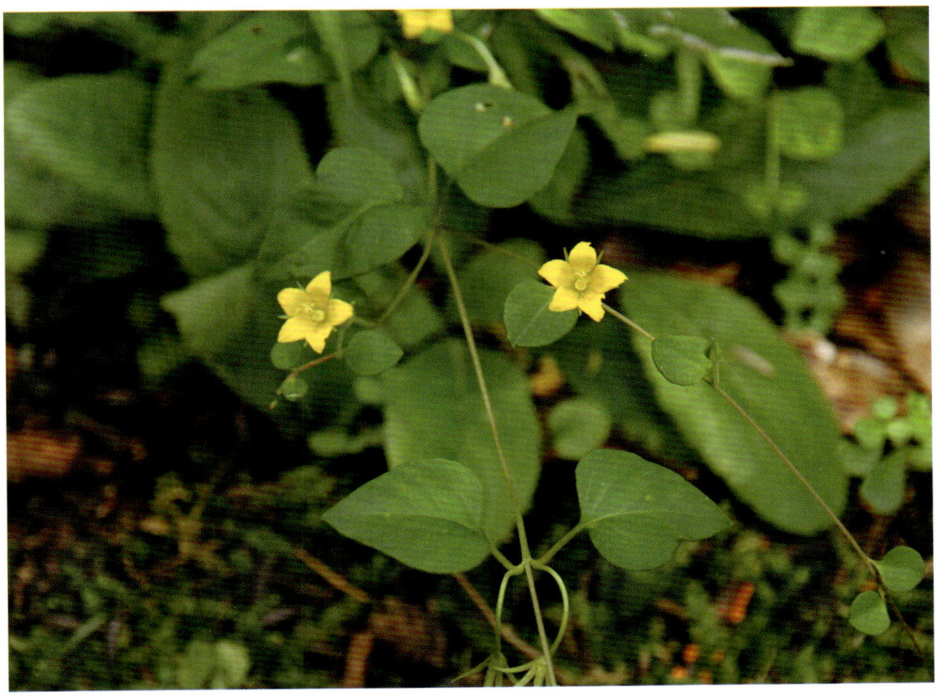
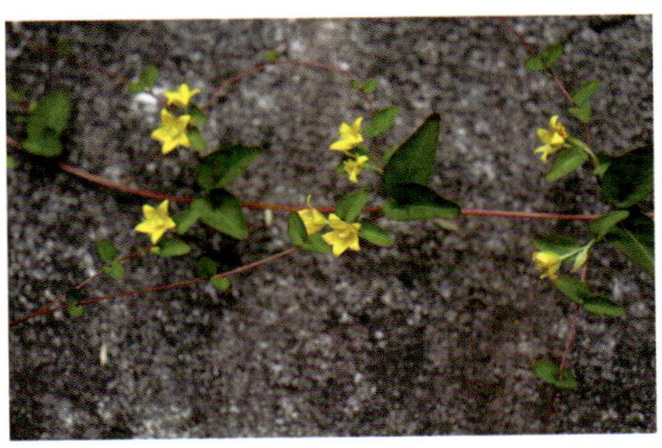
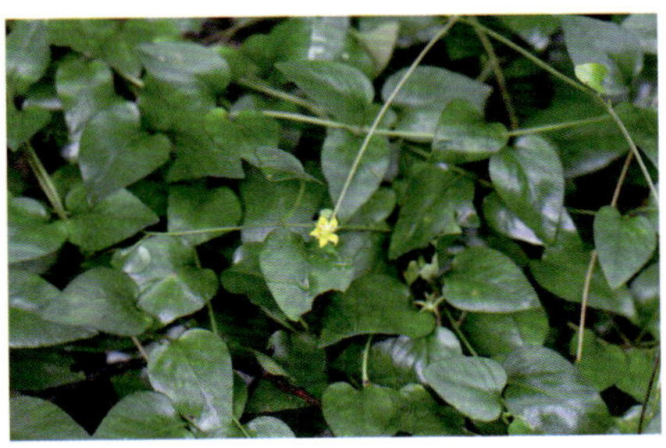
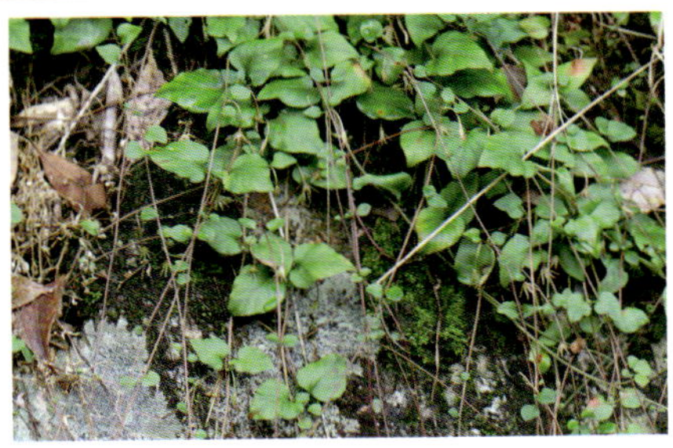

399. 巴东过路黄 *Lysimachia patungensis* Hand. – Mazz.

分类位置 报春花科 Primulaceae 珍珠菜属 *Lysimachia* L.。

别　　名 大四块瓦。

形态特征 多年生草本。茎匍匐伸长，密被铁锈色多细胞柔毛。叶对生，茎端的 2 对密聚，呈轮生状，叶片阔卵形或近圆形，先端钝圆、圆形或有时微凹，基部宽截形，草质而稍厚，两面密布具节糙伏毛，边缘透光可见透明粗腺条；叶柄长约为叶片的一半或与叶片近等长，密被柔毛。花 2 ~ 4 朵集生于茎和枝的顶端，无苞片；花梗密被铁锈色柔毛；花萼分裂近达基部，具极狭的膜质边缘，背面被疏柔毛；花冠黄色，内面基部橙红色，基部合生，有少数透明粗腺条；花丝下部合生成筒；花药卵状长圆形；子房上部被毛。蒴果球形，棕褐色。花期 5 ~ 6 月，果期 8 ~ 9 月。

资源现状 生于海拔 1000m 以下的山谷溪边及疏林下，全市各地较常见。资源量一般，民间少见药用，具有较好的观赏价值，可用于地表绿化等。

功效应用 全草：微苦，凉；清热解毒，利尿通淋，消肿散瘀。

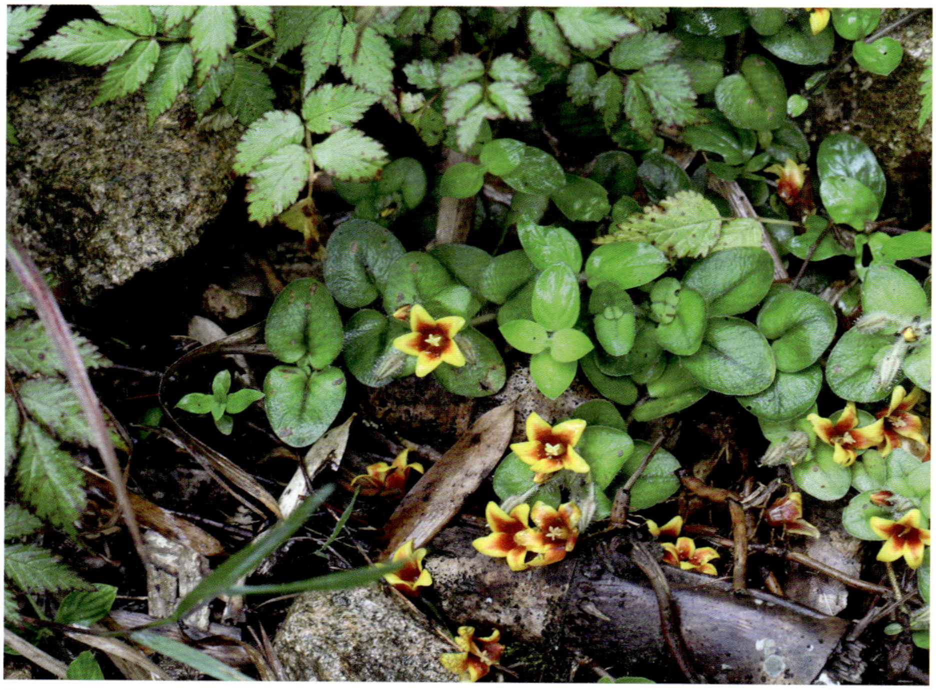
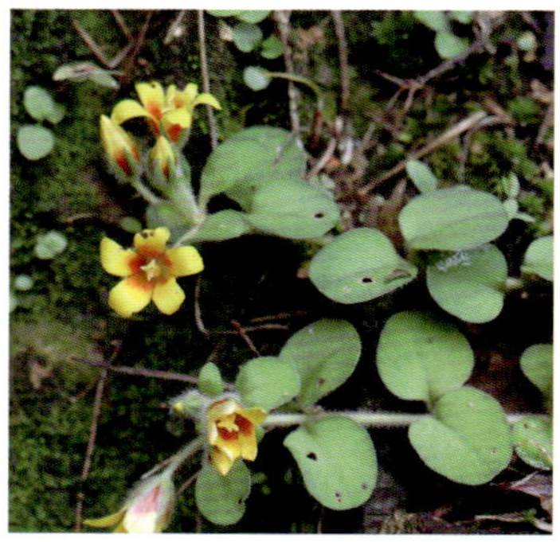
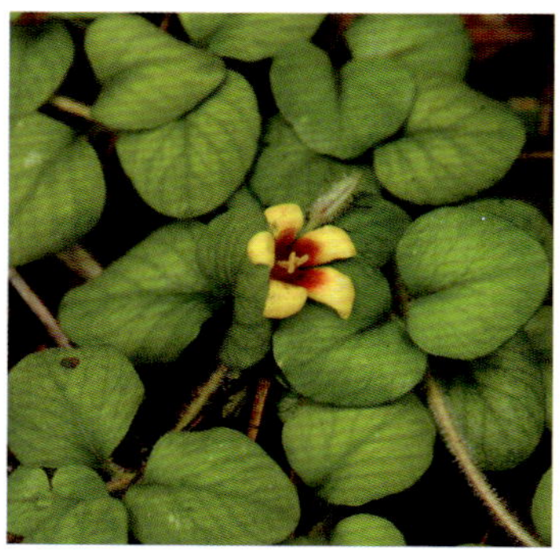
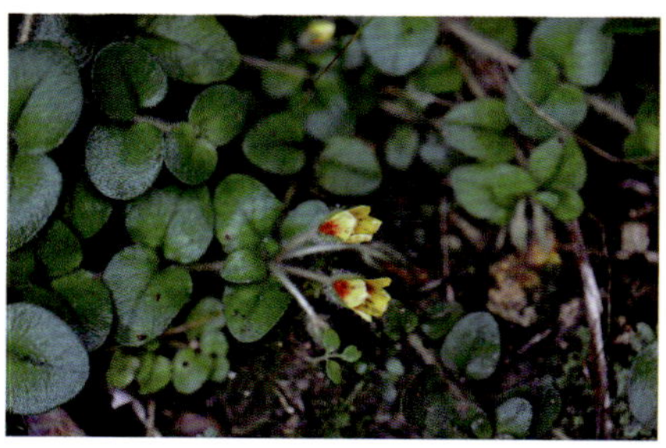
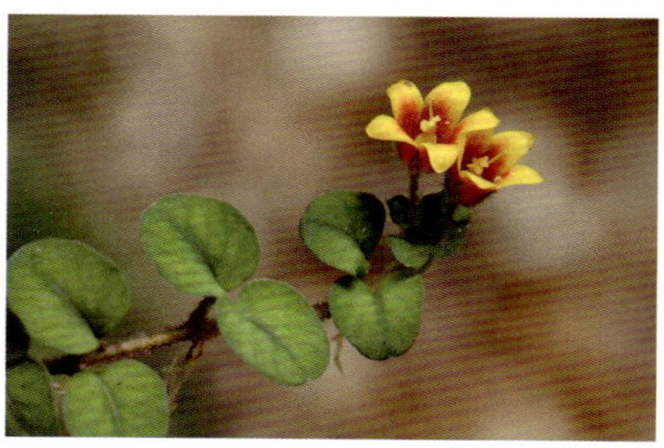
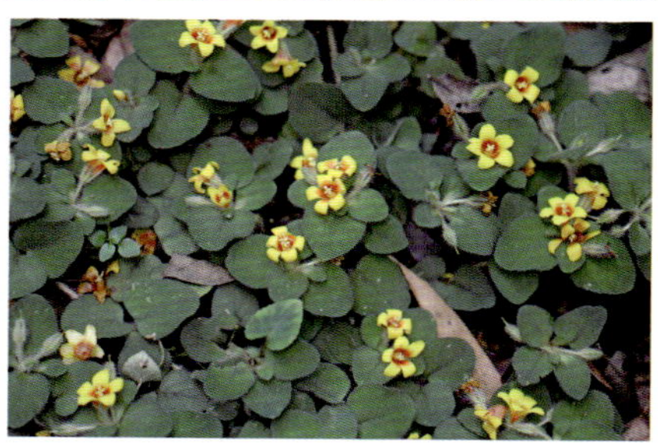

400. 显苞过路黄　*Lysimachia rubiginosa* Hemsl.

分类位置　报春花科 Primulaceae 珍珠菜属 *Lysimachia* L.。

别　　名　高脚圆叶过路黄，过路黄。

形态特征　多年生草本。茎基部倾卧，被铁锈色柔毛；通常有纤细分枝，常较叶片短，仅顶端具叶状苞片及花。叶对生，卵形至卵状披针形，先端锐尖或短渐尖，基部近圆形或阔楔形，边缘具缘毛，两面疏被糙伏毛而沿中肋较密，密布黑色或棕褐色腺条；叶柄具草质狭边缘。花 3～5 朵，单生于枝端密集的苞腋；苞片叶状，卵形或近圆形；花萼分裂近达基部，裂片狭披针形，无毛或被疏柔毛，有黑色腺条；花冠黄色，基部合生，裂片狭长圆形，先端钝或锐尖，具黑色或褐色腺条；花丝基部合生成筒，花药长圆形；子房卵球形，上部被毛。蒴果卵球形，具褐色柔毛和黑色腺条。花期 6～8 月，果期 7～9 月。

资源现状　生于林下或林缘阴湿地，分布于星村等地。资源量一般，民间少见药用，具有较好的观赏价值，可用于地表绿化等。

功效应用　全草：清热解毒，利尿排石；用于肝炎，痈疖，石淋。

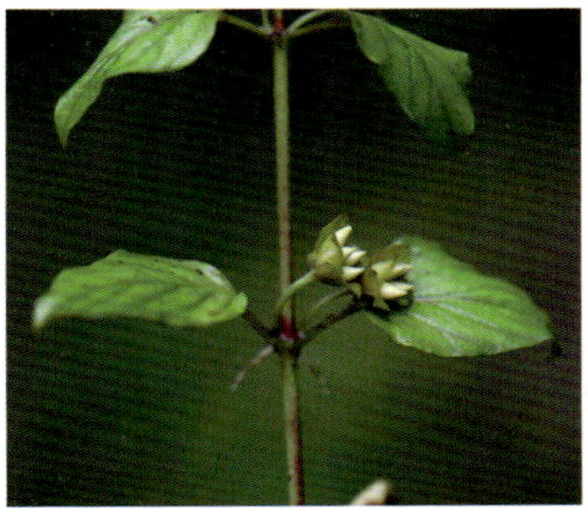
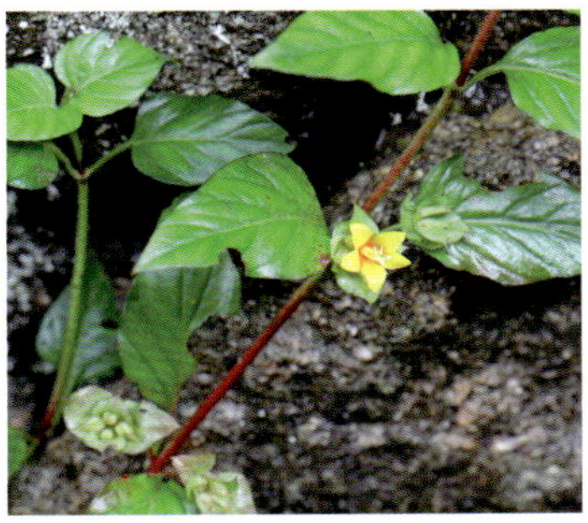
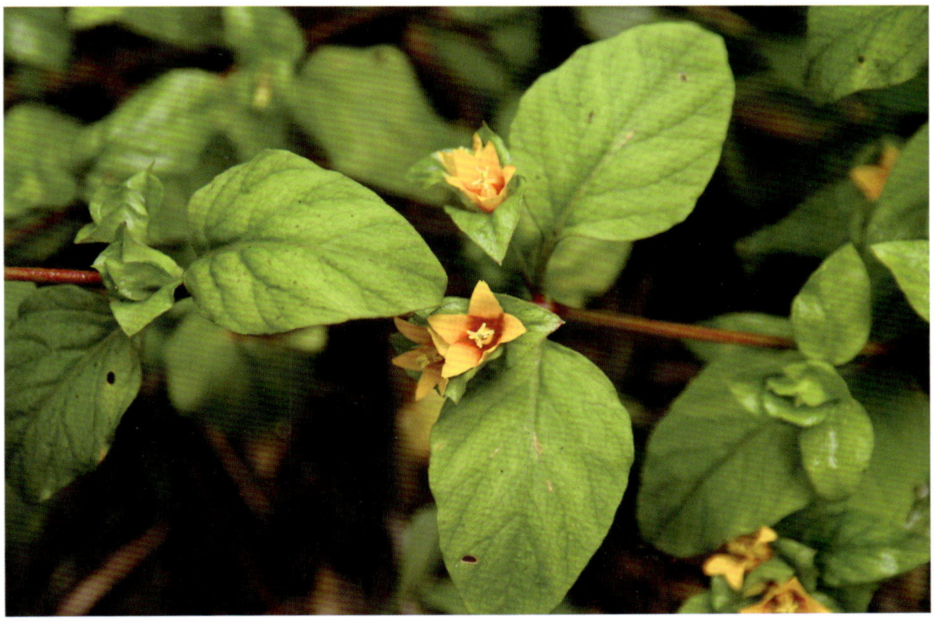
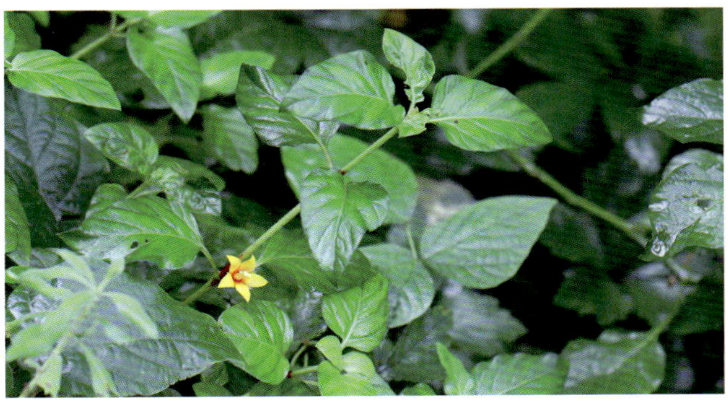
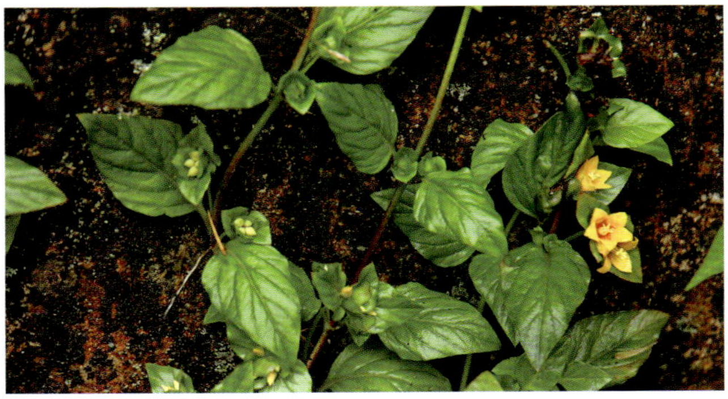

401. 日本白檀 *Symplocos paniculata* (Thunb.) Miq.

分类位置 山矾科 Symplocaceae 山矾属 *Symplocos* Jacq.。

别　　名 白檀，碎米子树，臭蜂窝，土常山。

形态特征 落叶灌木或小乔木。树皮黑色，粗糙；嫩枝初时疏被灰白色柔毛，老枝无毛。叶纸质，卵形至宽倒卵形，长 3 ~ 11cm，宽 2 ~ 5cm，先端急尖或渐尖，基部楔形或圆形，边缘有细尖锯齿，叶面有短柔毛；中脉在叶面凹下，侧脉每边 4 ~ 8 条。圆锥花序顶生或腋生；苞片线形，早落；花萼裂片长圆形，长于萼筒；花冠白色，5 深裂几达基部；雄蕊 40 ~ 60 枚；花盘具 5 凸起的腺点；子房 2 室。核果卵状球形，歪斜，熟时蓝黑色，宿萼直立。花期 4 ~ 6 月，果期 8 ~ 10 月。

资源现状 生于海拔 800m 以上的丘陵、山地灌丛、林缘路边、疏林下，全市各地较常见。资源较丰富，民间少见药用。

功效应用 根：甘、苦，凉；解表，退热，解毒；用于感冒，疟疾，痢疾，肠炎，腰腿痛，毒蛇咬伤等。叶：甘、苦，凉；止血；用于创伤出血等。

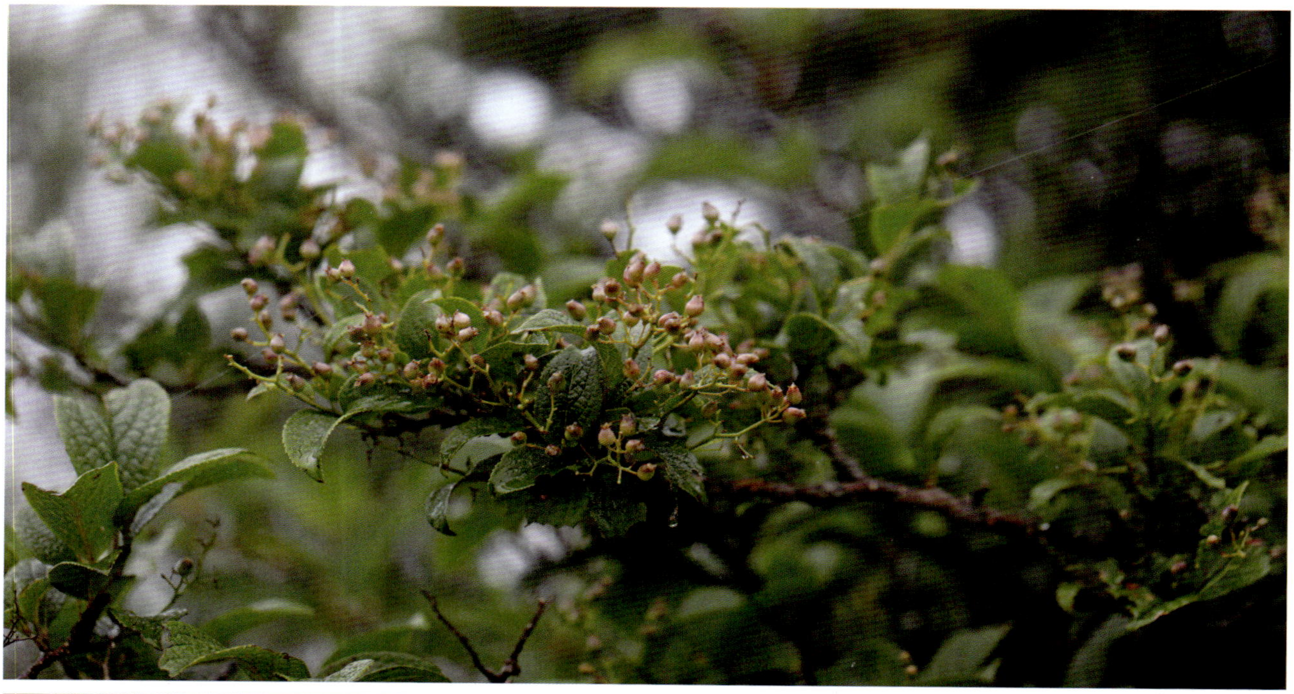

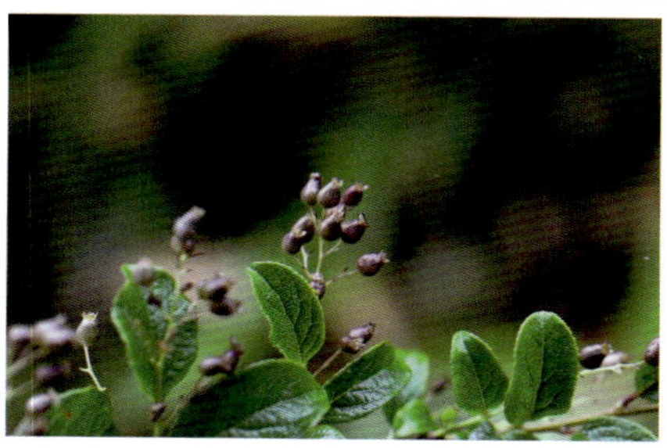

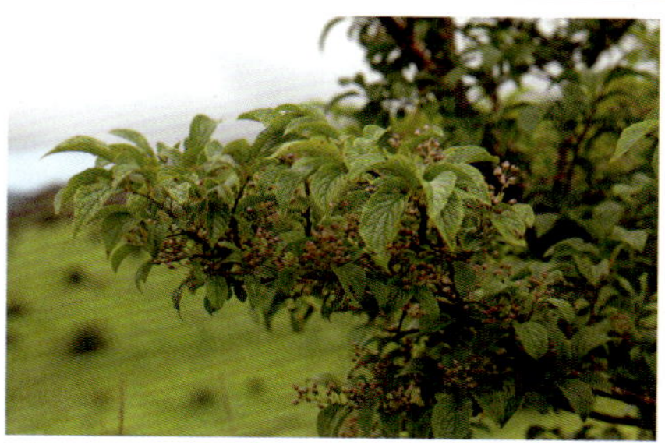

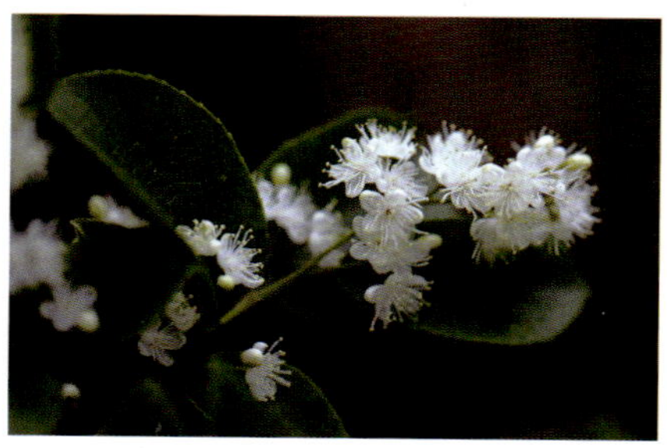

402. 赤杨叶　*Alniphyllum fortunei* (Hemsl.) Makino

分类位置　安息香科 Styracaceae 赤杨叶属 *Alniphyllum* Matsum.。

别　　名　拟赤杨，福氏赤杨叶，水冬瓜。

形态特征　落叶乔木。树皮暗灰褐色，有白色斑块；具不规则细纵皱纹，嫩枝初时被黄色柔毛。叶纸质，椭圆形或倒卵状椭圆形，长 7 ~ 15cm，宽 4.5 ~ 8cm；顶端渐尖，基部宽楔形；两面被星状毛，侧脉 7 ~ 11 对。总状花序或圆锥花序，顶生或腋生，有花 10 ~ 20 多朵；花序梗及花各部均被黄褐色星状短柔毛；花白色或粉红色；花萼杯状，萼齿卵状披针形，较萼筒长；花冠裂片长椭圆形；雄蕊 10 枚，花丝膜质，扁平，上部分离，下部联合成管，花药长卵形；子房卵形。蒴果长椭圆形，具疣状突起，成熟时室背 5 瓣开裂；种子有不等大的膜质翅。花期 4 月，果期 9 月。

资源现状　生于海拔 300 ~ 1400m 林中或林缘沟谷地，全市各地常见。资源丰富，民间少见药用，具有较好的观赏价值。

功效应用　根、叶：辛，微温；祛风除温，利水消肿；用于风湿痹痛，水肿，小便不利等。

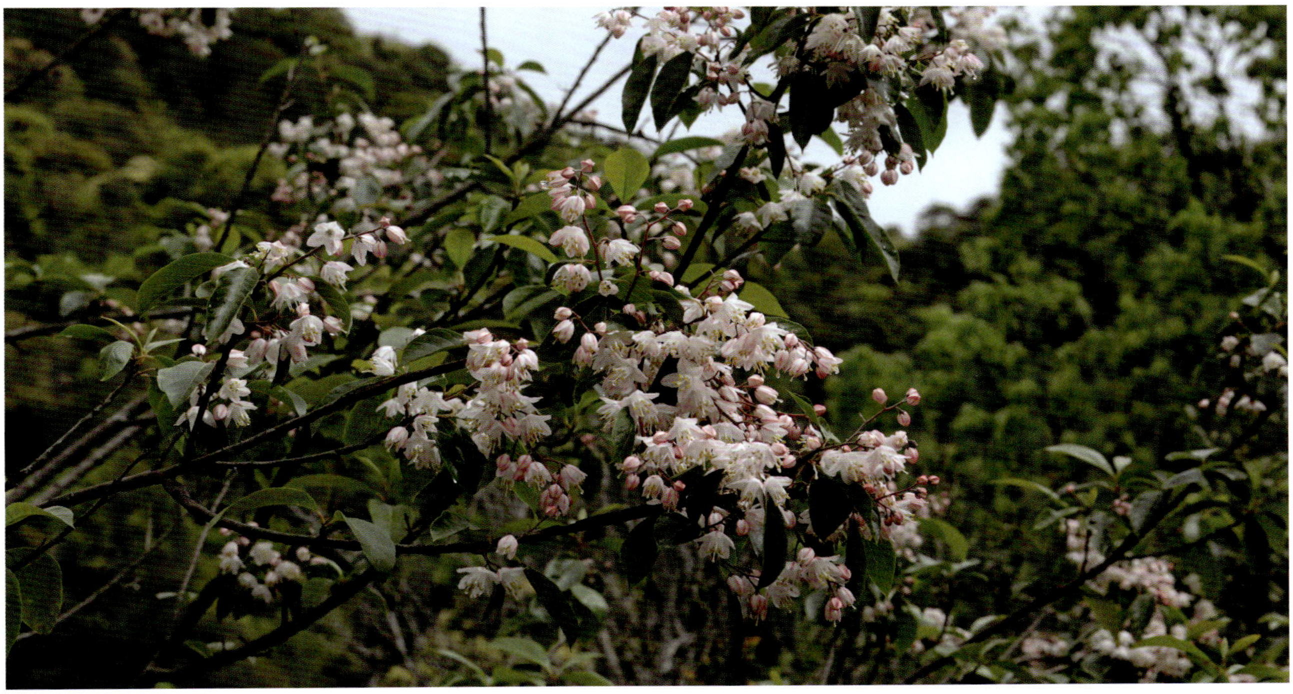

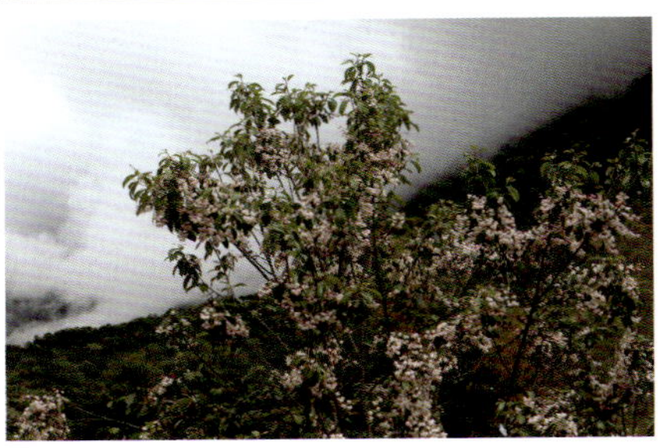

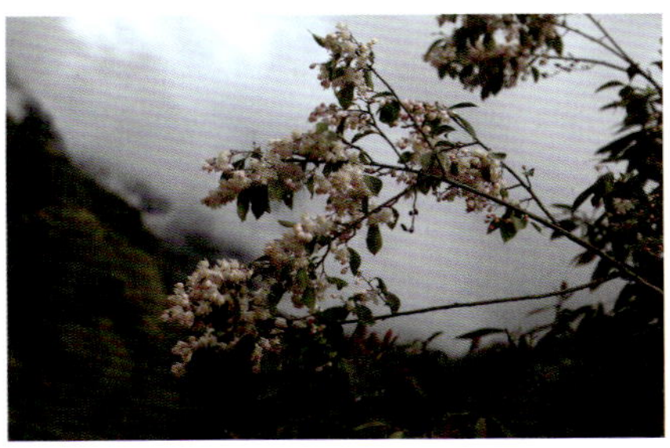

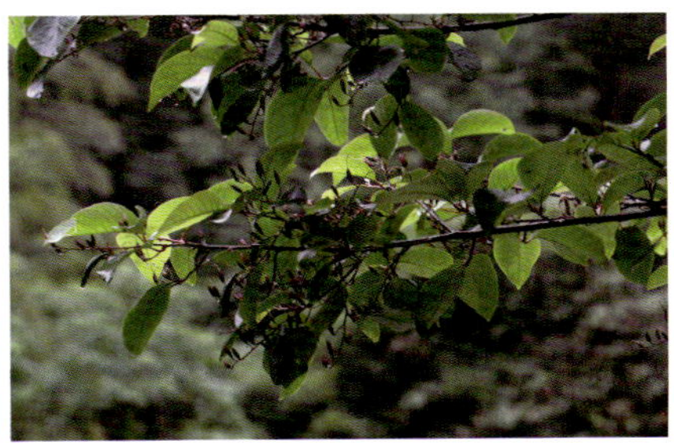

403. 小叶白辛树 *Pterostyrax corymbosus* Sieb. et Zucc.

分类位置 安息香科 Styracaceae 白辛树属 *Pterostyrax* Siebold & Zucc.。

形态特征 乔木，高达 15m。嫩枝密被星状短柔毛，老枝无毛。叶纸质，倒卵形至椭圆形，边缘有锐尖的锯齿，嫩叶两面均被星状柔毛，成长后上面无毛，顶端急渐尖或急尖；叶柄上面具深槽，被星状柔毛。圆锥花序伞房状；花白色；花梗极短，小苞片线形，密被星状柔毛；花萼钟状，顶端 5 齿，萼齿披针形；花冠裂片长圆形，近基部合生，顶端短尖，两面均密被星状短柔毛，花蕾时作覆瓦状排列；雄蕊 10 枚，5 长 5 短，花丝宽扁，膜质，中部以下联合成管，内面被白色星状柔毛，花药长圆形，纵裂。果实倒卵形，5 翅，密被星状绒毛，顶端具长喙，喙圆锥状，长 2 ~ 4mm。花期 3 ~ 4 月，果期 5 ~ 9 月。

资源现状 生于海拔 400 ~ 1600m 的密林中或林缘路边等，全市各地较常见。资源丰富，民间少见药用，具有较好的观赏价值。

功效应用 花：开胃解暑。

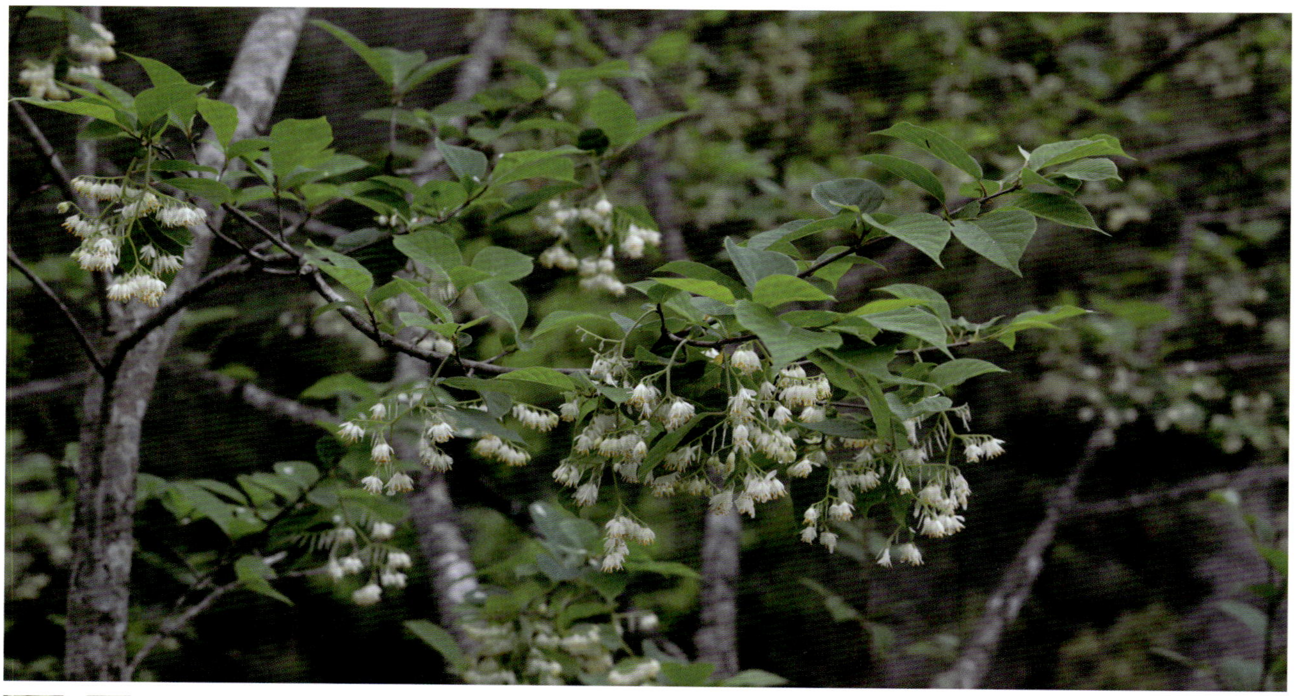

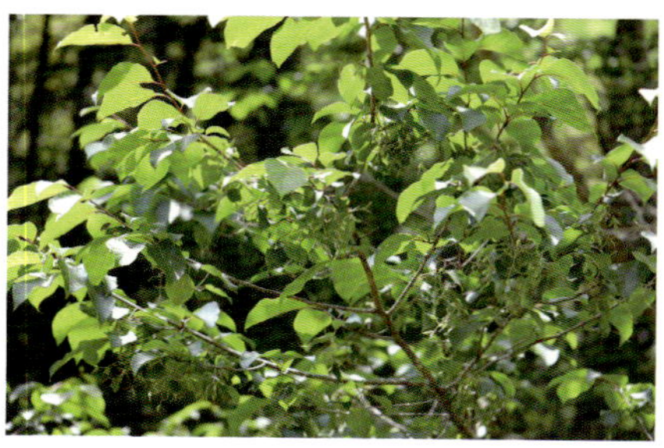
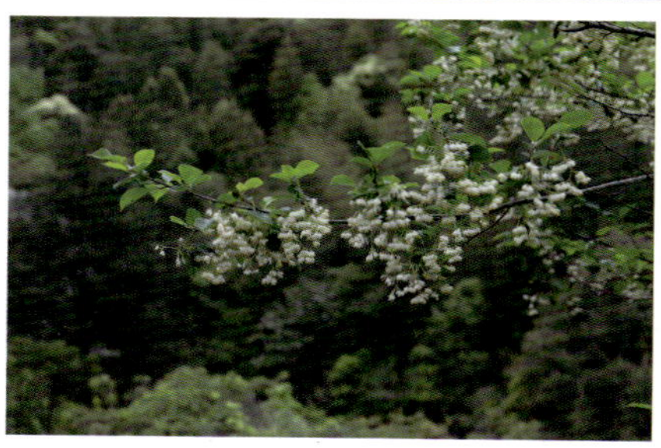
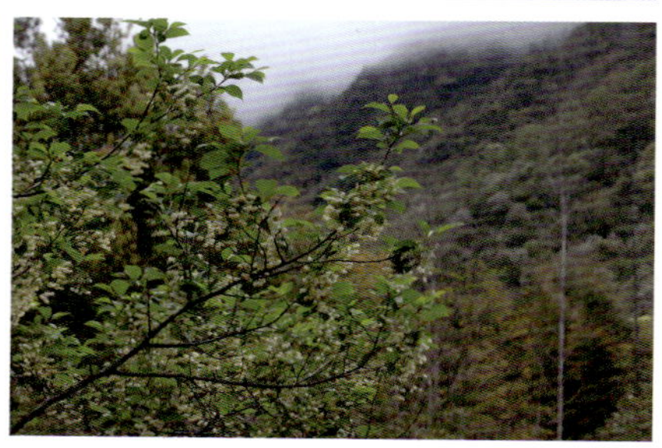

404. 白花龙　*Styrax faberi* Perk.

分类位置　安息香科 Styracaceae 安息香属 *Styrax* L.。

别　　名　响铃子，梦童子，白龙条。

形态特征　灌木。嫩枝纤弱，具沟槽，扁圆形，密被星状长柔毛，老枝紫红色，直立或有时蜿蜒状。叶互生，纸质，椭圆形至长圆状披针形，顶端急渐尖或渐尖，边缘具细锯齿，叶柄密被黄褐色星状柔毛。总状花序顶生，下部常单花腋生，花序梗及花各部密被灰黄色或白色星状短柔毛；花白色，小苞片钻形，易脱落；花萼杯状，膜质，萼齿 5，三角形或钻形，边缘有时具褐色腺点；花冠裂片膜质，花冠管无毛；花丝下部联合成管，上部分离，分离部分的下部密被长柔毛；花柱被毛。果实倒卵形或近球形，外面密被灰色星状短柔毛，果皮平滑。花期 3 ~ 5 月，果期 8 月。

资源现状　生于海拔 700m 以下的低山及丘陵地灌丛中，全市各地较常见。资源量一般，民间少见药用，具有较好的观赏价值。

功效应用　根：用于胃脘痛等。叶：用于外伤出血，风湿痹痛，跌扑损伤等。果实：用于感冒发热等。

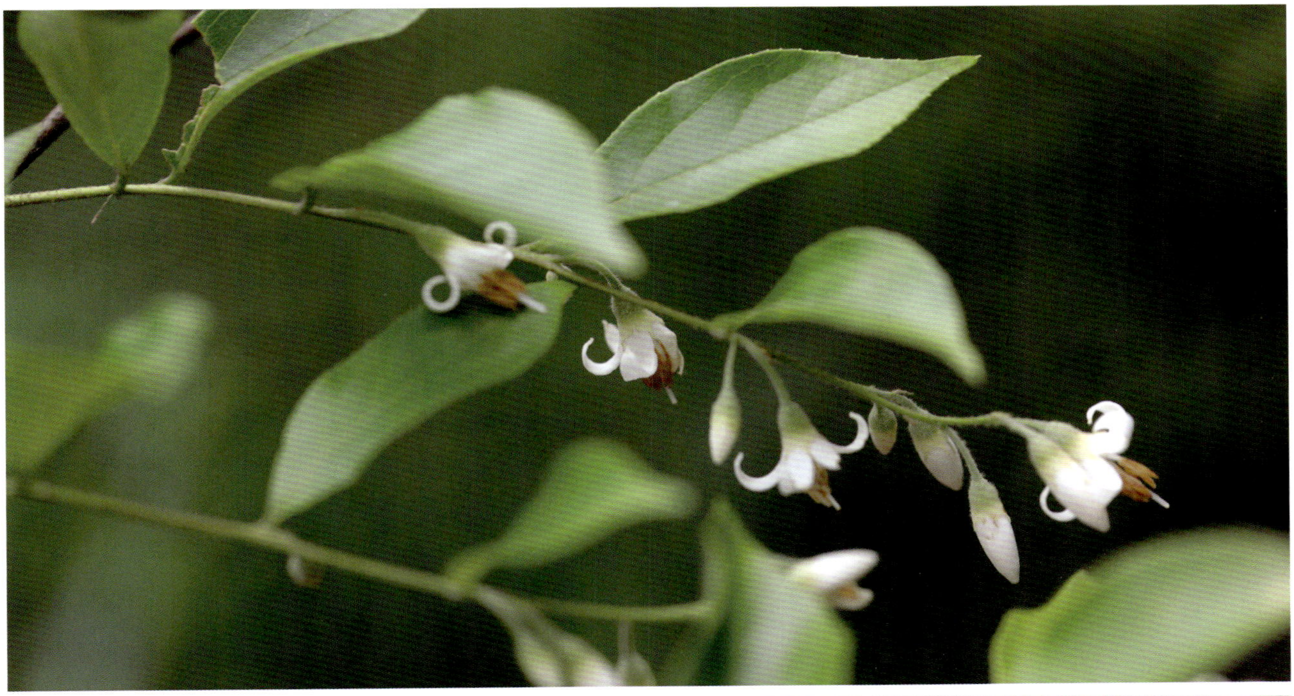

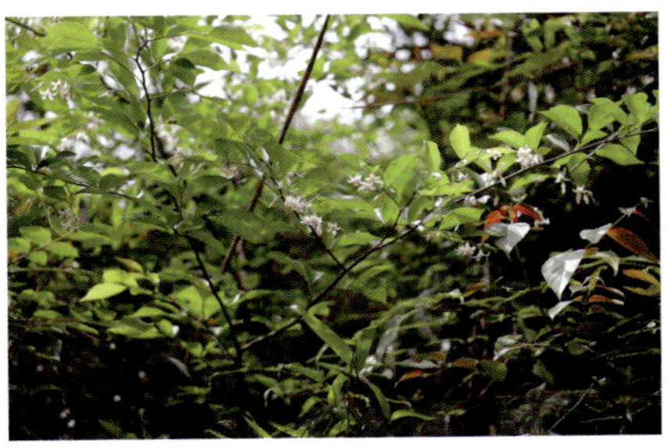

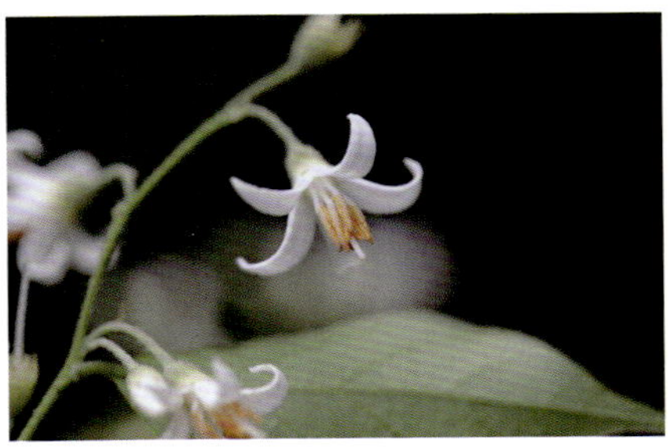

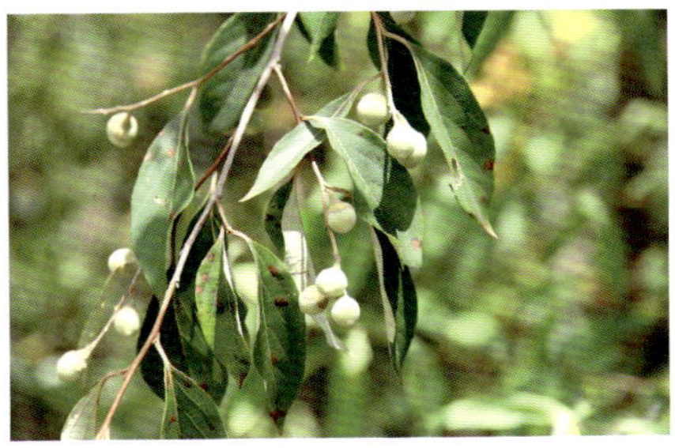

405. 软枣猕猴桃 *Actinidia arguta* (Sieb. et Zucc.) Planch. ex Miq.

分类位置 猕猴桃科 Actinidiaceae 猕猴桃属 *Actinidia* Lindl.。

别　　名 软枣子，紫果猕猴桃，心叶猕猴桃。

形态特征 大型落叶藤本。小枝皮孔长圆形至短条形，不甚显著；髓白色至淡褐色，片层状。叶膜质或纸质，卵形、长圆形、阔卵形至近圆形，顶端急短尖，基部圆形至浅心形，边缘具繁密的锐锯齿。花序腋生或腋外生，或厚或薄地被淡褐色短绒毛，花绿白色或黄绿色，芳香；卵圆形至长圆形，边缘较薄，有不明显缘毛，两面薄被粉末状短茸毛，或外面毛较少或近无毛；花瓣楔状倒卵形或瓢状倒阔卵形；花丝丝状，花药黑色或暗紫色，长圆形箭头状。果圆球形至柱状长圆形，有喙或喙不显著，无毛，不具宿存萼片，成熟时绿黄色或紫红色。花期 6 ~ 7 月，果期 9 ~ 10 月。

资源现状 生于海拔 700m 以上的山谷杂木林或山顶矮林，分布于黄岗山等地。资源较少，民间少见药用，果可食用，是重要的种质资源，国家二级保护野生植物。

功效应用 根、茎皮、果实：酸、涩，平；清热解毒，利湿，补虚益损；用于吐血，慢性肝炎，月经不调，风湿关节痛等。

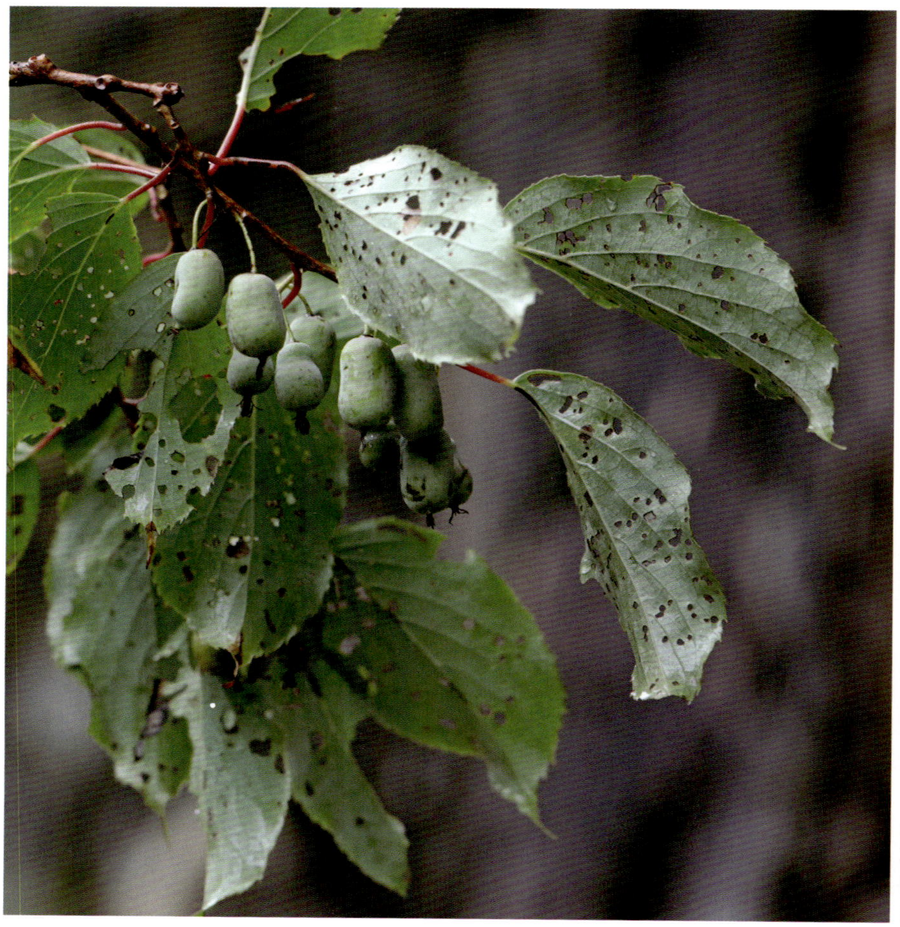
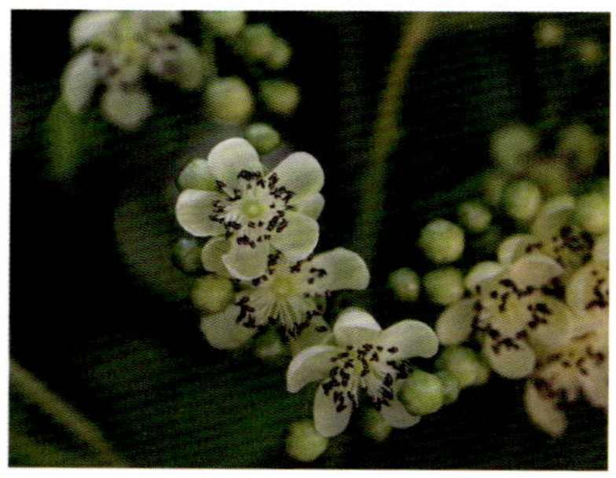
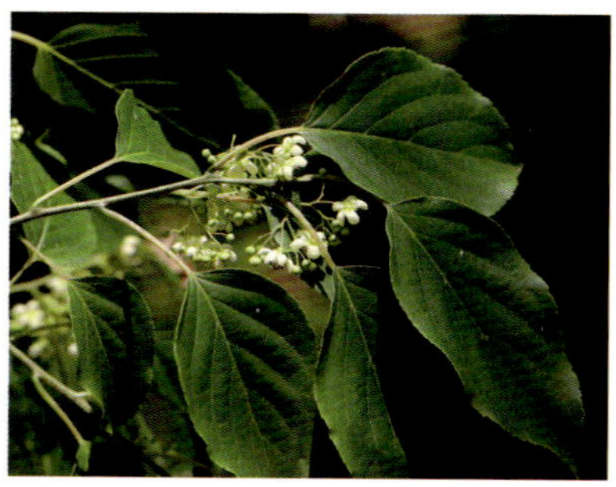
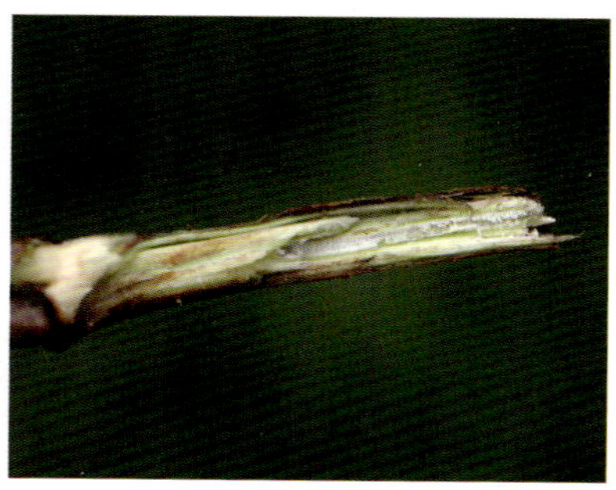

406. 中华猕猴桃　*Actinidia chinensis* Planch.

分类位置　猕猴桃科 Actinidiaceae 猕猴桃属 *Actinidia* Lindl.。

别　　名　猕猴桃，藤梨，奇异果，井冈山猕猴桃。

形态特征　大型落叶藤本。小枝连同叶柄密被厚薄不均的灰白色或灰棕色绒毛，老时秃净；髓白色至淡褐色，层片状。叶纸质，倒阔卵形至近圆形，长 6～13cm，宽 7～14cm；基部浅心形至圆形，边缘有细齿。聚伞花序 1～3 花；苞片小，卵形或钻形；花初放时白色，放后变淡黄色，有香气；花瓣 5 片，阔倒卵形，有短距；雄蕊极多，花丝狭条形，花药黄色；子房球形，花柱狭条形。果黄褐色，近球形、圆柱形、倒卵形或椭圆形，被茸毛、长硬毛或刺毛状长硬毛，成熟时较秃净，具小而多的淡褐色斑点，宿存萼片反折。花期 5～6 月，果期 9～10 月。

资源现状　生于海拔 500～1400m 的山谷林缘或山坡灌丛中，全市各地较常见，偶见零星从野外移植者。资源较丰富，民间少见药用，果可食用，是重要的种质资源，国家二级保护野生植物。

功效应用　根皮：酸、微甘，凉，小毒；清热解毒，活血消肿；用于风湿关节痛，跌扑损伤，丝虫病，肝炎，痢疾，瘰疬，痈肿等。果实：酸、甘，寒；解热，通淋，止渴；用于消化不良，食欲不振，呕吐，烧烫伤等。

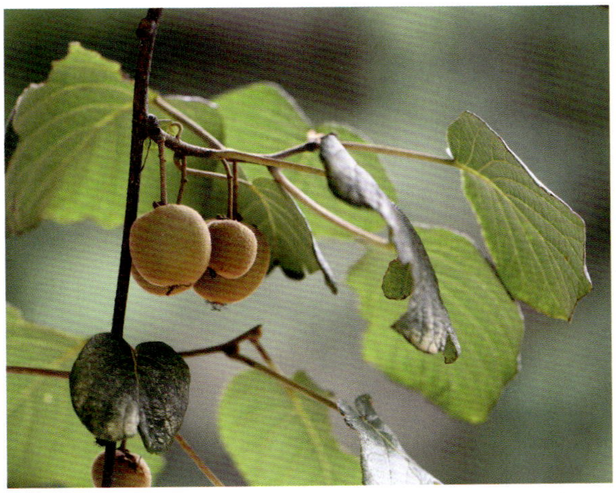

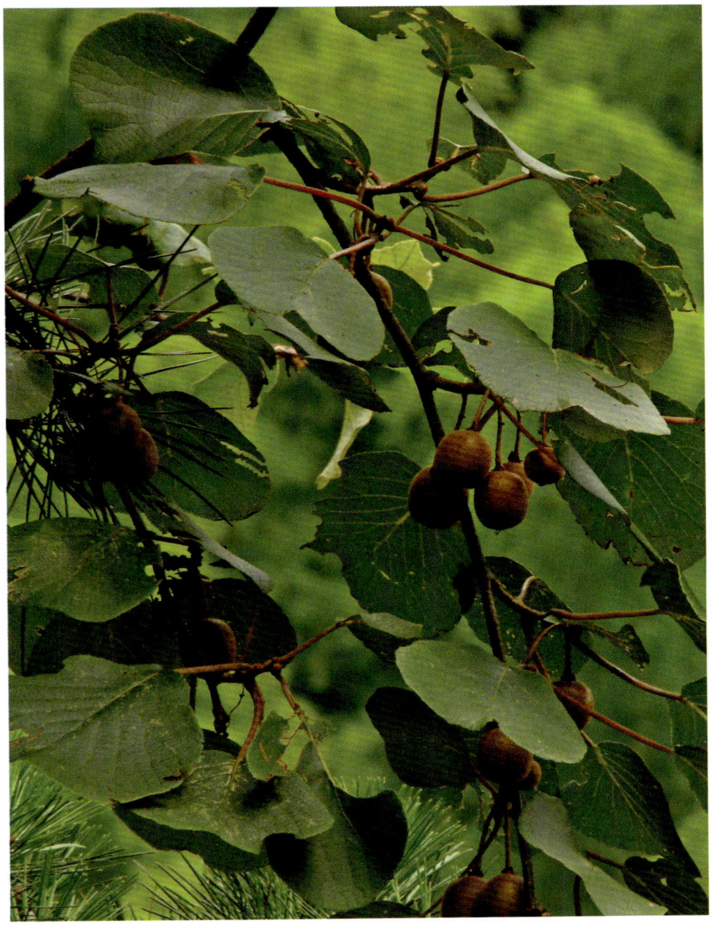

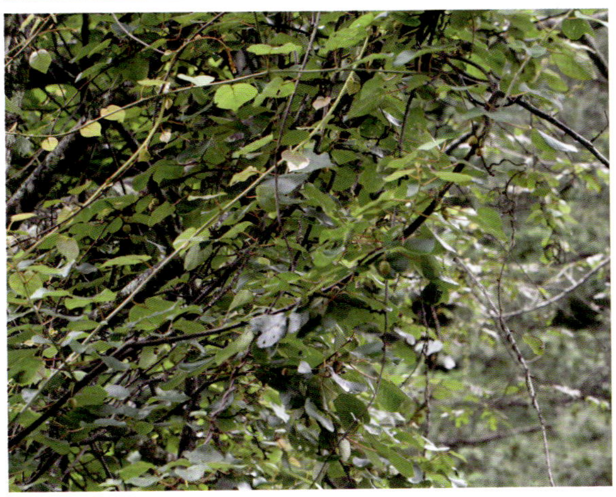

407. 毛花猕猴桃 *Actinidia eriantha* Benth.

分类位置 猕猴桃科 Actinidiaceae 猕猴桃属 *Actinidia* Lindl.。

别　　名 白藤梨，毛花杨桃，毛冬瓜，绵毛猕猴桃。

形态特征 大型落叶藤本。小枝、叶柄、花序和萼片密被乳白色或淡污黄色直展的绒毛或交织压紧的绵毛；隔年枝大多残存皮屑状毛被；髓白色，片层状。叶软纸质，卵形至阔卵形，顶端短尖至短渐尖，基部圆形、截形或浅心形，边缘具硬尖小齿。聚伞花序简单，1～3 花，被与小枝上根相同但较蓬松的毛被；萼片 2～3 片，淡绿色，瓢状阔卵形，两面密被绒毛；花瓣顶端和边缘橙黄色，中央和基部桃红色，倒卵形；雄蕊极多，花丝纤细，浅红色，花药黄色，长圆形；子房球形，密被白色绒毛。果柱状卵珠形，密被不脱落的乳白色绒毛。花期 5～6 月，果熟期 11 月。

资源现状 生于山谷、溪边及林缘灌木丛中，全市各地常见。资源较丰富，民间常以根用于治疗胃癌等，果可食用。

功效应用 根（猕猴桃根）：淡、微辛，寒；清热利湿，化痰宣肺；用于胃癌，乳腺癌，食管癌，腹股沟淋巴结炎，疮疖，皮炎等。根皮：用于跌扑损伤等。

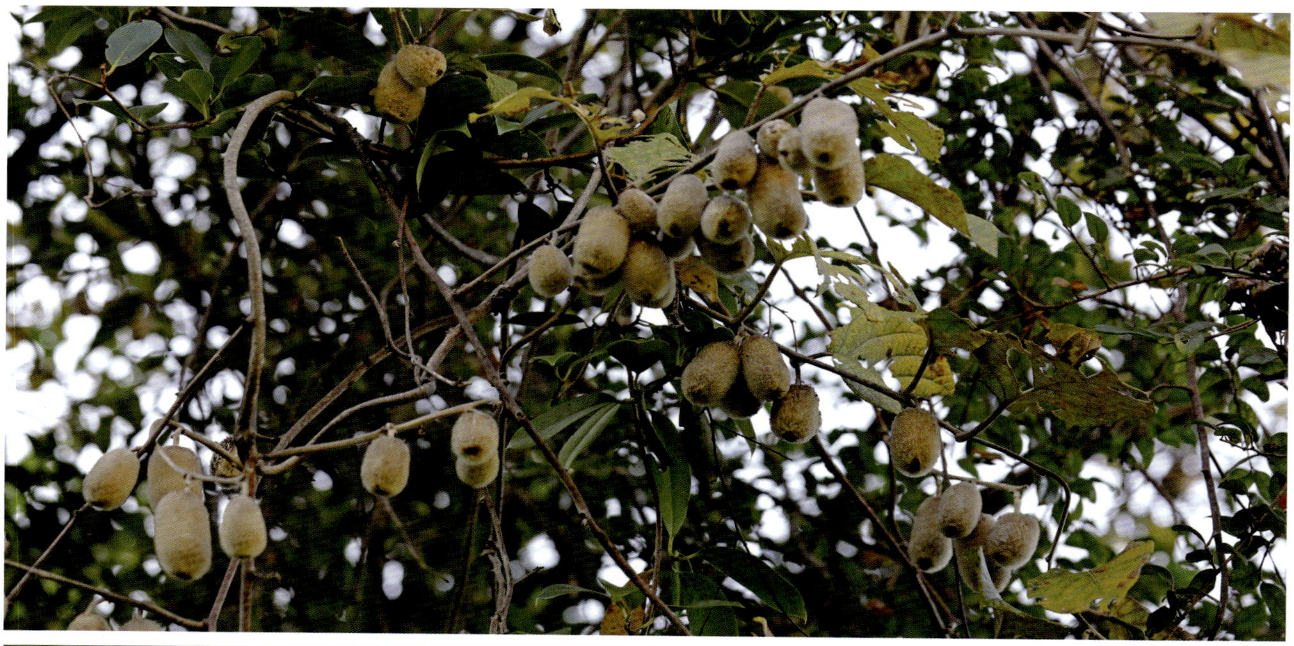

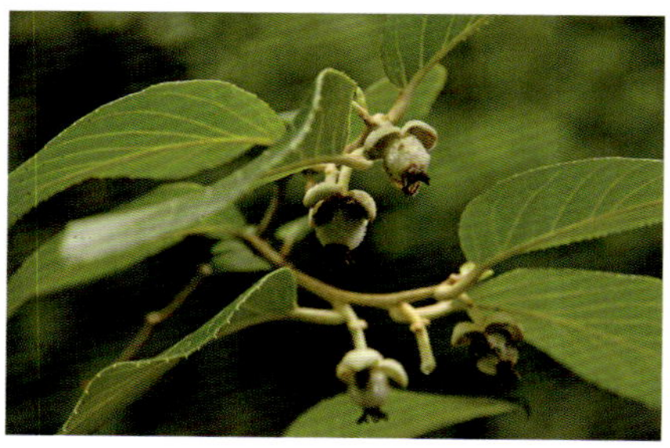

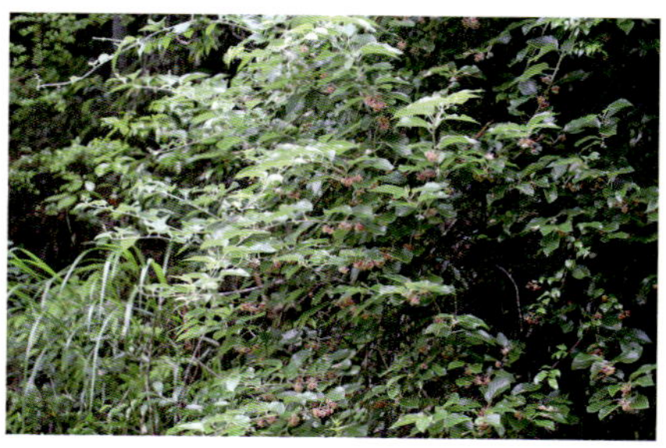

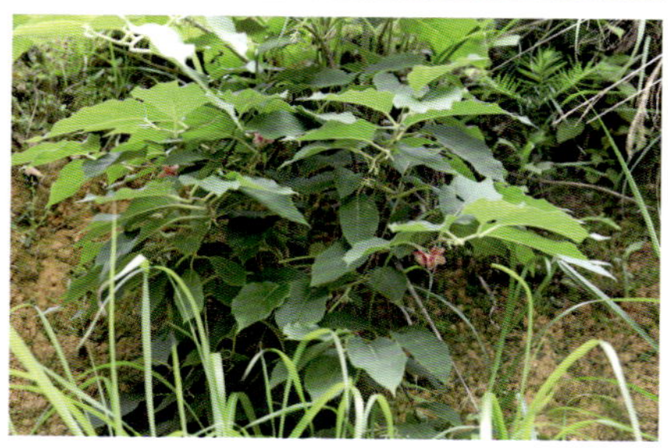

408. 长叶猕猴桃　*Actinidia hemsleyana* Dunn.

分类位置　猕猴桃科 Actinidiaceae 猕猴桃属 *Actinidia* Lindl.。

别　　名　粗齿猕猴桃。

形态特征　大型落叶藤本。着花小枝薄被稀疏红褐色长硬毛，皮孔不显著；髓茶褐色，片层状。叶纸质，长椭圆形至长倒披针形，两侧常不对称，大小悬殊，边缘具小锯齿或近于全缘；叶柄无毛至被软化长硬毛。伞形花序，1～3 花，序柄密被黄褐色绒毛；花淡红色；萼片 5 片，卵形，密被黄褐色绒毛；花瓣 5 片，无毛，倒卵形；雄蕊与花瓣近等长；子房扁球形，密被黄褐色茸毛，退化子房被茸毛。果卵状圆柱形，幼时密被金黄色长茸毛，老时毛变黄褐色；果皮上有无数的疣状斑点。花期 5～6 月，果期 10 月。

资源现状　生于海拔 500～1500m 的山地林缘或山坡灌丛中，全市山区较常见。资源较丰富，民间少见药用，果可食用。

功效应用　果实：甘、酸，凉；清热解毒，除湿。

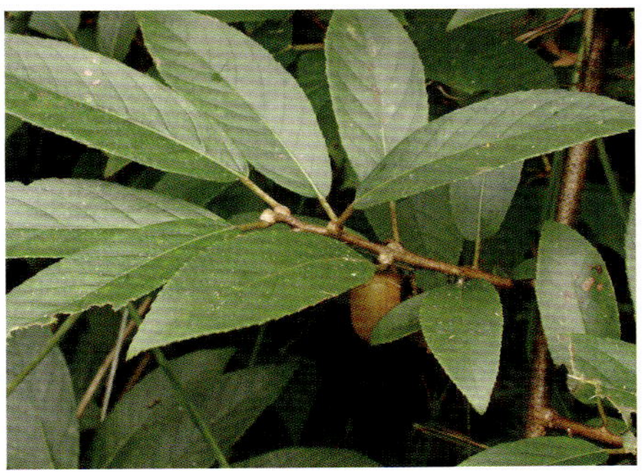

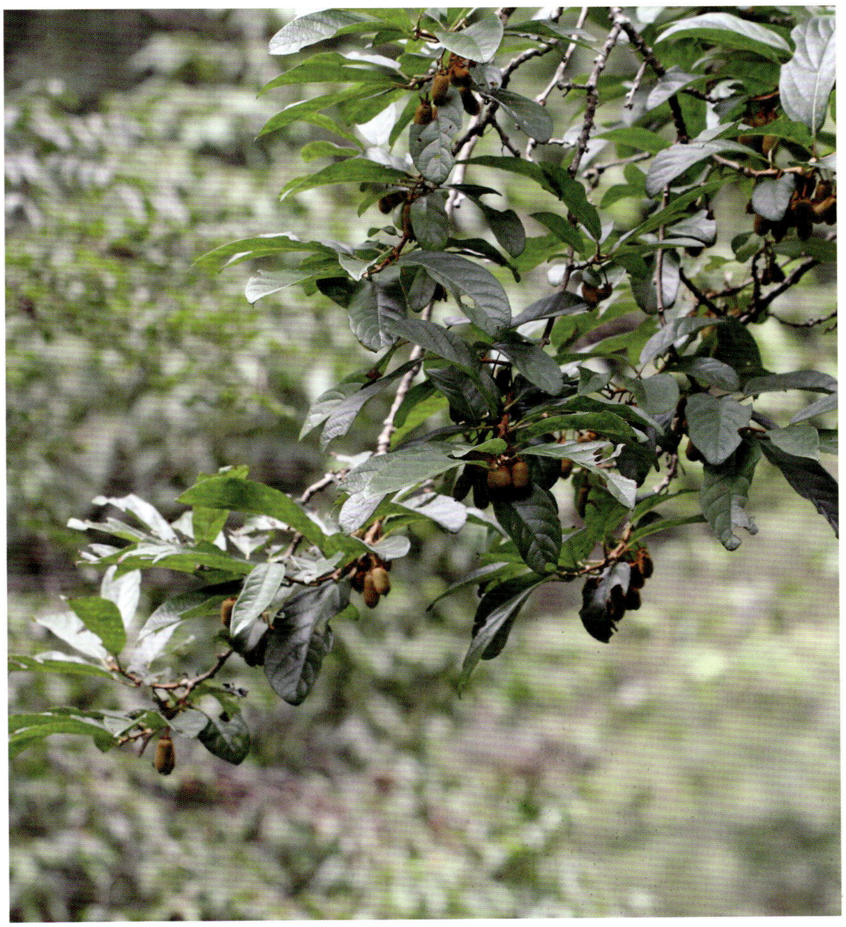

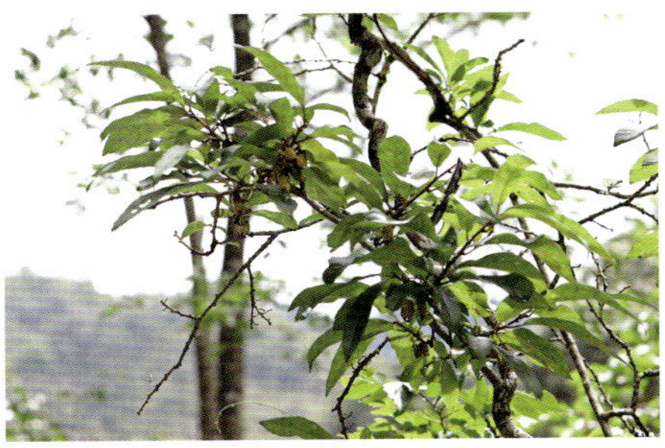

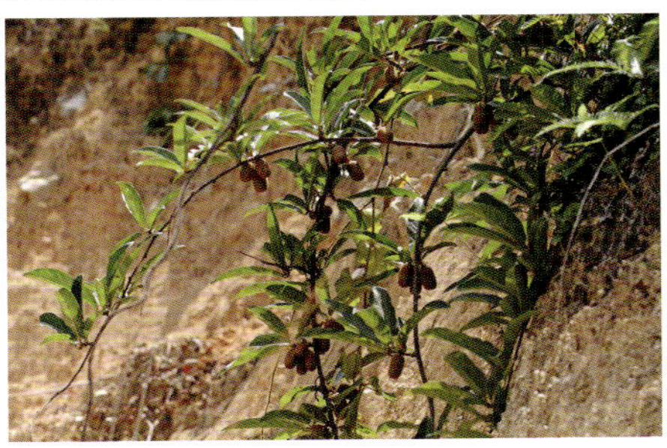

409. 阔叶猕猴桃 *Actinidia latifolia* (Gardn. et Champ.) Merr.

分类位置 猕猴桃科 Actinidiaceae 猕猴桃属 *Actinidia* Lindl.。

别　　名 多花猕猴桃，多果猕猴桃。

形态特征 大型落叶藤本。着花小枝幼时被毛，后脱落；髓白色，片层状，有时中空或实心。叶坚纸质，通常为阔卵形，长 8 ~ 13cm，宽 5 ~ 8.5cm，顶端短尖至渐尖，基部浑圆或浅心形，侧脉 6 ~ 7 对。花序为三至四歧多花的大型聚伞花序，雄花花序远较雌性花的长，被黄褐色短茸毛；花有香气，萼片 5 片，淡绿色，瓢状卵形，花开放时反折，两面均被污黄色短茸毛；花瓣 5 ~ 8 片，长圆形或倒卵状长圆形，开放时反折；子房圆球形，密被污黄色茸毛。果暗绿色，圆柱形或卵状圆柱形，长 3 ~ 3.5cm，直径 2 ~ 2.5cm，具斑点，无毛或仅在两端有少量残存茸毛。花期 5 ~ 6 月，果期 11 月。

资源现状 生于山谷或山沟地带的灌丛中或森林迹地上，全市各地较常见。资源较丰富，民间少见药用，果实较小，食用较少。

功效应用 茎、叶（红蒂蛇）：淡、涩，平；清热解毒，除湿，消肿止痛；用于咽喉痛，泄泻。外用于痈疮痛。

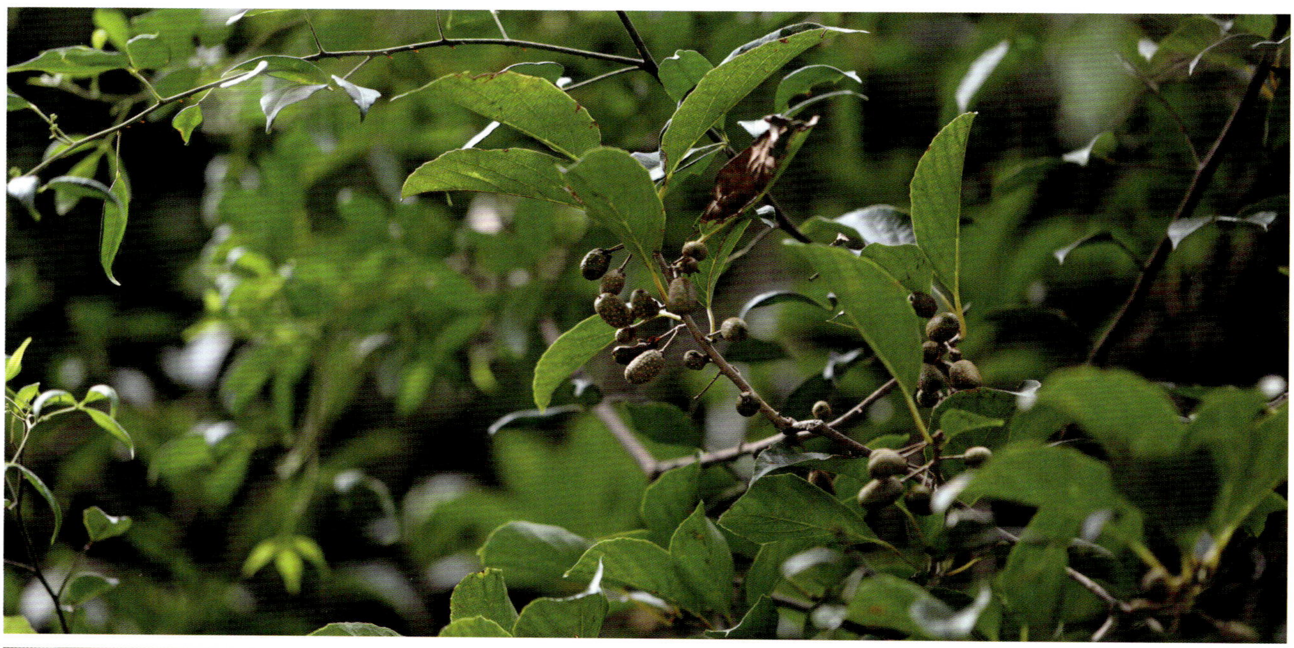

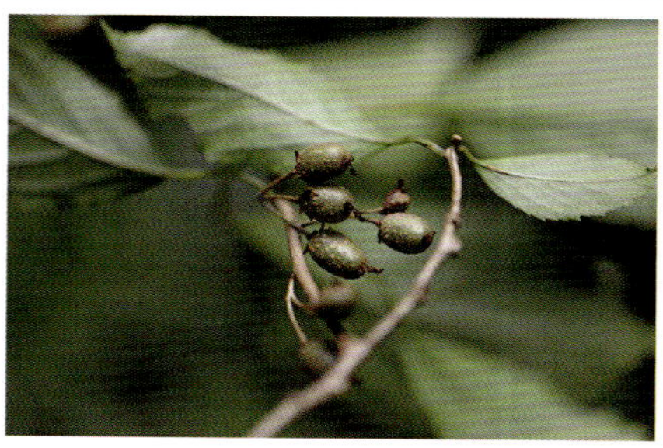

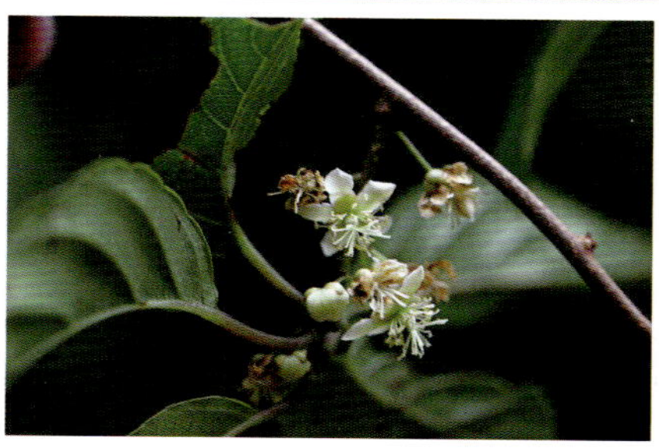

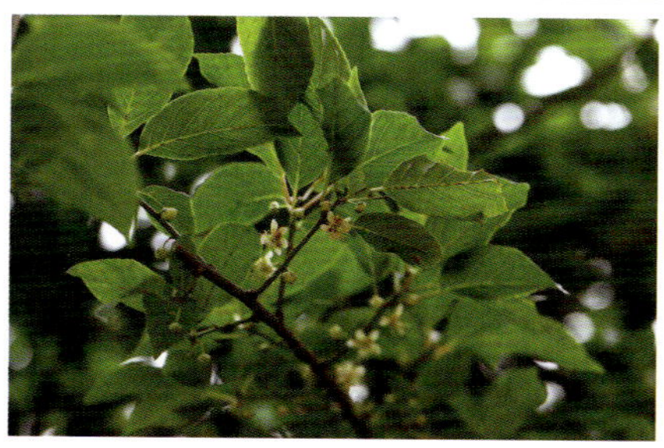

410. 清风藤猕猴桃 *Actinidia sabiifolia* Dunn

分类位置　猕猴桃科 Actinidiaceae 猕猴桃属 *Actinidia* Lindl.。

别　　名　猕猴桃。

形态特征　落叶藤本。小枝无毛，皮孔明显，髓褐色，片层状。叶纸质，卵形、长卵形、椭圆形或近圆形，长 4 ~ 8cm，宽 3 ~ 4cm，先端圆钝或微凹，或短尖至渐尖，边缘有不显著的圆锯齿，无毛；叶柄水红色，无毛。花序 1 ~ 3 花，无毛，花序梗长约 5mm；苞片披针形，长约 1mm；花白色，径约 8mm；花梗长约 1cm；萼片 5，卵形或长圆形，除边缘有少量缘毛外，余皆洁净；花瓣 5，倒卵形，长 5 ~ 6mm；花药黄色，卵形；子房球形，被红褐色绒毛。果成熟时暗绿色，无毛，斑点细小，卵球形，通常单生，果柄水红色。花期 5 月，果期 7 ~ 8 月。

资源现状　生于海拔 700 ~ 1350m 的山麓或山顶的疏林中，分布于黄岗山等地。资源较少，民间少见药用，果可食用，优质的种质资源，应注意保护。

功效应用　根皮：酸、微甘，凉，小毒；清热解毒，活血消肿；用于风湿关节痛，跌扑损伤，丝虫病，肝炎，痢疾，瘰疬，痈肿等。果实：酸、甘，寒；解热，通淋，止渴；用于消化不良，食欲不振，呕吐，烧烫伤等。

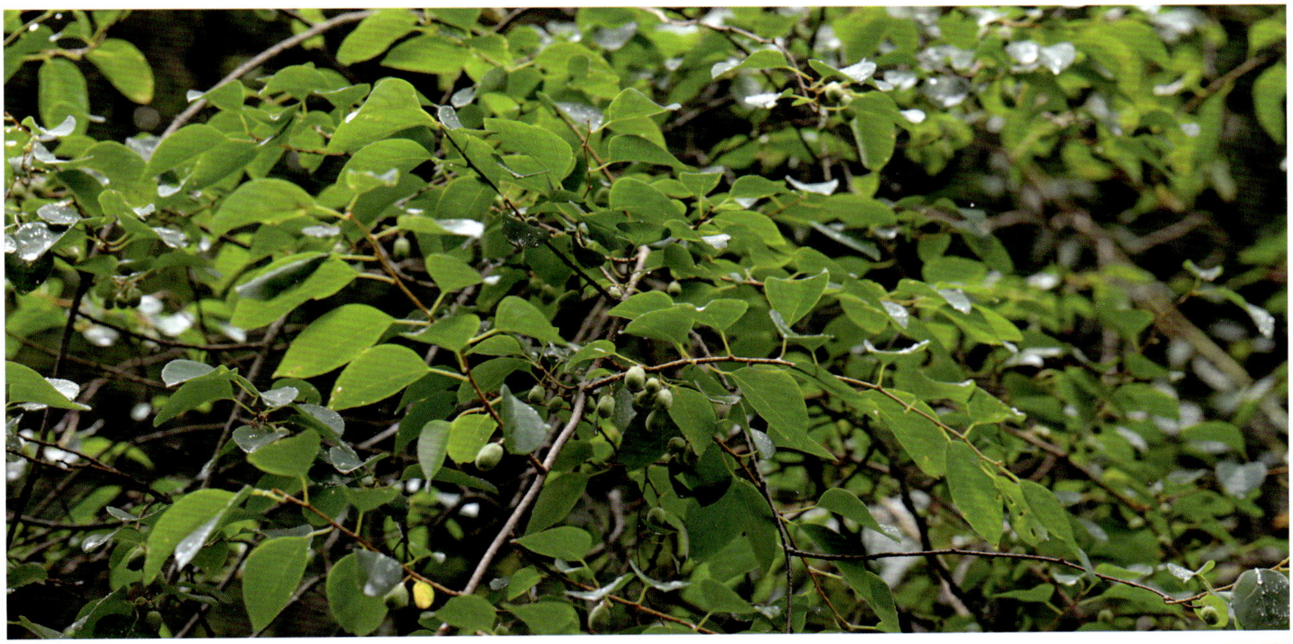

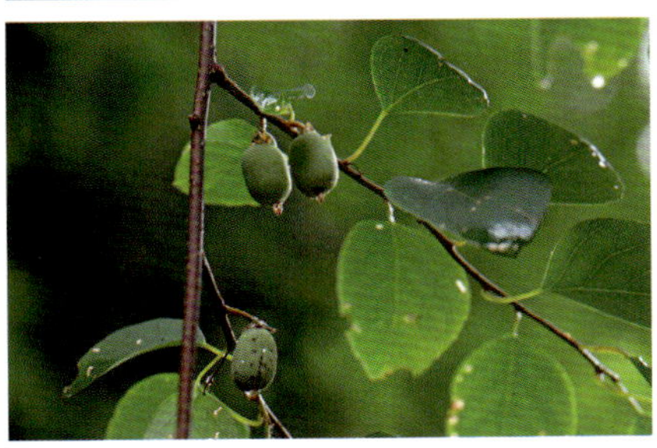

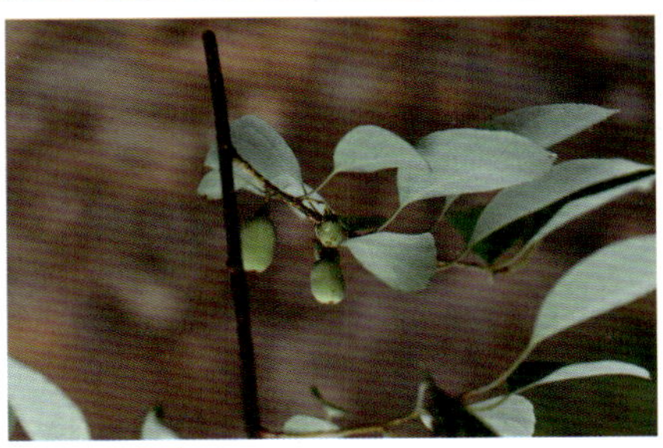

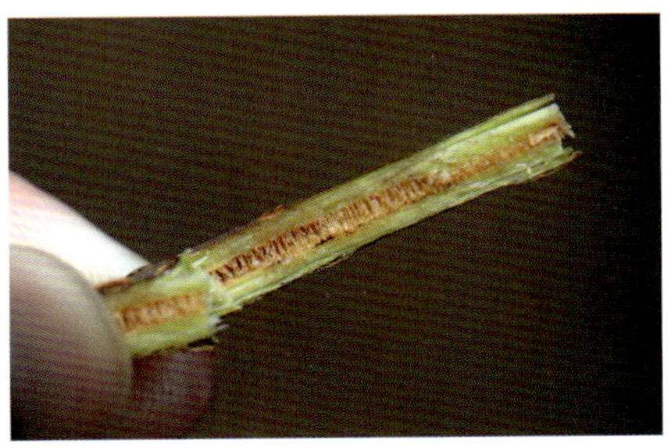

411. 马醉木 *Pieris japonica* (Thunb.) D. Don ex G. Don

分类位置 杜鹃花科 Ericaceae 马醉木属 *Pieris* D. Don。

别　　名 日本马醉木，梫木。

形态特征 灌木或小乔木，高可达 4m。冬芽倒卵形，芽鳞覆瓦状排列。叶革质，密集枝顶，椭圆状披针形，表面深绿色，背面淡绿色，主脉在两面凸起，侧脉在表面下陷，在背面不明显，小脉网状；叶柄腹面有深沟，背面圆形，微被柔毛。总状花序或圆锥花序顶生或腋生，直立或俯垂，花序轴有柔毛；萼片三角状卵形，内面疏生短柔毛，外面有少数腺毛或近无毛；花冠白色，坛状，无毛，上部浅 5 裂，裂片近圆形；雄蕊 10，花丝纤细，有长柔毛，基部较多；子房近球形，无毛；花柱细长，柱头细小，头状。蒴果近于扁球形，无毛。花期 4 ~ 5 月，果期 7 ~ 9 月。

资源现状 生于海拔 700 ~ 1750m 的山池或沟谷林中、林缘或路旁灌丛，全市山区较常见。资源丰富，民间少见药用，具有较好的观赏价值。

功效应用 叶：苦，凉，大毒；杀虫；用于疥疮等。

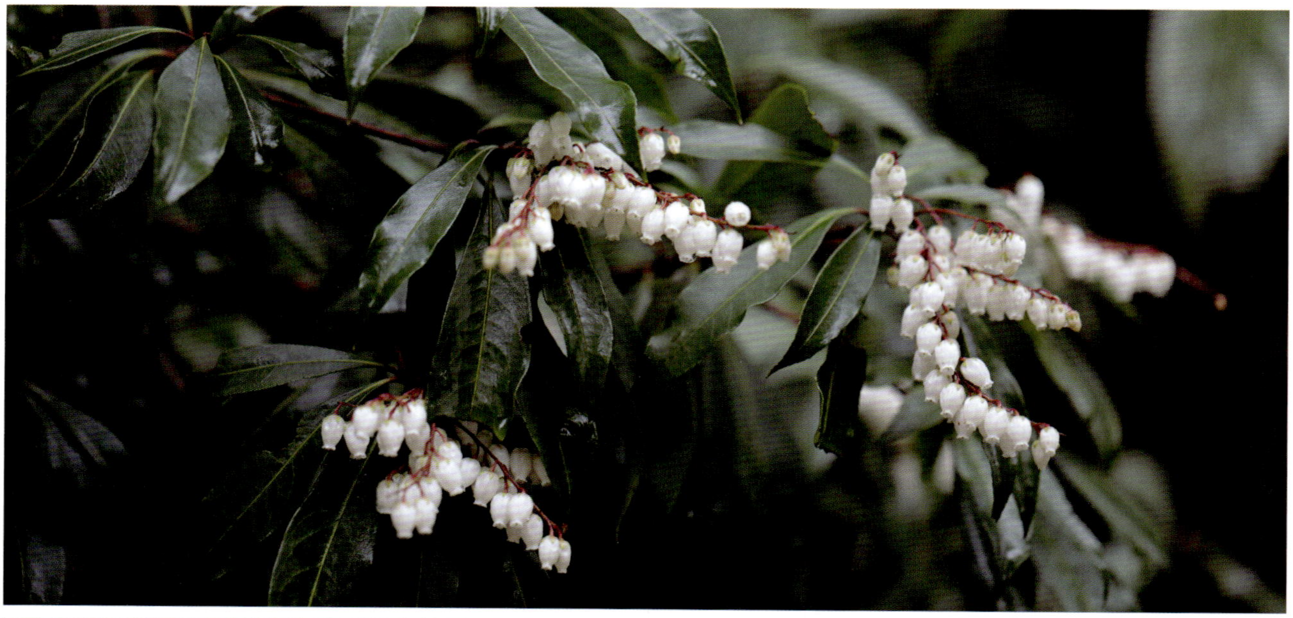

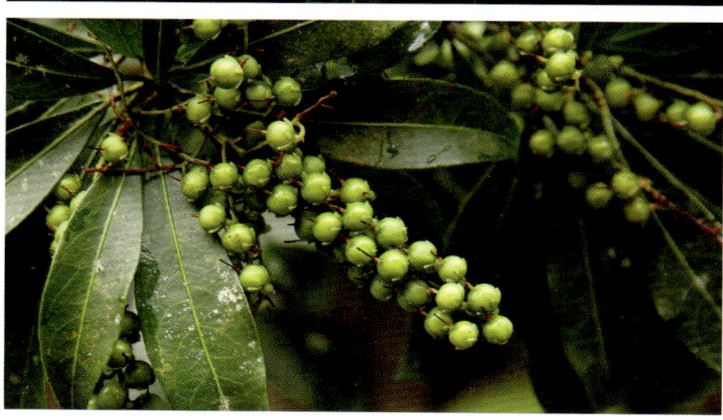

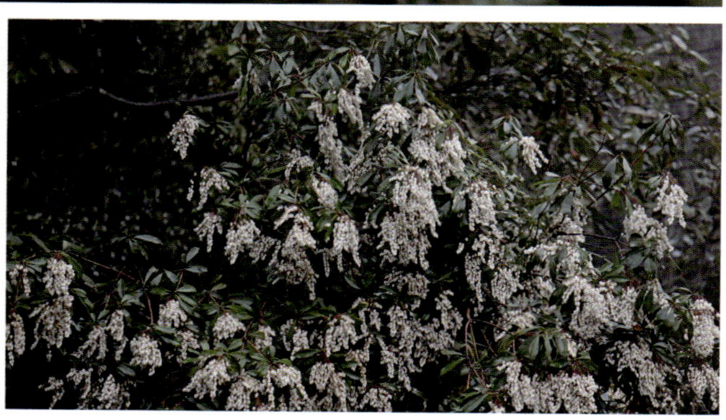

412. 鹿蹄草　*Pyrola calliantha* H. Andr.

分类位置　杜鹃花科 Ericaceae 鹿蹄草属 *Pyrola* L.。

别　　名　鹿衔草，鹿含草。

形态特征　多年生草本。根状茎细长，斜升。叶基生，常 4 ~ 10 片，软革质；卵圆形至近圆形，长 3 ~ 4.5cm，宽 2.5 ~ 5.5cm，先端钝头或圆钝头，基部阔楔形或近圆形，边缘略反卷，上面绿色，下面常有白霜，有时带紫色；叶柄有时带紫色。花数朵至十数朵排成顶生的总状花序，花葶上有苞片 1 ~ 2；花倾斜，稍下垂，花冠广开，较大，白色，有时稍带淡红色；萼片 5，舌形，先端急尖或凸尖；花瓣 5，倒卵状椭圆形或倒卵形；雄蕊 10，花柱常带淡红色，近直立或上部稍向上弯曲，伸出或稍伸出花冠。蒴果扁球形，淡褐色。花期 5 ~ 6 月，果期 7 ~ 10 月。

资源现状　生于海拔 500m 以上的山地密林下阴湿处等，全市各地零星分布。资源较少，民间多以全草用于肾虚乏力及风湿性关节炎等，目前已列入福建省保护品种。

功效应用　**全草（鹿衔草）**：甘、苦，温；祛风湿，强筋骨，止血，止咳；用于风湿痹痛，肾虚腰痛，腰膝无力，月经过多，久咳劳嗽。

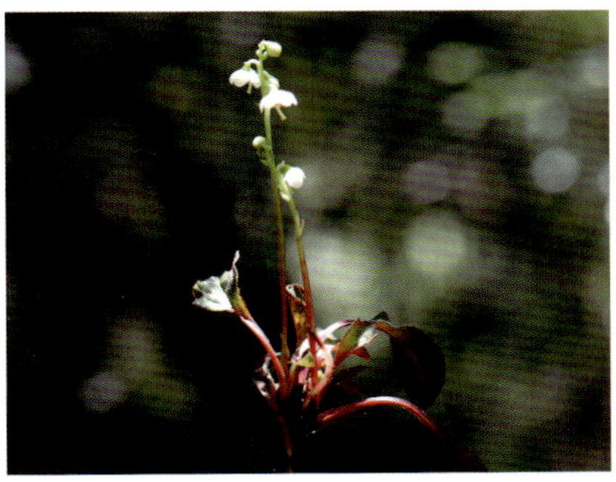
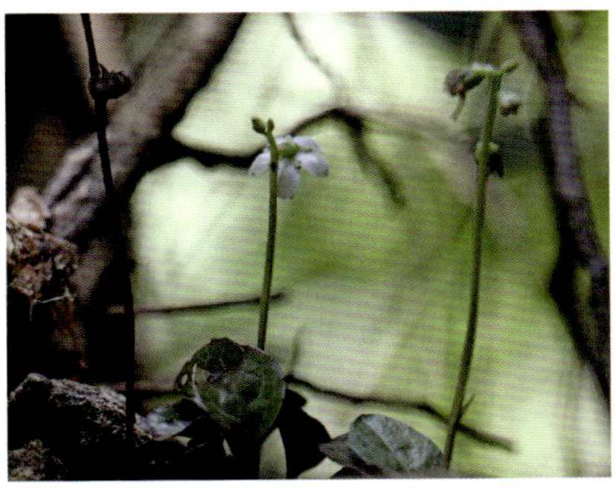
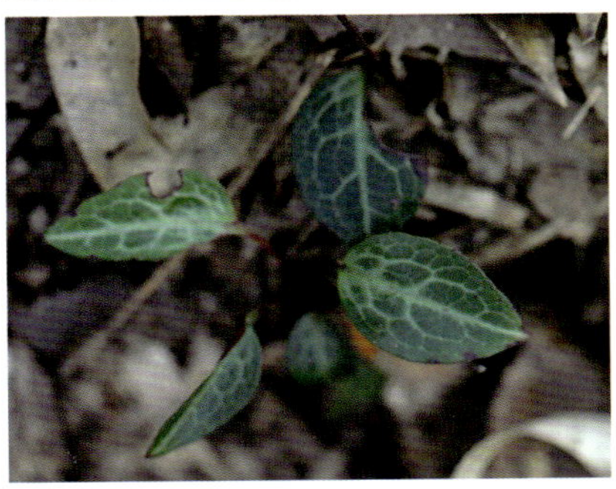
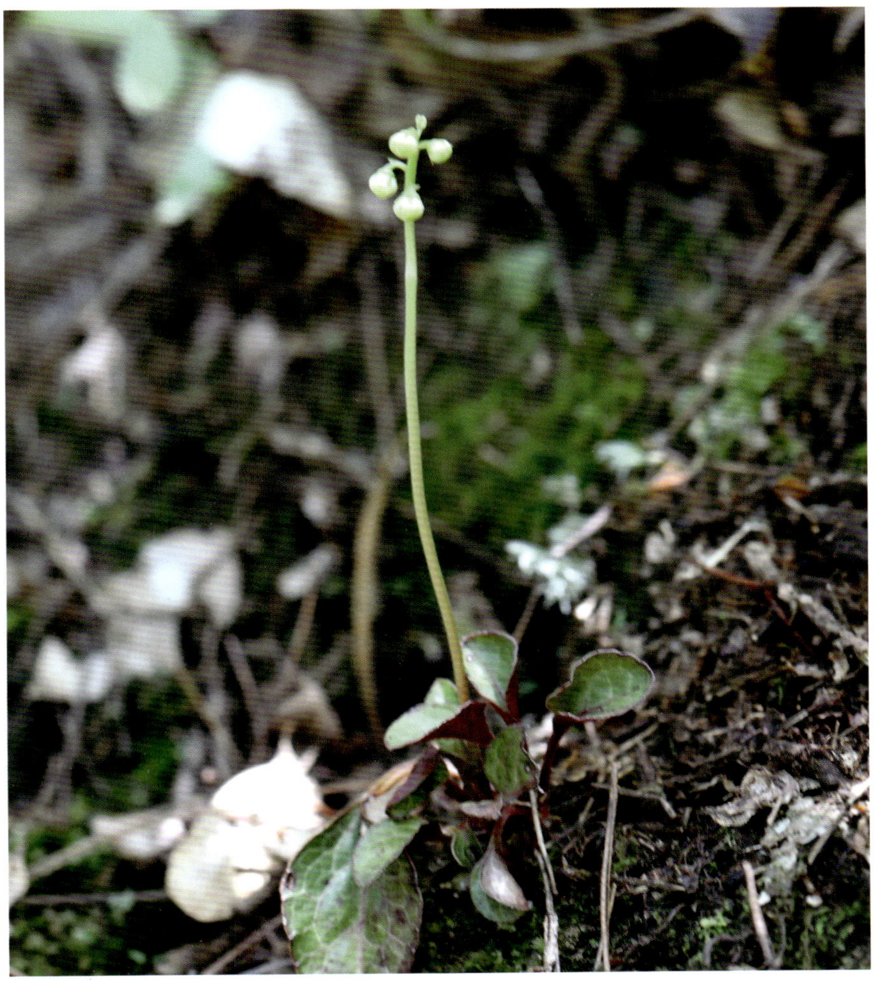

413. 刺毛杜鹃 *Rhododendron championiae* Hook.

分类位置 杜鹃花科 Ericaceae 杜鹃花属 *Rhododendron* L.。

别　　名 狗骨板，太平杜鹃。

形态特征 常绿灌木，高 2 ~ 5m。枝褐色，被开展的腺头刚毛和短柔毛。叶厚纸质，长圆状披针形，先端渐尖，基部楔形，边缘密被长刚毛和疏腺头毛；叶柄密被腺头刚毛和短柔毛。伞形花序生枝顶叶腋，有花 2 ~ 7 朵，总花梗无毛；花梗密被腺头刚毛和短硬毛；花萼裂片形状多变，5 深裂，边缘具腺头刚毛；花冠白色或淡红色，狭漏斗状，5 深裂，裂片长圆形或长圆状披针形；雄蕊 10，不等长，比花冠短，花丝细长，下部被短柔毛，花药长圆形，黄色；子房长圆形，被淡黄褐色刚毛，花柱比雄蕊长，伸出于花冠外，无毛。蒴果圆柱形，微弯曲，具 6 条纵沟，花柱宿存。花期 4 ~ 5 月，果期 5 ~ 11 月。

资源现状 生于海拔 600 ~ 1300m 的谷林中或林缘灌丛阴湿地，全市各地常见。资源丰富，民间少见药用，具有较好观赏价值。

功效应用 根、枝：涩，温；祛风解表，活血止痛；用于咳嗽等。

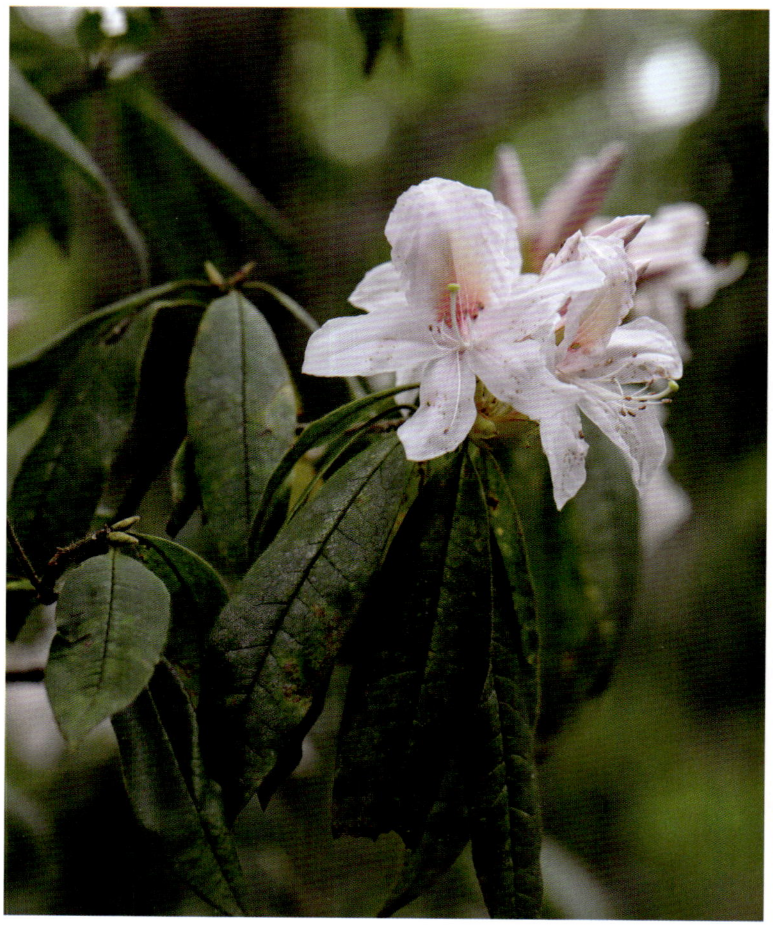

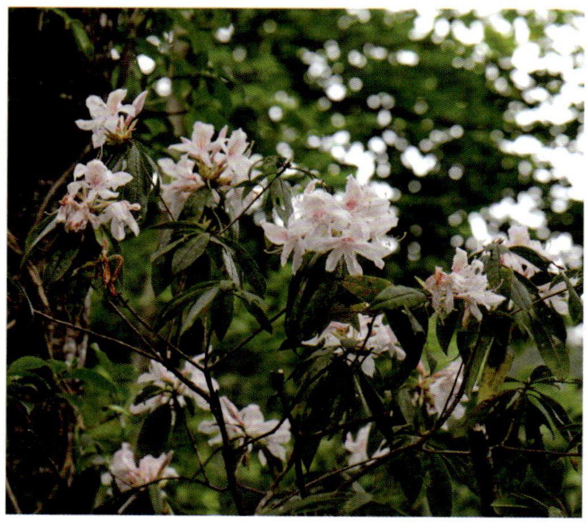

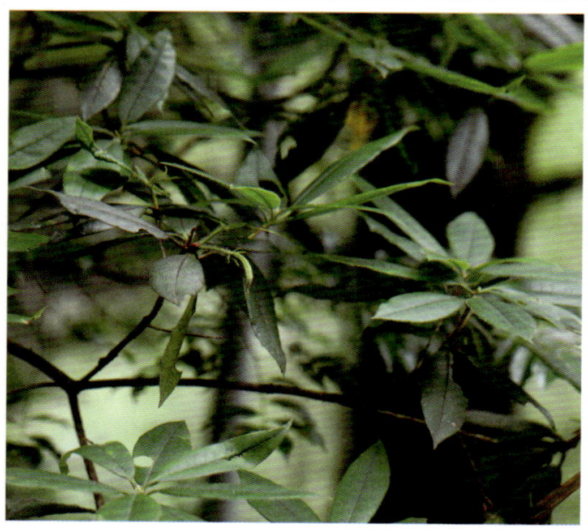

414. 云锦杜鹃 *Rhododendron fortunei* Lindl.

分类位置 杜鹃花科 Ericaceae 杜鹃花属 *Rhododendron* L.。

别 名 红踯躅。

形态特征 常绿灌木或小乔木，高 3 ~ 8m。主干弯曲，树皮褐色，片状开裂；幼枝黄绿色，初具腺体；老枝灰褐色。叶厚革质，长圆形至长圆状椭圆形；叶柄圆柱形，淡黄绿色，有稀疏的腺体。顶生总状伞形花序疏松，有花 6 ~ 12 朵，有香味；总轴淡绿色，多少具腺体；总梗淡绿色，疏被短柄腺体；花萼小，稍肥厚，边缘有浅裂片 7，具腺体；花冠漏斗状钟形，粉红色，外面有稀疏腺体，阔卵形，顶端圆或波状；雄蕊 14，不等长，花丝白色，无毛，花药长椭圆形，黄色；子房圆锥形，淡绿色，密被腺体。蒴果长圆状卵形至长圆状椭圆形，褐色。花期 4 ~ 5 月，果期 8 ~ 10 月。

资源现状 生于海拔 600m 以上的山顶疏密林中，分布于黄岗山等地。资源量一般，民间少见药用，极具观赏价值。

功效应用 花：苦、涩，寒；清热解毒，生肌敛疮；用于痈疽疮疡，关节红肿疼痛，咽喉肿痛，丹毒，水火烫伤创口久不收，溃疡不愈及骨髓炎等。根皮：用于消化道出血、衄血，咯血，月经不调。

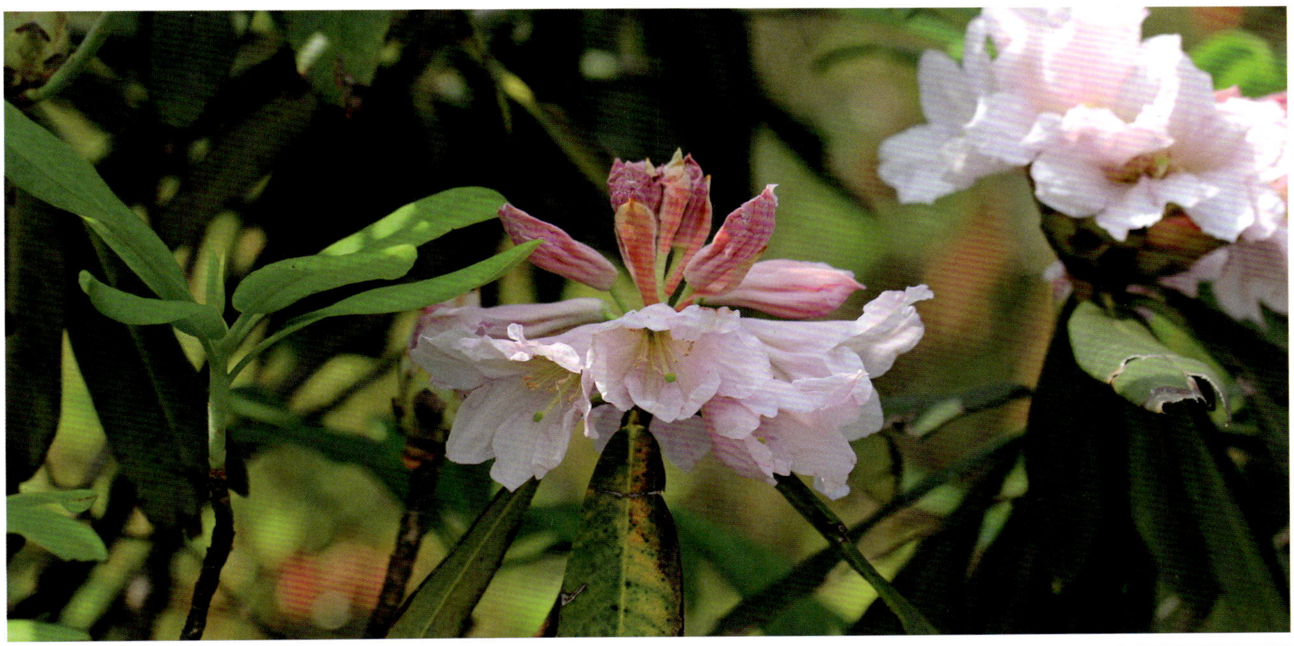

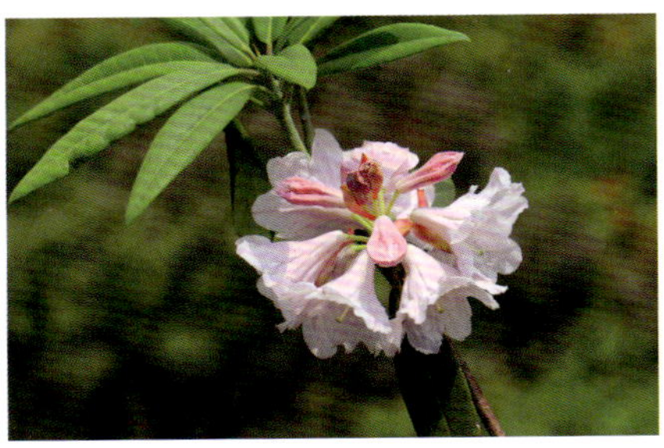

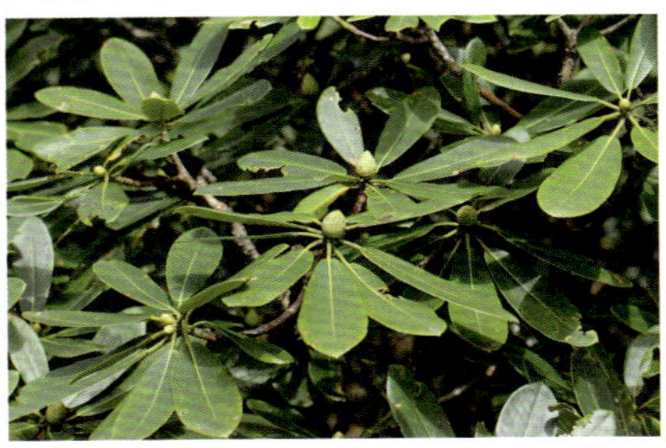

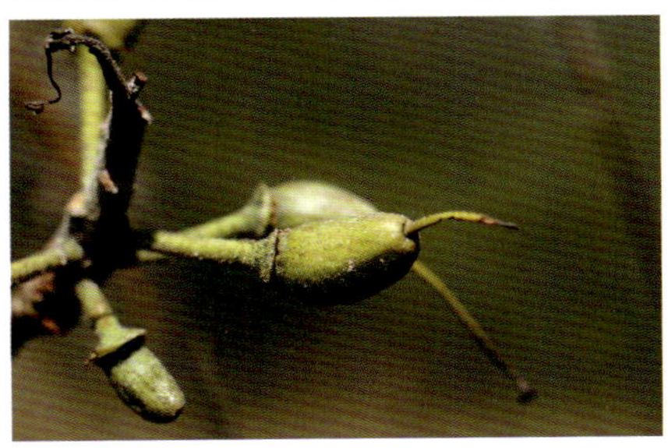

415. 鹿角杜鹃 *Rhododendron latoucheae* Franch.

分类位置 杜鹃花科 Ericaceae 杜鹃花属 *Rhododendron* L.。

别　　名 光脚杜鹃，岩杜鹃，西施花。

形态特征 常绿灌木或小乔木，高可达 5m。小枝无毛。叶集生枝顶，近于轮生，卵状椭圆形或长圆状披针形，先端短渐尖，基部楔形或近于圆形，边缘反卷，中脉和侧脉在上面显著凹陷；叶柄无毛。花单生枝顶叶腋，枝端具花 1～4 朵；花梗无毛；花冠白色或带粉红色，5 深裂，裂片开展，长圆形，花冠向基部渐狭；雄蕊 10，部分伸出花冠外，花丝扁平，中部以下被微柔毛；子房圆柱状，褐色，具纵沟，无毛，柱头 5 裂。蒴果圆柱形，具纵肋，花柱宿存。花期 3～4 月，果期 7～9 月。

资源现状 生于海拔 700m 以上的山地或沟谷林中、林缘、石山上、疏林中，全市各地较常见。资源较丰富，民间少见药用，极具观赏价值。

功效应用 叶、花：甘、酸，温；疏风行气，止咳祛痰，活血化瘀。

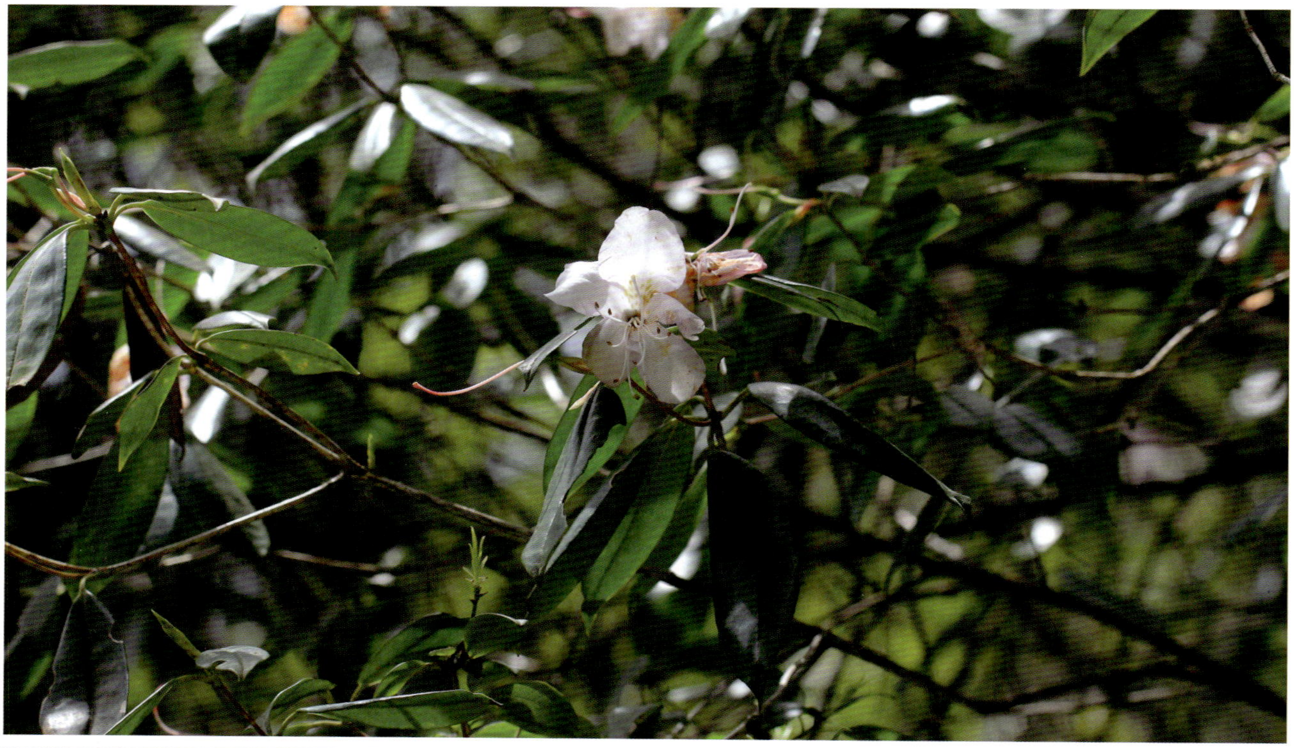

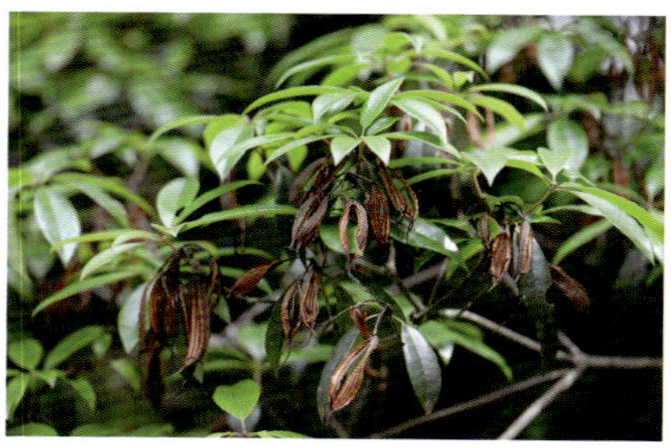

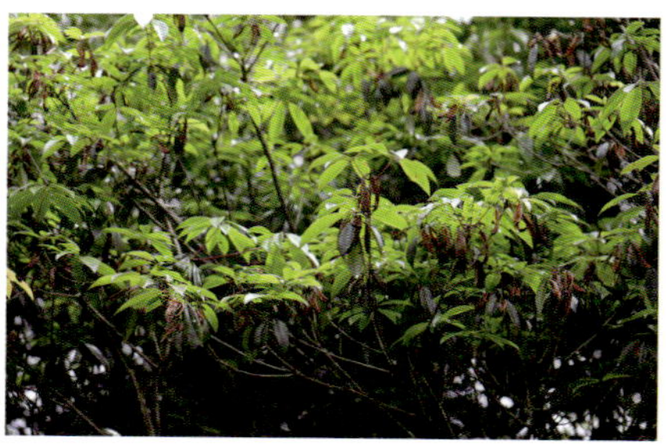

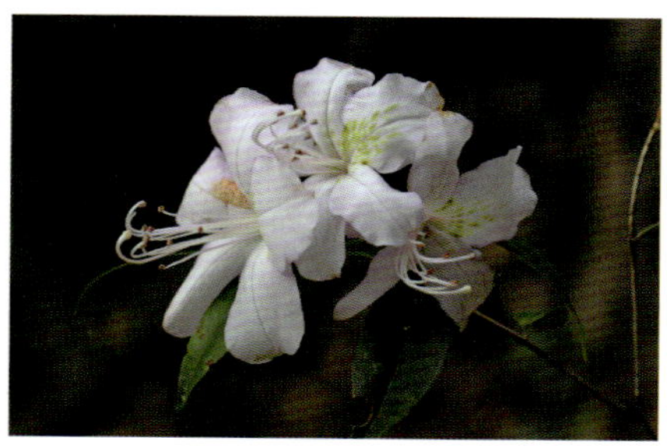

416 马银花 *Rhododendron ovatum* (Lindl.) Planch.

分类位置 杜鹃花科 Ericaceae 杜鹃花属 *Rhododendron* L.。

别　　名 石壁杜鹃，腺萼马银花。

形态特征 常绿灌木。小枝疏被具柄腺体和短柔毛。叶革质，卵形或椭圆状卵形，先端急尖或钝；叶柄具狭翅，被短柔毛。花单生枝顶叶腋；花梗密被灰褐色短柔毛和短柄腺毛；花萼5深裂，裂片卵形或长卵形，外面基部密被灰褐色短柔毛和疏腺毛；花冠淡紫色、紫色或粉红色，裂片长圆状倒卵形或阔倒卵形，内面具粉红色斑点，筒部内面被短柔毛；子房卵球形，密被短腺毛；花柱伸出于花冠外，无毛。蒴果阔卵球形，密被灰褐色短柔毛和疏腺体，且为增大而宿存的花萼所包围。花期4～5月，果期7～10月。

资源现状 生于海拔800m以下的山坡林中或沟谷林缘边灌丛中，全市各地较常见。资源较丰富，民间少见药用，具有较好的观赏价值。

功效应用 根：苦，平，有毒；清湿热，解疮毒；用于湿热带下，痈肿，疔疮等。

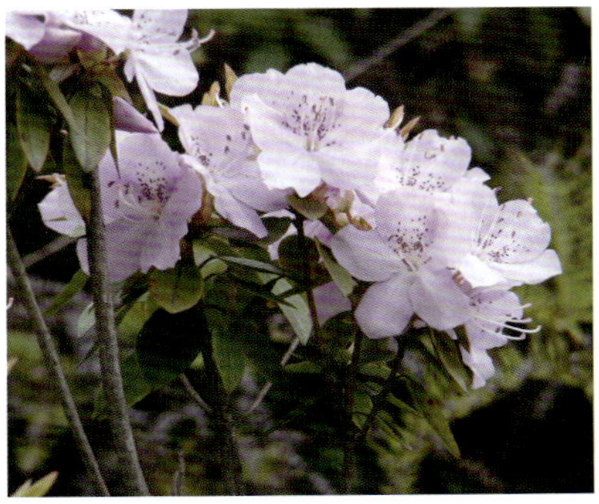

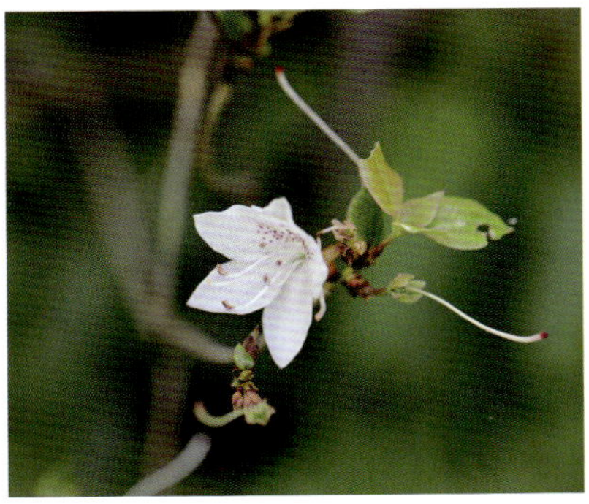

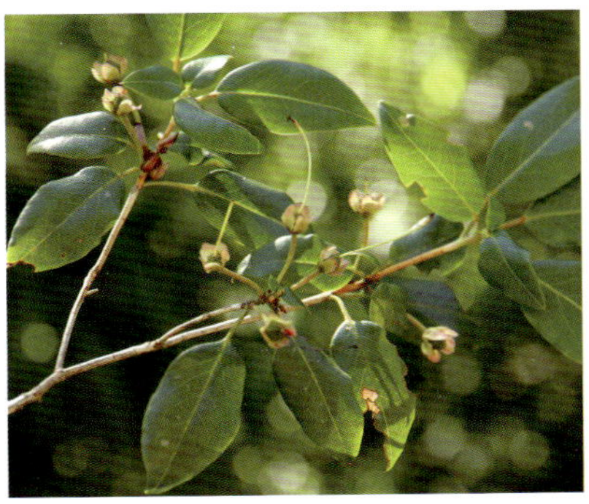

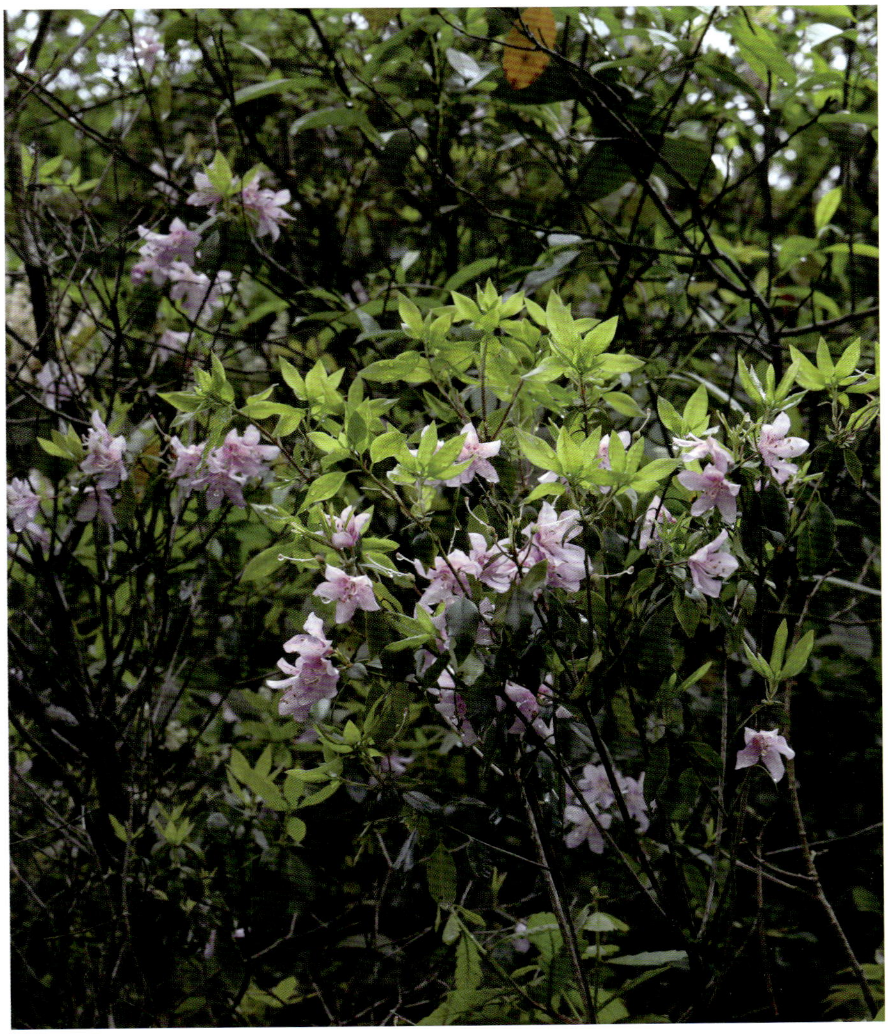

417. 毛果杜鹃 *Rhododendron seniavinii* Maxim.

分类位置 杜鹃花科 Ericaceae 杜鹃花属 *Rhododendron* L.。

别　　名 满山白，照山白，福建杜鹃，南平杜鹃。

形态特征 半常绿灌木，高达 2m。幼枝密被灰棕色糙伏毛；老枝近无毛。叶革质，集生枝端，卵形至卵状长圆形或长圆状披针形，叶柄密被糙伏毛。伞形花序顶生，具花 4 ~ 10 朵；花梗密被红棕色绢状糙伏毛；花萼三角状卵形，密被红棕色绢状糙伏毛；花冠漏斗形或狭漏斗形，白色，花冠外面被疏柔毛，裂片 5，长卵形，具紫色斑点；雄蕊 5，花丝扁平，基部较宽，无毛，花药长圆形；子房卵球形，密被红棕色绢状糙伏毛，花柱基部密被淡黄色长柔毛。蒴果长卵球形，密被棕褐色糙伏毛。花期 3 ~ 5 月，果期 8 ~ 11 月。

资源现状 生于海拔 200 ~ 700m 的山坡灌丛中或林缘路边，全市山区零星可见。资源较少，民间常以叶或全株用于咳喘等，为中成药“满山白止咳糖浆”的主要原料药。

功效应用 叶：辛，凉；祛痰，止咳，平喘，消炎；用于咳嗽痰喘等。

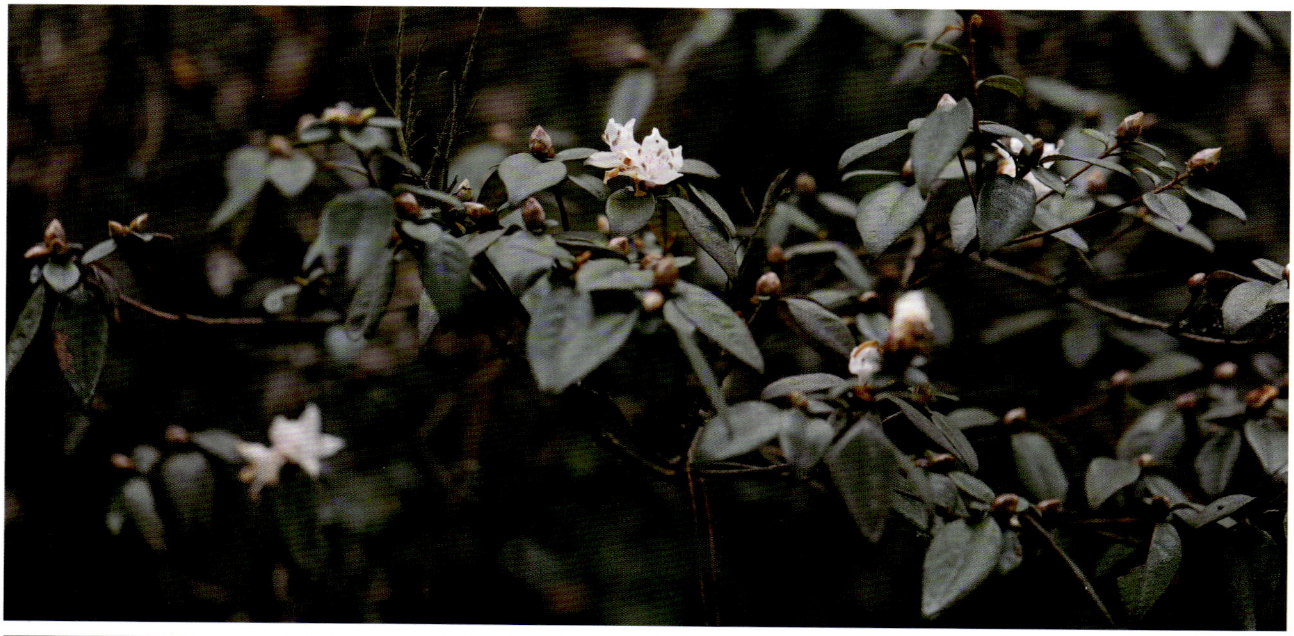

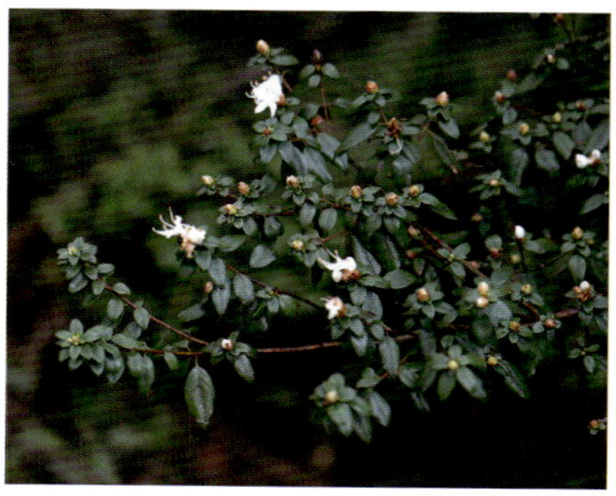

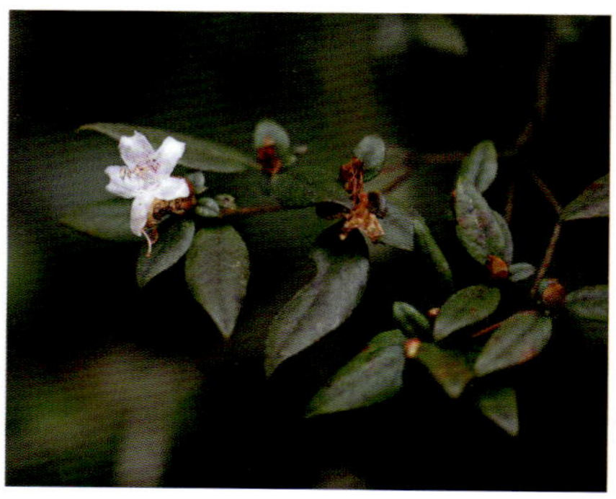

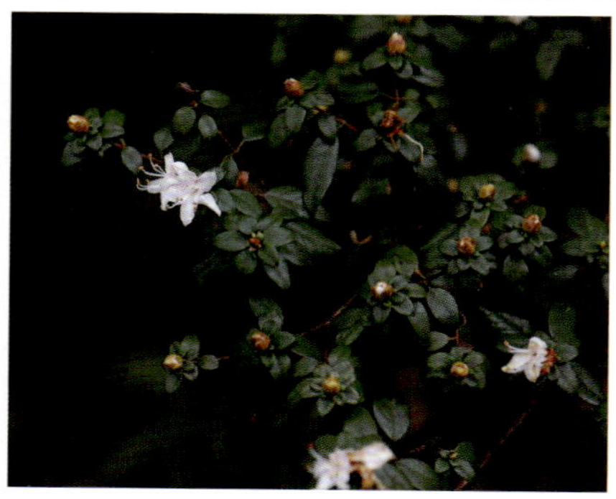

418. 杜　鹃　*Rhododendron simsii* Planch.

分类位置　杜鹃花科 Ericaceae 杜鹃花属 *Rhododendron* L.。

别　　名　照山红，映山红，子规花，谢豹花，杜鹃花。

形态特征　落叶灌木，高可达 5m。分枝多而纤细，密被亮棕褐色扁平糙伏毛。叶革质，常集生枝端，卵形、椭圆状卵形或倒卵形至倒披针形；叶柄密被亮棕褐色扁平糙伏毛。花 2 ~ 3（~ 6）朵簇生枝顶；花密被亮棕褐色糙伏毛；花萼 5 深裂，裂片三角状长卵形，被糙伏毛，边缘具睫毛；花冠阔漏斗形，玫瑰色、鲜红色或暗红色，裂片 5，倒卵形，上部裂片具深红色斑点；雄蕊 10，长约与花冠相等，花丝线状，中部以下被微柔毛；子房卵球形，10 室，密被亮棕褐色糙伏毛，花柱伸出花冠外，无毛。蒴果卵球形，密被糙伏毛；花萼宿存。花期 4 ~ 5 月（全年），果期 6 ~ 8 月。

资源现状　生于山地灌丛或林缘路边以及疏林下，全市各地常见。资源较丰富，民间少见药用，具有较好的观赏价值。

功效应用　根：酸、微涩，温。叶、花：微甘、酸，温，小毒；疏风行气，止咳祛痰，活血散瘀。

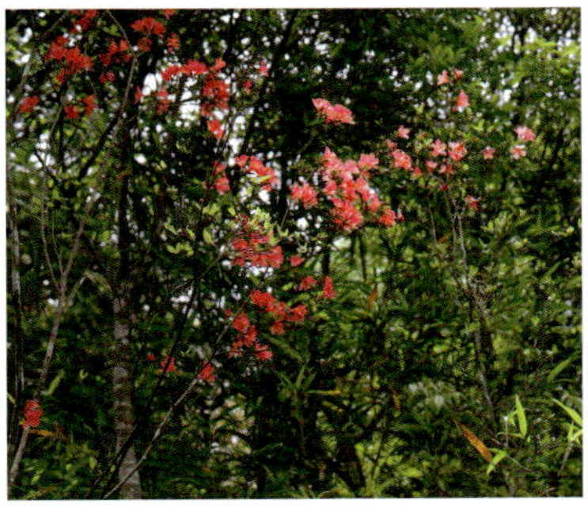
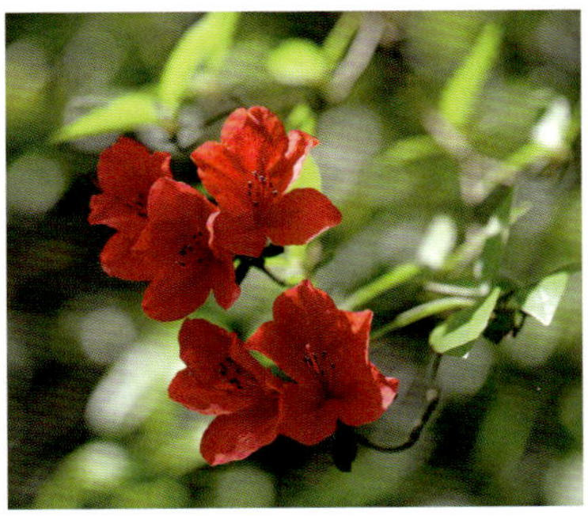
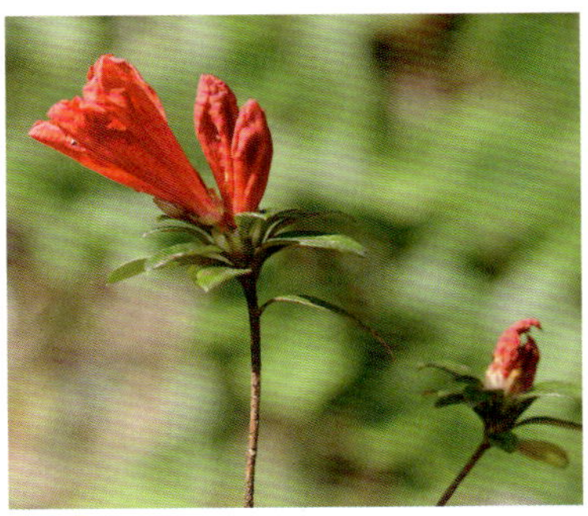
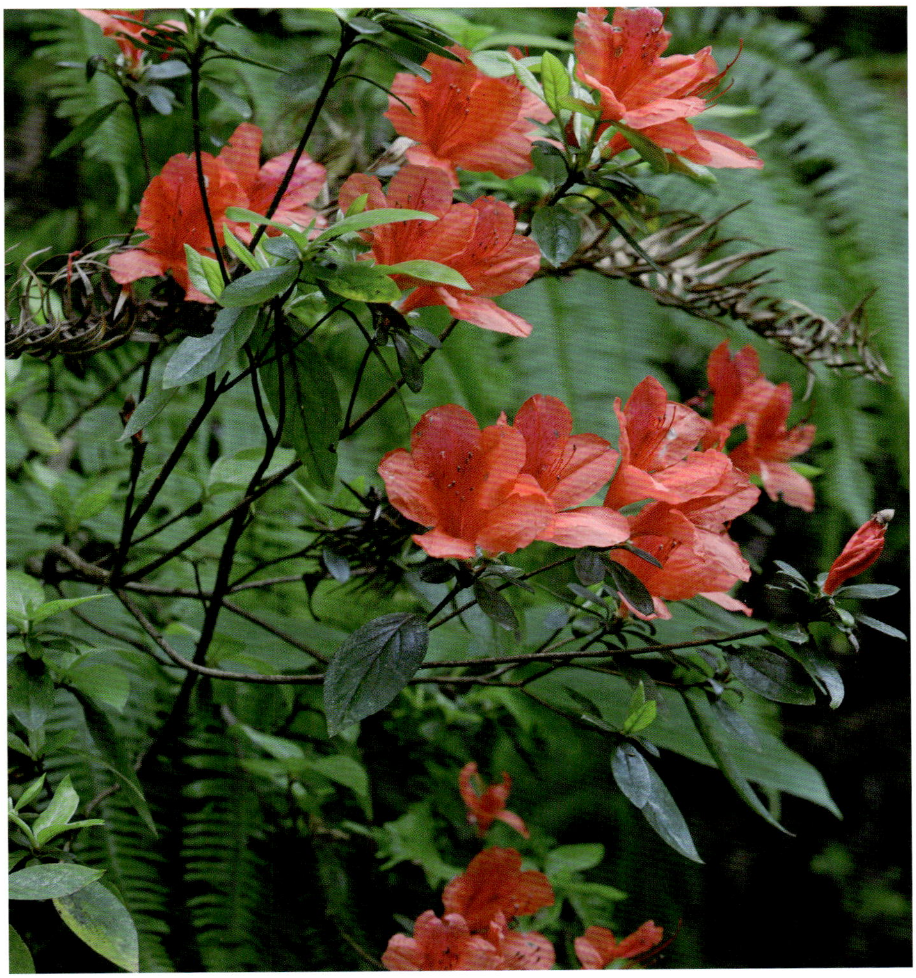

419. 南　烛　*Vaccinium bracteatum* Thunb.

分类位置　杜鹃花科 Ericaceae 越橘属 *Vaccinium* L.。

别　　名　乌饭树，乌饭子，米饭树，米饭花。

形态特征　常绿灌木或小乔木，高可达 6m。幼枝被短柔毛或无毛，老枝无毛。叶片薄革质，椭圆形、披针状椭圆形至披针形，顶端锐尖、渐尖，边缘有细锯齿；叶柄通常无毛或被微毛。总状花序顶生和腋生，有多数花，序轴密被短柔毛稀无毛；苞片叶状，披针形，两面沿脉被微毛或两面近无毛，边缘有锯齿，小苞片线形或卵形，密被微毛或无毛；花梗短，密被短毛或近无毛；萼筒密被短柔毛或茸毛，稀近无毛，萼齿短小，三角形，密被短毛或无毛；花冠白色，筒状，有时略呈坛状；雄蕊内藏，花丝细长，密被疏柔毛，药室背部无距；花盘密生短柔毛。浆果熟时紫黑色，外面通常被短柔毛。花期 5 ~ 7 月，果期 8 ~ 10 月。

资源现状　生于海拔 300m 以上的山坡灌丛、山地或沟谷溪边林缘及林中，全市各地较常见。资源较丰富，民间少见药用，果实可食，叶可用于加工乌米饭等。

功效应用　根：甘、酸，微温；收敛，止痛；用于牙痛，脱肛，结核病潮热等。

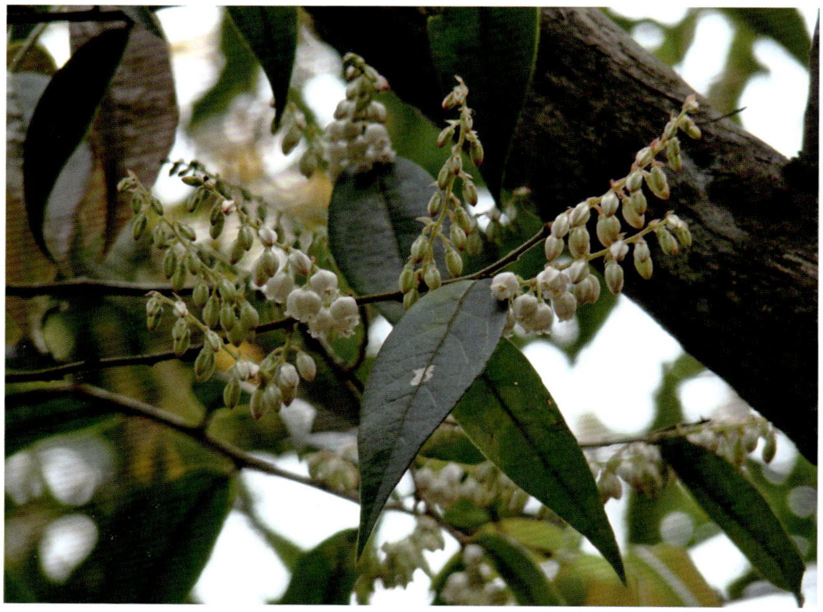
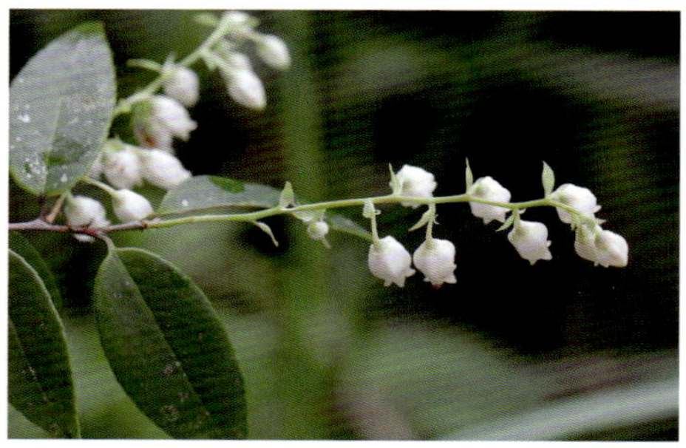
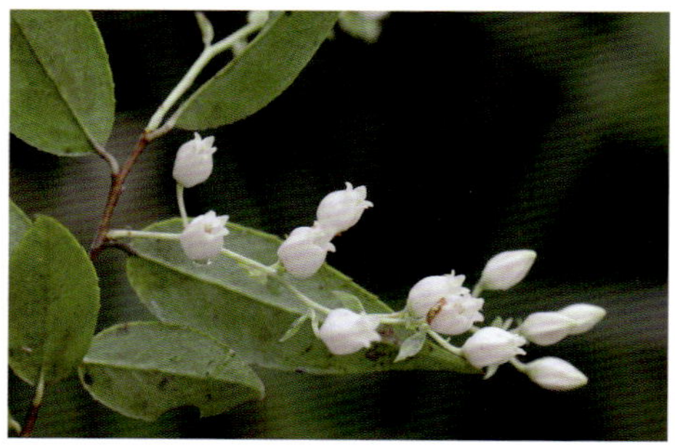
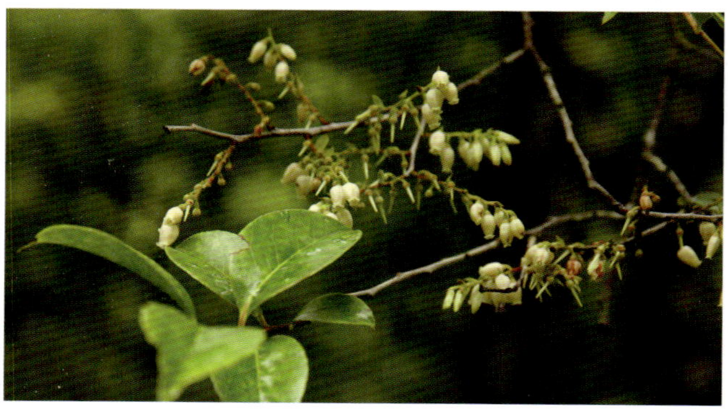
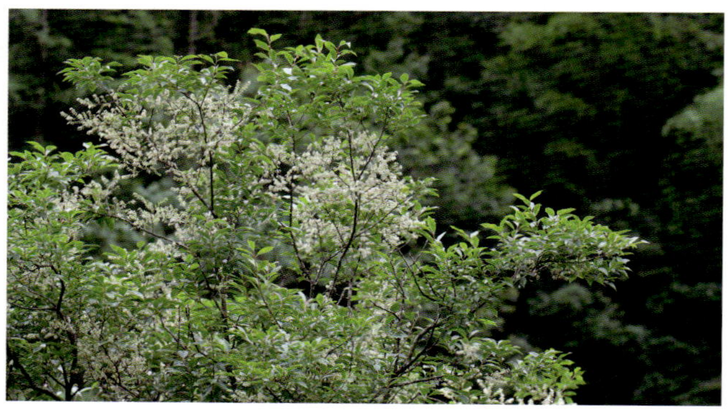

420. 短尾越橘 *Vaccinium carlesii* Dunn

分类位置 杜鹃花科 Ericaceae 越橘属 *Vaccinium* L.。

别　　名 福建乌饭树，尾叶乌饭树。

形态特征 常绿灌木，高 1 ~ 3m。幼枝通常被短柔毛，有时无毛，老枝无毛。叶密生，散生枝上，叶片革质，卵状披针形或长卵状披针形，顶端渐尖或长尾状渐尖，基部圆形或宽楔形，边缘有疏浅锯齿；叶柄有微柔毛或近无毛。总状花序腋生和顶生，序轴纤细，被短柔毛或无毛；苞片披针形，早落或不落以至结果时仍存在，小苞片着生花梗基部，披针形或线形；花梗短而纤细；萼齿三角形，无毛；花冠白色，宽钟状；雄蕊内藏，短于花冠，花丝极短，被疏柔毛，药室背部之上有 2 极短的距；子房无毛，花柱伸出花冠外。浆果球形，熟时紫黑色，外面无毛，常被白粉。花期 5 ~ 6 月，果期 8 ~ 11 月。

资源现状 生于海拔 1500m 以下的山地或山坡向阳灌丛中，全市各地较常见。资源较丰富，民间少见药用，果实可食。

功效应用 全株：甘、酸，温；清热解毒，止血，固精。

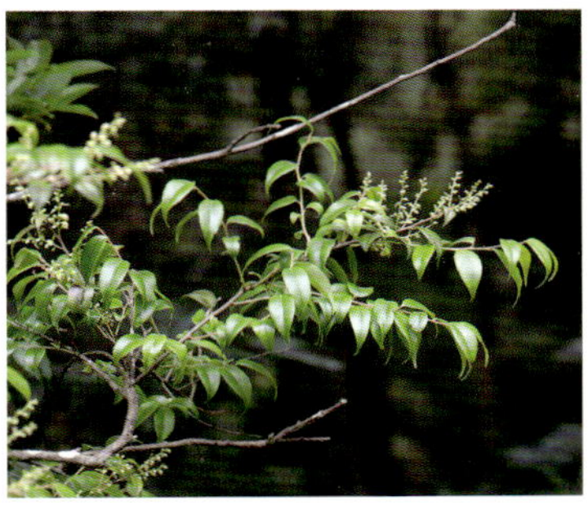
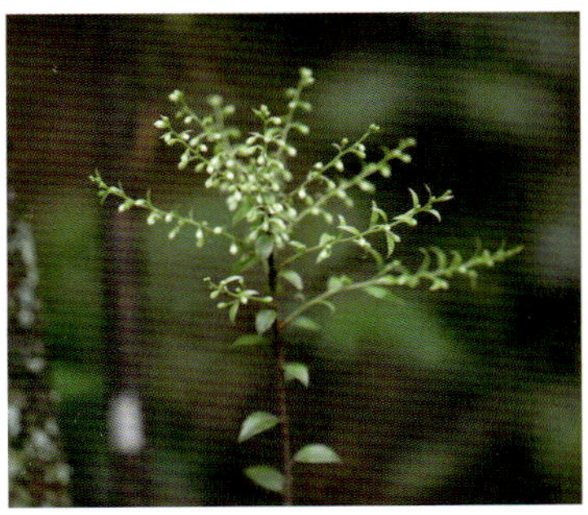
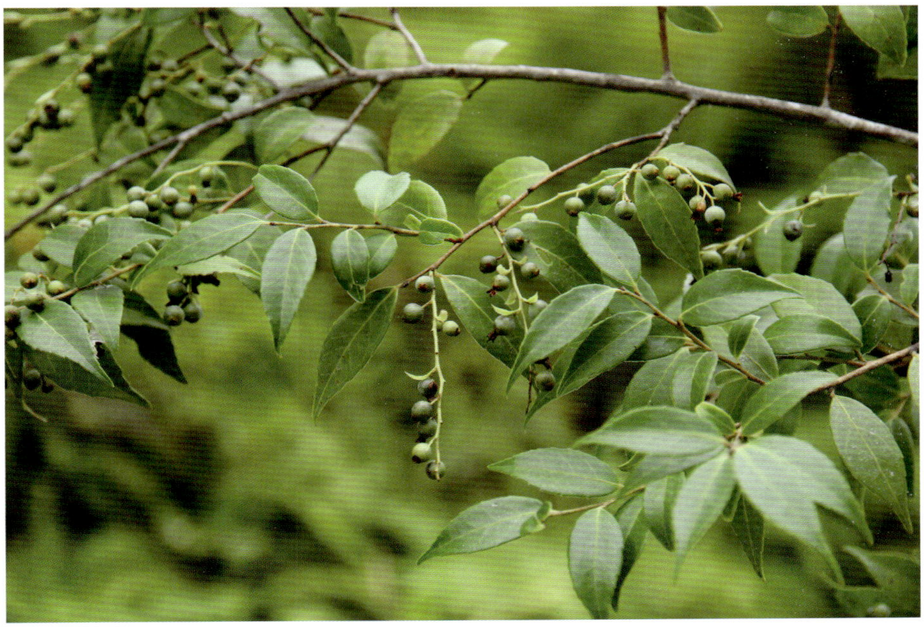
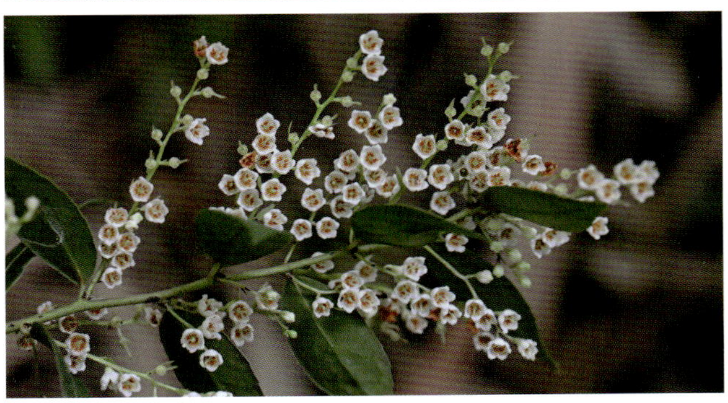
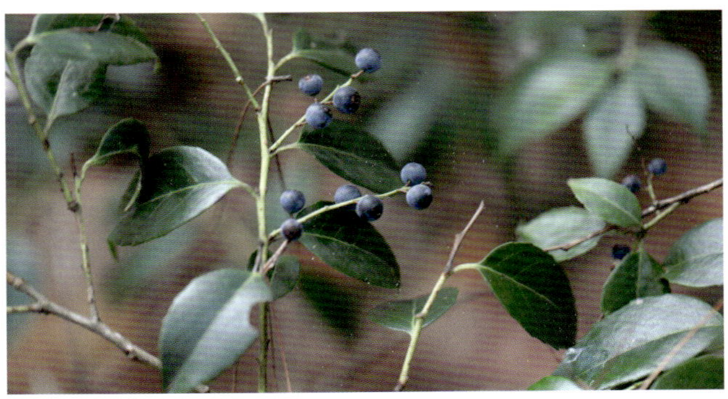

421. 定心藤 *Mappianthus iodoides* Hand.-Mazz.

分类位置 茶茱萸科 Icacinaceae 定心藤属 *Mappianthus* Hand.-Mazz.。

别　　名 黄马胎，藤蛇总管，甜果藤。

形态特征 木质藤本。小枝具灰白色皮孔；卷须粗壮。叶对生，长椭圆形至披针形；叶柄上面具窄槽，疏被或密被黄褐色糙伏毛。雄花序交替腋生，花序梗被黄褐色糙伏毛。雄花：芳香；花芽淡绿色；花萼杯状；花冠黄色，5 裂片，裂片卵形；雄蕊 5；雌蕊不发育，子房圆锥形。雌花序交替腋生，粗壮，被黄褐色糙伏毛。雌花：芽时卵形；花萼浅杯状，5 裂片，裂片钝三角形；花瓣 5，长圆形；花药卵状三角形；子房近球形，花柱极短或无。核果椭圆形，由淡绿色、黄绿色转橙黄色至橙红色，甜，果肉薄，基部具宿存、略增大的萼片。种子 1 枚。花期 4 ~ 8 月，雌花较晚，果期 6 ~ 12 月。

资源现状 生于海拔 1000m 以下的疏林边、沟谷林中或林缘灌丛中，全市各地较常见。资源较丰富，民间少见药用，可用于垂直绿化等。

功效应用 根、老藤：祛风活络，除湿消肿；用于毒蛇咬伤，黄疸等。

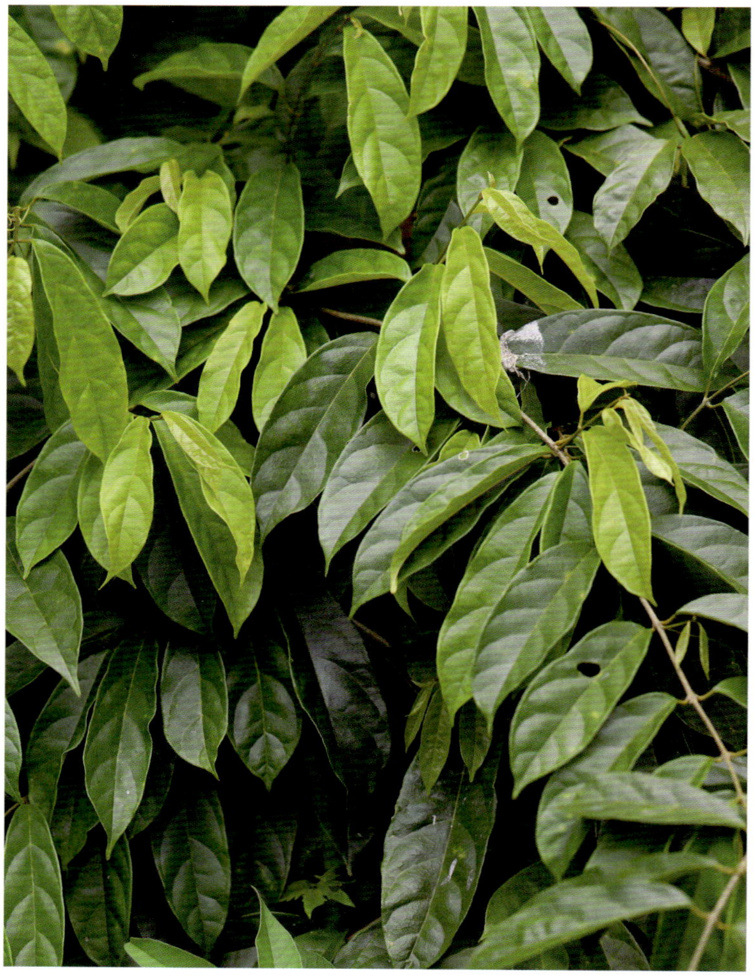

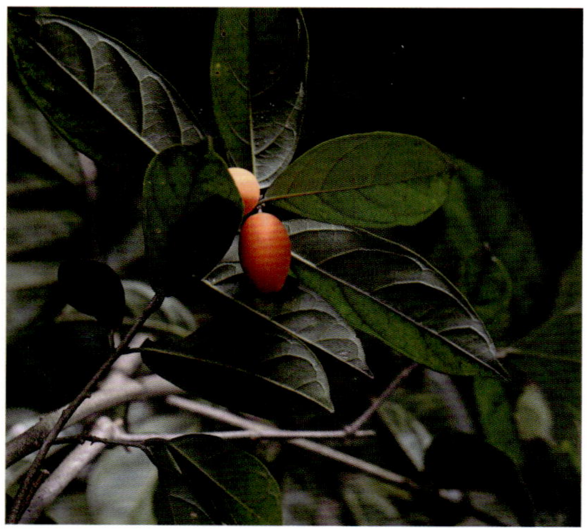

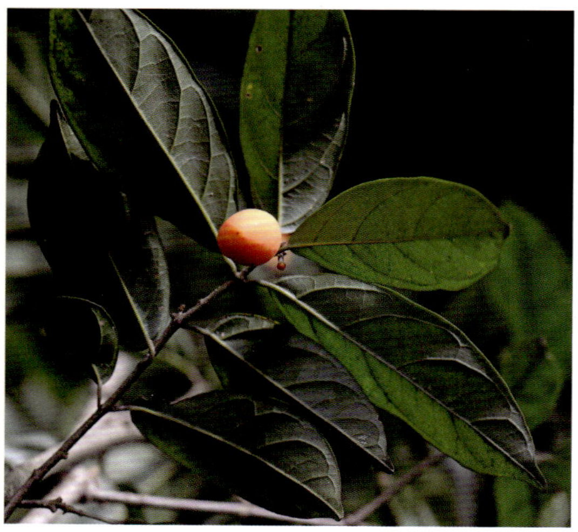

422. 杜　仲　*Eucommia ulmoides* Oliv.

分类位置　杜仲科 Eucommiaceae 杜仲属 *Eucommia* Oliv.。

别　　名　丝棉树，丝连木。

形态特征　落叶乔木，高达 20m。树皮灰褐色，粗糙，内含橡胶，折断拉开有多数细丝。芽体卵圆形，外面发亮，红褐色，有鳞片 6～8 片，边缘有微毛。叶椭圆形、卵形或矩圆形，薄革质；基部圆形或阔楔形，先端渐尖，老叶略有皱纹；侧脉 6～9 对，边缘有锯齿；苞片倒卵状匙形，边缘有睫毛，早落；雄蕊无毛，药隔突出，花粉囊细长；雌花单生，苞片倒卵形，子房无毛，1 室，扁而长，先端 2 裂，子房柄极短。翅果扁平，长椭圆形，先端 2 裂，基部楔形，周围具薄翅；坚果位于中央，稍突起，种子扁平，线形。早春开花，秋后果实成熟。

资源现状　全市各地零星栽培。资源量一般，民间偶有应用。

功效应用　**树皮（杜仲）**：甘，温；补肝肾，强筋骨，安胎；用于肝肾不足，腰膝酸痛，筋骨无力，头晕目眩，妊娠漏血，胎动不安。**叶（杜仲叶）**：微辛，温；补肝肾，强筋骨；用于肝肾不足，头晕目眩，腰膝酸痛，筋骨痿软。

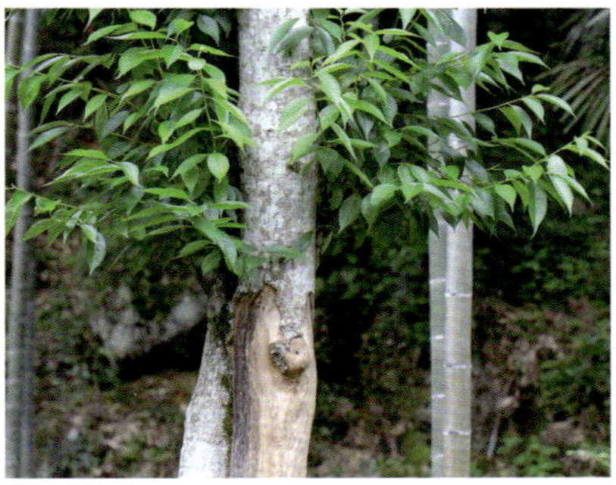
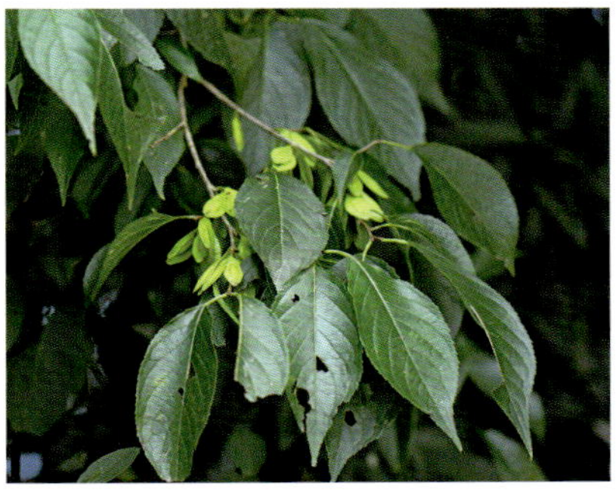
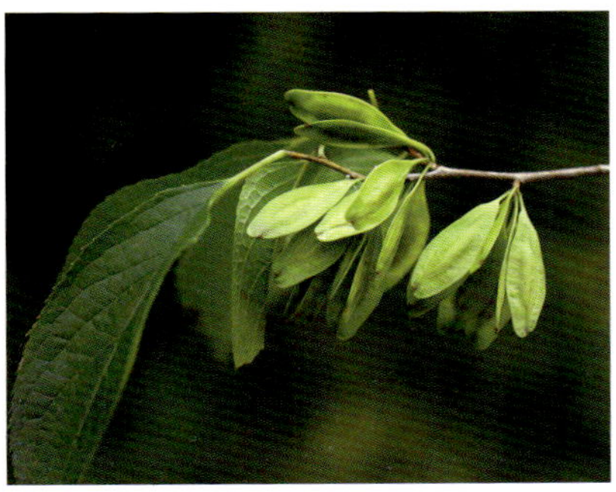
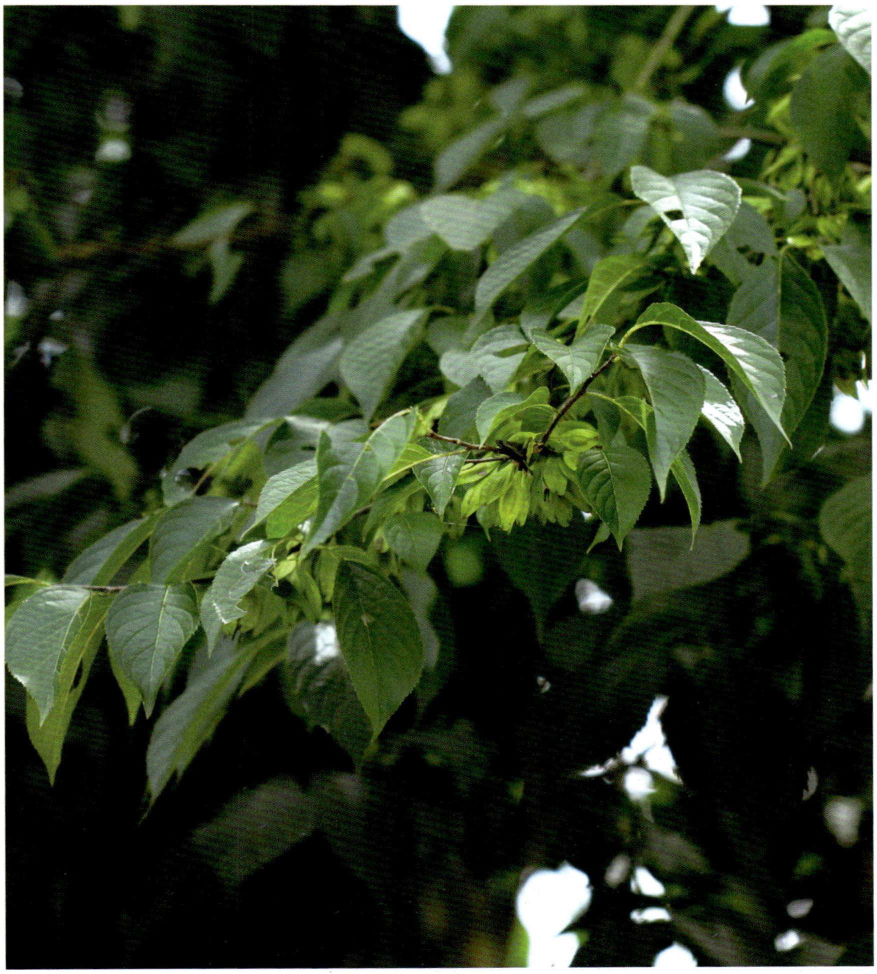

423. 水团花 *Adina pilulifera* (Lam.) Franch. ex Drake

分类位置 茜草科 Rubiaceae 水团花属 *Adina* Salisb.。

别　　名 假马烟树，水杨梅。

形态特征 常绿灌木至小乔木，高达 5m。顶芽不明显，由开展的托叶疏松包裹。叶对生，厚纸质，椭圆形至椭圆状披针形；托叶 2 裂，早落。头状花序明显腋生，花序轴单生，不分枝；小苞片线形至线状棒形，无毛；总花梗中部以下有轮生小苞片 5 枚；花萼裂片线状长圆形或匙形；花冠白色，窄漏斗状，花冠管被微柔毛，花冠裂片卵状长圆形；雄蕊 5 枚，花丝短，着生花冠喉部；子房 2 室，每室有胚珠多数，花柱伸出，柱头小，球形或卵圆球形。小蒴果楔形；种子长圆形，两端有狭翅。花期 6 ~ 7 月。

资源现状 生于海拔 1200m 以下的河岸、溪边、沟谷路旁或树林中，全市各地常见。资源极为丰富，民间常以全株或叶捣汁用于烧烫伤或以根用于跌扑损伤等。

功效应用 全株：苦、涩，凉；清热解毒，散瘀消肿；用于感冒发热，咳嗽，痄腮，咽喉肿痛，痢疾。根：苦、涩，凉；清热利湿，散瘀消肿；用于感冒咳嗽，肝炎，痄腮，关节痛等。外用于跌打损伤等。

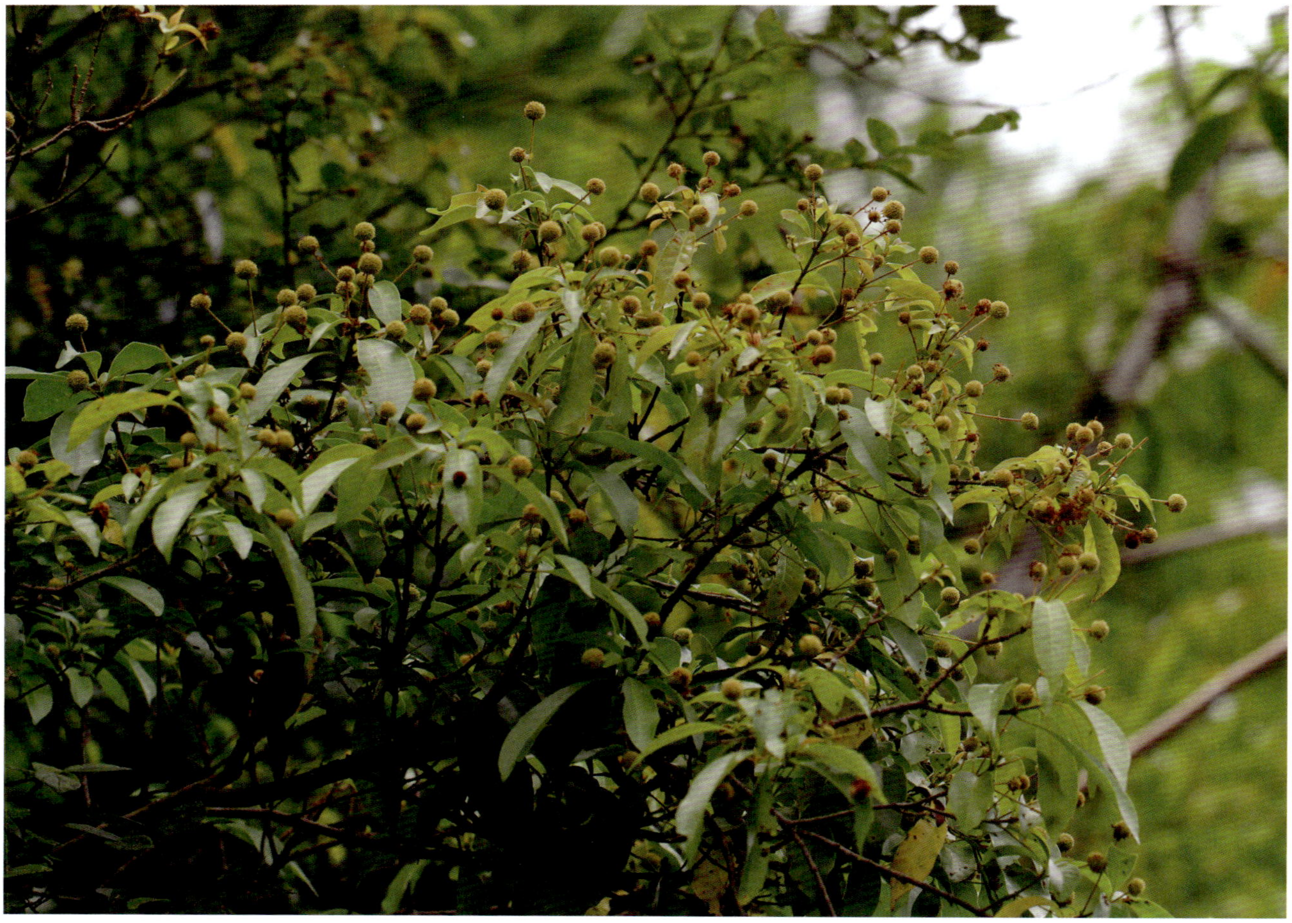

424. 细叶水团花 *Adina rubella* Hance

分类位置 茜草科 Rubiaceae 水团花属 *Adina* Salisb.。

别　　名 水杨梅。

形态特征 落叶小灌木，高 1 ~ 3m。小枝延长，具赤褐色微毛，后无毛；顶芽不明显，被开展的托叶包裹。叶对生，近无柄，薄革质，卵状披针形或卵状椭圆形，全缘，顶端渐尖或短尖，基部阔楔形或近圆形；侧脉 5 ~ 7 对，被稀疏或稠密短柔毛；托叶小，早落。头状花序，单生，顶生或兼有腋生，总花梗略被柔毛；小苞片线形或线状棒形；花萼管疏被短柔毛，萼裂片匙形或匙状棒形；花冠管长 2 ~ 3mm，5 裂，花冠裂片三角状，紫红色。小蒴果长卵状楔形，长 3mm。花果期 5 ~ 12 月。

资源现状 生于海拔 200 ~ 500m 的河岸、溪边的灌丛中，全市各地零星可见。资源较丰富，民间常与水团花混用。

功效应用 地上部分（水杨梅）：苦、涩，凉；清热解毒，祛风解表，消肿止痛，利湿杀虫；用于风火牙痛，痢疾，皮肤湿疹，疮疖，阴道毛滴虫病，跌打损伤，骨折，创伤出血等。

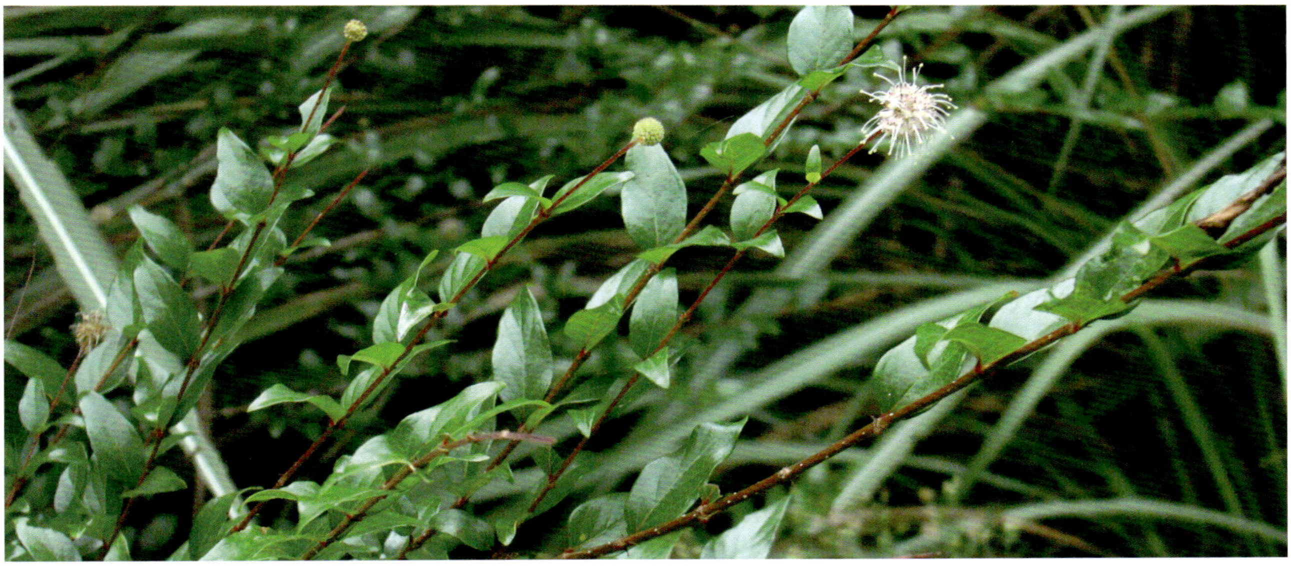

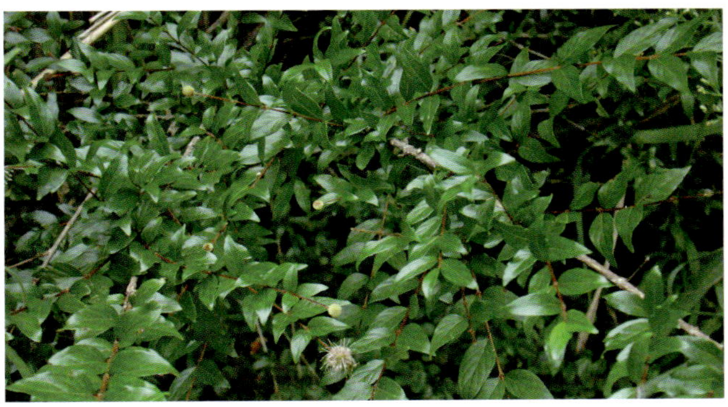

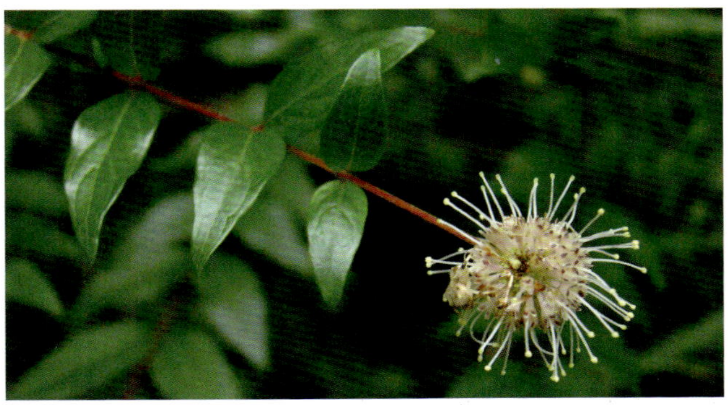

425. 风箱树 *Cephalanthus tetrandrus* (Roxb.) Ridsd. et Badh. f.

分类位置 茜草科 Rubiaceae 风箱树属 *Cephalanthus* L.。

别　　名 马烟树，水杨梅。

形态特征 落叶灌木或小乔木，高 1 ~ 5m。嫩枝近四棱柱形，被短柔毛，老枝圆柱形，无毛。叶对生或轮生，近革质，卵形；侧脉 8 ~ 12 对，脉腋常有毛窝；托叶阔卵形，常有一黑色腺体。头状花序顶生或腋生，不分枝，有毛；小苞片棒形至棒状匙形；花萼管疏被短柔毛，萼裂片 4，顶端钝，密被短柔毛，边缘裂口处常有黑色腺体 1 枚；花冠白色，花冠管外面无毛，内面有短柔毛，花冠裂片长圆形，裂口处通常有 1 枚黑色腺体；柱头棒形，伸出于花冠外。坚果顶部有宿存萼檐；种子褐色，具翅状苍白色假种皮。花期 4 ~ 8 月。

资源现状 生于海拔 800m 以下的林缘、沟边或路旁，分布于五夫等地。资源量一般，民间偶见以根或花用于感冒咳嗽等，具有较好的观赏价值。

功效应用 根及根皮：苦，凉；清热化湿，散瘀消肿，止血生肌，祛痰止咳；用于感冒发热，咳嗽，咽喉肿痛，泄泻，痢疾，痈肿，跌打损伤等。花序：苦，凉；清热利湿，收敛止泻；用于泄泻，痢疾等。

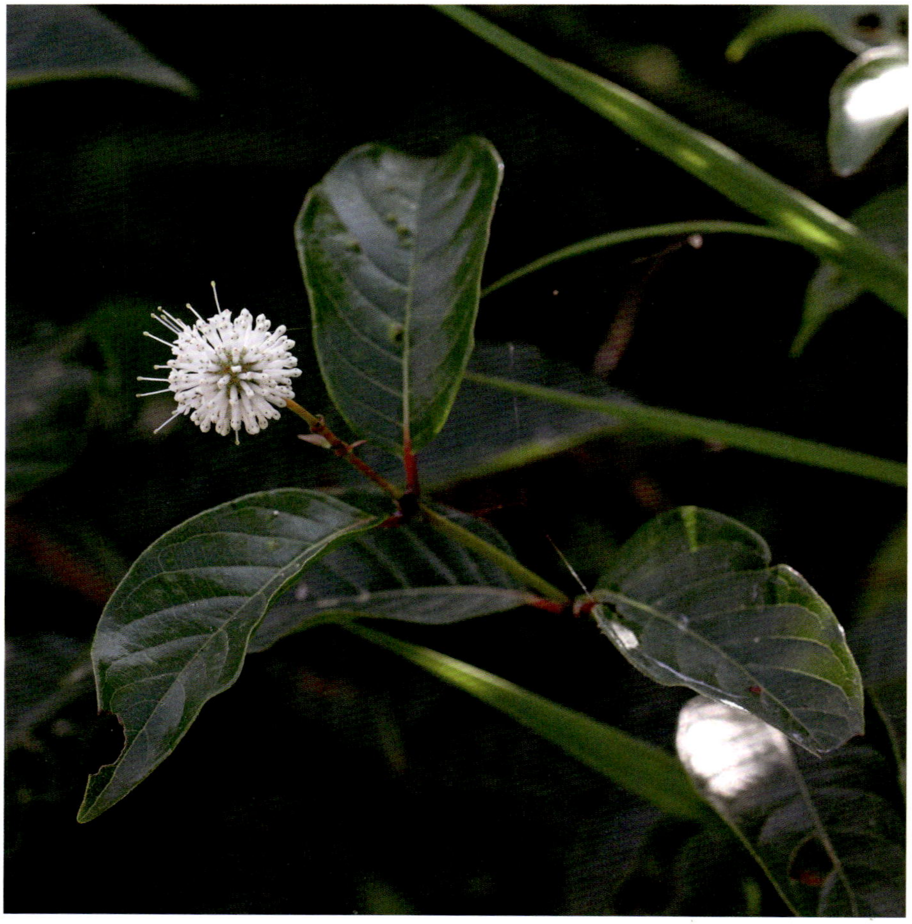
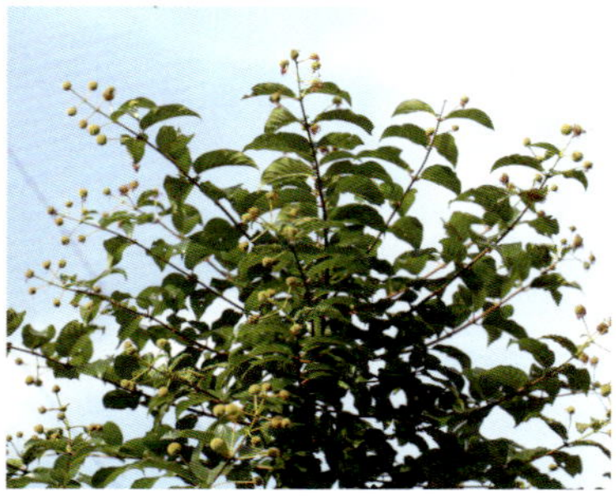
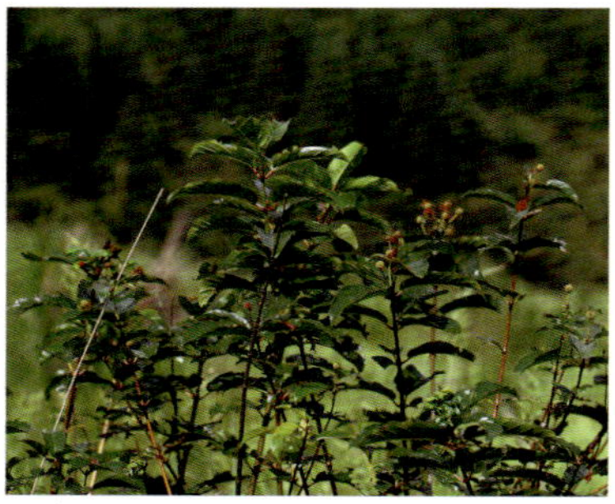
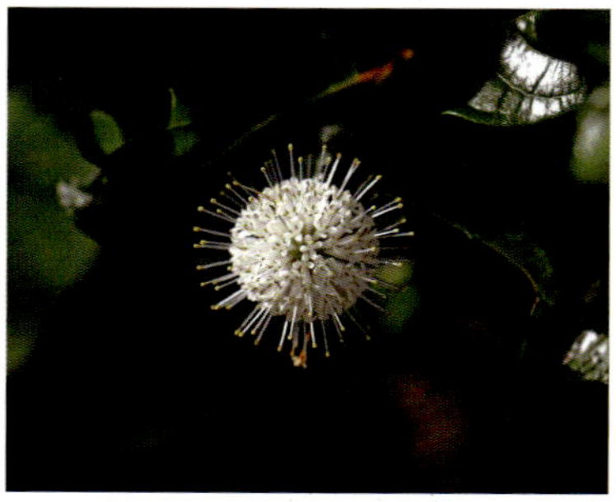

426. 虎　刺　*Damnacanthus indicus* (L.) Gaertn. F.

分类位置　茜草科 Rubiaceae 虎刺属 *Damnacanthus* C. F. Gaertn。

别　　名　黄脚鸡，绣花针，伏牛花，鸡柱参。

形态特征　具刺灌木，高 0.3 ~ 1m，具肉质链珠状根。茎下部少分枝，上部密集多回二叉分枝，节上托叶腋常生 1 针状刺；刺长 0.4 ~ 2cm。叶常大小叶对相间，小叶卵形、心形或圆形，基部常歪斜；托叶生叶柄间，初时呈 2 ~ 4 浅至深裂，后合生成三角形或戟形，易脱落。花两性，1 ~ 2 朵生于叶腋，2 朵者花柄基部常合生；花梗基部两侧各具苞片 1 枚；雄蕊 4，着生于冠管上部，花丝短，花药紫红色，内藏或稍外露；子房 4 室，每室具胚珠 1 颗。核果红色，近球形。花期 3 ~ 5 月，果熟期冬季至次年春季。

资源现状　生于海拔 800m 以下的林下、路边、林缘或山谷灌丛；全市各地较常见。资源量一般，民间应用较多，常以全株或根泡酒用于祛风湿，壮腰膝等。

功效应用　全株及根：甘、苦，平；祛风利湿，清热解毒，活血消肿，止痛；用于咽喉肿痛，风湿关节痛，痛风，感冒咳嗽，黄疸，水肿，小儿疳积，跌打损伤等。花（伏牛花）：甘、苦，平；祛风除湿，舒筋止痛；用于风湿痹痛，头痛，四肢拘挛等。

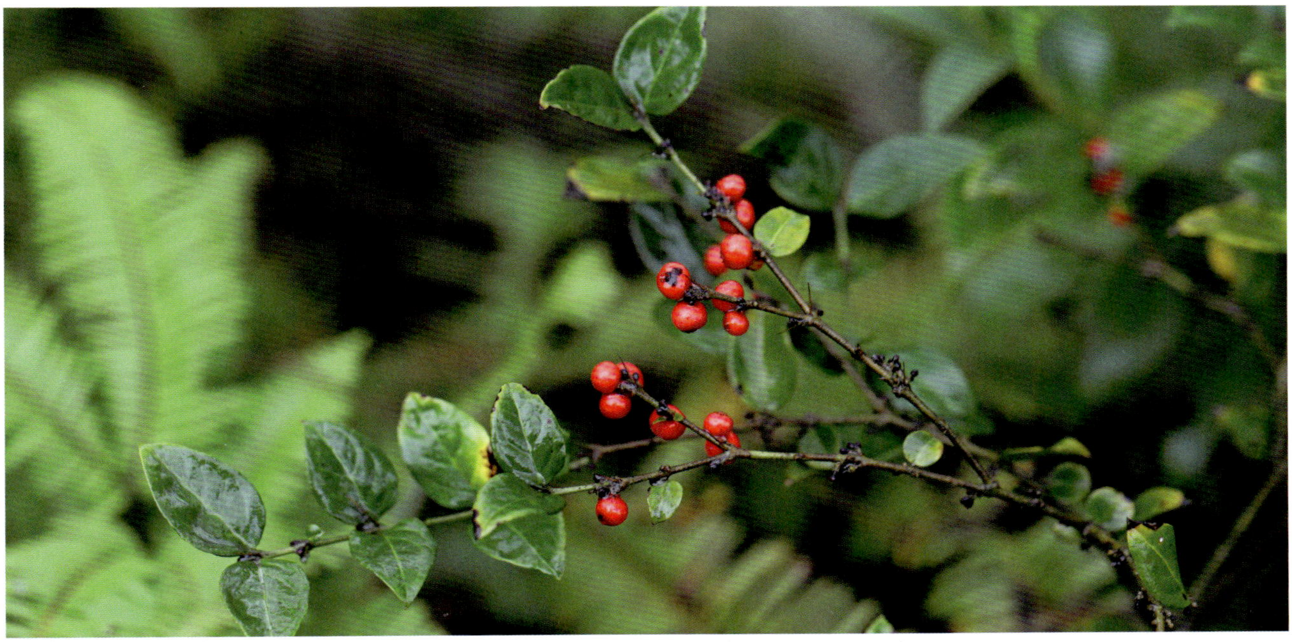

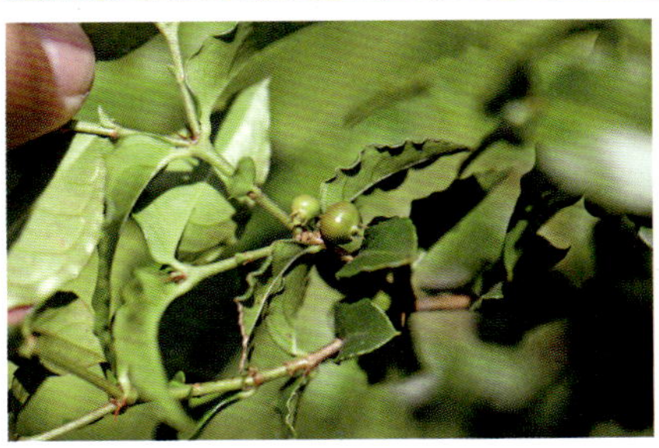

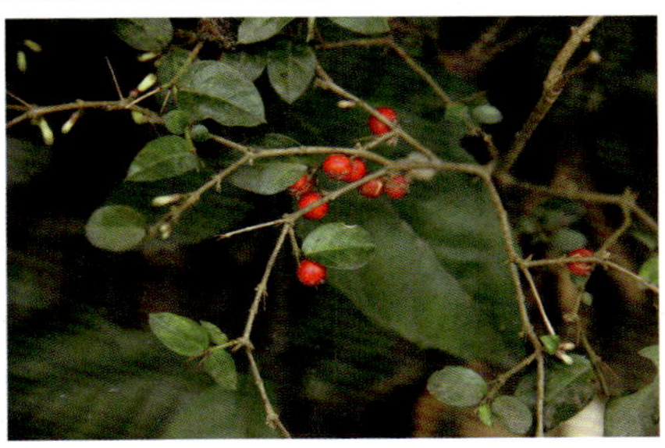

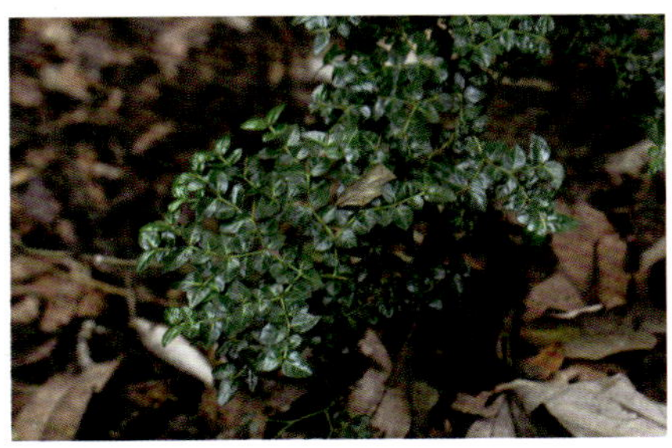

427. 栀　子　*Gardenia jasminoides* Ellis

分类位置　茜草科 Rubiaceae 栀子属 *Gardenia* J. Ellis。

别　　名　黄栀子，山栀子，山黄栀，山里黄。

形态特征　灌木，高 0.3 ~ 3m。嫩枝常被短毛，枝圆柱形，灰色。叶对生，革质，叶形多样；在下面凸起，在上面平；托叶膜质。花芳香，通常单朵生于枝顶；萼管倒圆锥形或卵形，有纵棱，萼檐管形，膨大，顶部 6 裂，裂片结果时增长，宿存；花冠白色或乳黄色，高脚碟状，冠管狭圆筒形，顶部 6 裂，裂片广展，倒卵形；花丝极短，花药线形，伸出；花柱粗厚，柱头纺锤形，伸出，子房黄色，平滑。果卵形黄色或橙红色，有翅状纵棱 5 ~ 9 条，顶部宿存萼片；种子多数，扁，近圆形而稍有棱角。花期 3 ~ 7 月，果期 5 月至翌年 2 月。

资源现状　生于海拔 1000m 以下的山坡灌丛中、疏林下或林缘及溪边，全市各地常见，星村等地有少量种植。资源较丰富，福建省传统道地药材，民间常以果实泡水用于黄疸或泻火，亦偶见以根用于肝炎黄疸等，极具观赏价值。

功效应用　根：微甘，寒；清热利湿。叶：微苦、甘，平；消肿解毒。**果实（栀子）**：苦，寒；泻火除烦，清热利湿，凉血解毒；用于热病心烦，湿热黄疸，淋证涩痛，血热吐衄，目赤肿痛，火毒疮疡。外用消肿止痛；用于扭挫伤痛。

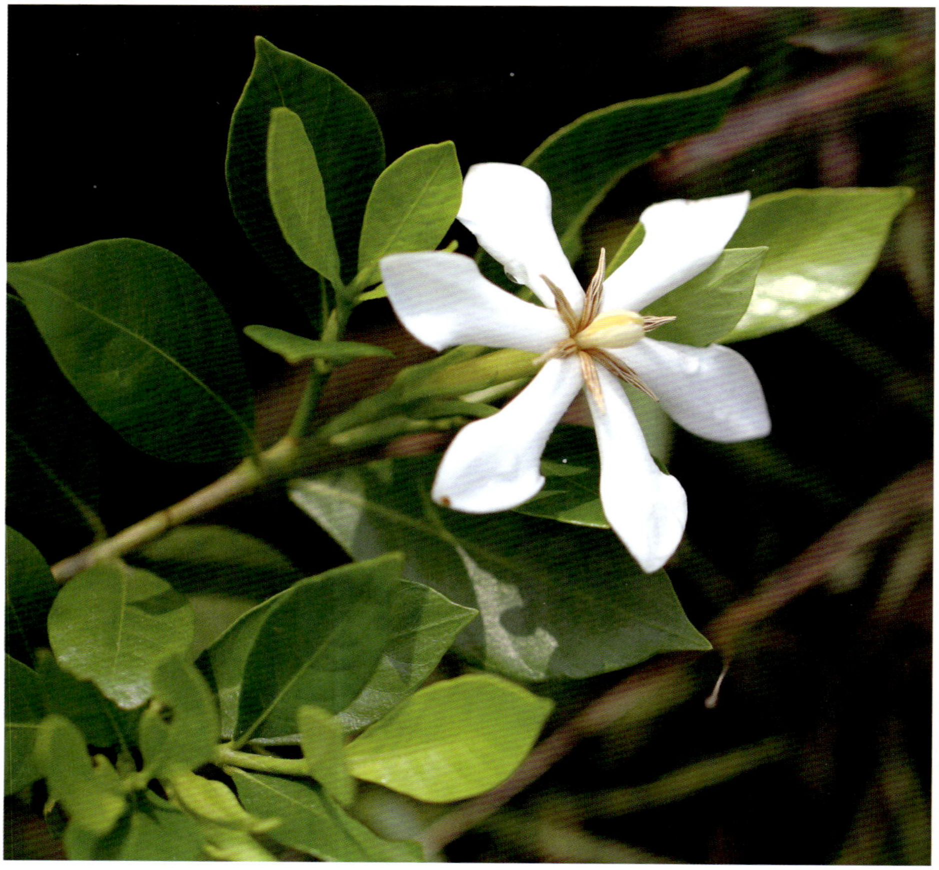
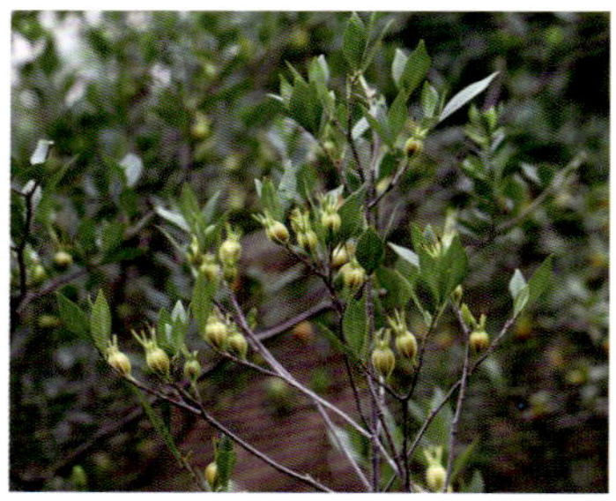
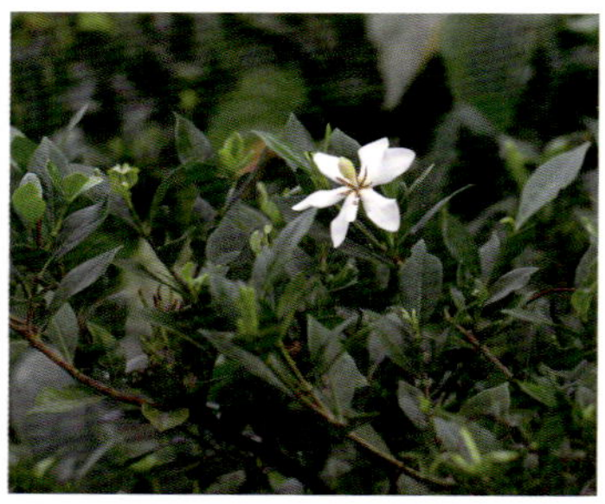
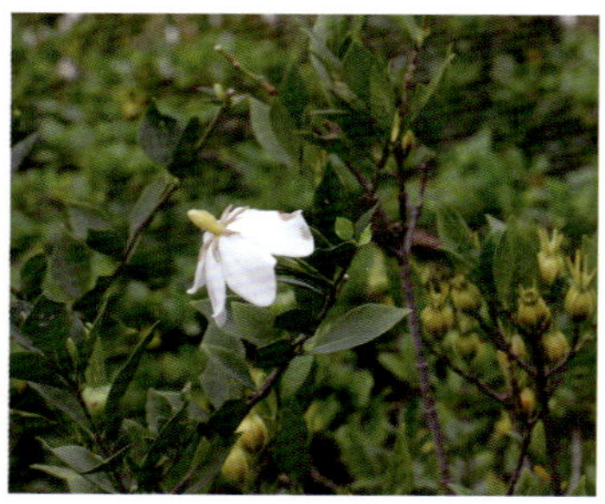

428. 金毛耳草　*Hedyotis chrysotricha* (Palib.) Merr.

分类位置　茜草科 Rubiaceae 耳草属 *Hedyotis* L.。

别　　名　黄毛耳草，过路蜈蚣，铺路蜈蚣，石打穿。

形态特征　多年生披散草本，高约 30cm。基部木质，被金黄色硬毛。叶对生，具短柄，薄纸质，阔披针形、椭圆形或卵形；侧脉每边 2 ~ 3 条，极纤细，仅在下面明显；托叶短合生，上部长渐尖，边缘具疏小齿，被疏柔毛。聚伞花序腋生，有花 1 ~ 3 朵，被金黄色疏柔毛，近无梗；花萼被柔毛，萼管近球形，萼檐裂片披针形，比管长；花冠白或紫色，漏斗形，上部深裂，裂片线状长圆形，顶端渐尖，与冠管等长或略短；雄蕊内藏，花丝极短或缺；花柱中部有髯毛，柱头棒形，2 裂。果近球形，成熟时不开裂，内有种子数粒。花期几乎全年。

资源现状　生于海拔 1200m 以下的林下路边或山坡较湿润的灌丛中，全市各地常见。资源较丰富，民间常以全草用于感冒或全身酸痛等。

功效应用　全草：甘、微苦，凉；清热利湿，凉血祛瘀，消肿解毒；用于痢疾，急性肾炎，中暑，咽喉肿痛，中耳炎，尿道炎，血崩，便血，带状疱疹，疖，疔，痈，跌打损伤，毒蛇咬伤等。

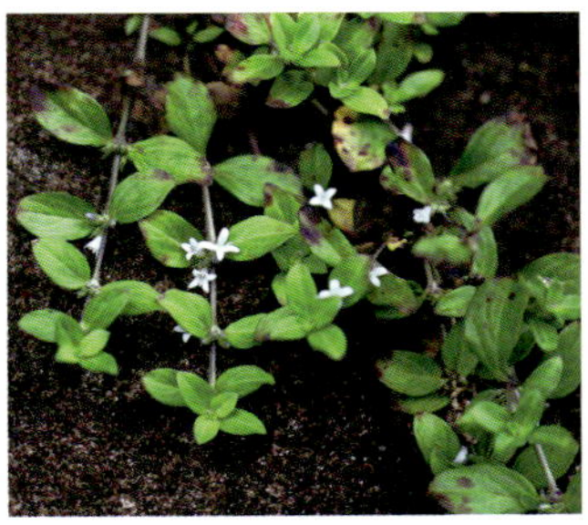
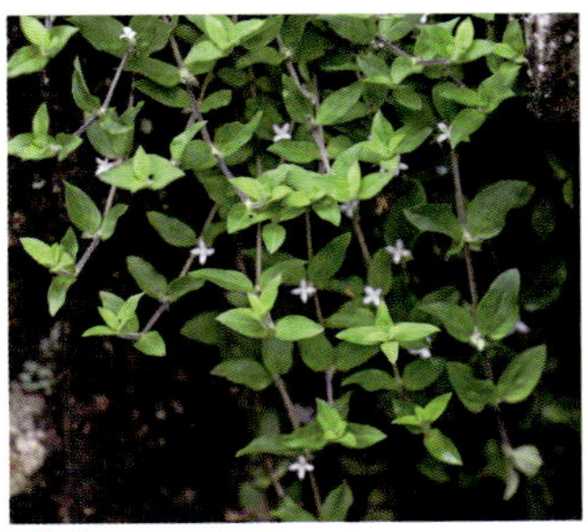
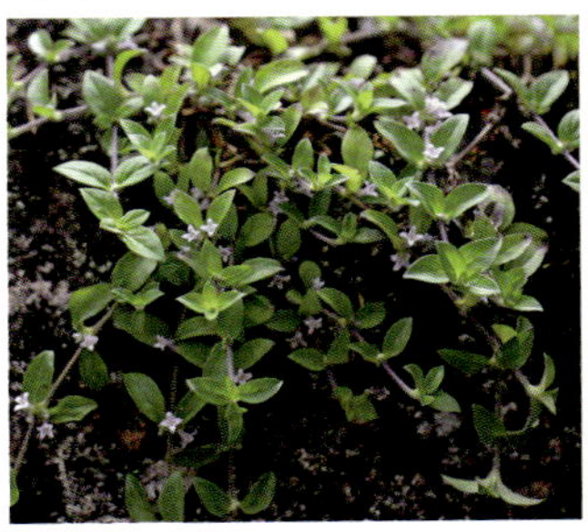
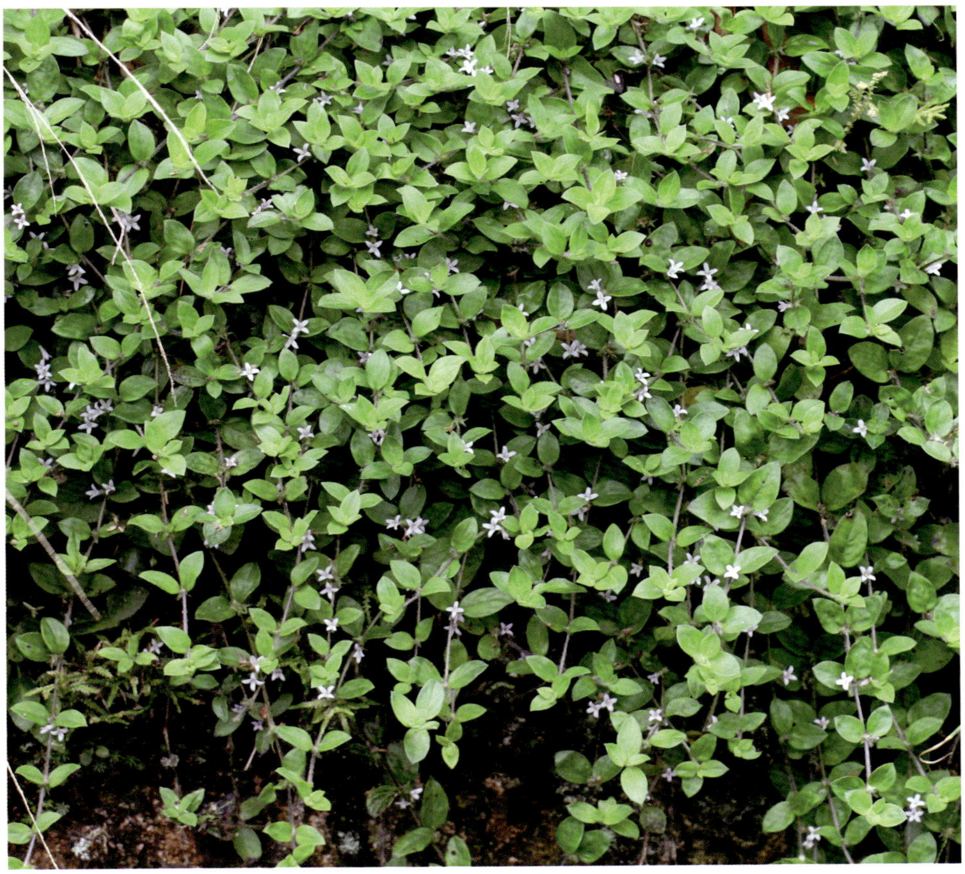

429. 纤花耳草 *Hedyotis tenelliflora* Blume

分类位置 茜草科 Rubiaceae 耳草属 *Hedyotis* L.。

别　　名 蛇舌草。

形态特征 柔弱披散多分枝草本，全株无毛。枝的上部方柱形，有4锐棱，下部圆柱形。叶对生，无柄，薄革质，线形或线状披针形，上面密被圆形、透明的小鳞片；中脉在上面压入，侧脉不明显；托叶基部合生，略被毛，顶部撕裂，裂片刚毛状。花无梗，1～3朵簇生于叶腋内，有针形、长约1mm、边缘有小齿的苞片；萼管倒卵状；花冠白色，漏斗形；雄蕊着生于冠管喉部，花药伸出，长圆形，两端钝，比花丝略短；柱头2裂，裂片极短。蒴果卵形或近球形；种子每室多数，微小。花期4～11月。

资源现状 生于海拔1000m以下的山谷林缘、水沟边较湿润的田埂及草地，全市各地常见。资源较丰富，民间常与白花蛇舌草混用，并认为效果更佳。

功效应用 全草（石枫药）：微苦，凉；清热解毒，活血止痛；用于肺热咳嗽，慢性肝炎，阑尾炎，痢疾，风火牙痛，小儿疝气，跌打损伤，蛇咬伤等。

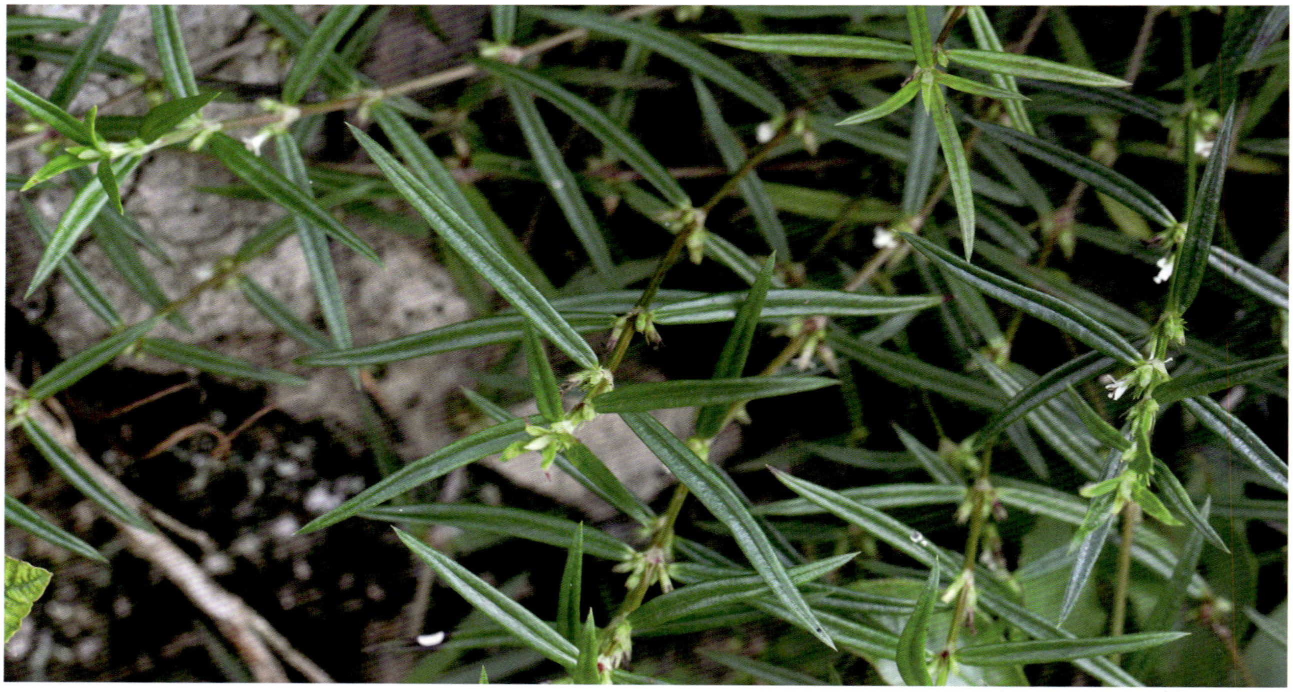

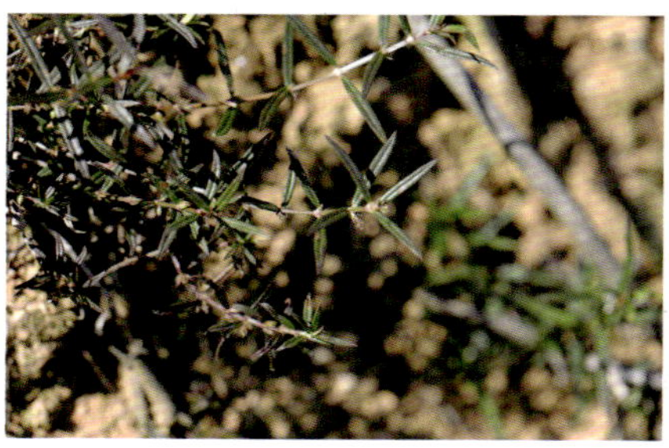

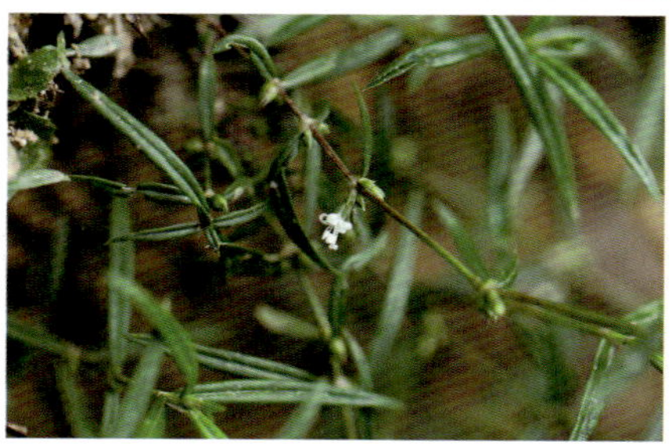

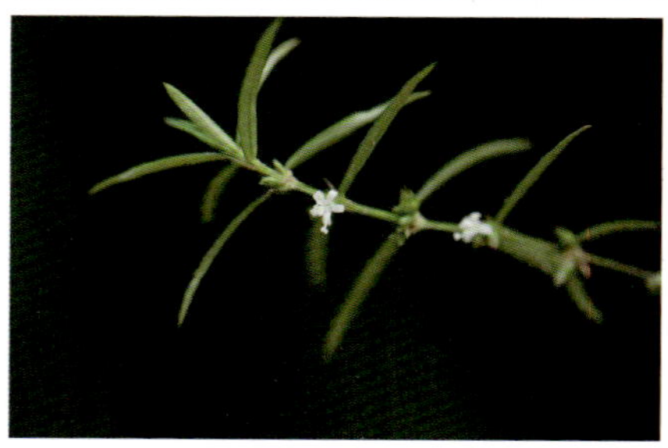

430. 日本粗叶木 *Lasianthus japonicus* Miq.

分类位置 茜草科 Rubiaceae 粗叶木属 *Lasianthus* Jack。

别　　名 黄痧药，榄绿粗叶木。

形态特征 灌木。枝和小枝无毛或嫩部被柔毛。叶近革质或纸质，长圆形或披针状长圆形，顶端骤尖或骤然渐尖，基部短尖，上面无毛或近无毛，下面脉上被贴伏的硬毛；侧脉每边 5 ~ 6 条，小脉网状，罕近平行；叶柄被柔毛或近无毛；托叶小，被硬毛。花无梗，常 2 ~ 3 朵簇生在一腋生、很短的总梗上，有时无总梗；苞片小；萼钟状，长 2 ~ 3mm，被柔毛，萼齿三角形，短于萼管；花冠白色，管状漏斗形，长 8 ~ 10mm，外面无毛，里面被长柔毛，裂片 5，近卵形。核果球形，径约 5mm，内含 5 个分核。

资源现状 生于海拔 300 ~ 1300m 的山谷林缘和灌丛，全市各地较常见。资源量一般，民间常以根用于祛风湿等。

功效应用 全株：辛、微甘，温；行气活血，祛湿强筋，止痛；用于跌打损伤，风湿关节痛，腰肌劳损等。

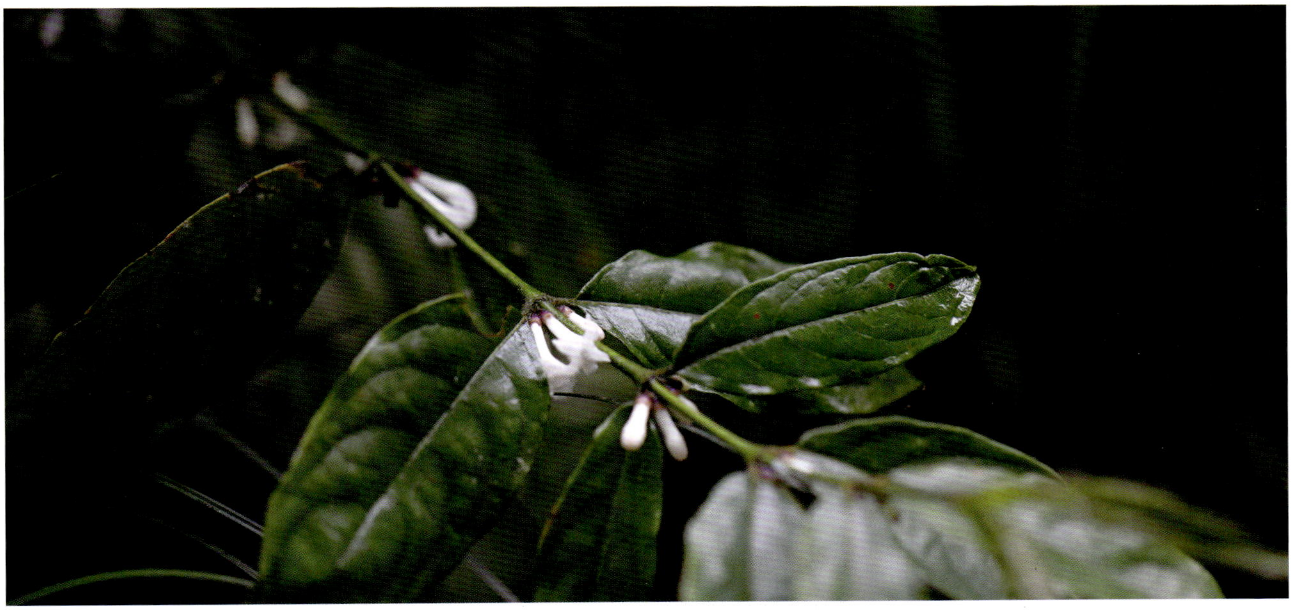

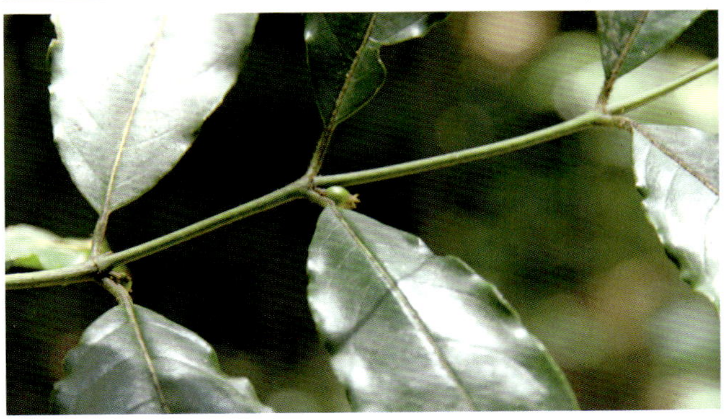

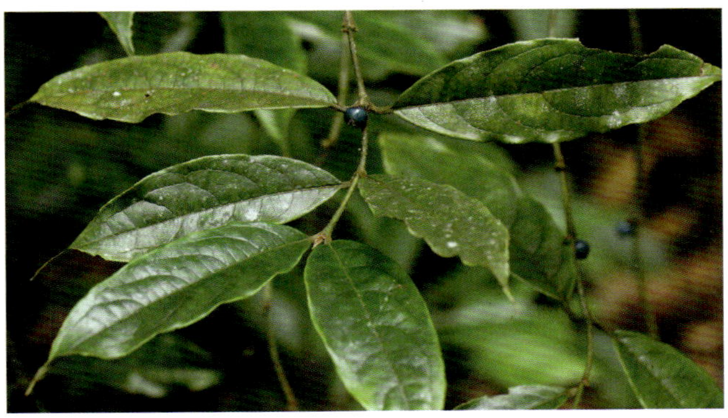

431. 印度羊角藤 *Morinda umbellata* L.

分类位置 茜草科 Rubiaceae 巴戟天属 *Morinda* L.。

别　　名 羊角藤。

形态特征 藤本、攀缘或缠绕，有时呈披散灌木状。叶纸质或革质，倒卵形、倒卵状披针形或倒卵状长圆形；叶柄常被不明显粒状疏毛；托叶筒状，干膜质，顶截平。花序 3 ~ 11 伞状排列于枝顶；花 4 ~ 5 基数，无花梗；各花萼下部彼此合生，上部环状，顶端平，无齿；花冠白色，稍呈钟状；雄蕊与花冠裂片同数，着生于裂片侧基部，柱头圆锥状，子房下部与花萼合生，2 ~ 4 室，每室胚珠 1 颗。聚花核果成熟时红色，近球形或扁球形；核果具分核 2 ~ 4；分核近三棱形，具 1 颗角质棕色种子，与分核同形。花期 6 ~ 7 月，果熟期 10 ~ 11 月。

资源现状 生于海拔 1600m 以下的山地林中路边、林缘或灌丛，全市各地较常见。资源较丰富，民间偶见以根用于风湿关节痛等。

功效应用 根及根皮：辛、微甘，温；祛风止痛，利湿解毒；用于风湿关节痛，肾虚腰痛，胃痛，黄疸性肝炎，脱肛；外用于创伤出血，蛇咬伤等。叶：外用于创伤出血，蛇咬伤。

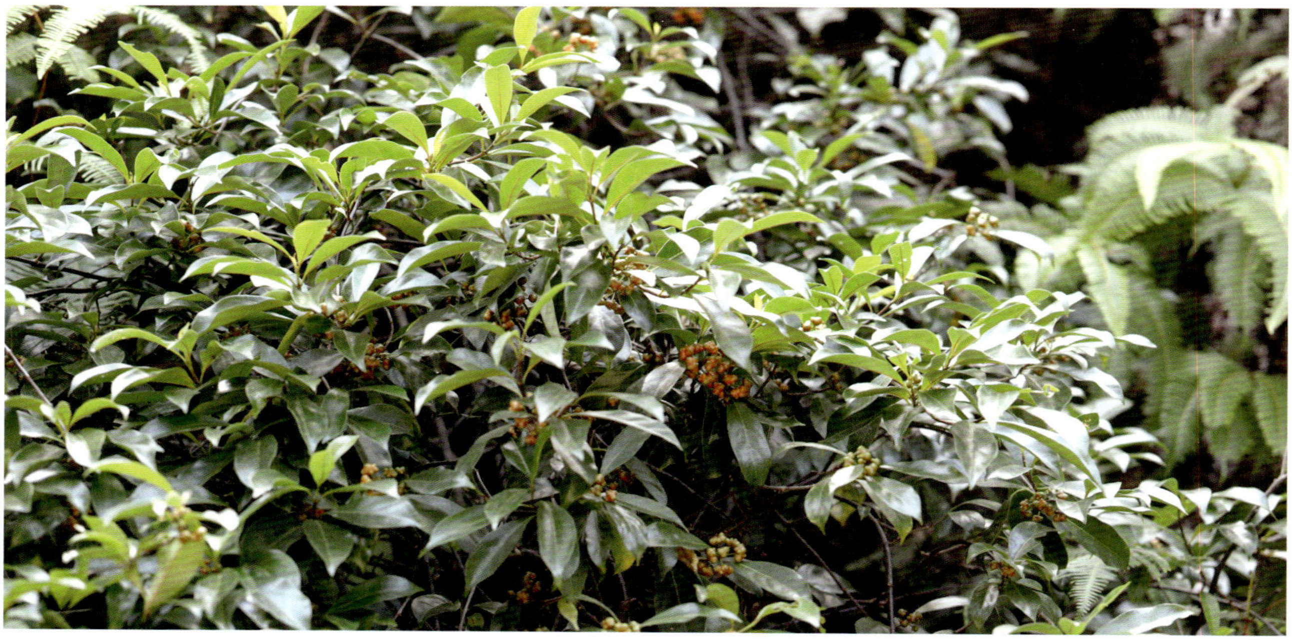

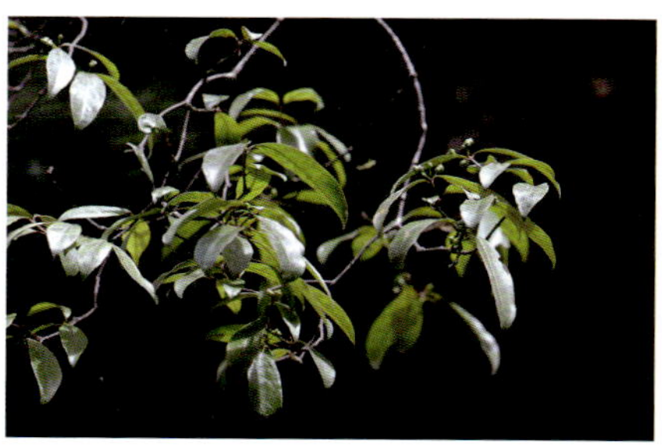

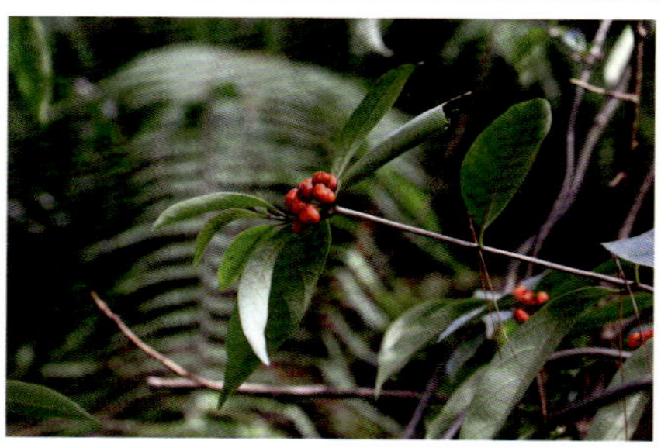

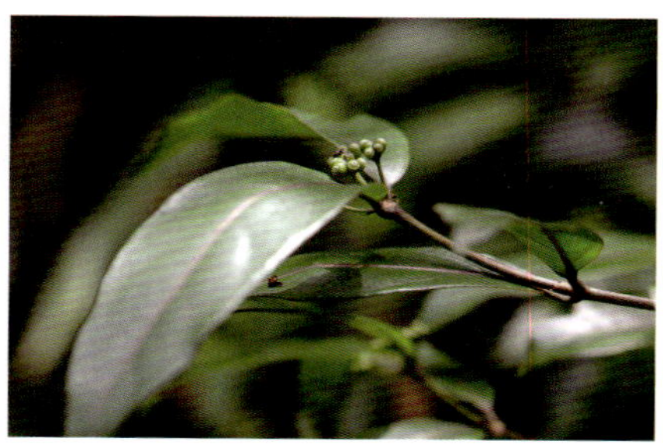

432. 玉叶金花 *Mussaenda pubescens* W. T. Aiton

分类位置 茜草科 Rubiaceae 玉叶金花属 *Mussaenda* L.。

别　　名 山甘草，良口茶，野白纸扇，灵仙玉叶金花，甜茶。

形态特征 攀缘灌木。嫩枝被贴伏短柔毛。叶对生或轮生，膜质或薄纸质，卵状长圆形或卵状披针形；托叶三角形，深2裂，裂片钻形。聚伞花序顶生，密花；苞片线形，有硬毛；花梗极短或无梗；花萼管陀螺形，萼裂片线形，通常比花萼管长2倍以上；花叶阔椭圆形，有纵脉5～7条；花冠黄色，花冠管外面被贴伏短柔毛，内面喉部密被棒形毛，花冠裂片长圆状披针形，内面密生金黄色小疣突；花柱短，内藏。浆果近球形，疏被柔毛，顶部有萼檐脱落后的环状疤痕，干时黑色，果柄疏被毛。花期6～7月。

资源现状 生于海拔1200m以下的林中路边、林缘、山谷灌丛中或溪边，全市各地常见。资源丰富，民间常以茎叶用于咽喉炎等，具有较好观赏价值。

功效应用 根（白常山）：苦，寒，有毒；解热抗疟；用于疟疾等。茎叶（山甘草）：甘、淡，凉；清热解暑，凉血解毒；用于中暑，感冒，咳嗽痰喘，乳蛾，咽喉肿痛，肾炎水肿，泄泻，崩漏，烧烫伤，毒蛇咬伤等。

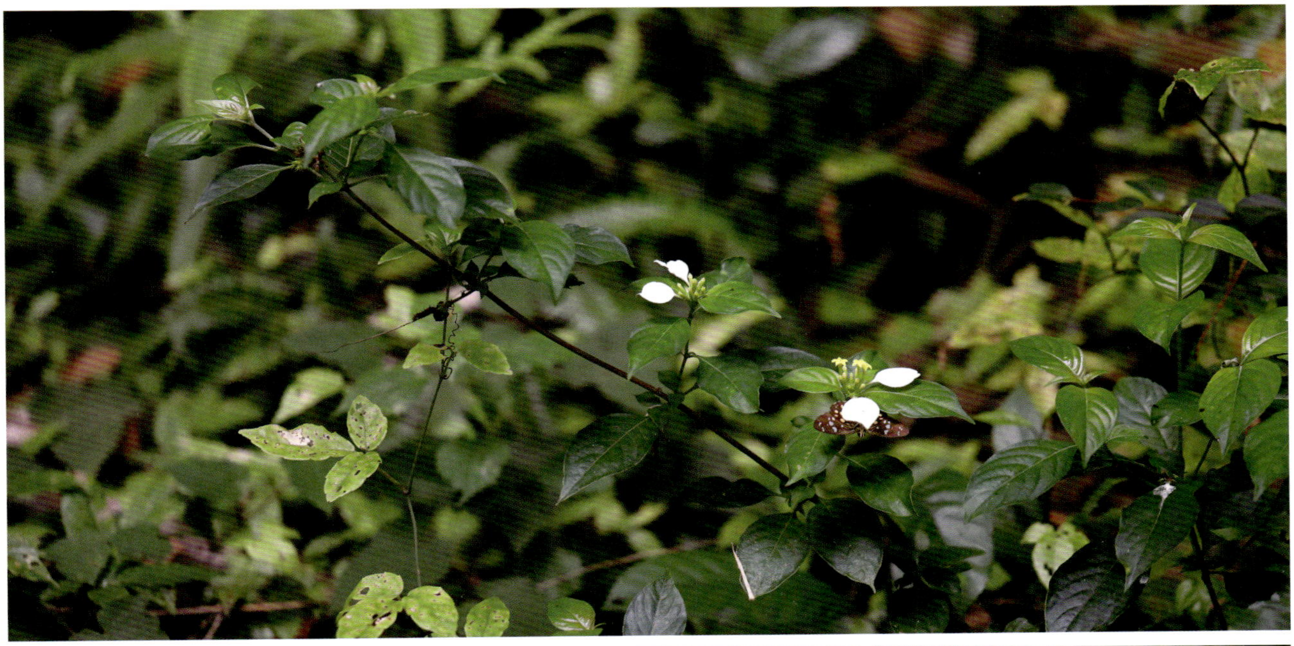
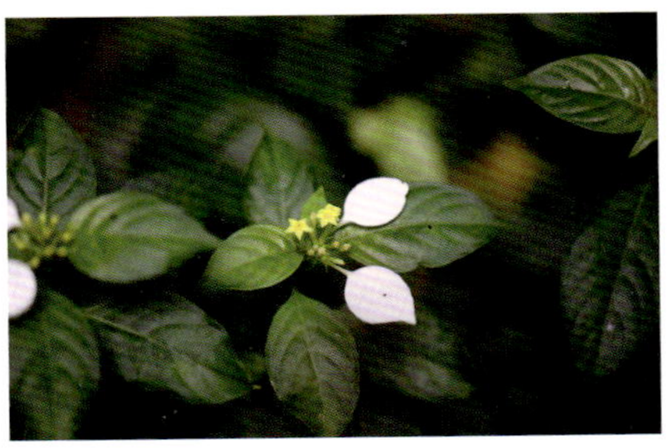
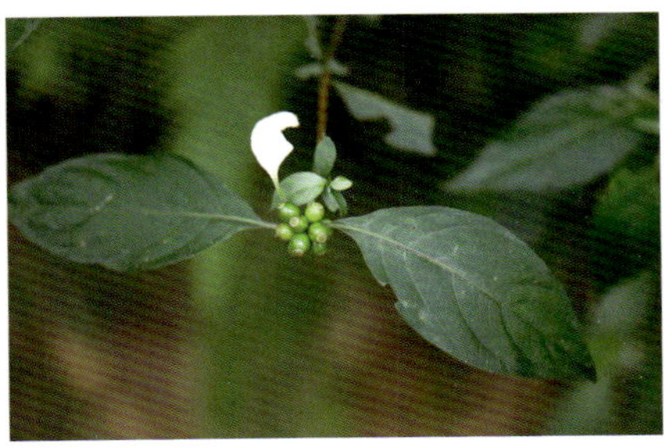
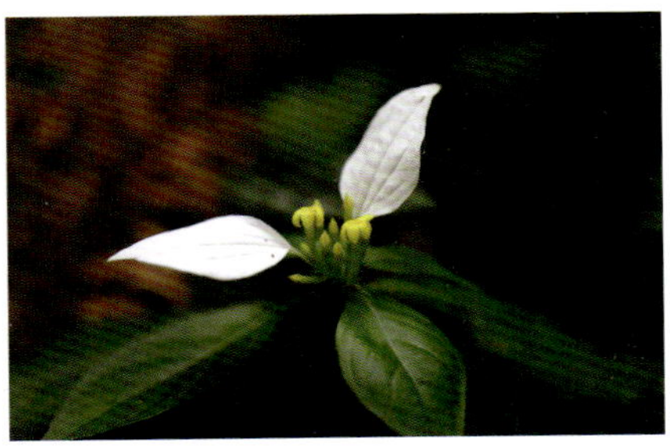

433. 水线草 *Oldenlandia corymbosa* L.

分类位置 茜草科 Rubiaceae 水线草属 *Oldenlandia* L.。

别　　名 伞房花耳草。

形态特征 一年生柔弱披散草本。茎和枝方柱形，无毛，分枝多，直立或蔓生。叶对生，近无柄，膜质，线形；托叶膜质，鞘状，顶端有数条短刺。花序腋生，伞房花序式排列，有花 2 ~ 4 朵，具纤细如丝的总花梗；苞片微小，钻形；花 4 数；萼管球形；花冠白色或粉红色，管形，喉部无毛；雄蕊生于冠管内，花丝极短，花药内藏，长圆形，两端截平；花柱中部被疏毛，柱头 2 裂，裂片略阔，粗糙。蒴果膜质，球形，有不明显纵棱顶部平，成熟时顶部室背开裂；种子每室 10 粒以上，种皮平滑，干后深褐色。花果期几乎全年。

资源现状 生于水田田埂或潮湿草地及水沟边、路边，全市各地常见。资源较丰富，民间常同白花蛇舌草混用。

功效应用 全草（水线草）：甘，平；清热解毒，活血，利尿，抗癌；用于乳蛾，肝炎，小便淋痛，咽喉痛，肠痈，疟疾，跌打损伤等。外用于疮疖痈肿，毒蛇咬伤，烫伤等。

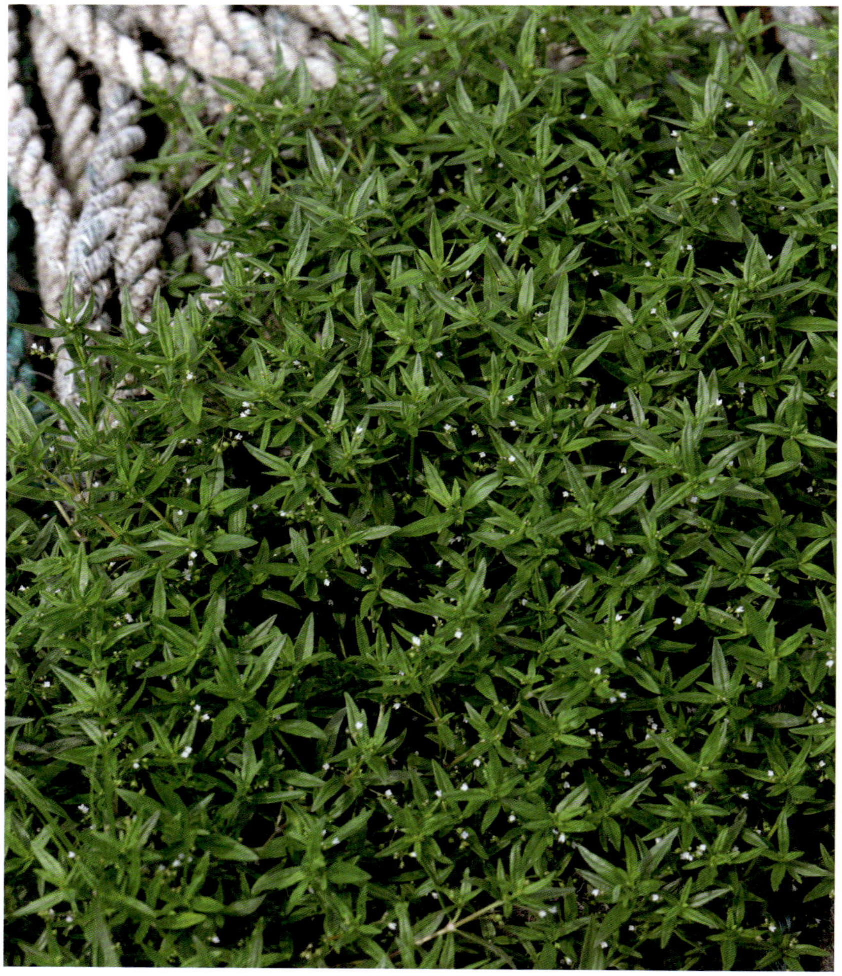

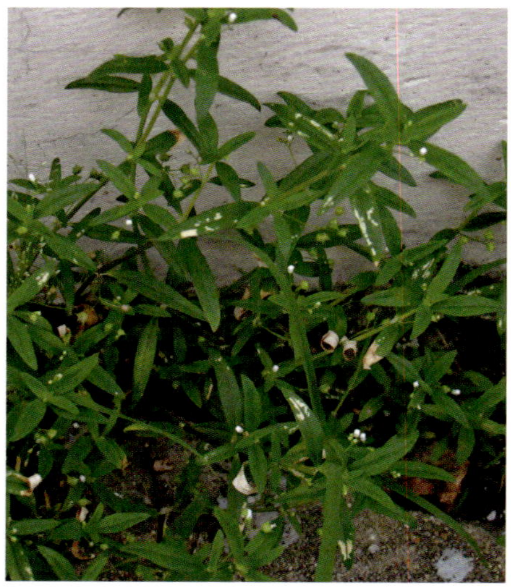

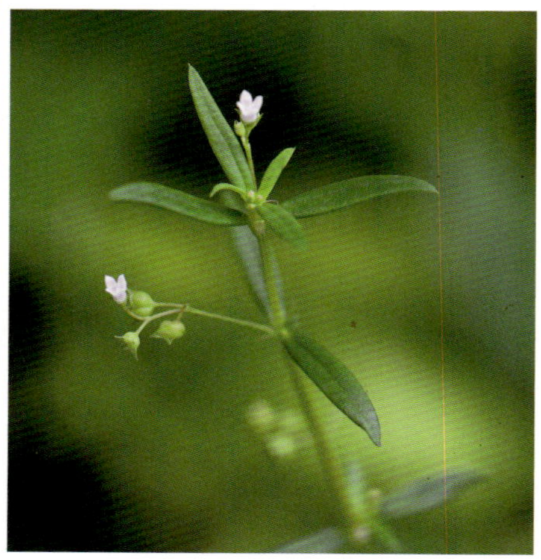

434. 短小蛇根草 *Ophiorrhiza pumila* Champ. ex Benth.

分类位置 茜草科 Rubiaceae 蛇根草属 *Ophiorrhiza* L.。

别　　名 小蛇根草，溪畔蛇根草，琼崖蛇根草。

形态特征 矮小草本，高通常 10cm 余。茎和分枝均稍肉质，干时微有纵皱纹，多少被柔毛。叶纸质，卵形、披针形、椭圆形或长圆形；中脉在下面阔而扁，侧脉每边 5 ~ 8 条，纤细。花序顶生，多花；花一型，花柱同长；小苞片小而早落；萼小，管有 5 直棱，萼裂片近三角形；花冠白色，近管状，冠管基部稍膨胀，里面喉部有一环白色长毛，花冠裂片卵状三角形，背面无明显的棱；雄蕊生冠管中部，花药近线形，伸出管口之外；柱头 2 裂，裂片卵形，稍粗厚，与花药近等高。蒴果僧帽状或略呈倒心状，干时褐黄色，被短硬毛。花期早春。

资源现状 生于海拔 800m 以下的山谷水沟边或林下湿润处，全市各地较常见。资源量一般，民间偶见以全草用于抗肿瘤等。

功效应用 全草：苦，寒；清热解毒，止痛；用于感冒高热，顿咳，外伤感染，痈疽肿毒，毒蛇咬伤等。

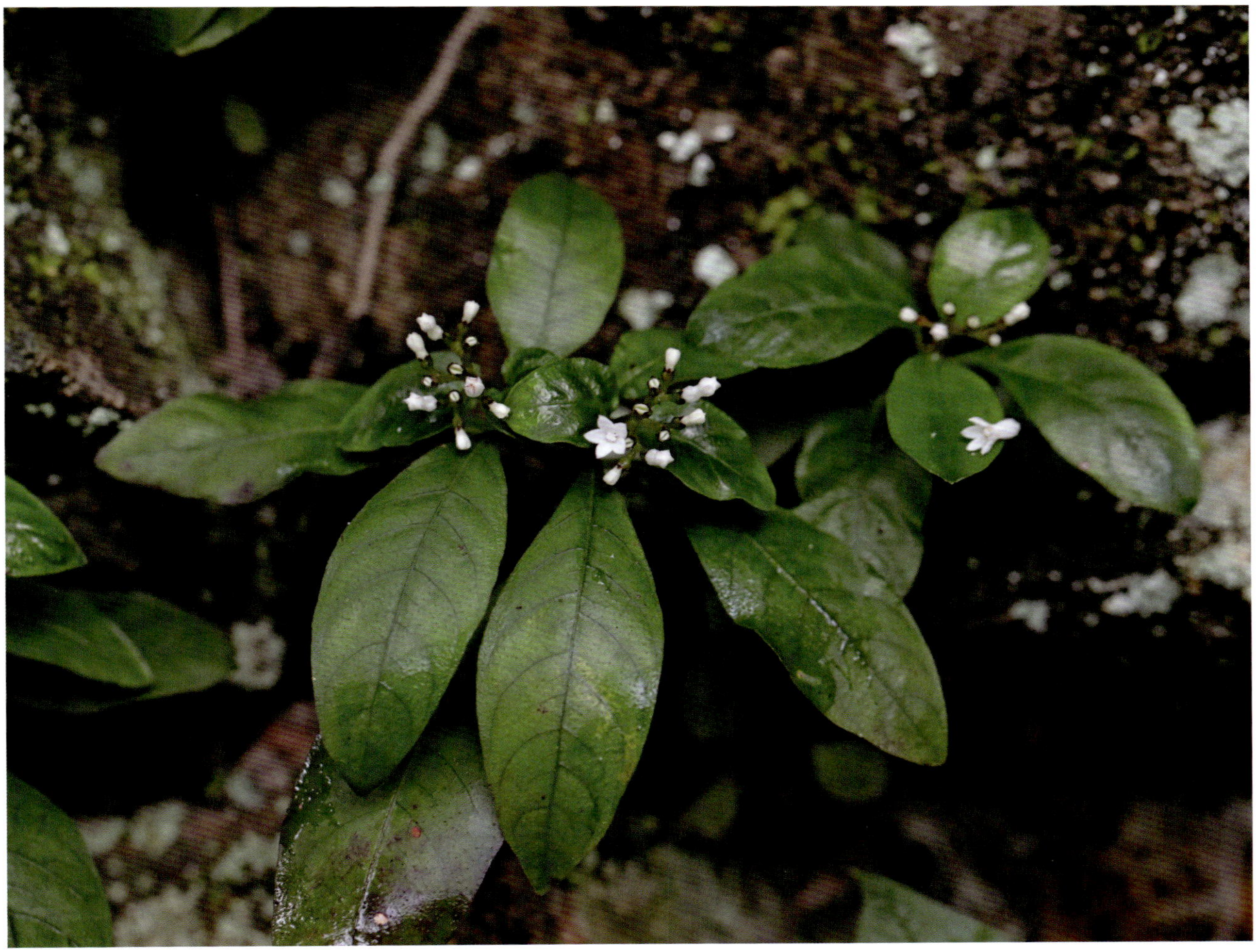

435. 鸡屎藤 *Paederia foetida* L.

分类位置 茜草科 Rubiaceae 鸡屎藤属 *Paederia* L.。

别　　名 臭鸡屎滕，女青，牛皮冻，毛鸡屎藤。

形态特征 藤本。茎长 3 ~ 5m，无毛或近无毛。叶对生，纸质或近革质，形状变化很大，卵形、卵状长圆形至披针形；侧脉每边 4 ~ 6 条，纤细。圆锥花序式的聚伞花序腋生和顶生，扩展，分枝对生，末次分枝上着生的花常呈蝎尾状排列；小苞片披针形，萼管陀螺形，萼檐裂片 5，裂片三角形；花冠浅紫色，外面被粉末状柔毛，里面被绒毛，顶部 5 裂，裂片顶端急尖而直，花药背着，花丝长短不齐。果球形，成熟时近黄色，有光泽，平滑，顶冠以宿存的萼檐裂片和花盘；小坚果无翅，浅黑色。花期 5 ~ 7 月。

资源现状 生于山坡林中路边、林缘或阳坡灌丛中，全市各地常见。资源丰富，民间有以藤茎用于风湿病、胃痛等。

功效应用 全草：甘、微苦，平；祛风利湿，消食化积，消炎止咳，活血止痛；用于黄疸，积食饱胀，经闭，痢疾，胃气痛，风湿疼痛，泄泻，肺痨咯血，顿咳，消化不良，小儿疳积，气虚浮肿等；外用于皮炎，湿疹，疮疡肿毒，毒蛇咬伤，毒虫蜇伤等。

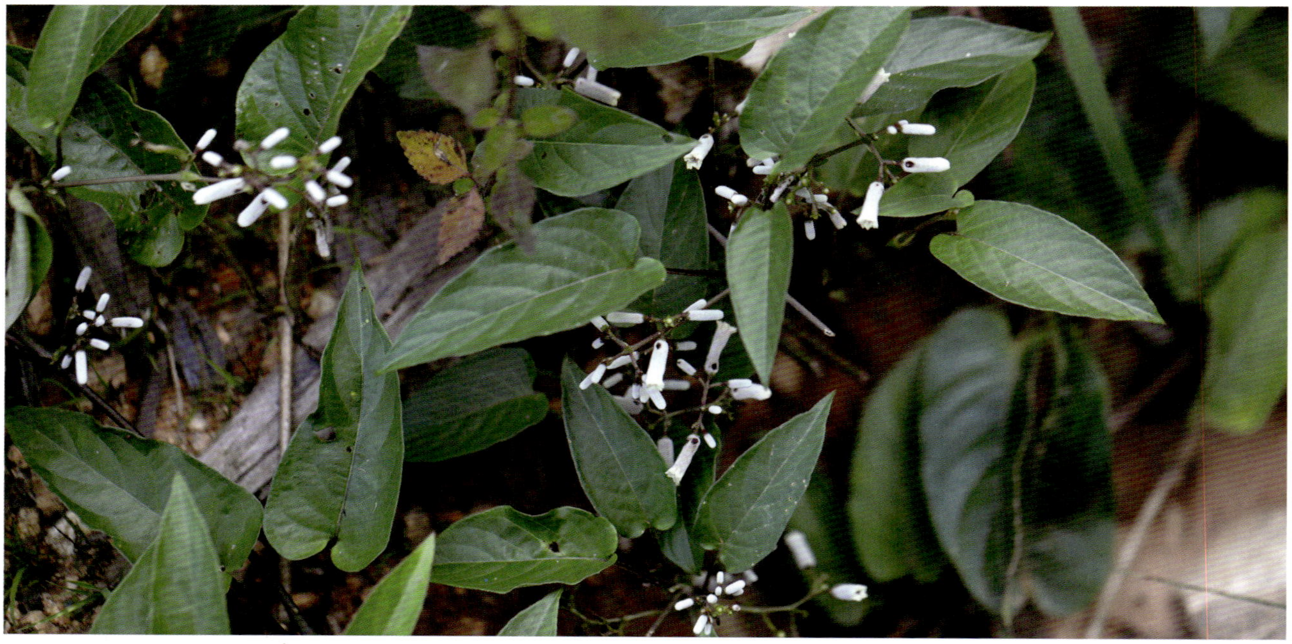

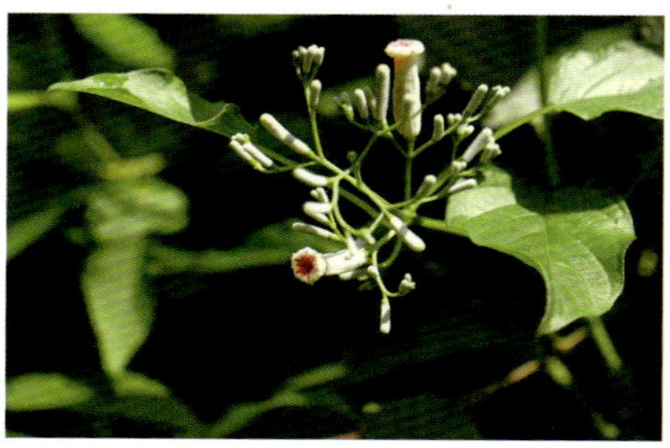

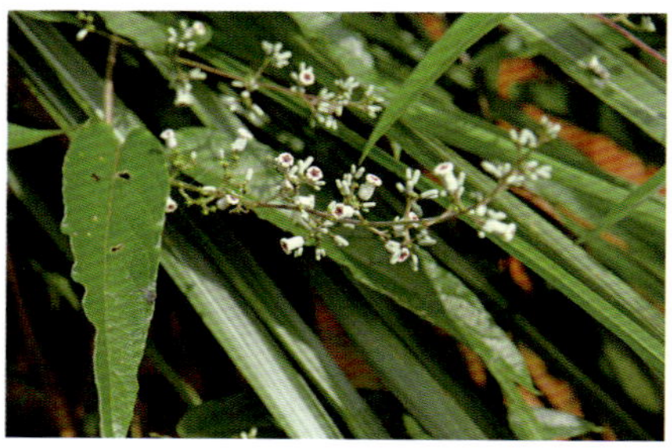

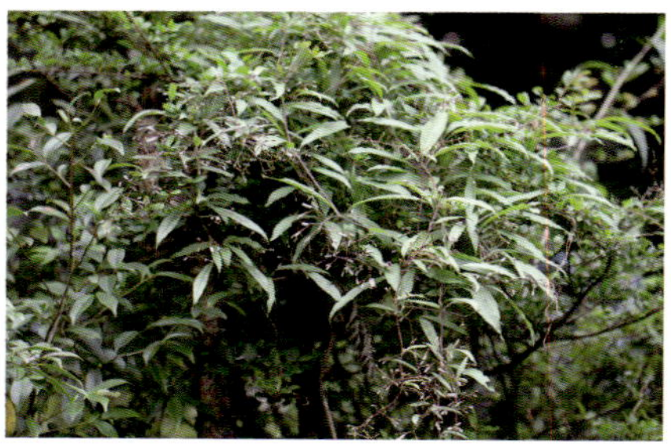

436. 东南茜草　*Rubia argyi* (Lévl. et Vant) Hara ex L. Lauener et D. K. Ferguson

分类位置　茜草科 Rubiaceae 茜草属 *Rubia* L.。

别　　名　入骨丹，染蛋藤，茜草。

形态特征　多年生草质藤本。茎、枝均有4直棱，或4狭翅，棱上有倒生钩状皮刺，无毛。叶4片轮生，一对较大，另一对较小，叶片纸质，心形至阔卵状心形；基出脉通常5～7条，在上面凹陷，在下面多少凸起。聚伞花序分枝成圆锥花序式，顶生和小枝上部腋生；花冠白色，干时变黑，质地稍厚，冠裂片（4～）5，伸展非反折，卵形至披针形，里面通常有许多微小乳突；雄蕊5，花丝短，带状，花药通常微露出冠管口外；花柱粗短，2裂，柱头2，头状。浆果近球形（1心皮发育），有时臀状（2心皮均发育），成熟时黑色。

资源现状　生于海拔1200m以下的林缘、沟谷灌丛、溪边或路旁，全市各地常见。资源丰富，民间极常用，多以根或全草用于跌扑损伤或煎水用于食品染色等。

功效应用　全草：苦，寒；活血止血；用于鼻衄，咯血，吐血，尿血，水肿，肾炎，痛经，闭经，小儿腹泻，风湿关节痛，风疹，跌打损伤等。

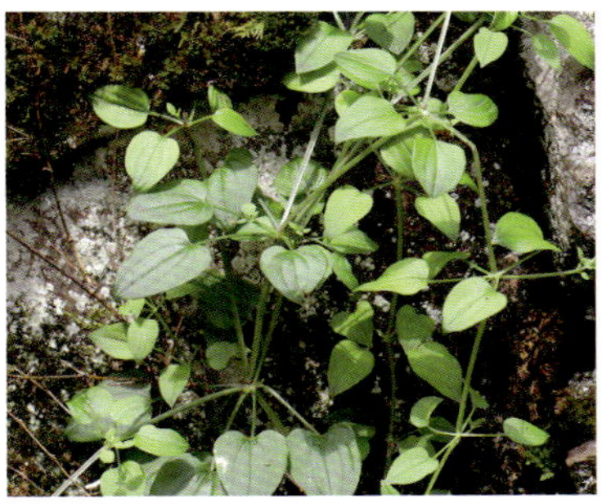
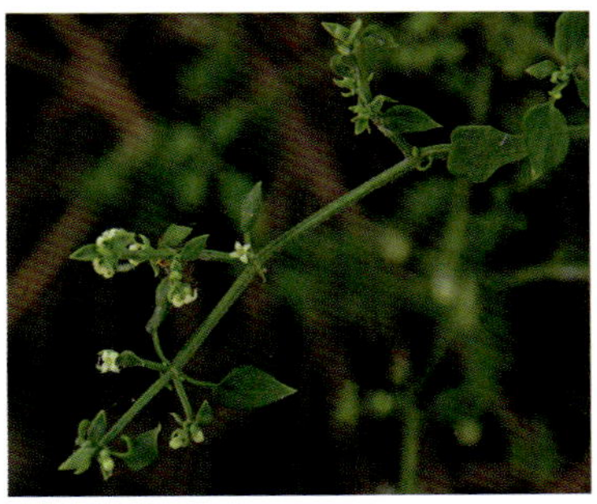
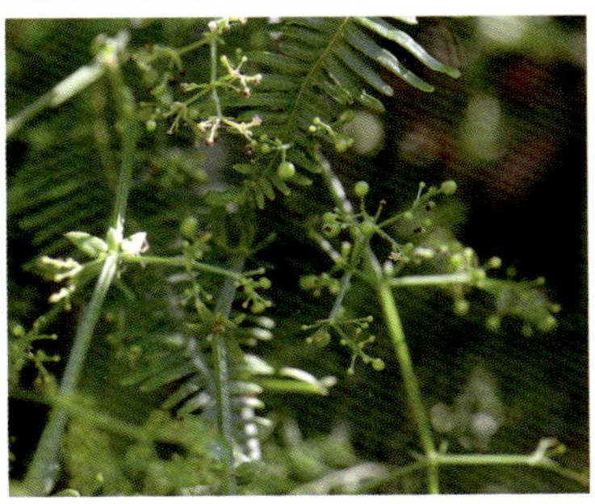
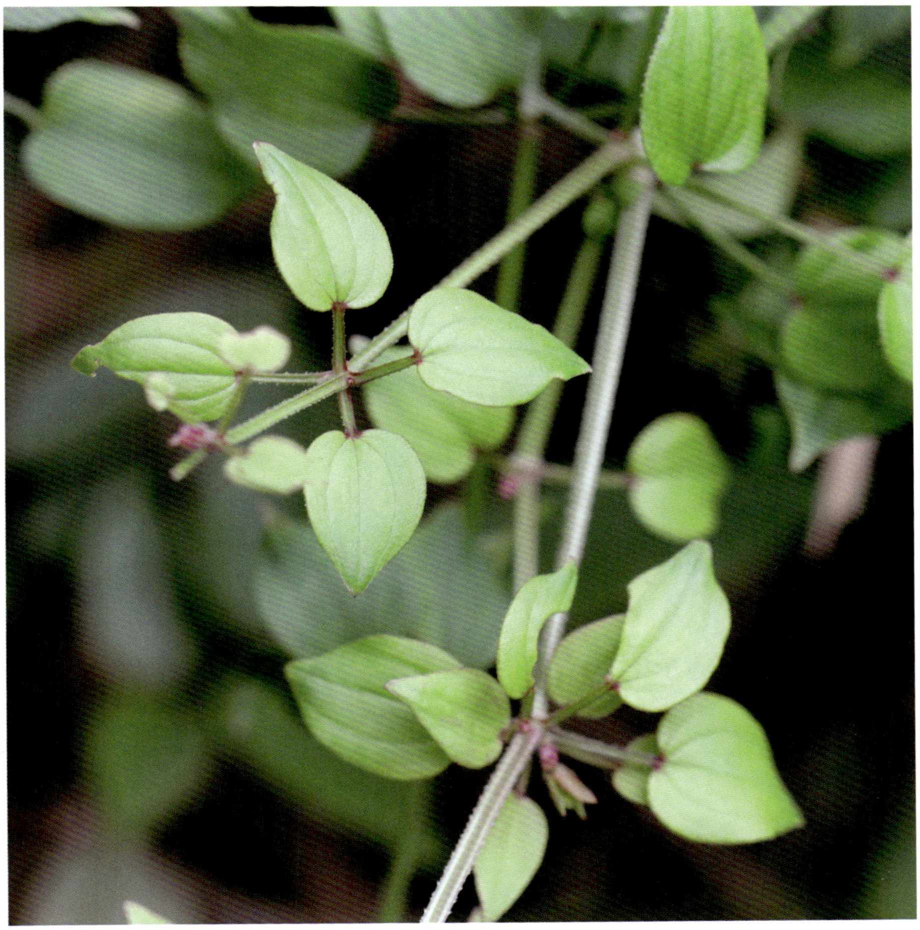

437. 白花蛇舌草 *Scleromitrion diffusum* (Willd.) R. J. Wang

分类位置 茜草科 Rubiaceae 蛇舌草属 *Scleromitrion* (Wight & Arn.) Meisn.。

别　　名 蛇总管，蛇舌草。

形态特征 一年生无毛纤细披散草本。茎稍扁，从基部开始分枝。叶对生，无柄，膜质，线形，顶端短尖，边缘干后常背卷；中脉在上面下陷，侧脉不明显；托叶基部合生，顶部芒尖。花 4 数，单生或双生于叶腋；萼管球形，萼檐裂片长圆状披针形；花冠白色，管形；雄蕊生于冠管喉部，花药突出，长圆形，与花丝等长或略长；柱头 2 裂，裂片广展，有乳头状凸点。蒴果膜质，扁球形，成熟时顶部室背开裂；种子每室约 10 粒，具棱，干后深褐色，有深而粗的窝孔。花期春季。

资源现状 生于海拔 900m 以下的水田田埂或湿润旷地，全市各地较常见。资源较丰富，民间常以新鲜或干燥全草用于蛇虫咬伤或抗肿瘤等。

功效应用 全草：甘、淡，凉；清热解毒，利湿消痈，抗癌；用于恶性肿瘤，肠痈，咽喉肿痛，湿热黄疸，小便不利，疮疖肿毒，毒蛇咬伤等。

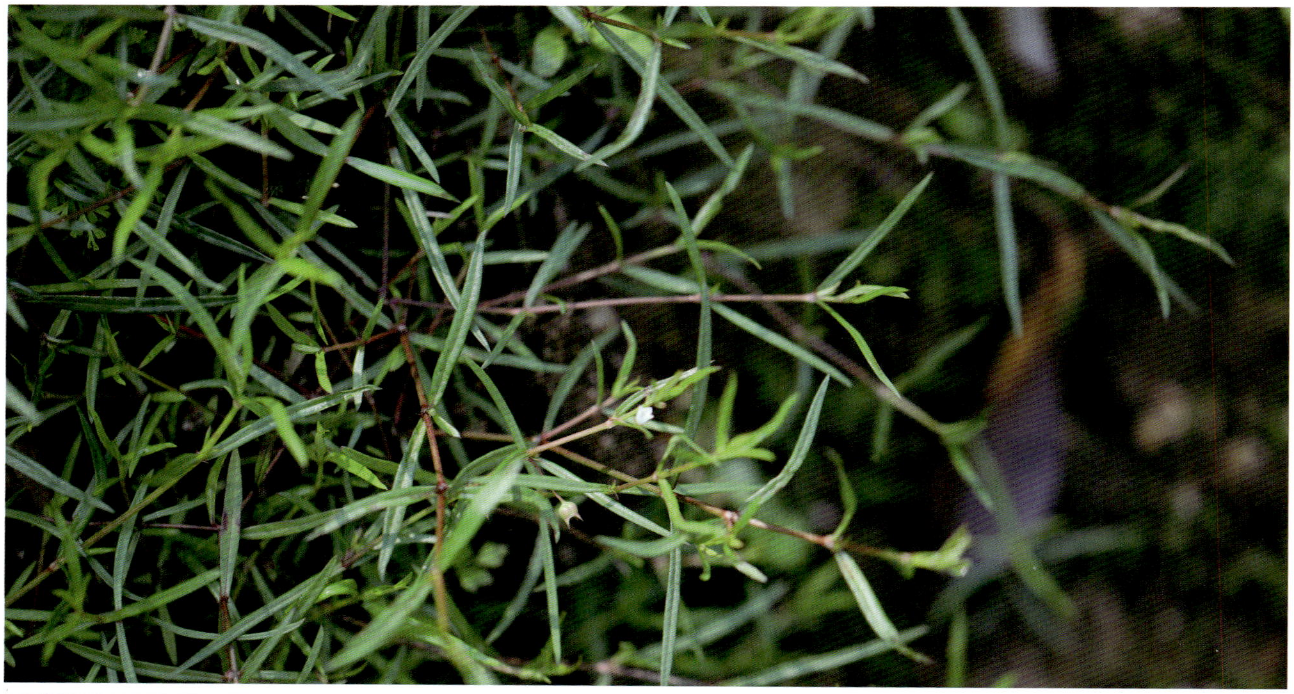

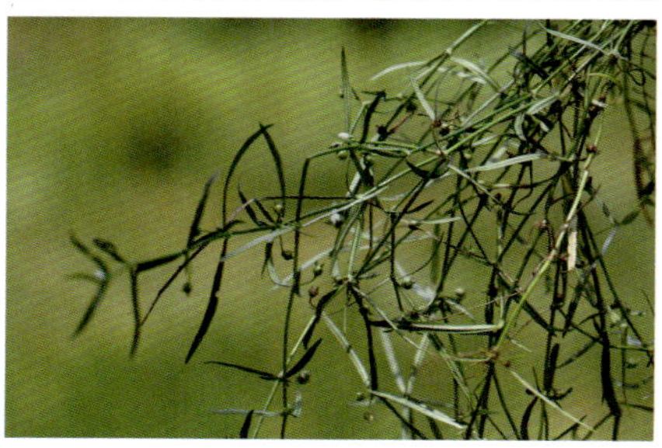

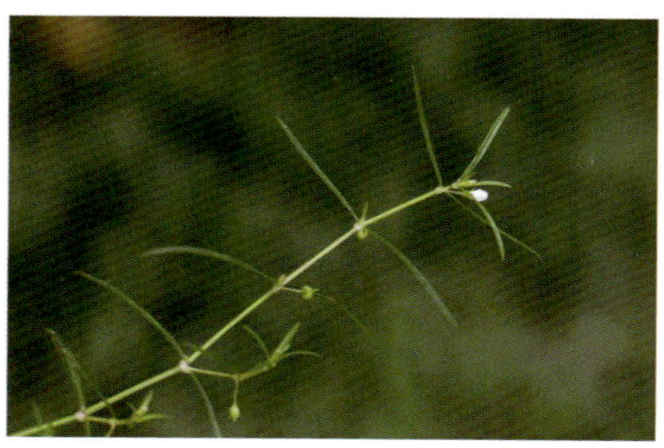

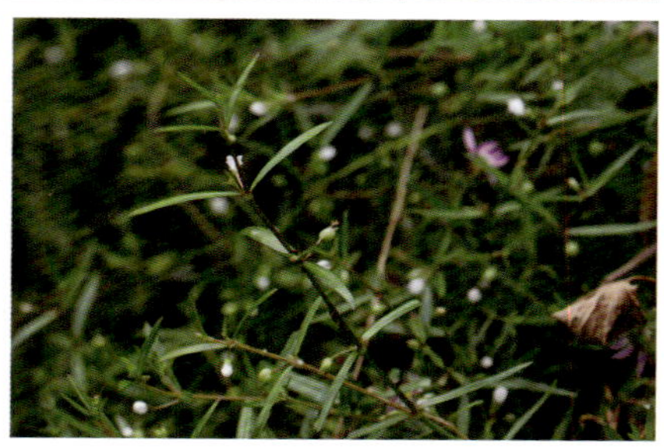

438. 白马骨　*Serissa serissoides* (DC.) Druce

分类位置　茜草科 Rubiaceae 白马骨属 *Serissa* Comm. ex Juss.。

别　　名　满天星，日日有，路边姜，路边荆。

形态特征　小灌木，通常高达 1m。枝粗壮，灰色，被短毛，后毛脱落变无毛，嫩枝被微柔毛。叶通常丛生，薄纸质，倒卵形或倒披针形，顶端短尖或近短尖，基部收狭成一短柄；侧脉每边 2～3 条，上举，在叶片两面均凸起，小脉疏散不明显；托叶具锥形裂片，基部阔，膜质，被疏毛。花无梗，生于小枝顶部，有苞片；苞片膜质，斜方状椭圆形，长渐尖，具疏散小缘毛；花托无毛；萼檐裂片 5，坚挺延伸呈披针状锥形，极尖锐，具缘毛；花冠管外面无毛，喉部被毛，裂片 5，长圆状披针形，花药内藏；花柱柔弱，2 裂。花期 4～6 月。

资源现状　生于海拔 500～1400m 的林下路边或山地灌丛，全市各地常见。野生资源较丰富，民间应用较多，常以全株用于风湿病或肾炎等。

功效应用　全株：淡、微辛，凉；疏风解表，清热利湿，舒筋活络；用于感冒，咳嗽，牙痛，乳蛾，咽喉肿痛，急慢性肝炎，泄泻，痢疾，小儿疳积，高血压头痛，偏头痛，目赤肿痛，风湿关节痛，带下，痈疽，瘰疬等。根：清热解毒；用于小儿惊风，带下，风湿关节痛，解雷公藤中毒等。

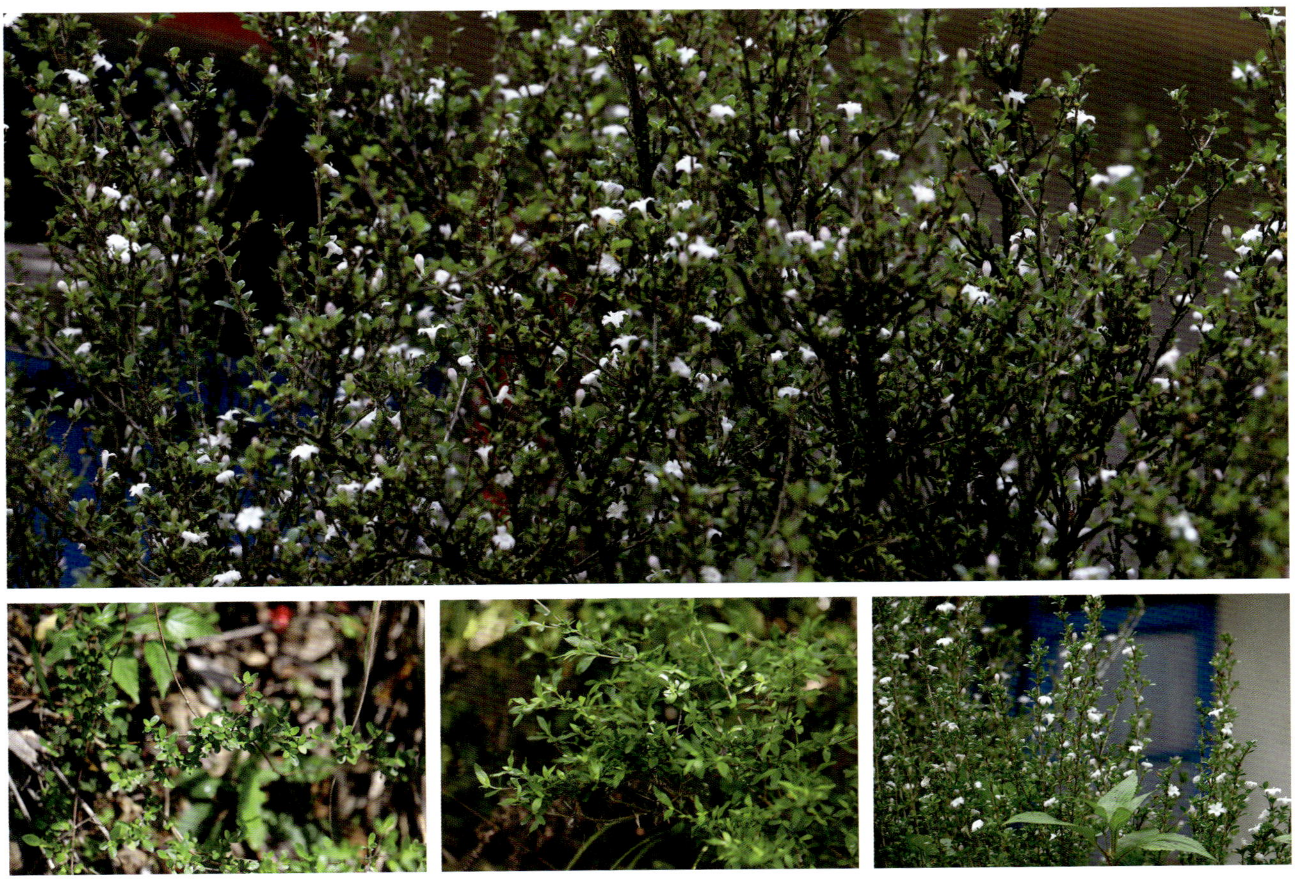

439. 钩　藤 *Uncaria rhynchophylla* (Miq.) Miq. ex Havil.

分类位置 茜草科 Rubiaceae 钩藤属 *Uncaria* Schreb.。

别　　名 钩陈，勾陈。

形态特征 大型木质藤本。嫩枝略有 4 棱角，无毛。叶纸质，椭圆形或椭圆状长圆形，长 5 ~ 12cm，宽 3 ~ 7cm，两面均无毛，下面有时有白粉；侧脉 4 ~ 8 对，脉腋窝陷有黏液毛；托叶狭三角形，深 2 裂达全长 2/3。头状花序不计花冠直径 5 ~ 8mm，单生叶腋，总花梗具一节，腋生，长 5cm；小苞片线形或线状匙形；花近无梗；花萼管疏被毛，萼裂片近三角形；花冠管外面无毛，或具疏散的毛，花冠裂片卵圆形，外面无毛或略被粉状短柔毛，边缘有时有纤毛；花柱伸出冠喉外，柱头棒形。果序直径 10 ~ 12mm；小蒴果长 5 ~ 6mm，被短柔毛。花、果期 5 ~ 12 月。

资源现状 常生于山谷溪边的疏林或灌丛中，全市各地较常见。资源较丰富，民间常以根用于止泻等，当地应用较多，全株各部分均含有钩藤碱，具降压作用。

功效应用 **带钩茎枝（钩藤）**：甘，凉；息风定惊，清热平肝；用于肝风内动，惊痫抽搐，高热惊厥，感冒夹惊，小儿惊啼，妊娠子痫，头痛眩晕。

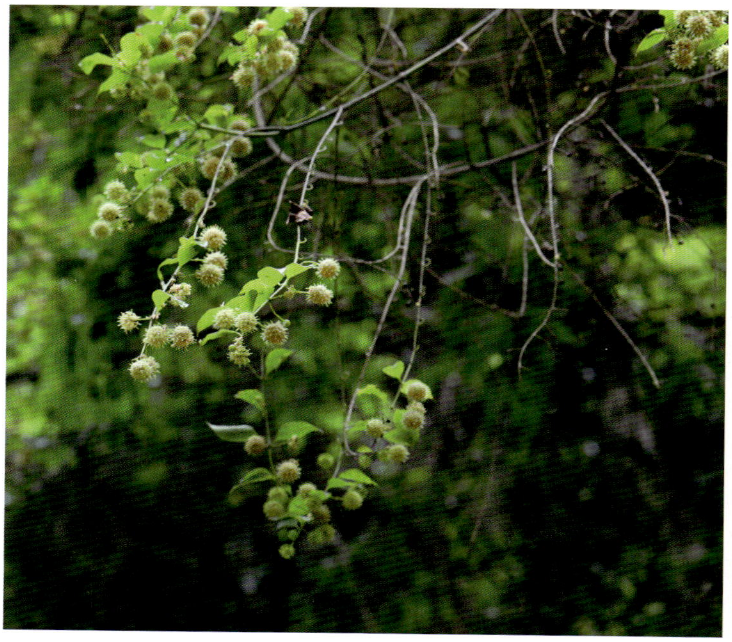
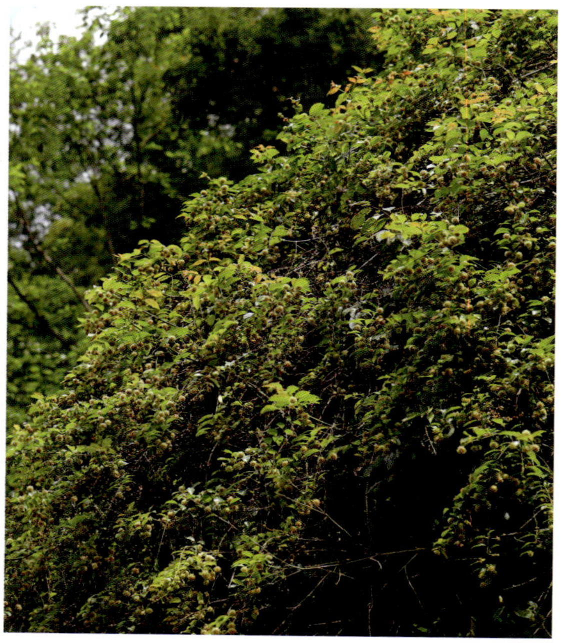
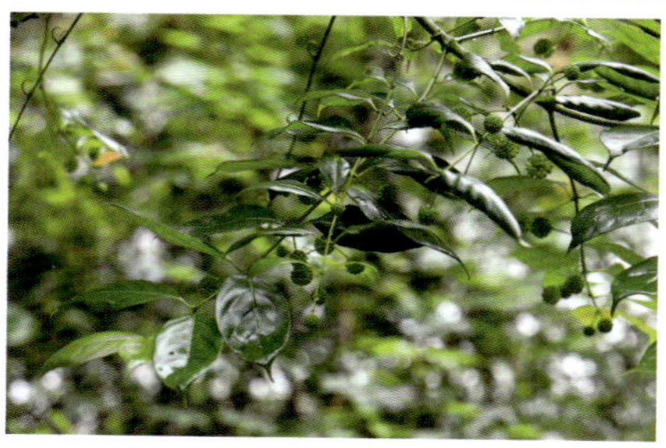
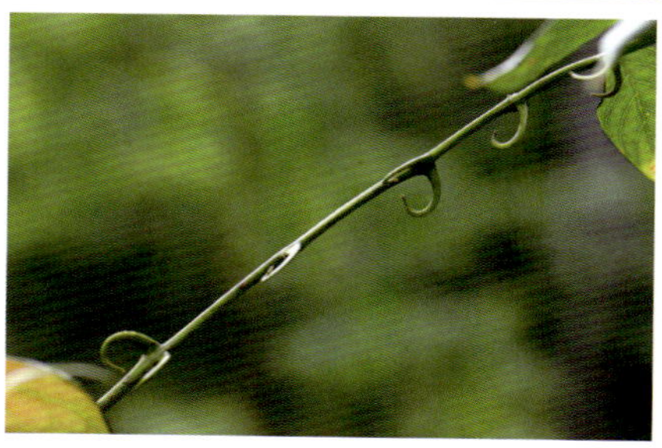
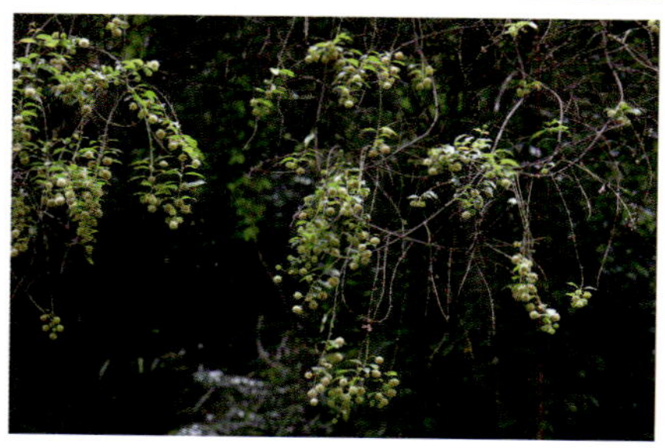

440. 五岭龙胆 *Gentiana davidii* Franch.

分类位置　龙胆科 Gentianaceae 龙胆属 *Gentiana* (Tourn.) L.。

别　　名　九头青，簇花龙胆，落地荷花，鲤鱼胆，矮杆鲤鱼胆。

形态特征　多年生草本。须根稍肉质；有多数较长分枝，丛生，斜升，紫色或黄绿色。叶线状披针形或椭圆状披针形，边缘微外卷，有乳突；莲座丛叶叶柄膜质；茎生叶多对。花多数，簇生枝端呈头状，被包于最上部的苞叶状的叶丛中，无花梗；花萼狭倒锥形，萼筒膜质，边缘有乳突，裂片间弯缺宽，截形；花冠蓝色，狭漏斗形，先端具尾尖，全缘，褶偏斜，截形或三角形，全缘或边缘有不明显波状齿；雄蕊着生于冠筒下部，花丝线状钻形，花药狭矩圆形；子房线状椭圆形，柱头 2 裂。蒴果，熟时顶端 2 瓣裂，种子淡黄色，近圆球形，表面具蜂窝状网隙。花期 7 ~ 10 月，果期 9 ~ 12 月。

资源现状　生于海拔 350m 以上的林下路边或山顶草地较阴湿处，全市各地较常见。资源较丰富，民间常以带花全草用于清热解毒，具有较好的观赏价值。

功效应用　带花全草：苦，寒；清热燥湿，解毒消肿；用于痢疾，咽喉肿痛，高血压，小儿惊风，疝气，闭经，乳汁不通，疔，痈，疖等。

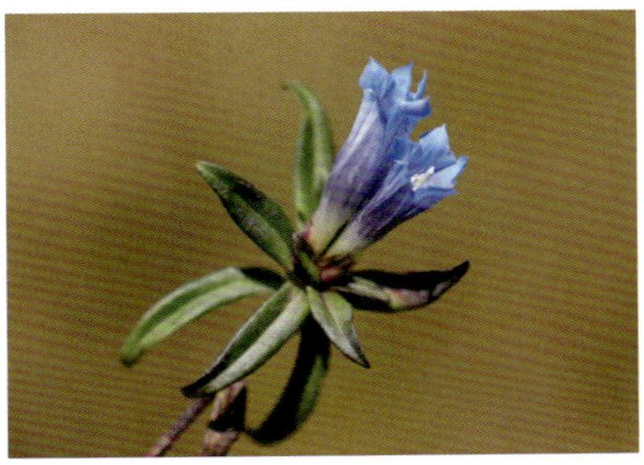

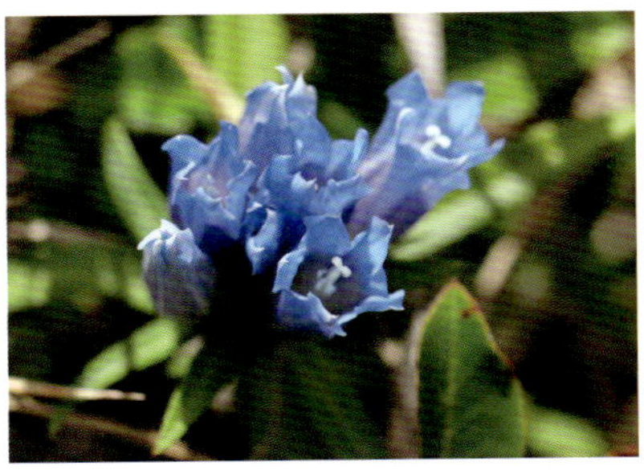

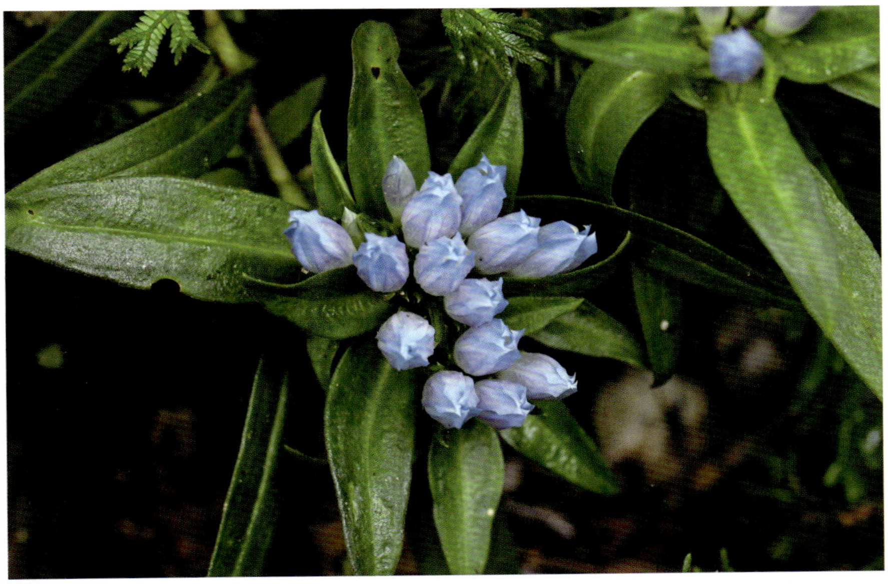

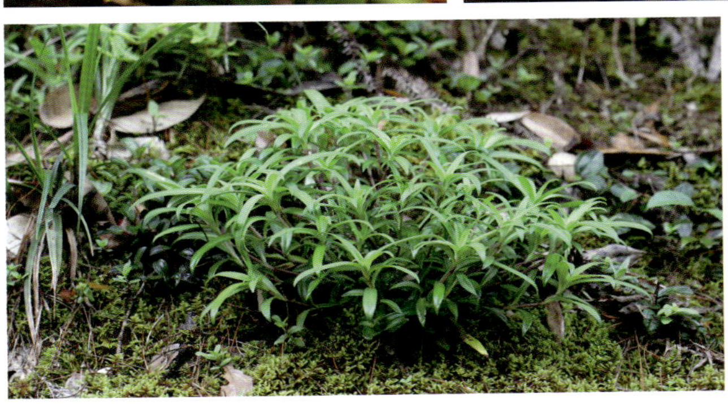

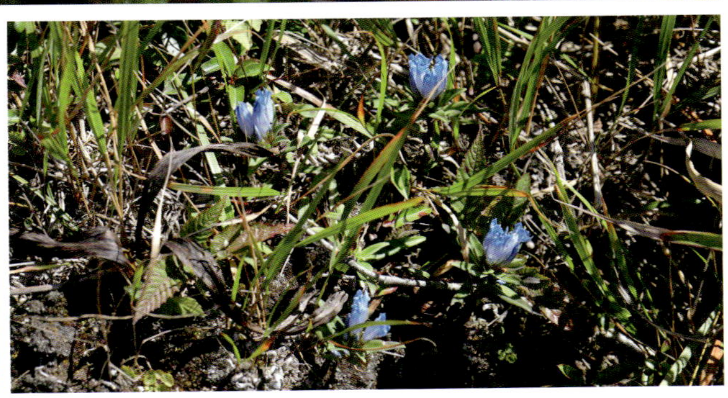

441. 龙　胆 *Gentiana scabra* Bunge

分类位置 龙胆科 Gentianaceae 龙胆属 *Gentiana* (Tourn.) L.。

别　　名 龙胆草，鲤鱼胆，草龙胆，山龙胆，苦根子。

形态特征 多年生宿根草本。具多数粗壮、略肉质的须根。枝下部叶膜质，鳞片形，中部以下连合成筒状抱茎；中、上部叶近革质，无柄。花多数，簇生枝顶和叶腋；无花梗；每花下具 2 个苞片，苞片披针形或线状披针形；花萼筒倒锥状筒形或宽筒形，裂片常外反或开展，不整齐，边缘粗糙；花冠蓝紫色，有时喉部具多数黄绿色斑点，筒状钟形，裂片卵形或卵圆形，全缘，褶偏斜，狭三角形；雄蕊着生冠筒中部，整齐，花丝钻形，花药狭矩圆形；柱头 2 裂。蒴果内藏，宽椭圆形；种子褐色，表面具增粗的网纹，两端具宽翅。花期 9 ~ 10 月，果期 10 ~ 12 月。

资源现状 生于海拔 400 ~ 1800m 的山谷林缘或山顶草丛中，分布于岚谷等地。本种生态竞争力弱，受环境及采挖影响，目前资源极少，民间极常用（多来自外地），具有较好的观赏价值。

功效应用 **根及根茎（龙胆）**：苦，寒；清热燥湿，泻肝胆火；用于湿热黄疸，阴肿阴痒，带下病，湿疹瘙痒，肝火目赤，耳鸣耳聋，胁痛口苦，强中，惊风抽搐。

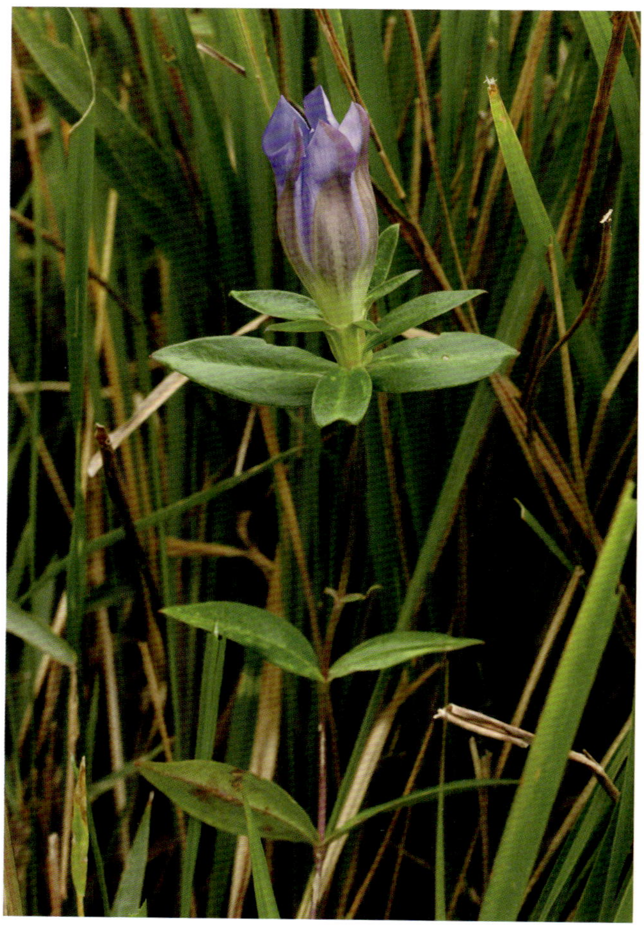
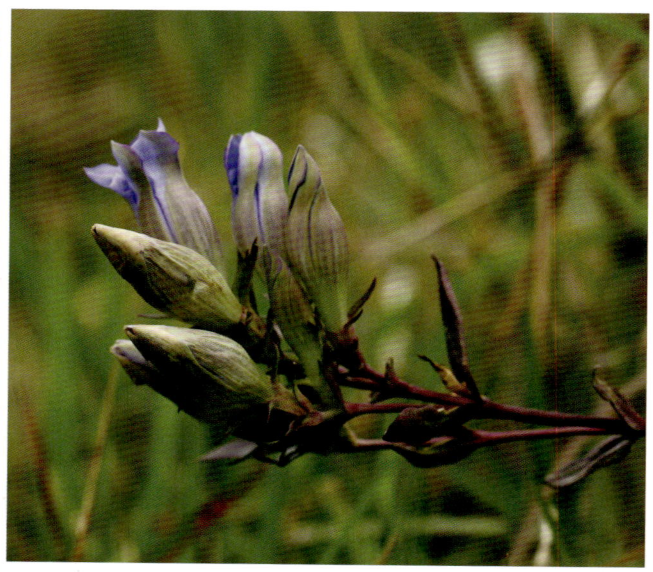
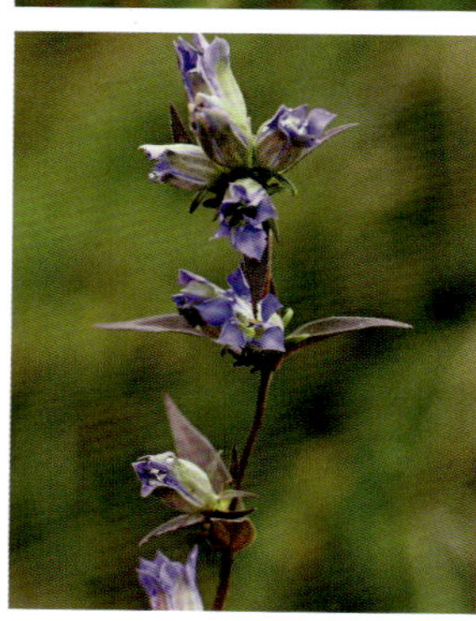
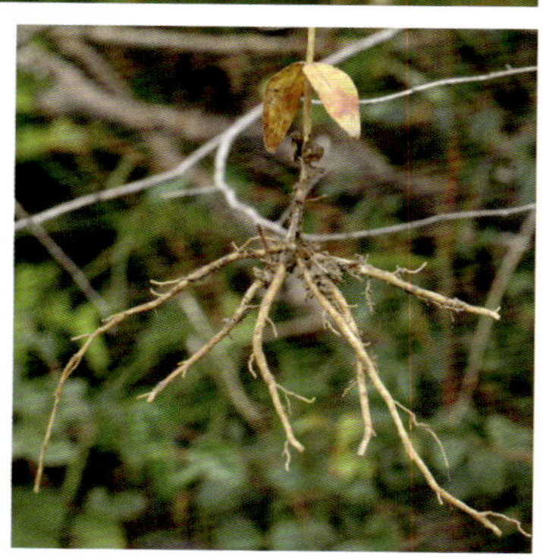

442. 獐牙菜　*Swertia bimaculata* (Sieb. et Zucc.) Hook. f. et Thoms. ex C. B. Clark

分类位置　龙胆科 Gentianaceae 獐牙菜属 *Swertia* L.。

别　　名　大苦草，黑节苦草，黑药黄，紫花青叶胆，走胆草。

形态特征　草本，高达 1.5m。根细，棕黄色；茎直立，中空。基生叶在花期枯萎，茎生叶无柄或具短柄，叶片椭圆形至卵状披针形，先端长渐尖，最上部叶苞叶状。大型圆锥状复聚伞花序疏松，开展，多花；花梗较粗，直立或斜生，不等长；花 5 数，花萼绿色，裂片狭倒披针形或狭椭圆形，边缘具窄的白色膜质，常外卷；花冠淡黄色，上部具多数紫色小斑点，裂片椭圆形或长圆形，先端渐尖或急尖，基部狭缩，中部具 2 个黄绿色、半圆形的大腺斑；花丝线形，花药长圆形；子房无柄，披针形，柱头短小，2 裂。蒴果无柄，狭卵形；种子褐色，圆形，表面具瘤状突起。花期 8 ~ 10 月，果期 10 ~ 11 月。

资源现状　生于海拔 250m 以上杂木林中及山谷林缘或沟边，全市各地较常见。资源较丰富，民间常以全草用于清热解毒，治疗各种炎症及疼痛等，具较好观赏价值。

功效应用　全草：苦，寒；清热解毒，舒肝利胆；用于急慢性肝炎，胆囊炎，淋证，肠胃痛，感冒发热，时行感冒，咽喉痛，牙痛等。

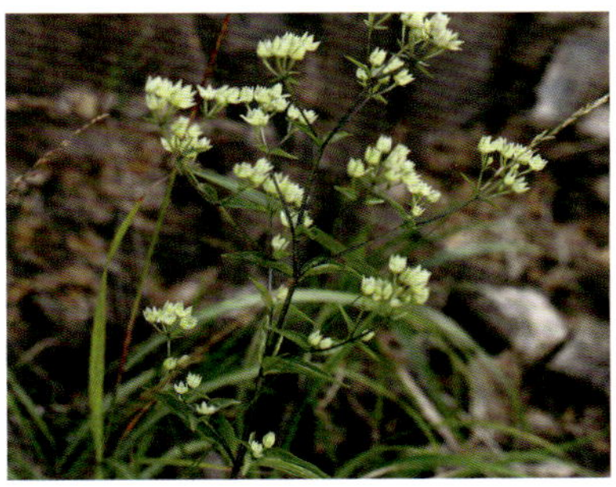
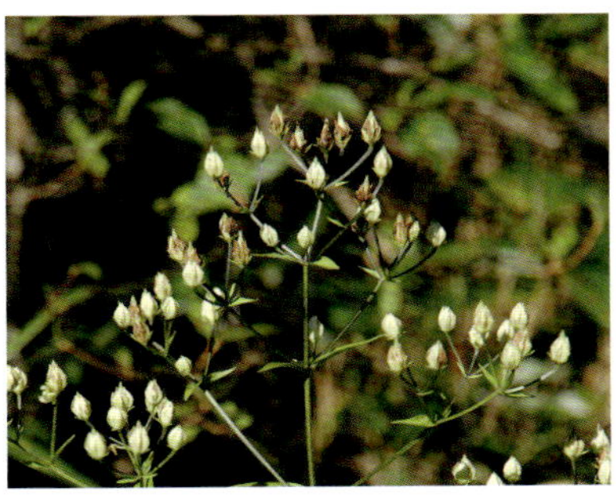
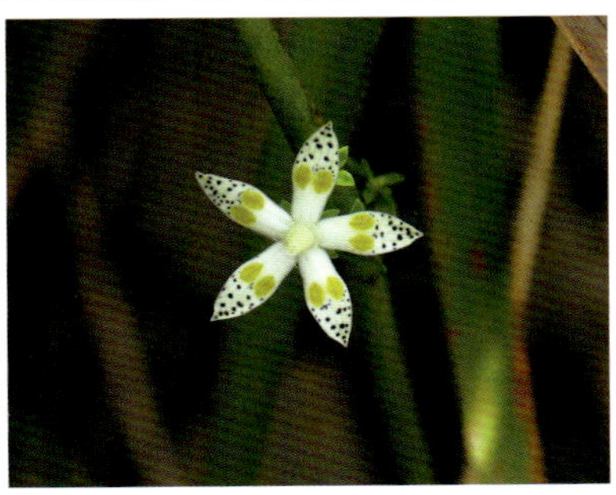
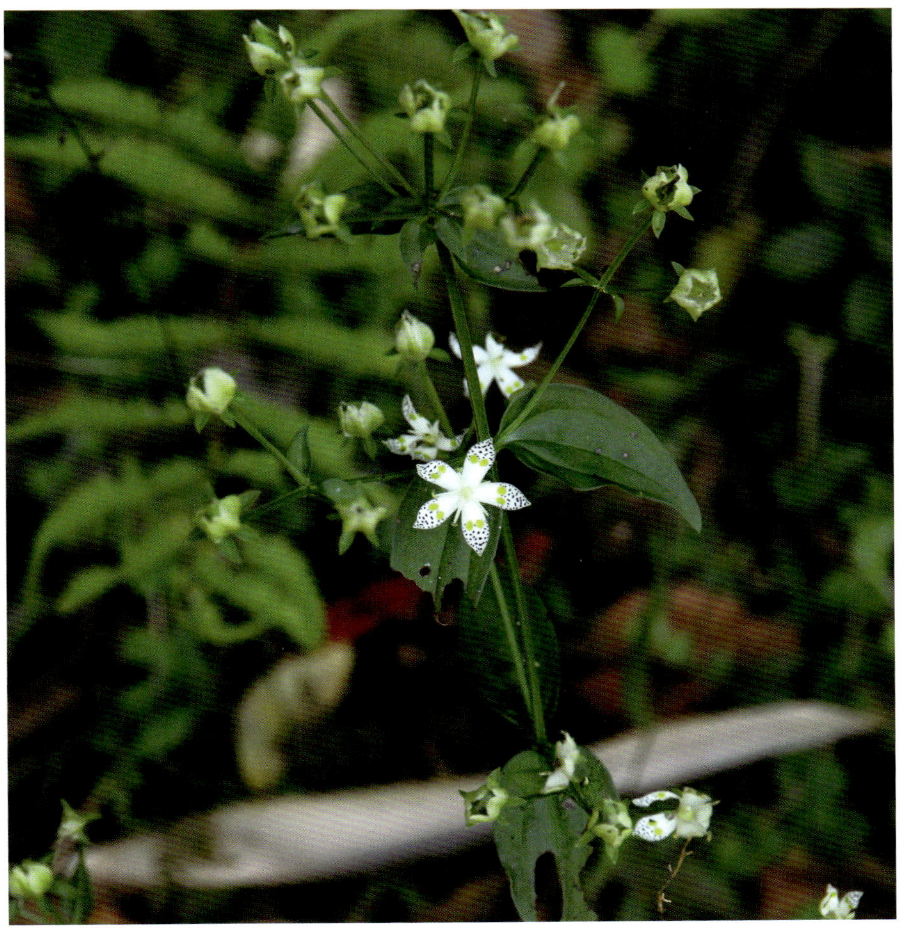

443. 双蝴蝶 *Tripterospermum chinense* (Migo) H. Smith

分类位置 龙胆科 Gentianaceae 双蝴蝶属 *Tripterospermum* Blume。

别　　名 肺形草，华肺形草，华双蝴蝶，铜铰杯。

形态特征 多年生缠绕草本，具短根茎。基生叶通常 2 对，密集呈双蝴蝶状，卵形或椭圆形，上面绿色，常有白色或黄绿色斑纹；茎生叶通常卵状披针形，全缘。花 2～4 朵呈聚伞花序，少单花、腋生；花萼钟形，萼筒具狭翅或无翅，通常短于萼筒或等长，弯缺截形；花冠蓝紫色或淡紫色，褶色较淡或呈乳白色，钟形，裂片卵状三角形，褶半圆形，先端浅波状；雄蕊着生于冠筒下部，花药卵形；子房长椭圆形，柄基部具环状花盘，柱头线形，2 裂，反卷。蒴果内藏或先端外露，淡褐色，椭圆形，花柱宿存；种子淡褐色，近圆形。花期 8～10 月，果期 10～12 月。

资源现状 生于海拔 500m 以上的竹林、杂木林中或山谷林缘、沟边阴湿处，全市各地较常见。资源量较丰富，民间常以未抽地上茎的全草（仅具基生叶）用于肺热咳喘或乳房肿痛等。

功效应用 幼嫩全草：辛、甘、苦，寒；清肺止咳，凉血止血，利尿解毒；用于肺热咳嗽，肺痨咯血，肺痈，肾炎，乳痈，疮痈疔肿，创伤出血，毒蛇咬伤等。

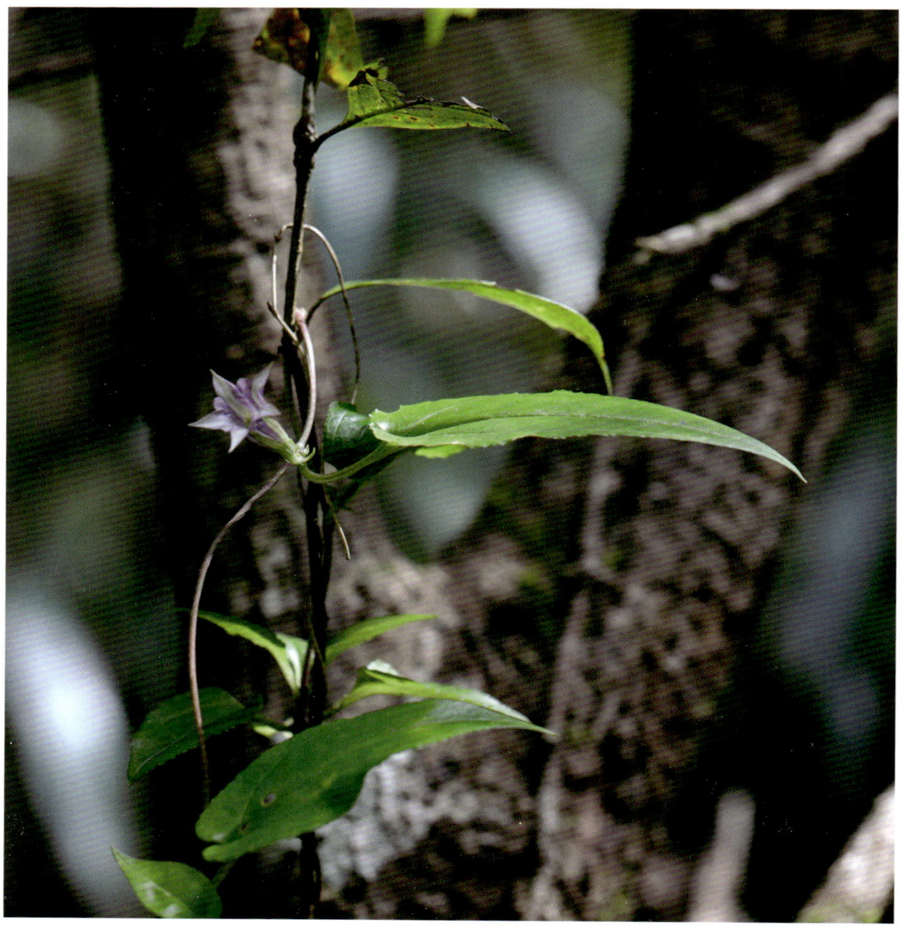

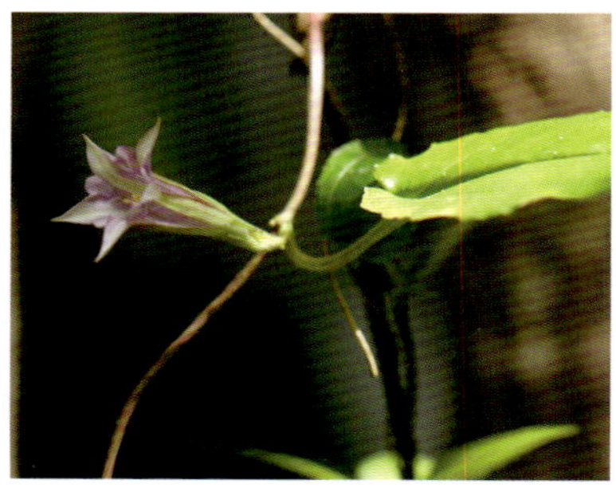

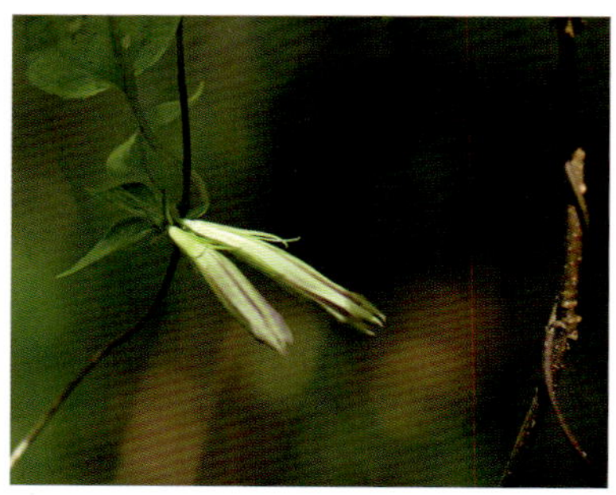

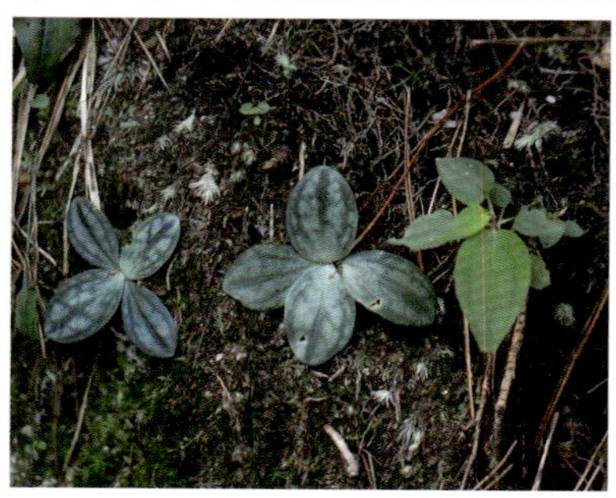

444. 蓬莱葛 *Gardneria multiflora* Makino

分类位置 马钱科 Loganiaceae 蓬莱葛属 *Gardneria* Wall.。

别　　名 多花蓬莱葛，清香藤，落地烘，黄河江。

形态特征 木质藤本。枝条有明显的叶痕，除花萼裂片边缘有睫毛外，全株均无毛。叶片纸质至薄革质，椭圆形、长椭圆形或卵形，少数披针形，顶端渐尖或短渐尖；叶柄腹部具槽；叶腋内有钻状腺体。花组成腋生的二至三歧聚伞花序，花序梗基部有 2 枚三角形苞片；花梗基部具小苞片；花 5 数；花萼裂片半圆形；花冠辐状，黄色或黄白色，花冠管短，裂片椭圆状披针形至披针形，厚肉质；雄蕊着生于花冠管内壁近基部，花丝短，花药彼此分离；子房卵形或近圆球形，柱头顶端浅 2 裂。浆果圆球状，果成熟时红色；种子圆球形，黑色。花期 3 ~ 7 月，果期 7 ~ 11 月。

资源现状 生于海拔 300 ~ 2100m 的山地路旁、疏林中，全市各地较常见。资源较丰富，民间常以全草用于风湿痹痛等。

功效应用 根、种子：祛风活血；用于关节痛，创伤出血等。

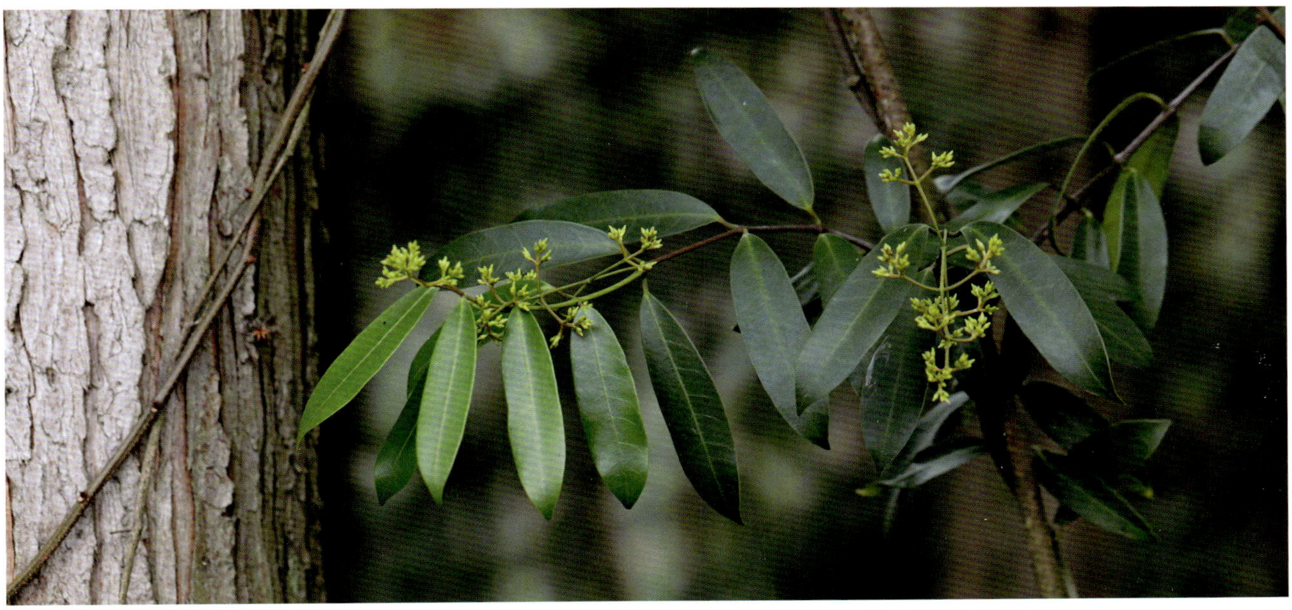

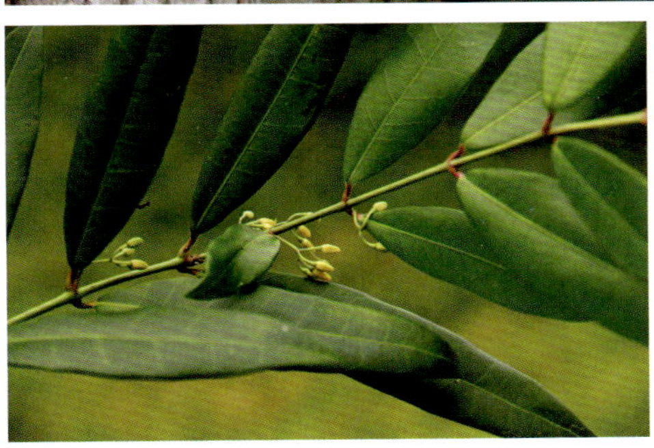

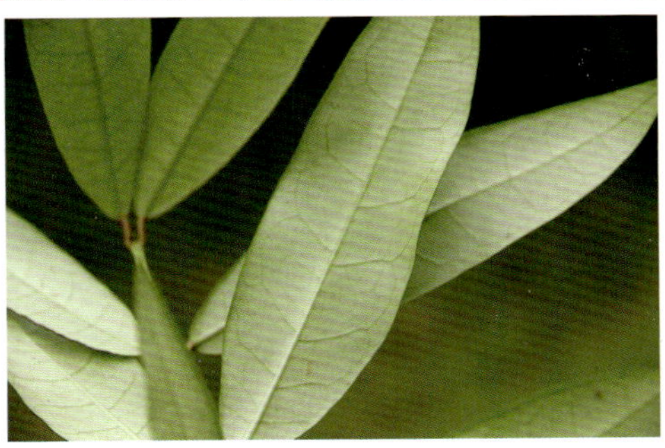

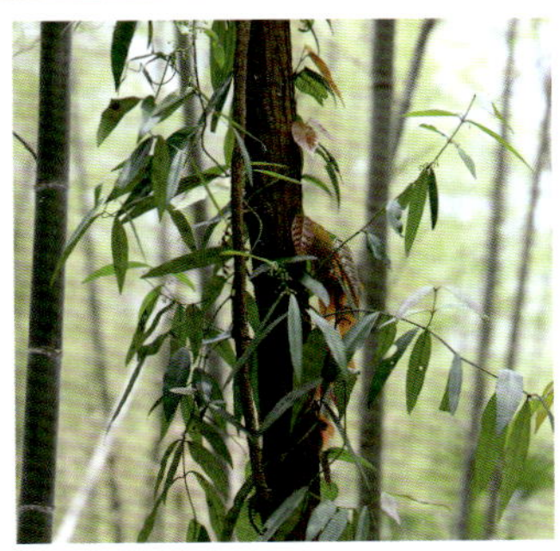

445. 链珠藤 *Alyxia sinensis* Champ. ex Benth.

分类位置 夹竹桃科 Apocynaceae 链珠藤属 *Alyxia* Banks ex R. Br.。

别　　名 过山香，念珠藤，伸筋藤，阿利藤，满山香，瓜子藤。

形态特征 藤状灌木。具乳汁，除花梗、苞片及萼片外，其余无毛。叶革质，对生或3枚轮生，圆形或卵圆形、倒卵形，顶端圆或微凹，边缘反卷。聚伞花序腋生或近顶生；总花梗长不及1.5cm，被微毛；花小，小苞片与萼片均有微毛；花萼裂片卵圆形，近钝头，内面无腺体；花冠先淡红色后退变白色，花冠筒内面无毛，近花冠喉部紧缩，喉部无鳞片，花冠裂片卵圆形，子房具长柔毛。核果卵形，2～3颗组成链珠状。花期4～9月，果期5～11月。

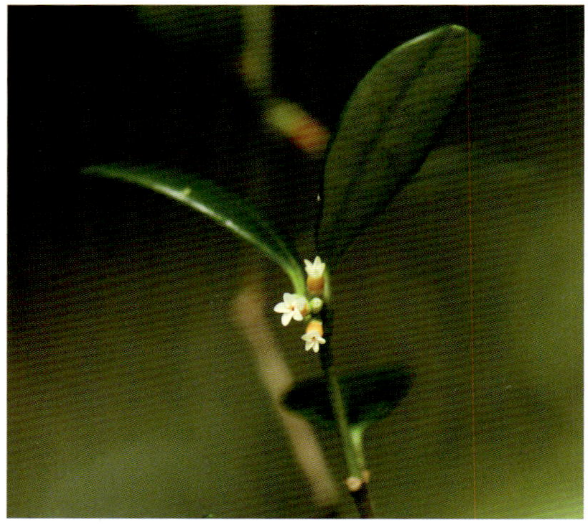

资源现状 生于海拔1000m以下山坡灌丛中或杂木林缘或路边，全市各地常见。资源丰富，民间以根或老茎用于祛风湿等，常以猪蹄或尾骨等做成药膳食用。

功效应用 全株：微苦、辛，温，小毒；祛风行气，燥湿健脾，通经活络；用于风湿关节痛，腰痛，湿脚气，泄泻，闭经，产后风，跌扑损伤等。

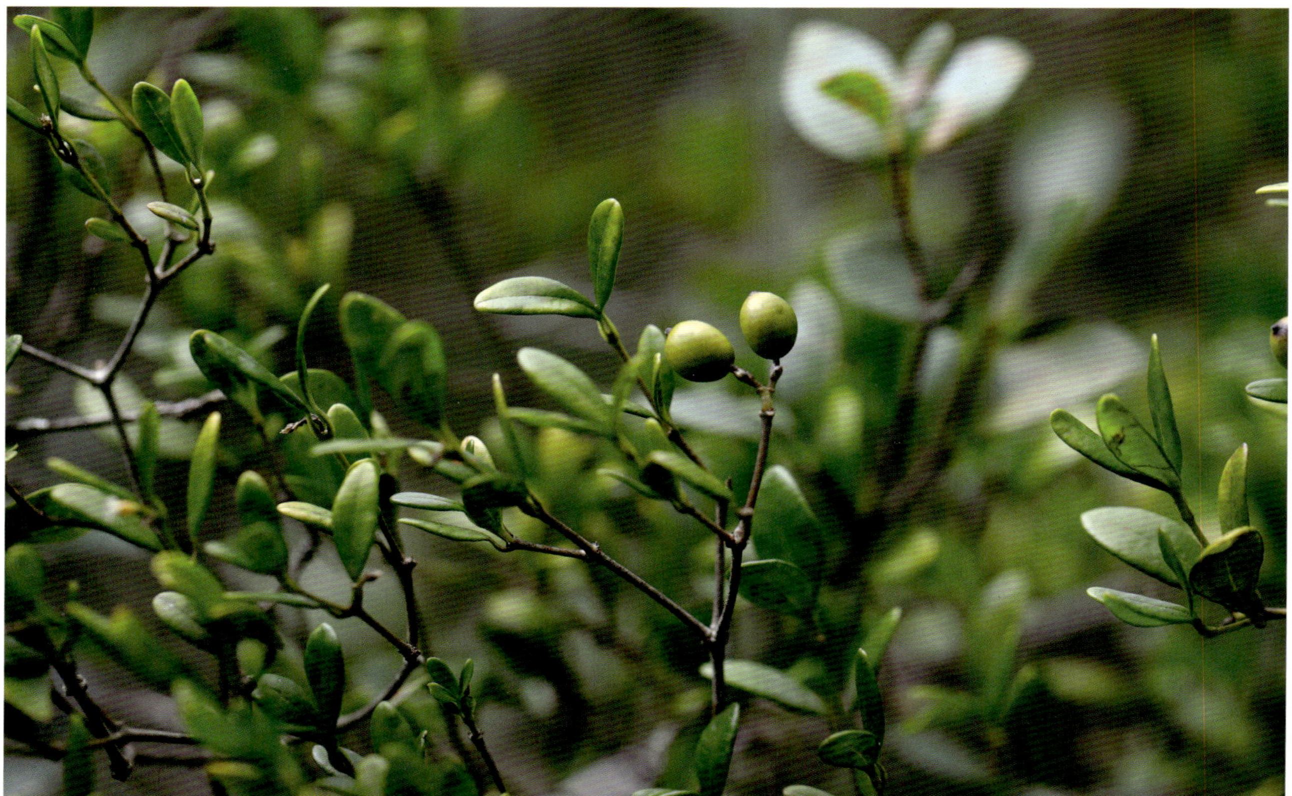

446. 牛皮消 *Cynanchum auriculatum* Royle ex Wight

分类位置 夹竹桃科 Apocynaceae 鹅绒藤属 *Cynanchum* L.。

别　　名 飞来鹤，耳叶牛皮消，隔山消。

形态特征 藤本。宿根肥厚，呈块状；茎圆形，被微柔毛。叶对生，膜质，被微毛，宽卵形至卵状长圆形，长 4 ~ 12mm，宽 4 ~ 10mm，顶端短渐尖，基部心形。聚伞花序伞房状，着花 30 朵；花萼裂片卵状长圆形；花冠白色，辐状，裂片反折，内面具疏柔毛；副花冠浅杯状，裂片椭圆形，肉质，钝头，在每裂片内面的中部有 1 个三角形的舌状鳞片；花粉块每室 1 个，下垂；柱头圆锥状，顶端 2 裂。蓇葖双生，披针形；种子卵状椭圆形；种毛白色绢质。花期 6 ~ 9 月，果期 7 ~ 11 月。

资源现状 生于山坡灌木丛中，全市各地较常见。资源较丰富，民间少见药用，具有较好观赏价值。

功效应用 块根：甘、微苦，平；补肝肾，强筋骨，益精血，健脾消食，解毒疗疮；用于腰膝酸痛，阳痿遗精，头晕耳鸣，心悸失眠，食欲不振，小儿疳积，产后乳汁稀少，疮痈肿痛，毒蛇咬伤等。

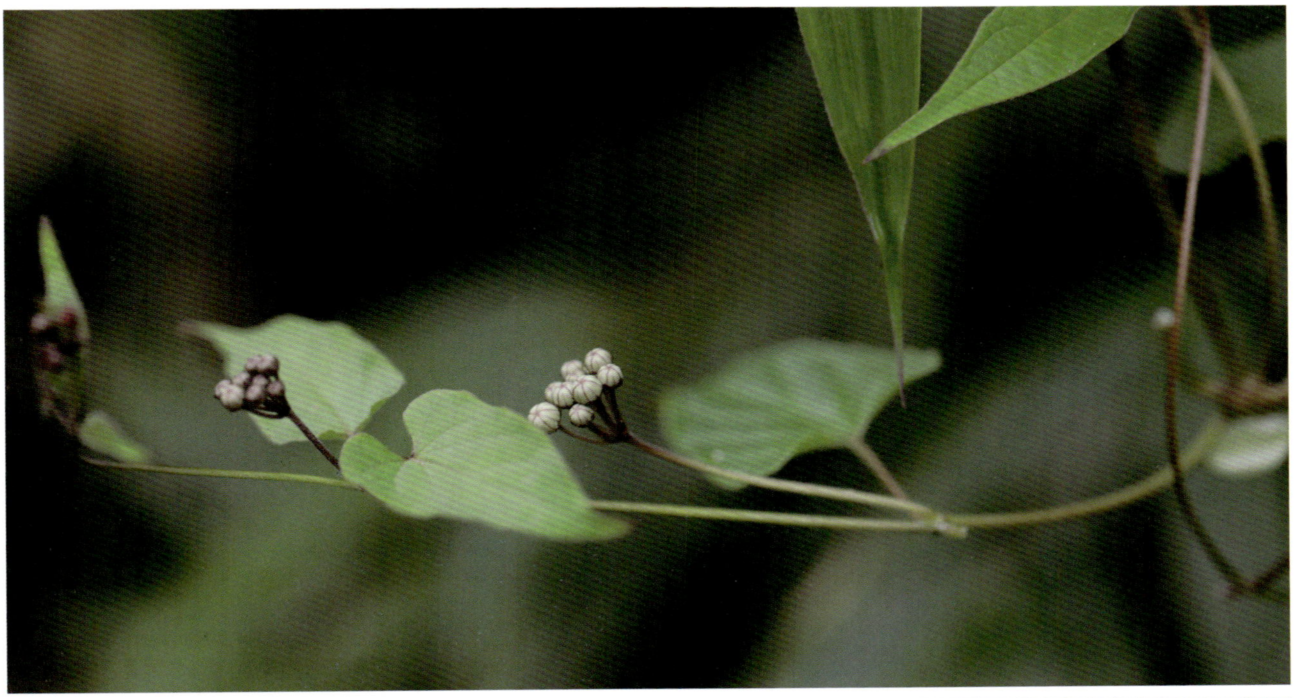

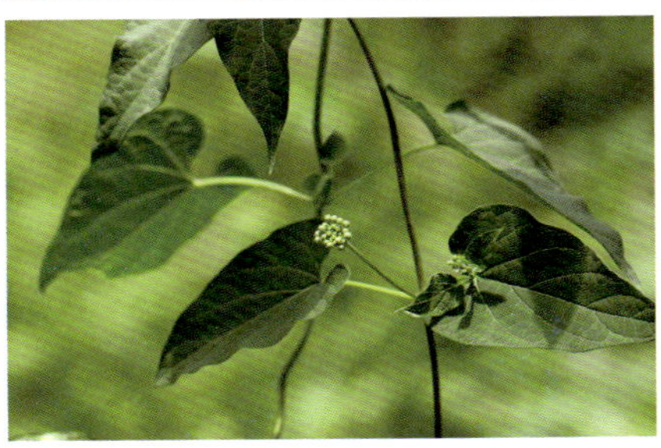

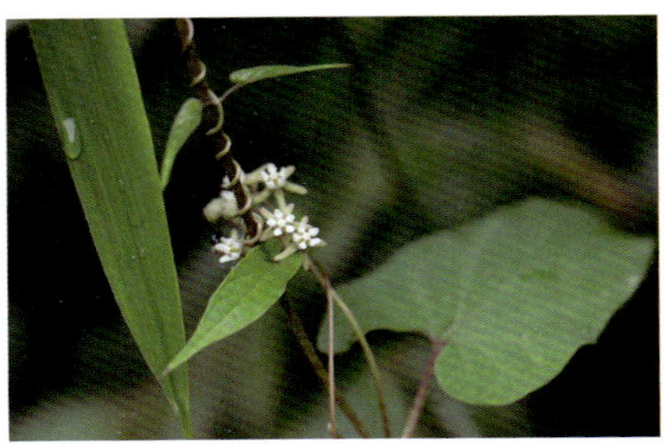

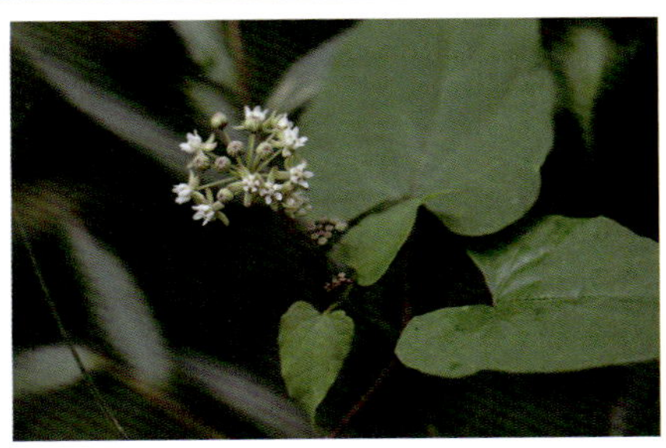

447. 牛奶菜 *Marsdenia sinensis* Hemsl.

分类位置 夹竹桃科 Apocynaceae 牛奶菜属 *Marsdenia* R. Br.。

别　　名 南风藤，海风藤，三百银，婆婆针线包。

形态特征 粗壮木质藤本。全株被土黄色绒毛。叶卵圆状心形，长 8 ~ 16cm，宽 5 ~ 9.5cm；顶端短渐尖，基部心形，叶面被稀疏微毛，叶背被黄色绒毛；侧脉弧形上升，到边缘网结；叶柄被黄色绒毛。伞形聚伞花序腋生，着花 10 ~ 20 朵；花序梗、花梗和花萼均被黄色绒毛；花萼内面基部有腺体 10 余个；花冠白色或淡黄色，内面被绒毛；副花冠短，高仅达雄蕊之半；花药顶端具卵圆形膜片；花粉块每室 1 个，直立，肾形；柱头基部圆锥状，顶端 2 裂。蓇葖纺锤状，向两端渐尖，外果皮被黄色绒毛；种子卵圆形，扁平，具种毛。花期 4 ~ 7 月，果期 8 ~ 11 月。

资源现状 生于海拔 300m 以下的山谷疏林中，分布于岚谷、五夫、洋庄等地。资源较少，民间以带叶藤茎用于风湿关节痛等，多用猪蹄或猪尾骨等做成药膳食用。

功效应用 根或全株：舒筋活络，行气止痛，健胃利肠；用于腰肌扭伤，风湿关节痛，跌扑损伤等。

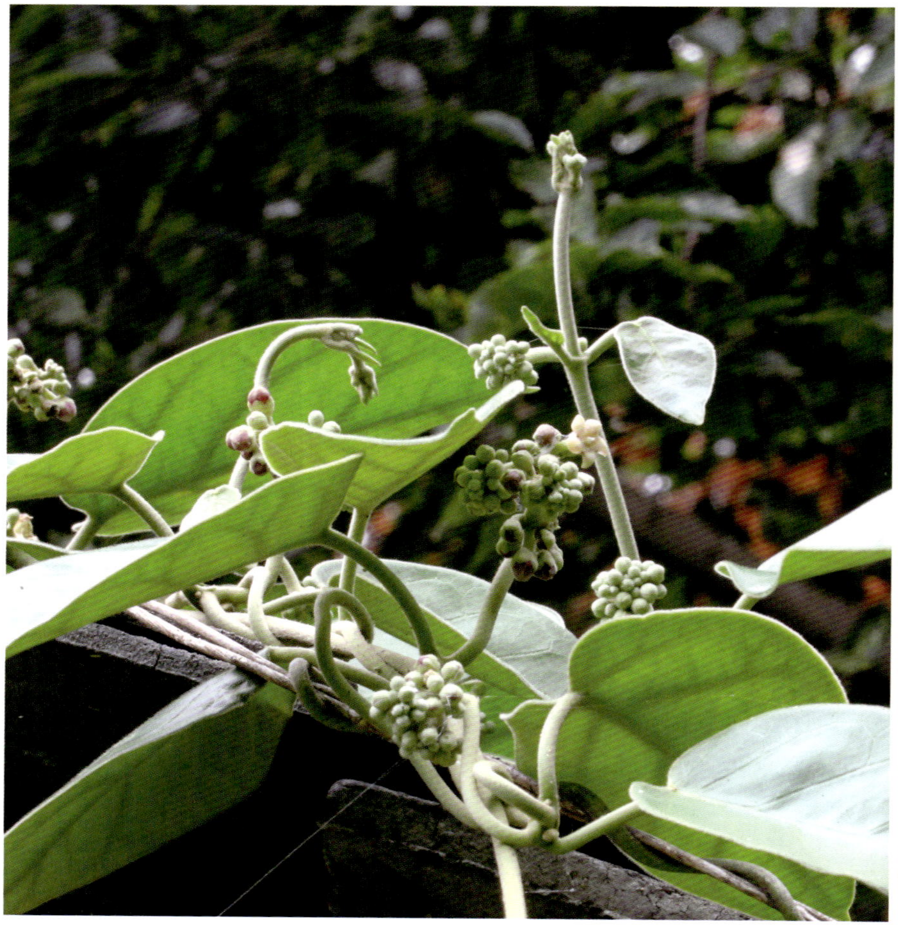
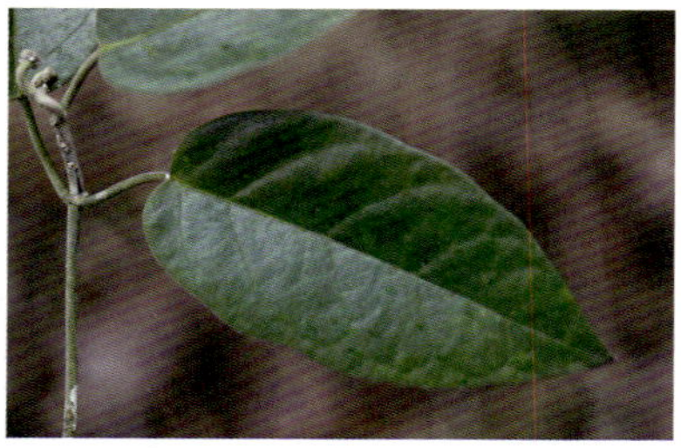
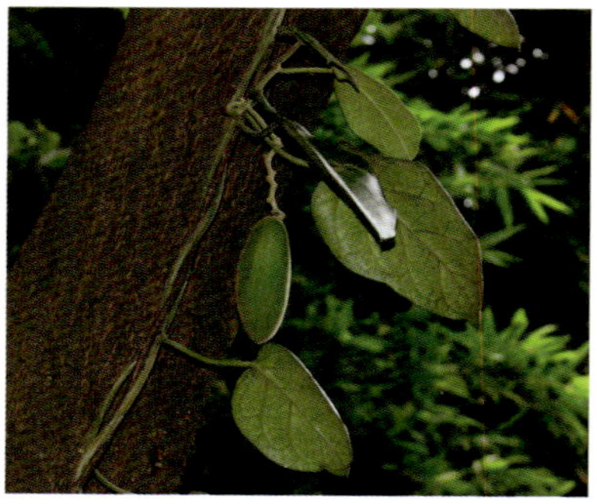
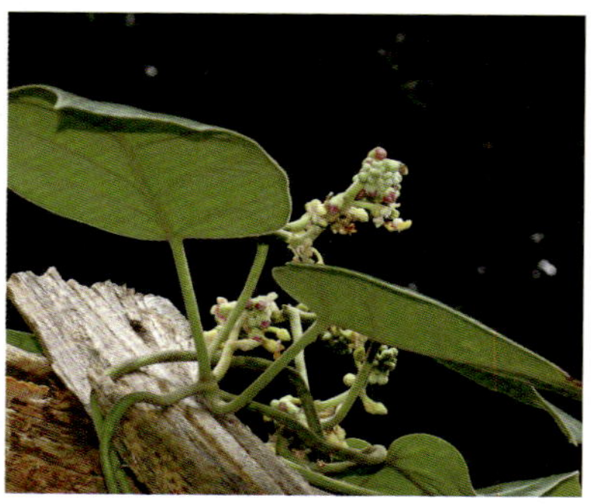

448. 紫花络石 *Trachelospermum axillare* Hook. f.

分类位置 夹竹桃科 Apocynaceae 络石属 *Trachelospermum* Lem.。

别　　名 车藤，乌木七，藤杜仲，奶浆藤。

形态特征 粗壮木质藤本。无毛或幼时具微长毛；茎具多数皮孔。叶厚纸质，倒披针形或倒卵形或长椭圆形。聚伞花序近伞形，腋生或有时近顶生，花紫色；花蕾顶端钝；花萼裂片紧贴于花冠筒上，卵圆形、钝尖，内有腺体约 10 枚；花冠高脚碟状，裂片倒卵状长圆形；雄蕊着生于花冠筒的基部，花药隐藏其内；子房卵圆形，无毛，花柱线形，柱头近头状；花盘的裂片与子房等长。蓇葖圆柱状长圆形，平行，粘生，无毛，向端部渐狭，略似镰刀状，通常端部合生，老时略展开；外果皮无毛，具细纵纹；种子暗紫色，倒卵状长圆形或宽卵圆形，端部钝头；种毛细丝状。花期 5 ~ 7 月，果期 8 ~ 10 月。

资源现状 生于海拔 300 ~ 1200m 的沟谷林缘、杂木林中的路旁或溪边，全市各地较常见。资源较丰富，民间少见药用，具有较好的观赏价值。

功效应用 全株：辛、微苦，温，有毒；解表发汗，通经活络，止痛；用于感冒，风湿，跌扑损伤，痰喘咳嗽，肺痨等。

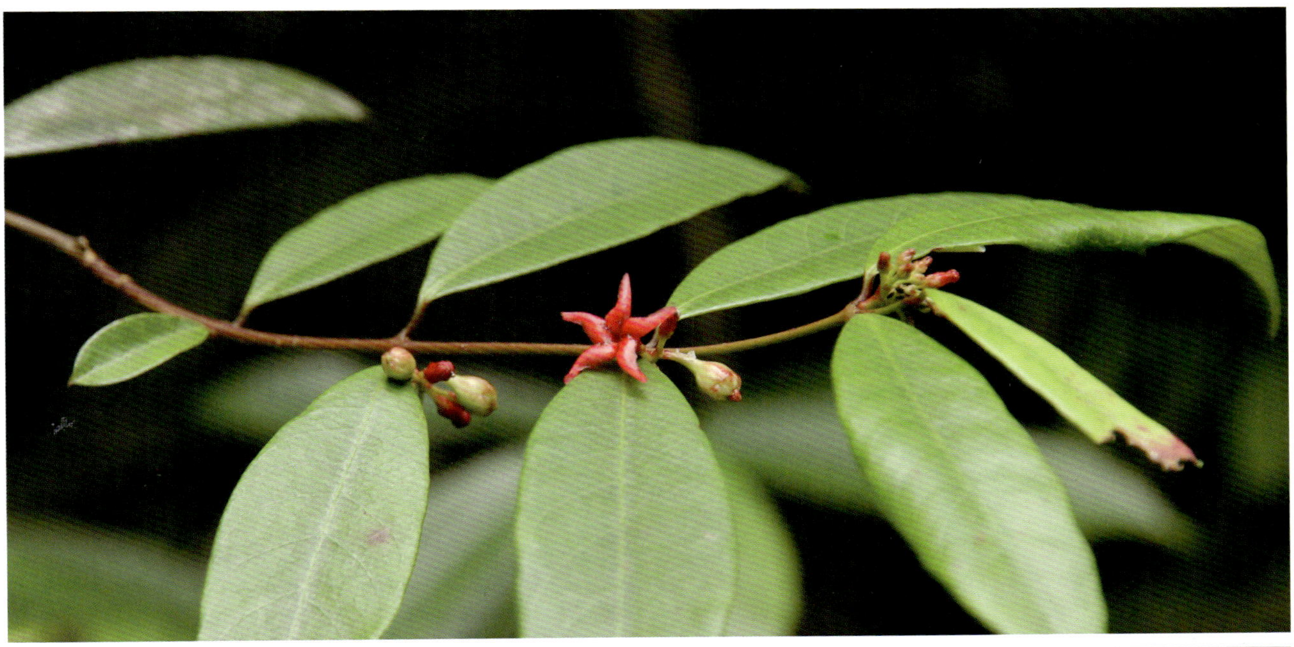

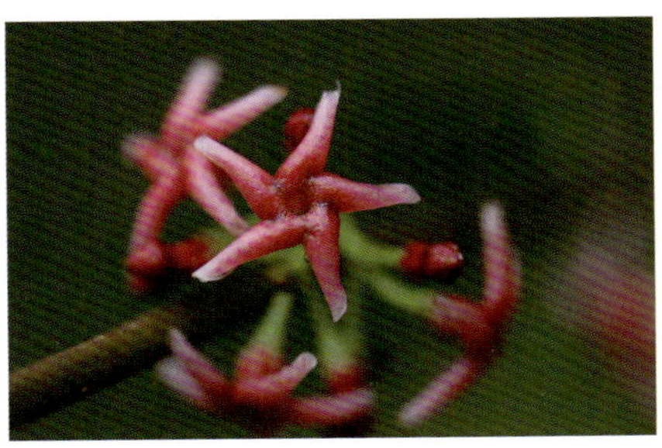

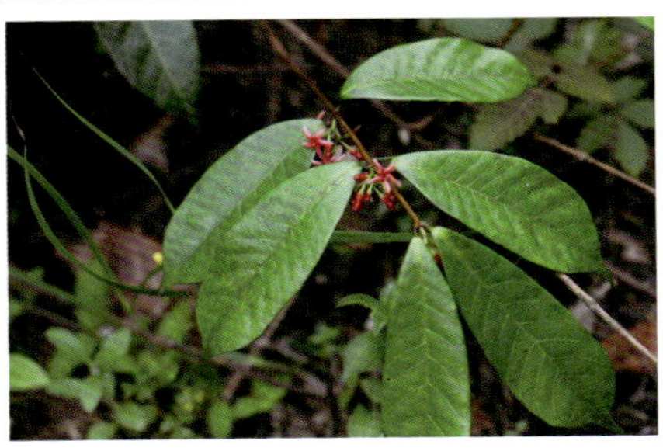

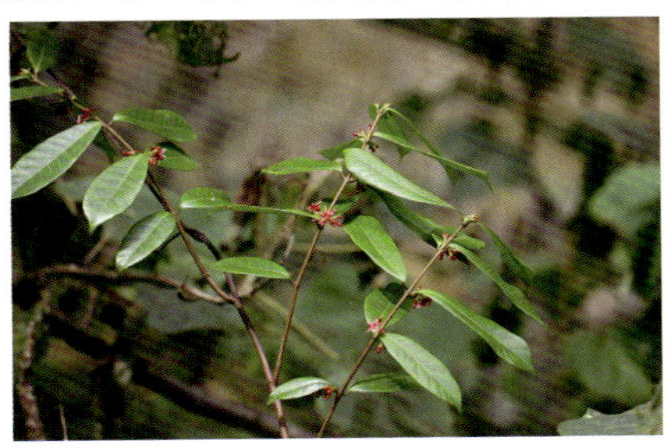

449. 络　石　*Trachelospermum jasminoides* (Lindl.) Lem.

分类位置 夹竹桃科 Apocynaceae 络石属 *Trachelospermum* Lem.。

别　　名 络石藤，风车藤，万字花，墙络。

形态特征 常绿木质藤本。具乳汁；茎有皮孔；小枝被黄色柔毛。叶革质或近革质，椭圆形至卵状椭圆形或宽倒卵形，叶背、叶柄被疏短柔毛，老渐无毛；叶柄内和叶腋外腺体钻形。二歧聚伞花序腋生或顶生，圆锥状，花白色，芳香；苞片及小苞片狭披针形，花萼 5 深裂，裂片线状披针形，顶部反卷，外被有长柔毛及缘毛，基部具 10 枚鳞片状腺体；花冠筒圆筒形，中部膨大，外面无毛，内面在喉部及雄蕊着生处被短柔毛；雄蕊着生在花冠筒中部，腹部粘生在柱头上，花药箭头状；花盘环状 5 裂与子房等长；子房 2 心皮离生，柱头卵圆形全缘。蓇葖双生，叉开；种子多颗，褐色，线形，顶端具白色绢质种毛。花期 3 ~ 7 月，果期 7 ~ 12 月。

资源现状 生于山坡灌丛、旷野路边、溪河两岸及杂木林中或林缘，全市各地极常见。资源极丰富，民间以藤茎或全株用于风湿痹痛等。

功效应用 **带叶藤茎（络石藤）**：苦，微寒；祛风通络，凉血消肿；用于风湿热痹，筋脉拘挛，腰膝酸痛，喉痹，痈肿，跌扑损伤。

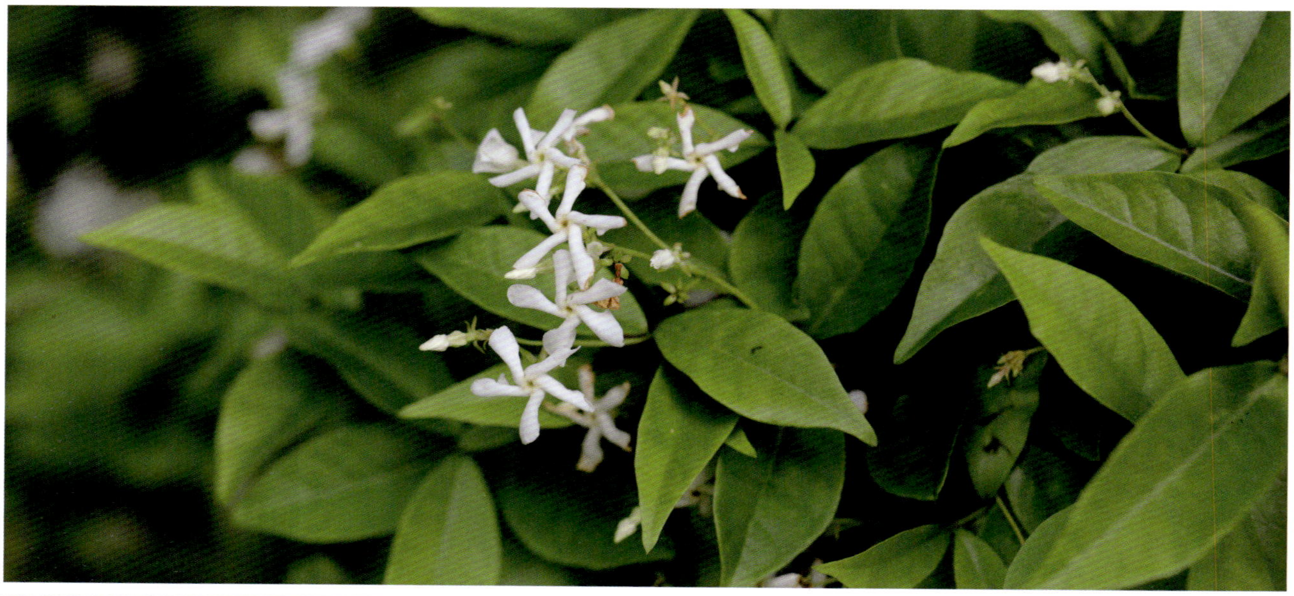

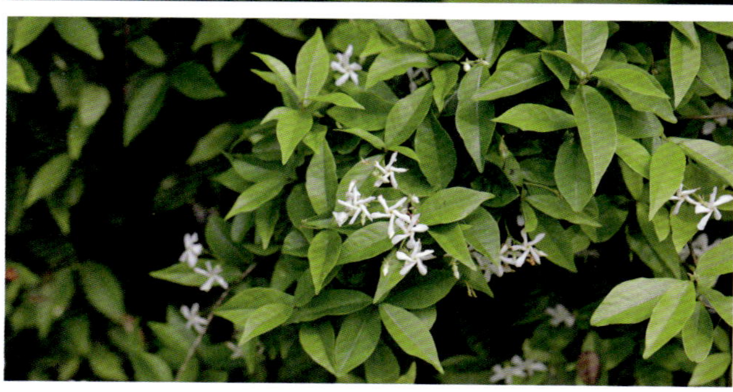

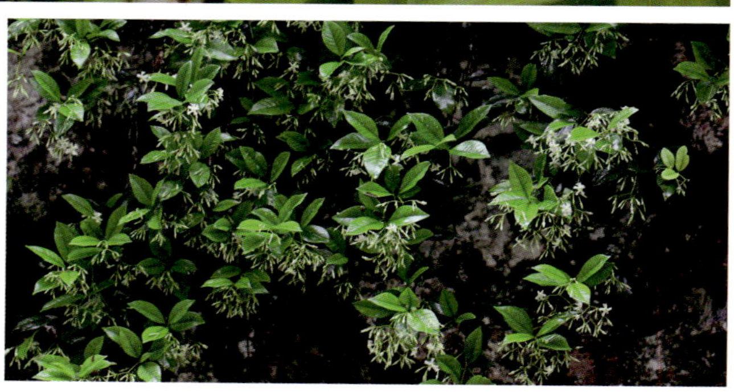

450. 柳叶白前　*Vincetoxicum stauntonii* (Decne.) C. Y. Wu & D. Z. Li

分类位置　夹竹桃科 Apocynaceae 白前属 *Vincetoxicum* Wolf。

别　　名　江杨柳，草白前，水杨柳。

形态特征　多年生草本或亚灌木，高可达 1m。分枝或不分枝；须根纤细、节上丛生。叶对生，纸质，狭披针形，长 6 ~ 13cm，宽 3 ~ 5mm，两端渐尖；中脉在叶背显著，侧脉约 6 对；叶柄长约 5mm。伞形聚伞花序腋生；花序梗长达 1cm，小苞片众多；花萼 5 深裂，内面基部腺体不多；花冠紫红色，辐状，内面具长柔毛；副花冠裂片盾状，隆肿，比花药为短；花粉块每室 1 个，长圆形，下垂；柱头微凸，包在花药的薄膜内。蓇葖单生，长披针形，长达 9cm。花期 5 ~ 8 月，果期 9 ~ 10 月。

资源现状　生于山谷湿地、水沟边或潮湿灌丛草地，全市各地零星分布。资源较少，民间少量以全草用于感冒咳喘等。

功效应用　**根茎及根（白前）**：辛、苦，微温；降气，消痰，止咳；用于肺气壅实，咳嗽痰多，胸满喘急。

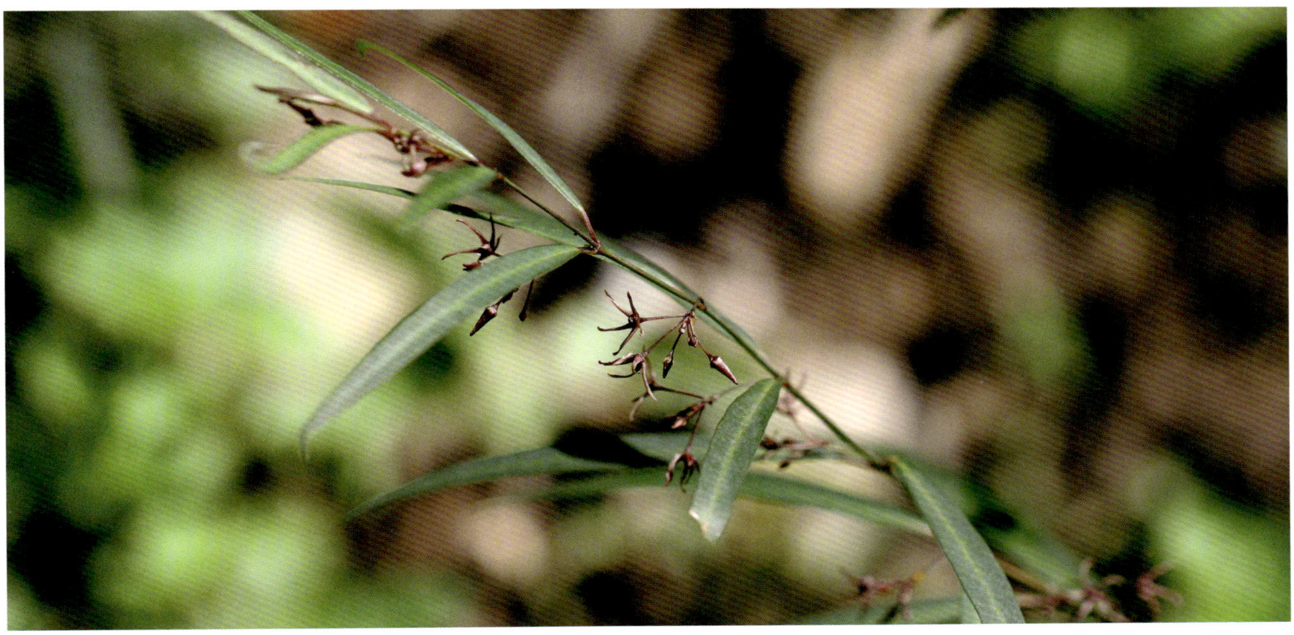

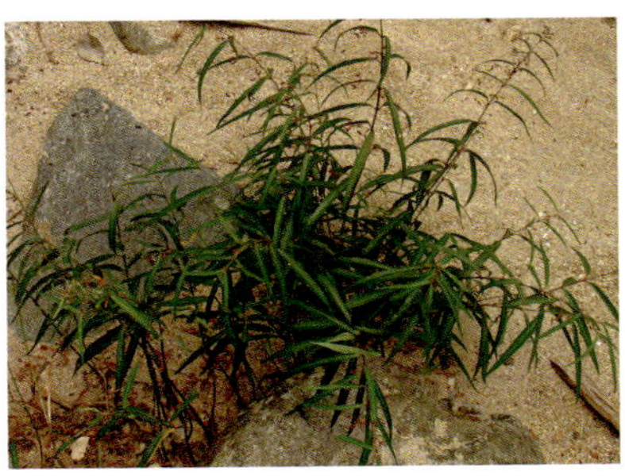

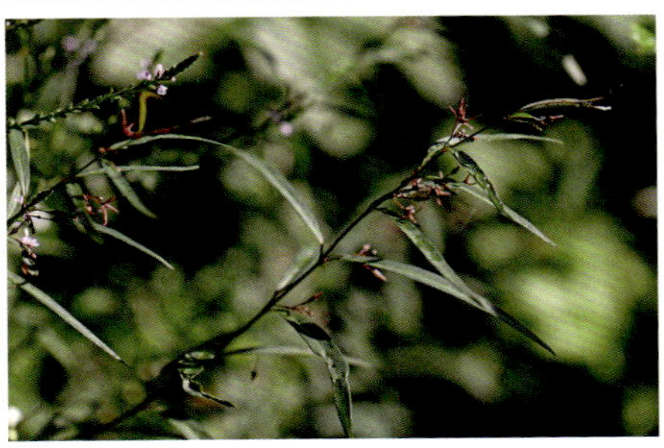

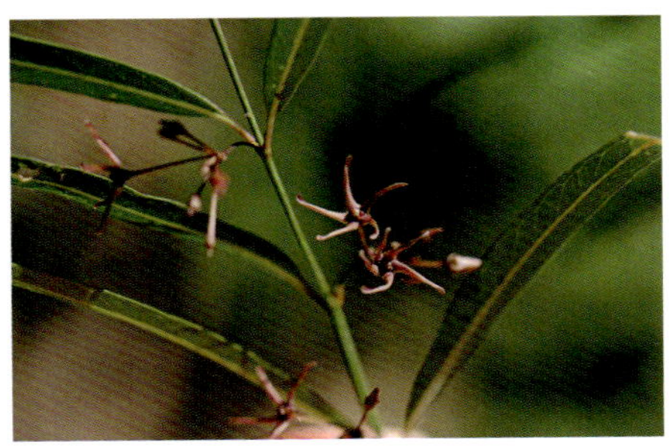

451. 旋　花 *Calystegia sepium* (L.) R. Br.

分类位置 旋花科 Convolvulaceae 打碗花属 *Calystegia* R.Br.。

别　　名 打碗花，篱天剑，旋葍，天剑草，葍子根，篱打碗花。

形态特征 多年生草本。茎缠绕，有细棱。叶形多变，三角状卵形或宽卵形，长 4 ~ 10cm，宽 2.5 ~ 6cm；顶端渐尖，基部戟形或心形，全缘或基部稍伸展为具 2 ~ 3 个大齿缺的裂片。花单生于叶腋；花梗通常稍长于叶柄，有细棱或有时具狭翅；苞片宽卵形，顶端锐尖；萼片 5 片，卵形，顶端渐尖或有时锐尖；花冠通常白色或粉红色，漏斗状，冠檐 5 微裂；雄蕊 5 枚，内藏，花丝基部扩大，被小鳞毛；子房无毛，柱头 2 裂。蒴果卵圆形，为增大宿存的苞片和萼片所包被。种子黑褐色，表面有小瘤。花期 6 ~ 10 月，果期 7 ~ 10 月。

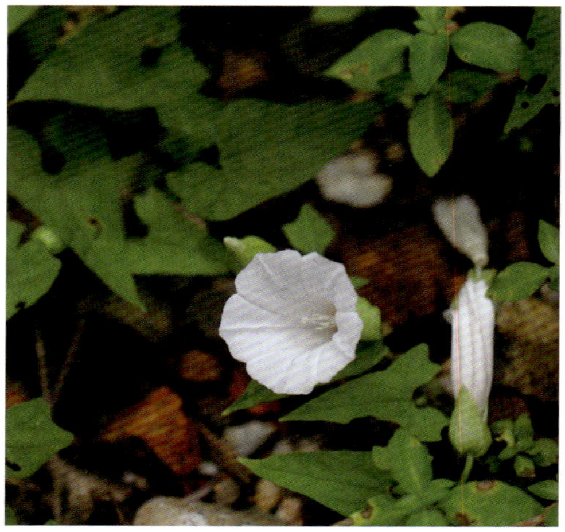

资源现状 生于海拔 140m 以上的山坡路旁灌丛中，全市各地较常见。资源量一般，民间少见药用，具有较好的观赏价值。

功效应用 根：甘、微苦，温；益气补虚，续筋接骨，解毒，杀虫；用于劳损，金疮，丹毒，蛔虫病等。茎叶：甘、微苦，平；清热解毒；用于丹毒等。花：甘，温；益气，养颜，涩精；用于面皯，遗精，遗尿。

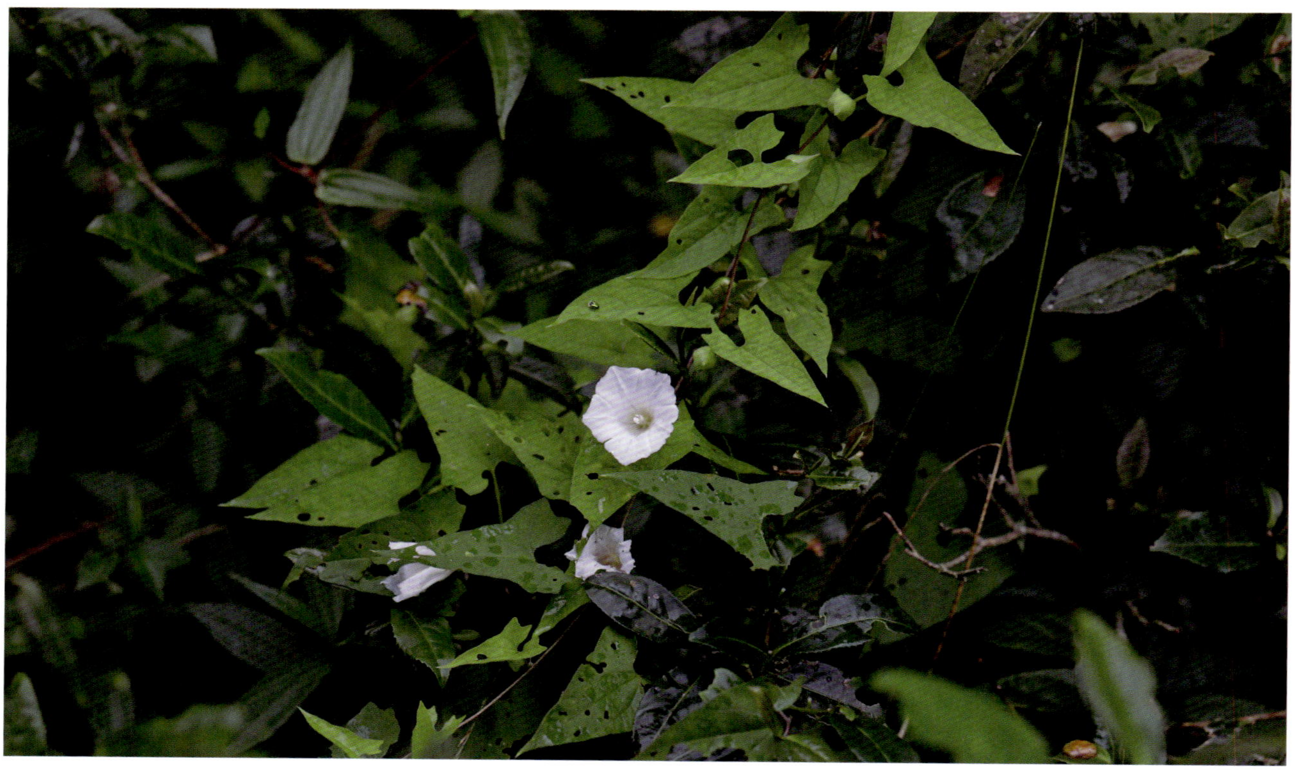

452. 南方菟丝子 *Cuscuta australis* R. Br.

分类位置 旋花科 Convolvulaceae 菟丝子属 *Cuscuta* L.。

别　　名 欧洲菟丝子，飞扬藤，金线藤，女萝。

形态特征 一年生寄生草本。茎缠绕，金黄色，纤细，无叶。花序侧生，少花或多花簇生成小伞形或小团伞花序，总花序梗近无；苞片及小苞片鳞片状；花萼杯状，基部连合，裂片 3 ~ 4 ~ 5，长圆形或近圆形，通常不等大，顶端圆；花冠乳白色或淡黄色，杯状，裂片卵形或长圆形，顶端圆，约与花冠管近等长，直立，宿存；雄蕊着生于花冠裂片弯缺处，比花冠裂片稍短；鳞片小，边缘短流苏状；子房扁球形，花柱 2，等长或稍不等长，柱头球形。蒴果扁球形，下半部为宿存花冠所包，成熟时不规则开裂，不为周裂；通常有 4 种子，淡褐色，卵形，表面粗糙。花果期 6 ~ 10 月。

资源现状 生于路旁、田边或荒地，全市各地较常见。资源量一般，民间少见药用。

功效应用 **种子（菟丝子）**：辛、甘，平；补益肝肾，固精缩尿，安胎，明目，止泻；用于肝肾不足，腰膝酸软，阳痿遗精，遗尿尿频，肾虚胎漏，胎动不安，目昏耳鸣，脾肾虚泻；外用消风祛斑，用于白癜风。

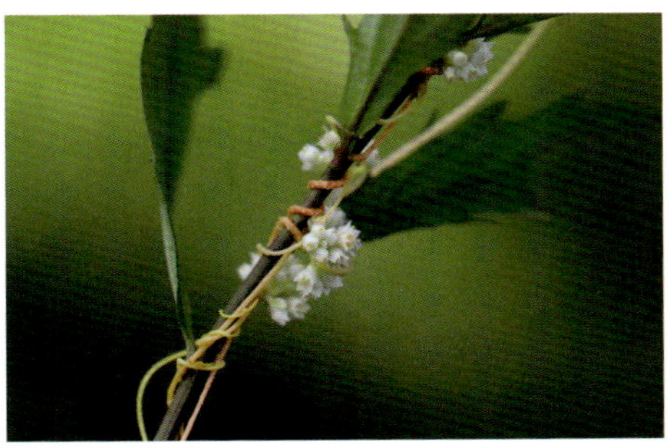
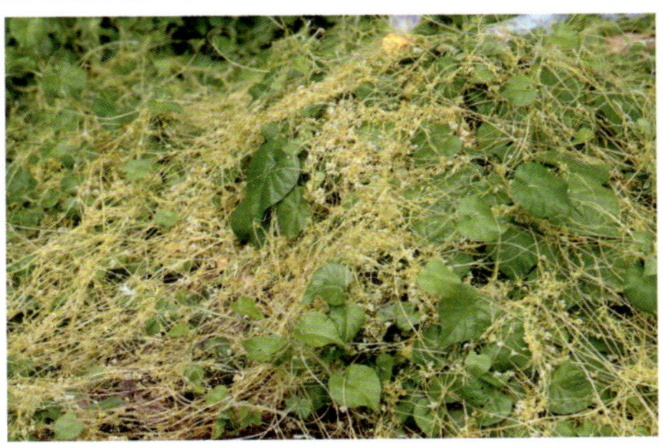
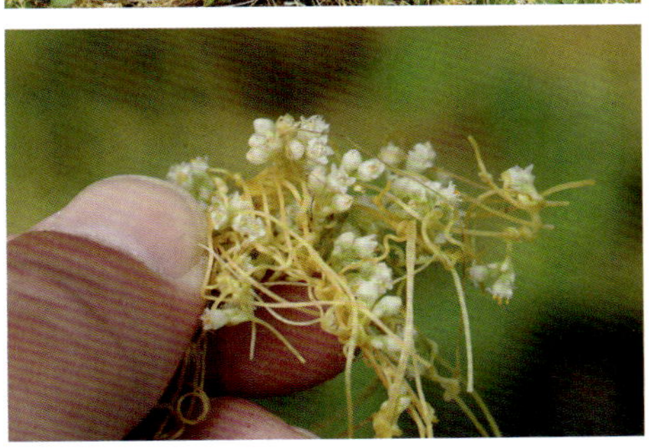
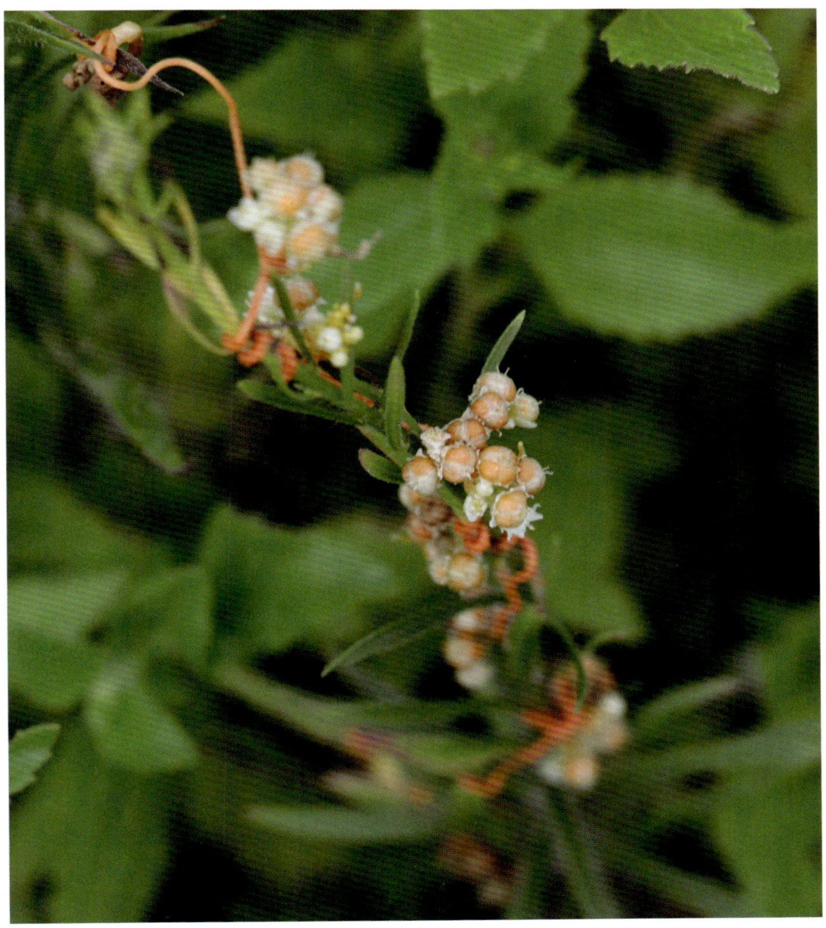

453. 马蹄金 *Dichondra micrantha* Urb.

分类位置 旋花科 Convolvulaceae 马蹄金属 *Dichondra* J. R. Forst. & G. Forst.。

别　　名 金马蹄草，落地金钱，金钱草，黄疸草。

形态特征 多年生匍匐小草本。茎细长，被灰色短柔毛，节上生根。叶肾形至圆形，先端宽圆形或微缺，基部阔心形，叶面微被毛，背面被贴生短柔毛，全缘；具长的叶柄。花单生叶腋，花柄短于叶柄，丝状；萼片倒卵状长圆形至匙形，钝，背面及边缘被毛；花冠钟状，较短至稍长于萼，黄色，深 5 裂，裂片长圆状披针形，无毛；雄蕊 5，着生于花冠 2 裂片间弯缺处，花丝短；子房被疏柔毛，2 室，具 4 枚胚珠。蒴果近球形，短于花萼，膜质。种子 1～2，黄色至褐色，无毛。花期 4～5 月，果期 5～6 月。

资源现状 生于山坡草地、路旁或田边阴湿处，全市各地常见。资源较丰富，民间多以全草用于肝炎黄疸等，可用于地表绿化。

功效应用 全草：苦、辛，凉；清热利湿，解毒；用于黄疸，痢疾，砂淋，白浊，水肿，疔疮肿毒，跌扑损伤，毒蛇咬伤等。

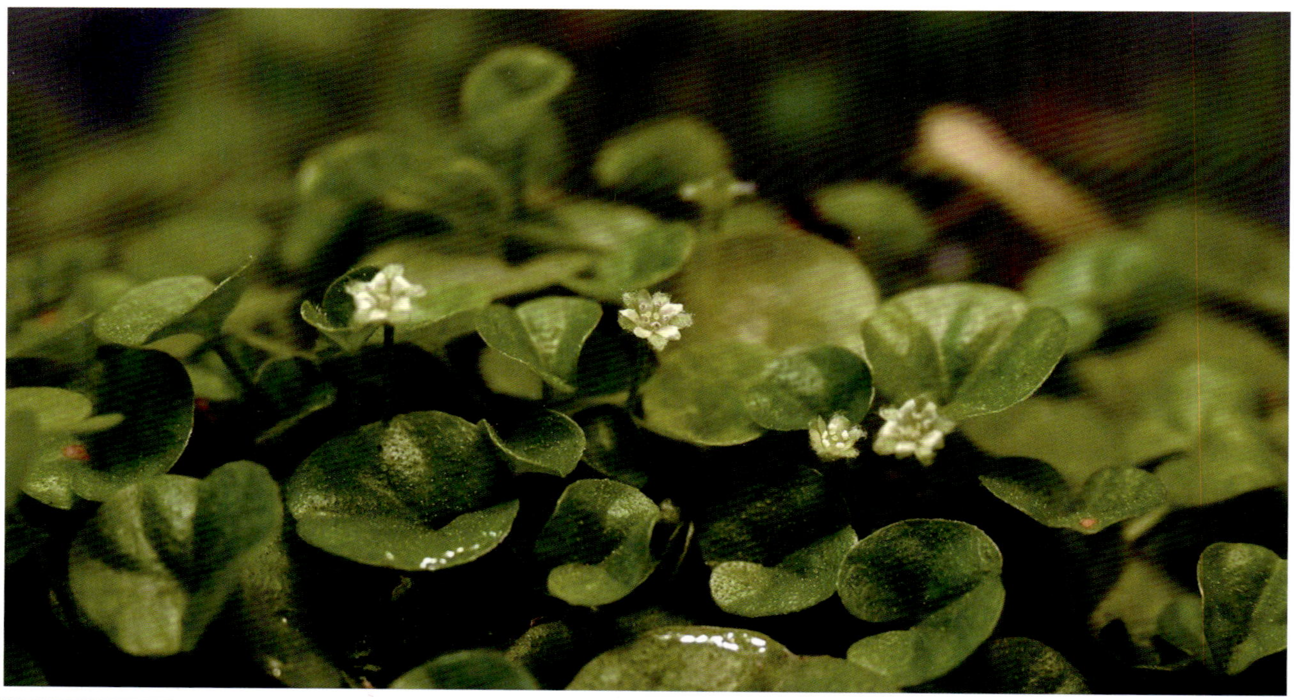

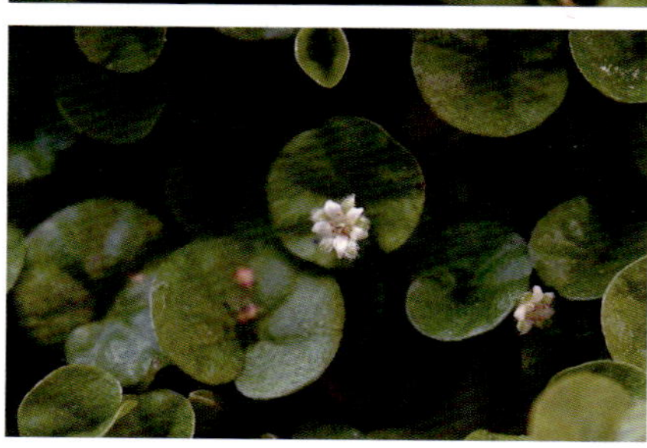

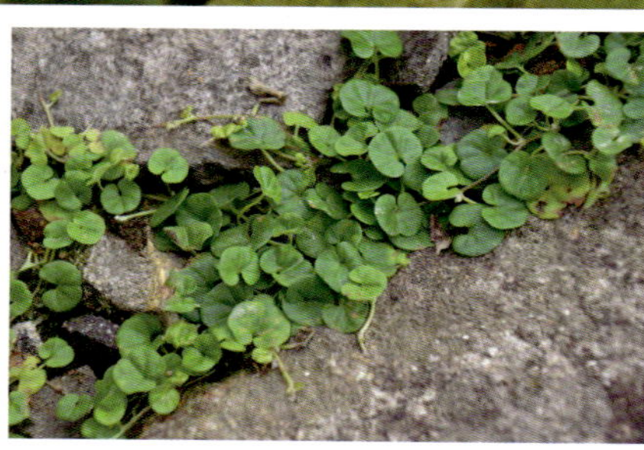

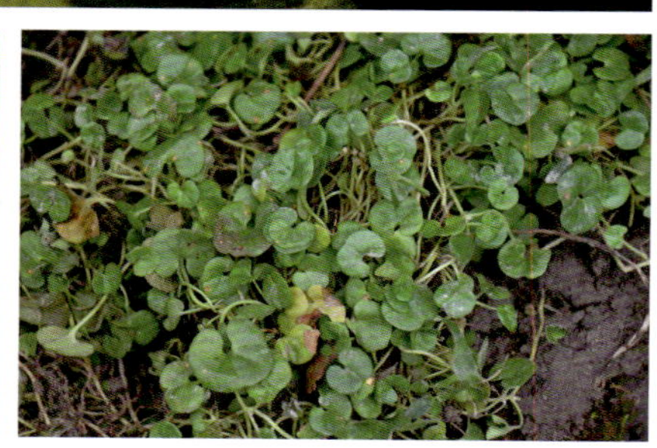

454. 牵 牛 *Ipomoea nil* (L.) Roth

分类位置 旋花科 Convolvulaceae 番薯属 *Ipomoea* L.。

别　　名 裂叶牵牛，喇叭花，牵牛花，朝颜，二丑。

形态特征 一年生缠绕草本。茎上被倒向的短柔毛及杂有倒向或开展的长硬毛。叶宽卵形或近圆形，深或浅的 3 裂，偶 5 裂，基部圆，心形，中裂片长圆形或卵圆形，侧裂片较短，三角形，叶面被微硬的柔毛。花腋生，1 或 2 朵着生于花序梗顶，花序梗长短不一；苞片线形或叶状，被开展的微硬毛；小苞片线形；萼片近等长，披针状线形，内 2 片稍狭，外被开展的刚毛，有时杂有短柔毛；花冠漏斗状，蓝紫色或紫红色，花冠管色淡；雄蕊及花柱内藏；雄蕊不等长；花丝基部被柔毛；子房无毛，柱头头状。蒴果近球形，3 瓣裂。种子卵状三棱形，黑褐色或米黄色，被褐色短绒毛。花期 7 ~ 10 月，果期 10 月。

资源现状 生于海拔 100 ~ 1600m 的村旁路边，全市各地较常见。资源量一般，民间少见药用，极具观赏价值。

功效应用 全草：辛，热，小毒；逐水消饮，通经杀虫；用于水肿，脚气病，腹胀，虫积，大便秘结，痔，风火赤眼，痈，疽等。**种子（牵牛子）：**苦，寒，有毒；泻水通便，消痰涤饮，杀虫攻积；用于水肿胀满，二便不通，痰饮积聚，气逆喘咳，虫积腹痛，蛔虫病，绦虫病等。

注：同属植物圆叶牵牛 *Pharbitis purpurea* (*Ipomoea purpurea*) 的种子亦作为牵牛子药用，全市各地较常见，主要区别为叶全缘而不裂，外萼片较短。

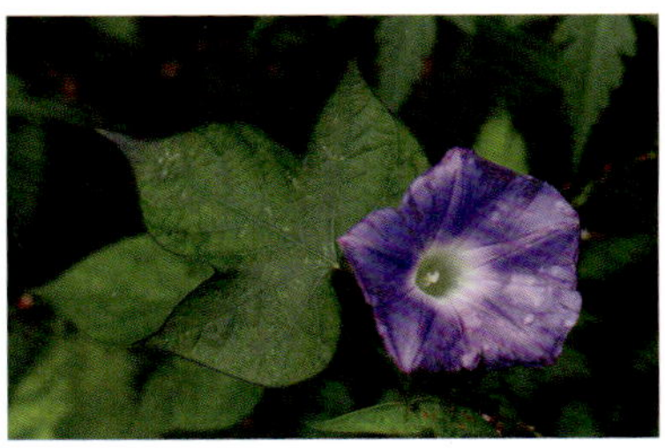
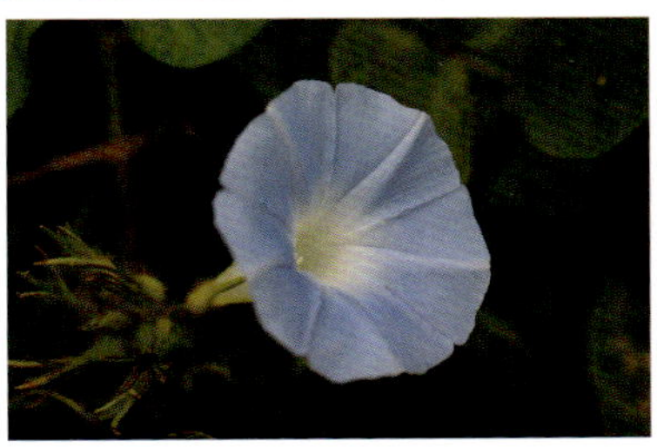
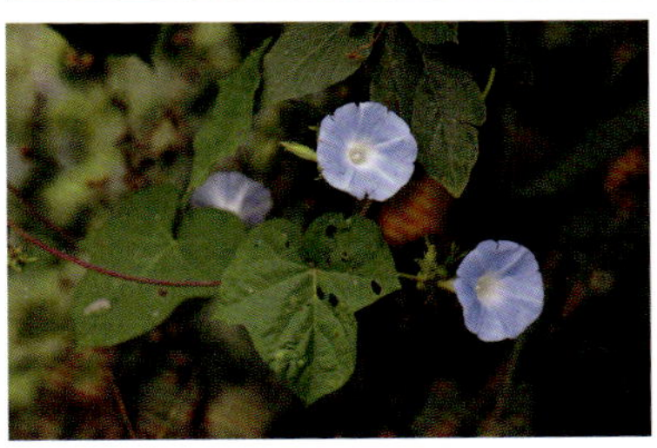
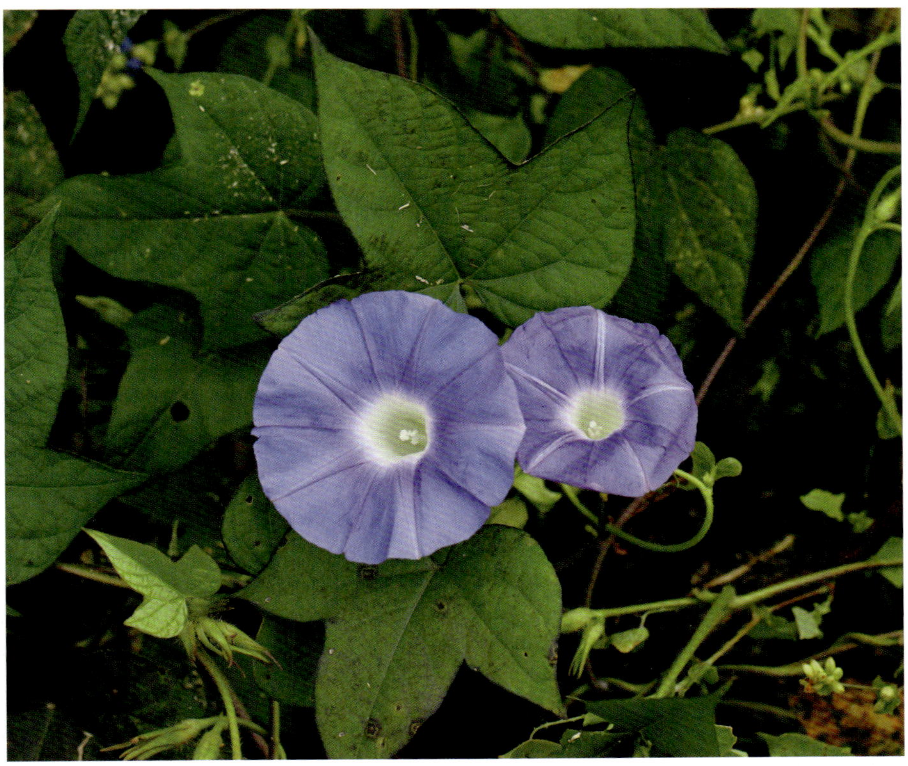

455. 红丝线 *Lycianthes biflora* (Lour.) Bitter

分类位置 茄科 Solanaceae 红丝线属 *Lycianthes* (Dunal) Hassl.。

别　　名 野花毛辣角，血见愁，野灯笼花，衫钮子，十萼茄。

形态特征 灌木或亚灌木。小枝、叶下面、叶柄、花梗及萼的外密被淡黄色绒毛。上部叶常假双生，大小不相等；大叶片椭圆状卵形，偏斜；小叶片宽卵形，先端短渐尖，基部宽圆形而后骤窄下延至柄而成窄翅；两种叶均膜质，全缘。花序无柄，萼杯状，萼齿 10，钻状线形；花冠淡紫色或白色，星形，顶端深 5 裂；花冠筒隐于萼内，基部具深色斑点，顶孔向内，偏斜。子房卵形，柱头头状。浆果球形，成熟果绯红色，宿萼盘形。种子多数，淡黄色，水平压扁，外面具凸起的网纹。花期 5 ~ 8 月，果期 7 ~ 11 月。

资源现状 多生于海拔 1500m 以下山坡林下阴湿地或荒野路旁沟边，全市各地较常见。资源量一般，民间少见药用，具有较好的观赏价值。

功效应用 全草：苦，寒，有小毒；化痰，利湿，消肿；痢疾，热淋，支气管炎，疔，扭伤等。

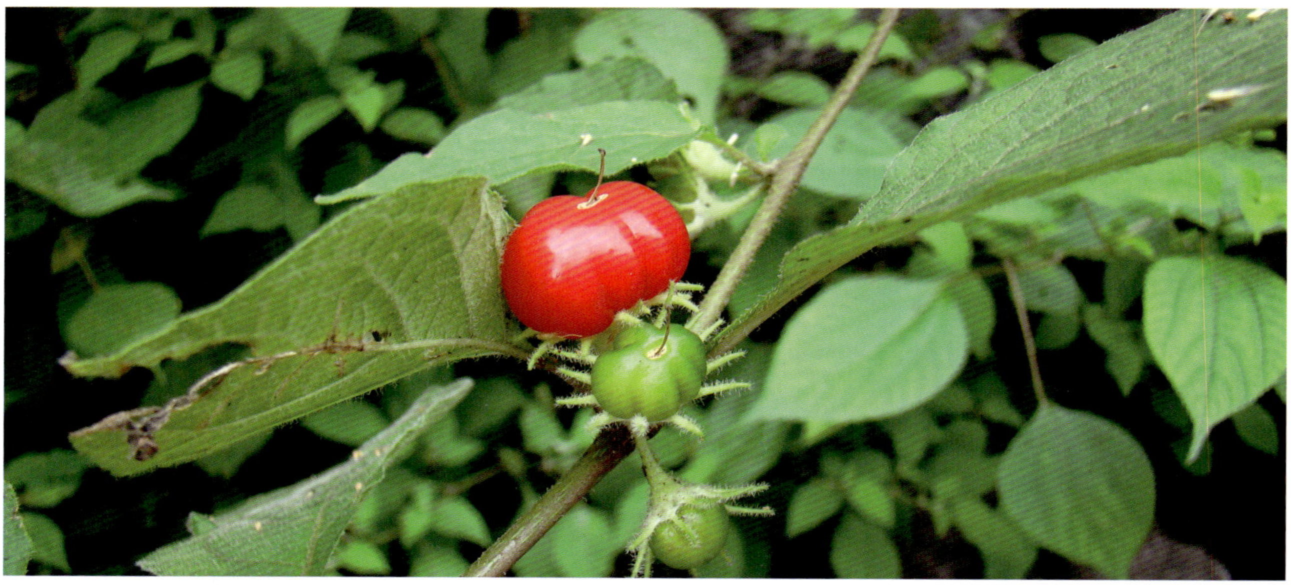

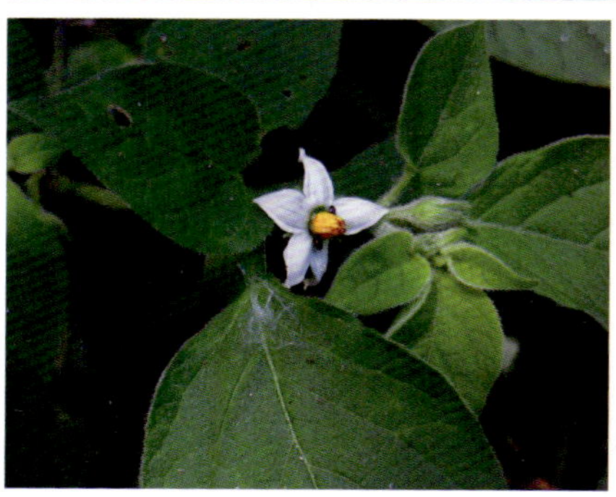

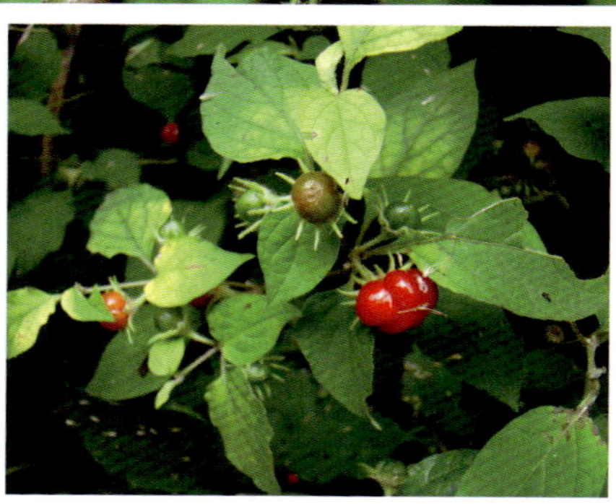

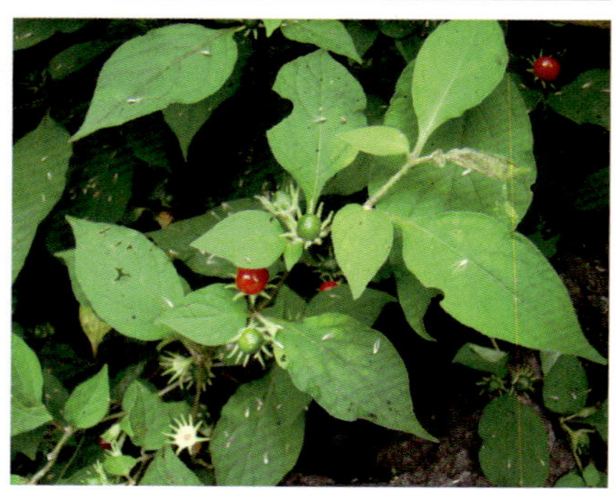

456. 枸　杞　*Lycium chinense* Mill.

分类位置　茄科 Solanaceae 枸杞属 *Lycium* L.。

别　　名　狗奶子，狗牙子，红珠仔刺，枸杞菜。

形态特征　多分枝灌木。枝条细弱，有纵条纹、棘刺。叶纸质，单叶互生或 2 ~ 4 枚簇生，卵形、卵状菱形、长椭圆形、卵状披针形，栽培者较大。花在长枝上单生或双生于叶腋，在短枝上同叶簇生，花梗向顶端渐增粗。花萼 3 中裂或 4 ~ 5 齿裂；花冠漏斗状，淡紫色，筒部向上骤然扩大，5 深裂，基部耳显著；花丝在近基部处密生一圈绒毛并交织成椭圆状的毛丛，与毛丛等高处的花冠筒内壁亦密生一环绒毛；花柱稍伸出雄蕊，上端弓弯，柱头绿色。浆果红色，卵状。种子扁肾脏形，黄色。花果期 6 ~ 11 月。

资源现状　多生于山坡荒地、丘陵地、村边路旁等，全市各地常见。资源量一般，民间多自栽自用或作为观赏植物种植，嫩叶可做蔬菜食用。

功效应用　**根皮（地骨皮）**：甘，寒；凉血除蒸，清肺降火；用于阴虚潮热，骨蒸盗汗，肺热咳嗽，咯血，衄血，内热消渴。果实（枸杞子）：甘，平；滋补肝肾，益精明目；用于虚劳精亏，腰膝酸痛，眩晕耳鸣，阳痿遗精，内热消渴，血虚萎黄，目昏不明。

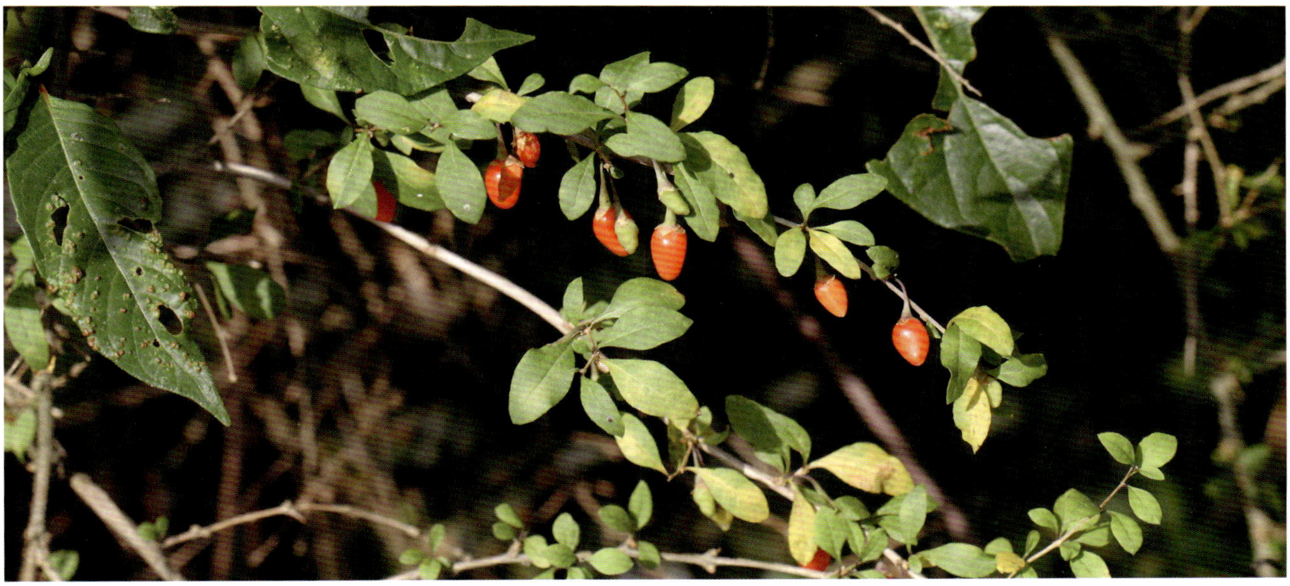

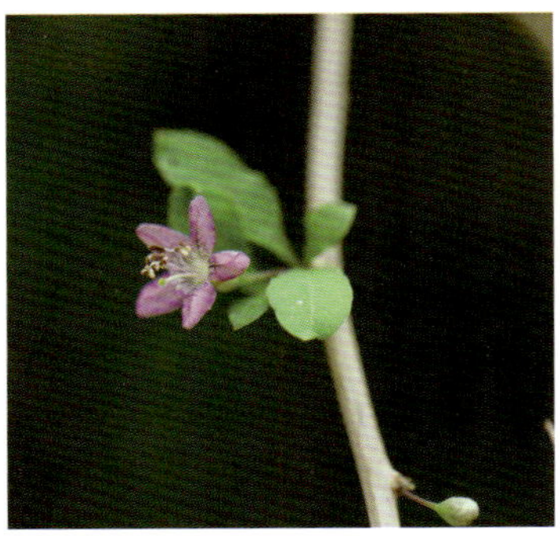

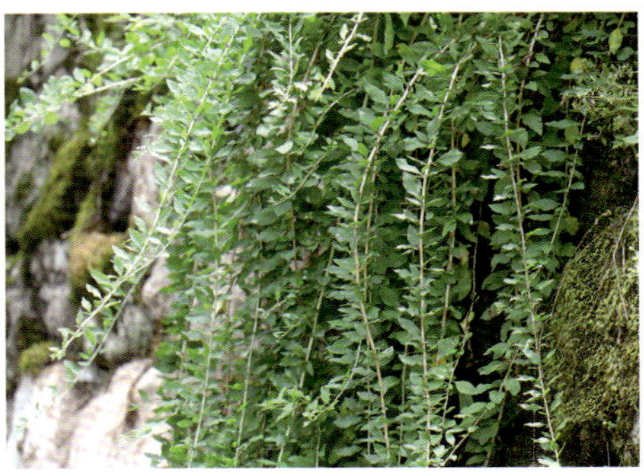

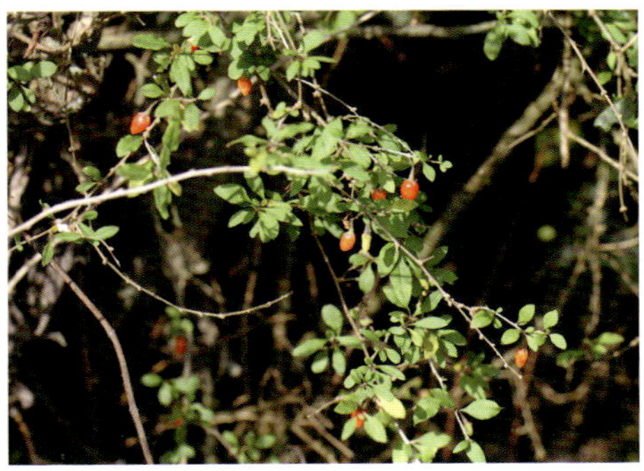

457. 苦　蘵　*Physalis angulata* L.

分类位置　茄科 Solanaceae 洋酸浆属 *Physalis* L.。

别　　名　灯笼泡，灯笼草。

形态特征　一年生草本。被疏短柔毛或近无毛，高常 30 ~ 50cm；茎多分枝，分枝纤细。叶柄长 1 ~ 5cm，叶片卵形至卵状椭圆形，顶端渐尖或急尖，基部阔楔形或楔形，全缘或有不等大的牙齿，两面近无毛。花梗长约 5 ~ 12mm，纤细和花萼一样生短柔毛，长 4 ~ 5mm，5 中裂，裂片披针形，生缘毛；花冠淡黄色，喉部常有紫色斑纹，长 4 ~ 6mm，直径 6 ~ 8mm；花药蓝紫色或有时黄色。果萼卵球状，直径 1.5 ~ 2.5cm，薄纸质。种子圆盘状。花果期 5 ~ 12 月。

资源现状　多生于海拔 300 ~ 1200m 山野路旁、荒山荒地及荒田草丛中，全市各地分布。资源较丰富，民间偶见以全草用于清热解毒等。

功效应用　全草：微苦，寒；清热解毒，祛痰利湿；用于高血压，急性支气管炎，尿血，淋浊，急性肾盂肾炎，糖尿病，肠炎，乳腺炎，带下，扁桃体炎，腮腺炎，睾丸炎，疔疮疖肿等。

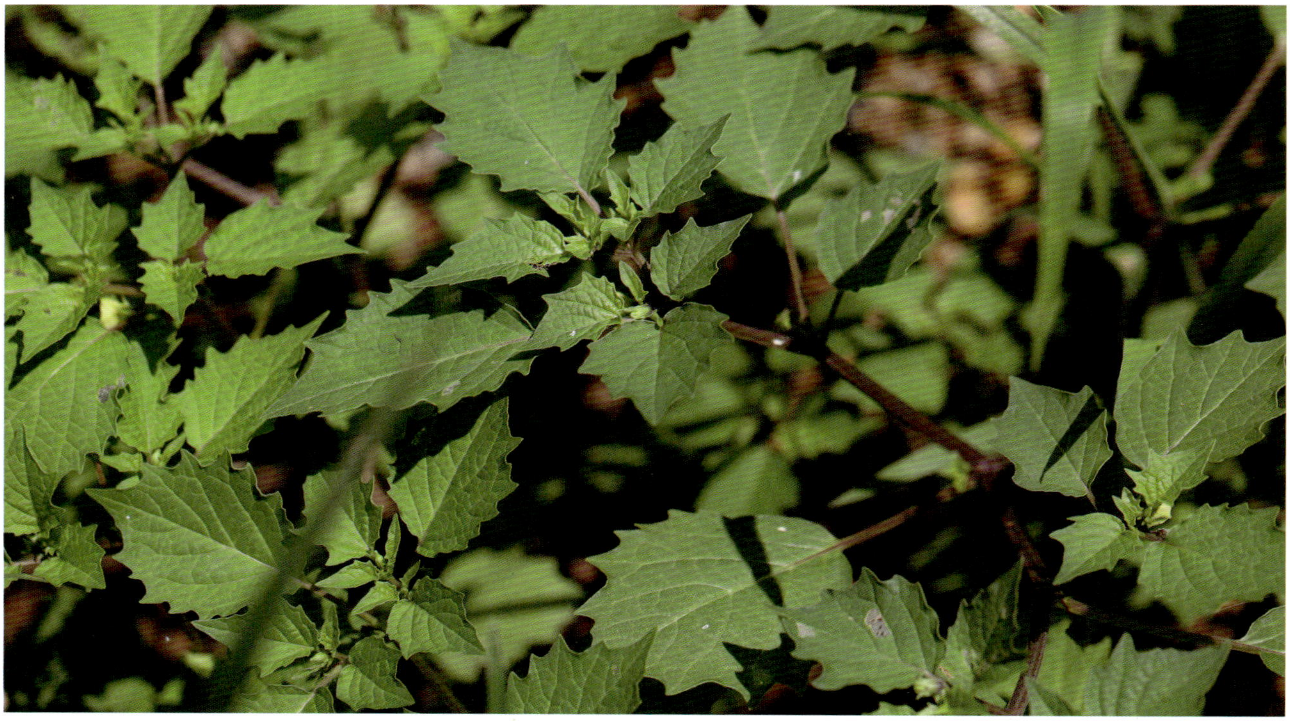

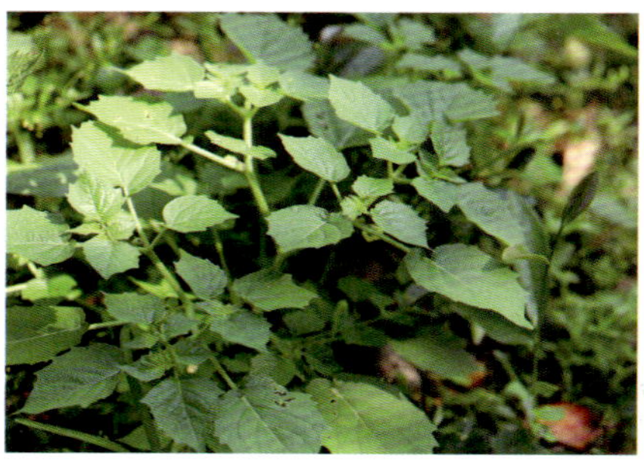

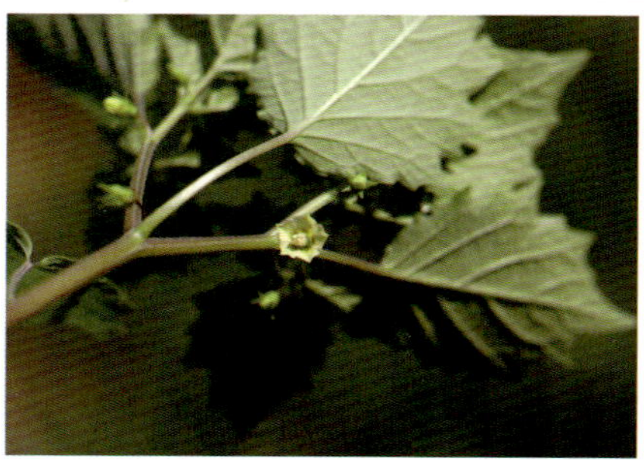

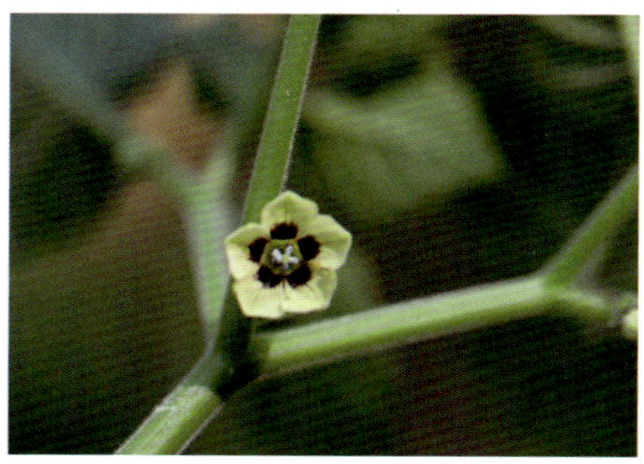

458. 少花龙葵 *Solanum americanum* Mill.

分类位置 茄科 Solanaceae 茄属 *Solanum* L.。

别　　名 七粒扣，衣扣草，古钮子，扣子草，古钮菜。

形态特征 纤弱草本。叶薄，卵形至卵状长圆形，先端渐尖，基部下延至叶柄而成翅，叶缘近全缘，波状或有不规则的粗齿。花序近伞形，腋外生，纤细，具微柔毛。萼绿色，5 裂达中部，裂片卵形，具缘毛；花冠白色，筒部隐于萼内，冠檐 5 裂，裂片卵状披针形；花丝极短，花药黄色，长圆形，顶孔向内；子房近圆形，花柱纤细，中部以下具白色绒毛，柱头小，头状。浆果球状，幼时绿色，成熟后黑色；种子近卵形，两侧压扁。几全年均开花结果。

资源现状 多生于海拔 1200m 以下村野荒地、溪沟边及村前屋后荒地，全市各地分布。资源丰富，民间有作为野菜食用，偶见用于降血压，但反弹较厉害，宜慎用。

功效应用 全草：微苦、甘，寒；清热利湿，消肿解毒；用于高血压，痢疾，黄疸，糖尿病，膀胱炎，尿道炎，淋浊，带下，乳腺炎，咽喉炎，疔疮疖肿，带状疱疹等。

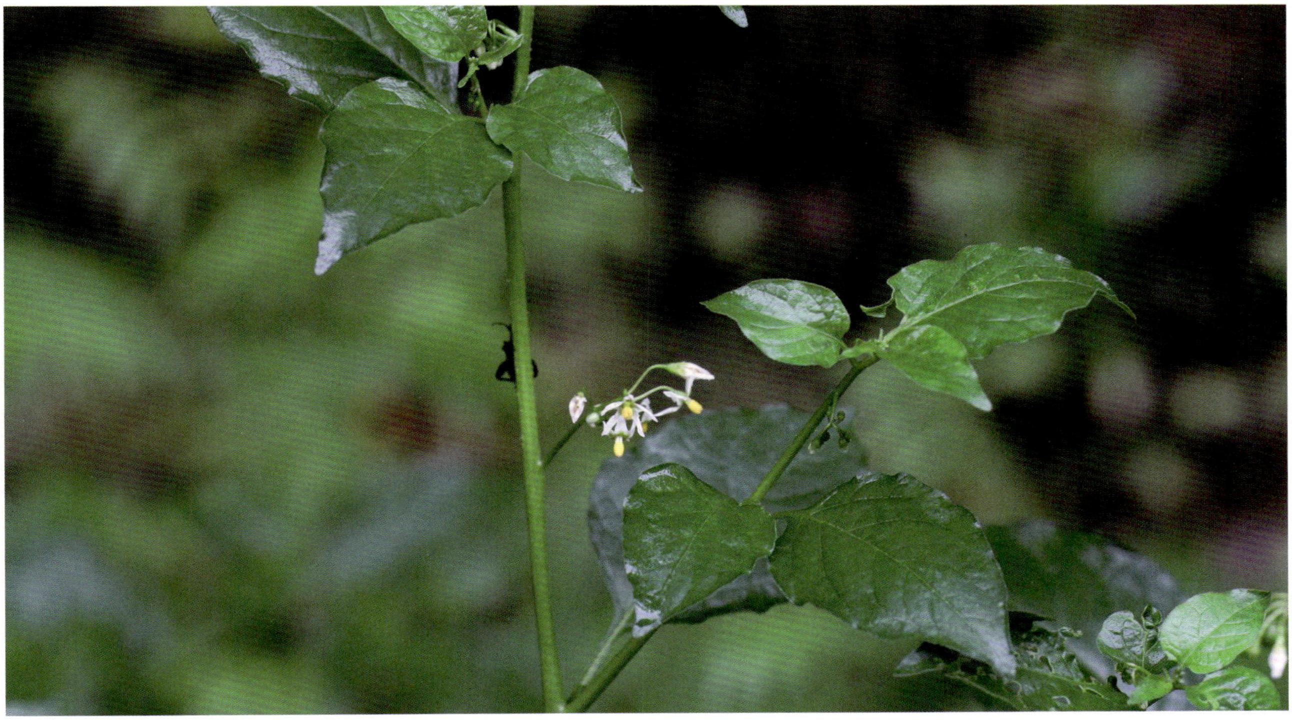

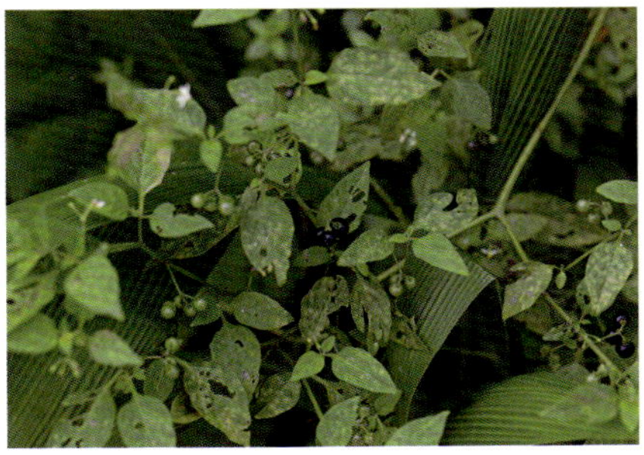

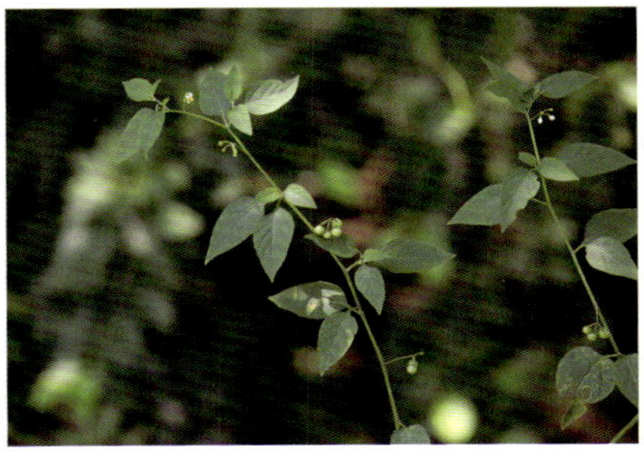

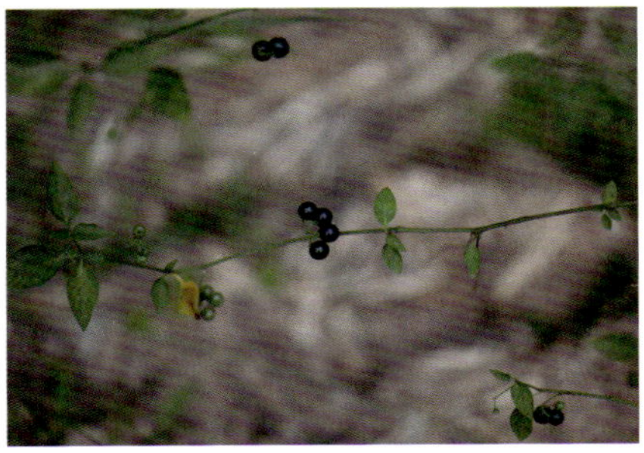

459. 白　英　*Solanum lyratum* Thunbe.

分类位置 茄科 Solanaceae 茄属 *Solanum* L.。

别　　名 白毛藤，毛母猪藤，毛道士。

形态特征 草质藤本。茎及小枝均密被具节长柔毛。叶互生，多为琴形，基部常 3 ~ 5 深裂，裂片全缘，中裂片较大，两面均被白色发亮的长柔毛。聚伞花序顶生或腋外生，被具节的长柔毛，花梗基部具关节；萼环状，萼齿 5 枚；花冠蓝紫色或白色，花冠筒隐于萼内，5 深裂，裂片椭圆状披针形，先端被微柔毛；花药长圆形，顶孔略向上；子房卵形，花柱丝状，柱头小，头状。浆果球状，成熟时红黑色。种子近盘状，扁平。花期夏秋，果熟期秋末。

资源现状 多生于海拔 1500m 以下的山坡、沟谷路旁草丛中或屋旁田边，全市各地常见。资源丰富，民间常以全草用于肝炎黄疸或急性肾炎等。

功效应用 全草：甘、苦，寒，小毒；清热利湿，消肿解毒；用于肝炎，黄疸，胆囊炎，急性肾炎，痢疾，小儿肝热，高热惊厥，带下，风火赤眼，背痈，项痈，疔，疖，带状疱疹等。

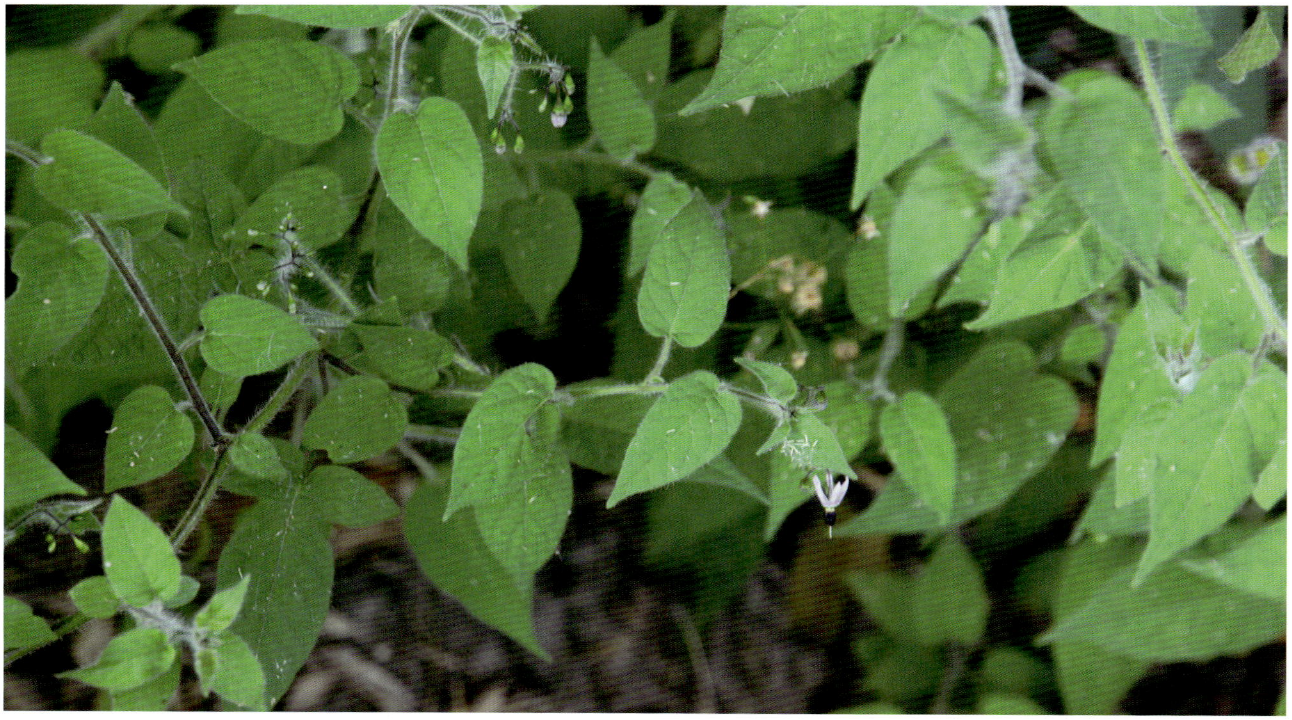

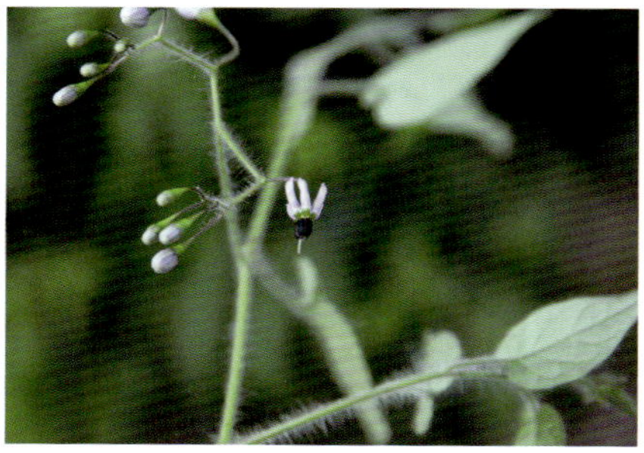

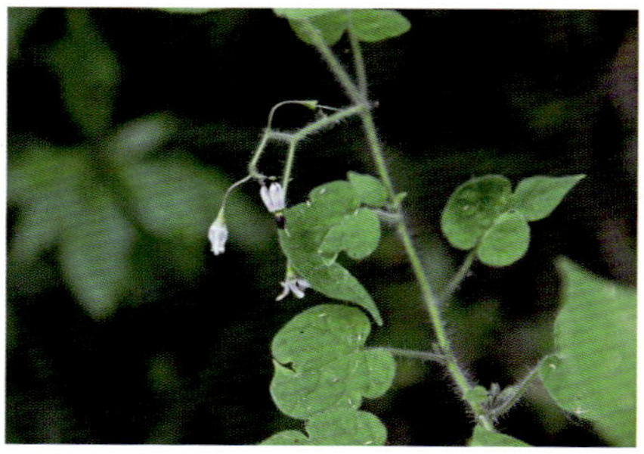

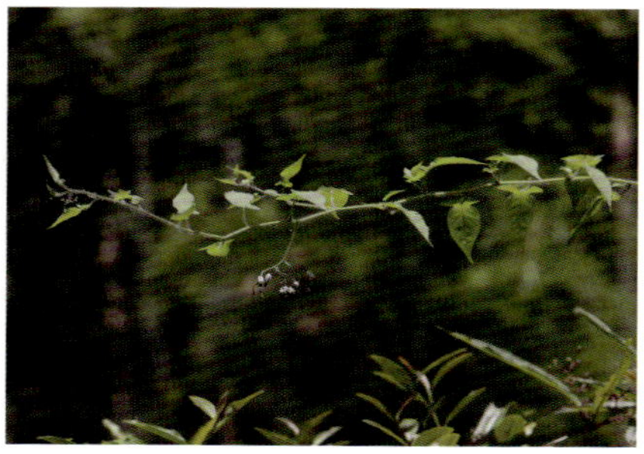

460. 珊瑚樱　*Solanum pseudocapsicum* L.

分类位置　茄科 Solanaceae 茄属 *Solanum* L.。

别　　名　吉庆果，冬珊瑚，玉珊瑚，假樱桃，珊瑚豆。

形态特征　直立分枝小灌木。全株光滑无毛。叶互生，狭长圆形至披针形，先端尖或钝，基部狭楔形下延成叶柄，边全缘或波状，两面均光滑无毛；叶柄与叶片不能截然分开。花多单生，稀成蝎尾状花序，腋外生或近对叶生；花小，白色，萼绿色，5 裂；花冠筒隐于萼内，冠檐裂片 5，卵形；花丝长不及 1mm，花药黄色，矩圆形；子房近圆形，花柱短，柱头截形。浆果橙红色，萼宿存，果柄长约 1cm，顶端膨大。种子盘状，扁平。花期初夏，果期秋末。

资源现状　全市各地零星栽培。资源量一般，民间多作为观赏植物栽培。

功效应用　根：咸、微苦，温，有毒；理气，止痛，生肌，解毒，消炎；用于腰肌劳损，牙痛，血热，水肿，疮疡肿毒等。

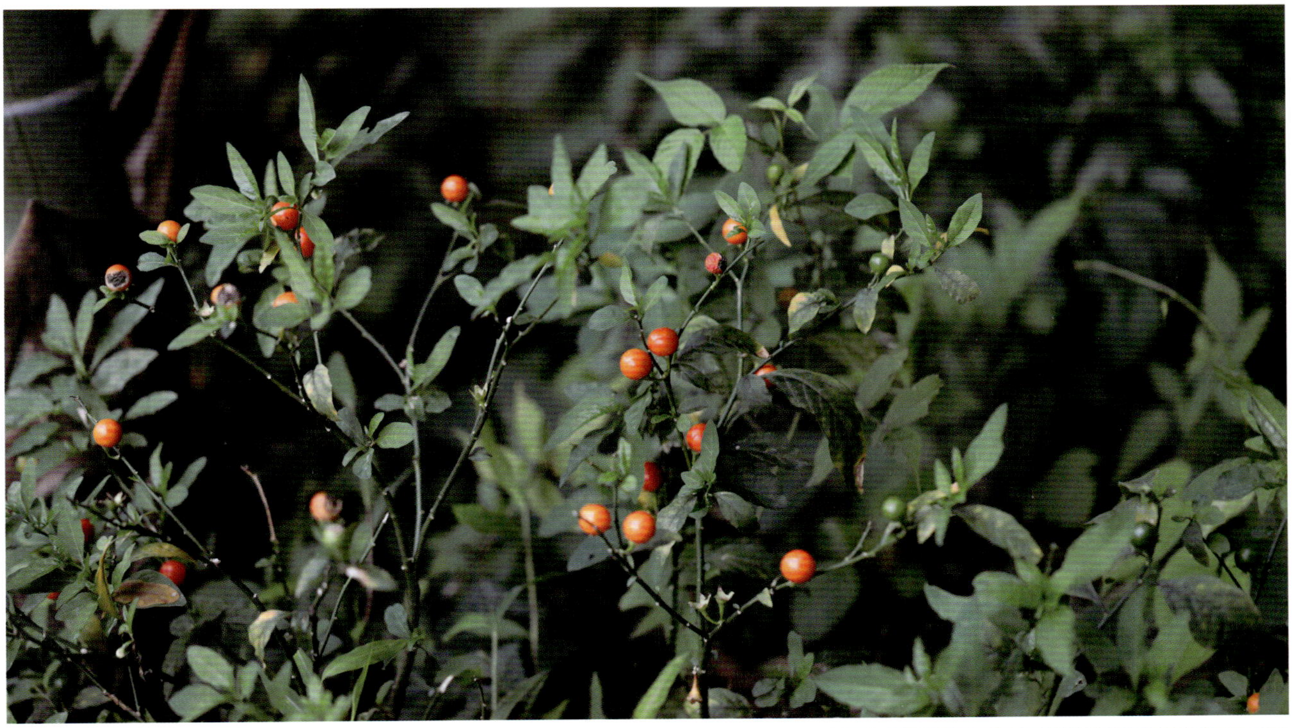

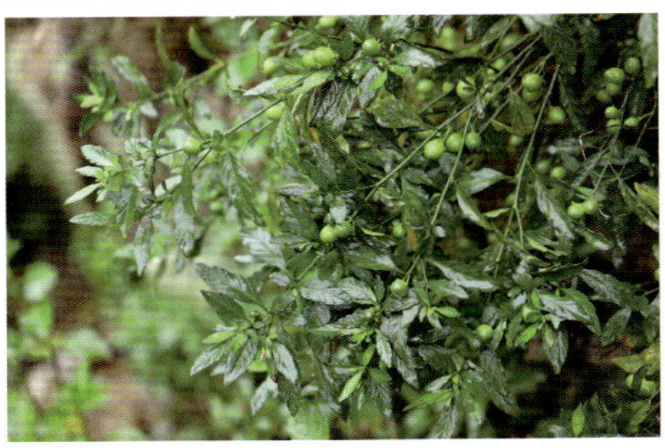

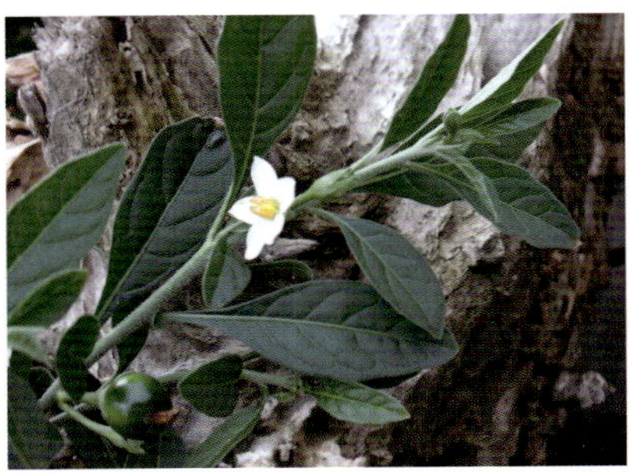

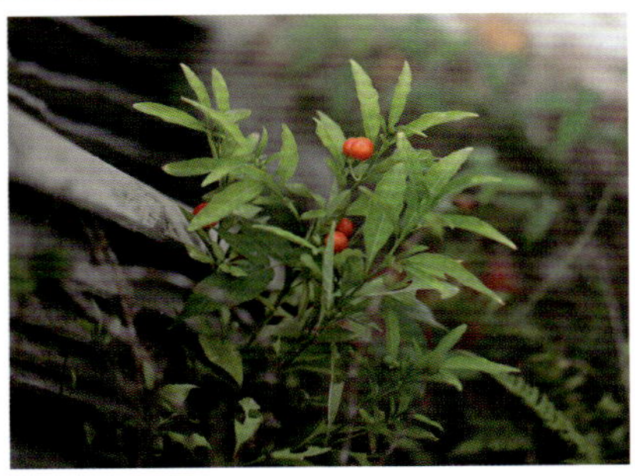

461. 龙　珠 *Tubocapsicum anomalum* (Franch. et Sav.) Makino

分类位置 茄科 Solanaceae 龙珠属 *Tubocapsicum* (Wettst.) Makino。

别　　名 灯笼珠草，野靛青。

形态特征 全体无毛，高达 1.5m。茎下部直径达 1.5cm，二歧分枝开展，枝梢之字状折曲。叶薄纸质，卵形、椭圆形或卵状披针形，顶端渐尖，基部歪斜楔形，下延到长 0.8 ~ 3cm 的叶柄，侧脉 5 ~ 8 对。花（1 ~ ）2 ~ 6 朵簇生，俯垂，花梗细弱，顶端增大；花萼果时稍增大而宿存；花冠直径 6 ~ 8mm，裂片卵状三角形，顶端尖锐，向外反曲，有短缘毛；雄蕊稍伸出花冠；子房直径 2mm，花柱近等长于雄蕊。浆果直径 8 ~ 12mm，熟后红色。种子淡黄色。花果期 8 ~ 10 月。

资源现状 多生于海拔 800m 以下山坡路旁、林下沟谷底或岩缝间，全市各地较常见。资源量一般，民间少见药用，具有较好的观赏价值。

功效应用 根、全草：苦，寒；清热解毒，利小便；用于小便淋痛，痢疾，疔疮等。

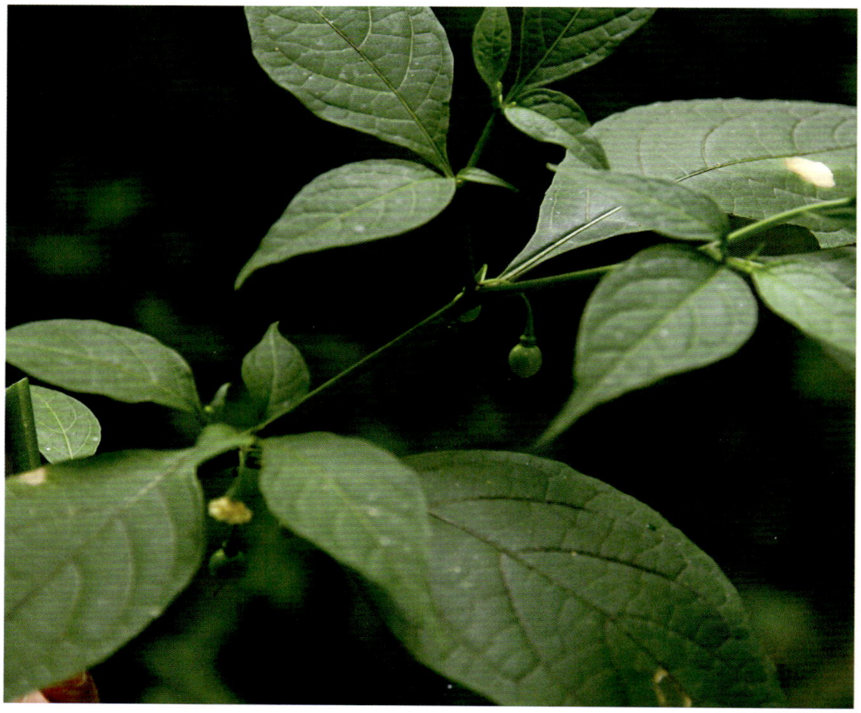

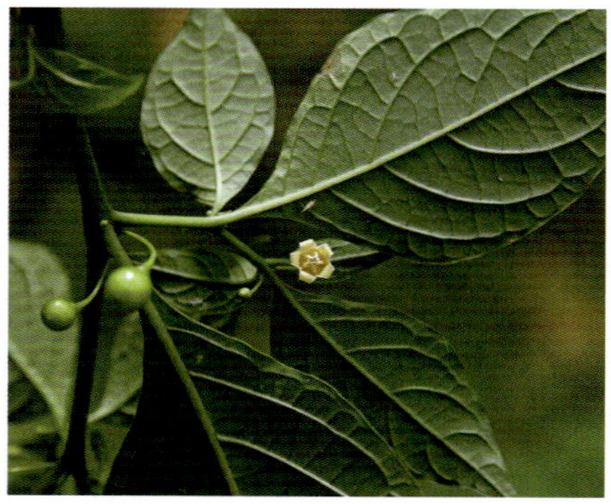

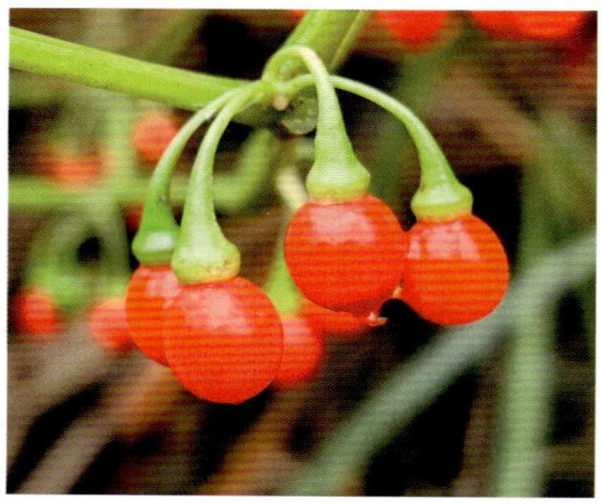

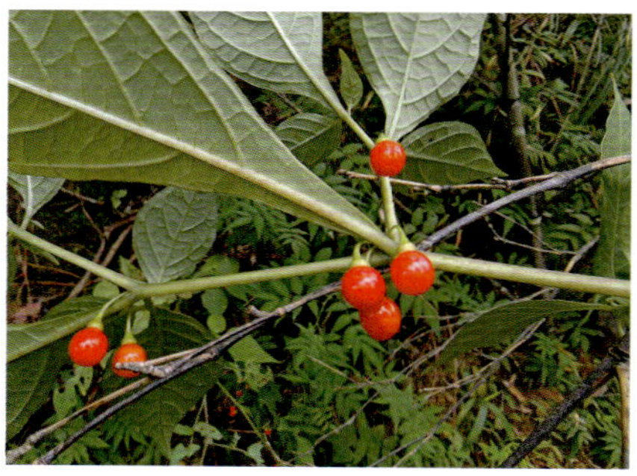

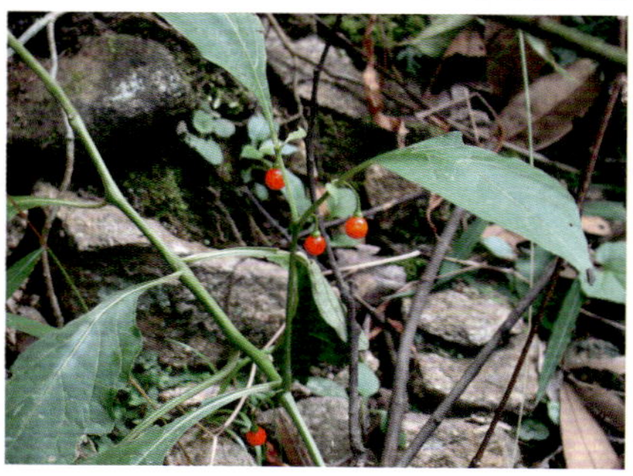

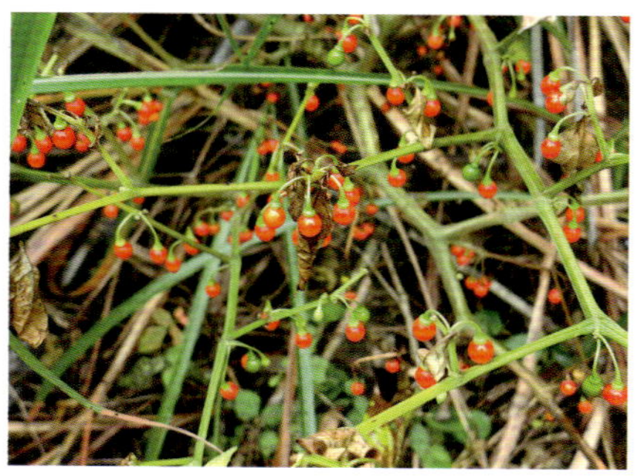

462. 清香藤 *Jasminum lanceolaria* Roxb.

分类位置 木犀科 Oleaceae 素馨属 *Jasminum* L.。

别　　名 北清香藤，破骨风，光清香藤。

形态特征 大型攀缘灌木。全株秃净，长可达 10cm，径可达 5cm。叶对生或近对生，三出复叶，叶柄具沟，小叶革质，叶片卵形至披针形，先端钝至或尾尖，基部圆形或楔形，上面光亮背有小斑点。复聚伞花序常排列呈圆锥状，顶生或腋生，三歧状，分枝极多，有花多朵，密集，花白色，芳香，高脚碟状，花柱异长；花萼筒状，有不明显的小齿 5 枚；冠片矩圆形或卵状矩圆形，果时增大，花冠白色。浆果球形或椭圆形，黑色，干时呈橘黄色。花期 4～7 月，果期 8～12 月。

资源现状 生于林缘或灌丛中，全市各地较常见。资源较丰富，民间少量以藤茎用于祛风湿等。

功效应用 根、茎：苦，温；祛风除湿，活血止痛；用于风湿腰腿痛，跌扑损伤，腰痛等。

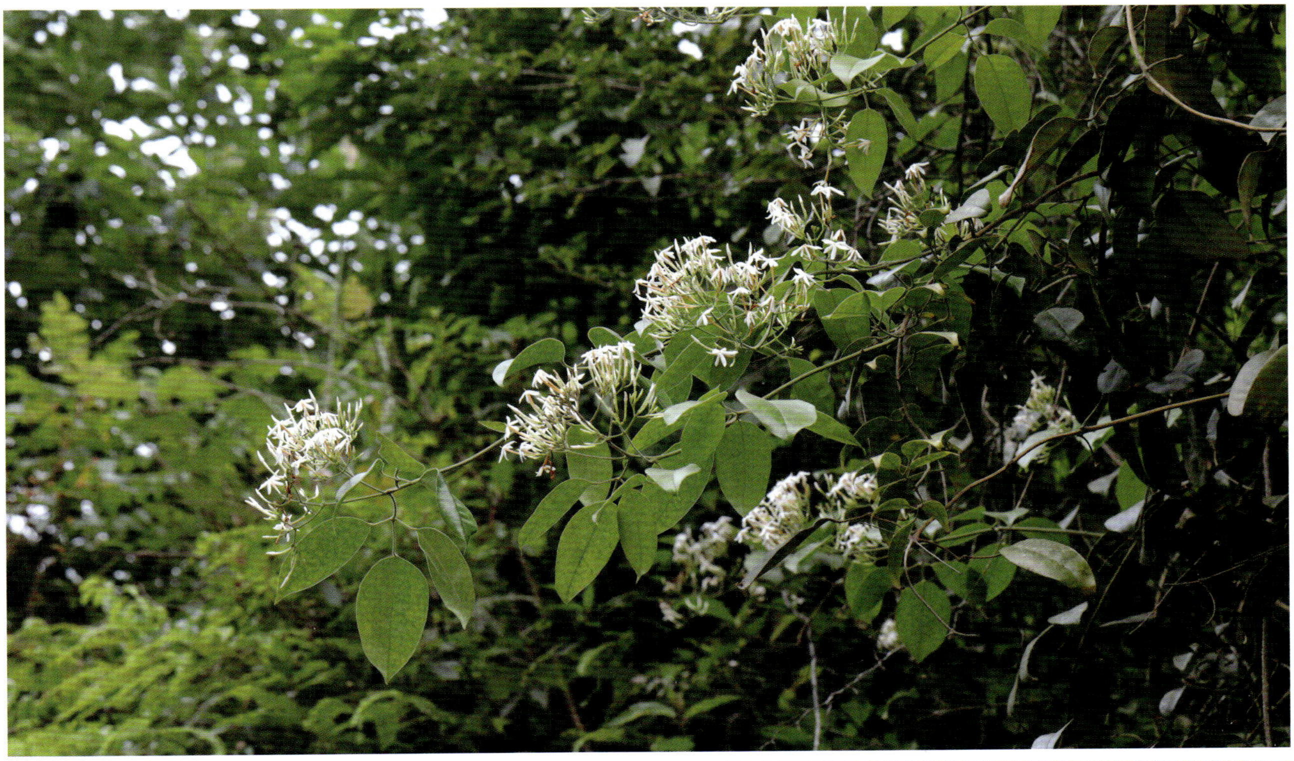

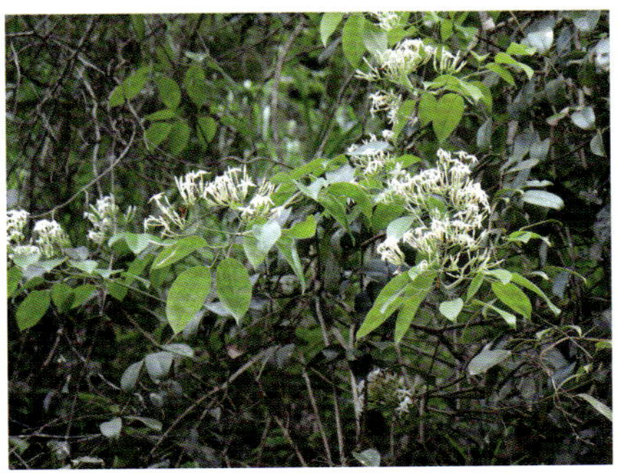

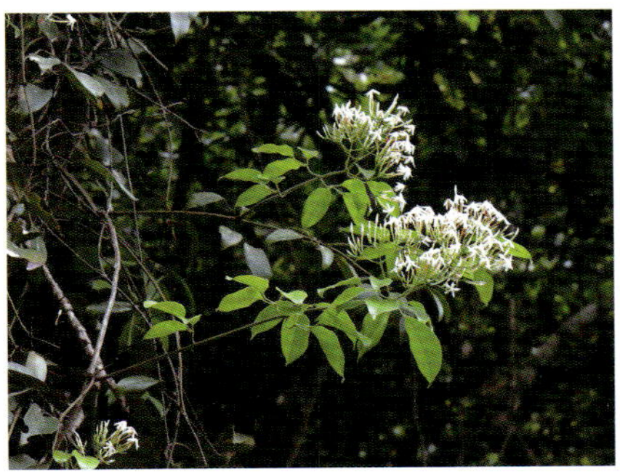

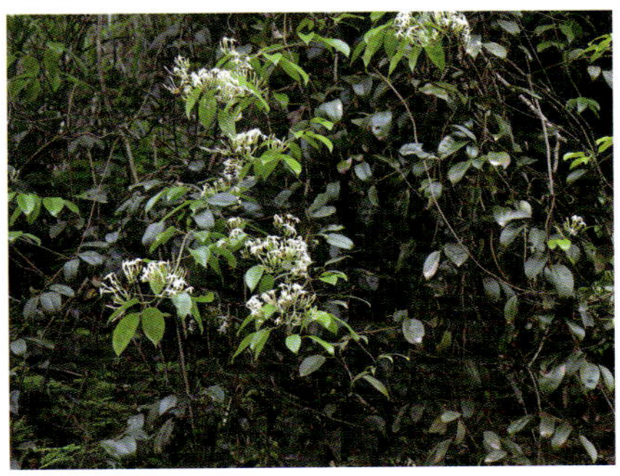

463. 女　贞 *Ligustrum lucidum* Ait.

分类位置 木犀科 Oleaceae 女贞属 *Ligustrum* L.。

别　　名 青蜡树，大叶蜡树，白蜡树，蜡树。

形态特征 常绿小乔木。枝黄褐色、灰色或紫红色，疏生圆形或长圆形皮孔。叶革质，卵形、长卵形或椭圆形至宽椭圆形，先端锐尖至渐尖或钝，基部圆形或近圆形，叶缘平坦，上面光亮，两面无毛，中脉在上面凹入，下面凸起。圆锥花序顶生，花序轴及分枝轴无毛，紫色或黄棕色，果时具棱；花序基部苞片常与叶同型，小苞片披针形或线形，凋落；花无梗或近无梗，花萼无毛，齿不明显或近截形；花冠长 4 ~ 5mm，花冠管长 1.5 ~ 3mm，裂片反折；花药长圆形；柱头棒状。果肾形或近肾形，深蓝黑色，成熟时呈红黑色，被白粉。花期 5 ~ 7 月，果期 7 月至翌年 5 月。

资源现状 全市各地常见作为行道树栽植。资源较丰富，民间少量采收成熟的果实用于滋补肝肾。

功效应用 茎皮：微苦，凉；清热解毒；用于咳嗽，烧烫伤等。叶：微苦，凉；清热解毒；用于口腔炎症，风火赤眼等。**果实（女贞子）**：甘、苦，凉；滋补肝肾，明目乌发；用于肝肾阴虚，眩晕耳鸣，腰膝酸软，须发早白，目暗不明，内热消渴，骨蒸潮热。

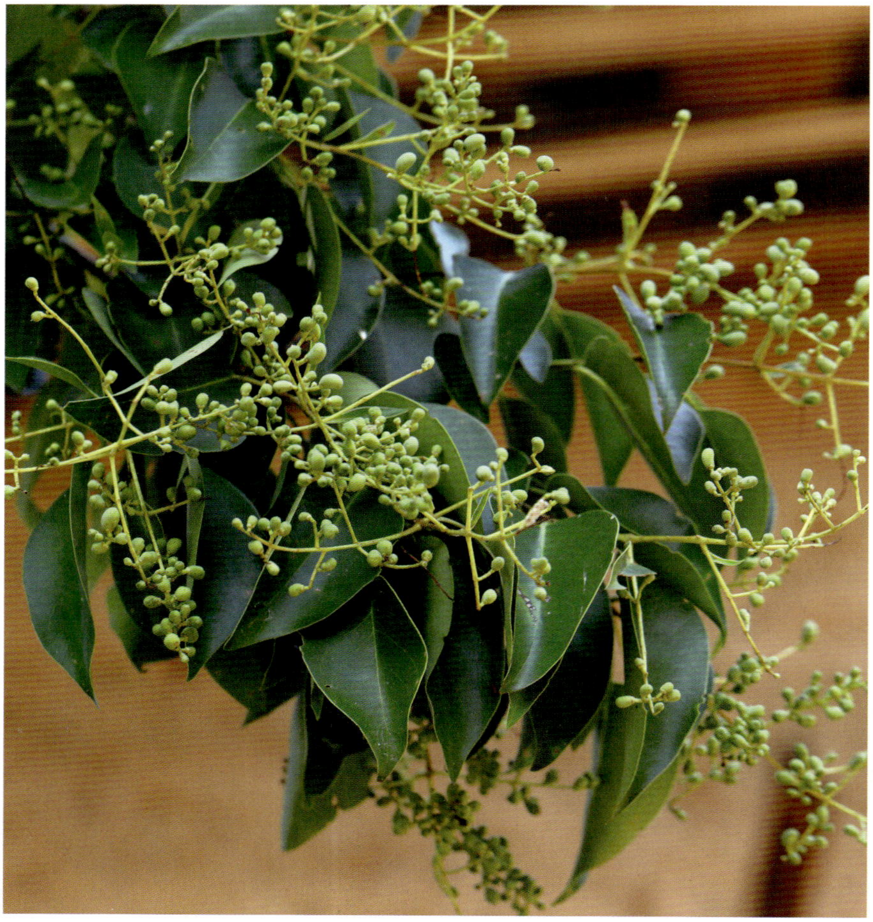

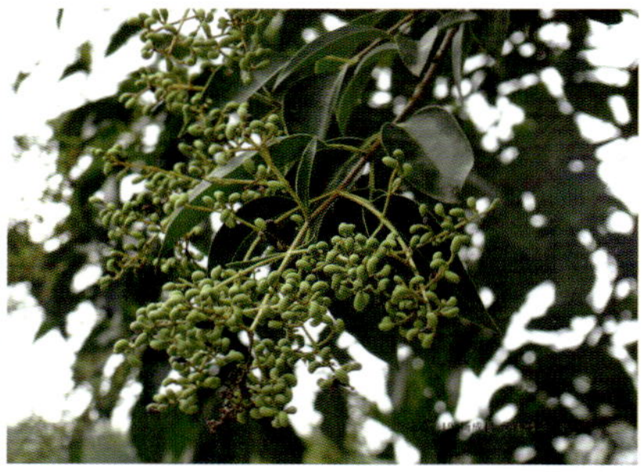

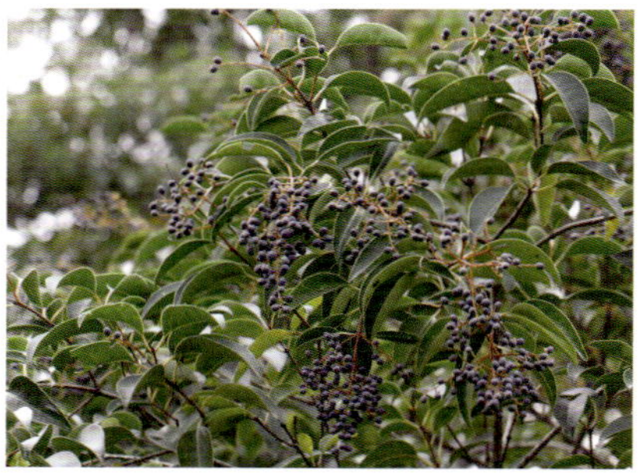

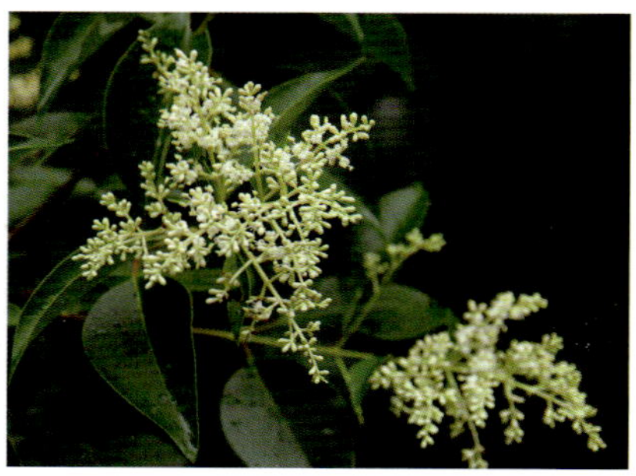

464. 旋蒴苣苔 *Dorcoceras hygrometricum* Bunge

分类位置 苦苣苔科 Gesneriaceae 旋蒴苣苔属 *Dorcoceras* Bunge。

别　　名 牛耳草，猫耳朵，八宝茶，散瘀草。

形态特征 多年生草本。叶全部基生，莲座状，无柄，近圆形，圆卵形，卵形；聚伞花序伞状，2 ~ 5 条，每花序具 2 ~ 5 花；苞片 2，极小或不明显；花梗被短柔毛。花萼钟状，5 裂至近基部，裂片稍不等。花冠淡蓝紫色，外面近无毛。雄蕊 2，花丝扁平，无毛，着生于距花冠基部 3mm 处，花药卵圆形，顶端连着，药室 2，顶端汇合。退化雄蕊 3，极小。雌蕊不伸出花冠外，子房卵状长圆形，被短柔毛，花柱无毛，柱头 1，头状。蒴果长圆形；外面被短柔毛，螺旋状卷曲。种子卵圆形。花期 7 ~ 8 月，果期 9 月。

资源现状 生于海拔 200 ~ 1320m 的岩石壁上阴湿处，全市各地零星分布。资源量一般，民间少见药用，具有较好的观赏价值。

功效应用 全草（牛耳草）：苦、涩，平；散瘀，止血；用于中耳炎，跌打损伤，创伤出血，痈等。

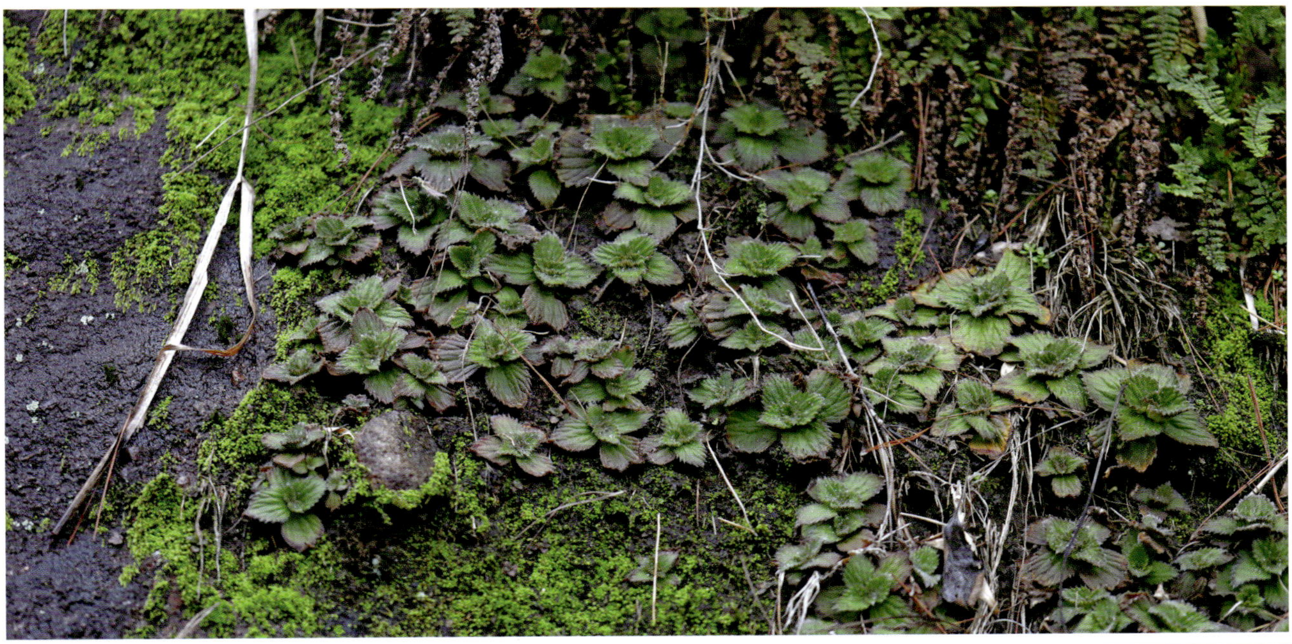

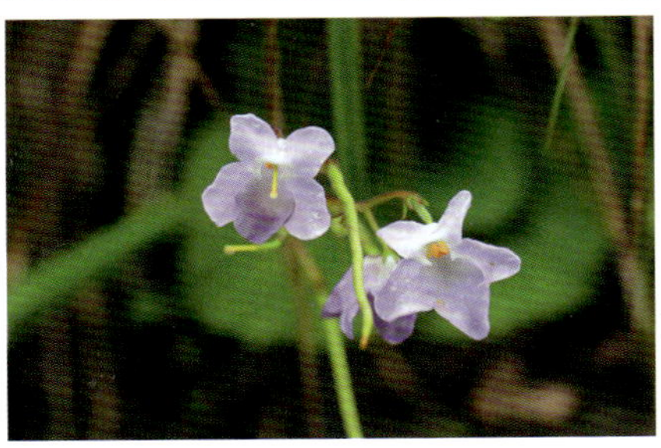

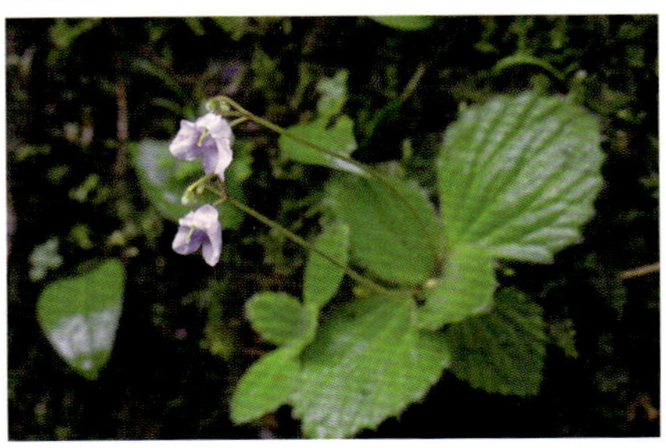

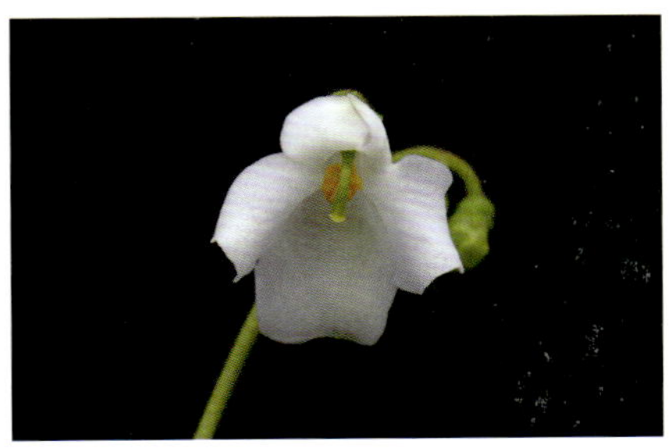

465. 苦苣苔 *Conandron ramondioides* Sieb. et Zucc.

分类位置 苦苣苔科 Gesneriaceae 苦苣苔属 *Conandron* Siebold et Zucc.。

别　　名 水鳖草，一张白，红拐芥菜。

形态特征 多年生草本。根状茎的芽密被黄褐色长柔毛。叶 1～2（～3），有长或短柄；叶片草质或薄纸质，椭圆形或椭圆状卵形，边缘有齿，两面无毛，偶尔下面沿脉有疏柔毛，侧脉每侧 8～11 条。叶柄扁，除下部外两侧有翅，翅边缘有小齿。聚伞花序 1 条，二至三回分枝，分枝及花梗被疏柔毛或近无毛；花序梗被疏柔毛或近无毛，有时有 2 条狭纵翅；苞片对生，线形。花萼 5 全裂。花冠紫色，无毛，裂片 5。雄蕊 5，无毛。子房与花柱散生小腺体，柱头小。蒴果狭卵球形或长椭圆球形，花柱宿存。种子淡褐色，纺锤形。花期 6 月。

资源现状 生于海拔 580～1000m 的密林下或水沟边岩石上，分布于星村、洋庄等地。资源量较少，民间少用，具有较好的观赏价值。

功效应用 全草：苦，寒；清热解毒，消肿止痛；用于疔疮，痈肿，毒蛇咬伤，跌打损伤等。

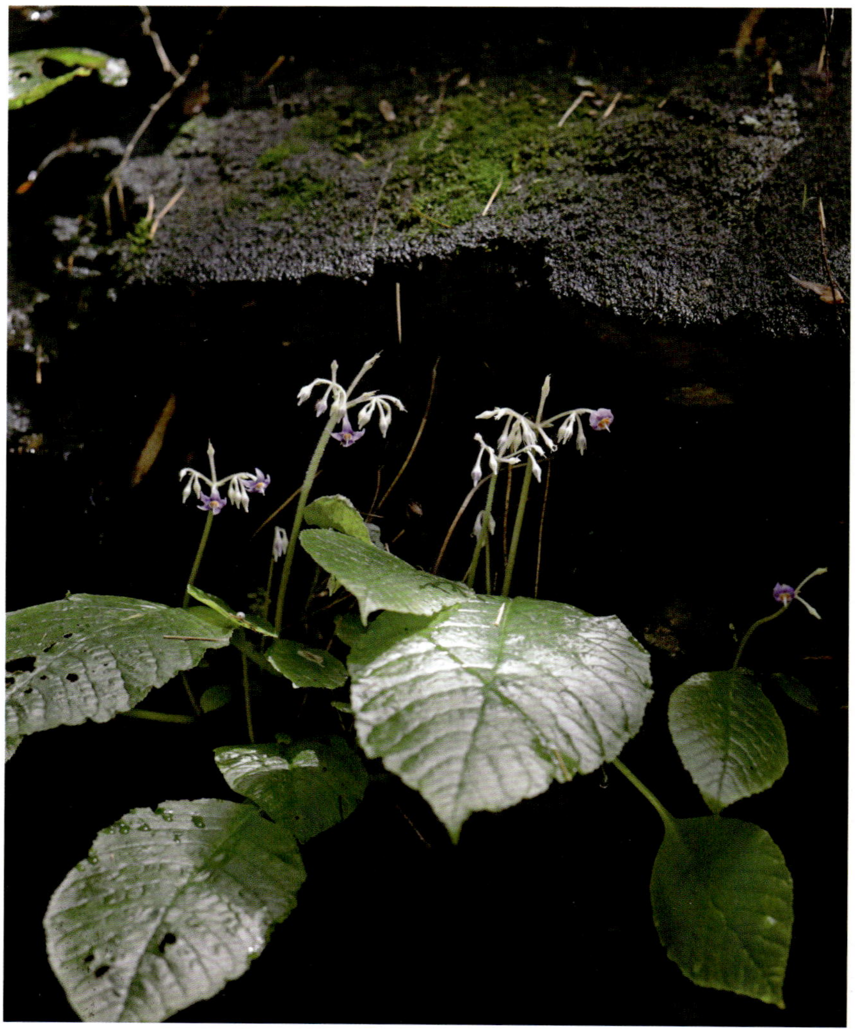

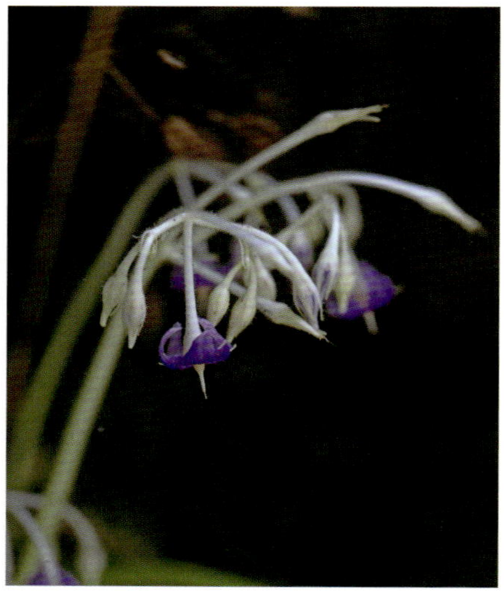

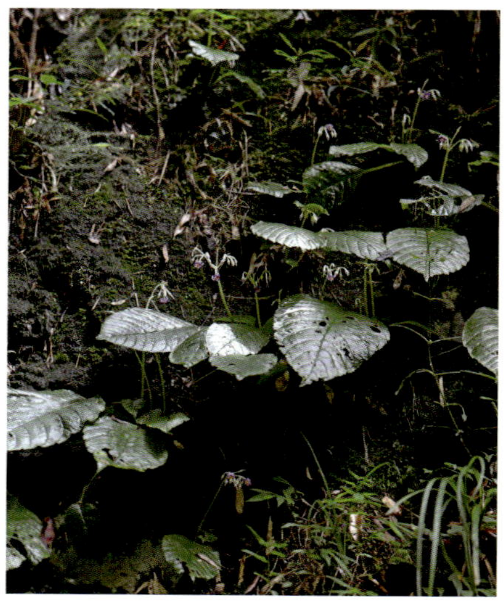

466. 半蒴苣苔　*Hemiboea subcapitata* C. B. Clarke

分类位置　苦苣苔科 Gesneriaceae 半蒴苣苔属 *Hemiboea* C. B. Clarke。

别　　名　降龙草，岩莴苣，麻脚杆，大蚂拐菜。

形态特征　多年生草本。茎上升，具 4 ~ 8 节，不分枝，肉质，散生紫斑。叶对生；叶片椭圆形或倒卵状椭圆形，顶端急尖或渐尖，全缘或有波状浅钝齿，稍肉质；基部下延，长 4 ~ 22cm，宽 2 ~ 11cm；叶柄具翅。聚伞花序假顶生或腋生，具 3 ~ 10 余花；总苞球形，顶端具尖头，淡绿色，开放后呈船形。花冠白色，具紫色斑点；花丝狭线形，花药顶端连着：退化雄蕊 3，顶端小头状，连着或分离。花盘环状。雌蕊无毛，柱头钝，略宽于花柱。蒴果线状披针形，多少弯曲，无毛。花期 8 ~ 10 月，果期 9 ~ 11 月。

资源现状　生于海拔 350m 以上的林下、山谷水边阴湿处，全市各地常见。资源丰富，民间少见药用，具有较好的观赏价值。

功效应用　全草：甘，寒；清暑热，利湿，解毒；用于中暑，麻疹，咽喉痛，黄疸，烧烫伤等。

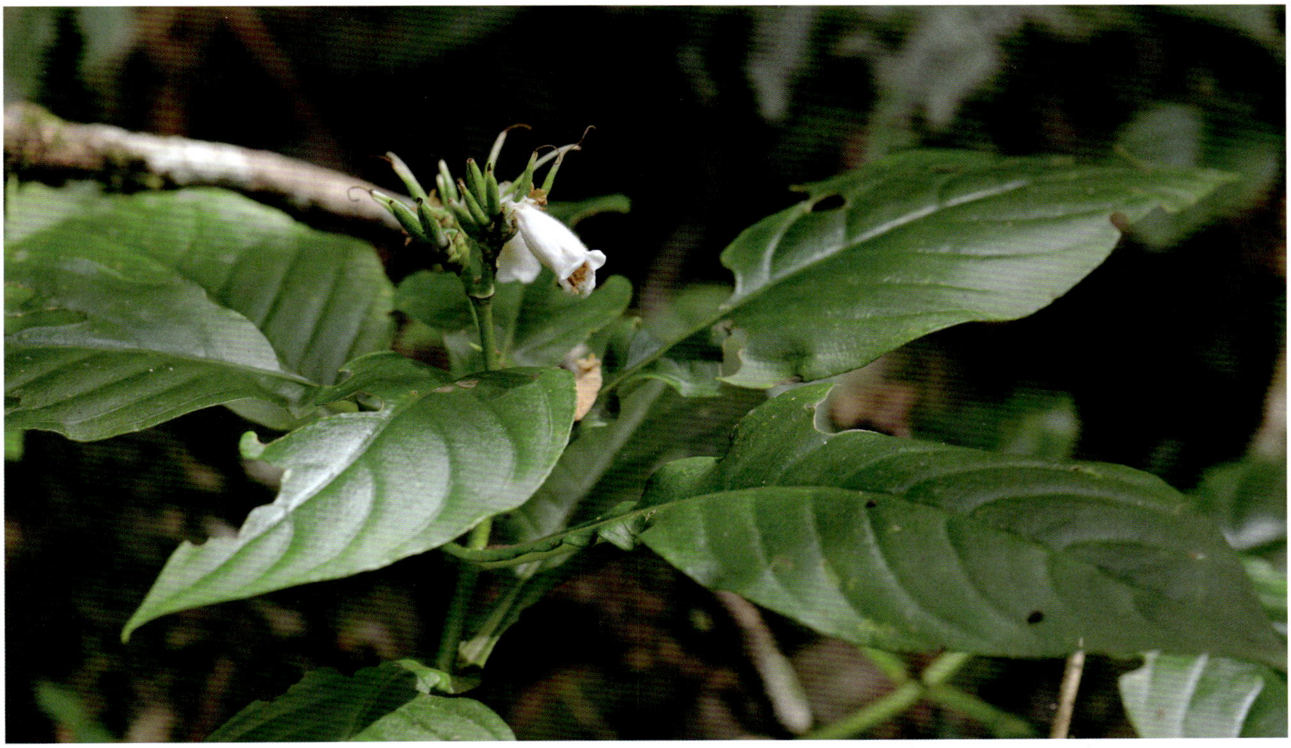

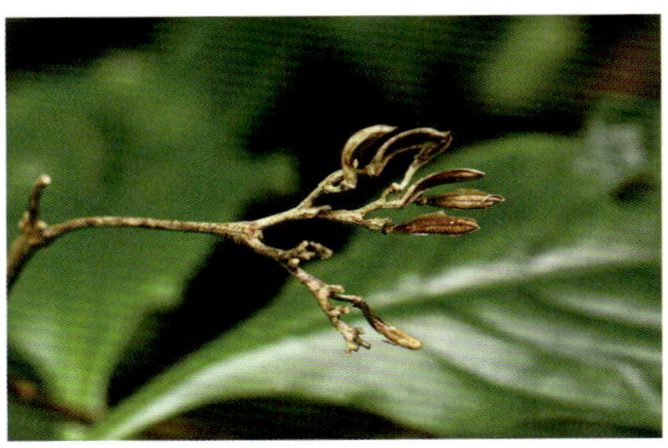

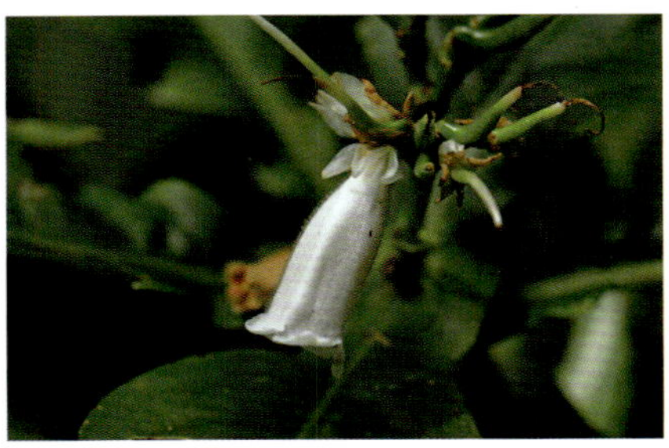

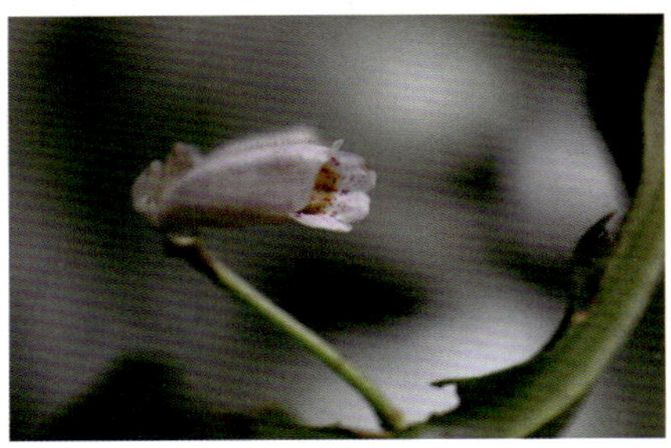

467. 吊石苣苔 *Lysionotus pauciflorus* Maxim.

分类位置 苦苣苔科 Gesneriaceae 吊石苣苔属 *Lysionotus* D. Don。

别　　名 石三七，石豇豆，岩杨梅，石吊兰。

形态特征 小灌木。茎长 7 ~ 30cm，无毛或上部疏被短毛。叶 3 枚轮生，有时对生或多枚轮生，具短柄或近无柄；叶片革质，形状变化大；叶柄常被短伏毛。花序有 1 ~ 2（~ 5）花；苞片披针状线形，疏被短毛或近无毛；花萼 5 裂达或近基部，裂片狭三角形或线状三角形。花冠白色带淡紫色条纹或淡紫色，无毛；筒细漏斗状。雄蕊无毛，花丝着生于距花冠基部 13 ~ 15mm 处；退化雄蕊 3，无毛。花盘杯状，有尖齿。雌蕊无毛。蒴果线形，无毛。种子纺锤形，毛长 1.2 ~ 1.5mm。花期 7 ~ 10 月。

资源现状 生于海拔 300m 以上密林中，附生于树干上或岩石上，分布于岚谷、上梅、五夫、吴屯、星村、洋庄等地。资源较丰富，民间常以全株用于跌扑损伤或肺结核等，具有较好的观赏价值。

功效应用 **地上部分（石吊兰）**：苦，温；化痰止咳，软坚散结；用于咳嗽痰多，瘰疬痰核。

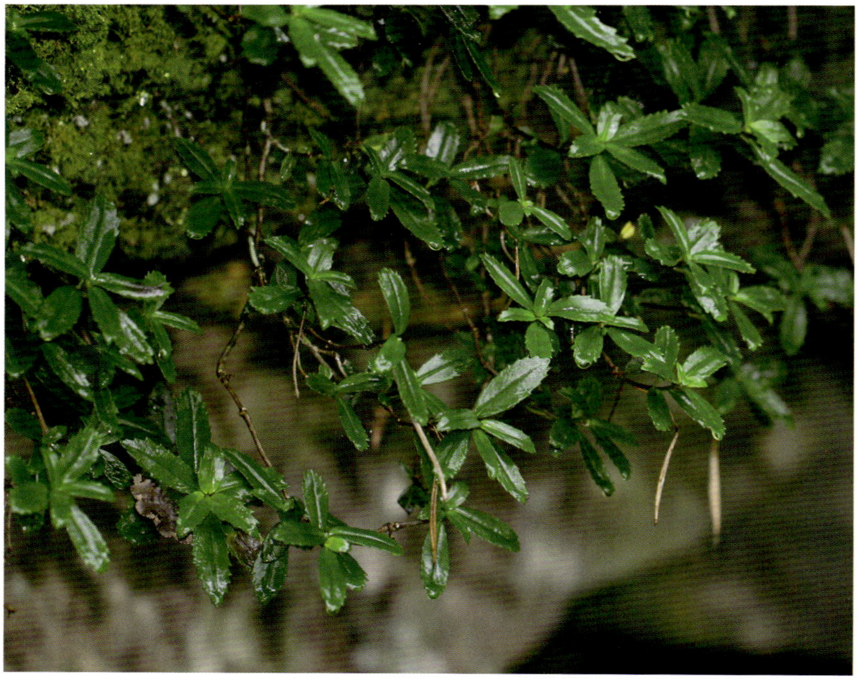

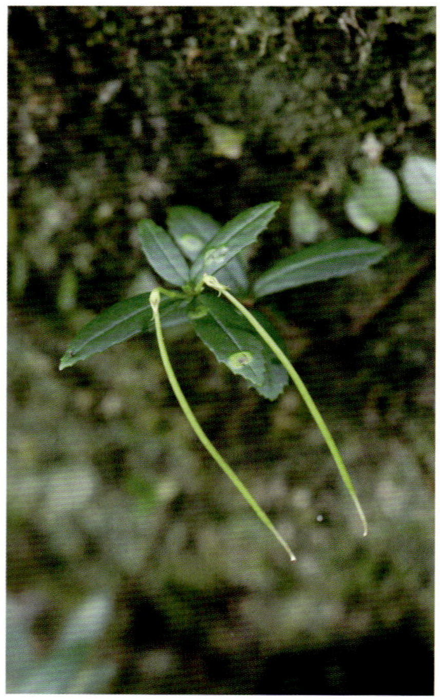

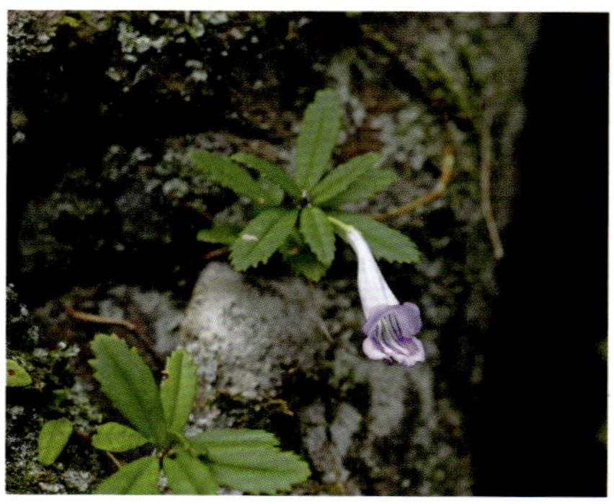

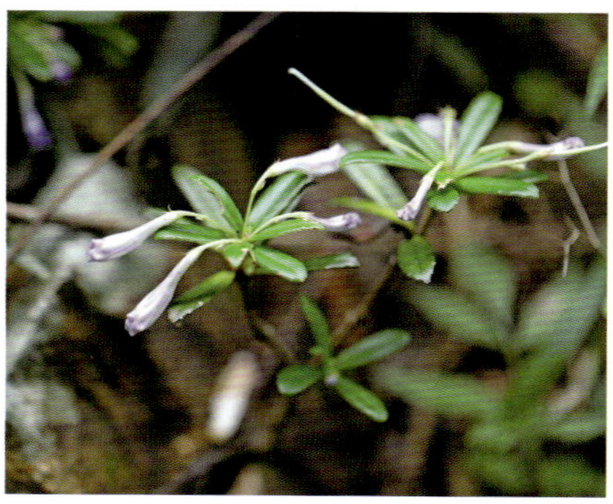

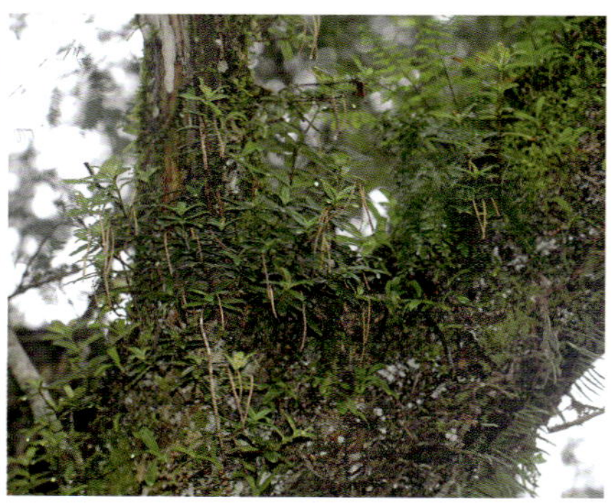

468. 长瓣马铃苣苔 *Oreocharis auricula* (S. Moore) Clarke

分类位置 苦苣苔科 Gesneriaceae 马铃苣苔属 *Oreocharis* Benth.。

别　　名 绢毛马铃苣苔，绒毛马铃苣苔。

形态特征 多年生草本。叶全部基生，具柄；叶片长圆状椭圆形，基部圆形或稍心形，或近楔形，边缘具钝齿至近全缘；叶柄、花序、苞片、花梗密被褐色绢状绵毛。聚伞花序 2 次分枝，2～5 条，每花序具 4～11 花；苞片 2，长圆状披针形；花萼 5 裂至近基部，裂片相等，长圆状披针形。花冠细筒状，蓝紫色；筒与檐部等长或稍长，喉部缢缩。雄蕊分生，花丝无毛，花药宽长圆形；花盘环状。雌蕊无毛，子房线状长圆形，花柱短于子房，柱头 1，盘状。蒴果。花期 6～7 月，果期 8 月。

资源现状 生于海拔 400～1600m 的林下岩石上，分布于岚谷、五夫、吴屯、星村、洋庄等地。资源较丰富，民间少见药用，具有较好的观赏价值。

功效应用 全草：淡，平；清热解毒，凉血止血；用于跌打损伤，痈疽肿痛，各种出血等。

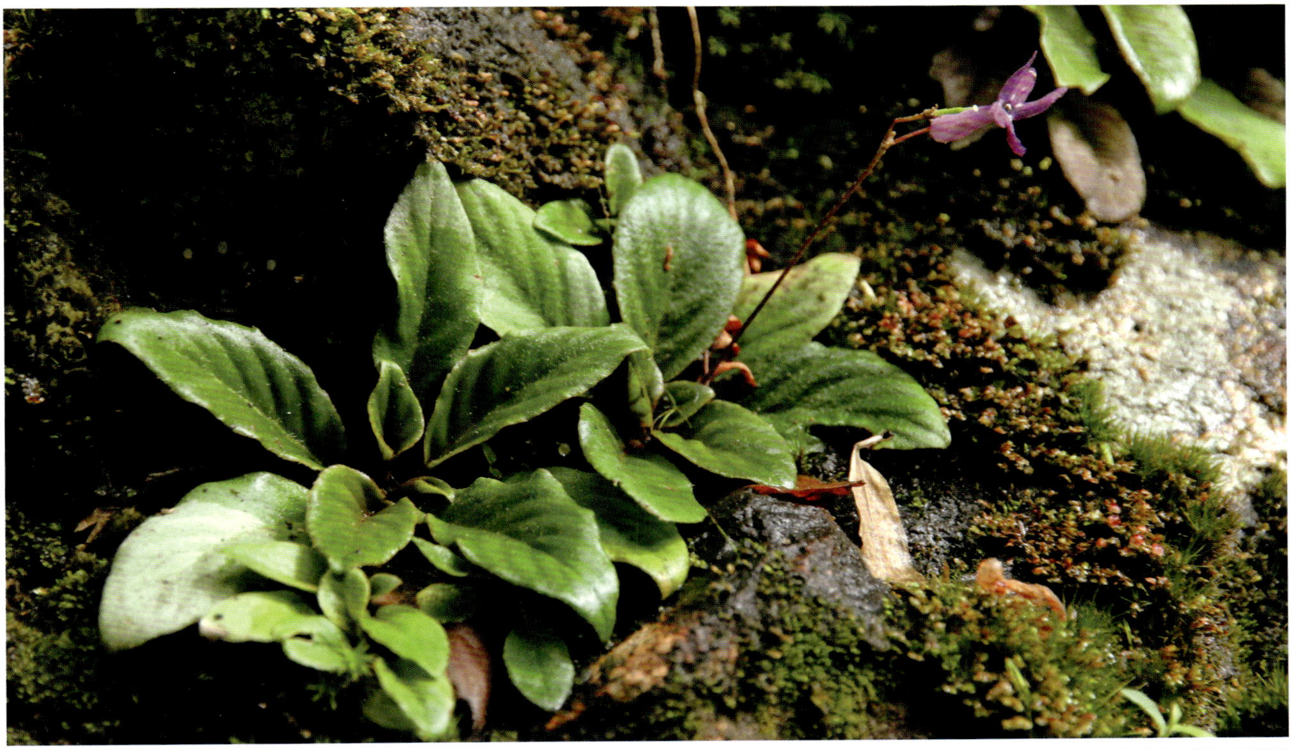

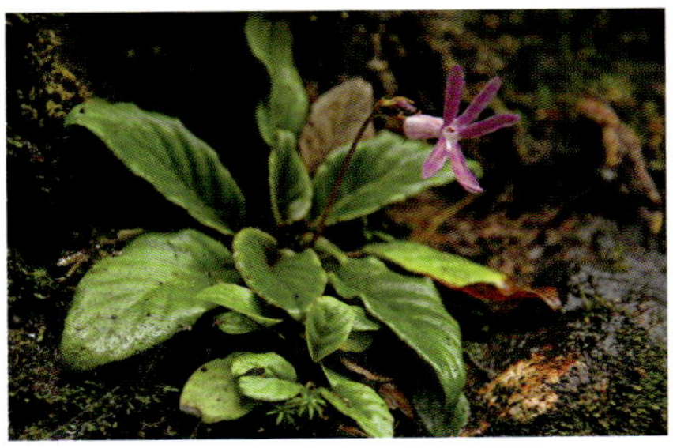

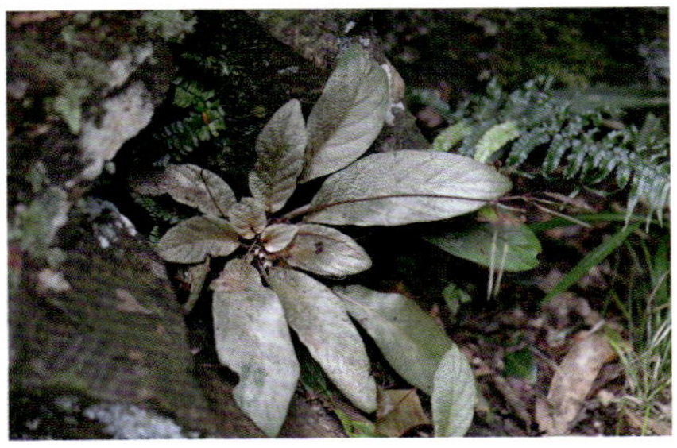

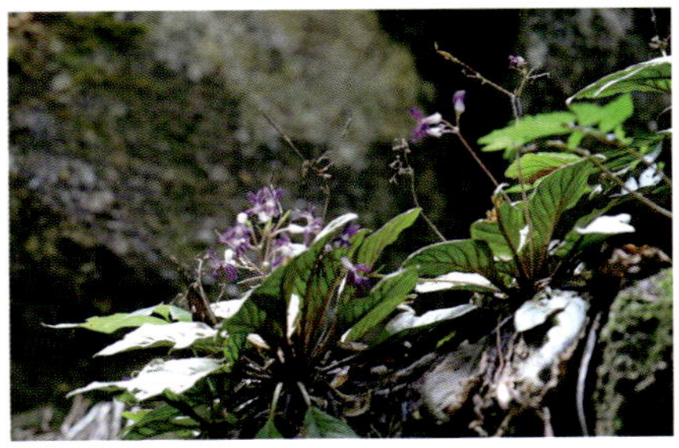

469. 大花石上莲 *Oreocharis maximowiczii* C. B. Clarke

分类位置 苦苣苔科 Gesneriaceae 马铃苣苔属 *Oreocharis* Benth.。

别　　名 岩芥菜。

形态特征 多年生无茎草本。根状茎短而粗。叶全部基生，有柄；叶片狭椭圆形，边缘具不规则的细锯齿。聚伞花序 2 次分枝，2 ~ 6 条，每花序具（1 ~）5 ~ 10 余花；花序梗长 10 ~ 20cm，与花梗被绢状绵毛和腺状短柔毛；苞片 2，长圆形。花萼 5 裂至近基部，花冠钟状粗筒形，粉红色、淡紫色；筒长为檐部的 3 倍，喉部不缢缩；檐部稍二唇形。雄蕊分生，无毛，花药宽长圆形，药室 2，平行，顶端不汇合。花盘环状，全缘。雌蕊无毛，略伸出花冠外，子房线形，花柱柱头 1，盘状。蒴果倒披针形，无毛。花期 4 月。

资源现状 生于海拔 210 ~ 800m 的林下阴湿处岩壁上，全市各地常见。资源较丰富，民间有见以全草用于肺热咳嗽等，具有较好的观赏价值。

功效应用 全草：甘，平；清肺止咳，祛瘀止血；用于咳嗽，咯血，头晕，头痛，水肿，淋巴管炎，闭经，崩漏，带下，乳腺炎，跌打损伤等。

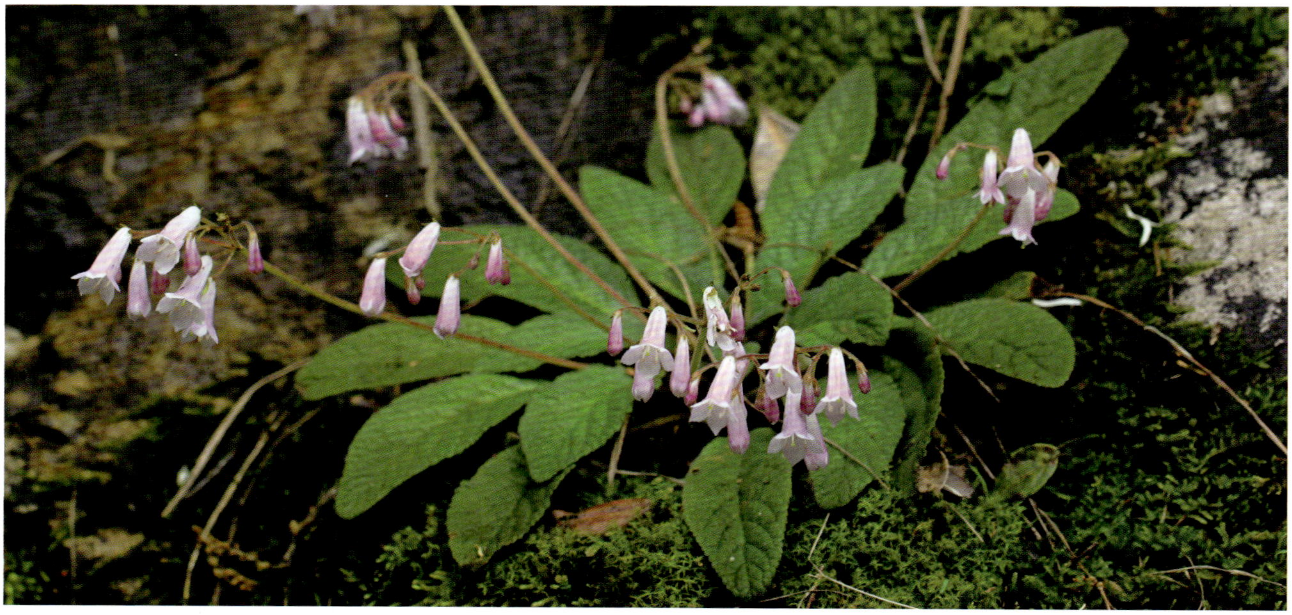

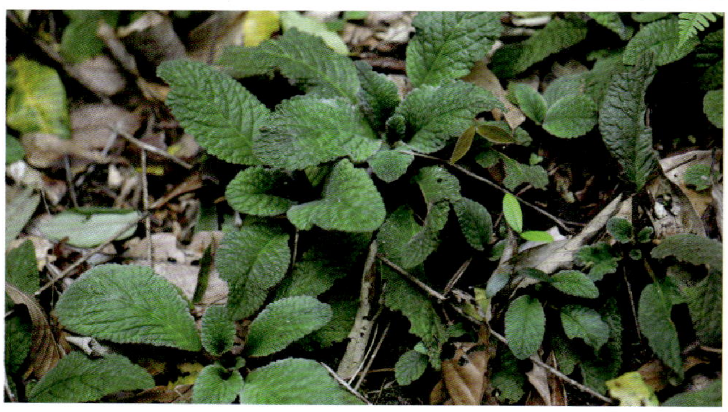

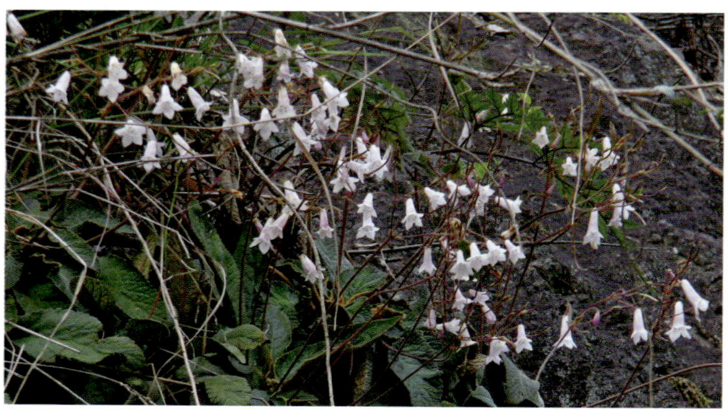

470. 鞭打绣球　*Hemiphragma heterophyllum* Wall.

分类位置　车前科 Plantaginaceae 鞭打绣球属 *Hemiphragma* Wall.。

别　　名　羊膜草，假酸浆。

形态特征　多年生铺散匍匐草本，全体被短柔毛。茎纤细，多分枝，节上生根，茎皮薄。叶 2 型；主茎上的叶对生，叶柄短，叶片圆形，心形至肾形，叶脉不明显；分枝上的叶簇生，稠密，针形。花单生叶腋，近于无梗；花萼裂片 5 近于相等，三角状狭披针形；花冠白色至玫瑰色，辐射对称，花冠裂片 5，圆形至矩圆形，近于相等，有时上有透明小点；雄蕊 4，内藏；柱头钻状或 2 叉裂。果实卵球形，红色，长 5 ~ 6mm，近于肉质，有光泽；种子卵形，长不及 1mm，浅棕黄色，光滑。花期 4 ~ 6 月，果期 6 ~ 8 月。

资源现状　生于海拔 1300m 以上的山脊或草丛中，分布于黄岗山等地。资源量一般，民间少见药用，具有较好的观赏价值。

功效应用　全株：微甘、淡，温；祛风除湿，清热解毒，活血止痛；用于风湿痹痛，经闭腹痛，瘰疬，疮肿湿毒，咽痛，齿龈肿痛，跌打损伤等。

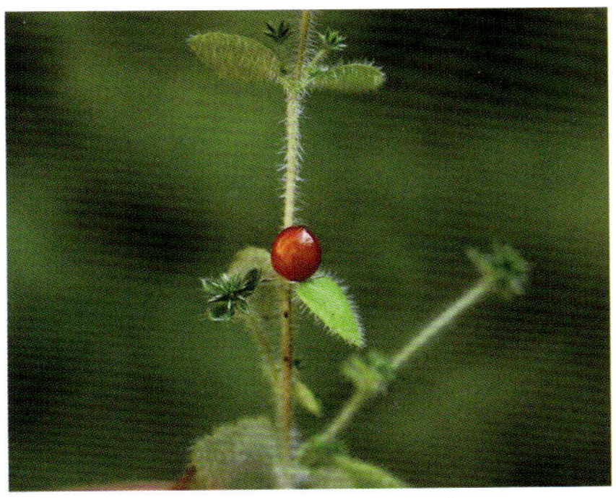
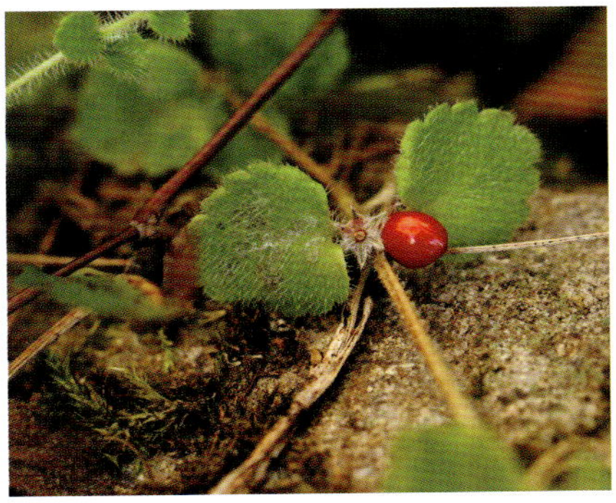
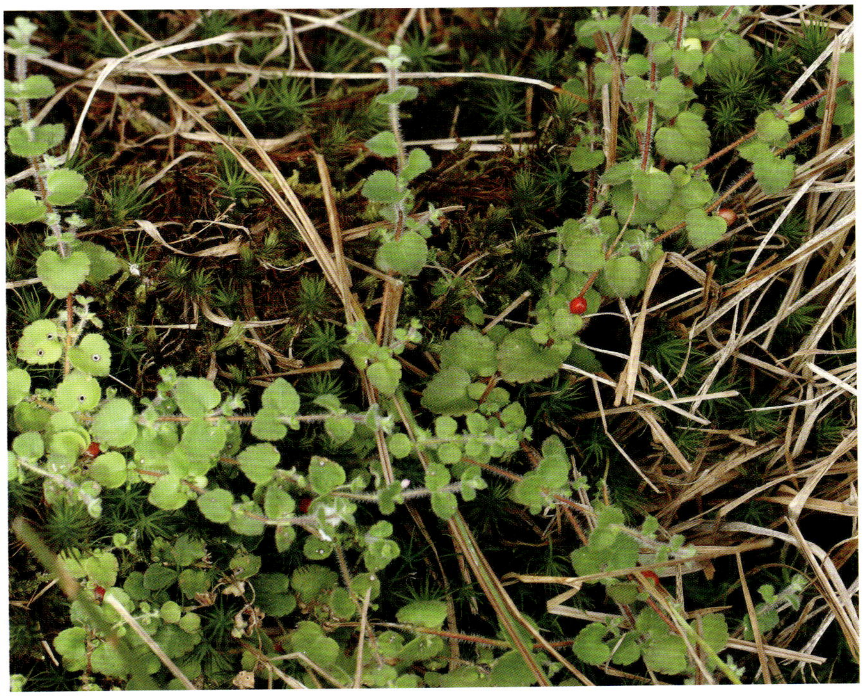
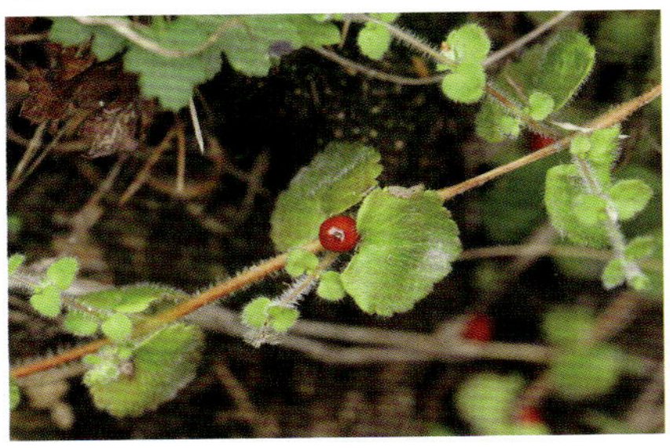
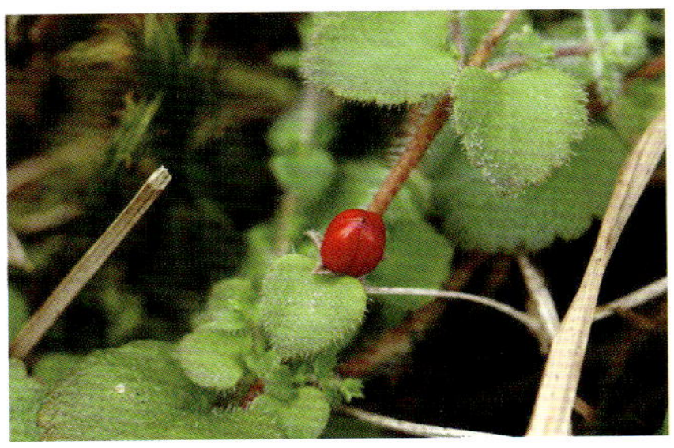
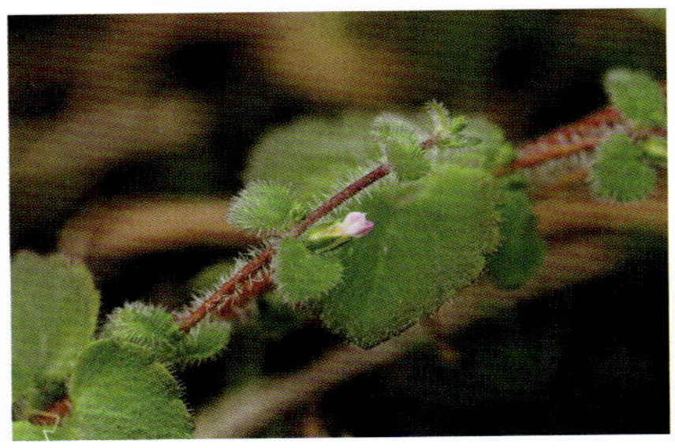

471. 车　前 *Plantago asiatica* L.

分类位置　车前科 Plantaginaceae 车前属 *Plantago* L.。

别　　名　蛤蟆草，饭匙草，蛤蟆衣。

形态特征　二年生或多年生草本。须根多数。根茎短，稍粗。叶基生呈莲座状；叶片纸质；叶柄基部扩大成鞘。花序 3～10 个，直立或弓曲上升；花序梗有纵条纹；穗状花序细圆柱状，下部常间断；苞片狭卵状三角形。花冠白色无毛，冠筒与萼片约等长，裂片狭三角形，具明显的中脉，于花后反折。雄蕊着生于冠筒内面近基部，与花柱明显外伸，花药卵状椭圆形，顶端具宽三角形突起，白色。蒴果纺锤状卵形，于基部上方周裂。种子椭圆形，具角，黑褐色，背腹面微隆起。花期 4～8 月，果期 6～9 月。

资源现状　生于路边、草地、田埂、沟边等，全市各地极常见。资源丰富，民间多以全草用于利尿或解暑等。

功效应用　**全草（车前草）**：甘，寒；清热利尿通淋，祛痰，凉血，解毒；用于热淋涩痛，水肿尿少，暑湿泻痢，痰热咳嗽，吐血衄血，痈肿疮毒。**种子（车前子）**：甘，寒；清热利尿通淋，渗湿止泻，明目，祛痰；用于热淋涩痛，水肿胀满，暑湿泄泻，目赤肿痛，痰热咳嗽。

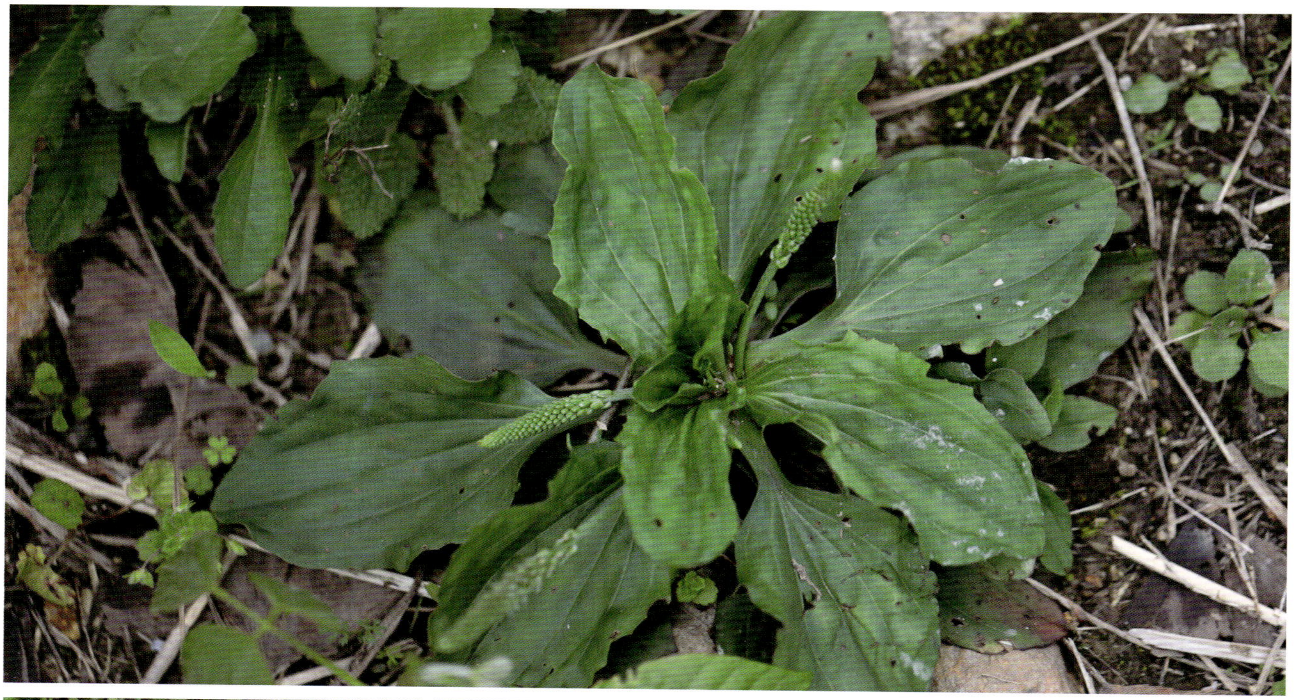

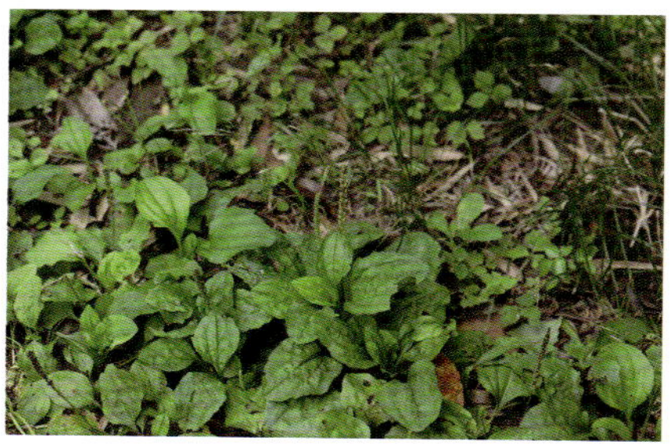

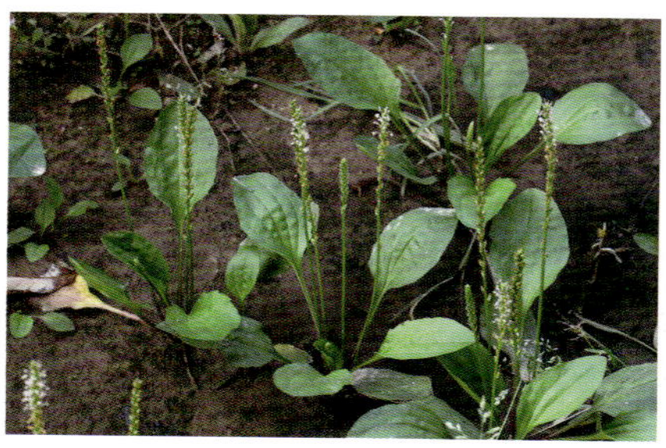

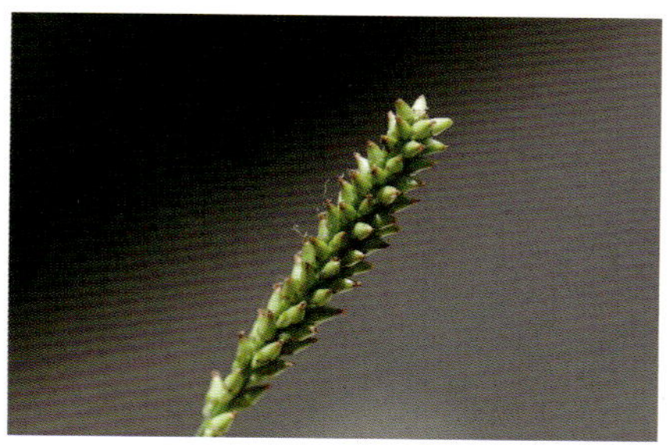

472. 蚊母草　*Veronica peregrina* L.

分类位置　车前科 Plantaginaceae 婆婆纳属 *Veronica* L.。

别　　名　仙桃草，水蓑衣。

形态特征　株高 10 ~ 25cm，通常自基部多分枝，主茎直立，侧枝披散，全体无毛或疏生柔毛。叶无柄，下部的倒披针形，上部的长矩圆形，长 1 ~ 2cm，宽 2 ~ 6mm，全缘或中上端有三角状锯齿。总状花序长，果期达 20cm；苞片与叶同形而略小；花梗极短；花萼裂片长矩圆形至宽条形，长 3 ~ 4mm；花冠白色或浅蓝色，长 2mm，裂片长矩圆形至卵形；雄蕊短于花冠。蒴果倒心形，明显侧扁，长 3 ~ 4mm，宽略过之，常因虫瘿而膨大，边缘生短腺毛，宿存的花柱不超出凹口。种子矩圆形。花期 5 ~ 6 月。

资源现状　生于潮湿荒地及村旁、路边，全市各地常见。资源较丰富，民间常以全草用于跌扑损伤等，是中成药“跳骨片”的主要原料药。

功效应用　带虫瘿的全草（仙桃草）：微辛，平；活血止血，消肿止痛；吐血，咯血，鼻衄，便血，胃痛，骨折，跌扑损伤等。

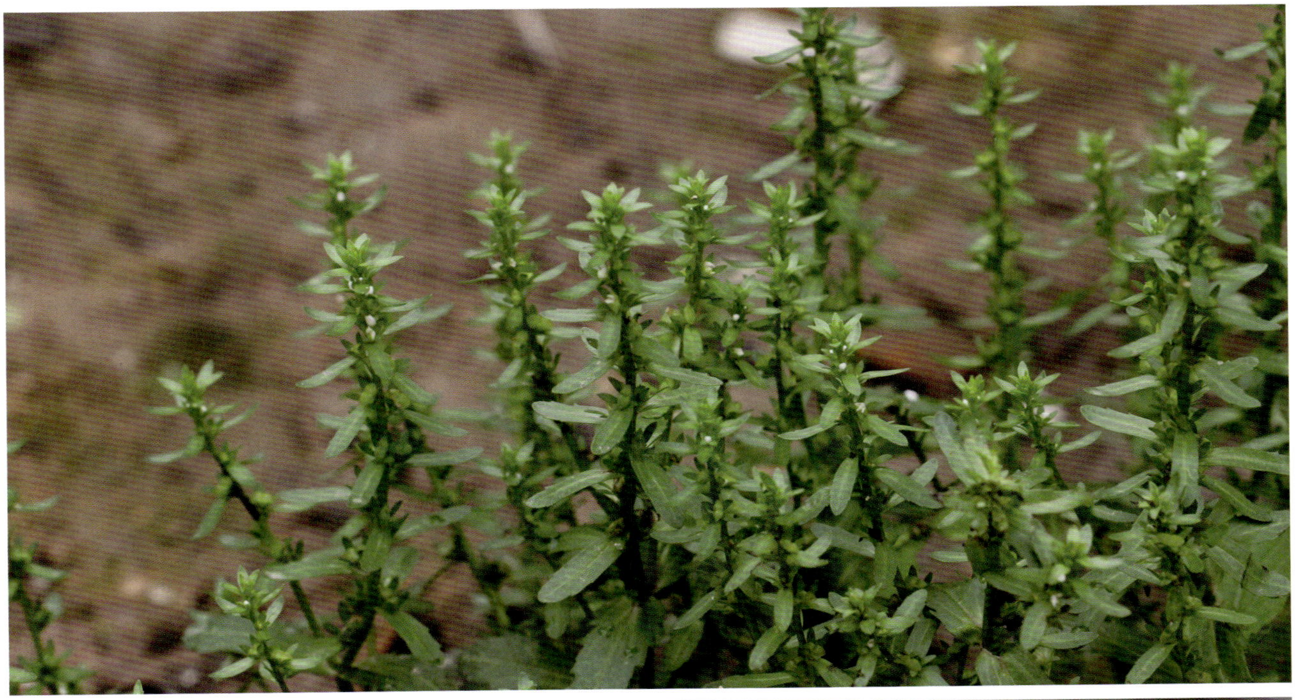

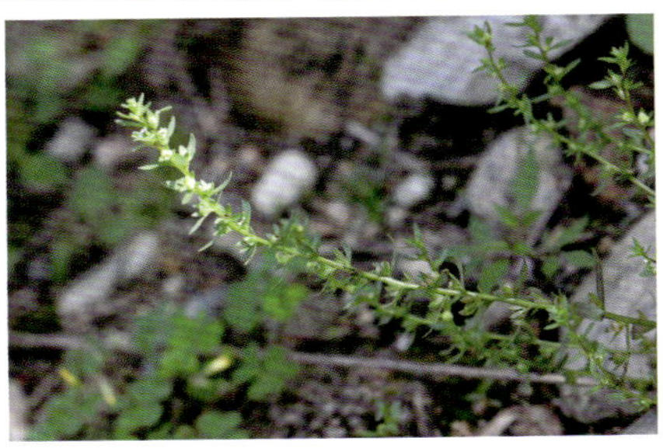

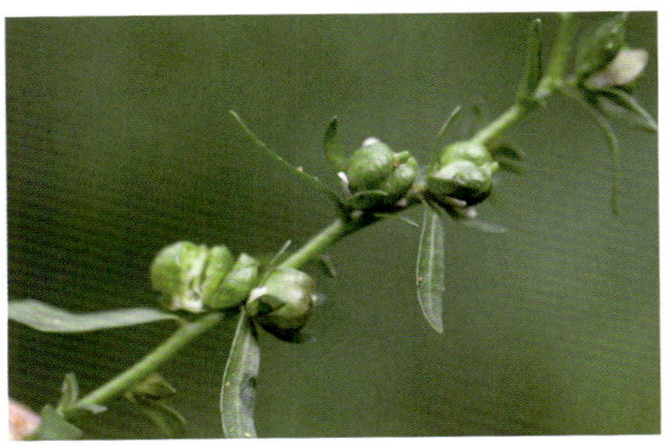

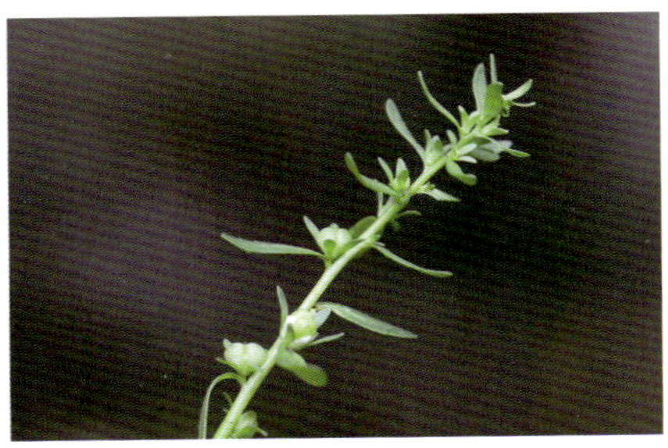

473. 爬岩红 *Veronicastrum axillare* (Sieb. et Zucc.) Yamazaki

分类位置 车前科 Plantaginaceae 腹水草属 *Veronicastrum* Heist. ex Farbic.。

别　　名 两头爬，腹水草，多穗草，钓鱼杆。

形态特征 根状茎短而横走，茎弓曲，顶端着地生根，圆柱形，中上部有条棱，无毛。叶互生，叶片纸质，无毛，卵形至卵状披针形，长 5 ~ 12cm，顶端渐尖，边缘具偏斜的三角状锯齿。花序腋生，长 1 ~ 3cm；苞片和花萼裂片条状披针形至钻形，无毛或有疏睫毛；花冠紫色或紫红色，长 4 ~ 5mm，裂片长近 2mm，狭三角形；雄蕊略伸出至伸出达 2mm，花药长 0.6 ~ 1.5mm。蒴果卵球状，长约 3mm。种子矩圆状，长 0.6mm，有不甚明显的网纹。花期 7 ~ 9 月。

资源现状 生于林下、林缘草及山谷阴湿处，全市各地常见。资源量较丰富，当地民间主要用于肝炎腹水，并认为叶背紫红色者为佳。

功效应用 全草：苦，微温；利尿消肿，破积消瘀；用于血吸虫腹水，急性肾炎，急性扁桃腺炎，月经不调，骨折，跌打损伤，过敏性皮炎，毒蛇咬伤等。

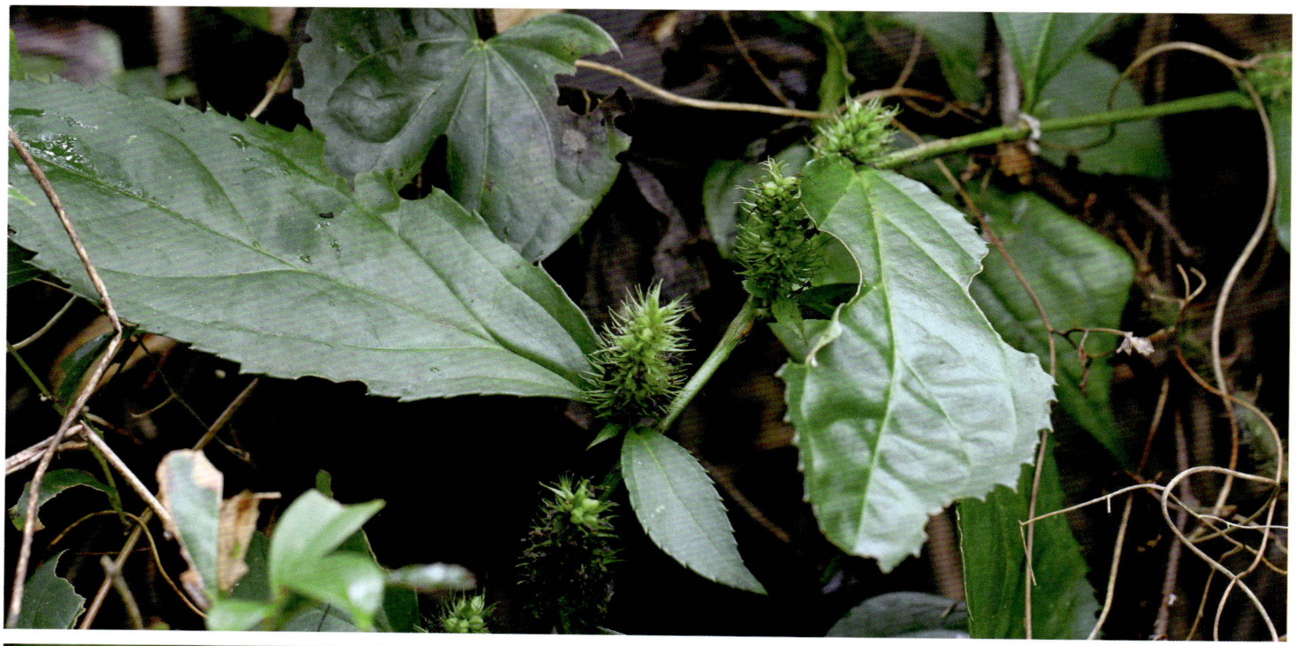

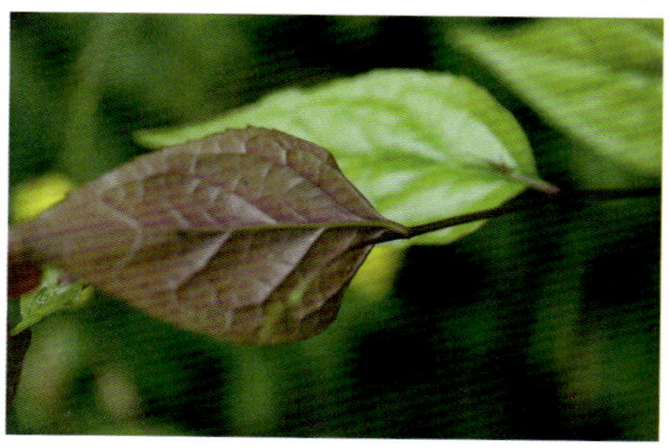

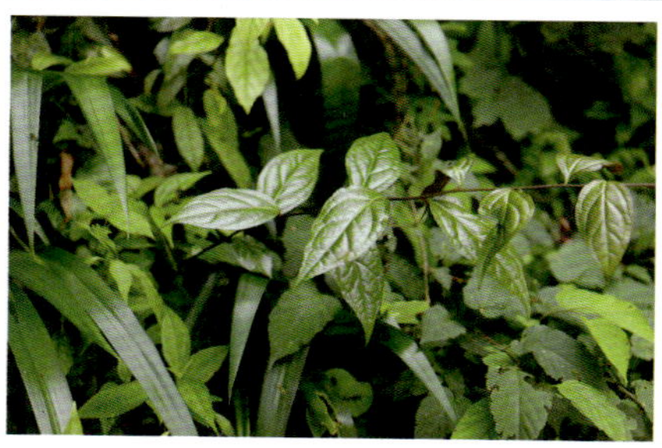

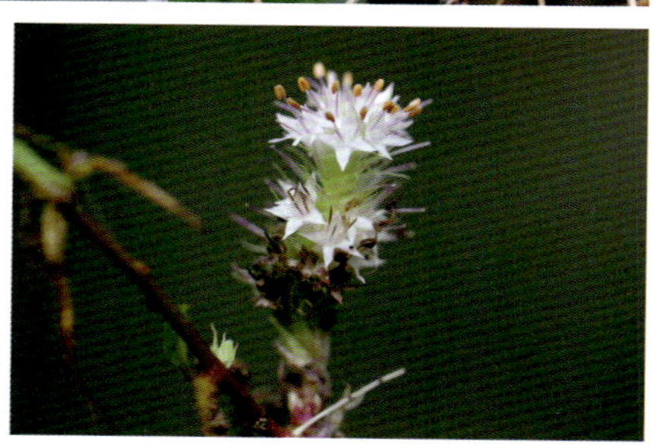

474. 醉鱼草 *Buddleja lindleyana* Fort.

分类位置 玄参科 Scrophulariaceae 醉鱼草属 *Buddleja* L.。

别　　名 闭鱼花，痒见消，红鱼皂，毒鱼草，鱼泡草。

形态特征 灌木。小枝稍具四棱；幼枝、叶下、叶柄、花序、苞片、小苞片密被星状短绒毛和腺毛。叶对生，膜质，卵形、椭圆形至长圆状披针形，边缘全缘或具有波状齿，上面幼时被星状短柔毛。穗状聚伞花序顶生；苞片线形，小苞片线状披针形；花紫色，芳香；花萼钟状，外面与花冠外面同被星状毛和小鳞片，花萼裂片宽三角形；花冠内面被柔毛，花冠管弯曲，裂片阔卵形或近圆形；雄蕊着生于花冠管下部或近基部，花丝极短，花药卵形；子房卵形。果序穗状；蒴果长圆状或椭圆状，有鳞片，基部常有宿存花萼。花期 4 ~ 10 月，果期 8 月至翌年 4 月。

资源现状 生于山地路旁、河边灌木丛中或林缘，全市各地常见。资源丰富，民间常以根用于风湿关节痛等。

功效应用 根：辛，温；叶、花：微苦、辛，温，有毒；祛风散寒，化痰止咳，破气行瘀，杀虫攻毒；用于慢性气管炎，疟疾，风湿关节痛，丝虫病，淋巴管炎，钩虫病，蛔虫病，小儿疳积，口角炎，甲沟炎，跌扑损伤，创伤出血，阴疽疔毒等。

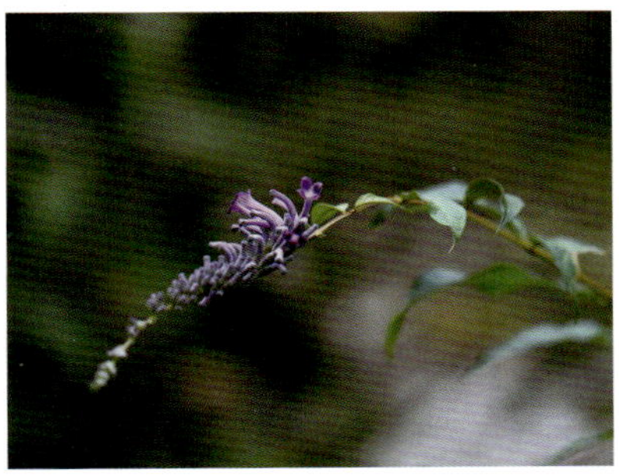

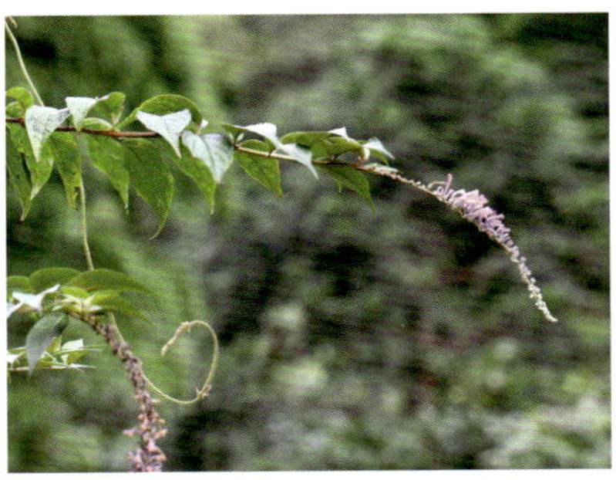

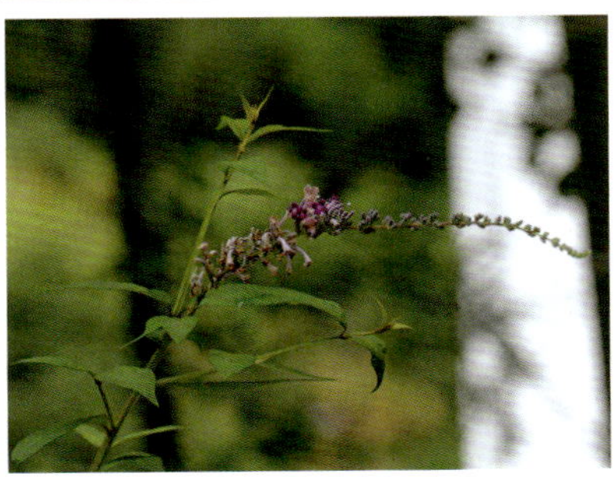

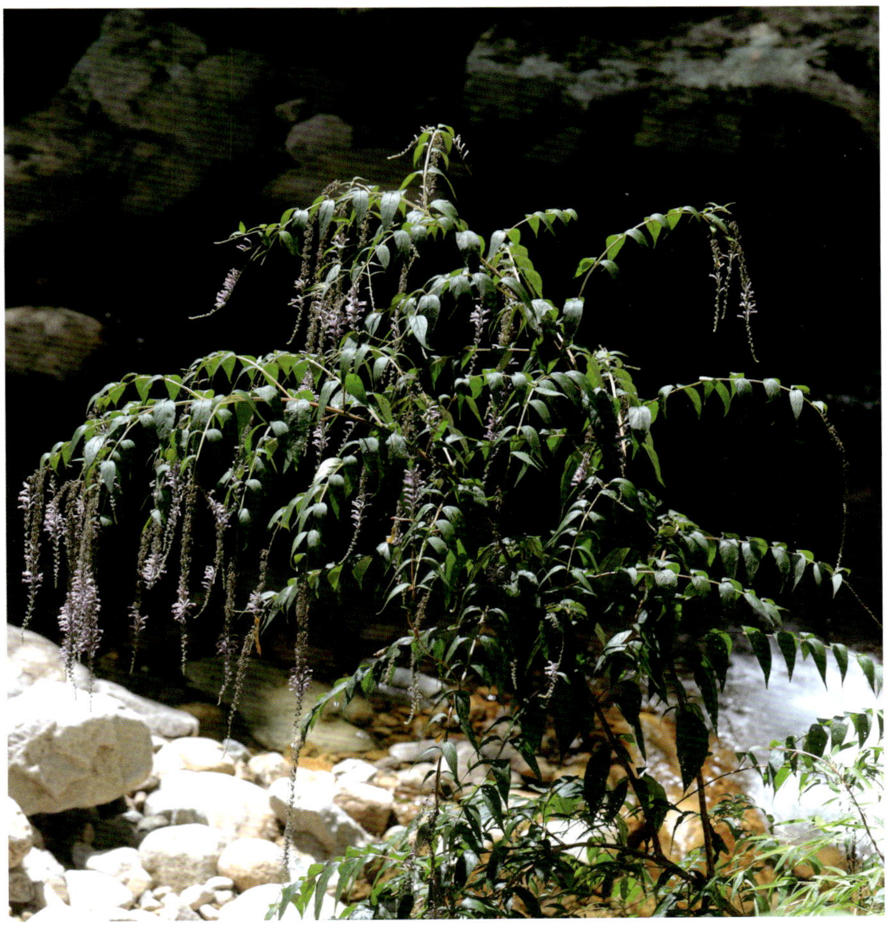

475. 玄　参　*Scrophularia ningpoensis* Hemsl.

分类位置　玄参科 Scrophulariaceae 玄参属 *Scrophularia* L.。

别　　名　元参，黑参，水萝卜。

形态特征　高大草本。支根数条，纺锤形或胡萝卜状膨大。茎四棱形，有浅槽，常分枝。叶在茎下部多对生而具柄，上部的有时互生而柄极短，叶片多变化，多为卵形。花序为疏散的大圆锥花序；花褐紫色，花萼长 2 ~ 3mm，裂片圆形，边缘稍膜质；花冠长 8 ~ 9mm，花冠筒多少球形，上唇裂片圆形，相邻边缘相互重叠，下唇裂片多少卵形，中裂片稍短；雄蕊稍短于下唇，花丝肥厚，退化雄蕊大而近于圆形；花柱长约 3mm，稍长于子房。蒴果卵圆形，连同短喙长 8 ~ 9mm。花期 6 ~ 10 月，果期 9 ~ 11 月。

资源现状　生于海拔 1700m 以下的竹林中、溪旁、密林下或山坡草地，分布于岚谷、五夫、星村、洋庄等地，偶见栽培。资源量较多，常用中药，当地较少利用。

功效应用　**块根（玄参）**：甘、苦、咸，微寒；清热凉血，滋阴降火，解毒散结；用于热入营血，温毒发斑，热病伤阴，舌绛烦渴，津伤便秘，骨蒸劳嗽，目赤，咽痛，白喉，瘰疬，痈肿疮毒。

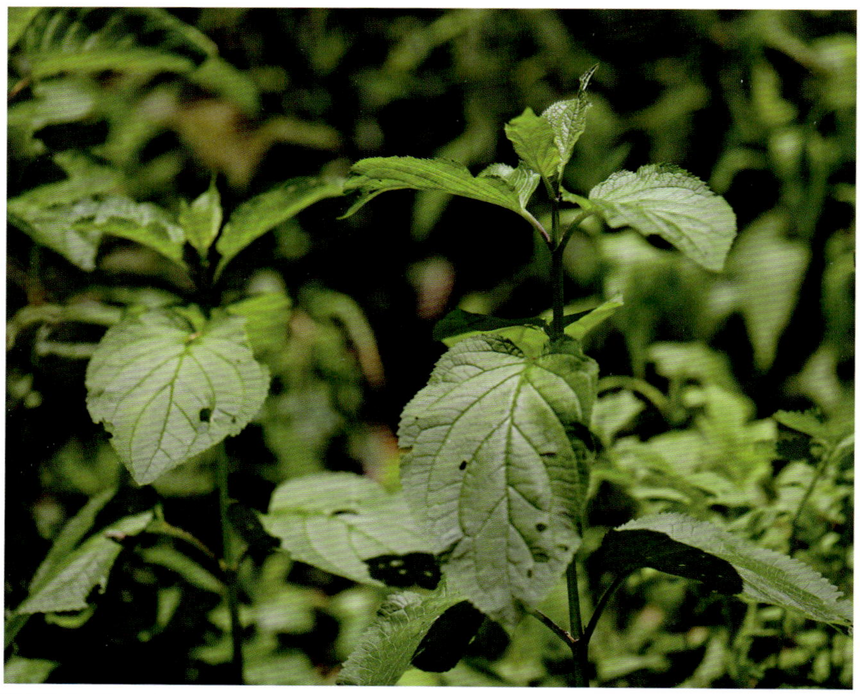

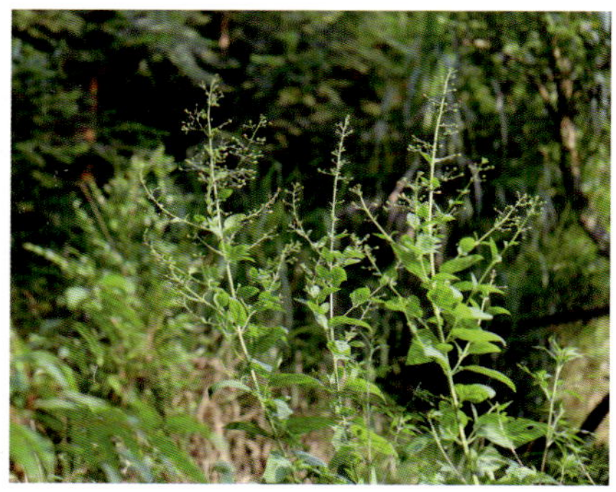

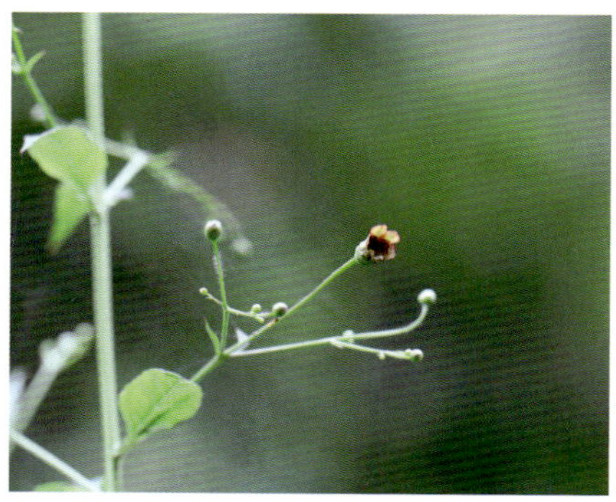

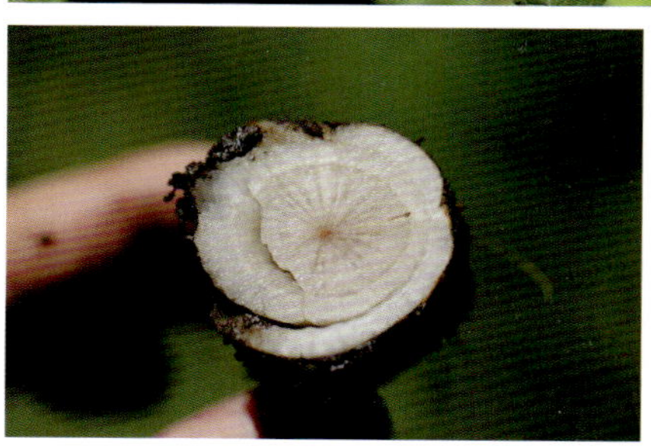

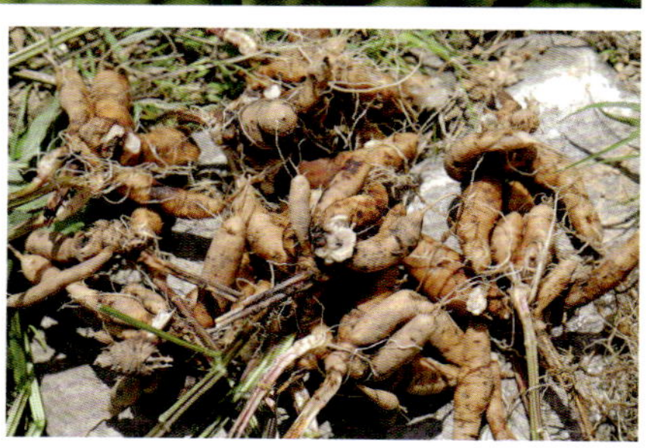

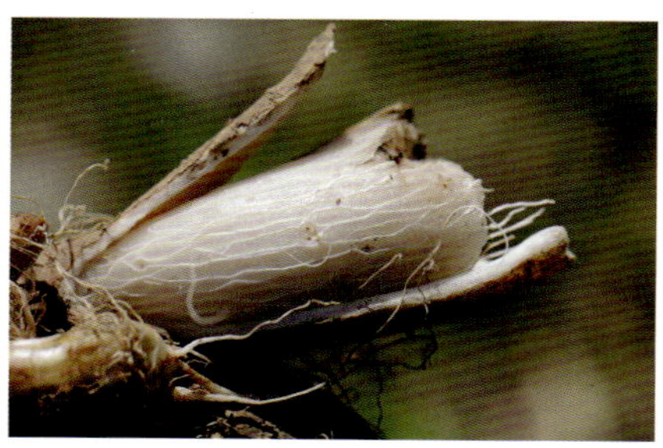

476. 旱田草 *Lindernia ruellioides* (Colsm.) Pennell

分类位置 母草科 Linderniaceae 陌上菜属 *Lindernia* All.。

别　　名 鸭嘴癀，调经草，锯齿草，鸭舌癀。

形态特征 一年生草本，高 10 ~ 15cm。主茎常分枝而长蔓，节上生根，近于无毛。叶柄基部多少抱茎；叶片矩圆形、椭圆形、卵状矩圆形或圆形，顶端圆钝或急尖，边缘除基部外密生整齐而急尖的细锯齿。花为顶生的总状花序，有花 2 ~ 10 朵；苞片披针状条形，花梗短，无毛；萼仅基部联合，齿条状披针形，无毛；花冠紫红色，管长 7 ~ 9mm，上唇直立，2 裂，下唇开展，3 裂；前方 2 枚雄蕊不育，后方 2 枚能育，但无附属物；柱头宽而扁。蒴果圆柱形，比宿萼长约 2 倍。种子椭圆形，褐色。花期 6 ~ 9 月，果期 7 ~ 11 月。

资源现状 生于草地、林下、山谷及沟溪边，全市各地常见。资源丰富，民间常以全草用于肝炎等。

功效应用 全草：淡，平；理血行气；用于痛经，月经不调，遗精，心绞痛，扁桃体腺炎，白浊，带下病，乳腺炎，背痛，瘰疬，跌打损伤，毒蛇及狂犬咬伤等。

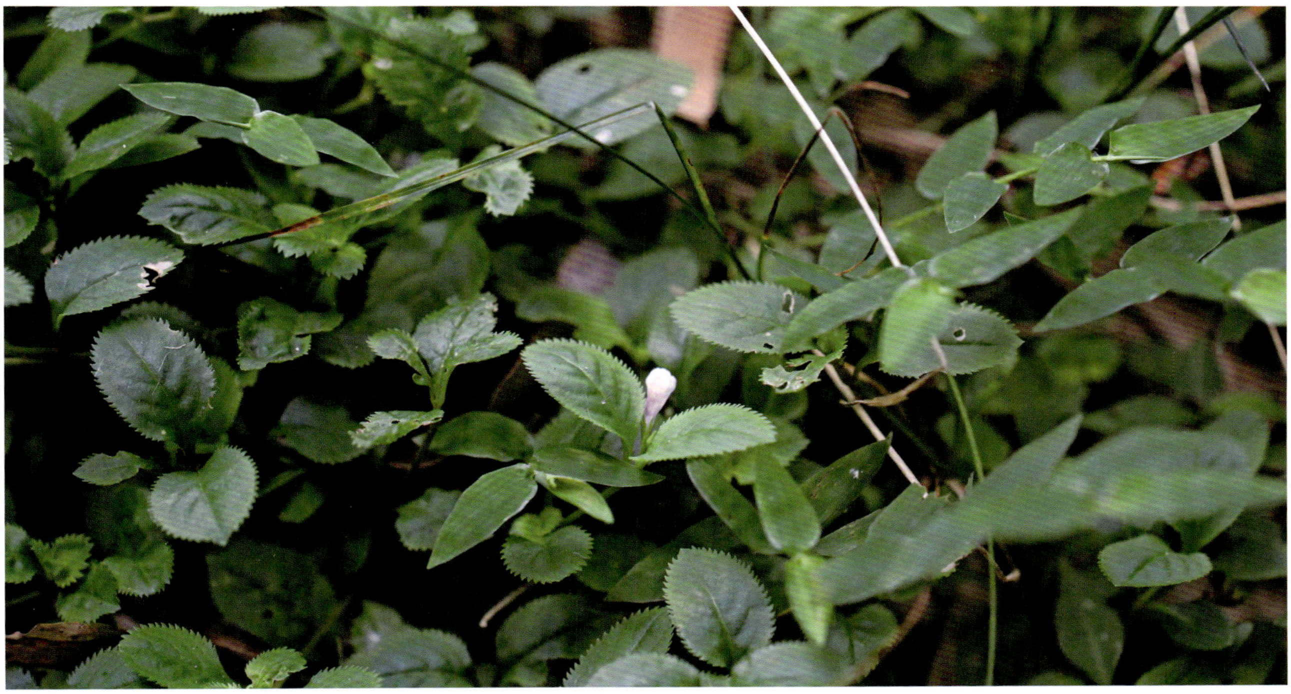

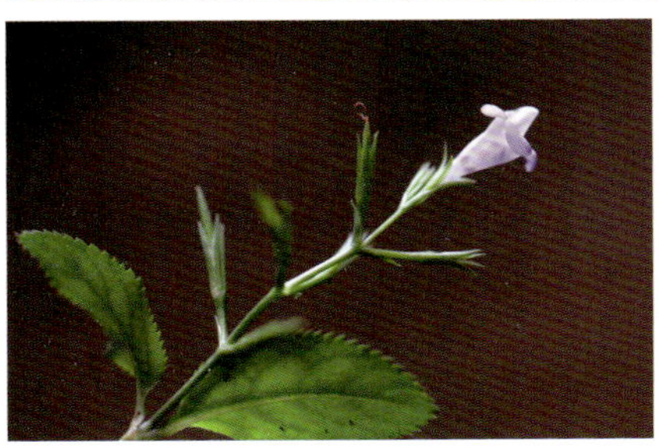
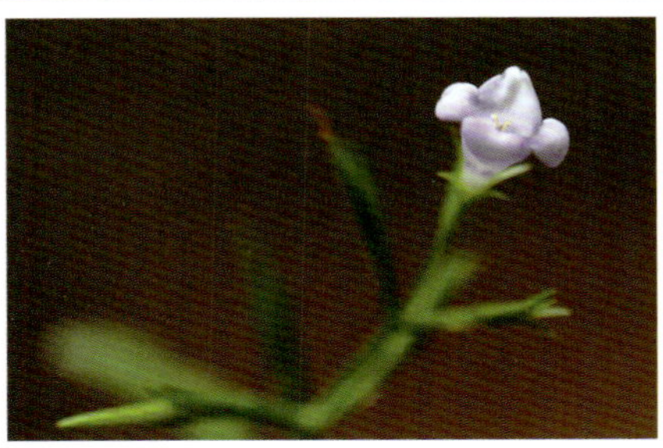
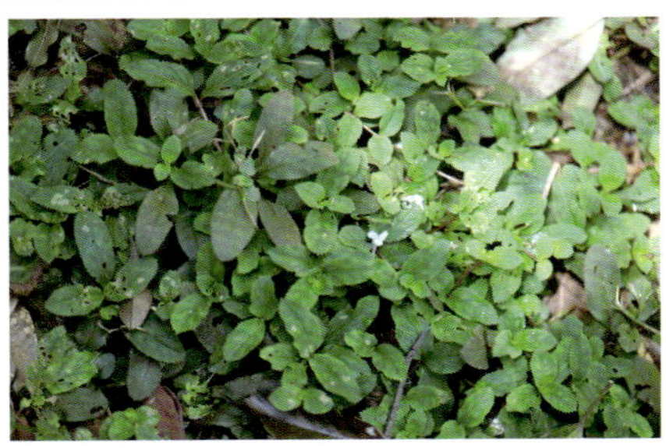

477. 藿　香 *Agastache rugosa* (Fisch. et Mey.) O. Ktze.

分类位置 唇形科 Lamiaceae 藿香属 *Agastache* J. Clayton ex Gronov.。

别　　名 川藿香，排香草，白薄荷，大薄荷。

形态特征 多年生草本。茎直立，四棱形。叶心状卵形至长圆状披针形，纸质，下被微柔毛及点状腺体。轮伞花序多花组成圆筒形穗状花序，基部具苞叶，披针状线形；轮伞花序具短梗，被腺微柔毛。花萼管状倒圆锥形，被腺微柔毛及黄色小腺体，喉部微斜，萼齿三角状披针形。花冠淡紫蓝色，外被微柔毛，冠檐二唇形，冠筒基部微超出于萼。雄蕊伸出花冠，花丝细，花柱丝状，先端 2 裂。小坚果卵状长圆形，褐色。花期 6 ~ 9 月，果期 9 ~ 11 月。

资源现状 全市各地房前屋后多有栽培。资源较丰富，民间多自栽自用，用于风寒感冒等，鲜叶也用于食品调味或解虫蟹毒等。

功效应用 全草：辛，微温；化湿辟秽，和中止呕；用于中暑，感冒，消化不良，急性胃肠炎，鼻窦炎，手足癣等。

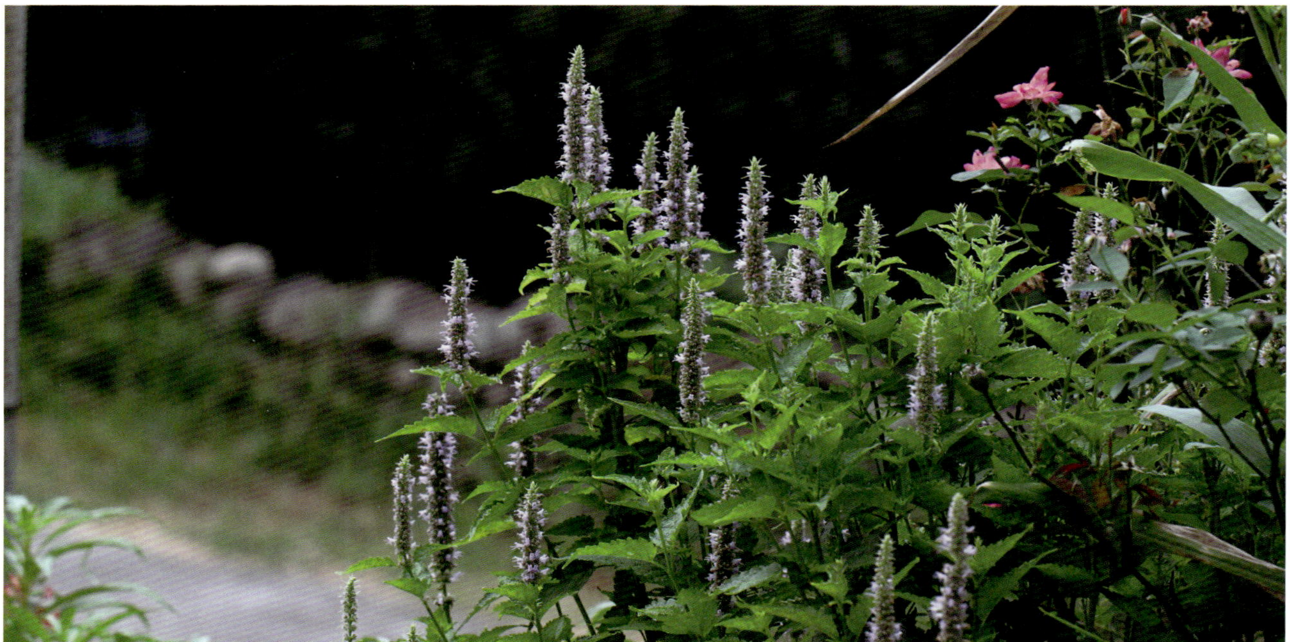

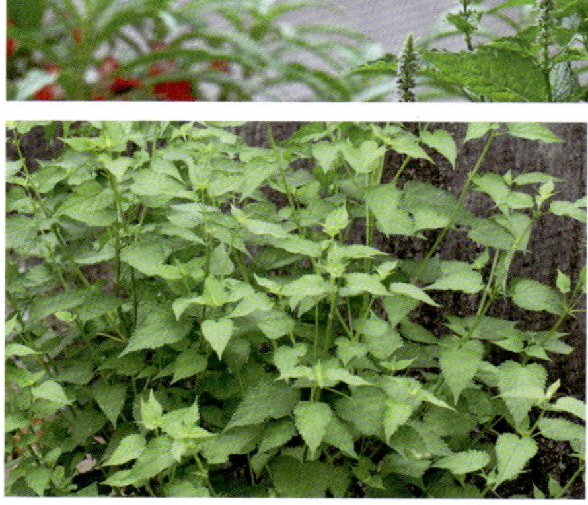

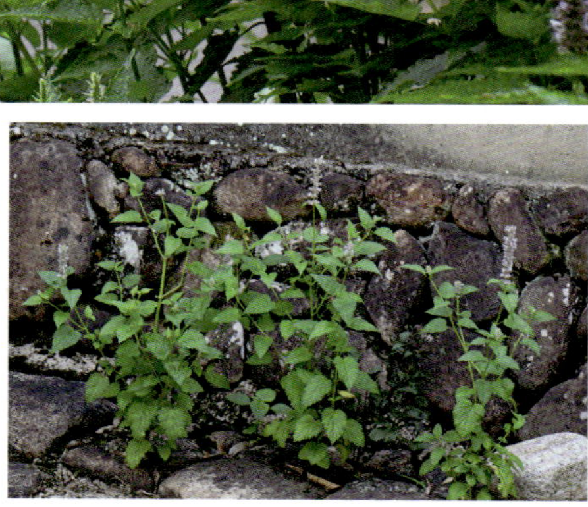

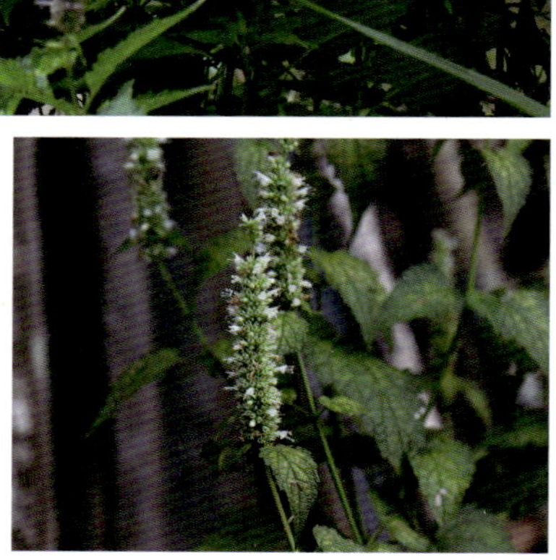

478. 金疮小草　*Ajuga decumbens* Thunb.

分类位置　唇形科 Lamiaceae 筋骨草属 *Ajuga* L.。

别　　名　筋骨草，白毛夏枯草，散血草，苦地胆，青鱼胆。

形态特征　一或二年生草本。具匍匐茎，被白色长柔毛或绵状长柔毛。基生叶较多，长而大，叶柄具狭翅，呈紫绿色或浅绿色，被长柔毛；叶片薄纸质，匙形或倒卵状披针形，波状圆齿或几全缘，具缘毛。轮伞花序，穗状花序，下部疏离上部密集；下部苞叶与茎叶同形，匙形，上部披针形。花萼漏斗状，萼齿 5。花冠淡蓝色或淡红紫色，稀白色，筒状，外被疏柔毛，内仅冠筒被疏微柔毛，近基部有毛环，冠檐二唇形。雄蕊 4，二强，花柱，先端 2 浅裂，裂片细尖。小坚果倒卵状三棱形，背部具网状皱纹。花期 3 ~ 7 月，果期 5 ~ 11 月。

资源现状　生于海拔 360 ~ 1400m 路旁、水边、草坡或林下，全市各地较常见。资源量较丰富，民间常以全草用于咽喉肿痛等。

功效应用　**全草（筋骨草）**：苦，寒；清热解毒，凉血消肿；用于咽喉肿痛，肺热咯血，跌打肿痛。

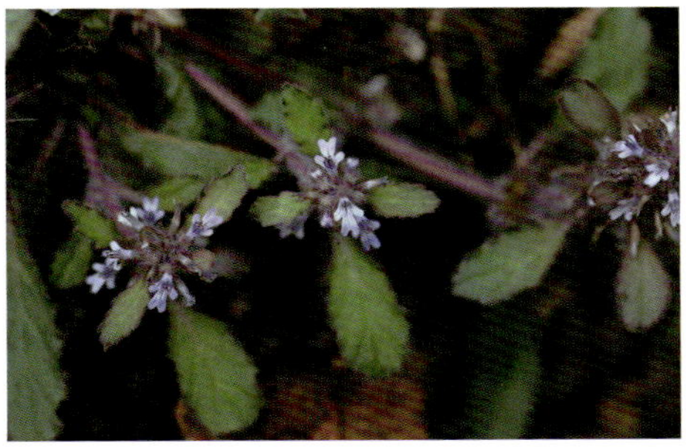
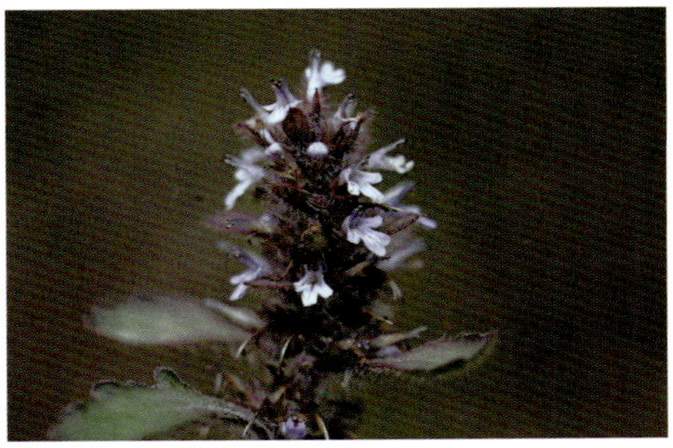
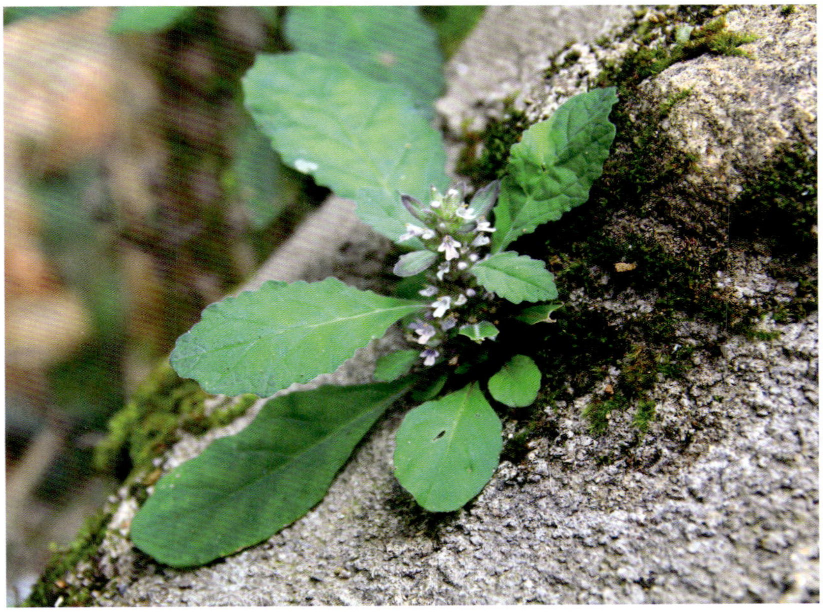
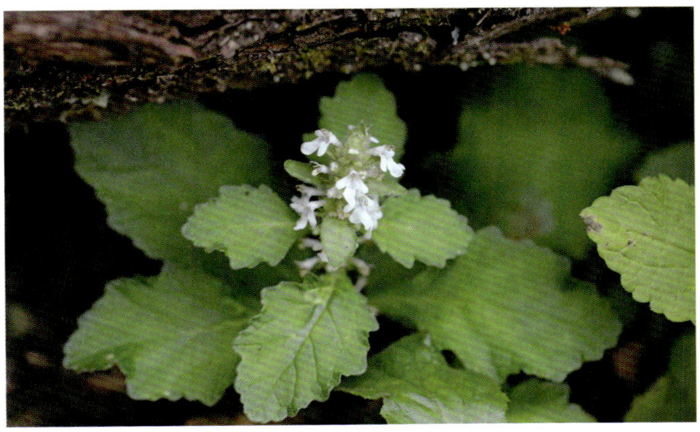
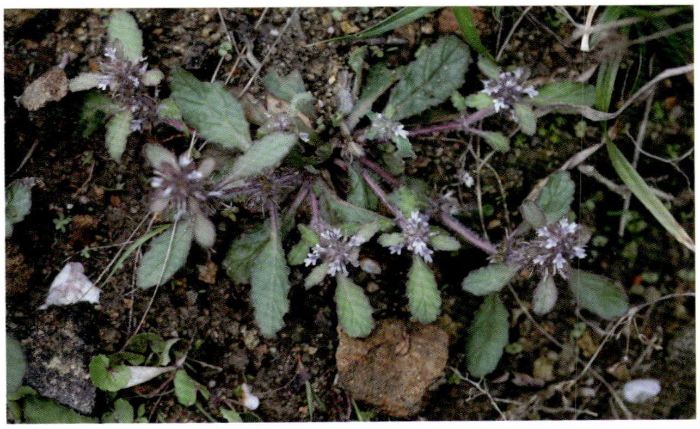

479. 广防风 *Anisomeles indica* (L.) Kuntze

分类位置 唇形科 Lamiaceae 广防风属 *Anisomeles* R. Br.。

别　　名 防风草，土防风，野薄荷，九层楼，假豨莶。

形态特征 草本。茎四棱形。叶阔卵圆形，草质，上面被短伏毛，脉上尤密，下被白色短绒毛；苞叶叶状，向上渐变小。轮伞花序长穗伏；苞片线形，花萼钟形，外被长硬毛及混生腺柔毛，杂有黄色小腺点，内有稀疏的细长毛，齿 5，三角状披针形，边缘具纤毛，果时增大。花冠淡紫色，冠檐二唇形。雄蕊近等长，花丝扁平，两侧边缘膜质，被小纤毛，粘连，前对药室平行，后对药室退化成 1 室。花柱先端相等 2 浅裂，裂片钻形。花盘平顶，具圆齿。小坚果黑色，近圆球形。花期 8 ~ 9 月，果期 9 ~ 11 月。

资源现状 生于林缘或路旁荒地，全市各地较常见。资源较丰富，民间偶见以全草应用于感冒等。

功效应用 全草：辛、苦，凉；祛风除湿，清热解毒；用于感冒，湿热痹痛，高血压，口眼歪斜，急慢性肾炎，小便不利，湿疹，痈肿，毒蛇咬伤等。

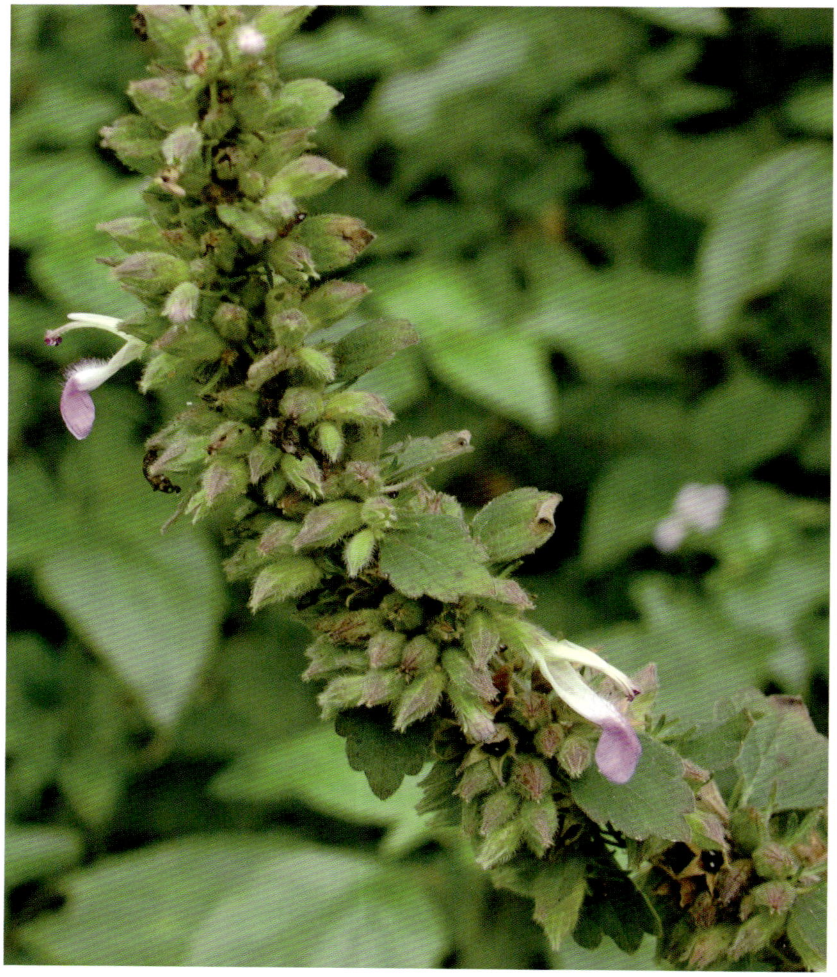
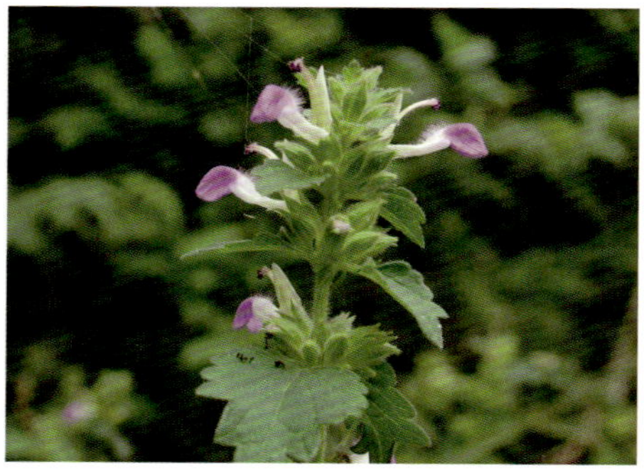
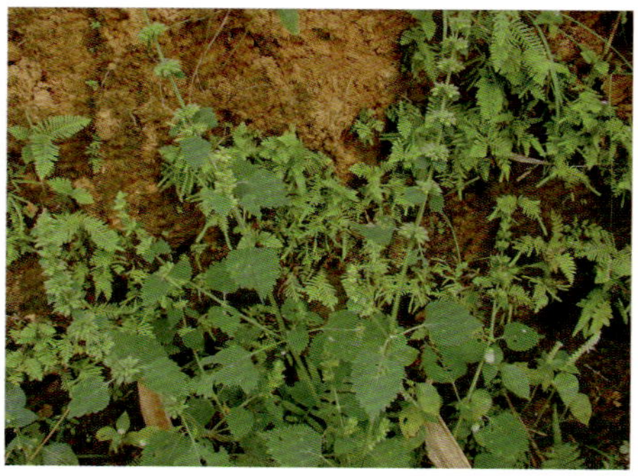
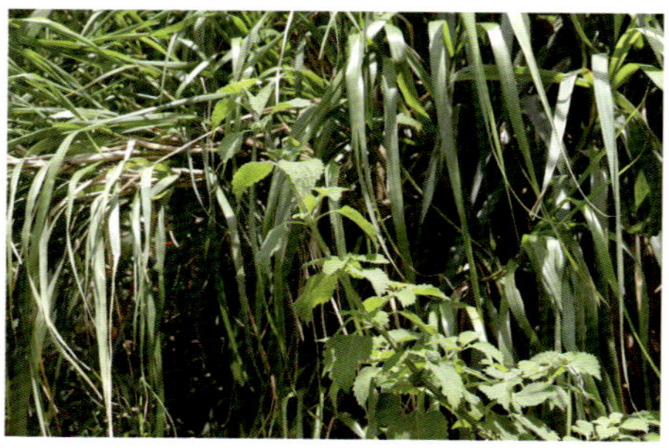

480. 白棠子树 *Callicarpa dichotoma* (Lour.) K. Koch

分类位置 唇形科 Lamiaceae 紫珠属 *Callicarpa* L.。

别　　名 紫珠树。

形态特征 小灌木，高约 1 ~ 1.5m。小枝纤细，幼嫩部分有星状毛。叶倒卵形或披针形，顶端急尖或尾状尖，基部楔形，边缘仅上半部具数个粗锯齿，表面稍粗糙，背面无毛，密生细小黄色腺点。聚伞花序在叶腋的上方着生，细弱，宽 1 ~ 2.5cm，二至三分歧，花序梗长约 1cm，略有星状毛，至结果时无毛；苞片线形；花萼杯状，无毛，顶端有不明显的 4 齿或近截头状；花冠紫色，无毛；花丝长约为花冠的 2 倍，花药卵形，细小，药室纵裂；子房无毛，具黄色腺点。果实球形，紫色。花期 5 ~ 6 月，果期 7 ~ 11 月。

资源现状 生于海拔 800m 以下的山坡路旁灌丛中，全市各地较常见。资源量一般，民间偶见以全株用于感冒或外用于扭伤等，具有较好的观赏价值。

功效应用 根、茎、叶：微苦、涩，平；收敛，止血，镇痛，消炎，解毒；用于外伤出血，消化道出血，肺结核咯血，鼻衄，功能性子宫出血，风湿性关节炎等。

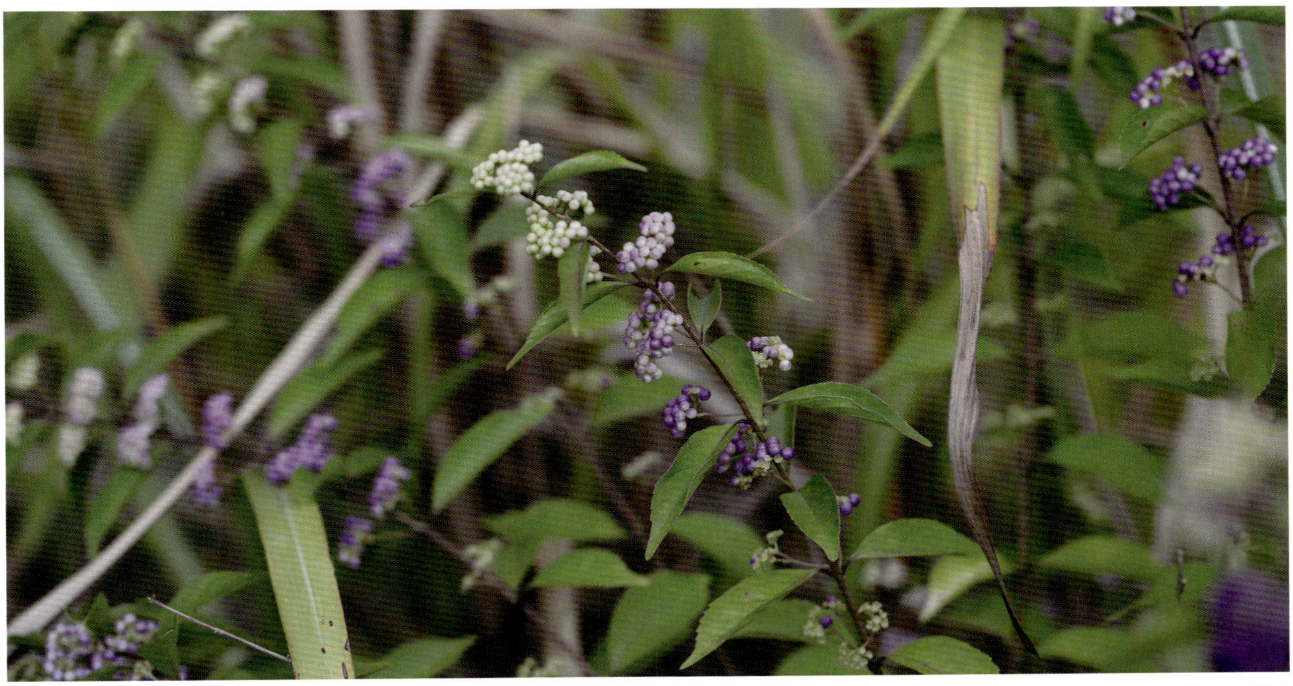

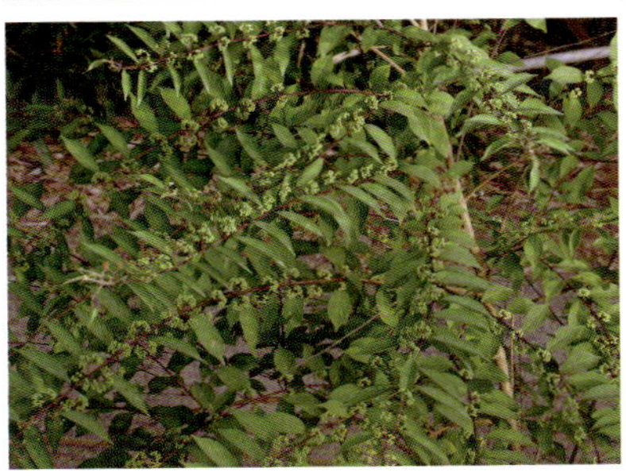

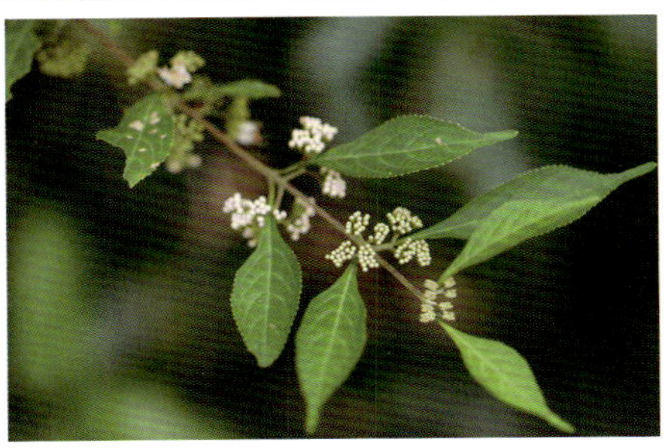

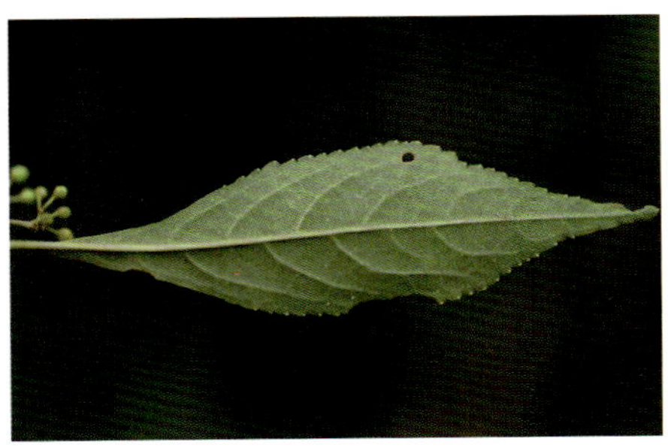

481. 杜虹花 *Callicarpa pedunculata* R. Br.

分类位置 唇形科 Lamiaceae 紫珠属 *Callicarpa* L.。

别　　名 紫珠，杜虹紫珠。

形态特征 灌木，高 1 ~ 3m。小枝、叶柄和花序均密被灰黄色星状毛和分枝毛。叶卵状椭圆形或椭圆形，长 5.5 ~ 15cm，宽 3 ~ 6cm，顶端通常渐尖，基部钝或浑圆，边缘具细锯齿，上面被短硬毛，下面被灰黄色星状毛及黄色腺点；叶柄粗壮，长 1 ~ 2.5cm；聚伞花序常四至五分歧，径 3 ~ 4cm，花序梗长 1.5 ~ 2.5cm；苞片细小；花萼杯状，被灰黄色星状毛，萼齿钝三角形；花冠淡紫或紫色，无毛，长约 2.5mm，裂片钝圆；雄蕊较花冠长 2 倍，花药椭圆形，药室纵裂；子房无毛。果卵球形，紫色。花期 5 ~ 7 月，果期 8 ~ 11 月。

资源现状 多生于海拔 800m 以下的丘陵、平原、山坡路旁、灌丛地、疏林边或溪边，全市各地常见。资源丰富，民间以根用于祛风湿或关节扭伤，或以叶用于止血等，具有较好的观赏价值。

功效应用 根、茎：苦、涩，平；止血，散瘀，消肿；用于鼻衄，咯血，紫癜，消化道出血，扁桃体炎，瘰疬，甲状腺肿大，外伤出血，烧伤等。**叶（紫珠叶）**：苦、涩，凉；凉血收敛止血，散瘀解毒消肿；用于衄血，咯血，吐血，便血，崩漏，外伤出血，热毒疮疡，水火烫伤。

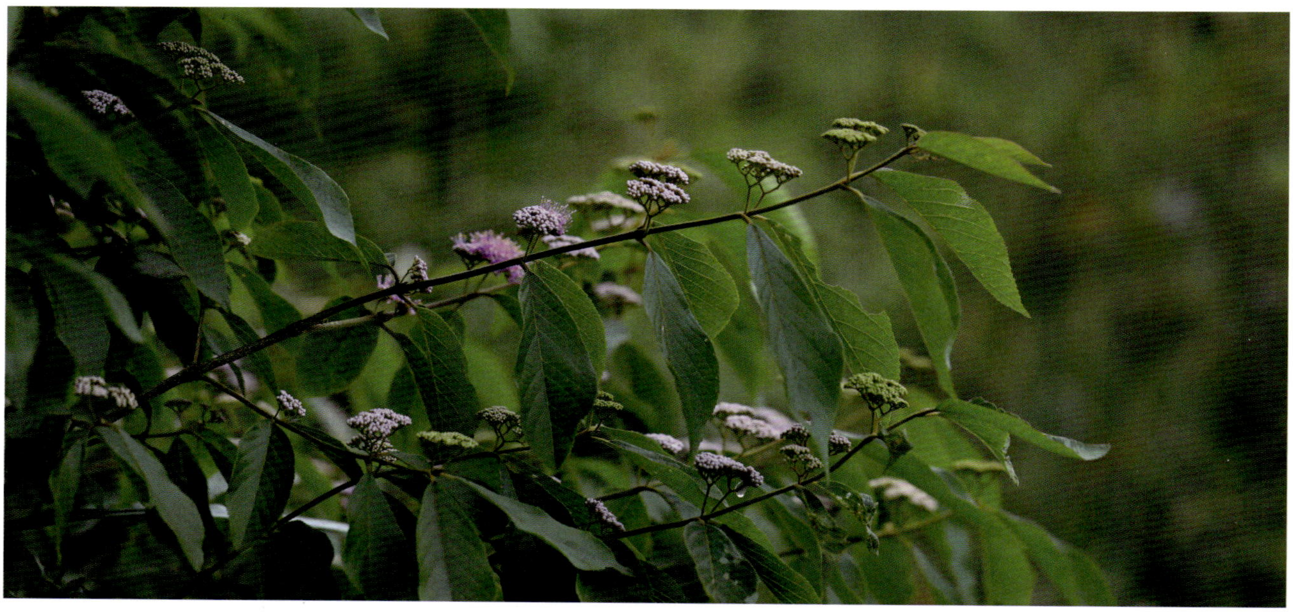

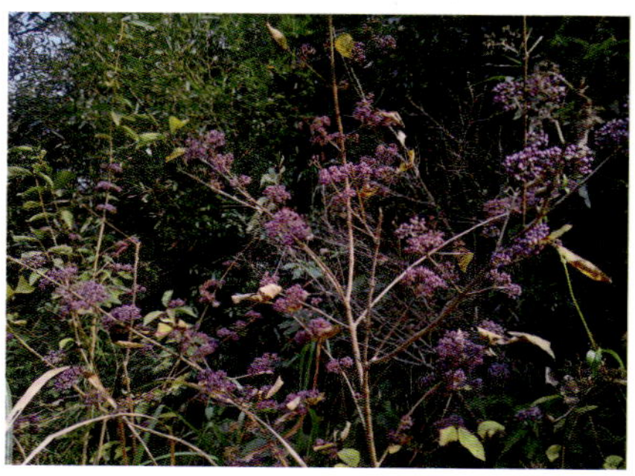

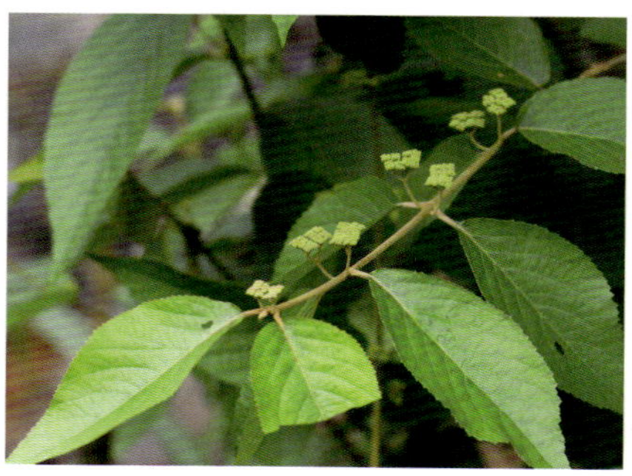

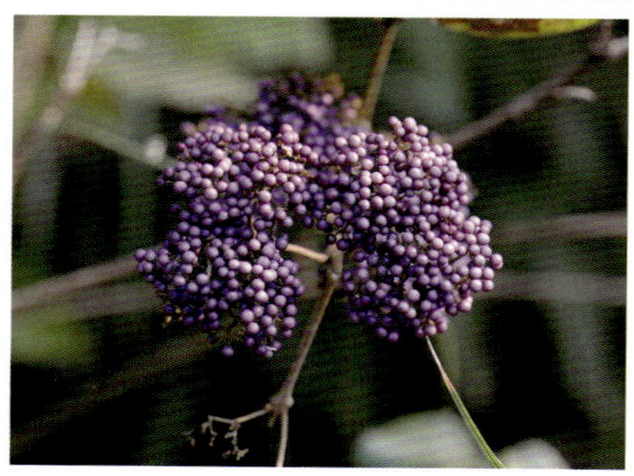

482. 兰香草 *Caryopteris incana* (Thunb. ex Hout.) Miq.

分类位置 唇形科 Lamiaceae 莸属 *Caryopteris* Bunge。

别　　名 婆绒花，福州马尾，山薄荷，莸。

形态特征 小灌木。嫩枝圆柱形，略带紫色，被灰白色柔毛，老枝毛渐脱落。叶片厚纸质，披针形、卵形或长圆形，顶端钝或尖，基部楔形或近圆形至截平，边缘有粗齿，少近全缘，被短柔毛，表面色较淡，两面有黄色腺点，背脉明显；叶柄被柔毛。聚伞花序紧密，腋生和顶生，无苞片和小苞片；花萼杯状，外密被短柔毛；花冠淡紫色或淡蓝色，二唇形，外具短柔毛，花冠管喉部有毛环，花冠 5 裂，下唇中裂片较大，边缘流苏状；雄蕊 4 枚；子房顶端被短毛，柱头 2 裂。蒴果倒卵状球形，被粗毛，果瓣有宽翅。花果期 6 ~ 10 月。

资源现状 生于较干旱的山坡荒草地、路旁，全市各地较常见。资源较丰富，民间少见药用，具有较好的观赏价值。

功效应用 根皮：苦、辛，平；宣肺排脓，止咳定喘，镇静退热；用于咳嗽痰喘，气促，小儿发热，烦躁不安。叶：苦、辛，凉；清热解表，凉血。

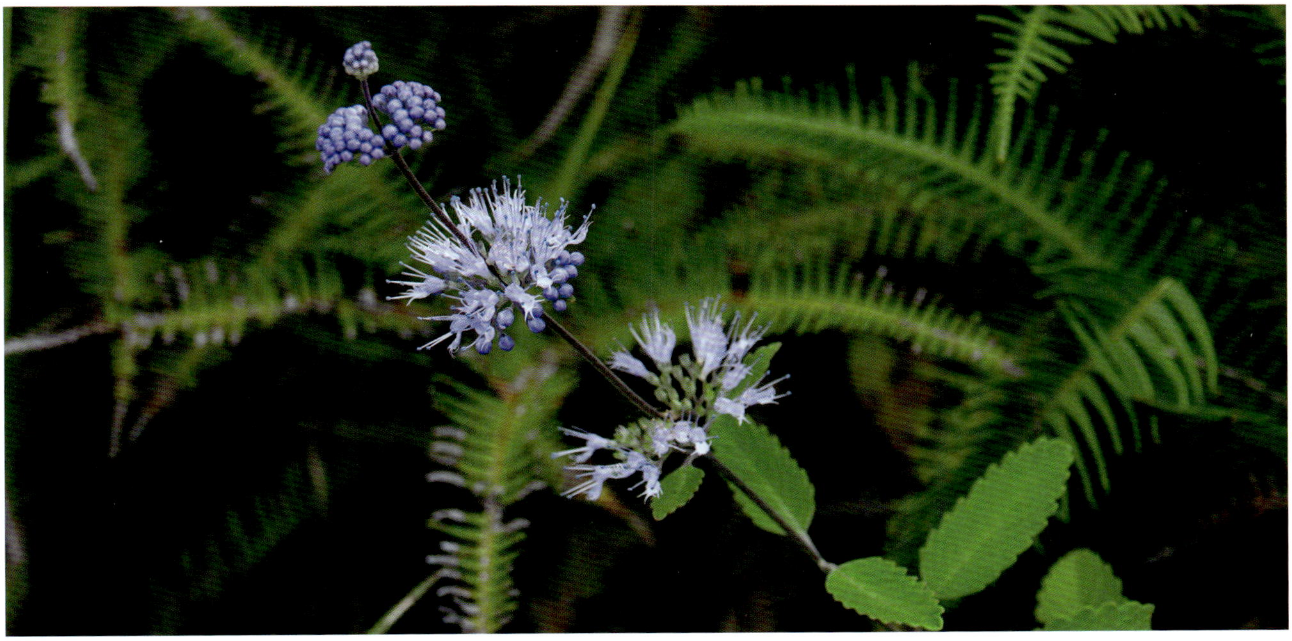

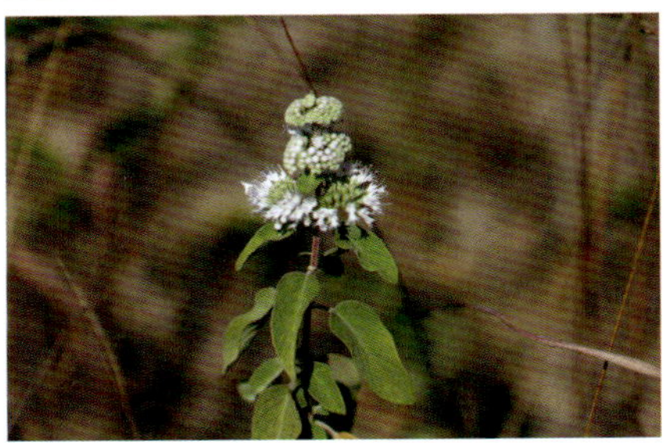

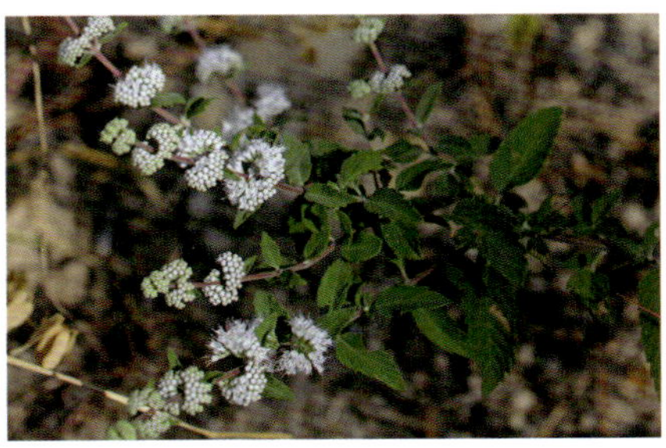

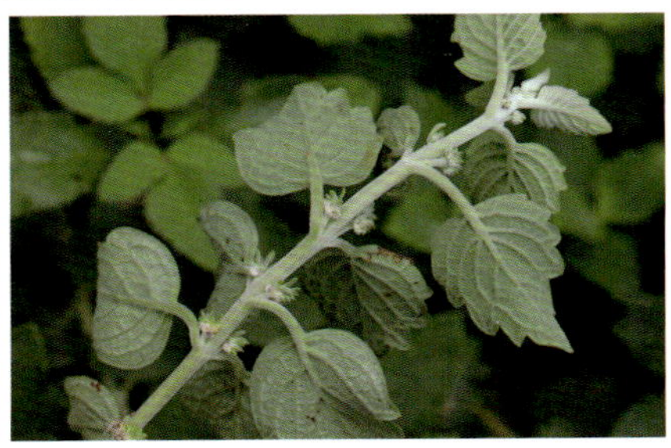

483. 毛药花 *Chelonopsis deflexa* (Benth.) Diels

分类位置 唇形科 Lamiaceae 铃子香属 *Chelonopsis* Miq.。

别　　名 垂花铃子香，九步仙。

形态特征 多年生草本。茎坚硬，四棱形，具深槽，密被倒向微硬毛。叶长披针形，先端渐尖或尾尖，基部楔形或浅心形，通常干后变黑，上面被疏短硬毛，下面网脉上被小疏柔毛，纸质，边缘具粗锯齿或浅齿。聚伞花序具（5～）7～11 花；苞片及小苞片线形，萼齿 5；花冠淡紫红色，疏被长硬毛，冠筒在中部以上扩展，冠檐近二唇形，上唇先端圆，下唇 3 裂，中裂片较大，宽卵形；雄蕊 4，密被毛束；花柱丝状，略超出上唇；花盘环状，平顶；子房无毛。小坚果核果状，黑色，近球形。花期 7～9 月，果期 9～11 月。

资源现状 生于海拔 230～1120m 的山沟或林下水边，全市各地零星分布，偶见栽培。资源量较少，民间偶见以全草用于毒蛇咬伤或抗肿瘤等。

功效应用 全草：清热解毒，活血止痛，发表止汗；用于感冒，泄泻，风湿骨痛，毒蛇咬伤等。

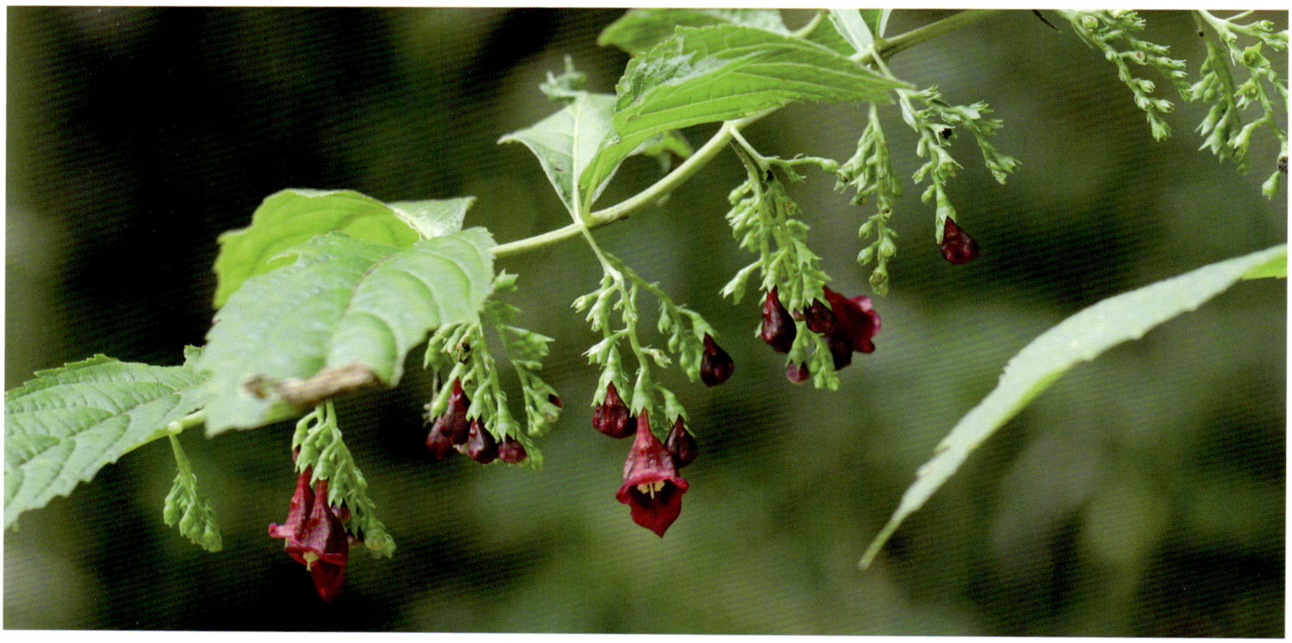

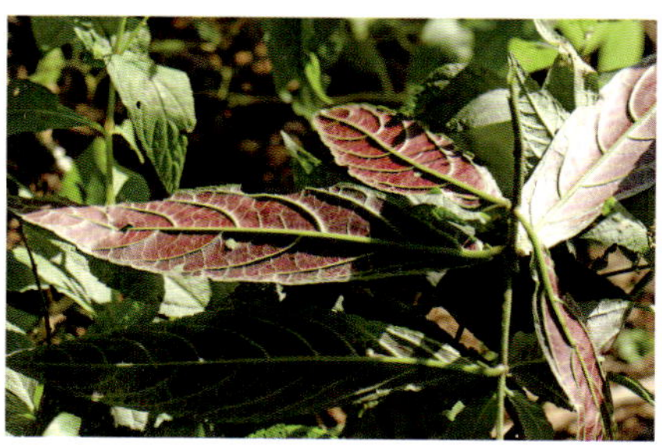

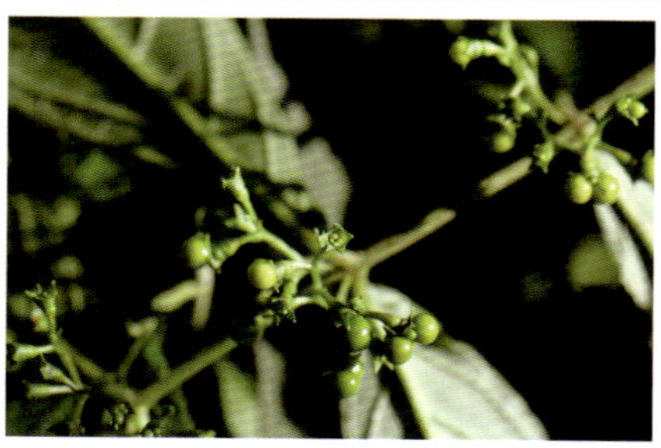

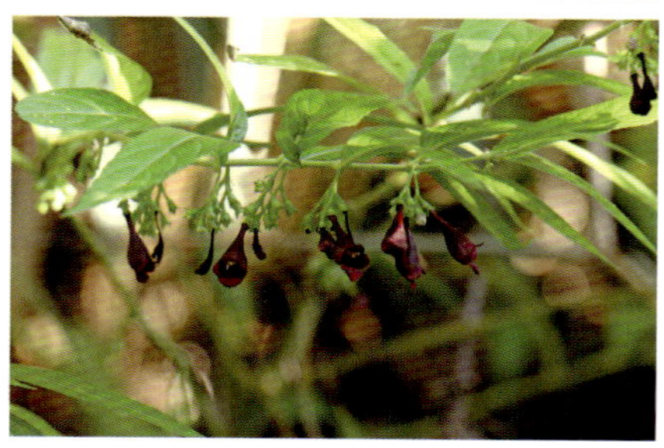

484. 尖齿臭茉莉 *Clerodendrum lindleyi* Decne. ex Planch.

分类位置 唇形科 Lamiaceae 大青属 *Clerodendrum* L.。

别　　名 臭茉莉，臭牡丹，鬼点火，珍珠梧桐。

形态特征 灌木，高 0.5 ~ 3m。幼枝近四棱形，被短柔毛。叶片纸质，宽卵形或心形，长 7 ~ 12cm，宽 6 ~ 10cm，表面散生短柔毛，背面有短柔毛，沿脉较密，基生三出脉，脉腋有数个盘状腺体，叶缘有不规则锯齿或波状齿。聚伞花序顶生，密集成伞房状，花序梗被短柔毛；苞片多，披针形，被短柔毛和少数盘状腺体；萼齿线状披针形；花冠紫红色或淡红色，花冠管长 2 ~ 3cm，裂片倒卵形；雄蕊与花柱伸出花冠外，花柱长于雄蕊。核果近球形，成熟时蓝黑色，大半被紫红色增大的宿萼所包。花期 5 ~ 8 月，果期 8 ~ 9 月。

资源现状 生于山坡路旁灌丛或疏林地，也有栽培或逸生，全市各地较常见。资源较丰富，民间常以根或根皮捣烂外敷用于跌扑扭伤等，具有较好的观赏价值。

功效应用 根：苦、辛，微温；祛风湿，强筋骨，活血消肿；用于风湿痹痛，脚气水肿，跌扑扭伤，血瘀肿痛，痔，脱肛，慢性骨髓炎等。叶：苦，平；解毒，降压；用于痈肿疮毒，疥癞，湿疹瘙痒，高血压病等。

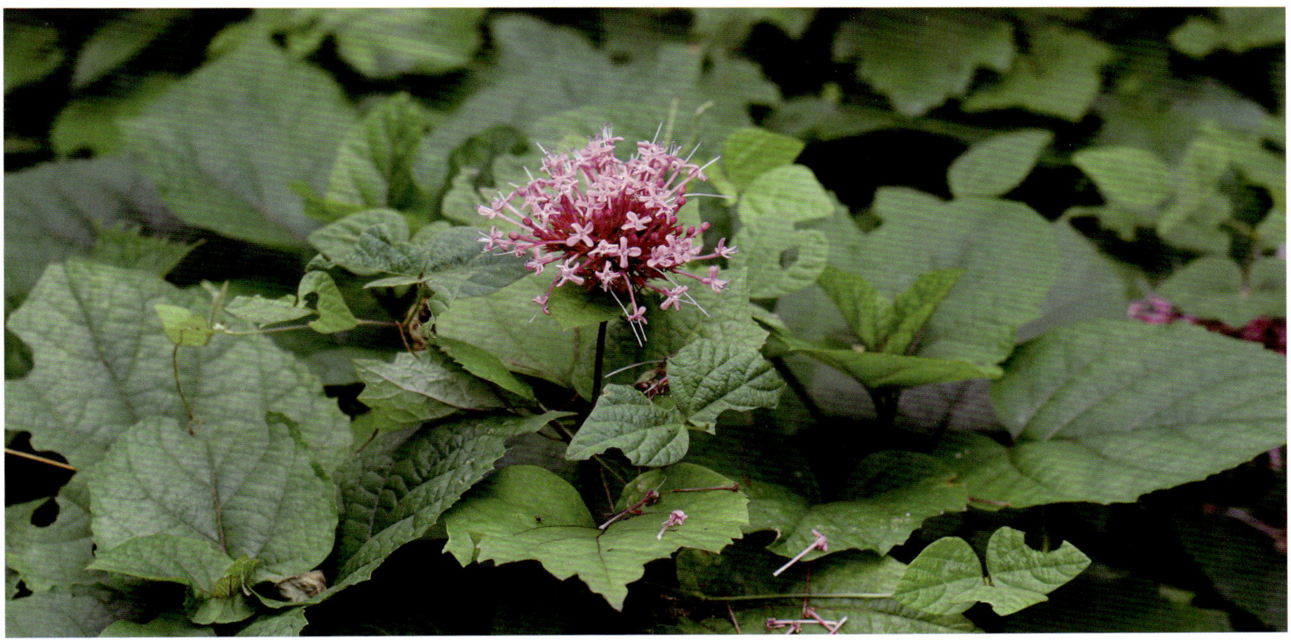

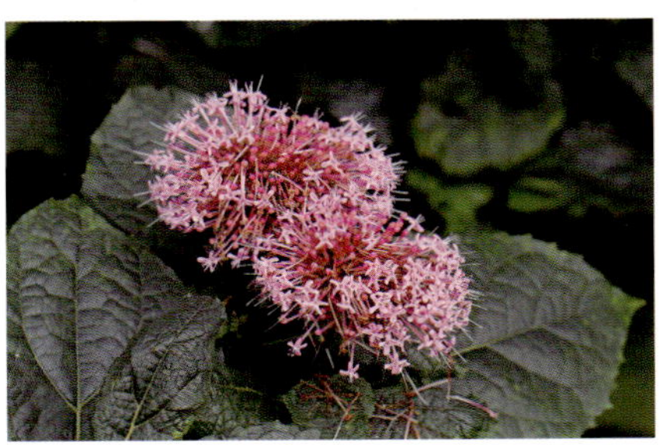

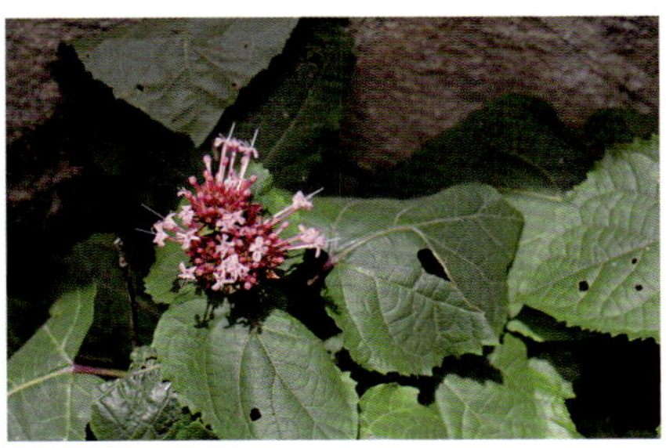

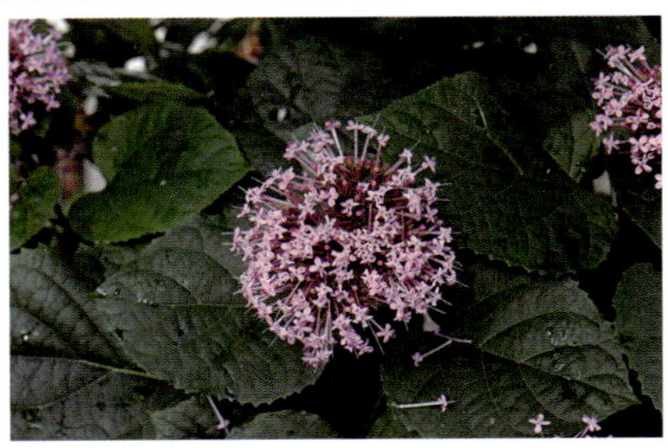

485. 大 青 *Clerodendrum cyrtophyllum* Turcz.

分类位置 唇形科 Lamiaceae 大青属 *Clerodendrum* L.。

别　　名 假青根，山皇后，柴头菜，野靛青，山尾花，路边青。

形态特征 灌木或小乔木。幼枝被短柔毛，枝黄褐色，髓坚实。叶片纸质，椭圆形至长圆状披针形，长 6～20cm，宽 3～9cm；背面常有腺点，侧脉 6～10 对。伞房状聚伞花序，生于枝顶或叶腋；苞片线形；花小，有橘香味；萼杯状，外面被黄褐色短绒毛和不明显的腺点，顶端 5 裂，裂片三角状卵形；花冠白色，外面疏生细毛和腺点，花冠管细长，顶端 5 裂，裂片卵形；雄蕊 4；子房 4 室，每室 1 胚珠，常不完全发育；柱头 2 浅裂。果实球形或倒卵形，绿色，成熟时蓝紫色，为红色的宿萼所托。花果期 6 月至次年 2 月。

资源现状 生于海拔 1700m 以下丘陵、山坡林缘、路旁、溪谷旁、平原灌丛地，全市各地常见。资源丰富，民间常以其根用于腰酸背痛等，嫩叶可食用。

功效应用 根：微苦，平；清热解毒，祛风除湿；用于咽喉炎，感冒，偏头痛，风湿关节痛，肋间神经痛，肝炎，睾丸炎，痔出血，风火牙痛等。叶：微苦，平；清热解毒，祛风除湿；用于腮腺炎，血淋，外伤出血，毒蛇咬伤，疔疮疖肿等。

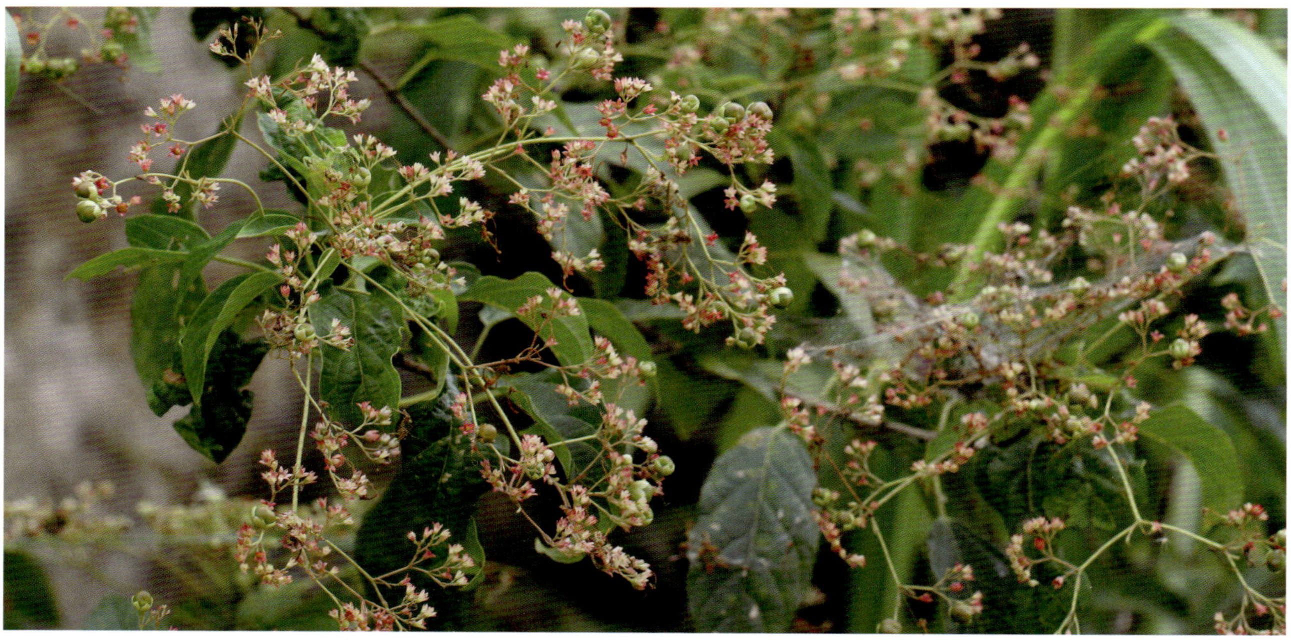

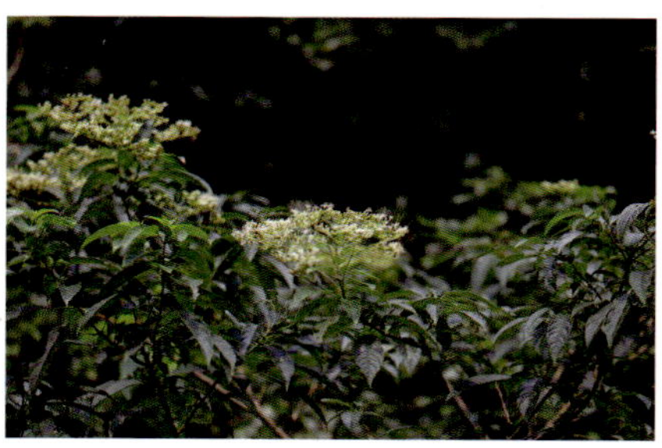

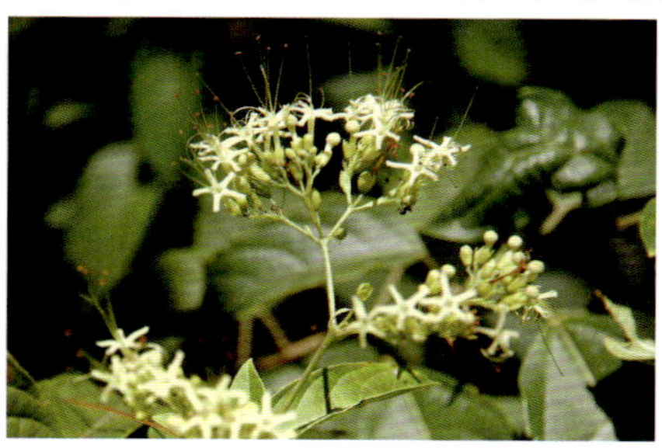

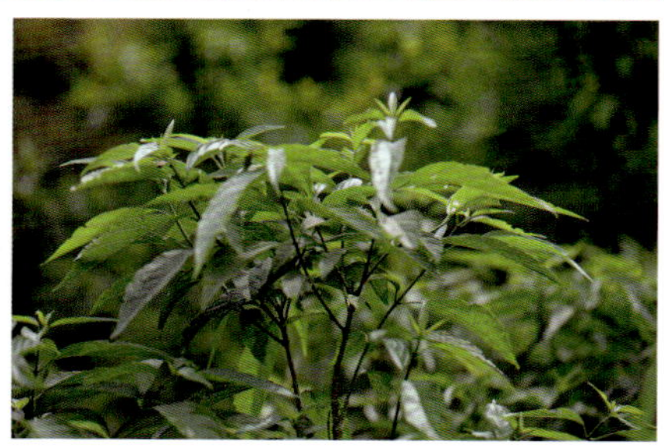

486. 赪 桐 *Clerodendrum japonicum* (Thunb.) Sweet

分类位置 唇形科 Lamiaceae 大青属 *Clerodendrum* L.。

别　　名 荷包花，状元红，红龙船花，雌雄树，朱桐。

形态特征 灌木。小枝四棱形，干后有较深的沟槽，同对叶柄之间密被长柔毛，枝实心。叶片圆心形，边缘有疏短尖齿，表面疏生伏毛，脉基具较密的锈褐色短柔毛，背面密具锈黄色盾形腺体，脉上有疏短柔毛。二歧聚伞花序组成顶生圆锥花序，最后侧枝呈总状花序，苞片宽卵形，小苞片线形；花萼红色，外面疏被短柔毛，散生盾形腺体，深 5 裂，裂片卵形或卵状披针形，内面疏珠状腺点；花冠红色，稀白色，花冠管顶端 5 裂，裂片长圆形；子房 4 室，柱头 2 浅裂。果实椭圆状球形，绿色或蓝黑色，常分裂成 2 ~ 4 个分核，宿萼增大，初包被果实，后向外反折呈星状。花期 5 ~ 10 月，果期 8 ~ 11 月。

资源现状 生于丘陵、山谷、溪边、林缘、灌丛或栽培于庭园中，全市各地较常见。资源较丰富，民间少见药用，具有较好的观赏价值。

功效应用 根、叶：微甘、淡，凉；祛风利湿，散瘀消肿，解毒排脓；用于风湿骨痛，腰肌劳损，跌扑损伤等。

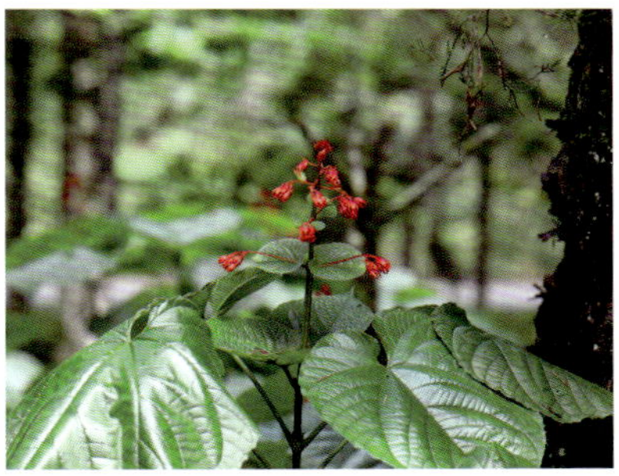
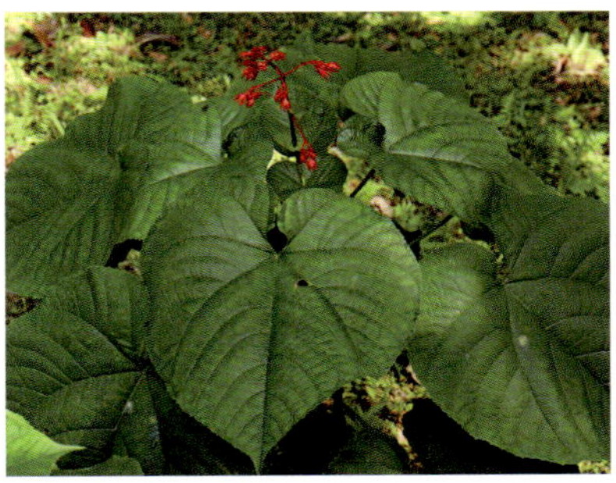
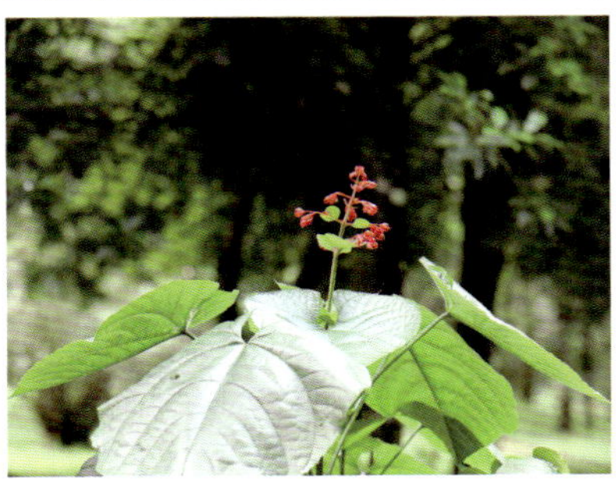
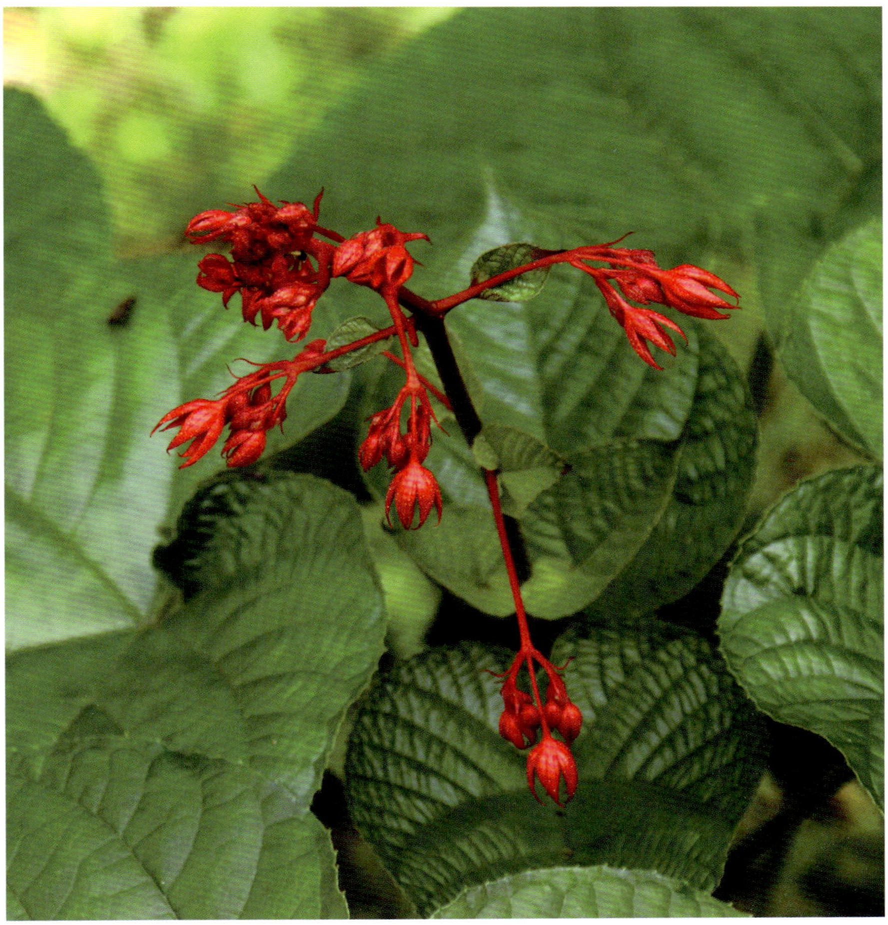

487. 风轮菜 *Clinopodium chinense* (Benth.) O. Ktze.

分类位置 唇形科 Lamiaceae 风轮菜属 *Clinopodium* L.。

别　　名 野薄荷，山薄荷，九层塔。

形态特征 多年生草本。茎基部匍匐生根，四棱形，具细条纹。叶卵圆形，不偏斜，边缘具圆齿状锯齿，坚纸质，上面密被平伏短硬毛。轮伞花序多花密集，半球状；苞叶叶状，向上渐小至苞片状，苞片针状。花萼狭管状，常染紫红色，果时基部稍一边膨胀，上唇 3 齿，下唇 2 齿。花冠紫红色，冠筒伸出，冠檐二唇形。雄蕊 4，前对稍长，均内藏或前对微露出，花药 2 室，室近水平叉开。花柱微露出，先端不相等 2 浅裂。小坚果倒卵形，黄褐色。花期 5～8 月，果期 8～10 月。

资源现状 生于海拔 1000m 以下山坡、草丛、路边、沟边、灌丛或林下，全市各地常见。资源较丰富，民间少量应用于咽喉肿痛等。

功效应用 **干燥地上部分（断血流）：**微苦、涩，凉；收敛止血；用于崩漏，尿血，鼻衄，牙龈出血，创伤出血。

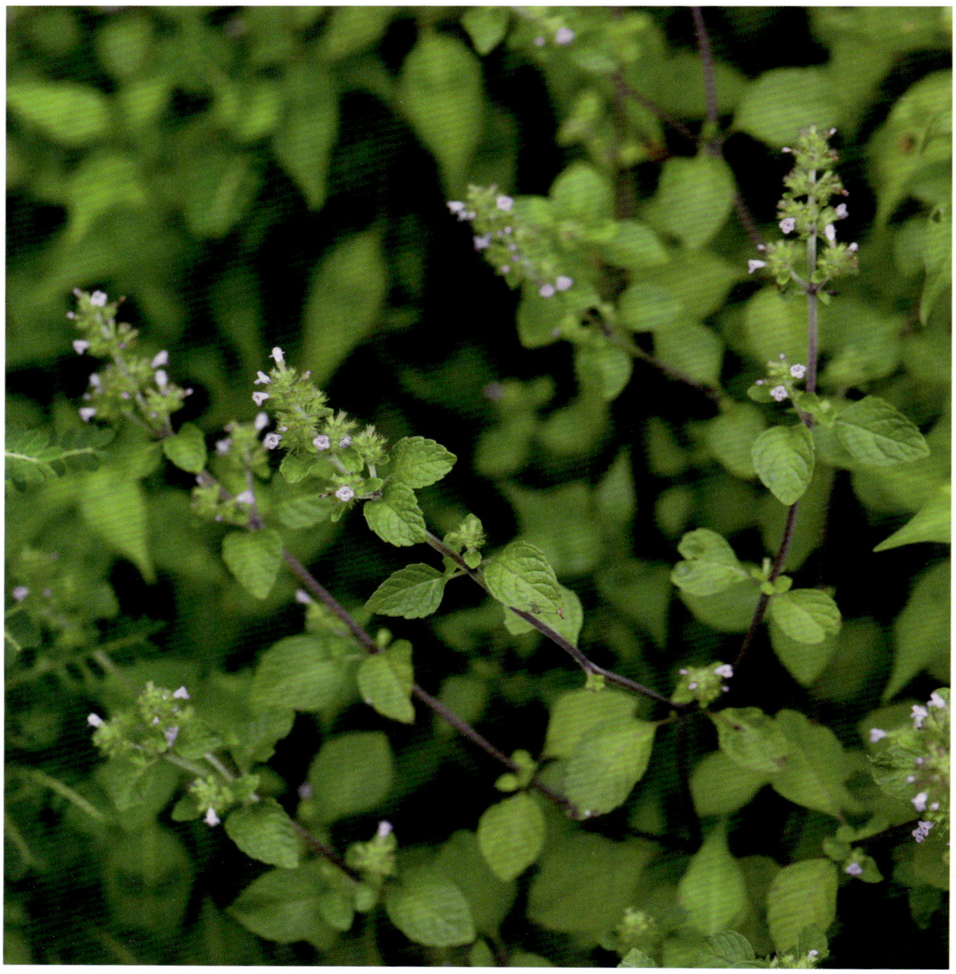
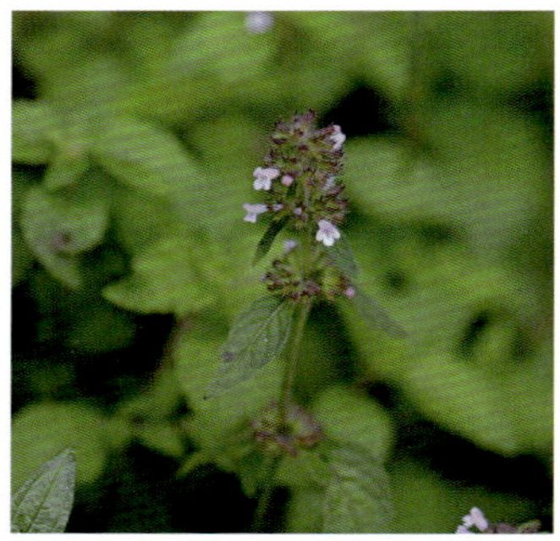
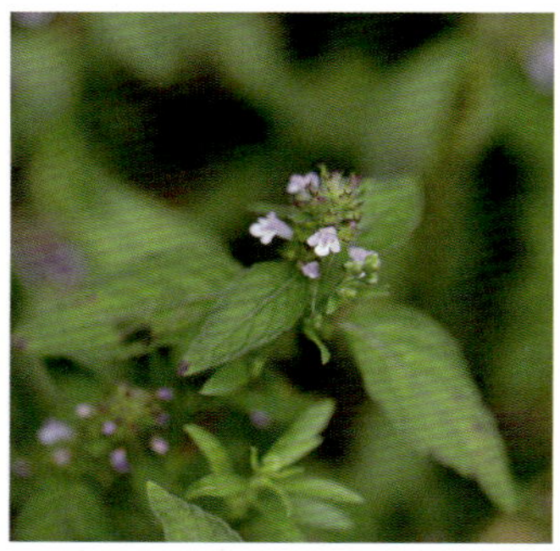
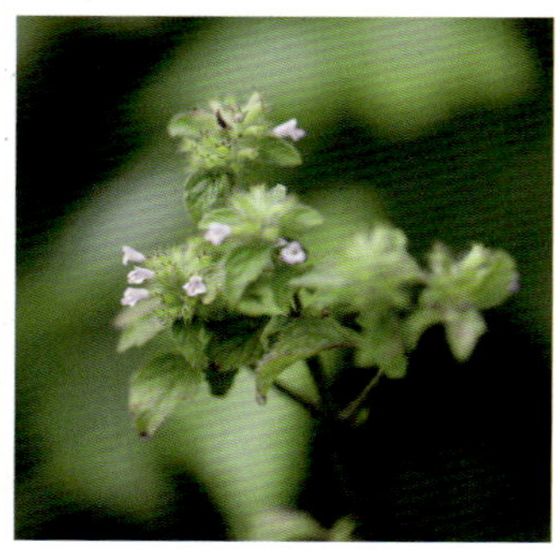

488. 紫花香薷　*Elsholtzia argyi* Lévl.

分类位置　唇形科 Lamiaceae 香薷属 *Elsholtzia* Willd.。

别　　名　土荆芥，假紫苏，臭草，牙刷花，野薄荷。

形态特征　草本。茎四棱形，具槽，紫色。叶卵形至阔卵形，下面叶脉被白色短柔毛，满布凹陷的腺点；叶柄具狭翅。穗状花序，由具 8 花的轮伞花序组成；苞片圆形，外被白色柔毛及黄色透明腺点，常带紫色；花梗被白色柔毛。花萼管状，外面被白色柔毛，萼齿 5，钻形，边缘具长缘毛。花冠玫瑰红紫色，外被白色柔毛，上部具腺点，冠筒向上渐宽，冠檐二唇形。雄蕊 4，前对较长，伸出，花丝无毛，花药黑紫色。花柱纤细，伸出，先端相等 2 浅裂。小坚果长圆形，深棕色，外面具细微疣状凸起。花果期 9～11 月。

资源现状　生于海拔 200～1200m 的路边草地及灌丛中，全市各地常见。资源丰富，民间少见药用，具有较好的观赏价值。

功效应用　全草：辛，微温；发汗解暑，利尿，止吐泻，散寒湿；用于感冒，发热无汗，黄疸，淋证，带下，咳嗽，暑热口臭，吐泻等。

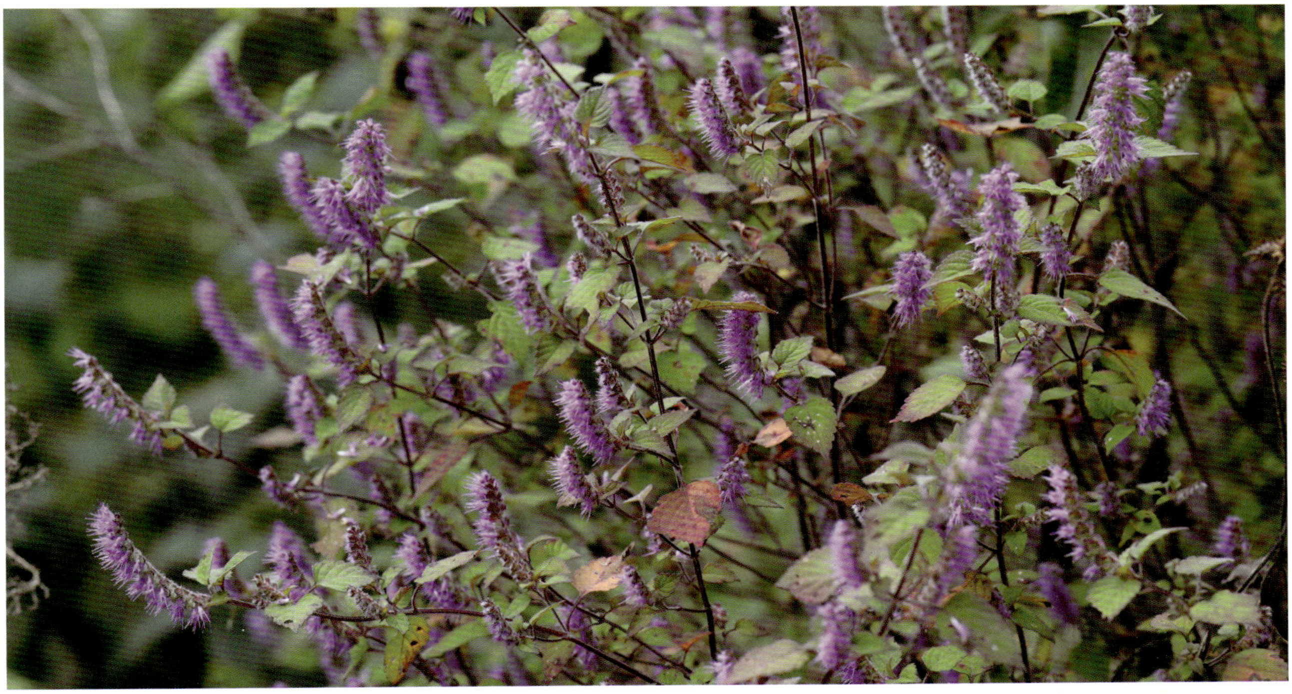

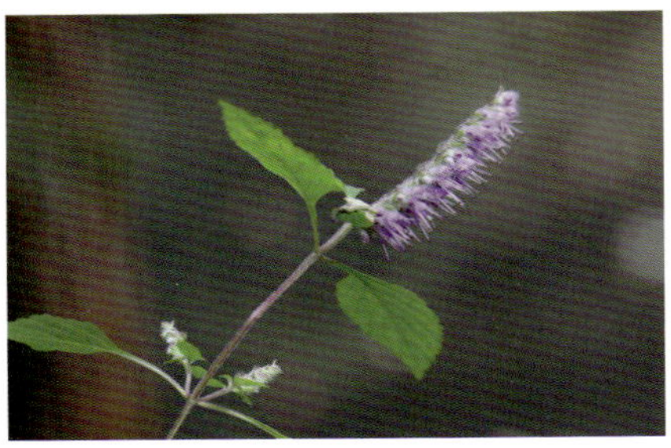
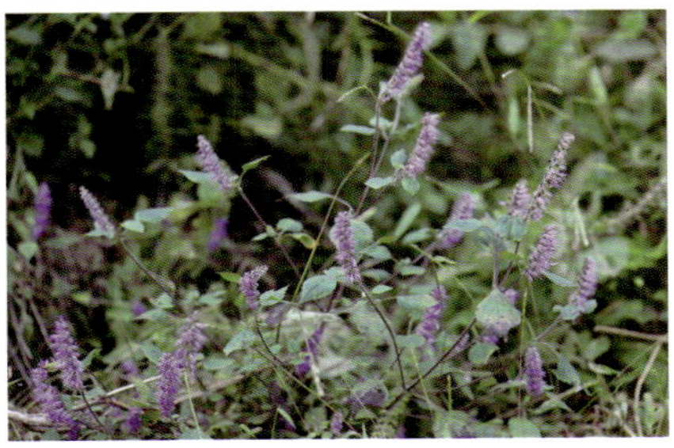
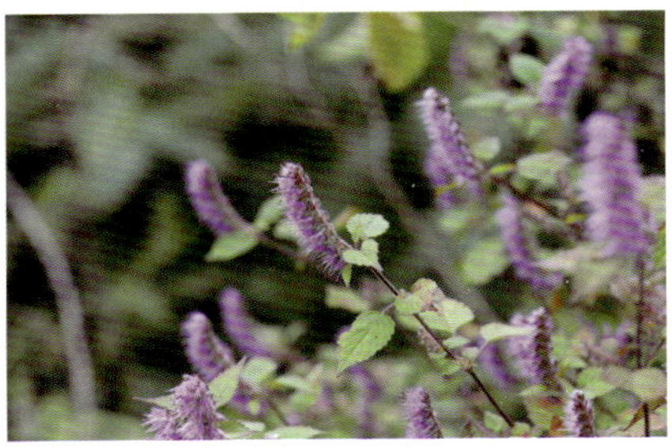

489. 活血丹 *Glechoma longituba* (Nakai) Kupr.

分类位置 唇形科 Lamiaceae 活血丹属 *Glechoma* L.。

别　　名 连钱草，肺风草，入骨箭，金钱草，金钱薄荷。

形态特征 多年生草本。具匍匐茎，逐节生根。茎四棱形，基部常呈淡紫红色。叶草质，叶片心形或近肾形。轮伞花序常 2 花，稀 4～6 花；苞片及小苞片线形。花萼管状，齿 5。花冠淡蓝色、蓝色至紫色，下唇具深色斑点，上部渐膨大成钟形，有长筒与短筒两型。二唇形。雄蕊 4，内藏，后对着生于上唇下，较长，前对着生于两侧裂片下方花冠筒中部，较短；花药 2 室，略叉开。子房 4 裂，无毛。花柱先端近相等 2 裂。成熟小坚果深褐色，长圆状卵形，顶端圆，基部略成三棱形，无毛，果脐不明显。花期 4～5 月，果期 5～6 月。

资源现状 生于较阴湿的荒地、山坡林下或路旁，房前屋后常见小量栽培，全市各地常见。资源较丰富，民间常以全草用于伤风咳嗽或尿路结石等。

功效应用 **地上部分（连钱草）**：辛、微苦，微寒；利湿通淋，清热解毒，散瘀消肿；用于热淋，石淋，湿热黄疸，疮痈肿痛，跌打损伤。

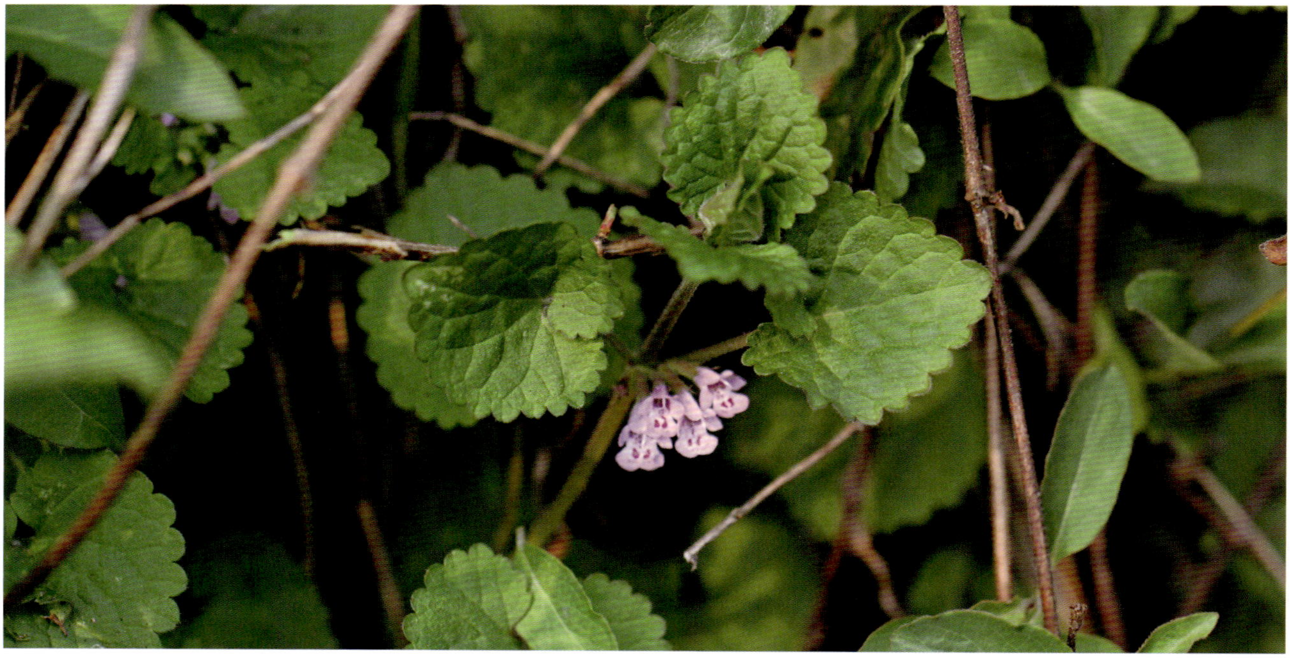

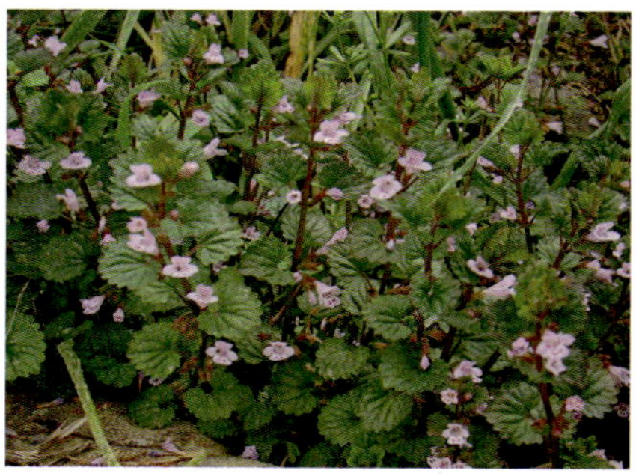

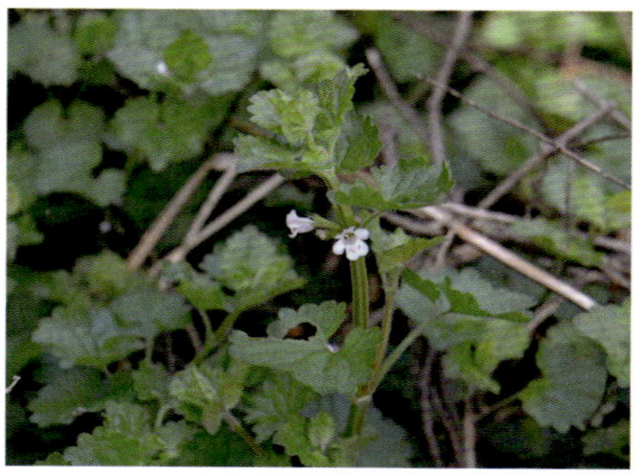

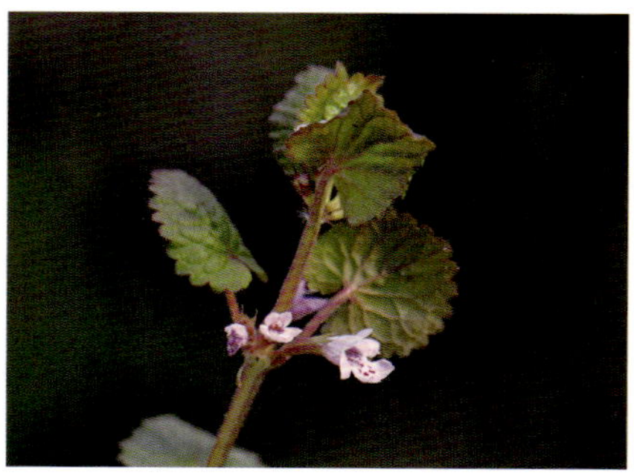

490. 香茶菜　*Isodon amethystoides* (Benth.) H. Hara

分类位置　唇形科 Lamiaceae 香茶菜属 *Isodon* (Benth.) Kudo。

别　　名　铁菱角，铁生姜，铁称锤，铁钉头，铁龙角。

形态特征　草本，基部近灌木状。茎四棱形，被细的硬毛。叶倒卵圆形或菱状卵圆形，边缘中部以上有牙齿状锯齿，上被细硬毛，下面被极细硬毛，有极小的腺点。聚伞花序腋生或顶生，组成圆锥花序；花萼斜钟形，先端斜 5 裂；花冠筒伸出，基部后方浅囊状，外具硬毛，基部具硬毛，下倾，中部近直立，冠檐二唇形，上唇短 4 裂，下唇全缘，较长，内凹；雄蕊 4，二强，下倾，花丝无附齿，离生，基部具硬毛，药室叉开；花盘前方增大成短于子房的腺体；花柱先端短 2 裂。成熟小坚果卵形，黄栗色。花期 6 ~ 10 月，果期 9 ~ 11 月。

资源现状　生于海拔 200 ~ 920m 的林下或草丛中，全市各地常见。资源丰富，民间常以其根茎用于跌扑损伤等。

功效应用　根茎：苦、辛，凉；清热散血，疏风解表，消肿解毒；用于肾炎，泌尿系感染，中暑腹痛，扁桃体炎，痔，胃痛，闭经，乳腺炎，跌扑损伤，毒蛇咬伤，烧烫伤等。全草（地上部分）：辛、苦，凉；清热利湿，活血散瘀，解毒消肿；用于湿热黄疸，淋证，水肿，咽喉肿痛，关节痹痛，闭经，乳痈，痔，发背，跌扑损伤，毒蛇咬伤等。

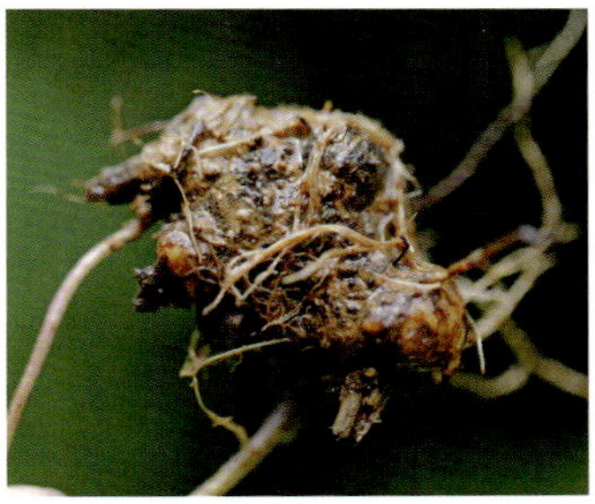
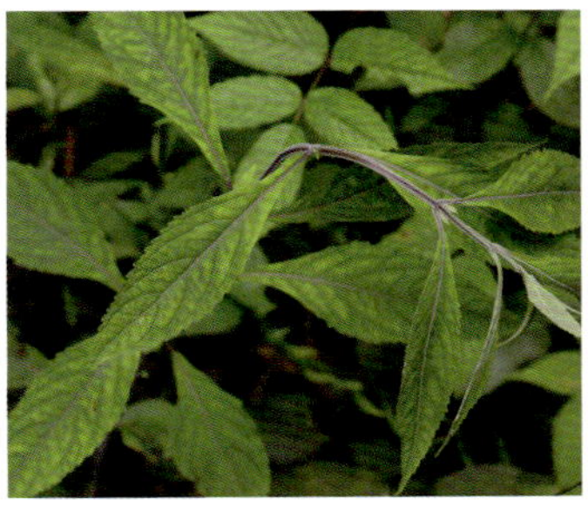
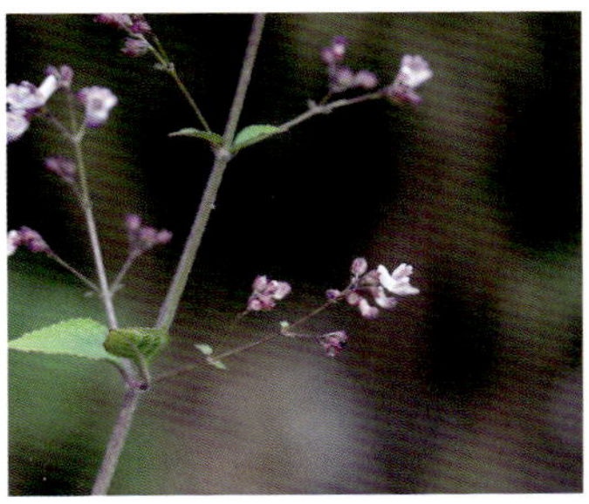
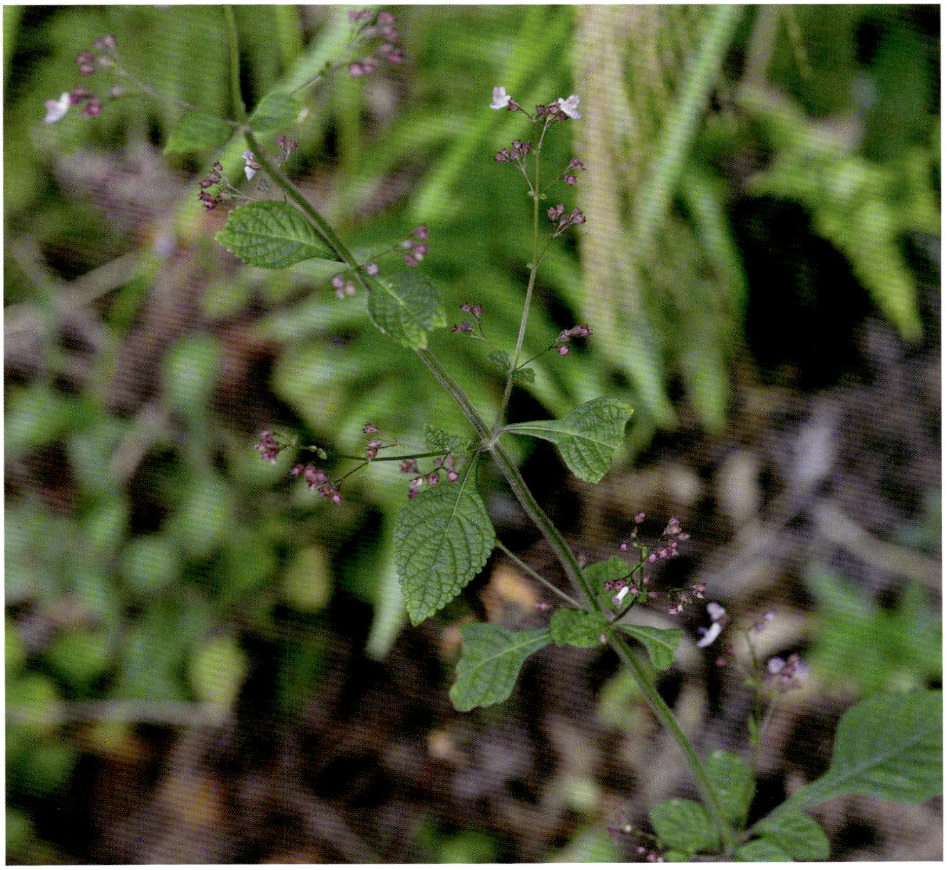

491. 线纹香茶菜 *Isodon lophanthoides* (Buch.-Ham. ex D. Don) Hara

分类位置 唇形科 Lamiaceae 香茶菜属 *Isodon* (Benth.) Kudo。

别　　名 碎兰花，草三七，溪黄草，黑疙瘩，土黄莲。

形态特征 多年生柔弱草本。基部匍匐生根，并具小球形块根。茎四棱形，具槽。茎叶卵形、阔卵形或长圆状卵形，边缘具圆齿，草质，下面具褐色腺点。圆锥花序顶生及侧生，由聚伞花序组成，分枝蝎尾状；苞叶卵形，下部叶状，上部苞片状。花萼钟形，外面下部疏被串珠状具节长柔毛，满布红褐色腺点，萼齿 5，卵三角形，二唇形。花冠白色或粉红色，具紫色斑点，冠檐外面被稀疏小黄色腺点，冠筒直，冠檐二唇形。雄蕊及花柱长长地伸出或在雄蕊退化的花中仅花柱长长地伸出。花果期 8 ~ 12 月。

资源现状 生于海拔 500m 以上的林下阴湿处及水沟边，全市各地较常见。资源量一般，民间少量以全草用于咽喉肿痛或肝炎等。

功效应用 全草：苦，寒；清热利湿，凉血散瘀，退黄，驱虫；用于急性黄疸性肝炎，急性胆囊炎，咽喉痛，痢疾，泻泄，跌打肿痛，皮炎，草乌中毒等。

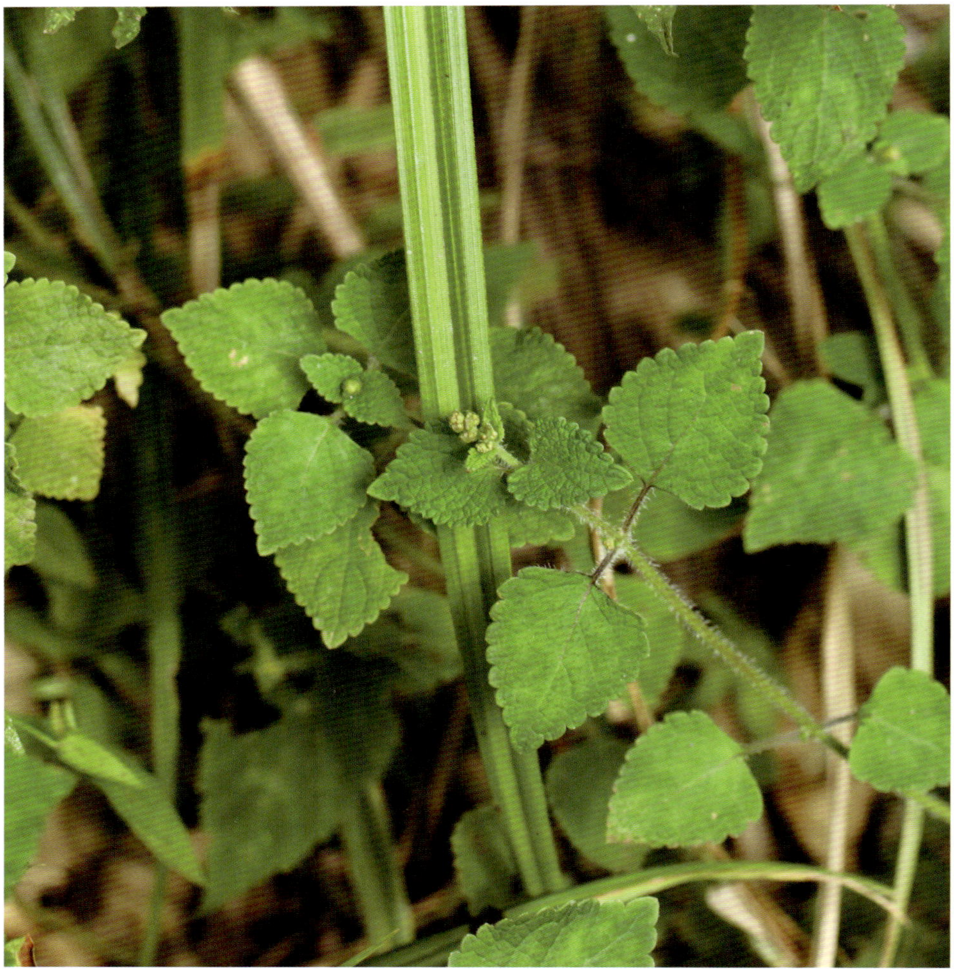

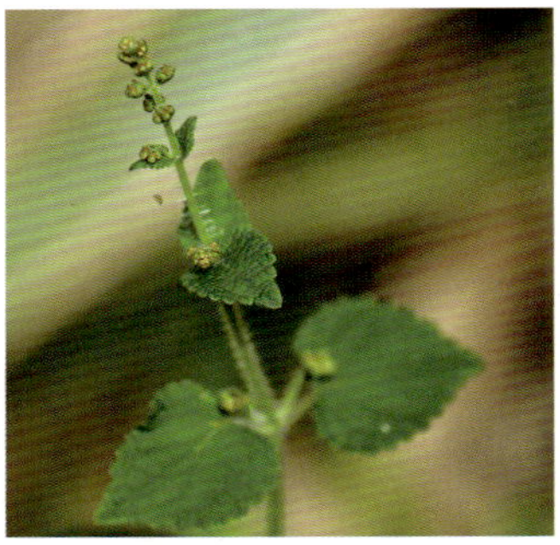

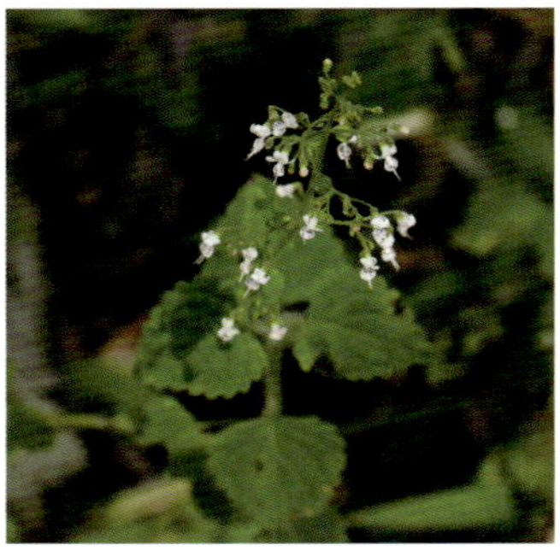

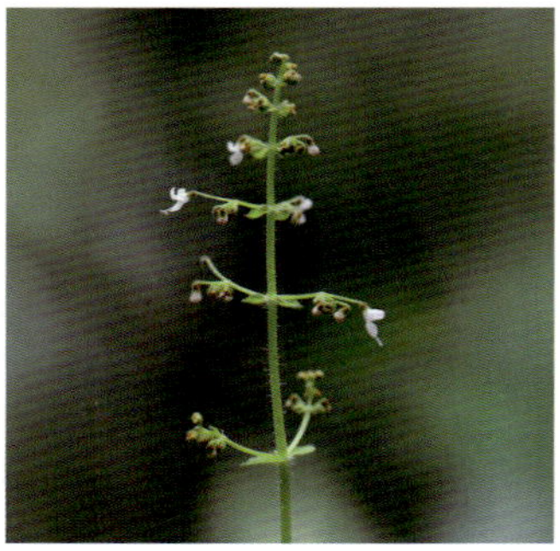

492. 显脉香茶菜 *Isodon nervosus* (Hemsl.) Kudô

分类位置 唇形科 Lamiaceae 香茶菜属 *Isodon* (Benth.) Kudo。

别　　名 大叶蛇总管，蓝花柴胡。

形态特征 多年生草本。根茎稍增大呈结节块状；茎自根茎生出，四棱形，明显具槽。叶交互对生，披针形至狭披针形，边缘有具胼胝尖的粗浅齿，薄纸质，上部叶无柄。聚伞花序（3）5～9（～15）花，于茎顶组成疏散的圆锥花序；苞片狭披针形，叶状，小苞片线形，密被微柔毛。花萼紫色，钟形，外密被微柔毛，萼齿5，近相等，披针形，果时增大呈阔钟形。花冠蓝色，冠筒近基部上方成浅囊状，冠檐二唇形。雄蕊4，二强，花丝下部疏被微柔毛。花柱先端相等2浅裂。小坚果卵圆形，顶端被微柔毛。花期7～10月，果期8～11月。

资源现状 生于海拔1000m以下的河边草丛或林下阴湿处，分布于星村等地。资源量一般，民间偶见以全草用于毒虫咬伤等。

功效应用 全草：辛、苦，寒；清热，利湿，解毒；用于感冒，黄疸，毒蛇咬伤，疮毒，湿疹，皮肤瘙痒，痧症，烫伤等。

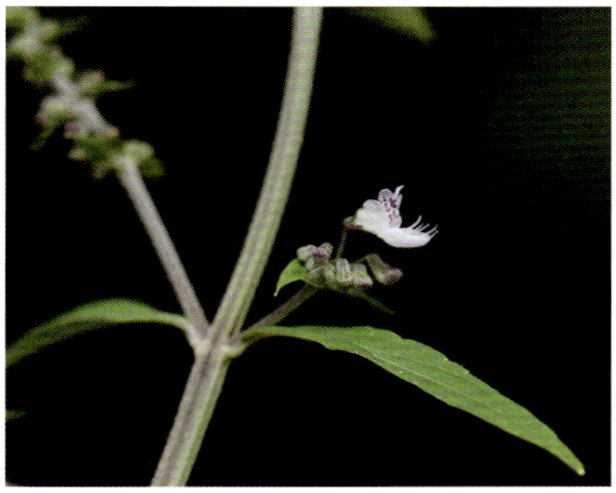
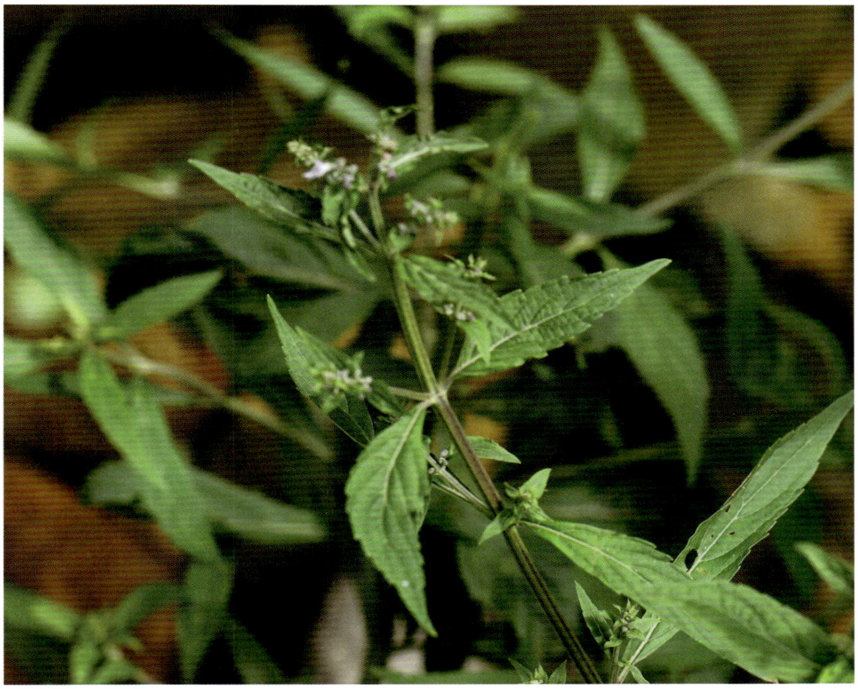
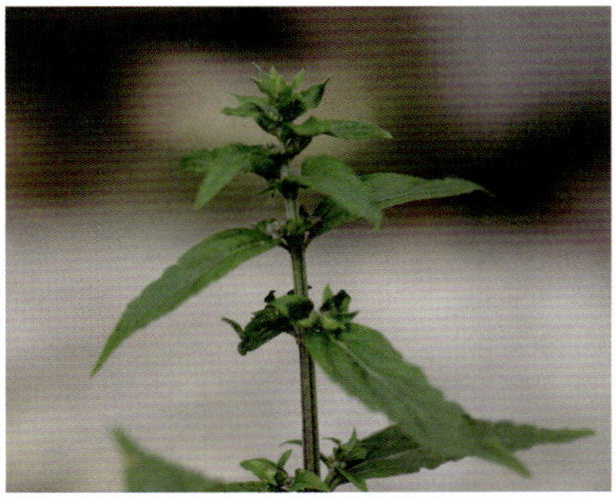
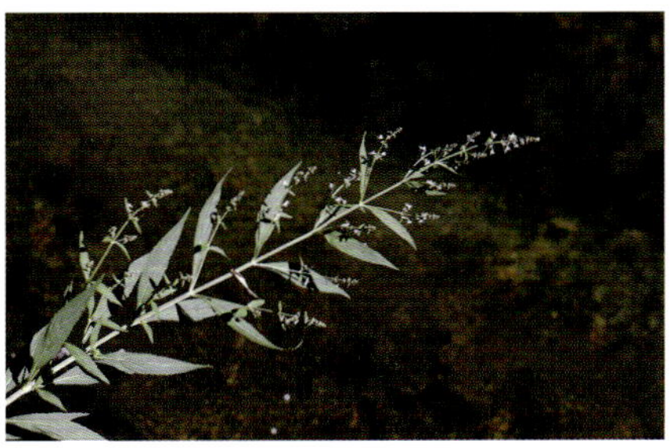
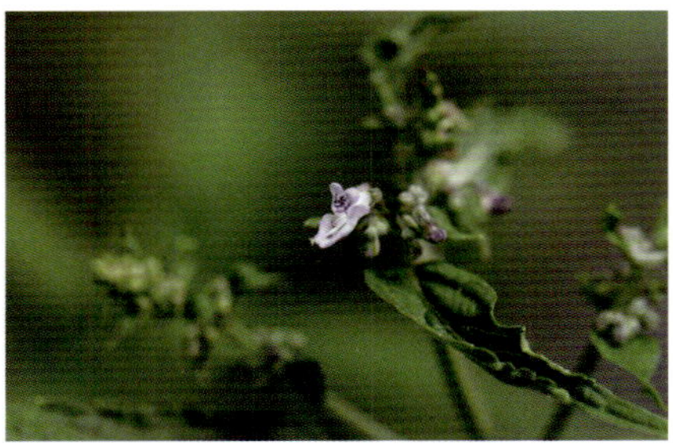
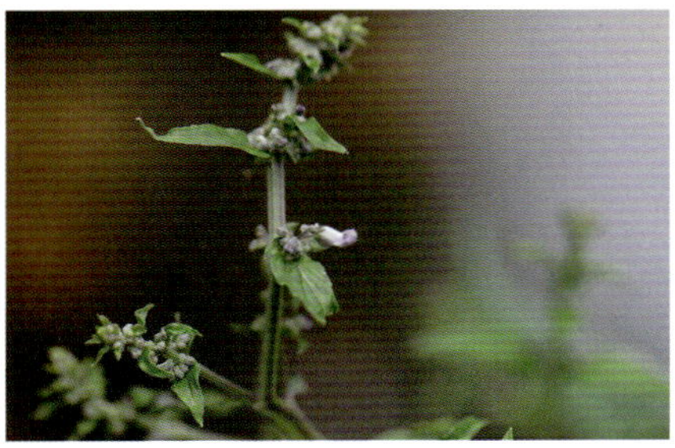

493. 益母草 *Leonurus japonicus* Houtt.

分类位置 唇形科 Lamiaceae 益母草属 *Leonurus* L.。

别　　名 地母草，益母艾，红花益母草，爱母草，坤草。

形态特征 一年生或二年生草本。茎直立，钝四棱形。茎下部叶轮廓为卵形，基部宽楔形，掌状 3 裂，叶脉被疏柔毛及腺点；茎中部叶轮菱形。轮伞花序腋生，长穗状花序；小苞片刺状，基部略弯曲。花萼管状钟形，齿 5，后 3 齿较短。花冠粉红色至淡紫红色，冠檐二唇形，下唇略短于上唇，内面在基部疏被鳞状毛，3 裂。雄蕊 4，前对较长，花丝疏被鳞状毛，花药卵圆形，二室。花柱先端相等 2 浅裂，裂片钻形。子房褐色。小坚果长圆状三棱形，淡褐色，光滑。花期通常在 6 ~ 9 月，果期 9 ~ 10 月。

资源现状 生于房前屋后或路边，全市各地常见。资源丰富，民间少量以全草用于妇科病，有白花者，等同药用。

功效应用 新鲜或干燥**地上部分（益母草）**：苦、辛，微寒；活血调经，利尿消肿，清热解毒；用于月经不调，痛经经闭，恶露不尽，水肿尿少，疮疡肿毒。**果实（茺蔚子）**：辛、苦，微寒；活血调经，清肝明目；用于月经不调，经闭，痛经，目赤翳障，头晕胀痛。

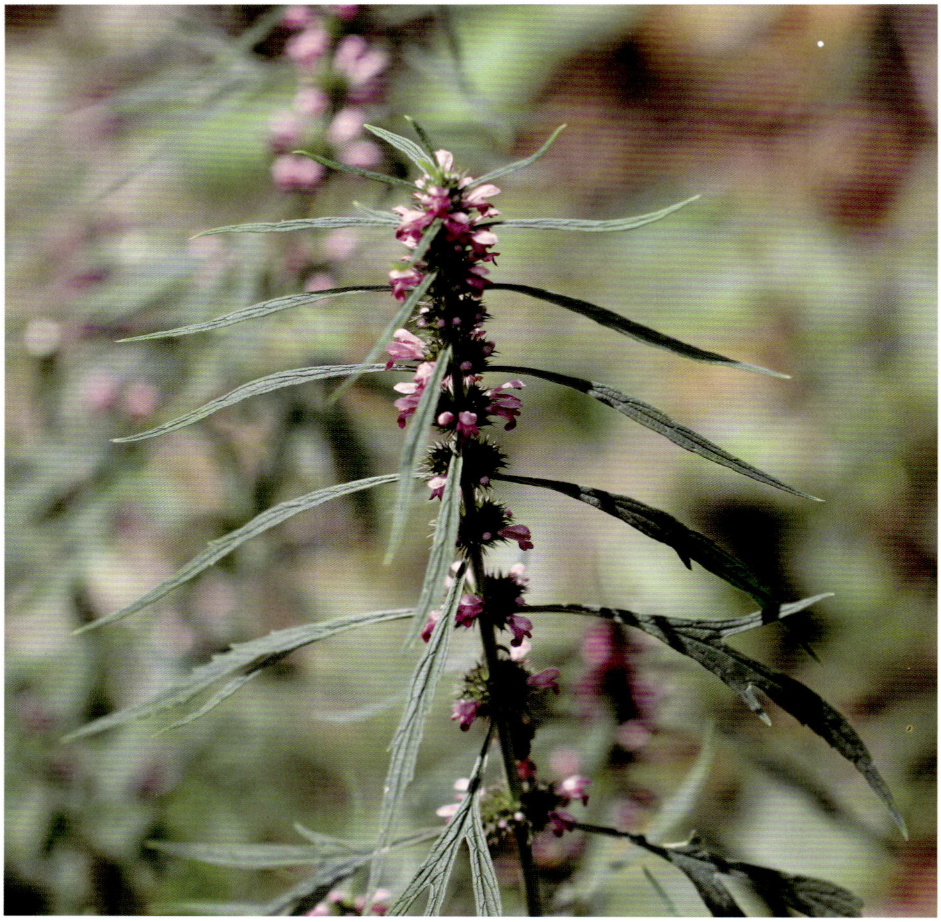

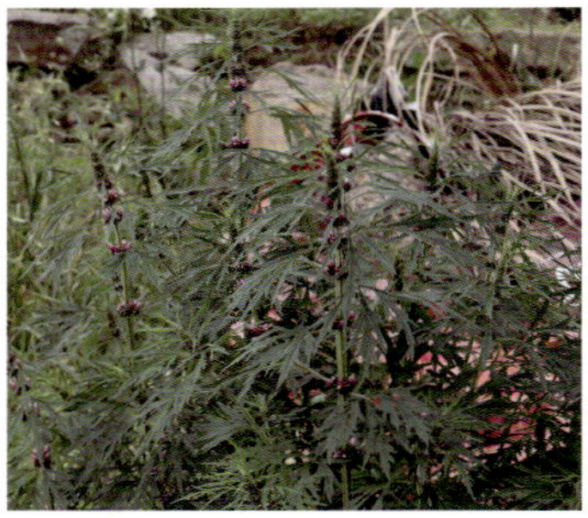

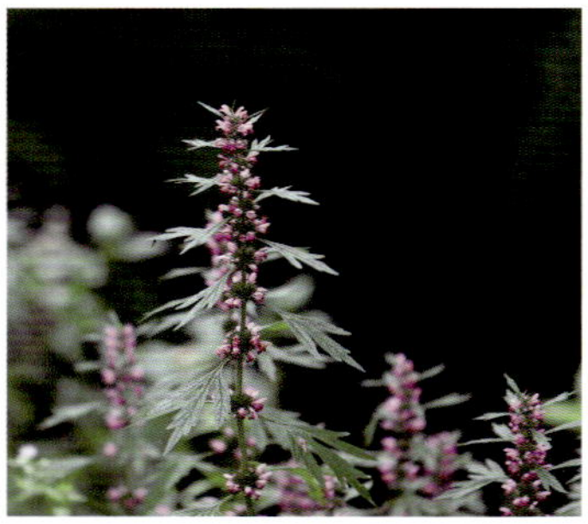

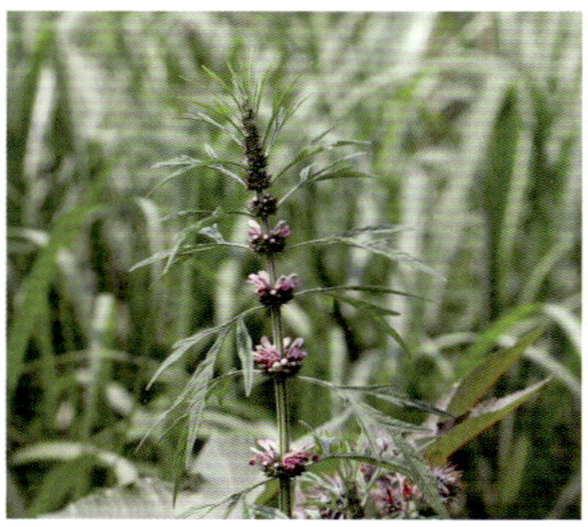

494. 硬毛地笋 *Lycopus lucidus* Turcz. var. *hirtus* Regel

分类位置 唇形科 Lamiaceae 地笋属 *Lycopus* L.。

别　　名 毛叶地瓜儿苗，地瓜儿苗，地笋，泽兰，土生地。

形态特征 多年生草本。横走的根茎呈肥大圆柱形，具节；茎直立，四棱形，茎棱上被向上小硬毛，节上密集硬毛。叶披针形，暗绿色，上面密被细刚毛状硬毛，叶缘具缘毛，下面密被凹陷腺点。轮伞花序轮廓圆球形，多花密集，小苞片边缘均具小纤毛；花萼钟形，外面具腺点，萼齿 5，披针状三角形；花冠白色，在冠檐上具腺点；雄蕊仅前对能育，超出于花冠；花柱伸出花冠，先端 2 浅裂。小坚果倒卵圆状四边形，基部略狭，褐色，有腺点。花期 6 ~ 9 月，果期 8 ~ 11 月。

资源现状 生于山坡草地、路旁和宅旁的潮湿处，全市各地零星栽植。资源量一般，民间常以根茎用于气虚乏力等，新鲜根茎可食。

功效应用 根茎：甘、辛，平；化瘀止血，益气利水；用于衄血，吐血，产后腹痛，黄疸，水肿，带下病，气虚乏力等。**地上部分（泽兰）**：苦、辛，微温；活血调经，祛瘀消痈，利水消肿；用于月经不调，经闭，痛经，产后瘀血腹痛，疮痈肿毒，水肿腹水。

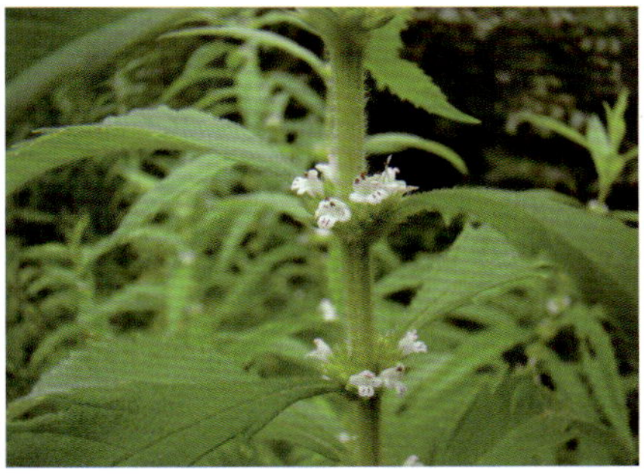

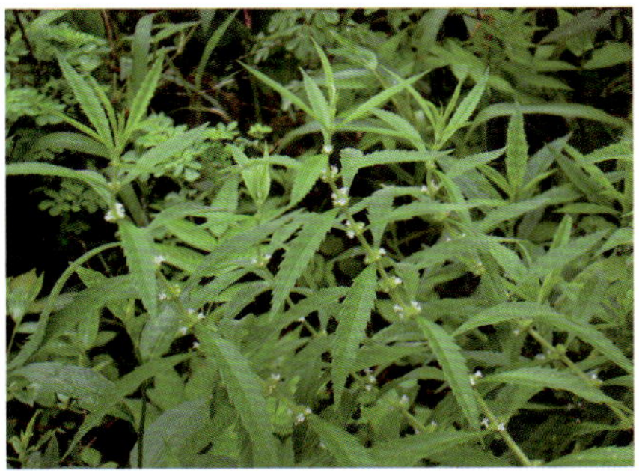

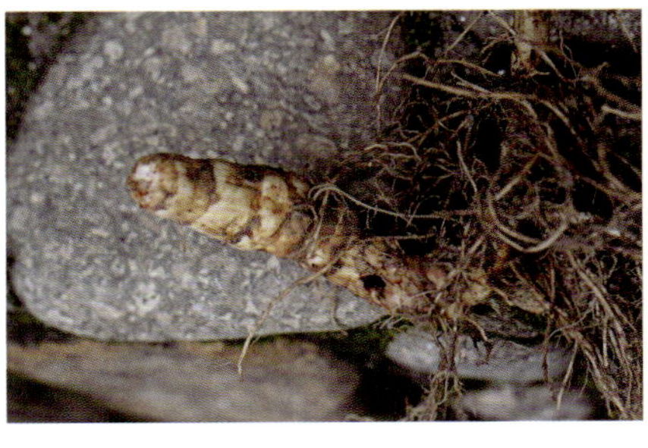

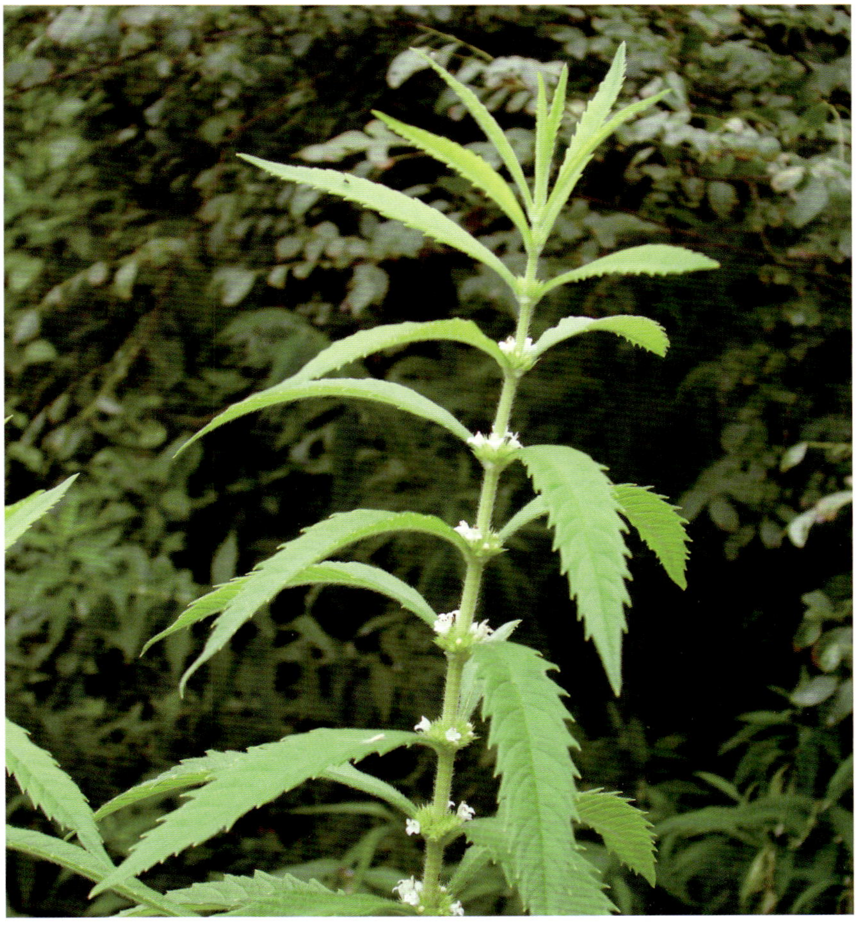

495. 薄　荷　*Mentha canadensis* L.

分类位置　唇形科 Lamiaceae 薄荷属 *Mentha* L.。

别　　名　土薄荷，水薄荷，见肿消，野仁丹草。

形态特征　多年生草本。具芳香气味，茎锐四棱形，具四槽，上部被倒向微柔毛。叶片长圆状披针形至卵状披针形，长 3～5cm，宽 0.8～3cm；上面淡绿色，通常沿脉上密生微柔毛。轮伞花序腋生，轮廓球形；花萼管状钟形，外被微柔毛及腺点，萼齿 5；花冠淡紫色，外面略被微柔毛，内面在喉部以下被微柔毛，冠檐 4 裂，上裂片先端 2 裂，较大；雄蕊 4，前对较长，均伸出于花冠之外；花柱略超出雄蕊，先端近相等 2 浅裂，裂片钻形；花盘平顶。小坚果卵珠形，黄褐色，具小腺窝。花期 7～9 月，果期 10 月。

资源现状　生于山坡草地或路边湿地等处，全市各地零星栽培。资源量较少，民间少量用于感冒或中暑等。

功效应用　**地上部分（薄荷）**：辛，凉；疏散风热，清利头目，利咽，透疹，疏肝行气；用于风热感冒，风温初起，头痛，目赤，喉痹，口疮，风疹，麻疹，胸胁胀闷。挥发油：芳香，调味及祛风药；用于皮肤或黏膜产生清凉感以减轻疼痛。叶的蒸馏液：辛，凉；和中，发汗，解热，宣滞，凉膈，清头目；用于头痛，热嗽，皮肤瘀疹等。薄荷油中得到的一种饱和的环状醇（薄荷脑）祛痰，外用止痛，止痒。

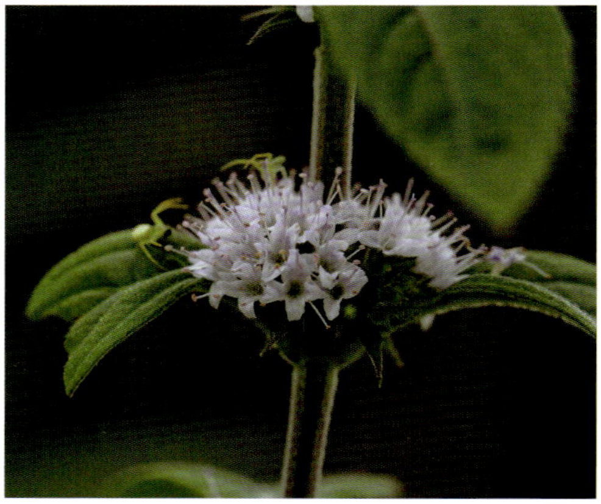

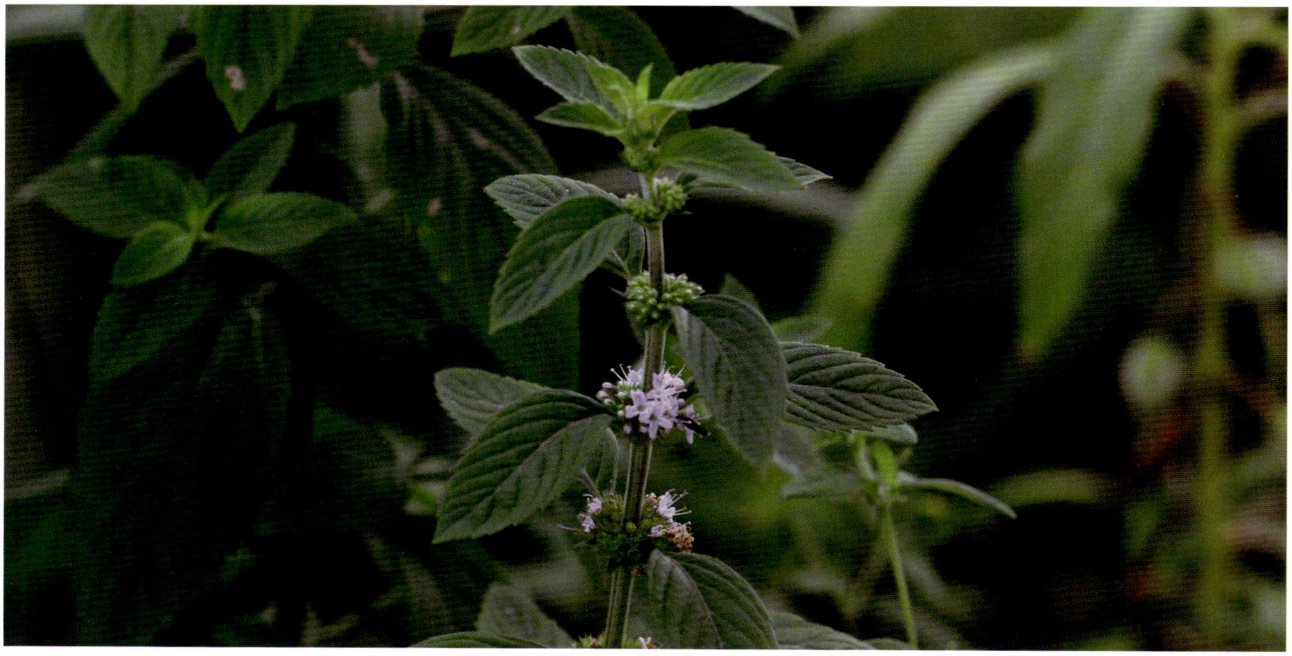

496. 石香薷　*Mosla chinensis* Maxim.

分类位置　唇形科 Lamiaceae 石荠苎属 *Mosla* (Benth.) Buch.-Ham. ex Maxim.。

别　　名　野香薷，香薷草，香薷子。

形态特征　直立草本。枝被白色疏柔毛。叶线状长圆形至线状披针形，边缘具疏而不明显的浅锯齿，上面榄绿色，下面较淡，两面均被疏短柔毛及棕色凹陷腺点；叶柄被疏短柔毛。总状花序头状，苞片覆瓦状排列，圆倒卵形，全缘，两面被疏柔毛，下面具凹陷腺点，边缘具睫毛；花梗被疏短柔毛；花萼钟形，外被白色绵毛及腺体，内于喉部以上被白色绵毛；萼齿 5，果时增大；花冠紫红色、淡红色至白色，外被微柔毛，内于下唇之下方冠筒，上略被微柔毛；雄蕊及雌蕊内藏；花盘前方呈指状膨大。小坚果球形，灰褐色，具深雕纹。花期 6 ~ 9 月，果期 7 ~ 11 月。

资源现状　生于海拔 1400m 以下的路边灌丛、湿地、山顶草丛中或岩石上，全市各地常见。资源较丰富，民间极多应用，多以全草用于夏天解暑等。

功效应用　**地上部分（香薷）**：辛，微温；发汗解表，化湿和中；用于暑湿感冒，恶寒发热，头痛无汗，腹痛吐泻，水肿，小便不利。

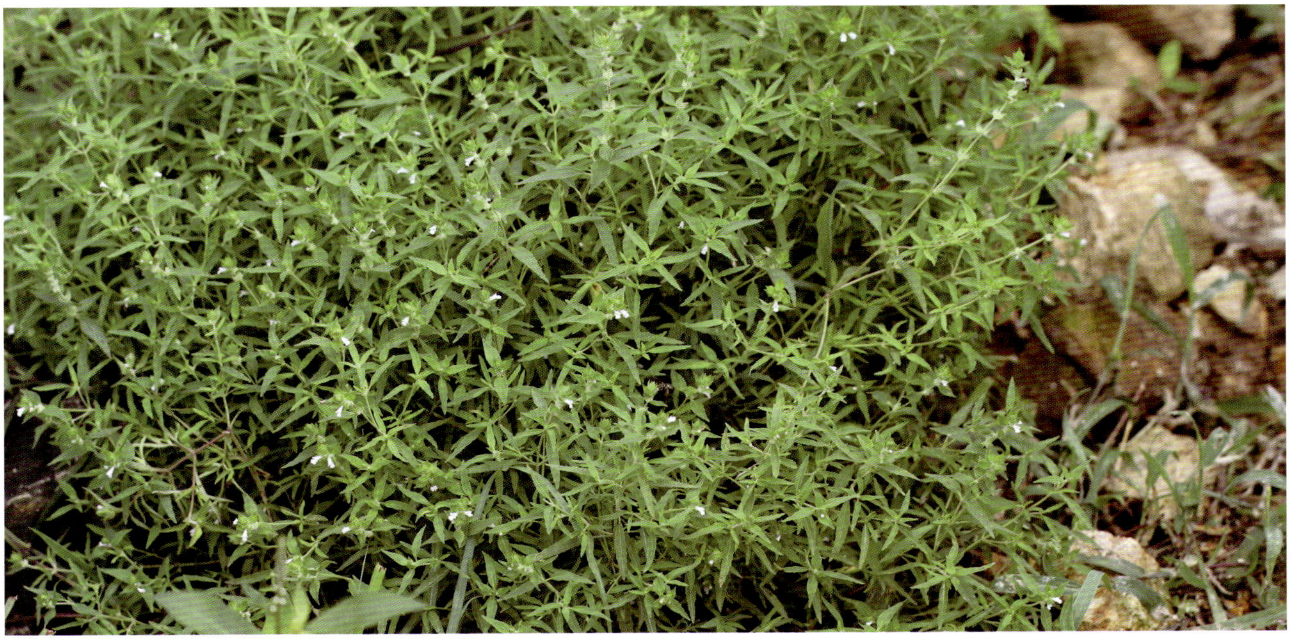

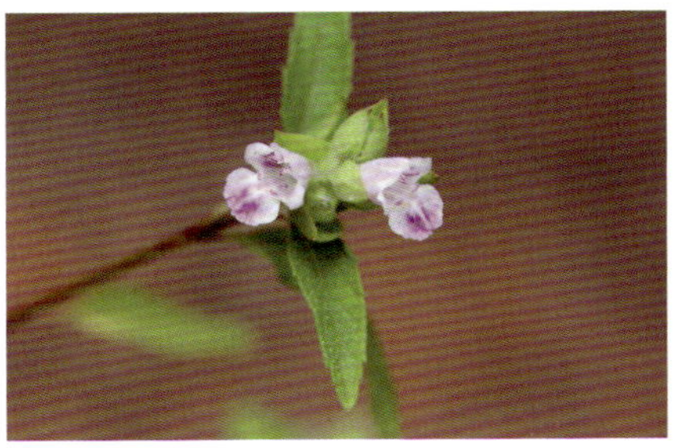

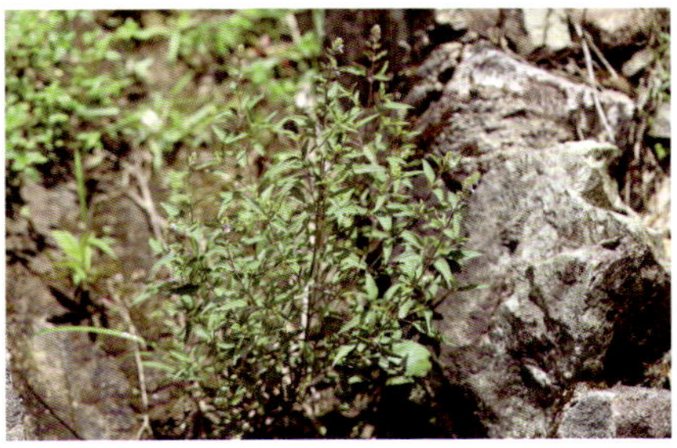

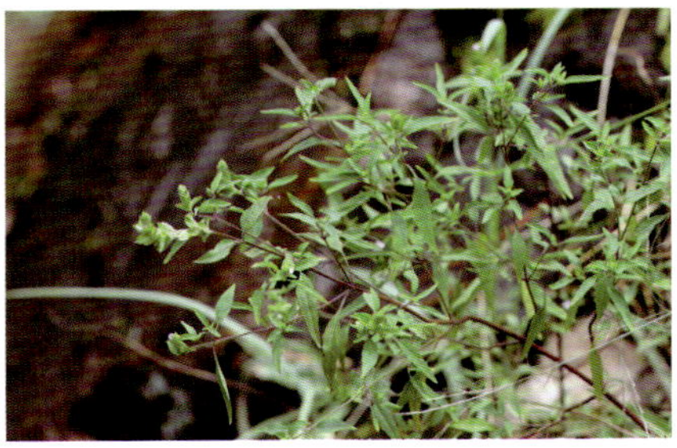

497. 石荠苎 *Mosla scabra* (Thunb.) C. Y. Wu et H. W. Li

分类位置 唇形科 Lamiaceae 石荠苎属 *Mosla* (Benth.) Buch.-Ham. ex Maxim.。

别　　名 母鸡窝，痱子草，野升麻。

形态特征 一年生草本。多分枝，茎、枝四棱形，具细条纹，密被短柔毛。叶卵形或卵状披针形，边缘近基部全缘，自基部以上为锯齿状，纸质，上面榄绿色，被灰色微柔毛，下面灰白，密布凹陷腺点。总状花序生于主茎及侧枝上；苞片卵形，花梗与序轴密被灰白色小疏柔毛；花萼钟形，外被疏柔毛，上唇 3 齿呈卵状披针形，下唇 2 齿，线形；花冠粉红色，外被微柔毛，内面基部具毛环，冠筒向上渐扩大，冠檐二唇形；雄蕊 4，后对能育；花柱先端相等 2 浅裂；花盘前方呈指状膨大。小坚果黄褐色，球形，具深雕纹。花期 5 ~ 11 月，果期 9 ~ 11 月。

资源现状 生于海拔 1150m 以下的山坡、路旁或灌丛中，全市各地常见。资源丰富，民间偶见以全草用于痱子等。

功效应用 全草：辛，微温；疏风解表，清暑除湿，解毒止痒；用于感冒，支气管炎，中暑，肾炎水肿，皮肤瘙痒，痈，疽等。

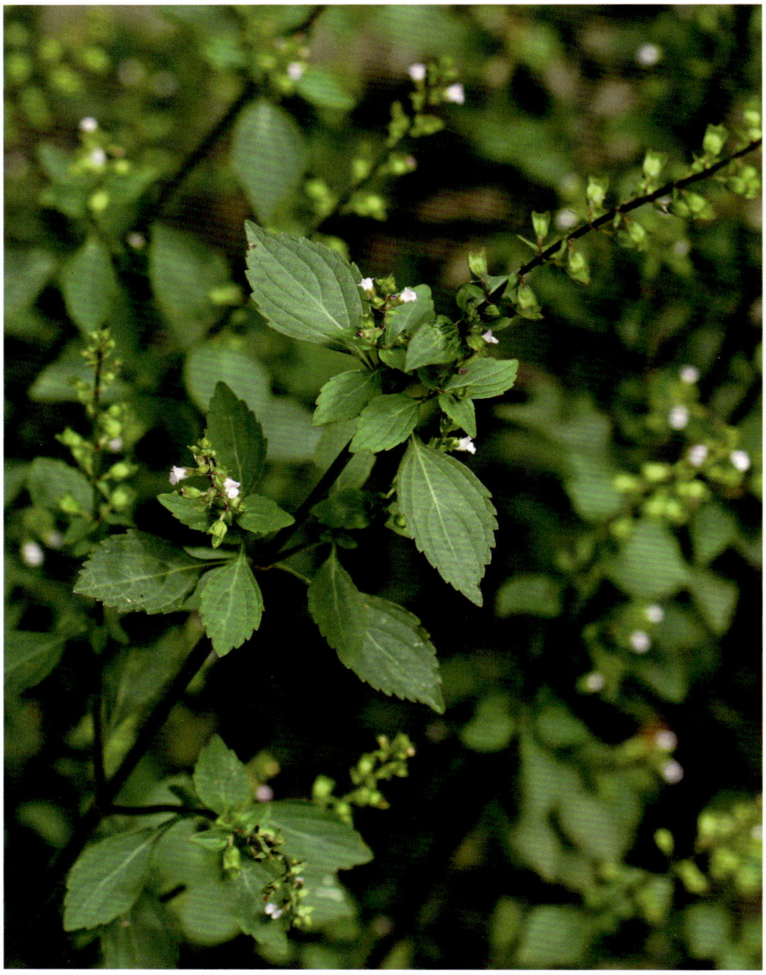

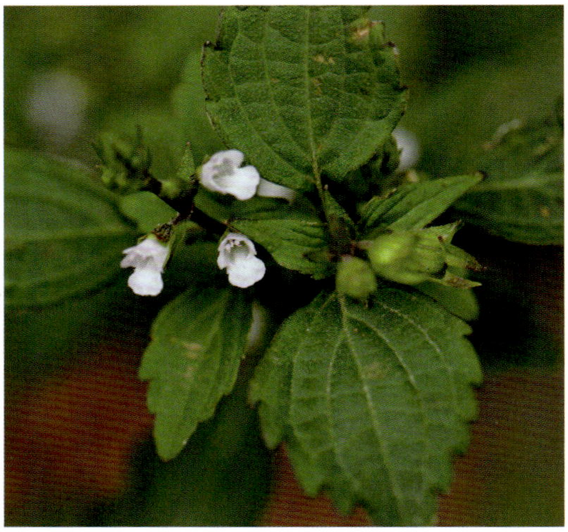

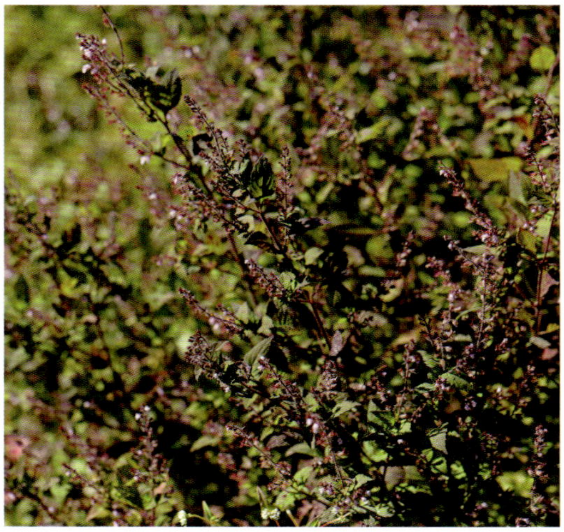

498. 牛 至 *Origanum vulgare* L.

分类位置 唇形科 Lamiaceae 牛至属 *Origanum* L.。

别 名 土茵陈，小叶薄荷，野薄荷，白花茵陈，土香薷。

形态特征 多年生草本或半灌木，芳香。根茎斜生，节上具纤细的须根。茎带紫色，四棱形。叶片卵圆形或长圆状卵圆形，下面被柔毛及凹陷的腺点。花序呈伞房状圆锥花序。花萼钟状，萼齿 5。花冠紫红色、淡红色至白色，管状钟形，两性花冠筒显著超出花萼，雌性花冠筒短于花萼，冠檐明显二唇形。雄蕊 4，两性花中，后对短于上唇，前对略伸出花冠，雌性花中，前后对近相等；花药卵圆形。花柱先端不相等 2 浅裂，裂片钻形。小坚果卵圆形，微具棱，褐色。花期 7 ~ 9 月，果期 10 ~ 12 月。

资源现状 生于海拔 500m 以上路旁、山坡、林下及草地，上梅等地有栽培。资源量一般，市场有较大量的流通，部分可能来自外地，民间多以全草用于感冒等。

功效应用 全草：辛、微苦，凉；清热祛暑，利尿消肿；用于流行性感冒，中暑，腹泻，急性黄疸性传染性肝炎，水肿，乳痈，多发性脓肿等。

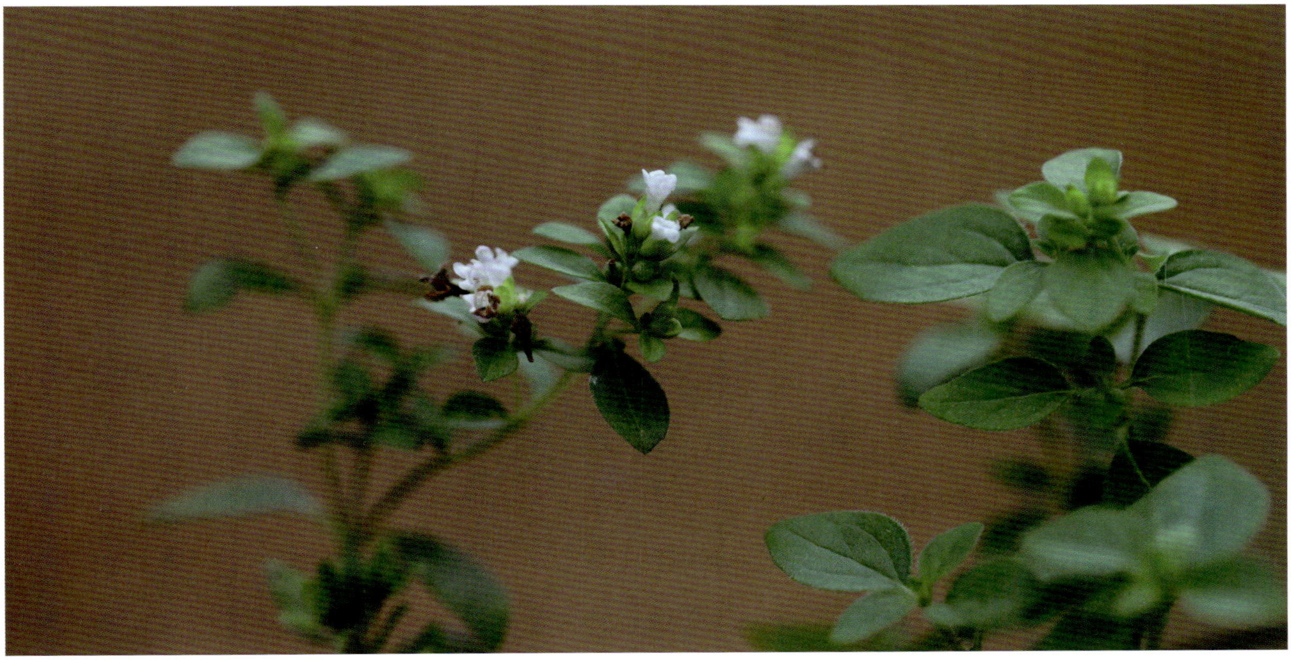

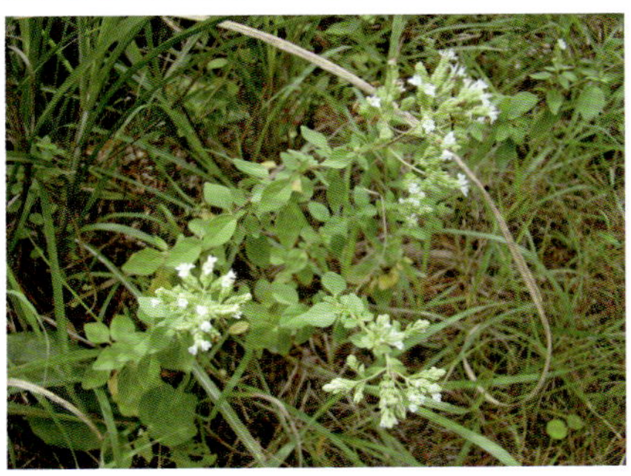

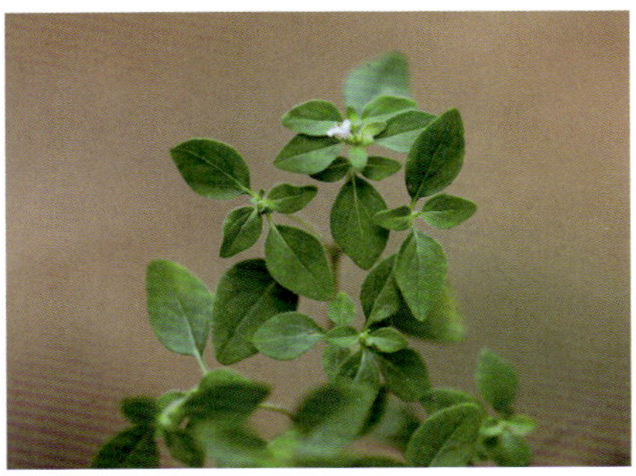

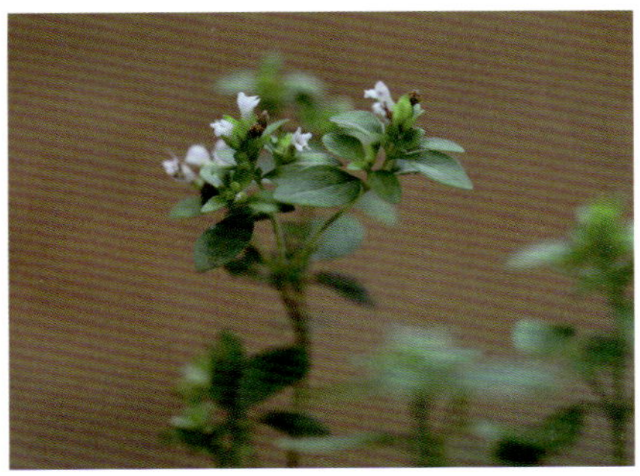

499. 白花假糙苏 *Paraphlomis albiflora* (Hemsl.) Hand.-Mazz.

分类位置 唇形科 Lamiaceae 假糙苏属 *Paraphlomis* Prain.。

形态特征 多年生草本。茎钝四棱形，具槽。叶对生，边缘为具胼胝尖有时不规则的粗大圆齿状锯齿，坚纸质；叶柄细弱，常与叶片等长，腹平背凸，微具翅。轮伞花序约由 20 花组成，轮廓近圆球形；苞片线形，边缘被缘毛；花梗极短或近于无。花萼管状，稍弯曲，上部稍膨大。花冠白色，或于喉部有紫斑，直伸，圆柱形，喉部微扩大，超出萼筒，外面无毛，冠檐二唇形。雄蕊 4，前对稍长，花丝丝状，具髯毛，插生于花冠喉部，花药椭圆形，2 室，室叉开。花柱丝状，先端近相等 2 浅裂。花盘平顶。小坚果三棱形，无毛，顶端截形。花期 6 月。

资源现状 生于海拔 100 ~ 800m 的林下或谷地林下潮湿处，分布于上梅、星村、洋庄等地。资源量一般，民间少用，具有较好的观赏价值。

功效应用 全草：辛，温；散寒止咳；用于感冒，咳嗽，咽喉痛等。

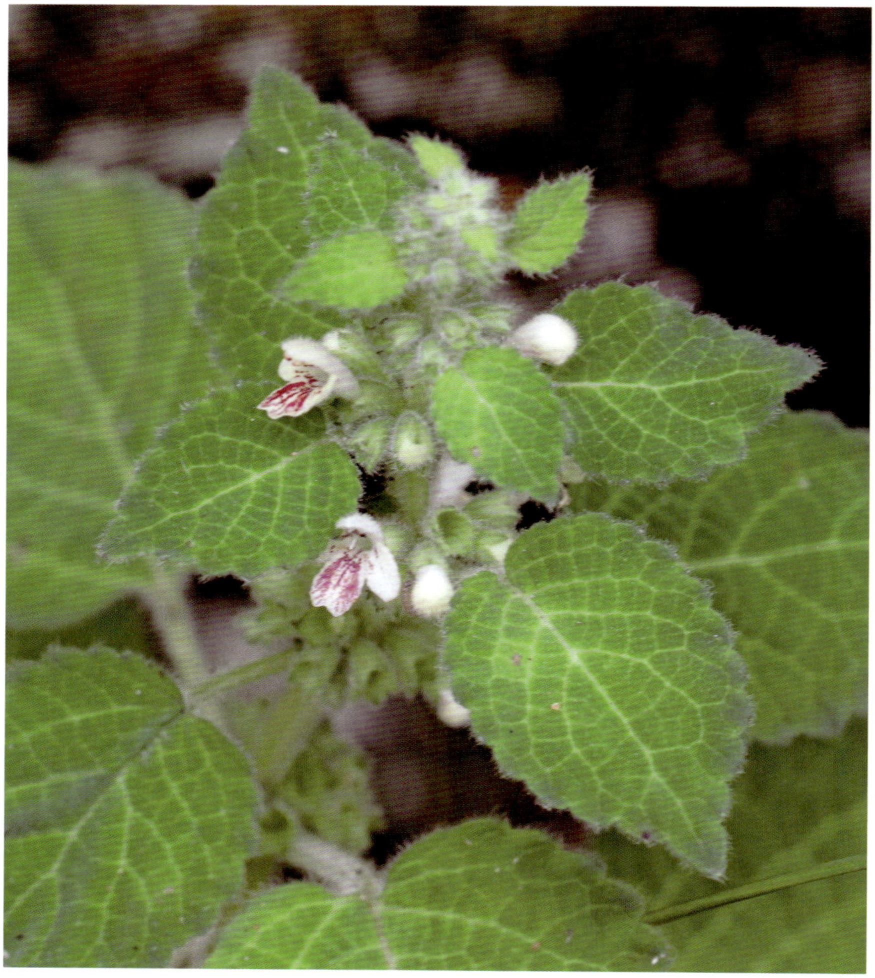
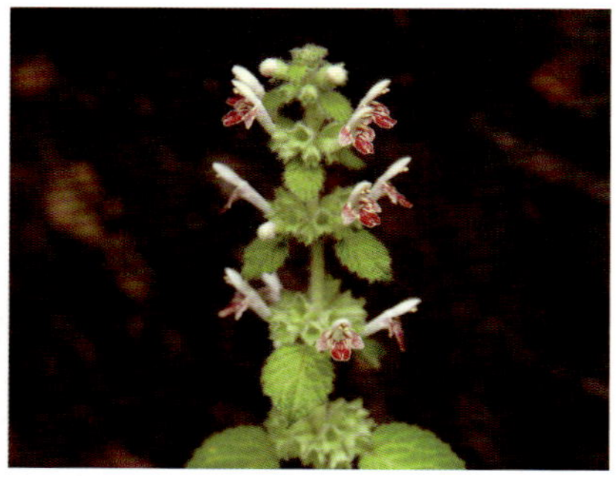
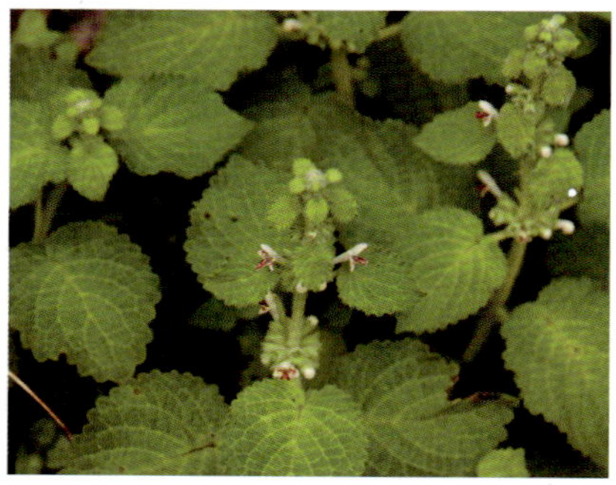
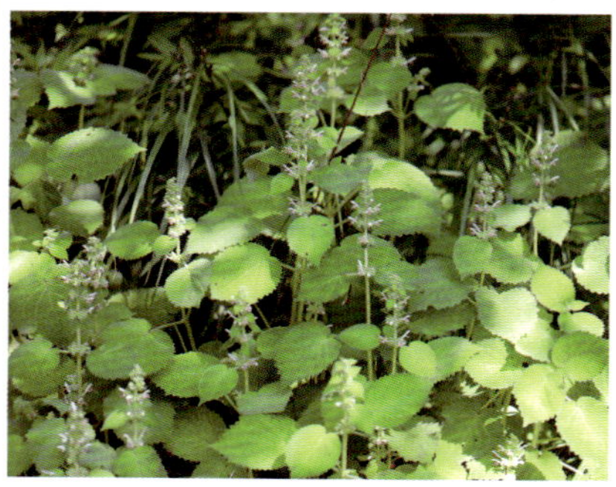

500. 紫　苏　*Perilla frutescens* (L.) Britt.

分类位置　唇形科 Lamiaceae 紫苏属 *Perilla* L.。

别　　名　大紫苏，野苏麻，野苏，香苏，花苏。

形态特征　一年生直立草本。茎钝四棱形，四槽。叶阔卵形或圆形，膜质或草质。轮伞花序总状；苞片宽卵圆形或近圆形，外被红褐色腺点，无毛；花梗密被柔毛。花萼钟形，下被长柔毛，夹有黄色腺点，萼檐二唇形，上唇3齿，下唇2齿，齿披针形。花冠白色至紫红色，喉部斜钟形，冠檐近二唇形，上唇微缺，下唇3裂。雄蕊4，不伸出，前对稍长，离生，插生喉部，花丝扁平，花药2室，室平行。花柱先端相等2浅裂。小坚果近球形，灰褐色，具网纹。花期8～11月，果期8～12月。

资源现状　全市各地常见栽培。资源较丰富，民间多自栽自用，常以带嫩枝的叶用于温中散寒或解鱼蟹中毒等。

功效应用　**茎（紫苏梗）**：辛，温；理气宽中，止痛，安胎；用于胸膈痞闷，胃脘疼痛，嗳气呕吐，胎动不安等。**叶或带嫩枝（紫苏叶）**：辛，温；解表散寒，行气和胃；用于风寒感冒，咳嗽呕恶，妊娠呕吐，鱼蟹中毒等。**果实（紫苏子）**：辛，温；降气化痰，止咳平喘，润肠通便；用于痰壅气逆，咳嗽气喘，肠燥便秘。

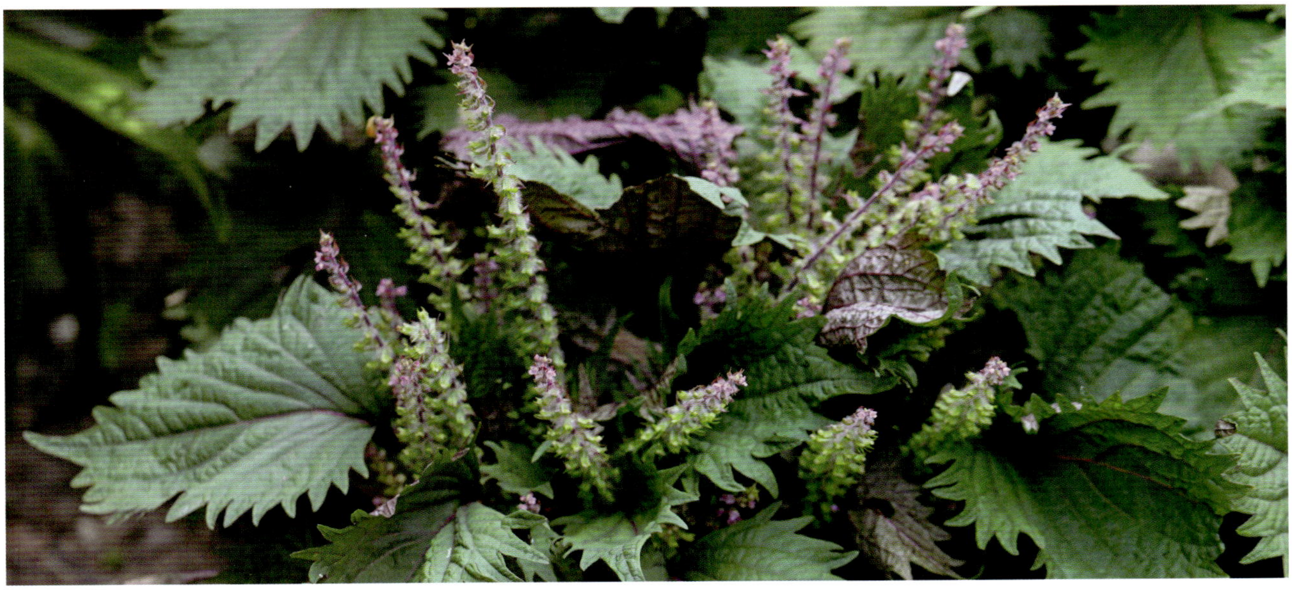

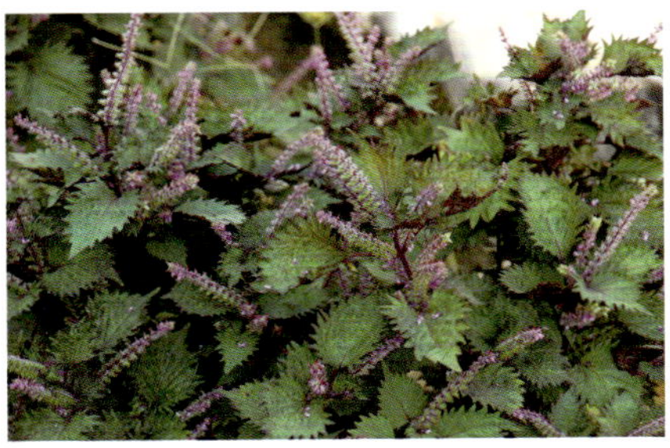

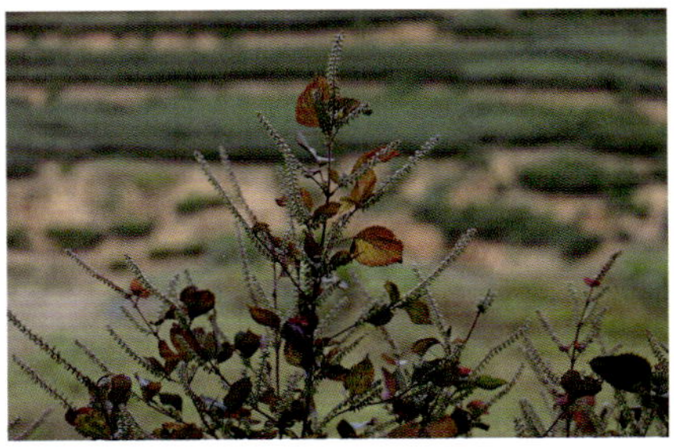

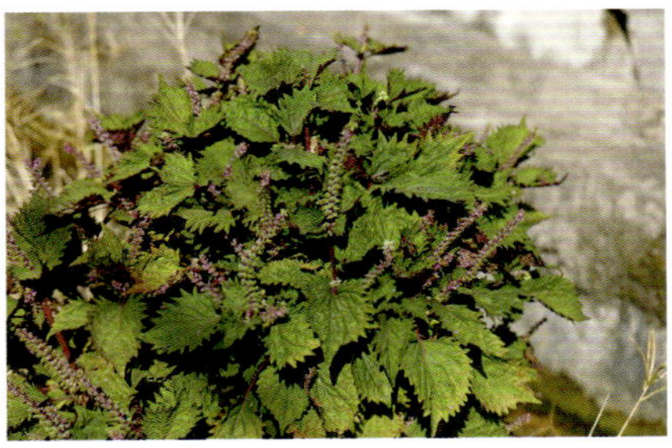

501. 凉粉草 *Platostoma palustre* (Blurne) A. J. Paton

分类位置 唇形科 Lamiaceae 逐风草属 *Platostoma* P. Beauv.。

别　　名 仙草，仙人伴，仙人冻，仙人草。

形态特征 一年生草本。茎、枝四棱形，有时具槽，被柔毛及细刚毛；叶狭卵圆形至阔卵圆形或近圆形，先端尖或钝，基部具锯齿；叶柄被平展柔毛；轮伞花序组成顶生总状花序，直立或斜生；苞片圆形、菱状卵形或近披针形，先端尾状骤尖，具色泽；花萼开花时钟形，被白色柔毛，二唇形；花冠白或淡红色，被微柔毛，冠筒极短，喉部极扩大，冠檐二唇形；雄蕊 4，斜外伸，前对较长，后对花丝基部被硬毛，花药汇合成一室。花柱先端不相等 2 浅裂；小坚果黑色，长圆形，黑色。花果期 7 ~ 10 月。

资源现状 生于沙地草丛中或水沟边，全市各地零星栽培。资源较丰富，民间多用于制仙草冻等食用，有清热解暑的功效。

功效应用 全草：甘、淡，凉；清热解暑；用于中暑，高血压病，关节炎，糖尿病，急性传染性肝炎，痢疾，泄泻，结膜炎，风火牙痛，漆过敏等。

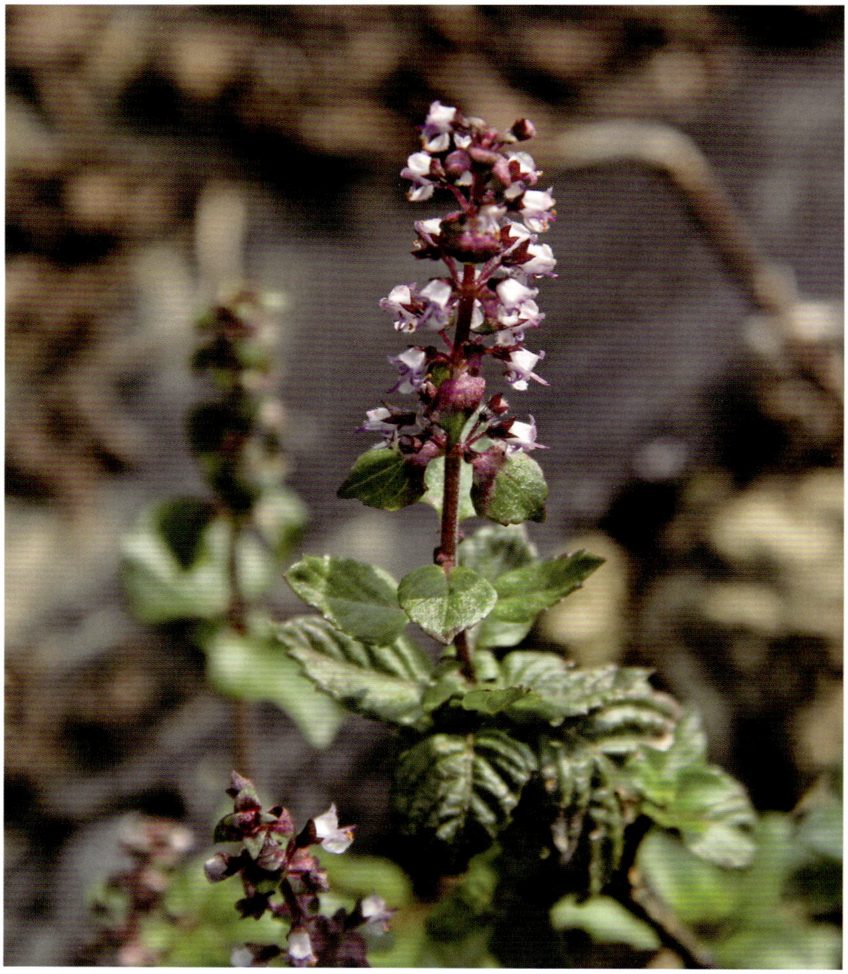

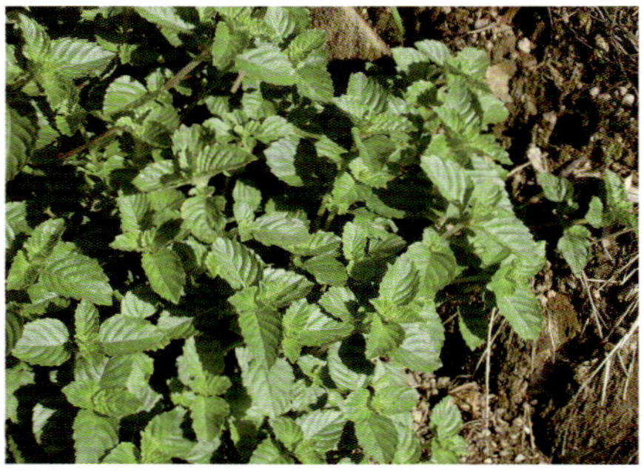

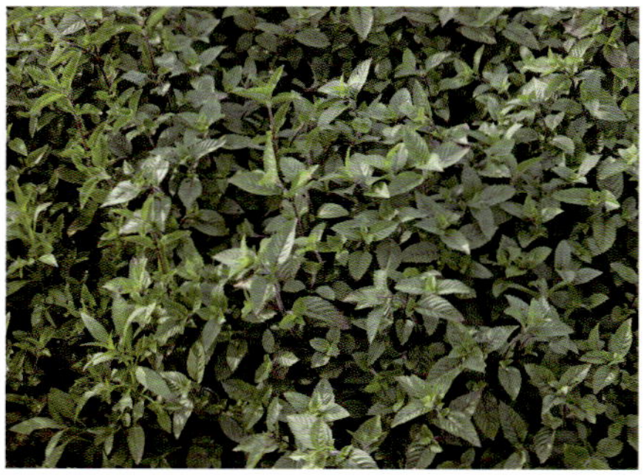

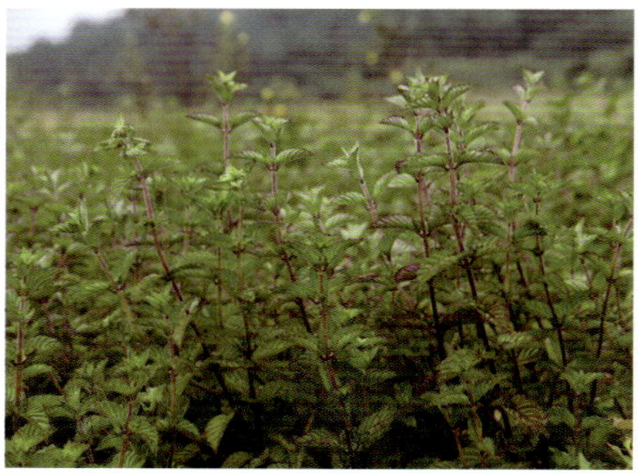

502. 豆腐柴　*Premna microphylla* Turcz.

分类位置　唇形科 Lamiaceae 豆腐柴属 *Premna* L.。

别　　名　豆腐木，腐婢，止血草，臭黄荆。

形态特征　直立灌木。幼枝有柔毛。叶纸质，揉之有臭味，卵状披针形至倒卵形，长 3 ~ 13cm，宽 1.5 ~ 6cm，顶端急尖至长渐尖，基部渐狭窄下延至叶柄两侧，全缘至有不规则粗齿，无毛至有短柔毛。聚伞花序组成顶生塔形的圆锥花序；花萼杯状，绿色，有时带紫色，密被毛至几无毛，但边缘常有睫毛，近整齐的 5 浅裂；花冠淡黄色，外有柔毛和腺点，花冠内部有柔毛，以喉部较密；雄蕊 2 长 2 短，内藏或外露；子房为完全或不完全 4 室，每室胚珠 1 个，花柱线形，柱头 2 裂。小核果紫色，球形至倒卵形，4 室或有 1 室不育。花期 3 ~ 8 月，果期 5 ~ 10 月。

资源现状　生于海拔 1600m 以下山坡林缘或林下，全市各地零星分布。资源量一般，民间以根用于胃癌等。

功效应用　根：苦、微辛，凉；清热解毒；用于疟疾，急性肝炎，吐血，衄血，便血，痢疾，中暑，扁桃体炎，中耳炎，白翳，牙痛，创伤出血，痈肿疔疖，毒蛇咬伤等。

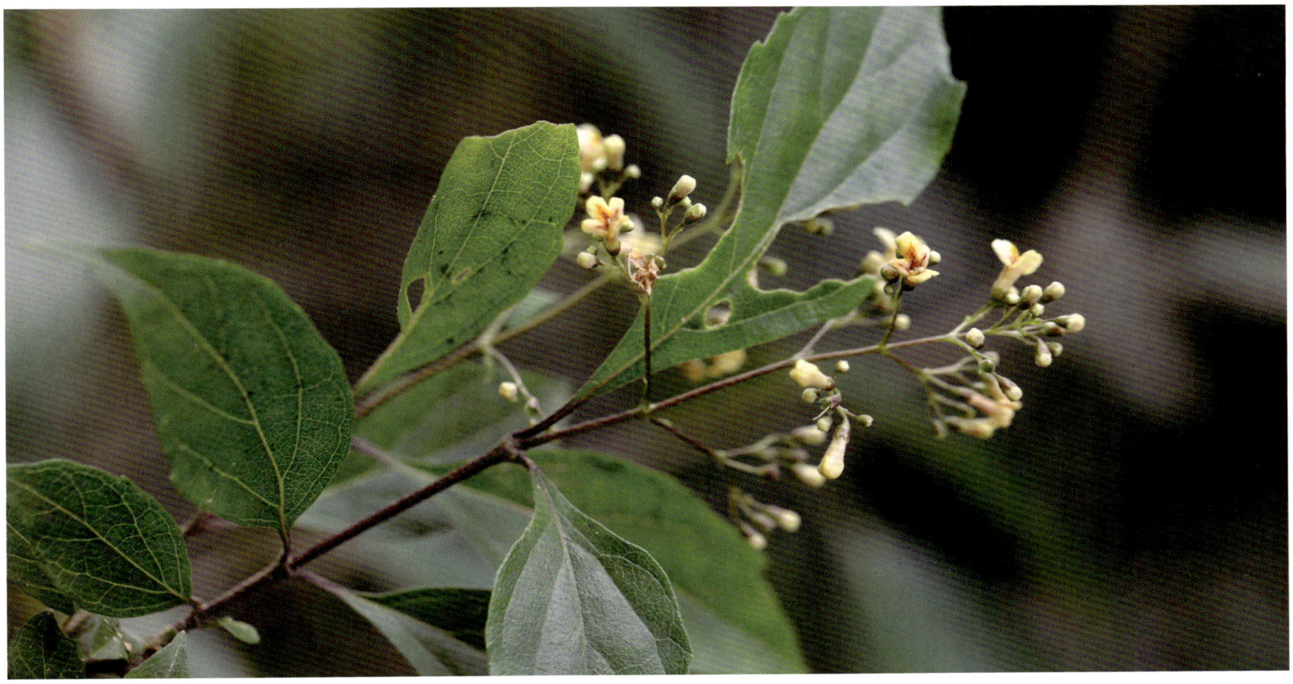

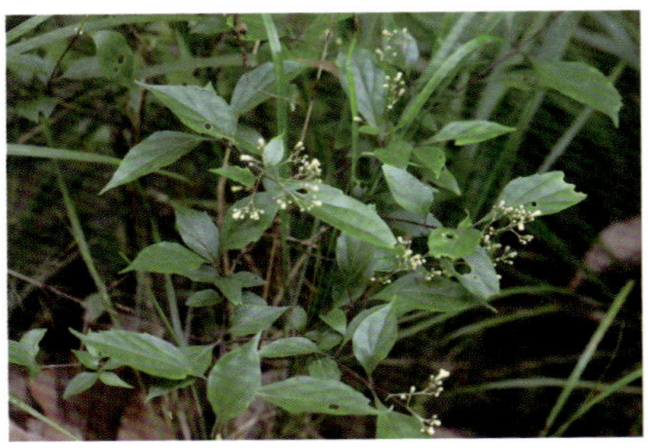

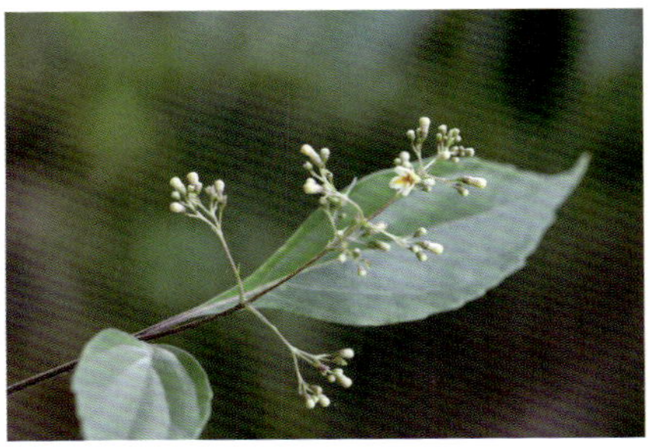

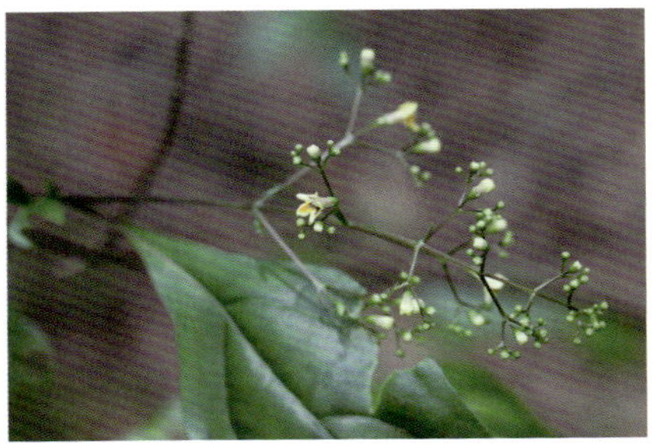

503. 夏枯草 *Prunella vulgaris* L.

分类位置 唇形科 Lamiaceae 夏枯草属 *Prunella* L.。

别　　名 夏枯花，夏枯头，铁色草。

形态特征 宿根草木。具匍匐根茎，茎钝四棱形，其浅槽，紫红色。茎叶卵状长圆形或卵圆形，下延至叶柄成狭翅，边缘具不明显的波状齿或几近全缘。花序下方具一对苞叶，似茎叶；轮伞花序密集组成顶生的穗状花序，每一轮伞形花序下承以苞片，苞叶边缘具睫毛，膜质，浅紫色；花萼钟形，外面疏生刚毛，二唇形；花冠紫色、蓝紫色或红紫色，冠筒内面具鳞毛毛环，冠檐二唇形；雄蕊 4，前对花丝先端 2 裂，1 裂片能育具花药，后对花丝的不育裂片微呈瘤状突出；花柱先端相等 2 裂。小坚果黄褐色，长圆状卵珠形，微具沟纹。花期 4 ~ 6 月，果期 7 ~ 10 月。

资源现状 生于荒坡、草地或溪边等处，全市各地常见。资源较丰富，民间常以全草或带花果穗用于降肝火，治疗目赤肿痛等。

功效应用 **果穗（夏枯草）**：辛、苦，寒；清肝泻火，明目，散结消肿；用于目赤肿痛，目珠夜痛，头痛眩晕，瘰疬，瘿瘤，乳痈，乳癖，乳房胀痛。全草制成的煎膏：清火，散结，消肿；用于火热内蕴所致的头痛、眩晕、瘰疬、瘿瘤、乳痈肿痛。

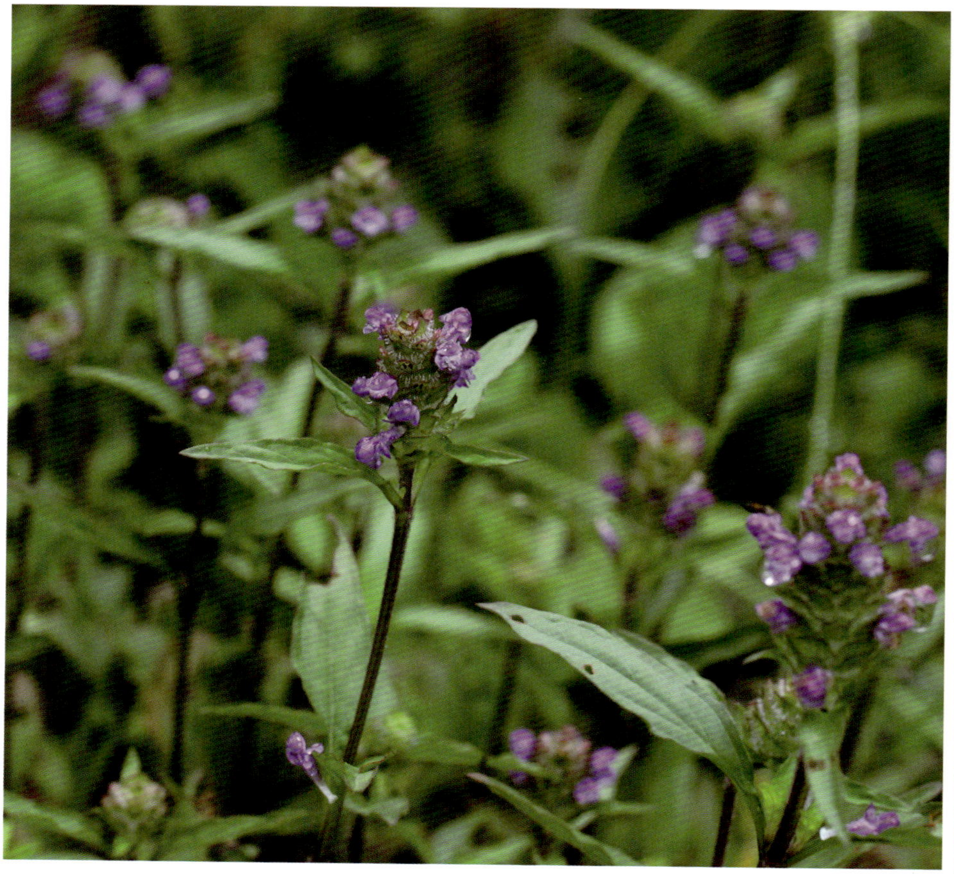

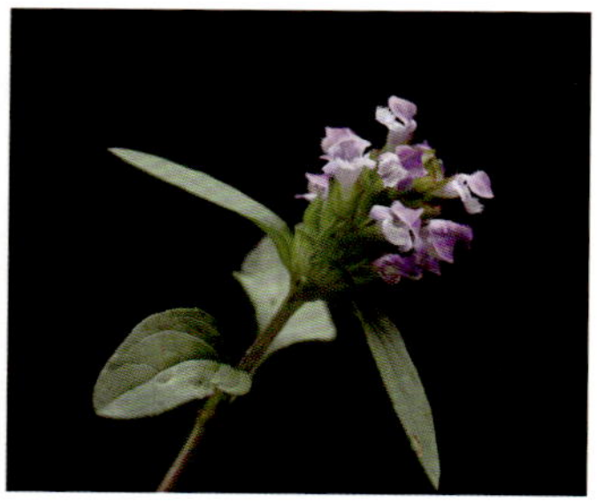

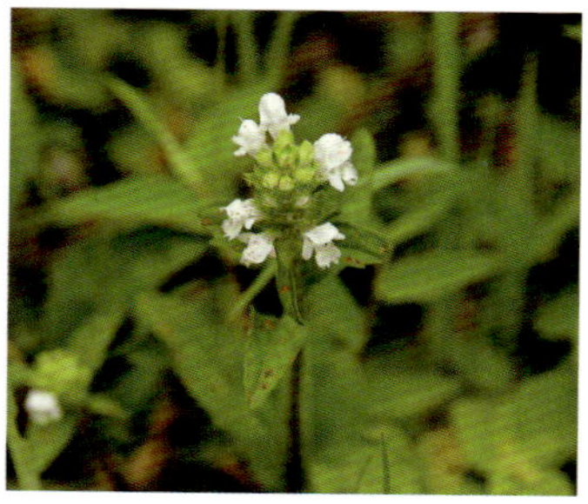

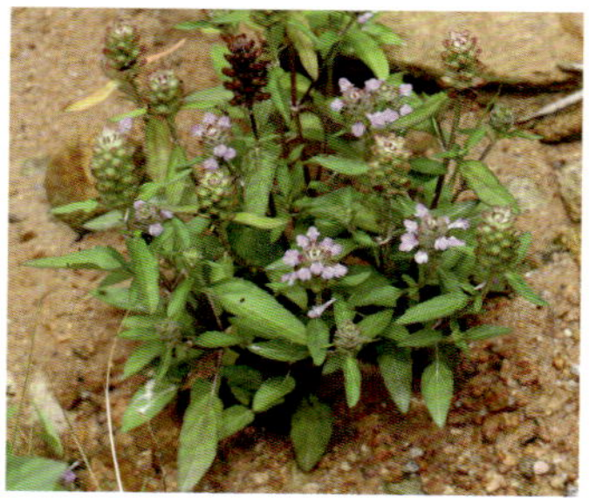

504. 南丹参　*Salvia bowleyana* Dunn

分类位置　唇形科 Lamiaceae 鼠尾草属 *Salvia* L.。

别　　名　紫丹参，赤参，红根，野丹参。

形态特征　多年生草本。根肥厚，外表红赤色，切面淡黄色；茎钝四棱形，具四槽，被下向长柔毛。羽状复叶，顶生小叶卵圆状披针形，边缘具圆齿状锯齿或锯齿，草质，叶柄被长柔毛。轮伞花序 8 至多花，组成总状花序或圆锥花序；苞片披针形，具缘毛；花梗与花序轴密被长柔毛及具腺长柔毛；花萼筒形，外被具腺疏柔毛及短柔毛，二唇形，裂至花萼长 1/4；花冠紫色，外被微柔毛，内面靠近冠筒基部斜生毛环；能育雄蕊 2，具药隔；花柱先端不相等 2 浅裂；花盘前方微膨大。小坚果椭圆形。花果期 3 ~ 11 月。

资源现状　生于海拔 960m 以下的山坡、路旁、林下和水边，全市各地较常见。资源较丰富，民间常见以根作丹参用，用于补血等。

功效应用　根：苦，微寒；活血祛瘀，调经止痛；用于胸痹绞痛，心烦，心悸，脘腹疼痛，月经不调，痛经，经闭，产后瘀滞腹痛，崩漏，肝脾肿大，关节痛，疝气痛。

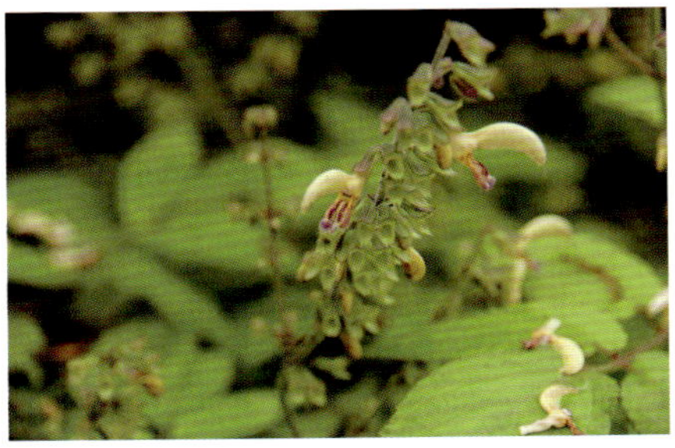
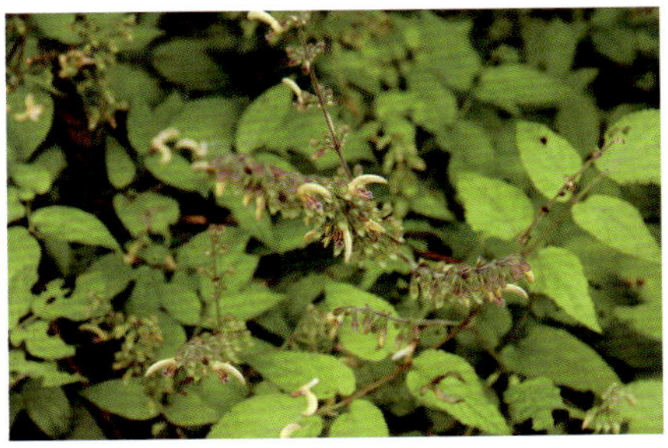
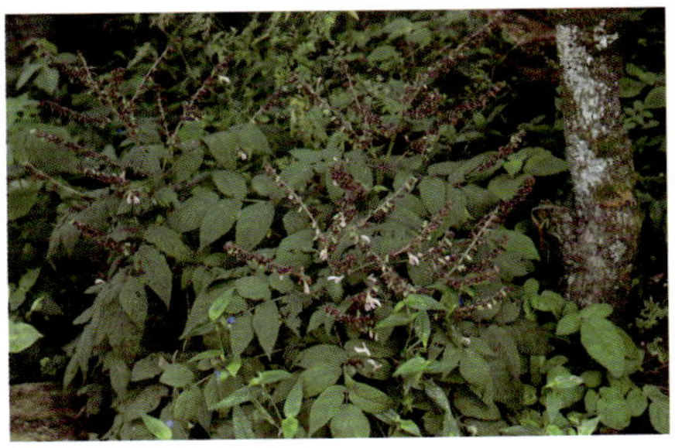
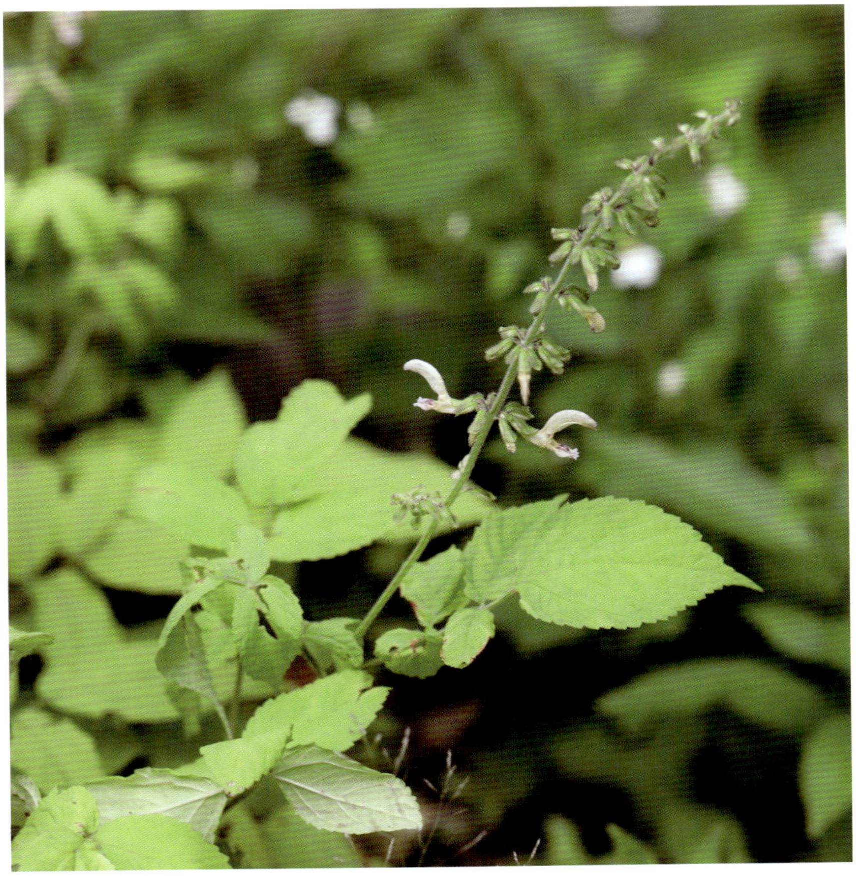

505. 鼠尾草 *Salvia japonica* Thunb.

分类位置 唇形科 Lamiaceae 鼠尾草属 *Salvia* L.。

别　　名 消炎草，秋丹参，血枯心。

形态特征 草本。须根密集；茎钝四棱形，具沟，沿棱上被疏长柔毛或近无毛。茎下部二回羽状复叶，上部一回羽状复叶，顶生小叶披针形或菱形，边缘具钝锯齿，被疏柔毛或两面无毛，草质。轮伞花序具 2 ~ 6 朵花，组成总状或圆锥花序，顶生；苞片及小苞片披针形，花序轴密被具腺或无腺疏柔毛；花萼筒形，外疏被具腺疏柔毛，内面在喉部有白色的长硬毛毛环，二唇形；花冠淡红、淡紫至白色，外面密被长柔毛，内面有斜生的疏柔毛环，冠檐二唇形，上唇椭圆形或卵圆形；能育雄蕊 2，外伸，具药隔；花柱外伸，先端不相等 2 裂，花盘前方略膨大。小坚果椭圆形，褐色，光滑。花果期 6 ~ 9 月。

资源现状 生于海拔 220 ~ 1100m 的山坡、路旁、水沟边、林下阴湿处，全市各地常见。资源较丰富，民间有以全草用于补血等。

功效应用 根、全草：苦、辛，平；清热解毒，活血祛瘀，消肿，止血；用于跌扑损伤，风湿骨痛，水肿，带下，痛经，产后流血过多，瘰疬，肝炎，丝虫病，颜面神经麻痹，神经痛，乳痈，疔肿等。

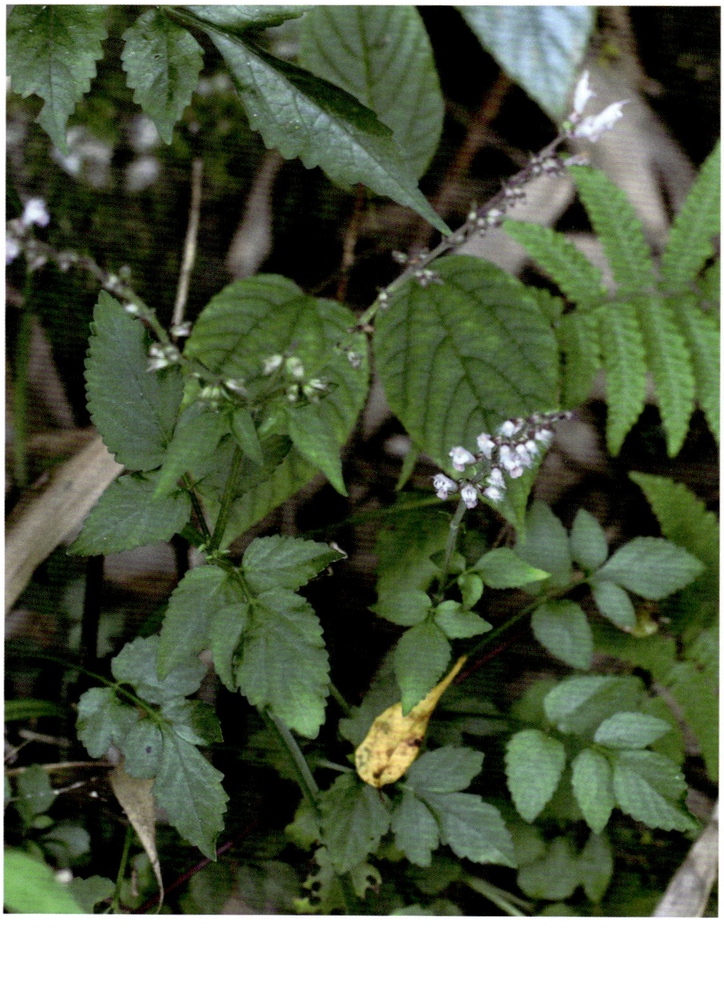

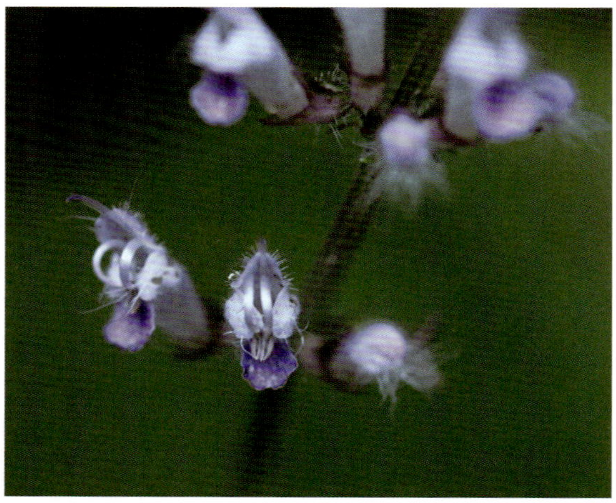

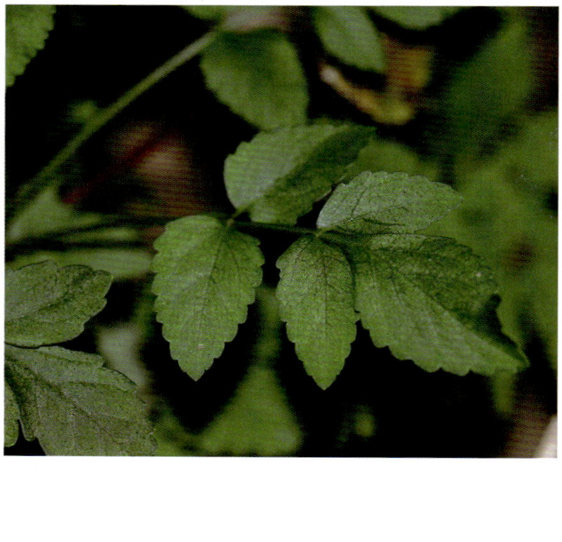

506. 半枝莲 *Scutellaria barbata* D. Don

分类位置 唇形科 Lamiaceae 黄芩属 *Scutellaria* L.。

别　　名 狭叶韩信草，水黄芩，田基草，牙刷草，并头草。

形态特征 根茎粗短，簇生须状根。茎直立，四棱形。叶具短柄或近无柄，叶片三角状卵圆形或卵圆状披针形，边缘生有疏而钝的浅牙齿。花单生于茎或分枝上部叶腋内；苞叶下部者似叶。花萼外面沿脉被微柔毛，边缘具短缘毛，盾片。花冠紫蓝色，外被短柔毛，内在喉部疏被疏柔毛；冠筒基部囊大，冠檐2唇形。雄蕊4，前对较长，具能育半药，后对较短，内藏，具全药，药室裂口具髯毛；花丝下部被小疏柔毛。花柱先端锐尖，微裂。花盘盘状，后方延伸成短子房柄。子房4裂。小坚果褐色，具小疣状突起。花果期4~7月。

资源现状 生于水田边、溪边、湿润草地或旷地上，全市各地较常见。资源量一般，民间偶有应用于清热解毒或毒虫咬伤等。

功效应用 **全草（半枝莲）：**辛、苦，寒；清热解毒，化瘀利尿；用于疔疮肿毒，咽喉肿痛，跌扑伤痛，水肿，黄疸，蛇虫咬伤。

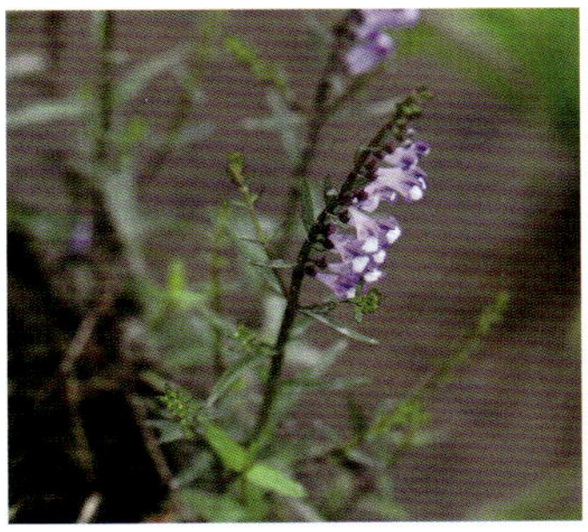
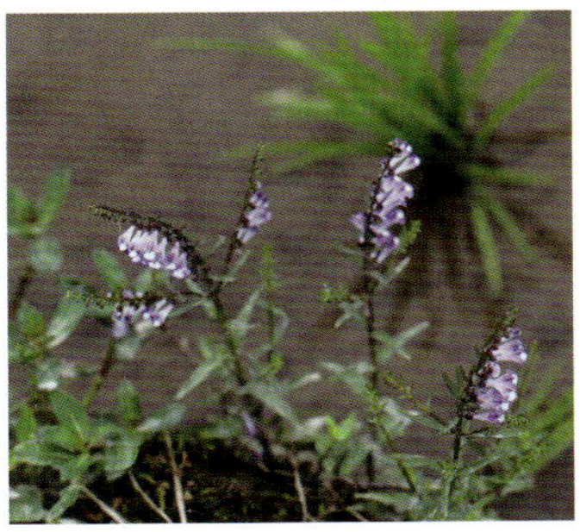
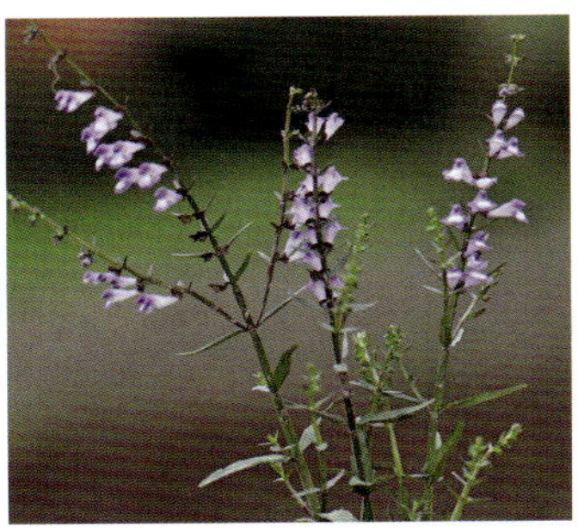
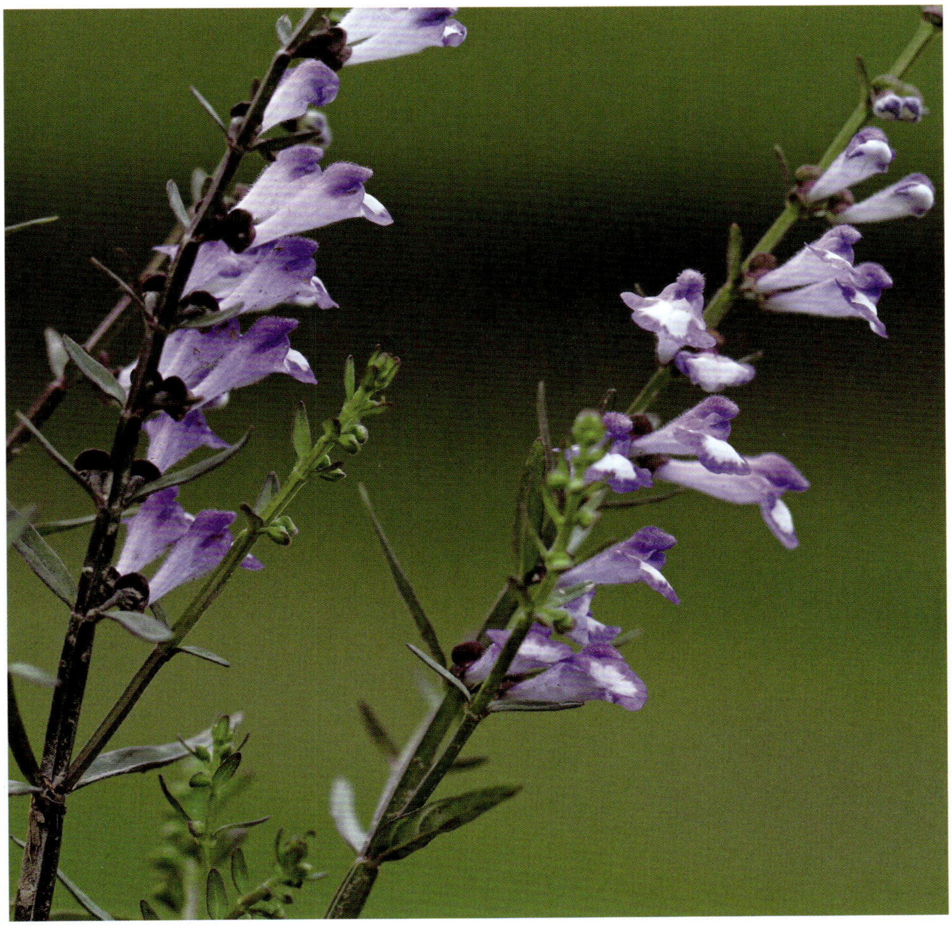

507. 韩信草 *Scutellaria indica* L.

分类位置 唇形科 Lamiaceae 黄芩属 *Scutellaria* L.。

别　　名 红叶犁头尖，顺经草，偏向花，耳挖草。

形态特征 多年生草本。茎四棱形，带暗紫色。叶草质至近坚纸质，心状卵圆形或圆状卵圆形至椭圆形，边缘密生整齐圆齿，两面被微柔毛或糙伏毛。花对生，总状花序，最下一对苞片叶状，其余苞片均细小。花萼被硬毛及微柔毛。花冠蓝紫色，冠筒前方基部膝曲，其后直伸，向上逐渐增大，冠檐 2 唇形，具深紫色斑点。雄蕊 4，二强；花丝扁平，中部以下具小纤毛。花盘肥厚，子房 4 裂。成熟小坚果栗色或暗褐色，卵形，具瘤，腹面近基部具一果脐。花果期 2 ~ 6 月。

资源现状 生于海拔 1500m 以下疏林中、路旁或草地上，全市各地常见。资源丰富，民间少见药用，具有较好的观赏价值。

功效应用 全草：微苦、辛，凉；清热解毒；用于支气管炎，咽喉肿痛，肺炎，肺脓肿，吐血，咯血，肝炎，肠炎，肾盂肾炎，白浊，带下，产后风瘫，鹅口疮，痈疽肿毒，跌打损伤，鱼骨鲠喉，毒蛇咬伤等。

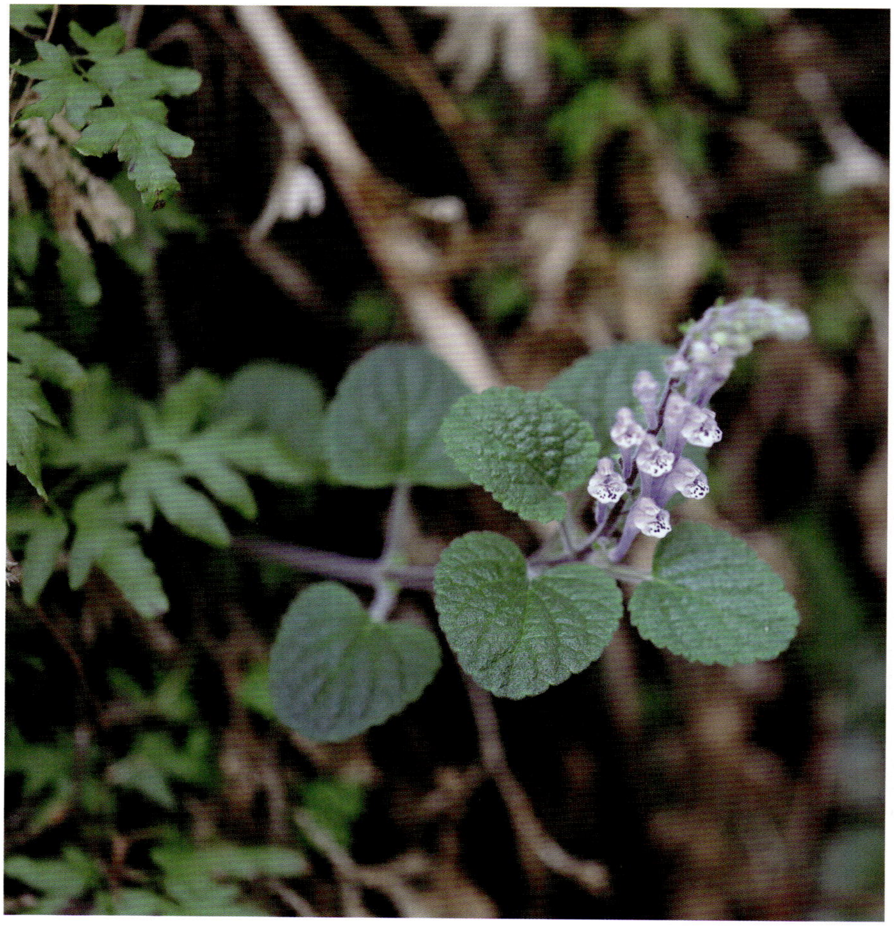

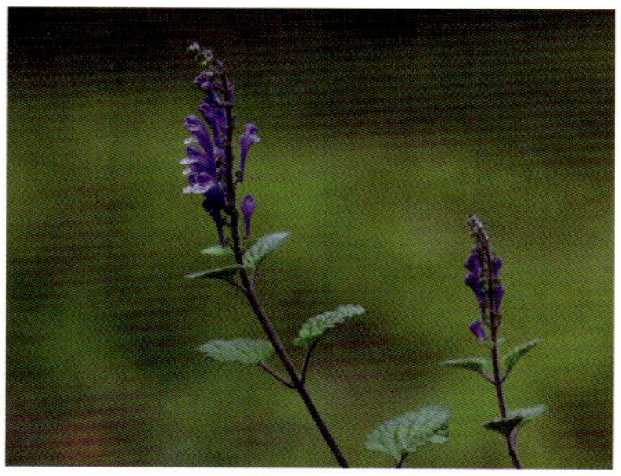

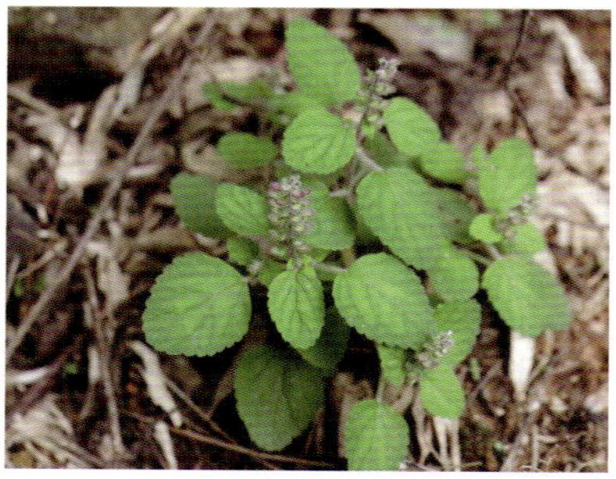

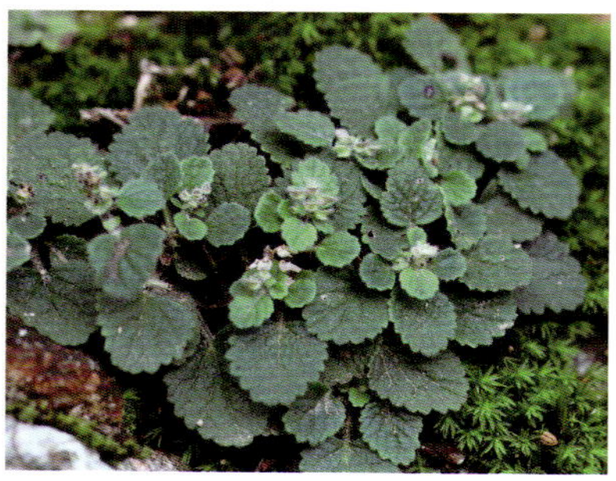

508. 黄 荆 *Vitex negundo* L.

分类位置 唇形科 Lamiaceae 牡荆属 *Vitex* L.。

别　　名 五指柑，五指风，布荆，埔姜。

形态特征 灌木或小乔木。小枝四棱形，密生灰白色绒毛。掌状复叶，小叶 5，少 3；小叶片长圆状披针形至披针形，全缘或每边有少数粗锯齿，背面密生灰白色绒毛；中间到两侧小叶依次递小，若具 5 小叶时，中间 3 片小叶有柄，最外侧的 2 片小叶无柄或近于无柄。聚伞花序排成圆锥花序式，顶生，花序梗密生灰白色绒毛；花萼钟状，顶端有 5 裂齿，外有灰白色绒毛；花冠淡紫色，外有微柔毛，顶端 5 裂，二唇形；雄蕊伸出花冠管外；子房近无毛。核果近球形，直径约 2mm；宿萼接近果实的长度。花期 4 ~ 11 月，果期 5 ~ 11 月。

资源现状 生于山坡路旁村落附近灌木丛中，全市各地常见。资源丰富，民间常以其根或全株用于化痰止咳等。

功效应用 全株：苦，平；清热止咳，化痰截疟；用于咳嗽痰喘，疟疾，肝炎等。果实：辛，苦，温；祛风，除痰，行气，止痛；用于感冒，咳嗽，哮喘，风痹，疟疾，胃痛，疝气，痔等。

注：黄荆的变种牡荆 *Vitex negundo* var. *cannabifolia* 亦具有相同功效，常以**新鲜叶（牡荆叶）**药用，微苦、辛，平。祛痰，止咳，平喘。用于咳嗽痰多。新鲜叶经水蒸气蒸馏提取的挥发油为牡荆油。主要不同点为小叶边缘有粗锯齿，叶背淡绿色，被疏毛等。

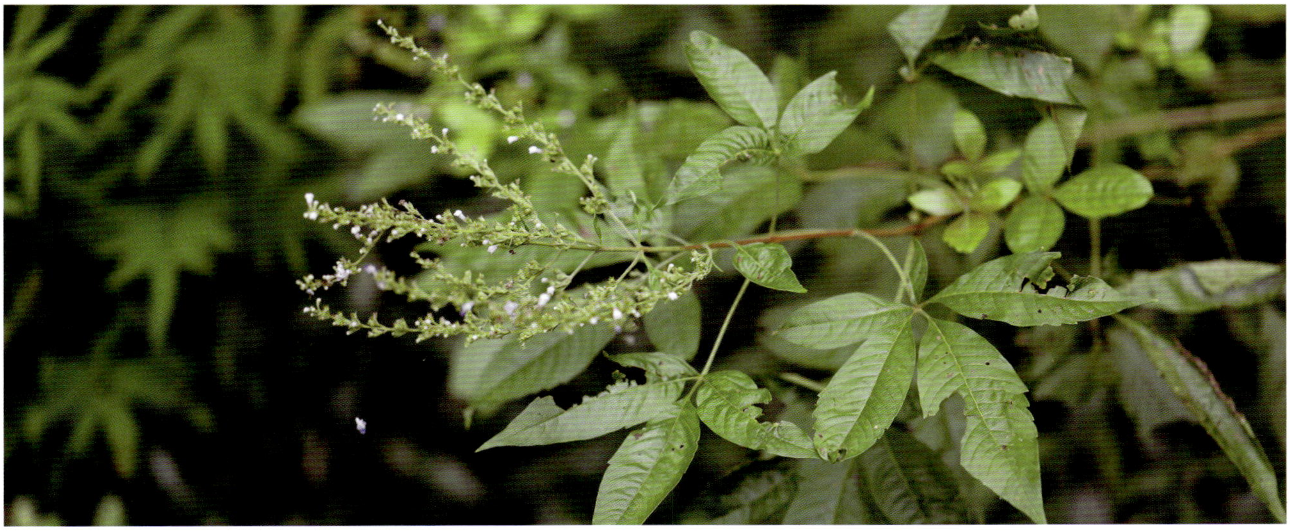

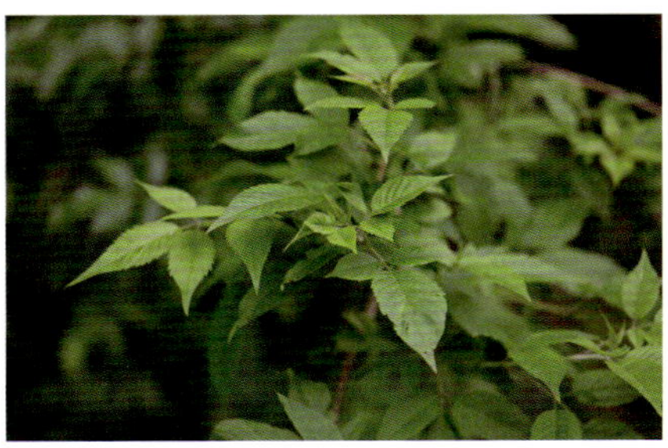

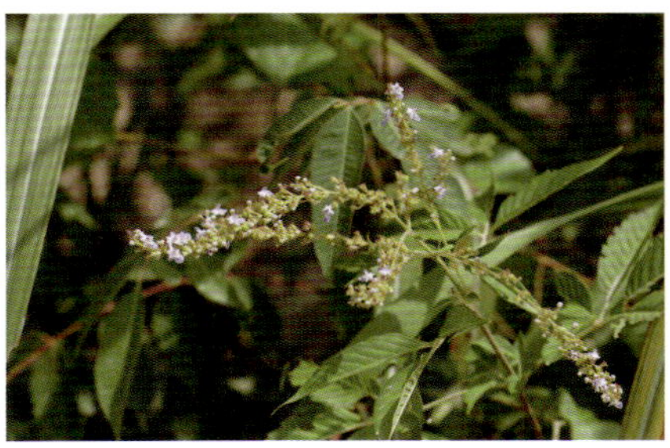

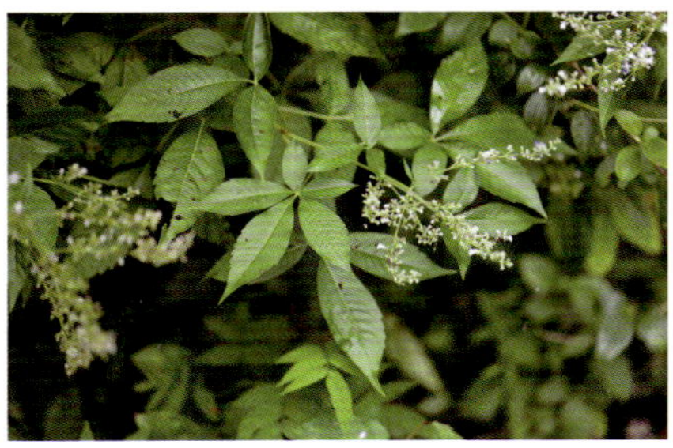

509. 透骨草 *Phryma leptostachya* L. subsp. *asiatica* (Hara) Kitamura

分类位置 透骨草科 Phrymaceae 透骨草属 *Phryma* L.。

别　　名 粘人裙，前草。

形态特征 多年生草本。茎直立，4 棱形。叶对生；叶片草质，边缘有钝锯齿；侧脉每侧 4 ~ 6 条。穗状花序生茎顶及侧枝顶端；苞片钻形至线形。花通常多数疏离，出自苞腋。花萼筒状，有 5 纵棱，萼齿直立。花冠漏斗状筒形。雄蕊 4，着生于冠筒内面基部上方 2.5 ~ 3mm 处；花丝狭线形，花药肾状圆形。雌蕊无毛；子房斜长圆状披针形；柱头 2 唇形，下唇较长，长圆形。瘦果狭椭圆形，包藏于棒状宿存花萼内，反折并贴近花序轴。种子 1，基生，种皮薄膜质，与果皮合生。花期 6 ~ 10 月，果期 8 ~ 12 月。

资源现状 生于海拔 380 ~ 1300m 的山坡、路旁沟岸或及林下阴湿处，全市各地较常见。资源量一般，民间偶见以全草煎汤用于小儿洗浴等。

功效应用 全草：微苦，平；祛风活血，消肿解毒；用于感冒，疔等。

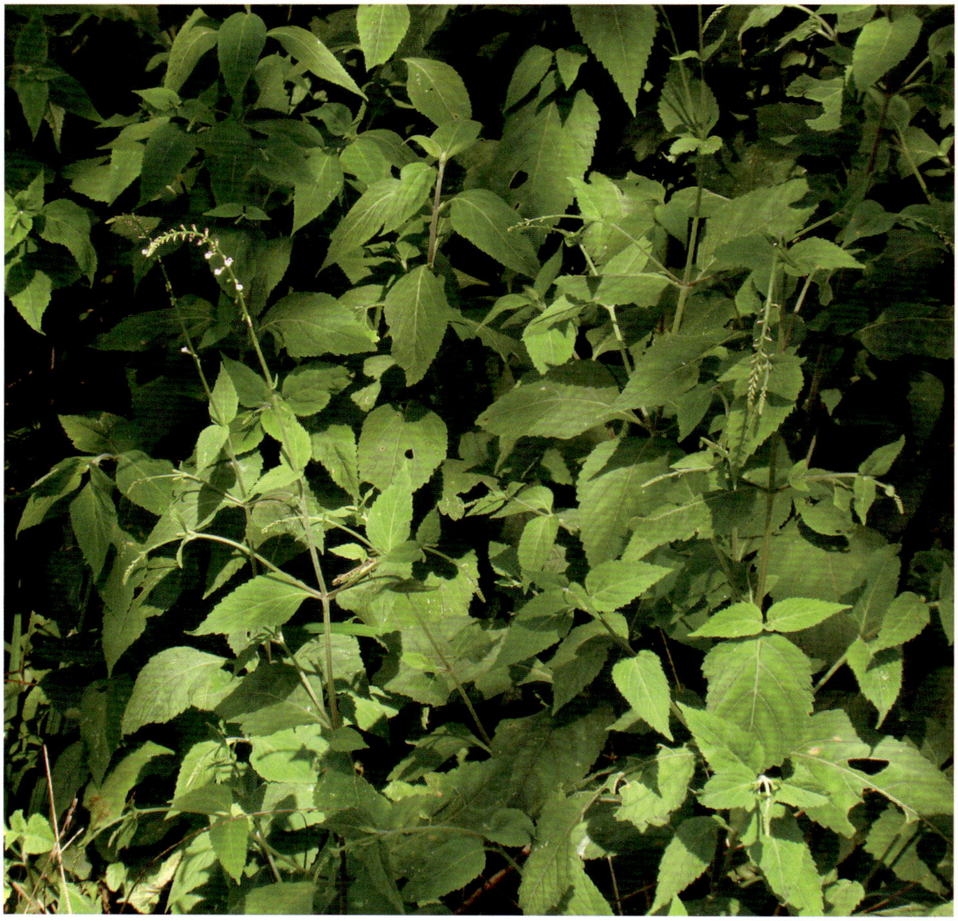

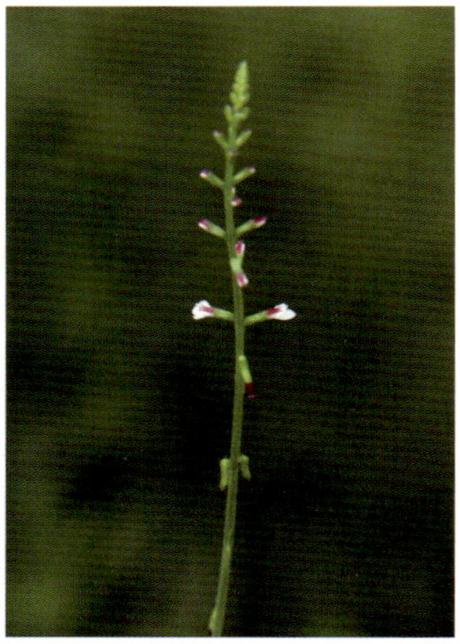

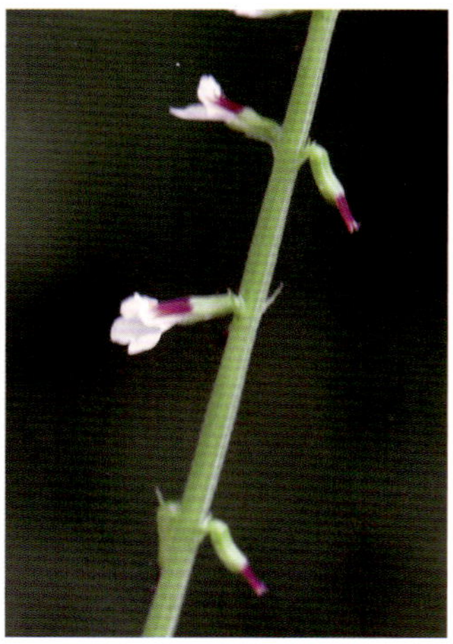

510. 台湾泡桐 *Paulownia kawakamii* Ito

分类位置 泡桐科 Paulowniaceae 泡桐属 *Paulownia* Siebold et Zucc.。

别　　名 华东泡桐，黄毛泡桐，木桐木。

形态特征 小乔木，高 6 ~ 12m。树冠伞形，主干矮；小枝褐灰色，有明显皮孔。叶片心脏形，两面均有粘毛，叶面常有腺；叶柄较长。花序为宽大圆锥形，小聚伞花序无总花梗或位于下部者具短总梗，有黄褐色绒毛，常具花 3 朵，花梗长达 12mm；萼有绒毛，具明显的凸脊，深裂至一半以上，萼齿狭卵圆形；花冠近钟形，浅紫色至蓝紫色，外面有腺毛，管基部细缩；雄蕊 10 ~ 15mm；子房有腺，花柱长约 14mm。蒴果卵圆形，宿萼辐射状，常强烈反卷；种子长圆形，连翅长 3 ~ 4mm。花期 4 ~ 5 月，果期 8 ~ 9 月。

资源现状 生于海拔 200 ~ 1500m 的林中、山坡，分布于上梅、洋庄等地。资源较丰富，民间少见药用，具有较好的观赏价值，是较佳的行道树品种。

功效应用 嫩根或根皮（桐根）：苦，寒；祛风，解毒，消肿，止痛；用于肠胃热毒，风湿腿痛，筋骨疼痛，肠风下血，痔，疮疡肿毒，崩漏，带下等。花（泡桐花）：用于上呼吸道感染，风热咳嗽，乳蛾，痢疾，泄泻，目赤红痛，痄腮，疖肿等。

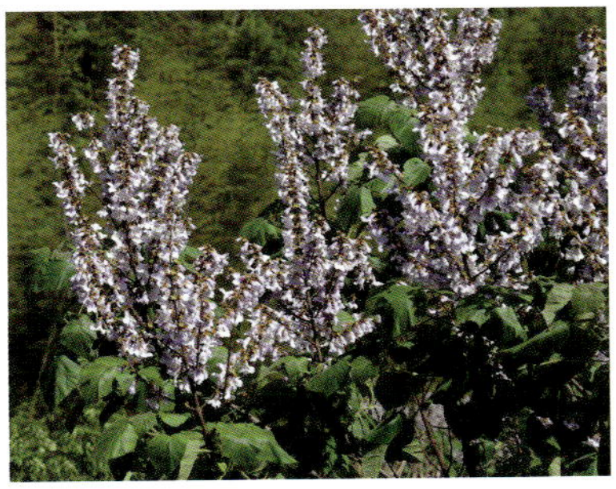
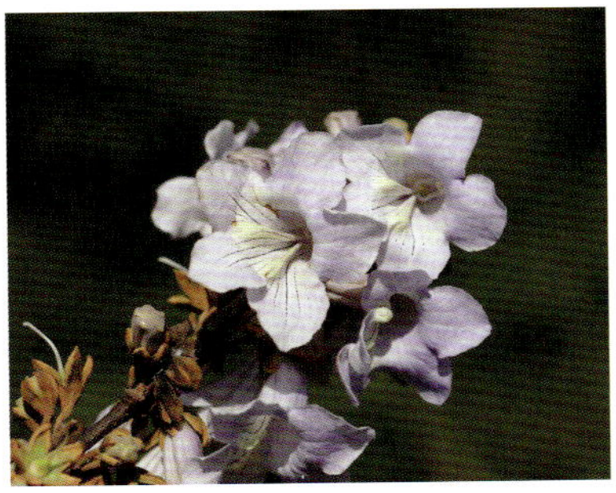
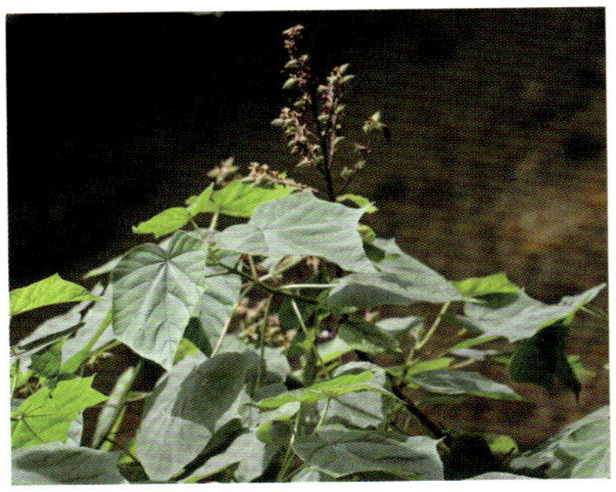
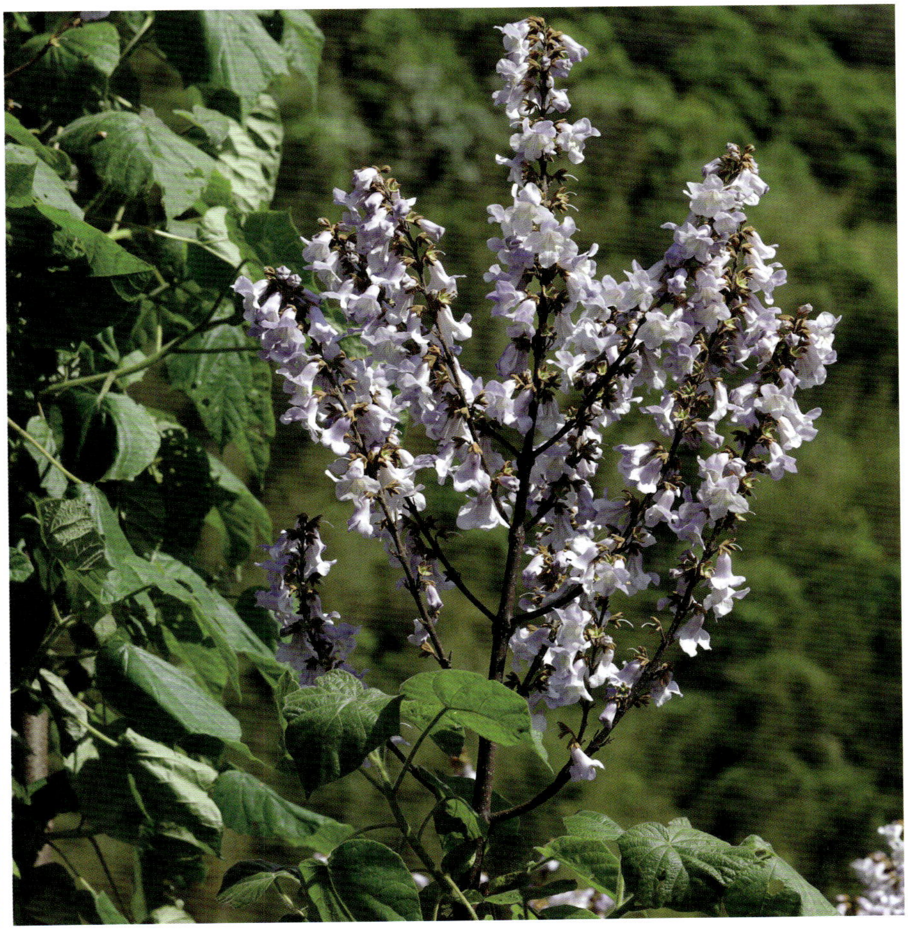

511. 野　菰　*Aeginetia indica* L.

分类位置　列当科 Orobanchaceae 野菰属 *Aeginetia* L.。

别　　名　烟斗花，鸭脚板，马口含珠，土灵芝草。

形态特征　一年生寄生草本。根稍肉质，具树状细小分枝。茎黄褐色或紫红色。叶肉红色，卵状披针形或披针形，两面光滑无毛。花常单生茎端，稍俯垂。花梗粗壮，常具紫红色的条纹。花萼一侧裂开至近基部，具紫红色条纹，两面无毛。花冠带黏液，常与花萼同色，不明显的二唇形。雄蕊 4 枚，内藏，紫色，无毛，花药黄色，有黏液，成对黏合。子房 1 室，侧膜胎座 4 个，花柱无毛，柱头膨大，肉质，淡黄色，盾状。蒴果圆锥状或长卵球形，2 瓣开裂。种子多数细小，椭圆形黄色，种皮网状。花期 4～8 月，果期 8～10 月。

资源现状　喜生于海拔 200m 以上、土层深厚、湿润及枯叶多的地方，寄生于禾草类植物根上（特别是芒属植物根），全市各地较常见。资源量较丰富，民间多以全株用于肝炎湿热等，具有较好的观赏价值。

功效应用　肉质茎、花，全草：甘，凉，有小毒；解毒消肿，清热利湿；用于肝炎，肾炎，哮喘，百日咳，鼻衄，脱肛，骨髓炎，疔，疖等。

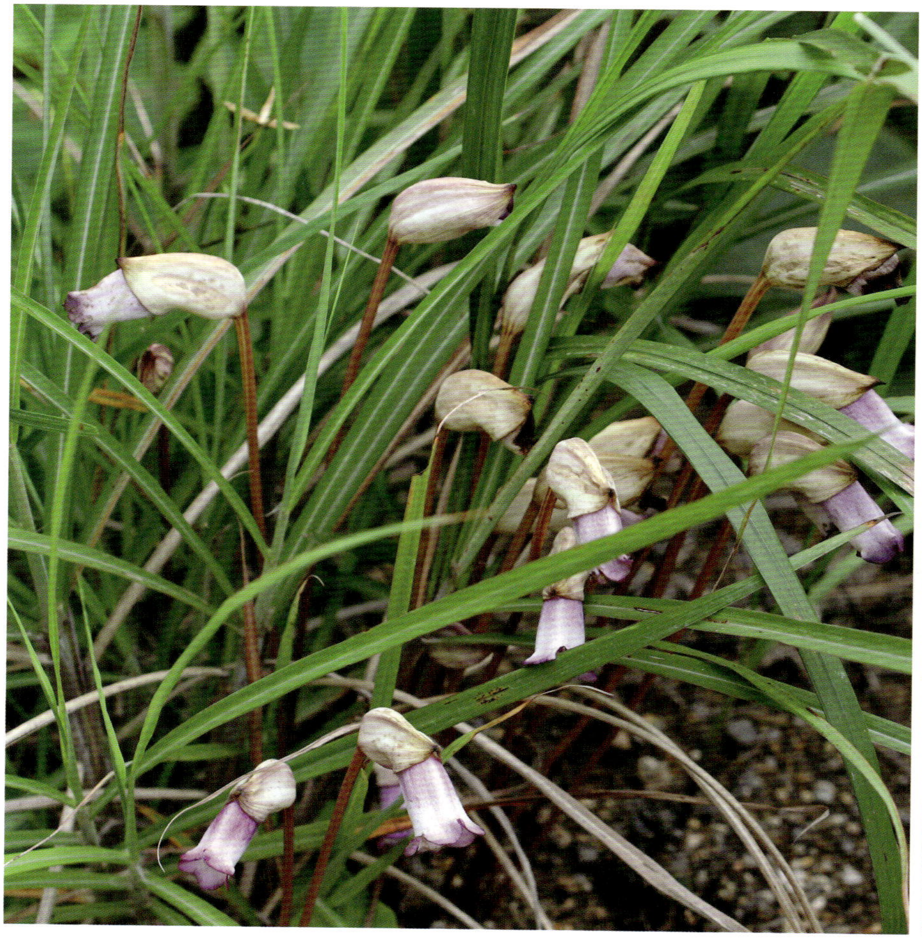
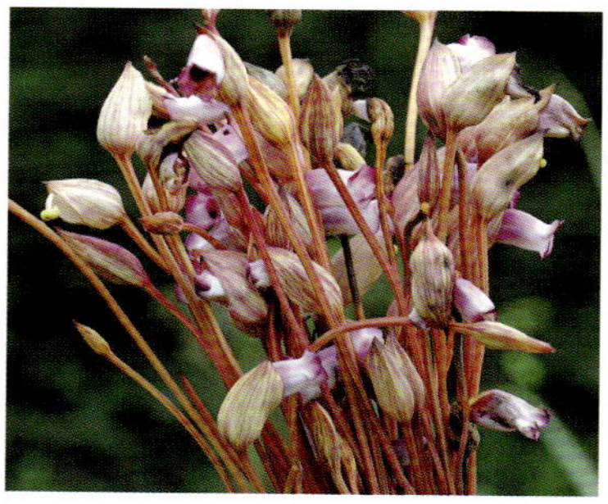
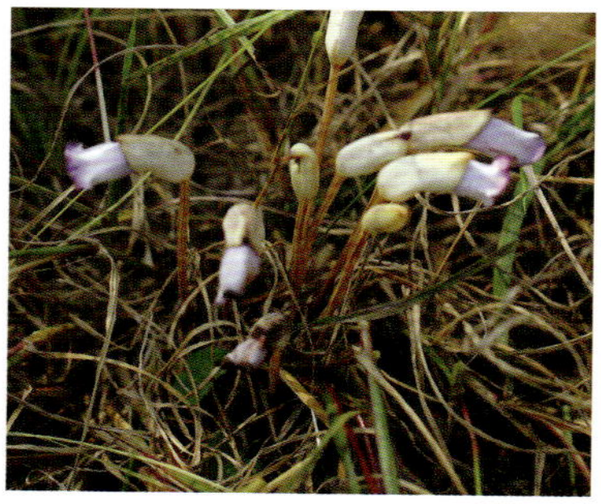
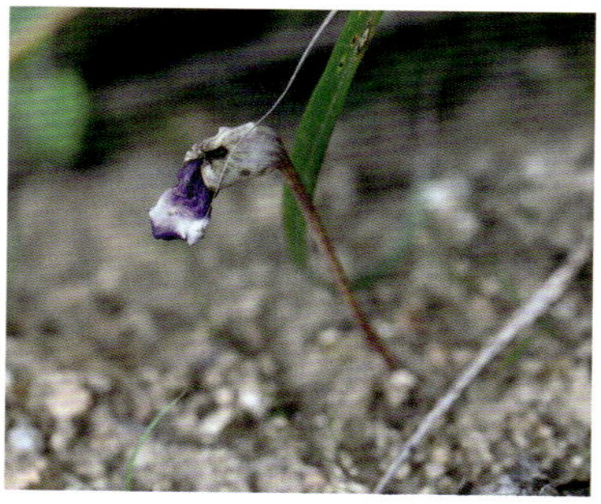

512. 白毛鹿茸草 *Monochasma savatieri* Franch. ex Maxim.

分类位置 列当科 Orobanchaceae 鹿茸草属 *Monochasma* Maxim.。

别　　名 沙氏鹿茸草，绵毛鹿茸草，白龙骨，白霜草。

形态特征 多年生草本。常有残留的隔年枯茎，全体因密被绵毛而呈灰白色。茎多数，通常不分枝。叶交互对生，密集，下方叶片鳞片状，上方长圆状披针形至线状披针形。总状花序顶生；花少数，单生于叶腋，具短梗；叶状小苞片二枚，生于萼管基部；萼筒状，膜质，被绵毛；花冠淡紫色或白色，长约为萼的两倍，瓣片二唇形，上唇 2 裂，下唇 3 裂；雄蕊 4 枚，二强，着生于花管上，花药背着，微露于花冠喉部，药 2 室，并行，彼此分离，长卵形，纵裂；子房长卵形，花柱细长，柱头长圆形。蒴果长圆形。花期 3～4 月。

资源现状 生于山坡向阳杂草中，路边林缘，全市各地山区较常见。资源量一般，民间应用较多，常以全草用于感冒发热等。

功效应用 全草（鹿茸草）：微苦、涩，平；清热解毒，凉血止血；用于感冒，小儿高热，风热咳喘，牙痛，吐血，便血，月经不调，风湿骨痛，小儿鹅口疮，乳痈，外伤出血等。

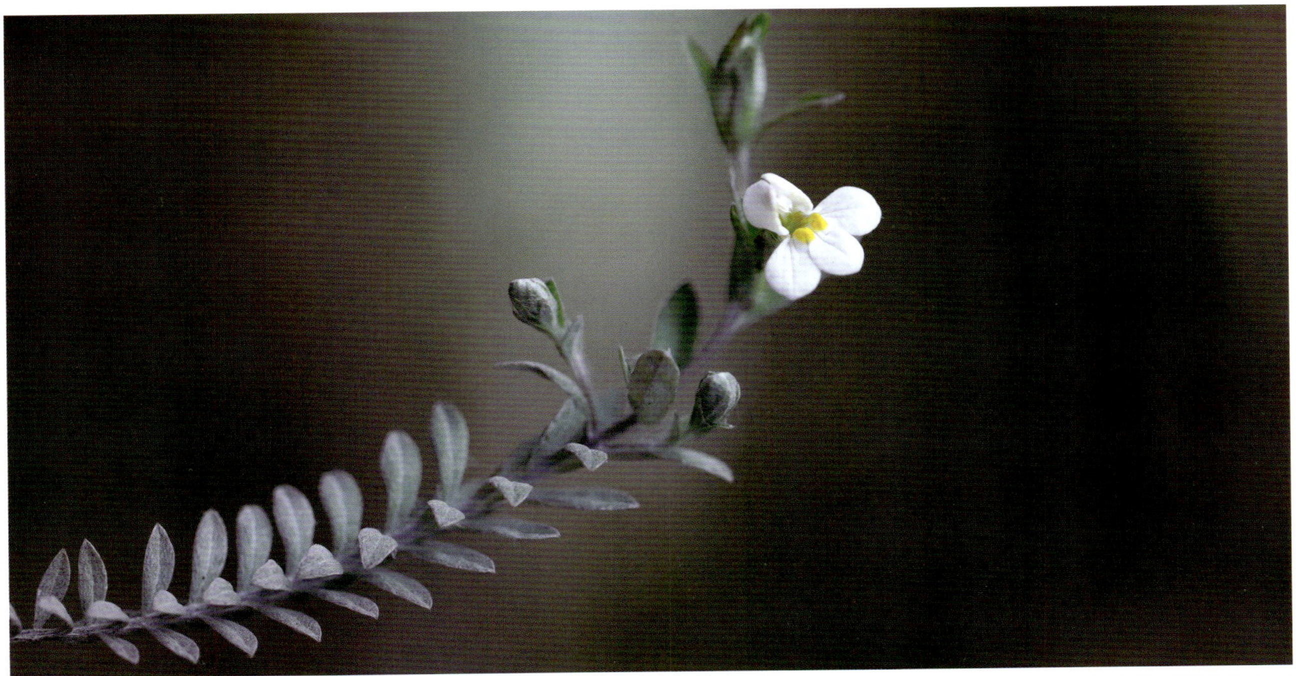
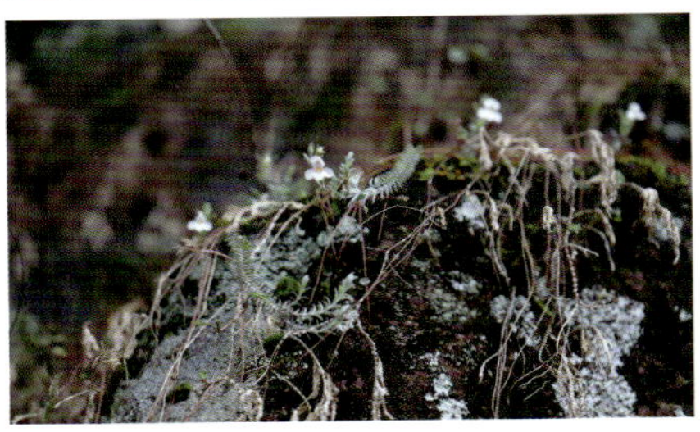
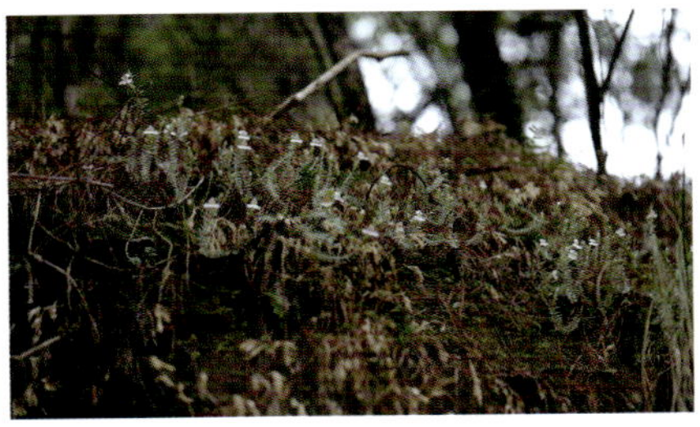
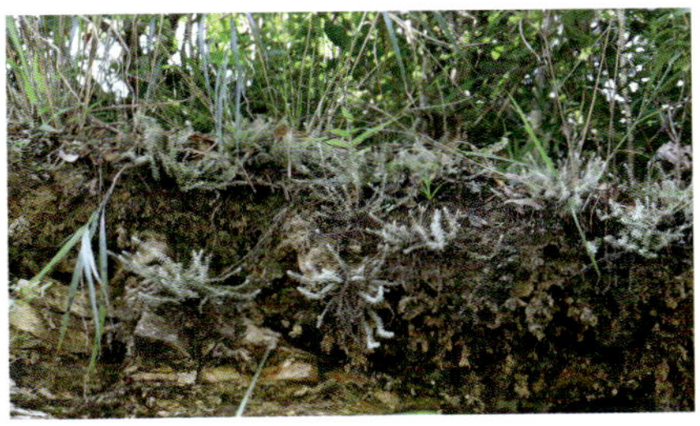

513. 腺毛阴行草 *Siphonostegia laeta* S. Moore

分类位置 列当科 Orobanchaceae 阴行草属 *Siphonostegia* Benth.。

别　　名 北刘寄奴，土茵陈。

形态特征 一年生草本，高可达 70cm。茎枝常细长柔弱，全株被腺毛。叶对生，柄长 0.6 ~ 1cm；叶三角状长卵形，长 1.5 ~ 2.5cm，宽 0.8 ~ 1.5cm，亚掌状 3 深裂，裂片不等，中裂片较大，羽状浅裂。花对生，稀疏；苞片叶状；花无梗或具短梗；小苞片 2；花萼筒长 1 ~ 1.5cm，主脉较细，脉间不成沟，萼齿 5，长为萼筒 1/2 ~ 2/3；花冠长 2.3 ~ 2.7cm，黄色，有时上唇背部微紫色，下唇褶襞非瓣状，密被长卷毛；雄蕊 2 强，花丝密被毛；蒴果黑褐色，顶端稍有短突尖；种子多数，黄褐色，长卵圆形。花期 7 ~ 9 月，果期 9 ~ 10 月。

资源现状 生于山坡路旁或毛竹林下等，全市各地常见。资源较丰富，民间常以全草用于肝炎黄疸等。

功效应用 全草：苦，寒；活血祛瘀，通经止痛，凉血，止血，清热利湿；用于跌打损伤，外伤出血，瘀血经闭，月经不调，产后瘀痛，癥瘕积聚，血痢，血淋，湿热黄疸，水肿腹胀，白带过多。

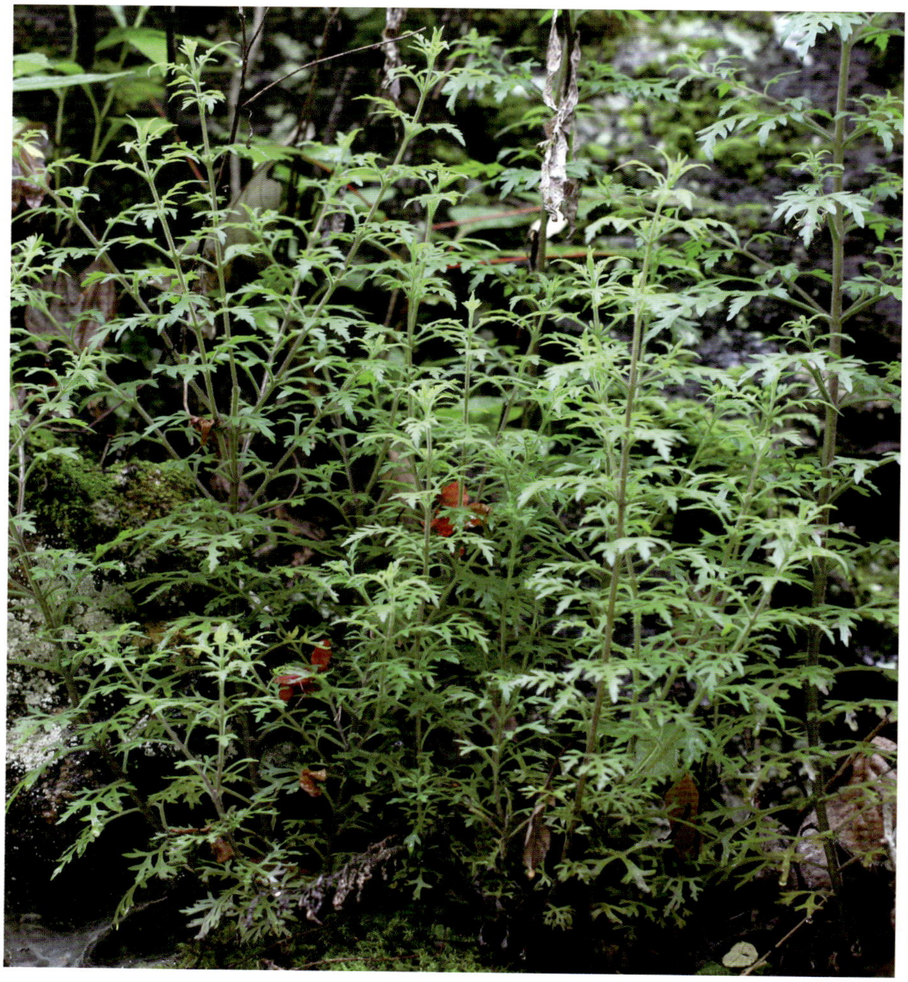
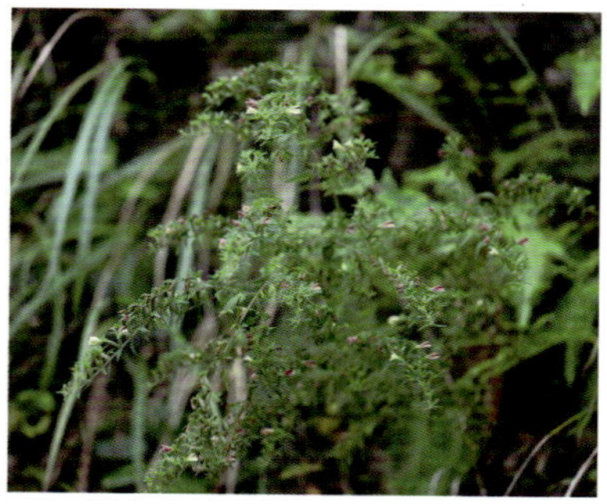
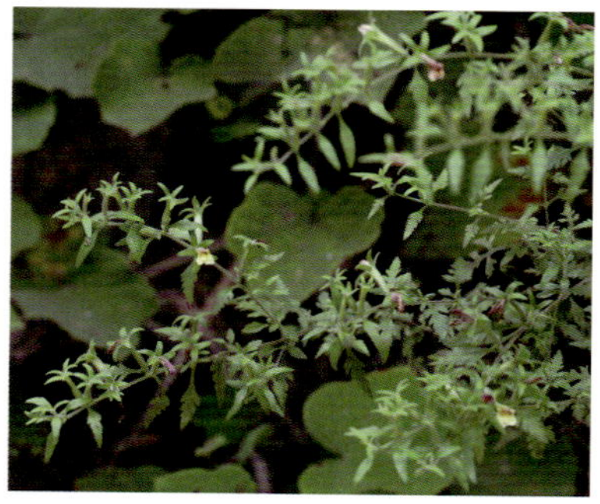
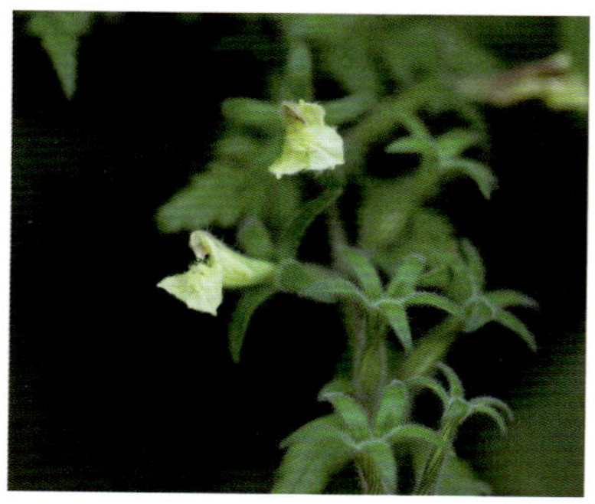

514. 爵 床 *Justicia procumbens* L.

分类位置 爵床科 Acanthaceae 爵床属 *Justicia* L.。

别　　名 六角仙，六角英，麦穗癀，拐脚仔。

形态特征 草本。茎基部匍匐，通常有短硬毛，高 20 ~ 50cm。叶椭圆形至椭圆状长圆形，先端锐尖或钝，基部宽楔形或近圆形，两面常被短硬毛；叶柄短，长 3 ~ 5mm，被短硬毛。穗状花序顶生或生上部叶腋；苞片 1，小苞片 2，均披针形，长 4 ~ 5mm，有缘毛；花萼裂片 4，线形，约与苞片等长，有膜质边缘和缘毛；花冠粉红色，长 7mm，2 唇形，下唇 3 浅裂；雄蕊 2，药室不等高，下方 1 室有距，蒴果长约 5mm，上部具 4 粒种子，下部实心似柄状。种子表面有瘤状皱纹。

资源现状 生于海拔 1500m 以下的旷野草地、路旁或园边较阴湿处，全市各地常见。资源丰富，民间常以全草用于感冒及鼻炎等。

功效应用 全草：微苦，凉；清热利湿，消肿解毒；用于肝炎，痢疾，尿道炎，膀胱炎，咳嗽，肺炎，疟疾，崩漏，乳腺炎，咽喉炎，扁桃腺炎，口腔炎症，痈疽疔疖，背痈，痔发炎，毒蛇咬伤等。

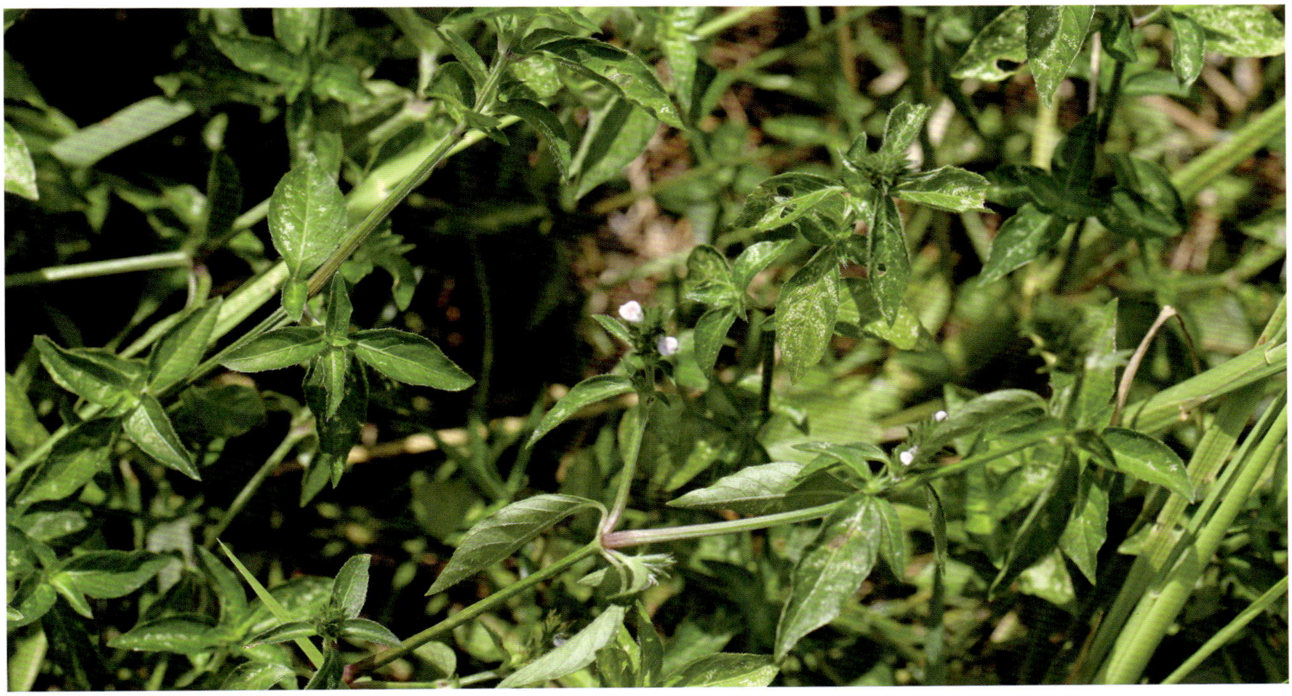

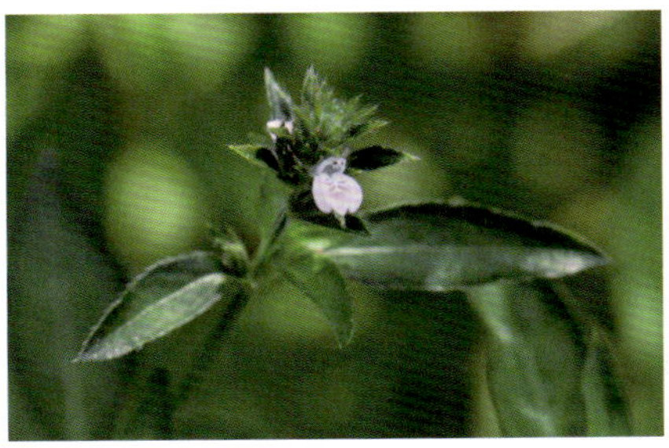

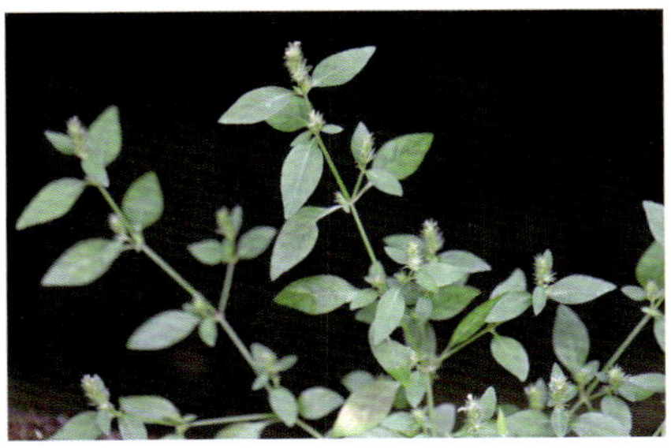

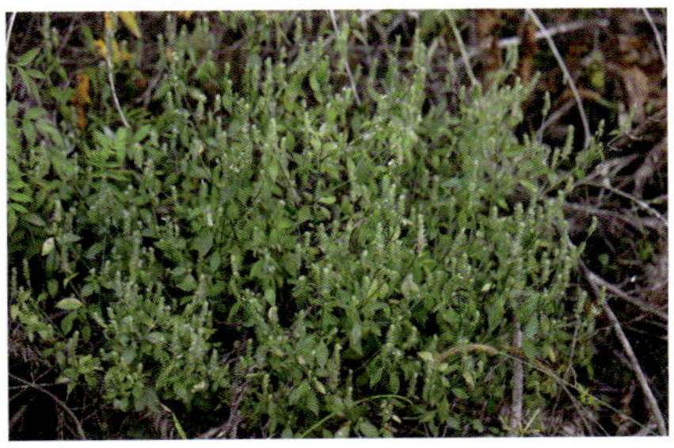

515. 九头狮子草 *Peristrophe japonica* (Thunb.) Bremek.

分类位置 爵床科 Acanthaceae 观音草属 *Peristrophe* Nees。

别　　名 咳嗽草，六角英，观音草，广西山蓝。

形态特征 草本，高 20 ~ 50cm。叶卵状矩圆形，顶端渐尖或尾尖，基部钝或急尖。花序顶生或腋生于上部叶腋，由 2 ~ 8（10）聚伞花序组成，每个聚伞花序下托以 2 枚总苞状苞片，一大一小，卵形，全缘，近无毛，羽脉明显，内有 1 至少数花；花萼裂片 5，钻形；花冠粉红色至微紫色，外疏生短柔毛，2 唇形，下唇 3 裂；雄蕊 2，花丝细长，伸出，花药被长硬毛，2 室叠生，一上一下，线形纵裂。蒴果长疏生短柔毛，开裂时胎座不弹起，上部具 4 粒种子，下部实心；种子有小疣状突起。

资源现状 生于林下、溪边或路旁阴湿处，全市各地常见。资源量一般，民间常以全草煮水用于治疗咳嗽等。

功效应用 全草：微甘、苦、咸，寒；清肺泻火，消肿解毒；用于肺炎，咳嗽，咯血，咽喉肿痛，小儿惊风，疳热，痈疽疔疮等。

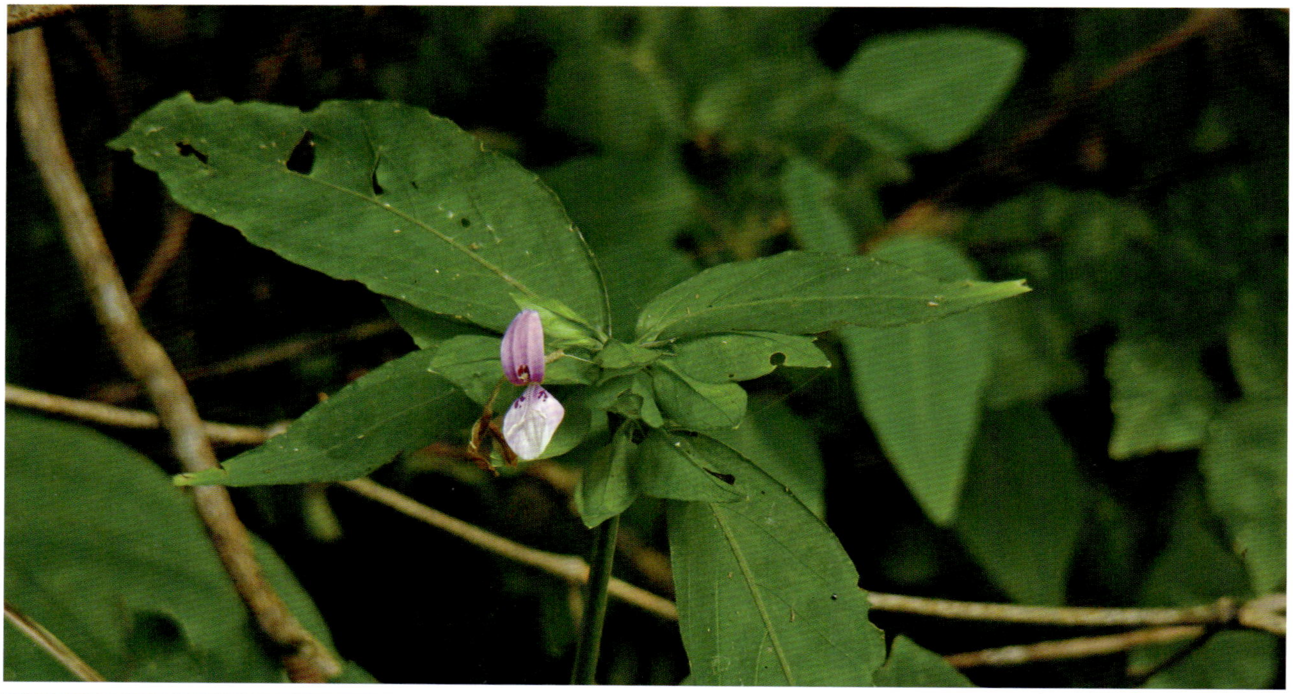

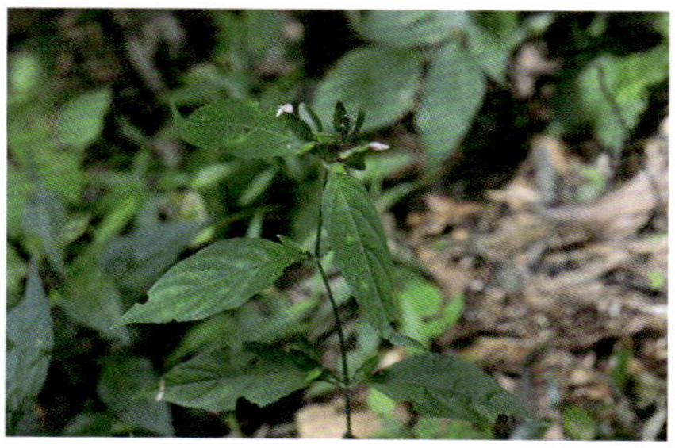
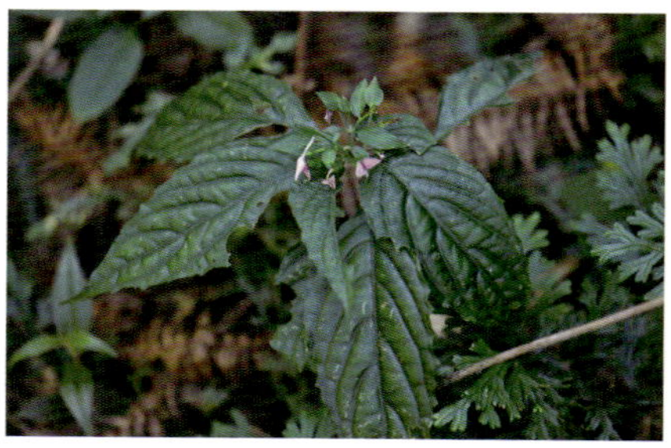
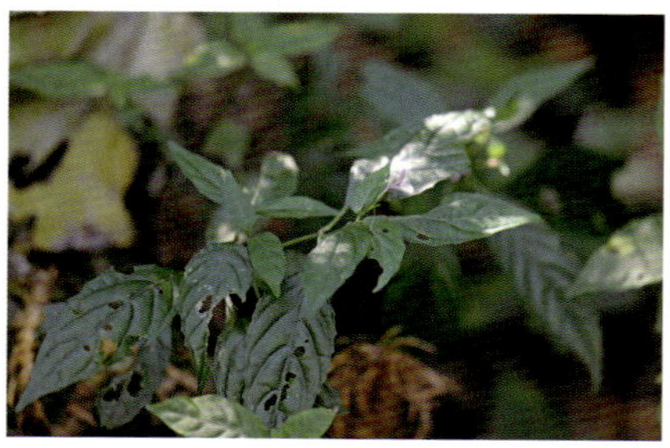

516. 飞来蓝 *Ruellia venusta* Hance

分类位置 爵床科 Acanthaceae 芦莉草属 *Ruellia* L.。

别　　名 拟地皮消。

形态特征 草本。茎直立，不分枝或少分枝，高达 60cm。叶矩圆状披针形，披针形或倒披针形，长 5 ~ 12cm，宽 1.5 ~ 3cm，顶端尖，基部楔形，下沿，具短柄，边略呈浅波状。花单生上部叶腋或数朵集生枝端；苞片披针形，长 5 ~ 7mm；花萼长 7 ~ 8mm，5 深裂至中部或中部以下，裂片狭披针形；花冠淡紫色，漏斗状，全长 4 ~ 5.5cm，冠管细长；冠檐 5 裂，裂片几相等，长 7 ~ 17mm，顶端浅波状；雄蕊 4，2 强，药室纵裂，药隔斧形；子房无毛，花柱疏生短柔毛，柱头 2 裂。

资源现状 生于密林下或河边路旁，分布于上梅等地。资源量一般，民间少见药用，具有较好的观赏价值。

功效应用 全草：苦、辛，寒；疏风清热，解毒利咽；用于感冒发热，咽喉肿痛，白喉等。

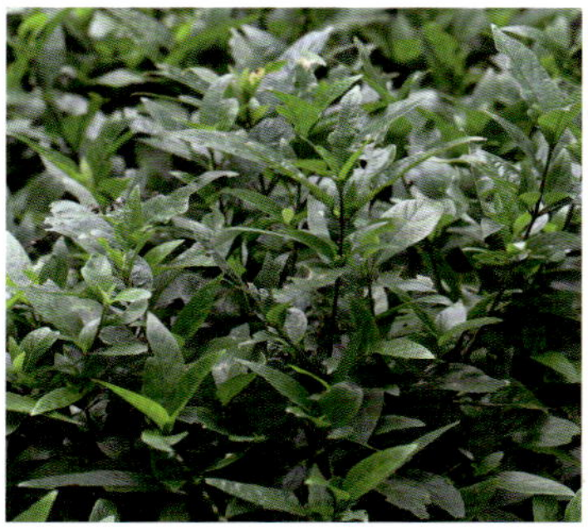
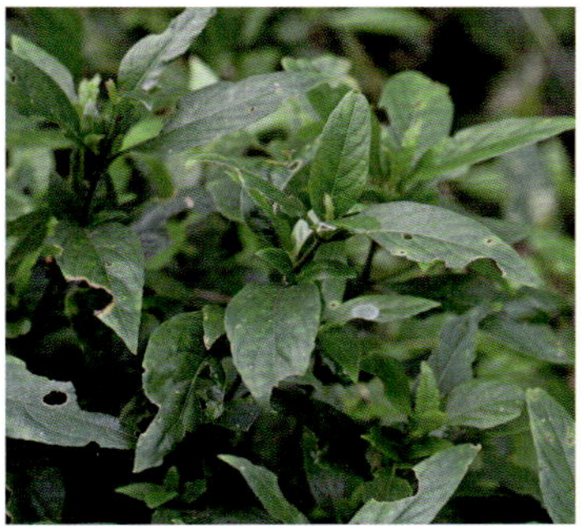
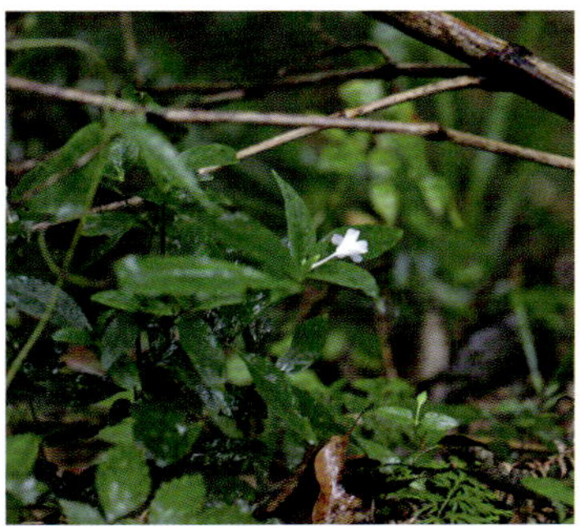
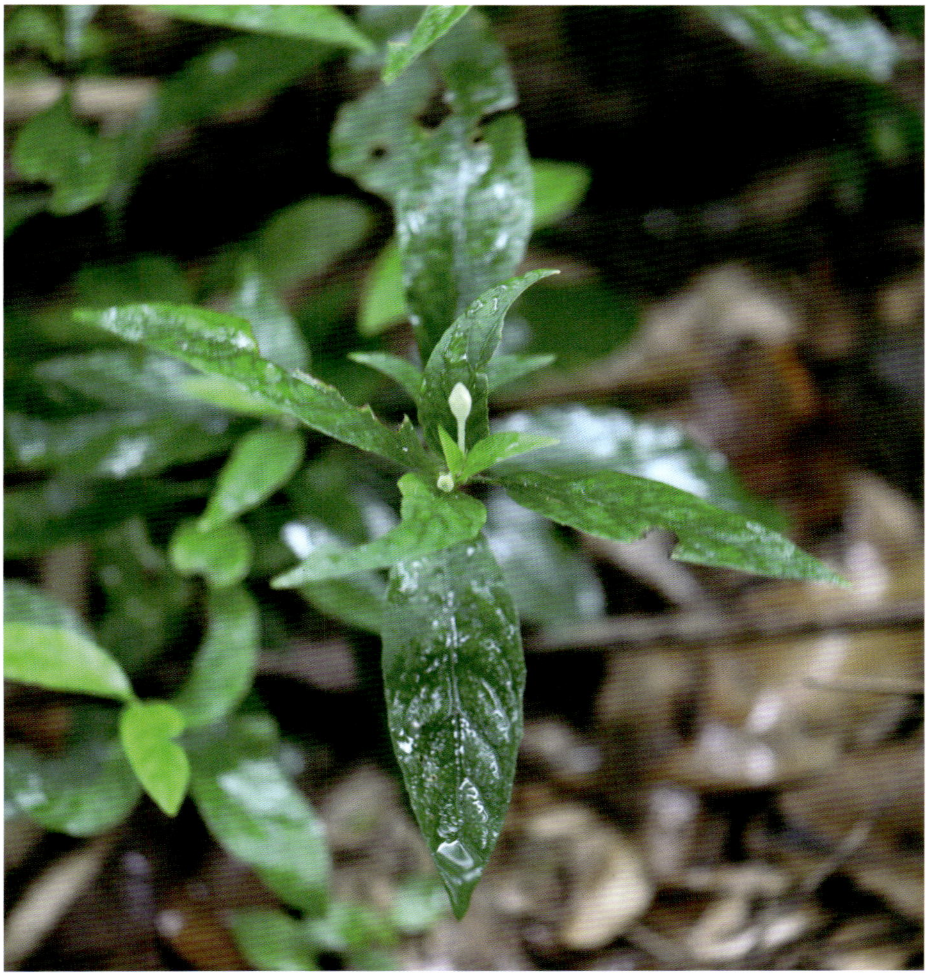

517. 少花马蓝 *Strobilanthes oligantha* Miquel

分类位置 爵床科 Acanthaceae 马蓝属 *Strobilanthes* Blume。

别　　名 少花黄猄草。

形态特征 草本，高 40 ~ 50cm。茎基部节膨大膝曲，上面的 4 棱，具沟槽。疏被白色，有时倒向毛。叶具柄，叶片宽卵形至椭圆形，边具疏锯齿，上面白色钟乳体密而明显。花数朵集生成头状的穗状花序；苞片叶状；小苞片条状匙形，苞片与小苞片均被多节白色柔毛；花萼 5 裂，裂片条形，约与小苞片等长，花冠管圆柱形，向上扩大成钟形，冠檐外面疏生短柔毛，内有 2 列短柔毛，冠檐裂片 5；雄蕊 4，2 强，花丝基部有膜相连，花药直立，花粉粒圆球形，具散生种阜状圆球形突起纹饰。蒴果近顶端有短柔毛；种子 4 粒。有微毛。

资源现状 生于毛竹林下或沟边草丛等，分布于上梅、五夫、武夷街道、星村等地。资源量一般，民间少见药用，具有较好的观赏价值。

功效应用 全草：苦，凉；清热凉血；用于高热发狂等。

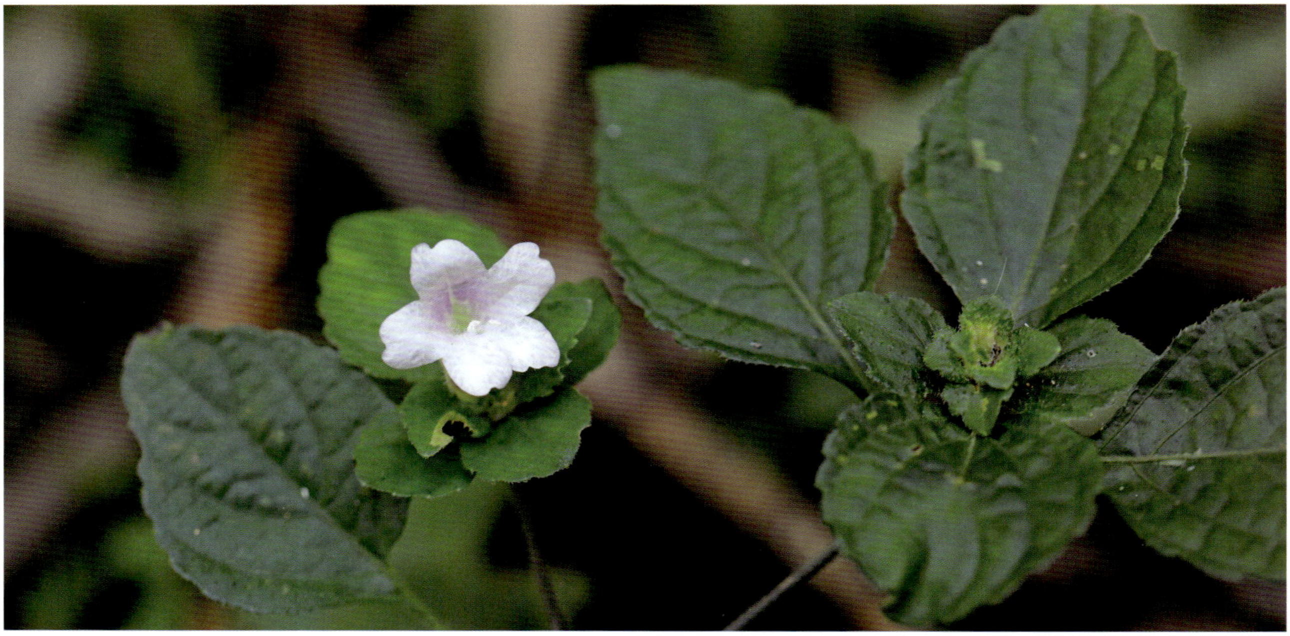

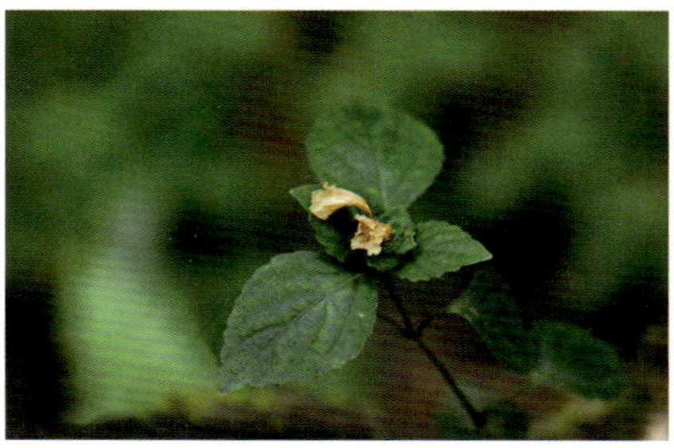

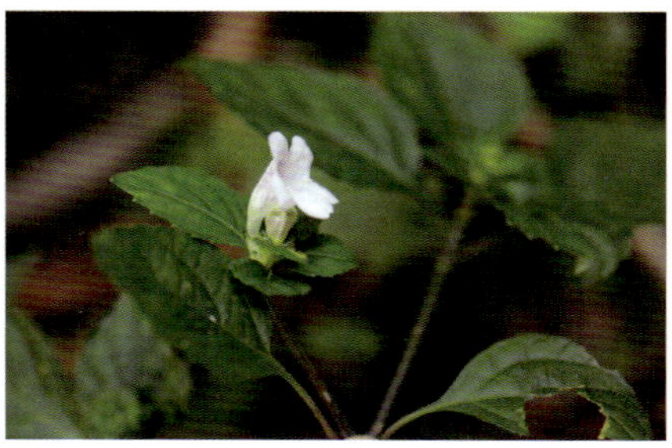

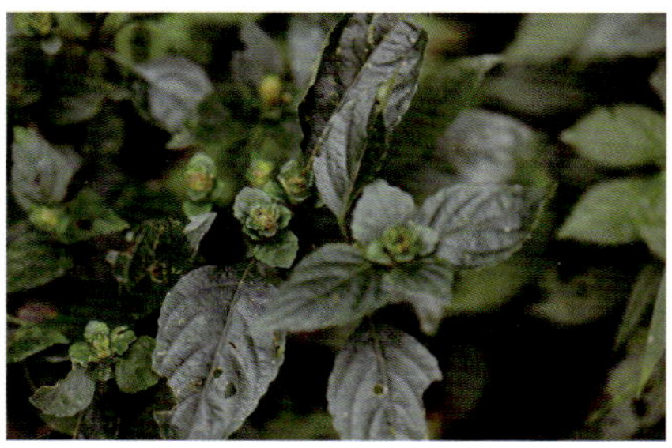

518. 凌 霄 *Campsis grandiflora* (Thunb.) Schum.

分类位置 紫葳科 Bignoniaceae 凌霄属 *Campsis* Lour.。

别　　名 五爪龙，过路蜈蚣，接骨丹，白骨消，喇叭花。

形态特征 攀缘木质藤本。茎表皮脱落，枯褐色，以气生根攀附于其他物体之上。叶对生，为奇数羽状复叶；小叶 7 ~ 9 枚，卵形至卵状披针形，顶端尾状渐尖，基部阔楔形，两侧不等大，侧脉 6 ~ 7 对，两面无毛，边缘有粗锯齿；叶轴长 4 ~ 13cm；小叶柄长 5（~ 10）mm。顶生疏散的短圆锥花序。花萼钟状，分裂至中部，裂片披针形。花冠内面鲜红色，外面橙黄色，裂片半圆形。雄蕊着生于花冠筒近基部，花丝线形，细长，长 2 ~ 2.5cm，花药黄色，“个”字形着生。花柱线形，柱头扁平，2 裂。蒴果顶端钝。花期 5 ~ 8 月。

资源现状 常生于林缘或栽培，全市各地较常见。资源量一般，民间常作为观赏栽培，偶见以根用于风湿骨痛等，具有较好的观赏价值。

功效应用 根、茎：苦，凉；祛风活血，消肿解毒；用于风湿关节痛，小儿腹泻，肺脓肿，骨折，跌打损伤，毒蛇咬伤等。叶：苦，凉；消肿解毒；用于疖肿等。**花（凌霄花）**：甘、酸，寒；活血通经，凉血祛风；用于月经不调，经闭，癥瘕，产后乳肿，风疹发红，皮肤瘙痒，痤疮。

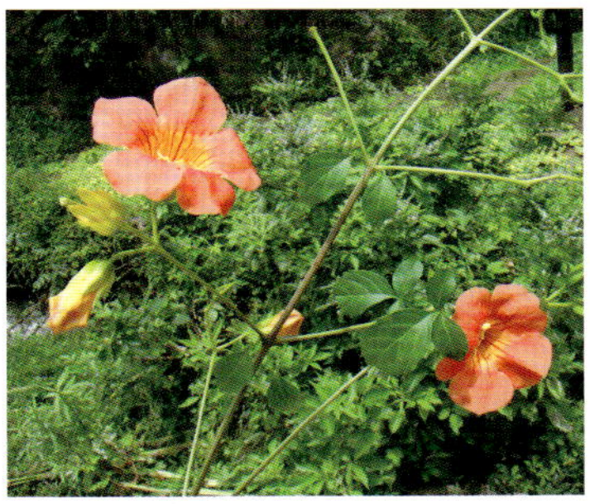
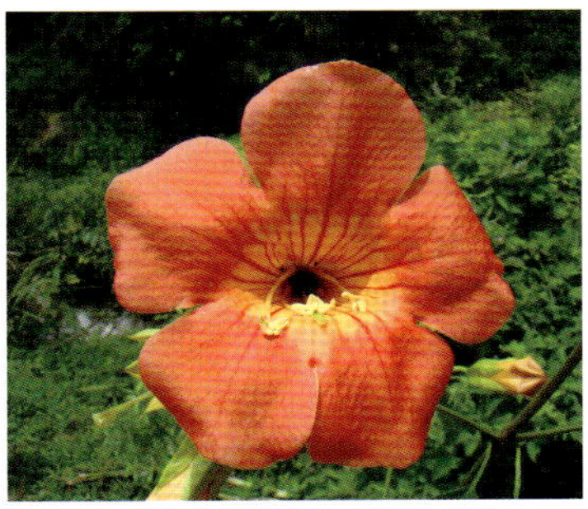
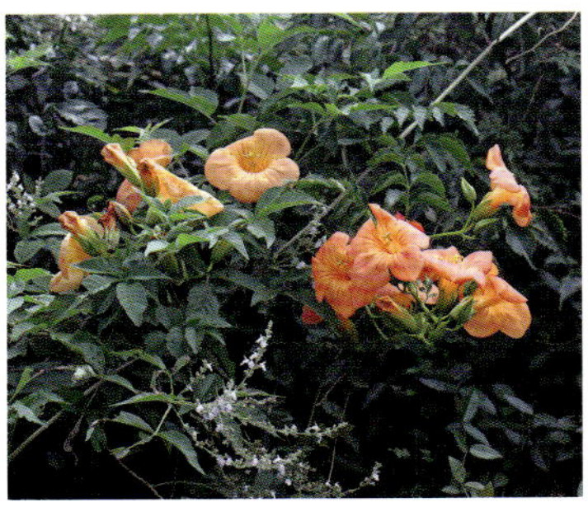
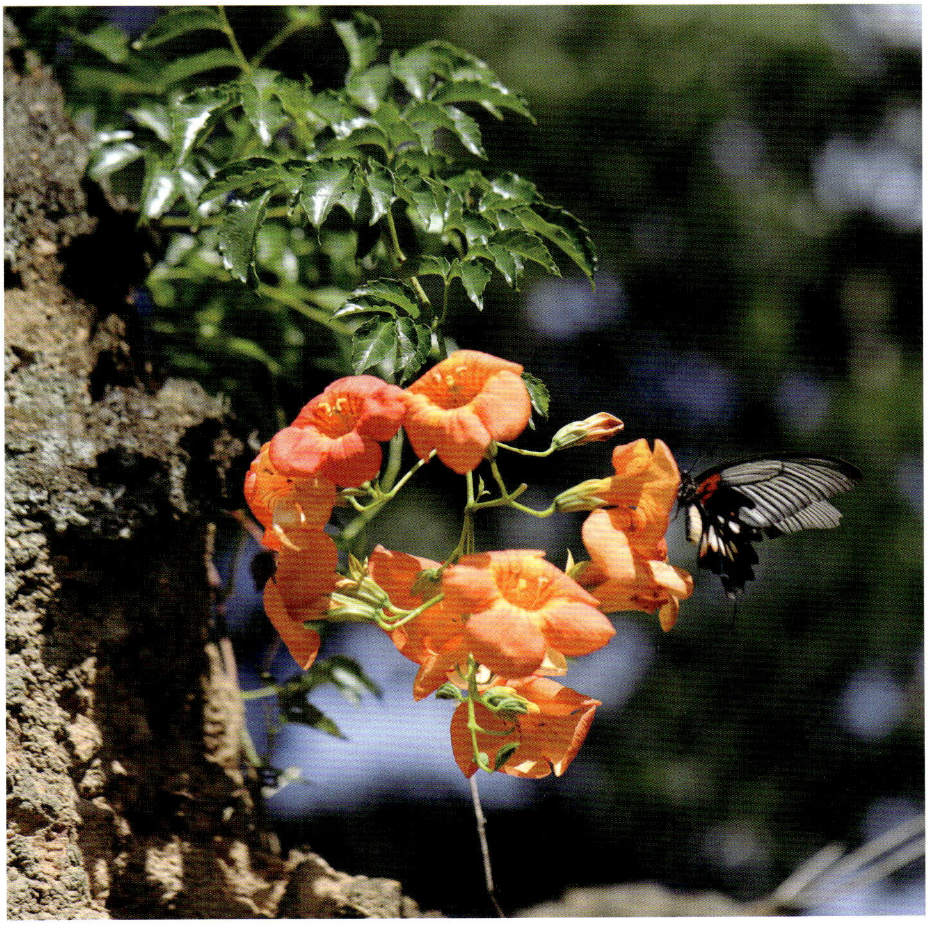

519. 马鞭草 *Verbena officinalis* L.

分类位置 马鞭草科 Verbenaceae 马鞭草属 *Verbena* L.。

别　　名 蜻蜓草，透骨草，铁马鞭，苦荆芥。

形态特征 多年生草本。茎四方形，节和棱上有硬毛。叶片卵圆形至倒卵形或长圆状披针形，长 2 ~ 8cm，宽 1 ~ 5cm，基生叶的边缘通常有粗锯齿和缺刻，茎生叶多数 3 深裂，裂片边缘有不整齐锯齿，两面均有硬毛，背面脉上尤多。穗状花序顶生和腋生，花小，无柄，最初密集，结果时疏离；苞片稍短于花萼，苞片、花萼具硬毛；花萼有 5 脉，脉间凹穴处质薄而色淡；花冠淡紫至蓝色，外有微毛，裂片 5；雄蕊 4，着生于花冠管的中部，花丝短；子房无毛。果长圆形，外果皮薄，成熟时 4 瓣裂。花期 6 ~ 8 月，果期 7 ~ 10 月。

资源现状 生于海拔 1500m 以下的路边、山坡、林缘草地，全市各地常见。资源较丰富，民间常以全草用于感冒发热等。

功效应用 **地上部分（马鞭草）**：苦，凉；活血散瘀，解毒，利水，退黄，截疟；用于癥瘕积聚，痛经经闭，喉痹，痈肿，水肿，黄疸，疟疾。

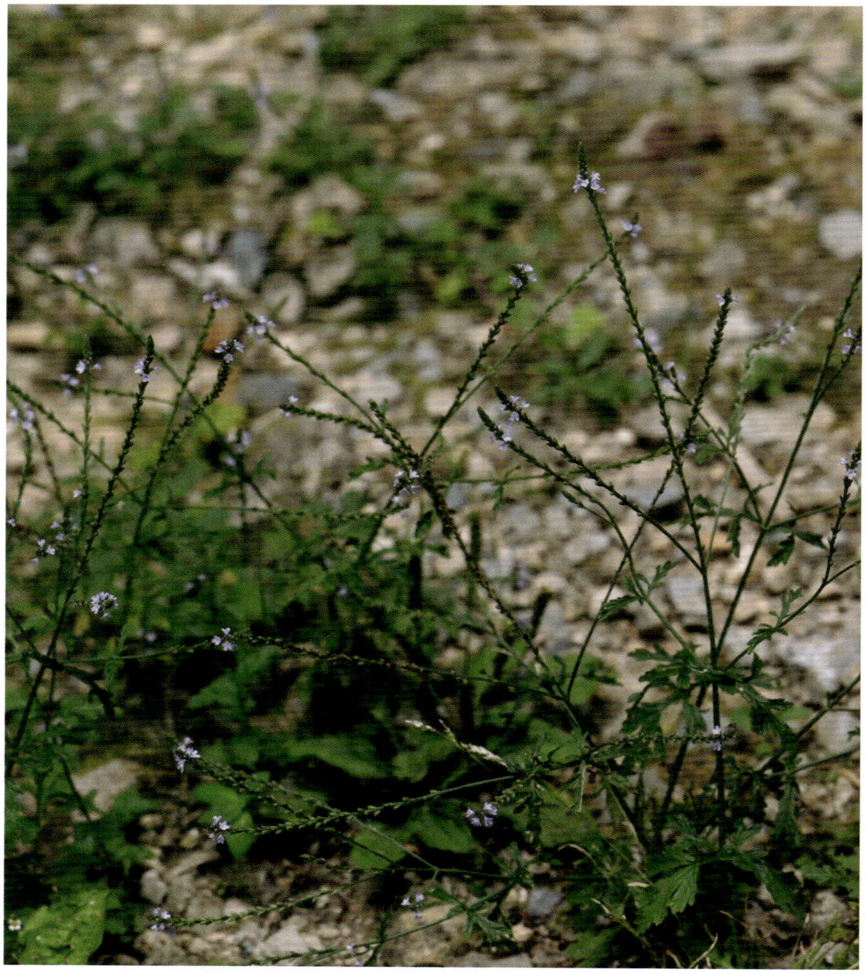

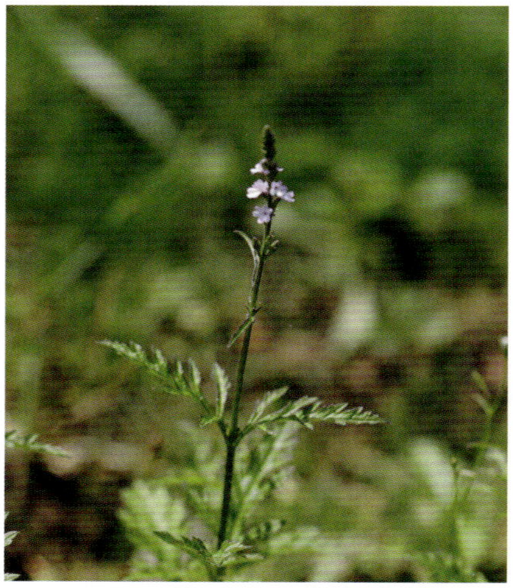

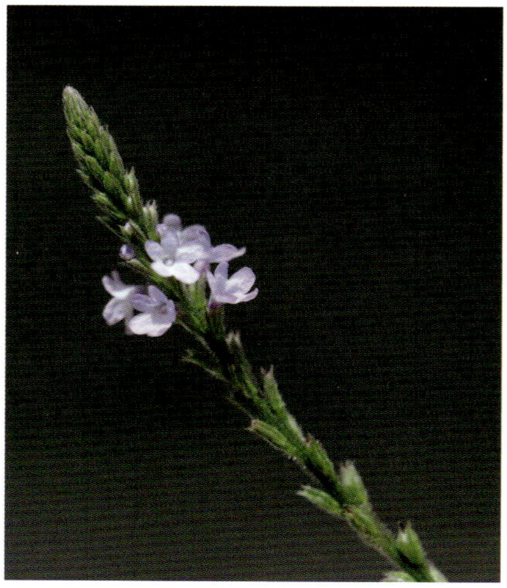

520. 秤星树　*Ilex asprella* (Hook. et Arn.) Champ. ex Benth.

分类位置　冬青科 Aquifoliaceae 冬青属 *Ilex* L.。

别　　名　岗梅，梅叶冬青，点秤柴。

形态特征　落叶灌木，高达 3m。具长枝和宿短枝，长枝具淡色皮孔。叶膜质，卵形或卵状椭圆形，先端尾状渐尖；叶柄上面具槽，无毛；托叶小，胼胝质，三角形，宿存。雄花序：2 或 3 花呈束状或单生于叶腋或鳞片腋内，花 4 或 5 基数；花萼盘状，花冠白色，辐状；雄蕊 4 或 5，花药长圆形；败育子房叶枕状，中央具短喙。雌花序：单生于叶腋或鳞片腋内，无毛；花 4 ~ 6 基数；花冠辐状，花瓣近圆形，基部合生；子房卵球状，花柱明显，柱头厚盘状。果球形，熟时变黑色，基部具平展的宿存花萼。分核倒卵状椭圆形，背面具 3 条脊和沟，腹面龙骨突起锋利。花期 3 月，果期 4 ~ 10 月。

资源现状　生于山坡灌木丛中，全市各地常见。资源丰富，民间多以根用于感冒初起。

功效应用　根、茎、叶：微苦，甘，凉；清热解毒，消肿止痛；用于感冒，肺痈，急性扁桃体炎，咽喉炎，淋浊，风火牙痛，瘰疬，痈疽疖肿，过敏性皮炎，疔疮，痔出血，蛇伤，跌扑损伤等。

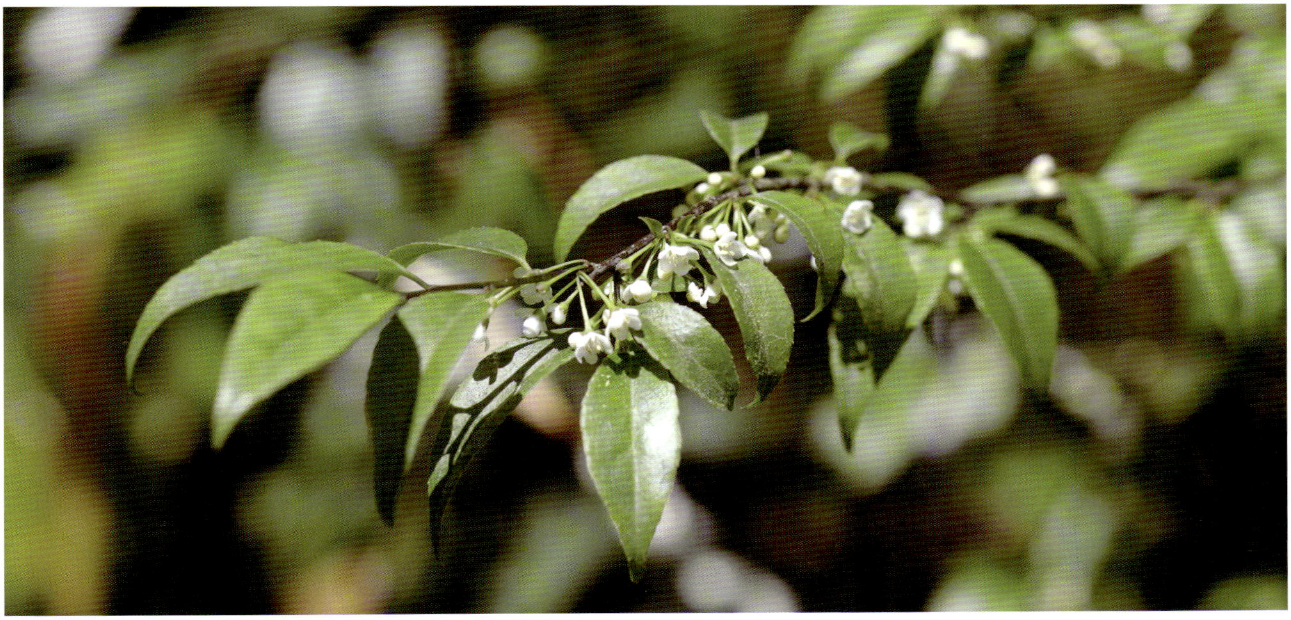

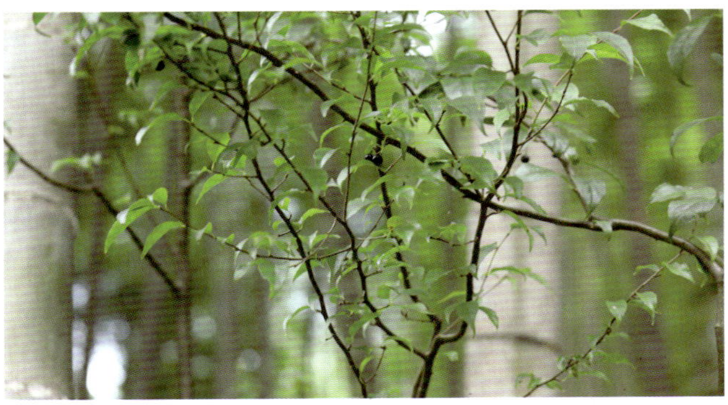

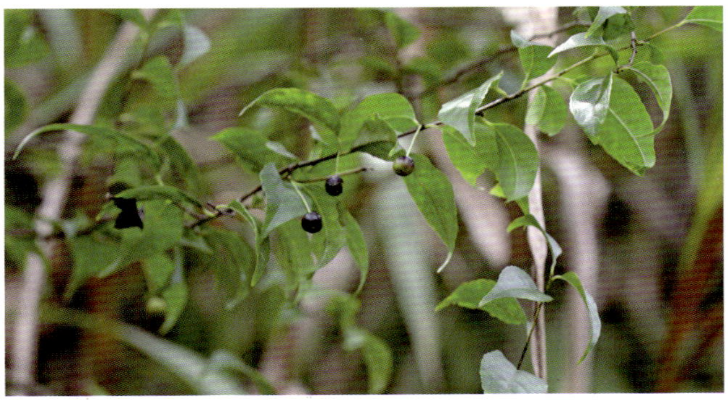

521. 冬　青 *Ilex chinensis* Sims

分类位置 冬青科 Aquifoliaceae 冬青属 *Ilex* L.。

别　　名 大冬青，四季青，青皮树，万年枝。

形态特征 常绿乔木，高达 13m。树皮灰黑色。叶片薄革质至革质，椭圆形或披针形，先端渐尖，基部楔形或钝，边缘具圆齿；叶柄上面平或有时具窄沟。雄花：花序具三至四回分枝，每分枝具花 7～24 朵；花淡紫色或紫红色；花萼浅杯状，裂片阔卵状三角形，具缘毛；花冠辐状，花瓣卵形；雄蕊短于花瓣；退化子房圆锥状。雌花：花序具一至二回分枝，具花 3～7 朵；花萼和花瓣同雄花，退化雄蕊长约为花瓣的 1/2；子房卵球形，柱头具不明显的 4～5 裂。果长球形，成熟时红色；分核 4～5，狭披针形，背面平滑，凹形，断面呈三棱形。花期 4～6 月，果期 7～12 月。

资源现状 生于山坡疏林中、灌丛或路旁稍向阳处，全市各地较常见。资源量一般，民间偶见以树皮或叶捣烂外敷用于烧烫伤等。

功效应用 叶（四季青）：苦、涩，凉；清热解毒，消肿祛瘀；用于肺热咳嗽，咽喉肿痛，痢疾，胁痛，热淋，外治烧烫伤，皮肤溃疡。果实：甘、苦，凉；祛风，补虚；用于风湿痹痛，痔。

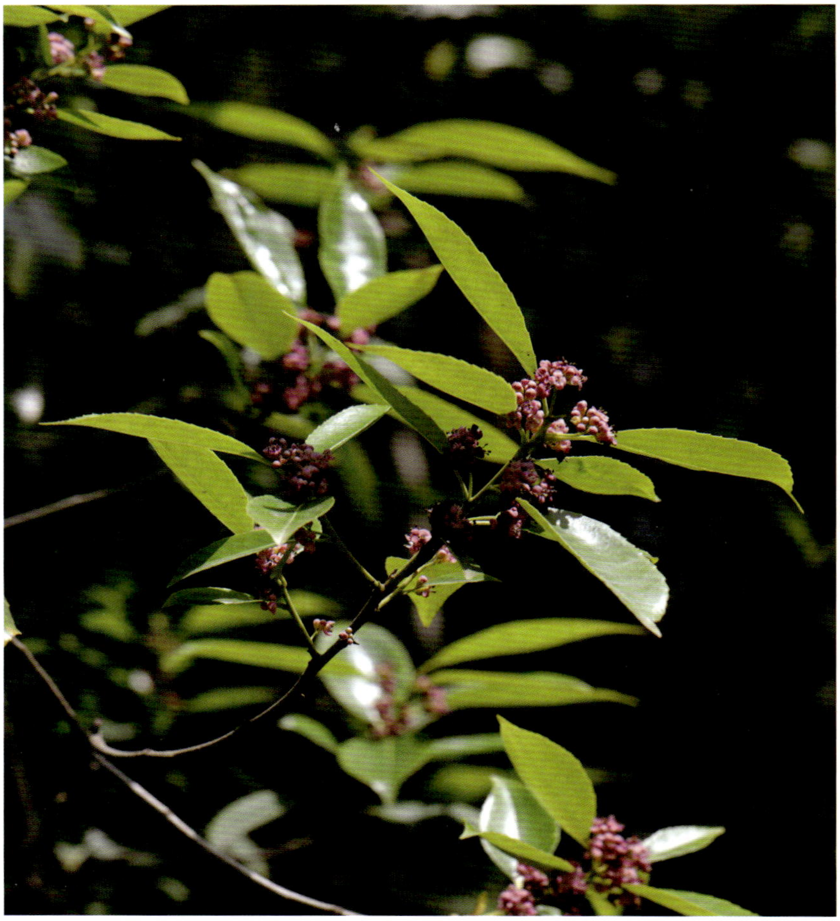

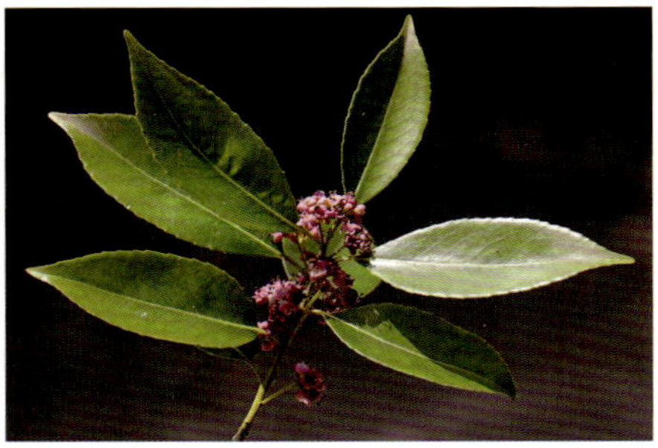

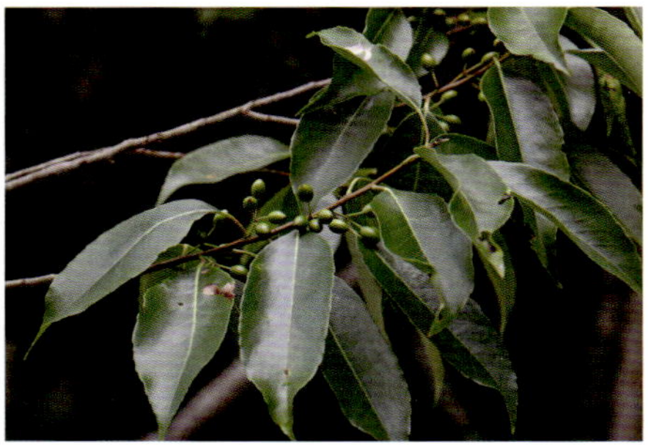

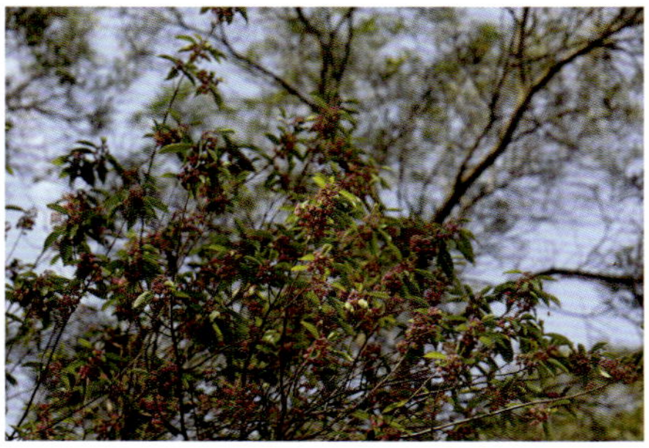

522. 枸　骨　*Ilex cornuta* Lindl. et Paxton

分类位置　冬青科 Aquifoliaceae 冬青属 *Ilex* L.。

别　　名　枸骨冬青，鸟不落，鸟不宿，无刺枸骨。

形态特征　常绿灌木或小乔木，高可达 3m。幼枝具纵脊及沟。叶片厚革质，二型，四角状长圆形或卵形，先端具 3 枚尖硬刺齿，中央刺齿常反曲；叶柄上面具狭沟，被微柔毛；托叶胼胝质，宽三角形。花序簇生于二年生枝的叶腋内，基部宿存鳞片近圆形，被柔毛，具缘毛；苞片卵形，先端钝或具短尖头，被短柔毛和缘毛；花淡黄色，4 基数。雄花：花萼盘状；花冠辐状，花瓣长圆状卵形；雄蕊与花瓣近等长或稍长。雌花：花萼与花瓣像雄花，子房长圆状卵球形，柱头盘状。果球形，成熟时鲜红色，明显 4 裂。花期 4 ~ 5 月，果期 10 ~ 12 月。

资源现状　全市各地零星栽培。资源较少，民间少量用叶。

功效应用　根：苦，寒；补肝肾，清风热；用于风湿关节痛，腰肌劳损，头痛，牙痛，黄疸等。**叶（枸骨叶）**：苦，凉；清热养阴，益肾，平肝；用于肺痨咯血，骨蒸潮热，头晕目眩。果实：滋阴，益精，活络；用于阴虚身热，淋浊，崩漏，带下病，筋骨痛，白带过多等。

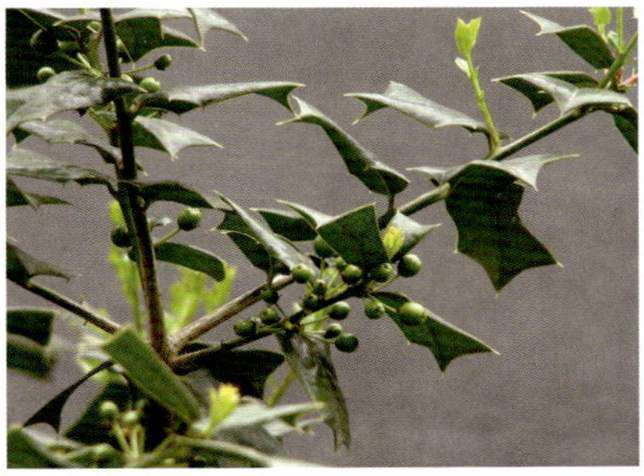

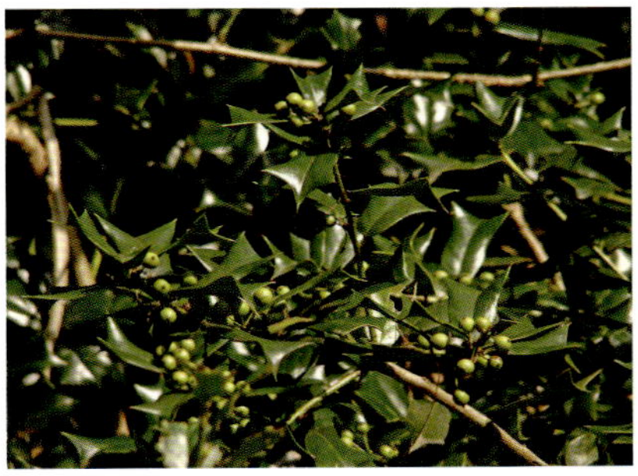

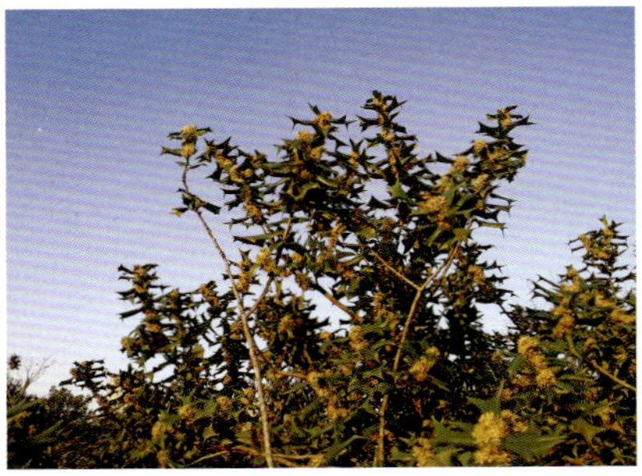

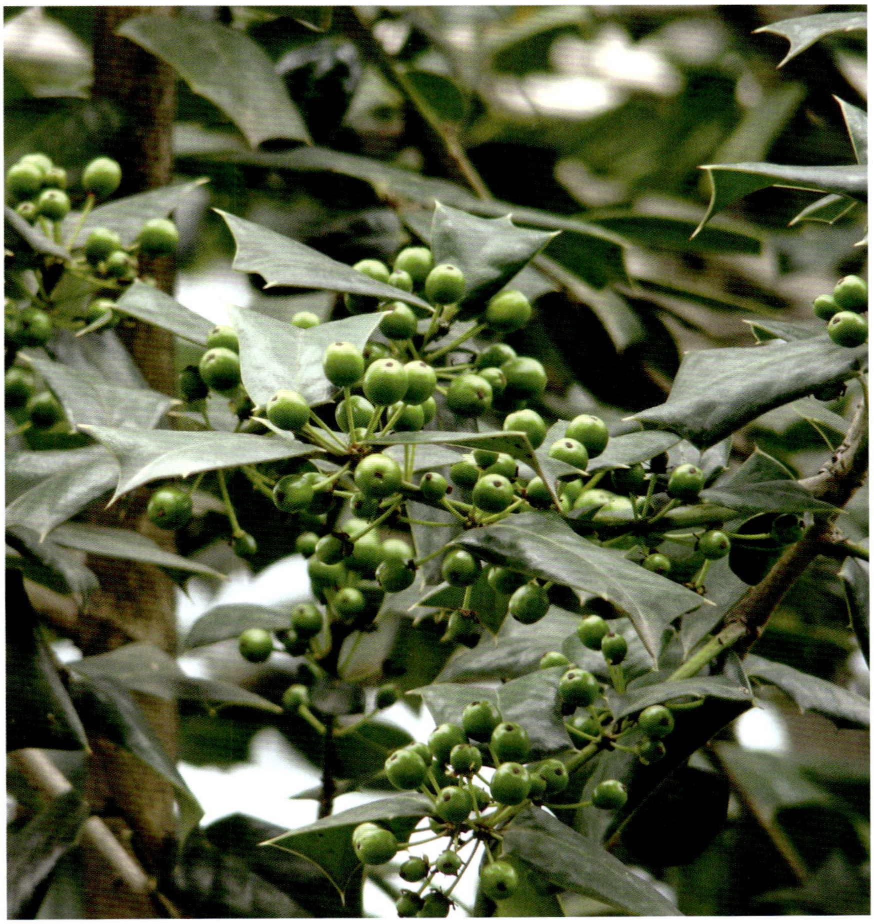

523. 猫儿刺 *Ilex pernyi* Franch.

分类位置 冬青科 Aquifoliaceae 冬青属 *Ilex* L.。

别　　名 狗骨，刺黄杨，老鼠刺，鸡不宿。

形态特征 常绿灌木或乔木，高可达 8m。叶片革质，卵形或卵状披针形，先端三角形渐尖，尖头长且具粗刺，叶面深绿色，背面淡绿色，两面均无毛；叶柄被短柔毛；托叶三角形，急尖。花序簇生于二年生枝的叶腋内，每分枝仅具 1 花；花淡黄色，全部 4 基数。雄花：花梗无毛，中上部具 2 枚近圆形；花萼 4 裂，裂片阔三角形或半圆形，具缘毛；花冠辐状，花瓣椭圆形；雄蕊稍长于花瓣。雌花：花萼像雄花；花瓣卵形。果球形或扁球形，成熟时红色，宿存花萼四角形。分核 4，轮廓倒卵形或长圆形，在较宽端背部微凹陷，侧面具网状条纹和沟。花期 4 ~ 5 月，果期 10 ~ 11 月。

资源现状 生于海拔 1900 ~ 2100m 的灌丛中，分布于黄岗山山顶等地。资源较少，民间少见药用，具有较好观赏价值。

功效应用 根：苦，寒；清热解毒，润肺止咳；用于带下，遗精，头痛，牙痛，耳鸣，中耳炎，目赤等。

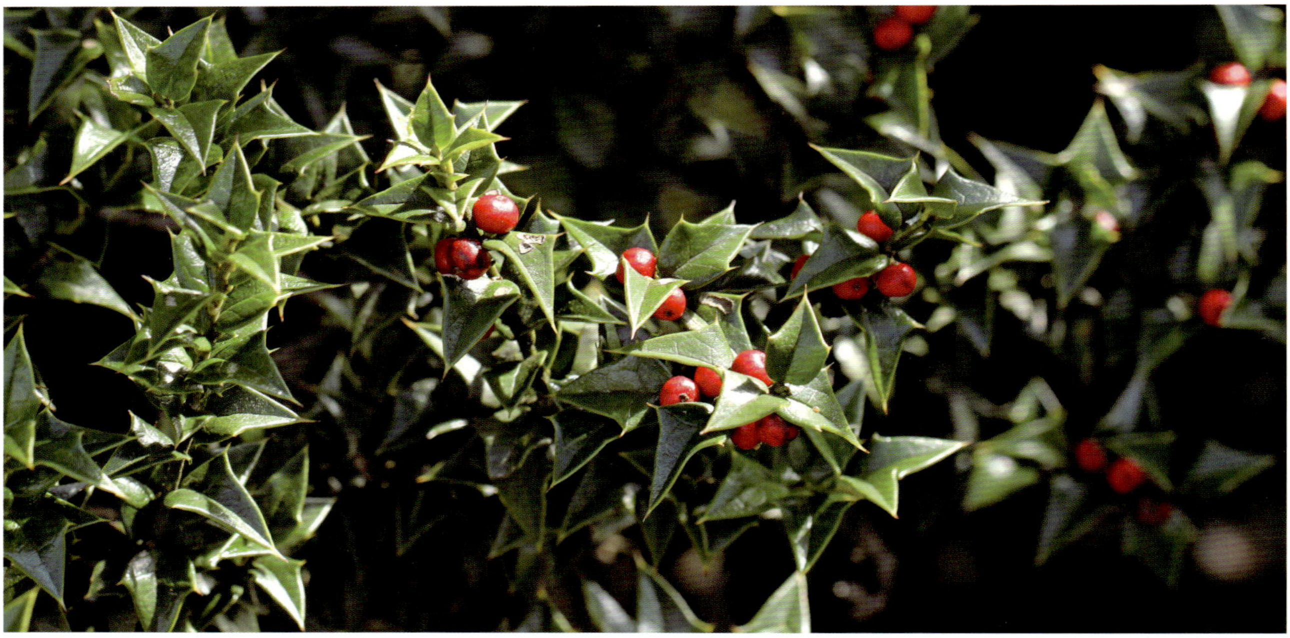

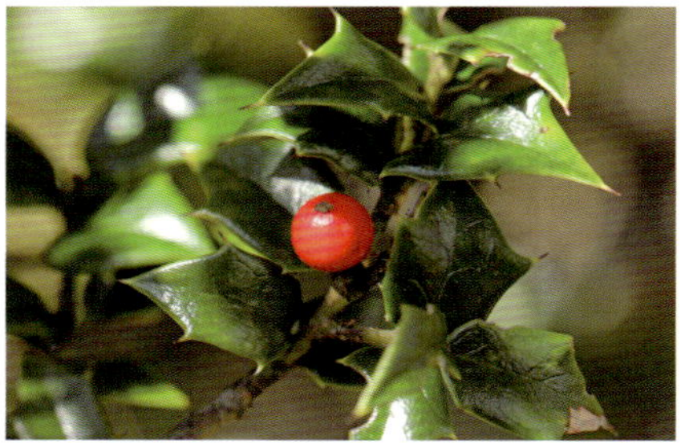

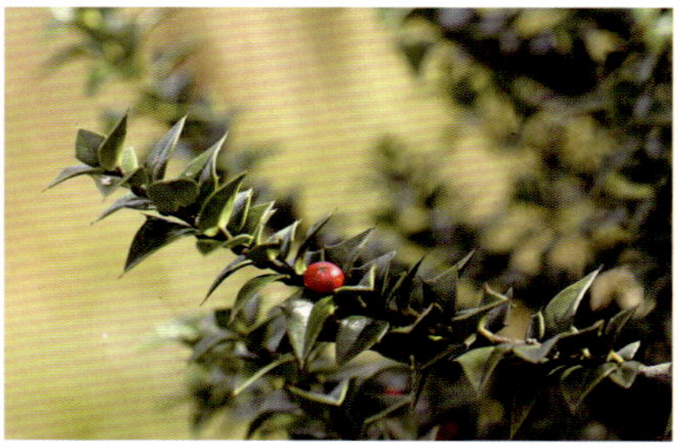

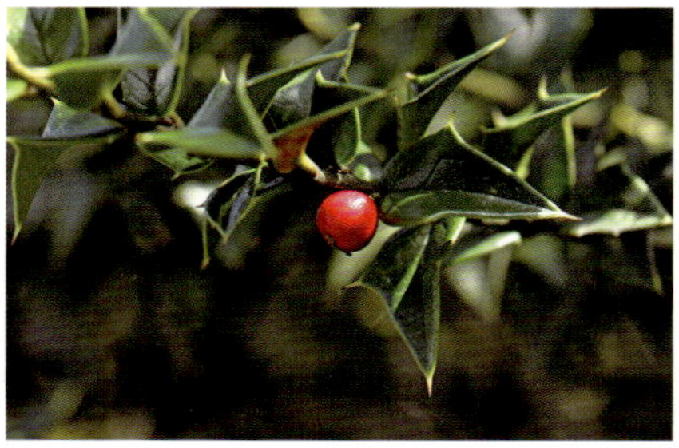

524. 毛冬青　*Ilex pubescens* Hook. et Arn.

分类位置　冬青科 Aquifoliaceae 冬青属 *Ilex* L.。

别　　名　茶叶冬青，喉毒药，冬青仔，细叶冬青，密毛冬青。

形态特征　常绿灌木或小乔木，高 3 ~ 4m。叶片纸质或膜质，椭圆形或长卵形，叶面绿色，背面淡绿色，两面被长硬毛；叶柄密被长硬毛。雄花序：簇状花序的单个分枝具 1 或 3 花的聚伞花序；花粉红色；花萼盘状，被长柔毛，裂片卵状三角形；花冠辐状，花瓣卵状长圆形或倒卵形；雄蕊长为花瓣的 3/4。雌花序：簇生，被长硬毛，单个分枝常具单花；花萼盘状，6 或 7 深裂，被长硬毛；花冠辐状，花瓣长圆形。果球形，成熟后红色；宿存花萼裂片卵形。分核常 6 枚，轮廓椭圆体形，背面具纵宽的单沟及 3 条纹。花期 4 ~ 5 月，果期 8 ~ 11 月。

资源现状　生于山坡、沟谷灌木丛中，全市各地常见。资源丰富，民间偶见以根用于清热解毒或中风后遗症等。

功效应用　根、茎：苦，涩，寒；清热解毒，活血通络；用于风热感冒，肺热喘咳，咽痛，乳蛾，牙龈肿痛，胸痹心痛，中风偏瘫，血栓闭塞性脉管炎，丹毒，烧烫伤，痈疽，中心性视网膜炎等。叶：苦、涩，凉；清热凉血，解毒消肿；用于烫伤，外伤出血，痈肿疔疮，走马牙疳等。

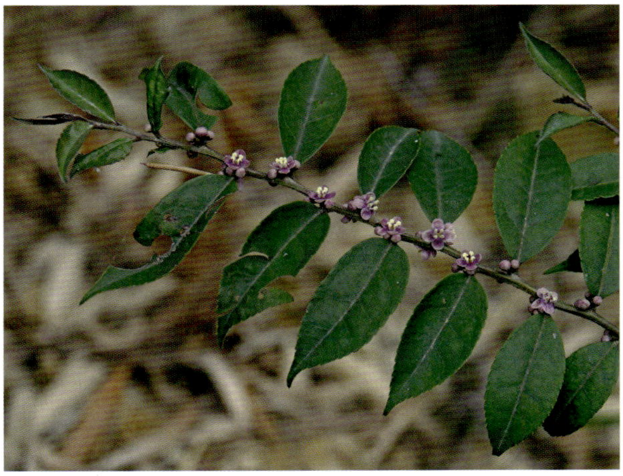
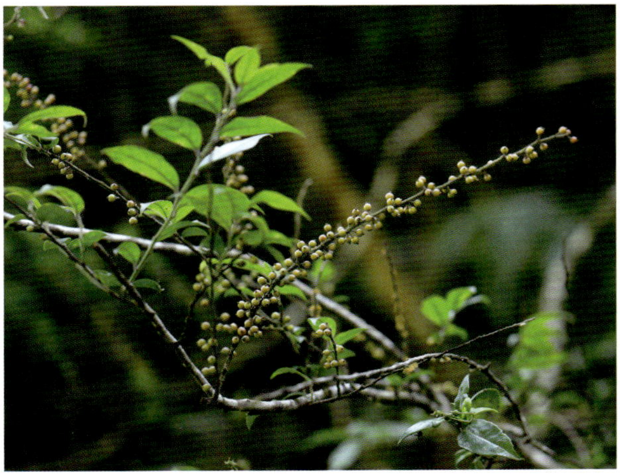
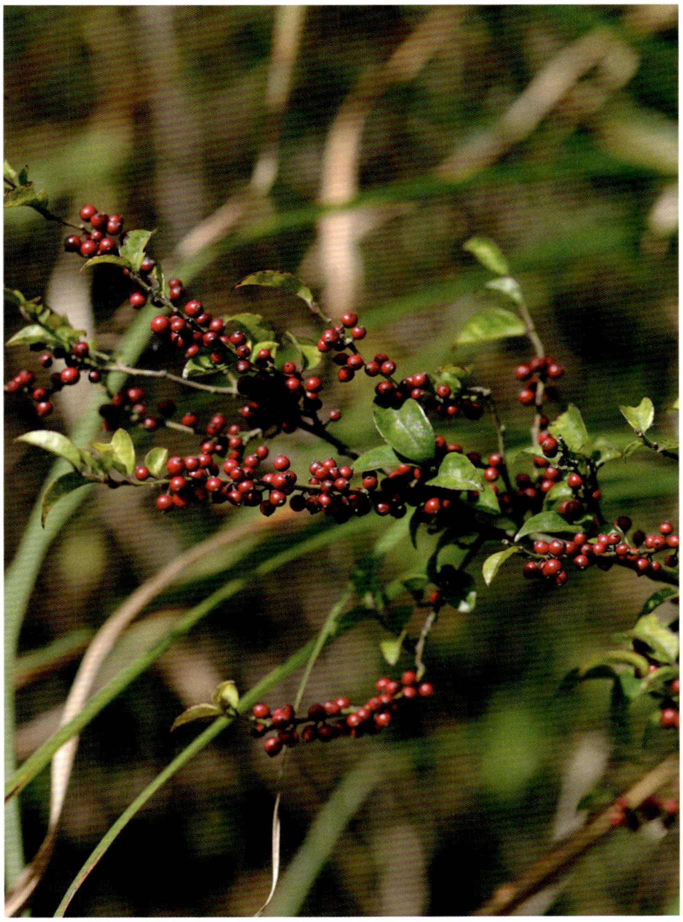

525. 铁冬青 *Ilex rotunda* Thunb.

分类位置 冬青科 Aquifoliaceae 冬青属 *Ilex* L.。

别　　名 救必应、红果冬青。

形态特征 常绿灌木或乔木，高可达 20m。树皮灰色至灰黑色，叶痕倒卵形或三角形，皮孔不明显。叶仅见于当年生枝上，叶片薄革质或纸质，卵形至椭圆形，全缘；叶柄具狭沟，顶端具叶片下延的狭翅。雄花序：总花梗无毛，花梗无毛或被微柔毛，基部卵状三角形；花白色；花萼盘状；花冠辐状，花瓣长圆形；雄蕊长于花瓣。雌花序：具 3 ~ 7 花，总花梗无毛，花梗无毛或被微柔毛。花白色；花萼浅杯状；花瓣倒卵状长圆形；子房卵形，柱头头状。果近球形或稀椭圆形，成熟时红色，宿存柱头凸起；分核椭圆形，背面具 3 纵棱及 2 沟，两侧面平滑。花期 4 月，果期 8 ~ 12 月。

资源现状 生于山坡疏林中，全市各地较常见，偶见作为观赏植物或行道树栽培。资源较丰富，民间偶见以树皮或叶用于跌扑损伤，具有较好的观赏价值。

功效应用 **树皮（救必应）**：苦，寒；清热解毒，利湿止痛；用于暑湿发热，咽喉肿痛，湿热泻痢，脘腹胀痛，风湿痹痛，湿疹，疮疖，跌打损伤。根皮、叶：苦，寒；清热利湿，消肿止痛，祛风解暑；用于急性胃肠炎，胃痛，中暑腹痛，痢疾，腹泻，胆囊炎，胰腺炎，肾炎，感冒发热，风湿关节痛，阴道滴虫病，烫伤，毒蛇咬伤，疖肿，无名肿痛，跌扑损伤，关节扭伤等。

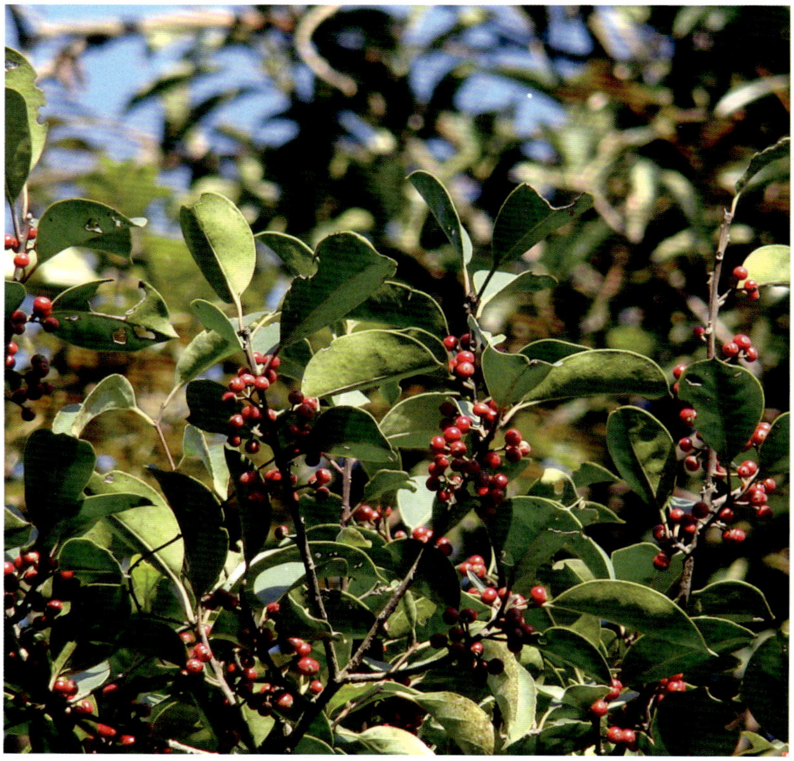

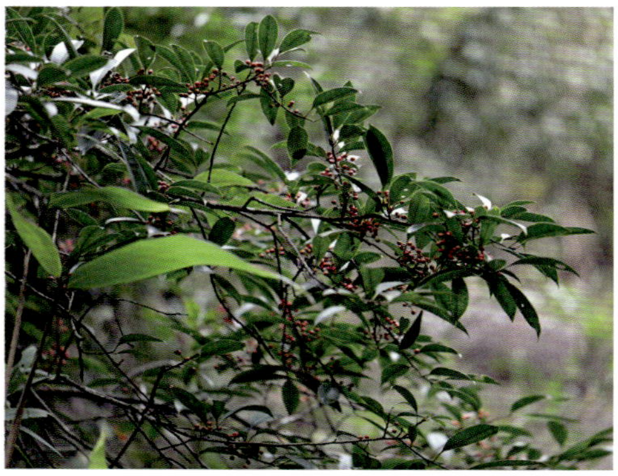

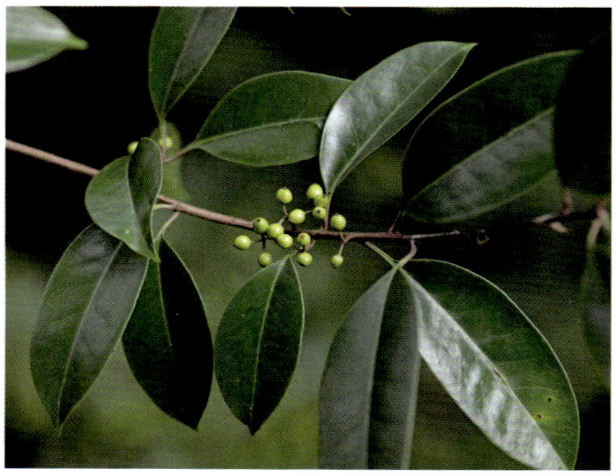

526. 小花金钱豹 *Codonopsis javanica* Bl. subsp. *japonica* (Makino) Lammers

分类位置 桔梗科 Campanulaceae 党参属 *Codonopsis* Wall.。

别　　名 金钱豹，土党参，土人参，野党参，算盘果。

形态特征 草质缠绕藤本，具乳汁，具胡萝卜状根。茎无毛，多分枝。叶对生，极少互生的，具长柄，叶片心形或心状卵形，边缘有浅锯齿，极少全缘长 3 ~ 11cm，宽 2 ~ 9cm，无毛或有时背面疏生长毛。花单朵生叶腋，各部无毛，花萼与子房分离，5 裂至近基部，裂片卵状披针形或披针形，长 1 ~ 1.8cm；花冠上位，白色或黄绿色，内面紫色，钟状，裂至中部；雄蕊 5 枚；柱头 4 ~ 5 裂，子房和蒴果 5 室。浆果黑紫色，紫红色，球状。种子不规则，常为短柱状，表面有网状纹饰。花期 6 ~ 11 月，果期 9 ~ 12 月。

资源现状 生于灌丛中及林下阴湿地，全市各地较常见。资源量一般，民间常以根作为党参药用。

功效应用 根：甘、微苦，平；补脾润肺，生津通乳；用于咳嗽，泄泻，小儿疳积，乳汁稀少，痈疽难溃，毒蛇咬伤，遗精等。

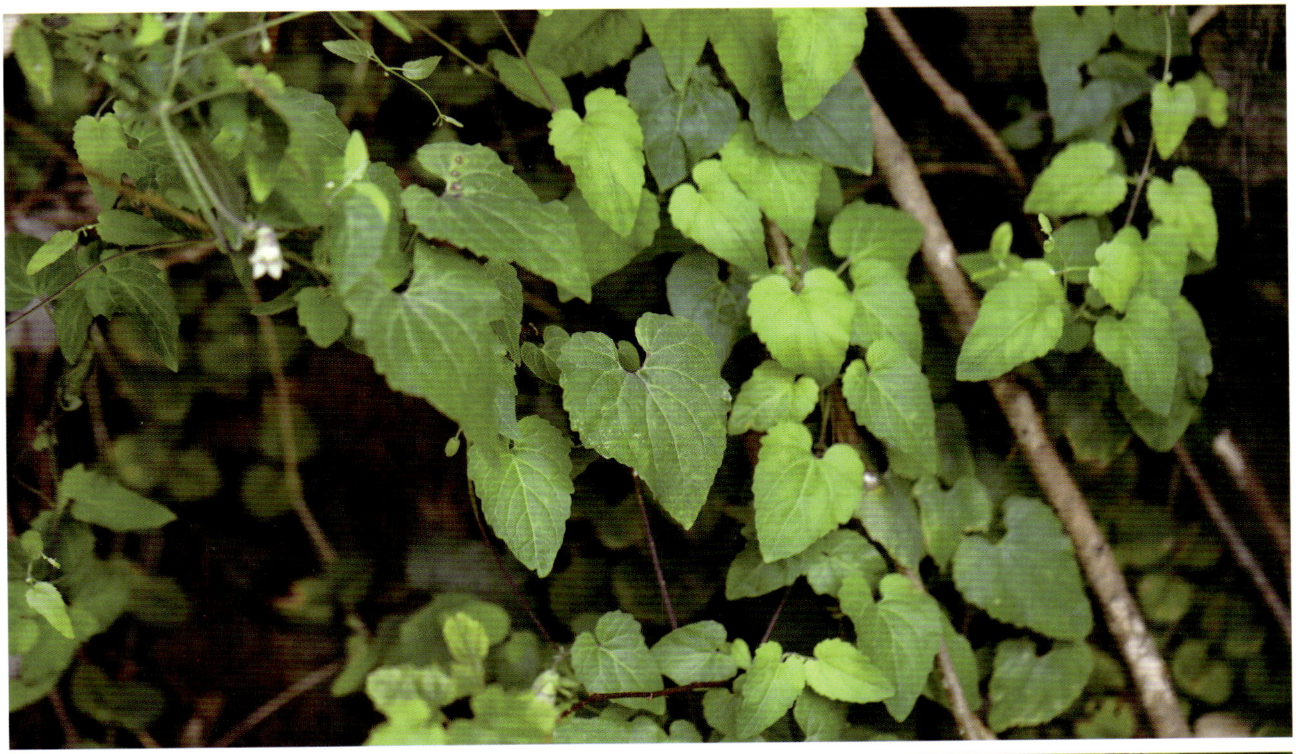

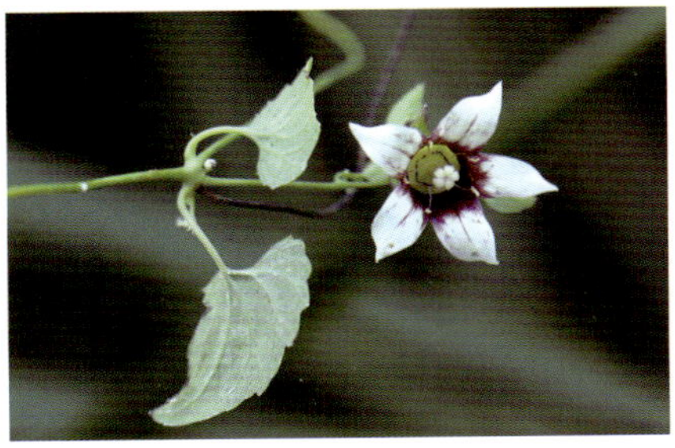

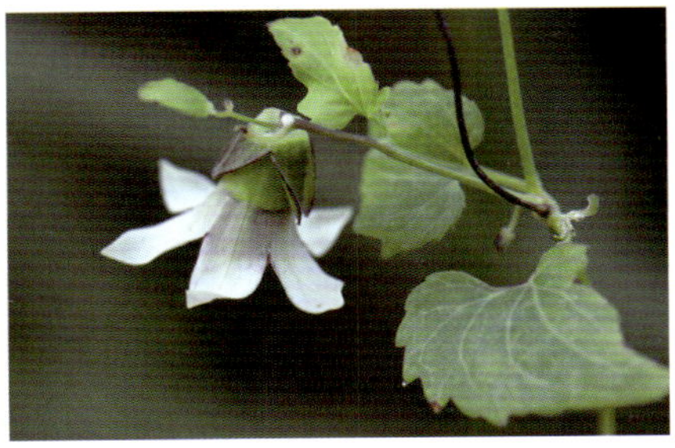

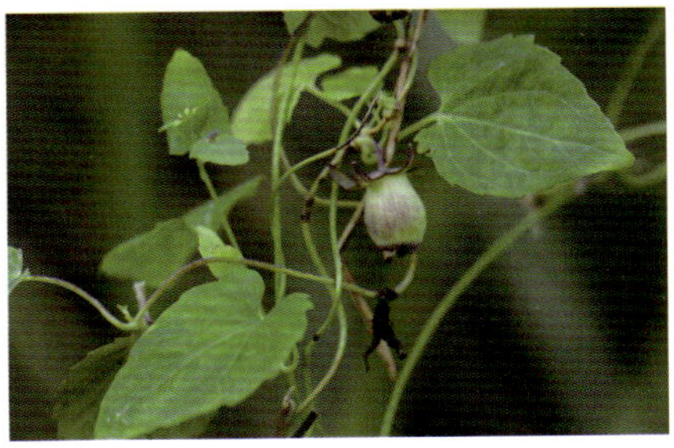

527. 羊　乳 *Codonopsis lanceolata* (Sieb. et Zucc.) Trautv.

分类位置 桔梗科 Campanulaceae 党参属 *Codonopsis* Wall.。

别　　名 轮叶党参，羊奶参，四叶参，山海螺。

形态特征 植株全体光滑无毛或茎叶偶疏生柔毛。茎表面有多数瘤状茎痕，根肥大呈纺锤状，少数细小侧根，表面灰黄色，近上部有稀疏环纹，下部疏生横长皮孔。茎缠绕，黄绿而微带紫色。叶在主茎上的互生，在小枝顶端通常 2 ~ 4 叶簇生，而近于对生或轮生状，叶柄短小，叶片菱状卵形。花单生或对生于小枝顶端；花萼筒部半球状，裂片弯缺尖狭；花冠阔钟状，浅裂，裂片三角状，反卷，黄绿色或乳白色内有紫色斑；花盘肉质，深绿色；花丝钻状；子房下位。蒴果下部半球状。种子多数，卵形，有翼，细小，棕色。花果期 7 ~ 8 月。

资源现状 多生于海拔 1300m 以下的山坡灌丛、林缘或林缘湿地、路边，全市各地较常见。资源量一般，民间少量以根用于补气或肺炎等，也用于乳汁稀少。

功效应用 根：甘，平；益气，催乳，排脓，解毒；用于劳倦乏力，乳汁稀少，咳嗽，肺脓肿，乳痈，痈疽，瘰疬，毒蛇咬伤等。

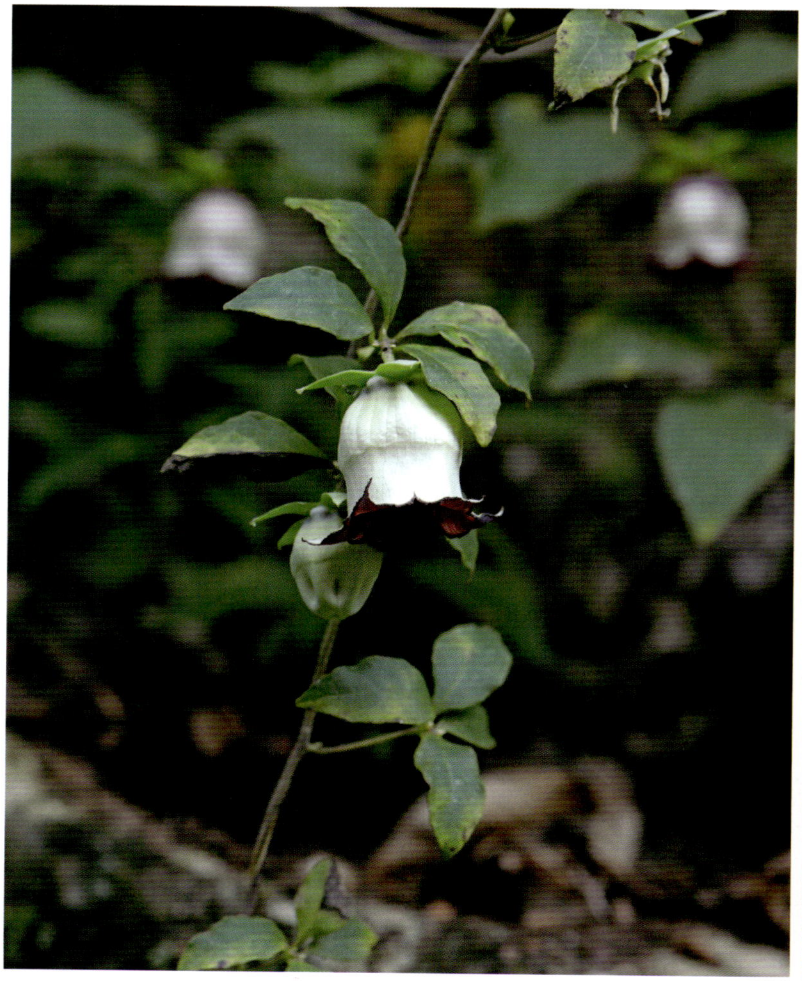

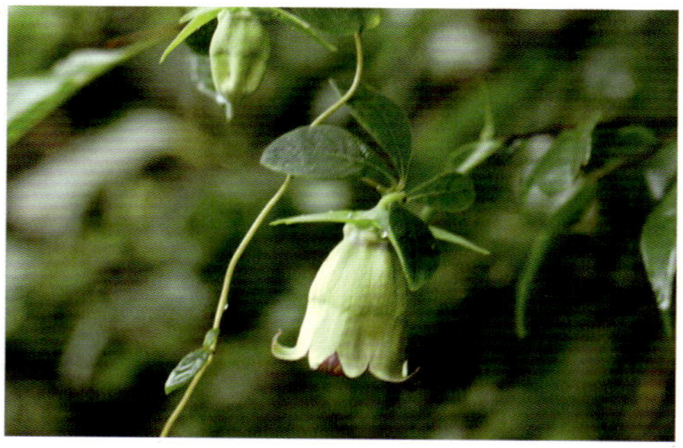

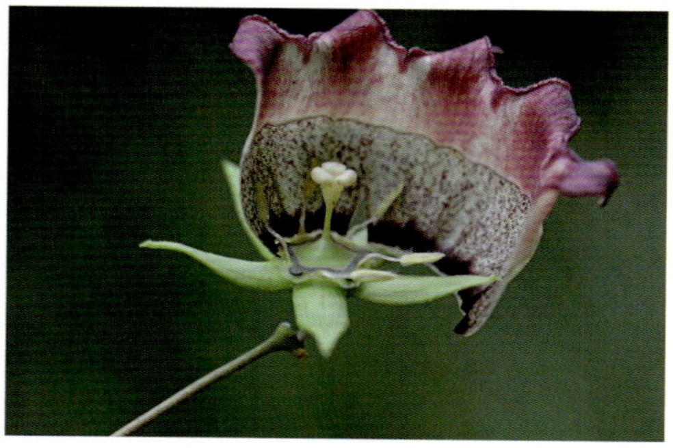

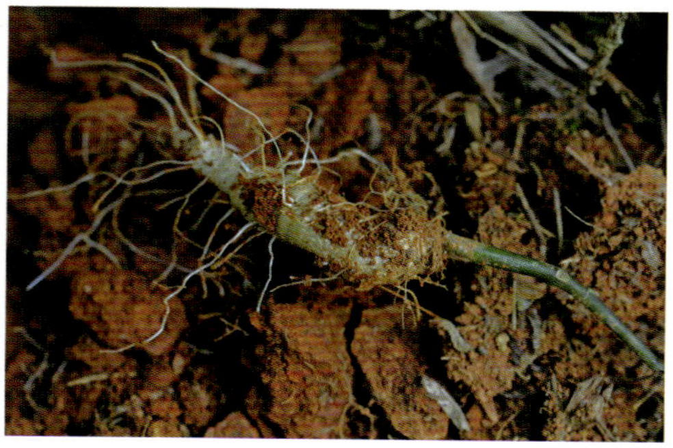

528. 轮钟草　*Cyclocodon lancifolius* (Roxb.) Kurz

分类位置　桔梗科 Campanulaceae 轮钟草属 *Cyclocodon* Griff. ex Hook. f. & Thompson。

别　　名　长叶轮钟草，红果参，山荸荠，肉算盘，轮钟花。

形态特征　直立或蔓性草本，有乳汁，通常全部无毛。茎高可达 3m，中空，分枝多而长，平展或下垂。叶对生，具短柄，叶片卵形，卵状披针形至披针形，边缘具齿。花通常单朵顶生兼腋生，花梗中上部或基部有一对丝状小苞片。花萼仅贴生至子房下部，裂片相互间远离，丝状或条形；花冠白色或淡红色，管状钟形，5～6 裂至中部；雄蕊 5～6 枚，花丝与花药等长，花丝基部宽而成片状，其边缘具长毛，花柱有或无毛，柱头（4）5～6 裂；子房（4）5～6 室。浆果球状，熟时紫黑色。种子极多数，呈多角体。花期 7～10 月，果期 9～11 月。

资源现状　生于海拔 1500m 以下的山坑林下或灌丛中阴湿地，全市各地较常见。资源量一般，民间少见药用，果可食。

功效应用　根：甘、微苦，平；益气，止痛，行瘀；用于劳倦乏力，跌打损伤等。

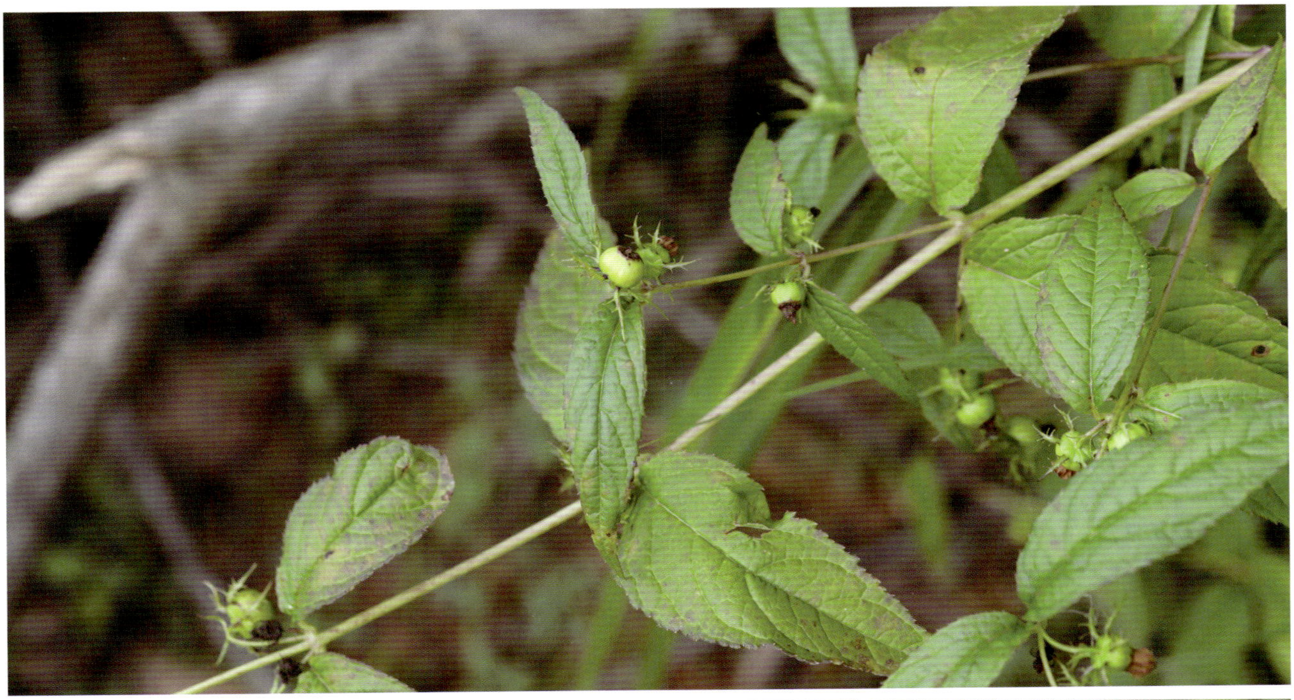

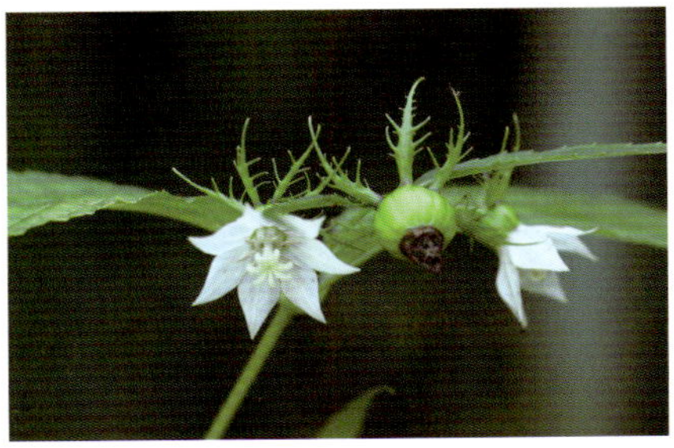
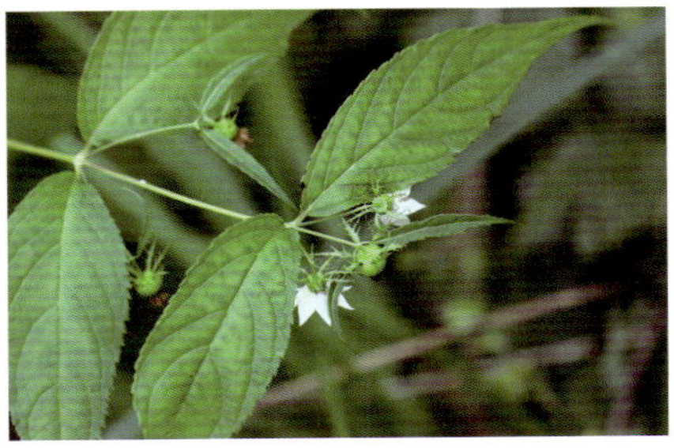
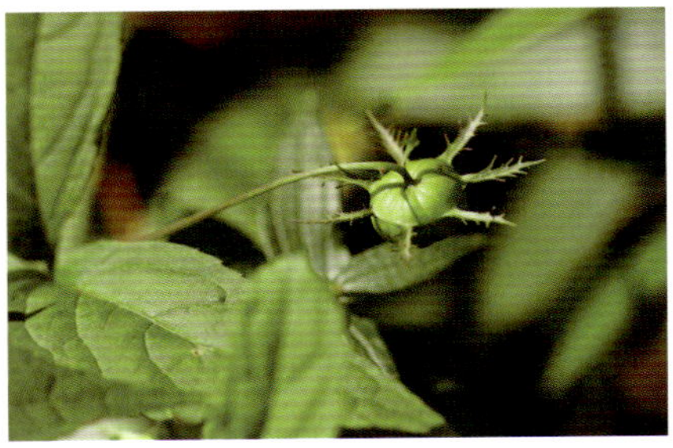

529. 半边莲 *Lobelia chinensis* Lour.

分类位置 桔梗科 Campanulaceae 半边莲属 *Lobelia* L.。

别　　名 蛇舌草，瓜仁草，细米草，急解索。

形态特征 多年生草本。茎细弱，匍匐，节上生根，分枝直立，无毛。叶互生，无柄，椭圆状披针形至条形。花1朵，生分枝的上部叶腋；花梗细，基部有无毛小苞片；花萼筒倒长锥状，全缘或下部有1对小齿；花冠粉红色或白色，背面裂至基部，喉部以下生白色柔毛，裂片全部平展于下方，呈一个平面；花丝中部以上连合，花丝筒无毛，未连合部分的花丝侧面生柔毛。蒴果倒锥状。种子椭圆状，稍扁压，近肉色。花果期5～10月。

资源现状 生于沟边及潮湿草地上，全市各地常见。资源较丰富，民间常以全草用于清热解毒或毒虫咬伤等。

功效应用 **全草（半边莲）**：辛，平；清热解毒，利尿消肿；用于痈肿疔疮，蛇虫咬伤，臌胀水肿，湿热黄疸，湿疹，湿疮。

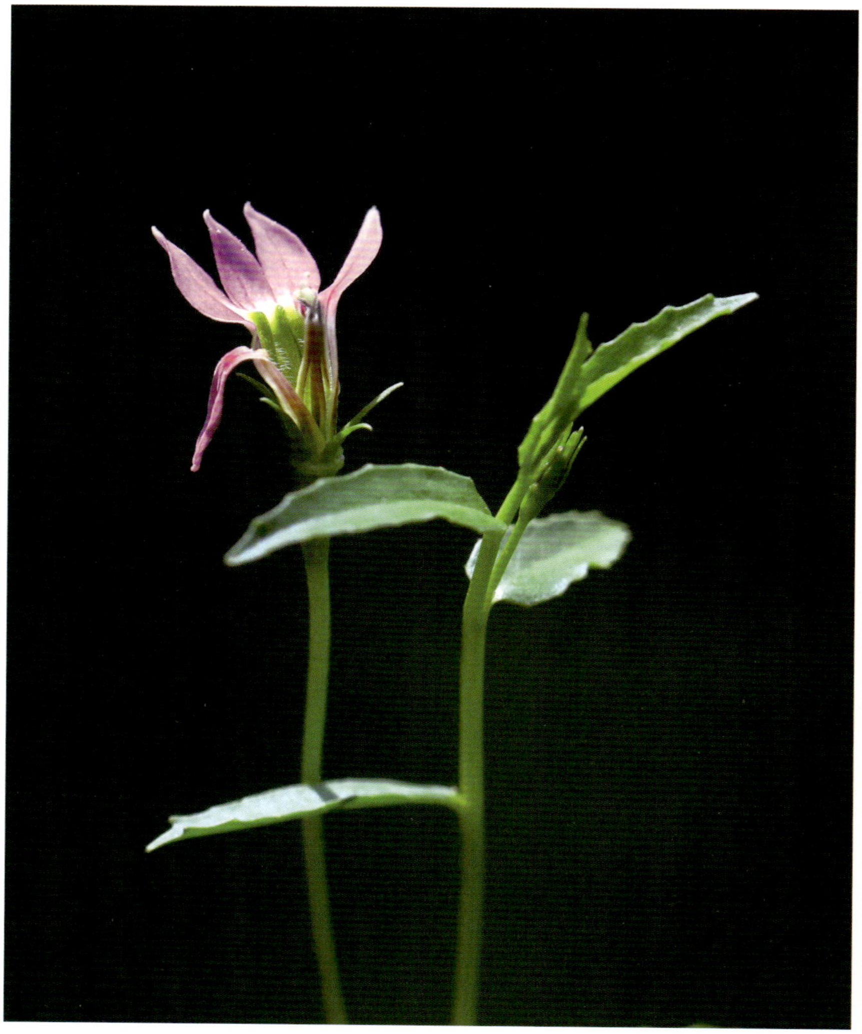

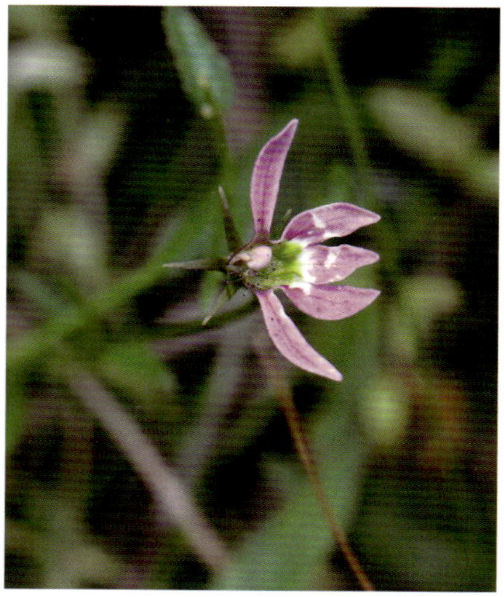

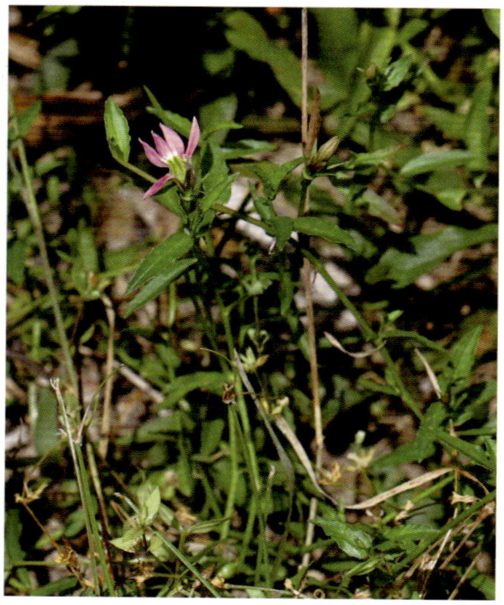

530. 江南山梗菜 *Lobelia davidii* Franch.

分类位置 桔梗科 Campanulaceae 半边莲属 *Lobelia* L.。

别　名 节节花，苦菜，四川山梗菜，广西山梗菜。

形态特征 多年生草本，高可达 180cm。主根粗壮，侧根纤维状。茎直立。叶螺旋状排列，下部的早落；叶片卵状椭圆形至长披针形；叶柄两边有翅，向基部变窄，柄长可达 4cm。总状花序顶生；花梗有极短的毛和很小的小苞片 1 或 2 枚；花萼筒倒卵状；花冠紫红色或红紫色，近二唇形，上唇裂片条形，下唇裂片长椭圆形或披针状椭圆形，中肋明显，喉部以下生柔毛；雄蕊在基部以上连合成筒，下方 2 枚花药顶端生髯毛。蒴果球状，底部常背向花序轴。种子黄褐色，稍压扁，椭圆状，一边厚而另一边薄，薄边颜色较淡。花果期 8 ~ 10 月。

资源现状 生于山地林边或沟边较阴湿处，全市各地常见。资源较丰富，民间少量用于毒虫咬伤等。

功效应用 根、全草：辛、甘，平，有小毒；宣肺化痰，清热解毒，利尿消肿；用于咳嗽痰多，水肿，痈肿疮毒，下肢溃烂，蛇虫咬伤等。

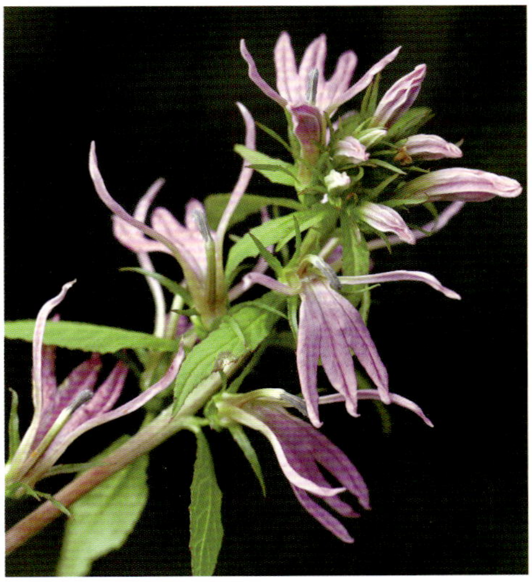

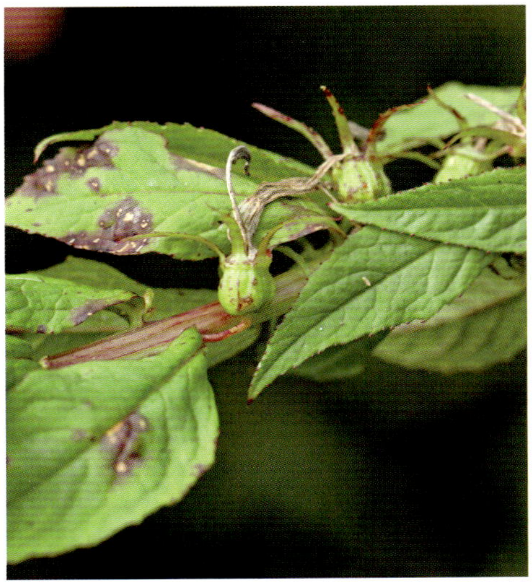

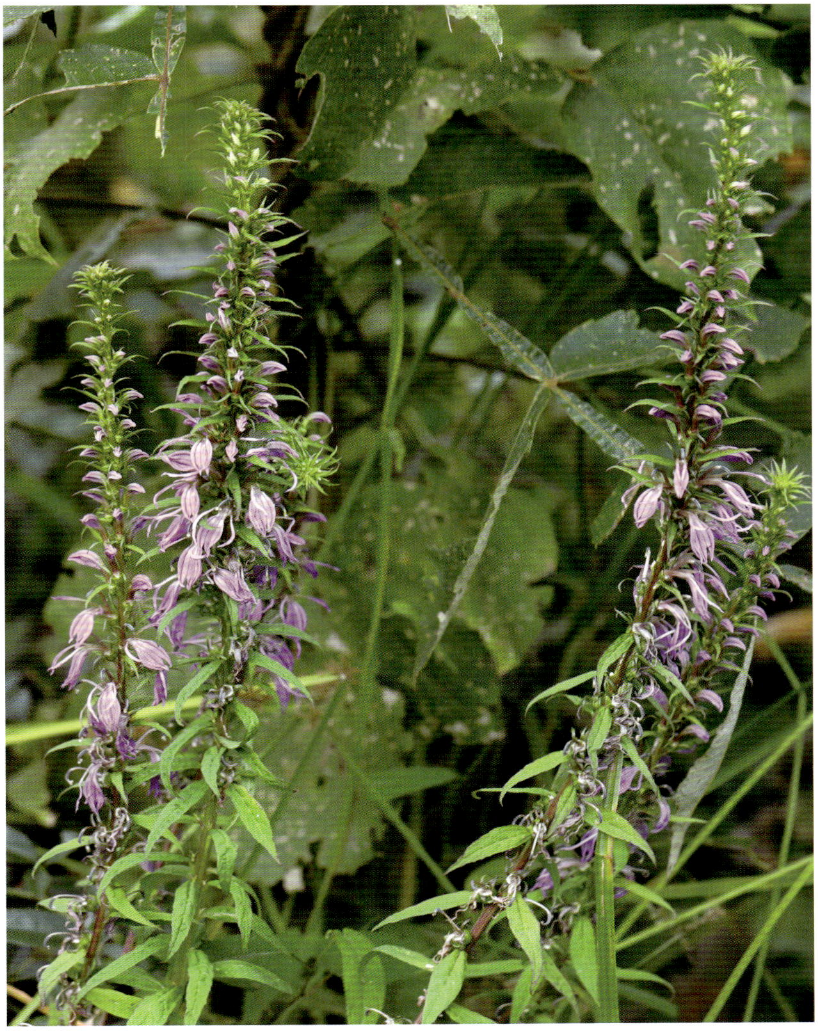

531. 线萼山梗菜 *Lobelia melliana* E. Wimm.

分类位置 桔梗科 Campanulaceae 半边莲属 *Lobelia* L.。

别　　名 东南山梗菜，大号半边莲。

形态特征 多年生草本。主根粗，侧根纤维状。茎禾秆色，无毛，分枝或不分枝。叶螺旋状排列，多少镰状卵形至镰状披针形，薄纸质，光滑无毛。总状花序生主茎和分枝顶端，花稀疏，朝向各方，下部花的苞片与叶同形，向上变狭至条形，长于花，具睫毛状小齿；花梗背腹压扁，中部附近生钻状小苞片 2 枚；花萼筒半椭圆状；花冠淡红色，檐部近二唇形；雄蕊基部密生柔毛，在基部以上连合成筒，花丝筒无毛，花药管仅下方 2 枚花药顶端生笔毛状髯毛。蒴果近球形，上举。种子矩圆状，稍压扁，表面有蜂窝状纹饰。花果期 8 ~ 10 月。

资源现状 生于海拔 1000m 以下的沟谷、道路旁、水沟边或林中湿地，全市各地常见。资源较丰富，民间常用于毒虫咬伤等。

功效应用 全草：辛、微甘，温，有毒；解毒消肿，镇咳祛痰，杀虫止痒；用于骨痛，骨结核，支气管炎，毒蛇咬伤，毒虫螫伤，血栓性脉管炎，湿疹，跌扑损伤。

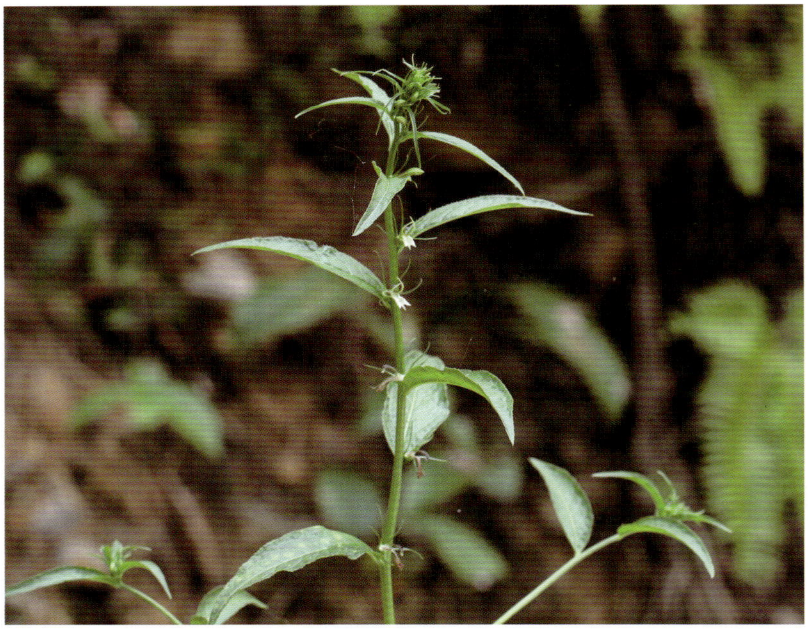
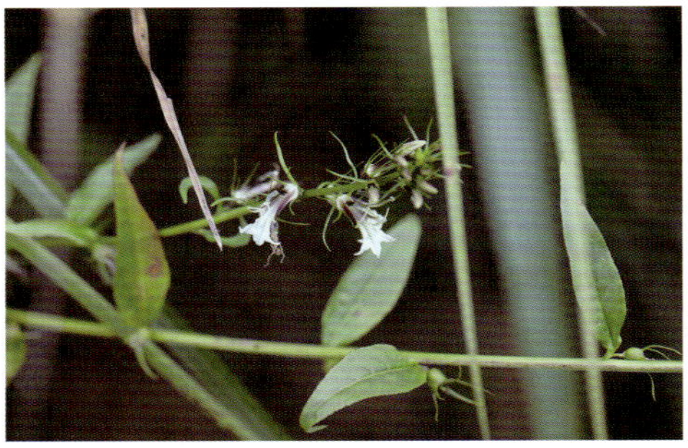
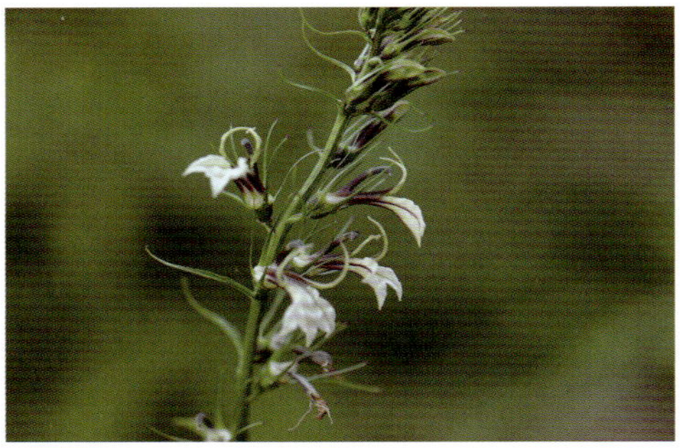
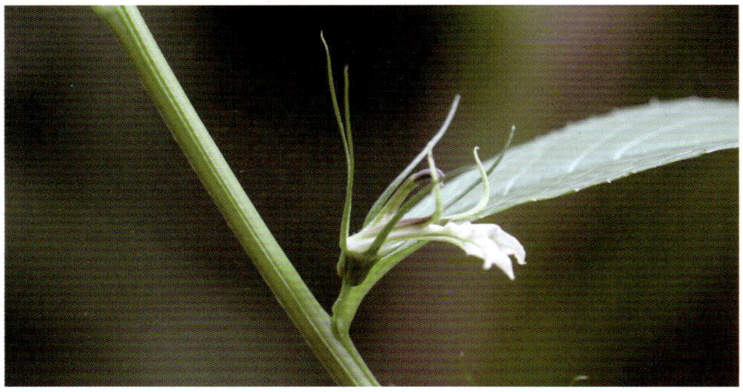
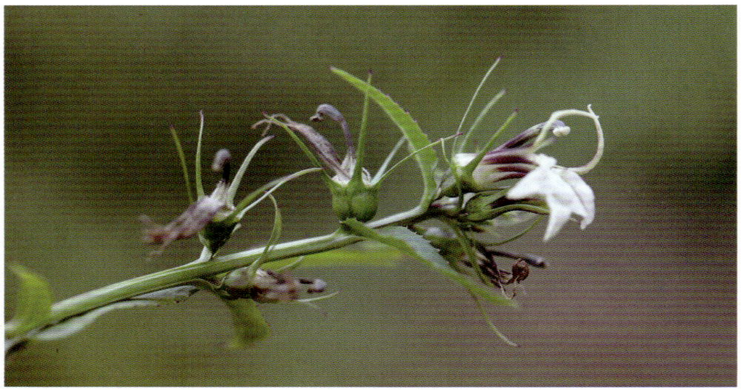

532. 铜锤玉带草 *Lobelia nummularia* (Lam.)

分类位置 桔梗科 Campanulaceae 半边莲属 *Lobelia* L.。

别　　名 铜锤草，地茄子草，扣子草。

形态特征 草本。茎平卧，无毛，节上生根。叶互生，叶片卵形或宽卵形，长约 5.5mm，宽约 4.5mm，膜质，两端钝，边缘有细圆齿和散生的缘毛，近无柄。花单生叶腋，花梗远长于叶片，长 12 ~ 25mm；花萼筒窄陀螺状，近无毛，裂片条状披针形，长 1.2 ~ 2.5mm，先端钝，边缘生睫毛；花冠长 7.5mm，上唇裂片匙状长矩圆形，先端钝，下唇 3 裂，裂片长矩圆形，长约 4.5mm。先端稍钝；花药管长 1.8mm，前端具短的刚毛。花期 7 ~ 11 月，果期 8 ~ 12 月。

资源现状 生于海拔 1300m 以下的田边、路旁以及低山草坡或疏林中的湿地，全市各地较常见。资源较丰富，民间偶见以全草用于跌扑损伤等。

功效应用 全草：辛、苦，平；祛风除湿，活血，解毒；用于风湿疼痛，跌打损伤，月经不调，遗精，带下，创伤出血等。

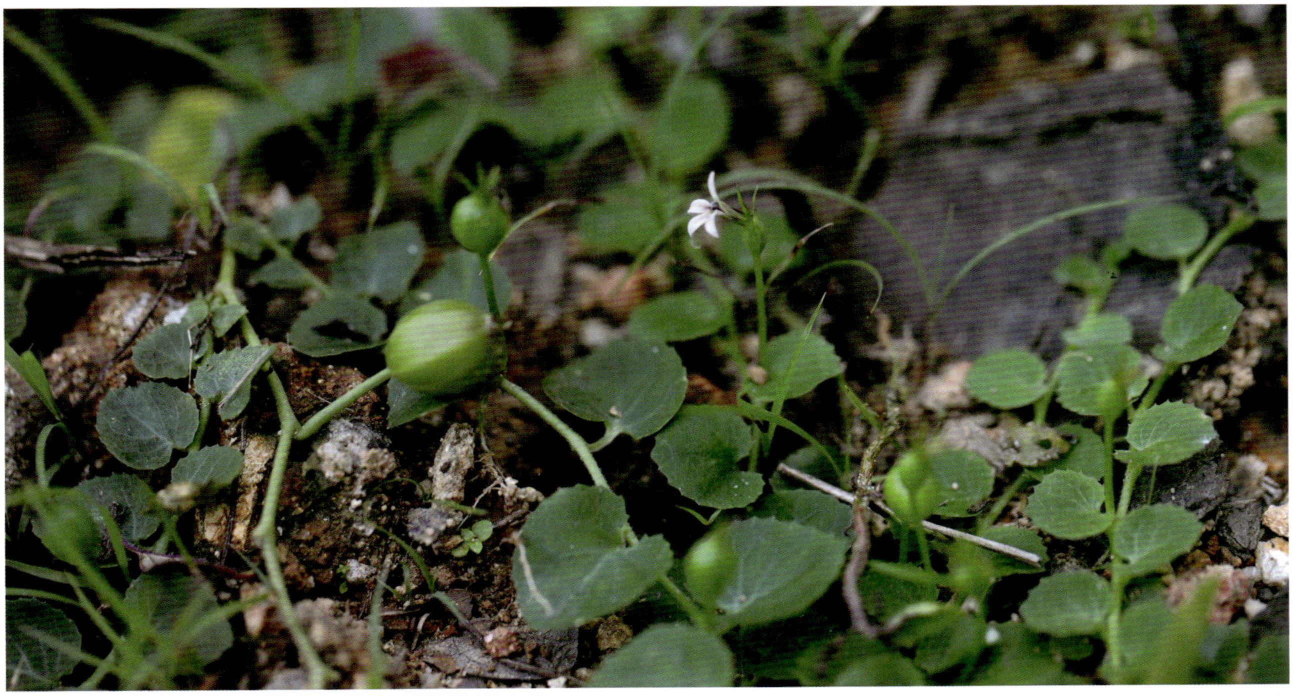

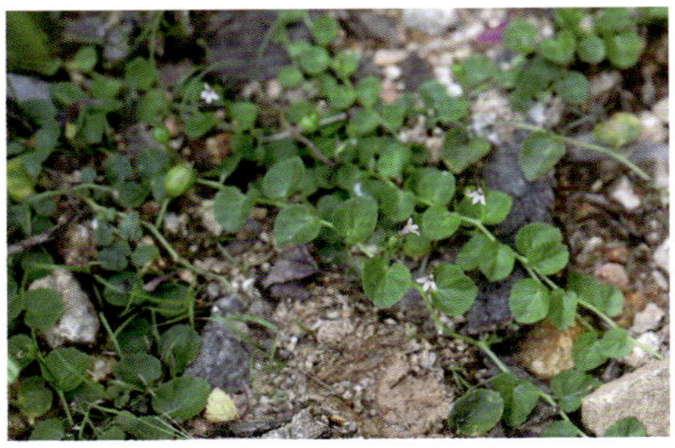

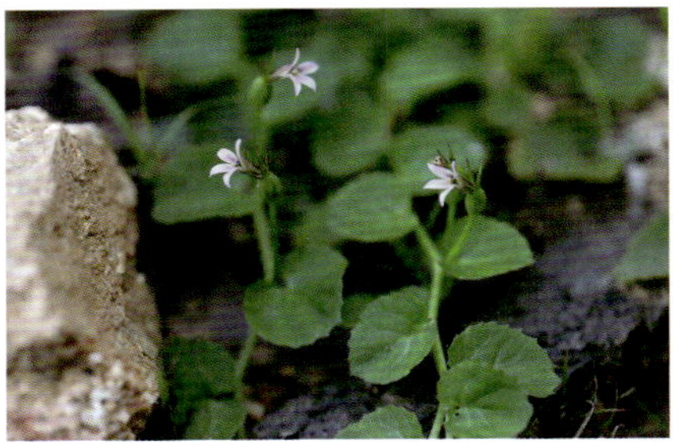

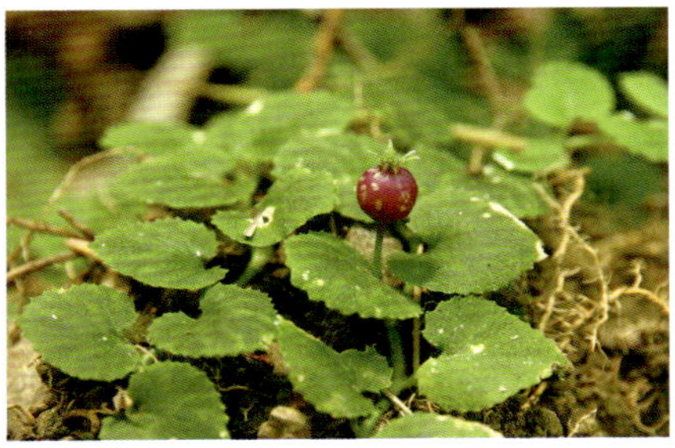

533. 蓝花参 *Wahlenbergia marginata* (Thunb.) A. DC.

分类位置 桔梗科 Campanulaceae 蓝花参属 *Wahlenbergia* Schrad. ex Roth。

别　　名 细叶沙参，毛鸡腿，葫芦仔，寒草。

形态特征 多年生草本，有白色乳汁。根细长，外面白色，细胡萝卜状。茎自基部多分枝，直立或上升，无毛或下部疏生长硬毛。叶互生，无柄，常在茎下部密集，下部的匙形，倒披针形或椭圆形，上部的条状披针形或椭圆形，边缘波状或具疏锯齿，或全缘，无毛或疏生长硬毛。花梗极长，细而伸直；花萼无毛，筒部倒卵状圆锥形，裂片三角状钻形；花冠钟状，蓝色，分裂达 2/3，裂片倒卵状长圆形。蒴果倒圆锥状或倒卵状圆锥形，有 10 条不甚明显的肋。种子矩圆状，光滑，黄棕色。花果期 2 ~ 5 月。

资源现状 生于低海拔地区的山坡路旁或沟边、田边，全市各地常见。资源较丰富，民间常以全草用于大寒症（如大雨淋后高热不退或全身僵硬等）。

功效应用 全草（寒草）：甘、微苦，微温；祛风解表，宣肺化痰；用于感冒，慢性气管炎，腹泻，痢疾，百日咳，劳倦乏力，颈部淋巴结结核，急性结膜炎等。

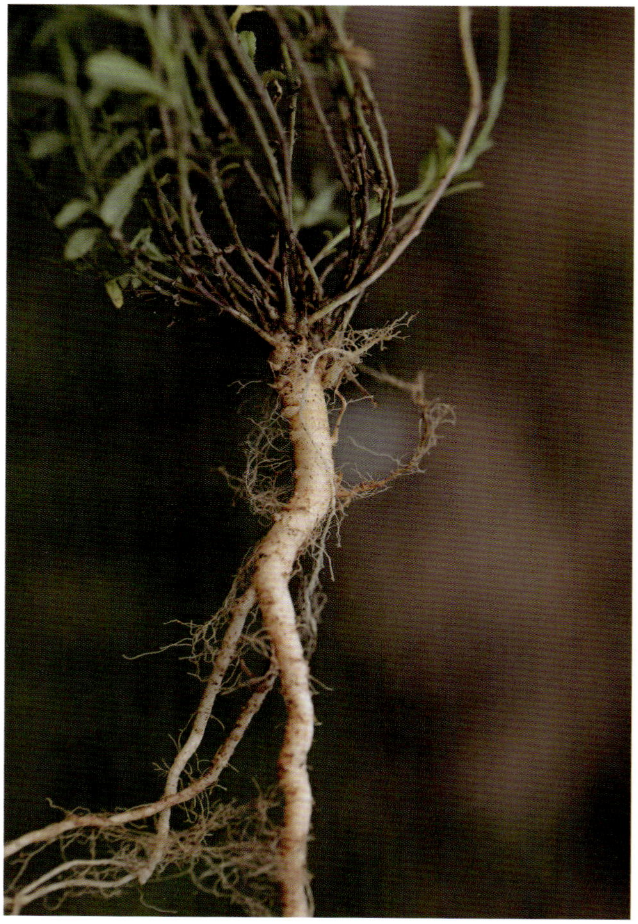

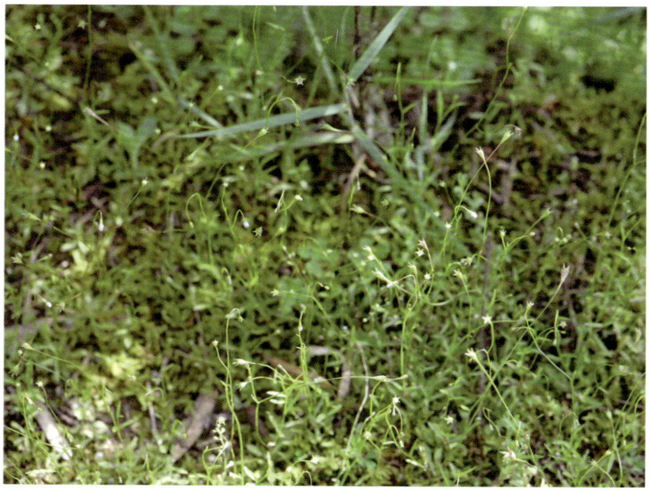

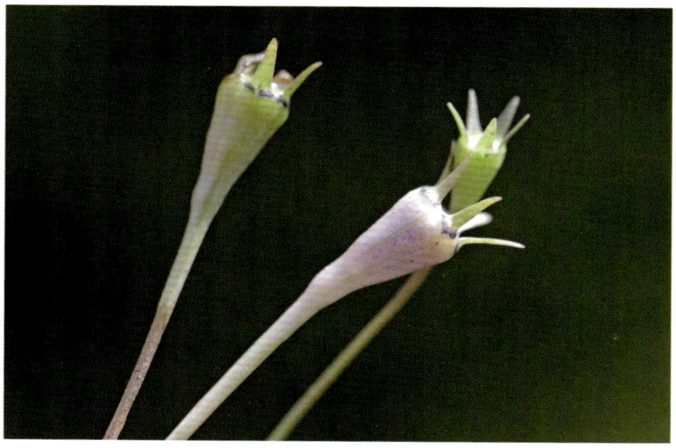

534. 藿香蓟 *Ageratum conyzoides* L.

分类位置 菊科 Asteraceae 藿香蓟属 *Ageratum* L.。

别　　名 胜红蓟，臭草，胜白蓟。

形态特征 一年生草本。无明显主根。茎粗壮。全部茎枝淡红色，被白色尘状短柔毛或上部被稠密开展的长绒毛。叶对生，常有腋生的不发育叶芽。中部茎叶卵形。全部叶基部钝或宽楔形，基出三脉或不明显五出脉，有长 1 ~ 3cm 的叶柄，两面被白色稀疏的短柔毛且有黄色腺点。头状花序 4 ~ 18 个在茎顶排成通常紧密的伞房状花序。花梗被尖状短柔毛。总苞钟状或半球形。总苞片 2 层，长圆形或披针状长圆形，外面无毛，边缘撕裂。花冠外面无毛或顶端有尖状微柔毛，檐部 5 裂，淡紫色。瘦果黑褐色，5 棱，有白色稀疏细柔毛。冠毛膜片 5 或 6 个，长圆形；全部冠毛膜片长 1.5 ~ 3mm。花果期全年。

资源现状 生于海拔 1200m 以下的山谷、山坡林下或林缘、河边或山坡草地、田边或荒地，全市各地极常见。入侵种，资源极为丰富，民间常以全草用于咽喉肿痛等。

功效应用 全草：辛、微苦，凉；祛风清热，止痛，止血，排石；用于乳蛾，咽喉痛，泄泻，胃痛，崩漏，肾结石，湿疹，鹅口疮，痈疮肿毒，下肢溃疡，中耳炎，外伤出血等。

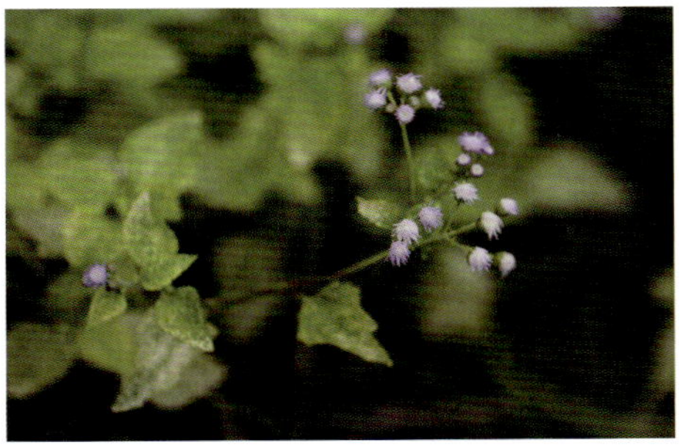

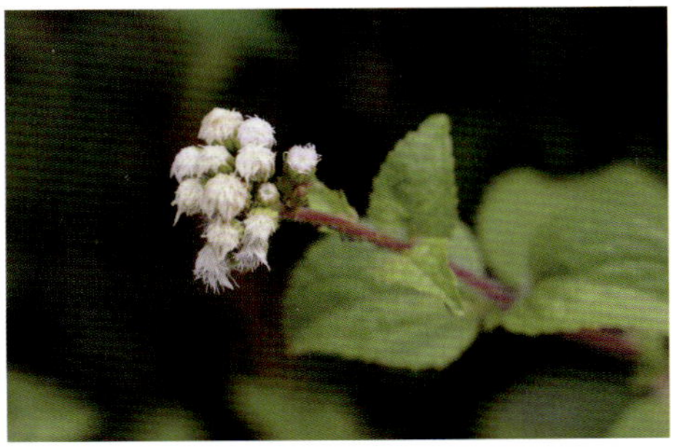

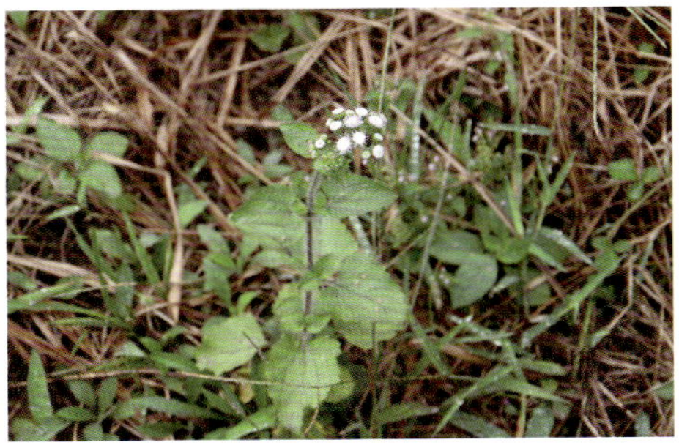

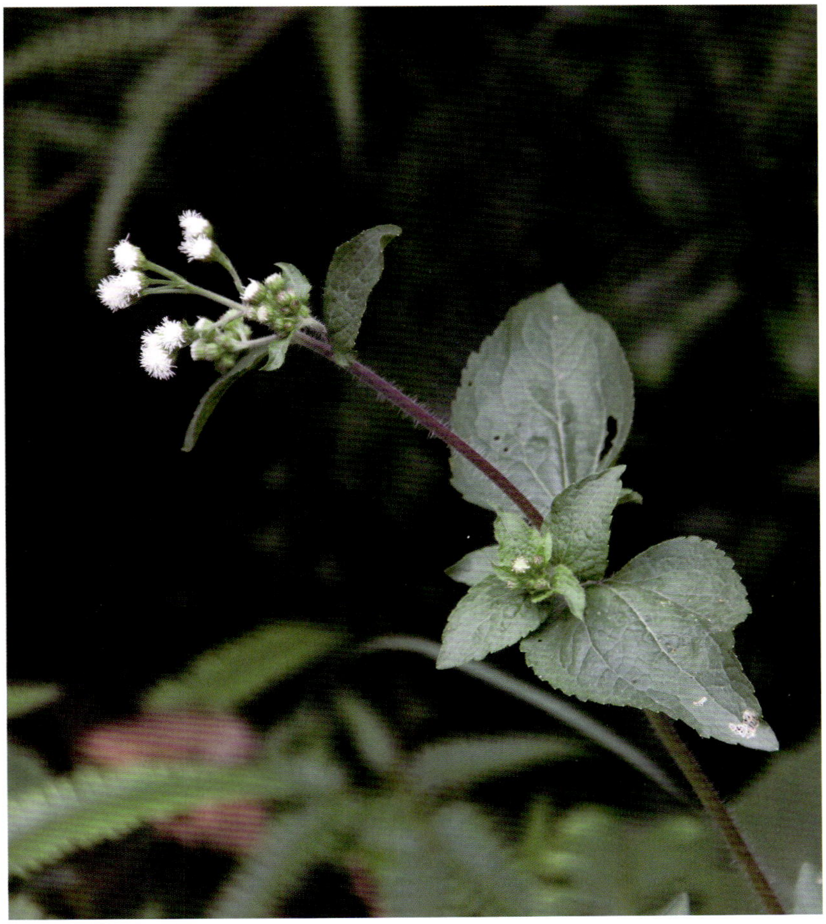

535. 杏香兔儿风 *Ainsliaea fragrans* Champ.

分类位置 菊科 Asteraceae 兔儿风属 *Ainsliaea* DC.。

别　　名 杏香兔耳风，红背兔儿风，一枝香。

形态特征 多年生草本。根颈被绒毛，具簇生细长须根。茎直立，花葶状，被长柔毛。叶聚生于茎的基部，莲座状，叶片厚纸质，顶端钝或中脉延伸具小凸尖，基部心形，有向上弯拱的缘毛；基出脉5条，中脉中上部复具侧脉，网眼大；叶柄无翅，被长柔毛。头状花序具短梗或无梗，排成总状花序，有钻形苞叶；总苞圆筒形；总苞片有纵纹，顶端尖，具爪；花托狭，无毛。花全部两性，白色，开放时具杏仁香气。瘦果棒状圆柱形或近纺锤形，栗褐色，被纵棱，被长柔毛。冠毛淡褐色，羽毛状，基部联合。花期11～12月。

资源现状 生于海拔30～850m的山坡灌丛下，沟边草丛、田边路旁，全市各地常见。资源较丰富，民间常以全草用于肺热咳嗽及毒虫咬伤等。

功效应用 全草：辛、微苦，平；清热解毒，消积止血；用于咯血，肺脓肿，支气管扩张，咳嗽，黄疸，血崩，癥瘕，乳腺炎，小儿惊风，小儿疳积，中耳炎，口腔炎症，无名肿毒，痈，疽，毒蛇咬伤，跌打损伤等。

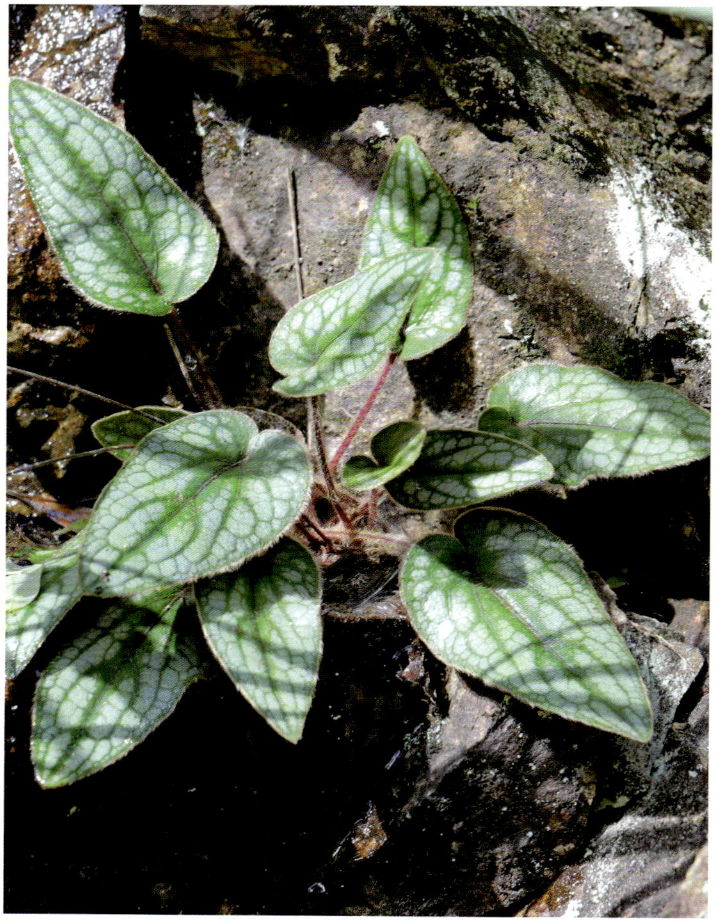
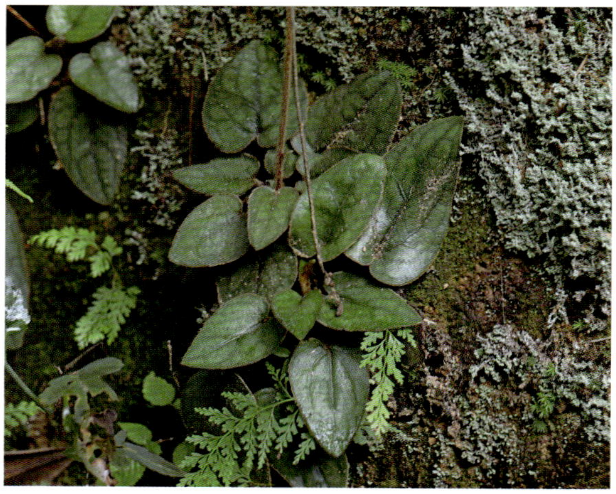
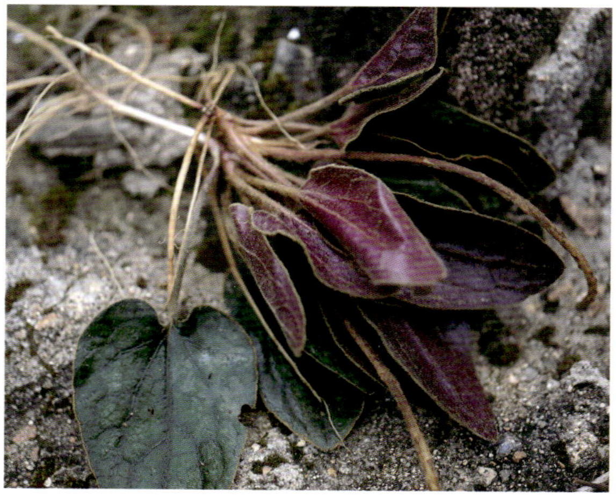

536. 黄腺香青 *Anaphalis aureopunctata* Lingelsheim et Borza

分类位置 菊科 Asteraceae 香青属 *Anaphalis* DC.。

别　　名 小火门。

形态特征 根状茎有长匍匐枝。茎被白色或灰白色蛛丝状绵毛，莲座状叶宽匙状椭圆形；下部叶匙形或披针状椭圆形，有具翅的柄；中部叶沿茎下延成宽或狭翅；全部叶上面被具柄腺毛及易脱落的蛛丝状毛，下面被白色或灰白色蛛丝状毛及腺毛。头状花序密集成复伞房状；总苞钟状或狭钟状；总苞片约 5 层，外层浅或深褐色，卵圆形；内层白色或黄白色，在雄株顶端宽圆形，在雌株顶端钝或稍尖，最内层较短狭。雌株头状花序有多数雌花，中央有 3 ~ 4 个雄花；雄株头状花序全部有雄花或外围有 3 ~ 4 个雌花。花期 7 ~ 9 月，果期 9 ~ 10 月。

资源现状 生于海拔 1200m 以上近山顶林缘、林下或山地灌草丛中，分布于黄岗山等地。资源量较少，民间常以全草用于壮阳等。

功效应用 全草：甘、淡，凉；清热解毒，利湿消肿；用于口腔破溃，小儿惊风，疮毒，泄泻，水肿，蛇咬伤等。叶：甘、淡，凉；清热解毒，利湿消肿；用于感冒，泄泻，咳嗽痰喘，外伤出血等。

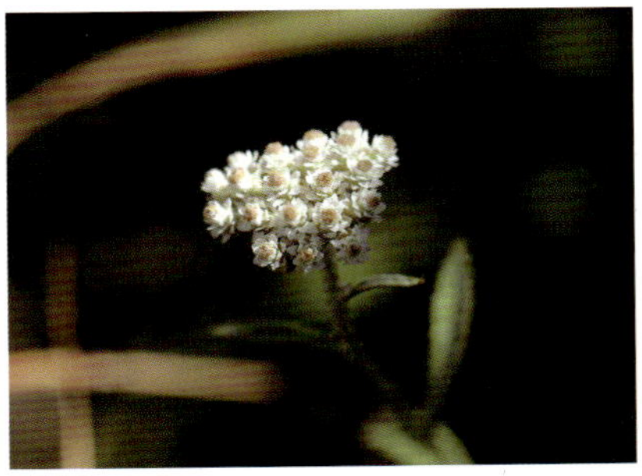
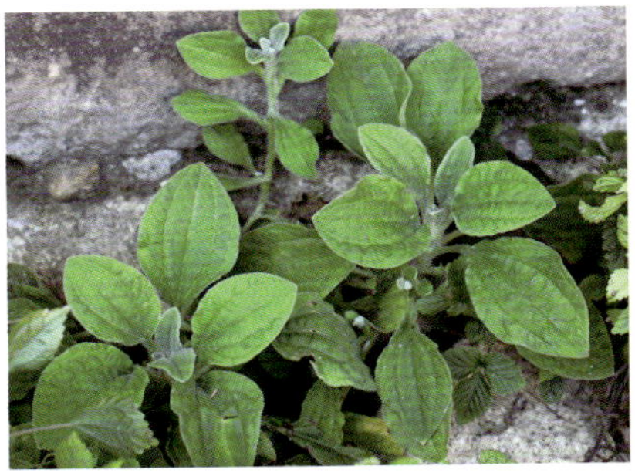
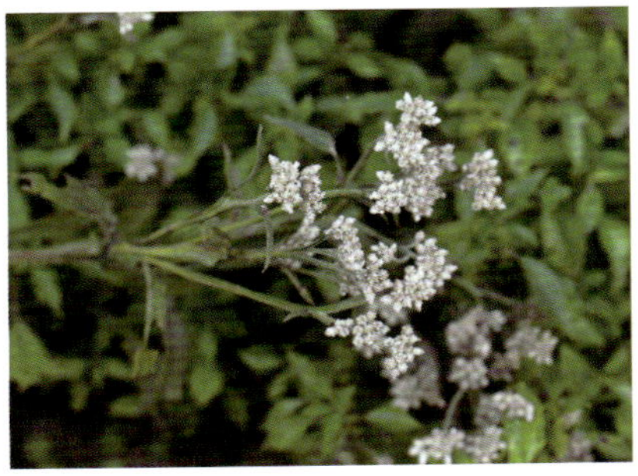
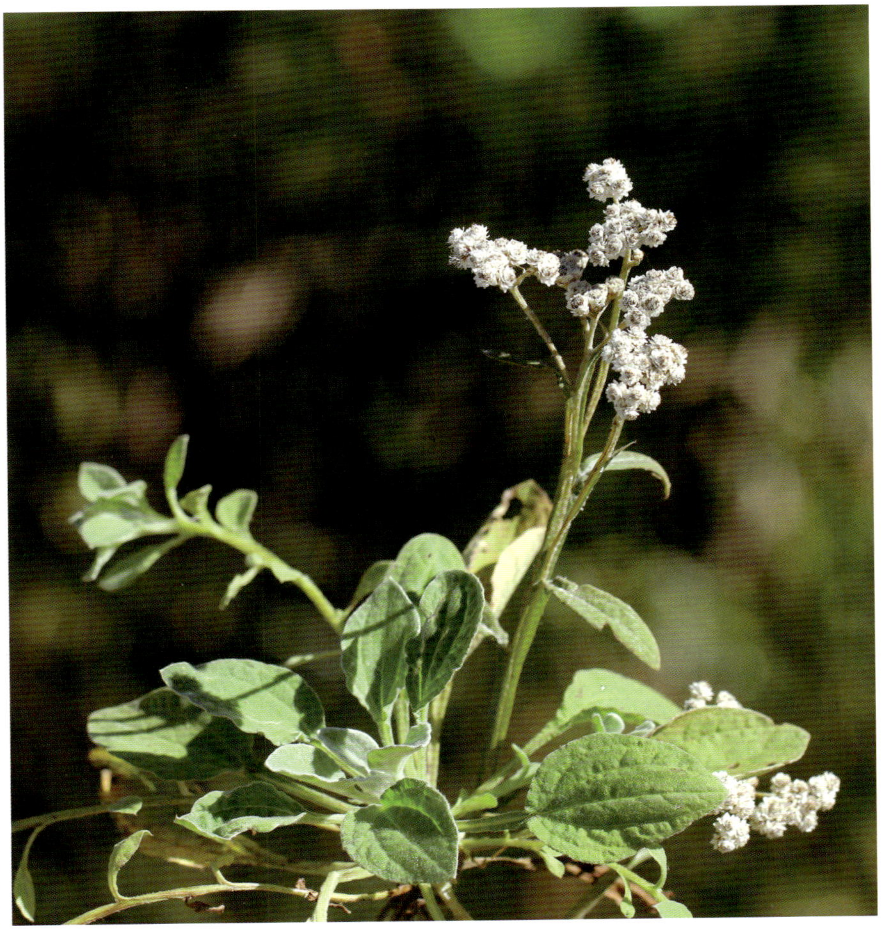

537. 奇　蒿 *Artemisia anomala* S. Moore

分类位置 菊科 Asteraceae 蒿属 *Artemisia* L.。

别　　名 六月霜，六月雪，南刘寄奴。

形态特征 多年生草本。主根稍明显或不明显，侧根多数；根状茎弯曲。茎单生，具纵棱，黄褐色或紫褐色。叶厚纸质，上面绿色或淡绿色，背面黄绿色，初时微有蛛丝状绵毛，后脱落；下部叶不分裂或先端有数枚浅裂齿，边缘具细锯齿；中部先端尖，边缘具细锯齿。头状花序长圆形或卵形，排成密穗状花序，在茎上组成圆锥花序；总苞片半膜质至膜质，背面淡黄色，无毛；雌花花冠狭管状，檐部具 2 裂齿，花柱长，先端 2 叉；两性花花冠管状，花药线形，先端附属物长三角形，花柱略长于花冠，先端 2 叉。瘦果倒卵形。花果期 6 ~ 11 月。

资源现状 多生于海拔 1000m 以下的山坡林缘路旁、空旷地、沟谷边及田边、溪河边，全市各地常见。资源丰富，民间常以带花全草用于中暑等。

功效应用 带花全草（南刘寄奴）：辛、苦，平；清暑利湿，活血行瘀，通经止痛；用于中暑，头痛，肠炎，痢疾，经行腹痛，风湿疼痛，跌打损伤；外用治创伤出血，乳腺炎等。

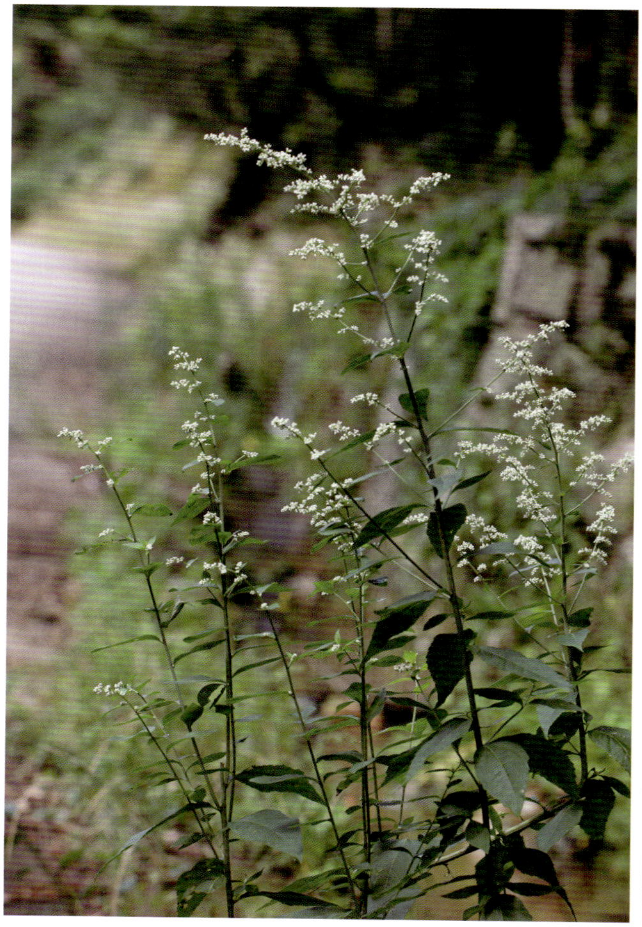

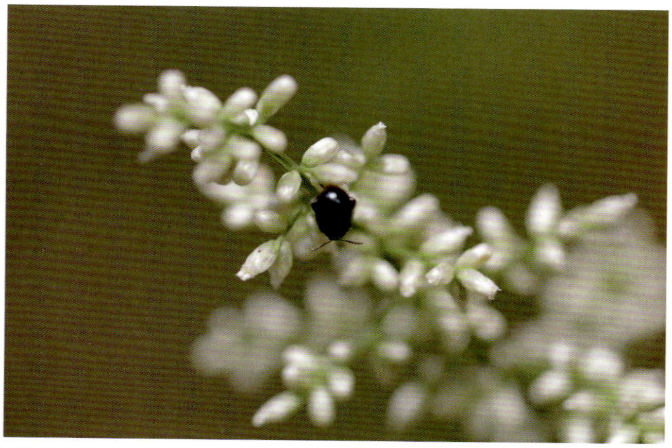

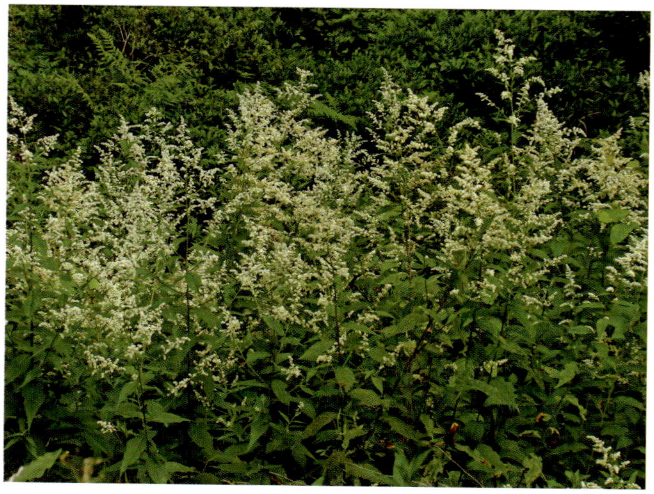

538. 艾 *Artemisia argyi* Lévl. et Van.

分类位置 菊科 Asteraceae 蒿属 *Artemisia* L.。

别　　名 艾蒿，祈艾，灸草，端阳蒿。

形态特征 多年生草本或成半灌木状，植株有浓香。主根明显，常有横卧地下根状茎及营养枝。茎有纵棱，基部木质化，上部草质。叶纸质，被灰白色短柔毛，有白色腺点与小凹点；茎下部叶羽状深裂，每侧具裂片 2 ~ 3 枚，每裂片有 2 ~ 3 枚裂齿；中部叶一至二回羽状深裂至半裂，每侧裂片 2 ~ 3 枚；上部叶与苞片叶羽状半裂、浅裂，3 深裂或不裂。头状花序椭圆形，排成穗状花序或复穗状花序，并在茎上组成圆锥花序；总苞片覆瓦状排列；雌花花冠狭管状，紫色；两性花花冠管状或高脚杯状。瘦果长卵形或长圆形。花果期 7 ~ 10 月。

资源现状 全市各地房前屋后常见栽植，未见野生者。资源较丰富，民间常以全草用于预防感冒，或出月子的洗浴等。

功效应用 **叶（艾叶）**：苦、辛，温，有小毒；温经止血，散寒止痛；用于吐血，衄血，崩漏，月经过多，胎漏下血，少腹冷痛，经寒不调，宫冷不孕。外用祛湿止痒。醋艾炭温经止血，用于虚寒性出血。

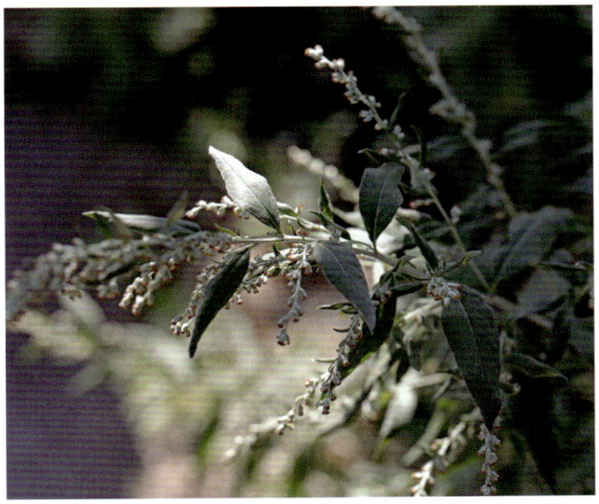

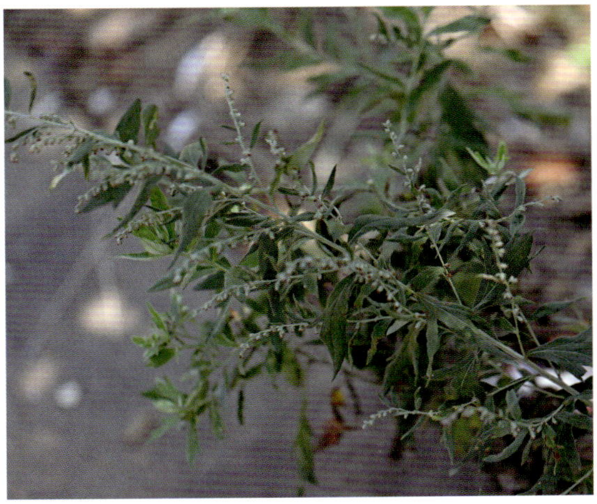

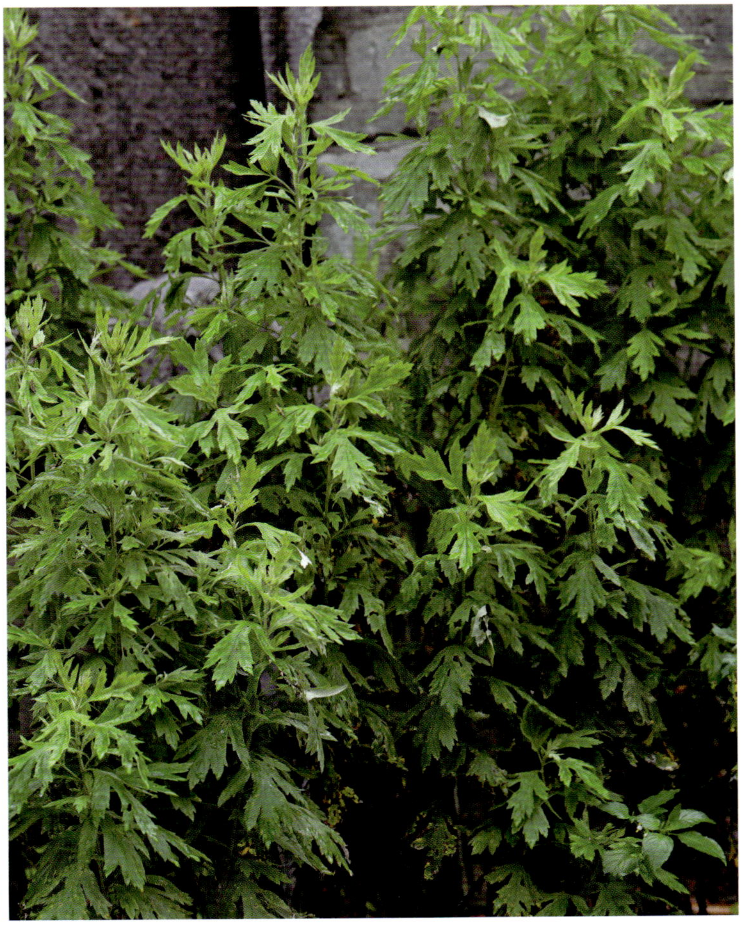

539. 牡　蒿　*Artemisia japonica* Thunb.

分类位置 菊科 Asteraceae 蒿属 *Artemisia* L.。

别　　名 齐头蒿，土柴胡，碗头青。

形态特征 多年生草本。植株有香气。主根明显，侧根多；根状茎粗短；常有若干条营养枝。茎有纵棱，上半部分枝。叶纸质，基生叶与茎下部叶倒卵形或宽匙形，羽状深裂或半裂，具短柄；中部叶匙形，上端有裂片，裂片上端有锯齿，常有假托叶；苞片叶长椭圆形或披针形。头状花序近球形，常排成穗状花序或穗状花序状的总状花序，并在茎上组成圆锥花序；雌花花冠狭圆锥状，檐部具2～3裂齿，花柱伸出花冠外，先端2叉；两性花不孕育，花冠管状，花药先端附属物尖，花柱短，2裂，不叉开。瘦果小，倒卵形。花果期7～10月。

资源现状 生于海拔1000m以下的山地草丛、林缘及疏林下，全市各地较常见。资源较丰富，民间常以全草炖兔肉等用于胃痛等。

功效应用 全草：辛、苦、微甘，平；疏风散热；用于感冒，头痛，疟疾，痢疾，骨蒸潮热，劳倦乏力，月经不调，湿疹，丹毒等。

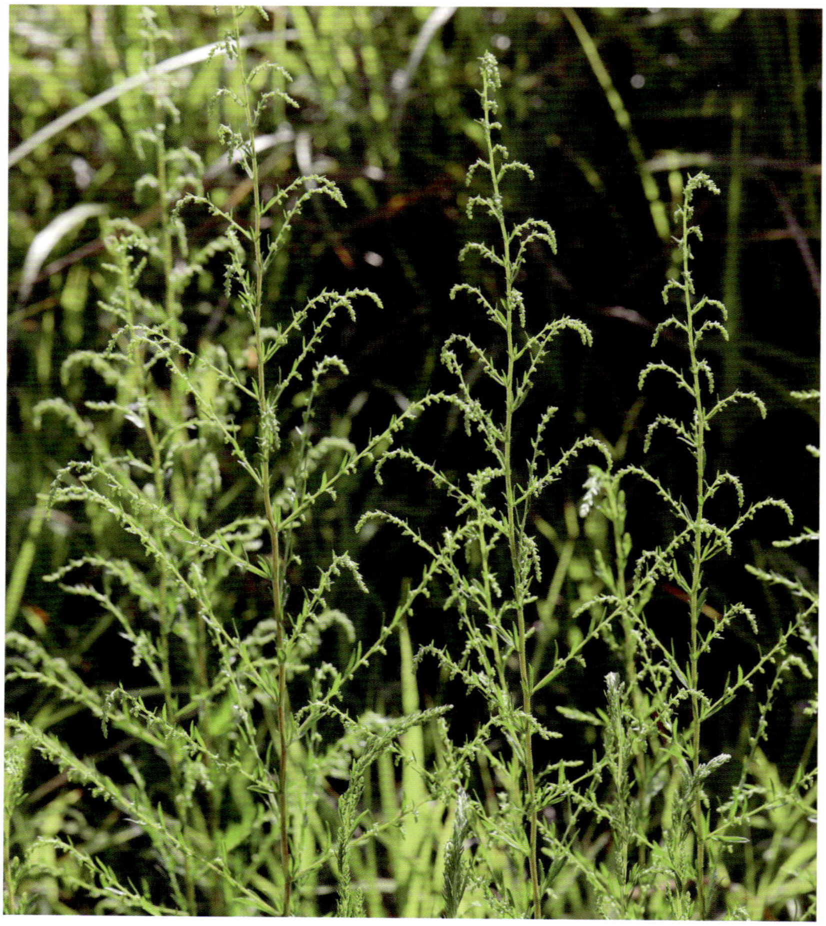
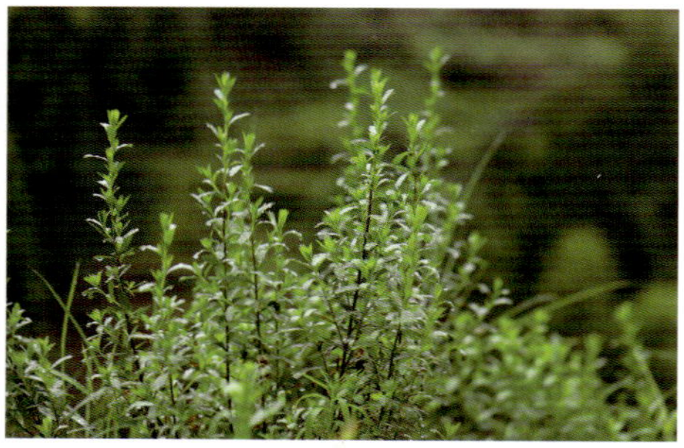
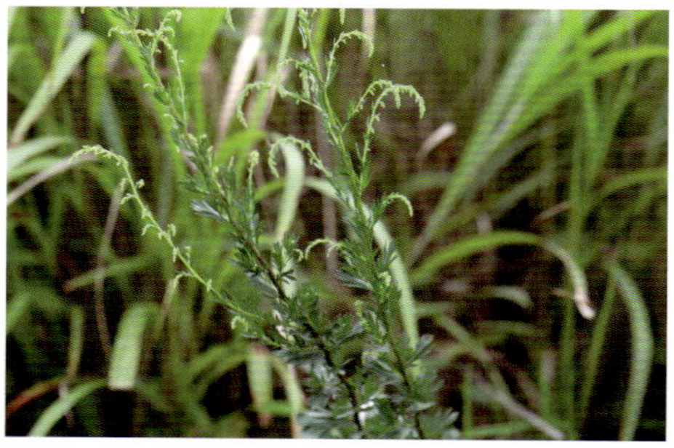
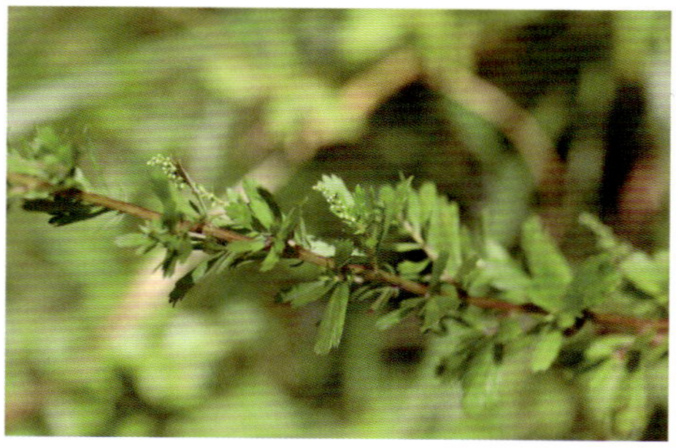

540. 白苞蒿　*Artemisia lactiflora* Wall. ex DC.

分类位置　菊科 Asteraceae 蒿属 *Artemisia* L.。

别　　名　四季菜，白花蒿，泥鳅菜，珍珠花菜。

形态特征　多年生草本。主根明显，侧根细长；根状茎短。茎单生直立，纵棱明显；具分枝。叶薄纸质或纸质；基生叶与茎下部叶卵形，二回或一至二回羽状全裂，具长叶柄；中部叶卵圆形或长卵形，一至二回羽状全裂，每侧裂片 3 ~ 4（5），裂片形状变化大，边缘常有裂齿或近全缘，叶柄基部具假托叶；上部叶与苞片叶羽状深裂或全裂，边缘有裂齿。头状花序长圆形，数枚或 10 余枚排成密穗状花序，在分枝排成复穗状花序，在茎上端组成圆锥花序；总苞片无毛；雌花 3 ~ 6；两性花 4 ~ 10。瘦果倒卵圆形或倒卵状长圆形。花果期 8 ~ 11 月。

资源现状　生于海拔 1500m 以下的山地林缘、林下、路旁、沟谷边及旷野草丛等，全市各地常见。资源丰富，民间常以全草煮绿皮鸭蛋用于头痛等。

功效应用　全草或根（鸭脚艾）：辛、苦，微温；活血通经，驱风止痒，解毒消肿；用于闭经，痛经，产后瘀血痛，带下，癥瘕，疝气，脚气病，阴疽肿毒，跌打损伤，创伤出血，小儿胎毒，荨麻疹，湿疹等。

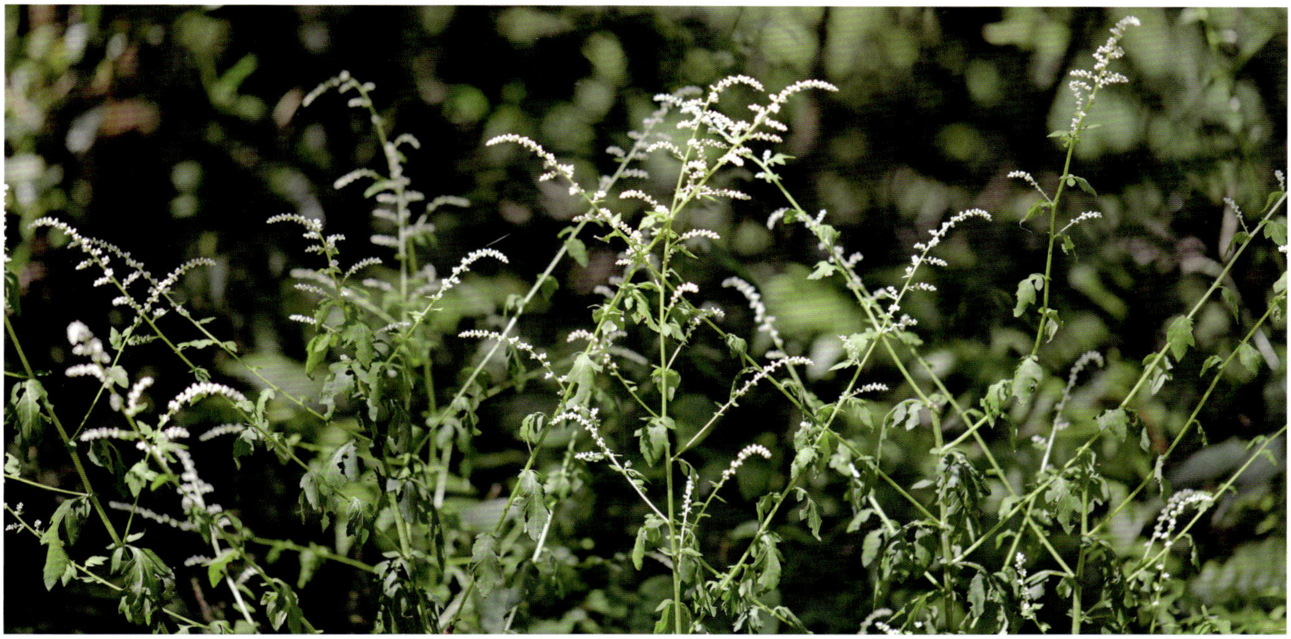

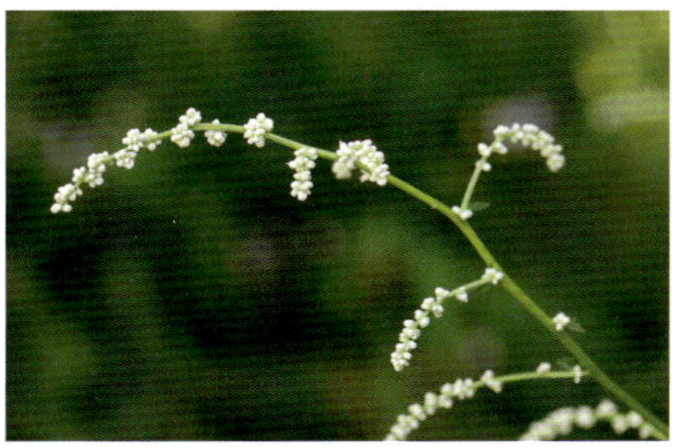

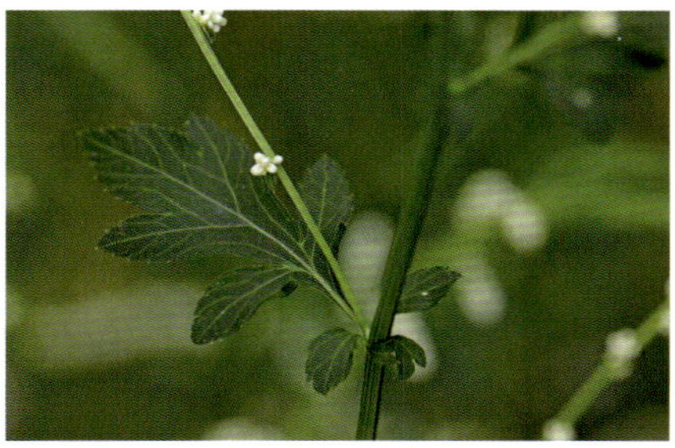

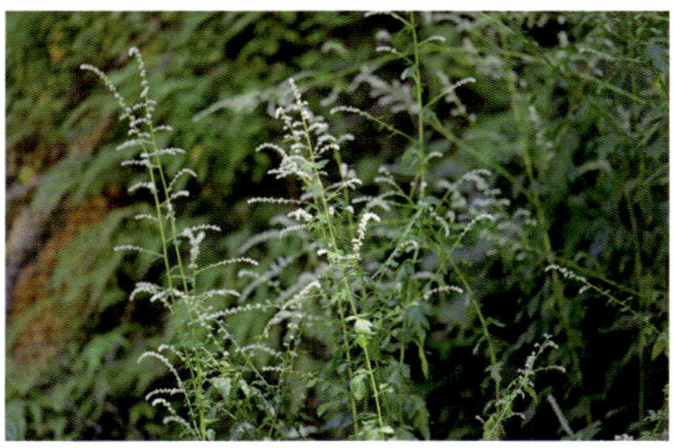

541. 野艾蒿 *Artemisia lavandulifolia* DC.

分类位置 菊科 Asteraceae 蒿属 *Artemisia* L.。

别　　名 荫地蒿，野艾，小叶艾，狭叶艾，艾叶。

形态特征 多年生草本，有时亚灌木状，有香气。主根明显；茎成小丛，分枝多；茎、枝被灰白色蛛丝状柔毛。叶纸质，具密集白色腺点及小凹点，初时被灰白色蛛丝状柔毛；基生叶二回羽状全裂或一回全裂，二回深裂，具长柄；中部近圆形，一至二回羽状深裂，每侧有具线状披针形或披针形的小裂片或深裂齿的裂片，边缘反卷，基部有羽状分裂小假托叶；上部叶羽状全裂；苞片叶 3 全裂或不裂。头状花序多数，椭圆形或长圆形，排成密穗状或复穗状花序，在茎上组成圆锥花序；总苞片背面被灰白色或灰黄色蛛丝状柔毛，花冠檐部紫红色。瘦果长卵圆形或倒卵圆形。花果期 8 ~ 10 月。

资源现状 多生于海拔 1200m 以下的山坡路旁、林缘草丛中、沟谷边及空旷地，全市各地常见。资源丰富，民间少量与艾混用。

功效应用 叶：苦、辛，温；散寒除湿，温经止血，安胎；用于崩漏，先兆流产，痛经，月经不调，湿疹，皮肤瘙痒等。

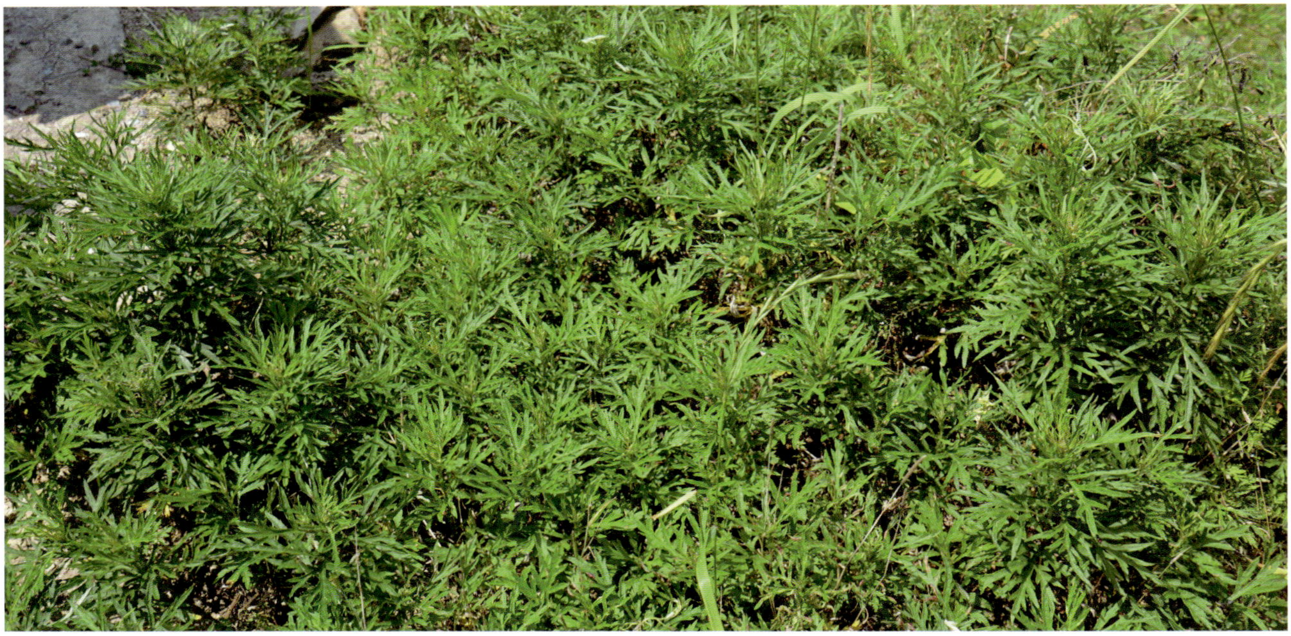

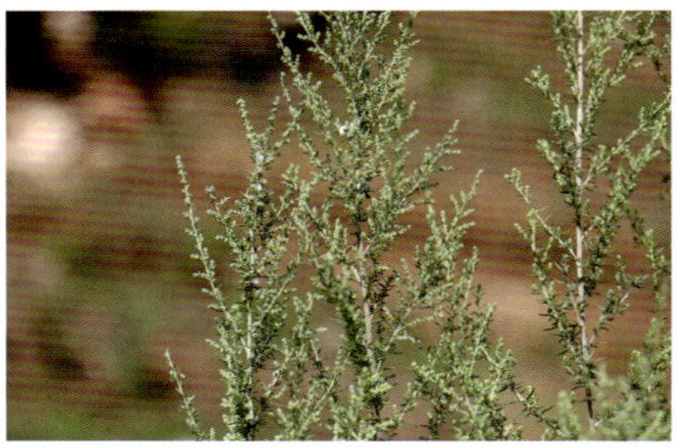

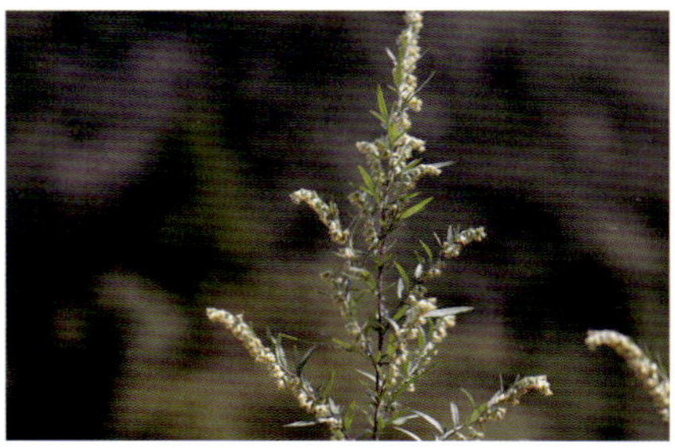

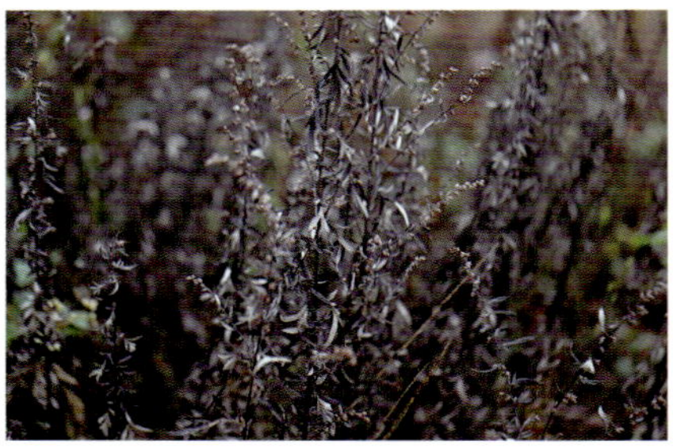

542. 微糙三脉紫菀

Aster ageratoides **Turcz. var.** ***scaberulus*** **(Miq.) Ling.**

分类位置　菊科 Asteraceae 紫菀属 *Aster* L.。

别　　名　三脉叶马兰，苦莲婆。

形态特征　多年生草本，根状茎粗壮。茎直立，有棱及沟，被柔毛或粗毛，上部有时屈折，有上升或开展的分枝。叶通常卵圆形或卵圆披针形，有 6 ~ 9 对浅锯齿，下部渐狭或急狭成具狭翅或无翅的短柄，质较厚，上面密被微糙毛，下面密被短柔毛，有显明的腺点，且沿脉常有长柔毛。头状花序排列成伞房或圆锥伞房状。总苞倒锥状或半球状，较大；总苞片 3 层，覆瓦状排列，线状长圆形。舌状花舌片线状长圆形，白色或带红色，管状花黄色。瘦果倒卵状长圆形，灰褐色，有边肋，一面常有肋，被短粗毛。花果期 7 ~ 12 月。

资源现状　生于海拔 1500m 以下的林下、林缘、灌丛、路边及山坡湿地，全市各地常见。资源丰富，民间常以嫩叶作为野菜食用。

功效应用　全草或根（山白菊）：苦、微辛，凉；清热解毒，祛痰镇咳，凉血止血；用于感冒，扁桃体炎，支气管炎，肝炎，肠炎，痢疾，热淋，血热吐衄，痈肿疔毒，蛇虫咬伤等。

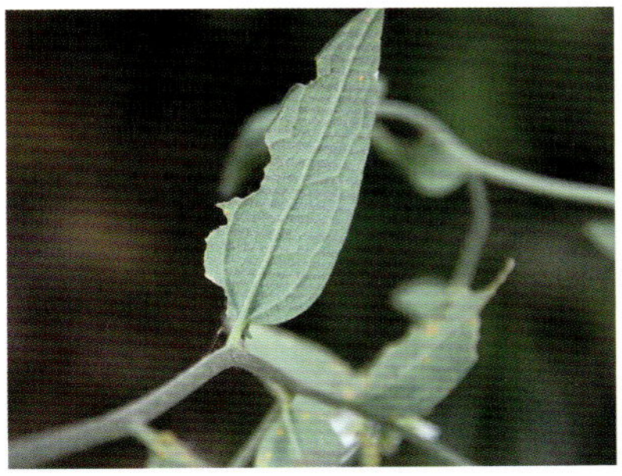

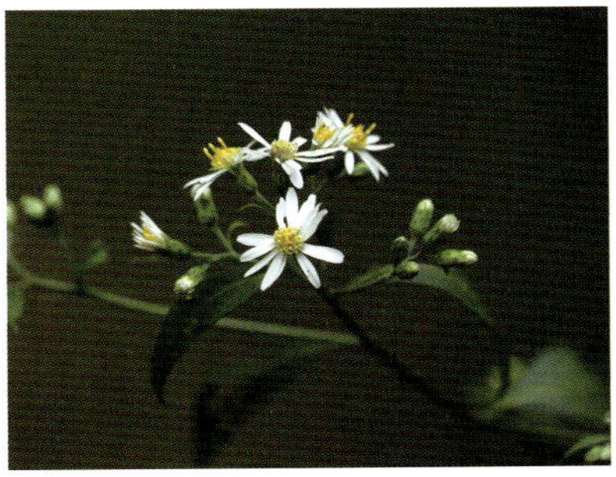

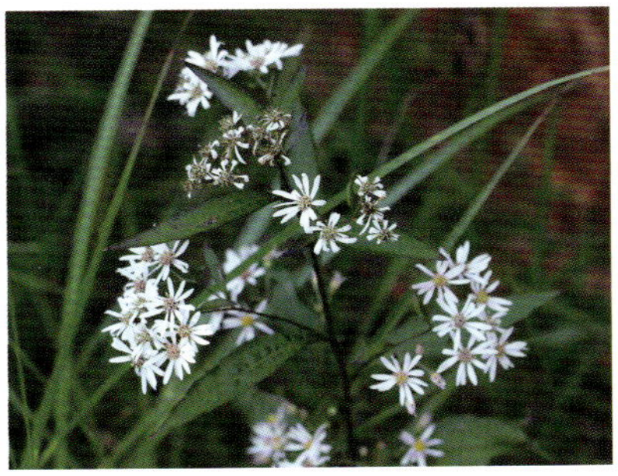

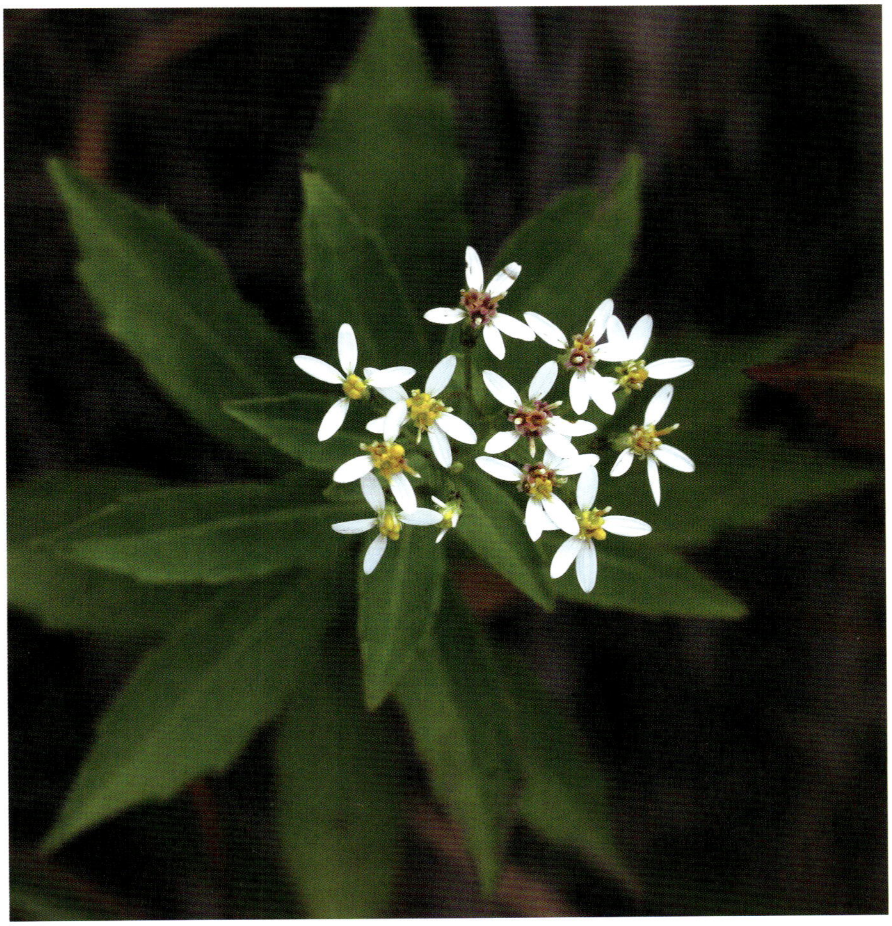

543. 马　兰 *Aster indicus* L.

分类位置 菊科 Asteraceae 紫菀属 *Aster* L.。

别　　名 蓑衣莲，鱼鳅串，路边菊，鸡儿肠。

形态特征 根状茎有匍匐枝。茎直立，上部或从下部起有分枝。基部叶在花期枯萎；茎部叶倒披针形或倒卵状矩圆形，基部渐狭成具翅的长柄，上部叶小，基部急狭无柄，全部叶稍薄质。头状花序单生于枝端并排列成疏伞房状。总苞半球形；总苞片 2 ~ 3 层，覆瓦状排列；外层倒披针形，内层倒披针状矩圆形，顶端钝或稍尖，上部草质，边缘膜质。花托圆锥形。舌状花 1 层，15 ~ 20 个；舌片浅紫色；管状花被短密毛。瘦果倒卵状矩圆形，极扁，褐色，上部被腺及短柔毛。冠毛弱而易脱落，不等长。花期 5 ~ 9 月，果期 8 ~ 10 月。

资源现状 生于海拔 1500m 以下的林缘、草丛、山坡、路旁，全市各地极常见。资源丰富，民间常以全草用于清热祛火等，嫩苗可食用，具有较好的观赏价值。

功效应用 全草：微辛，凉；清热解毒，活血消肿；用于咽喉肿痛，胃及十二指肠溃疡，急性传染性肝炎，吐血，咯血，衄血，水肿，小便淋痛，白浊，急性睾丸炎，慢性肾炎，河豚毒素中毒，急性结膜炎，乳腺炎，疔疮痈肿，带状疱疹，狂犬及毒蛇咬伤，跌打损伤等。

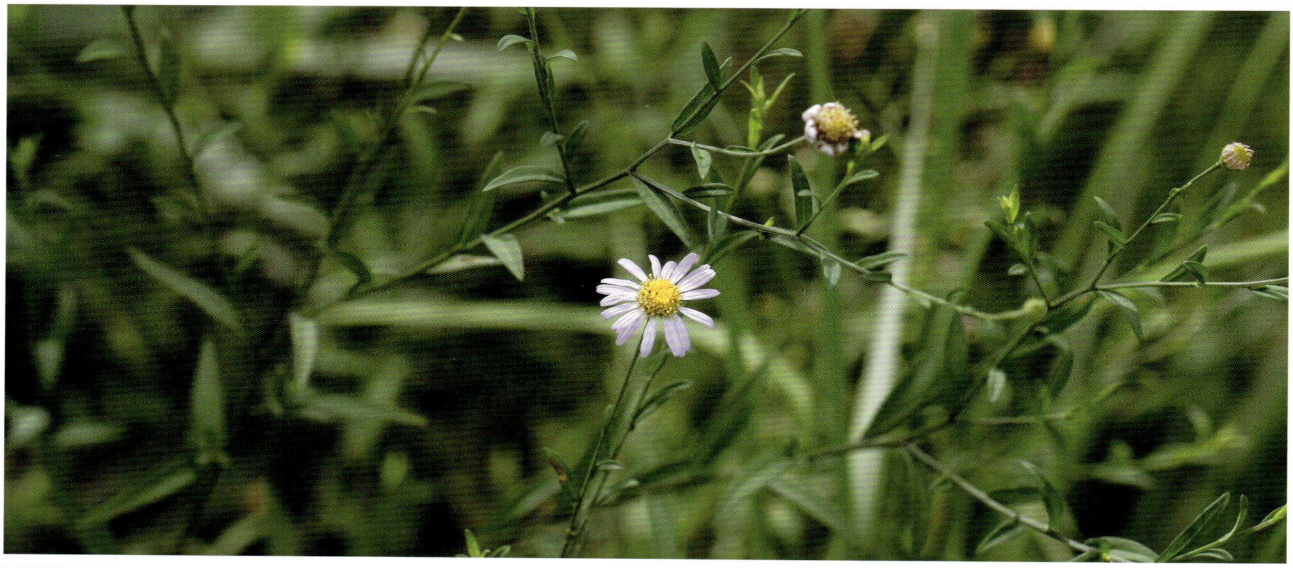

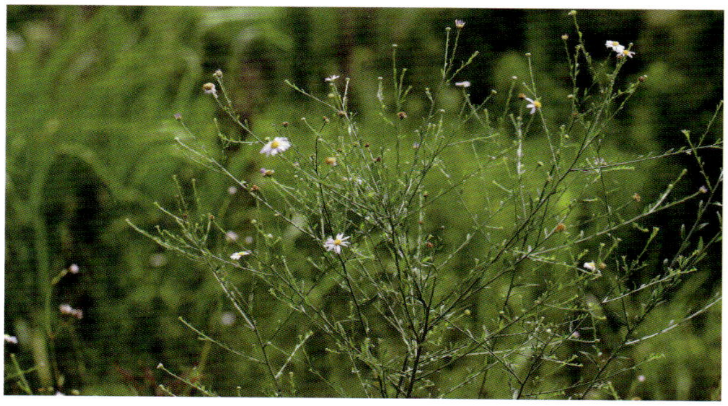

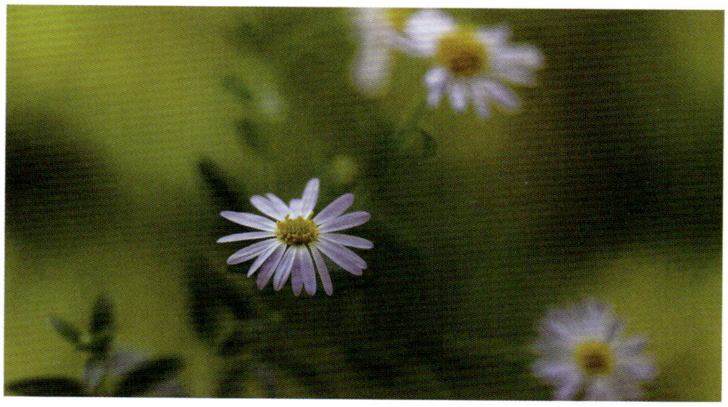

544. 白　术　*Atractylodes macrocephala* Koidz.

分类位置　菊科 Asteraceae 苍术属 *Atractylodes* DC.。

别　　名　术，冬白术。

形态特征　多年生草本，根状茎结节状。茎直立，自中下部长分枝全部光滑无毛。中部茎叶有叶柄，叶片通常 3 ~ 5 羽状全裂。侧裂片 1 ~ 2 对，倒披针形、椭圆形或长椭圆形；顶裂片比侧裂片大；自中部茎叶向上、向下，叶渐小，与中部茎叶等样分裂，接花序下部的叶不裂，椭圆形或长椭圆形，无柄。全部叶质地薄，纸质，两面绿色，无毛，边缘有缘毛或细刺齿。头状花序单生茎枝顶端，不形成明显的花序式排列。苞叶绿色，针刺状羽状全裂。总苞大，宽钟状。总苞片覆瓦状排列，顶端钝，边缘有白色蛛丝毛。小花紫红色，冠檐 5 深裂。瘦果倒圆锥状。花果期 8 ~ 10 月。

资源现状　全市各地曾有较大面积栽培，目前栽培较少。资源量一般，种植随行情变化而变化。

功效应用　**根茎（白术）**：苦、甘，温；健脾益气，燥湿利水，止汗，安胎；用于脾虚食少，腹胀泄泻，痰饮眩悸，水肿，自汗，胎动不安。

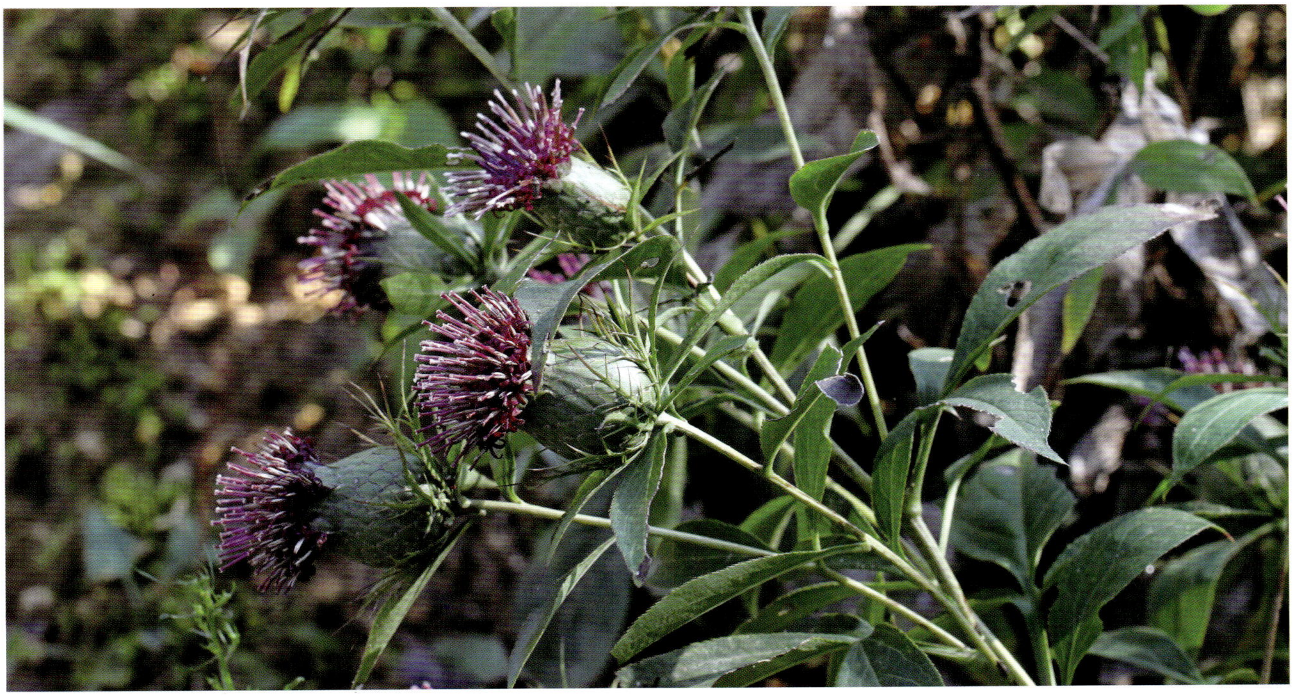

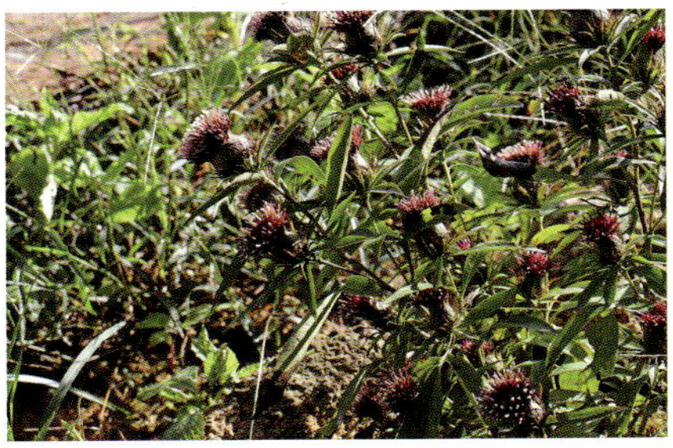

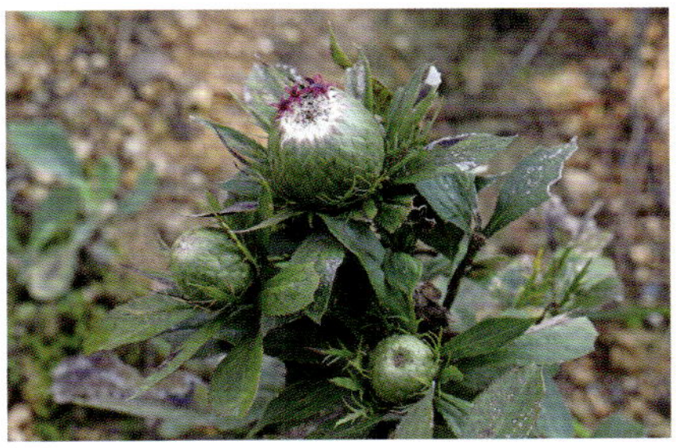

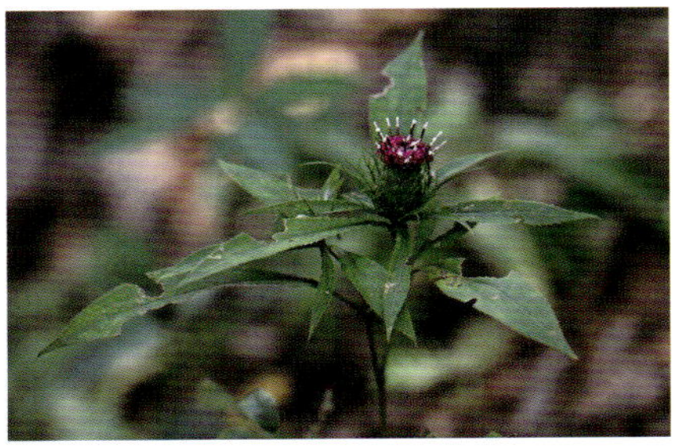

545. 鬼针草 *Bidens pilosa* L.

分类位置 菊科 Asteraceae 鬼针草属 *Bidens* L.。

别　　名 一包针，粘连子，粘人草，虾钳草，铁包针。

形态特征 一年生草本。茎直立，钝四棱形。茎下部叶较小，3 裂或不分裂，中部叶具无翅的柄，三出，小叶 3 枚，两侧小叶椭圆形或卵状椭圆形，先端锐尖，基部近圆形或阔楔形，不对称，边缘有锯齿，顶生小叶较大，长椭圆形或卵状长圆形先端渐尖，边缘有锯齿，无毛或被稀疏的短柔毛，上部叶小，3 裂或不分裂，条状披针形。头状花序。总苞基部被柔毛，苞片 7 ~ 8 枚，线状匙形，草质，外层托片披针形。无舌状花，盘花筒状，冠檐 5 齿裂。瘦果黑色，条形，略扁，具棱，上部具稀疏瘤状突起及刚毛，顶端芒刺 3 ~ 4 枚，具倒刺毛。

资源现状 多生于村旁、路边及荒地，全市各地极常见。资源极丰富，民间常以全草煮水用于预防感冒或解暑等。

功效应用 全草：微苦，平；清热解毒，行瘀消肿；用于阑尾炎，肾炎，胆囊炎，肠炎，菌痢，肝炎，腹膜炎，上呼吸道感染，流感，咳嗽，扁桃体炎，喉炎，闭经，烧烫伤，毒蛇咬伤，跌打损伤，皮肤感染等。

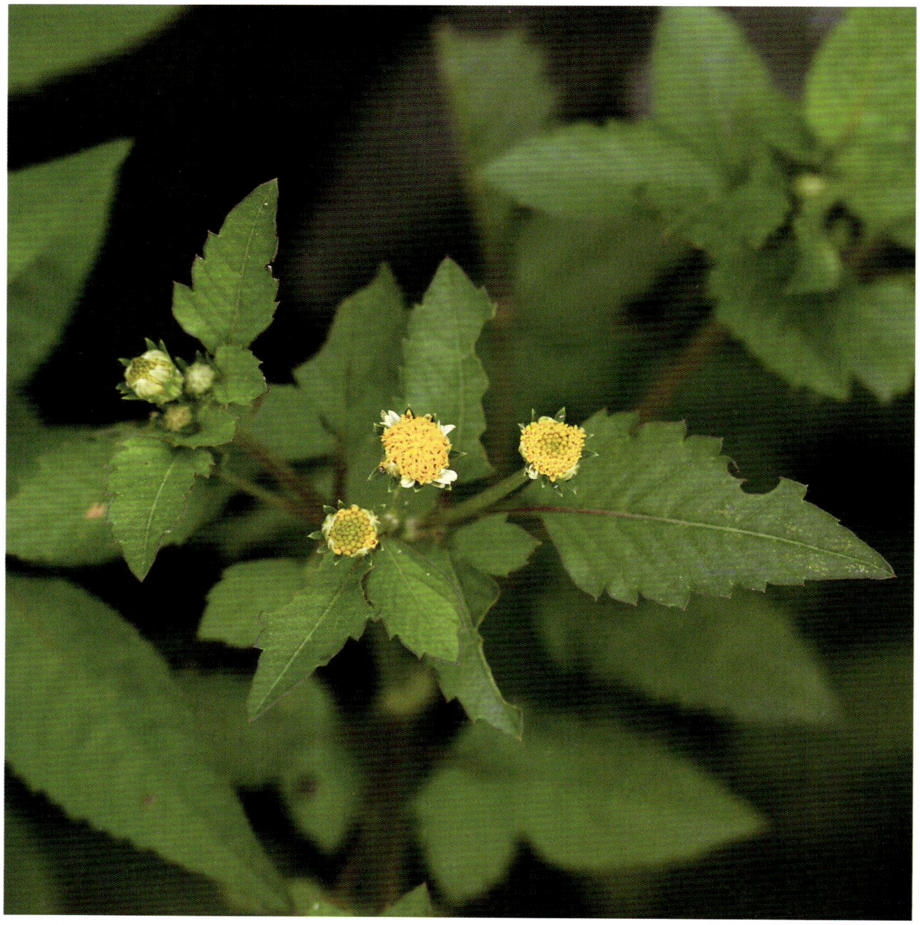

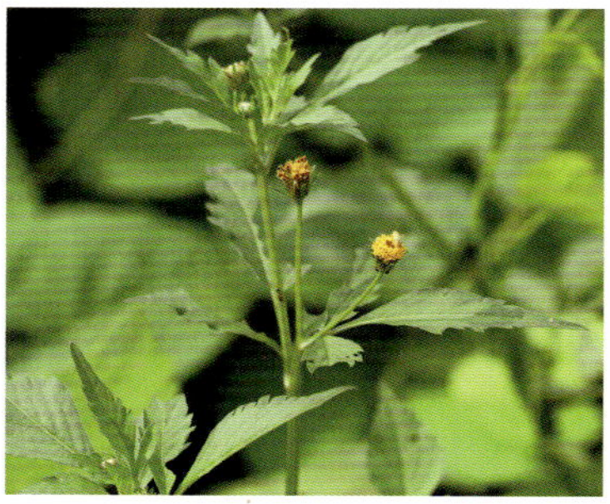

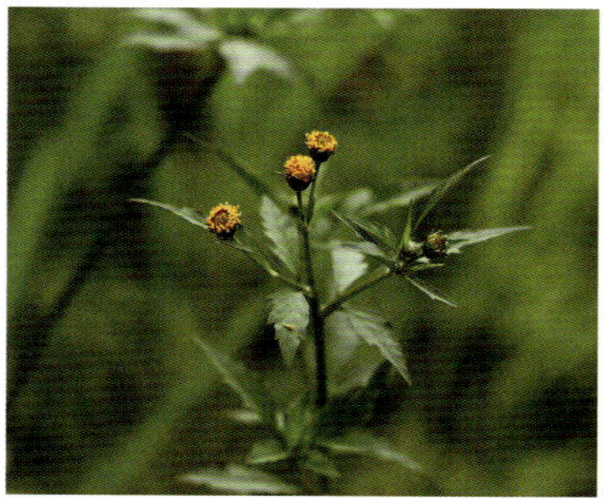

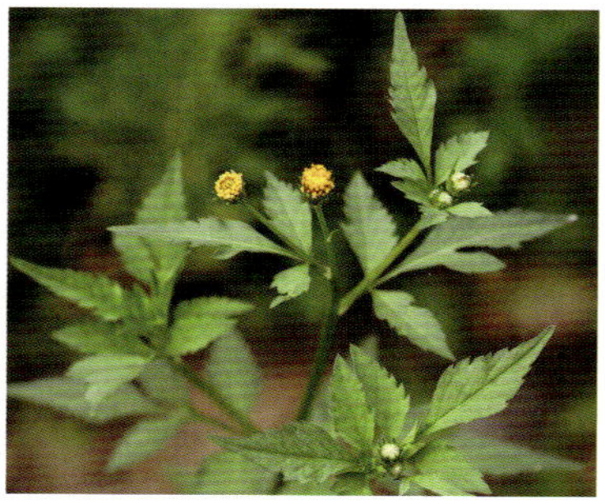

546. 石胡荽 *Centipeda minima* (L.) A. Br. et Aschers.

分类位置 菊科 Asteraceae 石胡荽属 *Centipeda* Lour.。

别　　名 鹅不食草，球子草。

形态特征 一年生小草本。茎多分枝，匍匐状，微被蛛丝状毛或无毛。叶互生，楔状倒披针形，长 7 ~ 18mm，顶端钝，基部楔形，边缘有少数锯齿，无毛或背面微被蛛丝状毛。头状花序小，扁球形，单生于叶腋，无花序梗或极短；总苞半球形；总苞片 2 层，椭圆状披针形，绿色，边缘透明膜质，外层较大；边缘花雌性，多层，花冠细管状，长约 0.2mm，淡绿黄色，顶端 2 ~ 3 微裂；盘花两性，花冠管状，顶端 4 深裂，淡紫红色，下部有明显的狭管。瘦果椭圆形，长约 1mm，具 4 棱，棱上有长毛，无冠状冠毛。花果期 6 ~ 10 月。

资源现状 多生于路旁、荒野的湿润地，全市各地常见。资源较丰富，民间偶见以全草用于鼻炎等。

功效应用 **全草（鹅不食草）**：辛，温；发散风寒，通鼻窍，止咳；用于风寒头痛，咳嗽痰多，鼻塞不通，鼻渊流涕。

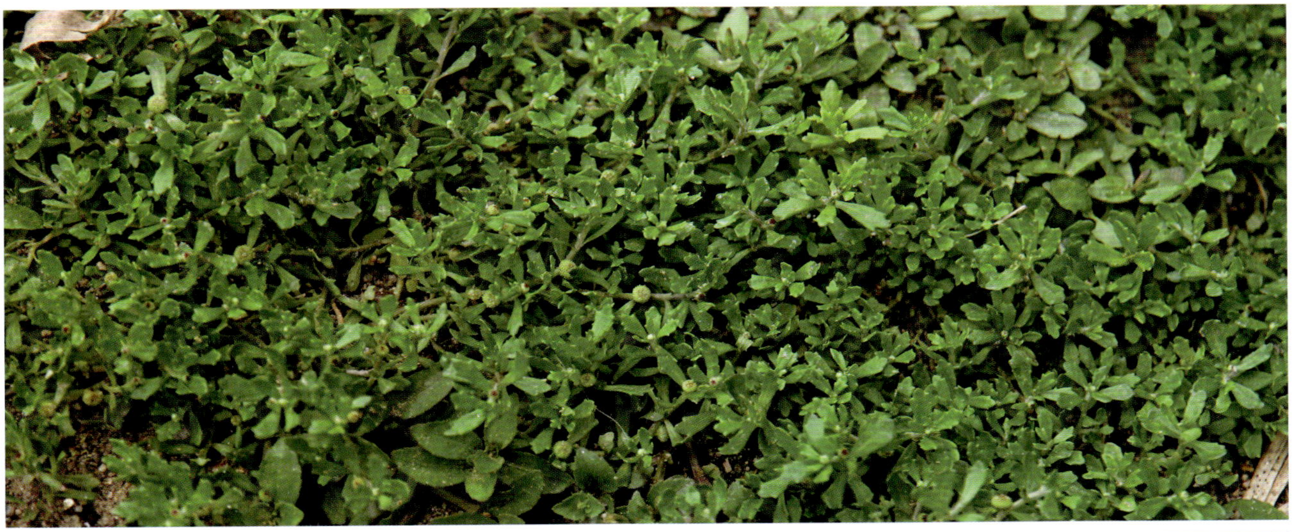

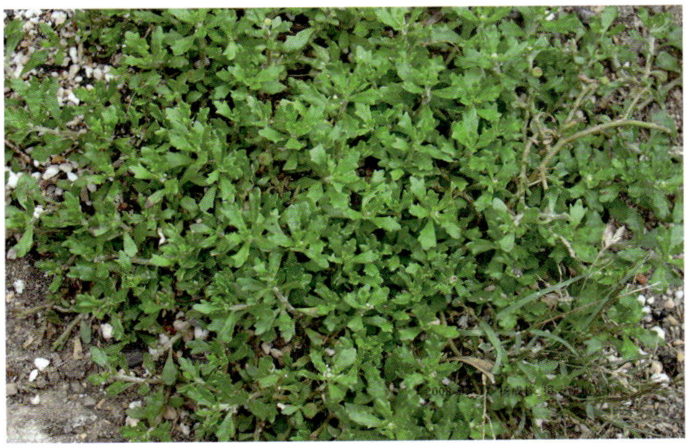

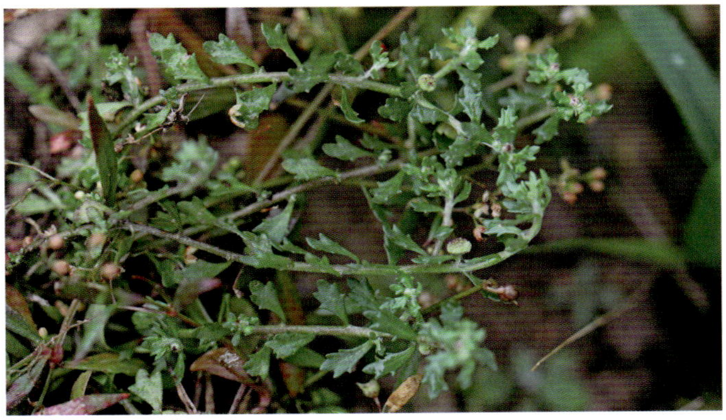

547. 野　菊 *Chrysanthemum indicum* L.

分类位置 菊科 Asteraceae 菊属 *Chrysanthemum* L.。

别　　名 菊花脑，苦薏，路边黄，山菊花，黄菊仔。

形态特征 多年生草本，有地下匍匐茎。茎分枝或仅在茎顶有伞房状花序分枝。茎枝被稀疏的毛。中部茎叶卵形、长卵形或椭圆状卵形，羽状半裂、浅裂或分裂不明显而边缘有浅锯齿。基部截形或稍心形或宽楔形，叶柄柄基无耳或有分裂的叶耳。两面淡绿色，或干后两面成橄榄色，有稀疏的短柔毛。头状花序多数在茎枝顶端排成疏松的伞房圆锥花序或少数在茎顶排成伞房花序。总苞片外层卵形或卵状三角形，中层卵形，内层长椭圆形。全部苞片边缘白色或褐色宽膜质，顶端钝或圆。舌状花黄色，顶端全缘或 2 ~ 3 齿。花期 6 ~ 11 月。

资源现状 多生于山坡草地、草灌丛中、田边、路旁及沟各岩隙间，全市各地较常见。资源较丰富，民间常采集花序泡茶用于清肝明目等。

功效应用 **头状花序（野菊花）**：苦、辛，微寒；清热解毒，泻火平肝；用于疔疮痈肿，目赤肿痛，头痛眩晕。

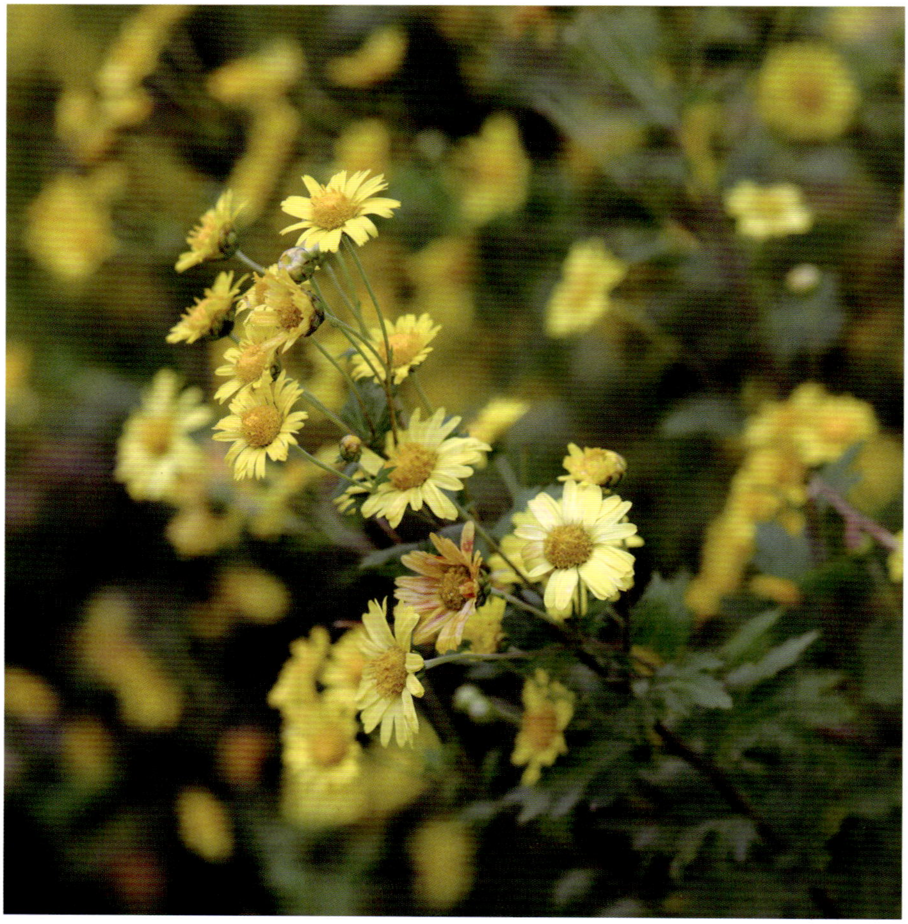
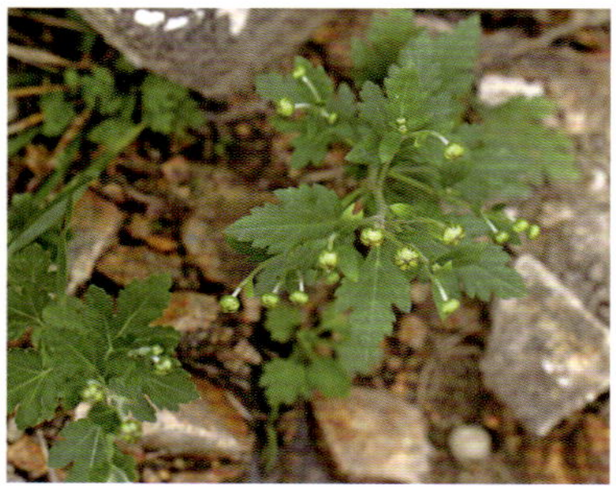
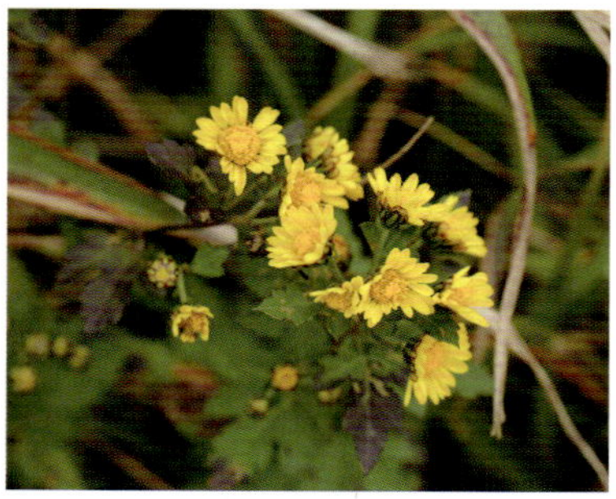
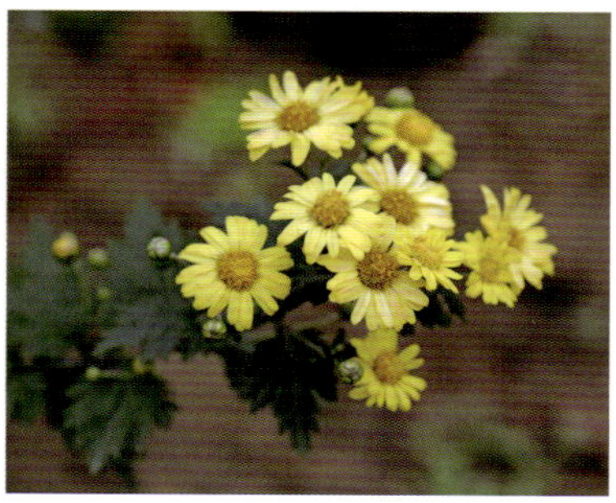

548. 蓟 *Cirsium japonicum* Fisch. ex DC.

分类位置 菊科 Asteraceae 蓟属 *Cirsium* Mill.。

别　　名 大蓟草，刺蓟，鸡母刺，猪母刺。

形态特征 多年生草本，块根纺锤状或萝卜状。茎直立，有条棱，被多细胞长节毛。基生叶较大，全形卵形或长倒卵形，羽状深裂或几全裂，基部渐狭成短或长翼柄，柄翼边缘有针刺；中部侧裂片较大，向下渐小，全部侧裂片排列稀疏或紧密，边缘锯齿较大而呈现为二回状分裂状态；基部扩大半抱茎。全部茎叶两面同色，绿色，两面被稀疏的多细胞的长节毛或无毛。头状花序直立，不呈明显的花序式。总苞钟状，覆瓦状排列。苞片外面有糙毛和黏腺。瘦果压扁，顶端斜截形。小花红色或紫色，冠毛基部联合成环，整体脱落；冠毛刚毛长羽毛状。花果期 4～11 月。

资源现状 生于山坡路旁、林缘、灌丛、草地、荒地、田间或溪边，全市各地常见。资源较丰富，民间偶见挖根用于内出血等。

功效应用 **地上部分（大蓟）：**甘、苦，凉；凉血止血，散瘀解毒消痈；用于衄血，吐血，尿血，便血，崩漏，外伤出血，痈肿疮毒。

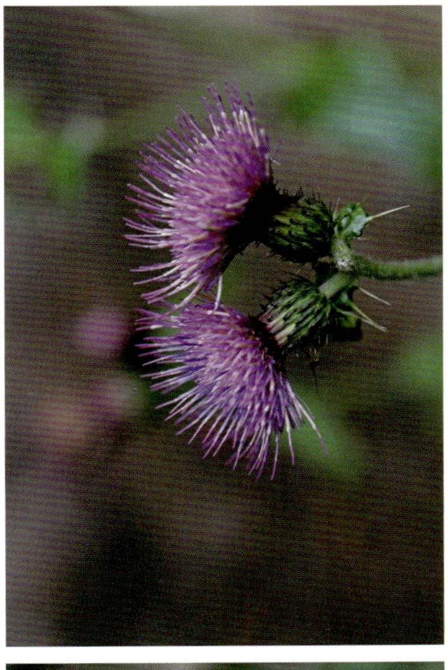

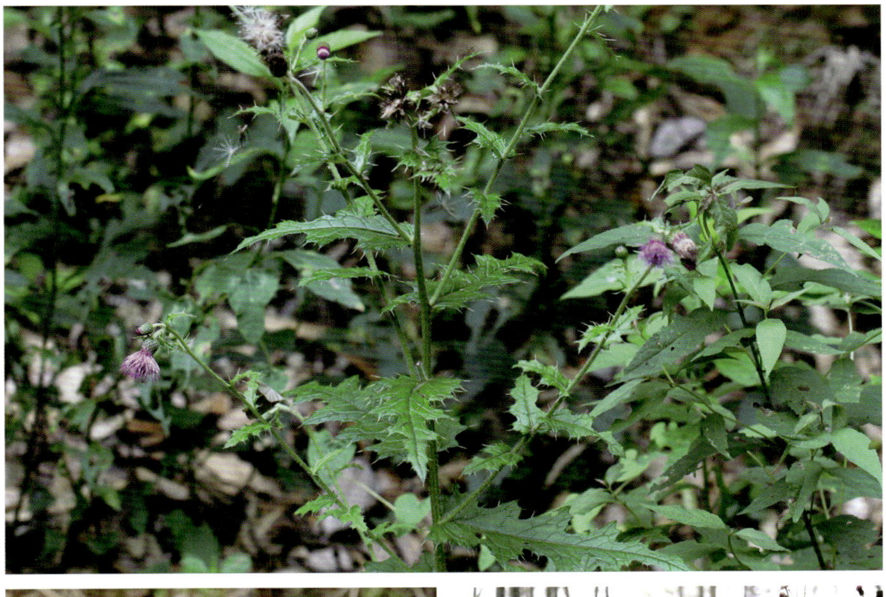

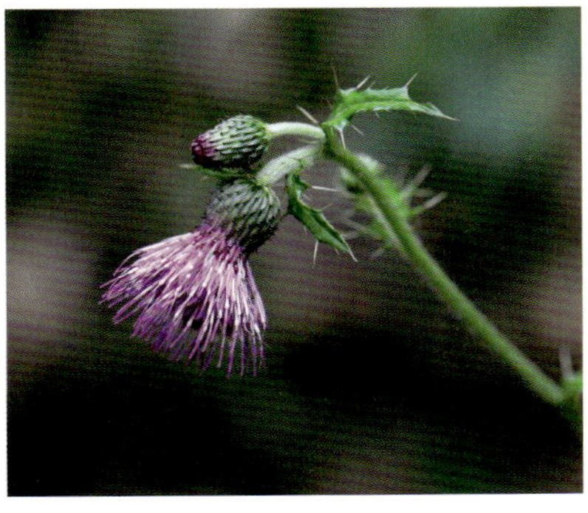

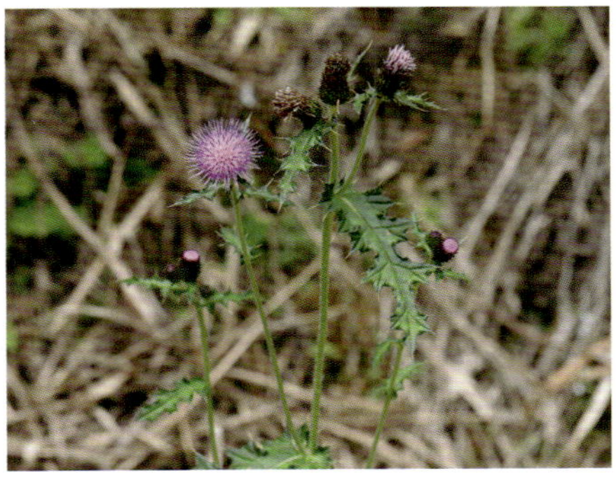

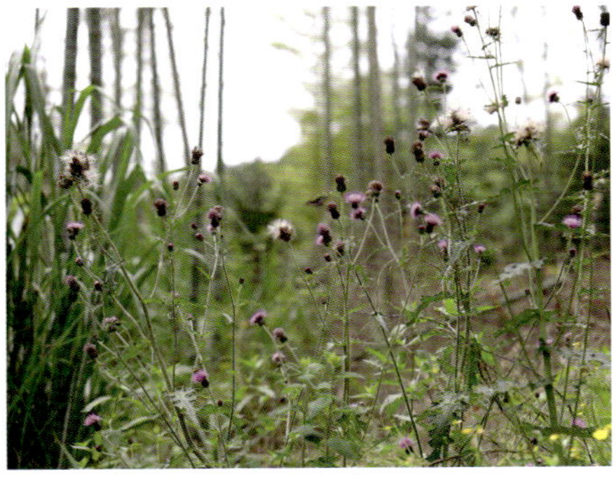

549. 鱼眼草 *Dichrocephala integrifolia* (L. f.) Kuntze

分类位置 菊科 Asteraceae 鱼眼草属 *Dichrocephala* L'Hér. ex DC.。

别　　名 鱼眼菊，茯苓菜。

形态特征 一年生草本，直立或铺散。茎通常粗壮；茎枝被白色长或短绒毛，上部及接花序处的毛较密。叶卵形；中部茎叶大头羽裂，顶裂片宽大，侧裂片通常对生而少有偏斜的，基部渐狭成具翅的长或短柄。头状花序小，球形，生枝端，多数头状花序在枝端或茎顶排列成伞房状花序。总苞片 1 ~ 2 层，膜质，长圆形，稍不等长，微锯齿状撕裂。外围雌花多层，紫色，花冠极细，线形，顶端通常 2 齿；中央两性花黄绿色，少数，管部短，狭细，檐部长钟状，顶端 4 ~ 5 齿。瘦果压扁，倒披针形，边缘脉状加厚。无冠毛。花果期全年。

资源现状 生于海拔 200 ~ 2000m 的山坡林下、田边、路旁、荒地，全市各地常见。资源较丰富，民间少量以全草用于清肝明目等。

功效应用 全草：苦，凉；清热解毒，祛风明目；用于肝炎，小儿消化不良，小儿感冒高热，肺炎，痢疾，疟疾，牙痛，夜盲症；外用于疮疡，蛇咬伤，皮炎，湿疹，子宫脱垂，脱肛等。

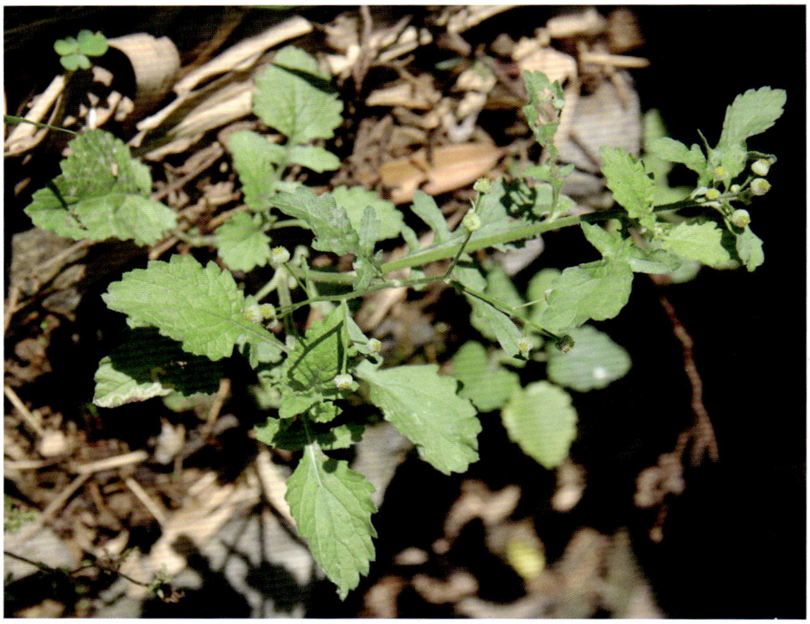
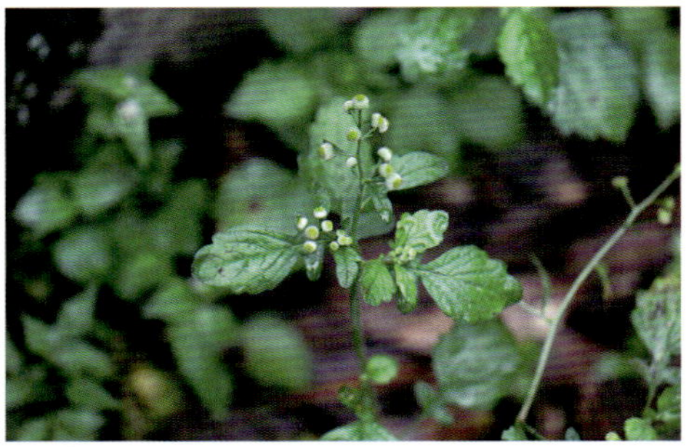
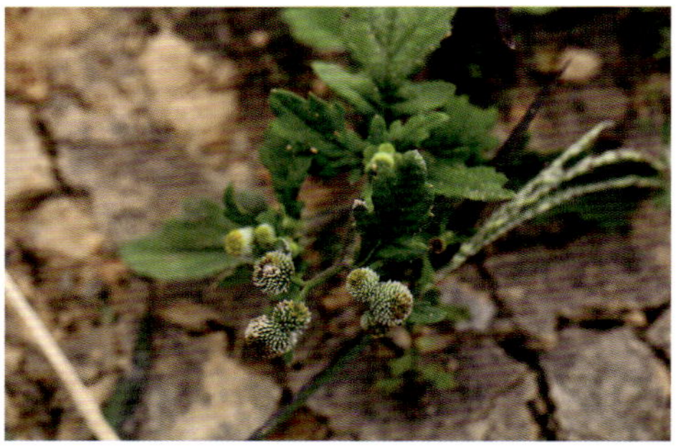
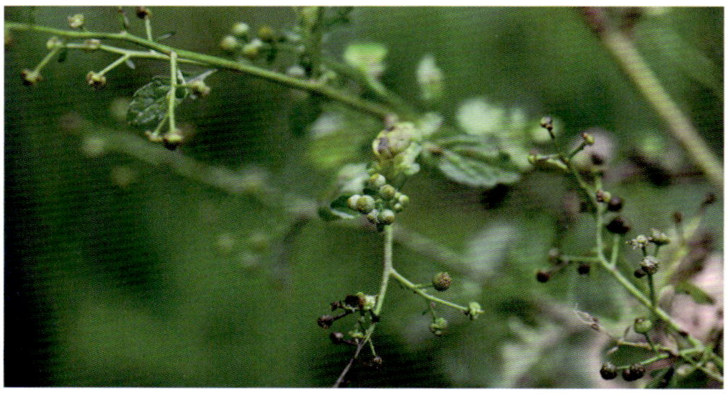
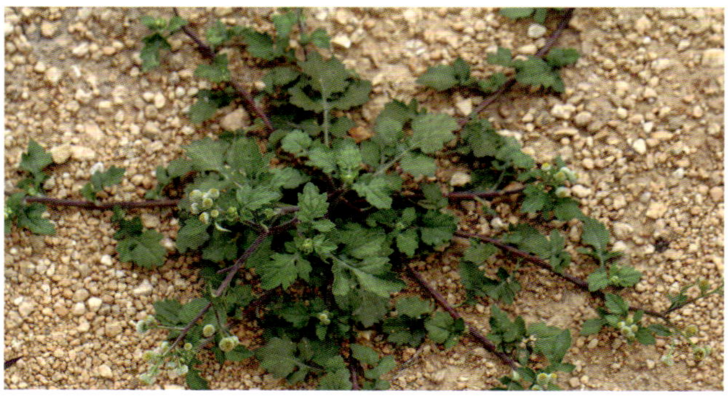

550. 羊耳菊　*Duhaldea cappa* (Buch. -Ham. ex DC.) Anderb

分类位置　菊科 Asteraceae 羊耳菊属 *Duhaldea* DC.。

别　　名　八面风，白牛胆，山白芷，羊耳风。

形态特征　亚灌木。根状茎粗壮，多分枝。茎直立，粗壮，全部被污白色或浅褐色绢状或绵状密茸毛，上部或从中部起有分枝，全部有密生的叶。叶稍开展，长圆形或长圆状披针形；中部叶有柄；全部叶边缘有小尖头状细齿或浅齿。头状花序倒卵圆形，多数密集于茎和枝端成聚伞圆锥花序。总苞近钟形；总苞片约 5 层，线状披针形，外层较内层短。边缘小花舌片短小；中央的小花管状，上部有三角卵圆形裂片；冠毛污白色，约与管状花花冠同长，具 20 余个糙毛。瘦果长圆柱形，被白色长绢毛。花期 6 ~ 10 月，果期 8 ~ 12 月。

资源现状　多生于海拔 1600m 以下的山坡路旁灌丛或草丛中，以及荒山荒地上，全市各地较常见。资源量较少，民间常以全草用于肝炎等，或以根炖兔肉等用于养胃。

功效应用　全草：辛、微苦，微温；祛风，利湿，行气；用于头痛，胃痛，肺结核，肝炎，痢疾，水肿，丝虫病引起的淋巴管炎，风湿关节痛，带下，刀伤，疔等。

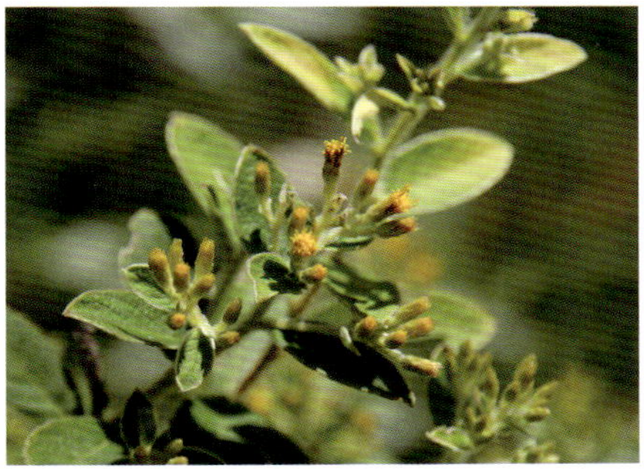

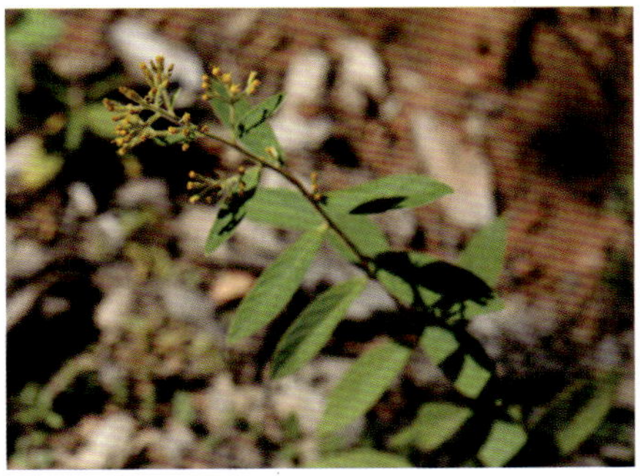

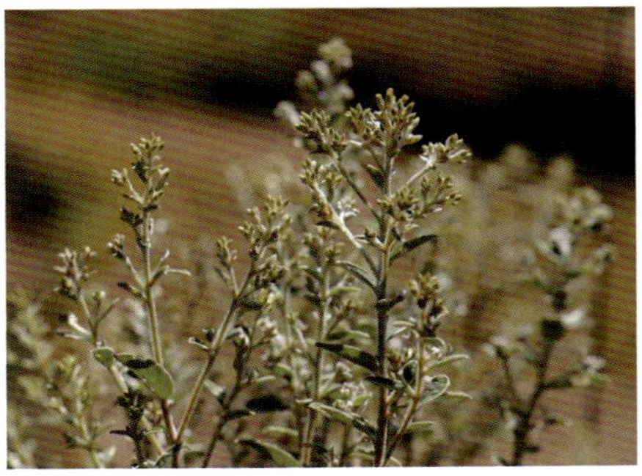

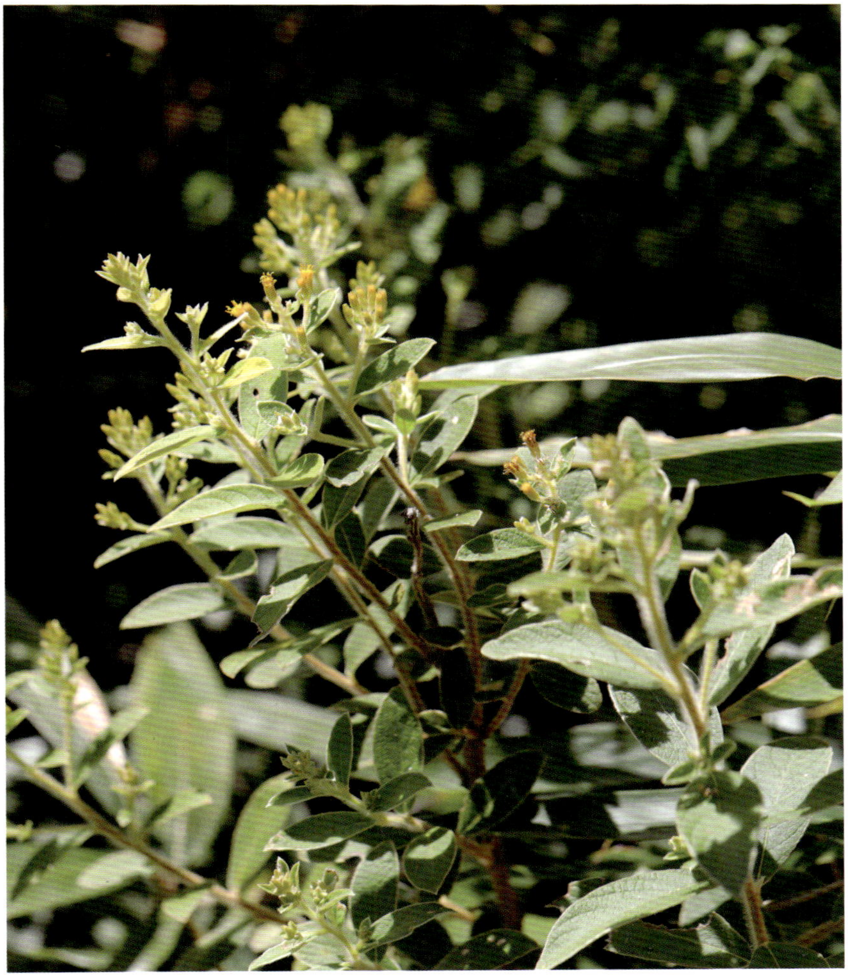

551. 鳢 肠 *Eclipta prostrata* (L.) L.

分类位置 菊科 Asteraceae 鳢肠属 *Eclipta* L.。

别 名 凉粉草，墨汁草，墨旱莲，墨菜，旱莲草。

形态特征 一年生草本。茎直立，斜升或平卧，常自基部分枝，被贴生糙毛。叶长圆状披针形或披针形，无柄或有极短的柄，顶端尖或渐尖，边缘有细锯齿或有时仅波状，两面被密硬糙毛。头状花序，有细花序梗；总苞球状钟形，总苞片绿色草质，长圆形或长圆状披针形，外层较内层稍短，被白色短伏毛；外围的雌花舌状，舌片短，中央的两性花多数，花冠白色管状；花柱分枝钝，有乳头状突起；花托有披针形或线形的托片。瘦果暗褐色，雌花的瘦果三棱形，两性花的瘦果扁四棱形，顶端截形，具 1 ~ 3 个细齿，有小瘤状突起。花期 6 ~ 9 月。

资源现状 多生于田边、路边、沟边及河边，全市各地常见。资源丰富，民间常以全草用于补肾或乌发等。

功效应用 **地上部分（墨旱莲）：**甘、酸，寒；滋补肝肾，凉血止血；用于肝肾阴虚，牙齿松动，须发早白，眩晕耳鸣，腰膝酸软，阴虚血热吐血、衄血、尿血，血痢，崩漏下血，外伤出血。

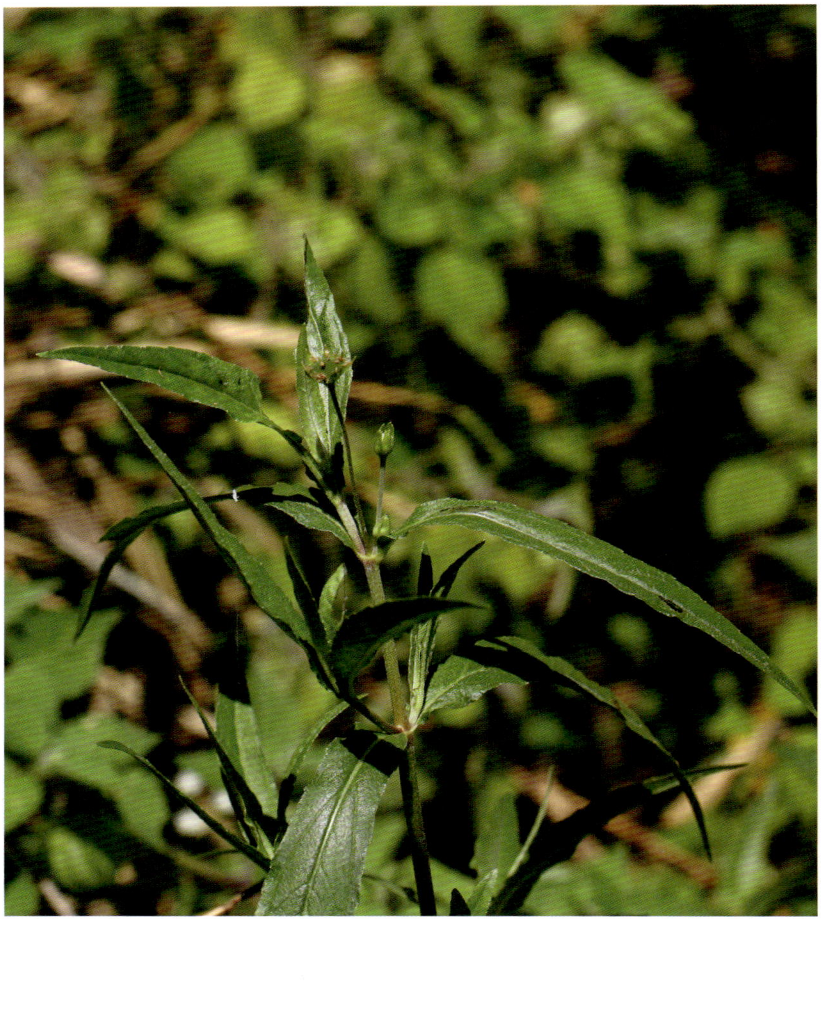
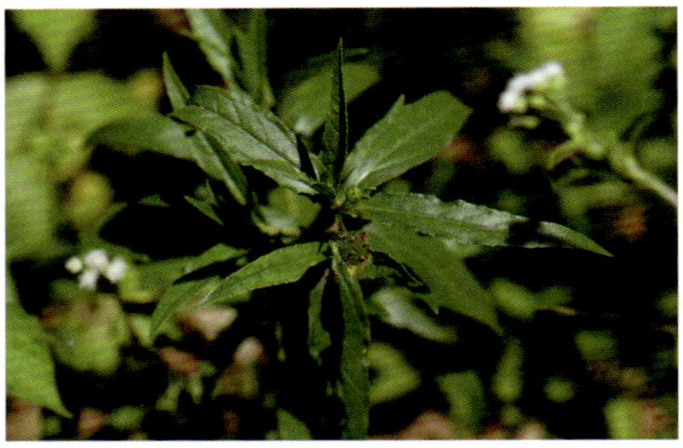
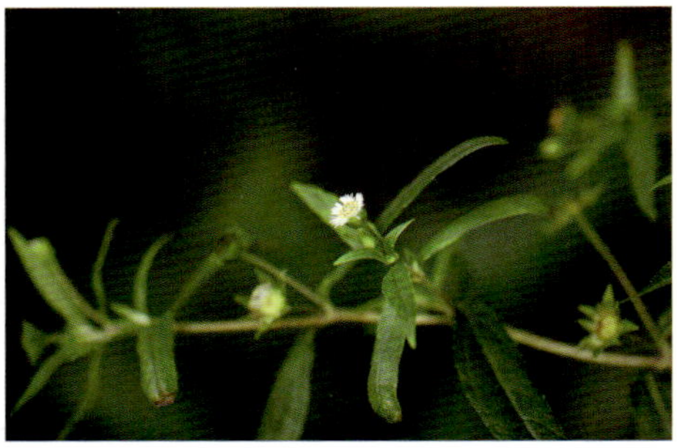
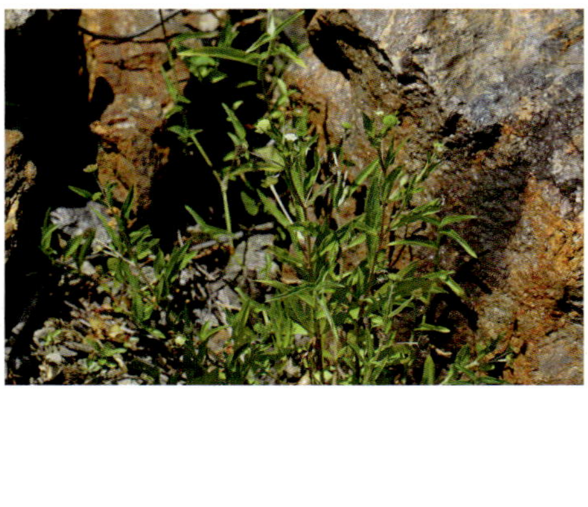

552. 地胆草 *Elephantopus scaber* L.

分类位置 菊科 Asteraceae 地胆草属 *Elephantopus* L.。

别　　名 地胆头，苦地胆，牛托鼻。

形态特征 根状茎平卧或斜升，具多数纤维状根；茎直立，常多少二歧分枝，稍粗糙，密被白色贴生长硬毛；基部叶花期生存，莲座状，匙形或倒披针状匙形；茎叶少数而小，倒披针形；头状花序多数，在茎或枝端束生的团球状的复头状花序，基部被 3 个叶状苞片所包围；苞片绿色，草质，宽卵形，具明显凸起的脉，被长糙毛和腺点；总苞狭，绿色或上端紫红色，长圆状披针形，具 1 或 3 脉，被短糙毛和腺点；花 4 个，淡紫色或粉红色；瘦果长圆状线形，具棱；冠毛污白色，具 5 稀 6 条硬刚毛。花期 7 ~ 11 月。

资源现状 生于海拔 300 ~ 1200m 的开旷山坡、路旁或山谷林缘，全市各地较常见。资源较丰富，民间常以全草用于清热祛火等。

功效应用 全草：苦、辛，凉；清热解毒，利尿消肿；用于感冒，痢疾，吐泻，乳蛾，咽喉痛，水肿，目赤红痛，疖肿等。根（苦地胆根）：苦，凉；清热，除湿，解毒；用于中暑发热，温毒发斑，赤痢，头风，风火牙痛，痈肿等。

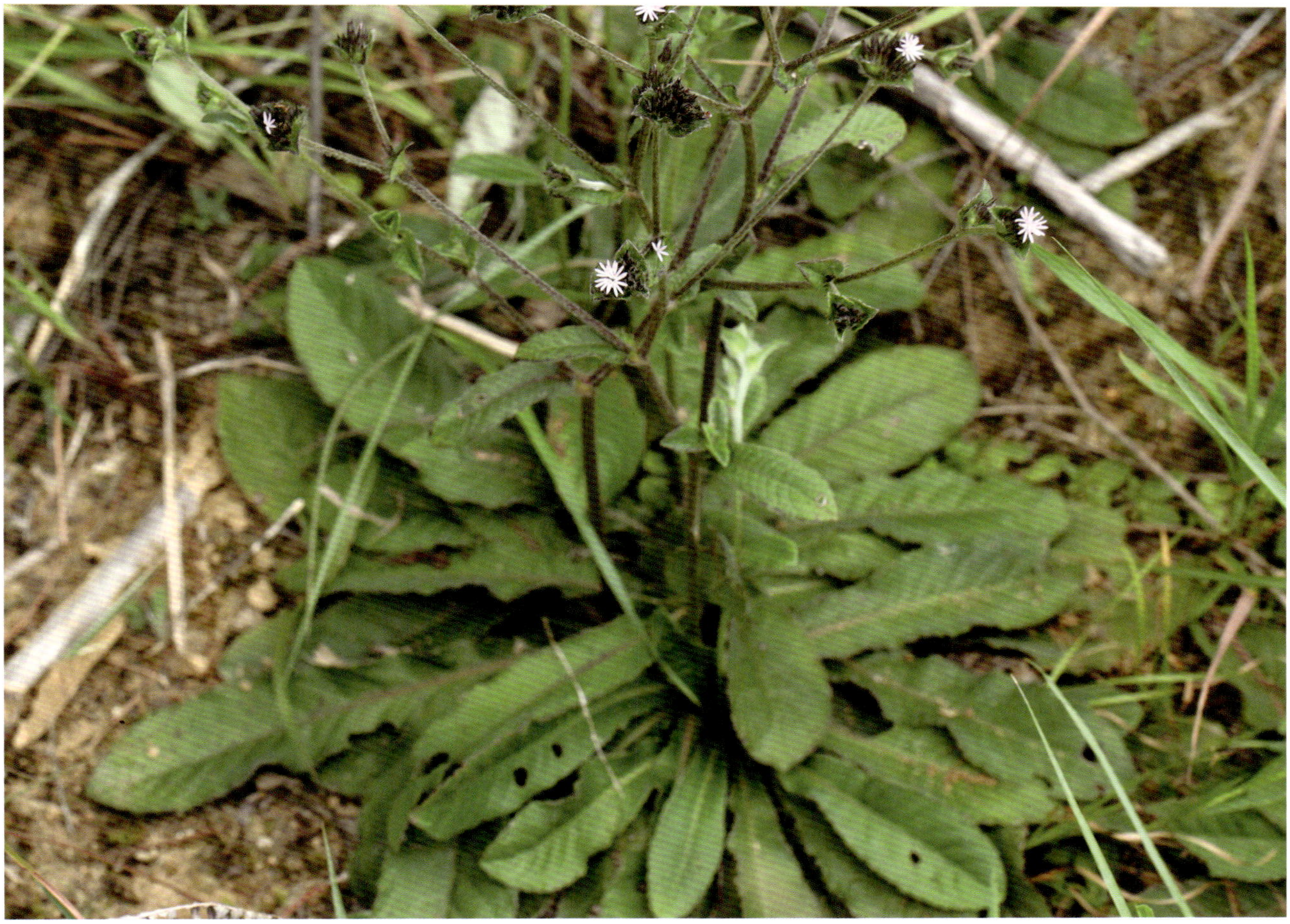

553. 一年蓬 *Erigeron annuus* (L.) Pers.

分类位置 菊科 Asteraceae 飞蓬属 *Erigeron* L.。

别　　名 治疟草，千层塔。

形态特征 一年生或二年生草本。茎粗壮，基部径直立，上部有分枝，绿色。基部叶花期枯萎，长圆形或宽卵形，狭成具翅的长柄，边缘具粗齿，下部叶与基部叶同形，中部和上部叶较小，长圆状披针形。头状花序排列成疏圆锥花序，总苞半球形，总苞片 3 层，草质，披针形；外围的雌花舌状，2 层，管部上部被疏微毛，舌片平展，白色，线形，顶端具 2 小齿，花柱分枝线形；中央的两性花管状，黄色，管部檐部近倒锥形，裂片无毛；瘦果披针形，扁压，被疏贴柔毛；冠毛异形，雌花的冠毛极短，膜片状连成小冠。花期 6 ~ 9 月。

资源现状 生于海拔 1300m 以下的路边旷野或山坡荒地，全市各地常见。入侵种，资源丰富，民间少见药用，具有较好的观赏价值。

功效应用 根及全草：苦，凉；清热解毒，助消化，抗疟；用于消化不良，泄泻，传染性肝炎，瘰疬，尿血，疟疾等。

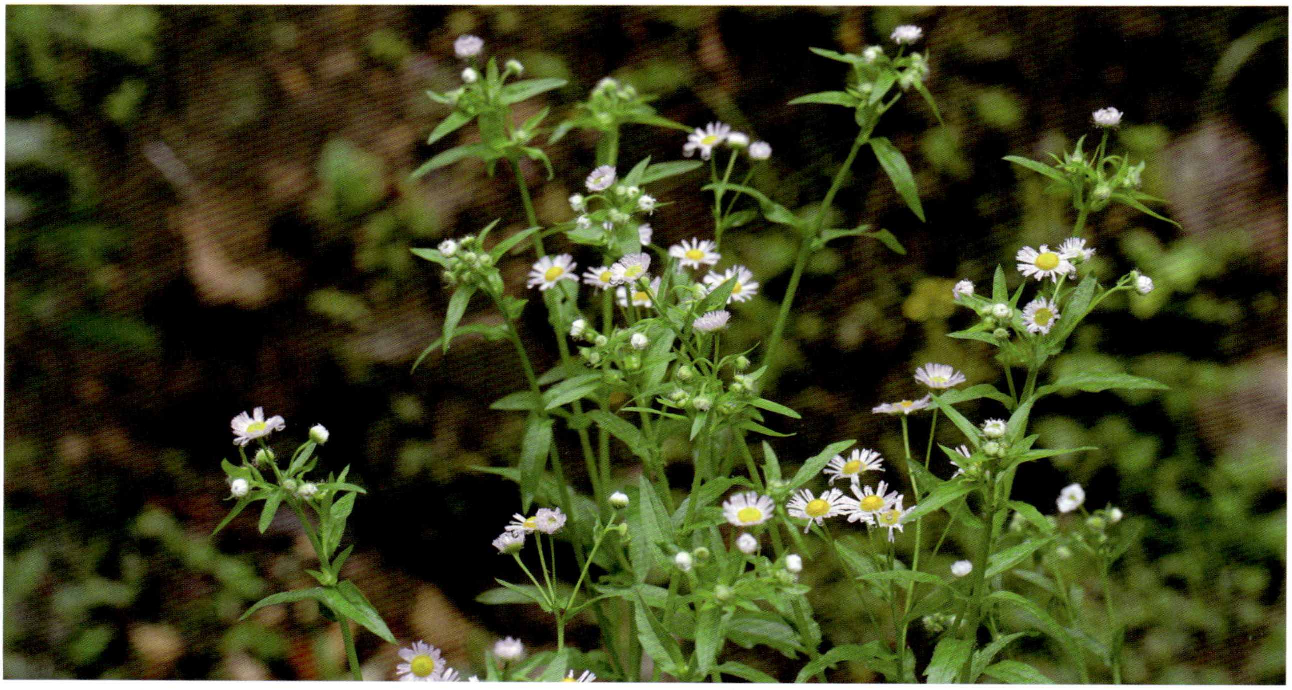

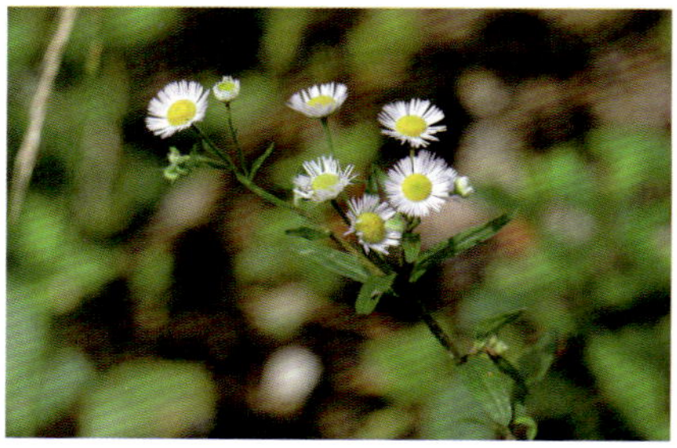

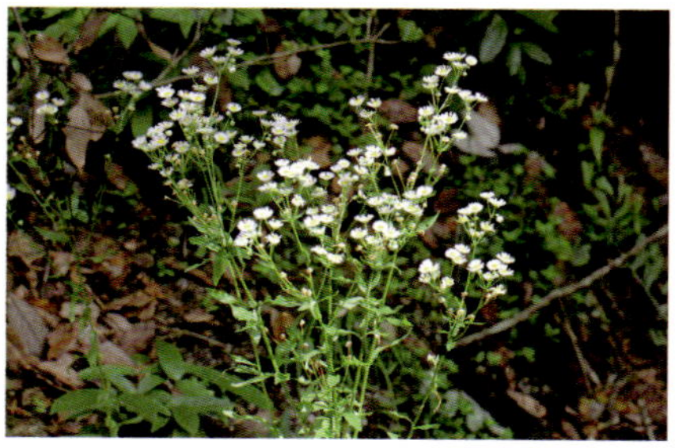

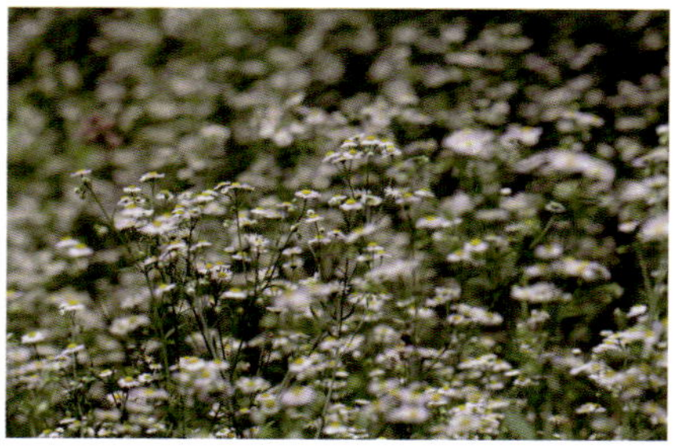

554. 大吴风草 *Farfugium japonicum* (L. f.) Kitam.

分类位置 菊科 Asteraceae 大吴风草属 *Farfugium* Lindl.。

别　　名 活血莲，独脚莲。

形态特征 多年生葶状草本。根茎粗壮。花葶基部被极密的柔毛。叶全部基生，莲座状，有长柄，基部扩大，呈短鞘，抱茎，鞘内被密毛，叶片肾形，先端圆形，全缘或有小齿至掌状浅裂，基部弯缺宽，叶质厚，近革质，两面幼时被灰色柔毛，后脱毛；茎生叶 1～3，苞叶状，长圆形或线状披针形。头状花序辐射状，2～7，排列成伞房状花序；花序梗被毛；总苞钟形或宽陀螺形，总苞片长圆形，内层边缘褐色宽膜质。舌状花黄色，舌片长圆形或匙状长圆形，先端圆形或急尖；管状花多数，冠毛白色与花冠等长。瘦果圆柱形，有纵肋，被成行的短毛。花果期 8 月至翌年 3 月。

资源现状 全市有零星栽培，未见野生分布。资源量较少，民间少见药用，具有较好观赏价值。

功效应用 全草：辛、甘、微苦，凉；活血止血，散结消肿；用于咳嗽咯血，便血，月经不调，跌打损伤，乳痈，痈疖肿毒，瘰疬，无名肿毒等。

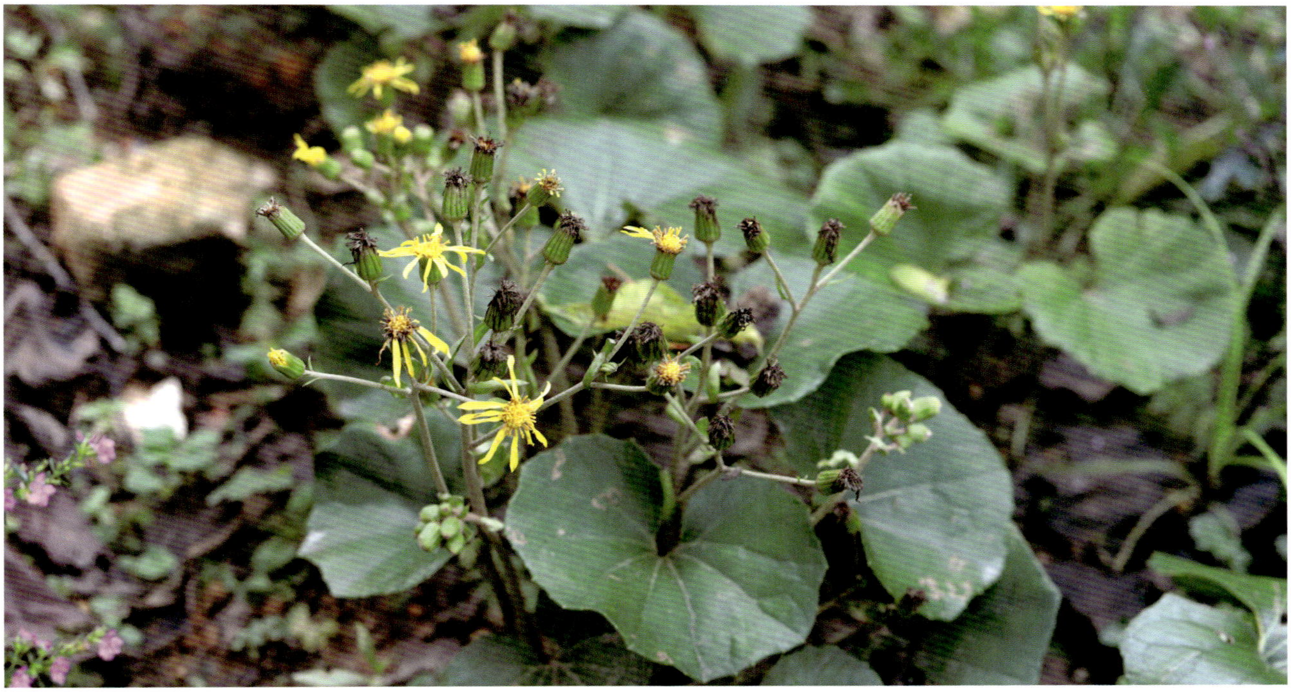

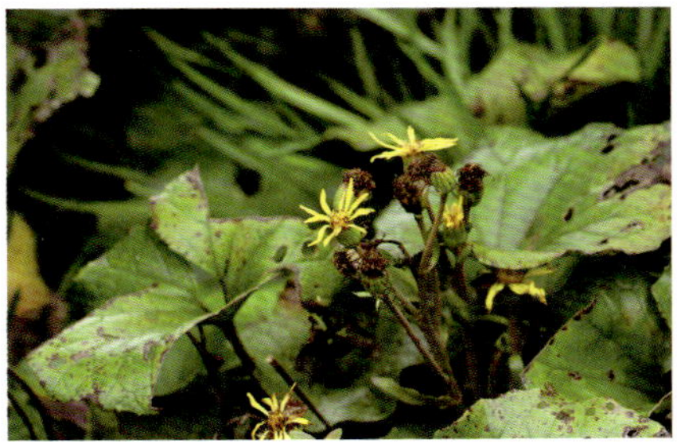

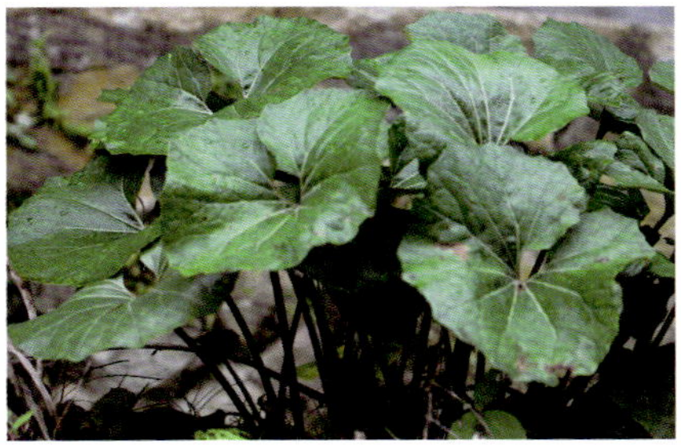

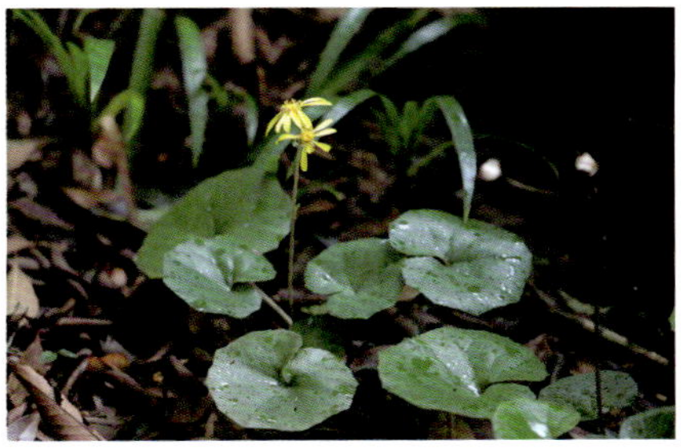

555. 细叶湿鼠曲草 *Gnaphalium japonicum* Thunb.

分类位置 菊科 Asteraceae 湿鼠曲草属 *Gnaphalium* L.。

别　　名 细叶鼠麴草，日本鼠曲草，天青地白。

形态特征 一年生细弱草本。茎稍直立，基部有细沟纹，密被白色绵毛，节间不明显。基生叶在花期宿存，呈莲座状；复头状花序下面有 3 ~ 6 片呈放射状或星芒状排列的小叶。头状花序少数，无梗，在枝端密集成球状，作复头状花序式排列，花黄色；总苞近钟形；总苞片 3 层，外层宽椭圆形，干膜质，带红褐色，中层倒卵状长圆形，上部带红褐色，内层线形，3/5 处以下为浅绿色。雌花多数，花冠丝状，顶端 3 齿裂。两性花少数，花冠管状，檐部 5 浅裂。瘦果纺锤状圆柱形，密被棒状腺体。冠毛粗糙，白色。花期 1 ~ 5 月。

资源现状 多生于海拔 500m 以下的田边、沟旁、路边及空旷地，全市各地较常见。资源较丰富，民间常以全草用于感冒咳嗽等。

功效应用 全草（天青地白）：甘、淡，凉；解表，清热，明目，利尿，清肺平肝，解毒消肿；用于感冒，咳嗽，头痛，咽喉痛，目赤翳障，膀胱湿热，小便淋痛，带下，痈肿，疔疮，神经衰弱失眠，尿道炎，尿血，小儿疳热，乳腺炎，急性结膜炎，口腔炎症，蛇伤等。

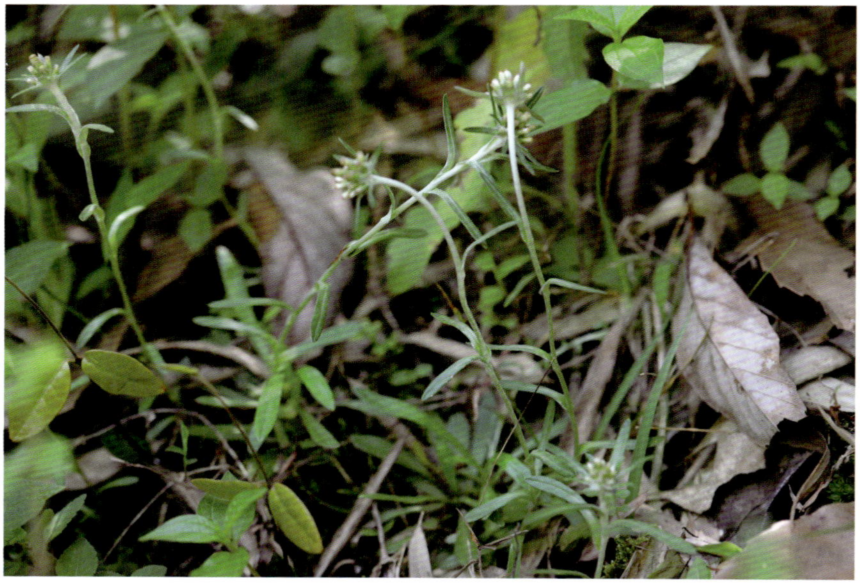

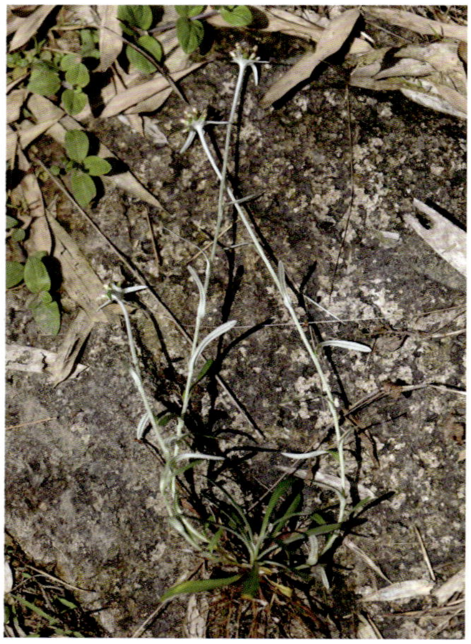

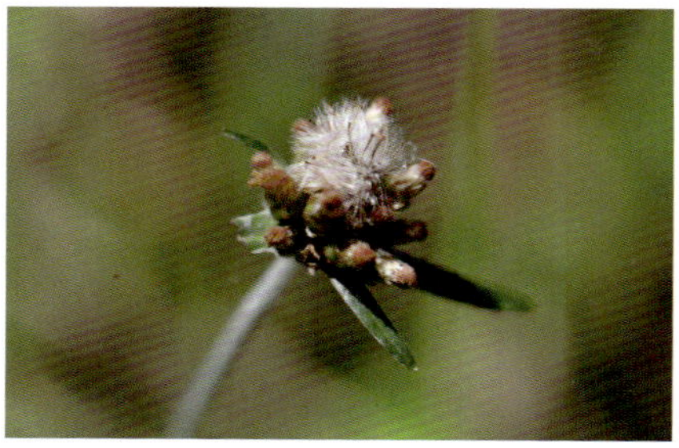

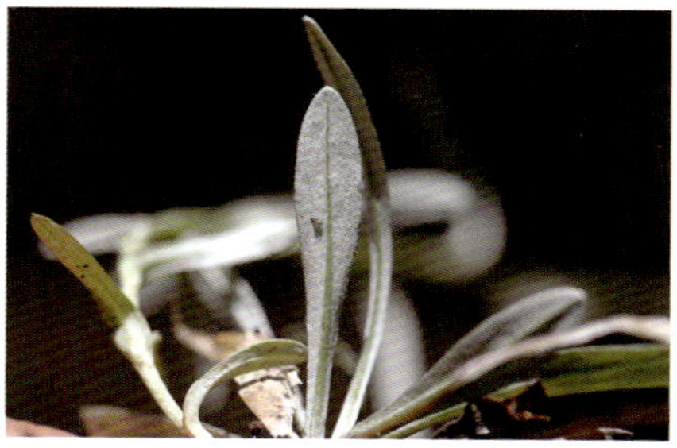

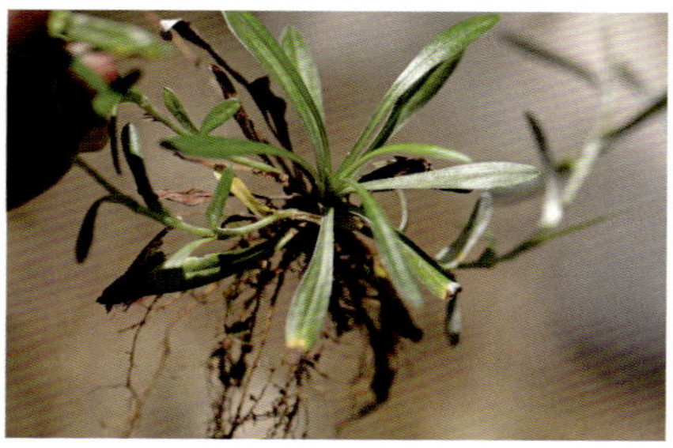

556. 菊　芋　*Helianthus tuberosus* L.

分类位置　菊科 Asteraceae 向日葵属 *Helianthus* L.。

别　　名　鬼子姜，番羌，洋羌，洋姜。

形态特征　多年生草本，有块状的地下茎及纤维状根。茎直立，有分枝，被白色短糙毛或刚毛。叶通常对生，但上部叶互生；下部叶卵圆形或卵状椭圆形，有长柄，基部宽楔形或圆形，边缘有粗锯齿，上面被白色短粗毛、下面被柔毛，上部叶长椭圆形至阔披针形，基部渐狭，下延成短翅状。头状花序较大，单生于枝端，总苞片多层，披针形，背面被短伏毛，边缘被开展的缘毛；托片长圆形，背面有肋、上端不等三浅裂。舌状花舌片黄色，开展，长椭圆形；管状花花冠黄色。瘦果小，楔形，上端有 2 ~ 4 个有毛的锥状扁芒。花期 8 ~ 9 月。

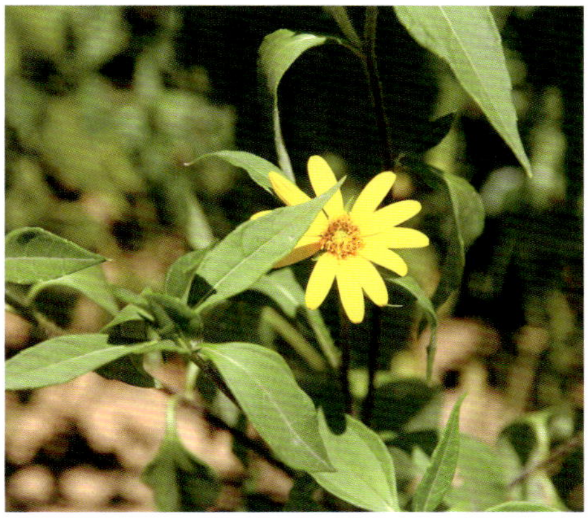

资源现状　全市各地房前屋后常有种植。资源较丰富，民间常以块茎作为食用。

功效应用　块茎、茎叶：甘，凉；清热凉血，接骨；用于热病，肠热下血，跌打骨伤，消渴等。

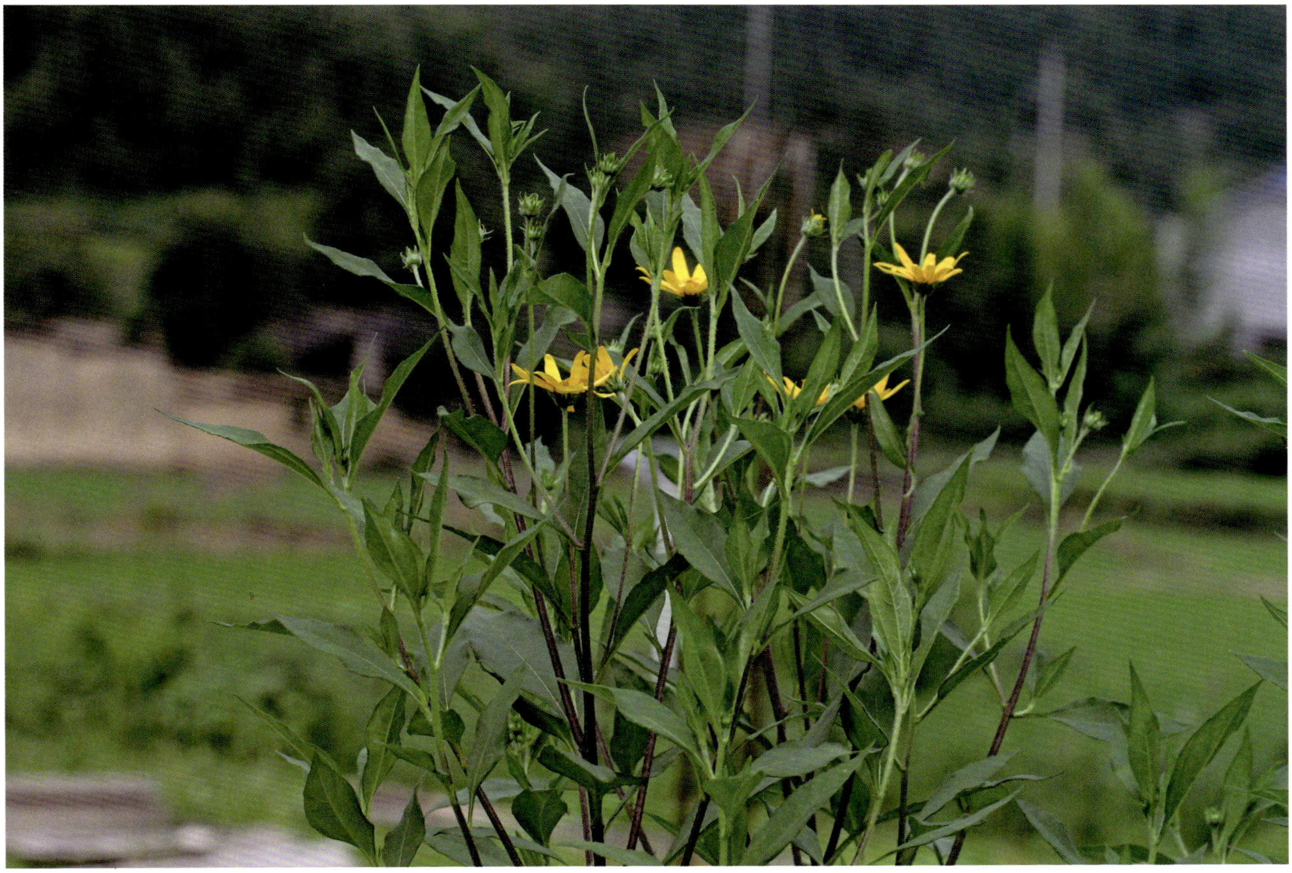

557. 旋覆花 *Inula japonica* Thunb.

分类位置 菊科 Asteraceae 旋覆花属 *Inula* L.。

别　　名 猫耳朵，六月菊，金佛草，金钱花。

形态特征 多年生草本。根状茎短，有稍粗壮的须根。茎单生，有时 2 ~ 3 个簇生，直立，基部有细沟，被长伏毛，全部有叶。基部叶较小，花期枯萎；中部叶长圆形，基部多少狭窄，常有圆形半抱茎的小耳，无柄；上部叶渐狭小，线状披针形。头状花序排列成疏散的伞房花序。总苞半球形；总苞片线状披针形，外层基部革质，上部叶质；内层除绿色中脉外干膜质，有腺点和缘毛。舌状花黄色，较总苞长；舌片线形；管状花花冠有三角披针形裂片；冠毛 1 层，与管状花近等长。瘦果圆柱形，有 10 条沟，被疏短毛。花期 6 ~ 10 月，果期 9 ~ 11 月。

资源现状 生于海拔 150 ~ 1500m 的山坡路旁草丛中或空旷地及田边，上梅等地零星分布。资源量较少，当地以全草用于感冒咳嗽等。

功效应用 根（旋覆花根）：咸，温；平喘镇咳；用于风湿病，刀伤，疔疮等。**地上部分（金沸草）：** 苦、辛、咸，温；降气，消痰，行水；用于外感风寒，痰饮蓄结，咳喘痰多，胸膈痞满。**花序（旋覆花）：** 苦、辛、咸，微温；降气，消痰，行水，止呕；用于风寒咳嗽，痰饮蓄结，胸膈痞闷，喘咳痰多，呕吐噫气，心下痞硬。

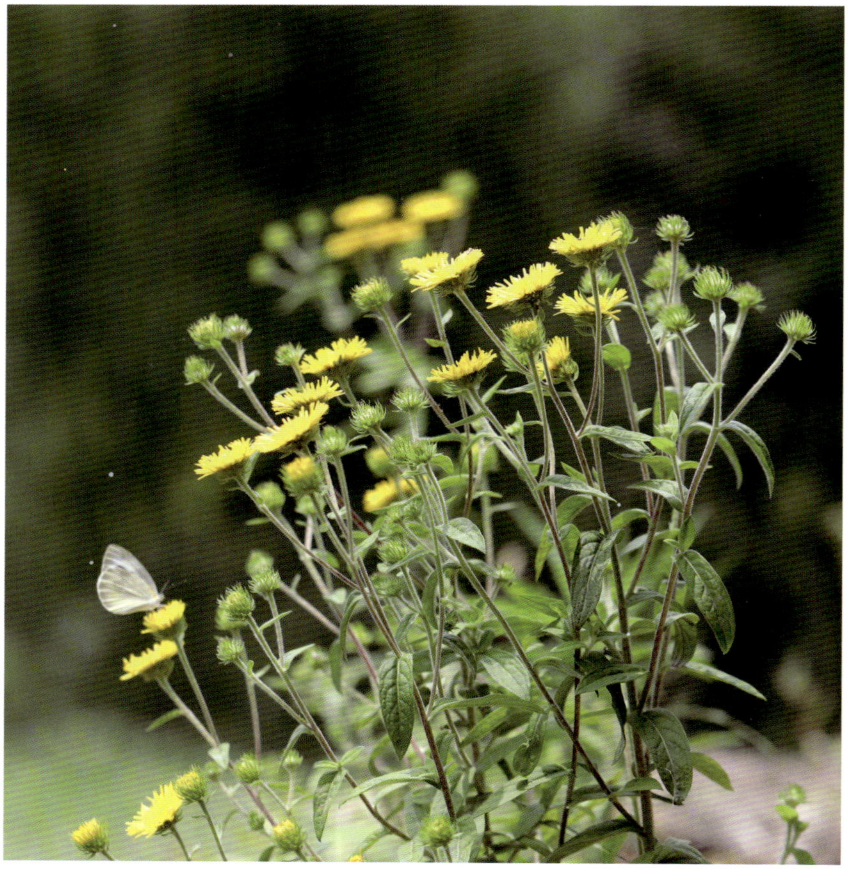

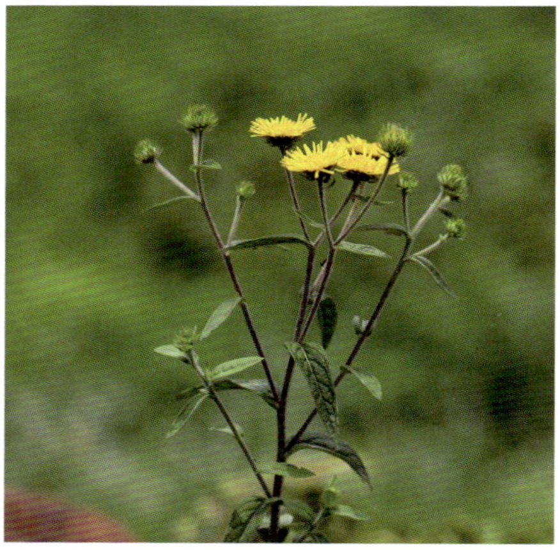

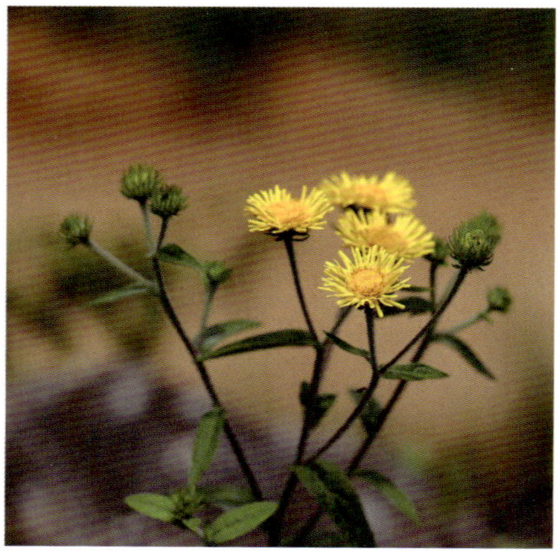

558. 六棱菊　*Laggera alata* (D. Don) Sch.-Bip. ex Oliv.

分类位置　菊科 Asteraceae 六棱菊属 *Laggera* Sch.-Bip. ex Benth. & Hook. f.。

别　　名　百草王，四棱风，六耳铃。

形态特征　多年生草本。茎粗壮，直立，基部木质，上部多分枝，有沟纹，密被淡黄色腺状柔毛，翅全缘。叶长圆形，无柄，两面密被贴生、扭曲或头状腺毛。头状花序多数，下垂，作总状花序式着生于具翅的小枝叶腋内，在茎枝顶端排成大型总状圆锥花序；花序梗密被腺状短柔毛；总苞近钟形；总苞片约 6 层，外层叶质，背面密被疣状腺体和杂以扭曲的腺状短柔毛，内层干膜质；雌花多数，花冠丝状。两性花多数，花冠管状，檐部 5 浅裂，裂片三角状；全部花冠淡紫色。瘦果圆柱形，有 10 棱，被疏白色柔毛。花期 10 月至翌年 2 月。

资源现状　多生于海拔 800m 以下的田边路旁及山坡向阳草丛中，零星分布于五夫等地，偶见栽植。资源较少，民间较多以全草应用于妇科病症，目前市场上常见者多数来自外地。

功效应用　全草：苦、辛，微温；祛风利湿，活血解毒；用于咳嗽，风湿关节痛，头痛，眩晕，水肿，胃痛，腰痛，腹泻，闭经，产后腹痛，产后风痛，乳腺炎，颈部淋巴结结核，骨结核，多发性脓肿，湿疹，跌打损伤等。

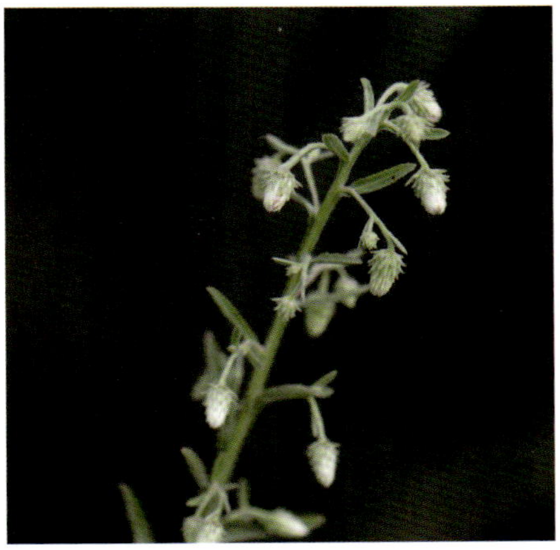
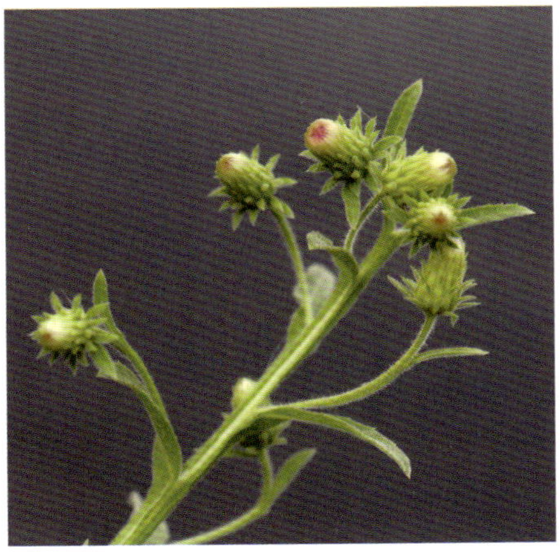
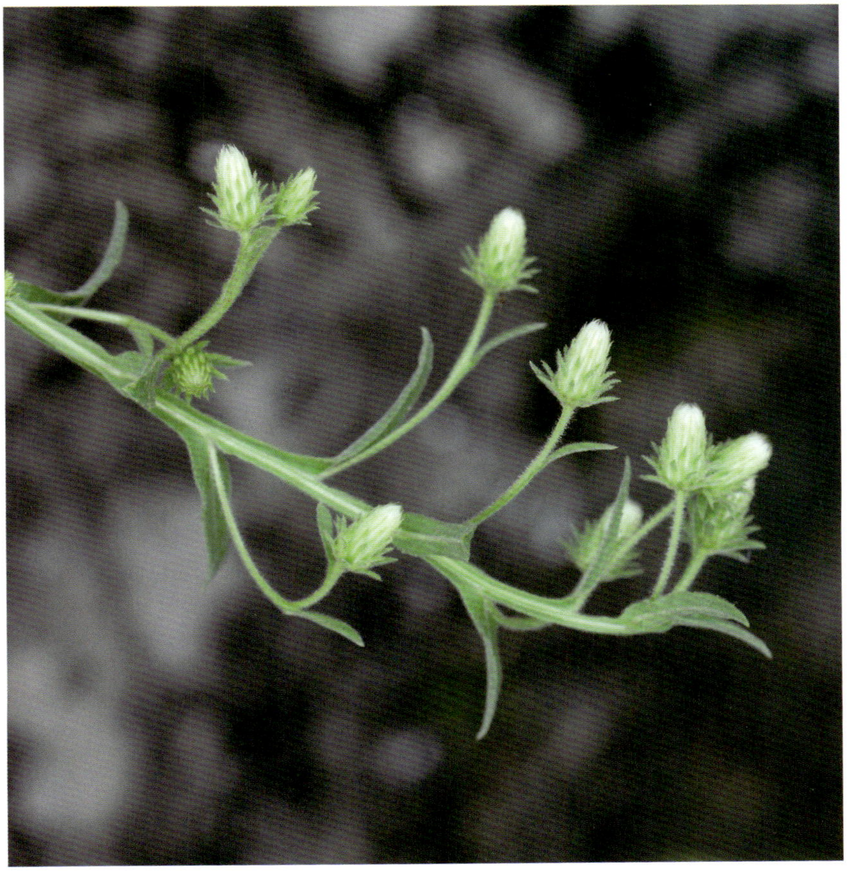

559. 大头橐吾 *Ligularia japonica* (Thunb.) Less.

分类位置 菊科 Asteraceae 橐吾属 *Ligularia* Cass.。

别　　名 猴巴掌，老鸦甲，望江南。

形态特征 多年生草本。根肉质，多数，粗壮。茎直立，上部被枯叶柄纤维。丛生叶与茎下部叶具柄，叶柄无翅，灰绿色，具紫斑，基部鞘状抱茎，叶片轮廓肾形，掌状 3～5 全裂，再作掌状浅裂，小裂片羽状或具齿，上面绿色，下面浅绿色，光滑，叶脉掌状；茎中上部叶较小，具短柄，鞘状抱茎；最上部叶无鞘，叶片掌状分裂。头状花序辐射状，2～8，排列成伞房状花序；花序梗被柔毛；总苞半球形，总苞片排列紧密，背部隆起，被白色柔毛，内层具宽膜质边缘。舌状花黄色，舌片长圆形；管状花多数，檐部筒形，冠毛与花冠管部等长。瘦果细圆柱形，具纵肋，光滑。花果期 4～9 月。

资源现状 生于山沟、路边、灌丛及林下，分布于上梅等地。资源量一般，民间少见药用，具有较好的观赏价值。

功效应用 根或全草：辛，微温；舒筋活血，解毒消肿；用于跌打损伤，无名肿毒，毒蛇咬伤等。

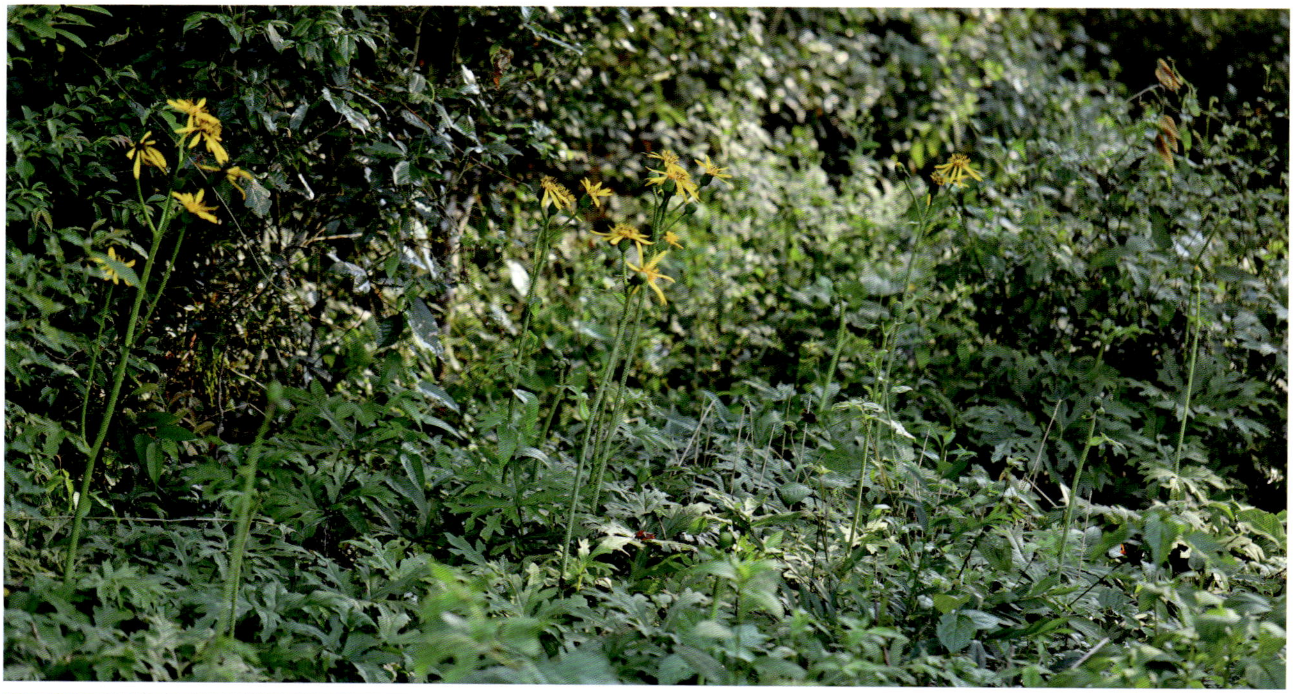

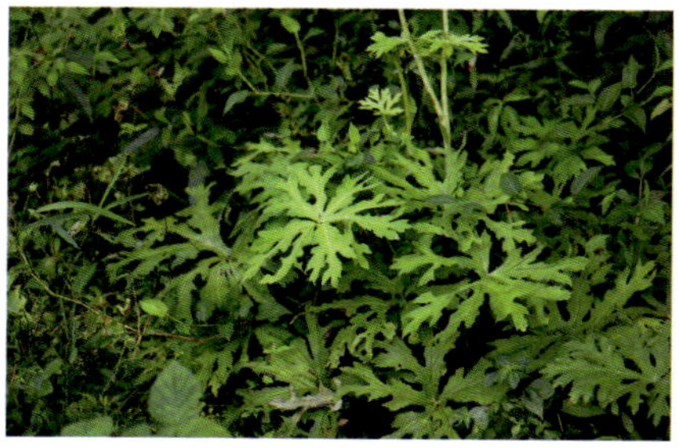

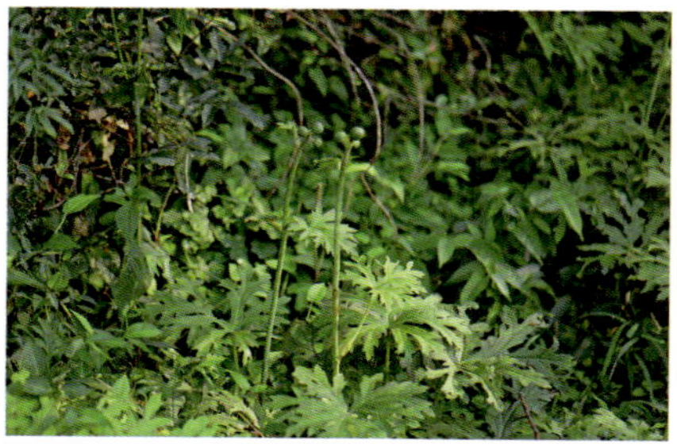

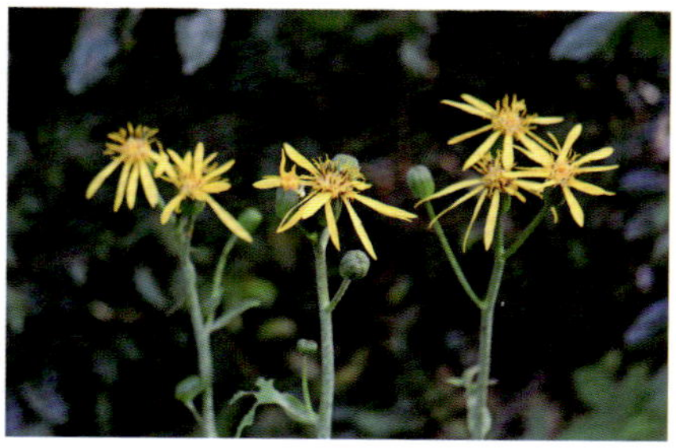

560. 鼠曲草 *Pseudognaphalium affine* (D. Don) Anderb

分类位置 菊科 Asteraceae 鼠曲草属 *Pseudognaphalium* Kirp.。

别　　名 鼠麹草，田艾，清明菜，拟鼠曲草。

形态特征 一年生草本。茎直立或基部发出的枝下部斜升，上部不分枝，被白色厚棉毛。叶无柄，匙状倒披针形或倒卵状匙形，基部渐狭，顶端圆，具刺尖头，两面被白色棉毛，上面常较薄，叶脉 1 条。头状花序，在枝顶密集成伞房花序，黄色至淡黄色；总苞钟形；总苞片 2～3 层，金黄色，膜质，外层倒卵形或匙状倒卵形，内层长匙形；花托中央稍凹入。雌花多数，花冠细管状，顶端扩大，3 齿裂。两性花较少，管状，檐部 5 浅裂。瘦果倒卵形，有乳头状突起。冠毛粗糙，污白色，易脱落，基部联合成 2 束。花期 1～4 月，8～11 月。

资源现状 多生于海拔 1000m 以下的房前屋后、田边、荒田中、空旷地及路旁草丛中，尤以稻田最为常见，全市各地常见。资源丰富，民间常以未开花前茎叶与米浆等混制成粿食用。

功效应用 全草：甘，平；止咳祛痰，健脾和胃；用于慢性支气管炎，水肿，胃痛，腹泻，蚕豆病，急性溶血症，鼻疔，对口疮等。

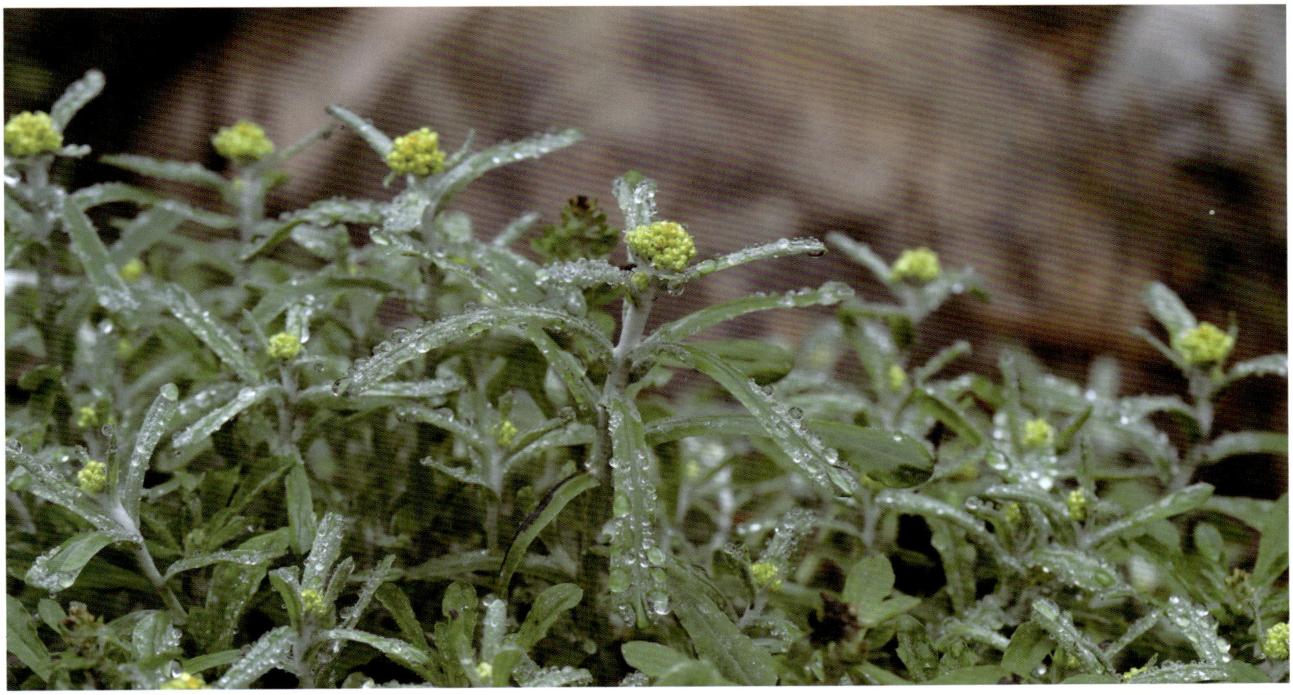

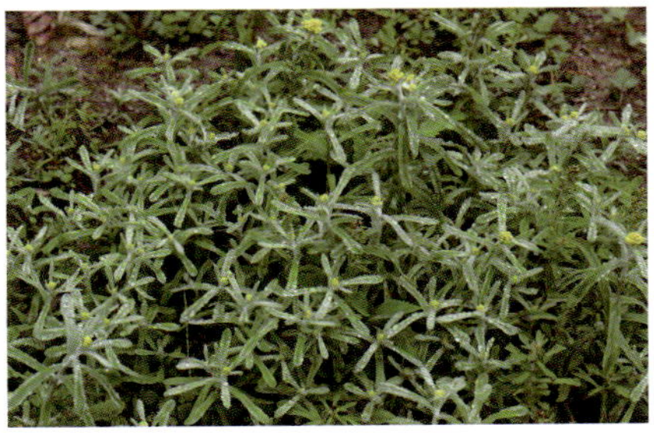

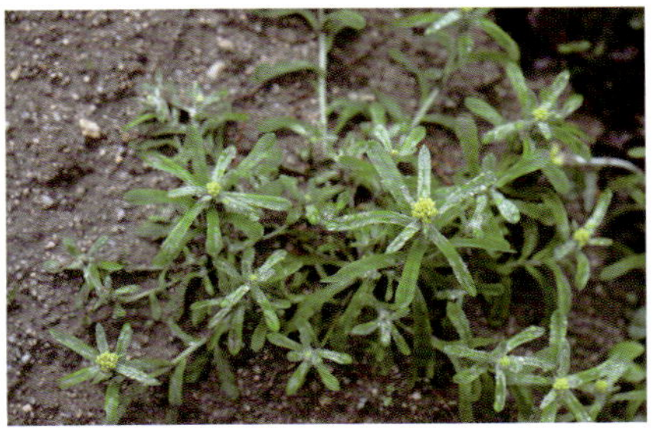

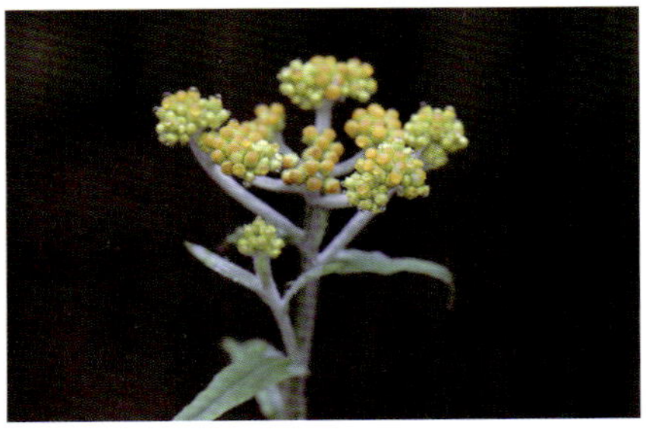

561. 华漏芦 *Rhaponticum chinense* (S. Moore) L. Martins & Hidalgo

分类位置 菊科 Asteraceae 漏芦属 *Rhaponticum* Vaill.。

别　　名 华麻花头，绿升麻，广升麻。

形态特征 多年生草本。根状茎短，生多数纺锤状直根。茎直立，上部分枝，全部茎枝被稀疏蛛丝毛或脱毛至无毛。中部茎叶椭圆形、卵状椭圆形或长椭圆形，基部楔形，有叶柄，上部叶小，无柄或几无柄，与中部茎叶同形。全部叶边缘有锯齿，两面粗糙，两面被多细胞短节毛及棕黄色的小腺点。头状花序少数，单生茎枝顶端，不呈明显的伞房花序。总苞碗状，上部无收缢。总苞片顶端圆形或钝，无针刺，染紫红色。小花两性，花冠紫红色，花冠裂片线形。瘦果长椭圆形，深褐色。冠毛褐色，多层，不等长；冠毛刚毛微锯齿状，分散脱落。

资源现状 生于海拔 400 ~ 1200m 的山坡草地、林下、灌丛中或路边，分布于岚谷、星村等地。资源量较少，民间少见药用，具有较好的观赏价值。

功效应用 根：甘、辛，微寒；升阳，散风，解毒，透疹；用于风热头痛，咽喉肿痛，斑疹不透，中气下陷，久泻脱肛，子宫下坠等。

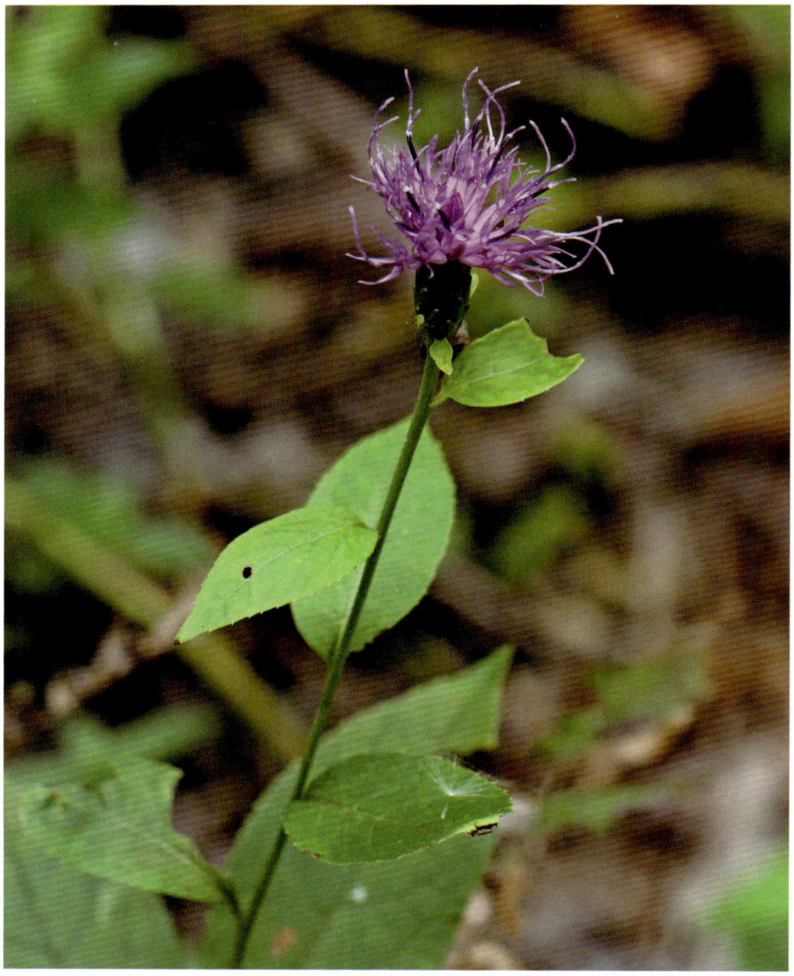
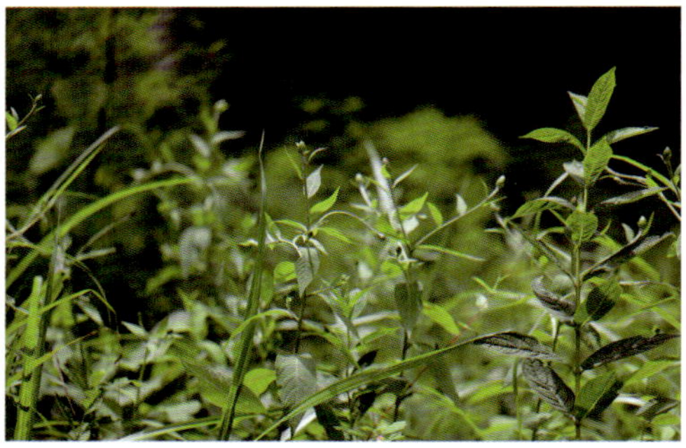
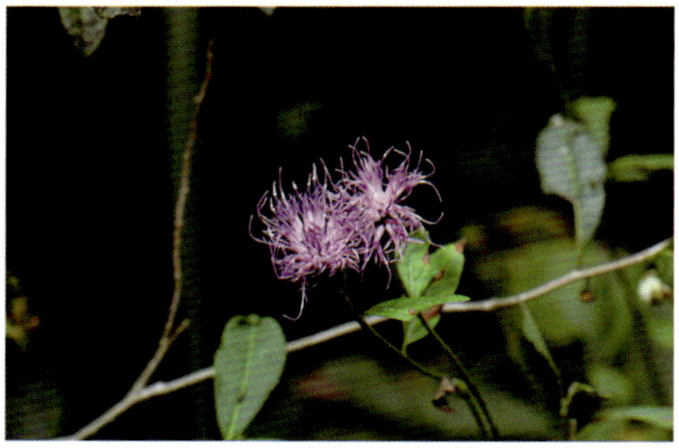
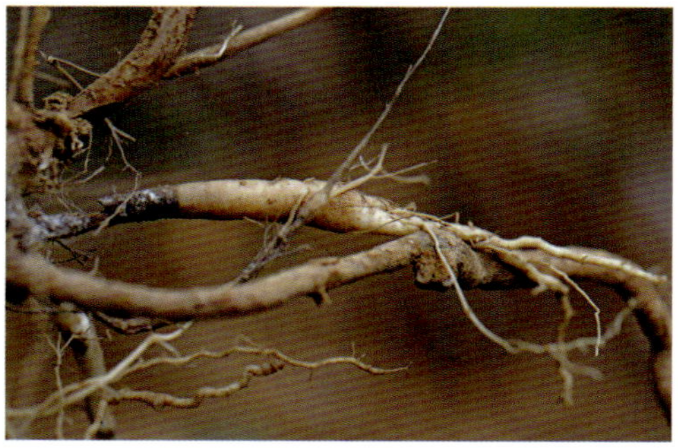

562. 千里光 *Senecio scandens* Buch.-Ham. ex D. Don

分类位置 菊科 Asteraceae 千里光属 *Senecio* L.。

别　　名 一扫光，九里明。

形态特征 多年生攀缘草本，根状茎木质。茎弯曲，多分枝。叶片卵状披针形至长三角形，顶端渐尖，基部宽楔形，通常具齿，两面被短柔毛至无毛；羽状脉，叶脉明显；叶柄具柔毛或近无毛，无耳或基部有小耳；上部叶较小，披针形或线状披针形，长渐尖。头状花序多数，在茎枝端排列成顶生复聚伞圆锥花序；分枝和花序梗被短柔毛；苞片线状钻形。总苞圆柱状钟形，苞片线状钻形，上端有缘毛状短柔毛。舌状花黄色，具3细齿；管状花多数；花冠黄色，檐部漏斗状；裂片卵状长圆形，上端有乳头状毛。瘦果圆柱形，被柔毛；冠毛白色。

资源现状 生于海拔1200m以下的林中、林缘、灌丛、山坡、草地、路边及河滩，全市各地常见。资源丰富，民间常以全草用于疔疮肿疖等。

功效应用 **地上部分（千里光）**：苦，寒；清热解毒，明目，利湿；用于痈肿疮毒，感冒发热，目赤肿痛，泄泻痢疾，皮肤湿疹。

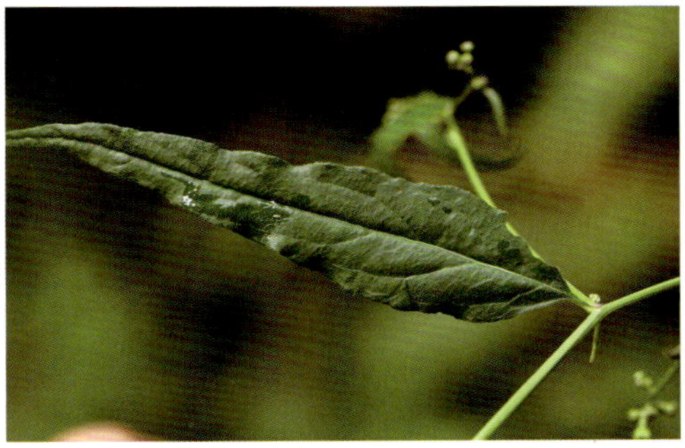

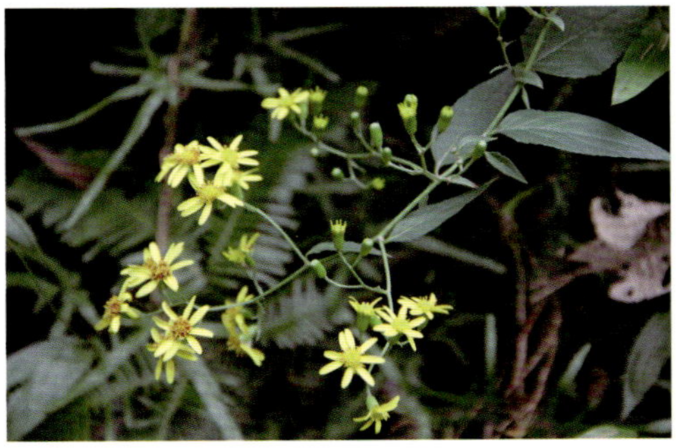

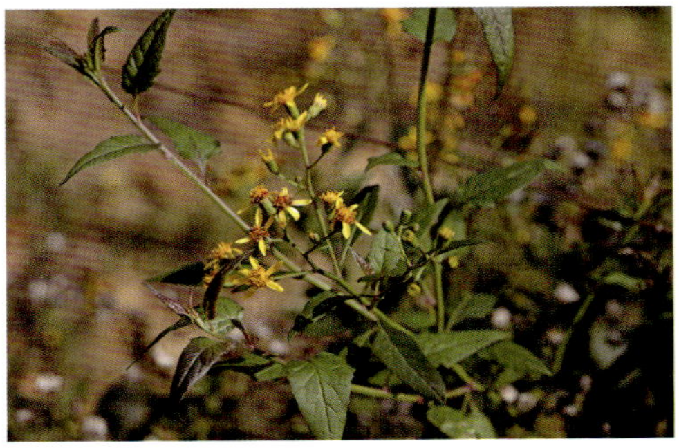

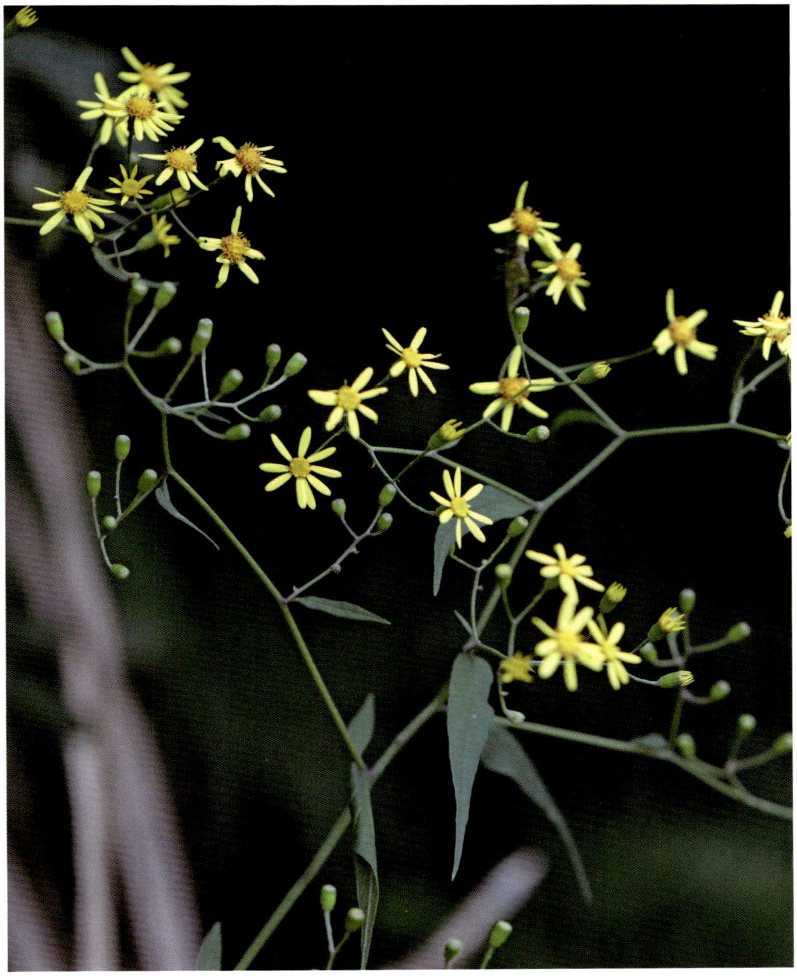

563. 豨　莶 *Sigesbeckia orientalis* L.

分类位置 菊科 Asteraceae 豨莶属 *Sigesbeckia* L.。

别　　名 豨莶草，粘糊菜，虾柑草。

形态特征 一年生草本。茎直立，常复二歧状分枝；全部分枝被灰白色短柔毛。基部叶花期枯萎；中部叶三角状卵圆形或卵状披针形，基部阔楔形，下延成具翼的柄，顶端渐尖，边缘有规则的浅裂或粗齿，纸质，具腺点，两面被毛，三出基脉，侧脉及网脉明显；上部叶渐小，卵状长圆形，边缘浅波状或全缘，近无柄。头状花序多数聚生于枝端，排列成具叶的圆锥花序；花梗生短柔毛；总苞阔钟状；总苞片 2 层，叶质。花黄色；两性管状花上部钟状。瘦果倒卵圆形，有 4 棱，顶端有灰褐色环状突起。花期 4 ~ 9 月，果期 6 ~ 11 月。

资源现状 多生于海拔 1200m 以下的山野空旷地、荒草地、林缘、路旁及田边的草丛中，全市各地常见。资源丰富，民间少见应用。

功效应用 **地上部分（豨莶草）**：苦、辛，寒；祛风湿，利关节，解毒；用于风湿痹痛，筋骨无力，腰膝酸软，四肢麻痹，半身不遂，风疹，湿疮。

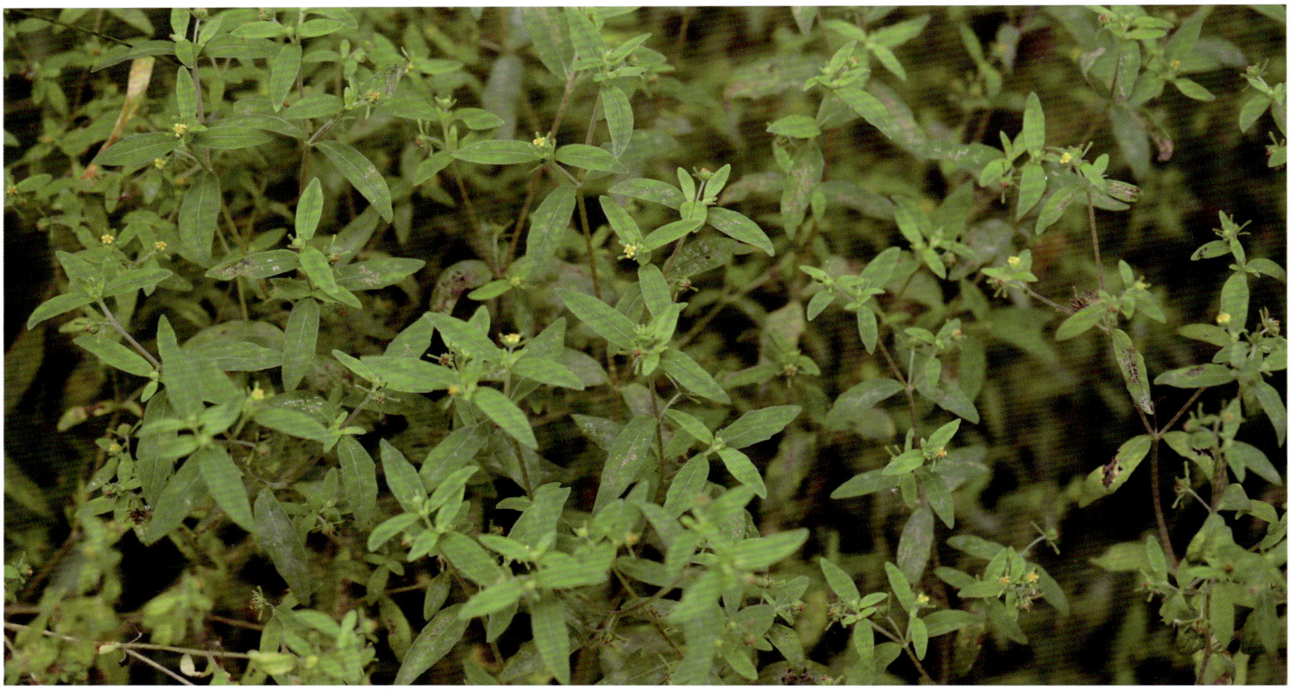

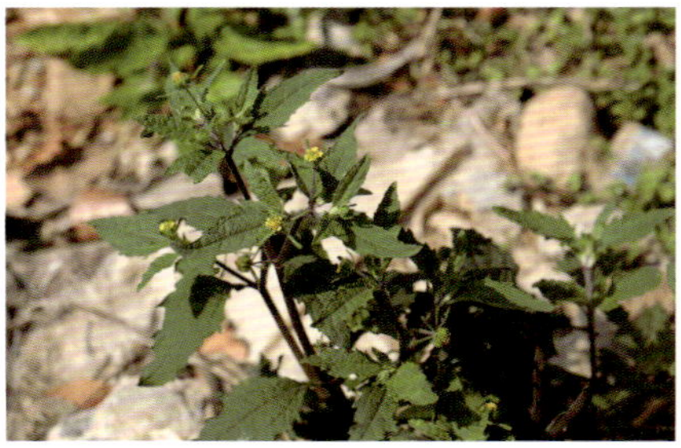

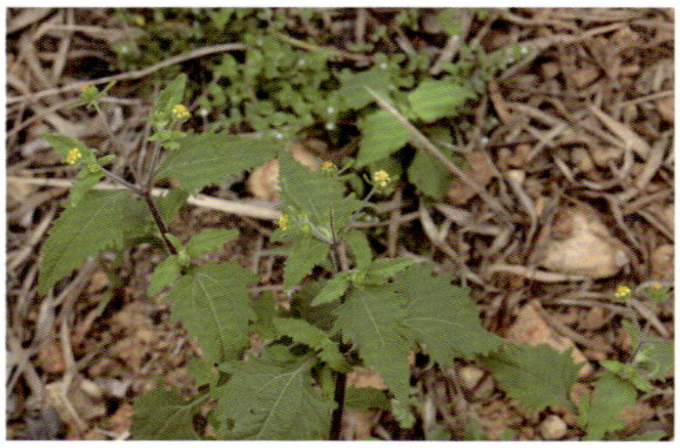

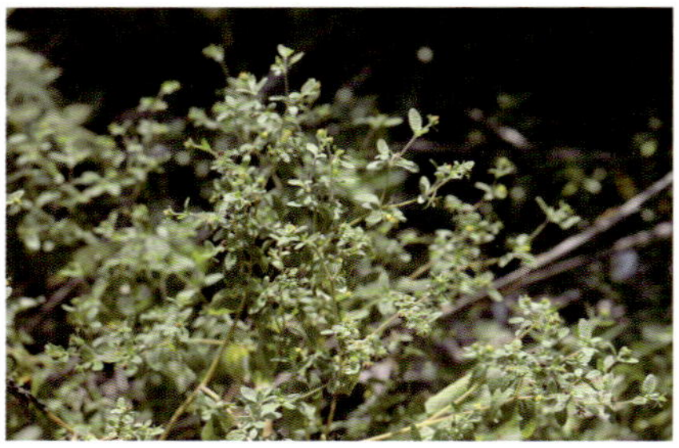

564. 一枝黄花　*Solidago decurrens* Lour.

分类位置　菊科 Asteraceae 一枝黄花属 *Solidago* L.。

别　　名　百根草，千根癀，黄花仔。

形态特征　多年生草本。茎直立，通常细弱，单生或少数簇生，不分枝或中部以上有分枝。中部茎叶椭圆形、长椭圆形、卵形或宽披针形，长 2 ~ 5cm，宽 1 ~ 1.5（2）cm，下部楔形渐窄，有具翅的柄，仅中部以上边缘有细齿或全缘；向上叶渐小；下部叶与中部茎叶同形，有长 2 ~ 4cm 或更长的翅柄。全部叶质地较厚，叶两面、沿脉及叶缘有短柔毛或下面无毛。头状花序较小，多数在茎上部排列成紧密或疏松的长 6 ~ 25cm 的总状花序或伞房圆锥花序。总苞片 4 ~ 6 层，披针形或披狭针形。舌状花舌片椭圆形。瘦果无毛。花果期 4 ~ 11 月。

资源现状　生于阔叶林缘、林下、灌丛及山坡草地，分布于五夫、洋庄等地。资源分布较零星，近年来采集较多，野生资源量明显下降，民间常以全草用于消肿止痛或毒虫咬伤等。

功效应用　**全草（一枝黄花）**：辛、苦，凉；清热解毒，疏散风热；用于喉痹，乳蛾，咽喉肿痛，疮疖肿毒，风热感冒。

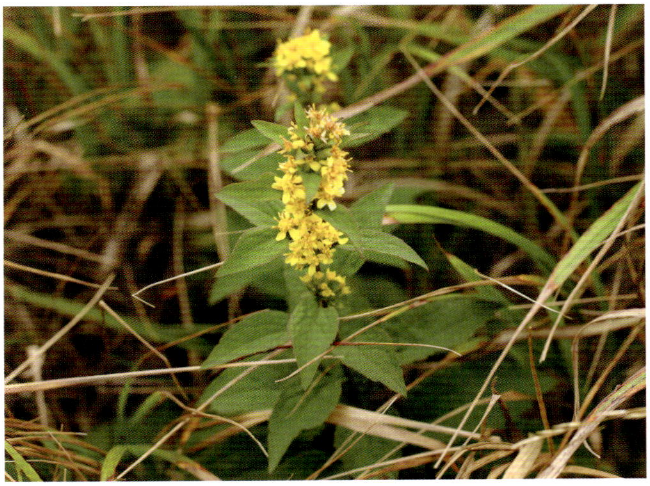

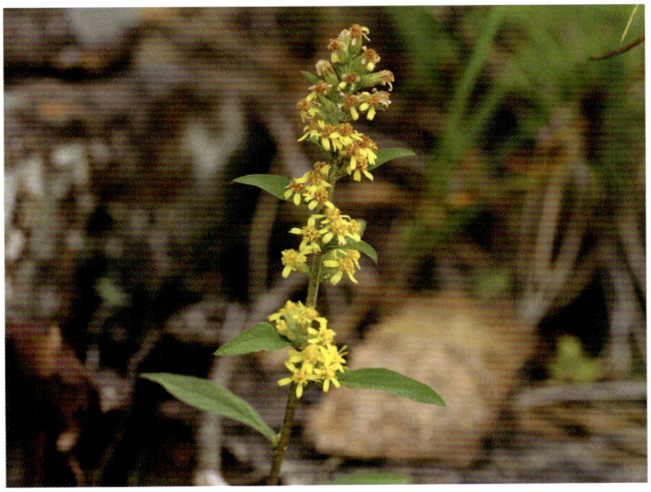

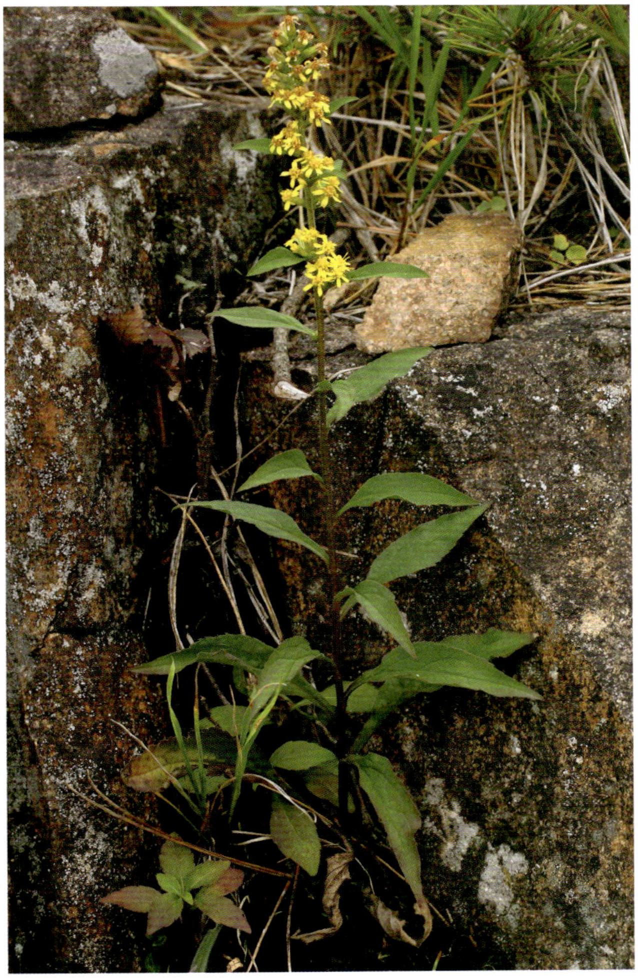

565. 苍　耳　*Xanthium strumarium* L.

分类位置　菊科 Asteraceae 苍耳属 *Xanthium* L.。

别　　名　苍子，猪耳，野茄，胡苍子。

形态特征　一年生草本。根纺锤状。茎直立，被灰白色糙伏毛。叶三角状卵形或心形，近全缘，顶端尖或钝，基部与叶柄连接处成相等的楔形，边缘有不规则粗锯齿，有三基出脉，侧脉弧形。雄性的头状花序球形，总苞片长圆状披针形，被短柔毛，托片倒披针形，顶端尖，花多数，花冠钟形；花药长圆状线形；雌性的头状花序椭圆形，外层总苞片披针形，被短柔毛，内层总苞片结合成囊状，宽卵形或椭圆形，绿色或淡黄绿色，在瘦果成熟时变坚硬，外面有疏生的具钩状的刺，基部微增粗，被柔毛，常有腺点。瘦果 2，倒卵形。

资源现状　多生于宅旁村边空旷地及田旁路边，全市各地极常见。资源丰富，民间少见药用。

功效应用　全草：苦、辛，微温，小毒；发汗散热，祛湿解毒；用于风湿关节痛，痢疾，荨麻疹，湿疹，癣，疥疮，皮肤瘙痒，痈，疔，疖，痔等。**带总苞的果实（苍耳子）**：辛、苦，温，有毒；散风寒，通鼻窍，祛风湿；用于风寒头痛，鼻塞流涕，鼻鼽，鼻渊，风疹瘙痒，湿痹拘挛。

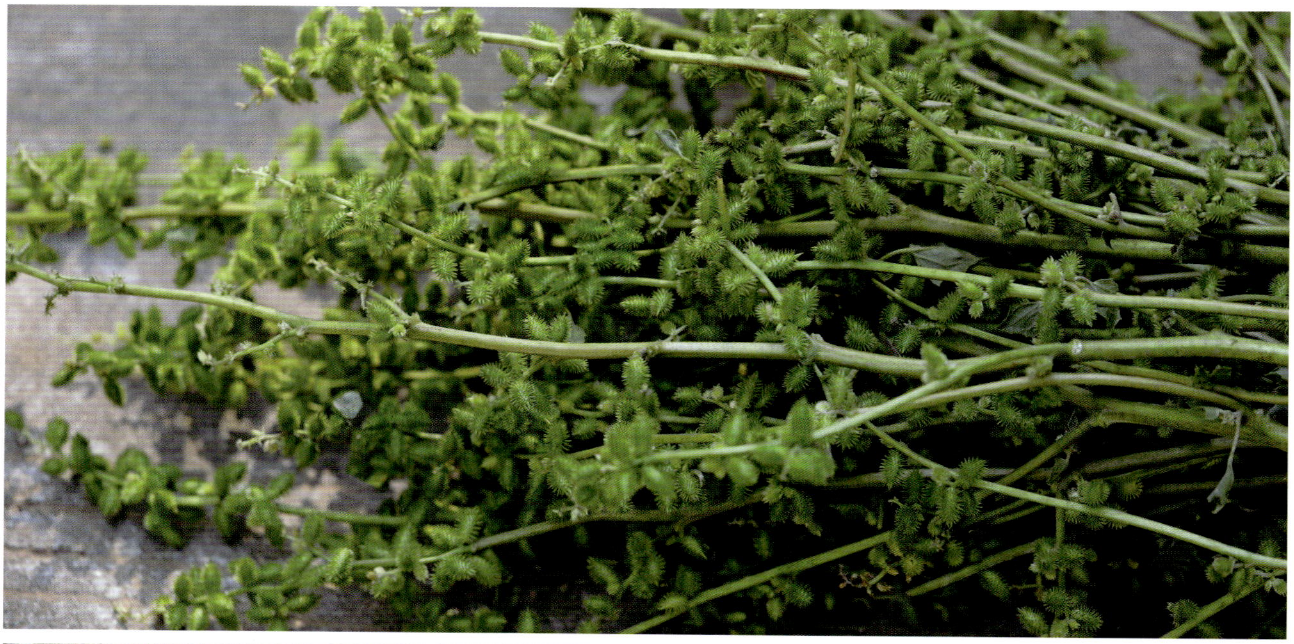

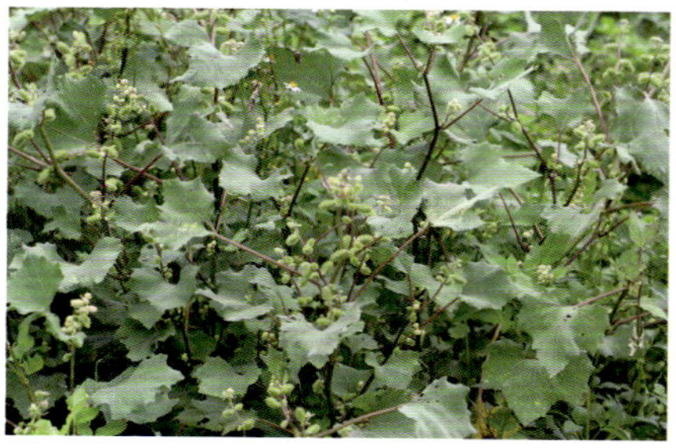

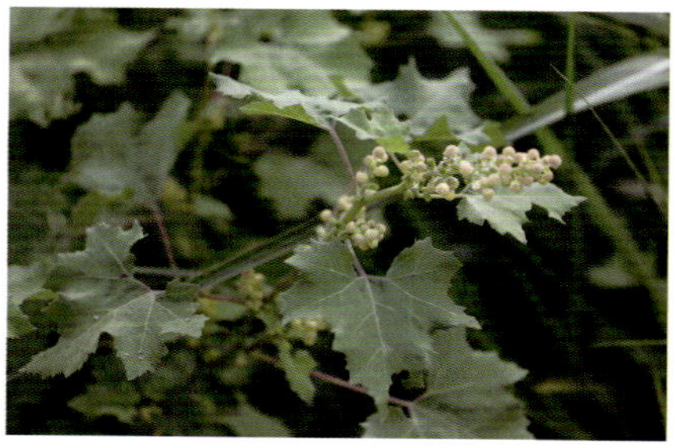

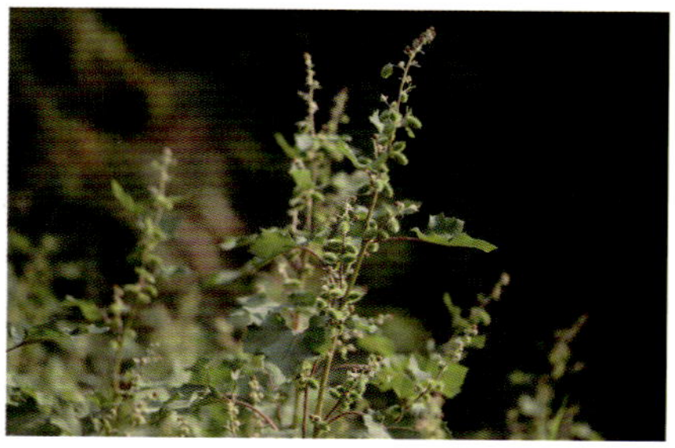

566. 接骨草 *Sambucus javanica* Reinw. ex Blume

分类位置 荚蒾科 Viburnaceae 接骨木属 *Sambucus* L.。

别　　名 陆英，蒴藋，八棱麻。

形态特征 高大草本或半灌木。茎有棱条，髓部白色。羽状复叶的托叶叶状或有时退化成蓝色的腺体；小叶互生或对生，狭卵形；顶生小叶卵形或倒卵形，基部楔形，有时与第一对小叶相连，小叶无托叶。复伞形花序顶生，大而疏散，总花梗基部托以叶状总苞片，分枝纤细，被黄色疏柔毛；杯形不孕性花不脱落，可孕性花小；萼筒杯状，萼齿三角形；花冠白色，仅基部联合，花药黄色或紫色；子房 3 室，花柱极短或几无，柱头 3 裂。果实红色，近圆形；核卵形，表面有小疣状突起。花期 4～5 月，果熟期 8～9 月。

资源现状 多生于海拔 100～900m 的山地沟边、林下或林缘荒地，也常栽培于村房屋边，全市各地常见。资源丰富，民间少量以根用于跌扑损伤等。

功效应用 根：甘、微苦，平；散瘀消肿，祛风活络；用于跌打损伤，扭伤肿痛，骨折疼痛，风湿关节痛等。茎，叶：甘淡、微苦，平；利尿消肿，活血止痛；用于肾炎水肿，腰膝酸痛；外用治跌打损伤等。

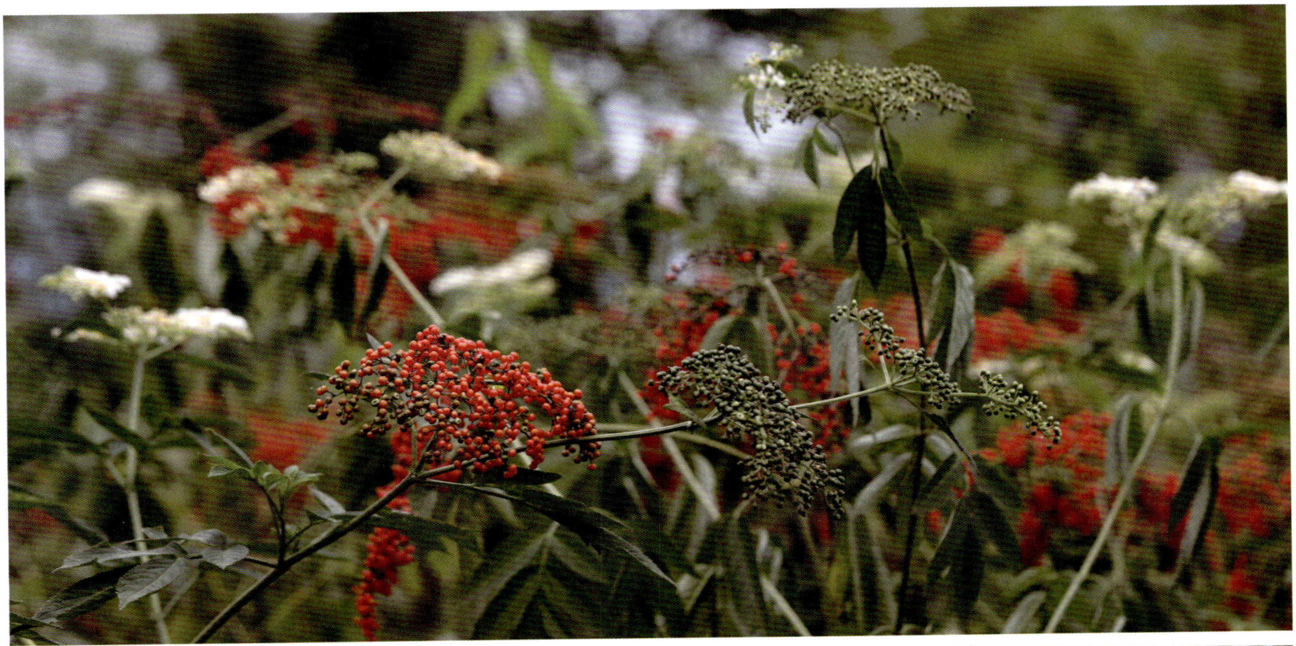

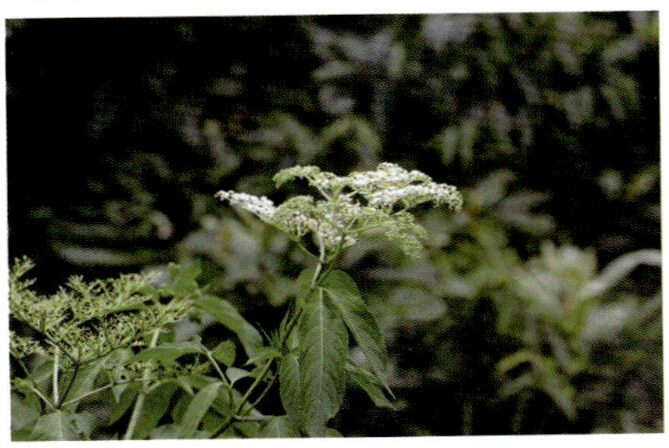

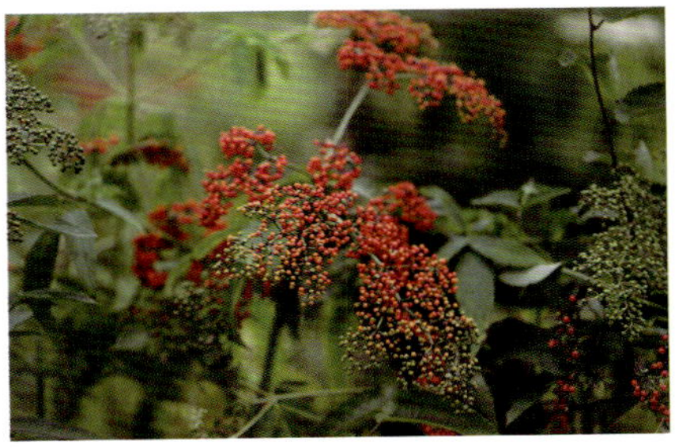

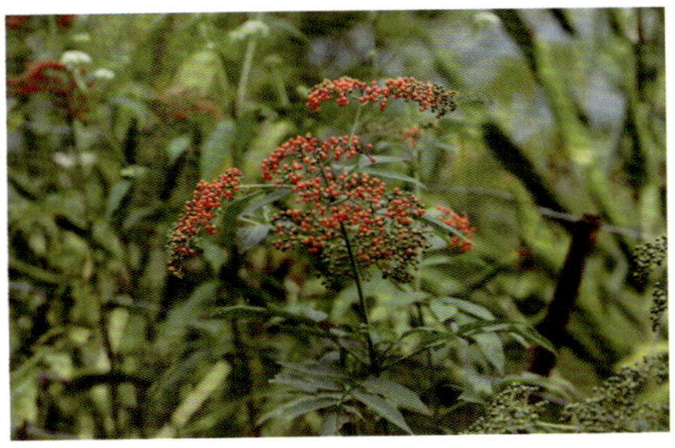

567. 蝴蝶戏珠花 *Viburnum plicatum* Thunb var. *tomentosum* (Thunb.) Miq.

分类位置 荚蒾科 Viburnaceae 荚蒾属 *Viburnum* L.。

别　　名 蝴蝶树，蝴蝶花，蝴蝶荚蒾。

形态特征 落叶灌木。当年小枝浅黄褐色，四角状；叶纸质，较狭，宽卵形或矩圆状卵形，两端有时渐尖，下面常带绿白色，侧脉 10 ~ 17 对。花序直径 4 ~ 10cm，外围有 4 ~ 6 朵白色、大型的不孕花，具长花梗，花冠不整齐 4 ~ 5 裂；中央可孕花直径约 3mm，花冠辐状，黄白色，裂片宽卵形，长约等于筒，雄蕊高出花冠，花药近圆形。果实先红色后变黑色，宽卵圆形或倒卵圆形，长 5 ~ 6mm，直径约 4mm；核扁，两端钝形，有 1 条上宽下窄的腹沟，背面中下部还有 1 条短的隆起之脊。花期 4 ~ 5 月，果熟期 8 ~ 9 月。

资源现状 生于海拔 350 ~ 1300m 的山坡、路旁、沟谷向阳处或近山顶竹林中，分布于岚谷、吴屯、星村等地。资源较丰富，民间少见药用，具有较好的观赏价值。

功效应用 根或枝条（蝴蝶树）：苦、酸、辛，微温；清热解毒，健脾消积；用于小儿疳积等。

注：目前亦有分类将其作为粉团的变型 *Viburnum plicatum* f. *tomentosum* 处理的。

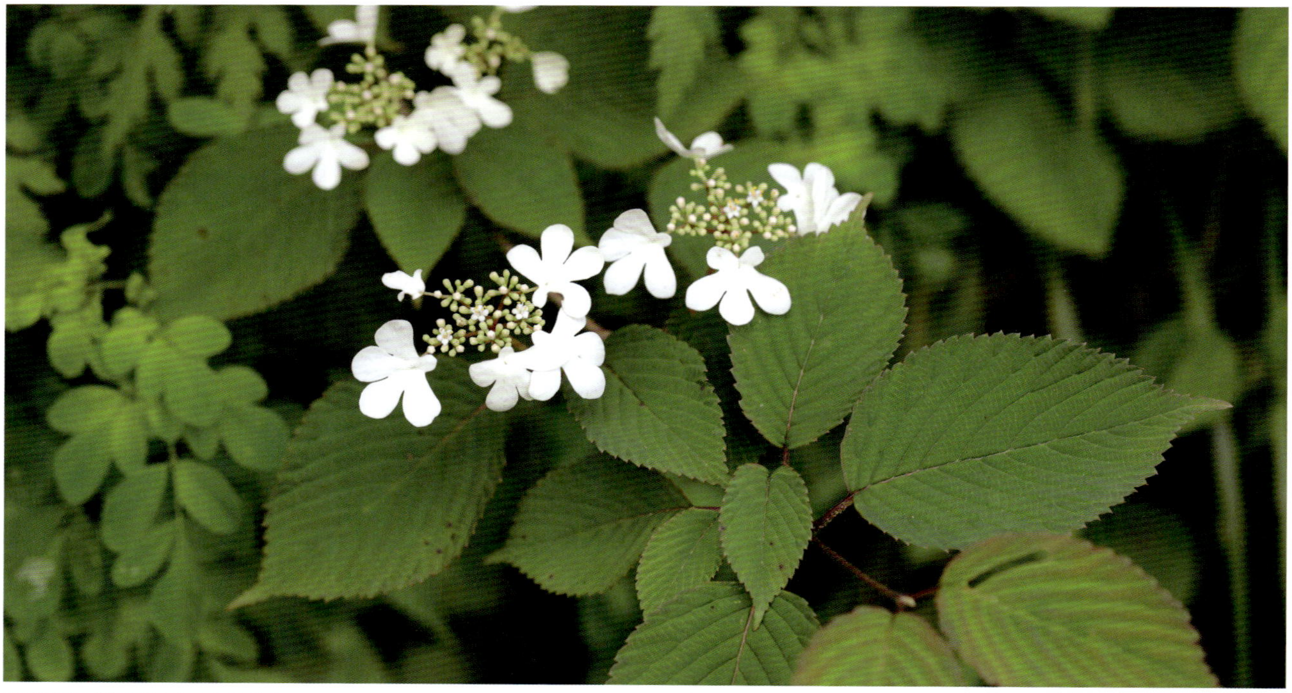

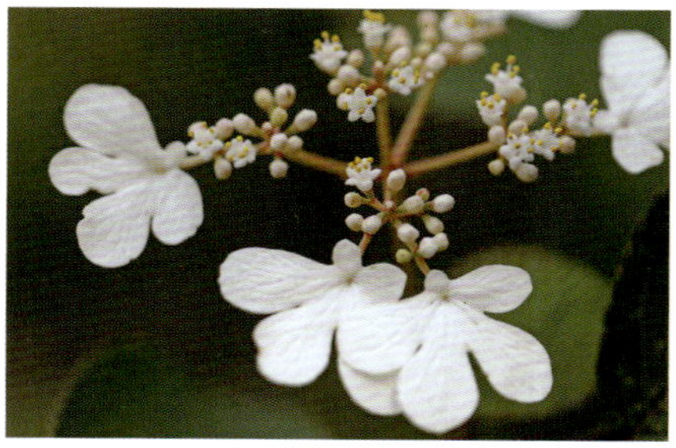

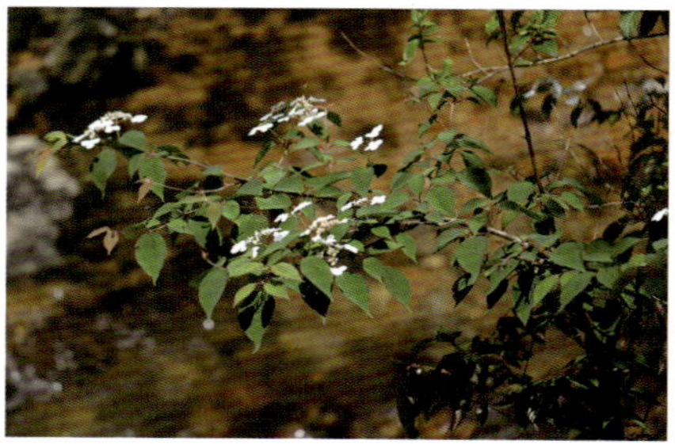

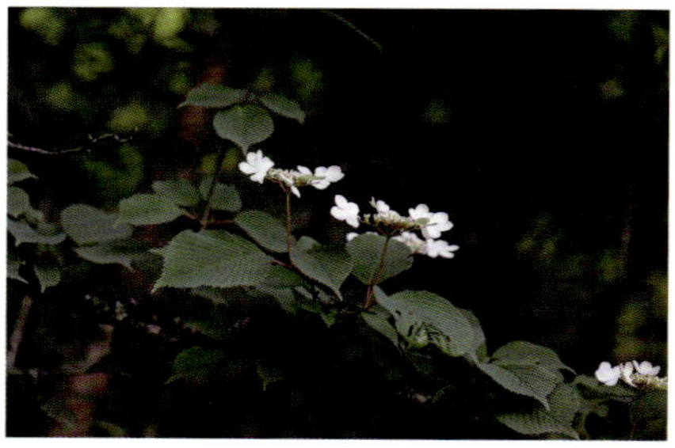

568. 淡红忍冬 *Lonicera acuminata* Wall.

分类位置　忍冬科 Caprifoliaceae 忍冬属 *Lonicera* L.。

别　　名　肚子银花，巴东忍冬，贵州忍冬，毛萼忍冬，短柄忍冬。

形态特征　落叶或半常绿藤本。幼枝、叶柄和总花梗均被疏或密、通常卷曲的棕黄色糙毛或糙伏毛，或仅着花小枝顶端有毛。叶薄革质至革质，卵状矩圆形、矩圆状披针形至条状披针形。双花在小枝顶集合成近伞房状花序；苞片钻形，比萼筒短或略较长，有少数短糙毛或无毛；小苞片宽卵形或倒卵形；萼筒椭圆形或倒壶形，萼齿卵形、卵状披针形至狭披针形或有时狭三角形；花冠黄白色而有红晕，漏斗状；雄蕊略高出花冠，花丝基部有短糙毛。果实蓝黑色，卵圆形；种子两面中部各有 1 凸起的脊。花期 6 ~ 7 月，果熟期 10 ~ 11 月。

资源现状　多生于海拔 1000m 以上的山地岩缝、苔藓矮林下或林缘灌丛中，分布于黄岗山等地。资源量一般，民间少见药用，具有较好的观赏价值。

功效应用　花蕾：甘，凉；清热解毒，通络；用于暑热感冒，咽喉痛，风热咳喘，泄泻，疮疡肿毒，丹毒等。

注：同属植物短柄忍冬 *Lonicera pampaninii* Lévl. 已并入本种，民间偶有以花作金银花药用。

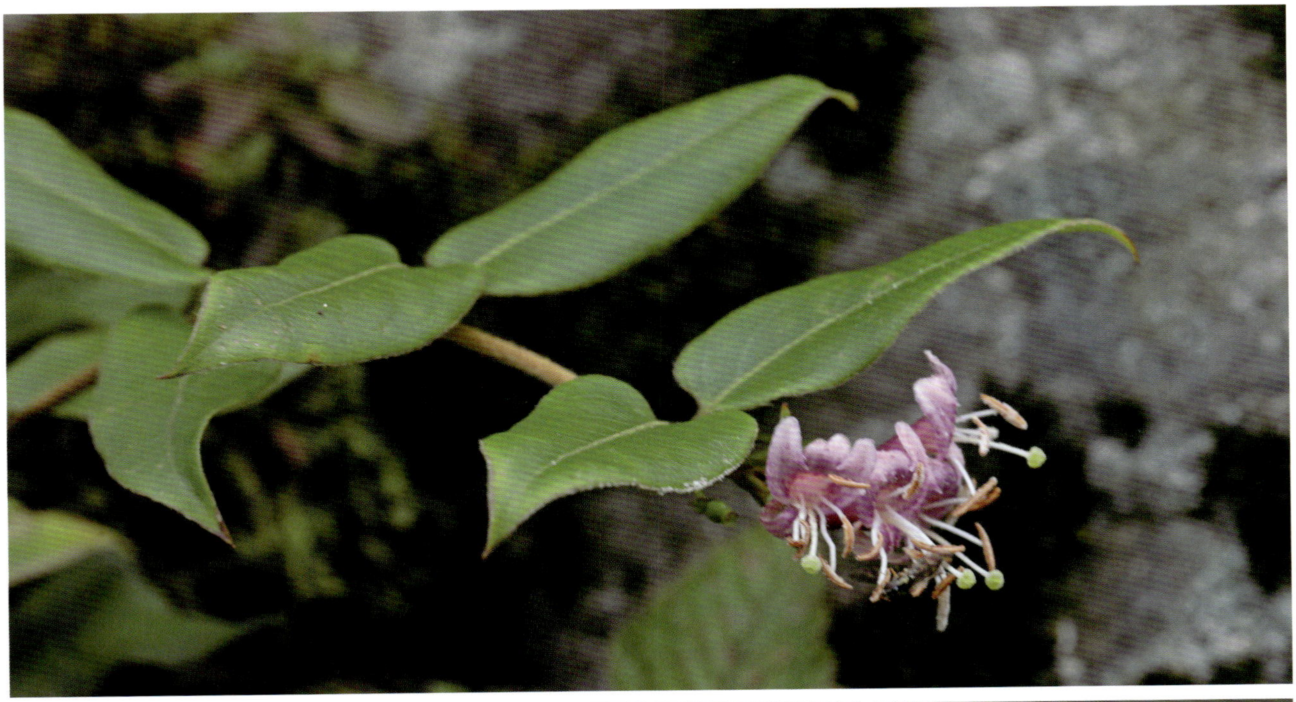

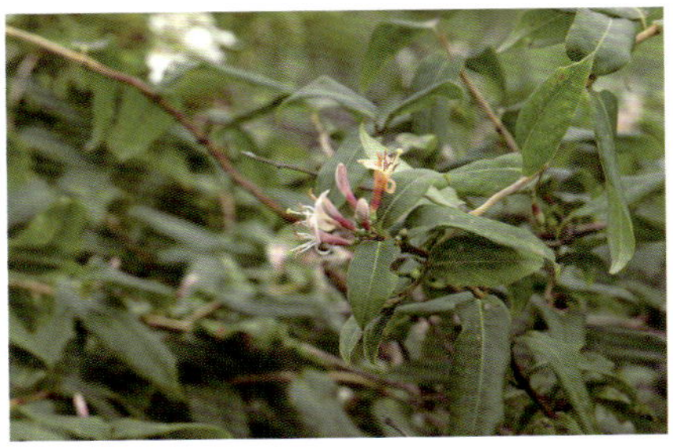

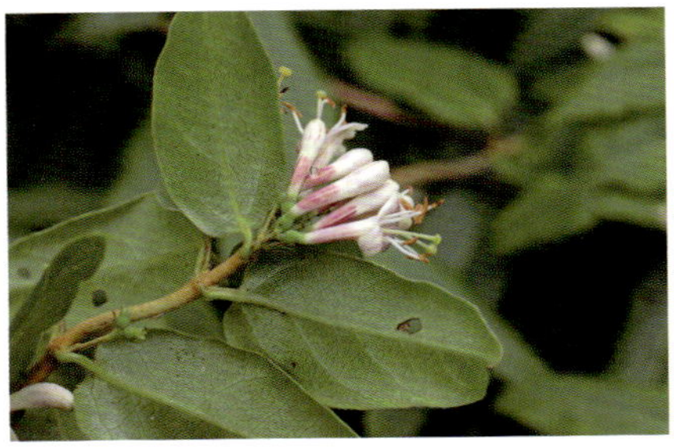

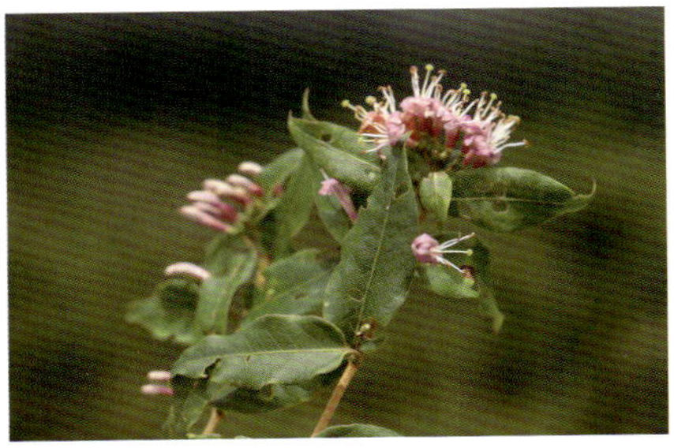

569. 菰腺忍冬 *Lonicera hypoglauca* Miq.

分类位置 忍冬科 Caprifoliaceae 忍冬属 *Lonicera* L.。

别　　名 山银花，大叶金银花，红腺忍冬。

形态特征 落叶藤本。幼枝、叶柄叶面、总花梗均密被上端弯曲的淡黄褐色短柔毛。叶纸质，卵形至卵状椭圆形，下面有无柄或具极短柄的黄色至橘红色蘑菇形腺。双花单生至多朵集生于侧生短枝上，或于小枝顶集合成总状；苞片条状披针形，与萼筒几等长；小苞片圆卵形或卵形，长约为萼筒的 1/3；萼齿三角状披针形，长为筒的 1/2 ~ 2/3；花冠白色，唇形，筒比唇瓣稍长，外面疏生倒微伏毛，常具腺；雄蕊与花柱均稍伸出。果实熟时黑色，近圆形；种子淡黑褐色，椭圆形，中部有凹槽及脊状凸起。花期 4 ~ 5（~ 6）月，果熟期 10 ~ 11 月。

资源现状 生于海拔 1000m 以下的山地林缘、溪边路旁及山坡灌丛中，全市各地较常见。资源较丰富，民间常以带枝叶的花或花蕾作为金银花药用，具有较好的观赏价值。

功效应用 **花蕾或带初开的花（山银花）**：甘，寒；清热解毒，疏散风热；用于痈肿疔疮，喉痹，丹毒，热毒血痢，风热感冒，温病发热。

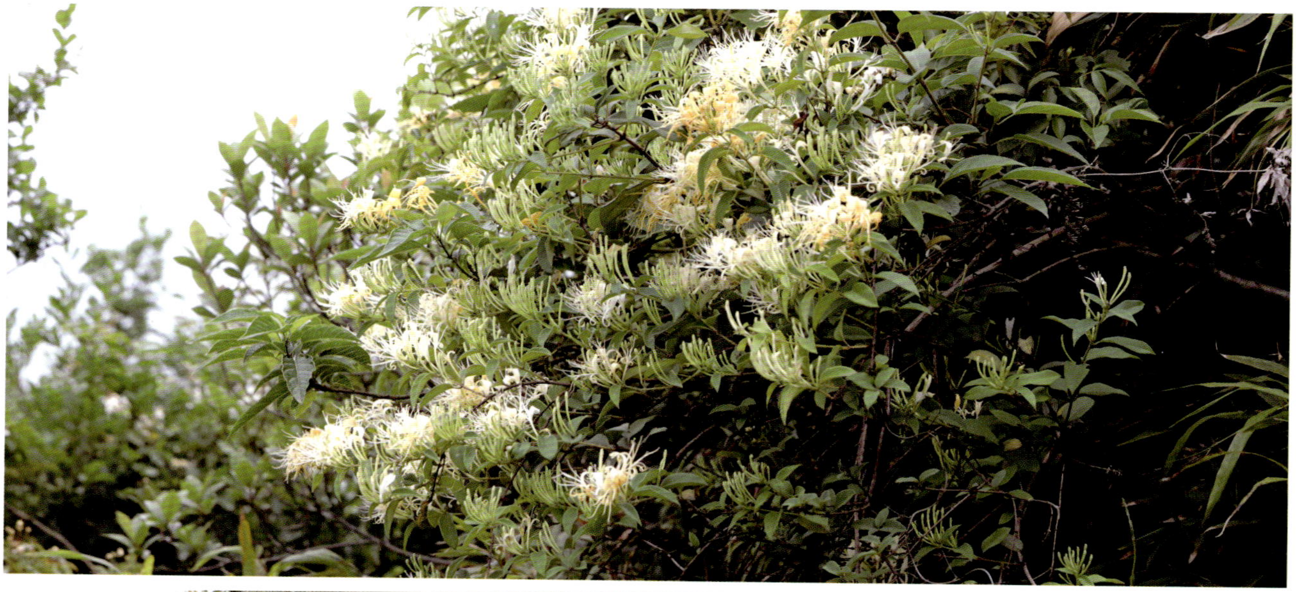

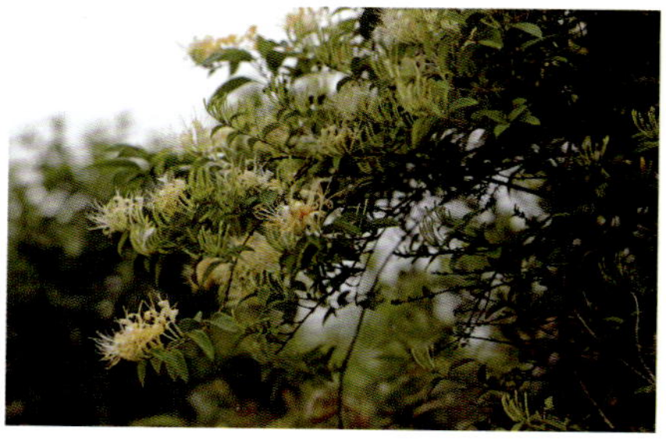

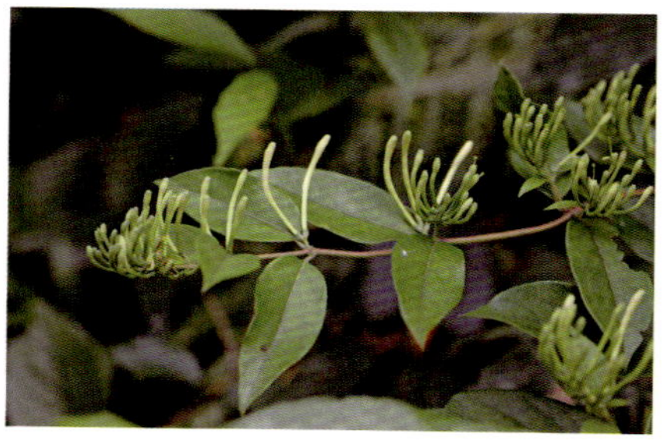

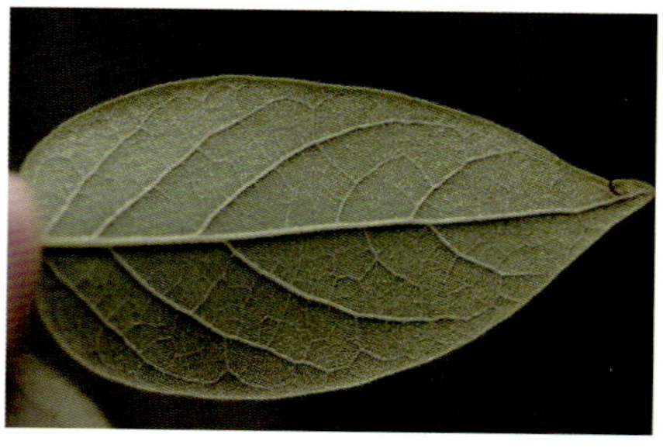

570. 忍　冬 *Lonicera japonica* Thunb.

分类位置 忍冬科 Caprifoliaceae 忍冬属 *Lonicera* L.。

别　　名 金银花，双花，鸳鸯藤，老翁须，子风藤。

形态特征 半常绿藤本。幼枝橘红褐色，毛被较密，老枝无毛，外皮易剥离。叶纸质，卵形至矩圆状卵形，小枝上部叶通常两面均密被短糙毛，下部叶常平滑无毛而下面多少带青灰色。总花梗通常单生于小枝上部叶腋，与叶柄等长或稍较短；萼筒无毛，萼齿长三角形，顶端尖而有长毛，外面和边缘都有密毛；花冠白色，唇形，筒稍长于唇瓣，外被多少倒生的开展或半开展糙毛和长腺毛，上唇裂片顶端钝形，下唇带状而反曲；雄蕊和花柱均高出花冠。果实圆形，熟时蓝黑色，有光泽；种子卵圆形或椭圆形，褐色，中部有 1 凸起的脊。花期 4 ~ 6 月（秋季亦常开花），果熟期 10 ~ 11 月。

资源现状 生于海拔 1500m 以下的山坡灌丛、溪沟边或路旁，或栽培，全市各地较常见。资源较丰富，民间常以花或花蕾泡茶饮用或以带枝叶的花或花蕾等用于清热解毒，具有较好的观赏价值。

功效应用 **茎枝（忍冬藤）**：甘，寒；清热解毒，疏风通络；用于温病发热，热毒血痢，痈肿疮疡，风湿热痹，关节红肿热痛等。**花蕾或带初开的花（金银花）**：甘，寒；清热解毒，疏散风热；用于痈肿疔疮，喉痹，丹毒，热毒血痢，风热感冒，温病发热。

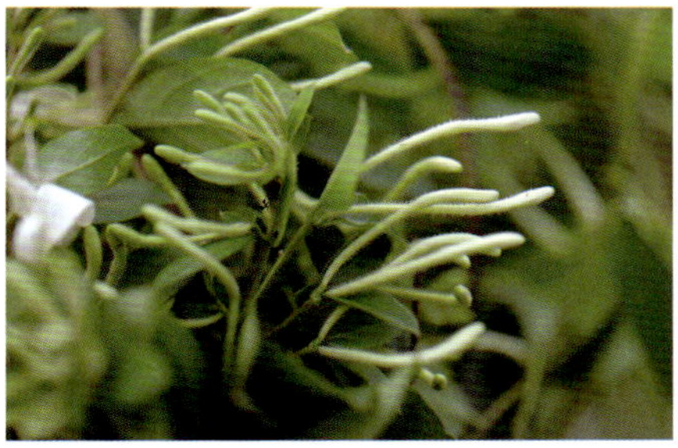
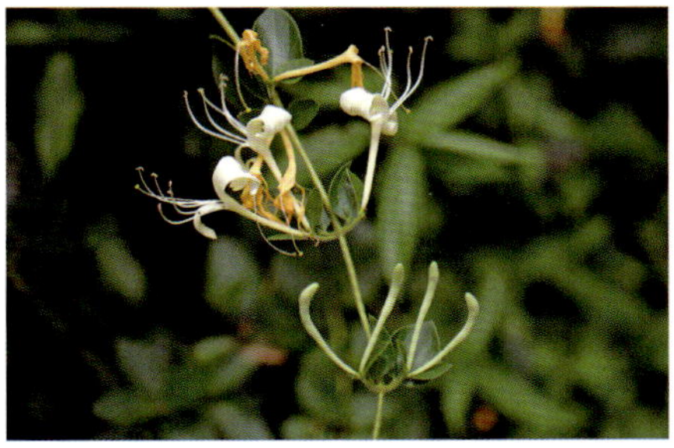
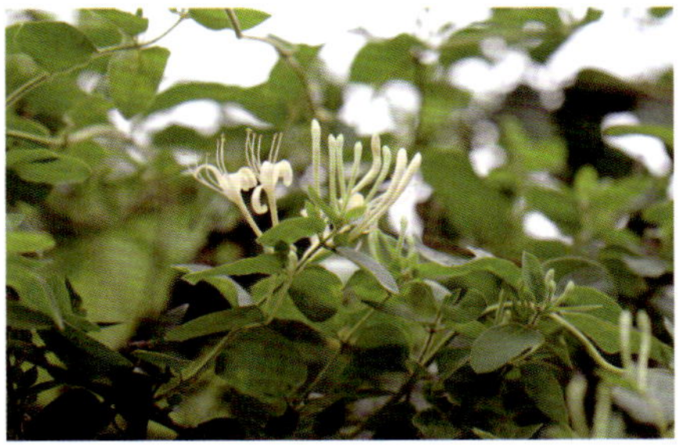
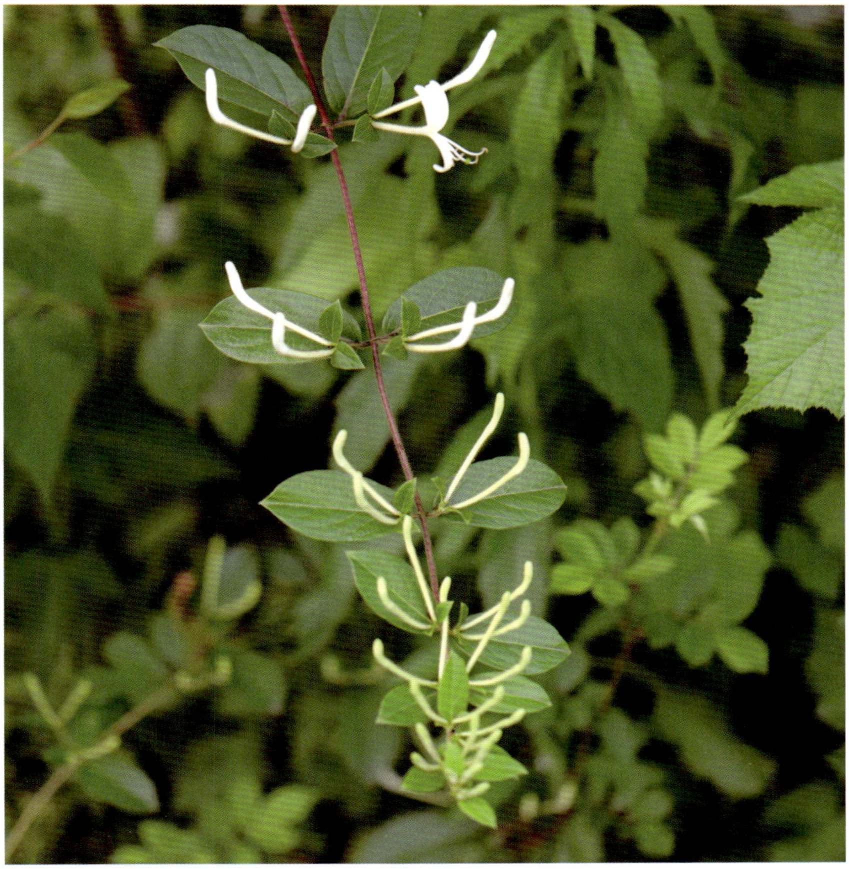

571. 攀倒甑 *Patrinia villosa* (Thunb.) Juss.

分类位置 忍冬科 Caprifoliaceae 败酱属 *Patrinia* Juss.。

别　　名 白花败酱草，苦菜，苦斋。

形态特征 多年生草本。地下根状茎长而横走；茎密被白色倒生粗毛。基生叶丛生，叶片卵形；茎生叶对生，与基生叶同形。聚伞花序组成顶生圆锥花序或伞房花序，分枝达 5 ~ 6 级，花序梗密被长粗糙毛或仅二纵列粗糙毛；总苞叶卵状披针形；花萼小，萼齿 5，浅波状或浅钝裂状，被短糙毛；花冠钟形，白色，5 深裂，裂片不等形，蜜囊顶端的裂片常较大，冠筒常比裂片稍长，内面有长柔毛，筒基部一侧稍囊肿；雄蕊 4；子房下位，花柱较雄蕊稍短。瘦果倒卵形，与宿存增大苞片贴生；果苞倒卵形。花期 8 ~ 10 月，果期 9 ~ 11 月。

资源现状 生于山坡、林缘杂草丛中，全市各地常见。资源丰富，民间多采基生叶作为野菜食用，但胃寒者不宜多食。

功效应用 全草：苦，凉；清热解毒，排脓；用于急性阑尾炎，胃溃疡，肠伤寒，肺结核，咽喉痛，痢疾，产后瘀血痛，小儿惊风，痈，疔，外伤肿痛等。

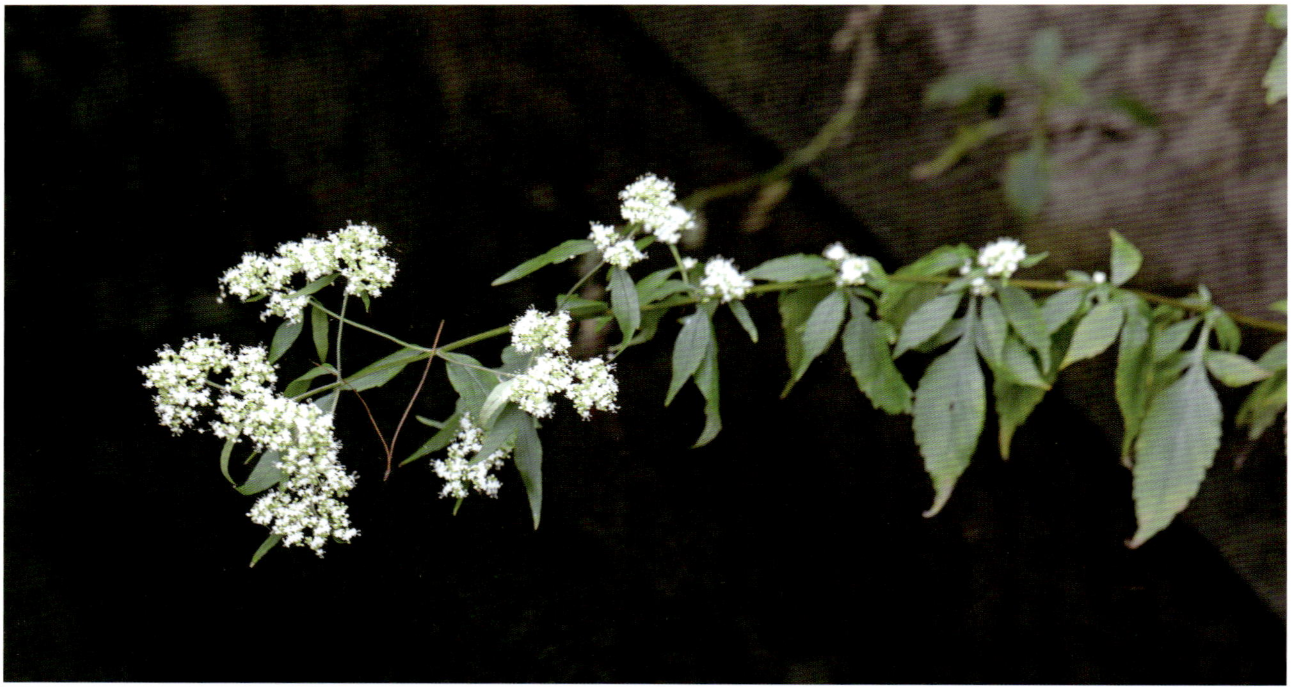

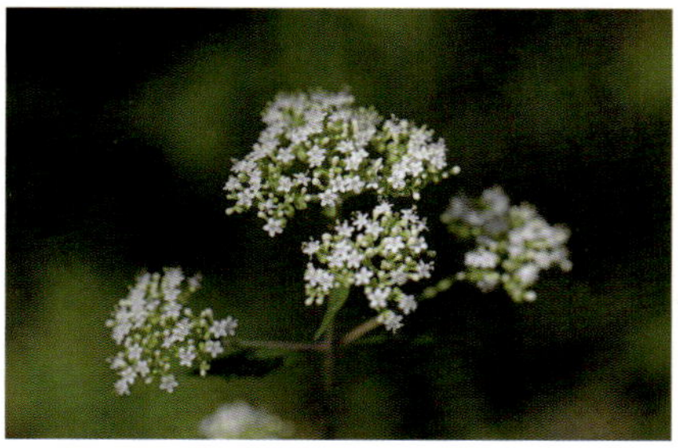

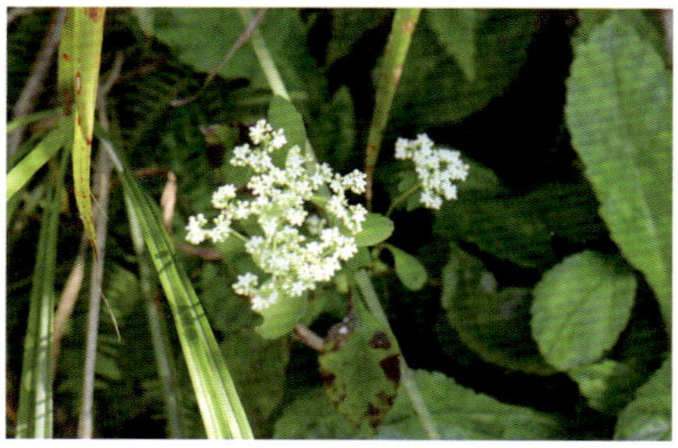

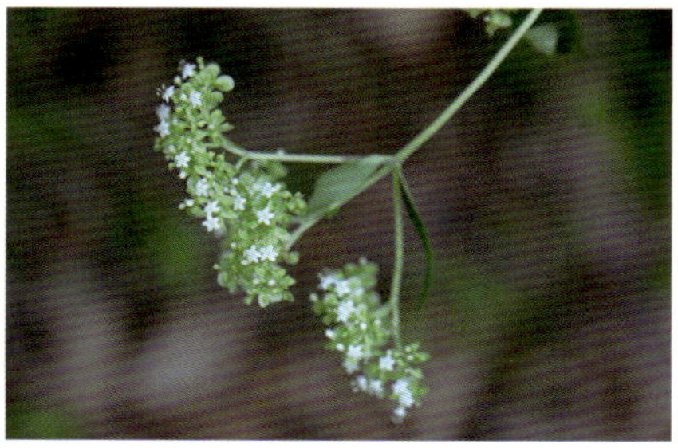

572. 半边月 *Weigela japonica* Thunb. var. *sinica* (Rehd.) Bailey

分类位置 忍冬科 Caprifoliaceae 锦带花属 *Weigela* Thunb.。

别　　名 水马桑，木绣球，琼花。

形态特征 落叶灌木，高达 6m。叶长卵形至卵状椭圆形，顶端渐尖至长渐尖，基部阔楔形至圆形，边缘具锯齿，上面疏生短柔毛，下面密生短柔毛；叶柄长有柔毛。单花或具 3 朵花的聚伞花序生于短枝的叶腋或顶端；萼齿条形，深达萼檐基部，被柔毛；花冠白色或淡红色，花开后逐渐变红色，漏斗状钟形，外面疏被短柔毛或近无毛，筒基部呈狭筒形，中部以上突然扩大，裂片开展，近整齐，无毛；花丝白色，花药黄褐色；花柱细长，柱头盘形，伸出花冠外。果实长顶端有短柄状喙，疏生柔毛；种子具狭翅。花期 4 ~ 5 月。

资源现状 多生于海拔 650m 以上的山地林缘、灌丛及沟谷溪边，分布于岚谷、吴屯、星村、洋庄等地。资源较丰富，民间少见药用，具有较好的观赏价值。

功效应用 根（水马桑）：甘，平；益气，健脾；用于气虚食少，消化不良等。枝叶：苦，寒；清热解毒；用于痈疽，疮疖等。

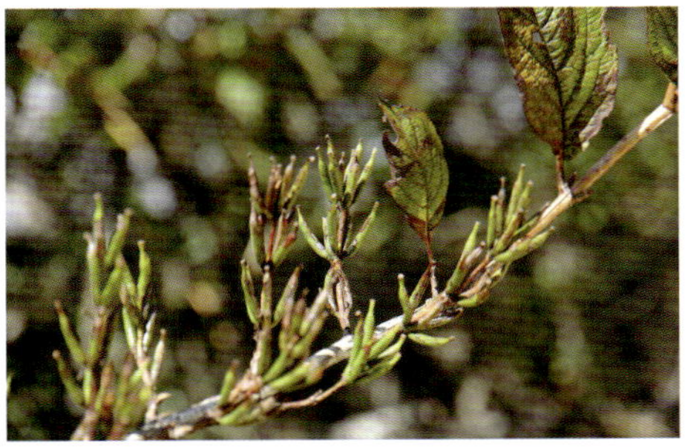
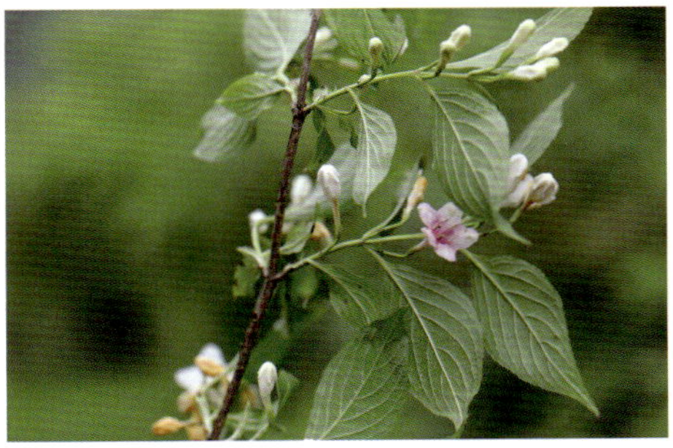
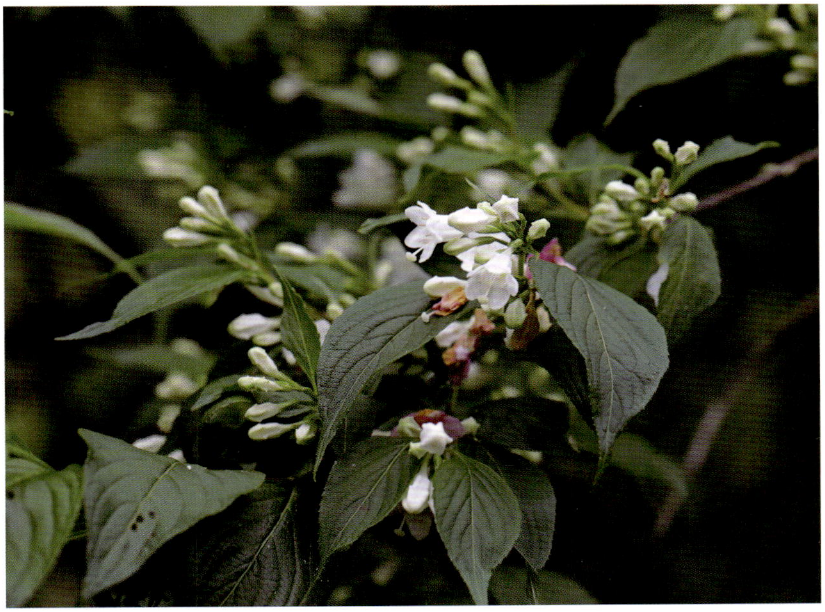
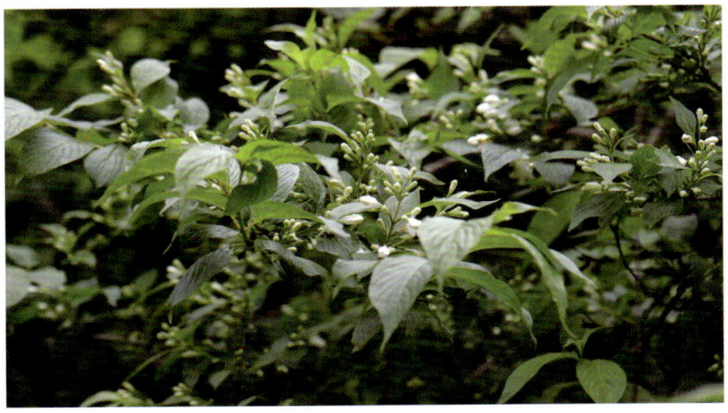
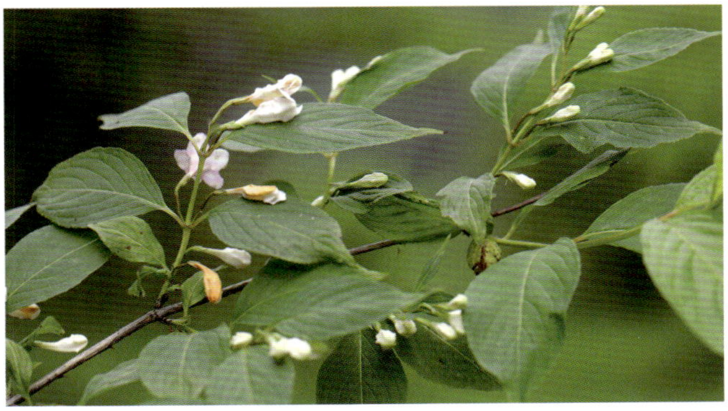

573. 海金子 *Pittosporum illicioides* Mak.

分类位置 海桐(花)科 Pittosporaceae 海桐属 *Pittosporum* Banks ex Gaertn.。

别　　名 崖花子，崖花海桐，狭叶海金子，岩栀。

形态特征 常绿灌木，高达5m。嫩枝无毛，老枝有皮孔。叶生于枝顶，3～8片簇生呈假轮生状，薄革质，倒卵状披针形或倒披针形，先端渐尖，基部窄楔形；伞形花序顶生，有花2～10朵，花梗纤细，无毛，常向下弯；苞片细小，早落；萼片卵形，长2mm，先端钝，无毛；花瓣长8～9mm；雄蕊长6mm；子房长卵形，被糠秕或有微毛，子房柄短；侧膜胎座3个，每个胎座有胚珠5～8个，生于子房内壁的中部。蒴果近圆形，略三角形稍三角形，或有纵沟3条，果瓣薄木质；种子8～15个，种柄短而扁平；果梗纤细，常向下弯。

资源现状 生于林缘、林中或沟谷岩隙间，全市各山区较常见。资源量丰富，民间偶见以其根或根皮用于祛风湿等，具有较好的观赏价值。

功效应用 根：苦、微甘，凉；清热利湿，宁心益肾；用于失眠，遗精，肝炎等。

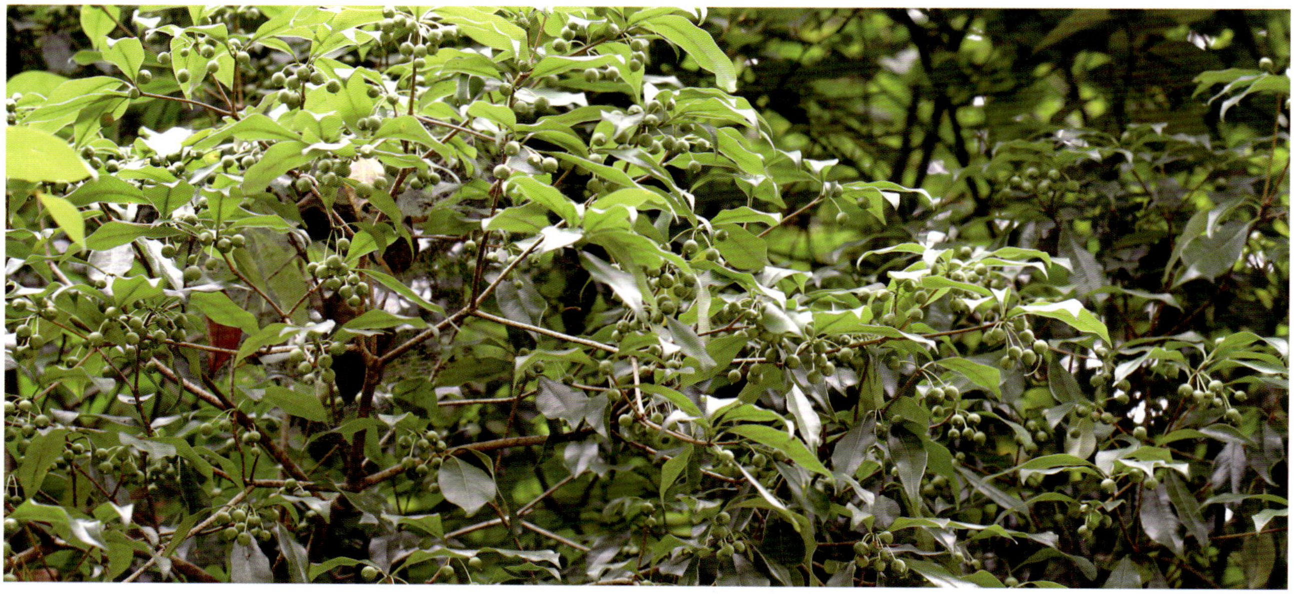

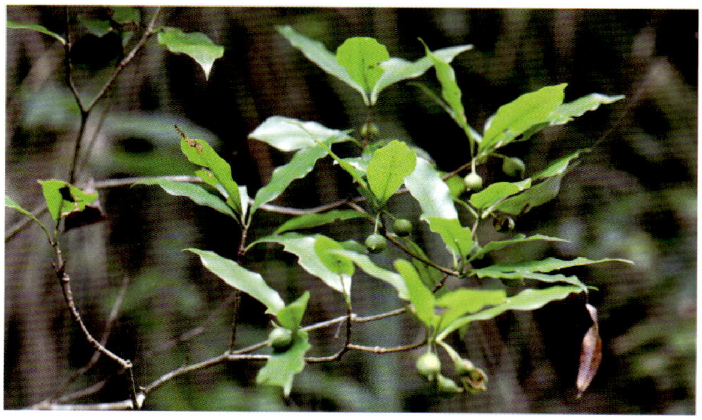

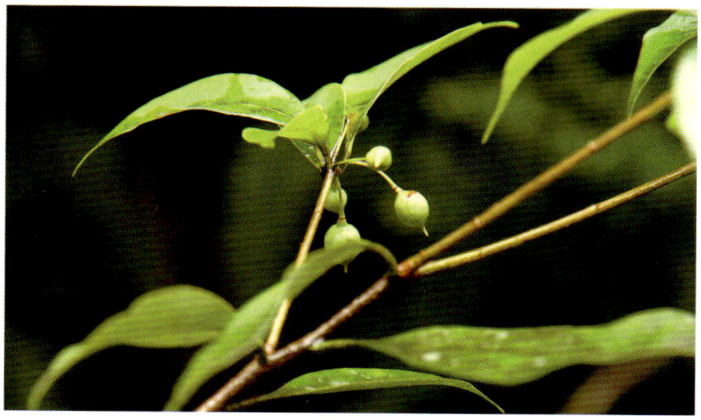

574. 食用土当归　*Aralia cordata* Thunb.

分类位置　五加科 Araliaceae 楤木属 *Aralia* L.。

别　　名　食用楤木，土当归。

形态特征　多年生草本或亚灌木。地下有长圆柱状根茎；地上茎粗壮，基部直径可达 2cm。叶为二回或三回羽状复叶；叶柄无毛或疏生短柔毛；托叶和叶柄基部合生，先端离生部分锥形，边缘有纤毛；小叶片膜质或薄纸质，长卵形至长圆状卵形。圆锥花序大，顶生或腋生，稀疏；分枝少，着生数个总状排列的伞形花序；伞形花序直径 1.5 ~ 2.5cm，有花多数或少数；总花梗有短柔毛；苞片线形；花梗通常丝状，有短柔毛；花白色；萼无毛，边缘有 5 个三角形尖齿；花瓣 5，卵状三角形，开花时反曲；雄蕊 5；子房 5 室；花柱 5，离生。果实球形，紫黑色，有 5 棱。花期 7 ~ 8 月，果期 9 ~ 10 月。

资源现状　生于海拔 600 ~ 1600m 的林荫下或山坡草丛中，分布于岚谷、星村等地。资源量一般，嫩叶可食用，民间少见药用，具有较好的观赏价值。

功效应用　根状茎：辛、苦，温；祛风燥湿，活血止痛，消肿；用于风湿腰腿痛，腰肌劳损等。

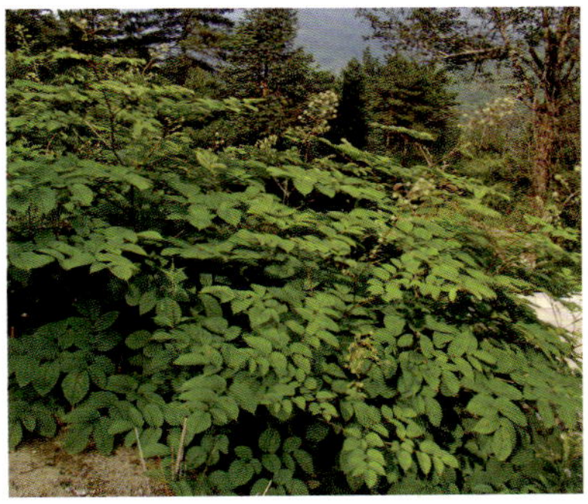
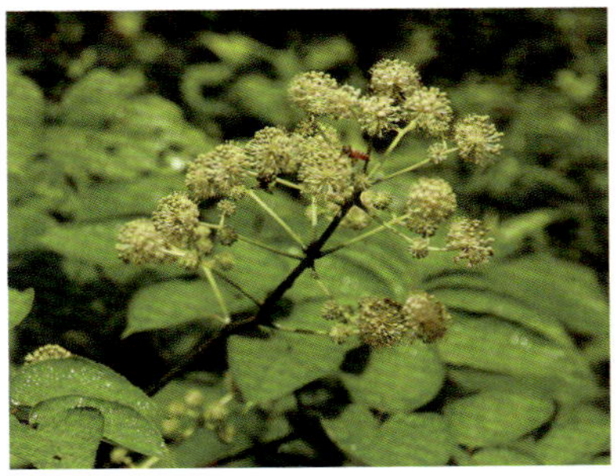
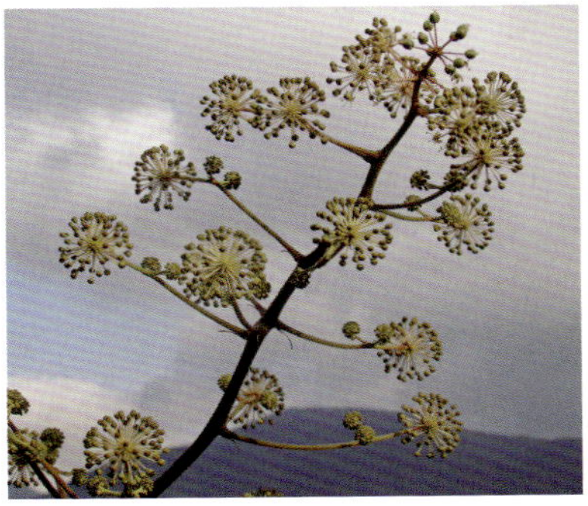
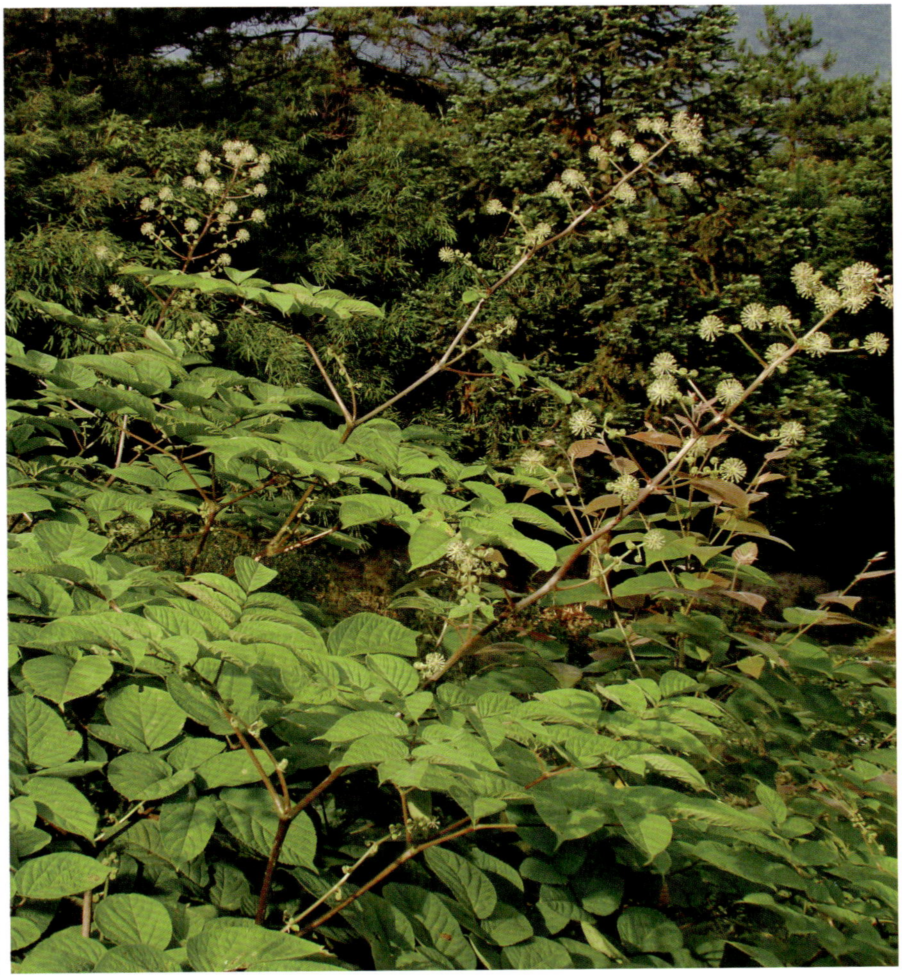

575. 树　参 *Dendropanax dentiger* (Harms) Merr.

分类位置 五加科 Araliaceae 树参属 *Dendropanax* Decne. & Planch.。

别　　名 小荷枫，木五加，半风荷，鸭掌柴。

形态特征 灌木或小乔木，高 2 ~ 8m。叶片厚纸质或革质，密生粗大半透明红棕色腺点（在较薄的叶片才可以见到），叶形变异很大，不分裂叶片通常为椭圆形，稀长圆状椭圆形、椭圆状披针形、披针形或线状披针形，有时更大，先端渐尖，基部钝形或楔形。伞形花序顶生，单生或 2 ~ 5 个聚生成复伞形花序，花可达 20 朵以上；总花梗粗壮；小苞片三角形，宿存；萼边缘近全缘或有 5 小齿；花瓣 5，三角形或卵状三角形；雄蕊 5，花丝长 2 ~ 3mm；子房 5 室；花柱 5，基部合生，顶端离生。果实长圆状球形，稀近球形，有 5 棱，每棱又各有纵脊 3 条。花期 8 ~ 10 月，果期 10 ~ 12 月。

资源现状 生于常绿阔叶林或灌丛中，全市各地常见。资源丰富，民间以根或茎木用于中风后遗症，具有较好的观赏价值。

功效应用 根、叶：甘，平；祛风除湿，活血舒筋；用于风湿痛，半身不遂，产后风痛，穿掌疽，跌扑损伤等。

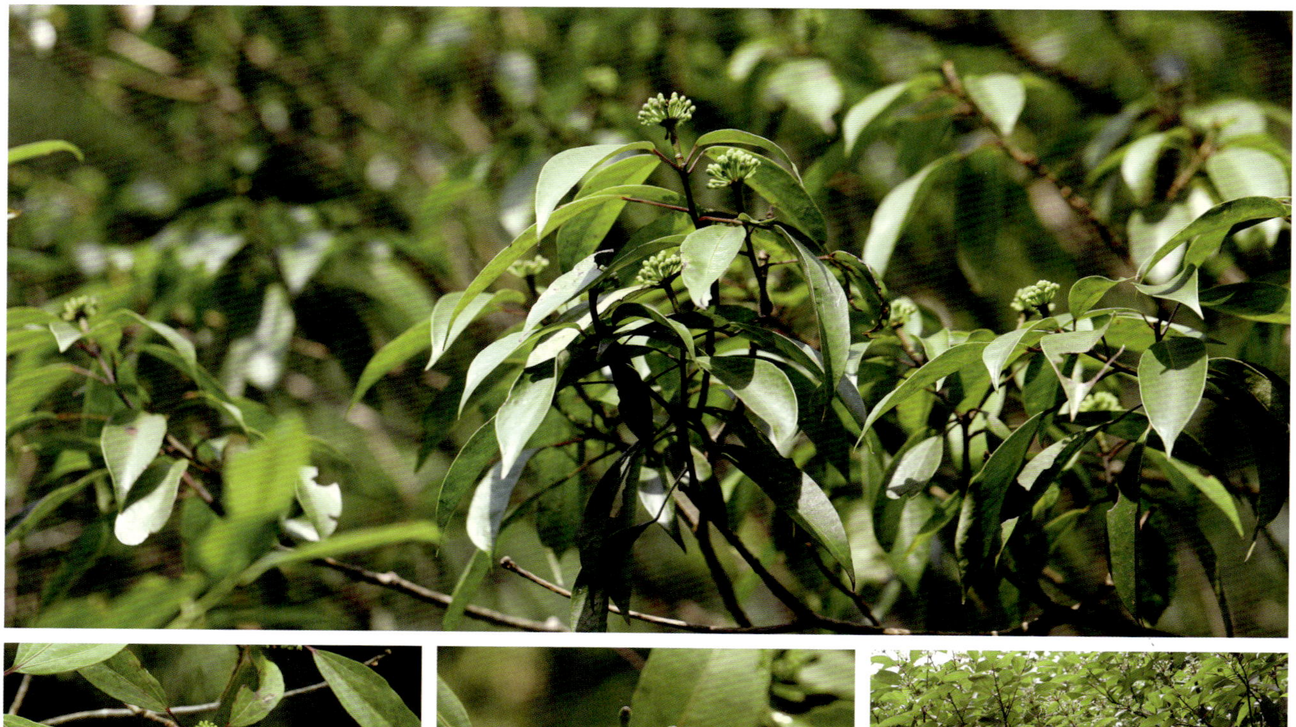

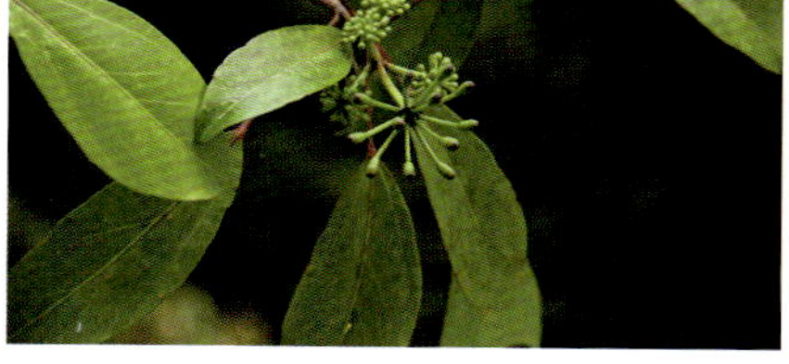

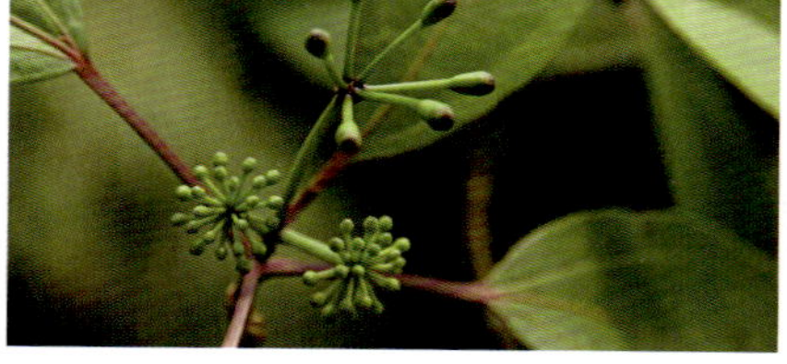

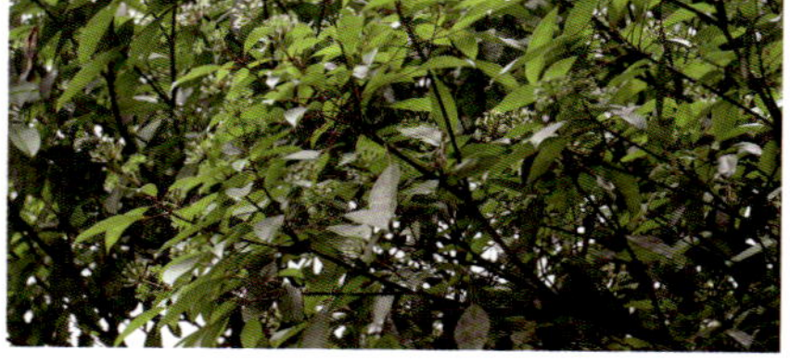

576. 细柱五加 *Eleutherococcus nodiflorus* (Dunn) S. Y. Hu

分类位置 五加科 Araliaceae 五加属 *Eleutherococcus* Maxim.。

别　　名 五加，白簕树，五加皮，南五加，柔毛五加。

形态特征 披散灌木，高 2 ~ 3m。小枝细长下垂，节上疏被反曲扁刺。叶有小叶 5，在长枝上互生，在短枝上簇生；叶柄常有细刺；小叶片膜质至纸质，倒卵形至倒披针形，先端尖至短渐尖，基部楔形，两面无毛或沿脉疏生刚毛，边缘有细钝齿。伞形花序腋生，或顶生在短枝上，直径约 2cm，有花多数；总花梗长 1 ~ 2cm，结实后延长；花梗细长；花黄绿色；萼边缘近全缘或有 5 小齿；花瓣 5，长圆状卵形，先端尖；雄蕊 5；子房 2 室；花柱 2，细长，离生或基部合生。果扁球形，黑色；宿存花柱长 2mm，反曲。花期 4 ~ 8 月，果期 6 ~ 10 月。

资源现状 生于海拔 200 ~ 1000m 的灌丛、林缘、山坡路旁和村落附近，分布于五夫、星村等地，全市各地有零星栽培。资源量较少，多自栽自用，以根皮用于药膳等。

功效应用 **根皮（五加皮）**：辛、苦，温；祛风除湿，补益肝肾，强壮筋骨，利水消肿；用于风湿痹病，筋骨痿软，小儿行迟，体虚乏力，水肿，脚气病。

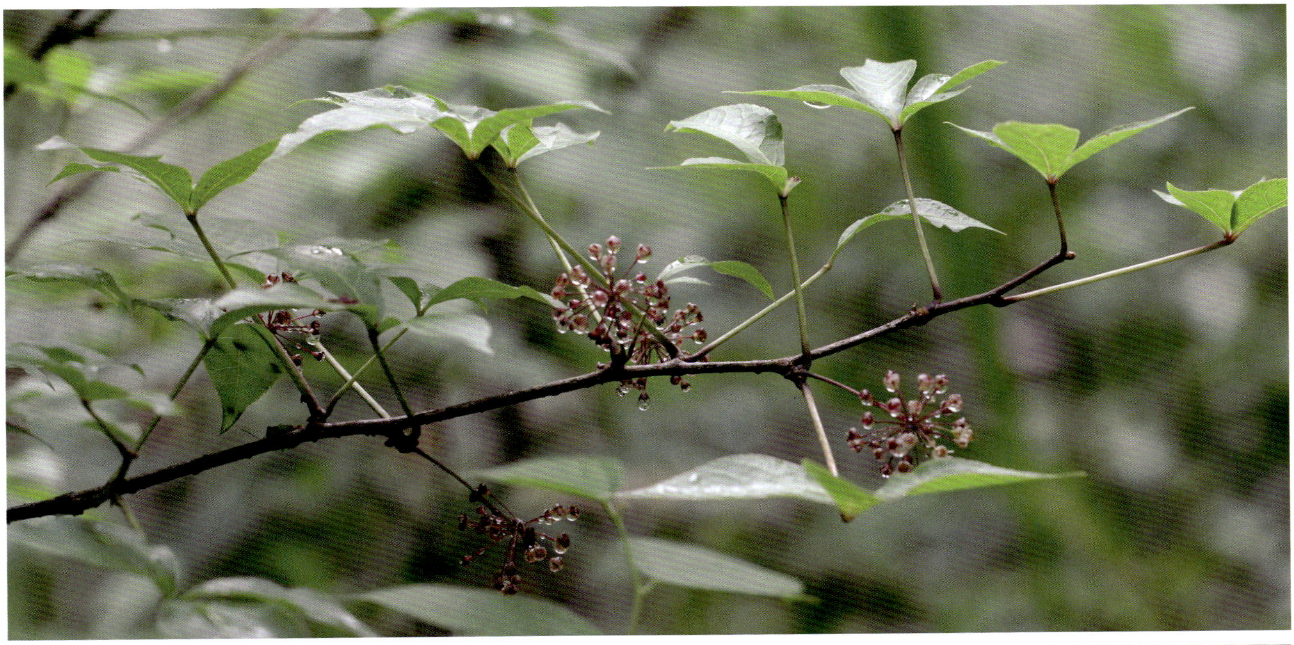

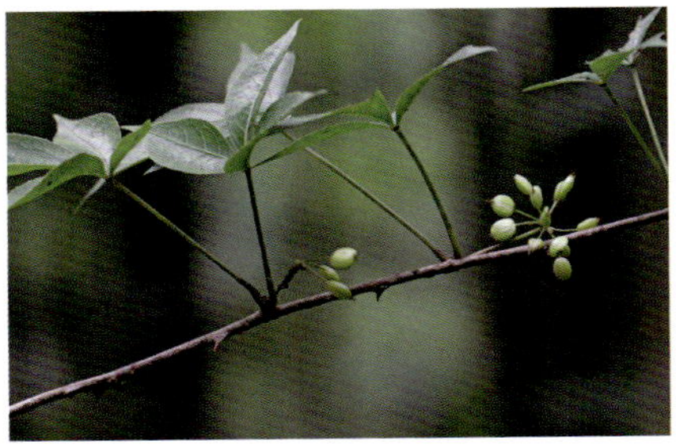

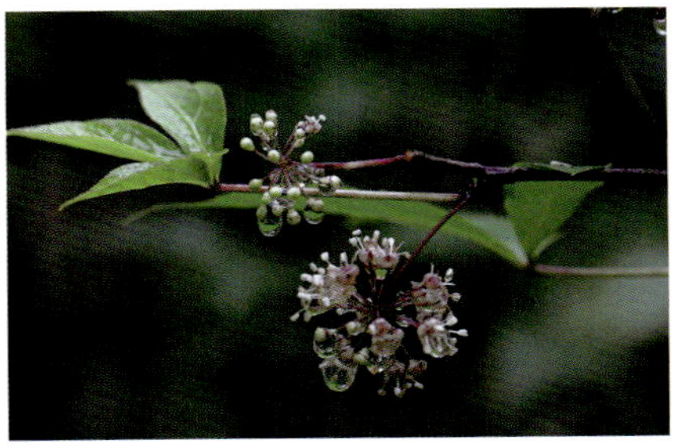

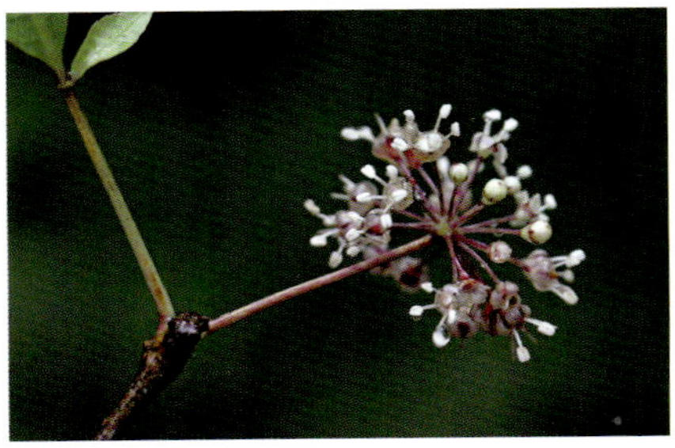

577. 白　簕　*Eleutherococcus trifoliatus* (L.) S. Y. Hu

分类位置 五加科 Araliaceae 五加属 *Eleutherococcus* Maxim.。

别　　名 三叶五加，三加，刚毛白簕，苦刺。

形态特征 灌木，高 1 ~ 7m。枝软弱铺散，常依持他物上升，疏生下向刺；刺基部扁平，先端钩曲。叶有小叶 3；叶柄有刺或无刺；小叶片纸质，稀膜质，椭圆状卵形至椭圆状长圆形，稀倒卵形，先端尖至渐尖。伞形花序 3 ~ 10 个，有花多数，稀少数；花梗细长；花黄绿色；萼长无毛，边缘有 5 个三角形小齿；花瓣 5，三角状卵形，开花时反曲；雄蕊 5，花丝长约 3mm；子房 2 室；花柱 2，基部或中部以下合生。果实扁球形，黑色。花期 8 ~ 11 月，果期 9 ~ 12 月。

资源现状 生于山坡路旁、林缘、灌丛及村落附近，全市各地常见。资源较丰富，民间常见以根用于风湿痹痛或肝炎等。

功效应用 根、根皮：苦、辛，凉；清热解毒，祛风除湿，活血舒筋；用于感冒发热，咽痛，头痛，咳嗽胸痛，胃脘疼痛，泄泻，痢疾，胁痛，黄疸，石淋，带下病，风湿痹痛，腰腿酸痛，筋骨拘挛麻木，跌打骨折，痄腮，乳痈，疮疡肿毒，蛇虫咬伤等。

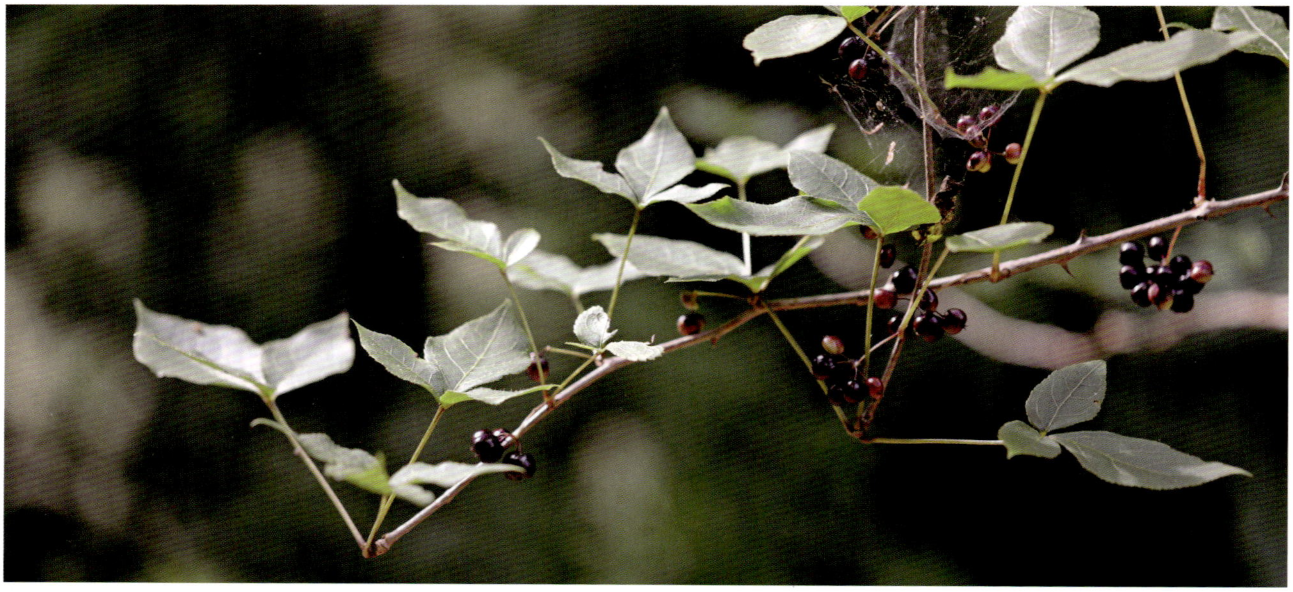

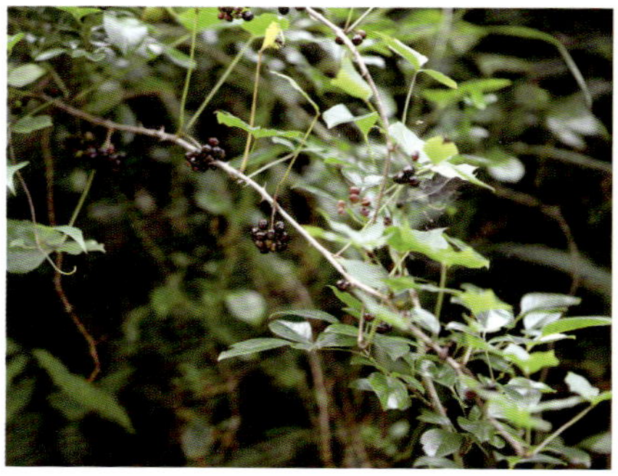

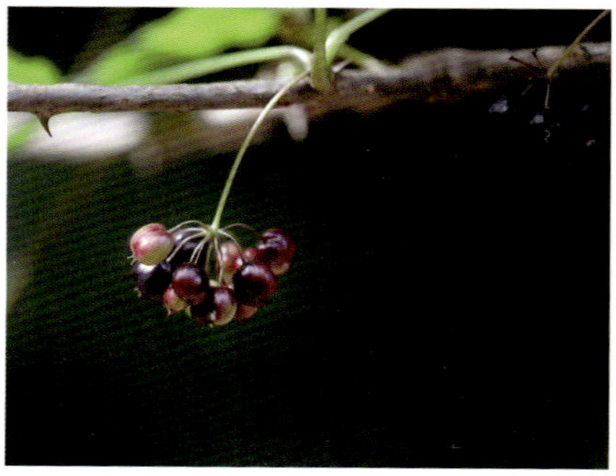

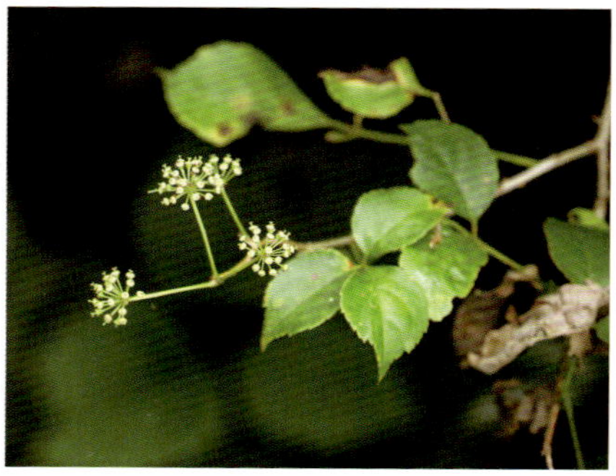

578. 常春藤 *Hedera nepalensis* K. Koch var. *sinensis* (Tobl.) Rehd.

分类位置 五加科 Araliaceae 常春藤属 *Hedera* L.。

别　　名 爬崖藤，三角藤，三角箭，爬树藤，中华常春藤。

形态特征 常绿攀缘灌木。茎有气生根；一年生枝疏生锈色鳞片。叶片革质，在不育枝上通常为三角状卵形或三角状长圆形，稀三角形或箭形，花枝上的叶片通常为椭圆状卵形至椭圆状披针形，略歪斜而带菱形；叶柄细长，有鳞片。伞形花序单个顶生，或 2 ~ 7 个总状排列或伞房状排列成圆锥花序，有花 5 ~ 40 朵；苞片小，三角形；花淡黄白色或淡绿白色，芳香；萼密生棕色鳞片，边缘近全缘；花瓣 5，三角状卵形，外面有鳞片；雄蕊 5，花药紫色；子房 5 室；花盘隆起，黄色；花柱全部合生成柱状。果实球形，红色或黄色。花期 9 ~ 11 月，果期次年 3 ~ 5 月。

资源现状 生于海拔 1000m 以下的林缘树上、林下路旁、岩石或房屋墙壁上，全市各地常见。资源丰富，民间应用较多，多用于风湿关节痛等，多用匍匐于地面或攀缘树干上的营养枝。

功效应用 全株：苦、辛，温；祛风解热，活血消肿；用于风湿关节痛，坐骨神经痛，骨髓炎，月内风，毒蛇咬伤，痈疽肿毒，荨麻疹，湿疹等。

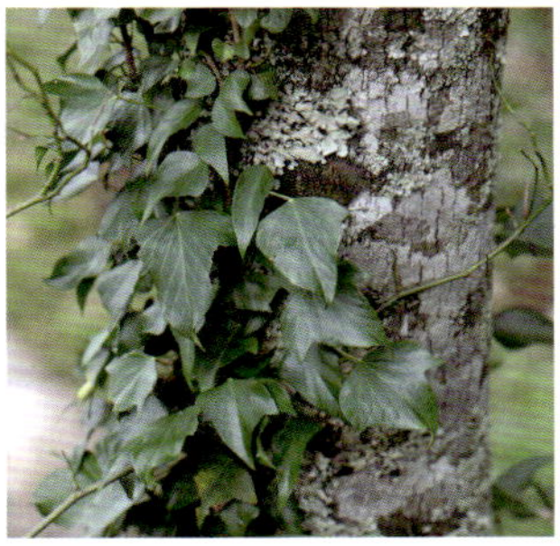
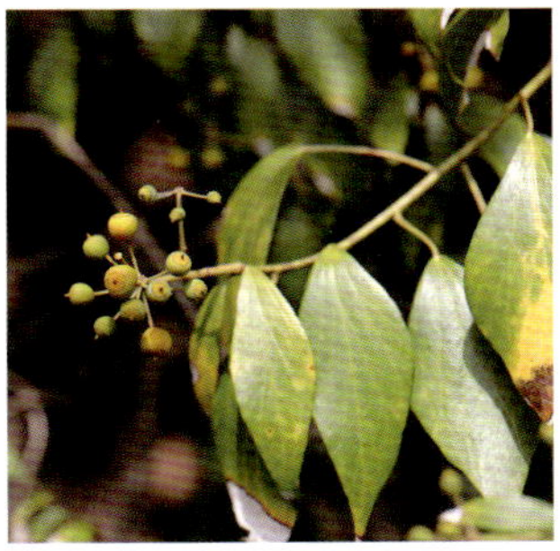
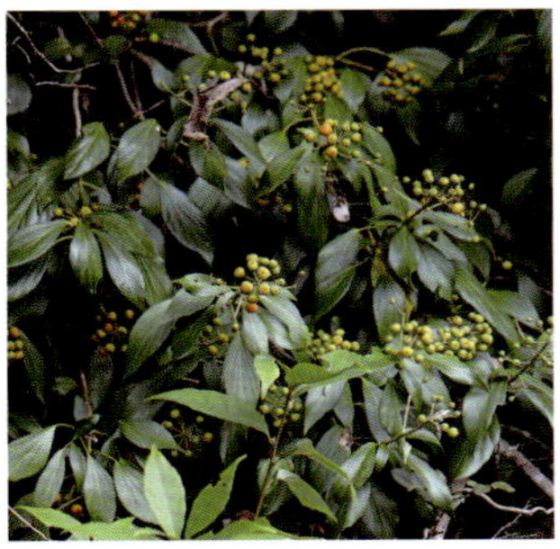
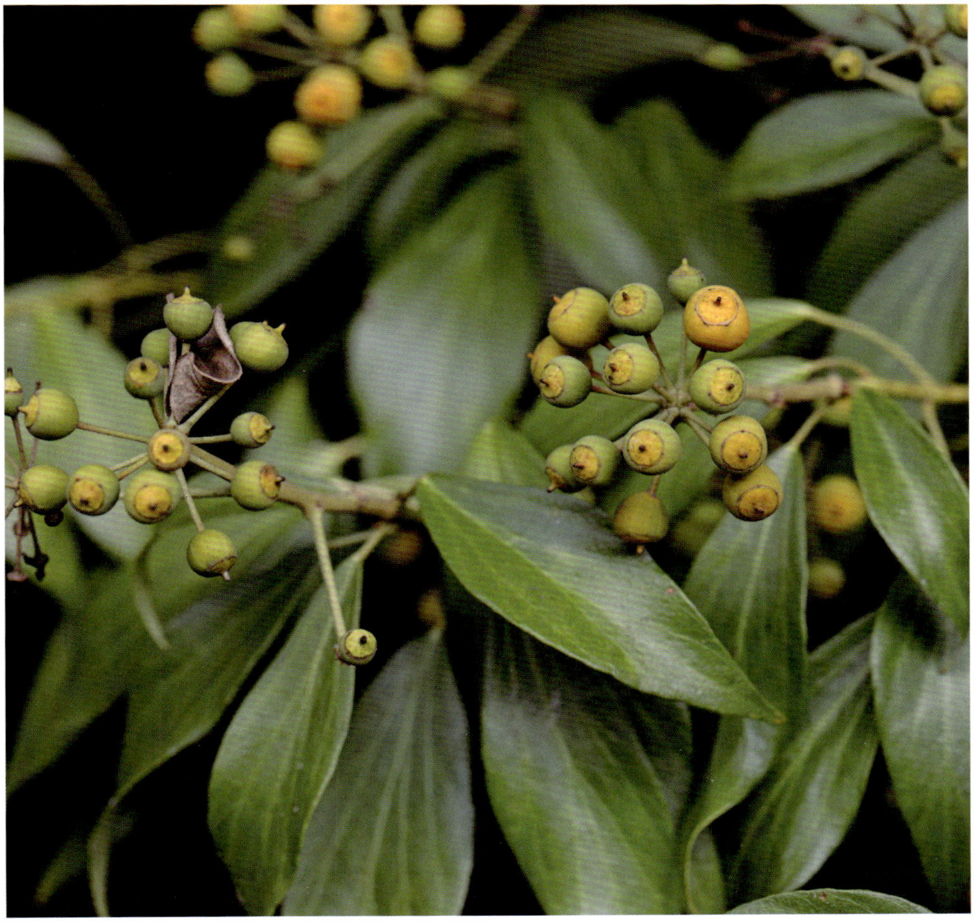

579. 天胡荽 *Hydrocotyle sibthorpioides* Lam.

分类位置 五加科 Araliaceae 天胡荽属 *Hydrocotyle* L.。

别　　名 满天星，圆地炮，龙灯碗，小叶铜钱草，鹅不食草，石胡荽。

形态特征 多年生草本。有气味。茎细长而匍匐，平铺地上成片，节上生根。叶片膜质至草质，圆形或肾圆形，边缘有钝齿，表面光滑，背面脉上疏被粗伏毛；叶柄无毛或顶端有毛；托叶略呈半圆形。伞形花序与叶对生，单生于节上，花序梗纤细；小总苞片卵形至卵状披针形，膜质，有黄色透明腺点；小伞形花序有花 5 ~ 18，花无柄或有极短的柄，花瓣卵形，绿白色，有腺点；花丝与花瓣同长或稍超出，花药卵形。果实略呈心形，两侧扁压，中棱在果熟时极为隆起，幼时表面草黄色，成熟时有紫色斑点。花果期 4 ~ 9 月。

资源现状 生于路旁、阴湿地及林下草地，全市各地常见。资源较丰富，民间偶有以全草用于尿路结石等。

功效应用 全草：辛、微苦，凉；清热解毒；用于高热惊厥，痢疾，传染性肝炎，胆囊炎，急性肾炎，尿路感染，结石，百日咳，咽喉炎，扁桃体炎，口腔炎症，鼻炎，荨麻疹，牙疳初起，赤眼，蛇头疔，带状疱疹，无名肿痛，毒蛇咬伤，跌扑损伤等。

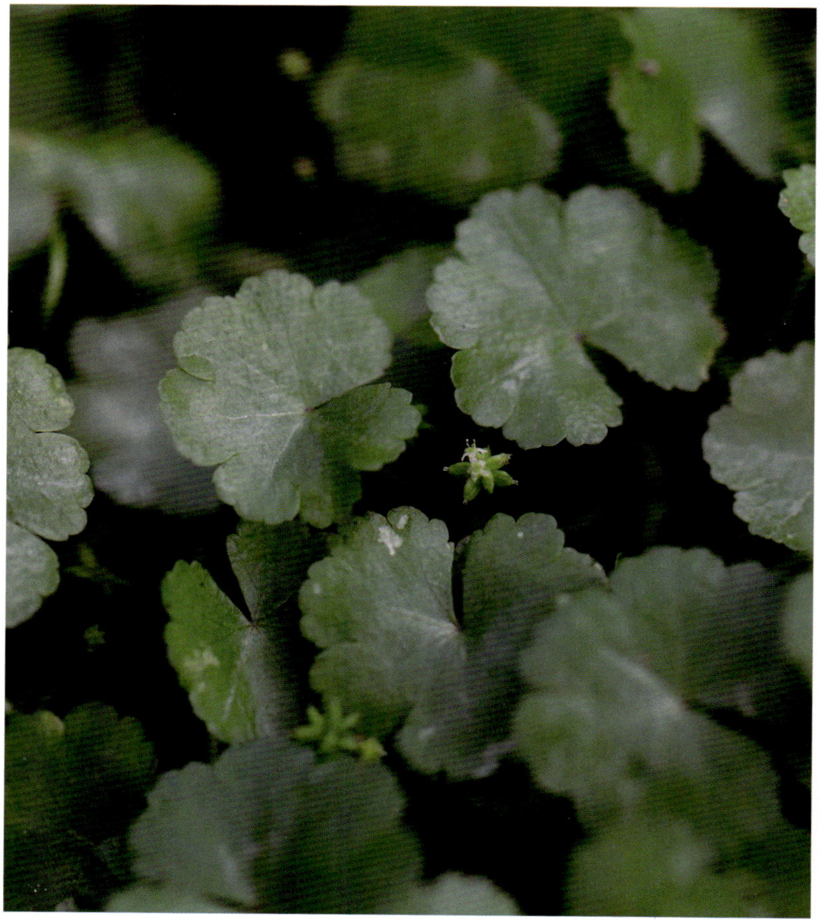

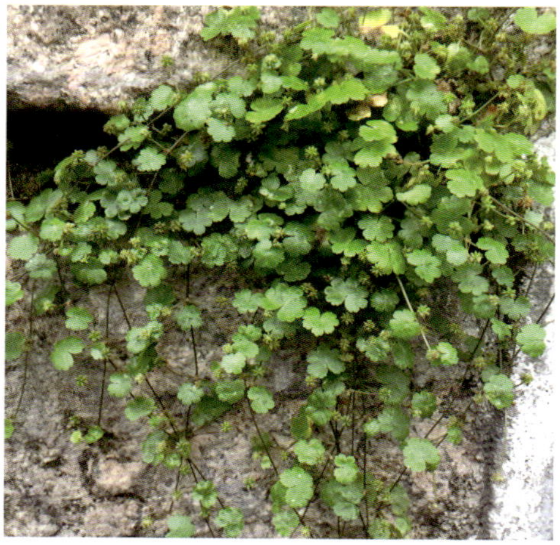

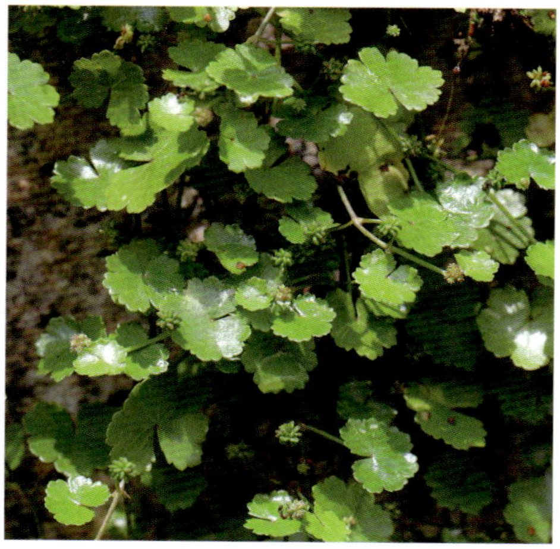

580. 通脱木 *Tetrapanax papyrifer* (Hook.) K. Koch

分类位置 五加科 Araliaceae 通脱木属 *Tetrapanax* (K. Koch) K. Koch。

别 名 天麻子，木通树，通草。

形态特征 常绿灌木或小乔木，高 1 ~ 3.5m。树皮略有皱裂；新枝淡棕色，有明显的叶痕和大形皮孔。叶大，集生茎顶；叶片纸质或薄革质，掌状 5 ~ 11 裂，裂片通常为叶片全长的 1/3 或 1/2；叶柄粗壮，无毛；托叶和叶柄基部合生，锥形，密生厚绒毛。圆锥花序长 50cm 或更长；分枝多；苞片披针形，苞片及花的各部分均密生星状绒毛；小苞片线形；花淡黄白色；萼边缘全缘或近全缘；花瓣 4，稀 5，三角状卵形；雄蕊和花瓣同数；子房 2 室；花柱 2，离生，先端反曲。果实球形，紫黑色。花期 10 ~ 12 月，果期次年 1 ~ 2 月。

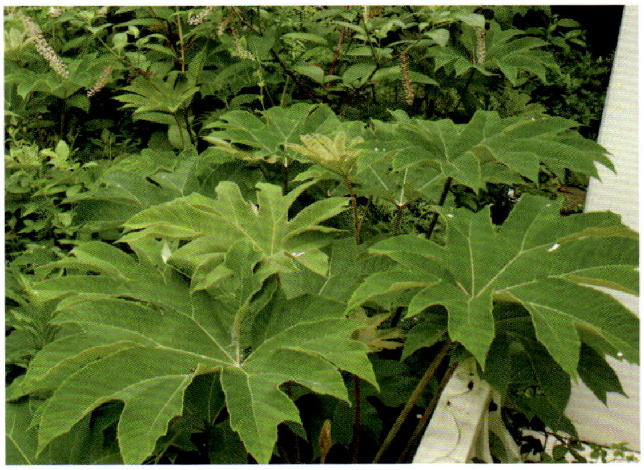

资源现状 生于山坡及沟谷两岸，分布于岚谷岭阳关等地。资源较少，民间少见药用，具有较好观赏价值。

功效应用 **茎髓（通草）**：甘、淡，微寒；清热利尿，通气下乳；用于湿热淋证，水肿尿少，乳汁不下。孕妇慎用。

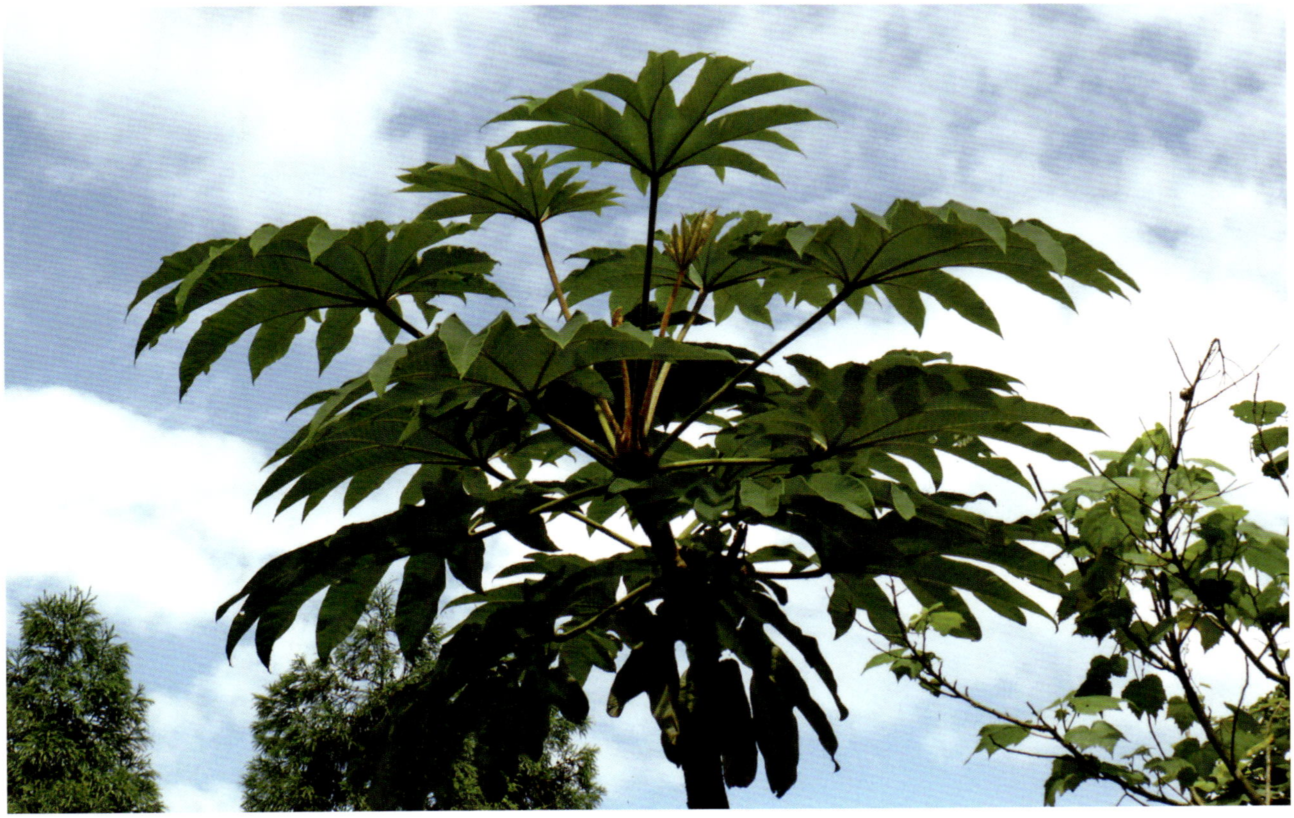

581. 紫花前胡 *Angelica decursiva* (Miq.) Franch. & Sav.

分类位置 伞形科 Umbelliferae 当归属 *Angelica* L.。

别　　名 土当归，鸭掌香，野当归，鸭脚当归。

形态特征 多年生草本。根圆锥状，有强烈气味；茎高 1 ~ 2m，中空，常紫色，有纵沟纹。基生叶和茎生叶均有长柄，基部膨大成圆形的紫色叶鞘；叶片三角形至卵圆形，坚纸质；一回三全裂或一至二回羽状分裂，背面主脉常有短糙毛；茎上部叶简化成囊状膨大的紫色叶鞘。复伞形花序顶生和侧生，伞辐 10 ~ 22 个，长 2 ~ 4cm；总苞片 1 ~ 3，卵圆形阔鞘状，宿存，反折；小总苞片 3 ~ 8，线形至披针形；花深紫色，萼齿明显，线状锥形或三角状锥形，花瓣倒卵形或椭圆状披针形，花药暗紫色。果实长圆形至卵状圆形，背棱钝，侧棱有狭翅；棱槽油管 1 ~ 3，合生面油管 4 ~ 6。花期 8 ~ 9 月，果期 9 ~ 11 月。

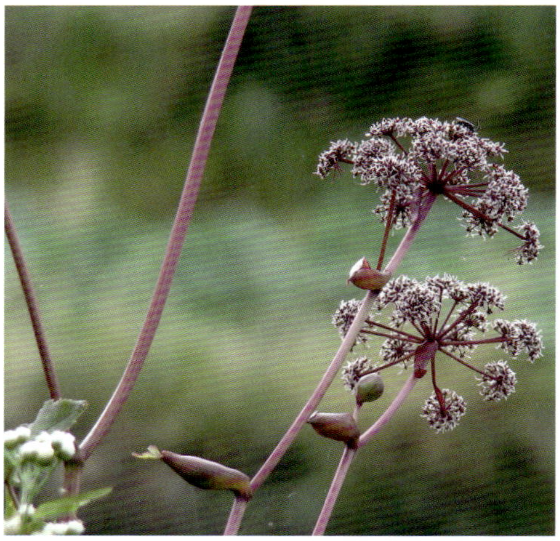

资源现状 生于山地疏林下或灌丛草地，全市各地较常见。资源量一般，民间少量以根用于咳喘等。

功效应用 **根（紫花前胡）**：苦、辛，微寒；降气化痰，散风清热；用于痰热喘满，咯痰黄稠，风热咳嗽痰多。

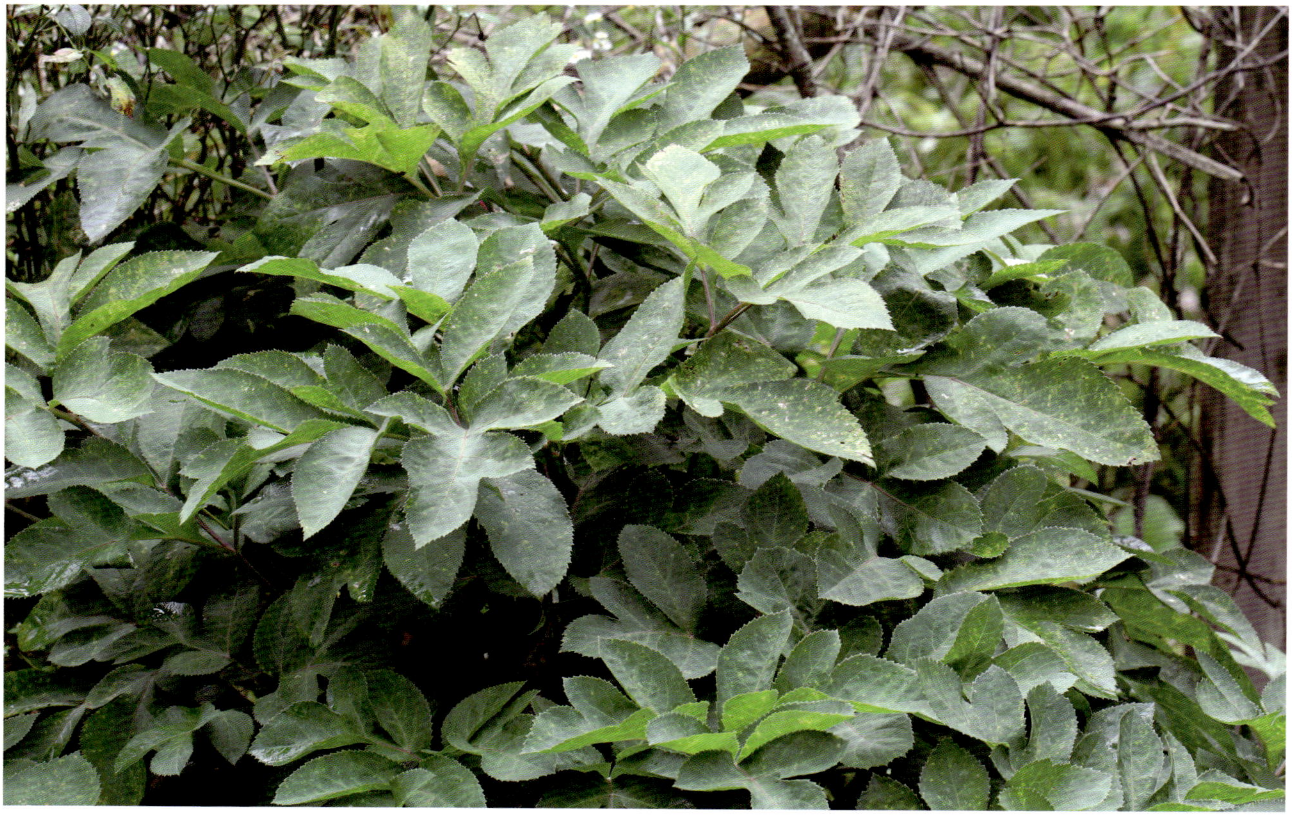

582. 福　参　*Angelica morii* Hayata

分类位置　伞形科 Umbelliferae 当归属 *Angelica* L.。

别　　名　建参，建人参，山芹菜，土参，土当归。

形态特征　多年生直立草本，高 50 ~ 100cm。根粗壮圆锥形，有香气。叶柄基部膨大成长管状的叶鞘，抱茎；叶片轮廓为卵形至三角状卵形，末回裂片卵形至卵状披针形，顶端渐尖，两面无毛或沿叶脉有短毛；顶部叶简化成短管状鞘。复伞形花序，花序梗有短柔毛，总苞无或有 1 ~ 2 片，早落；小总苞线状披针形，有短毛，比花柄长或等长；小伞形花序有花 15 ~ 20，花黄白色；萼齿小或不明显；花瓣长卵形，顶端内折，中脉明显；花柱基短圆锥形。果实长卵形，无毛，背棱线形，侧棱翅状，比果体狭，棱槽中有油管 1，合生面油管 2。花期 4 ~ 5 月，果期 5 ~ 6 月。

资源现状　生于山坡草地及林缘，分布于岚谷、星村、洋庄等地。资源较丰富，民间少量以根用于补气等。

功效应用　根：辛、甘，温；补中，益气；用于脾虚泄泻，虚寒咳嗽，蛇咬伤等。

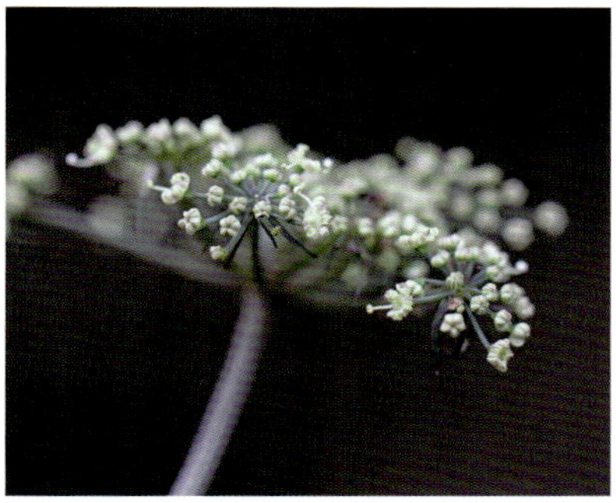

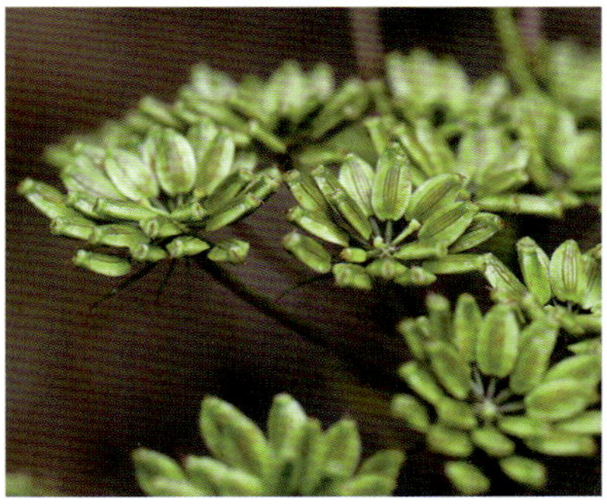

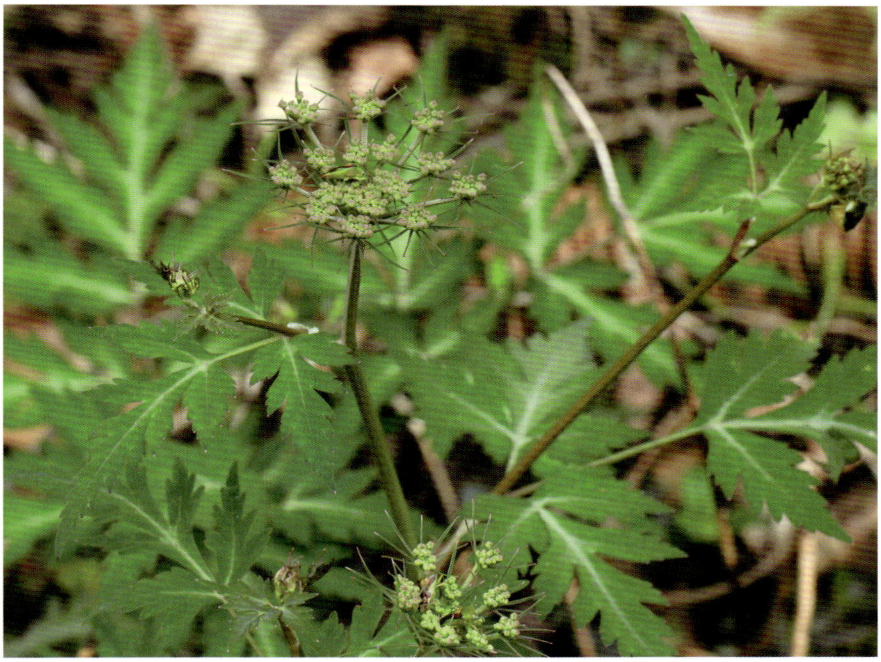

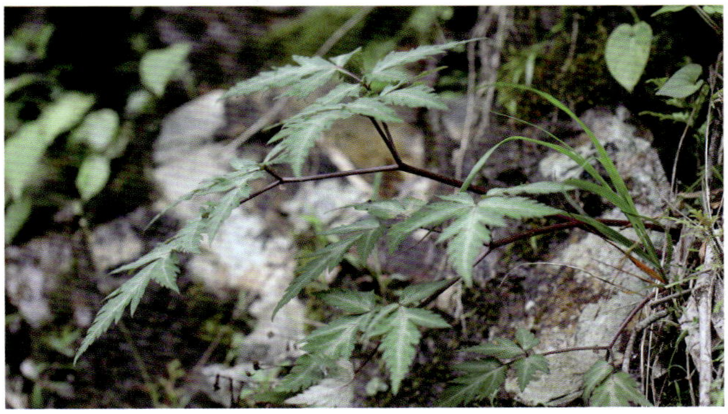

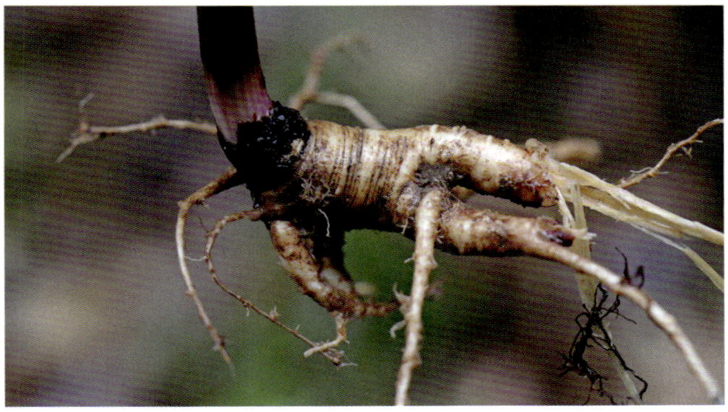

583. 积雪草 *Centella asiatica* (L.) Urban

分类位置 伞形科 Umbelliferae 积雪草属 *Centella* L.。

别　　名 大金钱草，老鸦碗，乞食碗，崩大碗，雷公根。

形态特征 多年生草本。茎细长而匍匐，节上生根。叶片膜质至草质，圆形、肾形或马蹄形，边缘有钝锯齿，基部阔心形，两面无毛或在背面脉上疏生柔毛；掌状脉 5 ~ 7，两面隆起，脉上部分叉；叶柄无毛或上部有柔毛，基部叶鞘透明，膜质。伞形花序梗 2 ~ 4 个，聚生于叶腋；苞片通常 2，少 3，卵形，膜质；每一伞形花序有花 3 ~ 4，聚集呈头状，花无柄或有 1mm 长的短柄；花瓣卵形，紫红色或乳白色，膜质；花柱长约 0.6mm；花丝短于花瓣，与花柱等长。果实两侧扁压，圆球形，基部心形至平截形，每侧有纵棱数条，棱间有明显的小横脉，网状。花果期 4 ~ 10 月。

资源现状 生于阴湿草地或水田、水沟边，全市各地常见。资源丰富，民间多以全草用于药膳，可以清热解毒及祛湿等。

功效应用 **全草（积雪草）**：苦、辛，寒；清热利湿，解毒消肿；用于湿热黄疸，中暑腹泻，石淋，血淋，痈肿疮毒，跌扑损伤。

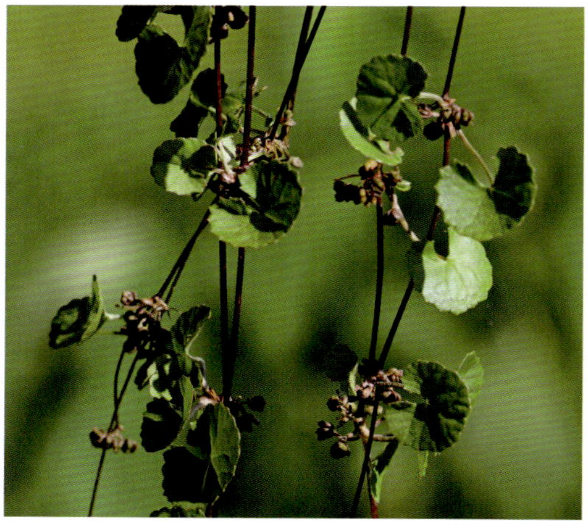

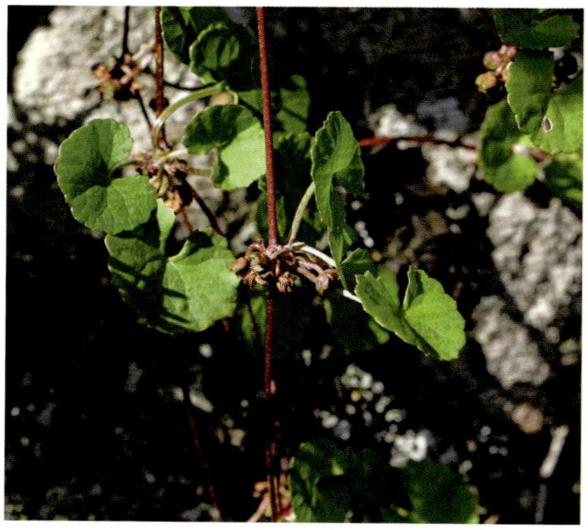

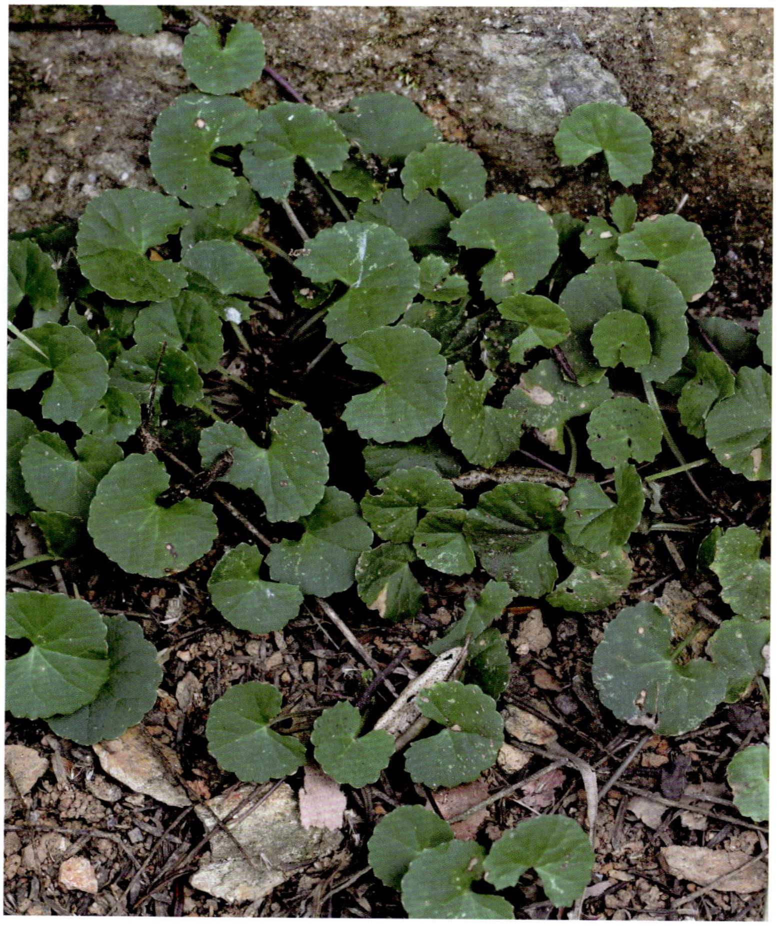

584. 隔山香 *Ostericum citriodorum* (Hance) Yuan et Shan

分类位置　伞形科 Umbelliferae 山芹属 *Ostericum* Hoffm.。

别　　名　建前胡，金鸡爪，三脚虎，三脚香炉。

形态特征　多年生草本，高 0.5 ~ 1.3m。全株光滑无毛；根近纺锤形，2 ~ 3 叉，茎单生，有细纵棱。基生叶及茎生叶均为二至三回羽状分裂，基部略膨大成短三角形的鞘；叶片长圆状卵形至阔三角形，末回裂片长圆披针形至长披针形，急尖。复伞形花序；总苞片披针形，有多条纵纹；小伞花序有花十余朵；小总苞片狭线形，反折；花白色，萼齿明显，三角状卵形；花瓣倒卵形，顶端内折；花柱基矮圆锥形，花柱叉开。果实椭圆形至广卵圆形，金黄色；背棱有狭翅，侧棱有宽翅，宽于果体，棱槽中有油管 1 ~ 3，合生面有油管 2。花期 6 ~ 8 月，果期 8 ~ 10 月。

资源现状　生于山坡林下或灌丛草丛中，全市各地较常见。资源量较少，民间偶见用于毒蛇咬伤等。

功效应用　根：辛，温；行气活血，解毒消肿；用于毒蛇咬伤，项痈，乳腺炎，毛囊炎，慢性支气管炎等。

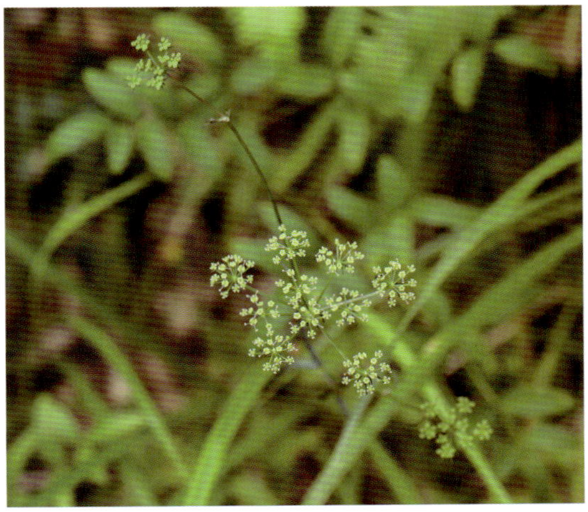

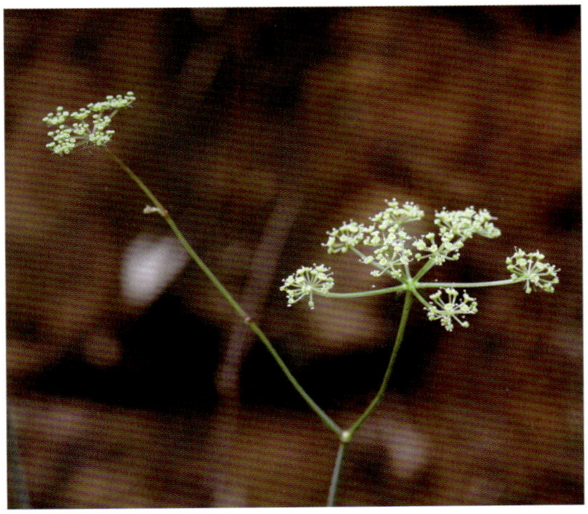

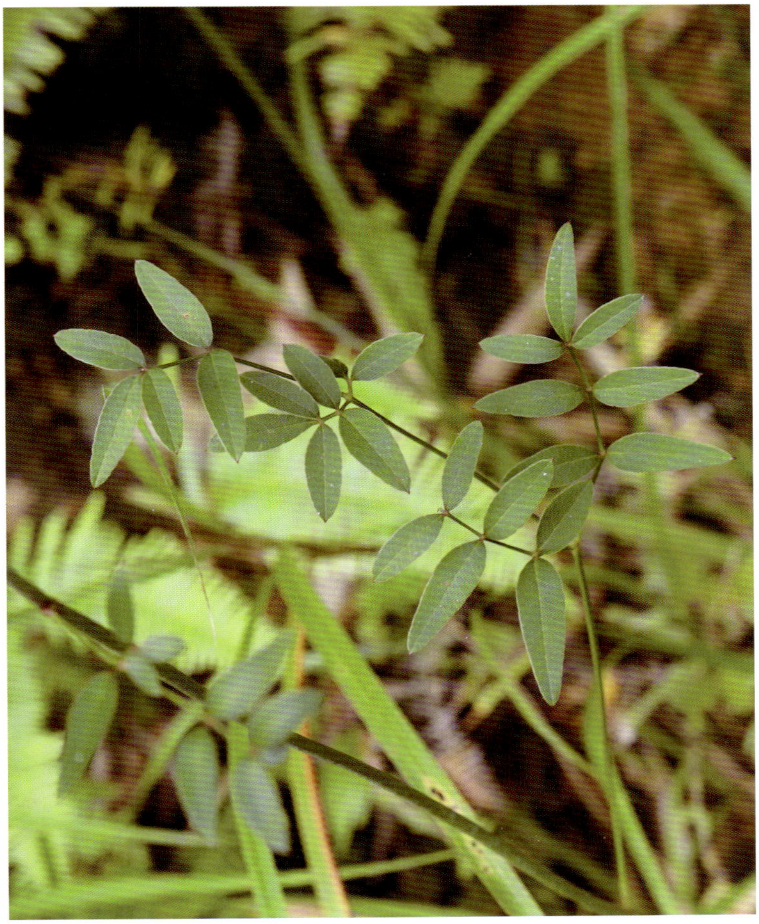

585. 前　胡 *Peucedanum praeruptorum* Dunn

分类位置 伞形科 Umbelliferae 前胡属 *Peucedanum* L.。

别　　名 白花前胡，官前胡。

形态特征 多年生草本，高 0.6 ~ 1m。根圆锥状，顶端残留多数叶鞘纤维；茎上部分枝多有短毛，髓部充实。基生叶具长柄，基部有卵状披针形叶鞘；叶片轮廓宽卵形或三角状卵形，三出式二至三回分裂；茎下部叶具短柄，上部叶无柄，叶鞘稍宽，边缘膜质，叶片三出分裂。复伞形花序，伞辐 12 ~ 28 个；花白色，萼齿三角形，花瓣顶端凹而内曲；花柱基短圆锥形。果实卵圆形，背部扁压，棕色，有稀疏短毛，背棱线形稍突起，侧棱呈翅状，比果体窄，稍厚；棱槽内油管 3 ~ 5，合生面油管 6 ~ 10；胚乳腹面平直。花期 4 ~ 8 月，果期 5 ~ 9 月。

资源现状 生于山坡草地，上梅等地零星分布。资源较少，民间少见药用。

功效应用 根（前胡）：苦、辛，微寒；降气化痰，散风清热；用于痰热咳喘，咯痰黄稠，风热咳嗽痰多。

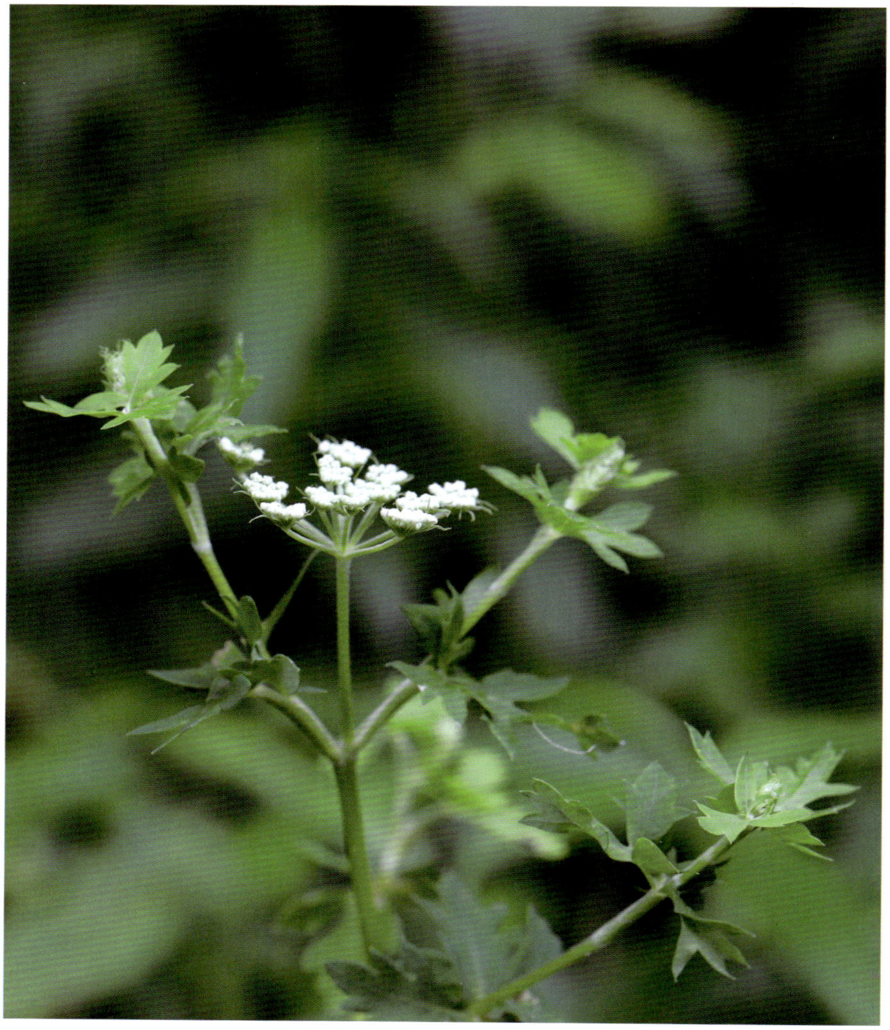

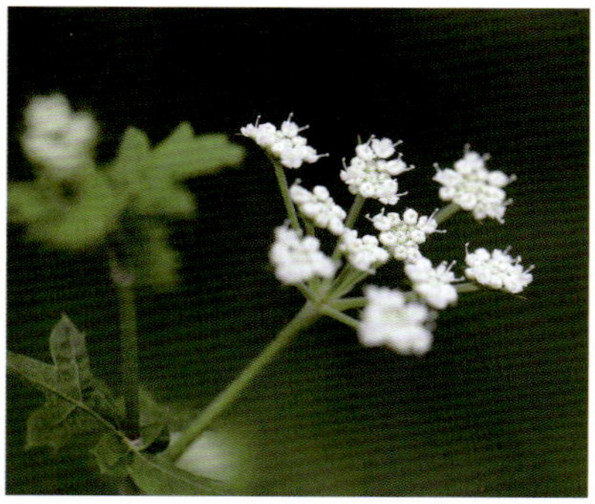

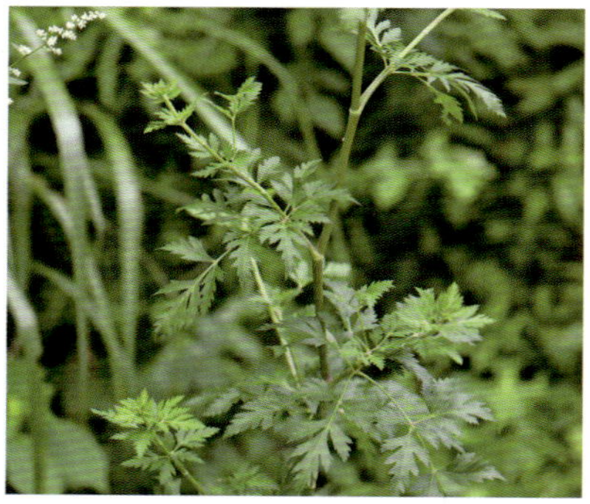

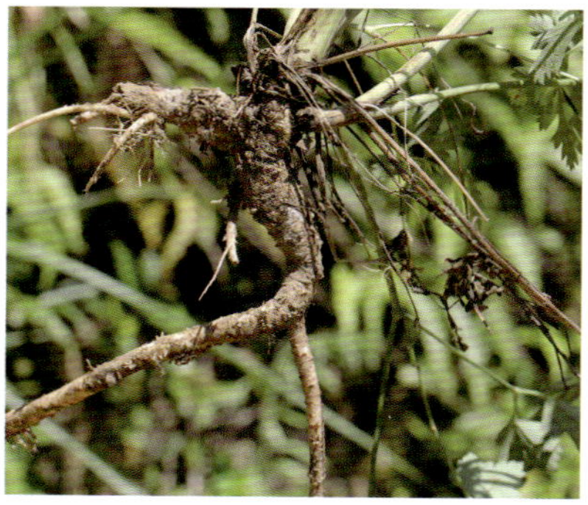

586. 异叶茴芹 *Pimpinella diversifolia* DC.

分类位置 伞形科 Umbelliferae 茴芹属 *Pimpinella* L.。

别　　名 苦爹菜，鹅脚板，八月白，白花仔。

形态特征 多年生草本，高 0.3 ~ 2m。茎直立，有条纹，被柔毛。叶异形，基生叶或茎下部叶常不分裂，心状卵形或圆卵形，偶为三出羽状分裂；茎生叶三出分裂或羽状分裂，裂片披针形，上部叶渐小渐狭。复伞花序，总苞片 2 ~ 4 或缺；伞辐 6 ~ 12 个，小伞形花序有花 7 ~ 15 朵；小总苞片 3 ~ 8 片，线形；花小，花瓣白色，倒卵形，背面有毛；花柱基圆锥形。果实卵球形，基部心形，熟后无毛，侧向压扁，分果棱微突出；每棱槽有油管 3 ~ 4，合生面油管 2 ~ 4。花期 8 ~ 9 月，果期 10 月。

资源现状 生于山坡阴湿的草丛中，全市各地零星分布。资源较少，民间多用于炖小肠汤或猪蹄汤等药膳，有养胃祛湿等作用。

功效应用 全草：辛、甘，平；利咽健胃，化浊消积；用于咽喉炎，扁桃体炎，腹泻，小儿疳积等。

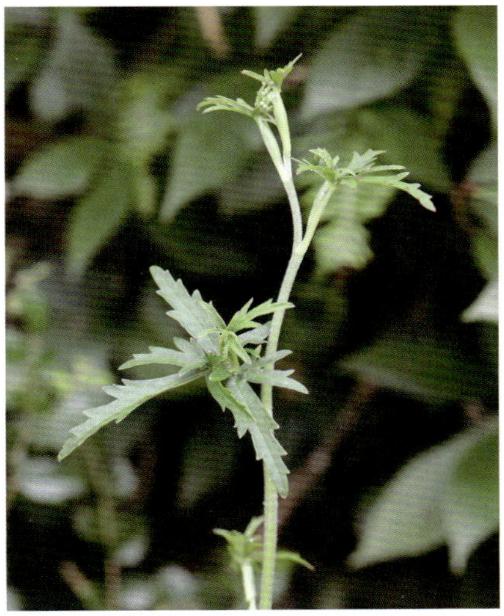

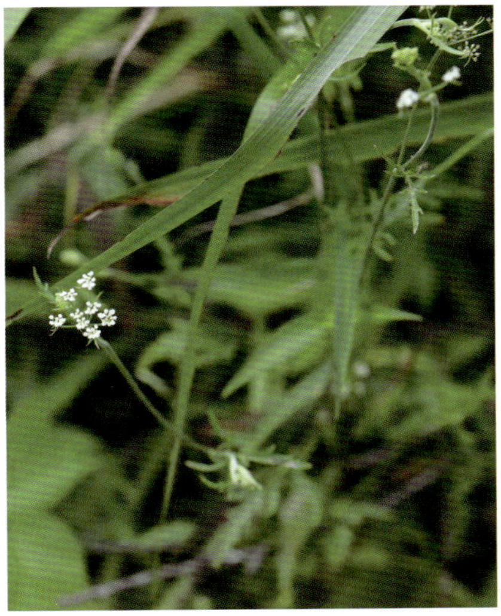

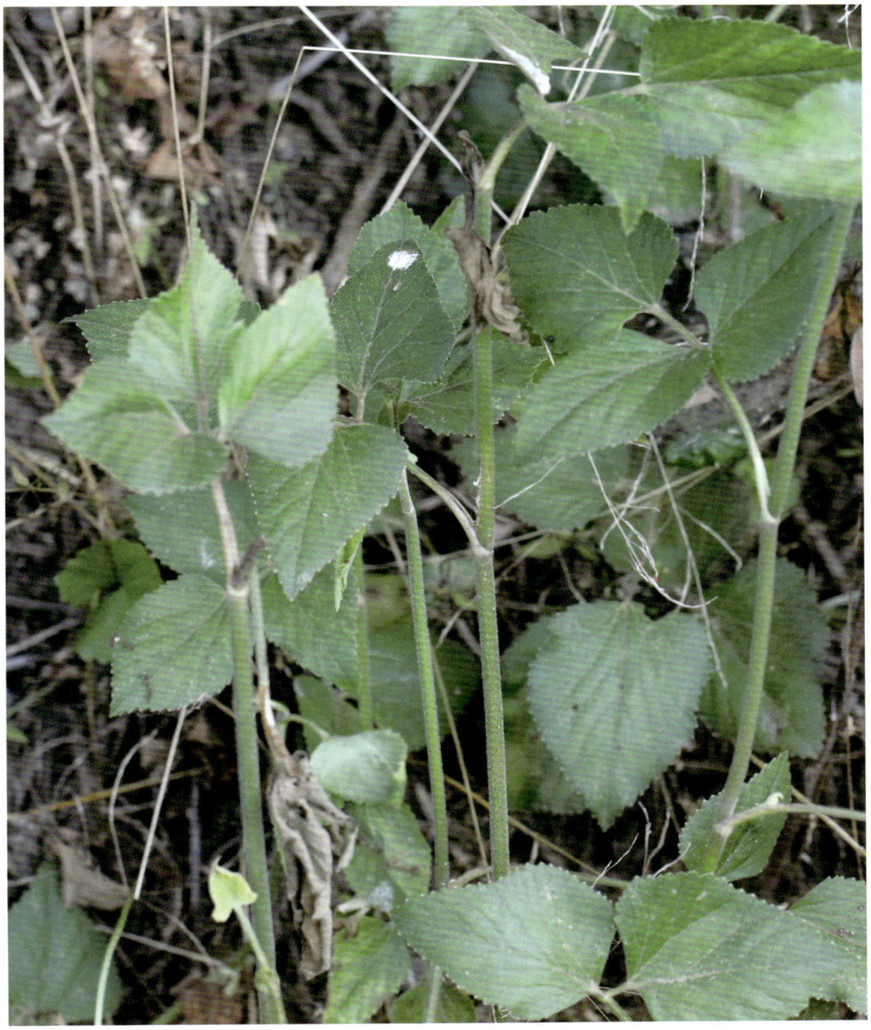

587. 直刺变豆菜 *Sanicula orthacantha* S. Moore

分类位置 伞形科 Umbelliferae 变豆菜属 *Sanicula* L.。

别　　名 黑鹅脚板，小紫花菜。

形态特征 多年生草本。斜生的根茎短而粗壮。基生叶少至多数，圆心形或心状五角形，掌状 3 全裂，中间裂片楔状倒卵形或菱状楔形；茎生叶略小于基生叶，掌状 3 全裂。花序通常 2 ~ 3 分枝；总苞片 3 ~ 5，大小不等；伞形花序 3 ~ 8；小总苞片线形或钻形；小伞形花序有花 6 ~ 7，雄花通常 5，两性花 1；萼齿窄线形或刺毛状，顶端尖锐；花瓣白色、淡蓝色或紫红色，倒卵形，顶端内凹舌片呈三角状；花丝略长于花瓣。果实卵形，外面有直而短的皮刺；分生果侧扁，横剖面略呈圆形；油管不明显。花期 3 ~ 6 月，果期 8 ~ 9 月。

资源现状 生于山坡林下、路旁溪边，全市各地较常见。资源较丰富，民间少见药用，具有较好的观赏价值。

功效应用 全草：苦，凉；清热解毒；用于麻疹后热未尽，耳热瘙痒，跌扑损伤等。

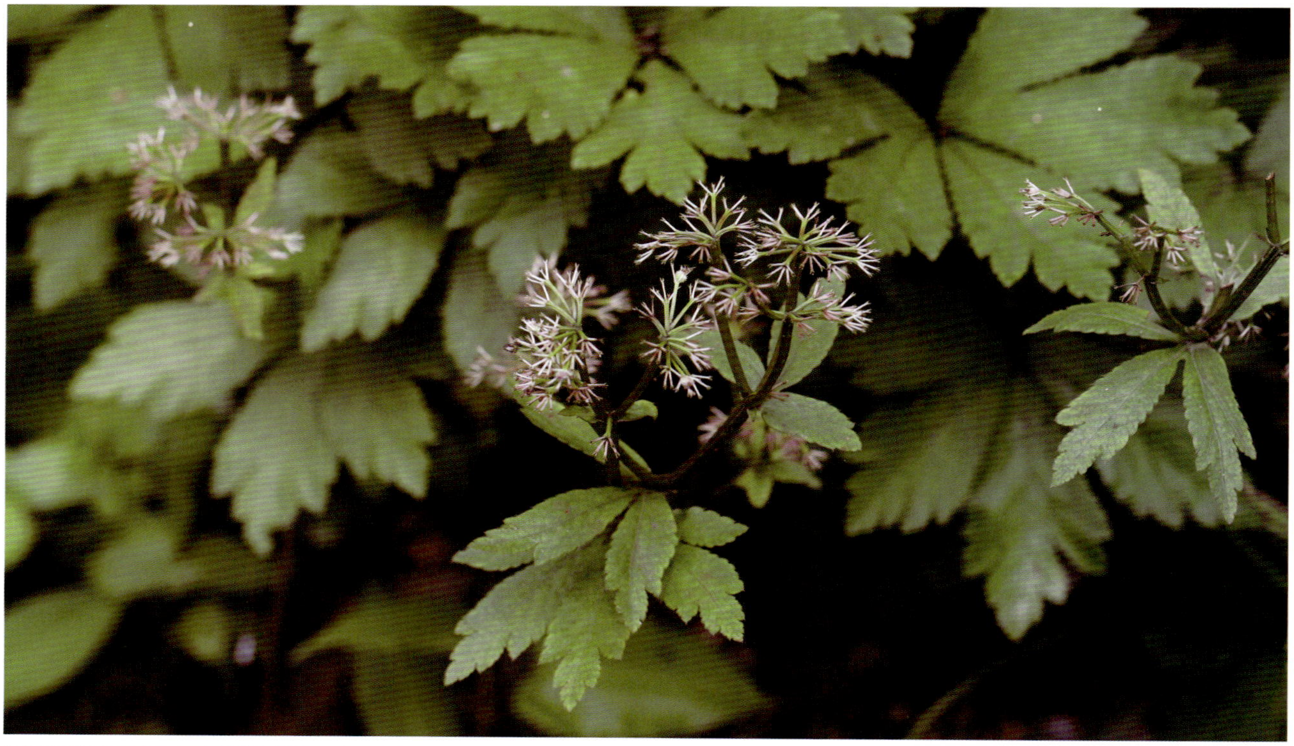

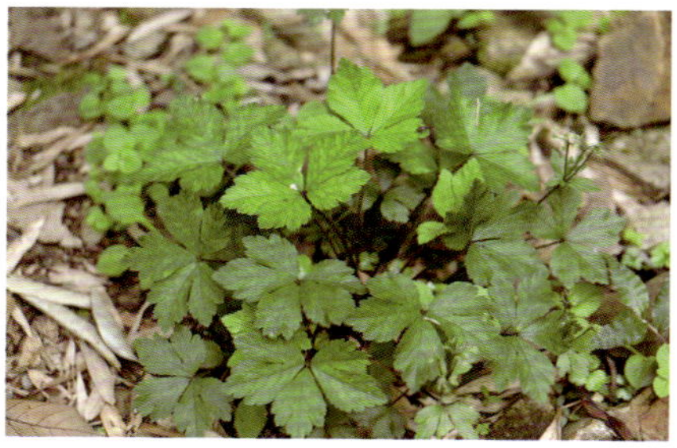

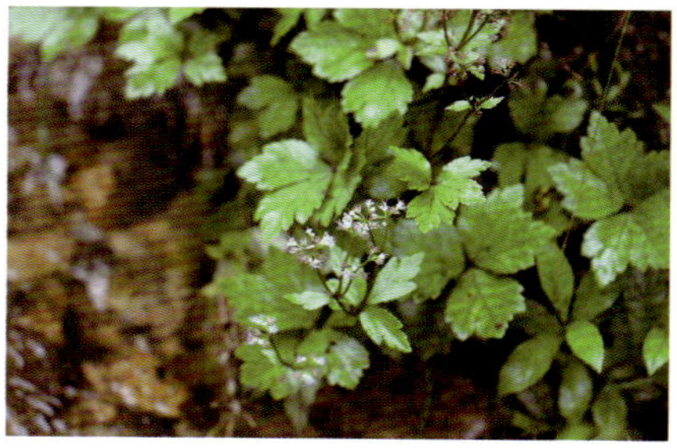

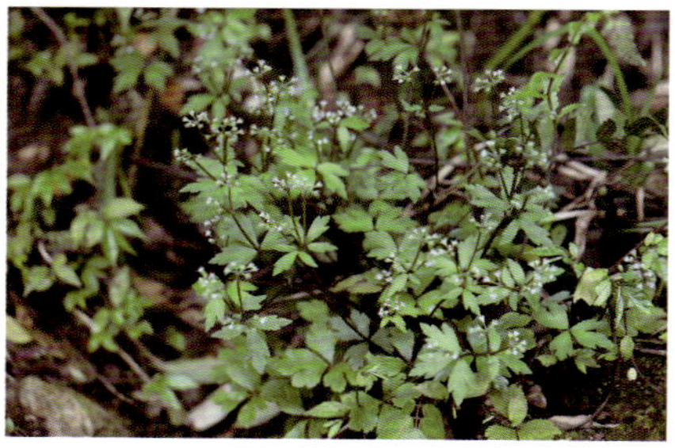

动物

588. 少棘巨蜈蚣 *Scolopendra subspinipes mutilans* L. Koch.

分类位置 蜈蚣科 Scolopendridae 蜈蚣属 *Scolopendra.*。

别　名 蜈蚣，金头蜈蚣，大蜈蚣。

形态特征 少棘蜈蚣成体体长 12cm 左右，宽 5 ~ 11mm，背腹略扁，头部板近圆形，前端突出，头部板和第一背板金黄色，生触角一对，17 节，基部六节少毛。单眼四对，头部腹面有颚肢一对，上有毒钩；颚肢底节内侧有一矩形突起，上有四枚小齿，颚肢齿板前端也有小齿五枚（内侧三枚靠拢）。身体自第二背板起为墨绿色或暗绿色，末板黄褐色。背板自 4 ~ 9 节起有两条不显著的纵沟，第 2、4、6、9、11、13、15、17 及 19 节背板较短。胸板在 2 ~ 19 节间有纵沟，胸板及步肢均为淡黄色，步肢 21 对，足端黑色，尖端爪状；末对步肢基侧板后端有两尖棘，同肢前腿节腹面外侧有两棘，内侧有一棘，背内侧有 1 ~ 3 棘。

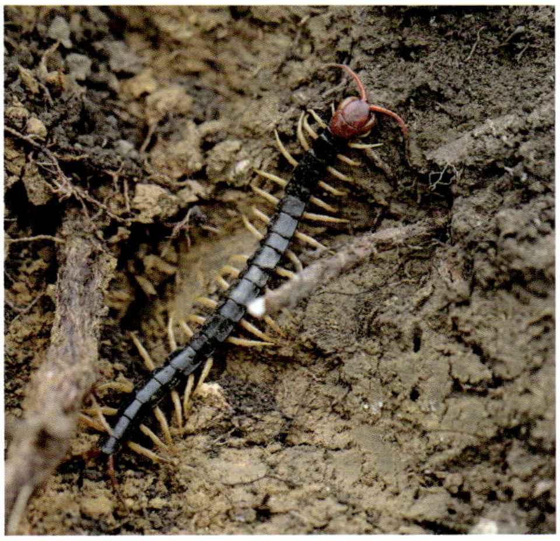

资源现状 常生活于阴暗潮湿的腐木、石隙间和阴湿的草地等处，全市各地较常见。资源量一般，民间偶见蛇伤药中加入配伍。

功效应用 **全体（蜈蚣）**：辛，温，有毒；息风镇痉，通络止痛，攻毒散结；用于肝风内动，痉挛抽搐，小儿惊风，中风口㖞，半身不遂，破伤风，风湿顽痹，偏正头痛，疮疡，瘰疬，蛇虫咬伤。

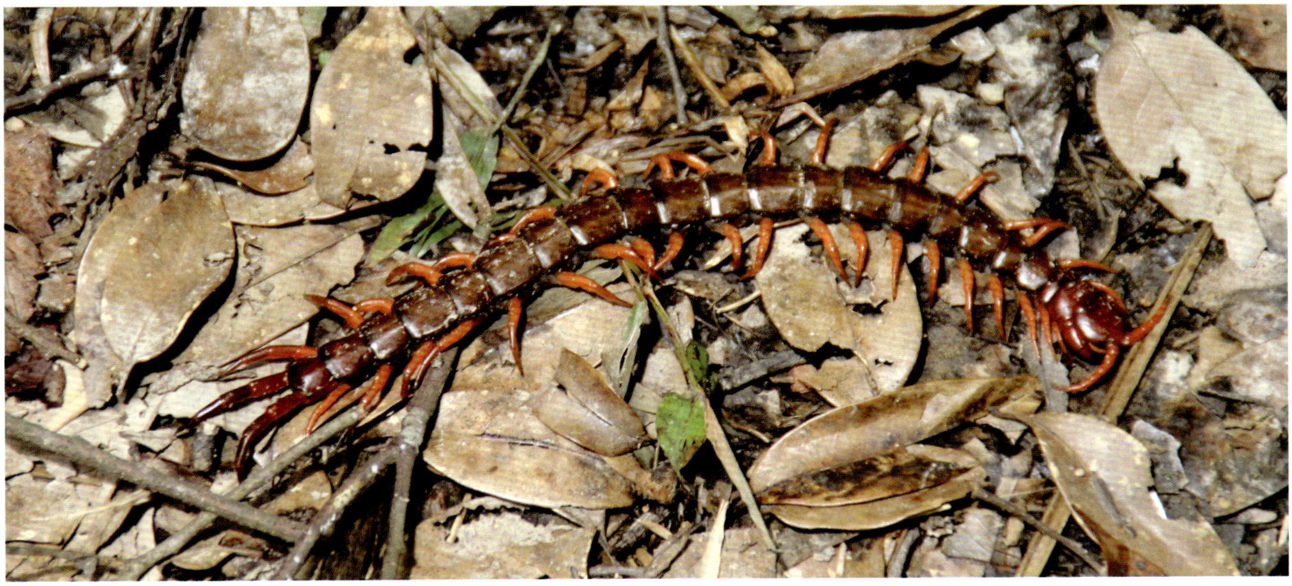

589. 黑　蝉 *Cryptotympana atrata* Fabricius

分类位置 蝉科 Cicadidae 蚱蝉属（蝉属）*Cryptotympana*。

别　　名 蚱蝉，鸣蝉，秋蝉，蜘蟟，知了。

形态特征 体长 40 ~ 45mm，头顶到翅端长 67 ~ 72mm。体黑色、密被金黄色细短毛，但前胸和中胸背板中央部分毛少光滑。头小，复眼大，头顶有 3 个黄褐色单眼，排列成三角形，触角刚毛状，中胸发达，背部隆起。卵棱形稍弯，长约 2.5mm，头端比尾端稍尖，乳白色。雌雄个体形状大小相似，只雄虫腹部第 1 节有发音器。中胸背面后部有"X"形突起，突起部分黄褐色，翅脉基半部黄褐色，往翅端逐渐到黑褐色。翅基部约 1/4 部分的脉间黑色。足黄褐色，有黑斑，前足腿节内侧的 2 根刺黑色。

资源现状 生活于杨树、柳树、榆树、槐树、枫杨树等树上，全市各地极常见。资源丰富，民间偶见以蝉蜕用于声音嘶哑，或以带菌的干燥虫体（蝉花）用于肾炎等。

功效应用 **若虫羽化时脱落的皮壳（蝉蜕）**：甘，寒；疏散风热，利咽，透疹，明目退翳，解痉；用于风热感冒，咽痛音哑，麻疹透发不畅，风疹瘙痒，小儿惊痫，目赤翳障，惊风抽搐，破伤风。带菌的干燥虫体（蝉花）：甘，寒；镇惊，止疟；用于小儿夜啼，惊痫，疟疾等。

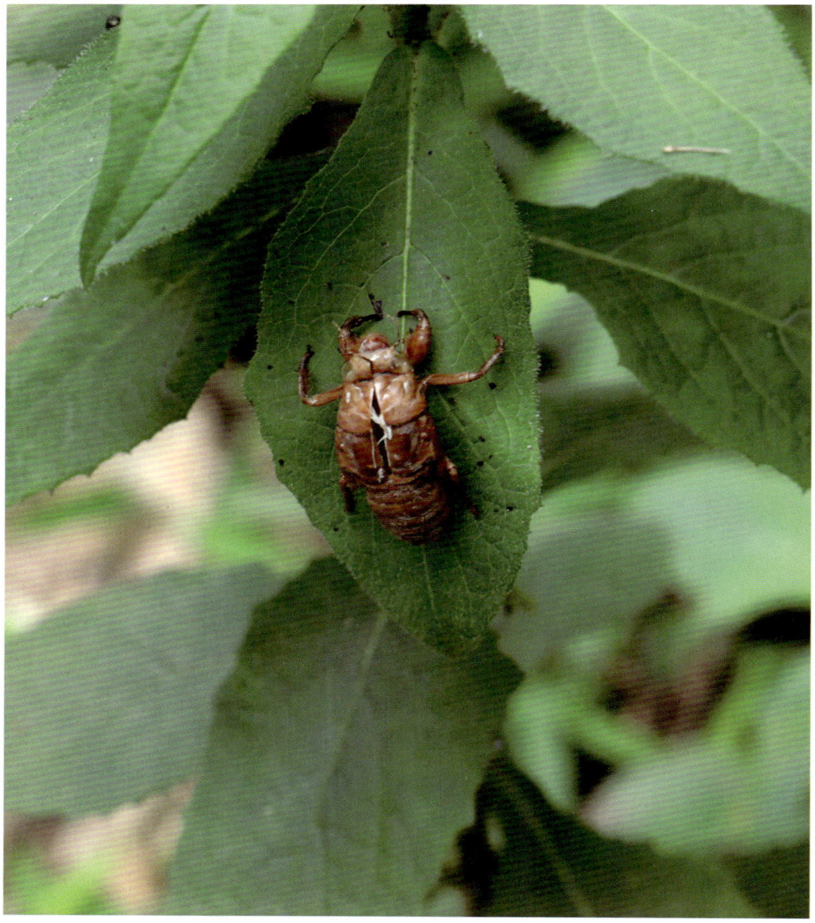

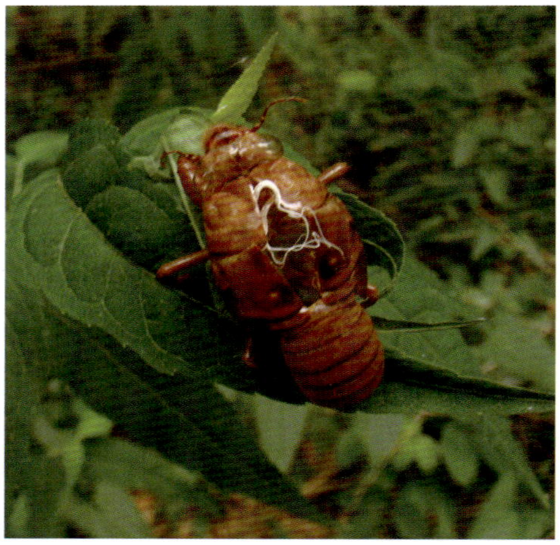

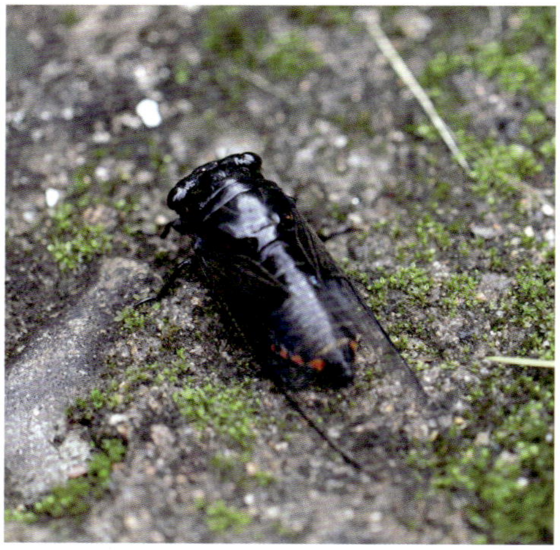

590. 黑斑肥螈　*Pachytriton brevipes* Sauvage

分类位置　蝾螈科 Salamandridae 肥螈属 *Pachytriton*。

别　　名　水和尚，四脚鱼。

形态特征　体长 17cm 左右，较肥壮；头部略平扁，躯干至尾基部浑圆。头长大于宽；吻端钝圆；鼻孔小，极近吻端；鼻间距约为吻长的一半；颊部外倾；上唇褶明显；上下颌有细齿；舌大与口腔底相连。躯干粗壮，背腹略扁平，背脊正中略成浅纵沟，肋沟 11 条。四肢较短，前肢较后肢细短，前肢前伸指端达口角后方，指、趾平扁而短，末端钝圆；指 4 个，第一指极短小；趾 5 个，第 1 趾与第 5 趾显然短小。尾短于头体长，后半段渐侧扁，末端钝圆；尾背鳍褶起于尾基部，后半段高；肛孔为纵裂缝，雄性裂缝长，雌性裂缝短。皮肤光滑或背部略有细粒；体尾两侧有横细沟纹。周身散有深棕褐色小圆斑点；腹面橘黄色或橘红色。

资源现状　生活于海拔 800 ~ 1700m 的大小山溪内，成螈以水栖为主，白天常隐于溪内石块下或石隙间，黄岗山等地溪涧较常见。列入《国家保护的有益的或者有重要经济、科学研究价值的陆生野生动物名录》。

功效应用　全体：甘、苦，平；清热，解毒，消积；用于小儿疳积，胃脘胀痛等。

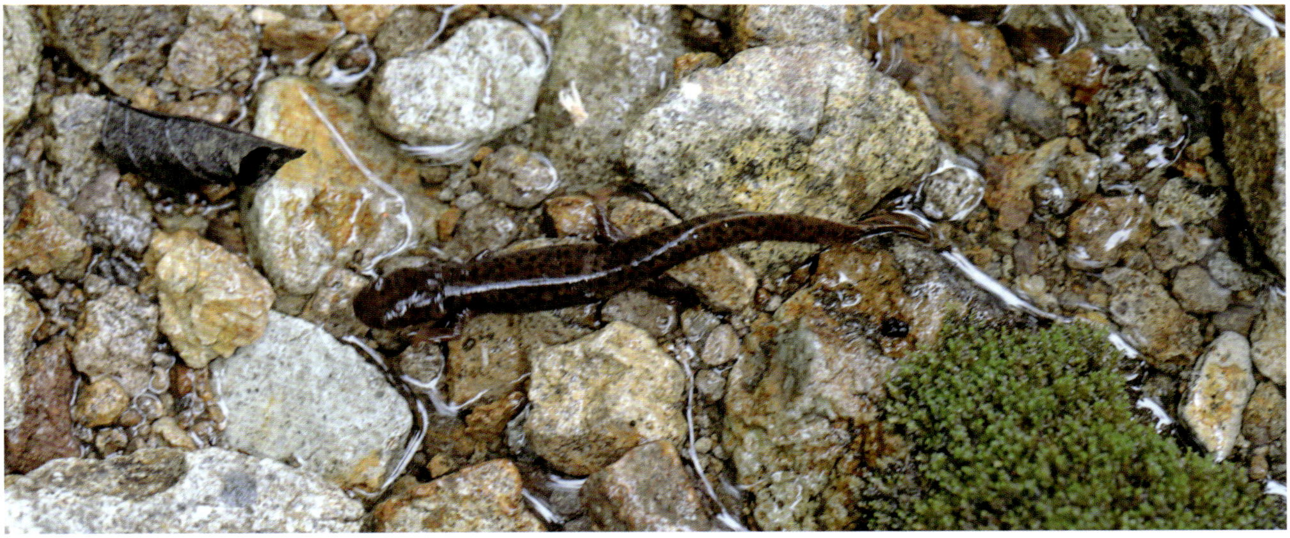

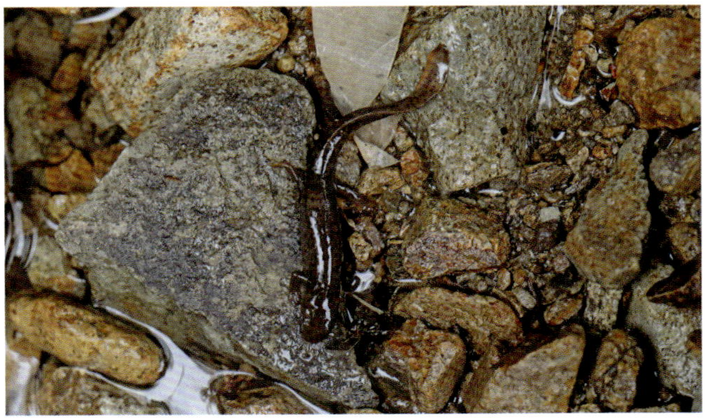

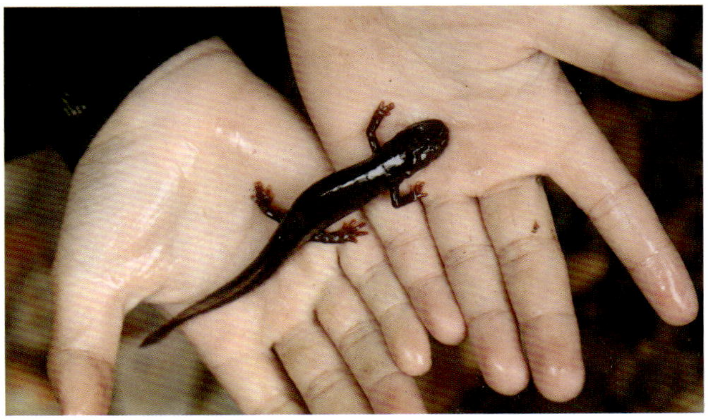

591. 大鲵 *Andrias davidianus* Blanchard

分类位置 隐鳃鲵科 Cryptobranchidae 大鲵属 *Andrias*。

别　　名 娃娃鱼，狗鱼，人鱼，孩儿鱼，啼鱼。

形态特征 成年全体长 1 ~ 2m；头大，扁平而宽阔；吻端圆；外鼻孔小，近吻端；眼小，位背侧，无眼睑，眼间距宽，视力极差；颈褶明显，躯干粗壮扁平，肋沟 12 ~ 15 条，前肢粗短，后肢略长。雄鲵肛部隆起，雌鲵肛部无隆起。体表光滑湿润；头部背腹面小疣粒成对排列；眼眶周围的疣粒排列较为整齐，更为集中，头顶和咽喉中部及上下唇缘光滑无疣，眼眶下方、口角及颈侧疣粒排列成行；体侧粗厚的纵行肤褶明显，上下方疣粒较大；其他部位的皮肤较光滑。生活时体色变异较大，一般以棕褐色为主；背腹面有不规则的黑色或深褐色的各种斑纹。幼体与未达性成熟的次成体体色均较淡，以浅褐色为主，且有分散的小黑斑点；腹面色较浅；四肢外侧多有浅色斑。

资源现状 栖息于山溪下段水流急湍清澈的山间河流中，白天多潜伏于石穴中，夜间出来觅食，在九曲溪上游段偶见。资源较少，国家二级保护野生动物。

功效应用 肉：甘，平；补气，截疟，滋补强壮；用于病后虚弱，肾虚，贫血，疟疾，痢疾。

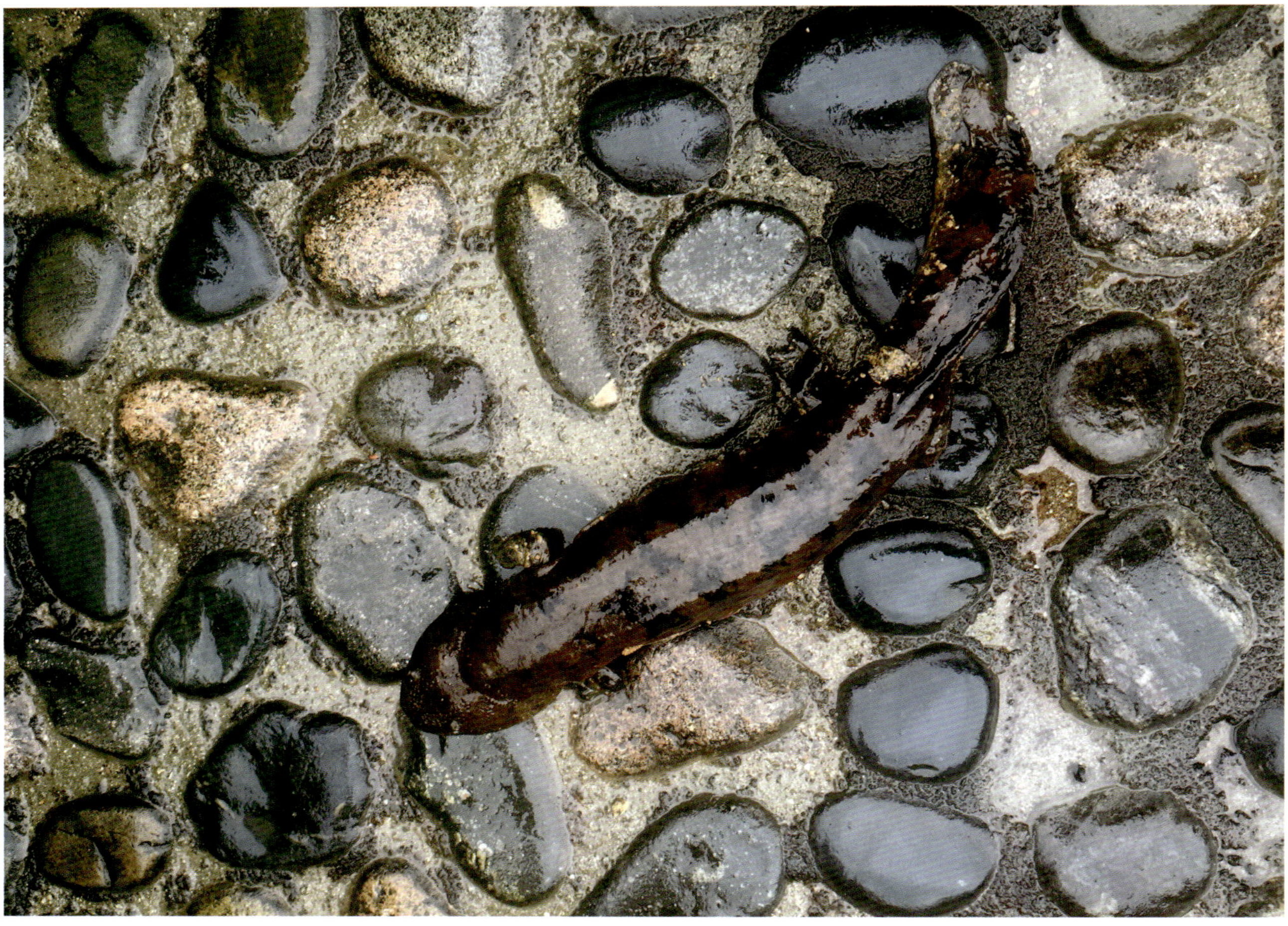

592. 中华大蟾蜍　*Bufo bufo gararizans* cantor

分类位置　蟾蜍科 Bufonidae 蟾蜍属 *Bufo*。

别　　名　癞蛤蟆。

形态特征　形如蛙，体粗壮，体长 10cm 以上，雄性较小，皮肤粗糙，全身布满大小不等的圆形瘰疣。头宽短，吻圆而高，吻棱显著，上无疣粒，上下颌无齿，近吻端有小形鼻孔 1 对。眼大而突出，眼后方有圆形鼓膜，头顶部两侧有大而长的耳后腺 1 个（分泌的白色浆液即“蟾酥”）。在繁殖季节，雄蟾蜍背面多为黑绿色，体侧有浅色斑纹；雌蟾背面斑纹较浅，瘰疣乳黄色，有棕色或黑色的细花斑。四肢粗壮，前肢短、后肢长，趾端无蹼，步行缓慢。雄蟾前肢内侧 3 指（趾）有黑色婚垫，无声囊。蝌蚪体黑色、尾鳍色浅，尾末端较圆，上唇齿 2 排，内排成对，下唇齿 3 排。

资源现状　穴居于泥土中或栖息于石块下、杂草间，生殖季节密集于静水池塘中，全市各地较常见。资源量一般，民间少见药用。

功效应用　**皮肤及耳后腺分泌物（蟾酥）**：辛，温，有毒；解毒，止痛，开窍醒神；用于痈疽疔疮，咽喉肿痛，中暑吐泻，腹痛神昏，手术麻醉。全体（干蟾）：辛，凉，有毒；破症结，行水湿，化霉，杀虫，定痛；用于疔疮，发背，阴疽瘰疬，恶疮。胆（蟾胆）：用于咳嗽痰喘。肝（蟾肝）：用于痈疽疔毒。皮（蟾皮）：辛，凉，微毒；清热解毒，利水消胀；用于痈疽，肿毒，瘰疬，肿瘤，疳积腹胀，慢性咳嗽痰喘。头（蟾头）：用于小儿疳积。舌（蟾舌）：用于拔疔。

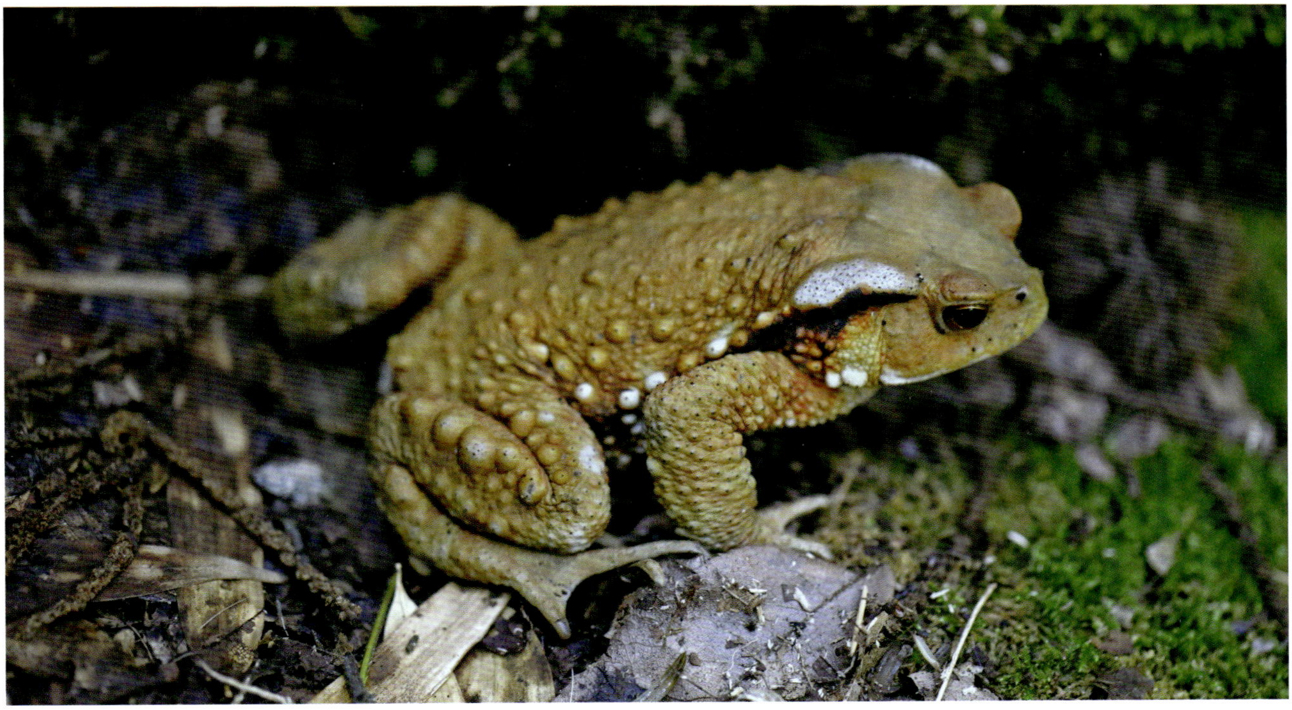

593. 黑眉锦蛇 *Elaphe taeniura* Cope

分类位置 游蛇科 Colubridae 锦蛇属 *Elaphe*。

别　　名 眉蛇，家蛇，锦蛇，黄颔蛇，称星蛇。

形态特征 体形较大，无毒。头长。吻鳞宽超于高。鼻间鳞长小于宽，其间沟为前额鳞间沟 1/2 或 1/3。前额鳞长大于宽。额鳞盾状，其长大于与吻端距离，顶鳞大于额鳞。颊鳞 1 枚，眶前鳞 2 枚，眶后鳞 2 枚，眶上鳞 1 枚，前颞鳞 2，后颞鳞是 3；上唇鳞常 9 枚（4、2、3 式）；下唇鳞常 12 枚。体鳞微弱起棱，但外侧 4 行无棱。背鳞行数常为 25 ~ 25 ~ 19，腹鳞雄性为 248 ~ 266，雌性为 227 ~ 254；肛鳞二分；尾下鳞双列，雄性 81 ~ 114 对，雌性 81 ~ 110 对。雄性体最长可达 2.5m，体重达 1.5 kg；雌性体通常不超过 2m，体重达 0.6kg 左右。

资源现状 生活于山地、田野、平原丘陵及山区，常在房屋及其附近栖居，好盘踞于老式房屋的屋檐，故有“家蛇”之称，全市各地较常见。列入《国家保护的有益的或者有重要经济、科学研究价值的陆生野生动物名录》。

功效应用 全体：苦、辛，平；搜风除湿，定惊止搐；用于风湿痹痛，筋脉拘挛，半身不遂，口眼歪斜，肢体麻木不仁，麻风，顽癣，皮肤瘙痒，破伤风，小儿急慢惊风，温病高热动风。**蜕下的皮膜（蛇蜕）：**咸、甘，平；祛风，定惊，退翳，解毒；用于小儿惊风，抽搐痉挛，翳障，喉痹，疔肿，皮肤瘙痒。

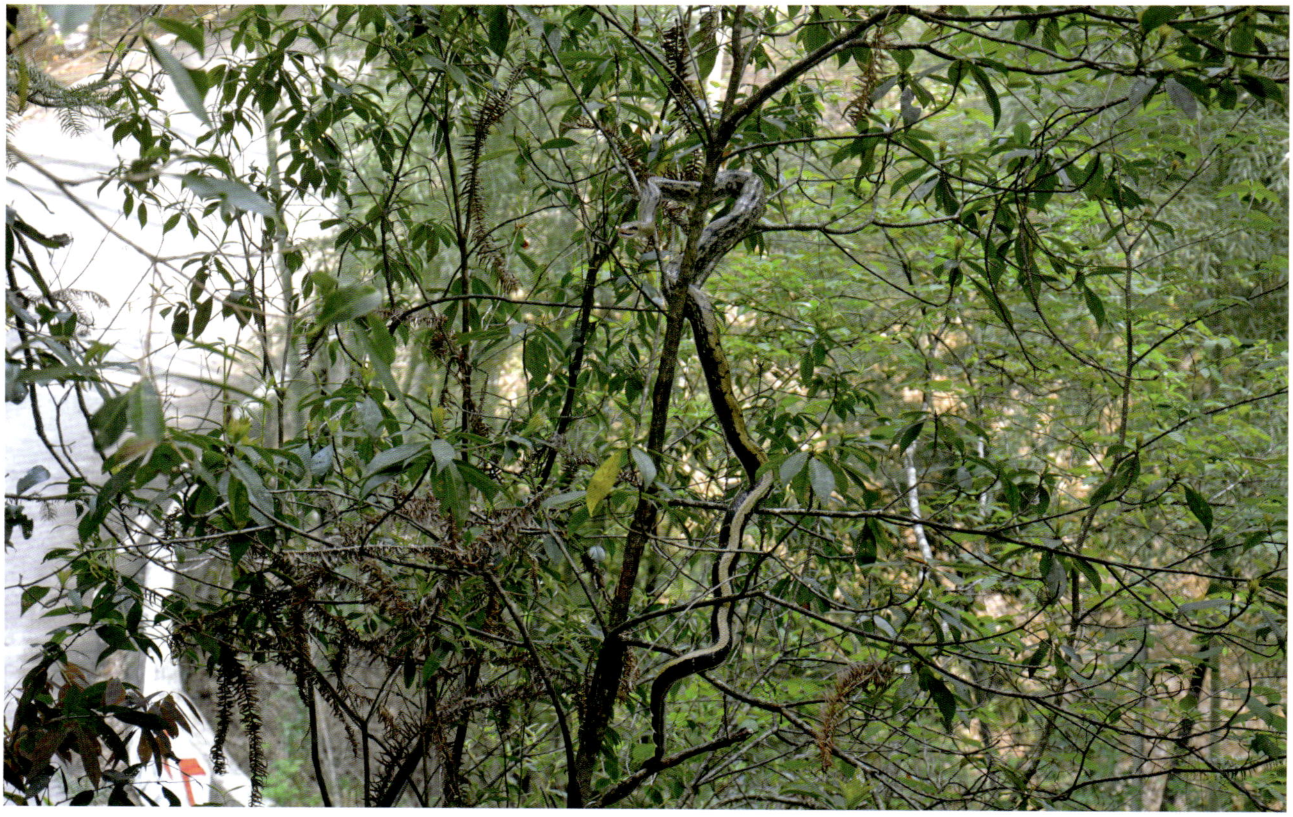

594. 乌梢蛇 *Zaocys dhumnades* Cantor

分类位置 游蛇科 Colubridae 乌梢蛇属 *Zaocys*。

别　　名 乌蛇，乌风蛇，剑脊蛇，乌烟蛇。

形态特征 体全长可达 2.5m 以上，体背绿褐色或棕黑色及棕褐色；背部正中有一条黄色的纵纹；体侧各有两条黑色纵纹，至少在前段明显（成年个体），至体后部消失（有的个体是通身墨绿色的，有的前半身看上去是黄色，后半身是黑色）。次成体通身纵纹明显。头颈区别显著；吻鳞自头背可见，宽大于高；鼻间鳞为前额鳞长的 2/3；顶鳞后有 2 枚稍大的鳞片；上唇鳞 8，第七枚最大；下唇鳞 8 ~ 10；背鳞鳞行成偶数 16、16、14，中央 2 ~ 4 行起强棱，腹鳞雄 192 ~ 204，雌 191 ~ 205；肛鳞二分；尾下鳞雄 95 ~ 137 对，雌 98 ~ 131 对。

资源现状 生活于平原、丘陵地带，5 ~ 10 月常见于农耕区水域附近活动；全市各地较常见，可养殖，具较高经济价值，民间偶见以其泡药酒，用于风湿痹痛等。

功效应用 **去除内脏的全体（乌梢蛇）**：甘，平；祛风，通络，止痉；用于风湿顽痹，麻木拘挛，中风口眼㖞斜，半身不遂，抽搐痉挛，破伤风，麻风，疥癣。**蜕下的皮膜（蛇蜕）**：咸、甘，平；祛风，定惊，退翳，解毒；用于小儿惊风，抽搐痉挛，翳障，喉痹，疔肿，皮肤瘙痒。

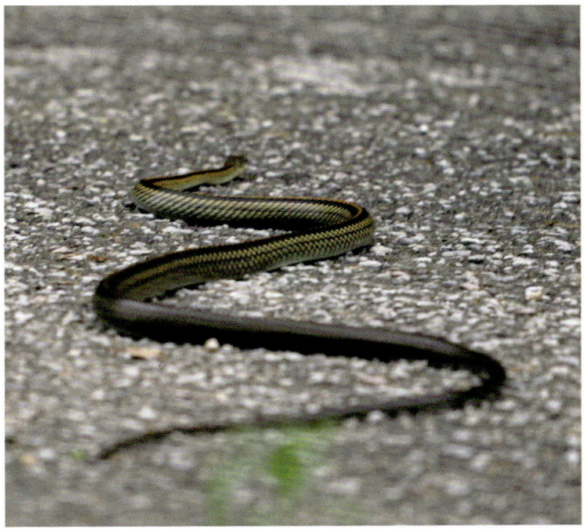
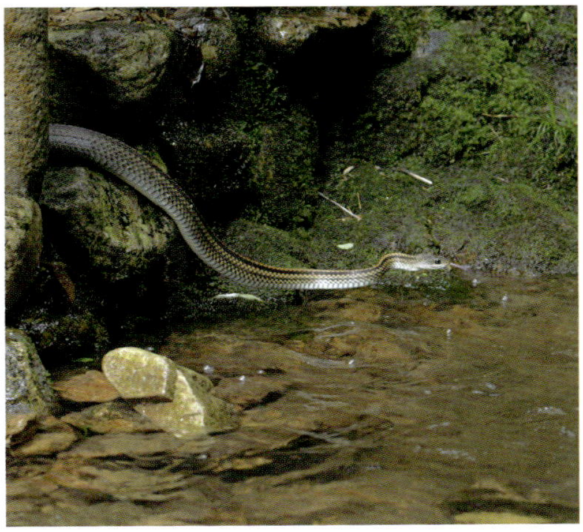
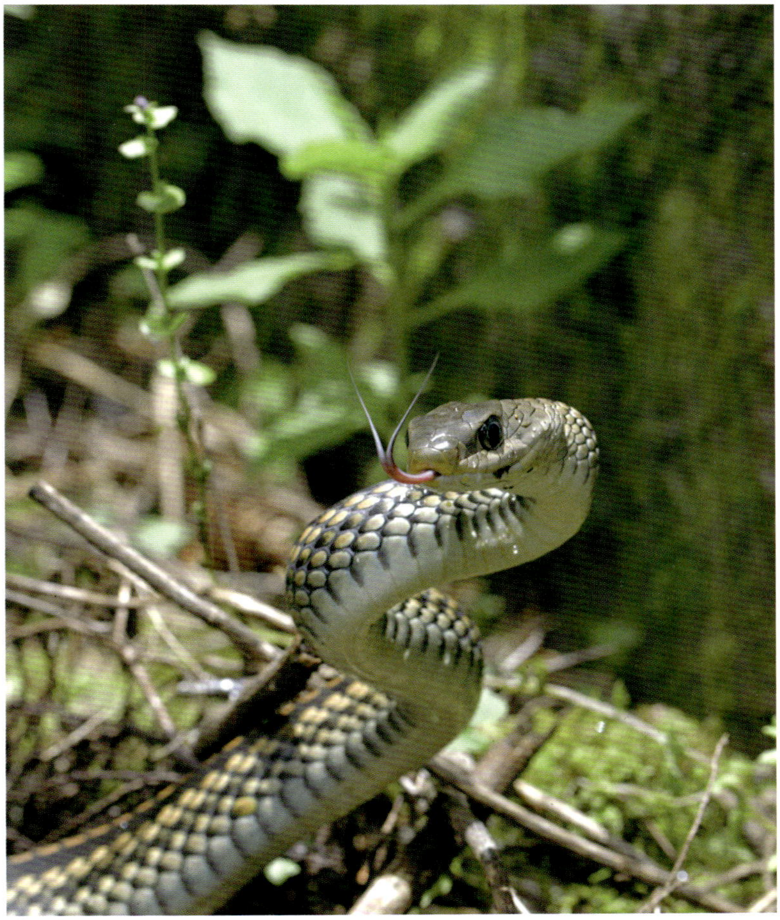

595. 五步蛇 *Deinagkistrodon acutus* Gunther

分类位置 蝰科 Viperidae 尖吻蝮属 *Deinagkistrodon*。

别　　名 尖吻蝮，七步蛇，百步蛇，棋盘蛇，翘鼻蛇。

形态特征 吻端尖而翘向前上方；头三角形，与颈区分明显；头背黑色，头侧自吻棱经眼斜至口角下黄白色，头腹及喉白色；体粗壮尾较短，全长可达 1.5m。背面深棕色或棕褐色。背脊有 17 ~ 25 个方形大斑，边缘浅褐色，中央略深，有的方斑不完整；腹面白色，有交错排列黑褐色斑块，略呈三纵行，有的若干斑块互相连续而界限不清；尾腹面白色，散以疏密不等黑褐色点斑。吻鳞甚高，上部窄长，构成尖吻腹面；鼻间鳞一对，亦窄长构成尖吻背面。头背具对称而富疣粒大鳞；有颊窝；眶前鳞 2，眶后鳞 1，有一较大眶下鳞；上唇鳞 7。背鳞 21（23）、21（23）、17（19）行，除最外 1 ~ 3 行外，均具结节状强棱；腹鳞 157 ~ 170；肛鳞完整；尾下鳞 52 ~ 59，大部双行；尾后段侧扁，末端一枚鳞片侧扁而尖长。

资源现状 生活于海拔 100 ~ 1350m 的山区或丘陵地带，大多栖生于 300 ~ 800m 的山谷溪涧附近的岩石缝、落叶、草丛、茶山玉米地、山区稻田、柴禾堆及树根部的洞穴中，全市各地零星可见，可养殖，具较高经济价值，民间常以蛇体泡药酒，用于风湿痹痛等。

功效应用 **去除内脏的全体（蕲蛇）**：甘、咸，温，有毒；祛风，通络，止痉；用于风湿顽痹，麻木拘挛，中风口眼㖞斜，半身不遂，抽搐痉挛，破伤风，麻风，疥癣。

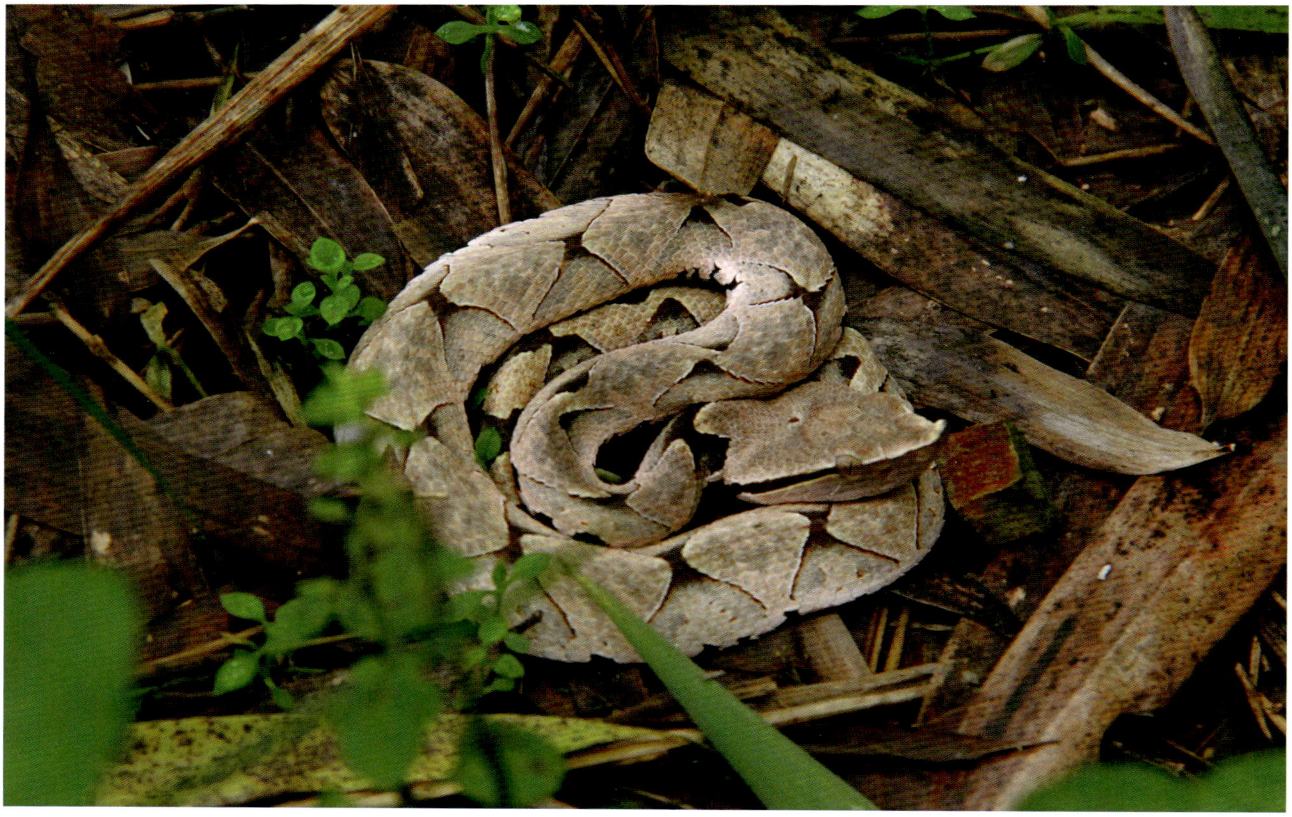

596. 福建竹叶青蛇 *Trimeresurus stejnegeri* Schmidt

分类位置　蝰科 Viperidae 竹叶青蛇属 *Trimeresurus*。

别　　名　竹叶青，青竹蛇，青竹彪，刁竹青，焦尾巴。

形态特征　上颚具有管牙，有颊窝的毒蛇。体型中等，成体雄性约 70cm，雌性约 83cm，尾长占全长的 1/5 左右。头三角形，吻棱明显，躯干细长。尾较长，具缠绕性。背面通身绿色，尾背及尾尖焦红色，体两侧各有一条白色、淡黄色（雌性）或红白色各半（雄性）的纵线纹；腹面色稍浅淡。头背绿色，上唇色稍浅。眼橘红色。

资源现状　常生活于海拔 400m 以上的山区阴湿溪边、杂草灌木丛和竹林中，或溪边岩石上，全市各地常见。资源较多，全市毒蛇咬伤 70% 以上由其造成。

功效应用　去除内脏的全体：甘、咸，温；祛风止痛，解毒消肿；用于风湿痹痛，肢体麻木，恶疮肿疖等。

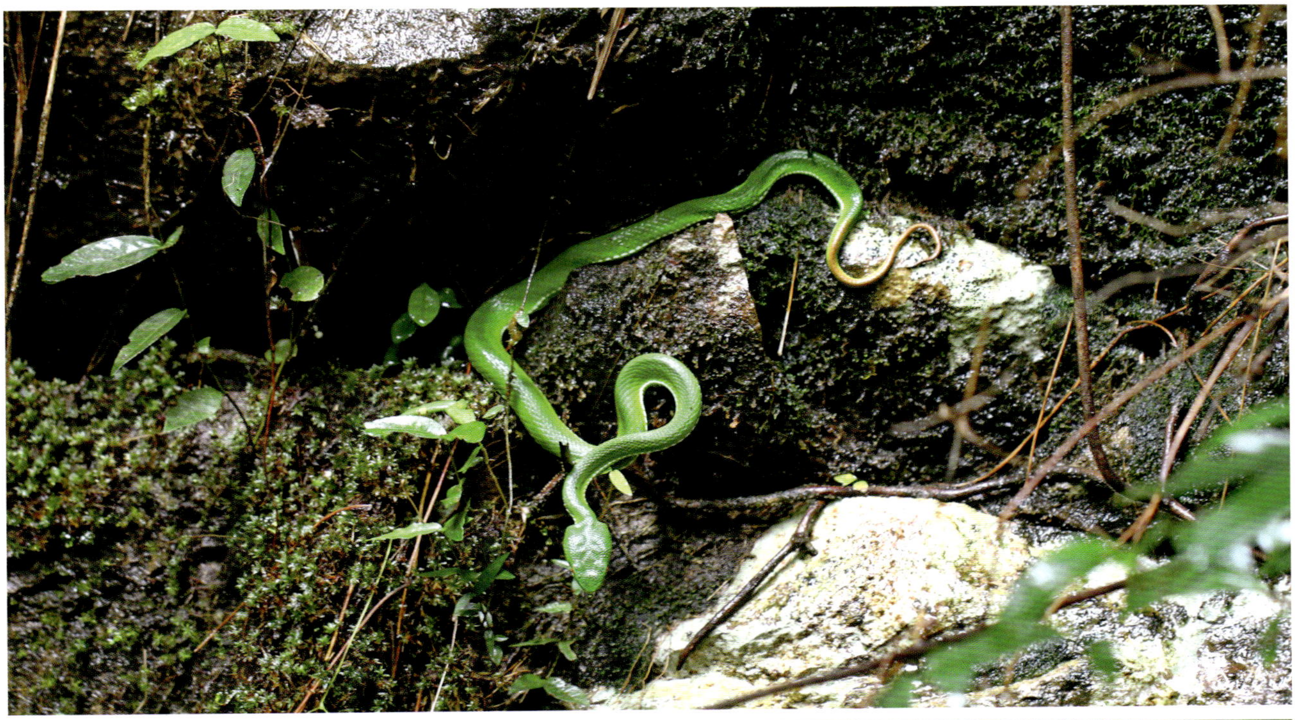

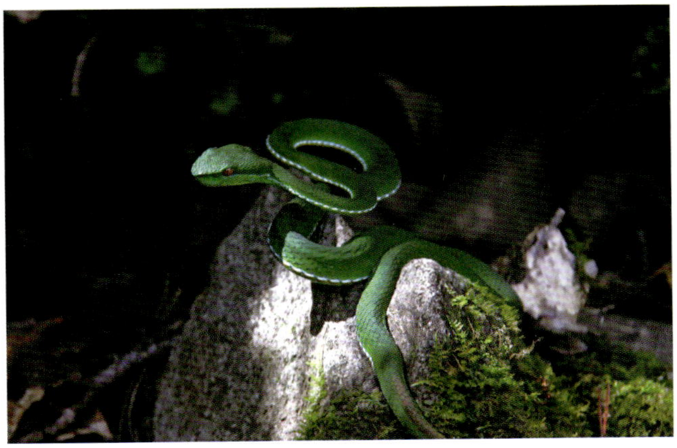

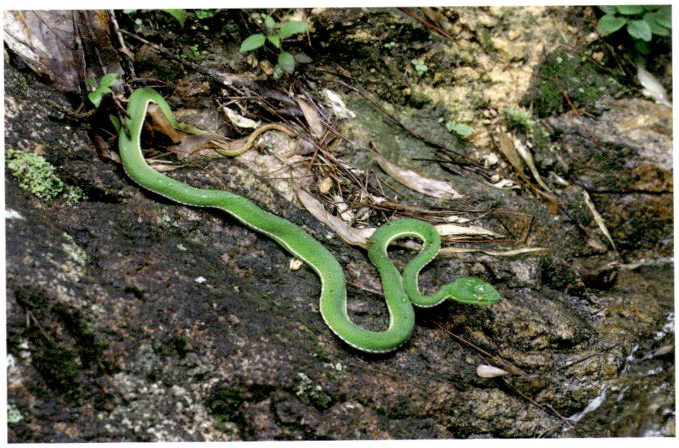

597. 穿山甲 *Manis pentadactyla* Linnaeus

分类位置 穿山甲科 Manidae 穿山甲属 *Manis*。

别　　名 龙鲤甲，石鲮鱼，鲮鲤，龙鲤，钱鳞甲。

形态特征 体披鳞甲的一种食蚁兽。除腹面外，从头至尾披覆瓦状角质鳞，嵌接成行，片间有刚毛。头细、眼小、舌长、无牙齿。四肢粗短，前足趾爪强壮，便于挖土打洞。平时走路掌背着地，受惊蜷成球状。尾长而扁阔，披鳞，肌筋发达，攀附蜷曲有力。颜脸、颌颊、耳眼、胸腹直至尾基以及四肢内侧无鳞有稀毛。鳞甲颜色有棕褐色和黑褐色 2 种类型，以棕褐色的多见。

资源现状 生活于丘陵山地的树林、灌丛、草丛等各种环境中，上梅、洋庄等地偶见。野生资源越来越少，目前人工繁殖还存在较大问题，国家一级保护野生动物。

功效应用 鳞片（穿山甲）：咸，微寒；活血消癥，通经下乳，消肿排脓，搜风通络；用于经闭癥瘕，乳汁不通，痈肿疮毒，风湿痹痛，中风瘫痪，麻木拘挛等。

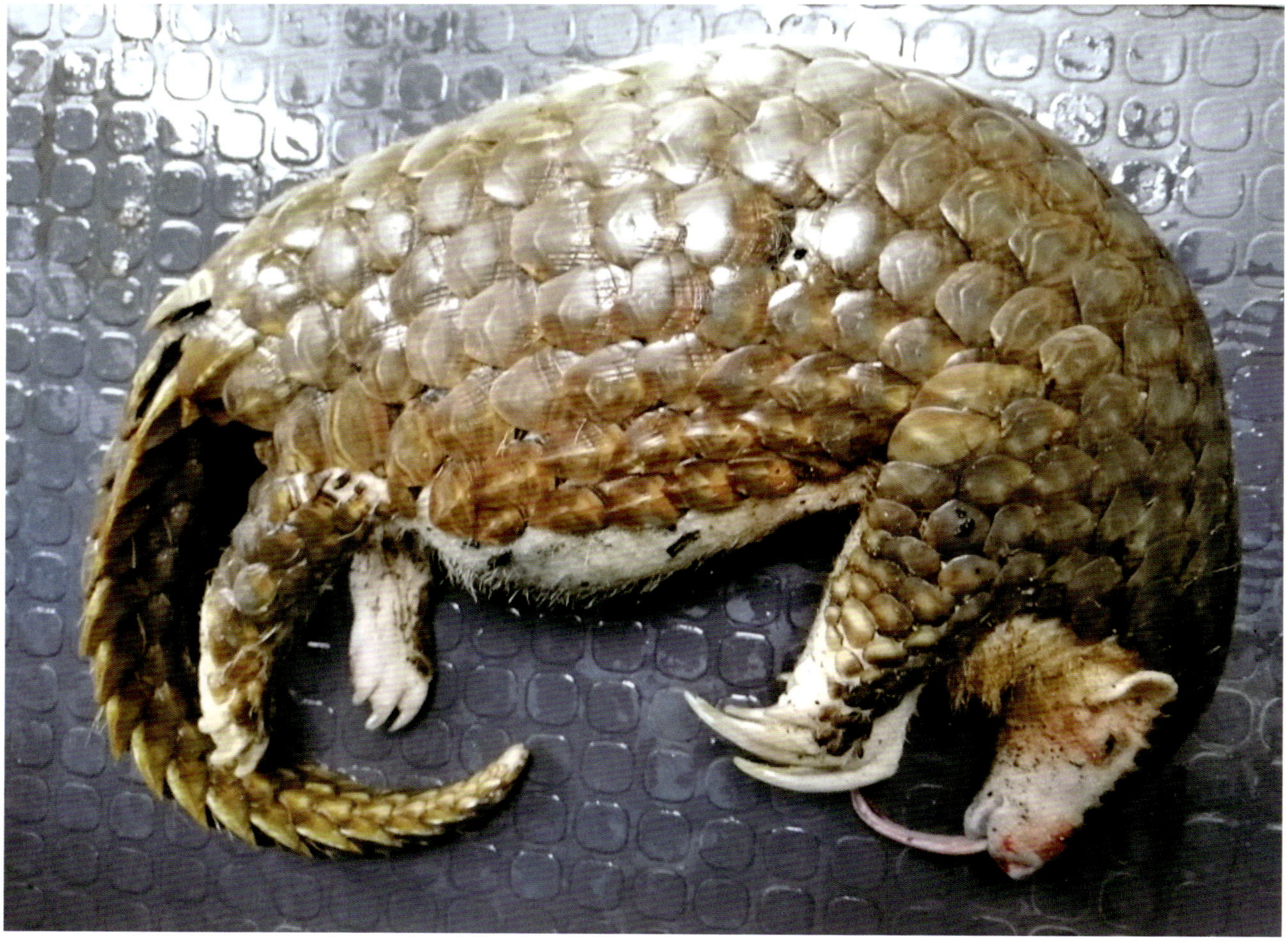

注：范世明拍摄于洋庄

598. 猪 獾 *Arctonyx collaris* F.G.Cuvier

分类位置 鼬科 Mustelidae 猪獾属 *Arctonyx*。

别　　名 山獾，拱猪，獾猪，猪鼻獾。

形态特征 体形似狗獾，体长 65 ~ 75cm，尾长 14 ~ 17cm，体重约 10kg。全身黑棕色而杂以白色。背毛基部白色，中段黑棕色，毛尖复为白色。头部，自鼻尖到颈部有一白色纵纹，两颊从口角到头后各有一白色短纹。耳缘白色，喉、颈部白色或黄白色。四肢棕黑色，尾白或黄白色。鼻垫与上唇间无毛。

资源现状 生活于山地阔叶林、林缘、灌丛、草坡、农田、荒地等地带，喜欢穴居，在荒丘、路旁、田埂等处挖掘洞穴或栖息于天然岩石隙缝、树洞之中，也侵占其他兽类的洞穴，岚谷、星村等地偶见。福建省重点保护野生动物，列入《国家保护的有益的或者有重要经济、科学研究价值的陆生野生动物名录》。

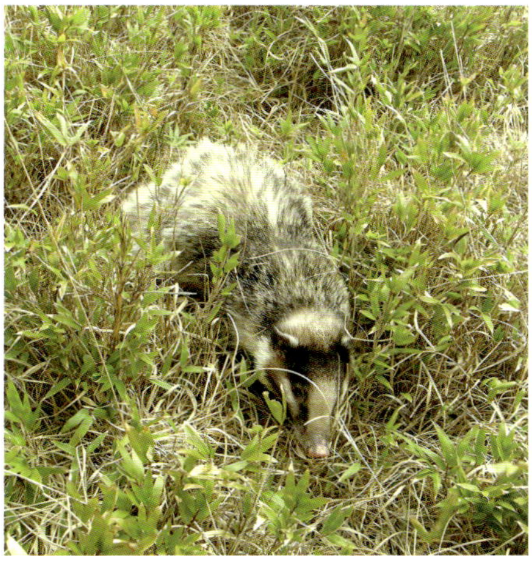

功效应用 脂肪（獾油）：清热解毒，消肿止痛，润肠通便；用于烧烫伤，疥癣，痔，大便干燥等。四肢骨：祛风止痛；用于风湿筋骨疼痛，皮肤瘙痒等。肉：甘、酸，平；补中益气，祛风除湿，杀虫；用于小儿疳积，风湿性关节炎，腰酸腿疼，蛔虫病，酒糟鼻等。

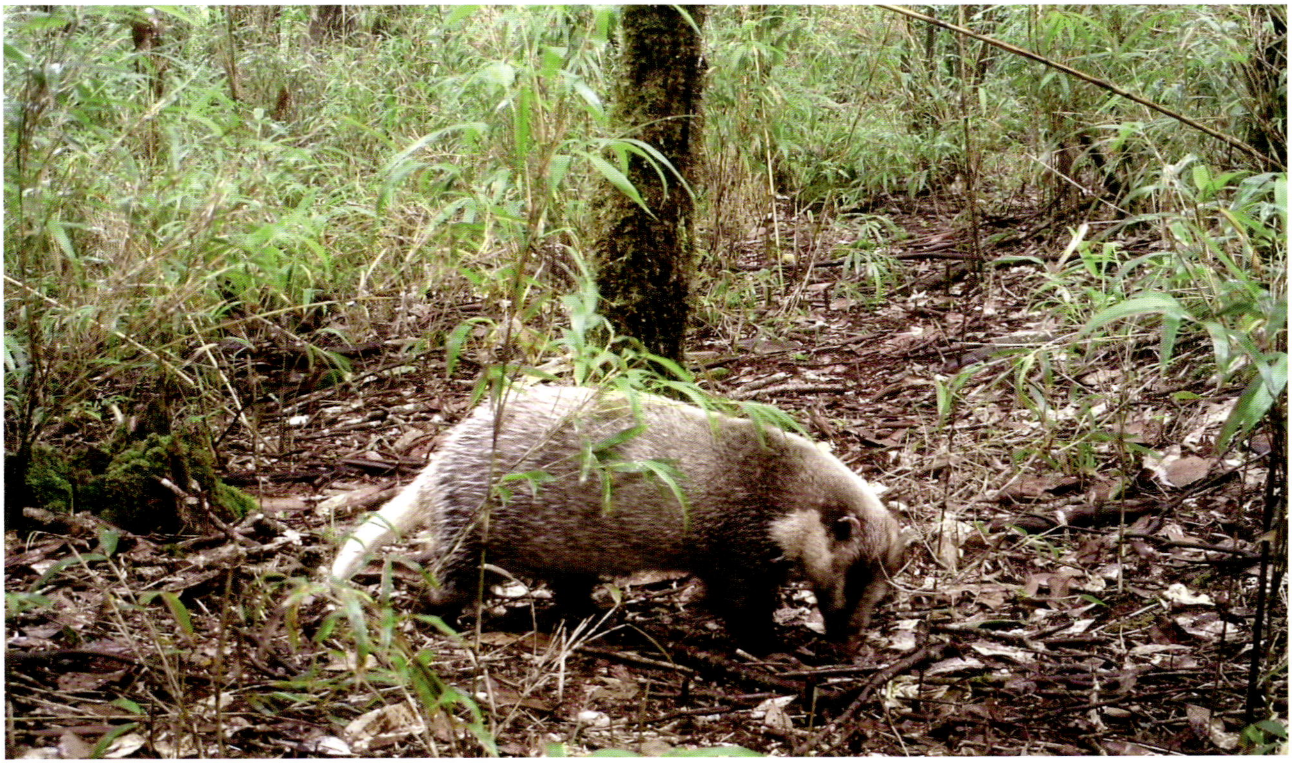

599. 鬣　羚　*Capricornis sumatraensis* Bechstein

分类位置　牛科（洞角科）Bovidae 鬣羚属 *Capricornis*。

别　　名　苏门羚，四不像，山黄羊，明鬃羊。

形态特征　外形似羊，略比斑羚大，雄兽和雌兽之间的大小差别不显著。体长为 140 ~ 190cm，体重 50 ~ 100kg，肩高 86 ~ 110cm，尾长 9 ~ 16cm，两只耳朵特别狭长，似驴，可达 19 ~ 21cm，端部较尖，雌雄均有一对短而尖的黑角，短而光滑，介于两耳之间，距离较远，形状较为简单，两角自额骨的后部长出后，平行而稍呈弧形往后伸展，角的横切面呈圆形，末端较尖，角的表面具有环状的棱及不规则的纵行沟纹，角尖处较为光滑，长度为 20 ~ 26cm，粗 13 ~ 16cm。自角基至颈背有长十几厘米的灰白色鬣毛，甚为明显。颈背有鬃毛，吻鼻部黑色，吻端裸露，唇的周围有髭毛，有明显的球囊状眶下腺，其开口处有一撮丛毛。

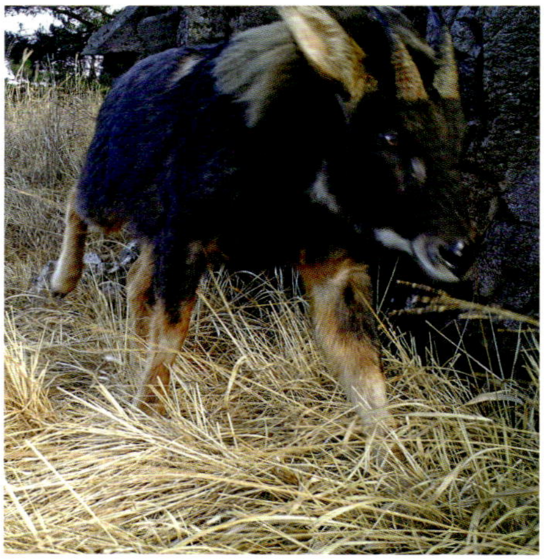

资源现状　生活于崎岖陡峭多岩石的丘陵地区，偶尔或在草原及平地间活动，善于在险恶的乱石山崖间跳跃，非常灵活，黄岗山等地较常见。国家二级保护野生动物。

功效应用　骨骼（山驴骨）：辛、咸，温；祛风湿，强筋骨，通络止痛；用于腰膝酸痛，风湿痹痛，麻木不仁。角：咸，凉；清热解毒，平肝息风；用于温热病高热神昏抽搐，小儿惊风，痫证，惊悸。

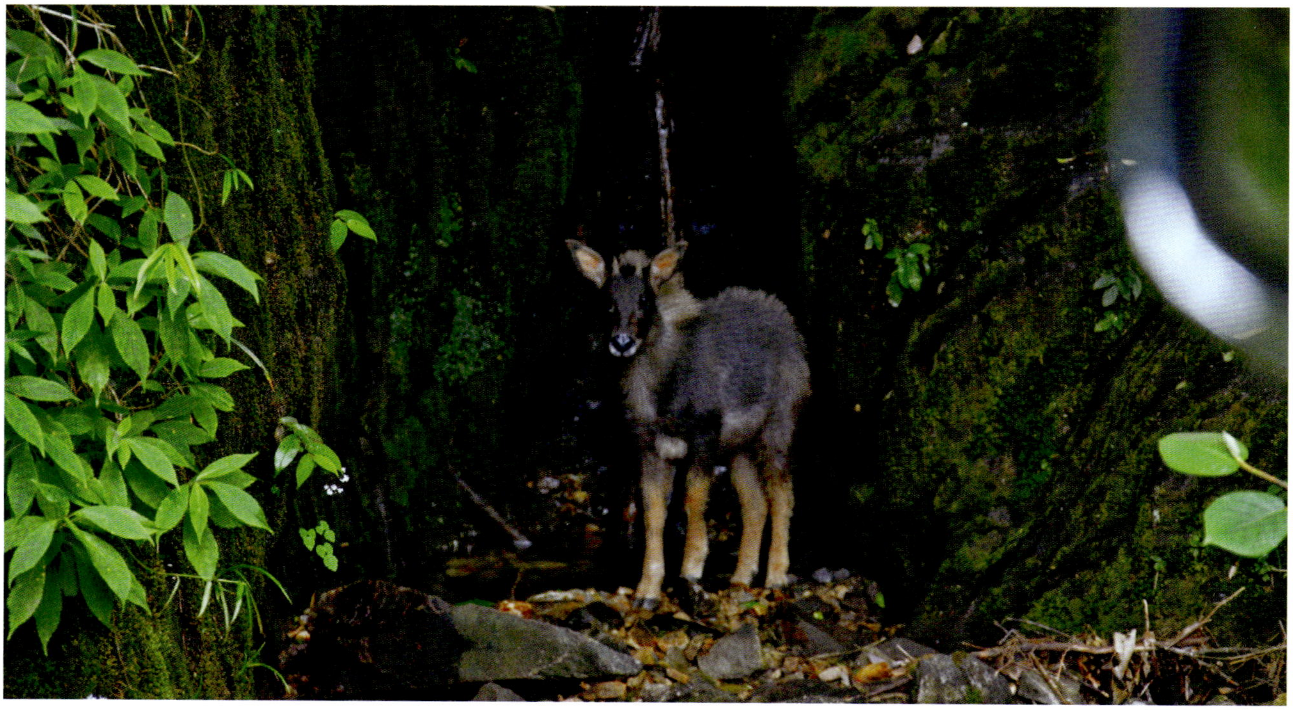

600. 藏酋猴　*Macaca thibetana* Milne-Edwards

分类位置　猴科 Cercopithecidae 猕猴属（猴属）*Macaca*。

别　　名　毛面短尾猴，四川短尾猴，大青猴，毛面猴，马猴，红面猴。

形态特征　体形粗大，体长可达 66cm。四肢粗壮，肌肉发达。尾短，长度一般不超过 9cm。脸部周围包括下颏，长有厚而长的密毛，像络腮胡须。有颊囊。颜面皮肤肉色或浅褐色，但老年灰白色，成年雌猴脸肉红色。成年躯体背面深褐色，有的毛尖为黑色，头顶和颈毛褐色，有棕色环节。通常靠近尾基部和尾的背面黑色。四肢外侧褐色，四肢内侧、胸、腹面乳灰，下颌、颊灰褐相杂。幼体毛色浅褐，腹面毛色较成年猴深。

资源现状　多生活于峭壁、溪旁沟谷和河岸边的密林中或疏林岩石上，属群居性动物，星村桐木一带较多见。国家二级保护野生动物。

功效应用　骨：酸，平；祛风除湿，镇惊截疟；用于风寒湿痹，四肢麻木，小儿惊痫及疟疾发热等。胆结石（猴枣）：苦、咸，寒；清热镇惊，豁痰定喘，解毒消肿；用于痰热咳嗽，咽痛喉痹，惊痫，小儿急惊，瘰疬痰核等。胆：清热解毒，明目退翳；咽喉红肿，青盲，夜盲等。血液：消疳化积；用于疳积，消化不良等。肉：补肾壮阳，祛风除湿，收敛固精；用于肾虚阳痿，小儿惊疾等。

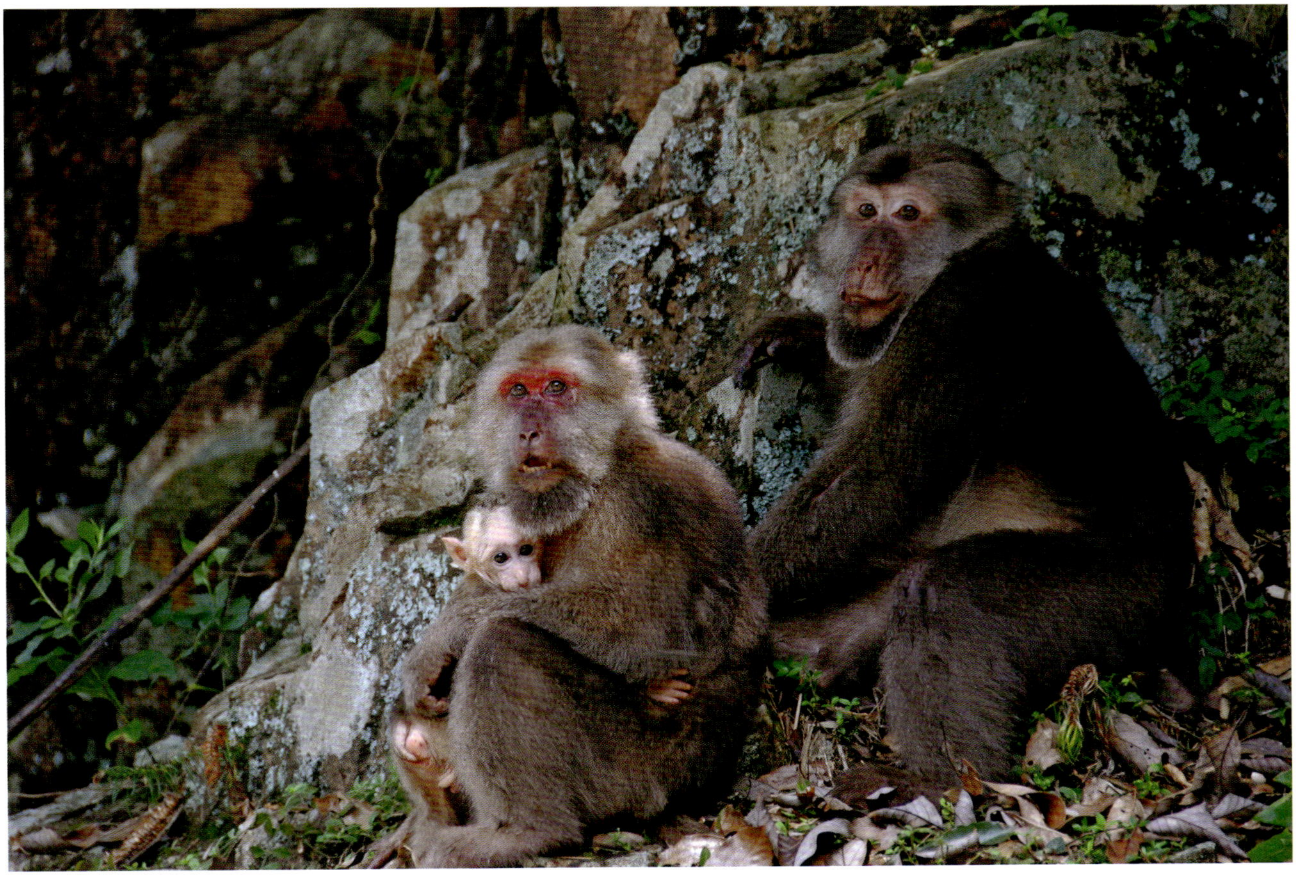

附录 武夷山市中药资源图志名录

序号	科名	属名	种名	学名	入药部分	生境分布
1	念珠藻科 (Nostocaceae)	念珠藻属 (*Nostoc*)	地木耳	*Nostoc commune*	全藻体	生于潮湿草地或林缘阴湿土表。全市各地零星分布
2	双星藻科 (Zygnemataceae)	水绵属 (*Spirogyra*)	光洁水绵	*Spirogyra nitida*	藻丝体（水绵）	生于池塘、湖泊、溪沟静水处或水稻田中。全市各地分布
3	轮藻科 (Characeae)	轮藻属 (*Chara*)	脆轮藻	*Chara fragilis*	藻体	生于含有钙质和硅质的淡水中，在有黏泥和流动缓慢的塘、沟中生长繁茂。全市各地分布
4	红曲霉科 (Monascaceae)	红曲霉属 (*Monascus*)	紫红曲	*Monascus purpureus*	菌丝体及孢子	人工培养加工。全市各地常有加工
5	麦角菌科 (Clavicipitaceae)	麦角菌属 (*Claviceps*)	麦角菌	*Claviceps purpurea*	菌核	分布于星村等地
6	麦角菌科 (Clavicipitaceae)	绿核菌属 (*Ustilaginoidea*)	粳谷奴	*Ustilaginoides virens*	菌核及分生孢子（粳谷奴）	寄生于水稻、玉米等植物果穗上。全市各地多有分布
7	虫草科 (Cordycipitaceae)	白僵菌属 (*Beauveria*)	白僵菌	*Beauveria bassiana*	菌丝体	全市各地分布
8	虫草科 (Cordycipitaceae)	虫草属 (*Cordyceps*)	蝉花	*Cordyceps cicadicola*	子座（包括子囊孢子）及寄主尸体（菌核）	生于蝉蛹或山蝉的幼虫体上。全市山区竹林零星分布
9	黑粉菌科 (Ustiluginaceae)	黑粉菌属 (*Ustilago*)	菰黑粉菌	*Ustilago esculenta*	菌瘿（菰黑粉菌）	寄生于湖、塘、池、沼中菰 *Zizania latifolia* 的幼茎中，使幼茎膨大成纺锤形。全市各地常见
10	黑粉菌科 (Ustiluginaceae)	黑粉菌属 (*Ustilago*)	玉米黑粉菌	*Ustilago maydis*	孢子堆（玉米黑粉菌）	寄生于玉米植株的任何部位，为玉米的主要病害之一。分布于全市玉米生长区
11	木耳科 (Auriculariaceae)	木耳属 (*Auricularia*)	木耳	*Auricularia auricula*	子实体	全市各地零星分布，星村、上梅等地有栽培
12	木耳科 (Auriculariaceae)	木耳属 (*Auricularia*)	毛木耳	*Auricularia polytricha*	子实体	全市各地零星分布
13	银耳科 (Tremellaceae)	银耳属 (*Tremella*)	银耳	*Tremella fuciformis*	子实体	全市各地零星分布
14	银耳科 (Tremellaceae)	银耳属 (*Tremella*)	橙耳	*Tremella cinnabarina*	子实体	全市各地零星分布
15	银耳科 (Tremellaceae)	银耳属 (*Tremella*)	银茶耳	*Tremella foliacea*	子实体	全市各地零星分布
16	银耳科 (Tremellaceae)	银耳属 (*Tremella*)	金耳	*Tremlla mesenterica*	子实体	分布于星村等地
17	齿菌科 (Hydnaceae)	猴头菌属 (*Hericium*)	珊瑚状猴头菌	*Hericium coralloides*	子实体	分布于星村等地

续表

序号	科名	属名	种名	学名	入药部分	生境分布
18	齿菌科 (Cantharellaceae)	鸡油菌属 (*Cantharellus*)	鸡油菌	*Cantharellus cibarius*	子实体	全市各地零星分布
19	多孔菌科 (Polyporaceae)	乌芝属 (*Amauroderma*)	皱盖乌芝	*Amauroderma rude*	子实体	全市各地零星分布
20	多孔菌科 (Polyporaceae)	多孔菌属 (*Polyporus*)	雅致多孔菌	*Polyporus elegans*	子实体	分布于星村等地
21	多孔菌科 (Polyporaceae)	层孔菌属 (*Fomes*)	木蹄层孔菌	*Fomes fomentarius*	子实体	分布于上梅、五夫等地
22	多孔菌科 (Polyporaceae)	硫磺菌属 (*Laetiporus*)	硫磺菌	*Laetiporus sulphureus*	子实体	分布于星村等地
23	多孔菌科 (Polyporaceae)	隐孔菌属 (*Cryptoporus*)	隐孔菌	*Cryptoporus volvatus*	子实体	分布于全市各地贮木场、林场
24	多孔菌科 (Polyporaceae)	革盖菌属 (*Coriolus*)	鲑贝革盖菌	*Coriolus consors*	子实体	分布于全市各地林场、贮木场
25	多孔菌科 (Polyporaceae)	栓菌属 (*Trametes*)	朱红栓菌	*Trametes cinnabarina*	子实体	分布于全市阔叶林下枯木上或各贮木场等
26	多孔菌科 (Polyporaceae)	栓菌属 (*Trametes*)	血红栓菌	*Trametes sanguinea*	子实体	分布于全市各地贮木场、伐木场等
27	牛肝菌科 (Boletaceae)	松塔牛肝菌属 (*Strobilomyces*)	绒柄松塔牛肝菌	*Strobilomyces floccopus*	子实体	分布于星村、岚谷、上梅等地
28	牛肝菌科 (Boletaceae)	粘盖牛肝菌属 (*Suillus*)	褐环粘盖牛肝菌	*Suillus luteus*	子实体	分布于全市各地林区
29	牛肝菌科 (Boletaceae)	牛肝菌属 (*Boletus*)	美味牛肝菌	*Boletus edulis*	子实体	分布于上梅等地
30	牛肝菌科 (Boletaceae)	粉末牛肝菌属 (*Pulveroboletus*)	黄粉末牛肝菌	*Pulveroboletus ravenelii*	子实体	分布于全市林区
31	侧耳科 (Pleurotaceae)	扇菇属 (*Panellus*)	止血扇菇	*Panellus stypticus*	子实体	分布于星村、上梅等地
32	侧耳科 (Pleurotaceae)	香菇属 (*Lentinus*)	洁丽香菇	*Lentinus lepideus*	子实体	分布于星村等地。
33	侧耳科 (Pleurotaceae)	侧耳属 (*Pleurotus*)	糙皮侧耳	*Pleurotus ostreatus*	子实体	分布于星村等地
34	小皮伞科 (Marasmiaceae)	小皮伞属 (*Marasmius*)	安络小皮伞	*Marasmius androsaceus*	菌索	分布于星村等地
35	光柄菇科 (Pluteaceae)	小包脚菇属 (*Volvariella*)	草菇	*Volvariella volvacea*	子实体	全市各地分布
36	离褶伞科 (Lyophyllaceae)	蚁巢伞属 (*Termitomyces*)	鸡枞	*Termitornyces albuminosus*	子实体	全市各地分布

续表

序号	科名	属名	种名	学名	入药部分	生境分布
37	蘑菇科 (Agaricaceae)	鬼伞属 (*Coprinus*)	毛头鬼伞	*Coprinus comatus*	子实体	全市各地分布
38	红菇科 (Russulaceae)	红菇属 (*Russula*)	革红菇	*Russula alutacea*	子实体	分布于全市各地山区
39	红菇科 (Russulaceae)	红菇属 (*Russula*)	密褶黑菇	*Russula densifolia*	子实体	分布于全市各地山区
40	红菇科 (Russulaceae)	红菇属 (*Russula*)	臭黄菇	*Russula faetens*	子实体	分布于全市各地山区
41	红菇科 (Russulaceae)	乳菇属 (*Lactarius*)	劣味乳菇	*Lactarius insulsus*	子实体	分布于星村等地
42	红菇科 (Russulaceae)	乳菇属 (*Lactarius*)	辣乳菇	*Lactarius piperatus*	子实体	分布于全市各地林区
43	红菇科 (Russulaceae)	乳菇属 (*Lactarius*)	绒白乳菇	*Lactarius vellereus*	子实体	布于星村等地
44	鬼笔科 (Phallaceae)	鬼笔属 (*Phallus*)	红鬼笔	*Phallus rubicundus*	子实体	全市各地分布
45	双被地星科 (Diplocystidiaceae)	地星属 (*Geastrum*)	硬皮地星	*Geastrum hygrometricum*	子实体	分布于星村等地
46	硬皮马勃科 (Sclerodermataceae)	豆马勃属 (*Pisolithus*)	豆马勃	*Pisolithus arhizus*	子实体	全市各地林区常见
47	鸟蛋巢菌科 (Nidulariaceae)	黑蛋巢菌属 (*Cyathus*)	粪生黑蛋鸟巢菌	*Cyathus stercoreus*	子实体	分布于星村等地
48	石蕊科 (Cladonicaeae)	筛蕊属 (*Cladia*)	聚筛蕊	*Cladia aggregata*	枝状体	生于地上、草丛中，常与苔藓混生。全市各地分布
49	梅衣科 (Parmeliaceae)	梅衣属 (*Parmelia*)	石梅衣	*Parmelia saxatilis*	地衣体	生树干上或岩石表面的腐殖质上。分布于全市各地山区
50	地卷菌科 (Peltigeraceae)	地卷属 (*Peltigera*)	犬地卷	*Peltigera canina*	地衣体	生于林下腐木、岩石表面藓层。全市各地分布
51	石耳科 (Umbilicariaceae)	石耳属 (*Umbilicaria*)	石耳	*Umbilicaria esculenta*	地衣体	林中悬崖陡壁岩石上。分布于全市各地山区
52	珊瑚枝科 (Stereocaulaceae)	珊瑚枝属 (*Stereocaulon*)	裸珊瑚枝	*Stereocaulon exutum*	地衣体	生于裸露的岩石上。全市各地分布
53	耳叶苔科 (Conocephalaceae)	耳叶苔属 (*Frullania*)	列胞耳叶苔	*Frullania monilialata*	植物体	生于背阴树干或石壁。全市各地分布
54	疣冠苔科 (Aytoniaceae)	石地钱属 (*Reboulia*)	石地钱	*Reboulia hemisphaerica*	植物体	生于岩石及土坡上。全市各地分布
55	蛇苔科 (Conocephalaceae)	蛇苔属 (*Conocephalum*)	蛇苔	*Conocephalum conicum*	叶状体（蛇地钱）	多生于溪边林下湿碎石和土上。分布于全市各地山区
56	蛇苔科 (Conocephalaceae)	蛇苔属 (*Conocephalum*)	小蛇苔	*Conocephalum japonicum*	植物体	溪边林下阴湿处。全市各地分布

续表

序号	科名	属名	种名	学名	入药部分	生境分布
57	地钱科 (Marchantiace)	地钱属 (*Marchantia*)	地钱	*Marchantia polymorpha*	植物体（地梭罗）	生于阴湿的土坡和岩石上。分布于全市各山区
58	地钱科 (Marchantiace)	毛地钱属 (*Dumortiera*)	毛地钱	*Dumortiera hirsuta*	植物体	生于阴暗潮湿的土坡和石壁上。分布于全市各山区
59	泥炭藓科 (Sphagnaceae)	泥炭藓属 (*Sphagnum*)	尖叶泥炭藓	*Sphagnum capillifolium*	植物体	阴湿岩面或阔叶林林下背阴处或有水的沼泽地带。分布于全市各山区
60	泥炭藓科 (Sphagnaceae)	泥炭藓属 (*Sphagnum*)	中位泥炭藓	*Sphagnum magellanicum*	植物体	生于水湿环境及沼泽等地。分布于全市各山区
61	曲尾藓科 (Dicranaceae)	曲尾藓属 (*Dicranum*)	曲尾藓	*Dicranum scoparium*	植物体	生于林下或林边树干基部、腐木、岩面薄土上。分布于全市各山区
62	曲尾藓科 (Dicranaceae)	曲尾藓属 (*Dicranum*)	多蒴曲尾藓	*Dicranum majus*	植物体	生于针叶和针阔混交林的腐木上。分布于全市山区林地
63	丛藓科 (Pottiaceae)	小石藓属 (*Weissia*)	小石藓	*Weissia controversa*	植物体	生于岩石表面，石缝中或砂砾土上，四季均可发现。分布于全市各地
64	牛毛藓科 (Ditrichaceae)	牛毛藓属 (*Ditrichum*)	黄牛毛藓	*Ditrichum pallidum*	植物体	分布于星村等地
65	葫芦藓科 (Funariaceae)	葫芦藓属 (*Funaria*)	葫芦藓	*Funaria hygrometrica*	植物体	生于土面或砖面等。分布于星村等地
66	真藓科 (Bryaceae)	大叶藓属 (*Rhodobryum*)	暖地大叶藓	*Rhodobryum giganteum*	植物体	生于林下阴湿处，或湿润的岩石上及石缝中等。分布于全市各地
67	真藓科 (Bryaceae)	大叶藓属 (*Rhodobryum*)	大叶藓	*Rhodobryum roseum*	植物体	生于潮湿林地、沟边阴湿土坡，或湿润的岩石上及石缝中。全市各地分布
68	真藓科 (Bryaceae)	真藓属 (*Bryum*)	银叶真藓	*Bryum argenteum*	植物体	生于土面或腐木或树干等。全市各地分布
69	柳叶藓科 (Amblystegiaceae)	薄网藓属 (*Leptodictyum*)	薄网藓	*Leptodictyum riparium*	植物体	生于湿草地或静水池塘中飘浮，往往成群落生长，有时或与水绵混生，高寒地区也有。全市各地分布
70	提灯藓科 (Mniaceae)	匐灯藓属 (*Plagiomnium*)	湿地匐灯藓	*Plagiomnium acutum*	植物体	生于湿润的岩石上及石缝中等处。分布于星村等地
71	珠藓科 (Bartramiaceae)	珠藓属 (*Bartramia*)	梨蒴珠藓	*Bartramia pomiformis*	植物体	生于干燥的岩面、土坡、沟谷。全市各地分布
72	薄罗藓科 (Thuidiaceae)	小羽藓属 (*Haplocladium*)	细叶小羽藓	*Haplocladium microphyllum*	植物体	生于阴湿的土坡上、树干基部或墙脚废弃的砖瓦上。全市各地分布

续表

序号	科名	属名	种名	学名	入药部分	生境分布
73	薄罗藓科 (Thuidiaceae)	小羽藓属 (*Haplocladium*)	狭叶小羽藓	*Haplocladium angustifolium*	植物体	生于阔叶林林下。全市各地分布
74	薄罗藓科 (Thuidiaceae)	羽藓属 (*Thuidium*)	短肋羽藓	*Thuidium kanedae*	植物体	阔叶林林下或林缘的阴湿岩壁。全市各地分布
75	珠藓科 (Bartramiaceae)	平珠藓属 (*Plagiopus*)	平珠藓	*Plagiopus oederi*	植物体	生于流水或滴水石壁上或沼泽地。全市各地分布
76	珠藓科 (Bartramiaceae)	泽藓属 (*Philonotis*)	泽藓	*Philonotis fontana*	植物体	生于流水或滴水石壁上或沼泽地。分布于星村等地
77	蕨藓科 (Pterobryaceae)	小蔓藓属 (*Meteoriella*)	小蔓藓	*Meteoriella soluta*	植物体	分布于星村等地
78	绢藓科 (Entodontaceae)	绢藓属 (*Entodon*)	密叶绢藓	*Entodon compressus*	植物体	分布于星村等地
79	金发藓科 (Polytrichaceae)	仙鹤藓属 (*Atrichum*)	仙鹤藓	*Atrichum undulatum*	植物体。	生于山地阴湿林边或路旁土坡上，群集成丛生长。全市各地分布
80	金发藓科 (Polytrichaceae)	金发藓属 (*Polytrichum*)	金发藓	*Polytrichum commune*	植物体（土马棕）	生于山野阴湿土坡，森林沼泽，酸性土壤上。全市各地分布
81	石松科 (Lycopodiaceae)	石杉属 (*Huperzia*)	中华石杉	*Huperzia chinensis*	全草	生于林中树干或石上，海拔2000m 以上。分布于武夷山黄岗山
82	石松科 (Lycopodiaceae)	马尾杉属 (*Phlegmariurus*)	椭圆马尾杉	*Phlegmariurus henryi*	全草	生于林下树干或山顶灌丛，海拔 700m 以上。分布于星村等地
83	卷柏科 (Selaginellaceae)	卷柏属 (*Selaginella*)	蔓出卷柏	*Selaginella davidii*	全草	生于林下石灰岩上或溪边，海拔 100 ~ 1200m。分布于星村等地
84	卷柏科 (Selaginellaceae)	卷柏属 (*Selaginella*)	薄叶卷柏	*Selaginella delicatula*	全草	生于林下或路边湿地，海拔300 ~ 1500m。分布于星村等地
85	卷柏科 (Selaginellaceae)	卷柏属 (*Selaginella*)	异穗卷柏	*Selaginella heterostachys*	全草	生于林下阴湿地。分布于星村等地
86	卷柏科 (Selaginellaceae)	卷柏属 (*Selaginella*)	兖州卷柏	*Selaginella involvens*	全草	生于疏林下岩石边，海拔200m 以上。全市各地分布
87	卷柏科 (Selaginellaceae)	卷柏属 (*Selaginella*)	伏地卷柏	*Selaginella nipponica*	全草	生于山坡阔叶落叶林下、溪边湿地或岩石上，海拔80 ~ 1300m。全市各地分布
88	卷柏科 (Selaginellaceae)	卷柏属 (*Selaginella*)	疏叶卷柏	*Selaginella remotifolia*	全草	生于林下石灰岩上或石洞内。分布于星村等地
89	卷柏科 (Selaginellaceae)	卷柏属 (*Selaginella*)	翠云草	*Selaginella uncinata*	全草	生于林下湿石上或石洞内，海拔 5 ~ 1200m。全市各地分布

续表

序号	科名	属名	种名	学名	入药部分	生境分布
90	木贼科 (Equisetaceae)	木贼属 (*Equisetum*)	笔管草	*Equisetum ramosissimum* subsp. *debile*	全草（驳骨草）	生于河边或溪沟边。全市各地分布
91	瓶尔小草科 (Ophioglossaceae)	瓶尔小草属 (*Ophioglossum*)	心脏叶瓶尔小草	*Ophioglossum reticulatum*	全草	生于林下灌木丛山坡，海拔1500m以上。全市零星分布。
92	瓶尔小草科 (Ophioglossaceae)	瓶尔小草属 (*Ophioglossum*)	瓶尔小草	*Ophioglossum vulgatum*	全草	生于林下或草地。全市各地分布
93	紫萁科 (Osmundaceae)	紫萁属 (*Osmunda*)	分株紫萁	*Osmunda cinnamomea* var. *fokiense*	根茎	生于山谷林下。分布于星村等地
94	紫萁科 (Osmundaceae)	紫萁属 (*Osmunda*)	华南紫萁	*Osmunda vachellii*	根茎	生于山地、草丛或林缘溪沟边。分布于上梅等地
95	瘤足蕨科 (Plagiogyriaceae)	瘤足蕨属 (*Plagiogyria*)	镰叶瘤足蕨	*Plagiogyria* distinctissima	全草	生于林下溪沟边，海拔100～1800m。分布于星村等地
96	瘤足蕨科 (Plagiogyriaceae)	瘤足蕨属 (*Plagiogyria*)	倒叶瘤足蕨	*Plagiogyria dunnii*	全草	生于林下或溪边。分布于星村等地
97	瘤足蕨科 (Plagiogyriaceae)	瘤足蕨属 (*Plagiogyria*)	华中瘤足蕨	*Plagiogyria euphlebia*	根茎，全草	生于林下湿地，海拔500～1200m。分布于星村等地
98	瘤足蕨科 (Plagiogyriaceae)	瘤足蕨属 (*Plagiogyria*)	华东瘤足蕨	*Plagiogyria japonica*	根茎	生于林下沟谷中，海拔1500m以下。分布于星村等地
99	里白科 (Gleicheniaceae)	芒萁属 (*Dicranopteris*)	芒萁	*Dicranopteris pedata*	全草，根茎，叶柄髓心，嫩叶	生于红壤丘陵荒坡或马尾松林下。全市各地分布
100	里白科 (Gleicheniaceae)	里白属 (*Hicriopteris*)	中华里白	*Hicriopteris chinense*	全草	生于疏林下或溪边，海拔400～1200m。全市各地分布
101	里白科 (Gleicheniaceae)	里白属 (*Hicriopteris*)	里白	*Hicriopteris glaucum*	根状茎，髓部	生于山地疏林下、溪边或林缘湿地，海拔200～1200m。全市各地分布
102	里白科 (Gleicheniaceae)	里白属 (*Hicriopteris*)	光里白	*Hicriopteris laevissimum*	根茎	生于山坡谷地或林缘稍阴处，海拔500m以上。分布于星村等地
103	膜蕨科 (Hymenophyllaceae)	瓶蕨属 (*Vandenboschia*)	瓶蕨	*Vandenboschia* auriculata	全草	生于溪谷林中树干或岩石上，海拔500～1000m。分布于星村等地
104	膜蕨科 (Hymenophyllaceae)	瓶蕨属 (*Vandenboschia*)	管苞瓶蕨	*Vandenboschia* birmanica	全草	生于林下溪谷岩石上，海拔1500～2000m。分布于星村等地
105	膜蕨科 (Hymenophyllaceae)	蕗蕨属 (*Mecodium*)	蕗蕨	*Mecodium badium*	全草	生于林下阴湿岩石上，海拔400～1500m。分布于星村、岚谷等地
106	膜蕨科 (Hymenophyllaceae)	蕗蕨属 (*Mecodium*)	长柄蕗蕨	*Mecodium osmundoides*	全草	生于林下溪谷岩石上，海拔800～1100m。分布于星村、岚谷、上梅等地

续表

序号	科名	属名	种名	学名	入药部分	生境分布
107	桫椤科 (Cyatheaceae)	桫椤属 (*Alsophila*)	粗齿桫椤	*Alsophila denticulata*	髓部	生于林下沟谷或溪边，海拔150～1520m。分布于星村等地
108	碗蕨科 (Dennstaedtiaceae)	姬蕨属 (*Hypolepis*)	姬蕨	*Hypolepis punctata*	全草	生于林下溪边或路旁，海拔500m以上。全市各地分布。
109	碗蕨科 (Dennstaedtiaceae)	鳞盖蕨属 (*Microlepia*)	华南鳞盖蕨	*Microlepia hancei*	全草	生于林下溪边湿地。全市各地分布
110	碗蕨科 (Dennstaedtiaceae)	鳞盖蕨属 (*Microlepia*)	边缘鳞盖蕨	*Microlepia marginata*	全草	生于林下或溪边，海拔300～1500m。全市各地分布
111	碗蕨科 (Dennstaedtiaceae)	鳞盖蕨属 (*Microlepia*)	粗毛鳞盖蕨	*Microlepia strigosa*	全草	生于林下石灰岩上，海拔800～1700m。分布于星村等地
112	鳞始蕨科 (Lindsaeaceae)	鳞始蕨属 (*Lindsaea*)	团叶鳞始蕨	*Lindsaea orbiculata*	全草	生于溪边林下或石上，海拔200～1100m。全市各地分布
113	凤尾蕨科 (Pteridaceae)	铁线蕨属 (*Adiantum*)	铁线蕨	*Adiantum capillus-veneris*	全草（猪鬃草）	生于溪边、岩缝、路旁或墙基，海拔100m以上。全市各地分布
114	凤尾蕨科 (Pteridaceae)	粉背蕨属 (*Aleuritopteris*)	多鳞粉背蕨	*Aleuritopteris anceps*	全草	生于干燥石灰岩上或墙基，海拔1600m以上。分布于星村等地
115	凤尾蕨科 (Pteridaceae)	粉背蕨属 (*Aleuritopteris*)	银粉背蕨	*Aleuritopteris argentea*	全草	生于石灰岩缝中或山坡岩石上。分布于星村等地
116	凤尾蕨科 (Pteridaceae)	碎米蕨属 (*Cheilanthes*)	隐囊蕨	*Cheilanthes nudiuscula*	全草	生于荒坡溪或沟边，石缝中，海拔200～300m。分布于星村等地
117	凤尾蕨科 (Pteridaceae)	碎米蕨属 (*Cheilanthes*)	碎米蕨	*Cheilanthes mysurensis*	全草	生于林下溪边或村旁墙基。分布于全市各地
118	凤尾蕨科 (Pteridaceae)	碎米蕨属 (*Cheilanthes*)	薄叶碎米蕨	*Cheilanthes tenuifolia*	全草	生于山坡村旁或溪沟边，海拔50～1000m。分布于星村等地
119	凤尾蕨科 (Pteridaceae)	凤了蕨属 (*Coniogramme*)	凤了蕨	*Coniogramme japonica*	根茎，全草	生于林下或沟谷地。全市各地常见
120	凤尾蕨科 (Pteridaceae)	书带蕨属 (*Vittaria*)	书带蕨	*Vittaria flexuosa*	全草	生于树干上或岩石上，海拔100m以上。分布于星村等地
121	凤尾蕨科 (Pteridaceae)	书带蕨属 (*Vittaria*)	平肋书带蕨	*Vittaria fudzinoi*	全草	生于林下岩石上或树干上，海拔1800～2100m。分布于星村等地
122	凤尾蕨科 (Pteridaceae)	金粉蕨属 (*Onychium*)	栗柄金粉蕨	*Onychium japonicum* var. *lucidum*	全草	生于路边林下或灌丛中。分布于星村、上梅等地
123	凤尾蕨科 (Pteridaceae)	凤尾蕨属 (*Pteris*)	刺齿半边旗	*Pteris dispar*	全草	生于山地疏林下或山坡路旁石缝中，海拔150～950m。全市各地分布

续表

序号	科名	属名	种名	学名	入药部分	生境分布
124	凤尾蕨科 (Pteridaceae)	凤尾蕨属 (*Pteris*)	傅氏凤尾蕨	*Pteris fauriei*	叶	生于山坡林下路旁或溪沟石缝中，海拔 400 ~ 700m。全市各地分布
125	凤尾蕨科 (Pteridaceae)	凤尾蕨属 (*Pteris*)	半边旗	*Pteris semipinnata*	全草	生于林下、路旁阴湿地或石上，海拔 850m 以下。全市各地分布
126	凤尾蕨科 (Pteridaceae)	凤尾蕨属 (*Pteris*)	溪边凤尾蕨	*Pteris terminalis*	全草	生于溪边或林下湿地，海拔 600m 以上。分布于星村等地
127	凤尾蕨科 (Pteridaceae)	凤尾蕨属 (*Pteris*)	蜈蚣草	*Pteris vittata*	根茎，全草	生于路旁、桥边石缝中或石灰岩山地上。全市各地分布
128	冷蕨科 (Cystopteridaceae)	羽节蕨属 (*Gymnocarpium*)	东亚羽节蕨	*Gymnocarpium oyamense*	全草	生于林下湿地或石上苔藓中
129	蹄盖蕨科 (Athyriaceae)	蹄盖蕨属 (*Athyrium*)	长江蹄盖蕨	*Athyrium iseanum*	全草	生林下溪边或岩石上，海拔 800 ~ 1900m。分布于星村等地
130	蹄盖蕨科 (Athyriaceae)	短肠蕨属 (*Allantodia*)	中华短肠蕨	*Allantodia chinense*	根茎	生于林下沟边石缝中。分布于上梅、星村等地
131	蹄盖蕨科 (Athyriaceae)	短肠蕨属 (*Allantodia*)	毛柄短肠蕨	*Allantodia dilatatum*	根茎	生于林下沟边石缝中，海拔 10 ~ 800m。分布于星村等地
132	蹄盖蕨科 (Athyriaceae)	假蹄盖蕨属 (*Athyriopsis*)	假蹄盖蕨	*Athyriopsis japonica*	全草	生于林下或村旁路边湿地，海拔 60 ~ 2000m。全市各地分布
133	蹄盖蕨科 (Athyriaceae)	介蕨属 (*Dryoathyrium*)	华中介蕨	*Dryoathyrium okuboana*	全草	生于林下溪边或谷地，海拔 60 ~ 2100m。分布于星村等地
134	金星蕨科 (Thelypteridaceae)	毛蕨属 (*Cyclosorus*)	干旱毛蕨	*Cyclosorus aridus*	全	生于林下、溪边或田边，海拔 150 ~ 1800m。分布于星村等地
135	金星蕨科 (Thelypteridaceae)	毛蕨属 (*Cyclosorus*)	齿牙毛蕨	*Cyclosorus dentatus*	根状茎	生于山谷湿地或沟边石缝中，海拔 1250m 以上。分布于星村等地
136	金星蕨科 (Thelypteridaceae)	毛蕨属 (*Cyclosorus*)	华南毛蕨	*Cyclosorus parasiticus*	全草	生于林下、林缘路旁或溪边，海拔 90 ~ 1900m。全市各地分布
137	金星蕨科 (Thelypteridaceae)	毛蕨属 (*Cyclosorus*)	渐尖毛蕨	*Cyclosorus sino-acuminatus*	根茎，全草	生于林下或路旁湿地。全市各地分布
138	金星蕨科 (Thelypteridaceae)	针毛蕨属 (*Macrothelypteris*)	雅致针毛蕨	*Macrothelypteris oligophlebia* var. *elegans*	根茎	生于林下沟边。分布于星村等地
139	金星蕨科 (Thelypteridaceae)	金星蕨属 (*Parathelypteris*)	中日金星蕨	*Parathelypteris nipponica*	叶	生于疏林下或林缘路边，海拔 400m 以上。全市各地常见
140	金星蕨科 (Thelypteridaceae)	卵果蕨属 (*Phegopteris*)	延羽卵果蕨	*Phegopteris decursivepinnata*	根茎	生于林缘湿地或路边，海拔 100 ~ 800m。分布于星村等地

续表

序号	科名	属名	种名	学名	入药部分	生境分布
141	金星蕨科 (Thelypteridaceae)	新月蕨属 (*Pronephrium*)	红色新月蕨	*Pronephrium lakhimpurense*	根茎	生于林下或沟谷溪边，海拔300～1550m。分布于星村等地
142	金星蕨科 (Thelypteridaceae)	假毛蕨属 (*Pseudocylosorus*)	镰片假毛蕨	*Pseudocyclosorus falcilobus*	根状茎，叶	生于山谷溪边或路旁湿地，海拔300～1100m。分布于星村等地
143	铁角蕨科 (Aspleniaceae)	铁角蕨属 (*Asplenium*)	华南铁角蕨	*Asplenium austrochinense*	全草	生于林下石上或路旁石缝中，海拔400～1100m。分布于豪村、山下等地
144	铁角蕨科 (Aspleniaceae)	铁角蕨属 (*Asplenium*)	厚叶铁角蕨	*Asplenium griffithianum*	根茎	生于山谷林下或岩石旁，海拔150～1600m。分布于星村等地
145	铁角蕨科 (Aspleniaceae)	铁角蕨属 (*Asplenium*)	胎生铁角蕨	*Asplenium indicum*	全草	生于山地林下或岩石上，海拔600m以上。分布于星村等地
146	铁角蕨科 (Aspleniaceae)	铁角蕨属 (*Asplenium*)	倒挂铁角蕨	*Asplenium normale*	全草	生于溪边石上或路旁湿地，海拔150～800m。分布于星村等地
147	铁角蕨科 (Aspleniaceae)	铁角蕨属 (*Asplenium*)	北京铁角蕨	*Asplenium pekinense*	全草	生于溪边石上或较干旱的谷地，海拔380m以上。分布于星村等地
148	铁角蕨科 (Aspleniaceae)	铁角蕨属 (*Asplenium*)	长叶铁角蕨	*Asplenium prolongatum*	全草（倒生莲）	生于林下沟边或石上，有时附生于林中树干上。分布于星村、上梅等地
149	铁角蕨科 (Aspleniaceae)	铁角蕨属 (*Asplenium*)	华中铁角蕨	*Asplenium sarelii*	全草（孔雀尾）	生于溪边或岩石上，海拔300m以上。分布于星村等地
150	铁角蕨科 (Aspleniaceae)	铁角蕨属 (*Asplenium*)	铁角蕨	*Asplenium trichomanes*	全草（铁角凤尾草）	生于山坡路旁石缝中或林缘谷地，海拔800～1100m。分布于星村等地
151	铁角蕨科 (Aspleniaceae)	铁角蕨属 (*Asplenium*)	三翅铁角蕨	*Asplenium tripteropus*	全草	生于山坡路旁石上，海拔800～900m。分布于星村等地。
152	铁角蕨科 (Aspleniaceae)	铁角蕨属 (*Asplenium*)	狭翅铁角蕨	*Asplenium wrightii*	根状茎	生于山地林下溪边，海拔300～600m。分布于星村、上梅等地
153	乌毛蕨科 (Blechnaceae)	狗脊蕨属 (*Woodwardia*)	崇澍蕨	*Woodwardia harlandii*	根茎	生于林下或沟谷。分布于星村等地
154	乌毛蕨科 (Blechnaceae)	狗脊蕨属 (*Woodwardia*)	狗脊	*Woodwardia japonica*	根茎（狗脊贯众）	生于疏林下或溪旁路边。全市各地分布
155	鳞毛蕨科 (Dryopteridaceae)	复叶耳蕨属 (*Arachniodes*)	斜方复叶耳蕨	*Arachniodes amabilis*	根状茎	生于林下或溪边石缝中，海拔260～1200m。分布于星村等地

续表

序号	科名	属名	种名	学名	入药部分	生境分布
156	鳞毛蕨科 (Dryopteridaceae)	复叶耳蕨属 (*Arachniodes*)	多羽复叶耳蕨	*Arachniodes amoena*	根茎，全草	生于林下或路旁阴湿地，海拔 400 ~ 1400m。分布于星村等地
157	鳞毛蕨科 (Dryopteridaceae)	复叶耳蕨属 (*Arachniodes*)	刺头复叶耳蕨	*Arachniodes aristata*	根茎	生于林下沟边或路旁，海拔 400 ~ 1100m。全市各地分布
158	鳞毛蕨科 (Dryopteridaceae)	复叶耳蕨属 (*Arachniodes*)	长尾复叶耳蕨	*Arachniodes simplicior*	根状茎	生于林下或路旁灌丛中。分布于星村等地
159	鳞毛蕨科 (Dryopteridaceae)	贯众属 (*Cyrtomium*)	镰羽贯众	*Cyrtomium balansae*	根茎	生于山谷溪边或林下，海拔 80 ~ 1600m。全市各地分布
160	鳞毛蕨科 (Dryopteridaceae)	贯众属 (*Cyrtomium*)	贯众	*Cyrtomium fortunei*	根茎（小贯众）	生于石灰岩缝、路边或墙缝，海拔 2400m 以下。全市各地常见
161	鳞毛蕨科 (Dryopteridaceae)	鳞毛蕨属 (*Dryopteris*)	暗鳞鳞毛蕨	*Dryopteris atrata*	根茎	生于林下溪边，海拔 500 ~ 2000m。分布于星村等地
162	鳞毛蕨科 (Dryopteridaceae)	鳞毛蕨属 (*Dryopteris*)	阔鳞鳞毛蕨	*Dryopteris championii*	根茎	生于林下或灌丛中。分布于星村等地
163	鳞毛蕨科 (Dryopteridaceae)	鳞毛蕨属 (*Dryopteris*)	黑足鳞毛蕨	*Dryopteris fuscipes*	根茎	生于疏林下或灌丛中。全市各地分布
164	鳞毛蕨科 (Dryopteridaceae)	鳞毛蕨属 (*Dryopteris*)	变异鳞毛蕨	*Dryopteris varia*	根茎	生于林下湿地或岩隙中。全市各地分布
165	鳞毛蕨科 (Dryopteridaceae)	舌蕨属 (*Elaphoglossum*)	华南舌蕨	*Elaphoglossum yoshinagae*	根状茎	生于林下阴湿岩石上，海拔 370 ~ 1700m。分布于星村等地
166	鳞毛蕨科 (Dryopteridaceae)	耳蕨属 (*Polystichum*)	小戟叶耳蕨	*Polystichum hancockii*	全草	生于林下溪边，海拔 600 ~ 1200m。分布于上梅等地
167	鳞毛蕨科 (Dryopteridaceae)	耳蕨属 (*Polystichum*)	黑鳞耳蕨	*Polystichum makinoi*	根茎，嫩叶	生于林下湿地，海拔 600m 以上。分布于星村等地
168	鳞毛蕨科 (Dryopteridaceae)	耳蕨属 (*Polystichum*)	戟叶耳蕨	*Polystichum tripteron*	根状茎	生于林下溪边或路旁，海拔 400m 以上。分布于上梅等地
169	鳞毛蕨科 (Dryopteridaceae)	耳蕨属 (*Polystichum*)	对马耳蕨	*Polystichum tsus-simense*	根	生于林下石上或灌丛中，海拔 250m 以上。分布于星村等地
170	骨碎补科 (Davalliaceae)	阴石蕨属 (*Humata*)	阴石蕨	*Humata repens*	根茎（红毛蛇）	生于溪边树干上或岩石上，海拔 500 ~ 1900m。全市各地分布
171	水龙骨科 (Polypodiaceae)	伏石蕨属 (*Lemmaphyllum*)	伏石蕨	*Lemmaphyllum microphyllum*	全草（螺厣草）	生于林下树干上或溪边石上。分布于全市各地
172	水龙骨科 (Polypodiaceae)	瓦韦属 (*Lepisorus*)	黄瓦韦	*Lepisorus asterolepis*	全草	生于林下岩石上，海拔 1000m 以上。分布于星村等地
173	水龙骨科 (Polypodiaceae)	瓦韦属 (*Lepisorus*)	鳞果星蕨	*Lepisorus buergerianus*	全草	生于林缘树干上或附生于岩石上，海拔约 700m。分布于星村等地

续表

序号	科名	属名	种名	学名	入药部分	生境分布
174	水龙骨科 (Polypodiaceae)	瓦韦属 (*Lepisorus*)	扭瓦韦	*Lepisorus contortus*	全草	附生于石上或树干上，海拔700m以上。分布于星村等地
175	水龙骨科 (Polypodiaceae)	瓦韦属 (*Lepisorus*)	粤瓦韦	*Lepisorus obscurevenulosus*	全草，孢子	生于林中或溪边岩石上，海拔850～1200m。分布于星村等地
176	水龙骨科 (Polypodiaceae)	瓦韦属 (*Lepisorus*)	鳞瓦韦	*Lepisorus oligolepidus*	全草	生于山坡明处或岩石上，海拔1700m以上。分布于星村等地
177	水龙骨科 (Polypodiaceae)	瓦韦属 (*Lepisorus*)	盾蕨	*Lepisorus ovatus*	全草	生于林下岩石边，海拔700～1150m。分布于星村等地
178	水龙骨科 (Polypodiaceae)	瓦韦属 (*Lepisorus*)	阔叶瓦韦	*Lepisorus tosaensis*	全草	生于林下湿地或溪边岩石上，海拔650～1700m。分布于星村等地
179	水龙骨科 (Polypodiaceae)	薄唇蕨属 (*Leptochilus*)	胄叶线蕨	*Leptochilus* × *hemitomus*	全草	生于林下阴湿地。分布于星村等地
180	水龙骨科 (Polypodiaceae)	剑蕨属 (*Loxogramme*)	中华剑蕨	*Loxogramme chinensis*	根状茎	附生于树干上或阴湿岩石上。分布于星村等地
181	水龙骨科 (Polypodiaceae)	剑蕨属 (*Loxogramme*)	柳叶剑蕨	*Loxogramme salicifolia*	全草	生于树干上或岩石上，海拔200～1200m。分布于星村等地
182	水龙骨科 (Polypodiaceae)	骨牌蕨属 (*Lepidogrammitis*)	披针骨牌蕨	*Lepidogrammitis diversum*	全草	生于林缘岩石上。分布于星村等地
183	水龙骨科 (Polypodiaceae)	骨牌蕨属 (*Lepidogrammitis*)	抱石莲	*Lepidogrammitis drymoglossoides*	全草（鱼鳖金星）	附生于阴湿树干和岩石上，海拔200～600m。分布于全市各地
184	水龙骨科 (Polypodiaceae)	假瘤蕨属 (*Phymatopteris*)	交连假瘤蕨	*Phymatopteris conjuncta*	根茎	生于林下岩石上，海拔约2000 m。分布于黄岗山等地
185	水龙骨科 (Polypodiaceae)	假瘤蕨属 (*Phymatopteris*)	恩氏假瘤蕨	*Phymatopteris engleri*	根茎	生于林下岩石上。分布于星村等地
186	水龙骨科 (Polypodiaceae)	节肢蕨属 (*Arthromeris*)	龙头节肢蕨	*Arthromeris lungtauensis*	根茎	生于林下岩缝中或树干上，海拔500～1800m。分布于星村等地
187	水龙骨科 (Polypodiaceae)	线蕨属 (*Colysis*)	线蕨	*Colysis ellipticus*	全草（羊七莲）	生于山坡林下或溪边，海拔100～800m。全市各地分布
188	水龙骨科 (Polypodiaceae)	线蕨属 (*Colysis*)	宽羽线蕨	*Colysis ellipticus* var. *pothifolia*	全草	生于林下湿地或岩石上。分布于星村等地
189	松科 (Pinaceae)	雪松属 (*Cedrus*)	雪松	*Cedrus deodara*	叶，树干	生于气候凉爽、土层深厚排水良好的酸性土山地，海拔1300m以上。全市各地多有引种栽培
190	松科 (Pinaceae)	油杉属 (*Keteleeria*)	油杉	*Keteleeria fortunei*	根皮，叶	生于阳坡或林缘，海拔1000m以下。全市各地分布

续表

序号	科名	属名	种名	学名	入药部分	生境分布
191	松科 (Pinaceae)	松属 (*Pinus*)	马尾松	*Pinus massoniana*	根，节(油松节)，叶（松针），树皮（松树皮），花粉(松花粉)，果实（松果），种子(松子仁)，树脂（松香）	生于山地，海拔1100m以下。全市各地分布
192	松科 (Pinaceae)	松属 (*Pinus*)	台湾松（黄山松）	*Pinus taiwanensis*	叶（松叶）	生于山地，海拔600m以上，分布于全市各地
193	松科 (Pinaceae)	金钱松属 (*Pseudolarix*)	金钱松	*Pseudolarix amabilis*	根皮	生于林缘或林中，海拔100～1500m。分布于星村等地
194	松科 (Pinaceae)	铁杉属 (*Tsuga*)	铁杉	*Tsuga chinensis*	根，叶	生于林中或林缘，海拔1200m以上。分布于星村等地
195	柏科 (Cupressaceae)	柳杉属 (*Cryptomeria*)	柳杉	*Cryptomeria fortunei*	根皮，树皮，枝叶	生于海拔较高的山地林中或沟谷边。全市各地分布
196	柏科 (Cupressaceae)	杉木属 (*Cunninghamia*)	杉木	*Cunninghamia lanceolata*	根，茎，茎皮，节（杉木节），树皮（杉皮），球果，种子，木屑油(杉木油)，杉脂	生于山谷河岸或缓坡地带，海拔1200m以下。全市各地分布
197	柏科 (Cupressaceae)	柏木属 (*Cupressus*)	柏木	*Cupressus funebris*	根，树干，叶，果实，树脂	全市各地零星分布
198	柏科 (Cupressaceae)	刺柏属 (*Juniperus*)	刺柏	*Juniperus formosana*	根，枝，叶（山刺柏）	生于干燥的坡地或栽培于村旁屋边。全市各地分布
199	柏科 (Cupressaceae)	水杉属 (*Metasequoia*)	水杉	*Metasequoia glyptostroboides*	叶，果实	全市各地多有引种栽培用于庭园绿化
200	柏科 (Cupressaceae)	圆柏属 (*Sabina*)	圆柏	*Sabina chinensis*	叶（桧叶）	多作园林绿化树种栽培。全市各地分布
201	柏科 (Cupressaceae)	福建柏属 (*Fokienia*)	福建柏	*Fokienia hodginsii*	心材	生于疏林中或林缘，目前各地多有零星造林。分布于星村等地
202	罗汉松科 (Podocarpaceae)	罗汉松属 (*Podocarpus*)	短叶罗汉松	*Podocarpus macrophyllus* var. *maki*	枝叶	多作庭园绿化树种广泛栽培。全市各地分布
203	罗汉松科 (Podocarpaceae)	罗汉松属 (*Podocarpus*)	竹柏	*Podocarpus nagi*	根，树皮，叶	生于林中阴湿地或溪边。全市各地分布
204	三尖杉科 (Cephalotaxaceae)	三尖杉属 (*Cephalotaxus*)	三尖杉	*Cephalotaxus fortunei*	根，茎，叶，种子（血榧）	生于林缘、溪边及路旁阴湿地。全市各地分布
205	三尖杉科 (Cephalotaxaceae)	三尖杉属 (*Cephalotaxus*)	宽叶粗榧	*Cephalotaxus sinensis* var. *latifolia*	根皮，枝，叶，种子	生于林下，海拔900～1900m。分布于星村等地

续表

序号	科名	属名	种名	学名	入药部分	生境分布
206	睡莲科 (Nymphaeaceae)	睡莲属 (*Nymphaea*)	睡莲	*Nymphaea tetragona*	花	野生或栽培于池沼中。全市各地池沼中常见栽培
207	五味子科 (Schisandraceae)	八角属 (*Illicium*)	假地枫皮	*Illicium jiadifengpi*	根皮	生于海拔 1000 ~ 1950m 的山顶、山腰的密林、疏林中
208	五味子科 (Schisandraceae)	八角属 (*Illicium*)	厚皮香八角	*Illicium ternstroemioides*	果实	生于山地林中或林缘以及沟谷密林中，海拔 300 ~ 1000m。分布于星村等地
209	五味子科 (Schisandraceae)	五味子属 (*Schisandra*)	绿叶五味子	*Schisandra arisanensis* subsp. *viridis*	根或藤茎	生于林中，山坡及山沟溪边，海拔 250 ~ 1200m。分布于星村等地
210	五味子科 (Schisandraceae)	五味子属 (*Schisandra*)	二色五味子	*Schisandra bicolor*	根，藤茎	生于山坡、森林边缘，海拔 700 ~ 1500m。分布于星村等地
211	五味子科 (Schisandraceae)	南五味子属 (*Kadsura*)	异形南五味子	*Kadsura heteroclita*	根，藤，果实	攀缘于的深谷林间树上，海拔 900 m 以下。分布于星村等地
212	五味子科 (Schisandraceae)	南五味子属 (*Kadsura*)	冷饭藤	*Kadsura oblongifolia*	根或藤	生于山坡疏林中，沟边潮湿处，海拔 250 ~ 1000m。分布于星村等地
213	马兜铃科 (Aristolochiaceae)	马兜铃属 (*Aristolochia*)	马兜铃	*Aristolochia debilis*	根（青木香），茎藤（天仙藤），叶，果（马兜铃）	生于山坡、路旁灌丛中，海拔 200 ~ 1500m。全市各地分布
214	木兰科 (Magnoliaceae)	木莲属 (*Manglietia*)	木莲	*Manglietia fordiana*	果实（木莲果）	常混生于杂木林中或林缘。分布于星村等地
215	木兰科 (Magnoliaceae)	含笑属 (*Michelia*)	含笑花	*Michelia figo*	叶，花	生于阴坡杂木林中，溪谷沿岸。全市各地常见栽培
216	木兰科 (Magnoliaceae)	含笑属 (*Michelia*)	深山含笑	*Michelia maudiae*	花	生于常绿阔叶林中沟谷地或溪河边，海拔 500 ~ 1500m。全市各地分布
217	木兰科 (Magnoliaceae)	木兰属 (*Magnolia*)	黄山玉兰	*Magnolia cylindrica*	花蕾	生于山地疏林中或林缘路边，海拔 500 ~ 1900m。分布于星村等地
218	木兰科 (Magnoliaceae)	木兰属 (*Magnolia*)	玉兰	*Magnolia denudata*	花蕾（辛夷）	生于常绿阔叶树和落叶阔叶树混交林中，海拔 1200m 以下。全市各地常见栽培
219	木兰科 (Magnoliaceae)	木兰属 (*Magnolia*)	荷花木兰	*Magnolia grandiflora*	花和树皮（广玉兰）	原产北美洲东南部。全市各地分布
220	木兰科 (Magnoliaceae)	木兰属 (*Magnolia*)	紫玉兰	*Magnolia liliiflora*	树皮，花蕾（辛夷）	生于山坡林缘，海拔 300 ~ 1600m。全市各地分布
221	木兰科 (Magnoliaceae)	木兰属 (*Magnolia*)	天女木兰	*Magnolia sieboldii*	花蕾	仅见于武夷山黄岗山山顶沟谷苔藓矮林边，海拔 2000 ~ 2150m。分布于星村等地

续表

序号	科名	属名	种名	学名	入药部分	生境分布
222	蜡梅科 (Calycanthaceae)	蜡梅属 (*Chimonanthus*)	蜡梅	*Chimonanthus praecox*	根，花	生于山坡灌丛中或水沟边。全市各地分布
223	樟科 (Lauraceae)	樟属 (*Cinnamomum*)	华南桂	*Cinnamomum austrosinense*	树皮（土桂皮），果实	生于山地阔叶林中，海拔630～700m。分布于星村等地
224	樟科 (Lauraceae)	樟属 (*Cinnamomum*)	阴香	*Cinnamomum burmanni*	树皮，叶	生于山地阔叶林中，海拔100～1400m。分布于星村等地
225	樟科 (Lauraceae)	樟属 (*Cinnamomum*)	天竺桂	*Cinnamomum japonicum*	树皮和叶	生于常绿阔叶林中，海拔300～1000m或以下。全市各地分布
226	樟科 (Lauraceae)	樟属 (*Cinnamomum*)	野黄桂	*Cinnamomum jensenianum*	树皮	生于山地阔叶林中，海拔500～1600m。分布于星村等地
227	樟科 (Lauraceae)	樟属 (*Cinnamomum*)	樟	*Cinnamomum officinarum*	根，木材，皮，叶，提取物（樟脑油，樟脑）	生于山坡或沟谷中。全市各地分布
228	樟科 (Lauraceae)	樟属 (*Cinnamomum*)	少花桂	*Cinnamomum pauciflorum*	树皮	生于山地阔叶林中，海拔约700m。分布于星村等地
229	樟科 (Lauraceae)	樟属 (*Cinnamomum*)	香桂	*Cinnamomum subavenium*	树皮、叶、果实（香桂）	生于山地阔叶林中，海拔400～1100m。分布于星村等地
230	樟科 (Lauraceae)	山胡椒属 (*Lindera*)	狭叶山胡椒	*Lindera angustifolia*	全株	生于山坡灌丛中或林缘。分布于星村等地
231	樟科 (Lauraceae)	山胡椒属 (*Lindera*)	香叶树	*Lindera communis*	枝叶或茎皮	生于丘陵和山地下部的疏林中。分布于星村等地
232	樟科 (Lauraceae)	山胡椒属 (*Lindera*)	红果山胡椒	*Lindera erythrocarpa*	根皮，枝，叶	生于山地林缘，海拔1000m以上。分布于星村等地
233	樟科 (Lauraceae)	山胡椒属 (*Lindera*)	山胡椒	*Lindera glauca*	全株	生于丘陵灌丛或路旁。分布于全市各地
234	樟科 (Lauraceae)	山胡椒属 (*Lindera*)	黑壳楠	*Lindera megaphylla*	根，枝，树皮	多生于山谷，溪边较阴湿地，海拔1600～2000m。分布于全市各地
235	樟科 (Lauraceae)	山胡椒属 (*Lindera*)	三桠乌药	*Lindera obtusiloba*	树皮（三钻风）	生于山顶灌丛中，海拔1700m。分布于星村等地
236	樟科 (Lauraceae)	山胡椒属 (*Lindera*)	山橿	*Lindera reflexa*	根或根皮	生于山地林缘，海拔1000m以下。分布于星村等地
237	樟科 (Lauraceae)	木姜子属 (*Litsea*)	毛豹皮樟	*Litsea coreana* var. *Lanuginosa*	叶（老鹰茶）	生于的山谷杂木林中，海拔300m以上。分布于星村等地
238	樟科 (Lauraceae)	木姜子属 (*Litsea*)	豹皮樟	*Litsea coreana* var. *Sinensis*	根及茎皮	生于常绿阔叶林或次生灌丛中，海拔900m以下。分布于星村等地
239	樟科 (Lauraceae)	木姜子属 (*Litsea*)	毛山鸡椒	*Litsea cubeba* var. *formosana*	根，果实	生于山地、灌丛、疏林或路旁，海拔500m以上。全市各地分布

续表

序号	科名	属名	种名	学名	入药部分	生境分布
240	樟科 (Lauraceae)	木姜子属 (*Litsea*)	黄丹木姜子	*Litsea elongata*	根	生于山坡路旁、溪旁及杂木林中，海拔 500 ~ 2000m。分布于星村等地
241	樟科 (Lauraceae)	木姜子属 (*Litsea*)	木姜子	*Litsea pungens*	果实（木姜子），叶	生于常绿阔叶林中或灌丛中，海拔 1500m 左右。分布于星村等地
242	樟科 (Lauraceae)	木姜子属 (*Litsea*)	豺皮樟	*Litsea rotundifolia* var. *Oblongifolia*	根	生于荒山或疏林地，海拔 800m 以下。全市各地分布
243	樟科 (Lauraceae)	润楠属 (*Machilus*)	薄叶润楠	*Machilus leptophylla*	根，树皮	生于山谷阔叶林中，海拔 450 ~ 1200m。分布于星村等地
244	樟科 (Lauraceae)	润楠属 (*Machilus*)	刨花润楠	*Machilus pauhoi*	茎（白楠木）	生于低海拔土壤湿润的山谷或山坡疏林中。分布于星村等地
245	樟科 (Lauraceae)	润楠属 (*Machilus*)	红楠	*Machilus thunbergii*	根皮或树皮	生于湿润阴坡，山谷和溪边，山地阔叶混交林上，海拔 800m 以下。分布于星村等地
246	樟科 (Lauraceae)	新木姜子属 (*Neolitsea*)	浙江新木姜子	*Neolitsea aurata* var. *chekiangensis*	根或树皮	生于常绿阔叶林或疏林中，海拔 500 ~ 1300m。分布于星村等地
247	樟科 (Lauraceae)	新木姜子属 (*Neolitsea*)	锈叶新木姜子	*Neolitsea cambodiana*	叶	生于常绿阔叶林林缘或次生灌丛中，海拔 1000m 以下。分布于星村等地
248	樟科 (Lauraceae)	楠属 (*Phoebe*)	紫楠	*Phoebe sheareri*	根，叶	生于山地阔叶林中，海拔 1000m 以下。分布于星村等地
249	樟科 (Lauraceae)	檫木属 (*Sassafras*)	檫木	*Sassafras tzumu*	根，茎	多散生于天然林中，海拔 150 ~ 1900m。分布于星村等地
250	金粟兰科 (Chloranthaceae)	金粟兰属 (*Chloranthus*)	宽叶金粟兰	*Chloranthus henryi*	根，全草	生于山野林下阴湿地，海拔 750 ~ 1900m。分布于星村等地
251	金粟兰科 (Chloranthaceae)	金粟兰属 (*Chloranthus*)	台湾金粟兰	*Chloranthus oldhamii*	全草	生于林下阴湿地。全市各地分布
252	金粟兰科 (Chloranthaceae)	金粟兰属 (*Chloranthus*)	金粟兰	*Chloranthus spicatus*	全草	多栽培于阴湿处，亦有野生，海拔 150 ~ 900m。全市各地分布
253	天南星科 (Araceae)	海芋属 (*Alocasia*)	尖尾芋	*Alocasia cucullata*	根状茎	生于林下水边阴湿处。全市零星分布
254	天南星科 (Araceae)	海芋属 (*Alocasia*)	海芋	*Alocasia macrorrhiza*	根状茎	生于林缘、沟谷水边，海拔 1700m 以下。全市各地常见
255	天南星科 (Araceae)	魔芋属 (*Amorphophallus*)	魔芋	*Amorphophallus rivieri*	块茎	生于林下阴湿处，海拔 1500m 以上。全市零星分布
256	天南星科 (Araceae)	芋属 (*Colocasia*)	芋	*Colocasia esculenta*	块茎，叶	生于印度，现广泛栽培于全球热带地区。全市各地种植

续表

序号	科名	属名	种名	学名	入药部分	生境分布
257	天南星科(Araceae)	黛粉芋属(*Dieffenbachia*)	黛粉芋	*Dieffenbachia seguine*	全草	生于美洲热带地区。全市各地分布
258	天南星科(Araceae)	浮萍属(*Lemna*)	浮萍	*Lemna minor*	全草	生于池塘、稻田及水沟边。全市各地分布
259	天南星科(Araceae)	大薸属(*Pistia*)	大薸	*Pistia stratiotes*	全草	生于池塘、水沟等处，海拔200～1900m。全市各地分布
260	天南星科(Araceae)	紫萍属(*Spirodela*)	紫萍	*Spirodela polyrhiza*	全草	生于池塘、稻田及水沟的水面上。全市各地分布
261	泽泻科(Alismataceae)	慈姑属(*Sagittaria*)	小慈姑	*Sagittaria potamogetonifolia*	球茎	生于水田、沼泽、溪沟浅水中。全市零星分布
262	泽泻科(Alismataceae)	慈姑属(*Sagittaria*)	矮慈姑	*Sagittaria pygmaea*	全草	生于水田及浅水池沼，沟边等地。全市各地分布
263	水鳖科(Hydrocharitaceae)	黑藻属(*Hydrilla*)	黑藻	*Hydrilla verticillata*	全草	生于小溪，水田，池塘或湖泊中。全市各地分布
264	水鳖科(Hydrocharitaceae)	水车前属(*Ottelia*)	龙舌草	*Ottelia alismoides*	全草	生于水田，溪沟或池塘中。分布于吴屯等地
265	眼子菜科(Potamogetonaceae)	眼子菜属(*Potamogeton*)	菹草	*Potamogeton crispus*	全草	生于池沼和稻田及溪河，沟渠中。全市各地分布
266	眼子菜科(Potamogetonaceae)	眼子菜属(*Potamogeton*)	鸡冠眼子菜	*Potamogeton cristatus*	全草	生于静水池沼中或稻田内。全市各地分布
267	眼子菜科(Potamogetonaceae)	眼子菜属(*Potamogeton*)	眼子菜	*Potamogeton distinctus*	全草	生于池塘，湖沼，稻田及水沟处。全市各地分布
268	眼子菜科(Potamogetonaceae)	眼子菜属(*Potamogeton*)	浮叶眼子菜	*Potamogeton natans*	全草	生于池塘、水沟、稻田等处。全市各地分布
269	眼子菜科(Potamogetonaceae)	眼子菜属(*Potamogeton*)	篦齿眼子菜	*Potamogeton pectinatus*	全草	生于河溪、湖泊、水塘中。全市各地分布。
270	眼子菜科(Potamogetonaceae)	眼子菜属(*Potamogeton*)	小眼子菜	*Potamogeton pusillus*	全草	生长于池沼、沟渠、湖泊、稻田等处。全市各地分布。
271	沼金花科(Nartheciaceae)	粉条儿菜属(*Aletris*)	无毛粉条儿菜	*Aletris glabra*	全草，根	生于常绿阔叶林下、灌木丛或草丛中，海拔2000～4000m。分布于星村等地
272	沼金花科(Nartheciaceae)	粉条儿菜属(*Aletris*)	短柄粉条儿菜	*Aletris scopulorum*	根，全草	生于荒地草坡水沟边。分布于星村等地
273	水玉簪科(Burmanniaceae)	水玉簪属(*Burmannia*)	宽翅水玉簪	*Burmannia nepalensis*	全草	多生于阔叶林或毛竹林下湿地。分布于星村等地
274	薯蓣科(Dioscoreaceae)	薯蓣属(*Dioscorea*)	大青薯	*Dioscorea benthamii*	块茎	生于山地、山坡、路旁灌丛中，海拔300～900m。分布于星村等地
275	薯蓣科(Dioscoreaceae)	薯蓣属(*Dioscorea*)	粉背薯蓣	*Dioscorea collettii* var. *hypoglauca*	根状茎（粉萆薢）	生于疏林下、林缘或灌丛中，海拔200～1300m。分布于星村等地

续表

序号	科名	属名	种名	学名	入药部分	生境分布
276	薯蓣科 (Dioscoreaceae)	薯蓣属 (*Dioscorea*)	纤细薯蓣	*Dioscorea gracillima*	根状茎（白萆薢）	生于山坡疏林或路旁灌丛中，海拔 200 ~ 2200m。分布于星村等地
277	薯蓣科 (Dioscoreaceae)	薯蓣属 (*Dioscorea*)	毛芋头薯蓣	*Dioscorea kamoonensis*	块茎	生于林缘、山沟、山谷路旁或次生灌丛中，海拔 500 ~ 2900m。分布于上梅等地
278	薯蓣科 (Dioscoreaceae)	薯蓣属 (*Dioscorea*)	薯蓣	*Dioscorea opposita*	块茎（淮山）	生于向阳山坡林缘或灌丛中，或为栽培。全市各地常见栽培
279	薯蓣科 (Dioscoreaceae)	薯蓣属 (*Dioscorea*)	五叶薯蓣	*Dioscorea pentaphylla*	块茎	生于山坡、林缘和路旁灌丛中，海拔 500m 以下。分布于星村等地
280	薯蓣科 (Dioscoreaceae)	薯蓣属 (*Dioscorea*)	褐苞薯蓣	*Dioscorea persimilis*	块茎	生于山坡路旁灌丛中或杂木林中，海拔 100 ~ 1950m。全市各地常见栽培
281	藜芦科 (Melanthiaceae)	白丝草属 (*Chionographis*)	中国白丝草	*Chionographis chinensis*	全草	生于山坡路旁阴湿处，海拔 650 m 以下。分布于星村等地
282	藜芦科 (Melanthiaceae)	重楼属 (*Paris*)	七叶一枝花	*Paris polyphylla*	根状茎	生于常绿阔叶林下或溪谷林缘的草丛，海拔 1900m 以上。分布于星村等地
283	藜芦科 (Melanthiaceae)	重楼属 (*Paris*)	滇重楼	*Paris polyphylla* var. *yunnanensis*	根状茎	生于常绿阔叶林下，海拔约 1500m。分布于星村等地，近年有引种
284	藜芦科 (Melanthiaceae)	延龄草属 (*Trillium*)	延龄草	*Trillium tschonoskii*	根及根状茎（芋儿七）	生于山地、山谷及密林下阴湿处，海拔约 2100m。分布于星村等地
285	秋水仙科 (Colchicaceae)	万寿竹属 (*Disporum*)	万寿竹	*Disporum cantoniense*	根及根状茎	生于灌丛、林下、山坡或草地，海拔 700 ~ 3000m。分布于星村等地，偶见栽培
286	秋水仙科 (Colchicaceae)	万寿竹属 (*Disporum*)	宝铎草	*Disporum sessile*	根状茎	生于山地、林下或灌丛中，海拔 600m 以上。分布于星村等地
287	菝葜科 (Smilacaceae)	菝葜属 (*Smilax*)	尖叶菝葜	*Smilax arisanensis*	根状茎	生于山地、常绿阔叶林下、山坡、山谷溪边灌丛中，海拔约 1500m。分布于星村等地
288	菝葜科 (Smilacaceae)	菝葜属 (*Smilax*)	托柄菝葜	*Smilax discotis*	根茎	生于常绿阔叶林下、灌草丛中或山坡路旁，海拔 650 ~ 2100m。分布于星村等地
289	菝葜科 (Smilacaceae)	菝葜属 (*Smilax*)	粉背菝葜	*Smilax hypoglauca*	根茎	生于疏林中或山坡、路旁灌丛地，海拔 1300m 以下。分布于星村等地

续表

序号	科名	属名	种名	学名	入药部分	生境分布
290	菝葜科 (Smilacaceae)	菝葜属 (*Smilax*)	马甲菝葜	*Smilax lanceifolia*	根状茎	生于常绿阔叶林下、灌丛中或山坡路旁阴湿处，海拔 100～1000m。全市各地常见
291	菝葜科 (Smilacaceae)	菝葜属 (*Smilax*)	白背牛尾菜	*Smilax nipponica*	根茎	生于林下、灌丛或草丛中，海拔 200～1400m。分布于洋庄等地
292	菝葜科 (Smilacaceae)	菝葜属 (*Smilax*)	红果菝葜	*Smilax polycolea*	根茎	生于山顶矮林中，海拔约 1800m。分布于星村等地
293	菝葜科 (Smilacaceae)	菝葜属 (*Smilax*)	华东菝葜	*Smilax sieboldii*	根及根状茎（铁丝威灵仙）	生于常绿阔叶林下，灌丛及山坡路旁草丛中。分布于星村等地
294	菝葜科 (Smilacaceae)	肖菝葜属 (*Heterosmilax*)	肖菝葜	*Heterosmilax japonica*	根茎	生于常绿阔叶林中或路边灌丛中，海拔 500～1800m。分布于星村等地
295	百合科 (Liliaceae)	大百合属 (*Cardiocrinum*)	荞麦叶大百合	*Cardiocrinum cathayanum*	根，鳞茎	生于山地路旁、林下阴湿处，海拔 600～1050m。分布于星村等地
296	百合科 (Liliaceae)	百合属 (*Lilium*)	麝香百合	*Lilium longiflorum*	鳞茎	全市各地有零星引种栽培
297	百合科 (Liliaceae)	油点草属 (*Tricyrtis*)	台湾油点草	*Tricyrtis formosana*	全草	生于海拔 800～3000m 的灌丛中，林中阴湿地，山坡等地
298	百合科 (Liliaceae)	油点草属 (*Tricyrtis*)	黄花油点草	*Tricyrtis maculata*	全草，根	生于海拔 280～2300m 的山坡林下、路旁等处
299	百合科 (Liliaceae)	油点草属 (Tricyrtis)	绿花油点草	*Tricyrtis viridula*		生于山坡林下、路旁等处
300	兰科 (Orchidaceae)	石豆兰属 (*Bulbophyllum*)	齿瓣石豆兰	*Bulbophyllum levinei*	全草	生于林下溪边岩石上，海拔约 800m。分布于星村等地
301	兰科 (Orchidaceae)	石豆兰属 (*Bulbophyllum*)	密花石豆兰	*Bulbophyllum odoratissimum*	全草	生于林下或林缘溪边岩石上，海拔 800m 以下。分布于星村等地
302	兰科 (Orchidaceae)	石豆兰属 (*Bulbophyllum*)	斑唇卷瓣兰	*Bulbophyllum pecten-veneris*	全草	生于林中附生于树上或岩石上，海拔 1000m 以下。分布于星村等地
303	兰科 (Orchidaceae)	虾脊兰属 (*Calanthe*)	虾脊兰	*Calanthe discolor*	全草，根	生于沟谷林下阴湿地，海拔 780～1500m。分布于星村等地
304	兰科 (Orchidaceae)	头蕊兰属 (*Cephalanthera*)	金兰	*Cephalanthera falcata*	全草	生于海拔 700～1600m 的林下或山坡草地；分布于黄岗山等地
305	兰科 (Orchidaceae)	贝母兰属 (*Coelogyne*)	流苏贝母兰	*Coelogyne fimbriata*	全草	生于林下岩石上或树干上，海拔 500～1200m。分布于星村等地

续表

序号	科名	属名	种名	学名	入药部分	生境分布
306	兰科 (Orchidaceae)	吻兰属 (*Collabium*)	吻兰	*Collabium chinense*	全草	生于林下、山沟湿地，海拔600～1000m。分布于星村等地
307	兰科 (Orchidaceae)	兰属 (*Cymbidium*)	蕙兰	*Cymbidium faberi*	根皮	生于林下阴湿处，海拔500m以上。分布于星村等地，有栽培
308	兰科 (Orchidaceae)	兰属 (*Cymbidium*)	多花兰	*Cymbidium floribundum*	全草，根	生于林中树干上或林缘溪边岩石上，海拔100～3300m。分布于星村等地
309	兰科 (Orchidaceae)	厚唇兰属 (*Epigeneium*)	单叶厚唇兰	*Epigeneium fargesii*	全草	生于海拔400m以上的岩壁上。分布于星村等地
310	兰科 (Orchidaceae)	毛兰属 (*Eria*)	半柱毛兰	*Eria corneri*	全草，假鳞茎	生于山谷岩石阴湿处或树干上，海拔500～1500m。分布于星村等地
311	兰科 (Orchidaceae)	盆距兰属 (*Gastrochilus*)	台湾盆距兰	*Gastrochilus formosanus*	全草	附生于林中树干上，海拔500～2500m。分布于星村等地
312	兰科 (Orchidaceae)	天麻属 (*Gasrtodia*)	天麻	*Gastrodia elata*	块茎（天麻）	生于海拔约400m以上的疏林下、林中空地、林缘、灌丛边缘。零星分布于星村等地
313	兰科 (Orchidaceae)	斑叶兰属 (*Goodyera*)	大花斑叶兰	*Goodyera biflora*	全草	生于海拔560m以上的林下阴湿处。分布于黄岗山等地
314	兰科 (Orchidaceae)	斑叶兰属 (*Goodyera*)	小斑叶兰	*Goodyera repens*	全草	生于沟谷林下阴湿处，海拔700～3800m。分布于星村等地
315	兰科 (Orchidaceae)	斑叶兰属 (*Goodyera*)	绒叶斑叶兰	*Goodyera velutina*	全草	生于密林下或竹林下，海拔700～3000m。分布于星村等地
316	兰科 (Orchidaceae)	玉凤花属 (*Habenaria*)	裂瓣玉凤花	*Habenaria petelotii*	块茎	生于山坡或沟谷林下，海拔320～1600m。分布于星村等地
317	兰科 (Orchidaceae)	角盘兰属 (*Herminium*)	叉唇角盘兰	*Herminium lanceum*	块茎	生于山坡草丛、林缘或林下，海拔730～3400m。分布于星村等地
318	兰科 (Orchidaceae)	羊耳蒜属 (*Liparis*)	镰翅羊耳蒜	*Liparis bootanensis*	全草	生于林下岩壁上或树干上，海拔200～1200m。分布于星村等地
319	兰科 (Orchidaceae)	羊耳蒜属 (*Liparis*)	福建羊耳蒜	*Liparis dunnii*	全草	生于林下水沟边或阴湿岩石上，海拔600～1300m。分布于星村等地
320	兰科 (Orchidaceae)	羊耳蒜属 (*Liparis*)	长苞羊耳蒜	*Liparis inaperta*	全草	生于林下岩石上或树干上，海拔500～1100m。分布于星村、上梅等地
321	兰科 (Orchidaceae)	兜被兰属 (*Neottianthe*)	二叶兜被兰	*Neottianthe cucullata*	全草（百步还阳丹）	生于山坡林下、灌丛中或河谷岩石上，海拔1700～1900m。分布于星村等地

续表

序号	科名	属名	种名	学名	入药部分	生境分布
322	兰科 (Orchidaceae)	山兰属 (*Oreorchis*)	长叶山兰	*Oreorchis fargesii*	假鳞茎	生于山坡林下及水沟边，海拔 700 ~ 2600m。分布于星村等地
323	兰科 (Orchidaceae)	阔蕊兰属 (*Peristylus*)	狭穗阔蕊兰	*Peristylus densus*	块茎	生于山坡林下或草丛中，海拔 300 ~ 2100m。分布于星村等地
324	兰科 (Orchidaceae)	鹤顶兰属 (*Phaius*)	黄花鹤顶兰	*Phaius flavus*	假鳞茎	生于林下及山沟阴湿处，海拔 300 ~ 2500m。分布于星村等地，偶见栽培
325	兰科 (Orchidaceae)	石仙桃属 (*Pholidota*)	石仙桃	*Pholidota chinensis*	全草	生于林中树干上或溪边岩壁上，海拔 1500m 以下。全市各地分布
326	兰科 (Orchidaceae)	舌唇兰属 (*Platanthera*)	尾瓣舌唇兰	*Platanthera mandarinorum*	块茎，全草	生于林下或山坡草地，海拔 200 ~ 800m。分布于星村等地
327	兰科 (Orchidaceae)	舌唇兰属 (*Platanthera*)	小舌唇兰	*Platanthera minor*	全草（猪獠参）	生于密林下、岩壁湿处或山坡草地，海拔 250 ~ 2700m 以上。全市各地分布
328	兰科 (Orchidaceae)	朱兰属 (*Pogonia*)	朱兰	*Pogonia japonica*	全草	生于海拔 400m 以上的山坡林下或草丛阴湿处；分布于星村等地
329	兰科 (Orchidaceae)	绶草属 (*Spiranthes*)	绶草	*Spiranthes sinensis*	全草（盘龙参），根	生于林下、草丛、岩壁、路边或草地湿处，海拔 200 ~ 3400m。全市各地分布
330	兰科 (Orchidaceae)	白点兰属 (*Thrixspermum*)	小叶白点兰	*Thrixspermum japonicum*	全草	生于沟谷、溪边的树干上或岩石上，海拔 900 ~ 1000m。产于星村等地
331	兰科 (Orchidaceae)	蜻蜓兰属 (*Tulotis*)	小花蜻蜓兰	*Tulotis ussuriensis*	全草	生于林下阴湿处或水沟边，海拔 400 ~ 2800m。分布于星村等地
332	仙茅科 (Hypoxidaceae)	仙茅属 (*Curculigo*)	仙茅	*Curculigo orchioides*	根茎	生于林下或荒坡上，海拔 1600m 以下。全市各地分布
333	鸢尾科 (Iridaceae)	唐菖蒲属 (*Gladiolus*)	唐菖蒲	*Gladiolus gandavensis*	球茎	全市各地庭园均有栽培供观赏
334	阿福花科 (Asphodelaceae)	芦荟属 (*Aloe*)	芦荟	*Aloe vera*	根（芦荟根），叶（芦荟叶），花（芦荟花）	原产于地中海，非洲。全市各地分布，常见栽培或逸生
335	阿福花科 (Asphodelaceae)	萱草属 (*Hemerocallis*)	黄花菜	*Hemerocallis citrina*	根（萱草根），嫩苗（萱草嫩苗），花蕾（金针菜）	生于山坡、山谷、荒地或林缘，海拔 2000m 以下。全市各地分布

续表

序号	科名	属名	种名	学名	入药部分	生境分布
336	石蒜科 (Amaryllidaceae)	葱属 (*Allium*)	葱	*Allium fistulosum*	鳞茎（葱白），茎或全株捣取之汁，须根，叶，花，种子	全市各地广泛栽培
337	石蒜科 (Amaryllidaceae)	葱属 (*Allium*)	宽叶韭	*Allium hookeri*	全草	生于湿润山坡或林下，海拔1500～4000m。全市各地常见栽培供观赏或作蔬菜
338	石蒜科 (Amaryllidaceae)	葱属 (*Allium*)	薤白	*Allium macrostemon*	鳞茎	生于山坡、丘陵或草地上，海拔1500m以下。全市各地常见
339	石蒜科 (Amaryllidaceae)	葱属 (*Allium*)	蒜	*Allium sativum*	鳞茎	全市各地常见栽培
340	石蒜科 (Amaryllidaceae)	葱属 (*Allium*)	韭	*Allium tuberosum*	根，叶，种子	全市各地栽培作蔬菜，供食用
341	石蒜科 (Amaryllidaceae)	朱顶红属 (*Hippeastrum*)	花朱顶红	*Hippeastrum vittatum*	鳞茎	原产南美秘鲁。全市各地常见栽培
342	石蒜科 (Amaryllidaceae)	石蒜属 (*Lycoris*)	忽地笑	*Lycoris aurea*	鳞茎	生于溪边、山坡岩隙及路旁。全市园林常见栽培或逸为野生
343	石蒜科 (Amaryllidaceae)	葱莲属 (*Zephyranthes*)	葱莲	*Zephyranthes candida*	全草	原产于南美洲。全市各地常见栽培，供观赏
344	石蒜科 (Amaryllidaceae)	葱莲属 (*Zephyranthes*)	韭莲	*Zephyranthes grandiflora*	全草	原产于墨西哥等地。全市各地零星栽培
345	天门冬科 (Asparagaceae)	天门冬属 (*Asparagus*)	文竹	*Asparagus setaceus*	块根	原产于非洲南部。全市各地庭园常见栽培，为常见的园林及庭院花卉
346	天门冬科 (Asparagaceae)	蜘蛛抱蛋属 (*Aspidistra*)	蜘蛛抱蛋	*Aspidistra elatior*	根茎	生于溪谷林阴处或栽培。分布于星村等地
347	天门冬科 (Asparagaceae)	绵枣儿属 (*Scilla*)	绵枣儿	*Scilla scilloides*	鳞茎	生于山坡、路旁或草地上，海拔2600m以下。全市各地分布
348	天门冬科 (Asparagaceae)	吊兰属 (*Chlorophytum*)	南非吊兰	*Chlorophytum capense*	全草	全市各地分布
349	天门冬科 (Asparagaceae)	吊兰属 (*Chlorophytum*)	吊兰	*Chlorophytum comosum*	全草，根	原产于非洲南部。全市多栽培，用于观赏
350	天门冬科 (Asparagaceae)	朱蕉属 (*Cordyline*)	朱蕉	*Cordyline fruticosa*	叶，根，花	全市各地常见栽培，供观赏
351	天门冬科 (Asparagaceae)	竹根七属 (*Disporopsis*)	竹根七	*Disporopsis fuscopicta*	根状茎，全草	生于林下或山谷中，海拔500～1200m。分布于星村、上梅等地

续表

序号	科名	属名	种名	学名	入药部分	生境分布
352	天门冬科 (Asparagaceae)	玉簪属 (*Hosta*)	玉簪	*Hosta plantaginea*	根茎，叶	生于林下、草丛阴湿地，海拔 2200m 以下。分布于星村等地，各地公园常见栽培，供观赏用
353	天门冬科 (Asparagaceae)	玉簪属 (*Hosta*)	紫萼	*Hosta ventricosa*	根（玉簪花根），叶（紫玉簪叶），花（紫玉簪）	生于林下、山坡路旁、草丛中，海拔 500 ~ 2400m。分布于星村等地
354	天门冬科 (Asparagaceae)	山麦冬属 (*Liriope*)	山麦冬	*Liriope spicata*	块根（土麦冬）	生于山谷林下、路旁湿地或湿岩壁上，海拔 50 ~ 1400m。分布于星村等地
355	天门冬科 (Asparagaceae)	沿阶草属 (*Ophiopogon*)	沿阶草	*Ophiopogon bodinieri*	块根	生于林下、灌丛、山谷阴湿地，海拔 600 ~ 3400m。全市各地常见栽培
356	天门冬科 (Asparagaceae)	沿阶草属 (*Ophiopogon*)	麦冬	*Ophiopogon japonicus*	块根	生于山地林下或草坡阴湿处。分布于星村等地
357	天门冬科 (Asparagaceae)	开口箭属 (*Tupistra*)	开口箭	*Tupistra chinensis*	根状茎（竹根七）	生于林下阴湿处，溪边或路旁等地，海拔 1000 ~ 2000m。分布于星村等地
358	天门冬科 (Asparagaceae)	鹿药属 (*Smilacina*)	鹿药	*Smilacina japonica*	根及根状茎	生于灌木林下，海拔 900 ~ 1950m。分布于星村等地
359	棕榈科 (Arecaceae)	省藤属 (*Calamus*)	杖藤	*Calamus rhabdocladus*	幼苗	生于山坡林中，海拔 500m 以下。分布于星村等地
360	棕榈科 (Arecaceae)	蒲葵属 (*Livistona*)	蒲葵	*Livistona chinensis*	叶，种子	适于温暖湿润的环境中栽培。全市各地分布
361	棕榈科 (Arecaceae)	棕榈属 (*Trachycarpus*)	棕榈	*Trachycarpus fortunei*	果实	生于疏林中，海拔 2000m 以下。全市各地分布
362	鸭跖草科 (Commelinaceae)	鸭跖草属 (*Commelina*)	竹节菜	*Commelina diffusa*	全草	生于水沟边，山坡草地阴湿处及林下，海拔 500 ~ 1000m。分布于星村等地
363	鸭跖草科 (Commelinaceae)	鸭跖草属 (*Commelina*)	大苞鸭跖草	*Commelina paludosa*	全草	生于水沟旁及林下阴湿等处。全市各地分布
364	鸭跖草科 (Commelinaceae)	水竹叶属 (*Murdannia*)	牛轭草	*Murdannia loriformis*	全草	生于阴湿草地、溪边、路旁阴湿处，海拔 1400m 以下。全市各地分布
365	鸭跖草科 (Commelinaceae)	水竹叶属 (*Murdannia*)	裸花水竹叶	*Murdannia nudiflora*	全草	生于溪边、水旁和林下，海拔 500 ~ 1600m。全市各地分布
366	鸭跖草科 (Commelinaceae)	水竹叶属 (*Murdannia*)	水竹叶	*Murdannia triquetra*	全草	生于阴湿地或浅水旁，海拔 1600m 以下。分布于星村等地
367	雨久花科 (Pontederiaceae)	凤眼莲属 (*Eichhornia*)	凤眼莲	*Eichhornia crassipes*	全草	生于水塘，江河浅水处，海拔 200 ~ 1500m。全市各地分布

续表

序号	科名	属名	种名	学名	入药部分	生境分布
368	雨久花科 (Pontederiaceae)	雨久花属 (*Monochoria*)	鸭舌草	*Monochoria vaginalis*	全草	生于稻田或浅水沟中。全市各地分布
369	芭蕉科 (Musaceae)	芭蕉属 (*Musa*)	野蕉	*Musa balbisiana*	种子	生于山谷坡地湿处或湿润常绿林中。全市各地分布
370	芭蕉科 (Musaceae)	地涌金莲属 (*Musella*)	地涌金莲	*Musella lasiocarpa*	花	多生于山间坡地，海拔1500～2500m。全市寺院多见栽培，供观赏
371	美人蕉科 (Cannaceae)	美人蕉属 (*Canna*)	大花美人蕉	*Canna × generalis*	根状茎，花	全市各地零星栽培
372	美人蕉科 (Cannaceae)	美人蕉属 (*Canna*)	蕉芋	*Canna edulis*	根茎	生于山沟，谷地，林缘坡地。全市各地常见栽培，偶逸生
373	美人蕉科 (Cannaceae)	美人蕉属 (*Canna*)	美人蕉	*Canna edulis*	根茎，花	全市各地均栽培且常逸生
374	美人蕉科 (Cannaceae)	美人蕉属 (*Canna*)	黄花美人蕉	*Canna indica* var. *flava*	根	全市各地零星栽培
375	姜科 (Zingiberaceae)	舞花姜属 (*Globba*)	舞花姜	*Globba racemosa*	根状茎，果实	生于杂木林中阴湿处，海拔1200m以下。分布于星村等地
376	姜科 (Zingiberaceae)	姜属 (*Zingiber*)	姜	*Zingiber officinale*	根茎	全市各地分布
377	谷精草科 (Eriocaulaceae)	谷精草属 (*Eriocaulon*)	谷精草	*Eriocaulon buergerianum*	带花茎的头状花序	生于水稻田中或沼泽地等。全市各地分布
378	谷精草科 (Eriocaulaceae)	谷精草属 (*Eriocaulon*)	白药谷精草	*Eriocaulon cinereum*	带花茎的头状花序	生于水田中。全市各地分布
379	谷精草科 (Eriocaulaceae)	谷精草属 (*Eriocaulon*)	长苞谷精草	*Eriocaulon decemflorum*	全草	生于田边湿地。全市各地分布
380	灯芯草科 (Juncaceae)	灯芯草属 (*Juncus*)	翅茎灯芯草	*Juncus alatus*	茎髓	生于山沟水边湿地，海拔400m以上。分布于星村等地
381	灯芯草科 (Juncaceae)	灯芯草属 (*Juncus*)	小花灯芯草	*Juncus articulatus*	全草	生于河滩草地、田畔水湿地或沼泽地，海拔1200m以上。分布于星村等地
382	灯芯草科 (Juncaceae)	灯芯草属 (*Juncus*)	灯芯草	*Juncus effusus*	茎髓	生于山坡湿地或浅水沟中，海拔1650m以上。全市各地分布
383	灯芯草科 (Juncaceae)	灯芯草属 (*Juncus*)	笄石菖	*Juncus prismatocarpus*	茎髓	生于田边、山谷、路旁水湿地，海拔280m以上。全市各地分布
384	灯芯草科 (Juncaceae)	灯芯草属 (*Juncus*)	野灯芯草	*Juncus setchuensis*	茎髓	生于水沟路旁，潮湿沼泽地，浅水中，海拔800～1700m。全市各地分布

续表

序号	科名	属名	种名	学名	入药部分	生境分布
385	莎草科 (Cyperaceae)	球柱草属 (*Bulbostylis*)	丝叶球柱草	*Bulbostylis densa*	全草	生于路旁、田边、荒地的湿草丛中，也见于海边沙地。分布于星村等地
386	莎草科 (Cyperaceae)	薹草属 (*Carex*)	褐果薹草	*Carex brunnea*	全草	生于水洼边、路旁或林中，海拔 1000 m 以下。分布于星村等地
387	莎草科 (Cyperaceae)	薹草属 (*Carex*)	中华薹草	*Carex chinensis*	全草	生于山谷、水边或林下，海拔 1200m 以下。分布于星村等地
388	莎草科 (Cyperaceae)	薹草属 (*Carex*)	十字薹草	*Carex cruciata*	全草	生于山坡林下及路旁，海拔 1000m 以下。分布于星村等地
389	莎草科 (Cyperaceae)	薹草属 (*Carex*)	签草	*Carex doniana*	全草	生于山地林下、溪边或阴湿地，海拔 300 ~ 850m。分布于星村等地
390	莎草科 (Cyperaceae)	薹草属 (*Carex*)	套鞘薹草	*Carex maubertiana*	全草	生于山地林下或阴湿地路边，海拔 400 ~ 900m。分布于星村等地
391	莎草科 (Cyperaceae)	薹草属 (*Carex*)	条穗薹草	*Carex nemostachys*	全草	生于山谷、溪边或林下，海拔 300 ~ 1000m。分布于星村等地
392	莎草科 (Cyperaceae)	薹草属 (*Carex*)	镜子薹草	*Carex phacota*	带根全草（三棱草）	生于林下阴湿地、溪边、水边或路旁，海拔 50 ~ 700m。分布于星村等地
393	莎草科 (Cyperaceae)	薹草属 (*Carex*)	花葶薹草	*Carex scaposa*	全草	生于山谷、林下、水边或路旁，海拔 300 ~ 1100m。全市各地分布
394	莎草科 (Cyperaceae)	莎草属 (*Cyperus*)	风车草	*Cyperus alternifolius* subsp. *flabelliformis*	全草	生于山坡、草地、路旁或林下，海拔 300m 以上。全市各地分布
395	莎草科 (Cyperaceae)	莎草属 (*Cyperus*)	长尖莎草	*Cyperus cuspidatus*	全草	生于河边沙地以及路旁、田边水湿处。分布于星村等地
396	莎草科 (Cyperaceae)	莎草属 (*Cyperus*)	畦畔莎草	*Cyperus haspan*	全草	生于田边、沟边、水田中或路旁湿草地。全市各地分布
397	莎草科 (Cyperaceae)	莎草属 (*Cyperus*)	碎米莎草	*Cyperus iria*	全草	生于山坡路旁、田边及草丛中。分布于星村等地
398	莎草科 (Cyperaceae)	莎草属 (*Cyperus*)	毛轴莎草	*Cyperus pilosus*	全草	生于水田边、水沟边及路旁潮湿地。全市各地分布
399	莎草科 (Cyperaceae)	荸荠属 (*Eleocharis*)	龙师草	*Eleocharis tetraquetra*	全草	生于水边、沟边及溪边。分布于星村等地

续表

序号	科名	属名	种名	学名	入药部分	生境分布
400	莎草科 (Cyperaceae)	荸荠属 (*Eleocharis*)	牛毛毡	*Eleocharis yokoscensis*	全草	生于水田中。分布于星村等地
401	莎草科 (Cyperaceae)	荸荠属 (*Heleocharis*)	荸荠	*Heleocharis dulcis*	地上部分（通天草），球茎	全市各地分布
402	莎草科 (Cyperaceae)	飘拂草属 (*Fimbristylis*)	夏飘拂草	*Fimbristylis aestivalis*	全草	生于田野、荒草丛及路旁水湿地。分布于吴屯等地
403	莎草科 (Cyperaceae)	飘拂草属 (*Fimbristylis*)	矮扁鞘飘拂草	*Fimbristylis complanata* var. *kraussiana*	全草	生于山谷、路旁或溪边草丛中。分布于星村等地
404	莎草科 (Cyperaceae)	飘拂草属 (*Fimbristylis*)	两歧飘拂草	*Fimbristylis dichotoma*	全草	生于空旷草地、田野及路旁。全市各地分布
405	莎草科 (Cyperaceae)	飘拂草属 (*Fimbristylis*)	水虱草	*Fimbristylis miliacea*	全草	生于田边、路旁、山坡草地。全市各地分布
406	莎草科 (Cyperaceae)	黑莎草属 (*Gahnia*)	黑莎草	*Gahnia tristis*	全草	生于干燥的荒坡或山脚的灌草丛中。分布于星村等地
407	莎草科 (Cyperaceae)	水蜈蚣属 (*Kyllinga*)	水蜈蚣	*Kyllinga polyphylla*	带根茎的全草	生于田埂，河边，旷野等潮湿处。全市各地分布
408	莎草科 (Cyperaceae)	湖瓜草属 (*Lipocarpha*)	华湖瓜草	*Lipocarpha chinensis*	全草	生于山地、沟谷或路旁潮湿处。分布于星村等地
409	莎草科 (Cyperaceae)	扁莎属 (*Pycreus*)	红鳞扁莎	*Pycreus sanguinolentus*	根，全草	生于山谷、田边或近浅水处。分布于星村等地
410	莎草科 (Cyperaceae)	刺子莞属 (*Rhynchospora*)	刺子莞	*Rhynchospora rubra*	全草	多生于山坡灌草丛中或山地路旁。全市各地常见
411	莎草科 (Cyperaceae)	藨草属 (*Scirpus*)	百球藨草	*Scirpus rosthornii*	全草	生于山坡、路旁、溪边及沼泽地。分布于星村等地
412	莎草科 (Cyperaceae)	珍珠茅属 (*Scleria*)	高秆珍珠茅	*Scleria elata*	全草（三楞筋骨草）	生于山坡路旁、沟边草丛中或山地疏林下。分布于星村等地
413	莎草科 (Cyperaceae)	蔺藨草属 (*Trichophorum*)	玉山蔺藨草	*Trichophorum subcapitatum*	根，全草（龙须莞）	生于山坡路边草丛中。分布于星村等地
414	莎草科 (Cyperaceae)	砖子苗属 (*Mariscus*)	砖子苗	*Mariscus umbellatus*	全草（砖子苗），根及根茎（假香附）	生于山坡路旁阴处、田边、路边及溪边。全市各地分布
415	禾本科 (Poaceae)	荩草属 (*Arthraxon*)	荩草	*Arthraxon hispidus*	全草	生于山坡草地或路旁稍湿润地。全市各地分布
416	禾本科 (Poaceae)	野古草属 (*Arundinella*)	野古草	*Arundinella anomala*	全草	多生于山坡、路旁、林缘、田边或灌丛中。全市各地分布
417	禾本科 (Poaceae)	芦竹属 (*Arundo*)	芦竹	*Arundo donax*	根茎（芦根）	生于河岸、溪边，也见栽培于村宅旁。全市各地分布

续表

序号	科名	属名	种名	学名	入药部分	生境分布
418	禾本科 (Poaceae)	燕麦属 (*Avena*)	野燕麦	*Avena fatua*	全草	常混生于麦田中或山坡旱地。全市各地分布
419	禾本科 (Poaceae)	燕麦属 (*Avena*)	光稃野燕麦	*Avena fatua* var. *glabrata*	全草	常混生于麦田中或山坡旱地。全市各地分布
420	禾本科 (Poaceae)	菵草属 (*Beckmannia*)	菵草	*Beckmannia syzigachne*	种子（菵米）	生于山地、草甸，海拔1200m以下。全市各地分布
421	禾本科 (Poaceae)	雀麦属 (*Bromus*)	雀麦	*Bromus japonicus*	全草，种子（雀麦米）	生于山坡、路旁、荒地。全市各地分布
422	禾本科 (Poaceae)	拂子茅属 (*Calamagrostis*)	拂子茅	*Calamagrostis epigeios*	全草	生于山间低湿地、沟渠旁。全市各地分布
423	禾本科 (Poaceae)	龙爪茅属 (*Dactyloctenium*)	龙爪茅	*Dactyloctenium aegyptium*	全草	多生于荒地、山坡草地或路旁。全市各地分布
424	禾本科 (Poaceae)	马唐属 (*Digitaria*)	止血马唐	*Digitaria ischaemum*	全草	生于田野或河边湿润地。全市各地分布
425	禾本科 (Poaceae)	马唐属 (*Digitaria*)	马唐	*Digitaria sanguinalis*	全草	生于山坡草地或田野路旁。全市各地分布
426	禾本科 (Poaceae)	稗属 (*Echinochloa*)	稗	*Echinochloa crusgalli*	根或苗叶	生于河边及水稻田中。全市各地分布
427	禾本科 (Poaceae)	披碱草属 (*Elymus*)	鹅观草	*Roegneria kamoji*	全草（茅灵芝）	多生于山坡、路旁、林缘和湿润草地。全市各地分布
428	禾本科 (Poaceae)	画眉草属 (*Eragrostis*)	大画眉草	*Eragrostis cilianensis*	全草，花序（星星草）	生于荒地。全市各地分布
429	禾本科 (Poaceae)	画眉草属 (*Eragrostis*)	知风草	*Eragrostis ferruginea*	根	生于山坡、路边或草地，海拔1000m以下。全市各地分布
430	禾本科 (Poaceae)	画眉草属 (*Eragrostis*)	画眉草	*Eragrostis pilosa*	全草，花序	生于荒野、旱作地。全市各地分布
431	禾本科 (Poaceae)	黄茅属 (*Heteropogon*)	黄茅	*Heteropogon contortus*	根茎，全草	多生于山坡草地或石岩上。全市各地分布
432	禾本科 (Poaceae)	箬竹属 (*Indocalamus*)	箬竹	*Indocalamus tessellatus*	叶	生于山丘、山地林缘、灌丛或阔叶林下。全市各地分布
433	禾本科 (Poaceae)	柳叶箬属 (*Isachne*)	柳叶箬	*Isachne globosa*	全草	多生于水湿地、田边、沟渠边。全市各地分布
434	禾本科 (Poaceae)	假稻属 (*Leersia*)	蓉草	*Leersia oryzoides*	全草	生于田埂、沟渠、水塘边湿地。全市各地分布
435	禾本科 (Poaceae)	假稻属 (*Leersia*)	秕壳草	*Leersia sayanuka*	全草	生于林下湿地或溪旁，海拔700～1000m。分布于星村等地
436	禾本科 (Poaceae)	千金子属 (*Leptochloa*)	千金子	*Leptochloa chinensis*	全草（油草）	多生于田间湿地、园圃或菜地。全市各地分布

续表

序号	科名	属名	种名	学名	入药部分	生境分布
437	禾本科 (Poaceae)	芒属 (*Miscanthus*)	五节芒	*Miscanthus floridulus*	茎	生于山坡下部、近沟谷边或抛荒地。全市各地分布
438	禾本科 (Poaceae)	芒属 (*Miscanthus*)	芒	*Miscanthus sinensis*	根茎，茎，含寄生虫的幼茎（芒气笋子），花序（芒花）	生于山坡、路旁及抛荒地。全市各地分布
439	禾本科 (Poaceae)	求米草属 (*Oplismenus*)	求米草	*Oplismenus undulatifolius*	全草	生于林下阴地。分布于星村等地
440	禾本科 (Poaceae)	稻属 (*Oryza*)	稻	*Oryza sativa*	茎叶，果实	海拔 800m 以下的地方一年可两熟，800～1200m 的地方一年一熟。全市各地均有栽培
441	禾本科 (Poaceae)	稻属 (*Oryza*)	糯稻	*Oryza sativa* var. *glutinosa*	根	全市各地有种植
442	禾本科 (Poaceae)	雀稗属 (*Paspalum*)	圆果雀稗	*Paspalum orbiculare*	全草	生于荒山、草地、路旁或田间。全市各地分布
443	禾本科 (Poaceae)	雀稗属 (*Paspalum*)	雀稗	*Paspalum thunbergii*	全草	生于山坡、路旁、旷野及湿润草地。全市各地分布
444	禾本科 (Poaceae)	狼尾草属 (*Pennisetum*)	狼尾草	*Pennisetum alopecuroides*	全草，根	生于田边、路旁及山坡草地。全市各地分布
445	禾本科 (Poaceae)	芦苇属 (*Phragmites*)	芦苇	*Phragmites australis*	根茎（芦根），茎秆（苇茎），嫩叶	生于沼泽、河岸、海滩、湿润地。全市零星分布
446	禾本科 (Poaceae)	芦苇属 (*Phragmites*)	卡开芦	*Phragmites karka*	根状茎（水芦荻）	生于河岸、溪边或湿润地。全市各地分布
447	禾本科 (Poaceae)	刚竹属 (*Phyllostachys*)	桂竹	*Phyllostachys bambusoides*	根，壳，花（斑竹）	生于丘陵山地灌丛或林缘。分布于星村等地
448	禾本科 (Poaceae)	刚竹属 (*Phyllostachys*)	水竹	*Phyllostachys heteroclada*	根，叶	生于溪边或山麓。分布于星村等地
449	禾本科 (Poaceae)	刚竹属 (*Phyllostachys*)	毛竹	*Phyllostachys heterocycla* cv. *Pubescens*	地下茎，节，嫩叶，箨叶，苗，竹菇	生于山地湿润地带，在海拔 500～1400m 生长较好。全市各地分布
450	禾本科 (Poaceae)	刚竹属 (*Phyllostachys*)	台湾桂竹	*Phyllostachys makinoi*	幼苗（桂笋）	生于溪河两岸、山地林缘或灌丛中。分布于星村等地
451	禾本科 (Poaceae)	刚竹属 (*Phyllostachys*)	篌竹	*Phyllostachys nidularia*	叶	多生于向阳山坡及开阔山地。全市各地分布
452	禾本科 (Poaceae)	刚竹属 (*Phyllostachys*)	紫竹	*Phyllostachys nigra*	根状茎	生于山地林缘或栽培。分布于星村等地
453	禾本科 (Poaceae)	苦竹属 (*Pleioblastus*)	苦竹	*Pleioblastus amarus*	笋，叶，竹沥，竹茹	生于丘陵，山地灌丛中。全市各地常见栽培

续表

序号	科名	属名	种名	学名	入药部分	生境分布
454	禾本科(Poaceae)	早熟禾属(*Poa*)	早熟禾	*Poa annua*	全草	生于草地、路旁、田埂及菜园地。全市各地分布
455	禾本科(Poaceae)	棒头草属(*Polypogon*)	棒头草	*Polypogon fugax*	全草	生于田边、草地、水沟边、潮湿地。全市各地常见
456	禾本科(Poaceae)	筒轴茅属(*Rottboellia*)	筒轴茅	*Rottboellia exaltata*	全草	生于田野、路旁、空旷地及山谷疏林边。分布于星村等地
457	禾本科(Poaceae)	甘蔗属(*Saccharum*)	斑茅	*Saccharum arundinaceum*	根	生于山坡、河岸。全市各地分布
458	禾本科(Poaceae)	甘蔗属(*Saccharum*)	甘蔗	*Saccharum officinarum*	茎秆，茎秆渣滓，皮，嫩芽，提炼结晶（冰糖，白砂糖，赤沙糖）	全市各地均有栽培
459	禾本科(Poaceae)	甘蔗属(*Saccharum*)	甜根子草	*Saccharum spontaneum*	茎汁	生于河边、溪岸旁及沙质地。全市各地常见
460	禾本科(Poaceae)	囊颖草属(*Sacciolepis*)	囊颖草	*Sacciolepis indica*	全草	生于水田边或潮湿地。全市各地分布
461	禾本科(Poaceae)	狗尾草属(*Setaria*)	金色狗尾草	*Setaria glauca*	全草	多生于山坡、路旁或荒芜园地。全市各地分布
462	禾本科(Poaceae)	狗尾草属(*Setaria*)	棕叶狗尾草	*Setaria palmifolia*	全草（竹头草）	生于山坡路旁林下或溪边。全市各地分布
463	禾本科(Poaceae)	狗尾草属(*Setaria*)	皱叶狗尾草	*Setaria plicata*	全草	多生于山坡路旁林下或溪边。全市各地分布
464	禾本科(Poaceae)	狗尾草属(*Setaria*)	狗尾草	*Setaria viridis*	全草	生于田野或路旁。全市各地分布
465	禾本科(Poaceae)	高粱属(*Sorghum*)	高粱	*Sorghum bicolor*	根，种子	全市各地少量栽培
466	禾本科(Poaceae)	鼠尾粟属(*Sporobolus*)	鼠尾粟	*Sporobolus fertilis*	全草或根	多生于田野、路旁及山坡草地。全市各地分布
467	禾本科(Poaceae)	菅属(*Themeda*)	黄背草	*Themeda japonica*	全草，幼苗，根，果实	生于干燥、稍湿润的山坡路旁或草丛中。全市各地分布
468	禾本科(Poaceae)	小麦属(*Triticum*)	小麦	*Triticum aestivum*	茎叶（小麦苗），干瘪轻浮的种子（浮小麦），种皮（小麦麸）	多见于东南沿海平原。全市各地分布
469	禾本科(Poaceae)	玉蜀黍属(*Zea*)	玉蜀黍	*Zea mays*	根，叶，种子，鞘状苞片，感染病菌后变成黑色的雄花序，穗轴	全市各地常见栽培

续表

序号	科名	属名	种名	学名	入药部分	生境分布
470	禾本科 (Poaceae)	菰属 (*Zizania*)	菰	*Zizania latifolia*	根，嫩茎（茭白），果实（茭白子）	多栽培于池塘、水田中。全市各地栽培，偶有逸生
471	禾本科 (Poaceae)	簕竹属 (*Bambusa*)	孝顺竹	*Bambusa multiplex*	叶	生于溪边、山坡、林缘，海拔高度可至 1000m 左右。分布于星村等地
472	禾本科 (Poaceae)	簕竹属 (*Bambusa*)	凤尾竹	*Bambusa multiplex* f. *fernleaf*	叶	全市各地常见栽培
473	禾本科 (Poaceae)	簕竹属 (*Bambusa*)	佛肚竹	*Bambusa ventricosa*	嫩叶	各地多栽培，为著名观赏竹种。全市各地分布
474	禾本科 (Poaceae)	簕竹属 (*Bambusa*)	黄金间碧竹	*Bambusa vulgaris* cv. *vittata*	叶	全市各地栽培
475	禾本科 (Poaceae)	荻属 (*Triarrhena*)	荻	*Triarrhena sacchariflorus*	根状茎	生于山坡草地，堤岸或河滩地湿润处。全市各地分布
476	金鱼藻科 (Ceratophyllaceae)	金鱼藻属 (*Ceratophyllum*)	金鱼藻	*Ceratophyllum demersum*	全草	生于池塘、河边，或栽培于庭园水缸中。全市各地可见
477	罂粟科 (Papaveraceae)	紫堇属 (*Corydalis*)	北越紫堇	*Corydalis balansae*	带根全草	多生于沟谷边或水湿地，海拔 300m 以下。分布于星村等地
478	罂粟科 (Papaveraceae)	紫堇属 (*Corydalis*)	紫堇	*Corydalis edulis*	全草，根	常见于路边、水塘边、石缝边及林下潮湿地，海拔 400 ~ 1200m。全市各地分布
479	罂粟科 (Papaveraceae)	紫堇属 (*Corydalis*)	刻叶紫堇	*Corydalis incisa*	全草（紫花鱼灯草）	多生于丘陵地林下，沟边，路边或多石处，海拔 1800m 以下。全市各地分布
480	罂粟科 (Papaveraceae)	紫堇属 (*Corydalis*)	小花黄堇	*Corydalis racemosa*	根或全草（黄堇）	多生于路旁墙边或山地沟边及石缝间，海拔 400 ~ 1600m。全市各地分布
481	罂粟科 (Papaveraceae)	罂粟属 (*Papaver*)	罂粟	*Papaver somniferum*	果实	偶见零星种植供观赏，民间禁止种植
482	木通科 (Lardizabalaceae)	八月瓜属 (*Holboellia*)	五月瓜藤	*Holboellia angustifolia*	根，茎藤，果实（八月瓜）	生于山坡林中或林缘灌丛中，海拔 1000 ~ 1800m。分布于星村等地
483	木通科 (Lardizabalaceae)	八月瓜属 (*Holboellia*)	鹰爪枫	*Holboellia coriacea*	根	生于山地林中或路旁灌丛中或石岩上，海拔 500 ~ 2000m。分布于星村等地
484	木通科 (Lardizabalaceae)	野木瓜属 (*Stauntonia*)	钝药野木瓜	*Stauntonia leucantha*		生于山谷林缘或路旁灌丛，海拔 500 ~ 1500m。分布于星村等地
485	防己科 (Menispermaceae)	木防己属 (*Cocculus*)	木防己	*Cocculus orbiculatus*	根	多生于山坡路旁、疏林中岩石边及村旁灌丛中。全市各地分布

续表

序号	科名	属名	种名	学名	入药部分	生境分布
486	防己科 (Menispermaceae)	细圆藤属 (*Pericampylus*)	细圆藤	*Pericampylus glaucus*	根，藤茎，叶	多生于密林下或路旁灌丛中。全市各地分布
487	防己科 (Menispermaceae)	风龙属 (*Sinomenium*)	风龙	*Sinomenium acutum*	根	多生于山坡林缘路旁或沟边。分布于星村、上梅等地
488	防己科 (Menispermaceae)	千金藤属 (*Stephania*)	金线吊乌龟	*Stephania cepharantha*	块根	生于阴湿山坡、路旁等处。分布于星村等地
489	小檗科 (Berberidaceae)	小檗属 (*Berberis*)	庐山小檗	*Berberis virgetorum*	根或茎（黄疸树）	多生于山地、山谷溪边或林缘路边灌丛中，海拔250～1800m。分布于星村等地
490	小檗科 (Berberidaceae)	十大功劳属 (*Mahonia*)	十大功劳	*Mahonia fortunei*	根，茎或茎皮（功劳木），果实（功劳子）	生于山坡沟谷林中、灌丛中、路边等，海拔350～2000m。全市各地均有零星栽培
491	小檗科 (Berberidaceae)	十大功劳属 (*Mahonia*)	台湾十大功劳	*Mahonia japonica*	根或茎	生于林中或灌丛中，海拔800m以上。分布于星村等地
492	小檗科 (Berberidaceae)	南天竹属 (*Nandina*)	南天竹	*Nandina domestica*	根，果实	生于溪谷，林下或灌木丛中或栽培于庭园。分布于星村等地
493	毛茛科 (Ranunculaceae)	乌头属 (*Aconitum*)	乌头	*Aconitum carmichaelii*	母根（川乌），子根（附子）	生于山地草坡或灌丛中，海拔100～500m。分布于星村等地
494	毛茛科 (Ranunculaceae)	乌头属 (*Aconitum*)	赣皖乌头	*Aconitum finetianum*	块根	生于山地溪边、林下，海拔约1500m。分布于星村等地
495	毛茛科 (Ranunculaceae)	银莲花属 (*Anemone*)	秋牡丹	*Anemone hupehensis* var. *japonica*	全草	多生于山区寺庙附近。分布于五夫等地
496	毛茛科 (Ranunculaceae)	铁线莲属 (*Clematis*)	扬子铁线莲	*Clematis ganpiniana*	茎	生于山坡、溪旁杂木林或灌丛中。分布于星村等地
497	毛茛科 (Ranunculaceae)	铁线莲属 (*Clematis*)	女萎	*Clematis apiifolia*	全株	生于山地溪边或路旁灌丛中，海拔170～1000m。分布于星村等地
498	毛茛科 (Ranunculaceae)	铁线莲属 (*Clematis*)	威灵仙	*Clematis chinensis*	根及根茎，叶	生于偏阴的山坡林缘或灌丛中，海拔140～700m。全市各地分布
499	毛茛科 (Ranunculaceae)	铁线莲属 (*Clematis*)	厚叶铁线莲	*Clematis crassifolia*	根及根状茎	生于山地、溪旁、路边的密林或树林中。分布于星村等地
500	毛茛科 (Ranunculaceae)	铁线莲属 (*Clematis*)	山木通	*Clematis finetiana*	根，茎叶	多生于山坡林缘或路旁灌丛中，海拔400～1000m。全市各地分布
501	毛茛科 (Ranunculaceae)	铁线莲属 (*Clematis*)	毛柱铁线莲	*Clematis meyeniana*	根，藤叶	生于山坡杂木林或路旁灌丛中，海拔600～1300m。分布于星村等地

续表

序号	科名	属名	种名	学名	入药部分	生境分布
502	毛茛科 (Ranunculaceae)	铁线莲属 (*Clematis*)	绣球藤	*Clematis montana*	茎，叶	生于山坡、溪旁林缘或灌丛中，海拔 1200～1600m。分布于星村等地
503	毛茛科 (Ranunculaceae)	铁线莲属 (*Clematis*)	柱果铁线莲	*Clematis uncinata*	根，叶	生于山谷溪边的林缘或灌丛中，海拔 1500～2000m。分布于全市各地
504	毛茛科 (Ranunculaceae)	人字果属 (*Dichocarpum*)	蕨叶人字果	*Dichocarpum dalzielii*	根状茎（岩节连）	生于山地密林下，溪旁及沟边阴湿处，海拔 750～1600m。分布于星村等地
505	毛茛科 (Ranunculaceae)	人字果属 (*Dichocarpum*)	小花人字果	*Dichocarpum franchetii*	全草	生于山地的山沟阴湿处，海拔 1300m 以上。分布于星村等地
506	毛茛科 (Ranunculaceae)	毛茛属 (*Ranunculus*)	石龙芮	*Ranunculus sceleratus*	全草	生于沟边湿地。全市各地分布
507	毛茛科 (Ranunculaceae)	毛茛属 (*Ranunculus*)	扬子毛茛	*Ranunculus sieboldii*	全草	生于宅旁、水沟边、林边湿地，海拔 1500m 以下。全市各地分布
508	毛茛科 (Ranunculaceae)	唐松草属 (*Thalictrum*)	尖叶唐松草	*Thalictrum acutifolium*	根及根茎（大叶马尾连）	生于山谷林缘阴湿石壁或草坡，海拔 600～1300m。分布于星村等地
509	毛茛科 (Ranunculaceae)	唐松草属 (*Thalictrum*)	大叶唐松草	*Thalictrum faberi*	根及根茎（大叶马尾连）	生于山地林下阴湿处，海拔 600～1300m。分布于星村等地
510	毛茛科 (Ranunculaceae)	唐松草属 (*Thalictrum*)	华东唐松草	*Thalictrum fortunei*	全草	生于山地林下阴湿处，海拔 1000～1500m。分布于星村等地
511	毛茛科 (Ranunculaceae)	唐松草属 (*Thalictrum*)	爪哇唐松草	*Thalictrum javanicum*	全草，根	生于山地林下或沟边阴湿处，海拔 1000～1500m。分布于星村等地
512	清风藤科 (Sabiaceae)	泡花树属 (*Meliosma*)	多花泡花树	*Meliosma myriantha*	根皮	生于路旁灌丛中、林中或山坡路旁溪边，海拔 700～1200m。分布于星村等地
513	清风藤科 (Sabiaceae)	泡花树属 (*Meliosma*)	笔罗子	*Meliosma rigida*	根皮（灵寿茨），果实	生于山坡、林中、林缘或溪边。全市各地分布
514	清风藤科 (Sabiaceae)	清风藤属 (*Sabia*)	鄂西清风藤	*Sabia campanulata* subsp. *ritchieae*	根，茎，叶	生于林中、山坡灌丛中，海拔 500～1100m。分布于星村等地
515	清风藤科 (Sabiaceae)	清风藤属 (*Sabia*)	灰背清风藤	*Sabia discolor*	根，枝	生于灌木丛中、林中或林缘，海拔 400～900m。分布于星村等地
516	清风藤科 (Sabiaceae)	清风藤属 (*Sabia*)	清风藤	*Sabia japonica*	根，茎藤，叶	生于林中、林缘或路旁灌丛中，海拔 200～1800m。全市各地分布

续表

序号	科名	属名	种名	学名	入药部分	生境分布
517	清风藤科 (Sabiaceae)	清风藤属 (*Sabia*)	尖叶清风藤	*Sabia swinhoei*	全株	生于林中、林缘、山坡或路旁灌丛中，海拔 300 ~ 700m。全市各地分布
518	悬铃木科 (Platanaceae)	悬铃木属 (*Platanus*)	二球悬铃木	*Platanus acerifolia*	果实	生于温暖湿润环境中，栽培作行道树。全市各地常见栽培
519	山龙眼科 (Proteaceae)	山龙眼属 (*Helicia*)	小果山龙眼	*Helicia cochinchinensis*	根或叶，种子	生于林中或林缘，海拔 20 ~ 800m。全市各地分布
520	黄杨科 (Buxaceae)	黄杨属 (*Buxus*)	匙叶黄杨	*Buxus harlandii*	叶	生于山沟水边灌丛中，海拔 1300 ~ 2000m。分布于星村等地
521	黄杨科 (Buxaceae)	黄杨属 (*Buxus*)	尖叶黄杨	*Buxus sinica* var. *aemulans*	树皮	生于山谷中或林下，海拔 300 ~ 1500m。分布于星村等地
522	黄杨科 (Buxaceae)	黄杨属 (*Buxus*)	小叶黄杨	*Buxus sinica* var. *parvifolia*	根	生于矮林中，海拔 1900 ~ 2100m。分布于星村等地
523	黄杨科 (Buxaceae)	野扇花属 (*Sarcococca*)	东方野扇花	*Sarcococca orientalis*	根（大风消）	生于密林下或山坡灌丛中，海拔 300m。分布于星村等地
524	芍药科 (Paeoniaceae)	芍药属 (*Paeonia*)	芍药	*Paeonia lactiflora*	根	全市各地零星栽培
525	芍药科 (Paeoniaceae)	芍药属 (*Paeonia*)	牡丹	*Paeonia suffruticosa*	根皮（牡丹皮）	全市各地零星栽培
526	金缕梅科 (Hamamelidaceae)	蕈树属 (*Altingia*)	蕈树	*Altingia chinensis*	根	生于沟谷林中，山谷林缘路边或村落附近保育林中，海拔 1300m 以下。分布于星村等地
527	金缕梅科 (Hamamelidaceae)	半枫荷属 (*Semiliquidambar*)	半枫荷	*Semiliquidambar cathayensis*	根	生于杂木林中，海拔 600m 以下。分布于星村等地
528	金缕梅科 (Hamamelidaceae)	蜡瓣花属 (*Corylopsis*)	蜡瓣花	*Corylopsis sinensis*	根皮	生于山地林缘灌丛中或沟谷溪边，海拔 700 ~ 1200m。分布于星村等地
529	金缕梅科 (Hamamelidaceae)	蚊母树属 (*Distylium*)	小叶蚊母树	*Distylium buxifolium*	果实	生于溪河边或沟谷溪边低洼地。分布于星村等地
530	金缕梅科 (Hamamelidaceae)	蚊母树属 (*Distylium*)	杨梅叶蚊母树	*Distylium myricoides*	根	生于向阳山坡林中、林缘沟谷地，以及村旁庙后水源涵养林中，海拔 500 ~ 800m
531	金缕梅科 (Hamamelidaceae)	蚊母树属 (*Distylium*)	蚊母树	*Distylium racemosum*	根	生于山坡林缘沟谷地，也偶见于村旁庙后的水源涵养林中，海拔 500 ~ 1150m。全市各地分布，山区常见
532	虎皮楠科 (Daphniphyllaceae)	虎皮楠属 (*Daphniphyllum*)	交让木	*Daphniphyllum macropodum*	叶，种子	生于杂木林中、路旁。分布于星村等地
533	虎耳草科 (Saxifragaceae)	鼠刺属 (*Itea*)	峨眉鼠刺	*Itea omeiensis*	根，叶	生于林下或林缘灌丛中。分布于星村等地

续表

序号	科名	属名	种名	学名	入药部分	生境分布
534	虎耳草科 (Saxifragaceae)	落新妇属 (*Astilbe*)	大落新妇	*Astilbe grandis*	根茎	生于山坡潮湿地或山谷林下，海拔 450 ~ 2000m。分布于星村等地
535	虎耳草科 (Saxifragaceae)	落新妇属 (*Astilbe*)	腺萼落新妇	*Astilbe rubra*	根茎	生于山坡或山谷林下湿润地。分布于星村等地
536	虎耳草科 (Saxifragaceae)	金腰属 (*Chrysosplenium*)	肾萼金腰	*Chrysosplenium delavayi*	全草	生于阴湿山地林下、溪边、山谷溪涧旁石隙中及岩石上，海拔 500m 以上。分布于星村等地
537	虎耳草科 (Saxifragaceae)	金腰属 (*Chrysosplenium*)	大叶金腰	*Chrysosplenium macrophyllum*	全草	生于阴湿山地林下、溪边、山谷溪涧旁石隙中及岩石上，海拔 1000m 以上。分布于星村等地
538	虎耳草科 (Saxifragaceae)	黄水枝属 (*Tiarella*)	黄水枝	*Tiarella polyphylla*	全草	生于林下阴湿地，海拔 980m 以上。分布于星村等地
539	虎耳草科 (Saxifragaceae)	绣球属 (*Hydrangea*)	冠盖绣球	*Hydrangea anomala*	叶	生于山地疏林中、路旁、山谷或溪边，海拔 500m 以上。分布于星村等地
540	虎耳草科 (Saxifragaceae)	绣球属 (*Hydrangea*)	绣球	*Hydrangea macrophylla*	根	生于山谷溪旁或山顶疏林中，以及庭院栽培，海拔 380 ~ 1700m。全市各地分布
541	虎耳草科 (Saxifragaceae)	绣球属 (*Hydrangea*)	蜡莲绣球	*Hydrangea strigosa*	根	生于山坡路旁灌丛。分布于星村等地
542	虎耳草科 (Saxifragaceae)	冠盖藤属 (*Pileostegia*)	星毛冠盖藤	*Pileostegia tomentella*	根和茎	生于杂木林下或沟谷溪边、林缘或岩隙间，海拔 300 ~ 700m。分布于星村等地
543	虎耳草科 (Saxifragaceae)	冠盖藤属 (*Pileostegia*)	冠盖藤	*Pileostegia viburnoides*	全株	生于林缘或溪边灌丛或沟谷岩隙间，海拔 600 ~ 1000m。全市各地分布
544	虎耳草科 (Saxifragaceae)	钻地风属 (*Schizophragma*)	粉绿钻地风	*Schizophragma integrifolium* var. *glaucescens*	根皮	生于山谷密林或山坡林缘或山顶疏林下，常攀缘于乔木或石壁上。分布于星村等地
545	景天科 (Crassulaceae)	落地生根属 (*Bryophyllum*)	落地生根	*Bryophyllum pinnatum*	全草	栽培，亦有逸生于岩石上或村旁。全市各地分布
546	景天科 (Crassulaceae)	八宝属 (*Hylotelephium*)	白八宝	*Hylotelephium pallescens*	全草	生于河边石砾滩及林下草地。分布于星村等地
547	景天科 (Crassulaceae)	伽蓝菜属 (*Kalanchoe*)	伽蓝菜	*Kalanchoe laciniata*	全草	零星散生于全市各地砂地上或岩隙间。各地多有栽培，为盆栽花卉
548	景天科 (Crassulaceae)	景天属 (*Sedum*)	珠芽景天	*Sedum bulbiferum*	全草（珠芽半支）	生于山坡阴湿地或岩隙间，海拔 1000m 以下。分布于星村等地

续表

序号	科名	属名	种名	学名	入药部分	生境分布
549	景天科 (Crassulaceae)	景天属 (*Sedum*)	大叶火焰草	*Sedum drymarioides*	全草	生于山地岩隙中。分布于星村等地
550	景天科 (Crassulaceae)	景天属 (*Sedum*)	凹叶景天	*Sedum emarginatum*	全草	生于较阴湿的土坡岩石上或溪谷林下，海拔 600 ~ 1800m。分布于星村等地
551	景天科 (Crassulaceae)	景天属 (*Sedum*)	佛甲草	*Sedum lineare*	全草	生于稍阴湿山坡草地和岩石上。分布于星村等地
552	小二仙草科 (Haloragaceae)	小二仙草属 (*Gonocarpus*)	黄花小二仙草	*Gonocarpus chinensis*	全草	生于山坡、路旁、草丛中及阴湿处。全市各地分布
553	小二仙草科 (Haloragaceae)	小二仙草属 (*Gonocarpus*)	小二仙草	*Gonocarpus micranthus*	全草	生于山坡疏林下湿地。全市各地分布
554	葡萄科 (Vitaceae)	蛇葡萄属 (*Ampelopsis*)	广东蛇葡萄	*Ampelopsis cantoniensis*	根，藤	生于山坡灌木丛或疏林中。全市各地分布
555	葡萄科 (Vitaceae)	蛇葡萄属 (*Ampelopsis*)	光叶蛇葡萄	*Ampelopsis heterophylla* var. *hancei*	根及根皮	生于山坡灌丛中或林中。全市各地分布
556	葡萄科 (Vitaceae)	蛇葡萄属 (*Ampelopsis*)	牯岭蛇葡萄	*Ampelopsis heterophylla* var. *kulingensis*	根，茎	生于山坡疏林中、石岩上或灌丛中。全市各地分布
557	葡萄科 (Vitaceae)	蛇葡萄属 (*Ampelopsis*)	葎叶蛇葡萄	*Ampelopsis humulifolia*	根皮（七角白蔹）	生于低山坡或沟谷。分布于星村等地
558	葡萄科 (Vitaceae)	乌蔹莓属 (*Cayratia*)	白毛乌蔹莓	*Cayratia albifolia*	根，叶（大母猪藤）	生于林下、溪流旁或山坡灌丛。分布于星村等地
559	葡萄科 (Vitaceae)	乌蔹莓属 (*Cayratia*)	脱毛乌蔹莓	*Cayratia albifolia* var. *glabra*	根，叶	生于山坡灌丛中。分布于星村等地
560	葡萄科 (Vitaceae)	乌蔹莓属 (*Cayratia*)	乌蔹莓	*Cayratia japonica*	全草或根	生于山坡、路旁、旷野草丛中。全市各地分布
561	葡萄科 (Vitaceae)	白粉藤属 (*Cissus*)	苦郎藤	*Cissus assamica*	根（风叶藤）	生于溪边路旁灌丛中、林缘或密林中。分布于星村等地
562	葡萄科 (Vitaceae)	地锦属 (*Parthenocissus*)	异叶地锦	*Parthenocissus dalzielii*	全草	生于山地林中、攀附他物上。全市各地分布
563	葡萄科 (Vitaceae)	地锦属 (*Parthenocissus*)	绿叶地锦	*Parthenocissus laetevirens*	藤（大绿藤）	生于山坡路旁、溪边灌丛中攀缘于他物上。分布于星村等地
564	葡萄科 (Vitaceae)	地锦属 (*Parthenocissus*)	三叶地锦	*Parthenocissus semicordata*	全草	生于山坡、攀缘于岩石或墙上。全市各地常见
565	葡萄科 (Vitaceae)	葡萄属 (*Vitis*)	小果葡萄	*Vitis balansana*	茎，叶	生于疏林中或山坡灌丛中。分布于星村等地
566	葡萄科 (Vitaceae)	葡萄属 (*Vitis*)	蘡薁	*Vitis bryoniifolia*	根，叶，果实	生于山坡灌木丛中或林缘。全市各地较常见

续表

序号	科名	属名	种名	学名	入药部分	生境分布
567	葡萄科 (Vitaceae)	葡萄属 (*Vitis*)	东南葡萄	*Vitis chunganensis*	根，茎	生于山坡路旁灌丛、疏林或密林中。分布于星村等地
568	葡萄科 (Vitaceae)	葡萄属 (*Vitis*)	刺葡萄	*Vitis davidii*	根	生于山坡灌丛中。分布于星村等地
569	葡萄科 (Vitaceae)	葡萄属 (*Vitis*)	葛藟葡萄	*Vitis flexuosa*	根，藤汁，果实	生于山坡灌丛或林缘。分布于星村等地
570	葡萄科 (Vitaceae)	葡萄属 (*Vitis*)	葡萄	*Vitis vinifera*	全株	全市各地常见栽培
571	葡萄科 (Vitaceae)	葡萄属 (*Vitis*)	网脉葡萄	*Vitis wilsoniae*	根，全株	生于杂木林。分布于星村等地
572	豆科 (Fabaceae)	合欢属 (*Albizia*)	山槐	*Albizia kalkora*	根，树皮，花	生于丘陵地、石灰岩、疏林中、山坡灌丛中。分布于星村等地
573	豆科 (Fabaceae)	落花生属 (*Arachis*)	落花生	*Arachis hypogaea*	全株	栽培。全市各地分布
574	豆科 (Fabaceae)	黄芪属 (*Astragalus*)	紫云英	*Astragalus sinicus*	全草	生于山坡、溪边及潮湿处，海拔 400 ~ 3000m。全市各地分布
575	豆科 (Fabaceae)	羊蹄甲属 (*Bauhinia*)	粉叶羊蹄甲	*Bauhinia glauca*	根（双肾藤）	生于山地路旁灌丛中。分布于星村等地
576	豆科 (Fabaceae)	羊蹄甲属 (*Bauhinia*)	羊蹄甲	*Bauhinia purpurea*	树皮，嫩叶	生于山野路旁及山沟丛林中。全市各地分布
577	豆科 (Fabaceae)	木豆属 (*Cajanus*)	木豆	*Cajanus cajan*	叶，种子	全市各地零星栽培
578	豆科 (Fabaceae)	刀豆属 (*Canavalia*)	刀豆	*Canavalia gladiata*	根，果壳，种子	全市各地常见栽培
579	豆科 (Fabaceae)	紫荆属 (*Cercis*)	紫荆	*Cercis chinensis*	树皮（紫荆皮），木部（紫荆木），花（紫荆花），果实（紫荆果）	为常见的栽培植物，多植于庭园、屋旁、寺院、街边，全市各地均有栽培
580	豆科 (Fabaceae)	香槐属 (*Cladrastis*)	鸡足香槐	*Cladrastis delavayi*	果实	生于林下或林缘。分布于星村等地
581	豆科 (Fabaceae)	香槐属 (*Cladrastis*)	香槐	*Cladrastis wilsonii*	根，果实	生于杂木林中。分布于星村等地
582	豆科 (Fabaceae)	猪屎豆属 (*Crotalaria*)	响铃豆	*Crotalaria albida*	全草	生于荒地路旁及山坡疏林下。分布于星村等地
583	豆科 (Fabaceae)	猪屎豆属 (*Crotalaria*)	假地蓝	*Crotalaria ferruginea*	全草（响铃草）	生于山坡、路旁及灌木草丛中。分布于星村等地
584	豆科 (Fabaceae)	猪屎豆属 (*Crotalaria*)	大托叶猪屎豆	*Crotalaria spectabilis*	全草	生于田园路旁及荒山草地，海拔 100 ~ 1500m。全市各地常见栽培

续表

序号	科名	属名	种名	学名	入药部分	生境分布
585	豆科 (Fabaceae)	黄檀属 (*Dalbergia*)	南岭黄檀	*Dalbergia balansae*	根	生于低山丘陵、河谷、溪边疏林内及灌丛中，海拔 900m 以下。全市各地常见
586	豆科 (Fabaceae)	黄檀属 (*Dalbergia*)	藤黄檀	*Dalbergia hancei*	根，茎（红香藤），树脂	生于山坡灌丛中、溪边岩石旁、林缘及路边。全市各地分布
587	豆科 (Fabaceae)	黄檀属 (*Dalbergia*)	黄檀	*Dalbergia hupeana*	根皮（檀根）	生于多石山坡灌丛、溪边疏林中。全市各地常见
588	豆科 (Fabaceae)	鸡头薯属 (*Eriosema*)	鸡头薯	*Eriosema chinense*	块根	生于向阳山坡、草地及干旱山顶。分布于星村等地
589	豆科 (Fabaceae)	大豆属 (*Glycine*)	大豆	*Glycine max*	根，种子	种植。全市各地分布
590	豆科 (Fabaceae)	鸡眼草属 (*Kummerowia*)	鸡眼草	*Kummerowia striata*	全草	生于山坡、路旁、田边等地。全市各地分布
591	豆科 (Fabaceae)	扁豆属 (*Lablab*)	扁豆	*Lablab purpureus*	全草	各地常见栽培
592	豆科 (Fabaceae)	胡枝子属 (*Lespedeza*)	胡枝子	*Lespedeza bicolor*	茎叶	生于山坡灌丛中、山坡路旁。分布于星村等地
593	豆科 (Fabaceae)	胡枝子属 (*Lespedeza*)	中华胡枝子	*Lespedeza chinensis*	全草，叶	生于疏林下或林缘草丛中。全市各地分布
594	豆科 (Fabaceae)	崖豆藤属 (*Millettia*)	异果崖豆藤	*Millettia dielsiana* var. *heterocarpa*	根及藤茎	生于山坡灌丛中、密林或山沟水边。分布于星村等地
595	豆科 (Fabaceae)	崖豆藤属 (*Millettia*)	亮叶崖豆藤	*Millettia nitida*	藤茎	生于林下或灌木丛中。分布于星村等地
596	豆科 (Fabaceae)	崖豆藤属 (*Millettia*)	丰城崖豆藤	*Millettia nitida* var. *hirsutissima*	茎，种子	生于山坡林下或灌丛中。分布于星村等地
597	豆科 (Fabaceae)	崖豆藤属 (*Millettia*)	网络崖豆藤	*Millettia reticulata*	根（昆明鸡血藤根），藤（昆明鸡血藤）	生于灌木丛中或疏林下。分布于全市各地
598	豆科 (Fabaceae)	油麻藤属 (*Mucuna*)	白花油麻藤	*Mucuna birdwoodiana*	藤茎	生于林下、山沟边。分布于星村等地
599	豆科 (Fabaceae)	油麻藤属 (*Mucuna*)	闽油麻藤	*Mucuna cyclocarpa*	根及藤茎	生于林缘、攀缘在树上或灌丛中。分布于星村等地
600	豆科 (Fabaceae)	红豆属 (*Ormosia*)	花榈木	*Ormosia henryi*	根，叶	生于山坡、溪谷旁杂木林中。分布于星村等地
601	豆科 (Fabaceae)	红豆属 (*Ormosia*)	红豆树	*Ormosia hosiei*	种子	生于丘陵地带、散生于天然杂木林中及村庄沟河边沿，海拔 500m 以下。分布于星村等地

续表

序号	科名	属名	种名	学名	入药部分	生境分布
602	豆科 (Fabaceae)	豆薯属 (*Pachyrhizus*)	豆薯	*Pachyrhizus erosus*	块根（地瓜），种子（地瓜子）	全市各地零星栽培
603	豆科 (Fabaceae)	菜豆属 (*Phaseolus*)	棉豆	*Phaseolus lunatus*	种子	全市各地常见栽培
604	豆科 (Fabaceae)	菜豆属 (*Phaseolus*)	菜豆	*Phaseolus vulgaris*	种子（白饭豆）	栽培。全市各地分布
605	豆科 (Fabaceae)	豌豆属 (*Pisum*)	豌豆	*Pisum sativum*	种子	全市各地常见栽培
606	豆科 (Fabaceae)	鹿藿属 (*Rhynchosia*)	菱叶鹿藿	*Rhynchosia dielsii*	全草	生于山坡杂木林下。分布于星村等地
607	豆科 (Fabaceae)	决明属 (*Cassia*)	黄槐决明	*Cassia surattensis*	叶	栽培。全市各地分布
608	豆科 (Fabaceae)	田菁属 (*Sesbania*)	田菁	*Sesbania cannabina*	根（向天蜈蚣），叶	生于田间、路旁、河边或湿地。星村各地常见
609	豆科 (Fabaceae)	槐属 (*Styphnolobium*)	槐	*Styphnolobium japonicum*	全株	生于道旁，栽培。全市各地分布
610	豆科 (Fabaceae)	野豌豆属 (*Vicia*)	窄叶野豌豆	*Vicia angustifolia*	全草	生于山坡、林缘草丛，海拔1000～2200m。分布于星村等地
611	豆科 (Fabaceae)	野豌豆属 (*Vicia*)	蚕豆	*Vicia faba*	茎，叶，花，种子	栽培。全市各地分布
612	豆科 (Fabaceae)	野豌豆属 (*Vicia*)	小巢菜	*Vicia hirsuta*	全草	生于山坡草地、岩石、路旁、灌木丛中。全市各地分布
613	豆科 (Fabaceae)	豇豆属 (*Vigna*)	赤豆	*Vigna angularis*	种子（赤小豆）	栽培。分布于武夷山等地
614	豆科 (Fabaceae)	豇豆属 (*Vigna*)	贼小豆	*Vigna minima*	种子	生于山坡草丛中、溪边及堤岸边。分布于星村等地
615	豆科 (Fabaceae)	豇豆属 (*Vigna*)	绿豆	*Vigna radiata*	叶，花，种子，种皮（绿豆衣），发芽的种子（绿豆芽）	栽培。全市各地分布
616	豆科 (Fabaceae)	豇豆属 (*Vigna*)	豇豆	*Vigna unguiculata*	果荚（菜豆壳）	栽培。全市各地分布
617	豆科 (Fabaceae)	豇豆属 (*Vigna*)	短豇豆	*Vigna unguiculata* subsp. *cylindrica*	种子（白豆）	栽培。全市各地分布
618	豆科 (Fabaceae)	豇豆属 (*Vigna*)	野豇豆	*Vigna vexillata*	根	生于山坡草丛中。分布于星村等地
619	豆科 (Fabaceae)	紫藤属 (*Wisteria*)	紫藤	*Wisteria sinensis*	根，种子	生于沟谷林缘或林缘溪边。全市各地常见栽培

续表

序号	科名	属名	种名	学名	入药部分	生境分布
620	豆科 (Fabaceae)	槐兰属 (*Indigofera*)	马棘	*Indigofera pseudotinctoria*	全草，根	生于低山坡林缘、山脚丘陵灌丛、郊野溪边、沟边及路旁。分布于星村等地
621	豆科 (Fabaceae)	山蚂蝗属 (*Desmodium*)	假地豆	*Desmodium heterocarpon*	全草	生于山坡路旁草丛中。全市各地分布
622	豆科 (Fabaceae)	山蚂蝗属 (*Desmodium*)	大叶拿身草	*Desmodium laxiflorum*	全草	生于山坡路旁、山沟、林缘灌丛中。分布于星村等地
623	豆科 (Fabaceae)	山蚂蝗属 (*Desmodium*)	小叶三点金	*Desmodium microphyllum*	全草	生于山坡灌木丛中。分布于星村等地
624	豆科 (Fabaceae)	山蚂蝗属 (*Desmodium*)	三点金	*Desmodium triflorum*	全草	生于山坡草地、干旱草地。全市各地分布
625	豆科 (Fabaceae)	长柄山蚂蝗属 (*Podocarpium*)	宽卵叶长柄山蚂蝗	*Podocarpium podocarpum* var. *fallax*	根及全草	生于林下阴湿处、沟谷路旁。分布于星村等地
626	远志科 (Polygalaceae)	远志属 (*Polygala*)	大叶金牛	*Polygala latouchei*	全草	生于林下、林缘或山坡路旁，海拔 650m。分布于星村等地
627	远志科 (Polygalaceae)	齿果草属 (*Salomonia*)	齿果草	*Salomonia cantoniensis*	全草（吹云草）	生于林缘旷野或山坡草地上，海拔 200 ~ 650m。分布于星村等地
628	蔷薇科 (Rosaceae)	山楂属 (*Crataegus*)	山楂	*Crataegus pinnatifida*	果实	生于山坡灌木林中，海拔 100 ~ 1500m。分布于星村等地
629	蔷薇科 (Rosaceae)	蛇莓属 (*Duchesnea*)	皱果蛇莓	*Duchesnea chrysantha*	茎叶	生于山坡路旁、村旁、农田周围荒地上。分布于星村等地
630	蔷薇科 (Rosaceae)	蛇莓属 (*Duchesnea*)	蛇莓	*Duchesnea indica*	全草	生于山坡林下，水沟边、村旁、路旁潮湿地，海拔 1800m 以下。分布于星村等地
631	蔷薇科 (Rosaceae)	草莓属 (*Fragaria*)	草莓	*Fragaria×ananassa*	果实	生于南美、欧洲等地，广为栽培。全市各地分布
632	蔷薇科 (Rosaceae)	桂樱属 (*Laurocerasus*)	刺叶桂樱	*Laurocerasus spinulosa*	种子	生于山坡及溪谷混交林内或疏林林缘，海拔 200 ~ 1400m。分布于星村等地
633	蔷薇科 (Rosaceae)	桂樱属 (*Laurocerasus*)	大叶桂樱	*Laurocerasus zippeliana*	叶，果实	生于山坡疏林中，海拔 600m 以上。分布于星村等地
634	蔷薇科 (Rosaceae)	苹果属 (*Malus*)	光萼海棠	*Malus leiocalyca*	果实	生于山地混交林中或山谷沟边，海拔 700m 以上。分布于星村等地
635	蔷薇科 (Rosaceae)	石楠属 (*Photinia*)	中华石楠	*Photinia beauverdiana*	根	生于山坡疏林中，海拔 1000 ~ 1700m。分布于星村等地

续表

序号	科名	属名	种名	学名	入药部分	生境分布
636	蔷薇科 (Rosaceae)	石楠属 (*Photinia*)	贵州石楠	*Photinia bodinieri*	根及叶	生于山坡密林中，海拔600～1000m。分布于星村等地
637	蔷薇科 (Rosaceae)	石楠属 (*Photinia*)	光叶石楠	*Photinia glabra*	根，叶，果实	生于山坡疏林中，海拔500～800m。分布于星村等地
638	蔷薇科 (Rosaceae)	石楠属 (*Photinia*)	绒毛石楠	*Photinia schneideriana*	根皮	生于山坡疏林中，海拔1000～1500m。分布于星村等地
639	蔷薇科 (Rosaceae)	石楠属 (*Photinia*)	石楠	*Photinia serratifolia*	根	生于山坡疏林中，海拔1000m以上。分布于星村等地
640	蔷薇科 (Rosaceae)	石楠属 (*Photinia*)	毛叶石楠	*Photinia villosa*	根	生于山坡灌木丛中，海拔800～1200m。分布于星村等地
641	蔷薇科 (Rosaceae)	委陵菜属 (*Potentilla*)	委陵菜	*Potentilla chinensis*	全草	生于向阳山坡或砂质地，海拔400m以上。全市各地分布
642	蔷薇科 (Rosaceae)	委陵菜属 (*Potentilla*)	莓叶委陵菜	*Potentilla fragarioides*	全草	生于山坡草丛中，海拔200m以上。分布于星村等地
643	蔷薇科 (Rosaceae)	委陵菜属 (*Potentilla*)	蛇含委陵菜	*Potentilla kleiniana*	全草	生于山坡路旁草地，海拔400m以上。全市各地分布
644	蔷薇科 (Rosaceae)	李属 (*Prunus*)	钟花樱	*Prunus campanulata*	果实	生于山坡疏林中，海拔800m以下。全市各地分布
645	蔷薇科 (Rosaceae)	李属 (*Prunus*)	郁李	*Prunus japonica*	种子	生于向阳山地，山麓路旁，林缘或灌丛中，海拔100～200m。分布于星村等地
646	蔷薇科 (Rosaceae)	李属 (*Prunus*)	桃	*Prunus persica*	根，茎皮，幼枝，叶，花，桃仁，树胶	生于路边或庭院栽培。全市各地分布
647	蔷薇科 (Rosaceae)	李属 (*Prunus*)	李	*Prunus salicina*	根，根皮，果实	生于溪边疏林内或山坡杂木林中。全市各地分布
648	蔷薇科 (Rosaceae)	木瓜属 (*Chaenomeles*)	毛叶木瓜	*Chaenomeles cathayensis*	果实	生于山坡、林边、道旁，海拔900m以上。分布于星村等地
649	蔷薇科 (Rosaceae)	木瓜属 (*Chaenomeles*)	日本木瓜	*Chaenomeles japonica*	果实	原产日本。全市各地常见引种栽培
650	蔷薇科 (Rosaceae)	木瓜属 (*Chaenomeles*)	皱皮木瓜	*Chaenomeles speciosa*	果实（木瓜）	适于阳光充足、土质肥沃、湿润且排水良好的地方栽培。分布于上梅等地
651	蔷薇科 (Rosaceae)	梨属 (*Pyrus*)	柳叶豆梨	*Pyrus calleryana* var. *lanceata*	根皮	适于温暖潮湿气候，生于山坡、平原或山谷杂木林中。分布于星村等地
652	蔷薇科 (Rosaceae)	梨属 (*Pyrus*)	沙梨	*Pyrus pyrifolia*	叶，果	生于向阳山坡灌木丛中，海拔100～1400m。全市各地分布
653	蔷薇科 (Rosaceae)	梨属 (*Pyrus*)	麻梨	*Pyrus serrulata*	果实	生于山坡疏林中，海拔100～1500m。全市各地分布

续表

序号	科名	属名	种名	学名	入药部分	生境分布
654	蔷薇科 (Rosaceae)	蔷薇属 (*Rosa*)	木香花	*Rosa banksiae*	根皮	生于溪边、路旁或山坡灌丛中，海拔 500 ~ 1300m。全市各地分布
655	蔷薇科 (Rosaceae)	蔷薇属 (*Rosa*)	月季花	*Rosa chinensis*	根，叶，花	生于庭院栽培供观赏。全市各地分布
656	蔷薇科 (Rosaceae)	蔷薇属 (*Rosa*)	紫月季花	*Rosa chinensis* var. *semperflorens*	花蕾	生于庭院栽培供观赏。全市各地分布
657	蔷薇科 (Rosaceae)	蔷薇属 (*Rosa*)	野蔷薇	*Rosa multiflora*	根，花	生于山坡灌木丛中。分布于星村等地
658	蔷薇科 (Rosaceae)	蔷薇属 (*Rosa*)	粉团蔷薇	*Rosa multiflora* var. *cathayensis*	根，花	生于山坡路旁灌木丛中，海拔 1300m 左右。全市各地分布
659	蔷薇科 (Rosaceae)	蔷薇属 (*Rosa*)	香水月季	*Rosa odorata*	根，花	生于庭院栽培供观赏。全市各地分布
660	蔷薇科 (Rosaceae)	蔷薇属 (*Rosa*)	钝叶蔷薇	*Rosa sertata*	根	生于山坡、路旁、沟边或疏林中，海拔 1390 ~ 2200m。分布于星村等地
661	蔷薇科 (Rosaceae)	蔷薇属 (*Rosa*)	光叶蔷薇	*Rosa wichuraiana*	叶	生于山坡灌木丛中，海拔 150 ~ 500m。全市偶有栽培。
662	蔷薇科 (Rosaceae)	悬钩子属 (*Rubus*)	粗叶悬钩子	*Rubus alceifolius*	根，叶	生于向阳山坡、山谷杂木林内或沼泽灌丛中以及路旁岩石间，海拔 500 ~ 2000m。分布于星村等地
663	蔷薇科 (Rosaceae)	悬钩子属 (*Rubus*)	插田泡	*Rubus coreanus*	根	生于山坡，山谷疏林下或林缘灌丛中，山麓沟边及路旁，海拔 100 ~ 1700m。全市各地分布
664	蔷薇科 (Rosaceae)	悬钩子属 (*Rubus*)	大红泡	*Rubus eustephanos*	根，叶	生于灌木丛中，海拔 500m 以上。分布于星村等地
665	蔷薇科 (Rosaceae)	悬钩子属 (*Rubus*)	灰毛泡	*Rubus irenaeus*	根	生于山坡杂木林下或树阴下腐殖质较多的地方，海拔 500 ~ 1300m。分布于星村等地
666	蔷薇科 (Rosaceae)	悬钩子属 (*Rubus*)	太平莓	*Rubus pacificus*	全草	生于山坡疏林、林缘灌丛中及山谷、溪边林阴下，海拔 300 ~ 1000m。分布于星村等地
667	蔷薇科 (Rosaceae)	悬钩子属 (*Rubus*)	乌泡子	*Rubus parkeri*	根（小乌泡根）	生于山地疏密林中阴湿处或溪旁及山谷岩石上，海拔 1000m 以下。分布于星村等地
668	蔷薇科 (Rosaceae)	悬钩子属 (*Rubus*)	盾叶莓	*Rubus peltatus*	果实	生于山坡、山脚、山沟林下、林缘或较阴湿处，海拔 300 ~ 1500m。分布于星村等地

续表

序号	科名	属名	种名	学名	入药部分	生境分布
669	蔷薇科 (Rosaceae)	悬钩子属 (*Rubus*)	锈毛莓	*Rubus reflexus*	根，叶	生于山坡、山谷灌丛或疏林中，海拔 300 ~ 1000m。分布于星村等地
670	蔷薇科 (Rosaceae)	悬钩子属 (*Rubus*)	空心泡	*Rubus rosifolius*	根	生于山坡灌木丛中（及溪涧两旁）。分布于星村等地
671	蔷薇科 (Rosaceae)	悬钩子属 (*Rubus*)	木莓	*Rubus swinhoei*	根	生于山坡、溪谷的林缘灌丛中、山麓沟边及路旁，海拔 300 ~ 1500m。分布于星村等地
672	蔷薇科 (Rosaceae)	花楸属 (*Sorbus*)	水榆花楸	*Sorbus alnifolia*	果实（水榆果）	生于疏林中，海拔 1600m 以上。分布于星村等地
673	蔷薇科 (Rosaceae)	花楸属 (*Sorbus*)	美脉花楸	*Sorbus caloneura*	果实	生于疏林中，海拔 600m 以上。分布于星村等地
674	蔷薇科 (Rosaceae)	花楸属 (*Sorbus*)	棕脉花楸	*Sorbus dunnii*	茎及茎皮，果实	生于疏林中，海拔 1000m 以上。分布于星村等地
675	蔷薇科 (Rosaceae)	花楸属 (*Sorbus*)	石灰花楸	*Sorbus folgneri*	果实	生于疏林中，海拔 600 m 以上。分布于星村等地
676	蔷薇科 (Rosaceae)	绣线菊属 (*Spiraea*)	中华绣线菊	*Spiraea chinensis*	根	生于林缘灌丛或向阳山坡，水沟边，海拔 500 ~ 2000m。分布于星村等地
677	蔷薇科 (Rosaceae)	绣线菊属 (*Spiraea*)	渐尖叶粉花绣线菊	*Spiraea japonica* var. *acuminata*	全株（吹火筒）	生于山坡旷地、疏密杂林中、山谷或河沟旁，海拔 950m 以上。分布于星村等地
678	蔷薇科 (Rosaceae)	小米空木属 (*Stephanandra*)	华空木	*Stephanandra chinensis*	根	生于向阳山坡林缘、溪边、路边灌木杂草丛中，海拔 1000 ~ 1500m。分布于星村等地
679	胡颓子科 (Elaeagnaceae)	胡颓子属 (*Elaeagnus*)	巴东胡颓子	*Elaeagnus difficilis*	根（盐匏藤）	生于山坡灌丛中。分布于星村等地
680	胡颓子科 (Elaeagnaceae)	胡颓子属 (*Elaeagnus*)	蔓胡颓子	*Elaeagnus glabra*	根，叶，果实	生于山坡灌丛或林缘。全市各地分布
681	胡颓子科 (Elaeagnaceae)	胡颓子属 (*Elaeagnus*)	胡颓子	*Elaeagnus pungens*	根，叶，果实	生于山坡路旁灌丛中。分布于星村等地
682	鼠李科 (Rhamnaceae)	勾儿茶属 (*Berchemia*)	牯岭勾儿茶	*Berchemia kulingensis*	根，藤茎（紫青藤）	生于山坡沟谷林中、林缘或沟谷灌丛中。分布于星村等地
683	鼠李科 (Rhamnaceae)	鼠李属 (*Rhamnus*)	山绿柴	*Rhamnus brachypoda*	根	生于山坡路旁灌丛或沟谷疏林中，海拔 300 ~ 1500m。分布于星村等地
684	鼠李科 (Rhamnaceae)	鼠李属 (*Rhamnus*)	薄叶鼠李	*Rhamnus leptophylla*	根，叶（绛梨木叶），果实（绛梨木子）	生于山坡路旁灌丛、疏林中或林缘，海拔 1000m 以下。分布于星村等地

续表

序号	科名	属名	种名	学名	入药部分	生境分布
685	鼠李科 (Rhamnaceae)	鼠李属 (*Rhamnus*)	尼泊尔鼠李	*Rhamnus napalensis*	果实，叶	生于水下的疏林中、林下或沟谷林缘灌丛中，海拔1200m。分布于星村等地
686	鼠李科 (Rhamnaceae)	鼠李属 (*Rhamnus*)	山鼠李	*Rhamnus wilsonii*	根皮	生于山坡路旁、沟边灌丛或林下，海拔 500 ~ 1200m。分布于星村等地
687	鼠李科 (Rhamnaceae)	雀梅藤属 (*Sageretia*)	钩刺雀梅藤	*Sageretia hamosa*	根，果实	生于山坡灌丛路边或山谷、山地、沟涧的疏林中，海拔 950m 以下。分布于星村等地
688	鼠李科 (Rhamnaceae)	雀梅藤属 (*Sageretia*)	雀梅藤	*Sageretia thea*	根二层皮，嫩枝，叶	生于山坡灌丛路边、溪沟边、山地疏林中或林缘，海拔 1500m 以下。全市各地分布
689	鼠李科 (Rhamnaceae)	雀梅藤属 (*Sageretia*)	毛叶雀梅藤	*Sageretia thea* var. *tomentosa*	全株，根	生于山坡灌丛路边、溪沟边、山坡疏林中或林缘，海拔 1500m 以下。全市各地分布
690	鼠李科 (Rhamnaceae)	枣属 (*Ziziphus*)	枣	*Ziziphus jujuba*	根，茎，果	种于山区村前屋后丘陵地。全市各地分布
691	鼠李科 (Rhamnaceae)	枣属 (*Ziziphus*)	无刺枣	*Ziziphus jujuba* var. *inermis*	根，茎，果	栽培，种于山区村前屋后丘陵地。全市各地分布
692	鼠李科 (Rhamnaceae)	枣属 (*Ziziphus*)	酸枣	*Ziziphus jujuba* var. *spinosa*	根皮，棘刺（棘针），叶（棘叶），花（棘刺花），种子（酸枣仁）	生于向阳或干燥山坡、山谷的沟边，海拔 1000m 以下。全市零星栽培
693	榆科 (Ulmaceae)	榆属 (*Ulmus*)	榔榆	*Ulmus parvifolia*	皮，茎，叶	生于山坡路旁、溪谷岸边、林缘或林中间隙地，也常栽培于庭园或屋旁。全市各地分布
694	榆科 (Ulmaceae)	榆属 (*Ulmus*)	榆树	*Ulmus pumila*	树皮，根皮韧皮部（榆白皮），叶（榆叶），花（榆花），果实，种子（榆荚仁）	生于山坡、山谷、川地或丘陵等处，海拔 1000m 以上。全市各地分布
695	榆科 (Ulmaceae)	糙叶树属 (*Aphananthe*)	糙叶树	*Aphananthe aspera*	根皮，树皮	生于较向阳的林缘或山坡路旁。全市各地分布
696	榆科 (Ulmaceae)	朴属 (*Celtis*)	朴树	*Celtis sinensis*	根皮，树皮，叶，果实	生于山坡、林缘、村庄或路旁，也常栽培于庭园屋旁。全市各地分布
697	榆科 (Ulmaceae)	山黄麻属 (*Trema*)	光叶山黄麻	*Trema cannabina*	根皮	生于疏林、林缘、山坡灌丛及路旁，海拔 100 ~ 600m。全市各地分布

续表

序号	科名	属名	种名	学名	入药部分	生境分布
698	榆科 (Ulmaceae)	山黄麻属 (*Trema*)	山油麻	*Trema cannabina* var. *dielsiana*	根，叶	生于山坡灌丛、疏林中或溪谷岸边，海拔 100 ~ 1100m。分布于星村等地
699	榆科 (Ulmaceae)	山黄麻属 (*Trema*)	山黄麻	*Trema tomentosa*	根，叶	生于山坡灌丛或溪谷水边。全市各地分布
700	桑科 (Moraceae)	葎草属 (*Humulus*)	葎草	*Humulus scandens*	全草	生于沟边、路旁、郊野荒地或住宅附近。全市各地分布
701	桑科 (Moraceae)	构属 (*Broussonetia*)	楮	*Broussonetie kazinoki*	根与根皮（构皮麻），叶，树汁	生于山坡路旁。分布于星村等地
702	桑科 (Moraceae)	水蛇麻属 (*Fatoua*)	水蛇麻	*Fatoua villosa*	叶，全株	生于园圃、路旁或荒地。分布于星村等地
703	桑科 (Moraceae)	榕属 (*Ficus*)	无花果	*Ficus carica*	根，叶	生于山地或山谷疏林中。全市各地多有引种
704	桑科 (Moraceae)	榕属 (*Ficus*)	异叶榕	*Ficus heteromorpha*	根，果实（奶浆果），全株（奶浆木）	生于林中、溪谷边、路旁或灌丛中。分布于星村等地
705	桑科 (Moraceae)	榕属 (*Ficus*)	榕树	*Ficus microcarpa*	树皮，气根（榕须），叶，果实，树胶汁	全市各地村边常见栽植
706	桑科 (Moraceae)	榕属 (*Ficus*)	菩提树	*Ficus religiosa*	树皮汁，花，种子	多栽培于寺庙旁。全市各地多有引种
707	桑科 (Moraceae)	榕属 (*Ficus*)	珍珠莲	*Ficus sarmentosa* var. *henryi*	根，藤（珍珠莲），果实（石彭子）	生于山地、山谷林中。分布于全市各地
708	桑科 (Moraceae)	柘属 (*Cudrania*)	柘树	*Cudrania tricuapidata*	根，树干内皮（柘木白皮），木材，茎叶，果实	生于林缘或山地路旁，海拔 500 ~ 2200m。分布于洋庄等地
709	荨麻科 (Urticaceae)	苎麻属 (*Boehmeria*)	序叶苎麻	*Boehmeria clidemioides* var. *diffusa*	全草	生于林中路旁阴湿处，海拔 300 ~ 1700m。分布于星村等地
710	荨麻科 (Urticaceae)	苎麻属 (*Boehmeria*)	悬铃叶苎麻	*Boehmeria tricuspis*	根或全草	生于灌丛路旁。分布于星村等地
711	荨麻科 (Urticaceae)	楼梯草属 (*Elatostema*)	钝叶楼梯草	*Elatostema obtusum*	全草	生于山地林下、沟边或石上，常与苔藓同生，海拔 500m 以上。分布于星村等地
712	荨麻科 (Urticaceae)	糯米团属 (*Gonostegia*)	糯米团	*Gonostegia hirta*	全草	生于山坡、路旁草丛等稍阴湿处，海拔 100 ~ 1000m。全市各地分布
713	荨麻科 (Urticaceae)	假楼梯草属 (*Lecanthus*)	假楼梯草	*Lecanthus peduncularis*	全草	生于山谷林下阴湿处，海拔 1300m 以上。分布于星村等地

续表

序号	科名	属名	种名	学名	入药部分	生境分布
714	荨麻科 (Urticaceae)	花点草属 (*Nanocnide*)	毛花点草	*Nanocnide lobata*	全草	生于山谷溪旁和石缝、路旁阴湿地区和草丛中，海拔1400m以下。分布于星村等地
715	荨麻科 (Urticaceae)	紫麻属 (*Oreocnide*)	紫麻	*Oreocnide frutescens*	全株，叶，果实	生于密林中或沟旁湿地，海拔300～1500m。分布于全市各地
716	荨麻科 (Urticaceae)	冷水花属 (*Pilea*)	小叶冷水花	*Pilea microphylla*	全草	生于水沟边、阴湿地，或栽于花盆中。全市各地分布
717	荨麻科 (Urticaceae)	冷水花属 (*Pilea*)	冷水花	*Pilea notata*	全草	生于山谷、溪旁或林下阴湿处，海拔300～1500 m。分布于全市各地
718	荨麻科 (Urticaceae)	冷水花属 (*Pilea*)	三角形冷水花	*Pilea swinglei*	全草	生于山谷溪边和石上阴湿处，海拔400～1500m。分布于星村等地
719	荨麻科 (Urticaceae)	雾水葛属 (*Pouzolzia*)	雾水葛	*Pouzolzia zeylanica*	根	生于平地的草地上或田边，丘陵或低山的灌丛中或疏林中、沟边，海拔300～800m。分布于全市各地
720	壳斗科 (Fagaceae)	栗属 (*Castanea*)	锥栗	*Castanea henryi*	叶，壳斗，种子	生于向阳或土质疏松的山地，海拔100～1800m。全市各地常见栽培
721	壳斗科 (Fagaceae)	栗属 (*Castanea*)	栗	*Castanea mollissima*	根（栗树根），树皮，叶(栗叶)，花（栗花），总苞（栗毛球），外果皮(栗壳)，内果皮（栗荴）	多为栽培，全市各地分布
722	壳斗科 (Fagaceae)	栗属 (*Castanea*)	茅栗	*Castanea seguinii*	根，树皮，总苞，种仁（茅栗仁）	生于向阳山地，海拔400～2000m。分布于星村等地
723	壳斗科 (Fagaceae)	锥属 (*Castanopsis*)	甜槠	*Castanopsis eyrei*	根皮，种仁	生于较干燥的林中，海拔200～1500m。全市各地分布
724	壳斗科 (Fagaceae)	锥属 (*Castanopsis*)	栲	*Castanopsis fargesii*	总苞	生于林缘或疏林中。全市各地分布
725	壳斗科 (Fagaceae)	水青冈属 (*Fagus*)	水青冈	*Fagus longipetiolata*	壳斗	生于阴湿山地，海拔800m以上。分布于星村等地
726	壳斗科 (Fagaceae)	柯属 (*Lithocarpus*)	柯	*Lithocarpus glaber*	树皮	生于灌丛或疏林中，海拔1500m以下。全市各地分布
727	壳斗科 (Fagaceae)	柯属 (*Lithocarpus*)	木姜叶柯	*Lithocarpus litseifolius*	根，叶，果实	生于山坡林中或灌丛中，德化有规模化种植。全市各地分布

续表

序号	科名	属名	种名	学名	入药部分	生境分布
728	壳斗科 (Fagaceae)	栎属 (*Quercus*)	栓皮栎	*Quercus variabilis*	果实，壳斗	生于向阳山地，海拔600～1000m。分布于星村等地
729	壳斗科 (Fagaceae)	栲属 (*Castanopsis*)	苦槠	*Castanopsis sclerophylla*	树皮，种仁（槠子），叶	生于低山丘，海拔1000m以下。分布于星村等地
730	壳斗科 (Fagaceae)	青冈属 (*Cyclobalanopsis*)	青冈	*Cyclobalanopsis glauca*	树皮，叶，种仁（槠子）	生于山地，海拔100～1200m。全市各地分布
731	壳斗科 (Fagaceae)	胡桃属 (*Juglans*)	胡桃楸	*Juglans mandshurica*	种仁，青果，树皮	星村等地村边常见栽培
732	胡桃科 (Juglandaceae)	枫杨属 (*Pterocarya*)	枫杨	*Pterocarya stenoptera*	树皮（枫柳皮），果实（麻柳果）	生于溪旁、河滩或阴湿坡地，海拔1500m以下。全市各地分布
733	壳斗科 (Fagaceae)	黄杞属 (*Engelhardtia*)	少叶黄杞	*Engelhardtia fenzlii*	树皮	生于林缘或较干燥的疏林中。全市各地较常见
734	桦木科 (Betulaceae)	桤木属 (*Alnus*)	日本桤木	*Alnus japonica*	树皮，嫩枝，叶	生于林缘或溪旁。分布于星村等地
735	桦木科 (Betulaceae)	桦木属 (*Betula*)	亮叶桦	*Betula luminifera*	根，树皮，叶	生于林缘和向阳坡地，海拔500m以上。分布于星村等地
736	葫芦科 (Cucurbitaceae)	冬瓜属 (*Benincasa*)	冬瓜	*Benincasa hispida*	果实，种子（冬瓜仁）	全市各地多有栽培
737	葫芦科 (Cucurbitaceae)	西瓜属 (*Citrullus*)	西瓜	*Citrullus lanatus*	全株	全市各地多有栽培
738	葫芦科 (Cucurbitaceae)	黄瓜属 (*Cucumis*)	甜瓜	*Cucumis melo*	全株	全市各地多有栽培
739	葫芦科 (Cucurbitaceae)	黄瓜属 (*Cucumis*)	黄瓜	*Cucumis sativus*	根，叶，果实	全市各地多有栽培
740	葫芦科 (Cucurbitaceae)	南瓜属 (*Cucurbita*)	南瓜	*Cucurbita moschata*	全草	全市各地多有栽培
741	葫芦科 (Cucurbitaceae)	葫芦属 (*Lagenaria*)	葫芦	*Lagenaria siceraria*	果皮，种子	原产于非洲。全市各地广为栽培
742	葫芦科 (Cucurbitaceae)	葫芦属 (*Lagenaria*)	瓠子	*Lagenaria siceraria* var. *hispida*	果实（蒲种壳），种子	全市各地多有栽培
743	葫芦科 (Cucurbitaceae)	丝瓜属 (*Luffa*)	广东丝瓜	*Luffa acutangula*	全株	全市各地多有栽培
744	葫芦科 (Cucurbitaceae)	丝瓜属 (*Luffa*)	丝瓜	*Luffa cylindrica*	全草	全市各地多有栽培
745	葫芦科 (Cucurbitaceae)	苦瓜属 (*Momordica*)	苦瓜	*Momordica charantia*	根，叶，花，果	全市各地多有栽培
746	葫芦科 (Cucurbitaceae)	佛手瓜属 (*Sechium*)	佛手瓜	*Sechium edule*	叶，果实	多生于山区村旁屋边，海拔500m以上。全市各地多有栽培

续表

序号	科名	属名	种名	学名	入药部分	生境分布
747	葫芦科 (Cucurbitaceae)	赤瓟属 (*Thladiantha*)	台湾赤瓟	*Thladiantha punctata*	根	多生于沟边、林缘或山地灌丛中，海拔 500～1300m。全市各地分布
748	葫芦科 (Cucurbitaceae)	栝楼属 (*Trichosanthes*)	中华栝楼	*Trichosanthes rosthornii*	根（天花粉），果实（瓜蒌），种子（瓜蒌仁）	生于山谷密林、疏林、灌丛、荒地或草丛中，海拔 400～1850m。分布于星村等地
749	葫芦科 (Cucurbitaceae)	马瓟儿属 (*Zehneria*)	马瓟儿	*Zehneria indica*	根，叶	多生于山坡路旁、田边及草灌丛中，海拔 300～1500m。全市各地分布
750	秋海棠科 (Begoniaceae)	秋海棠属 (*Begonia*)	周裂秋海棠	*Begonia circumlobata*	带根茎全草	生于常绿阔叶林下阴湿处、石缝中。分布于星村等地
751	秋海棠科 (Begoniaceae)	秋海棠属 (*Begonia*)	四季秋海棠	*Begonia cucullata*	全草	全市各地常见栽培，有时逸为野生
752	秋海棠科 (Begoniaceae)	秋海棠属 (*Begonia*)	中华秋海棠	*Begonia grandis* subsp. *sinensis*	块茎（红白二丸）	生于山坡或路旁灌草丛阴湿地。分布于星村等地
753	卫矛科 (Celastraceae)	南蛇藤属 (*Celastrus*)	苦皮藤	*Celastrus angulatus*	根，根皮（吊干麻），茎皮	生于灌丛中。分布于星村等地
754	卫矛科 (Celastraceae)	南蛇藤属 (*Celastrus*)	窄叶南蛇藤	*Celastrus oblanceifolius*	根（南蛇藤根），茎（南蛇藤），叶（南蛇藤叶）	生于山坡林缘或灌丛中。分布于星村等地
755	卫矛科 (Celastraceae)	南蛇藤属 (*Celastrus*)	南蛇藤	*Celastrus orbiculatus*	根，茎，叶	生于丘陵、山沟及山坡灌丛中。全市各地分布
756	卫矛科 (Celastraceae)	卫矛属 (*Euonymus*)	刺果卫矛	*Euonymus acanthocarpus*	藤，茎皮（藤杜仲）	生于丛林、山谷、溪边阴湿处。分布于星村等地
757	卫矛科 (Celastraceae)	卫矛属 (*Euonymus*)	肉花卫矛	*Euonymus carnosus*	根（痰药）	生于山坡、林缘。分布于星村等地
758	卫矛科 (Celastraceae)	卫矛属 (*Euonymus*)	棘刺卫矛	*Euonymus echinatus*	全株	生于山坡灌丛中。分布于星村等地
759	卫矛科 (Celastraceae)	卫矛属 (*Euonymus*)	西南卫矛	*Euonymus hamiltonianus*	根，根皮，果实（桃叶卫矛）	生于山地林中，海拔 1000m 以下。分布于星村等地
760	卫矛科 (Celastraceae)	卫矛属 (*Euonymus*)	常春卫矛	*Euonymus hederaceus*	茎，叶	生于阴湿灌丛。分布于星村等地
761	卫矛科 (Celastraceae)	卫矛属 (*Euonymus*)	冬青卫矛	*Euonymus japonicus*	根	栽培。全市各地分布
762	卫矛科 (Celastraceae)	卫矛属 (*Euonymus*)	大果卫矛	*Euonymus myrianthus*	根，茎	生于丛林中。分布于星村等地
763	卫矛科 (Celastraceae)	卫矛属 (*Euonymus*)	中华卫矛	*Euonymus nitidus*	全株（杜仲藤）	生于山坡林中。分布于星村等地
764	卫矛科 (Celastraceae)	假卫矛属 (*Microtropis*)	福建假卫矛	*Microtropis fokienensis*	枝，叶	生于林中或路旁。分布于星村等地

续表

序号	科名	属名	种名	学名	入药部分	生境分布
765	酢浆草科 (Oxalidaceae)	阳桃属 (*Averrhoa*)	阳桃	*Averrhoa carambola*	根，叶，花，果	生于村旁及庭院栽培。全市各地零星栽培
766	酢浆草科 (Oxalidaceae)	酢浆草属 (*Oxalis*)	酢浆草	*Oxalis corniculata*	全草	生于路旁，村边，田野，旷野，山坡等地。全市各地分布
767	酢浆草科 (Oxalidaceae)	酢浆草属 (*Oxalis*)	红花酢浆草	*Oxalis corymbosa*	全草	全市各地常见
768	酢浆草科 (Oxalidaceae)	酢浆草属 (*Oxalis*)	山酢浆草	*Oxalis griffithii*	全草	生于密林、灌丛和沟谷等阴湿处。分布于星村等地
769	杜英科 (Elaeocarpaceae)	杜英属 (*Elaeocarpus*)	中华杜英	*Elaeocarpus chinensis*	根（高山望），叶，花	生于疏林中。全市各地分布
770	杜英科 (Elaeocarpaceae)	杜英属 (*Elaeocarpus*)	杜英	*Elaeocarpus decipiens*	根	生于疏林中。全市各地分布
771	杜英科 (Elaeocarpaceae)	杜英属 (*Elaeocarpus*)	山杜英	*Elaeocarpus sylvestris*	根	生于疏林中。全市各地分布
772	杜英科 (Elaeocarpaceae)	猴欢喜属 (*Sloanea*)	薄果猴欢喜	*Sloanea leptocarpa*	根	生于密林中。全市各地分布
773	杜英科 (Elaeocarpaceae)	猴欢喜属 (*Sloanea*)	猴欢喜	*Sloanea sinensis*	根	生于疏林中。全市各地分布
774	大戟科 (Euphorbiaceae)	大戟属 (*Euphorbia*)	泽漆	*Euphorbia helioscopia*	全草	生于荒地、路旁及湿地。全市各地分布
775	大戟科 (Euphorbiaceae)	大戟属 (*Euphorbia*)	铁海棠	*Euphorbia milii*	茎，叶	栽培。全市各地分布
776	大戟科 (Euphorbiaceae)	大戟属 (*Euphorbia*)	一品红	*Euphorbia pulcherrima*	全株（猩猩木）	栽培。全市各地分布
777	大戟科 (Euphorbiaceae)	海漆属 (*Excoecaria*)	红背桂	*Excoecaria cochinchinensis*	全株	生于山谷林下、庭园栽培。全市各地分布
778	大戟科 (Euphorbiaceae)	野桐属 (*Mallotus*)	白背叶	*Mallotus apelta*	根，茎，叶	生于山坡灌木丛中。全市各地分布
779	大戟科 (Euphorbiaceae)	野桐属 (*Mallotus*)	尼泊尔野桐	*Mallotus nepalensis*	根，皮	生于林缘、疏林或灌丛中。分布于星村等地
780	大戟科 (Euphorbiaceae)	野桐属 (*Mallotus*)	杠香藤	*Mallotus repandus* var. *chrysocarpus*	根，茎叶	生于山路旁或山坡石缝。全市各地分布
781	大戟科 (Euphorbiaceae)	乌桕属 (*Sapium*)	乌桕	*Sapium chihsinianum*	根，枝，叶，种子	野生或栽培于山坡、路旁或河岸上。全市各地分布
782	大戟科 (Euphorbiaceae)	乌桕属 (*Sapium*)	山乌桕	*Sapium discolor*	根，茎皮，叶	生于杂木林中。全市各地分布
783	大戟科 (Euphorbiaceae)	乌桕属 (*Sapium*)	白木乌桕	*Sapium japonicum*	根，叶，种子	生于山坡或林地。分布于星村等地
784	大戟科 (Euphorbiaceae)	油桐属 (*Vernicia*)	油桐	*Vernicia fordii*	根，树皮，叶，种子油	生长于林缘、路旁。全市各地分布

续表

序号	科名	属名	种名	学名	入药部分	生境分布
785	大戟科 (Euphorbiaceae)	油桐属 (*Vernicia*)	木油桐	*Vernicia montana*	根，树皮，叶，种子油	生于疏林中，海拔 1300m 以下。全市各地分布
786	大戟科 (Euphorbiaceae)	五月茶属 (*Antidesma*)	黄毛五月茶	*Antidesma fordii*	叶	生于常绿阔叶林中。分布于星村等地
787	大戟科 (Euphorbiaceae)	五月茶属 (*Antidesma*)	日本五月茶	*Antidesma japonicum*	全株，叶	生于杂木林中。分布于星村等地
788	大戟科 (Euphorbiaceae)	秋枫属 (*Bischofia*)	秋枫	*Bischofia javanica*	根，叶	生于村旁，岸边。全市各地分布
789	大戟科 (Euphorbiaceae)	叶下珠属 (*Phyllanthus*)	落萼叶下珠	*Phyllanthus flexuosus*	全株	生于杂木林林缘或溪边润湿地。分布于星村等地
790	大戟科 (Euphorbiaceae)	叶下珠属 (*Phyllanthus*)	青灰叶下珠	*Phyllanthus glaucus*	根	生于山坡疏林中或林缘。分布于星村等地
791	大戟科 (Euphorbiaceae)	叶下珠属 (*Phyllanthus*)	蜜甘草	*Phyllanthus ussuriensis*	全草	生于丘陵山坡或路旁。全市各地分布
792	西番莲科 (Passifloraceae)	西番莲属 (*Passiflora*)	鸡蛋果	*Passiflora edulis*	果实	全市各地常见大面积栽培
793	杨柳科 (Salicaceae)	杨属 (*Populus*)	响叶杨	*Populus adenopoda*	根，树皮，叶	生于阳坡沟谷丛中或林缘，海拔 600～1000m。分布于星村等地
794	杨柳科 (Salicaceae)	柳属 (*Salix*)	垂柳	*Salix babylonica*	根，枝（柳枝），叶（柳叶），花（柳花），果实	生于或栽培于溪岸河边。全市各地分布
795	杨柳科 (Salicaceae)	柳属 (*Salix*)	银叶柳	*Salix chienii*	树皮	生于山间溪河两岸，海拔 500～1000m。分布于岚谷等地
796	杨柳科 (Salicaceae)	柳属 (*Salix*)	旱柳	*Salix matsudana*	根茎	生于阳坡疏林或灌丛中，多为栽培品种。全市各地分布
797	杨柳科 (Scolopia)	箣柊属 (*Scolopia*)	箣柊	*Scolopia chinensis*	全株	生于疏林中。全市各地分布
798	杨柳科 (Scolopia)	柞木属 (*Xylosma*)	长叶柞木	*Xylosma longifolium*	根皮，茎皮，叶	生于疏林及灌木丛中。全市各地分布
799	堇菜科 (Violaceae)	堇菜属 (*Viola*)	戟叶堇菜	*Viola betonicifolia*	全草（犁头草）	生于草地、山坡、旷野、田边、村前屋后沟边或湿润地。全市各地分布
800	堇菜科 (Violaceae)	堇菜属 (*Viola*)	柔毛堇菜	*Viola fargesii*	全草	生于田野路旁稍湿润地或沟谷边草坡。全市各地分布
801	堇菜科 (Violaceae)	堇菜属 (*Viola*)	长萼堇菜	*Viola inconspicua*	全草（铧尖草）	生于田边、溪边、村前屋后湿润地、山地林缘路旁。全市各地分布
802	堇菜科 (Violaceae)	堇菜属 (*Viola*)	庐山堇菜	*Viola stewardiana*	全草	生于山坡路旁、河边砂地或林下湿润的岩石缝中，海拔 300～1000m。分布于星村等地

续表

序号	科名	属名	种名	学名	入药部分	生境分布
803	堇菜科 (Violaceae)	堇菜属 (*Viola*)	三色堇	*Viola tricolor*	全草	全市各地栽培
804	藤黄科 (Clusiaceae)	黄牛木属 (*Cratoxylum*)	黄牛木	*Cratoxylum cochinchinense*	根，树皮，嫩叶	生于丘陵地林中或灌丛中。分布于星村等地
805	藤黄科 (Clusiaceae)	金丝桃属 (*Hypericum*)	小连翘	*Hypericum erectum*	全草（小对叶草）	生于山坡、草地、林缘、路边。分布于星村等地
806	藤黄科 (Clusiaceae)	金丝桃属 (*Hypericum*)	密腺小连翘	*Hypericum seniawinii*	全草	生于山地、林缘、路边。海拔 400 ~ 2000m。分布于星村等地
807	牻牛儿苗科 (Geraniaceae)	老鹳草属 (*Geranium*)	老鹳草	*Geranium wilfordii*	全草	生于山坡路旁草地，海拔 1800m 以下。分布于星村等地
808	牻牛儿苗科 (Geraniaceae)	天竺葵属 (*Pelargonium*)	天竺葵	*Pelargonium hortorum*	花	生于有充足的阳光之地。全市各地栽培
809	牻牛儿苗科 (Geraniaceae)	旱金莲属 (*Tropaeolum*)	旱金莲	*Tropaeolum majus*	全草	原产南美洲，为盆栽观赏花卉。全市各地分布
810	千屈菜科 (Lythraceae)	水苋菜属 (*Ammannia*)	水苋菜	*Ammannia baccifera*	地上部分（千屈菜）	生于潮湿地或水田中。全市各地常见
811	千屈菜科 (Lythraceae)	紫薇属 (*Lagerstroemia*)	紫薇	*Lagerstroemia indica*	根，树皮	全市各地常见栽培
812	千屈菜科 (Lythraceae)	紫薇属 (*Lagerstroemia*)	大花紫薇	*Lagerstroemia speciosa*	根，树皮，叶，种子	全市各地常见栽培
813	千屈菜科 (Lythraceae)	千屈菜属 (*Lythrum*)	千屈菜	*Lythrum salicaria*	地上部分	生于水旁湿地。全市各地常见栽培
814	千屈菜科 (Lythraceae)	石榴属 (*Punica*)	石榴	*Punica granatum*	根皮，茎皮，花，果皮	生于庭院、路旁，栽培。全市各地常见
815	千屈菜科 (Lythraceae)	节节菜属 (*Rotala*)	节节菜	*Rotala indica*	全草	生于稻田或湿地。全市各地常见
816	千屈菜科 (Lythraceae)	节节菜属 (*Rotala*)	薄瓣节节菜	*Rotala pentandra*	全草	生于湿地、田野或水田中。全市各地分布
817	千屈菜科 (Lythraceae)	节节菜属 (*Rotala*)	圆叶节节菜	*Rotala rotundifolia*	全草	生于水田或潮湿处。全市各地分布
818	柳叶菜科 (Onagraceae)	露珠草属 (*Circaea*)	露珠草	*Circaea cordata*	全草（牛泷草）	生于山坡山谷阴湿地、疏林下、灌丛或林缘。分布于星村等地
819	柳叶菜科 (Onagraceae)	露珠草属 (*Circaea*)	谷蓼	*Circaea erubescens*	全株	生于常绿阔叶林下或山谷阴湿处。分布于星村等地
820	柳叶菜科 (Onagraceae)	露珠草属 (*Circaea*)	南方露珠草	*Circaea mollis*	全草或根	生于山谷林下阴湿地草丛中。分布于星村等地
821	柳叶菜科 (Onagraceae)	柳叶菜属 (*Epilobium*)	长籽柳叶菜	*Epilobium pyrricholophum*	全草（心胆草）	生于村落附近山坡路旁，海拔约 300m 以上。全市各地常见

续表

序号	科名	属名	种名	学名	入药部分	生境分布
822	柳叶菜科 (Onagraceae)	丁香蓼属 (*Ludwigia*)	草龙	*Ludwigia hyssopifolia*	根，全草	生于田边或旷野湿地。分布于星村等地
823	柳叶菜科 (Onagraceae)	丁香蓼属 (*Ludwigia*)	毛草龙	*Ludwigia octovalvis*	全草	生于田边湿地或旷野潮湿地。全市各地分布
824	柳叶菜科 (Onagraceae)	丁香蓼属 (*Ludwigia*)	细花丁香蓼	*Ludwigia perennis*	全草	生于旷野湿地。全市各地常见
825	柳叶菜科 (Onagraceae)	丁香蓼属 (*Ludwigia*)	丁香蓼	*Ludwigia prostrata*	全草	生于旷野、水沟边及村落附近草地。全市各地分布
826	桃金娘科 (Myrtaceae)	红千层属 (*Callistemon*)	红千层	*Callistemon rigidus*	小枝、叶	全市各地常见栽培
827	桃金娘科 (Myrtaceae)	番石榴属 (*Psidium*)	番石榴	*Psidium guajava*	叶，果实	全市各地常见栽培
828	桃金娘科 (Myrtaceae)	桃金娘属 (*Rhodomyrtus*)	桃金娘	*Rhodomyrtus tomentosa*	全株	生于丘陵灌丛、荒山草地中。全市各地分布
829	桃金娘科 (Myrtaceae)	蒲桃属 (*Syzygium*)	赤楠	*Syzygium buxifolium*	根或根皮，叶（金牛子）	生于低山疏林或灌丛中。全市各地分布
830	桃金娘科 (Myrtaceae)	蒲桃属 (*Syzygium*)	轮叶蒲桃	*Syzygium grijsii*	根，枝叶	生于山坡灌丛或灌草丛中，海拔 1500m 以下。全市各地分布
831	野牡丹科 (Melastomataceae)	野海棠属 (*Bredia*)	秀丽野海棠	*Bredia amoena*	全株	生于密林下。分布于星村等地
832	野牡丹科 (Melastomataceae)	肉穗草属 (*Sarcopyramis*)	肉穗草	*Sarcopyramis bodinieri*	全草	生于林下阴湿处。全市各地常见
833	省沽油科 (Staphyleaceae)	瘿椒树属 (*Tapiscia*)	瘿椒树	*Tapiscia sinensis*	根，果实	生于山地林中或林缘路旁。分布于星村等地
834	漆树科 (Anacardiaceae)	漆树属 (*Toxicodendron*)	毒漆藤	*Toxicodendron radicans*		生于海拔 630 ~ 2200m 的林下
835	漆树科 (Anacardiaceae)	漆树属 (*Toxicodendron*)	漆	*Toxicodendron vernicifluum*	根，叶（小漆树）	生于海拔 1500m 以下的山地灌丛、林缘或林中。全市各地分布
836	无患子科 (Sapindaceae)	槭属 (*Acer*)	樟叶槭	*Acer coriaceifolium*	根	生于常绿阔叶林中或混交林中，海拔 1000m 以下。分布于星村等地
837	无患子科 (Sapindaceae)	槭属 (*Acer*)	青榨槭	*Acer davidii*	根，树皮，枝，叶，花	生于常绿阔叶林中、林缘或沟谷地。全市各地分布
838	无患子科 (Sapindaceae)	槭属 (*Acer*)	建始槭	*Acer henryi*	根	生于路旁林缘或沟谷边。分布于星村等地
839	无患子科 (Sapindaceae)	槭属 (*Acer*)	飞蛾槭	*Acer oblongum*	根皮	生于常绿阔叶林中，海拔 1000m 以上。分布于星村等地

续表

序号	科名	属名	种名	学名	入药部分	生境分布
840	无患子科 (Sapindaceae)	槭属 (*Acer*)	中华槭	*Acer sinense*	根	生于常绿阔叶林或混交林中。分布于星村等地
841	无患子科 (Sapindaceae)	无患子属 (*Sapindus*)	无患子	*Sapindus mukorossi*	鲜根，树皮的韧皮，嫩枝叶，果肉，种子，种仁	生于山坡疏林或栽培于村旁等地。全市各地分布
842	无患子科 (Sapindaceae)	栾树属 (*Koelreuteria*)	复羽叶栾树	*Koelreuteria bipinnata*	根，花	栽培。全市各地分布
843	无患子科 (Sapindaceae)	栾树属 (*Koelreuteria*)	全缘叶栾树	*Koelreuteria bipinnata* var. *integrifoliola*	根，花	栽培。全市各地分布
844	无患子科 (Sapindaceae)	栾树属 (*Koelreuteria*)	栾树	*Koelreuteria paniculata*	根皮	生于山坡杂木林、灌丛中，或栽培，海拔 400 ~ 1000m。全市各地分布
845	芸香科 (Rutaceae)	石椒草属 (*Boenninghausenia*)	臭节草	*Boenninghausenia albiflora*	全草	生于石灰岩山地的林下及灌木丛中，海拔 700 ~ 1000m。分布于星村等地
846	芸香科 (Rutaceae)	柑橘属 (*Citrus*)	金柑	*Citrus japonica*	根，叶，果实，果实蒸馏液（金橘露），种子	生于山地常绿阔叶林中，多做盆栽，海拔 600 ~ 1000m。全市各地分布
847	芸香科 (Rutaceae)	柑橘属 (*Citrus*)	柠檬	*Citrus limon*	根，果实	生于热带、亚热带地区，尤以地中海沿岸各国和澳大利亚栽培较多。全市各地零星栽培
848	芸香科 (Rutaceae)	柑橘属 (*Citrus*)	柚	*Citrus maxima*	根，叶，果实，果皮	全市各地常见栽培
849	芸香科 (Rutaceae)	柑橘属 (*Citrus*)	香橼	*Citrus medica*	根，叶，果实	全市偶见栽培
850	芸香科 (Rutaceae)	柑橘属 (*Citrus*)	佛手	*Citrus medica* var. *sarcodactylis*	根，叶，果实	全市各地偶见作为观赏植物栽培
851	芸香科 (Rutaceae)	柑橘属 (*Citrus*)	柑橘	*Citrus reticulata*	成熟果实	全市各地分布，广泛栽培
852	芸香科 (Rutaceae)	柑橘属 (*Citrus*)	甜橙	*Citrus sinensis*	叶，果实，果皮	生于温暖、土地肥沃，透水透气性好的地区。全市各地常见栽培
853	芸香科 (Rutaceae)	九里香属 (*Murraya*)	九里香	*Murraya exotica*	叶	生于离海岸不远的平地、缓坡、小丘的灌木丛中。全市各地有栽培
854	芸香科 (Rutaceae)	茵芋属 (*Skimmia*)	茵芋	*Skimmia reevesiana*	叶	生于山坡疏林下或林缘灌木丛中，海拔 1200m 以上。全市各地分布

续表

序号	科名	属名	种名	学名	入药部分	生境分布
855	芸香科 (Rutaceae)	吴茱萸属 (*Evodia*)	楝叶吴萸	*Evodia glabrifolium*	果实	生于密疏林中。分布于星村等地
856	芸香科 (Rutaceae)	花椒属 (*Zanthoxylum*)	椿叶花椒	*Zanthoxylum ailanthoides*	根，树皮（浙桐皮），叶，果实	生于山坡林下等地。全市各地分布
857	芸香科 (Rutaceae)	花椒属 (*Zanthoxylum*)	竹叶花椒	*Zanthoxylum armatum*	根，叶，果实	生于山坡偏阴的灌木丛中。全市各地分布
858	芸香科 (Rutaceae)	花椒属 (*Zanthoxylum*)	岭南花椒	*Zanthoxylum austrosinense*	根	生于坡地疏林或灌木丛中，海拔 300 ~ 900m。分布于星村等地
859	芸香科 (Rutaceae)	花椒属 (*Zanthoxylum*)	花椒	*Zanthoxylum bungeanum*	果实，种子	生于平原或山地，海拔 1500m。全市各地零星栽培
860	芸香科 (Rutaceae)	花椒属 (*Zanthoxylum*)	大叶臭花椒	*Zanthoxylum myriacanthum*	根，叶	生于坡地疏林或密林中，海拔 200 ~ 1500m。全市各地分布
861	芸香科 (Rutaceae)	花椒属 (*Zanthoxylum*)	花椒簕	*Zanthoxylum scandens*	全株	生于山坡灌木丛或疏林下，海拔 1500m。全市各地分布
862	芸香科 (Rutaceae)	花椒属 (*Zanthoxylum*)	野花椒	*Zanthoxylum simulans*	根皮或茎皮，叶，果实	生于灌木丛中。全市各地分布
863	芸香科 (Rutaceae)	山柑属 (*Capparis*)	山柑	*Capparis hainanensis*	果实，叶	生于疏林中或旷野灌丛中，海拔 600m 以下。全市各地分布
864	芸香科 (Rutaceae)	黄柏属 (*Phellodendron*)	川黄檗	*Phellodendron chinense*	树皮	生于疏林中，海拔 1800m。分布于星村等地
865	楝科 (Meliaceae)	米仔兰属 (*Aglaia*)	米仔兰	*Aglaia odorata*	枝，叶，花	生于低海拔的山坡灌木丛中。全市零星分布
866	楝科 (Meliaceae)	香椿属 (*Toona*)	香椿	*Toona sinensis*	树皮及根皮的内层皮（椿白皮），叶（椿叶），果实（香椿子）	生于林缘或栽培于屋旁，路边，山坡。全市零星分布或栽培
867	锦葵科 (Malvaceae)	秋葵属 (*Abelmoschus*)	咖啡黄葵	*Abelmoschus esculentus*	全株，根，树皮，种子	栽培。全市各地分布
868	锦葵科 (Malvaceae)	秋葵属 (*Abelmoschus*)	黄葵	*Abelmoschus moschatus*	根，叶，花	生于林缘、灌丛中或平原空旷地。全市各地分布
869	锦葵科 (Malvaceae)	苘麻属 (*Abutilon*)	苘麻	*Abutilon theophrasti*	全草，叶，根，种子	生于低海拔的路旁荒地及田野间。分布于星村等地
870	锦葵科 (Malvaceae)	蜀葵属 (*Althaea*)	蜀葵	*Althaea rosea*	根，茎叶，花，种子	栽培。全市各地分布
871	锦葵科 (Malvaceae)	田麻属 (*Corchoropsis*)	田麻	*Corchoropsis tomentosa*	全草	生于山坡、荒地、林下、水边的湿处。全市各地分布
872	锦葵科 (Malvaceae)	棉属 (*Gossypium*)	陆地棉	*Gossypium hirsutum*	根，根皮，种子	全市零星栽培

续表

序号	科名	属名	种名	学名	入药部分	生境分布
873	锦葵科 (Malvaceae)	扁担杆属 (*Grewia*)	扁担杆	*Grewia biloba*	根，枝，叶	生于山坡灌木丛中。全市各地分布
874	锦葵科 (Malvaceae)	木槿属 (*Hibiscus*)	朱槿	*Hibiscus rosa-sinensis*	根，叶，花	生于山地疏林中。全市各地常见栽培
875	锦葵科 (Malvaceae)	木槿属 (*Hibiscus*)	重瓣朱槿	*Hibiscus rosa-sinensis* var. *rubro-plenus*	根皮，叶，花	全市各地常见栽培
876	锦葵科 (Malvaceae)	锦葵属 (*Malva*)	锦葵	*Malva sinensis*	茎，叶，花	全市各地常见栽培
877	锦葵科 (Malvaceae)	赛葵属 (*Malvastrum*)	赛葵	*Malvastrum coromandelianum*	全草，叶（黄花棉）	生于山坡、旷地及路旁，海拔1000m以下。全市各地分布
878	锦葵科 (Malvaceae)	马松子属 (*Melochia*)	马松子	*Melochia corchorifolia*	茎，叶	生于田野、村旁屋边或低山丘陵地灌草丛中。全市各地常见
879	锦葵科 (Malvaceae)	黄花稔属 (*Sida*)	桤叶黄花稔	*Sida alnifolia*	根，叶（脓见愁）	生于山坡、疏林下、村旁及路边空旷地，海拔800m以下。全市各地分布
880	锦葵科 (Malvaceae)	刺蒴麻属 (*Triumfetta*)	单毛刺蒴麻	*Triumfetta annua*	根	生于山坡路旁或为田间杂草。全市各地常见
881	锦葵科 (Malvaceae)	刺蒴麻属 (*Triumfetta*)	刺蒴麻	*Triumfetta rhomboidea*	全株	生于山坡灌木丛中。全市各地常见
882	锦葵科 (Malvaceae)	椴树属 (*Tilia*)	椴树	*Tilia tuan*	根	生于密林中。分布于星村等地
883	瑞香科 (Thymelaeaceae)	瑞香属 (*Daphne*)	瑞香	*Daphne odora*	根，叶，花	全市各地零星栽培于庭园
884	瑞香科 (Thymelaeaceae)	荛花属 (*Wikstroemia*)	白花荛花	*Wikstroemia trichotoma*	根皮	生于山地林缘灌草丛中或疏林下，海拔300~800m。全市各地常见
885	叠珠树科 (Akaniaceae)	伯乐树属 (*Bretschneidera*)	伯乐树	*Bretschneidera sinensis*	树皮（伯乐树）	生于山坡林中或林缘，海拔300~800m。分布于星村等地
886	十字花科 (Brassicaceae)	芸薹属 (*Brassica*)	芥蓝	*Brassica alboglabra*	根，茎，叶，种子	生于向阳、排水良好、肥沃而疏松的土地。全市各地均有栽培
887	十字花科 (Brassicaceae)	芸薹属 (*Brassica*)	芸薹	*Brassica campestris*	茎，叶，种子	全市各地均有栽培
888	十字花科 (Brassicaceae)	芸薹属 (*Brassica*)	芥菜	*Brassica juncea*	嫩茎和叶，种子，陈年卤汁	全市各地均有栽培
889	十字花科 (*Brassicaceae*)	芸薹属 (*Brassica*)	雪里蕻	*Brassica juncea* var. *multiceps*	叶	全市各地均有栽培

续表

序号	科名	属名	种名	学名	入药部分	生境分布
890	十字花科 (*Brassicaceae*)	芸薹属 (*Brassica*)	蔓菁甘蓝	*Brassica napobrassica*	种子	全市各地均有栽培
891	十字花科 (*Brassicaceae*)	芸薹属 (*Brassica*)	甘蓝	*Brassica oleracea* var. *capitata*	球茎，叶，种子	全市各地均有栽培
892	十字花科 (*Brassicaceae*)	芸薹属 (*Brassica*)	青菜	*Brassica parachinensis*	叶（菘菜），种子（菘菜子）	喜生长在土壤肥沃疏松，排水良好的向阳地。全市各地均有栽培
893	十字花科 (*Brassicaceae*)	芸薹属 (*Brassica*)	白菜	*Brassica rapa* var. *glabra*	叶	原产我国华北，现各地广泛栽培。全市各地均有栽培
894	十字花科 (*Brassicaceae*)	碎米荠属 (*Cardamine*)	弯曲碎米荠	*Cardamine flexuosa*	全草（白带草）	多生于荒地、宅旁、沟边或山野草丛中。全市各地分布
895	十字花科 (*Brassicaceae*)	碎米荠属 (*Cardamine*)	碎米荠	*Cardamine hirsuta*	全草（白带草）	多生于山坡、路旁、田边及沟边，海拔 1000m 以下。全市各地分布
896	十字花科 (*Brassicaceae*)	碎米荠属 (*Cardamine*)	弹裂碎米荠	*Cardamine impatiens*	全草	多生于路旁、屋边、山坡、沟谷、水边或阴湿地，海拔 150m 以上。全市各地分布
897	十字花科 (*Brassicaceae*)	独行菜属 (*Lepidium*)	北美独行菜	*Lepidium virginicum*	全草（大叶香荠菜），种子（葶苈子）	生于路旁，荒地及田野。全市各地分布
898	十字花科 (*Brassicaceae*)	诸葛菜属 (*Orychophragmus*)	诸葛菜	*Orychophragmus violaceus*	全草	星村、洋庄等地有栽培
899	十字花科 (*Brassicaceae*)	萝卜属 (*Raphanus*)	萝卜	*Raphanus sativus*	根（萝卜），老干根（地骷髅），叶，种子（莱菔子）	全市各地分布
900	十字花科 (Brassicaceae)	蔊菜属 (*Rorippa*)	蔊菜	*Rorippa indica*	全草	生于路旁、田野及荒地湿润处，海拔 230 ~ 1450m。全市各地分布
901	蛇菰科 (Balanophoraceae)	蛇菰属 (*Balanophora*)	穗花蛇菰	*Balanophora spicata*	全株	生于林下路旁或沟谷边，寄生于阔叶树的根上，海拔 700 ~ 1300m。分布于星村等地
902	桑寄生科 (Loranthaceae)	梨果寄生属 (*Scurrula*)	红花寄生	*Scurrula parasitica*	全草	寄生于余甘、石榴、柚、山茶、夹竹桃、架树等植物的树上，海拔 20m 以上。分布于全市各地
903	蓼科 (Polygonaceae)	荞麦属 (*Fagopyrum*)	荞麦	*Fagopyrum esculentum*	茎叶，种子	生于荒地、路边。全市各地零星栽培或逸为野生
904	蓼科 (Polygonaceae)	蓼属 (*Polygonum*)	火炭母	*Polygonum chinense*	全草	生于水沟边或潮湿地，海拔 30m 以上。全市各地分布

续表

序号	科名	属名	种名	学名	入药部分	生境分布
905	蓼科 (Polygonaceae)	蓼属 (*Polygonum*)	二歧蓼	*Polygonum dichotomum*	全草	生于水边或阴湿地，海拔100～1000m。全市各地分布
906	蓼科 (Polygonaceae)	蓼属 (*Polygonum*)	稀花蓼	*Polygonum dissitiflorum*	全草	生于河边湿地、山谷草丛，海拔140～1500m。分布于星村等地
907	蓼科 (Polygonaceae)	蓼属 (*Polygonum*)	水蓼	*Polygonum hydropiper*	全草	生于水边湿地，海拔50m以上。全市各地分布
908	蓼科 (Polygonaceae)	蓼属 (*Polygonum*)	酸模叶蓼	*Polygonum lapathifolium*	全草	生于田野及路旁沟边，海拔30m以上。全市各地分布
909	蓼科 (Polygonaceae)	蓼属 (*Polygonum*)	长鬃蓼	*Polygonum longisetum*	全草	生于山地溪边或沟旁，海拔30m以上。全市各地分布
910	蓼科 (Polygonaceae)	蓼属 (*Polygonum*)	尼泊尔蓼	*Polygonum nepalense*	全草（猫儿眼睛）	生于沟边、路旁阴湿地，海拔200m以上。分布于星村等地
911	蓼科 (Polygonaceae)	蓼属 (*Polygonum*)	红蓼	*Polygonum orientale*	全草	生于村旁路边水湿地，海拔30m以上。全市各地常有少量栽培，也有逸为野生
912	蓼科 (Polygonaceae)	蓼属 (*Polygonum*)	掌叶蓼	*Polygonum palmatum*	叶	生于林下或路边湿地，海拔350～1500m。分布于星村等地
913	蓼科 (Polygonaceae)	蓼属 (*Polygonum*)	丛枝蓼	*Polygonum posumbu*	全草	生于溪边、路旁阴湿处，海拔150m以上。全市各地分布
914	蓼科 (Polygonaceae)	蓼属 (*Polygonum*)	刺蓼	*Polygonum senticosum*	全草	生于路旁草丛中，沟边或林阴下，海拔120～1500m。全市各地分布
915	蓼科 (Polygonaceae)	蓼属 (*Polygonum*)	箭叶蓼	*Polygonum sieboldii*	全草	生于河边或山坡沟旁草地，海拔90m以上。分布于岚谷等地
916	蓼科 (Polygonaceae)	蓼属 (*Polygonum*)	小蓼	*Polygonum tenellum* var. *micranthum*	全草	生于田野湿地和路旁沟边，海拔20～1500m。全市各地分布
917	蓼科 (Polygonaceae)	蓼属 (*Polygonum*)	戟叶蓼	*Polygonum thunbergii*	全草	生于山谷湿地和沟旁溪边，海拔90m以上。分布于全市各地
918	蓼科 (Polygonaceae)	蓼属 (*Polygonum*)	香蓼	*Polygonum viscosum*	茎叶	生于田野沟边及路旁湿地，海拔30～1900m。全市各地分布
919	蓼科 (Polygonaceae)	酸模属 (*Rumex*)	酸模	*Rumex acetosa*	全草	生于路旁或山坡林缘湿地，海拔400m以上。分布于星村、岚谷等地
920	蓼科 (Polygonaceae)	酸模属 (*Rumex*)	长刺酸模	*Rumex trisetifer*	全草	生于水田边、沟边，海拔30～1300m。分布于星村等地

续表

序号	科名	属名	种名	学名	入药部分	生境分布
921	蓼科 (Polygonaceae)	金线草属 (*Antenoron*)	短毛金线草	*Antenoron filiforme* var. *neofiliforme*	全草	生于山地林缘沟边或路旁草丛中，海拔 100m 以上。分布于富岭、九牧等地
922	茅膏菜科 (Droseraceae)	茅膏菜属 (*Drosera*)	茅膏菜	*Drosera peltata*	全草	多生于湿润的山坡、草地或林缘路边，海拔 1200m 以上。全市各地分布
923	茅膏菜科 (Droseraceae)	茅膏菜属 (*Drosera*)	圆叶茅膏菜	*Drosera rotundifolia*	全草	多生于山坡湿地或近山顶湿草丛中，以及林下沟谷岩石边，海拔 500 ~ 1900m。分布于星村等地
924	茅膏菜科 (Droseraceae)	茅膏菜属 (*Drosera*)	匙叶茅膏菜	*Drosera spatulata*	全草	生于山坡草地或沟谷边，也常见于田旁路边。全市各地分布
925	石竹科 (Caryophyllaceae)	无心菜属 (*Arenaria*)	无心菜	*Arenaria serpyllifolia*	全草	生于田间、路旁及河边冲积地，海拔 550m 以上。分布于星村等地
926	石竹科 (Caryophyllaceae)	卷耳属 (*Cerastium*)	簇生泉卷耳	*Cerastium fontanum* subsp. *triviale*	全草	生于田间、路旁或山地沙质地，海拔 1200m 以上。全市各地分布
927	石竹科 (Caryophyllaceae)	石竹属 (*Dianthus*)	石竹	*Dianthus chinensis*	地上部分	全市各地有引种栽培，供庭园观赏用
928	石竹科 (Caryophyllaceae)	荷莲豆草属 (*Drymaria*)	荷莲豆草	*Drymaria diandra*	全草	生于溪流水沟边、菜园或林缘的湿润地，海拔 200 ~ 1900m。全市各地分布
929	石竹科 (Caryophyllaceae)	繁缕属 (*Stellaria*)	繁缕	*Stellaria media*	全草	生于田间、路旁及山坡阴湿地。全市各地分布
930	石竹科 (Caryophyllaceae)	繁缕属 (*Stellaria*)	雀舌草	*Stellaria uliginosa*	全草	生于溪边、农田及路旁湿润地。全市各地分布
931	石竹科 (Caryophyllaceae)	鹅肠菜属 (*Myosoton*)	鹅肠菜	*Myosoton aquatica*	全草	生于湿润沙质地，海拔 350m 以上。全市各地分布
932	苋科 (Amaranthaceae)	牛膝属 (*Achyranthes*)	土牛膝	*Achyranthes aspera*	全草	生于路旁或荒地，海拔 800m 以上。全市各地分布
933	苋科 (Amaranthaceae)	牛膝属 (*Achyranthes*)	牛膝	*Achyranthes bidentata*	根	生于阴湿的山地或路旁，海拔 200 ~ 1750m。全市各地分布
934	苋科 (Amaranthaceae)	牛膝属 (*Achyranthes*)	柳叶牛膝	*Achyranthes longifolia*	根及根茎（土牛膝）	生于阴湿的山坡林下。分布于全市各地
935	苋科 (Amaranthaceae)	莲子草属 (*Alternanthera*)	喜旱莲子草	*Alternanthera philoxeroides*	全草	多生于路旁、田边、水沟边或湿地。分布于全市各地
936	苋科 (Amaranthaceae)	莲子草属 (*Alternanthera*)	莲子草	*Alternanthera sessilis*	全草	生于路旁、阳埂及水沟边。全市各地分布

续表

序号	科名	属名	种名	学名	入药部分	生境分布
937	苋科 (Amaranthaceae)	苋属 (*Amaranthus*)	尾穗苋	*Amaranthus caudatus*	根	原产热带。全市各地有栽培或逸为半野生
938	苋科 (Amaranthaceae)	苋属 (*Amaranthus*)	苋	*Amaranthus tricolor*	全草（苋菜），枯茎，叶，种子	原产印度，分布于亚洲南部、中亚及日本等地。全市各地普遍栽培
939	苋科 (Amaranthaceae)	苋属 (*Amaranthus*)	皱果苋	*Amaranthus viridis*	全草或根	生于田野或路旁。全市各地分布
940	苋科 (Amaranthaceae)	甜菜属 (*Beta*)	莙荙菜	*Beta vulgaris* var. *cicla*	全草（莙荙菜），果实（莙荙子）	全市各地零星栽培
941	苋科 (Amaranthaceae)	菠菜属 (*Spinacia*)	菠菜	*Spinacia oleracea*	全草，种子	原产伊朗，省内各地均有栽培，为常见蔬菜之一
942	商陆科 (Phytolaccaceae)	商陆属 (*Phytolacca*)	商陆	*Phytolacca acinosa*	根	生于林缘、路边、林旁湿地，海拔500m以上。分布于洋庄、星村等地
943	紫茉莉科 (Nyctaginaceae)	叶子花属 (*Bougainvillea*)	光叶子花	*Bougainvillea glabra*	花，叶	原产热带美洲。全市各地多有栽培
944	紫茉莉科 (Nyctaginaceae)	叶子花属 (*Bougainvillea*)	叶子花	*Bougainvillea spectabilis*	全草	原产热带美洲。全市各地多有栽培
945	粟米草科 (Molluginaceae)	粟米草属 (*Mollugo*)	粟米草	*Mollugo stricta*	全草	生于湿润旷地及田边、菜园。全市各地分布
946	仙人掌科 (Cactaceae)	昙花属 (*Epiphyllum*)	昙花	*Epiphyllum oxypetalum*	茎，花	栽培。全市各地分布
947	仙人掌科 (Cactaceae)	仙人掌属 (*Opuntia*)	仙人掌	*Opuntia stricta* var. *dillenii*	根，茎	生于干旱岩石上、干山坡灌丛中。全市各地零星分布
948	山茱萸科 (Cornaceae)	八角枫属 (*Alangium*)	八角枫	*Alangium chinense*	根，叶，花	生于丛林中或林边，海拔1000～2500m。分布于星村等地
949	山茱萸科 (Cornaceae)	八角枫属 (*Alangium*)	瓜木	*Alangium platanifolium*	根，叶，花	生于次生灌丛中或林缘。分布于星村等地
950	山茱萸科 (Cornaceae)	桃叶珊瑚属 (*Aucuba*)	桃叶珊瑚	*Aucuba chinensis*	根，叶	生于密林中阴湿处。全市各地分布
951	山茱萸科 (Cornaceae)	青荚叶属 (*Helwingia*)	青荚叶	*Helwingia japonica*	叶，果实	生于山坡密林下阴湿处或灌木丛中。全市各地分布
952	山茱萸科 (Cornaceae)	灯台树属 (*Bothrocaryum*)	灯台树	*Bothrocaryum controversa*	果实	生于疏林中。全市各地分布
953	山茱萸科 (Cornaceae)	梾木属 (*Swida*)	毛梾	*Swida walteri*	枝，叶（癞树叶）	生于疏林中。分布于星村等地
954	山茱萸科 (Cornaceae)	四照花属 (*Dendrobenthamia*)	尖叶四照花	*Dendrobenthamia angustata*	花或叶（野荔枝），果实（野荔枝果）	生于林中、谷地、河边。全市各地分布

续表

序号	科名	属名	种名	学名	入药部分	生境分布
955	山茱萸科 (Cornaceae)	四照花属 (*Dendrobenthamia*)	香港四照花	*Dendrobenthamia hongkongensis*	全株	生于山坡常绿阔叶林中。分布于星村等地
956	蓝果树科 (Nyssaceae)	喜树属 (*Camptotheca*)	喜树	*Camptotheca acuminata*	根，树皮，枝，果	全市各地多作为行道树栽培
957	蓝果树科 (Nyssaceae)	蓝果树属 (*Nyssa*)	蓝果树	*Nyssa sinensis*	根	生于山谷或溪边潮湿混交林中，海拔 300 ~ 1700m。全市各地分布
958	五列木科 (Pentaphylacaceae)	红淡比属 (*Cleyera*)	红淡比	*Cleyera japonica*	花	生于山地、山谷林中、林缘或溪沟边，海拔 1200m 以下。分布于星村等地
959	五列木科 (Pentaphylacaceae)	厚皮香属 (*Ternstroemia*)	厚皮香	*Ternstroemia gymnanthera*	叶，花，果实	生于山地林中、林缘路边、山顶疏林、荒山荒地灌丛中，海拔 1500m 以下。分布于星村等地
960	五列木科 (Pentaphylacaceae)	厚皮香属 (*Ternstroemia*)	厚叶厚皮香	*Ternstroemia kwangtungensis*	根	生于山地、山顶林中、沟谷溪边、路旁灌丛中，海拔 750 ~ 1700m。分布于星村等地
961	五列木科 (Pentaphylacaceae)	柃木属 (*Eurya*)	翅柃	*Eurya alata*	根皮	生于溪边沟谷边湿处或林下路边，海拔 300 ~ 1400m。分布于星村等
962	五列木科 (Pentaphylacaceae)	柃木属 (*Eurya*)	短柱柃	*Eurya brevistyla*	叶	生于沟谷林中、山顶密林下湿润地、林缘路边灌丛中，海拔 800 ~ 1800m。分布于星村等地
963	五列木科 (Pentaphylacaceae)	柃木属 (*Eurya*)	岗柃	*Eurya groffii*	根，叶	生于山坡路旁林中、林缘或灌丛中。全市各地分布
964	五列木科 (Pentaphylacaceae)	柃木属 (*Eurya*)	微毛柃	*Eurya hebeclados*	全株	生于沟谷林中、林缘或山坡路旁灌丛、较干燥的阳坡灌丛中。全市各地分布
965	五列木科 (Pentaphylacaceae)	柃木属 (*Eurya*)	柃木	*Eurya japonica*	枝，叶，果实	生于山坡阴湿处。全市各地分布
966	五列木科 (Pentaphylacaceae)	柃木属 (*Eurya*)	细枝柃	*Eurya loquaiana*	茎，叶	生于山地、沟谷的林中或林缘、阴湿的路旁灌丛中。全市各地分布
967	五列木科 (Pentaphylacaceae)	柃木属 (*Eurya*)	黑柃	*Eurya macartneyi*	茎，叶	生于山坡或沟谷的密林中，海拔 150 ~ 1000m。分布于星村等地
968	五列木科 (Pentaphylacaceae)	柃木属 (*Eurya*)	格药柃	*Eurya muricata*	茎，叶，果实	生于山地林中、林缘或路旁灌丛中。全市各地分布
969	五列木科 (Pentaphylacaceae)	柃木属 (*Eurya*)	细齿叶柃	*Eurya nitida*	全株	生于山地林中、林缘或山坡路旁灌丛中。全市各地分布

续表

序号	科名	属名	种名	学名	入药部分	生境分布
970	五列木科 (Pentaphylacaceae)	柃木属 (*Eurya*)	窄基红褐柃	*Eurya rubiginosa* var. *attenuata*	叶，果实	生于山地林中、林缘、山坡路旁或沟谷边灌丛中。全市各地分布
971	柿科 (Ebenaceae)	柿属 (*Diospyros*)	粉叶柿	*Diospyros glaucifolia*	叶，带宿萼果实	生于常绿落叶阔叶混交林或灌丛中。分布于星村等地
972	柿科 (Ebenaceae)	柿属 (*Diospyros*)	柿	*Diospyros kaki*	全株	全市各地栽培
973	柿科 (Ebenaceae)	柿属 (*Diospyros*)	野柿	*Diospyros kaki* var. *silvestris*	根，叶，宿萼	生于山野疏林或灌丛中。全市零星分布
974	柿科 (Ebenaceae)	柿属 (*Diospyros*)	罗浮柿	*Diospyros morrisiana*	树皮，叶，果实（野柿花）	生于山地常绿阔叶林或灌丛中，海拔 1500m 以下。全市各地分布
975	柿科 (Ebenaceae)	柿属 (*Diospyros*)	油柿	*Diospyros oleifera*	果实	生于丘陵阔叶林中，海拔 1000m 以下。分布于星村等地
976	报春花科 (Primula)	紫金牛属 (*Ardisia*)	罗伞树	*Ardisia quinquegona*	茎叶或根	生于山林中或林下溪边阴湿地，海拔 1000m 以下。全市各地分布
977	报春花科 (Primula)	酸藤子属 (*Embelia*)	酸藤子	*Embelia laeta*	根及枝叶（酸藤木），果实（酸藤果）	生于山坡疏、密林下，疏林缘及开阔的草坡、灌丛中。全市各地分布
978	报春花科 (Primula)	酸藤子属 (Embelia)	网脉酸藤子	*Embelia rudis*	根，枝叶，果实	生于山坡林中、林缘或灌丛中，海拔 200 ~ 1200m。全市各地分布
979	报春花科 (Primula)	珍珠菜属 (*Lysimachia*)	泽珍珠菜	*Lysimachia candida*	全草（单条草）	生于水边、湿地草丛中或水田边。全市各地常见
980	报春花科 (Primula)	珍珠菜属 (*Lysimachia*)	黑腺珍珠菜	*Lysimachia heterogenea*	全草	生于田埂、水边、湿地或草丛中。分布于星村等地
981	报春花科 (Primula)	珍珠菜属 (*Lysimachia*)	小茄	*Lysimachia japonica*	全草	生于林下阴湿处或溪边草地、田埂。分布于全市各地
982	报春花科 (Primula)	杜茎山属 (*Maesa*)	杜茎山	*Maesa japonica*	全株	生于山地林中或林缘沟谷路边，海拔 1000m 以下。全市各地分布
983	报春花科 (Primula)	杜茎山属 (*Maesa*)	软弱杜茎山	*Maesa tenera*	全株	生于山坡路旁灌丛或旷地，海拔 300m 以下。全市各地分布
984	报春花科 (Primula)	铁仔属 (*Myrsine*)	密花树	*Myrsine seguinii*	叶或根皮	生于山地林中、林缘或沟谷地路边灌丛中，海拔 1200m 以下。全市各地分布
985	报春花科 (Primula)	铁仔属 (*Myrsine*)	光叶铁仔	*Myrsine stolonifera*	根或全株	生于山坡林下、林缘路旁、沟谷阴湿地，海拔 300 ~ 1000m。分布于星村等地

续表

序号	科名	属名	种名	学名	入药部分	生境分布
986	报春花科 (Primula)	假婆婆纳属 (*Stimpsonia*)	假婆婆纳	*Stimpsonia chamaedryoides*	全草	生于山坡灌丛路边、田边、林缘或沟谷边。全市各地分布
987	山茶科 (Theaceae)	杨桐属 (*Adinandra*)	尖叶川杨桐	*Adinandra bockiana* var. *acutifolia*	根	生于山坡路旁灌丛中、林中、林缘或沟谷溪边阴处，海拔250～1500m。全市各地分布
988	山茶科 (Theaceae)	杨桐属 (*Adinandra*)	杨桐	*Adinandra millettii*	根，叶	生于山地路旁灌丛或山地阳坡沟谷疏林中，海拔1500m以下。全市各地分布
989	山茶科 (Theaceae)	山茶属 (*Camellia*)	浙江红山茶	*Camellia chekiangoleosa*	叶，花	生于山地林中、沟谷地水边或疏林中。分布于星村等地
990	山茶科 (Theaceae)	山茶属 (*Camellia*)	尖连蕊茶	*Camellia cuspidata*	根	生于山坡灌丛或林缘沟谷边，海拔300～1500m。分布于星村等地
991	山茶科 (Theaceae)	山茶属 (*Camellia*)	毛柄连蕊茶	*Camellia fraterna*	根，叶，花	生于山坡山谷疏林中、溪谷两旁林缘、山麓水沟边，海拔150～500m。全市各地分布
992	山茶科 (Theaceae)	山茶属 (*Camellia*)	山茶	*Camellia japonica*	根，花	全市各地栽培
993	山茶科 (Theaceae)	山茶属 (*Camellia*)	油茶	*Camellia oleifera*	根，叶，油，种子	全市各地分布
994	山茶科 (Theaceae)	山茶属 (*Camellia*)	茶	*Camellia sinensis*	根，叶，花	种植于多云雾山顶、山间或荒山荒地，海拔2000m以下。全市各地分布
995	山茶科 (Theaceae)	木荷属 (*Schima*)	木荷	*Schima superba*	根皮（木荷皮）	生于山坡灌丛或疏林、密林中，海拔2100m以下。全市各地分布
996	山茶科 (Theaceae)	紫茎属 (*Stewartia*)	紫茎	*Stewartia sinensis*	根皮，茎皮，果实（紫茎皮）	生于海拔1500～2100m的山地林中，林缘或沟各地。分布于星村等地
997	山矾科 (Symplocaceae)	山矾属 (*Symplocos*)	薄叶山矾	*Symplocos anomala*	果实	生于山地杂木林中或灌木丛中。全市各地分布
998	山矾科 (Symplocaceae)	山矾属 (*Symplocos*)	光叶山矾	*Symplocos lancifolia*	全株（刀灰树）	生于山坡或沟谷林中、林缘阴湿地、溪河边灌丛中，海拔1500m以下。全市各地常见
999	山矾科 (Symplocaceae)	山矾属 (*Symplocos*)	叶萼山矾	*Symplocos phyllocalyx*	叶	生于山地林中，海拔800～1950m。分布于星村等地
1000	山矾科 (Symplocaceae)	山矾属 (*Symplocos*)	四川山矾	*Symplocos setchuensis*	根，茎，叶	生于山地灌丛、山坡林缘岩隙间、疏林地，海拔1800m以下。全市各地分布

续表

序号	科名	属名	种名	学名	入药部分	生境分布
1001	山矾科 (Symplocaceae)	山矾属 (*Symplocos*)	老鼠屎	*Symplocos stellaris*	叶或根（小药木）	生于山坡林缘、林中、林缘路边、疏林中，海拔 1200m 以下。全市各地分布
1002	山矾科 (Symplocaceae)	山矾属 (*Symplocos*)	山矾	*Symplocos sumuntia*	根，叶，花。	生于山坡灌丛、山地林缘路边、疏林中。全市各地分布
1003	山矾科 (Symplocaceae)	山矾属 (*Symplocos*)	黄牛奶树	*Symplocos theophrastifolia*	树皮（泡花子）	生于山地林中、林缘溪边或山坡石岩间，海拔 200～1300m。全市各地分布
1004	山矾科 (Symplocaceae)	山矾属 (*Symplocos*)	微毛山矾	*Symplocos wikstroemiifolia*	根，叶	生于山地林中、疏林中或沟谷林缘，海拔 400～1200m。分布于星村等地
1005	安息香科 (Styracaceae)	安息香属 (*Styrax*)	赛山梅	*Styrax confusus*	叶，果实	生于山谷疏林或灌丛中，海拔 100～1000m。全市各地常见
1006	安息香科 (Styracaceae)	安息香属 (*Styrax*)	垂珠花	*Styrax dasyanthus*	叶（白克马叶）	生于疏林中或林缘路边，海拔 100～1500m。全市各地分布
1007	安息香科 (Styracaceae)	安息香属 (*Styrax*)	野茉莉	*Styrax japonicus*	叶或果实（候风藤）	生于疏林中、路旁及溪边，海拔 400～1900m。全市各地常见
1008	安息香科 (Styracaceae)	安息香属 (*Styrax*)	栓叶安息香	*Styrax suberifolius*	根，叶	生于山地、丘陵地常绿阔叶林中。分布于星村等地
1009	猕猴桃科 (Actinidiaceae)	猕猴桃属 (*Actinidia*)	异色猕猴桃	*Actinidia callosa* var. *discolor*	茎，叶，果实	生于山谷林缘、山坡路旁及灌丛中，海拔 350～1300m。分布于全市各地
1010	猕猴桃科 (Actinidiaceae)	猕猴桃属 (*Actinidia*)	京梨猕猴桃	*Actinidia callosa* var. *henryi*	根皮（水梨藤）	生于山谷、林缘、山坡灌丛中，海拔 400～1700m。分布于星村等地
1011	猕猴桃科 (Actinidiaceae)	猕猴桃属 (*Actinidia*)	毛叶硬齿猕猴桃	*Actinidia callosa* var. *strigillosa*	果实	生于山谷林缘或溪边，海拔 750～1300m。分布于星村等地
1012	猕猴桃科 (Actinidiaceae)	猕猴桃属 (*Actinidia*)	小叶猕猴桃	*Actinidia lanceolata*	根	生于山谷林缘、河边、路旁及山坡灌丛中，海拔 200～600m。分布于星村等地
1013	猕猴桃科 (Actinidiaceae)	猕猴桃属 (*Actinidia*)	黑蕊猕猴桃	*Actinidia melanandra*	根皮，果实	生于山坡路旁及山谷杂木林中，海拔 1500m 左右。分布于星村等地
1014	猕猴桃科 (Actinidiaceae)	猕猴桃属 (*Actinidia*)	安息香猕猴桃	*Actinidia styracifolia*	根，果实	生于山谷林缘、河边及山坡灌丛中，海拔 400～800m。分布于星村等地
1015	桤叶树科 (Clethraceae)	桤叶树属 (*Clethra*)	云南桤叶树	*Clethra delavayi*	叶	生于山地或近山顶的密林中或林缘灌丛中，海拔 800m 以上。分布于星村等地

续表

序号	科名	属名	种名	学名	入药部分	生境分布
1016	杜鹃花科 (Ericaceae)	吊钟花属 (*Enkianthus*)	灯笼树	*Enkianthus chinensis*	花	生于山顶灌丛或沟谷林缘，海拔 1200 ~ 2150m。分布于星村等地
1017	杜鹃花科 (Ericaceae)	珍珠花属 (*Lyonia*)	珍珠花	*Lyonia ovalifolia*	枝叶，果实	生于山地疏林中或林缘路旁灌丛阳光充足地，海拔 200m 以上。分布于星村等地
1018	杜鹃花科 (Ericaceae)	珍珠花属 (*Lyonia*)	小果珍珠花	*Lyonia ovalifolia* var. *elliptica*	枝叶，根，果实（綀木）	生于阳坡疏林或林缘灌丛中、较干旱的阳坡地。全市各地分布
1019	杜鹃花科 (Ericaceae)	水晶兰属 (*Monotropa*)	水晶兰	*Monotropa uniflora*	全草	生于山坡林下阴湿地或林缘沟边灌丛湿地，海拔 1000 ~ 1600m。分布于星村等地
1020	杜鹃花科 (Ericaceae)	杜鹃属 (*Rhododendron*)	腺萼马银花	*Rhododendron bachii*	叶	生于山地密林中或林缘阴湿地，海拔 500m 以上。分布于星村等地
1021	杜鹃花科 (Ericaceae)	杜鹃属 (*Rhododendron*)	丁香杜鹃	*Rhododendron farrerae*	全株	生于山坡灌丛向阳地或疏林阳光充足地，海拔 500m 以下。全市各地分布
1022	杜鹃花科 (Ericaceae)	杜鹃属 (*Rhododendron*)	满山红	*Rhododendron mariesii*	叶	生于山地丘陵灌丛中或林缘路边向阳处，海拔 400 ~ 800m。全市各地分布
1023	杜鹃花科 (Ericaceae)	杜鹃属 (*Rhododendron*)	羊踯躅	*Rhododendron molle*	全株	生于山坡灌丛向阳地或近山顶灌草丛中，海拔 300 ~ 1000m。分布于星村等地
1024	杜鹃花科 (Ericaceae)	越桔属 (*Vaccinium*)	小叶南烛	*Vaccinium bracteatum* var. *chinense*	叶，果实	生于沿海、山地灌丛中，海拔 200 ~ 1300m。全市各地分布
1025	杜鹃花科 (Ericaceae)	越桔属 (*Vaccinium*)	黄背越橘	*Vaccinium iteophyllum*	根，枝叶	生于山地疏林中或林缘路旁沟谷地或灌丛中，海拔 300 ~ 1500m。全市各地分布
1026	杜鹃花科 (Ericaceae)	越桔属 (*Vaccinium*)	扁枝越橘	*Vaccinium japonicum* var. *sinicum*	嫩叶	生于近山顶林中或山地林缘灌丛湿润地，海拔 900 ~ 1900m。分布于星村等地
1027	杜鹃花科 (Ericaceae)	越桔属 (*Vaccinium*)	江南越橘	*Vaccinium mandarinorum*	果实	生于山谷或山地林中，也常见于林缘沟谷地路边，海拔 200 ~ 1500m。全市各地分布
1028	杜鹃花科 (Ericaceae)	越桔属 (*Vaccinium*)	刺毛越橘	*Vaccinium trichocladum*	果实	生于山坡疏林、林缘或沟谷路旁灌丛中，海拔 400 ~ 700m。全市各地常见

续表

序号	科名	属名	种名	学名	入药部分	生境分布
1029	茜草科 (Rubiaceae)	茜树属 (*Aidia*)	香楠	*Aidia canthioides*	茎、叶	生于林下稍阴湿地，海拔800m以下。分布于星村等地
1030	茜草科 (Rubiaceae)	流苏子属 (*Coptosapelta*)	流苏子	*Coptosapelta diffusa*	根	生于林缘路边及山谷溪边或灌丛，海拔1200m以下。全市各地分布
1031	茜草科 (Rubiaceae)	狗骨柴属 (*Diplospora*)	狗骨柴	*Diplospora dubia*	根	生于林下或山谷林缘下，海拔1250m以下。全市各地分布
1032	茜草科 (Rubiaceae)	香果树属 (*Emmenopterys*)	香果树	*Emmenopterys henryi*	根、树皮	生于山谷林缘、路边或疏林中，海拔500 ~ 1450m。分布于星村等地
1033	茜草科 (Rubiaceae)	拉拉藤属 (*Galium*)	拉拉藤	*Galium aparine* var. *echinospermum*	全草	生于农田、园圃、荒坡草地或灌丛中，海拔1600m以下。全市各地分布
1034	茜草科 (Rubiaceae)	拉拉藤属 (*Galium*)	四叶葎	*Galium bungei*	全草（四叶草）	生于沟谷路旁或稍阴湿的山坡草地，海拔50m以上。全市各地分布
1035	茜草科 (Rubiaceae)	拉拉藤属 (*Galium*)	阔叶四叶葎	*Galium bungei* var. *trachyspermum*	全草	生于沟谷路旁或稍阴湿的山坡草地，海拔1200m以下。分布于星村等地
1036	茜草科 (Rubiaceae)	拉拉藤属 (*Galium*)	小叶猪殃殃	*Galium trifidum*	根、全草	生于山谷溪边、路旁、村宅附近菜园、田梗、潮湿的旷野或草丛中，海拔1500m以下。分布于星村等地
1037	茜草科 (Rubiaceae)	耳草属 (*Hedyotis*)	剑叶耳草	*Hedyotis caudatifolia*	全草	生于林下路边、山坡灌丛及草丛中，海拔400 ~ 1500m。全市各地分布
1038	茜草科 (Rubiaceae)	龙船花属 (*Ixora*)	龙船花	Ixora chinensis	根，茎叶，花	生于林缘或疏林下，海拔200 ~ 800m。全市零星栽培
1039	茜草科 (Rubiaceae)	粗叶木属 (*Lasianthus*)	日本粗叶木	*Lasianthus japonicus*	根（铁骨银参）	生于山谷林缘或疏林，海拔500 ~ 1200m。全市各地分布
1040	茜草科 (Rubiaceae)	玉叶金花属 (*Mussaenda*)	黐花	*Mussaenda esquirolii*	根，茎叶	生于林中、林缘、路边或山坡灌丛中，海拔1200m以下。分布于星村等地
1041	茜草科 (Rubiaceae)	蛇根草属 (*Ophiorrhiza*)	日本蛇根草	*Ophiorrhiza japonica*	全草	生于山谷水沟边或林下阴湿处，海拔200 ~ 1200m。全市各地分布
1042	茜草科 (Rubiaceae)	九节属 (*Psychotria*)	蔓九节	*Psychotria serpens*	全株（穿根藤）	生于疏林下或林缘路边，攀附于其他树木或岩石上，海拔800m以下。全市各地分布

续表

序号	科名	属名	种名	学名	入药部分	生境分布
1043	茜草科 (Rubiaceae)	茜草属 (*Rubia*)	金剑草	*Rubia alata*	全草，根及根状茎，茎、叶，叶汁	生于林下路边、林缘、山谷灌丛中或溪边，海拔 1500m 以下。全市各地分布
1044	茜草科 (Rubiaceae)	白马骨属 (*Serissa*)	六月雪	*Serissa japonica*	全株（六月雪）	生于山坡、路旁、溪边、灌丛中，也有栽培。分布于星村等地，偶见栽培
1045	茜草科 (Rubiaceae)	乌口树属 (*Tarenna*)	白花苦灯笼	*Tarenna mollissima*	根及叶	生于林下路边、林缘或山谷灌丛中，海拔 1000m 以下。全市各地分布
1046	龙胆科 (Gentianaceae)	龙胆属 (*Gentiana*)	黄山龙胆	*Gentiana delicata*		生于山坡、路旁及潮湿处，海拔 400 ~ 2100m
1047	龙胆科 (Gentianaceae)	龙胆属 (*Gentiana*)	笔龙胆	*Gentiana zollingeri*	带根全草	生于草甸、灌丛中、林下，海拔 500 ~ 1650m。分布于星村等地
1048	龙胆科 (Gentianaceae)	匙叶草属 (*Latouchea*)	匙叶草	*Latouchea fokienensis*	全草	生于山谷杂木林中湿润处，海拔 1000 ~ 2000m。分布于星村等地
1049	龙胆科 (Gentianaceae)	獐牙菜属 (*Swertia*)	美丽獐牙菜	*Swertia angustifolia* var. *pulchella*	全草（青叶胆）	生于荒山草丛中，海拔 1000m 左右。分布于五夫等地
1050	龙胆科 (Gentianaceae)	双蝴蝶属 (*Tripterospermum*)	香港双蝴蝶	*Tripterospermum nienkui*	全草（黄金线）	生于山谷密林中或山坡路旁疏林中、竹林下等。全市各地分布
1051	夹竹桃科 (Apocynaceae)	黄蝉属 (*Allamanda*)	黄蝉	*Allamanda schottii*	全株	全市各地常见栽培
1052	夹竹桃科 (Apocynaceae)	秦岭藤属 (*Biondia*)	青龙藤	*Biondia henryi*	带根全草（捆仙丝）	生于灌木丛中。分布于星村等地
1053	夹竹桃科 (Apocynaceae)	长春花属 (*Catharanthus*)	长春花	*Catharanthus roseus*	全株	全市各地常见栽培
1054	夹竹桃科 (Apocynaceae)	鹅绒藤属 (*Cynanchum*)	刺瓜	*Cynanchum corymbosum*	全草，果实	生于灌丛中潮湿处。全市各地零星分布
1055	夹竹桃科 (Apocynaceae)	黑鳗藤属 (*Jasminanthes*)	黑鳗藤	*Jasminanthes mucronata*	茎	生于密林中。全市零星分布
1056	夹竹桃科 (Apocynaceae)	夹竹桃属 (*Nerium*)	夹竹桃	*Nerium oleander*	全株，叶	全市各地常见栽培
1057	夹竹桃科 (Apocynaceae)	帘子藤属 (*Pottsia*)	帘子藤	*Pottsia laxiflora*	根，茎，乳汁	生于杂木林中及山谷林缘，海拔 1200m 以下。分布于上梅等地

续表

序号	科名	属名	种名	学名	入药部分	生境分布
1058	夹竹桃科 (Apocynaceae)	黄花夹竹桃属 (*Thevetia*)	黄花夹竹桃	*Thevetia peruviana*	叶，种子	全市村边路旁常见栽培
1059	夹竹桃科 (Apocynaceae)	娃儿藤属 (*Tylophora*)	七层楼	*Tylophora floribunda*	根	生于山坡灌木丛中。全市各地分布
1060	夹竹桃科 (Apocynaceae)	水壶藤属 (*Urceola*)	酸叶胶藤	*Urceola rosea*	全株	生于杂木林缘、山谷灌丛中及溪边湿润处，海拔 800m 以下。全市各地常见
1061	夹竹桃科 (Apocynaceae)	白前属 (*Vincetoxicum*)	徐长卿	*Vincetoxicum pycnostelma*	根	生于林缘湿草地或水沟边。全市零星分布
1062	紫草科 (Boraginaceae)	斑种草属 (*Bothriospermum*)	斑种草	*Bothriospermum* chinense	全草（蛤蟆草）	生于农田。全市各地分布
1063	紫草科 (Boraginaceae)	斑种草属 (*Bothriospermum*)	柔弱斑种草	*Bothriospermum* tenellum	全草	田间杂草。全市各地分布
1064	紫草科 (Boraginaceae)	琉璃草属 (*Cynoglossum*)	小花琉璃草	*Cynoglossum* lanceolatum	全草（牙痛草）	生于丘陵、山坡草地及路边，海拔 300 ~ 2800m。全市各地分布
1065	紫草科 (Boraginaceae)	琉璃草属 (*Cynoglossum*)	琉璃草	*Cynoglossum* zeylanicum	全草	生于山地田野或路旁湿润地。全市零星分布
1066	紫草科 (Boraginaceae)	厚壳树属 (*Ehretia*)	厚壳树	*Ehretia thyrsiflora*	枝，叶	生于丘陵、平原疏林、山坡灌丛及山谷密林，海拔 100 ~ 1700m。全市各地分布
1067	紫草科 (Boraginaceae)	盾果草属 (*Thyrocarpus*)	盾果草	*Thyrocarpus sampsonii*	全草	田间杂草。全市各地分布
1068	紫草科 (Boraginaceae)	附地菜属 (*Trigonotis*)	附地菜	*Trigonotis peduncularis*	全草	田间杂草。全市各地分布
1069	旋花科 (Convolvulaceae)	菟丝子属 (*Cuscuta*)	菟丝子	*Cuscuta chinensis*	全草（菟丝），种子	生于山坡、路旁、田边或沙丘。全市各地零星分布
1070	旋花科 (Convolvulaceae)	菟丝子属 (*Cuscuta*)	金灯藤	*Cuscuta japonica*	全草，种子	生于公路旁灌草丛中。分布于星村等地
1071	旋花科 (Convolvulaceae)	飞蛾藤属 (*Porana*)	飞蛾藤	*Porana racemosus*	全株	生于林下。分布于星村等地
1072	旋花科 (Convolvulaceae)	番薯属 (*Ipomoea*)	蕹菜	*Ipomoea aquatica*	根，茎叶	全市各地栽培
1073	旋花科 (Convolvulaceae)	番薯属 (*Ipomoea*)	番薯	*Ipomoea batatas*	块根	全市各地栽培
1074	旋花科 (Convolvulaceae)	番薯属 (*Ipomoea*)	茑萝	*Ipomoea quamoclit*	全草（金凤毛），根	栽培或逸为野生。全市各地分布
1075	旋花科 (Convolvulaceae)	番薯属 (*Ipomoea*)	圆叶牵牛	*Ipomoea purpurea*	种子	生于路旁或绿篱间。全市各地分布

续表

序号	科名	属名	种名	学名	入药部分	生境分布
1076	旋花科 (Convolvulaceae)	鱼黄草属 (*Merremia*)	篱栏网	*Merremia hederacea*	全草，种子	生于河边灌草丛中。全市各地常见
1077	旋花科 (Convolvulaceae)	心萼薯属 (*Aniseia*)	心萼薯	*Aniseia martinicensis*	全草，种子	生于山坡、路旁灌丛中。全市各地较常见
1078	茄科 (Solanaceae)	酸浆属 (*Physalis*)	酸浆	*Physalis alkekengi*	全草或果实（酸浆），根	多生于山野空旷地或林缘路旁稍阴地，海拔 500 ~ 800m。分布于五夫等地
1079	茄科 (Solanaceae)	鸳鸯茉莉属 (*Brunfelsia*)	鸳鸯茉莉	*Brunfelsia brasiliensis*	叶	全市各地园林零星栽培
1080	茄科 (Solanaceae)	辣椒属 (*Capsicum*)	辣椒	*Capsicum annuum*	根，茎，叶，果实	全市各地多有栽培
1081	茄科 (Solanaceae)	辣椒属 (*Capsicum*)	朝天椒	*Capsicum annuum* var. *conoides*	果实	全市各地多有栽培
1082	茄科 (Solanaceae)	辣椒属 (*Capsicum*)	簇生椒	*Capsicum annuum* var. *fasciculatum*	根，茎，叶，果实（辣椒），种子	全市各地多有栽培
1083	茄科 (Solanaceae)	辣椒属 (*Capsicum*)	菜椒	*Capsicum annuum* var. *grossum*	根，茎，果实（辣椒）叶，种子	全市各地多有栽培
1084	茄科 (Solanaceae)	烟草属 (*Nicotiana*)	烟草	*Nicotiana tabacum*	叶	全市各地常见栽培
1085	茄科 (Solanaceae)	矮牵牛属 (*Petunia*)	碧冬茄	*Petunia* × *hybrida*	种子	全市各地常见栽培
1086	茄科 (Solanaceae)	散血丹属 (*Physaliastrum*)	江南散血丹	*Physaliastrum heterophyllum*	根	生于山坡沟谷林下阴湿地，海拔 500 ~ 1200m。分布于岚谷等地
1087	茄科 (Solanaceae)	洋酸浆属 (*Physalis*)	灯笼果	*Physalis peruviana*	全草	多生于山野路旁、荒山荒地及荒野草丛。海拔 300 ~ 1200m。全市各地分布
1088	茄科 (Solanaceae)	茄属 (*Solanum*)	软毛茄	*Solanum erithunem*	根皮	多生于山坡灌丛中或屋旁路边，海拔 500m 以下。全市各地分布
1089	茄科 (Solanaceae)	茄属 (*Solanum*)	番茄	*Solanum lycopersicum*	新鲜果实	原产美洲，现广泛生长于世界热带至温带地区。全市各地分布
1090	茄科 (Solanaceae)	茄属 (*Solanum*)	茄	*Solanum melongena*	根，茎，叶，花，果实	原产亚洲。全市各地分布
1091	茄科 (Solanaceae)	茄属 (*Solanum*)	龙葵	*Solanum nigrum*	全草，根，种子	多生于田边、路边、荒坡及房前屋后，海拔 1500m 以下。全市各地分布

续表

序号	科名	属名	种名	学名	入药部分	生境分布
1092	茄科 (Solanaceae)	茄属 (*Solanum*)	马铃薯	*Solanum tuberosum*	块茎	原产热带美洲。全市各地常见栽培
1093	木樨科 (Oleaceae)	流苏树属 (*Chionanthus*)	流苏树	*Chionanthus retusus*	叶	生于山地路旁灌丛中或林缘，海拔 500 ~ 1000m。分布于星村等地
1094	木樨科 (Oleaceae)	梣属 (*Fraxinus*)	白蜡树	*Fraxinus chinensis*	树皮（秦皮），叶	生于阔叶林中。分布于星村等地
1095	木樨科 (Oleaceae)	素馨属 (*Jasminum*)	迎春花	*Jasminum nudiflorum*	叶，花	生于灌丛或岩石缝中，或栽培。全市各地分布
1096	木樨科 (Oleaceae)	素馨属 (*Jasminum*)	茉莉花	*Jasminum sambac*	根，叶，花	全市各地常见栽培
1097	木樨科 (Oleaceae)	素馨属 (*Jasminum*)	华素馨	*Jasminum sinense*	全株	生于林缘或路边。分布于星村等地
1098	木樨科 (Oleaceae)	女贞属 (*Ligustrum*)	蜡子树	*Ligustrum molliculum*	树皮、叶	生于灌丛或阔叶林中。分布于星村等地
1099	木樨科 (Oleaceae)	女贞属 (*Ligustrum*)	小叶女贞	*Ligustrum quihoui*	树皮（水白蜡树皮），叶（水白蜡）	生于山坡或河边灌丛中。分布于星村等地
1100	木樨科 (Oleaceae)	女贞属 (*Ligustrum*)	小蜡	*Ligustrum sinense*	叶	生于溪河边灌丛或林缘。全市各地分布
1101	木樨科 (Oleaceae)	木樨属 (*Osmanthus*)	木樨	*Osmanthus fragrans*	根	全市各地常见栽培
1102	木樨科 (Oleaceae)	木樨属 (*Osmanthus*)	厚边木犀	*Osmanthus marginatus*	花	生于阔叶林中。分布于星村等地
1103	木樨科 (Oleaceae)	木樨属 (*Osmanthus*)	牛矢果	*Osmanthus matsumuranum*	树皮，叶（羊屎木）	生于阔叶林中。分布于星村等地
1104	苦苣苔科 (Gesneriaceae)	马铃苣苔属 (*Oreocharis*)	石上莲	*Oreocharis benthamii* var. *reticulata*	全草	生于林下岩壁上，海拔 340 ~ 1000m。分布于星村等地
1105	苦苣苔科 (Gesneriaceae)	报春苣苔属 (*Primulina*)	羽裂报春苣苔	*Primulina pinnatifida*	全草	附生林下岩石上，海拔 600 ~ 1500m。分布于星村等地
1106	苦苣苔科 (Gesneriaceae)	线柱苣苔属 (*Rhynchotechum*)	线柱苣苔	*Rhynchotechum obovatum*	全草，叶，花	生于林下阴湿处，海拔 140 ~ 460m。分布于星村等地
1107	车前科 (Plantaginaceae)	车前属 (*Plantago*)	大车前	*Plantago major*	全草（车前草），种子（车前子）	生于路边、草地、田埂、沟边等，海拔 5 ~ 2800m。全市各地分布
1108	玄参科 (Scrophulariaceae)	野甘草属 (*Scoparia*)	野甘草	*Scoparia dulcis*	全草	生于荒地、路旁及山坡。全市各地分布
1109	玄参科 (Scrophulariaceae)	婆婆纳属 (*Veronica*)	直立婆婆纳	*Veronica arvensis*	全草	生于路边及荒野草地。全市各地分布

续表

序号	科名	属名	种名	学名	入药部分	生境分布
1110	玄参科 (Scrophulariaceae)	婆婆纳属 (*Veronica*)	阿拉伯婆婆纳	*Veronica persica*	全草（肾子草）	生于路边、田埂、草地。全市各地常见
1111	玄参科 (Scrophulariaceae)	醉鱼草属 (*Buddleja*)	白背枫	*Buddleja asiatica*	根，叶，果实	生于山坡灌丛或村旁路边溪河边。全市各地分布
1112	玄参科 (Scrophulariaceae)	醉鱼草属 (*Buddleja*)	醉鱼草	*Buddleja lindleyana*	根，叶，花	生于山坡路旁或溪边灌丛。全市各地分布
1113	玄参科 (Scrophulariaceae)	陌上菜属 (*Lindernia*)	泥花草	*Lindernia antipoda*	全草（水虾子草）	生于田边、草地及村旁潮湿处。全市各地常见
1114	玄参科 (Scrophulariaceae)	陌上菜属 (*Lindernia*)	母草	*Lindernia crustacea*	全草	生于田边、草地、路边或沼泽。全市各地分布
1115	玄参科 (Scrophulariaceae)	陌上菜属 (*Lindernia*)	旱田草	*Lindernia ruellioides*	全草	生于草地、林下、山谷及沟溪边。全市各地常见
1116	玄参科 (Scrophulariaceae)	蝴蝶草属 (*Torenia*)	长叶蝴蝶草	*Torenia asiatica*	全草（水韩信草）	生于林下、路旁、山坡或阴湿处。分布于星村等地
1117	玄参科 (Scrophulariaceae)	蝴蝶草属 (*Torenia*)	蓝猪耳	*Torenia fournieri*	全草	全市各地常见栽培
1118	玄参科 (Scrophulariaceae)	蝴蝶草属 (*Torenia*)	紫萼蝴蝶草	*Torenia violacea*	全草	生于山坡草地、林下、田边及路旁潮湿处。全市各地常见
1119	玄参科 (Scrophulariaceae)	通泉草属 (*Mazus*)	通泉草	*Mazus japonicus*	全草（绿蓝花）	生于湿润的草地、沟边、路旁或林缘。全市各地常见
1120	玄参科 (Scrophulariaceae)	通泉草属 (*Mazus*)	匍茎通泉草	*Mazus miquelii*	全草	生于路旁、荒野或河岸。全市各地常见
1121	玄参科 (Scrophulariaceae)	泡桐属 (*Paulownia*)	南方泡桐	*Paulownia taiwaniana*	根皮，叶	生于荒地，山坡疏林或灌丛中。分布于五夫、兴田、上梅等地
1122	玄参科 (Scrophulariaceae)	腹水草属 (*Veronicastrum*)	宽叶腹水草	*Veronicastrum latifolium*	全草	生于林中或灌丛中。分布于星村等地
1123	玄参科 (Scrophulariaceae)	腹水草属 (*Veronicastrum*)	腹水草	*Veronicastrum stenostachyum* subsp. *plukenetii*	全草	生于林下或林缘草地。分布于星村、五夫等地
1124	芝麻科 (Pedaliaceae)	芝麻属 (*Sesamum*)	芝麻	*Sesamum indicum*	茎（油麻槁），种子（黑芝麻）	栽培，也多有逸生。全市各地分布
1125	唇形科 (Lamiaceae)	筋骨草属 (*Ajuga*)	紫背金盘	*Ajuga nipponensis*	全草（筋骨草）	生于田地、路边及林下，海拔 100 ~ 2300m。分布于星村等地。
1126	唇形科 (Lamiaceae)	广防风属 (*Epimeredi*)	广防风	*Epimeredi indica*	全草	全市大部分地区有栽培，海拔 40m 以上
1127	唇形科 (Lamiaceae)	风轮菜属 (*Clinopodium*)	邻近风轮菜	*Clinopodium confine*	全草（剪刀草）	生于水沟边或山坡草地，海拔 500m 以下。分布于星村等地

续表

序号	科名	属名	种名	学名	入药部分	生境分布
1128	唇形科 (Lamiaceae)	风轮菜属 (*Clinopodium*)	细风轮菜	*Clinopodium gracile*	全草	生于山坡草地、灌丛、林缘、沟边、路旁或田野。全市各地分布
1129	唇形科 (Lamiaceae)	鞘蕊花属 (*Coleus*)	小五彩苏	*Coleus scutellarioides* var. *crispipilus*	全草（金耳环）	生于溪旁、路旁、山谷、田野的草丛或林中。全市各地常见作为观赏栽培
1130	唇形科 (Lamiaceae)	活血丹属 (*Glechoma*)	白透骨消	*Glechoma biondiana*	全草	生于山沟边、路边或林缘肥沃土，海拔 110 ~ 1700m。分布于星村等地
1131	唇形科 (Lamiaceae)	四轮香属 (*Hanceola*)	出蕊四轮香	*Hanceola exserta*	全草	生于常绿林下、混交林中、路边阴湿草坡、阴地或林下水沟边，海拔 540 ~ 1400m。分布于星村等地
1132	唇形科 (Lamiaceae)	香茶菜属 (*Rabdosia*)	内折香茶菜	*Rabdosia inflexus*	全草	生于山谷溪边、疏林或阴湿处，海拔 1200m 以下。分布于吴屯等地
1133	唇形科 (Lamiaceae)	蜜蜂花属 (*Melissa*)	蜜蜂花	*Melissa axillaris*	全草（鼻血草）	生于路旁、山地、山坡、谷地向阳草丛或灌丛中，海拔 600m 以上。全市各地分布
1134	唇形科 (Lamiaceae)	石荠苎属 (*Mosla*)	小鱼仙草	*Mosla dianthera*	全草（大叶香薷）	生于山坡、路旁、灌丛中或水边。全市各地分布
1135	唇形科 (Lamiaceae)	石荠苎属 (*Mosla*)	石荠苎	*Mosla scabra*	全草	生于山坡、路旁或灌丛中，海拔 50 ~ 1150m。全市各地分布
1136	唇形科 (Lamiaceae)	假糙苏属 (*Paraphlomis*)	白花假糙苏	*Paraphlomis albiflora*	全草	生于林下或谷地林下潮湿处，海拔 100 ~ 800m。分布于星村等地
1137	唇形科 (Lamiaceae)	假糙苏属 (*Paraphlomis*)	纤细假糙苏	*Paraphlomis gracilis*	全草	生于湿山沟或密林下，海拔 600 ~ 810m。分布于星村等地
1138	唇形科 (Lamiaceae)	紫苏属 (*Perilla*)	野生紫苏	*Perilla frutescens* var. *acuta*	全草	生于山坡路旁，村边荒地或住宅附近。全市各地分布
1139	唇形科 (Lamiaceae)	鼠尾草属 (*Salvia*)	血盆草	*Salvia cavaleriei* var. *simplicifolia*	全草，根（朱砂草）	生于山坡林下、草丛中、路旁或湿地，海拔 460m 以上。全市各地分布
1140	唇形科 (Lamiaceae)	鼠尾草属 (*Salvia*)	华鼠尾草	*Salvia chinensis*	全草（石见穿）	生于林下阴湿处或草地，海拔 120 ~ 500m。分布于星村等地
1141	唇形科 (Lamiaceae)	鼠尾草属 (*Salvia*)	鼠尾草	*Salvia japonica*	根，全草	生于山坡、路旁、水沟边、林下阴湿处，海拔 220 ~ 1100m。全市各地分布

续表

序号	科名	属名	种名	学名	入药部分	生境分布
1142	唇形科 (Lamiaceae)	鼠尾草属 (*Salvia*)	荔枝草	*Salvia plebeia*	全草	生于山坡、路旁、草地、田野或水沟边，海拔可至2800m。全市各地分布
1143	唇形科 (Lamiaceae)	鼠尾草属 (*Salvia*)	地埂鼠尾草	*Salvia scapiformis*	全草（白补药），根	生于山谷、林下或水沟边，海拔120～1250m。分布于星村等地
1144	唇形科 (Lamiaceae)	水苏属 (*Stachys*)	水苏	*Stachys japonica*	全草，根	生于水沟旁、林下湿地，海拔在230m以下。全市各地常见
1145	唇形科 (Lamiaceae)	水苏属 (*Stachys*)	细柄针筒菜	*Stachys oblongifolia* var. *leptopoda*	全草	生于山坡、荒草地及灌丛中，海拔500m以下。分布于星村等地
1146	唇形科 (Lamiaceae)	水苏属 (*Stachys*)	甘露子	*Stachys sieboldii*	块茎，全草	生于荒草地及湿润处。分布于星村等地
1147	唇形科 (Lamiaceae)	香科科属 (*Teucrium*)	庐山香科科	*Teucrium pernyi*	全草	生于山坡路旁或林下，海拔150～1120m。全市各地常见
1148	唇形科 (Lamiaceae)	香科科属 (*Teucrium*)	血见愁	*Teucrium viscidum*	全草（山藿香）	生于山坡林下阴湿处，海拔120～1530m。全市各地常见
1149	泡桐科 (Paulowniaceae)	泡桐属 (*Paulownia*)	白花泡桐	*Paulownia fortunei*	根，叶，花，果初	生于山坡、疏林、山谷及荒地，也常见栽培。全市各地常见
1150	列当科 (Orobanchaceae)	野菰属 (*Aeginetia*)	中国野菰	*Aeginetia sinensis*	全草	寄生于禾草类植物根上。分布于星村等地
1151	狸藻科 (Lentibulariaceae)	狸藻属 (*Utricularia*)	挖耳草	*Utricularia bifida*	全草	生于溪边、水田中、沟边湿地或沼泽地，海拔40～1350m。全市各地分布
1152	爵床科 (Acanthaceae)	十万错属 (*Asystasia*)	白接骨	*Asystasia neesiana*	全草	生于林下、山沟边或溪边。分布于星村等地
1153	爵床科 (Acanthaceae)	狗肝菜属 (*Dicliptera*)	狗肝菜	*Dicliptera chinensis*	全草	生于溪边、路旁或疏林下，海拔1800m以下。全市各地分布
1154	爵床科 (Acanthaceae)	水蓑衣属 (*Hygrophila*)	水蓑衣	*Hygrophila salicifolia*	全草（大青草），种子（南天仙子）	生于溪边、沟边湿地或路旁阴湿地。全市各地分布
1155	爵床科 (Acanthaceae)	爵床属 (*Justicia*)	虾衣花	*Justicia brandegeeana*	茎，叶	多为栽培。全市各地分布
1156	爵床科 (Acanthaceae)	观音草属 (*Peristrophe*)	九头狮子草	*Peristrophe japonica*	全草	生于林下、溪边或路旁阴湿处。全市各地分布
1157	爵床科 (Acanthaceae)	孩儿草属 (*Rungia*)	密花孩儿草	*Rungia densiflora*	全草	生于潮湿的沟谷林下。海拔400～800m。分布于星村等地

续表

序号	科名	属名	种名	学名	入药部分	生境分布
1158	紫葳科 (Bignoniaceae)	梓属 (*Catalpa*)	梓	*Catalpa ovata*	根皮或树皮的韧皮部（梓白皮），叶，果实	多作为绿化树栽培。分布于星村等地
1159	紫葳科 (Bignoniaceae)	炮仗藤属 (*Pyrostegia*)	炮仗藤	*Pyrostegia venusta*	茎，叶，花	全市各地常见栽培
1160	马鞭草科 (Verbenaceae)	紫珠属 (*Callicarpa*)	紫珠	*Callicarpa bodinieri*	根、茎叶（珍珠枫）	生于疏林、林缘及灌丛中，海拔 200 ~ 1300m。分布于星村等地
1161	马鞭草科 (Verbenaceae)	紫珠属 (*Callicarpa*)	华紫珠	*Callicarpa cathayana*	根、叶	生于山坡谷地、溪旁灌丛中，海拔 1200m 以下。分布于星村等地
1162	马鞭草科 (Verbenaceae)	紫珠属 (*Callicarpa*)	尖尾枫	*Callicarpa dolichophylla*	根，茎叶	生于山坡路旁荒野、谷地、村庄附近灌丛中，海拔 1200m 以下。全市各地分布
1163	马鞭草科 (Verbenaceae)	紫珠属 (*Callicarpa*)	枇杷叶紫珠	*Callicarpa kochiana*	根或茎、叶（牛舌癀）	生于山坡或谷底灌丛中或林缘，海拔 100 ~ 1000m。全市各地常见
1164	马鞭草科 (Verbenaceae)	紫珠属 (*Callicarpa*)	大叶紫珠	*Callicarpa macrophylla*	根、叶	生于疏林下和灌丛中，海拔 100 ~ 2000m。全市各地分布
1165	马鞭草科 (Verbenaceae)	紫珠属 (*Callicarpa*)	红紫珠	*Callicarpa rubella*	根（对节树根），叶及嫩枝	生于山坡疏林或灌丛中，海拔 400 ~ 1600m。全市各地分布
1166	马鞭草科 (Verbenaceae)	莸属 (*Caryopteris*)	单花莸	*Caryopteris nepetifolia*	全株（荆芥叶莸）	生于阴湿山坡路旁。分布于水帘洞景区等地
1167	马鞭草科 (Verbenaceae)	大青属 (*Clerodendrum*)	臭牡丹	*Clerodendrum bungei*	根、叶	生于山坡、路旁、林缘、沟旁、灌丛地阴湿处，海拔 1500m 以下。分布于星村等地
1168	马鞭草科 (Verbenaceae)	大青属 (*Clerodendrum*)	灰毛大青	*Clerodendrum canescens*	根（大青木）	生于山坡路旁灌丛地或疏林中，海拔 220 ~ 880m。分布于星村等地
1169	马鞭草科 (Verbenaceae)	牡荆属 (*Vitex*)	牡荆	*Vitex negundo* var. *cannabifolia*	全株，叶油（牡荆油）	生于低山向阳的灌木丛中。全市各地分布
1170	马鞭草科 (Verbenaceae)	牡荆属 (*Vitex*)	山牡荆	*Vitex quinata*	根皮，叶	生于山坡、丘陵常绿阔叶林中，海拔 180 ~ 1200m。全市各地常见
1171	马鞭草科 (Verbenaceae)	假连翘属 (*Duranta*)	假连翘	*Duranta repens*	叶，果实	全市各地常见栽培
1172	马鞭草科 (Verbenaceae)	马缨丹属 (*Lantana*)	马缨丹	*Lantana camara*	根，叶或嫩枝叶，花	生于山野路旁、空旷地或路旁灌丛中，海拔 500m 以下。全市各地分布

续表

序号	科名	属名	种名	学名	入药部分	生境分布
1173	冬青科 (Aquifoliaceae)	冬青属 (*Ilex*)	满树星	*Ilex aculeolata*	根皮	生于疏林中。分布于星村等地
1174	冬青科 (Aquifoliaceae)	冬青属 (*Ilex*)	榕叶冬青	*Ilex ficoidea*	根	生于山地林中、林缘及村旁路边，海拔 500m 以下。分布于星村等地
1175	冬青科 (Aquifoliaceae)	冬青属 (*Ilex*)	大叶冬青	*Ilex latifolia*	叶（苦丁茶）	生于密林或疏林中、山谷溪边。分布于星村等地
1176	冬青科 (Aquifoliaceae)	冬青属 (*Ilex*)	小果冬青	*Ilex micrococca*	根，叶	生于常绿阔叶林中或路旁稍阴处，海拔 850～1100m。分布于星村等地
1177	冬青科 (Aquifoliaceae)	冬青属 (*Ilex*)	具柄冬青	*Ilex pedunculosa*	树皮（一口血）	生于常绿阔叶林中或林缘。分布于星村等地
1178	冬青科 (Aquifoliaceae)	冬青属 (*Ilex*)	香冬青	*Ilex suaveolens*	根	生于常绿阔叶林中。分布于星村等地
1179	冬青科 (Aquifoliaceae)	冬青属 (*Ilex*)	三花冬青	*Ilex triflora*	根（小冬青），叶	生于山坡林缘或灌丛中。全市各地分布
1180	冬青科 (Aquifoliaceae)	冬青属 (*Ilex*)	罗浮冬青	*Ilex tutcheri*	根	生于常绿阔叶林下或灌丛，海拔 200～800m。分布于星村等地
1181	冬青科 (Aquifoliaceae)	冬青属 (*Ilex*)	尾叶冬青	*Ilex wilsonii*	根，叶	生于山地林中或林缘沟谷地，海拔 800～1300m。分布于星村等地
1182	桔梗科 (Campanulaceae)	沙参属 (*Adenophora*)	华东杏叶沙参	*Adenophora hunanensis* subsp. *huadungensis*	根	生于山坡草地或林下草丛中，海拔 1900m 以下。分布于吴屯等地
1183	桔梗科 (Campanulaceae)	沙参属 (*Adenophora*)	轮叶沙参	*Adenophora tetraphylla*	根	生于草地、灌木丛中，海拔约 2000m。分布于岚谷、星村等地
1184	菊科 (Asteraceae)	下田菊属 (*Adenostemma*)	下田菊	*Adenostemma lavenia*	全草（风气草）	生于路旁、山坡林下、水沟边，海拔 460～2000m。全市各地分布
1185	菊科 (Asteraceae)	下田菊属 (*Adenostemma*)	宽叶下田菊	*Adenostemma lavenia* var. *latifolium*	全草（重皮冲）	生于林下、林缘、灌丛中、河边阴湿地及水沟旁。全市各地常见
1186	菊科 (Asteraceae)	藿香蓟属 (*Ageratum*)	熊耳草	*Ageratum houstonianum*	全草	生山坡林下、林缘、田边，路旁及荒野中。全市各地分布
1187	菊科 (Asteraceae)	兔儿风属 (*Ainsliaea*)	长穗兔儿风	*Ainsliaea henryi*	全草（兔儿风）	生于山坡林下，海拔 700～1500m。分布于星村等地

续表

序号	科名	属名	种名	学名	入药部分	生境分布
1188	菊科 (Asteraceae)	兔儿风属 (*Ainsliaea*)	灯台兔儿风	*Ainsliaea kawakamii*	全草	生于山坡、林下、路旁，海拔 500 ~ 1500m。分布于岚谷、星村等地。
1189	菊科 (Asteraceae)	香青属 (*Anaphalis*)	珠光香青	*Anaphalis margaritacea*	全草或根	多生于亚高山或低山草地，石砾地，山沟，路旁，林下，灌丛等向阳排水较好的地方，海拔 500 ~ 1200m。分布于吴屯等地
1190	菊科 (Asteraceae)	香青属 (*Anaphalis*)	香青	*Anaphalis sinica*	全草	生于山地或近山顶灌草丛中或石岩边，海拔 700 ~ 1200m。分布于岚谷、吴屯等地
1191	菊科 (Asteraceae)	蒿属 (*Artemisia*)	茵陈蒿	*Artemisia capillaris*	幼嫩茎叶（茵陈蒿）	生于荒山坡地，海拔 700m 以下。全市各地分布
1192	菊科 (Asteraceae)	蒿属 (*Artemisia*)	青蒿	*Artemisia carvifolia*	全草	多生于荒山荒地、路旁、林缘草丛中，海拔 1200m 以下。分布于星村等地
1193	菊科 (Asteraceae)	蒿属 (*Artemisia*)	五月艾	*Artemisia indica*	全草（鸡脚蒿）	多生于山坡路旁、林缘及山地草灌丛中，海拔 1000m 以下。全市各地分布
1194	菊科 (Asteraceae)	蒿属 (*Artemisia*)	矮蒿	*Artemisia lancea*	根，叶（细叶艾）	多生于山地林缘、疏林下、路边、田边、沟边及空旷地，海拔 1000m 以下。全市各地分布
1195	菊科 (Asteraceae)	蒿属 (*Artemisia*)	蒙古蒿	*Artemisia mongolica*	叶	多生于山坡路旁、山地草丛及沟谷边，海拔 500 ~ 1200m。分布于星村等地
1196	菊科 (Asteraceae)	蒿属 (*Artemisia*)	魁蒿	*Artemisia princeps*	全草	多生于山坡路旁，林缘，灌丛及沟谷边。全市各地分布
1197	菊科 (Asteraceae)	蒿属 (*Artemisia*)	白莲蒿	*Artemisia sacrorum*	全草	生于山坡路旁、灌丛或草丛中，海拔 500 ~ 1000m。全市各地分布
1198	菊科 (Asteraceae)	蒿属 (*Artemisia*)	猪毛蒿	*Artemisia scoparia*	基生叶，幼苗，幼叶	多生于山坡、旷野、路旁及林缘草灌丛中，海拔 1200m 以下。全市各地分布
1199	菊科 (Asteraceae)	蒿属 (*Artemisia*)	南艾蒿	*Artemisia verlotorum*	根，叶，全草	多生于路旁、荒山荒地，田边及河边，海拔 1200m 以下。全市各地分布
1200	菊科 (Asteraceae)	紫菀属 (*Aster*)	白舌紫菀	*Aster baccharoides*	全株，根	生于山坡、路旁、灌丛，海拔 1300m 以下。全市各地分布

续表

序号	科名	属名	种名	学名	入药部分	生境分布
1201	菊科 (Asteraceae)	紫菀属 (*Aster*)	琴叶紫菀	*Aster panduratus*	全草	生于山坡、荒地、路旁，海拔 100 ~ 1400m。分布于星村、岚谷等地
1202	菊科 (Asteraceae)	紫菀属 (*Aster*)	钻叶紫菀	*Aster subulatum*	全草（端连草）	生于路旁、草地和溪岸上，海拔 800m 以下。分布于五夫等地
1203	菊科 (Asteraceae)	紫菀属 (*Aster*)	陀螺紫菀	*Aster turbinatus*	全草，根	生于山谷、溪岸及林荫地，海拔 200 ~ 800m。分布于星村、岚谷、上梅等地
1204	菊科 (Asteraceae)	雏菊属 (*Bellis*)	雏菊	*Bellis perennis*	叶，花序	全市各地常有栽培
1205	菊科 (Asteraceae)	鬼针草属 (*Bidens*)	婆婆针	*Bidens bipinnata*	全草（刺针草）	多生于路边荒地、山坡及田边。全市各地分布
1206	菊科 (Asteraceae)	鬼针草属 (*Bidens*)	金盏银盘	*Bidens biternata*	全草	生于路旁、村边及空旷荒地。全市各地较常见
1207	菊科 (Asteraceae)	鬼针草属 (*Bidens*)	小花鬼针草	*Bidens parviflora*	全草	多生于山坡，林缘，向阳草地，田间，路旁及河岸。全市各地分布
1208	菊科 (Asteraceae)	鬼针草属 (*Bidens*)	狼耙草	*Bidens tripartita*	全草	多生于荒野路旁及水边湿地。全市各地分布
1209	菊科 (Asteraceae)	艾纳香属 (*Blumea*)	馥芳艾纳香	*Blumea aromatica*	全草	生于山地林缘或荒山荒地路旁灌草丛中，海拔 800m 以下。分布于星村等地
1210	菊科 (Asteraceae)	艾纳香属 (*Blumea*)	节节红	*Blumea fistulosa*	全草	生于路旁、田边、沟谷溪边及山地草丛中，海拔 500m 以下。分布于星村等地
1211	菊科 (Asteraceae)	艾纳香属 (*Blumea*)	台北艾纳香	*Blumea formosana*	全草	生于山地草丛中或疏林下。全市各地分布
1212	菊科 (Asteraceae)	艾纳香属 (*Blumea*)	毛毡草	*Blumea hieraciifolia*	全草（丝毛毛毡草）	多生于路旁、田边及山地草丛中，海拔 500m 以下。全市各地分布
1213	菊科 (Asteraceae)	艾纳香属 (*Blumea*)	东风草	*Blumea megacephala*	全草	多生于山坡林缘或路旁灌丛中，海拔 500m 以下。全市各地分布
1214	菊科 (Asteraceae)	艾纳香属 (*Blumea*)	柔毛艾纳香	*Blumea mollis*	全草（红头小仙）	多生于田野、路旁及空旷草地，海拔 800m 以下。全市各地分布
1215	菊科 (Asteraceae)	金盏花属 (*Calendula*)	金盏花	*Calendula officinalis*	根、花	原产于欧洲南部及地中海沿岸。全市各地常见栽培

续表

序号	科名	属名	种名	学名	入药部分	生境分布
1216	菊科 (Asteraceae)	天名精属 (*Carpesium*)	天名精	*Carpesium abrotanoides*	全草	多生于村旁、路边、荒地、林缘及溪边，海拔 1500m 以下。分布于上梅等地
1217	菊科 (Asteraceae)	天名精属 (*Carpesium*)	烟管头草	*Carpesium cernuum*	全草	多生于山坡路旁草丛中及阴湿地，也常见于田头、路边及空旷地。全市各地分布
1218	菊科 (Asteraceae)	天名精属 (*Carpesium*)	金挖耳	*Carpesium divaricatum*	全草	多生于山地路旁灌草丛中或空旷荒地上，海拔 1500m 以下。全市各地分布
1219	菊科 (Asteraceae)	菊属 (*Dendranthema*)	菊花	*Dendranthema morifolium*	根、叶，花	全市各地有零星栽培
1220	菊科 (Asteraceae)	蓟属 (*Cirsium*)	线叶蓟	*Cirsium lineare*	全草（苦芙），根、花序	生于山坡或路旁。分布于吴屯、上梅等地
1221	菊科 (Asteraceae)	蓟属 (*Cirsium*)	总序蓟	*Cirsium racemiforme*	根	生于山沟路边，山脚林缘，林下、潮湿地或山坡草地。分布于星村等地
1222	菊科 (Asteraceae)	野茼蒿属 (*Crassocephalum*)	野茼蒿	*Crassocephalum crepidioides*	全草	生于路边、旷野和草丛中，海拔 300 ~ 1800m。全市各地分布
1223	菊科 (Asteraceae)	鱼眼草属 (*Dichrocephala*)	鱼眼草	*Dichrocephala auriculata*	全草	生于山坡林下、田边、路旁、荒地。全市各地分布
1224	菊科 (Asteraceae)	一点红属 (*Emilia*)	小一点红	*Emilia prenanthoidea*	全草或带根全草	生于路旁、山坡草地及林下，海拔 550 ~ 2000m。全市各地分布
1225	菊科 (Asteraceae)	一点红属 (*Emilia*)	一点红	*Emilia sonchifolia*	全草	生于山坡草地、路旁、荒地及田间，海拔 800 ~ 2100m。全市各地分布
1226	菊科 (Asteraceae)	飞蓬属 (*Erigeron*)	飞蓬	*Erigeron acer*	全草	多生于林缘，灌丛下，草地，牧场，草甸，草原，田野及路旁，海拔 1300m 以下。全市各地分布
1227	菊科 (Asteraceae)	白酒草属 (*Conyza*)	香丝草	*Conyza bonariensis*	全草	多生于荒地，山坡路旁，河岸，旷野及草丛中，海拔 1000m 以下。全市各地常见
1228	菊科 (Asteraceae)	白酒草属 (*Conyza*)	小蓬草	*Conyza canadensis*	全草	生于旷野、荒地、田边、路旁，海拔 1000m 以下。全市各地常见
1229	菊科 (Asteraceae)	白酒草属 (*Conyza*)	白酒草	*Conyza japonica*	根或全草	生于山谷田边，山坡草地或林缘，海拔 50 ~ 1500m。分布于星村等地

续表

序号	科名	属名	种名	学名	入药部分	生境分布
1230	菊科 (Asteraceae)	白酒草属 (*Conyza*)	苏门白酒草	*Conyza sumatrensis*	全草	生于山坡草地、旷野、路旁，海拔 1000m 以下。全市各地常见
1231	菊科 (Asteraceae)	泽兰属 (*Eupatorium*)	多须公	*Eupatorium chinense*	全草	生于山坡林缘、林下灌丛或山坡草地、路旁、田边，海拔 1500m 以下。全市各地分布
1232	菊科 (Asteraceae)	泽兰属 (*Eupatorium*)	佩兰	*Eupatorium fortunei*	全草	生于路边、灌丛及山沟路旁，海拔 1000m 以下。全市各地零星栽培
1233	菊科 (Asteraceae)	泽兰属 (*Eupatorium*)	白头婆	*Eupatorium japonicum*	全草（山佩兰）	生于山坡草地，山谷林缘、路旁、灌丛中，海拔 1500m 以下。全市各地分布
1234	菊科 (Asteraceae)	泽兰属 (*Eupatorium*)	林泽兰	*Eupatorium lindleyanum*	根	生于林下阴湿地、路旁、草坡上，海拔 1300m 以下。分布于星村等地
1235	菊科 (Asteraceae)	牛膝菊属 (*Galinsoga*)	牛膝菊	*Galinsoga parviflora*	全草（辣子草）	常见于荒野空旷地、河边、田边及路旁。全市各地分布
1236	菊科 (Asteraceae)	茼蒿属 (*Chrysanthemum*)	茼蒿	*Chrysanthemum coronarium*	全草（茼蒿菊）	多生于村边较干燥的肥沃土地上。全市各地分布
1237	菊科 (Asteraceae)	菊三七属 (*Gynura*)	红凤菜	*Gynura bicolor*	全草	多为栽培，海拔 600～1500m。全市各地常见栽培，偶有逸为野生
1238	菊科 (Asteraceae)	菊三七属 (*Gynura*)	白子菜	*Gynura divaricata*	全草	常生于山坡草地、荒坡和田边潮湿处，海拔 100～1800m。全市各地分布
1239	菊科 (Asteraceae)	向日葵属 (*Helianthus*)	向日葵	*Helianthus annuus*	叶，花，花序轴，果实，全草	全市各地分布
1240	菊科 (Asteraceae)	泥胡菜属 (*Hemistepta*)	泥胡菜	*Hemistepta lyrata*	全草	生于山坡、路旁荒地、林缘、田边、河旁等，海拔 1000m 以下。分布于星村等地
1241	菊科 (Asteraceae)	小苦荬属 (*Ixeridium*)	中华苦荬菜	*Ixeridium chinensis*	全草或根	多生于山野，荒郊，田边，路旁杂草丛中。全市各地分布
1242	菊科 (Asteraceae)	小苦荬属 (*Ixeridium*)	小苦荬	*Ixeridium dentatum*	全草	多生于山坡林下、林缘路旁、溪边及田边，海拔 1000m 以下。全市各地分布
1243	菊科 (Asteraceae)	小苦荬属 (*Ixeridium*)	细叶小苦荬	*Ixeridium gracile*	全草	多生于山坡路旁草丛中或田边、荒野，海拔 1200m 以下。全市各地分布
1244	菊科 (Asteraceae)	小苦荬属 (*Ixeridium*)	褐冠小苦荬	*Ixeridium laevigatum*	全草	生于山坡林下、林缘及路旁阴湿地。分布于星村等地

续表

序号	科名	属名	种名	学名	入药部分	生境分布
1245	菊科 (Asteraceae)	苦荬菜属 (*Ixeris*)	苦荬菜	*Ixeris polycephala*	全草	生于河滩沙地、山坡路旁、荒郊、田野，海拔 300 ~ 1000m。全市各地分布
1246	菊科 (Asteraceae)	莴苣属 (*Lactuca*)	莴苣	*Lactuca sativa*	茎叶，果实	生于海滩沙地、山坡路旁、荒郊、田野。全市各地分布
1247	菊科 (Asteraceae)	稻槎菜属 (*Lapsana*)	稻槎菜	*Lapsana apogonoides*	全草	多生于田野路旁或荒草地、田边、沟边的湿草丛中，海拔 1500m 以下。全市各地分布
1248	菊科 (Asteraceae)	假福王草属 (*Paraprenanthes*)	林生假福王草	*Paraprenanthes sylvicola*	带根全草	生于山地林缘或荒郊、田边。全市各地常见
1249	菊科 (Asteraceae)	蟹甲草属 (*Parasenecio*)	矢镞叶蟹甲草	*Parasenecio rubescens*	根状茎	生于林下、林缘，山顶草间或灌丛中，海拔 1300m 以下。分布于星村等地
1250	菊科 (Asteraceae)	蜂斗菜属 (*Petasites*)	蜂斗菜	*Petasites japonicus*	根状茎	生于路边、山沟及溪流旁。分布于星村等地
1251	菊科 (Asteraceae)	鼠曲草属 (*Gnaphalium*)	匙叶鼠麹草	*Gnaphalium pensylvanicum*	全草	多生于较干旱的田旁、路边或耕地上。全市各地分布
1252	菊科 (Asteraceae)	鼠曲草属 (*Gnaphalium*)	宽叶鼠麹草	*Gnaphalium adnatum*	全草或叶（地膏药）	多生于山坡路旁、灌草丛中及田边，海拔 300 ~ 1200m。全市各地分布
1253	菊科 (Asteraceae)	鼠曲草属 (*Gnaphalium*)	秋鼠麹草	*Gnaphalium hypoleucum*	全草（天水蚁草）	多生于山坡路旁、田野空旷地及田边杂草丛中，海拔 800m 以下。全市各地分布
1254	菊科 (Asteraceae)	风毛菊属 (*Saussurea*)	三角叶风毛菊	*Saussurea deltoidea*	根	生于山坡路旁、林缘。分布于星村等地
1255	菊科 (Asteraceae)	风毛菊属 (*Saussurea*)	风毛菊	*Saussurea japonica*	全草（八棱麻）	生于山坡草地、沟边路旁，海拔 200 ~ 2800m。分布于星村等地
1256	菊科 (Asteraceae)	千里光属 (*Senecio*)	林荫千里光	*Senecio nemorensis*	全草（黄菀）	生于山顶草甸、矮林中、山坡草丛及林下。分布于星村等地
1257	菊科 (Asteraceae)	豨莶属 (*Siegesbeckia*)	毛梗豨莶	*Siegesbeckia glabrescens*	全草	多生于山坡路旁，旷野荒草地及山地草灌丛中，海拔 800m 以下。全市各地分布
1258	菊科 (Asteraceae)	豨莶属 (*Siegesbeckia*)	腺梗豨莶	*Siegesbeckia pubescens*	全草	多生于山地草丛中或沟谷林缘以及旷野、田边、溪边，海拔。全市各地分布
1259	菊科 (Asteraceae)	蒲儿根属 (*Sinosenecio*)	蒲儿根	*Sinosenecio oldhamianus*	全草（肥猪苗）	生于山坡、路旁、荒草地、溪边、林缘，海拔 300 ~ 1300m。全市各地常见

续表

序号	科名	属名	种名	学名	入药部分	生境分布
1260	菊科 (Asteraceae)	一枝黄花属 (*Solidago*)	加拿大一枝黄花	*Solidago canadensis*	全草	早期公园等地种植，现多逸生于路旁山坡、灌丛或草地等。分布于五夫、洋庄等地
1261	菊科 (Asteraceae)	裸柱菊属 (*Soliva*)	裸柱菊	*Soliva anthemifolia*	全草	生于荒地、路旁、田边的湿草丛中。全市各地分布
1262	菊科 (Asteraceae)	苦苣菜属 (*Sonchus*)	苣荬菜	*Sonchus arvensis*	带根全草（牛舌头）	多生于田野、路边及山坡路旁草丛中，海拔1500m以下。全市各地分布
1263	菊科 (Asteraceae)	苦苣菜属 (*Sonchus*)	苦苣菜	*Sonchus oleraceus*	全草（苦菜）	多生于田野、路旁及荒地草丛中，海拔170～1500m。全市各地分布
1264	菊科 (Asteraceae)	蟛蜞菊属 (*Wedelia*)	蟛蜞菊	*Wedelia chinensis*	全草	多生于路旁、田边、沟边或湿润草丛中。全市各地分布
1265	菊科 (Asteraceae)	斑鸠菊属 (*Vernonia*)	夜香牛	*Vernonia cinereum*	全草（伤寒草）	生于山坡旷野、荒地、田边、路旁，海拔1000m以下。全市各地分布
1266	菊科 (Asteraceae)	兔儿伞属 (*Syneilesis*)	兔儿伞	*Syneilesis aconitifolia*	根或全草	生于山坡路旁、灌木丛及林下，海拔500～1800m。分布于星村等地
1267	菊科 (Asteraceae)	山牛蒡属 (*Synurus*)	山牛蒡	*Synurus deltoides*	根	生于山坡林缘、林下或草甸。分布于星村等地
1268	菊科 (Asteraceae)	肿柄菊属 (*Tithonia*)	肿柄菊	*Tithonia diversifolia*	叶	原产墨西哥。全市各地零星分布
1269	菊科 (Asteraceae)	女菀属 (*Turczaninovia*)	女菀	*Turczaninovia fastigiata*	根或全草（女菀）	生于山坡路旁、荒地，海拔50～150m。分布于星村等地
1270	菊科 (Asteraceae)	黄鹌菜属 (*Youngia*)	黄鹌菜	*Youngia japonica*	根或全草	多生于山坡路旁、林缘或荒野湿草丛中，海拔1500m以下。全市各地分布
1271	菊科 (Asteraceae)	翅果菊属 (*Pterocypsela*)	台湾翅果菊	*Pterocypsela formosana*	全草（八楞麻），根（丁萝卜）	生于山坡路旁或荒郊。全市各地分布
1272	菊科 (Asteraceae)	翅果菊属 (*Pterocypsela*)	翅果菊	*Pterocypsela indica*	全草（山莴苣），根（白龙头）	多生于山坡林缘、路旁、荒野及田旁村边湿草丛中。全市各地分布
1273	菊科 (Asteraceae)	翅果菊属 (*Pterocypsela*)	毛脉翅果菊	*Pterocypsela raddeana*	全草，根（水紫菀）	多生于山坡林下较阴湿地。全市各地分布
1274	菊科 (Asteraceae)	东风菜属 (*Doellingeria*)	短冠东风菜	*Doellingeria marchandii*	全草	生于山谷、水边、田边、田间或路旁，海拔500～1100m。分布于吴屯等地
1275	菊科 (Asteraceae)	东风菜属 (*Doellingeria*)	东风菜	*Doellingeria scaber*	根茎及全草	生于山谷坡地，草地和灌丛中，海拔1200m以下。分布于星村、吴屯等地

续表

序号	科名	属名	种名	学名	入药部分	生境分布
1276	菊科 (Asteraceae)	黄瓜菜属 (*Paraixeris*)	黄瓜菜	*Paraixeris denticulata*	全草	多生于山坡路旁及荒野、田边、河边。全市各地分布
1277	菊科 (Asteraceae)	马兰属 (*Kalimeris*)	全叶马兰	*Kalimeris pekinensis*	全草，花序	生于山坡、林缘、灌丛、路旁。分布于星村等地
1278	菊科 (Asteraceae)	马兰属 (*Kalimeris*)	毡毛马兰	*Kalimeris shimadae*	全草	生于林缘、草坡、溪岸，海拔1500m以下。全市各地分布
1279	菊科 (Asteraceae)	秋分草属 (*Rhynchospermum*)	秋分草	*Rhynchospermum verticillatus*	全草（大鱼鳅串）	生于山坡林缘、山谷沟岸或林下阴湿处，海拔400～1500m。分布于吴屯等地
1280	忍冬科 (Caprifoliaceae)	接骨木属 (*Sambucus*)	接骨木	*Sambucus williamsii*	全株	生于林缘沟谷边及林下，海拔700～1350m。分布于星村等地
1281	忍冬科 (Caprifoliaceae)	荚蒾属 (*Viburnum*)	伞房荚蒾	*Viburnum corymbiflorum*	根，叶及种子	生于山地林中或林缘，海拔1000～1150m。分布于星村等地
1282	忍冬科 (Caprifoliaceae)	荚蒾属 (*Viburnum*)	荚蒾	*Viburnum dilatatum*	根，枝，叶	多生于山坡、沟谷林缘、林中或路旁灌丛中，海拔900～1900m。全市各地分布
1283	忍冬科 (Caprifoliaceae)	荚蒾属 (*Viburnum*)	宜昌荚蒾	*Viburnum erosum*	根，茎叶	多生于山坡林中、溪旁、路边灌丛中，海拔580～1250m。分布于星村等地
1284	忍冬科 (Caprifoliaceae)	荚蒾属 (*Viburnum*)	南方荚蒾	*Viburnum fordiae*	根，茎，叶	多生于山坡灌丛、沟谷林缘及疏林中，海拔200～1300m。全市各地分布
1285	忍冬科 (Caprifoliaceae)	荚蒾属 (*Viburnum*)	蝶花荚蒾	*Viburnum hanceanum*	根或枝条	多生于沟谷湿润地的灌丛中及山涧沼泽地，海拔600～750m。分布于岚谷等地
1286	忍冬科 (Caprifoliaceae)	荚蒾属 (*Viburnum*)	巴东荚蒾	*Viburnum henryi*	根，枝，叶	生于山地或沟谷密林中，海拔1100～1900m。分布于星村等地
1287	忍冬科 (Caprifoliaceae)	荚蒾属 (*Viburnum*)	披针叶荚蒾	*Viburnum lancifolium*	根	生于山坡灌丛、路边、溪边阴湿地，海拔500～700m。分布于星村等地
1288	忍冬科 (Caprifoliaceae)	荚蒾属 (*Viburnum*)	吕宋荚蒾	*Viburnum luzonicum*	枝，叶	生于山坡路旁灌丛或林缘，海拔150～900m。全市各地分布
1289	忍冬科 (Caprifoliaceae)	荚蒾属 (*Viburnum*)	珊瑚树	*Viburnum odoratissimum*	根，树皮，叶（沙糖木）	生于山坡路旁，沟谷或林中阴地，海拔200～1900m。分布于星村等地
1290	忍冬科 (Caprifoliaceae)	荚蒾属 (*Viburnum*)	球核荚蒾	*Viburnum propinquum*	叶	生于山坡沟谷路旁的灌丛中，海拔600～900m。分布于星村等地

续表

序号	科名	属名	种名	学名	入药部分	生境分布
1291	忍冬科 (Caprifoliaceae)	荚蒾属 (*Viburnum*)	具毛常绿荚蒾	*Viburnum sempervirens* var. *trichophorum*	叶	多生于山坡林缘或路旁灌丛中以及沟谷地杂木林中，海拔 500～1300m。全市各地分布
1292	忍冬科 (Caprifoliaceae)	荚蒾属 (*Viburnum*)	茶荚蒾	*Viburnum setigerum*	根（鸡公柴），果实(鸡公柴果)	生于山坡、林缘、路旁的灌丛中或山谷林下，海拔 500～1900m。分布于星村等地
1293	忍冬科 (Caprifoliaceae)	荚蒾属 (*Viburnum*)	合轴荚蒾	*Viburnum sympodiale*	根	多生于山地沟谷林中或苔藓矮林边及林，海拔 1200～2000m。分布于星村等地
1294	忍冬科 (Caprifoliaceae)	忍冬属 (*Lonicera*)	锈毛忍冬	*Lonicera ferruginea*	花，花茎	多生于山坡林缘及路旁灌丛中，海拔 500～1000m。分布于星村等地
1295	忍冬科 (Caprifoliaceae)	忍冬属 (*Lonicera*)	大花忍冬	*Lonicera macrantha*	花蕾	生于山坡林缘或灌丛中，海拔 800～1000m。分布于星村等地
1296	忍冬科 (Caprifoliaceae)	败酱属 (*Patrinia*)	异叶败酱	*Patrinia heterophylla*	根或全草	多生于草丛、路边、沙质山坡或土坡，山沟灌丛或疏林下。分布于星村、洋庄等地
1297	忍冬科 (Caprifoliaceae)	败酱属 (*Patrinia*)	败酱	*Patrinia scabiosifolia*	全草（败酱草）	多生于山坡草地、林缘、灌丛、林下、路边或田边，海拔 400～2100m。分布于洋庄等地
1298	忍冬科 (Caprifoliaceae)	缬草属 (*Valeriana*)	长序缬草	*Valeriana hardwickii*	根或全草（豆豉草）	生于草坡、林缘或林下，海拔 1300m 处。分布于星村等地
1299	忍冬科 (Caprifoliaceae)	六道木属 (*Abelia*)	南方六道木	*Abelia dielsii*	果实	生于山坡灌丛、路边林下及草丛中，海拔 800～1500m。分布于星村等地
1300	忍冬科 (Caprifoliaceae)	六道木属 (*Abelia*)	蓪梗花	*Abelia engleriana*	茎，叶（紫荆桠）	多生于林缘、路边、岩缝及山谷边，海拔 550～1850m。分布于星村等地
1301	五加科 (Araliaceae)	楤木属 (*Aralia*)	黄毛楤木	*Aralia chinensis*	根皮	生于向阳山坡或疏林中，海拔 1000m 以下。全市各地常见
1302	五加科 (Araliaceae)	楤木属 (*Aralia*)	棘茎楤木	*Aralia echinocaulis*	根皮（红楤木）	生于林中、沟边湿地。全市各地分布
1303	五加科 (Araliaceae)	楤木属 (*Aralia*)	楤木	*Aralia elata*	根，茎皮，叶	生于林中、灌丛或林缘路旁，海拔 1500m 以下。分布于星村等地
1304	五加科 (Araliaceae)	楤木属 (*Aralia*)	长刺楤木	*Aralia spinifolia*	根，树皮	生于荒山、荒地或林缘，海拔 1000m 以下。分布于星村等地

续表

序号	科名	属名	种名	学名	入药部分	生境分布
1305	五加科 (Araliaceae)	五加属 (*Acanthopanax*)	藤五加	*Acanthopanax leucorrhizus*	茎皮，根皮	生于丛林中或林缘，海拔1000～2150m。分布于星村等地
1306	五加科 (Araliaceae)	五加属 (*Eleutherococcus*)	狭叶藤五加	*Eleutherococcus leucorrhizus* var. *scaberulus*	根皮	生于林中或灌丛林中，海拔1000～2150m。分布于星村等地
1307	五加科 (Araliaceae)	八角金盘属 (*Fatsia*)	八角金盘	*Fatsia japonica*	叶，根皮	全市各地常作为绿化观赏栽培
1308	五加科 (Araliaceae)	大参属 (*Macropanax*)	短梗大参	*Macropanax rosthornii*	根，叶（七角枫）	生于林中、灌丛和林缘旁，海拔500～1300m。分布于星村等地
1309	五加科 (Araliaceae)	人参属 (*Panax*)	竹节参	*Panax japonicus*	根状茎	生于林下或山顶岩隙灌丛中，海拔1800～2100m。分布于星村等地
1310	五加科 (Araliaceae)	鹅掌柴属 (*Heptapleurum*)	鹅掌柴	*Heptapleurum heptaphyllum*	根，根皮，叶（鸭脚木）	生于林中、林缘、阳坡上，海拔800m以下。全市各地分布
1311	伞形科 (Apiaceae)	天胡荽属 (*Hydrocotyle*)	破铜钱	*Hydrocotyle sibthorpioides* var. *batrachium*	全草	生于路旁、湿地、草地、山地。全市各地分布
1312	伞形科 (Apiaceae)	天胡荽属 (*Hydrocotyle*)	肾叶天胡荽	*Hydrocotyle wilfordii*	全草	生于较阴湿的山谷、路边灌丛草丛地、沟边、田埂。全市各地分布
1313	伞形科 (Apiaceae)	芹属 (*Apium*)	旱芹	*Apium graveolens*	带根全草	全市各地常见栽培
1314	伞形科 (Apiaceae)	毒芹属 (*Cicuta*)	毒芹	*Cicuta virosa*	根状茎	生于竹林下。分布于星村等地
1315	伞形科 (Apiaceae)	芫荽属 (*Coriandrum*)	芫荽	*Coriandrum sativum*	带根全草（胡荽），茎梗（芫荽茎），果实（胡荽子）	全市各地栽培
1316	伞形科 (Apiaceae)	鸭儿芹属 (*Cryptotaenia*)	鸭儿芹	*Cryptotaenia japonica*	全草，根，果实	生于林下阴湿处、路旁溪边草丛中。分布于星村等地
1317	伞形科 (Apiaceae)	胡萝卜属 (*Daucus*)	胡萝卜	*Daucus carota* var. *sativa*	根，果实	全市各地常见栽培
1318	伞形科 (Apiaceae)	茴香属 (*Foeniculum*)	茴香	*Foeniculum vulgare*	果实（小茴香），根	全市各地零星栽培
1319	伞形科 (Apiaceae)	水芹属 (*Oenanthe*)	短辐水芹	*Oenanthe benghalensis*	全草	生于沟边湿地、草丛地。全市各地常见
1320	伞形科 (Apiaceae)	水芹属 (*Oenanthe*)	水芹	*Oenanthe javanica*	全草	生于山坡路旁较阴湿草丛地或水沟、田边沟旁湿地。全市各地分布

续表

序号	科名	属名	种名	学名	入药部分	生境分布
1321	伞形科 (Apiaceae)	水芹属 (*Oenanthe*)	线叶水芹	*Oenanthe linearis*	全草	生于林下阴湿处、水沟边的草丛地。全市各地分布
1322	伞形科 (Apiaceae)	水芹属 (*Oenanthe*)	卵叶水芹	*Oenanthe rosthornii*	全草	生于林下水沟边草地或湿地草丛。分布于星村等地
1323	伞形科 (Apiaceae)	变豆菜属 (*Sanicula*)	变豆菜	*Sanicula chinensis*	全草	生于山坡林下、路旁溪边。分布于星村等地
1324	伞形科 (Apiaceae)	窃衣属 (*Torilis*)	小窃衣	*Torilis japonica*	果实（窃衣）	生于山坡、路旁、溪河边。全市各地分布
1325	伞形科 (Apiaceae)	窃衣属 (*Torilis*)	窃衣	*Torilis scabra*	果实	生于山坡、路旁、荒地。全市各地分布
1326	伞形科 (Apiaceae)	细叶芹属 (*Chaerophyllum*)	细叶芹	*Chaerophyllum villosum*	根状茎	生于山坡草地或种于花园内。全市各地常见
1327	钜蚓科 (Megascolecidae)	远盲蚓属 (*Amynthas*)	参状远盲蚓	*Amynthas aspergillum*	干燥全体或去除内脏的干燥全体（广地龙）	生活于果园，菜园，田野，公园的腐殖质丰富，肥沃疏松的土壤中。全市各地分布
1328	钜蚓科 (Megascolecidae)	缟蚯蚓属 (*Allolobophora*)	缟蚯蚓	*Allolobophora caliginosa*	干燥全体或去除内脏的干燥全体（土地龙）	生活于在果园，菜园，田野，草地潮湿疏松的泥土中。全市各地分布
1329	钜蚓科 (Megascolecidae)	环毛蚓属 (*Pheretima*)	参环毛蚓	*Pheretima asiatica*	干燥全体或去除内脏的干燥全体（广地龙）	生活于在果园，菜园，田野，草地潮湿疏松的泥土中。全市各地分布
1330	医蛭科 (Hirudinidae)	医蛭属 (*Hirudo*)	日本医蛭	*Hirudo nipponia*	干燥全体	生活于水田、沟渠中。全市各地零星可见
1331	黄蛭科 (Haemopidae)	黄蛭属 (*Whitmania*)	宽体金线蛭	*Whitmania pigra*	干燥全体	生活于水田、湖沼中。全市各地分布
1332	田螺科 (Viviparidae)	环棱螺属 (*Bellamya*)	方形环棱螺	*Bellamya quadrata*	干燥贝壳（白螺蛳壳）	生活于河流、湖泊、沟渠或池塘内，水田内亦偶有发现。多栖息在水底腐殖质丰富的浅水水域（水深1m左右），以宽大的足部在水底及水草上匍匐爬行，或附着在岸边岩石上。全市各地分布
1333	田螺科 (Viviparidae)	圆田螺属 (*Cipangopaludia*)	中华圆田螺	*Cipangopaludina chinensis*	全体（田螺）	生活于水草茂盛的湖泊、水库、河沟、池塘及水田内，以宽大的足部在水底及水草上匍匐爬行。全市各地较常见
1334	玛瑙螺科 (Achatinidae)	玛瑙螺属 (*Achaina*)	褐云玛瑙螺	*Achaina fulica*	肉	生活于阴凉、潮湿的地方。全市各地分布

续表

序号	科名	属名	种名	学名	入药部分	生境分布
1335	蛞蝓科 (Limacidae)	黄蛞蝓属 (*Limax*)	黄蛞蝓	*Limax flavus*	新鲜全体（蛞蝓）	生活于阴暗潮湿的温室，菜窖，住宅附近多腐殖质处、石块或落叶下、草丛中、乱石堆里、下水道旁。在夏季午夜时分，常爬到厨房、住宅里食取饭菜残渣、纸张等，污染食品用具、器皿，故又称之为“不卫生虫”。全市各地分布
1336	巴蜗牛科 (Bradybaenidae)	巴蜗牛属 (*Bradybaena*)	同型巴蜗牛	*Bradybaena similaris*	全体（蜗牛）	生活于潮湿、阴暗多腐殖质的草丛、灌木丛中，田埂、农田、乱石堆中，石块或落叶下，土石缝隙中。牲畜棚圈附近，公园、温室、菜窖等处也常可见到。全市各地分布
1337	漏斗蛛科 (Agelenidae)	漏斗蛛属 (*Agelena*)	迷宫漏斗蛛	*Agelena labyrinthica*	全体	多生活于草间、灌木近地面处及墙面、篱笆、石隙一带。全市各地分布
1338	壁钱科 (Urocteidae)	壁钱属 (*Uroctea*)	华南壁钱	*Uroctea compactilis*	网巢及全体（壁钱）	生活于老住宅的墙壁、屋角、门背等处。全市各地分布
1339	衣鱼科 (Lepismatidae)	衣鱼属 (*Lepisma*)	糖衣鱼	*Lepisma saccharinum*	全体（衣鱼）	生活于树叶、石块、树干、青苔下等湿润处以及房屋厨房。全市各地分布
1340	蜻科 (Libellulidae)	红蜻属 (*Crocothemis*)	红蜻	*Crocothemis servillia*	全体（蜻蜓）	卵产水生植物组织内，稚虫水生，成虫生活于水边原野。全市各地分布
1341	蜻科 (Libellulidae)	黄蜻属 (*Pantala*)	黄蜻	*Pantala flavescens*	全体（蜻蜓）	卵产水生植物组织内，稚虫水生，成虫生活于水边原野。全市各地分布
1342	蜓科 (Aeschindae)	晏蜓属 (*Anax*)	碧伟蜓	*Anax parthenope*	全体（蜻蜓）	卵产水生植物组织内，稚虫水生，成虫生活于水边原野。全市各地分布
1343	蜚蠊科 (Blattidae)	大蠊属 (*Periplaneta*)	东方蜚蠊	*Blatta orientalis*	全体	
1344	蜚蠊科 (Blattidae)	大蠊属 (*Periplaneta*)	美洲大蠊	*Periplaneta americana*	全体（蟑螂），粪便（油虫沙）	雌虫有掩埋和食卵块的习性。多生活于室内温暖，潮湿，食物丰富的厨房或仓库内等阴暗隐蔽地。全市各地分布
1345	鼻白蚁科 (Rhinotermitidae)	乳白蚁属 (*Coptotermes*)	台湾乳白蚁	*Coptotermes formosanus*	全体（家白蚁）	主要取食木材、木材的加工品以及生活树的枯死部分。全市各地常见

续表

序号	科名	属名	种名	学名	入药部分	生境分布
1346	螳科 (Mantidae)	斧螳属 (*Hierodula*)	广斧螳	*Hierodula patellifera*	卵鞘（黑螵蛸）	以卵鞘附于树干，树枝或墙壁上，或以成虫越冬，常栖息在杂草或灌木或树上。全市零星分布
1347	螳科 (Mantidae)	大刀螳属 (*Tenodera*)	中华大刀螳	*Tenodera sinensis*	卵鞘（团螵蛸）	以卵鞘附于树干，树枝或墙壁上，或以成虫越冬，常栖息在杂草或灌木或树上。全市零星分布
1348	螳科 (Mantidae)	小刀螳属 (*Statilia*)	棕污斑螳	*Statilia maculate*	卵鞘（长螵蛸）	卵多产于树皮上或草根附近，成虫喜活动于农田、农地及居民点附近，捕食各种昆虫。全市各地分布
1349	剑角蝗科 (Acrididae)	剑角蝗属 (*Acrida*)	中华剑角蝗	*Acrida cinerea*	干燥或新鲜全体（中华蚱蜢）	生活于农田、草地，以禾木科植物为食。全市各地分布
1350	斑翅蝗科 (Oedipodidae)	飞蝗属 (*Locusta*)	东亚飞蝗	*Locusta migratoria*	全体（蚱蜢）	生活于农田、草地，以禾木科为食，其雌蝗产卵场所的附近都有水源。全市各地分布
1351	露螽科 (Phaneropteridae)	纺织娘属 (*Mecopoda*)	纺织娘	*Mecopoda elongate*	全体	生活于树或草丛。全市各地较常见
1352	蟋蟀科 (Gryllidae)	斗蟀属 (*Velarifictorus*)	长颚斗蟀	*Velarifictorus asperses*	全体	成虫喜隐居田埂，房角及砖块堆下的缝隙中和杂草丛生的地带。全市各地分布
1353	蟋蟀科 (Gryllidae)	大蟀属 (*Tarbinskiellus*)	花生大蟀	*Tarbinskiellus portentosus*	全体	生活于田间，洞穴，石隙，枯枝，草丛中。全市零星分布
1354	蝼蛄科 (Gryllotalpidae)	蝼蛄属 (*Gryllotalpa*)	东方蝼蛄	*Gryllotalpa orientalis*	全体	生活于田埂、草地土壤等潮湿地区，集中于沿河、池塘和沟渠附近。全市各地分布
1355	蝼蛄科 (Gryllotalpidae)	蝼蛄属 (*Gryllotalpa*)	华北蝼蛄	*Gryllotalpa unispina*	全体	生活于田埂、草地土壤等潮湿地区。全市各地分布
1356	蝉科 (Cicadidae)	红娘子属 (*Huechys*)	褐翅红娘子	*Huechys philamata*	全体（红娘子）	生活于低矮树丛，草丛。全市各地分布
1357	蝉科 (Cicadidae)	红娘子属 (*Huechys*)	黑翅红娘子	*Huechys sanguinea*	全体（红娘子）	生活于低矮树丛，草丛。全市各地分布
1358	瘿绵蚜科 (Pemphigidae)	五节根蚜属 (*Schlechtendalia*)	角倍蚜	*Schlechtendalia chinensis*	寄生于漆树科植物盐肤木，青麸杨或红麸杨叶上形成的虫瘿（五倍子）	常寄生在漆树科植物盐肤木等树叶上。全市各地分布
1359	黾蝽科 (Gerridae)	大黾蝽属 (*Rhagadotarsus*)	水黾	*Rhagadotarsus kraepelini*	全体	生于池塘、沼泽和较平静的河流。全市各地分布

续表

序号	科名	属名	种名	学名	入药部分	生境分布
1360	刺蛾科 (Limacodidae)	黄刺蛾属 (*Cnidocampa*)	黄刺蛾	*Cnidocampa flavescens*	带有石灰质硬壳的幼虫或蛹	常在树杈处枝条叶柄上吐丝结茧。全市各地分布
1361	蚕蛾科 (Bombycidae)	蚕蛾属 (*Bombyx*)	家蚕	*Bombyx mori*	粪便（蚕砂），幼虫感染（或人工接种）白僵菌而致死的干燥体（僵蚕）	全市各地零星养殖
1362	大蚕蛾科 (Saturniidae)	柞蚕属 (*Antheraea*)	柞蚕	*Antheraea pernyi*	雄蚕蛾，蛹	幼虫取食柞树、栎、胡桃、樟树、山楂、柏、青冈、枫杨等植物叶片。全市各地分布
1363	粉蝶科 (Pieridae)	粉蝶属 (*Pieris*)	菜粉蝶	*Pieris rapae*	成虫全体（白粉蝶）	生活于田野、菜地。全市各地常见
1364	凤蝶科 (Papilionidae)	凤蝶属 (*Papilio*)	金凤蝶	*Papilio machaon*	幼虫	生活于田野、菜地，成虫产卵在茴香、胡萝卜、防风等伞形科植物叶面，幼虫多在夜间取食。全市各地分布
1365	丽蝇科 (Calliphoridae)	金蝇属 (*Chrysomya*)	大头金蝇	*Chrysomya megacephala*	幼虫	生活于茅厕或粪坑附近的土表下面，以蛹越冬。全市各地分布
1366	虻科 (Tabanidae)	黄虻属 (*Atylotus*)	双斑黄虻	*Atylotus bivittateinus*	雌虫（虻虫）	生活于草丛，雌虫吸食牲畜的血为生。全市各地分布
1367	虻科 (Tabanidae)	虻属 (*Tabanus*)	中华虻	*Tabanus mandarinus*	雌虫（虻虫）	生活于草丛及树林中，性喜阳光，多在白昼活动，雌虫吸食牛马等牲畜的血液，雄虫不吸血，吸食植物汁液。全市各地分布
1368	虻科 (Tabanidae)	虻属 (*Tabanus*)	江苏虻	*Tabanus kiangsuensis*	雌虫（虻虫）	生活于草丛及树林中，性喜阳光，多在白昼活动，雌虫吸食牛马等牲畜的血液，雄虫不吸血，吸食植物汁液。全市各地分布
1369	龙虱科 (Dytiscidae)	龙虱属 (*Cybister*)	三星龙虱	*Cybister tripunutatus*	全体	生活于水草多的池塘，沼泽，水沟等淡水水域。全市各地分布
1370	芫菁科 (Meloidae)	地胆属 (*Meloe*)	短翅地胆	*Meloe coarctatus*	全体（地胆）	成虫常生活于草丛中。全市各地分布
1371	萤科 (Lampyridae)	萤属 (*Luciola*)	萤火虫	*Luciola chinensis*	全体	生活于水边草丛昼伏夜出。全市各地分布
1372	天牛科 (Cerambycidae)	桑天牛属 (*Apriona*)	桑天牛	*Apriona germari*	全虫	生活于果树或桑树的树干中间。全市零星分布

续表

序号	科名	属名	种名	学名	入药部分	生境分布
1373	天牛科 (Cerambycidae)	褐天牛属 (*Nadezhdiella*)	橘褐天牛	*Nadezhdiella cantor*	全虫	生活于树干中间。全市各地分布
1374	天牛科 (Cerambycidae)	天牛属 (*Anoplophora*)	星天牛	*Anoplophora chinensis*	全虫	生活于树干中间。全市各地分布
1375	金龟子科 (Scarabaeidae)	蜣螂属 (*Catharsius*)	神农洁蜣螂	*Catharsius molossus*	全体（蜣螂）	生活于畜粪堆中或其附近。全市各地分布
1376	象虫科 (Curculionidae)	竹象属 (*Cyrtotruchelus*)	大竹象	*Cyrtotruchelus longimanus*	幼虫或成虫	生活于竹林、竹干中。全市各地分布
1377	蜜蜂科 (Apidae)	蜜蜂属 (*Apis*)	中华蜜蜂	*Apis cerana cerana*	其蜂产品蜜蜂，蜂王浆，蜂房，蜂蜡，蜂毒，蜂胶，蜂蛹	蜜蜂是群体生活的社会性昆虫，每群有1只蜂王和大批工蜂（皆为雌性），还有少量的雄蜂共同组成，以植物的花蜜、花粉作为主食；全市各地常见，有较多养殖
1378	蜜蜂科 (Apidae)	蜜蜂属 (*Apis*)	西方蜜蜂	*Apis mellifera*	蜂蜜，蜂房，蜂毒，蜂蛹	全市各地有养殖
1379	马蜂科 (Polistidae)	马蜂属 (*Polistes*)	中华马蜂	*Polistes chinensis*	巢（露蜂房）	常栖息在树木上或屋檐下。全市各地分布
1380	马蜂科 (Polistidae)	马蜂属 (*Polistes*)	柑马蜂	*Polistes mandrainus*	巢（露蜂房）	常栖息在树木上或屋檐下。全市各地分布
1381	胡蜂科 (Vespidae)	胡蜂属 (*Vespa*)	黑尾胡蜂	*Vespa tropica ducalis*	成虫全体（胡蜂）	常栖息在树木上或屋檐下。全市各地分布
1382	胡蜂科 (Vespidae)	胡蜂属 (*Vespa*)	金环胡蜂	*Vespa mandarinia*	成虫全体（胡蜂）	常栖息在树木上或屋檐下。全市各地分布
1383	胡蜂科 (Vespidae)	胡蜂属 (*Vespa*)	褐胡蜂	*Vespa binghami*	成虫全体（胡蜂）	常栖息在树木上或屋檐下。全市各地分布
1384	土蜂科 (Scoliidae)	土蜂属 (*Discolia*)	土蜂	*Discolia vittifrons*	全体	生活于沙地或朽木中。全市内陆各地分布
1385	鲤科 (Cyprinidae)	鲫属 (*Carassius*)	鲫	*Carassius auratus*	肉或全体	生活于江河、湖泊、池沼、河渠等淡水中，尤以水草丛生的浅水湖汊和池塘较多。全市各地较常见，有养殖
1386	鲤科 (Cyprinidae)	鲤属 (*Cyprinus*)	鲤	*Cyprinus carpio*	肉，胆等	生活于江河、湖泊、池沼、水库的松软底层和水草丛生处。全市各地分布
1387	鲤科 (Cyprinidae)	草鱼属 (*Ctenopharyngodon*)	草鱼	*Ctenopharyngodon idellus*	肉，胆	生活于江河、湖泊等水域的中、下层和近岸多水草区域。全市各地常见养殖
1388	鲤科 (Cyprinidae)	鲢属 (*Hypophthalmichthys*)	鲢	*Hypophthalmichthys molitrix*	肉	生活于江河、湖泊及附属水域的上层。全市各地分布

续表

序号	科名	属名	种名	学名	入药部分	生境分布
1389	花鳅科 (Cobitidae)	泥鳅属 (*Misgurnus*)	泥鳅	*Msigurnus anguillicaudatus*	肉或全体，皮肤分泌的黏液（泥鳅滑液）	生活于静水的底层，常出没于湖泊、池塘、沟渠和水田底层富有植物碎屑的淤泥表层。全市各地水域常见
1390	鲇科 (Siluridae)	鲇属 (*Silurus*)	鲇	*Silurus asotus*	除去内脏的净肉，黏液，眼，尾，鳔	多生活于江河、湖泊和水库等宽阔的大型水体内，喜于河泥中越冬。为中下层鱼。全市各地分布
1391	胡子鲇科 (Clariidae)	胡子鲇属 (*Clarias*)	胡子鲇	*Clarias fuscus*	全鱼或肉	生活于河川、池塘、水草茂盛的沟渠、稻田和沼泽中的黑暗洞穴内。为热带、亚热带的淡水鱼类。全市各地分布
1392	合鳃鱼科 (Synbranchidae)	黄鳝属 (*Monopterus*)	黄鳝	*Monopterus albus*	血，肉等	生活于河道、湖泊、沟渠及稻田中。全市各地水域常见
1393	小鲵科 (Hynobiidae)	小鲵属 (*Hynobius*)	中国小鲵	*Hynobius chinensis*	去除内脏的全体	生活于丘陵或低山的溪涧中，非繁殖季节营陆栖生活，平时多隐藏于潮湿疏松泥土、腐叶层或石块下方，常可从耕地下或腐枝烂叶中挖出。分布于星村等地
1394	蝾螈科 (Salamandridae)	瘰螈属 (*Paramesotriton*)	中国瘰螈	*Paramesotriton chinensis*	全体	多生活于 200 ~ 1200m 丘陵低山的流溪中，冬季居深水处。分布于星村等地
1395	蟾蜍科 (Bufonidae)	蟾蜍属 (*Bufo*)	黑眶蟾蜍	*Bufo melanostictus*	耳后腺和皮肤腺干燥分泌物（蟾酥），除去内脏的全体（蟾蜍）	生活环境颇为广泛，海拔 1700m 以下山区的各种环境均可见，尤其以住宅及耕地附近的石堆、杂草中较多，夜晚外出觅食，常在灯光下捕食害虫。全市各地分布
1396	雨蛙科 (Hylidae)	雨蛙属 (*Hyla*)	中国雨蛙	*Hyla chinensis*	全体 （金蛤蟆）	生活于海拔 200 ~ 1000m 的灌丛、水塘芦苇、美人蕉以及麦秆等高秆作物上。分布于星村等地
1397	雨蛙科 (Hylidae)	雨蛙属 (*Hyla*)	无斑雨蛙	*Hyla immaculata*	全体 （金蛤蟆）	生活于海拔 200 ~ 1200m 的稻田秧苗及麦秆上或田埂边、灌木枝叶上，大多夜晚出外活动。分布于星村等地

续表

序号	科名	属名	种名	学名	入药部分	生境分布
1398	树蛙科 (Rpacophoridae)	泛树蛙属 (*Polypedates*)	斑腿泛树蛙	*Polypedates megacephalus*	除去内脏全体	生活于海拔 80~1600m 的丘陵和山区，常栖息于稻田、草丛或泥窝内，有的在田埂石缝中或灌木枝叶上或地面的腐烂树叶下，在水塘或粪坑中也均有发现。全市各地较常见
1399	姬蛙科 (Microhylidae)	姬蛙属 (*Microhyla*)	小弧斑姬蛙	*Microhyla heymonsi*	全体	生活于海拔 70 ~ 1515m 的靠山边的水田、园圃及水坑附近之泥窝、土穴或草丛中。分布于星村等地
1400	姬蛙科 (Microhylidae)	姬蛙属 (*Microhyla*)	饰纹姬蛙	*Microhyla ornata*	全体	多生活于海拔 1400m 以下的平原、丘陵和山地的泥窝、土穴或草丛中。主要以蚁类为食。分布于星村等地
1401	蛙科 (Ranidae)	水蛙属 (*Hylarana*)	沼水蛙	*Hylarana guentheri*	全体	栖息于海拔 1100m 以下的平原、丘陵地区，成体多分散栖息于静水池和稻田内。全市各地分布
1402	蛙科 (Ranidae)	虎纹蛙属 (*Hoplobatrachus*)	虎纹蛙	*Hoplobatrachus chinensis*	全体	栖息于海拔 20 ~ 1120m 的丘陵地带山脚下的旷野中或稻田，鱼塘，水库，沟渠及水坑内。全市各地分布
1403	蛙科 (Ranidae)	侧褶蛙属 (*Pelophylax*)	黑斑侧褶蛙	*Pelophylax nigromaculatus*	全体，胆	生活于平原至海拔 2000m 左右的丘陵、山区，常见于水田，池塘，湖泽，水沟等静水或流水缓慢的河流附近，白天隐匿在农作物、水性植物或草丛中。全市各地分布
1404	蛙科 (Ranidae)	侧褶蛙属 (*Pelophylax*)	金线侧褶蛙	*Pelophylax plancyi*	全体，胆	生活于海拔 50 ~ 200m 稻田区内的池塘，在藕塘和池塘附近的稻田内也常能见到。全市各地分布
1405	蛙科 (Ranidae)	蛙属 (*Quansipaa*)	棘胸蛙	*Quansipaa spinosa*	全体	成蛙生活于海拔 600~1500m 近山溪的岩边，白昼多隐藏于石缝或石洞中，晚间蹲在岩石上或石块间。全市山区或山洞可见

续表

序号	科名	属名	种名	学名	入药部分	生境分布
1406	鳖科 (Trionychidae)	鳖属 (*Pelodiscus*)	中华鳖	*Pelodiscus sinensis*	背甲（鳖甲），血	在自然界喜欢栖息于江河、湖泊、水库、池塘、池沼、山涧溪流及岸边沙滩、草丛等僻静处，亦有养殖。全市各地零星分布
1407	平胸龟科 (Platysternidae)	平胸龟属 (*Platysternon*)	平胸龟	*Platysternon megacephalum*	全体	生活于山间清澈的溪流中，亦见于沼泽地水潭中，有时也到山涧的河边、田边活动。全市各地零星分布
1408	地龟科 (Geoemydidae)	拟水龟属 (*Mauremys*)	乌龟	*Mauremys reevesii*	背甲及腹甲（龟甲），龟甲经水煎煮、浓缩制成的固体胶（龟甲胶），肉，血，胆	变温动物，在自然变温条件下，20～28℃的适温区，随着温度的升高而生长加速。全市各地零星分布，亦有养殖
1409	地龟科 (Geoemydidae)	拟水龟属 (*Mauremys*)	花龟	*Mauremys sinensis*	腹甲	喜生活于水中，受惊后即潜入水中，但也耐干旱，无水之地也能生存，适应性广且生命力强。全市各地零星分布
1410	地龟科 (Geoemydidae)	眼斑水龟属 (*Sacalia*)	眼斑水龟	*Sacalia bealei*	腹甲及背甲（龟甲），龟甲经水煎煮、浓缩制成的固体胶（龟甲胶）	多生活于海拔 500m 以下的河沟，喜栖息于水底隐蔽处。全市各地零星分布
1411	壁虎科 (Gekkonidae)	壁虎属 (*Gekko*)	大壁虎	*Gekko gecko*	除去内脏全体（蛤蚧）	生活于悬岩石壁洞缝中，树洞中及房舍顶等处，在野外常单独或几条栖息一处。全市各地零星分布
1412	壁虎科 (Gekkonidae)	壁虎属 (*Gekko*)	多疣壁虎	*Gekko japonicas*	全体（壁虎）	生活于树洞、石下、房屋的墙壁缝中，属家野两栖动物，白天藏身在阴暗的树洞，石下或房屋的墙壁缝隙中，入夜后外出活动频繁。全市各地分布
1413	壁虎科 (Gekkonidae)	壁虎属 (*Gekko*)	蹼趾壁虎	*Gekko subpalmatus*	全体（壁虎）	生活于丘陵地区农村、野外岩石裂隙和石块下。全市各地常见
1414	壁虎科 (Gekkonidae)	蜥虎属 (*Hemidactylus*)	原尾蜥虎	*Hemidactylus bowringii*	全体（壁虎）	白昼生活于墙缝、屋檐、树洞或石隙中，晚上出来到灯光照射处活动，捕食小昆虫。全市各地分布

续表

序号	科名	属名	种名	学名	入药部分	生境分布
1415	蛇蜥科 (Anguidae)	蛇蜥属 (*Ophisaurus*)	脆蛇	*Ophisaurus hari*	全体	生活于山区草丛中大石块下，也有在林下枯枝落叶层中，海拔 700 ~ 1300m。全市各地分布
1416	石龙子科 (Scincidae)	石龙子属 (*Eumeces*)	中国石龙子	*Eumeces chinensis*	全体（蜥蜴）	生活于山野草丛中。全市各地分布
1417	石龙子科 (Scincidae)	石龙子属 (*Eumeces*)	蓝尾石龙子	*Eumeces elegans*	全体（蜥蜴）	生活于平原及山区草丛或灌溉田边。全市各地常见
1418	石龙子科 (Scincidae)	蜓蜥属 (*Sphenomorphus*)	铜蜓蜥	*Sphenomorphus indicus*	除去内脏的全体（蜥蜴）	生活于平原及山区地带，在山坡乱石堆的杂草间数量较多，经常与北草蜥、白条草蜥、石龙子等各种蜥蜴栖息于同一环境里，长江流域的铜蜓蜥甚至能分布到海拔 300 ~ 400m 的山地上。全市各地分布
1419	蟒科 (Boidae)	蟒属 (*Python*)	蟒蛇	*Python molurus* subsp. *bivittatus*	脱落的皮膜（蛇蜕），脂肪，胆，肉，血	生活在山区森林中，喜热怕冷，行动迟缓笨拙，常在溪间或树林中蟠作一团，有时用体后部攀缠在树干上，有时横躺在地上静止不动。全市零星分布
1420	游蛇科 (Colubridae)	链蛇属 (*Dinodon*)	赤链蛇	*Dinodon rufozonatum*	全体	生活于海拔 190m 以下的林下落叶下或岩洞内。分布于星村等地
1421	游蛇科 (Colubridae)	锦蛇属 (*Elphe*)	王锦蛇	*Elphe carinata*	蜕下的皮膜（蛇蜕）	生活于山区，丘陵地带，平原亦有，常于山地灌丛，田野沟边，山溪旁，草丛中活动。全市各地较常见
1422	游蛇科 (Colubridae)	水蛇属 (*Enhydris*)	中国水蛇	*Enhydris chinensis*	肉	生活于平原、山丘或山麓的流溪、池塘、水田或水渠内。全市各地分布
1423	游蛇科 (Colubridae)	后棱蛇属 (*Opisthalropis*)	福建后棱蛇	*Opisthalropis maxwelli*	全体，蜕下的皮膜（蛇蜕）	生活于高山溪流中，半水生，常伏于溪流石下。全市各地分布
1424	游蛇科 (Colubridae)	鼠蛇属 (*Ptyas*)	灰鼠蛇	*Ptyas korros*	去除内脏的全体	生活于山区丘陵及平原地区，一般在海边 500m 左右。全市各地分布
1425	游蛇科 (Colubridae)	鼠蛇属 (*Ptyas*)	滑鼠蛇	*Ptyas mucosus*	去除内脏的全体	生活于平原及山地或丘陵地区，亦可分布于海拔 2000m 左右的山地，多于白天在近水的地方活动。全市各地分布

续表

序号	科名	属名	种名	学名	入药部分	生境分布
1426	眼镜蛇科 (Elapidae)	环蛇属 (*Bungarus*)	银环蛇	*Bungarus multicinctus*	幼蛇干燥体（金钱白花蛇）	生活于平原，丘陵或山麓近水处；傍晚或夜间活动，常发现于田边，路旁，坟地及菜园等处。全市各地零星分布
1427	眼镜蛇科 (Elapidae)	丽纹蛇属 (*Calliophis*)	福建丽纹蛇	*Calliophis kelloggi*	蜕下的干燥皮膜（蛇蜕）	生活于山区森林中，常见于腐殖质较多的林地，多在傍晚或夜间活动。全市各地分布
1428	眼镜蛇科 (Elapidae)	眼镜蛇属 (*Naja*)	眼镜蛇	*Naja naja*	去除内脏的全体，蛇毒	生活于平原，丘陵或山区，垂直分布可达海拔 1000m 左右。全市各地零星分布
1429	眼镜蛇科 (Elapidae)	眼镜王蛇属 (*Ophiophagus*)	眼镜王蛇	*Ophiophagus Hannah*	去除内脏的全体，蛇毒	生活于平原至海拔 200m 左右山地的森林中，常在水旁出现，或隐匿在岩缝和树洞内，有时能爬上树。全市各地零星分布
1430	蝰科 (Viperidae)	原矛头蝮属 (*Protobothrops*)	原矛头蝮	*Protobothrops mucrosquamatus*	除去内脏的全体	生活于海拔 200 ~ 1400m 的山区灌木林，竹林，溪边，住宅附近阴湿的环境中，常盘伏在柴草堆、垃圾堆中。分布于星村等地
1431	鸊鷉科 (Podicipedidae)	鸊鷉属 (*Podiceps*)	小鸊鷉	*Podiceps ruficollis*	肉，脂肪（鸊鷉膏）	生活于水草丛的湖泊、池沼和水库坝塘之中，常潜水觅食。全市各地水域较常见
1432	鹈鹕科 (Pelecanidae)	鹈鹕属 (*Pelecanus*)	斑嘴鹈鹕	*Pelecanus philippensis*	嘴，舌，油，羽毛及皮	生活于大湖、江河、池沼地中。全市各地分布
1433	鹭科 (Ardeidae)	白鹭属 (*Egretta*)	白鹭	*Egretta garzetta*	肉	生活于低海拔的沼泽、稻田、湖泊、开阔的河谷、水库或滩涂地，常见单独或成群在水田和山坡农田耕作地带活动，冬季常集群在海边、江畔的大树上。全市各地分布
1434	鸭科 (Aantidae)	雁属 (*Anser*)	鸿雁	*Anser cygnoides*	肉，油，羽毛	生活于湖泊、水塘、沼泽等湿地中，也见于湿地边缘的沼泽浅滩、农田，特别是水生植物丛生地带，性好结群。全市各地分布
1435	鸭科 (Aantidae)	雁属 (*Anser*)	家鹅	*Anser cygnoides domestica*	脂肪（白鹅膏），砂囊内壁（鹅内金），等	全市各地普遍饲养
1436	鸭科 (Aantidae)	鸭属 (*Anas*)	家鸭	*Anas platyrhynchos domestica*	砂囊内壁，胆等	全市各地常见饲养

续表

序号	科名	属名	种名	学名	入药部分	生境分布
1437	鹰科(Accipitridae)	鸢属(*Milvus*)	黑鸢	*Milvus migrans*	肉，油，脑，嘴与鹰爪，翅骨，胆	生活于大树顶或电线杆上，天气晴朗且稍有微风时常见其单独在高空盘旋翱翔，性机警，视力敏锐。为城镇、农村、平原和山区常见的猛禽。全市各地分布
1438	雉科(Phasianidae)	鹌鹑属(*Coturnix*)	西鹌鹑	*Coturnix coturnix*	肉，蛋	生活于干燥而近水的地方，常在高地或小山脚下，亦在杂草丛生的水边、沼泽地边缘的草地、农田等，繁殖季节多成对栖息于山区。全市各地较常见，有人工饲养
1439	雉科(Phasianidae)	原鸡属(*Gallus*)	家鸡	*Gallus gallus domesticus*	砂囊内壁（鸡内金），蛋煮熟后剥取蛋黄熬炼制成油性物（蛋黄油）等	喜生活于田间，村落及附近的小树林中。全市各地均有饲养
1440	雉科(Phasianidae)	雉鸡属(*Phasianus*)	环颈雉	*Phasianus colchicus*	肉，脑，肝，尾羽及鸡头	生活于山坡灌木丛、草丛、小竹丛和耕地边缘。全市各地分布
1441	鸠鸽科(Columbidae)	鸽属(*Columba*)	家鸽	*Columba livia domestica*	肉，蛋	生活于高大建筑物或者树上。全市各地常见饲养
1442	鸠鸽科(Columbidae)	斑鸠属(*Streptopelia*)	珠颈斑鸠	*Streptopelia chinensis*	肉	生活于农田附近的树林、竹林及田间，亦常在居民点附近活动
1443	鸠鸽科(Columbidae)	斑鸠属(*Streptopelia*)	山斑鸠	*Streptopelia orientalis*	肉，血液	生活于阔林、针阔混交林、稀疏灌丛等生境中，多在开阔农耕区、村庄及房前屋后、寺院周围，或小沟渠附近活动，常结群活动，或与珠颈斑鸠混群活动，多在林中或农田觅食。全市各地常见
1444	杜鹃科(Cuculidae)	杜鹃属(Cuculus)	四声杜鹃	*Cuculus micropterus*	去除羽毛和内脏的全体（布鹄）	生活于密林中。全市各地分布
1445	杜鹃科(Cuculidae)	杜鹃属(*Cuculus*)	大杜鹃	*Cuculus canorus*	去除羽毛和内脏的全体（布鹄）	生活于开阔的林地。全市各地分布
1446	杜鹃科(Cuculidae)	杜鹃属(*Cuculus*)	小杜鹃	*Cuculus policephalus*	去除羽毛和内脏的全体（布鹄）	生活于杂木林林缘一带。全市各地分布

续表

序号	科名	属名	种名	学名	入药部分	生境分布
1447	鸱鸮科 (Strigidae)	雕鸮属 (*Bubo*)	雕鸮	*Bubo bubo*	去内脏的全体（猫头鹰）	生活于山区，林间，冬季常迁至平原树丛中，白天潜伏，夜间行动。全市各地分布
1448	翠鸟科 (Alcedinidae)	翠鸟属 (*Alcedo*)	普通翠鸟	*Alcedo atthis*	肌肉（翠鸟肉）	栖息于江河、溪流、湖泊及池塘附近的低树枝或岩石上。全市各地较常见
1449	戴胜科 (Upupidae)	戴胜属 (*Upupa*)	戴胜	*Upupa epops*	全体	生活于城镇、郊野，喜在秽物堆积的地方觅食活动，营巢于树洞或在岩隙、岸堤和墙壁的窟窿里。全市各地偶见
1450	啄木鸟科 (Picidae)	啄木鸟属 (*Picoides*)	大斑啄木鸟	*Picoides major*	除去羽毛和内脏的全体	栖息于山地、平原针叶林、针阔叶混交林、阔叶林中。全市各地分布
1451	啄木鸟科 (Picidae)	啄木鸟属 (*Picoides*)	白背啄木鸟	*Picoides leucotos*	除去羽毛和内脏的全体	栖息于海拔 1100 ~ 1850m 的山地。分布于星村等地
1452	百灵科 (Alaudidae)	百灵属 (*Alauda*)	云雀	*Alauda arvensis*	除去羽毛和内脏的全体、脑	生活于田野、草原农田、沼泽。全市各地分布
1453	燕科 (Hirundinidae)	燕属 (*Hirundo*)	家燕	*Hirundo rustica*	巢泥（燕窝），卵	栖息于村屯中的房顶、电线以及附近的河滩和田野里。全市各地常见
1454	燕科 (Hirundinidae)	燕属 (*Hirundo*)	金腰燕	*Hirundo daurica*	巢泥（燕窝），卵	生活于山间村落附近的树枝或电线杆上，一般不停留平原地带。全市各地分布
1455	鸦科 (Corvidae)	鸦属 (*Corvus*)	大嘴乌鸦	*Corvus macrorhynchus*	肉及全体，头及脑，胆汁，翅羽	生活于山区或靠近村落的树丛中。小群或成对活动。全市各地分布
1456	鸦科 (Corvidae)	喜鹊属 (*Pica*)	喜鹊	*Pica pica*	肉	生活于平原、山地林缘及村庄等地。全市各地常见
1457	鹪鹩科 (Troglodytidae)	鹪鹩属 (*Troglodytes*)	鹪鹩	*Troglodytes troglodytes*	除去羽毛和内脏的全体	夏季多生活于高山上密林灌丛中，冬时则移向较低地带，在山泉溪流沿岸一带的砾石堆中也常见到。全市各地常见
1458	雀科 (Passeridae)	麻雀属 (*Passer*)	（树）麻雀	*Passer montanus*	去内脏全体，粪便（白丁香）	生活于村庄和农田附近或居民屋檐下。全市各地分布
1459	猬科 (Erinaceidae)	猬属 (*Erinaceus*)	刺猬	*Erinaceus europaeus*	皮刺（刺猬皮）	生活于山地森林、平原草地、荒地、灌木丛中。全市山区偶见
1460	蝙蝠科 (Vespertilionidae)	蝙蝠属 (*Vespertilio*)	东方蝙蝠	*Vespertilio sinensis*	除去内脏的胴体，干燥粪便（夜明砂）	常生活于屋檐，房梁，树洞，山上岩石缝中。全市各地分布

续表

序号	科名	属名	种名	学名	入药部分	生境分布
1461	蝙蝠科 (Vespertilionidae)	管鼻蝠属 (*Murina*)	白腹管鼻蝠	*Murina leucogaster*	除去内脏的胴体，干燥粪便（夜明砂）	白天喜欢生活于岩洞或古建筑、废弃古庙、矿井坑道、土壁缝、树洞孔缝等，晚间出游。全市各地分布
1462	猫科 (Felidae)	猫属 (*Felis*)	家猫	*Felis ocreata domestica*	肉，骨	全市各地均有饲养
1463	猫科 (Felidae)	豹猫属 (*Prionailurus*)	豹猫	*Prionailurus bengalensis*	骨	生活于山地林区、郊野灌丛和林缘村寨附近，分布的海拔高度可从低海拔海岸带一直分布到海拔 3000m 高山林区。分布于星村等地
1464	猫科 (Felidae)	豹属 (*Panthera*)	豹	*Panthera pardus*	骨骼	生活于山地森林、丘陵灌丛、荒漠草原等多种环境。分布于星村等地
1465	灵猫科 (Viverridae)	灵猫属 (*Viverricula*)	小灵猫	*Viverricula indica*	香腺囊中的分泌物（灵猫香）	生活于多林的山地，多筑巢于石堆、墓穴、树洞中，以夜行性为主，虽极善攀缘，多在地面以巢穴为中心活动。分布于星村等地
1466	犬科 (Canidae)	犬属 (*Canis*)	狗	*Canis familiaris*	胃结石（狗宝），骨（狗骨）及肾（狗肾）	全市各地均有饲养
1467	犬科 (Canidae)	犬属 (*Canis*)	狼	*Canis lupus*	脂肪，骨，肉，喉靥	生活草甸、森林或其他环境，黄岗山等地偶见
1468	犬科 (Canidae)	狐属 (*Velpes*)	赤狐	*Velpes vulpes*	心，肺，头，四足，肉，肝，胆	生活于各种栖息地，从荒漠到森林到大都市城区，喜欢开阔地和植被交错的灌木生境，可见于半荒漠、高山苔原、森林边缘、丘陵农田等。分布于星村等地
1469	熊科 (Ursidae)	熊属 (*Ursus*)	黑熊	*Ursus thibetanus*	胆汁（熊胆）	林栖动物，主要生活于阔叶林和针阔混交林中，在南方的热带雨林和东北的柞树林都有栖息。黄岗山等地偶见
1470	鼬科 (Mustelidae)	水獭属 (*Lutra*)	水獭	*Lutra lutra*	肝脏	生活于水岸石缝底下或水边灌木丛中，多居自然洞穴，傍水而居，通路通水。全市各地偶见
1471	鼬科 (Mustelidae)	鼬属 (*Mustela*)	黄鼬	*Mustela sibirica*	肉	生活于山地和平原，见于林缘、河谷、灌丛和草丘中，也常出没在村庄附近。居于石洞、树洞或倒木下。多夜间活动。全市各地较常见

续表

序号	科名	属名	种名	学名	入药部分	生境分布
1472	马科 (Equidae)	马属 (*Equus*)	马	*Equus caballus orientalis*	胃结石（马宝）等	全市各地零星饲养
1473	马科 (Equidae)	马属 (*Equus*)	驴	*Equus asinus*	驴皮经加工熬制成的胶，雄驴生殖器（驴鞭）等	全市零星饲养
1474	猪科 (Manidea)	猪属 (*Sus*)	野猪	*Sus scrofa*	胆或胆汁，胆囊结石，皮，肉，血液，蹄，头骨，睾丸（野猪外肾），脂肪，粪便	多栖息于灌木丛，较潮湿的草地或阔叶及混交林中。全市各地较常见
1475	猪科 (Manidea)	猪属 (*Sus*)	猪	*Sus scrofa domestica*	胆汁，胆结石（猪黄）等	全市各地常见饲养
1476	鹿科 (Cervidae)	獐属 (*Hydropotes*)	獐	*Hydropotes inermis*	肉，骨，幼獐胃内未消化的奶块（獐宝）	生活于地势低洼的草地、灌丛中，尤喜在河岸、湖边等潮湿地或沼泽地的芦苇荡中生活，也可生活于低丘和海岛林缘草灌丛处。星村、岚谷等山区偶见
1477	鹿科 (Cervidae)	麂属 (*Muntiacus*)	小麂	*Muntiacus reevesi*	肉，茸，骨	生活于小丘陵、小山的低谷或森林边缘的灌丛、杂草丛中。全市山区偶见
1478	牛科 (Bovidae)	牛属 (*Bos*)	黄牛	*Bos taurus domesticus*	胆结石（牛黄），角，阴茎和睾丸	全市各地常见饲养
1479	牛科 (Bovidae)	水牛属 (*Bubalus*)	水牛	*Bubals bubalis*	胆结石（牛黄），角，阴茎和睾丸（牛鞭）等	全市各地山区有饲养
1480	牛科 (Bovidae)	山羊属 (*Capra*)	山羊	*Capra hircus*	血，胃结石，胆，角	全市各地常见饲养
1481	松鼠科 (Sciuridae)	松鼠属 (*Sciurus*)	松鼠	*Sciurus vulgaris*	全体	典型的树栖啮齿类动物，生活于亚寒带针叶林或针阔混交林中，筑巢于树枝间。多为白天活动，尤以清晨更甚。全市各地常见
1482	松鼠科 (Sciuridae)	鼯鼠属 (*Petaurista*)	红背鼯鼠	*Petaurista petaurista*	肉或全体（飞貂），粪便（五灵脂）	生活于南亚常绿阔叶林和热带雨林、季雨林中，以岩洞、石缝、树洞或树杈上其他大型鸟类的弃巢为穴。星村等地有见

续表

序号	科名	属名	种名	学名	入药部分	生境分布
1483	鼹科 (Talpidae)	缺齿鼹属 (*Mogera*)	小（华南）缺齿鼹	*Mogera robusta*	除去内脏的全体	多生活于土壤疏松、潮湿的山区林地、草丛、耕地等处。全市各地分布
1484	鼠科 (Muridae)	家鼠属 (*Rattus*)	褐家鼠	*Rattus norvegicus*	全体或肉，胆等	生活于民房、厨房、禽舍、阴沟、杂物堆、草堆、田埂、作物地及河溪堤岸等处。全市各地分布
1485	鼠科 (Muridae)	家鼠属 (*Rattus*)	黑家鼠	*Rattus rattus*	全体或肉，胆等	在城市活跃于高层、屋顶空隙、管道及槽沟。全市各地分布
1486	豪猪科 (Hystricidae)	豪猪属 (*Hystrix*)	豪猪	*Hystrix brachyura*	肉，胃，棘刺	多生活于山坡，丘陵的坡地，草丛，稀疏的灌丛林或原始阔叶林中挖洞穴居。全市各地分布
1487	兔科 (Leporidae)	兔属 (*Lepus*)	华南兔	*Lepus sinensis*	肉，干燥粪便（望月砂）	生活于农田附近的山坡灌木丛或杂草丛，极少到高山密林中活动，但在闽北曾发现于武夷山高山地带。全市各地分布，普遍有饲养
1488	兔科 (Leporidae)	兔属 (*Lepus*)	草兔	*Lepus capensis*	肉，粪便等	喜欢生活于有水源的混交林内，农田附件的荒山坡、灌木丛中等。全市各地山区多见
1489			白石英	Quartz		全市各地分布
1490			石膏	Gypsum fibrosum		分布于吴屯等地
1491			寒水石	Calcitum		分布于上梅等地
1492			井底泥	Shaft bottom clay		全市各地分布
1493			灶心土	Terra flava usta		全市农村土灶留存